Joachim Rassow, Karin Hauser,
Roland Netzker, Rainer Deutzmann

Duale Reihe

Biochemie

Die überdurchschnittliche Ausstattung dieses Buches wurde
durch die großzügige Unterstützung von einem Unternehmen ermöglicht,
das sich seit langem als Partner der Mediziner versteht.

Wir danken der
MLP Finanzdienstleistungen AG

Nähere Informationen hierzu siehe am Ende des Buches.

Duale Reihe

Biochemie

Joachim Rassow, Karin Hauser,
Roland Netzker, Rainer Deutzmann

2., aktualisierte Auflage

660 Abbildungen, 50 Tabellen

Thieme

Bibliografische Information der Deutschen Nationalbibliothek
Die Deutsche Nationalbibliothek verzeichnet diese Publikation in der Deutschen Nationalbibliografie; detaillierte bibliografische Daten sind im Internet über <http://dnb.d-nb.de> abrufbar.

Begründer der Dualen Reihe und
Gründungsherausgeber:

Dr. med. Alexander Bob und Dr. med. Konstantin Bob

Zeichnungen: BITmap, Mannheim
Layout: Arne Holzwarth, Stuttgart
Umschlaggestaltung: Thieme Verlagsgruppe
Umschlagfoto: PhotoDisc, Inc.

Wichtiger Hinweis:

Wie jede Wissenschaft ist die Medizin ständigen Entwicklungen unterworfen. Forschung und klinische Erfahrung erweitern unsere Erkenntnisse, insbesondere was Behandlung und medikamentöse Therapie anbelangt. Soweit in diesem Werk eine Dosierung oder eine Applikation erwähnt wird, darf der Leser zwar darauf vertrauen, dass Autoren, Herausgeber und Verlag große Sorgfalt darauf verwandt haben, dass diese Angabe *dem Wissensstand bei Fertigstellung des Werkes* entspricht.
Für Angaben über Dosierungsanweisungen und Applikationsformen kann vom Verlag jedoch keine Gewähr übernommen werden. *Jeder Benutzer ist angehalten*, durch sorgfältige Prüfung der Beipackzettel der verwendeten Präparate und gegebenenfalls nach Konsultation eines Spezialisten festzustellen, ob die dort gegebene Empfehlung für Dosierungen oder die Beachtung von Kontraindikationen gegenüber der Angabe in diesem Buch abweicht. Eine solche Prüfung ist besonders wichtig bei selten verwendeten Präparaten oder solchen, die neu auf den Markt gebracht worden sind. *Jede Dosierung oder Applikation erfolgt auf eigene Gefahr des Benutzers.* Autoren und Verlag appellieren an jeden Benutzer, ihm etwa auffallende Ungenauigkeiten dem Verlag mitzuteilen.
Geschützte Warennamen (Warenzeichen) werden **nicht** besonders kenntlich gemacht. Aus dem Fehlen eines solchen Hinweises kann also nicht geschlossen werden, dass es sich um einen freien Warennamen handele.

Rüdigerstraße 14, D-70469 Stuttgart
Unsere Homepage: www.thieme.de

Printed in Germany 2008

Satz: Druckhaus Götz, Ludwigsburg
Druck: Firmengruppe Appl, aprinta druck, Wemding

ISBN 978-3-13-125352-1 1 2 3 4 5

Vorwort

Als wir in der Vorbereitung der ersten Auflage diskutierten, wie ein neues Lehrbuch der Biochemie für Studierende der Medizin aussehen sollte, waren wir uns von Anfang an darin einig, dass ein wirklich neues Lehrbuch vor allem dokumentieren sollte, dass die Biochemie eine der modernsten und innovativsten Wissenschaften unserer Zeit ist. So war es unser erstes Anliegen, die Bezüge der Biochemie zur klinischen Praxis und zur aktuellen medizinischen Forschung konsequent aus den Fußnoten zu befreien und in die Mitte der Kapitel zu stellen. Auf diese Weise ist dann ein ungewohnt farbiges und anschauliches Lehrbuch der Biochemie entstanden, und wir freuen uns, nun bereits nach kurzer Zeit eine zweite Auflage vorlegen zu können.

Ebenso wichtig wie die Aktualität war uns von Anfang an die konsequente Ausrichtung des Buches an den besonderen Anforderungen der vorklinischen Lehrveranstaltungen. Angestrebt war, den Stoff so auszuwählen, dass das Buch uneingeschränkt sowohl zur vorlesungsbegleitenden Lektüre als auch zur Prüfungsvorbereitung geeignet ist. Dabei sollten die Dinge nicht komplizierter dargestellt werden als nötig, vielmehr sollten die entscheidenden Zusammenhänge nach Möglichkeit auf den Punkt gebracht, und in allen Teilen hinreichend erläutert werden.

Allein innerhalb der zwei Jahre, die seit Erscheinen der ersten Auflage vergangen sind, hat sich die Zahl der bekannten Proteinstrukturen von ca. 30.000 auf über 45.000 erhöht. Die Zahlen illustrieren, dass die Rede von den rasanten Fortschritten in der Biochemie weiterhin berechtigt ist. Für die neue Auflage haben wir den Text an vielen Stellen aktualisiert. Unter anderem wurden neue Daten zur Struktur der Fettsäuresynthase und zum Transport der Ketonkörper in das Gehirn berücksichtigt, aktualisiert wurden auch die Hinweise zur Parkinson-Therapie, zu den Insulin-Analoga, zum Thema BSE, zur AIDS-Epidemie sowie zur Impfung gegen Papillomaviren, ergänzt wurden Abschnitte zum Einsatz von Tyrosinkinase- und Angiogenese-Hemmern in der Tumortherapie. Nicht zuletzt haben wir die Möglichkeit genutzt, eine Reihe an Unklarheiten und Fehlern zu korrigieren, auf die wir inzwischen aufmerksam gemacht wurden. Bei allen Einsendern möchten wir uns an dieser Stelle für diese Hinweise herzlich bedanken. Der Dialog mit den Lesern ist uns auch weiterhin sehr wichtig, wir freuen uns über Ihre Erfahrungen und eventuelle Verbesserungsvorschläge.

Unser Dank gilt auch den Mitarbeiterinnen und Mitarbeitern des Thieme-Verlags, v.a. Herrn Dr. Jochen Neuberger als Programmplaner, Frau Dr. Marie Trendelenburg als Fachredakteurin und Herrn Manfred Lehnert als Hersteller – sie haben es ermöglicht, dieses Buch in einer ausgesprochen angenehmen Arbeitsatmosphäre zu entwickeln und dabei mit Nachdruck ihren Sinn für die Interessen und Bedürfnisse der Leserinnen und Leser eingebracht. Wir hoffen, dass schon beim ersten Durchblättern der Dualen Reihe Biochemie nicht nur etwas von der Modernität der Molekularbiologie, sondern auch etwas von dieser guten Arbeitsatmosphäre zu spüren sein wird.

Stuttgart, im Juli 2008

Joachim Rassow
Karin Hauser
Roland Netzker
Rainer Deutzmann

Auf einen Blick

A Biochemie des Energiestoffwechsels

1 Der Energiestoffwechsel im Überblick – S. 4
2 Die biochemisch relevanten Stoffklassen – S. 10
3 Triebkraft und Geschwindigkeit biochemischer Reaktionen – S. 18
4 Molekulare Struktur von Kohlenhydraten, Triacylglycerinen, Aminosäuren – S. 36
5 Die wichtigsten biochemischen Funktionsträger: Proteine – S. 64
6 Abbau der Kohlenhydrate zu Pyruvat bzw. Lactat – S. 74
7 Oxidativer Abbau von Pyruvat: Pyruvat-Dehydrogenase und Citratzyklus – S. 103
8 Abbau von Triacylglycerinen und Ketonkörpern – S. 123
9 Abbau von Proteinen und Aminosäuren – S. 142
10 ATP-Synthese durch oxidative Phosphorylierung – S. 164
11 Ernährung und Verdauung – S. 184
12 Speicherung und Bereitstellung von Kohlenhydraten – S. 201
13 Die Bereitstellung von Fettsäuren, Triacylglycerinen und Ketonkörpern – S. 221
14 Proteine als Nahrungsmittel – S. 253
15 Regulation des Energiestoffwechsels – S. 260
16 Vitamine – S. 272
17 Spurenelemente – S. 306

B Molekulare Zellbiologie

1 Einführung in die Molekulare Zellbiologie – S. 322
2 Überblick über die Organisation der Zelle und ihrer Umgebung – S. 326
3 Aufbau biologischer Membranen – S. 331
4 Funktion biologischer Membranen – S. 350
5 Zellorganellen – S. 363
6 Zytoskelett – S. 382
7 Extrazelluläre Matrix – S. 396
8 Nukleotide – S. 412
9 Nukleinsäuren (Polynukleotide) – S. 428
10 Zentrales Dogma der Molekularbiologie – S. 434
11 Replikation der DNA – S. 436
12 Genexpression – S. 443
13 Gentechnik und Nachweis bzw. Analyse von Nukleinsäuren – S. 481
14 Mutationen und DNA-Reparatur – S. 501
15 Der Zellzyklus – S. 512
16 Die Apoptose – S. 517
17 Molekulare Onkologie – S. 522
18 Grundlagen der zellulären Kommunikation – S. 536
19 Mechanismen der Signaltransduktion – S. 544
20 Hormone – S. 566
21 Mediatoren – S. 627
22 Zytokine – S. 645
23 Biochemie des Blutes – S. 652
24 Biochemie der Leber – S. 669
25 Biochemie der Niere – S. 676
26 Reaktionen auf die Umwelt: Die Unterscheidung von Selbst und Fremd im Immunsystem – S. 692
27 Reaktionen auf Verwundungen: Blutstillung und Blutgerinnung – S. 736
28 Reaktionen auf Fremdstoffe: Entgiftung – S. 756
29 Neurochemie – S. 763
30 Ausblick – S. 806

Inhalt

Die Autoren XXVII

Teil A – Biochemie des Energiestoffwechsels

A I Eine Einführung in die Biochemie

1 **Der Energiestoffwechsel im Überblick** 4
J. Rassow

1.1 Woher stammt die Energie für Lebensprozesse? 4
1.1.1 Die Bedeutung der energetischen Kopplung 4
1.1.2 Die Bedeutung des ATP als Energieträger 4
1.2 Wie entsteht ATP? 6
1.3 Woher stammt die Energie für die ATP-Synthese? 7
1.3.1 Ein Protonenfluss als Energiequelle der ATP-Synthase 8
1.3.2 Die Atmungskette als Protonenpumpe 8
1.3.3 Die Herkunft der Elektronen der Atmungskette 8

1 Der Energiestoffwechsel im Überblick

2 **Die biochemisch relevanten Stoffklassen – eine erste Einführung** 10
J. Rassow

2.1 Aminosäuren, Peptide und Proteine 10
2.2 Kohlenhydrate 11
2.3 Lipide und Fettsäuren 12
2.4 Weitere Stoffklassen 15

2 Die biochemisch relevanten Stoffklassen – eine erste Einführung

A II Wichtige chemische und molekulare Grundlagen

3 **Triebkraft und Geschwindigkeit biochemischer Reaktionen** 18
J. Rassow

3.1 Die Triebkraft biochemischer Reaktionen 18
3.1.1 Die Bedeutung der Freien Energie 19
3.1.2 Die Bedeutung des chemischen Gleichgewichts 19
3.1.3 Was geschieht bei Annäherung an das chemische Gleichgewicht mit der Freien Energie? 22
3.1.4 Die Bedeutung der Entropie 22
3.2 Die Geschwindigkeit biochemischer Reaktionen 23
3.2.1 Prinzipien der chemischen Reaktionskinetik 23
3.2.2 Enzyme als Katalysatoren biochemischer Reaktionen 25
Die Funktion der Enzyme 25
Die Bedeutung der katalytischen Zentren 26
3.2.3 Enzymkinetik 27
Die maximale Reaktionsgeschwindigkeit v_{max} 27
Die Michaelis-Menten-Konstante K_m 28
Die Michaelis-Menten-Gleichung 30
Das Lineweaver-Burk-Diagramm 30
Die katalytische Aktivität 31
Die Wechselzahl 31

3 Triebkraft und Geschwindigkeit biochemischer Reaktionen

Enzymhemmung 32
Allosterische Effekte 34

4 Die molekulare Struktur der wichtigsten Nahrungsstoffe: Kohlenhydrate, Triacylglycerine und Aminosäuren

4 Die molekulare Struktur der wichtigsten Nahrungsstoffe: Kohlenhydrate, Triacylglycerine und Aminosäuren 36

J. Rassow

4.1 Kohlenhydrate 36
4.1.1 Struktur und Einteilung 36
Monosaccharide 36
Di-, Oligo- und Polysaccharide 41
Verbindungen von Kohlenhydraten mit Peptiden und Proteinen 43
4.1.2 Funktion der Kohlenhydrate im Energiestoffwechsel 46
4.2 Triacylglycerine (TAG) 47
4.2.1 Struktur 47
4.2.2 Funktion der TAG im Energiestoffwechsel 51
4.3 Aminosäuren 51
4.3.1 Grundstruktur und Eigenschaften 51
4.3.2 Die proteinogenen Aminosäuren 54
Die charakteristischen Aminosäurereste und ihre biochemische Relevanz 54
Nichtessenzielle und essenzielle proteinogene Aminosäuren 58
4.3.3 Der Sonderfall Selenocystein 60
4.3.4 Nichtproteinogene Aminosäuren 60
4.3.5 Funktion im Energiestoffwechsel 61

5 Die wichtigsten biochemischen Funktionsträger: Proteine

5 Die wichtigsten biochemischen Funktionsträger: Proteine 64

J. Rassow

5.1 Grundlagen 64
5.2 Die Peptidbindung 64
5.3 Proteinstrukturen 65
5.3.1 Primärstruktur 66
5.3.2 Sekundärstruktur 67
Grundlagen 67
α-Helix 67
β-Faltblatt 68
Schleife 69
5.3.3 Tertiär- und Quartärstruktur 70
Stabilisierung der Tertiärstruktur 70

A III Entleerung der Energiespeicher

6 Abbau der Kohlenhydrate zu Pyruvat bzw. Lactat

6 Abbau der Kohlenhydrate zu Pyruvat bzw. Lactat 74

J. Rassow

6.1 Die Glykolyse 74
6.1.1 Grundlagen 74
6.1.2 Die einzelnen Reaktionsschritte der Glykolyse 74
Energiebilanz 81
Reversible und irreversible Schritte 82
Was wird aus dem Pyruvat? 83

6.1.3 Die Regulation der Glykolyse 84
Schlüsselenzyme 84
Bedeutung und Regulation von Hexokinase und Glucokinase 85
Bedeutung und Regulation der Phosphofructokinase-1 86
Regulation der Pyruvat-Kinase 89
6.2 Reduktion und Oxidation von Pyruvat 90
6.2.1 Reduktion von Pyruvat zu Lactat (Laktatgärung) 90
Die Lactat-Dehydrogenase (LDH) 92
Der weitere Abbau des Lactats 92
6.2.2 Oxidativer Abbau von Pyruvat (s. Kap. A-7) 93
6.3 Abbau von Glykogen 93
6.3.1 Einführung 93
6.3.2 Der Glykogenabbau 93
Abbau an freien Glykogen-Enden 93
Abbau an Verzweigungsstellen 94
6.3.3 Die Regulation des Glykogenabbaus 96
6.4 Abbau der Stärke 97
6.5 Abbau der Fructose 97
6.6 Abbau der Galaktose 99

7 Oxidativer Abbau von Pyruvat: Die Reaktionen der Pyruvat-Dehydrogenase und des Citratzyklus 103
J. Rassow

7.1 Einführung 103
7.2 Die Pyruvat-Dehydrogenase (PDH) 104
7.2.1 Grundlagen 104
7.2.2 Der Aufbau der Pyruvat-Dehydrogenase 104
7.2.3 Die einzelnen Reaktionsschritte 106
Bilanz 108
7.2.4 Die Regulation der Pyruvat-Dehydrogenase 109
7.3 Der Citratzyklus 110
7.3.1 Grundlagen 110
Funktionen des Citratzyklus 110
Die Substratspezifität der Dehydrogenasen: ein Schlüssel zum Verständnis des Citratzyklus 111
7.3.2 Die einzelnen Reaktionsschritte 113
7.3.3 Energieausbeute des Citratzyklus 120
7.3.4 Regulation des Citratzyklus 120
7.3.5 Auffüllung des Citratzyklus: Anaplerotische Reaktionen 121

8 Abbau von Triacylglycerinen und Ketonkörpern 123
J. Rassow

8.1 Grundlagen 123
8.2 Physiologische Bedeutung 123
8.2.1 Triacylglycerine (TAG) 123
Speicherorte der TAG 124
TAG im Vergleich mit Glykogen 125
8.2.2 Ketonkörper 125
8.3 Hydrolyse von Triacylglycerinen durch Lipasen 125
8.4 Was wird aus den Hydrolyseprodukten Glycerin und Fettsäuren? 128
8.4.1 Abbau von Glycerin 128
8.4.2 Abbau der Fettsäuren (β-Oxidation) 128
Grundlagen 128
Import der Fettsäuren in die Mitochondrien 130
β-Oxidation gesättigter, geradzahliger Fettsäuren 131
β-Oxidation ungesättigter Fettsäuren 133

7 Oxidativer Abbau von Pyruvat: Die Reaktionen der Pyruvat-Dehydrogenase und des Citratzyklus

8 Abbau von Triacylglycerinen und Ketonkörpern

	β-Oxidation ungeradzahliger Fettsäuren	134
	β-Oxidation in Peroxisomen	135
	Energiebilanz	136
	Regulation der β-Oxidation	137
8.5	**Abbau von Ketonkörpern**	**137**

9 Abbau von Proteinen und Aminosäuren ... 142

J. Rassow

9.1	**Grundlagen**	**142**
9.2	**Transport von Stickstoff im Blut: Alanin, Glutamin und Harnstoff**	**142**
9.3	**Der Harnstoffzyklus**	**145**
9.3.1	Grundlagen	145
9.3.2	Die einzelnen Reaktionsschritte	146
9.3.3	Energiebilanz	149
9.3.4	Was wird aus dem Fumarat?	149
9.3.5	Regulation des Harnstoffzyklus	149
9.4	**Abspaltung von Aminogruppen durch Transaminierung und Desaminierung**	**150**
9.4.1	Transaminierung	150
9.4.2	Desaminierung	152
	Oxidative Desaminierung von Glutamat	152
	Hydrolytische Desaminierung von Glutamin und Asparagin	153
	Eliminierende Desaminierung von Serin, Threonin und Cystein	153
9.5	**Wege des Kohlenstoffs im Abbau der Aminosäuren**	**154**
9.5.1	Grundlagen: glucogene und ketogene Aminosäuren	154
	Abbau zu Pyruvat und Metaboliten des Citratzyklus	154
	Abbau zu Acetyl-CoA	154
9.5.2	Abbau der einzelnen Aminosäuren	155
9.6	**Wichtige Produkte des Aminosäureabbaus**	**161**
9.6.1	Aminosäure-Abbauprodukte mit Mediatorfunktion: Biogene Amine	161
9.6.2	S-Adenosylmethionin als Überträger von Methylgruppen	161

A IV Die mitochondriale ATP-Synthese

10 ATP-Synthese durch oxidative Phosphorylierung .. 164

J. Rassow

10.1	**Einführung: Mechanismen der ATP-Synthese im Stoffwechsel**	**164**
10.2	**Die ATP-SynthaseATP-Synthase**	**164**
10.3	**Die Atmungskette**	**166**
10.3.1	Einführung	166
10.3.2	Die Komponenten der Atmungskette	168
	Komplex I	168
	Das Coenzym Ubichinon	170
	Komplex II	171
	Die ETF-Ubichinon-Oxidoreduktase	172
	Die Glycerin-3-phosphat-Dehydrogenase	173
	Komplex III und der Q-Zyklus	173
	Cytochrom c	174
	Komplex IV	174
10.3.3	Die Redoxpotenziale der Atmungskette	176
10.4	**Import und Export von Metaboliten über die Mitochondrienmembran**	**177**
10.5	**Transport von Reduktionsäquivalenten über die mitochondriale Innenmembran**	**178**

10.5.1 Glycerin-3-phosphat-Shuttle 179
10.5.2 Malat-Aspartat-Shuttle 179
10.5.3 Vergleich beider Shuttle-Systeme 179
10.6 Entkoppler des OXPHOS-Systems 180
10.6.1 Der physiologische Entkoppler Thermogenin 180
10.6.2 Toxische Entkoppler 181
10.7 Angeborene Defekte des OXPHOS-Systems 181
10.8 Bakterielle Atmungsketten 182

A V Auffüllung der Energiespeicher

11 Ernährung und Verdauung 184
J. Rassow

11.1 Ernährung 184
11.1.1 Zusammensetzung der Nahrung 184
11.1.2 Parenterale Ernährung 186
11.1.3 Energiegehalt der Nahrung 186
Der tägliche Energieumsatz 186
Bestimmung des Energiegehalts der Nahrung 187
11.2 Verdauung 188
11.2.1 Überblick 188
11.2.2 Die Verdauungssekrete 189
11.2.3 Verdauung der Nahrungsbestandteile 200

12 Speicherung und Bereitstellung von Kohlenhydraten 201
J. Rassow

12.1 Aufnahme der Kohlenhydrate aus der Nahrung 201
12.1.1 Wichtige Kohlenhydrate in der Nahrung 201
12.1.2 Verdauung der Kohlenhydrate 201
α-Amylase in Speichel und Pankreassaft 201
Enzyme im Bürstensaum der Enterozyten 202
12.1.3 Resorption der Kohlenhydrate im Darm 203
12.1.4 Transport in Hepatozyten 204
12.1.5 Transport der Glucose in die Zellen extrahepatischer Gewebe 204
Transport in Skelettmuskel- und Fettzellen 204
Transport in die Zellen des ZNS und in Erythrozyten 205
Rückresorption der Glucose in den Nierentubuluszellen 205
12.2 Glykogensynthese 206
12.2.1 Mechanismus der Glykogensynthese 206
Einbau von Glucose in Glykogenmoleküle 206
Neubildung von Glykogen 208
12.2.2 Regulation der Glykogensynthese 209
Regulation bei steigendem Bedarf an Glucose 210
Regulation bei Überangebot an Glucose 210
12.3 Gluconeogenese 212
12.3.1 Funktion der Gluconeogenese im Stoffwechsel 212
12.3.2 Ort der Gluconeogenese 212
12.3.3 Mechanismus der Gluconeogenese 213
Reaktionsschritte 213
Energiebilanz 217
12.3.4 Ausgangsstoffe der Gluconeogenese 218
12.3.5 Regulation der Gluconeogenese 219
Allosterische Regulation 219
Hormonelle Regulation 219

13 Die Bereitstellung von Fettsäuren, Triacylglycerinen und Ketonkörpern ... 221

J. Rassow

13.1 Überblick ... 221
13.2 Aufnahme der Lipide aus der Nahrung ... 221
13.2.1 Verdauung der Lipide ... 221
13.2.2 Resorption der Lipid-Hydrolyseprodukte ... 223
13.3 Fettsäuresynthese ... 225
13.3.1 Bereitstellung von Acetyl-CoA ... 226
13.3.2 Mechanismus der Fettsäuresynthese ... 227
Prinzip ... 227
Die Acetyl-CoA-Carboxylase als Schrittmacherenzym der Fettsäuresynthese ... 227
Der Reaktionszyklus der Fettsäuresynthese ... 228
Freisetzung der synthetisierten Fettsäure ... 230
Energiebilanz ... 231
Physiologische Funktionen der Fettsäuren ... 232
13.3.3 Regulation der Fettsäuresynthese ... 232
13.3.4 Bildung ungesättigter Fettsäuren ... 233
13.4 Woher stammt das NADPH für die Fettsäuresynthese? ... 233
13.4.1 Das Malat-Enzym als Quelle von NADPH für die Fettsäuresynthese 234
13.4.2 Der Pentosephosphatweg ... 234
Grundlagen ... 234
Reaktionsschritte des Pentosephosphatweges ... 236
Regulation ... 239
13.5 Lipogenese: Biosynthese der Triacylglycerine (TAG) ... 240
13.5.1 Reaktionsschritte der TAG-Synthese ... 240
13.5.2 Regulation der TAG-Synthese ... 241
13.6 Ketonkörpersynthese (Ketogenese) ... 242
13.6.1 Grundlagen ... 242
13.6.2 Die Reaktionen der Ketonkörpersynthese ... 243
13.7 Lipoproteine: Transport von Lipiden im Blut ... 244
13.7.1 Aufbau und Einteilung ... 244
13.7.2 Der Stoffwechsel der Lipoproteine ... 245
Chylomikronen ... 245
VLDL (very low density lipoproteins) ... 246
LDL (low density lipoproteins) ... 247
HDL (high density lipoproteins) ... 249

14 Proteine als Nahrungsmittel ... 253

J. Rassow

14.1 Verdauung der Proteine ... 253
14.1.1 Hydrolyse der Proteine durch Proteasen ... 253
14.1.2 Resorption der Hydrolyseprodukte ... 254
14.2 Proteasen und ihre Reaktionsmechanismen ... 255
14.2.1 Vorkommen und Aufgaben der Proteasen ... 255
14.2.2 Reaktionsmechanismen ... 256
Serin-Proteasen ... 256
Metall-abhängige Proteasen ... 257
14.2.3 Proteaseinhibitoren ... 257

A VI Regulation des Energiestoffwechsels

15 Regulation des Energiestoffwechsels ... 260
J. Rassow

15.1 Regulation bei kurzfristig erhöhtem Energiebedarf ... 260
15.2 Regulation bei Ausdauerleistungen ... 262
15.3 Regulation bei Nahrungsmangel ... 263
15.4 Regulation im Anschluss an eine Mahlzeit ... 267

A VII Prosthetische Gruppen und Cofaktoren im Energiestoffwechsel

16 Vitamine ... 272
K. Hauser

16.1 Grundlagen ... 272
16.1.1 Vitaminbedarf ... 272
16.1.2 Vitaminosen ... 272
Hypo- und Avitaminosen ... 272
Hypervitaminosen ... 273
16.1.3 Einteilung der Vitamine ... 273
16.2 Fettlösliche Vitamine ... 274
16.2.1 Retinol – Vitamin A ... 274
16.2.2 Calciferole – Vitamin D ... 277
16.2.3 Tocopherol – Vitamin E ... 279
16.2.4 Phyllochinon – Vitamin K ... 281
16.3 Wasserlösliche Vitamine ... 283
16.3.1 Thiamin – Vitamin B_1 ... 283
16.3.2 Riboflavin – Vitamin B_2 ... 285
16.3.3 Niacin ... 287
16.3.4 Pyridoxin – Vitamin B_6 ... 290
16.3.5 Pantothensäure ... 292
16.3.6 Folsäure ... 293
16.3.7 Cobalamin – Vitamin B_{12} ... 298
16.3.8 Biotin ... 301
16.3.9 Ascorbinsäure – Vitamin C ... 303

17 Spurenelemente ... 306
K. Hauser

17.1 Grundlagen ... 306
17.1.1 Einteilung der Spurenelemente ... 306
17.1.2 Bedarf an Spurenelementen ... 306
17.2 Die einzelnen Spurenelemente ... 307
17.2.1 Eisen ... 307
17.2.2 Kupfer ... 311
17.2.3 Zink ... 313
17.2.4 Mangan ... 314
17.2.5 Cobalt ... 315
17.2.6 Fluor ... 315
17.2.7 Iod ... 316
17.2.8 Selen ... 316
17.2.9 Molybdän ... 316
17.2.10 Chrom ... 317
17.2.11 Cadmium, Blei, Quecksilber ... 317

15 Regulation des Energiestoffwechsels
16 Vitamine
17 Spurenelemente

1 Einführung in die Molekulare Zellbiologie
2 Überblick
3 Aufbau biologischer Membranen

Teil B – Molekulare Zellbiologie

B I Einführung in die Molekulare Zellbiologie

1 Einführung in die Molekulare Zellbiologie 322
J. Rassow
1.1 Einführung in die Molekulare Zellbiologie **323**

B II Die strukturelle Organisation der Zelle und ihre Umgebung

2 Überblick über die Organisation der Zelle 326
K. Hauser
2.1 Aufbau der Prokaryontenzelle **326**
2.2 Aufbau der Eukaryontenzelle **327**
2.2.1 Besonderheiten in mehrzelligen Organismen 328
2.2.2 Vorteile der Kompartimentierung 328
2.3 Fraktionierung von Zellen **328**

3 Aufbau biologischer Membranen 331
K. Hauser
3.1 Membranlipide **331**
3.1.1 Das Grundprinzip: Die Lipiddoppelschicht 331
3.1.2 Struktur und Verteilung 332
Phospholipide 332
Glykolipide 334
Cholesterin 335
3.1.3 Biosynthese 337
Glycerophospholipide 337
Sphingolipide 338
Cholesterin 338
3.1.4 Abbau 343
Glycerophospholipide 343
Sphingolipide 343
Cholesterin 344
3.1.5 Biosynthese von Membranen 344
3.1.6 Membranfluidität 344
3.2 Membranproteine **345**
3.2.1 Aufbau 345
Integrale Membranproteine 345
Periphere Membranproteine 346
3.2.2 Funktion 346
3.3 Kohlenhydrate **346**
3.3.1 Struktur 346
N-Glykosylierung 346
O-Glykosylierung 348
3.3.2 Funktion 348

4 Funktion biologischer Membranen ... 350
K. Hauser

4.1 Transport ... **350**
4.1.1 Passiver und aktiver Transport ... 350
Passiver Transport ... 350
Aktiver Transport ... 351
4.1.2 Transportproteine in Membranen ... 352
Ionenkanäle ... 352
Porine ... 352
Transporter ... 353
4.1.3 Transport mit Hilfe von Membranvesikeln ... 355
Endozytose ... 355
Exozytose ... 356
Transzytose ... 357
Autophagozytose ... 358
Vesikelfluss innerhalb der Zelle ... 358
4.2 Signalvermittlung ... **358**
4.3 Vermittlung von Zell-Zell-Kontakten ... **359**
4.3.1 Tight Junctions ... 359
4.3.2 Adhäsionsverbindungen ... 359
4.3.3 Desmosomen ... 359
4.3.4 Hemidesmosomen ... 360
4.3.5 Fokaladhäsionen ... 361
4.3.6 Gap Junctions ... 361

5 Zellorganellen ... 363
K. Hauser

5.1 Zytosol und Zytoplasma ... **363**
5.2 Zellkern ... **363**
5.2.1 Aufbau ... 363
Die Kernhülle ... 364
Die Kernporen ... 364
Der Nukleolus ... 365
5.2.2 Funktion ... 366
Informationsspeicherung und DNA-Synthese ... 366
RNA-Synthese ... 367
NAD^+-Synthese ... 367
Zusammenbau der ribosomalen Untereinheiten ... 367
5.3 Mitochondrien ... **367**
5.3.1 Aufbau ... 367
Endosymbiontentheorie ... 368
5.3.2 Funktion ... 369
5.3.3 Proteintransport ins Mitochondrium ... 369
5.4 Endoplasmatisches Retikulum ... **371**
5.4.1 Aufbau ... 371
5.4.2 Funktion ... 372
Raues ER ... 372
Glattes ER ... 373
5.5 Golgi-Apparat ... **373**
5.5.1 Aufbau ... 373
5.5.2 Funktion ... 374
Glykosylierung von Proteinen und Membranlipiden ... 374
Proteinsortierung ... 374
5.6 Lysosomen ... **376**
5.6.1 Aufbau ... 376
5.6.2 Funktion ... 377
5.6.3 Biogenese ... 378

5.7	**Peroxisomen**	**379**
5.7.1	Aufbau	379
5.7.2	Funktion	379
5.7.3	Biogenese	379
5.8	**Proteasom**	**379**
5.8.1	Aufbau	380
5.8.2	Funktion	380
5.8.3	Das Ubiquitinsystem	380

6 Zytoskelett ... 382

K. Hauser

6.1	**Mikrofilamente**	**382**
6.1.1	Aufbau	382
6.1.2	Funktion	383
6.2	**Mikrotubuli**	**386**
6.2.1	Aufbau	386
6.2.2	Funktion	388
6.2.3	Komplexe Mikrotubulistrukturen	389
	Zentriolen und Basalkörper	389
	Kinozilien und Flagellen	389
	Kernteilungsspindel	390
6.3	**Intermediärfilamente**	**391**
6.3.1	Aufbau	391
6.3.2	Funktion	392
	Keratinfilamente	392
	Neurofilamente	393
	Vimentinfilamente	393
	Laminfilamente	393

7 Extrazelluläre Matrix ... 396

K. Hauser

7.1	**Komponenten der extrazellulären Matrix**	**396**
7.1.1	Kollagen	397
	Struktur	397
	Biosynthese	398
7.1.2	Elastin	401
7.1.3	Glykosaminoglykane	402
	Aufbau	402
	Biosynthese	404
	Abbau	404
	Funktion	404
7.1.4	Proteoglykane	405
	Aggrecan	406
	Decorin	406
	Perlecan	406
7.1.5	Nichtkollagene Glykoproteine	406
	Fibronektin	407
	Laminin	407
7.2	**Abbau der extrazellulären Matrix**	**408**
7.3	**Extrazelluläre Matrix des Knochens**	**409**
7.3.1	Anorganische Matrix	409
7.3.2	Organische Matrix	409
7.4	**Extrazelluläre Matrix des Knorpels**	**409**

B III Molekulare Genetik

8 Nukleotide 412
R. Netzker

8.1 Aufbau der Nukleotide **412**
8.2 Funktionen der Nukleotide **414**
8.2.1 Energieträger 414
8.2.2 Synthesevorstufen 416
Bausteine von DNA und RNA 416
Vorstufen weiterer Synthesen 416
8.2.3 Bestandteil von Coenzymen 416
8.2.4 Signalmoleküle 416
8.2.5 Allosterische Effektoren 417
8.3 Stoffwechsel der Nukleotide **417**
8.3.1 Stoffwechsel der Purinnukleotide 417
De-novo-Synthese der Purinnukleotide 417
Energiebilanz und Regulation der De-novo-Synthese 418
Abbau der Purinnukleotide 419
Wiederverwertung der Purine (Salvage-Pathway) 422
8.3.2 Stoffwechsel der Pyrimidinnukleotide 423
Synthese der Pyrimidinnukleotide 423
Abbau der Pyrimidinnukleotide 424
8.3.3 Synthese von Desoxyribonukleotiden aus Ribonukleotiden 424
Desoxyribonukleotide mit den Basen Adenin, Guanin und Cytosin . 424
Desoxyribonukleotide mit der Base Thymin 426

9 Nukleinsäuren (Polynukleotide) 428
R. Netzker

9.1 Grundlagen **428**
9.2 DNA **430**
9.2.1 Die DNA-Doppelhelix 430
9.2.2 Die Verpackung der DNA 432
9.3 RNA **433**
9.3.1 Struktur 433
9.3.2 Typen der RNA 433

10 Zentrales Dogma der Molekularbiologie 434
R. Netzker

11 Replikation der DNA 436
R. Netzker

11.1 Ablauf der Replikation **436**
11.1.1 Überblick 436
11.1.2 Erkennung der Replikationsstartstelle(n) und Strangtrennung 437
11.1.3 Synthese des Primers 438
11.1.4 DNA-Synthese 438
Prinzip 438
Reaktionsmechanismus 439
11.1.5 Ligation der Okazaki-Fragmente 440
11.1.6 Replikation eukaryontischer Chromosomen-Enden 441
11.2 Hemmstoffe der Replikation **442**

12 Genexpression

12 Genexpression 443
R. Netzker

12.1 Überblick **443**
12.2 Transkription **444**
12.2.1 Die Transkriptionsprodukte: die verschiedenen RNA-Typen 444
Kodierende RNA-Typen 444
Nichtkodierende RNA-Typen 445
12.2.2 Die Transkriptionsenzyme: RNA-Polymerasen 448
Prokaryontische RNA-Polymerase 448
Eukaryontische RNA-Polymerasen 448
12.2.3 Ablauf der Transkription 449
Ablauf der Transkription bei Prokaryonten 450
Ablauf der Transkription bei Eukaryonten 451
12.2.4 Regulation der Transkription 453
Regulation der Transkription prokaryontischer Gene 454
Regulation der Transkription eukaryontischer Gene 457
12.2.5 Hemmstoffe der Transkription 459
12.3 Entstehung und Nachbearbeitung der mRNA **460**
12.3.1 Prozessierung der hnRNA 460
Capping 460
Splicing 461
Polyadenylierung 463
12.3.2 RNA-Editing 464
A-zu-I-RNA-Editing 464
C-zu-U-Editing 465
12.4 Translation **466**
12.4.1 Der genetische Code 466
12.4.2 Beladung der tRNAs mit Aminosäuren 467
12.4.3 Ablauf der Translation 468
Initiation 469
Elongation 471
Termination 472
12.4.4 Hemmstoffe der Translation 473
12.5 Proteinfaltung **474**
12.5.1 Motor und Ablauf der Proteinfaltung 474
12.5.2 An der Proteinfaltung beteiligte Proteine 476
Chaperone 476
Faltungshelferenzyme 477
12.6 Cotranslationaler Proteintransport in das endoplasmatische Retikulum **478**
12.7 Co- und posttranslationale Modifikation von Proteinen **479**

13 Gentechnik und Nachweis bzw. Analyse von Nukleinsäuren

13 Gentechnik und Nachweis bzw. Analyse von Nukleinsäuren 481
R. Netzker

13.1 Die Werkzeuge **482**
13.1.1 Plasmide 482
Natürliche Funktion 482
Anwendung 484
13.1.2 Restriktionsendonukleasen 484
Natürliche Funktion und Eigenschaften 485
Anwendung in der Gentechnik 485
13.1.3 Reverse Transkriptase 486
Natürliche Funktion und Eigenschaften 486
Anwendung in der Gentechnik 486
13.1.4 Weitere Enzyme 486

13.2 Methodik der Gentechnik: Klonierung ... **487**
13.2.1 Werkzeuge ... 487
Spender-DNA ... 487
Klonierungsvektoren ... 487
Restriktionsendonukleasen und DNA-Ligasen ... 488
Empfängerzellen ... 488
13.2.2 DNA-Transfermethoden ... 489
DNA-Transfer in Bakterien ... 489
DNA-Transfer in Eukaryonten: Transfektion ... 490
13.2.3 Ablauf einer Klonierung ... 490
13.2.4 Einsatzgebiete ... 490
13.3 Nachweis und Analyse von Nukleinsäuren ... **492**
13.3.1 Polymerasekettenreaktion (PCR) ... 492
13.3.2 Reverse Transkriptions-Polymerasekettenreaktion (RT-PCR) ... 493
13.3.3 Agarose- und Polyacrylamid-Gelelektrophorese ... 494
13.3.4 Blot-Hybridisierung ... 495
Southern-Blot ... 495
Northern-Blot ... 496
13.3.5 Restriktions-Fragment-Längen-Polymorphismus (RFLP) ... 496
13.3.6 DNA-Profilanalyse (Genetischer Fingerabdruck) ... 496
Grundlagen ... 497
Verfahren zur DNA-Profilanalyse ... 497
13.3.7 DNA-Sequenzierung ... 497
13.3.8 Knock-out-Tiere und transgene Tiere ... 498

14 Mutationen und DNA-Reparatur ... 501
R. Netzker

14.1 Mutationen ... **501**
14.1.1 Mutationsformen ... 501
Genommutation ... 501
Chromosomenmutation ... 501
Gen- und Punktmutation ... 502
14.1.2 Entstehung von Mutationen ... 503
Mechanismen endogener DNA-Schäden ... 503
Mechanismen exogener DNA-Schäden ... 504
14.2 Reparatur der DNA-Schäden ... **505**
14.2.1 Direkte Reparatur ... 505
Photoreaktivierung ... 505
Reparatur von Alkylschäden ... 505
14.2.2 Basen-Exzisionsreparatur ... 506
14.2.3 Nukleotid-Exzisionsreparatur ... 506
14.3 Kontrolle der Replikationsgenauigkeit und Fehlpaarungsreparatur (Mismatch-Reparatur) ... **508**

B IV Zellzyklus, Apoptose und molekulare Onkologie

15 Der Zellzyklus ... 512
R. Netzker

15.1 Ablauf ... **512**
15.2 Regulation ... **513**
15.2.1 Kontrollpunkte im Zellzyklus ... 513
15.2.2 Komponenten des Zellzyklus-Kontrollsystems ... 514
15.2.3 Steuerung der Phasenübergänge bzw. der S-Phase ... 515
Steuerung des G1/S-Übergangs ... 515
Kontrolle der S-Phase ... 516
Steuerung des G2/M-Übergangs ... 516

16 Die Apoptose

16 Die Apoptose 517

R. Netzker

16.1 Bedeutung der Apoptose **517**
16.2 Komponenten des Apoptose-Apparates **518**
16.2.1 Caspasen 518
16.2.2 Proteine der Bcl-2-Familie 518
16.2.3 Inhibitors of Apoptosis Proteins (IAPs) 519
16.3 Auslösung der Apoptose **519**
16.3.1 Extrinsischer Signalweg 519
16.3.2 Intrinsischer Signalweg 520
16.4 Wirkung der Effektor-Caspasen **521**
16.5 Fehlregulationen der Apoptose **521**

17 Molekulare Onkologie

17 Molekulare Onkologie 522

R. Netzker

17.1 Einführung **522**
17.2 Tumorentstehung (Kanzerogenese) **522**
17.2.1 Somatische Mutationen als Auslöser der Transformation 523
Protoonkogene 523
Mutation von Protoonkogenen zu Onkogenen 524
Tumorsuppressorgene 526
17.2.2 Tumorviren als Auslöser der Transformation 529
Retroviren 529
Papillomaviren 530
17.3 Tumorentwicklung: Die Bildung von Tumorgefäßen und Tochterkolonien **531**
17.3.1 Angiogenese 531
17.3.2 Metastasierung 531
17.4 Tumortherapie **532**
17.4.1 Zytostatika 532
17.4.2 Neuere Entwicklungen in der Tumortherapie 533
Hormonantagonisten 533
Monoklonale Antikörper 533
Tyrosinkinase-Hemmer 534
Angiogenese-Hemmer 534

B V Zelluläre Kommunikation

18 Grundlagen

18 Grundlagen der zellulären Kommunikation 536

R. Deutzmann

18.1 Prinzipien der Signalübertragung zwischen Zellen **536**
18.1.1 Gap Junctions (S.15) 537
18.1.2 Zell-Zell- und Zell-Matrix-Interaktion (S.15) 537
18.1.3 Extrazelluläre Signalübertragung 537
Endokrine Signalübermittlung 537
Parakrine Signalübermittlung 537
Autokrine Signalübermittlung 537
18.2 Hormone und Zytokine **538**
18.2.1 Einteilung der Hormone 538
Glanduläre Hormone 538
Aglanduläre Hormone 538
18.2.2 Eigenschaften und Wirkprinzip von Hormonen 539
18.2.3 Hormonelle Regelkreise 540
Einfache Rückkopplung (biologischer Regelkreis) 540
Steuerung über das ZNS (neuroendokrine Systeme) 541
18.2.4 Zytokine 541
18.3 Nachweismethoden **542**

18.3.1 Radioimmunoassay (RIA) ... 542
18.3.2 Enzyme-linked immunosorbent Assay (ELISA) ... 543

19 Mechanismen der Signaltransduktion ... 544
R. Deutzmann

19.1 Rezeptoren in der Zellmembran ... 545
19.1.1 G-Protein-gekoppelte Rezeptoren ... 545
Mechanismus der Signaltransduktion ... 545
Die Adenylatzyklase ... 548
Die Phospholipase Cβ ... 551
19.1.2 Ligandenaktivierte Ionenkanäle ... 555
19.1.3 Enzymgekoppelte Rezeptoren ... 556
Guanylatzyklasen ... 556
Rezeptortyrosinkinasen ... 558
Rezeptoren mit assoziierten Tyrosinkinasen ... 562
Rezeptor-Serin/Threoninkinasen ... 562
19.2 Intrazelluläre Rezeptoren ... 563
19.2.1 Steroidhormonrezeptoren ... 564
19.2.2 Rezeptoren für Schilddrüsenhormone, Vitamin D und Retinsäure ... 564
19.2.3 Rezeptoren der PPAR-Familie ... 565

20 Hormone ... 566
R. Deutzmann

20.1 Pankreashormone ... 566
20.1.1 Insulin ... 566
Struktur und Biosynthese ... 566
Sekretion ... 567
Abbau ... 567
Molekulare Mechanismen der Insulinwirkung ... 568
Zelluläre Wirkungen von Insulin ... 569
20.1.2 Glukagon ... 573
Biosynthese ... 573
Sekretion ... 573
Abbau ... 573
Molekulare und zelluläre Wirkungen ... 573
Glukagon-ähnliche Peptide ... 574
20.2 Hormone des Nebennierenmarks: Die Katecholamine Adrenalin und Noradrenalin ... 577
20.2.1 Biosynthese und Sekretion ... 577
20.2.2 Abbau ... 578
20.2.3 Molekulare Mechanismen ... 579
20.2.4 Zelluläre Wirkungen ... 579
Wirkungen auf den Stoffwechsel ... 580
Wirkungen auf Organsysteme ... 581
20.3 Hormone des hypothalamisch-hypophysären Systems ... 582
20.3.1 Hypothalamus ... 582
20.3.2 Hypophyse ... 583
Hormone der Adenohypophyse ... 584
Hormone der Neurohypophyse ... 585
20.3.3 Rückkopplungsmechanismen ... 585
20.4 Schilddrüsenhormone (Thyroxin und Triiodthyronin) ... 586
20.4.1 Biosynthese, Speicherung, Transport und Abbau ... 587
Biosynthese ... 587
Regulation der Biosynthese ... 588
Transport im Blut ... 588
Aktivierung und Abbau ... 588

20.4.2 Wirkungen ... 589
Molekulare Wirkungen ... 589
Zelluläre Wirkungen ... 589
20.5 Hormone der Nebennierenrinde ... 593
20.5.1 Überblick ... 593
Biosynthese der Steroidhormone ... 593
Freisetzung, Transport und Inaktivierung der Steroidhormone ... 594
20.5.2 Glucocorticoide ... 594
Regulation der Biosynthese ... 596
Molekulare Wirkungen ... 596
Zelluläre Wirkungen ... 596
20.5.3 Androgene ... 598
20.6 Hormone der Gonaden ... 602
20.6.1 Androgene ... 602
Biosynthese und Transport ... 602
Regulation der Biosynthese ... 603
Molekulare Wirkungen ... 603
Zelluläre Wirkungen ... 603
20.6.2 Östrogene und Gestagene ... 604
Biosynthese und Transport ... 604
Regulation der Biosynthese ... 604
Molekulare Wirkungen ... 604
Zelluläre Wirkungen ... 605
20.7 Wachstumshormon ... 608
20.7.1 Struktur und Regulation der Biosynthese ... 608
20.7.2 Molekulare und zelluläre Wirkungen ... 609
20.8 Prolaktin ... 611
20.8.1 Regulation der Biosynthese ... 611
20.8.2 Molekulare und zelluläre Wirkungen ... 611
20.9 Gastrointestinale Hormone ... 611
20.9.1 Gastrin ... 612
20.9.2 Sekretin ... 614
20.9.3 Cholecystokinin (CCK) ... 614
20.9.4 Regulation des Wasserhaushalts: Antidiuretisches Hormon ... 615
Biosynthese und Sekretion ... 616
Regulation der Sekretion ... 616
Molekulare und zelluläre Wirkungen ... 617
20.9.5 Hormonelle Regulation des Natriumhaushalts ... 617
Renin-Angiotensin-Aldosteron-System (RAAS) ... 617
Aldosteron ... 619
Atriales natriuretisches Peptid (ANP) ... 621
20.9.6 Hormonelle Regulation des Kaliumhaushalts ... 622
Insulin ... 622
Aldosteron ... 622
20.9.7 Hormone mit Wirkung auf den Calcium- und Phosphathaushalt ... 622
Parathormon ... 622
Calcitonin ... 624
Calciferole ... 624

21 Mediatoren ... 627
R. Deutzmann

21.1 Eikosanoide ... 627
21.1.1 Biosynthese ... 627
Freisetzung der Arachidonsäure ... 627
Biosynthese der Prostaglandine und des Thromboxans A_2 ... 628
Biosynthese der Leukotriene ... 629

21.1.2 Wirkungen 629
Prostaglandine und Thromboxan A_2 629
Leukotriene 632
21.2 Stickstoffmonoxid (NO) 633
21.2.1 Biosynthese und Inaktivierung 633
21.2.2 Wirkungen 634
Direkte Wirkungen 634
cGMP-vermittelte Wirkungen 634
21.3 Kinine 635
21.3.1 Biosynthese und Inaktivierung 635
21.3.2 Wirkungen 636
21.4 Histamin 638
21.4.1 Biosynthese, Speicherung und Inaktivierung 638
21.4.2 Wirkungen 638
21.5 Serotonin (5-Hydroxytryptamin) 640
21.5.1 Biosynthese, Speicherung und Inaktivierung 640
21.5.2 Wirkungen 640

22 Zytokine 645

R. Deutzmann

22.1 Grundlagen 645
22.2 Wachstumsfaktoren 645
22.3 Zytokine mit Wirkung auf die Hämatopoese 647
22.4 Zytokine des Immunsystems 650

B VI Verteilung und Exkretion von Substanzen im Organismus

23 Biochemie des Blutes 652

J. Rassow

23.1 Transport von O_2 und CO_2 im Blut 652
23.1.1 O_2-Transport durch Hämoglobin 652
Die strukturellen Grundlagen der O_2-Bindung des Hämoglobins . . . 653
Die Regulation der O_2-Bindung des Hämoglobins 656
23.1.2 Transport von CO_2 658
23.1.3 Die verschiedenen Hämoglobine des Menschen 659
23.1.4 Schutz des Hämoglobins vor Oxidation 661
Auslöser der Hämoglobin-Oxidation 661
Schutzmechanismen 662
23.2 Erythropoese und Porphyrinstoffwechsel 663
23.3 Die Proteine des Blutserums 667

24 Biochemie der Leber 669

J. Rassow

24.1 Einführung 669
24.2 Stoffwechselfunktionen der Leber 670
24.2.1 Konstanthaltung des Blutzuckerspiegels 670
24.2.2 Synthese von Ketonkörpern, Triacylglycerinen und Cholesterin 671
24.2.3 Aufgaben der Leber im Aminosäurestoffwechsel 671
24.3 Produktion von Serumproteinen 672
24.4 Ausscheidungsfunktion der Leber 672
24.4.1 Bestandteile der Galle 672
24.4.2 Gallesekretion 673

25 Biochemie der Niere ... 676

J. Rassow

25.1 Einführung ... **676**
25.2 Ultrafiltration im Nierenkörperchen ... **677**
25.3 Funktionen des proximalen Tubulus ... **678**
25.3.1 Gluconeogenese ... 678
25.3.2 Resorption und Sekretion ... 679
25.4 Funktionen der Henle-Schleife ... **682**
25.5 Funktion des distalen Tubulus und des Sammelrohrs ... **683**
25.6 Regulation der Nierenfunktionen ... **684**
25.6.1 Das antidiuretische Hormon ADH (Vasopressin) ... 684
25.6.2 Aldosteron ... 684
25.6.3 Funktionen des juxtaglomerulären Apparates ... 684
25.6.4 Das atriale natriuretische Peptid und andere Peptidhormone ... 685
25.7 Aufgaben der Niere im Säure-Basen- und Stickstoffhaushalt ... **686**

B VII Der Organismus in seiner Umwelt

26 Die Unterscheidung von Selbst und Fremd im Immunsystem ... 692

J. Rassow

26.1 Einführung ... **692**
26.2 Das angeborene (unspezifische) Immunsystem ... **693**
26.2.1 Abwehr von Mikroorganismen an Oberflächen ... 693
26.2.2 Erkennung von Mikroorganismen durch das angeborene Immunsystem ... 696
Das Komplementsystem ... 696
Rezeptorproteine des angeborenen Immunsystems ... 699
26.3 Das adaptive Immunsystem ... **701**
26.3.1 Einführung ... 701
26.3.2 Antikörper ... 702
Genetische Grundlagen der Antikörpervielfalt ... 708
Polyklonale und monoklonale Antikörper ... 710
26.3.3 Zelluläre und molekulare Grundlagen adaptiver Immunantworten ... 710
Auslösung einer adaptiven Immunantwort ... 710
B-Zellen ... 713
T-Zellen ... 716
26.3.4 Das erworbene Immunschwächesyndrom (AIDS) ... 720
26.3.5 Allergie ... 721
26.4 Entzündung ... **727**
26.4.1 Grundlagen ... 727
26.4.2 Die Aktivierung der Leukozyten ... 727
26.4.3 Die Leukozyten im Entzündungsherd ... 729
Neutrophile Granulozyten ... 729
Monozyten und Makrophagen ... 729
26.5 Mediatoren des Immunsystems ... **730**
Interferone (IFN) ... 730
Interleukine ... 731
TNFα ... 731
Weitere Mediatoren ... 732
26.6 Immunologie der Blutgruppenantigene ... **732**
26.6.1 Das AB0-System ... 732
26.6.2 Das Rhesus-System ... 734
26.7 Tumorimmunologie ... **734**

27 Reaktionen auf Verletzungen: Blutstillung und Blutgerinnung 736

J. Rassow

27.1 Blutstillung: Aktivierung und Aggregation von Thrombozyten 736
27.1.1 Thrombozytenadhäsion 736
27.1.2 Thrombozytenaggregation 737
27.1.3 Freisetzung von Inhaltsstoffen aus aktivierten Thrombozyten 739
27.1.4 Hemmung der Thrombozytenaggregation am intakten Endothel 740
27.2 Blutgerinnung 741
27.2.1 Das Prinzip 741
27.2.2 Die Blutgerinnung im Detail 742
Auslösung und Beschleunigung der Gerinnung 742
Zusammenfassung und Überblick 746
Vitamin K, γ-Carboxylierung und Calcium-Ionen 746
27.3 Fibrinolyse 748
27.4 Hemmung der Blutgerinnung 749
27.5 Thrombusbildung und Ischämie 751

28 Reaktion auf Fremdstoffe: Entgiftung 756

J. Rassow

28.1 Die Entgiftung organischer Fremdstoffe: Biotransformation 756
28.1.1 Phase-I-Reaktionen 757
Cytochrom-P-450-Enzyme 757
Weitere Enzyme der Phase-I-Reaktionen 759
28.1.2 Phase-II-Reaktionen 760
28.2 Die Entgiftung anorganischer Fremdstoffe: Stoffwechsel der Schwermetalle 762

29 Neurochemie 763

J. Rassow

29.1 Energiestoffwechsel des Nervensystems 763
29.2 Gliazellen und Myelin 764
29.3 Schrankensysteme des ZNS 766
29.3.1 Blut-Hirn-Schranke 766
29.3.2 Blut-Liquor-Schranke (inkl. Liquor) 767
29.4 Ionenkanäle 768
29.4.1 Wesentliche Grundlagen 768
29.4.2 Röntgenkristallstrukturen der Ionenkanäle 771
29.5 Synapsen, motorische Endplatte und nicotinischer Acetylcholin-rezeptor 775
29.6 Neurotransmitter 778
29.6.1 Acetylcholin (ACh) 778
29.6.2 Glutamat (Glu) 779
29.6.3 Katecholamine 780
Noradrenalin 780
Dopamin 781
29.6.4 Serotonin 782
29.6.5 GABA 784
29.6.6 Glycin 785
29.6.7 Neuropeptide 786
Opioide 786
Purine 787
29.7 Wichtige Erkrankungen des ZNS 788
29.7.1 Multiple Sklerose (MS) 788
29.7.2 Alzheimer-Krankheit 789
29.7.3 Parkinson-Krankheit 792

29.7.4 Chorea Huntington 794
29.8 Sinnesorgane und Sinneszellen 795
29.8.1 Riechsinneszellen 795
29.8.2 Geschmackssinneszellen 796
29.8.3 Das Ohr: Hören und Gleichgewicht 796
29.8.4 Das Auge 797

B VIII Aktuelle Entwicklungen der Biochemie

30 Ausblick

30 Ausblick 806
J. Rassow

Quellenverzeichnis

Quellenverzeichnis 810

Sachverzeichnis

Sachverzeichnis 813

▶ ver$_{k}$lin$_{i}$kte Vorklinik: Die Idee

Anhand von Fallgeschichten aus dem klinischen Alltag lernen Sie nicht nur ausgewählte Krankheitsbilder kennen, sondern können durch die anschließenden Fragen zu biochemischen Hintergründen dieser Erkrankungen Ihr erworbenes Wissen testen und direkt anwenden. Die gleichen Patienten werden auch in anderen Duale-Reihe-Lehrbüchern für die Vorklinik vorgestellt und ihr Krankheitsbild unter den jeweils fachspezifischen Gesichtspunkten vertieft. Diese fächerübergreifende Vernetzung trainiert den Blick für Zusammenhänge und eignet sich somit perfekt für die Vorbereitung auf den mündlichen Teil der 1. Ärztlichen Prüfung sowie auf Ihre spätere klinische Tätigkeit.

Die Autoren

Prof. Dr. Joachim Rassow

- *Warum sind Sie Biochemiker geworden?*

Wenn man die Welt verstehen möchte, bieten sich insbesondere Studienfächer wie Physik, Biochemie, Philosophie, Geschichte, oder Volkswirtschaftslehre an. Wahrscheinlich ist es nur ein Vorurteil, wenn man meint, sich in diesem Spektrum irgendwann entscheiden zu müssen.

- *Welchen Eindruck haben Sie von den Studierenden der Medizin?*

Erfahrungsgemäß sind Mediziner Leute, die nicht nur etwas verstehen, sondern die auch etwas machen wollen. Diese Bereitschaft finde ich großartig. Am angenehmsten finde ich es allerdings, wenn jemand nicht nur Mediziner ist, sondern zusätzlich auch noch etwas anderes, etwas, was man nicht gleich geahnt hat.

- *Welchen Rat geben Sie einem Medizinstudenten für das Fach Biochemie?*

1. Besuchen Sie die Vorlesung, auch wenn es eine schlechte Vorlesung sein sollte! Nur so erfahren Sie, was die Dozenten Ihres Fachbereichs für wichtig halten und in den Klausuren und Prüfungen hören wollen. 2. Versuchen Sie, sich nicht nur Namen, sondern auch Sachverhalte zu merken. Erfahrungsgemäß können Kandidaten in den Prüfungen mühelos alle Metabolite der Glykolyse aufzählen. Aber die nahe liegende Frage nach dem Sinn der Glykolyse bringt eine Prüfung oft zum Absturz.

- *Wann ist ein Biochemie-Lehrbuch ein gutes Biochemie-Lehrbuch?*

Der Gegenstandskatalog sollte komplett abgedeckt sein, alle Inhalte sollten leicht verständlich aber vollständig in ihren chemischen Prinzipien, in ihrem Gesamtzusammenhang, und in ihrer praktischen Relevanz erläutert werden, der Seitenumfang sollte 90 Seiten nicht überschreiten ...

- *Was ist für Sie aktuell das aufregendste biochemische Forschungsgebiet?*

Nachdem im Jahr 2000 das Genom des Menschen vollständig sequenziert wurde, befindet sich die Biochemie in einer ähnlichen Situation wie die Geographie nach der Entdeckung Amerikas 1492. Man weiß jetzt, dass es ca. 30.000 Gene gibt, aber man weiß noch nicht, welche Funktionen die von diesen Genen kodierten Proteine haben. Es ist wunderbar, nun Zeuge der Epoche der Entdeckungen zu sein, in denen schrittweise das vielfältig verflochtene Netzwerk der Funktionen und Wechselwirkungen dieser Proteine aufgeklärt wird.

- *Wo haben biochemische Forschungsergebnisse Einfluss auf unseren Alltag?*

Als Laie stellt man sich vor, Biochemie sei eine Wissenschaft von irgendwelchen Molekülen, die irgendwie in unserem Körper enthalten sind. Als Biochemiker bemerkt man, dass Menschen nicht Moleküle enthalten, sondern ausschließlich und ganz und gar aus Molekülen bestehen. Dann besteht unsere Kleidung entweder aus Wolle, also aus Proteinen, oder aus Baumwolle, also aus einem Kohlenhydrat, die Jeanshose ist mit Indigo gefärbt, das von bestimmten Pflanzen ausgehend von der Aminosäure Tryptophan synthetisiert wird, der Schreibtisch besteht aus Lignin, einem Produkt des pflanzlichen Phenylalanin-Stoffwechsels, sowie aus Cellulose. Auch das Buch besteht überwiegend aus Cellulose, diese ist möglicherweise bereits durch biotechnologisch produzierte Oxidasen umweltschonend gebleicht worden. Das Mittagessen besteht aus Kohlenhydraten, Proteinen, Triglyzeriden, und Vitaminen, Haemophilus influenzae kann die chronische Nebenhöhlenentzündung nur hervorrufen, weil es eine IgA-Protease bildet, Penicillin ist ein Naturprodukt von Penicillium chrysogenum, synthetisiert aus den Aminosäuren Valin und Cystein, die gesamte Pharmakologie ist angewandte Biochemie, die Basis der gesamten Pharmazie ist Biochemie, die moderne Pathologie ist weitgehend molekulare Pathologie, die moderne Humangenetik, die Diagnostik, ..., die Carbonate der Schwäbischen Alb entstanden durch biochemische Prozesse in marinen Organismen, das Erdöl ...

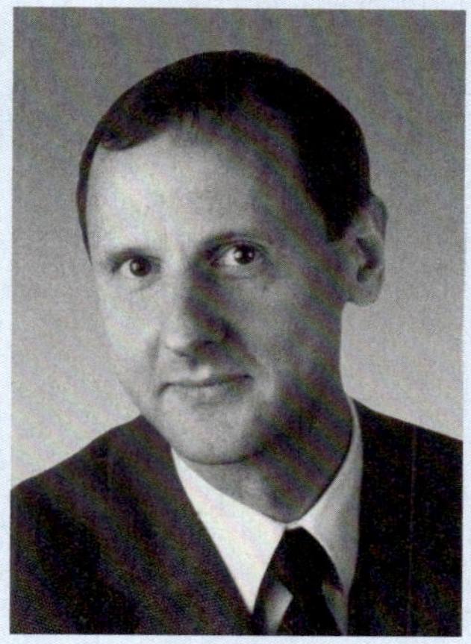

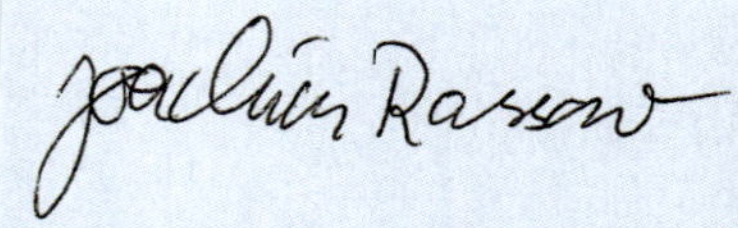

Geboren: 1959

Werdegang: Joachim Rassow studierte Biochemie und Philosophie in Tübingen und München und war dann Doktorand am Institut für Physiologische Chemie der LMU München. Nach einem Forschungsaufenthalt am Sloan-Kettering-Krebsforschungszentrum in New York war er Assistent am biochemischen Institut der Medizinischen Fakultät der Universität Freiburg. Er war dann zunächst Professor für Mikrobiologie und molekulare Infektionsbiologie an der Universität Hohenheim, seit 2006 leitet er die Abteilung für Zellbiochemie des Instituts für Physiologische Chemie an der Ruhr-Universität Bochum.

Wissenschaftliche Schwerpunkte: Biogenese mitochondrialer Proteine; Translokation und Funktion toxischer bakterieller Proteine in Mitochondrien.

Adresse: Prof. Dr. rer. nat. Joachim Rassow
Ruhr-Universität Bochum
Medizinische Fakultät
Institut für Physiologische Chemie
Abteilung für Zellbiochemie
Gebäude MA 3
44780 Bochum

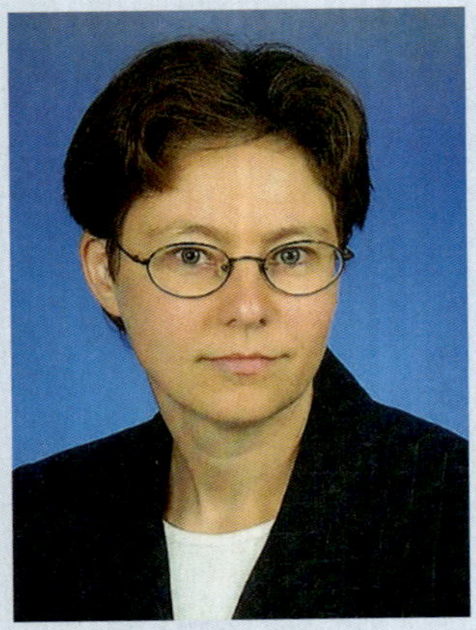

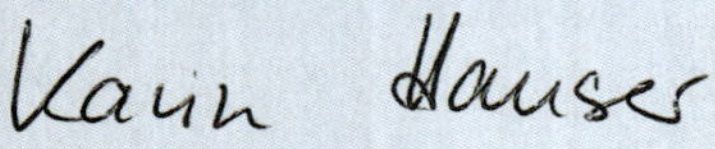

Geboren: 1962

Werdegang: Karin Hauser studierte Biologie in Regensburg und promovierte auch dort in Pflanzenphysiologie. Nach einem Forschungsaufenthalt an der School of Botany der Universität Melbourne in Australien war sie Assistentin am Institut für Ultrastrukturforschung und Zellbiologie der Universität Konstanz und am Institut für Biochemie der Universität Stuttgart. Seit 2003 ist sie feste Mitarbeiterin im Redaktionsteam des Lehrbuchsegments des Georg Thieme Verlags.

Wissenschaftliche Schwerpunkte: Zell-Zell-Erkennung in Hefe und Tabakpflanzen, Calcium-Signaltransduktion in Hefe und Pantoffeltierchen.

Adresse: Dr. rer. nat. Karin Hauser
Kaindlstr. 13
70569 Stuttgart

Dr. Karin Hauser

- *Warum sind Sie Biochemikerin geworden?*

Schon im Alter von 15 Jahren versetzte ich meine Eltern in Angst und Schrecken, als ich in unserem Keller mit Knallgas und Salpetersäure meine ersten chemischen Experimente machte. Nachdem dann meine Mutter, eine passionierte Botanikerin, und mein Biologielehrer die Liebe zur Biologie in mir geweckt hatten, lag es nahe, beide Leidenschaften miteinander zu verbinden.

- *Welchen Eindruck haben Sie von den Studierenden der Medizin?*

Studierende der Medizin sind bewundernswerte Wesen. Sie müssen in denkbar kürzester Zeit die denkbar größte Menge an Fakten aufnehmen. Erst am Ende ihres Studiums haben sie verstanden, wie diese Fakten miteinander im Zusammenhang stehen. Trotz dieser langen und frustrationsreichen Durststrecke halten sie durch, da sie immer ihr Ziel klar vor Augen haben: zu verstehen, wie der menschliche Körper funktioniert und dieses Wissen dazu einzusetzen, kranken Menschen zu helfen.

- *Welchen Rat geben Sie einem Medizinstudenten für das Fach Biochemie?*

Lassen Sie sich von diesem Fach keine Angst einjagen. Versuchen Sie zu verstehen, welche Zusammenhänge sich hinter Namen und Fakten verbergen, dann werden Sie schnell feststellen, dass sich (fast) die ganze Biochemie auf wenige immer wieder kehrende Prinzipien zurückführen lässt. Beschränken Sie sich auf die relevanten Dinge, die in den Vorlesungen abgehandelt werden und haben Sie Mut zur Lücke, wenn es sich um Details exotischer Sachverhalte handelt. Reden Sie mit Ihren Kommilitonen aus den höheren Semestern, dann wissen Sie, was geprüft wird.

- *Wann ist ein Biochemiebuch ein gutes Biochemiebuch?*

Ein Biochemiebuch ist dann ein gutes Biochemiebuch, wenn es die Biochemie in ihren Zusammenhängen verständlich macht. Auf jeder Seite sollte mindestens eine Überschrift stehen, der Text sollte gut strukturiert sein und dem Studenten sollten immer wieder Tipps und Hilfen angeboten werden, mit denen er den gerade gelesenen Text in Zusammenhang mit bereits abgehandelten Themen setzen kann. Wenn dadurch dann „Aha-Erlebnisse" hervorgerufen werden, hat das Buch seinen Zweck erfüllt.

- *Was ist für Sie aktuell das aufregendste Forschungsgebiet?*

Die Genome vieler Organismen sind unterdessen entziffert, auch das gesamte Genom des Menschen. Jetzt stehen die Forscher vor der großen Aufgabe, herauszufinden, welche Funktionen die einzelnen Gene haben, für welche Proteine sie kodieren und wie diese Proteine miteinander wechselwirken. Es ist unendlich spannend, diese einzelnen Puzzleteile zu einem großen Ganzen zusammenzufügen, und so den genialen Plan, nach dem die Natur funktioniert, ein wenig besser zu verstehen.

- *Wo haben biochemische Forschungsergebnisse Einfluss auf unseren Alltag?*

In Waschmitteln werden Enzyme verwendet, Schmerzen werden durch Drogen betäubt, Krankheiten werden durch biotechnologisch hergestellte Medikamente geheilt, Joghurt wird durch Milchsäuregärung hergestellt, Brot- und Hefeteig geht auf, indem man Mikroorganismen CO_2 produzieren lässt, ebenso entstehen die Löcher im Käse, Wein und Bier wird ebenfalls mit Hilfe von Mikroorganismen mit Alkohol versetzt, Kunststoffe werden biologisch abgebaut, Erze werden durch Stoffwechselreaktionen „exotischer" Bakterien gelaugt, und und und ...

Dr. Roland Netzker

- *Warum sind Sie Biochemiker geworden?*

Ein wichtiges Schlüsselerlebnis für die Entscheidung in Richtung Biochemie zu gehen, ereignete sich schon in der Schulzeit bei der Besprechung der Protein-Biosynthese. Hier faszinierte mich die Komplexität des Geschehens auf der einen Seite aber auch die Logik der Molekülstrukturen auf der anderen Seite, mit der viele der Abläufe erklärbar waren. Auch während des Biologiestudiums setzte sich die Faszination für molekulare Vorgänge fort bzw. vertiefte sich. So war es dann die logische Folge, dass spätestens ab Beginn der Diplomarbeit der Schwerpunkt bei den biochemischen Methoden lag.

- *Welchen Rat geben Sie einem Medizinstudenten für das Fach Biochemie?*

Viele Medizinstudenten scheinen mit dem Vorurteil an die Biochemie heranzugehen, dass es sich um ein besonders schweres Fach handelt, dass man sowieso nicht bewältigen kann. Dies ist ganz sicher nicht der Fall, die Biochemie ist auch nicht schwieriger als die Anatomie oder die Physiologie. Man darf sich einfach nicht durch auf den ersten Blick kompliziert erscheinende Strukturformeln abschrecken lassen. Viel wichtiger ist es, die Logik biochemischer Vorgängen zu verstehen. Wer in anderen Fächern zurechtkommt, wird sich auch in die Biochemie hineindenken können.

- *Wann ist ein Biochemie-Lehrbuch ein gutes Biochemie-Lehrbuch?*

Die heutige Biochemie ist ein derart umfangreiches Gebiet, dass es unmöglich ist, eine komplette Darstellung der Biochemie im Rahmen eines Lehrbuches zu erreichen. Die große Schwierigkeit besteht darin, aus der Fülle der Informationen, diejenigen herauszupicken, die für das Publikum, in unserem Fall also die Medizinstudenten, relevant sind. Bei der Beschreibung der Zusammenhänge besteht immer die Gefahr, sich in Details zu verlieren, die für den Autor zwar interessant sind, aber den Leser überfrachten, der sich zwar solide Biochemie-Kenntnisse erarbeiten soll, für den die Biochemie aber nur eines von mehreren für sein Studium wichtiger Fächer ist. Die Darstellung der Biochemie in einem Lehrbuch für Medizinstudenten kann also nur ein Kompromiss sein zwischen dem Versuch einer kompletten Darstellung komplexer Zusammenhänge und der möglichst prägnanten Vermittlung prüfungsrelevanter Information. Das Buch ist um so besser, je mehr es der pragmatischen Prüfungsvorbereitung dient, ohne zu einem reinen Repetitorium zu werden, d.h. also dennoch Zusammenhänge aufzeigen kann und auf diese Weise vielleicht sogar ein gewisses Interesse für die Biochemie wecken kann.

- *Was ist für Sie aktuell das aufregendste biochemische Forschungsgebiet?*

Das für mich aufregendste biochemische Forschungsgebiet ist für mich immer noch, auch wenn es vielleicht nicht mehr als absolut aktuell gilt, die Erforschung der Zellzyklusregulation mit allen seinen „Randgebieten“ wie Apoptose, Differenzierung, Signaltransduktion usw.. Ich sehe hier ein zentrales Geschehen mit Bezug zu einer enormen Vielfalt weiterer biochemischer Vorgänge. Auch ein direkter Zusammenhang zu medizinisch interessanten Bereichen wie Tumorerkrankungen ist gegeben.

- *Wo haben biochemische Forschungsergebnisse Einfluss auf unseren Alltag?*

Die Biochemie spielt bei zahlreichen Dingen des Alltags eine Rolle, die einem nicht immer bewusst sind. Dies beginnt bei so uralten biotechnologischen Verfahren wie der Bier-, Wein- oder Käseherstellung und führt zu den Erkenntnissen der Lebensmittelchemie zu den Inhaltsstoffen der Nahrung und deren Wirkung. Der Einsatz von Medikamenten beruht letztlich auf biochemischen Prinzipien, die Diagnose und Therapie von Stoffwechselerkrankungen hat die Biochemie als Grundlage.

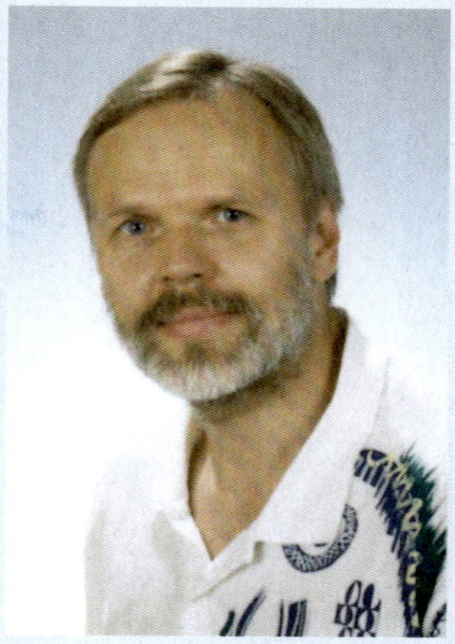

Geboren: 1955

Werdegang: Wie es auf viele Biochemiker zutrifft, habe ich nicht direkt mit einem Studium der Biochemie begonnen, sondern mit einem der Fächer, die enge inhaltliche Kontaktpunkte zur Biochemie besitzen. In meinem Fall war es die Biologie. Nach Beginn des Studiums an der Universität Bielefeld, wechselte ich nach dem Vordiplom zur Georg-August-Universität Göttingen, um mich auf Mikrobiologie zu spezialisieren. In der gleichen Stadt stellte ich auch am Max-Planck-Institut für Experimentelle Medizin meine Diplomarbeit und meine Promotionsarbeit mit Themen zur mitochondrialen Genetik fertig. Danach wechselte ich zur Gesellschaft für Biotechnologische Forschung in Braunschweig und arbeitete dort zwei Jahre lang an der Entwicklung von Genexpressionssystemen in Staphylococcus carnosus mit dem Ziel pharmazeutisch wirksame Peptide gentechnisch herzustellen. 1987 schließlich begann meine Tätigkeit als Akademischer Rat im Institut für Biochemie der Medizinischen Fakultät der Friedrich-Alexander-Universität Erlangen-Nürnberg.

Wissenschaftlicher Schwerpunkt: zellzyklusabhängige Veränderungen des Energiestoffwechsels.

Adresse: Dr. rer. nat. Roland Netzker
Institut für Biochemie
Emil-Fischer-Zentrum
Universität Erlangen-Nürnberg
Fahrstr. 17
91054 Erlangen

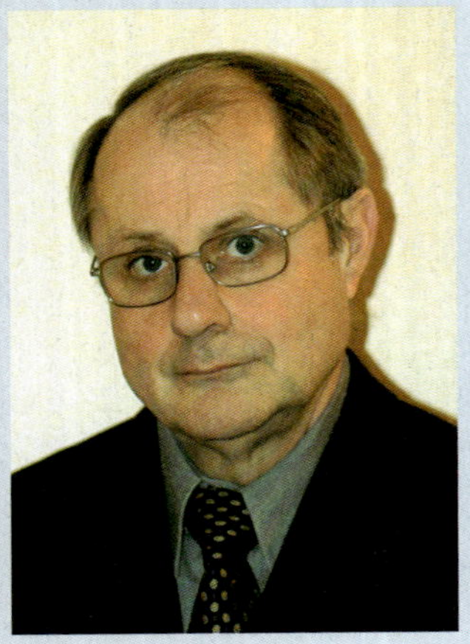

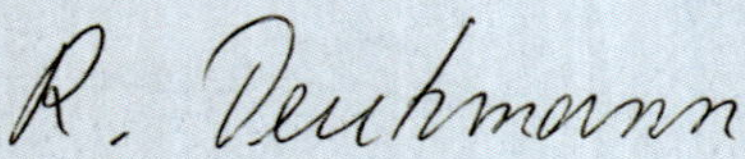

Geboren: 1950

Werdegang: Rainer Deutzmann studierte Chemie in Köln und promovierte am Institut für Chemie der Forschungsanlage Jülich. Nach Forschungsaufenthalten am Institut für Biochemie der Universität Köln und in der Abteilung für Bindegewebsforschung des Max-Planck-Instituts in München kam er als Gruppenleiter zum Institut für Biochemie I der Universität Regensburg. Seit 1999 ist er apl. Professor am Institut für Biochemie der Universität Regensburg.

Wissenschaftliche Schwerpunkte: Struktur und Funktion der Extrazellulären Matrix (EZM).

Adresse: Prof. Dr. rer. nat. Rainer Deutzmann
Institut für Biochemie
Genetik und Mikrobiologie
Lehrstuhl für Biochemie I
Universität Regensburg
Universitätsstr. 31
93053 Regensburg

Prof. Dr. Rainer Deutzmann

- *Warum sind Sie Biochemiker geworden?*

Die Entscheidung, Biochemie zu betreiben, ist während meiner Doktorarbeit gefallen. Mit der Untersuchung der Auswirkungen des radioaktiven Zerfalls von Iod-125 auf DNA-Bausteine habe ich zwar ein von der Methodik her chemisch ausgerichtetes Thema bearbeitet, habe mich aber natürlich auch mit dem biochemischen Hintergrund beschäftigt und war dann von der Biochemie so begeistert, dass ich in dieses Fach übergewechselt bin.

- *Welchen Eindruck haben Sie von den Studierenden der Medizin?*

Was die Biochemie-Kenntnisse angeht, haben die Medizinstudenten im Physikum ein Niveau, das sicherlich keinen Vergleich mit dem Vordiplomwissen von Biologiestudenten zu scheuen braucht. Dabei erlebe ich immer wieder Studenten, die über ein höchst erstaunliches Wissen und Verständnis verfügen.

- *Welchen Rat geben Sie einem Medizinstudenten für das Fach Biochemie?*

Biochemie wird häufig als zu theoretisch empfunden, da direkte klinische Bezüge oft nicht zu erkennen sind. Dies ist zwar z.T richtig, die Lücke wird aber kleiner. Auf jeden Fall vermittelt die Biochemie ein zum klinischen Verständnis unentbehrliches Hintergrundwissen, z.B. kann ohne solide Kenntnisse des Stoffwechsels und seiner Regulation eine Krankheit wie Diabetes Typ II nicht verstanden werden.

- *Wann ist ein Biochemie-Lehrbuch ein gutes Biochemie-Lehrbuch?*

Ein gutes Lehrbuch sollte den Studenten zur Biochemie hinführen. Es sollte die teils sehr komplexen Zusammenhänge Schritt für Schritt erläutern. Ansonsten wird es für den unerfahrenen Studenten schwierig, Lücken in der Darstellung zu überbrücken und den Text zu verstehen; er wird geradezu ermuntert, die Fakten nur zu „pauken“. Ein Lehrbuch sollte Fakten von Hypothesen klar abgrenzen und wichtige Befunde, die noch nicht molekular erklärt werden können, als solche kennzeichnen. Die Stoffmenge sollte für den Studenten zu bewältigen sein. Leider ist gerade dies oft schwierig, da mit Rücksicht auf den Gegenstandskatalog viele entbehrliche Details abgehandelt werden, zu Lasten der Darstellung neuerer Entwicklungen, die noch nicht Bestandteil des Katalogs sind. Die Stofffülle erfordert eine klare Gliederung mit übersichtlichen Absätzen und Hervorheben von Schlüsselbegriffen, Einarbeiten von Merksätzen etc. als Navigationshilfe. Ausreichend viele klare Abbildungen sollten den Text ergänzen.

- *Was ist für Sie aktuell das aufregendste biochemische Forschungsgebiet?*

Es fällt schwer, hier eine Entscheidung zu treffen. Ein faszinierendes Gebiet ist für mich die Analyse komplexer Protein-Maschinerien. Viele Prozesse (z.B. Chromatin-Remodelling und Transkription, Signaltransduktion), werden nicht von einzelnen isolieren Proteinen, sondern von großen Proteinkomplexen bewerkstelligt, die zudem noch durch posttranslationale Modifikation modifiziert und einzelne Komponenten je nach Aktivitätszustand des Komplexes rekrutiert werden. Solche Untersuchungen sind erst seit wenigen Jahren durch die Entwicklung neuer molekularbiologischer und proteinanalytischer Methoden (z.B. der Massenspektrometrie) möglich geworden.
Auch die klassische Stoffwechselbiochemie hat sich zu einem hochaktuellen Gebiet weiter entwickelt. Neue Erkenntnisse zur molekularen Hormonwirkung (z.B. Insulin), die Entdeckung, dass selbst ein „inertes“ Gewebe wie das Fettgewebe Hormone (z.B. Leptin, Adiponectin) produziert und sogar Metabolite wie Fettsäuren und Glukose die Expression von Stoffwechselenzymen regulieren, haben gezeigt, dass weit komplexere Regelkreise existieren als bisher angenommen wurde.

- *Wo haben biochemische Forschungsergebnisse Einfluss auf unseren Alltag?*

Die Einflüsse sind sehr vielfältig, angefangen mit der Herstellung von Enzymen für die Waschmittelindustrie, Produktion von Naturstoffen in großen Fermentern, Entwicklung von Tests für die medizinische Diagnostik bis hin zur Produktion von rekombinanten Proteinen für die Therapie.

A

Biochemie des Energiestoffwechsels

1 Der Energiestoffwechsel im Überblick 4

2 Die biochemisch relevanten Stoffklassen – eine erste Einführung 10

3 Triebkraft und Geschwindigkeit biochemischer Reaktionen 18

4 Die molekulare Struktur der wichtigsten Nahrungsstoffe: Kohlenhydrate, Triacylglycerine und Aminosäuren 36

5 Die wichtigsten biochemischen Funktionsträger: Proteine 64

6 Abbau der Kohlenhydrate zu Pyruvat bzw. Lactat 74

7 Oxidativer Abbau von Pyruvat: Die Reaktionen der Pyruvat-Dehydrogenase und des Citratzyklus 103

8 Abbau von Triacylglycerinen und Ketonkörpern 123

9 Abbau von Proteinen und Aminosäuren 142

10 ATP-Synthese durch oxidative Phosphorylierung 164

11 Ernährung und Verdauung 184

12 Speicherung und Bereitstellung von Kohlenhydraten 201

13 Die Bereitstellung von Fettsäuren, Triacylglycerinen und Ketonkörpern 221

14 Proteine als Nahrungsmittel 253

15 Regulation des Energiestoffwechsels 260

16 Vitamine 272

17 Spurenelemente 306

A1 Eine Einführung in die Biochemie

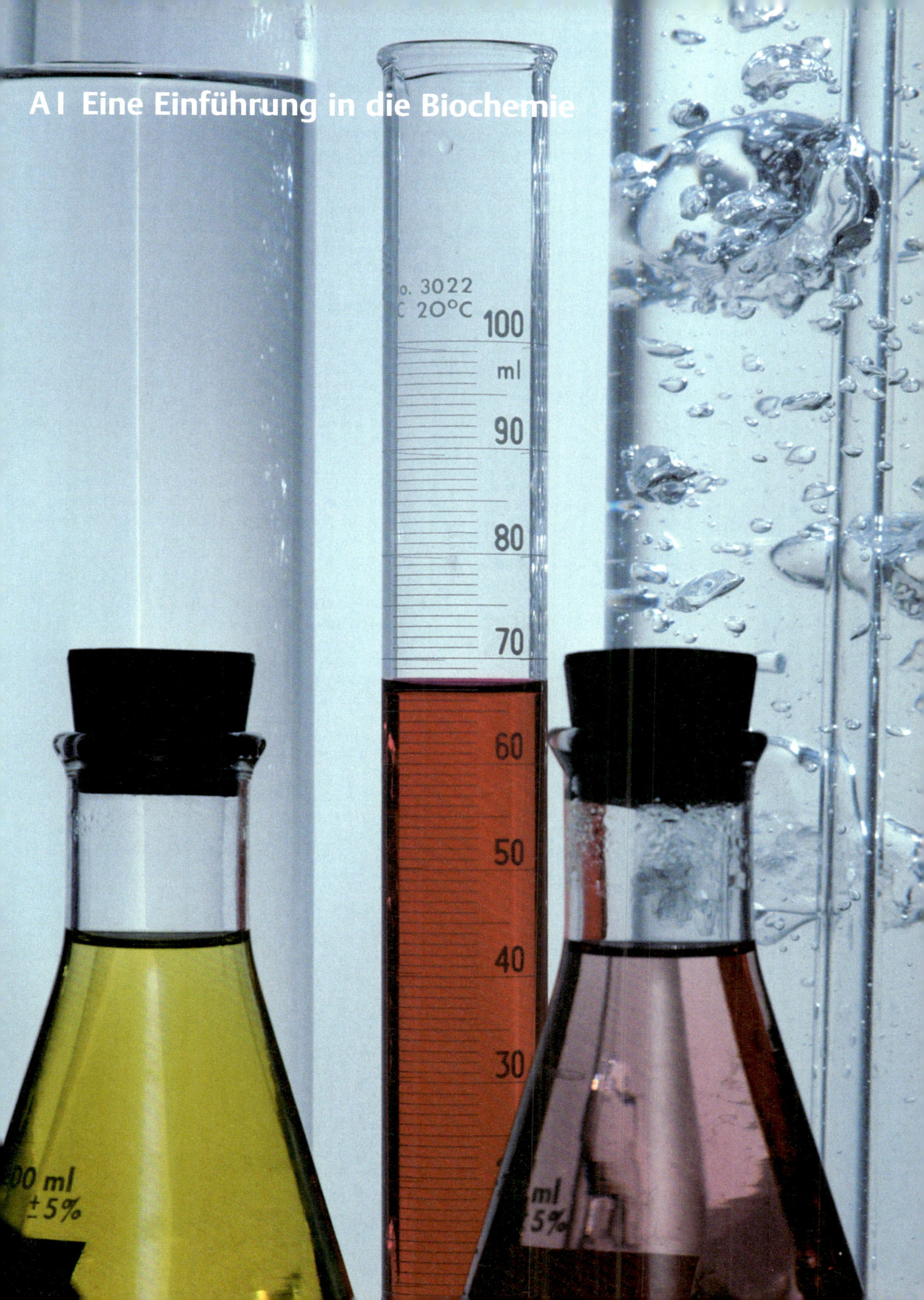

1 Der Energiestoffwechsel im Überblick

Es gibt Tätigkeiten, die für das Überleben essenziell sind. Dazu gehört, dass Menschen Nahrung zu sich nehmen und dass sie atmen müssen. Warum ist das so?
Essen und Atmen sind lebensnotwendig, weil sie die Energie liefern, die der Organismus zum Leben braucht.
In diesem Kapitel geht es um die Frage, **wie im Organismus Energie für Lebensprozesse bereitgestellt wird**, und damit letztlich um die Frage, wie Leben überhaupt möglich ist. So führt dieses Thema direkt in die Mitte der gesamten Biochemie und ermöglicht einen **ersten Eindruck von den zentralen Zusammenhängen des gesamten Stoffwechsels**.

1.1 Woher stammt die Energie für Lebensprozesse?

Zu den Eigentümlichkeiten von Lebensprozessen gehört, dass ständig etwas passiert, was auf den ersten Blick den einfachsten Naturgesetzen zu widersprechen scheint, z. B.:

- Eisbären können einen ganzen Winter in der Arktis verbringen und erhalten doch immer eine Körpertemperatur aufrecht, die wesentlich höher ist als die ihrer Umgebung. Jedes anorganische Objekt nimmt hingegen sehr schnell die jeweilige Umgebungstemperatur an.
- Vögel können sich jederzeit in die Luft erheben, während z. B. ein Stein nur fallen oder liegen bleiben kann.

Das Geheimnisvolle des Lebens scheint darin zu bestehen, dass es aus einer Aneinanderreihung von Unwahrscheinlichkeiten besteht. Wie kann man diese Beobachtung mit den Gesetzen der Physik in Einklang bringen? Eine Antwort lässt sich mit dem Begriff der **energetischen Kopplung** geben.

1.1.1 Die Bedeutung der energetischen Kopplung

▶ **Definition.** Unter energetischer Kopplung versteht man eine Verbindung zweier Prozesse, bei der ein Prozess die Energie liefert, die den anderen Prozess ermöglicht.

Das Prinzip ist in Abbildung **A-1.1** erläutert. Ein Objekt kann sich nicht von alleine gegen die Schwerkraft nach oben bewegen. Dieser Prozess wird erst möglich, indem er mit einem anderen Vorgang gekoppelt wird, der spontan abläuft.
Viele Lebensprozesse sind mit solchen Vorgängen verbunden, die das Unmögliche möglich machen. Dabei handelt es sich oft um komplizierte Reaktionsketten, in denen der eine Prozess den nächsten anstößt.

▶ **Merke.** Letztlich ist es **bei fast allen Lebensvorgängen** nur **eine ganz bestimmte chemische Reaktion**, welche die nötige Energie liefert, und das ist die **Hydrolyse von Adenosintriphosphat** (ATP).

1.1.2 Die Bedeutung des ATP als Energieträger

Um die Funktion des ATP exakt beschreiben zu können, müssen Lebensprozesse auf molekularem Niveau betrachtet werden, also in biochemischer Perspektive.
Ein besonders einfaches Beispiel für die energetische Kopplung biochemischer Prozesse an die Hydrolyse von ATP ist die Reaktion von Glucose mit Phosphat. Glucose (= Traubenzucker) ist ein wichtiger Nahrungsstoff für die Zellen des Körpers. Sie wird vom Blut an die Zellen herangeführt und

A-1.1 Energetische Kopplung

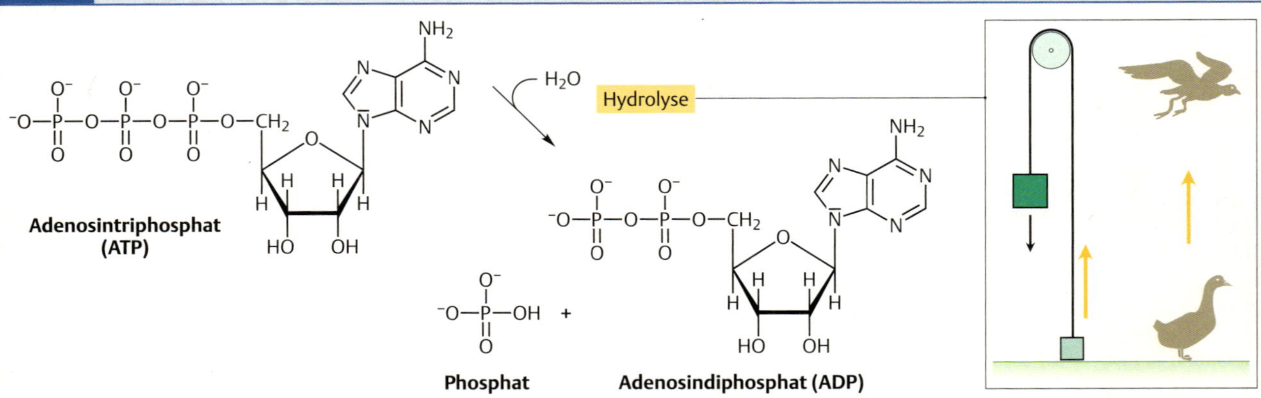

Der Vogel muss Energie aufbringen, um sich gegen die Schwerkraft zu bewegen. Diese Energie liefern Prozesse, die mit dem Fliegen energetisch gekoppelt sind.

dann von den Zellen aufgenommen. Der erste Schritt der Einbeziehung von Glucose in den Zellstoffwechsel ist ihre Verbindung mit Phosphat: Die Glucose wird phosphoryliert (Abb. **A-1.2**).

Da Phosphat-Ionen in jeder Zelle vorhanden sind, könnte man erwarten, dass Glucose und Phosphat-Ionen spontan eine Verbindung eingehen. Eine derartige Reaktion wird aber weder in lebenden Zellen noch bei Mischung der Reaktionspartner in einem Reagenzglas beobachtet. Die Reaktion ist genauso unmöglich, wie es unmöglich ist, dass sich ein Gegenstand ohne äußere Einwirkung von alleine von der Erdoberfläche in die Luft erhebt. Der Grund hierfür ist, dass der Energiegehalt von Glucose-6-phosphat höher ist als der der Ausgangssubstanzen Glucose und Phosphat-Ionen. Damit die Phosphorylierung stattfinden kann, muss den Ausgangssubstanzen Energie zugeführt werden. Diese Energie stammt aus der Hydrolyse des ATP.

▶ **Merke.** ATP ist der zentrale und entscheidende Energieträger aller Organismen.

Aufgrund der zentralen Bedeutung des Energieträgers ATP dreht sich die gesamte Biochemie letztlich um zwei prinzipielle Fragen:

1. **Wie wird ATP produziert**, d. h. wie wird Leben ermöglicht?
2. **Wie wird ATP** von den Zellen des Körpers **genutzt**?

Die erste Frage wird in Teil A dieses Lehrbuchs beantwortet, die zweite in Teil B.

Die Bedeutung des ATP für die Funktionen des gesamten Organismus lässt sich mit einer einfachen Zahl illustrieren: **Jeder Mensch produziert und hydrolysiert jeden Tag** etwa so viel ATP, wie seiner Körpermasse entspricht, also **ca. 70 kg ATP**. Dabei bleibt die Konzentration des ATP in den Zellen relativ konstant bei ca. 3–4 mM (mM = mmol/l), was einer Gesamtmenge im Körper von nur ca. 50 g entspricht. Die große Menge an ATP, die pro Tag umgesetzt wird, ergibt sich nur durch die Geschwindigkeit, mit der das ATP ständig hydrolysiert und neu synthetisiert wird. Die genannten 50 g ATP werden durchschnittlich in jeder Minute einmal vollständig regeneriert, also mehr als 1000-mal am Tag.

Wo im ATP steckt die Energie?

ATP besteht aus zwei Teilen, dem Adenosin und dem Triphosphat (Abb. **A-1.3**).

Für die Funktion des ATP im Energiestoffwechsel ist allein die **Triphosphatgruppe** entscheidend. Bei der Hydrolyse dieser Gruppe wird die Energie freigesetzt, die in energetischer Kopplung anderen Reaktionen zur Verfügung gestellt werden kann. Der Adenosin-Teil des Moleküls ist hingegen so etwas wie ein „molekularer Handgriff", durch den der Triphosphatrest für die Zelle handhabbar wird. Viele Proteine der Zelle enthalten Strukturen, die den Adenosin-Teil spezifisch binden und dadurch dann auch die Triphosphatgruppe genau dorthin bringen können, wo deren Energie gerade benötigt wird.

Die Triphosphatgruppe ist mit dem Adenosin über eine Esterbindung verbunden, die drei Phosphoratome sind untereinander durch **Anhydridbindungen** verbunden (Abb. **A-1.4**). Durch Hydrolyse kann in zwei Schritten jeweils eine Phosphatgruppe freigesetzt werden. Dadurch entsteht aus dem Adenosintriphosphat (ATP) Adenosindiphosphat (ADP) bzw. Adenosinmonophosphat (AMP) (Abb. **A-1.4**). **Alternativ kann eine Diphosphatgruppe (= Pyrophosphat, Abb. A-1.5) abgespalten werden, sodass aus ATP AMP entsteht.**

Die Spaltung der Esterbindung zwischen der Triphosphatgruppe und dem Adenosin spielt im Energiestoffwechsel keine Rolle. Die Energie der Anhydridbindungen ist hingegen

A-1.2 Die Phosphorylierung von Glucose

A-1.2

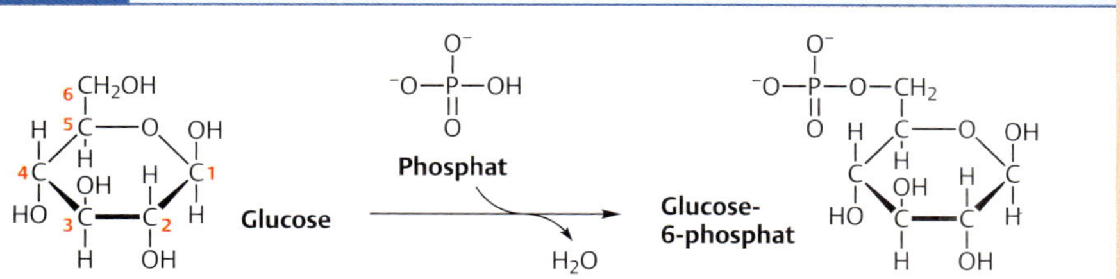

A-1.3 Adenosintriphosphat (ATP)

A-1.3

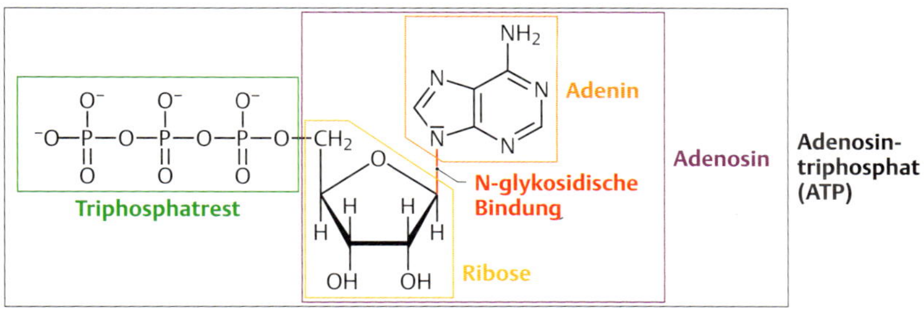

A-1.4 Hydrolyse von ATP

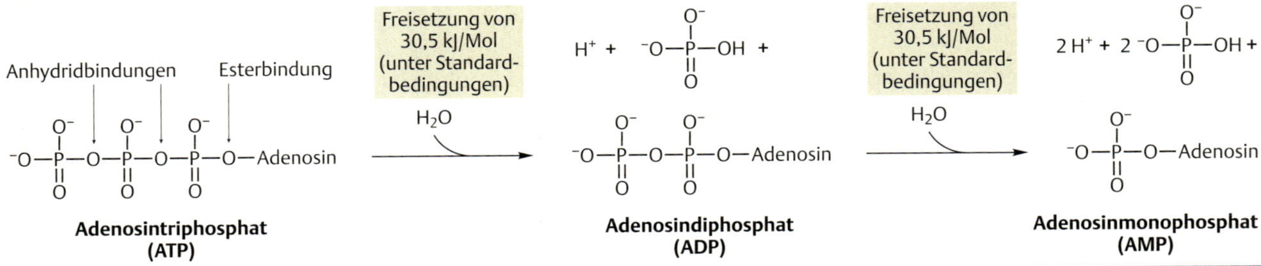

A-1.5 Pyrophosphat

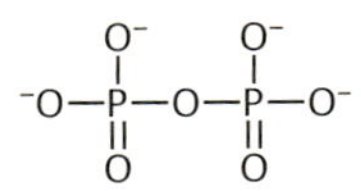

für den gesamten Stoffwechsel von fundamentaler Bedeutung:

▶ **Merke.** Bei der Hydrolyse einer Anhydridbindung der Triphosphatgruppe des ATP wird unter Standardbedingungen eine Energie von –30,5kJ/Mol freigesetzt, unter physiologischen Bedingungen sogar eine Energie von ca. –50kJ/Mol.

Warum wird bei der Hydrolyse von ATP Energie freigesetzt?

Für die Hydrolyse-Energie des ATP werden mehrere Faktoren verantwortlich gemacht, u. a.

1. die **bessere Mesomeriestabilisierung der freien Phosphat-Ionen:** Die Elektronen können sich in den Phosphat-Ionen gleichmäßig und damit energetisch günstiger verteilen als in der Triphosphatgruppe.
2. die bei der Abspaltung von Phosphatresten stattfindende **Umwandlung von Abstoßungskräften in freie Energie:** Die Triphosphatgruppe trägt vier **negative Ladungen**, die sich über die Sauerstoffatome des Moleküls verteilen. Diese Ladungen stoßen sich gegenseitig ab. Mit jeder abgespaltenen Phosphatgruppe entfällt ein Teil dieser Abstoßungskräfte und eine entsprechende Energie wird frei – wie wenn sich eine Metallfeder entspannt, die zuvor zusammengepresst war.

Wie viel jeder dieser Faktoren zur Hydrolyse-Energie beiträgt, ist nicht genau bekannt.

1.2 Wie entsteht ATP?

Die 70 kg ATP, die der Mensch jeden Tag produziert, werden zu mehr als 90 % von den **Mitochondrien** der Zellen (Abb. **A-1.6**) bereitgestellt. Diese Zellorganellen nehmen das **ADP** und das **Phosphat** auf, das bei der Hydrolyse von ATP anfällt, und **regenerieren daraus ATP**, das wieder in das Zytosol zurücktransportiert wird.
Innerhalb der Mitochondrien (Aufbau s. Abb. **A-1.7 a**) findet die ATP-Synthese an der **ATP-Synthase** statt. Dieser Proteinkomplex sieht im elektronenmikroskopischen Bild aus wie ein großer Laubbaum, an den seitlich eine Leiter angestellt ist. Die Wurzeln (= F_0-Teil der ATP-Synthase) sind **in der** mitochondrialen **Innenmembran verankert**, Stamm (= Stiel der ATP-Synthase), Baumkrone (= F_1-Teil) und Leiter (sog. Stator) **ragen in die Matrix**, also den Innenraum der Mitochondrien hinein (Abb. **A-1.7 b**).
Drei Stellen in der Krone des Laubbaums (also im F_1-Teil), die sog. katalytischen Zentren der ATP-Synthase, binden ADP und Phosphat. Ein Rotor im Wurzelbereich (= im F_0-Teil) dreht den Stamm des Baumes (den Stiel der ATP-Synthase). Diese Rotation löst in der Baumkrone (im F_1-Teil), die sich nicht mitdrehen kann, weil die Leiter (der Stator) sie daran hindert, Konformationsänderungen aus, durch die aus ADP und Phosphat ATP gebildet und in die Matrix freigesetzt wird. Nahezu die gesamte Energie, die einen Menschen am Leben erhält, wird in diesen katalytischen Zentren bereitgestellt.
ATP-Synthasen finden sich in der mitochondrialen Innenmembran in großer Zahl. Zumindest in einigen Bereichen der Membran stehen sie dicht beieinander, ähnlich wie Bäume in einem Wald.

A-1.6 Mitochondrien einer Leberzelle im elektronenmikroskopischen Bild

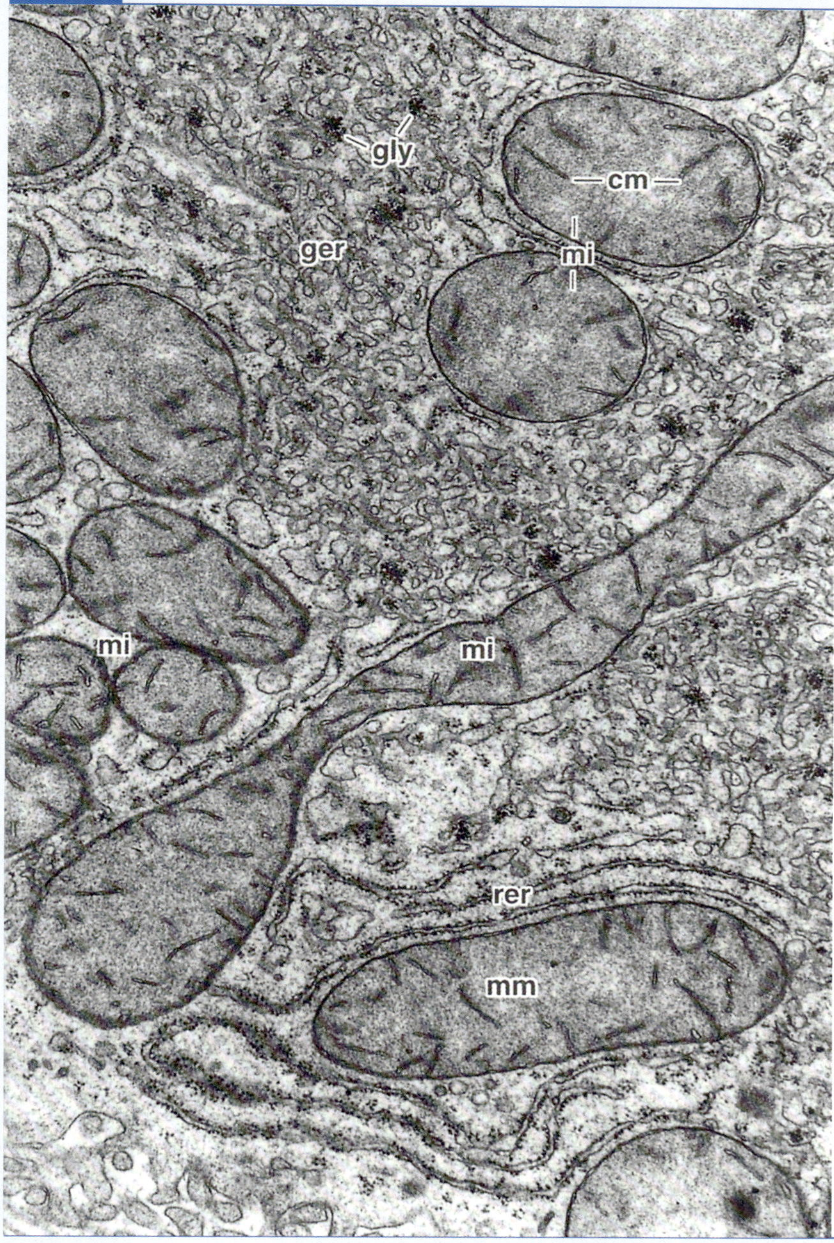

Im Zytosol der Leberzelle ist Glykogen, die Speicherform der Glucose, gespeichert (Glykogenrosetten). (23000fache Vergrößerung)
mi = Mitochondrien, cm = cristae mitochondriales, gly = Glykogen, ger/er = glattes und raues Endoplasmatisches Retikulum, mm = mitochondriale Matrix

A-1.7 Aufbau eines Mitochondriums (a) und der ATP-Synthase (b)

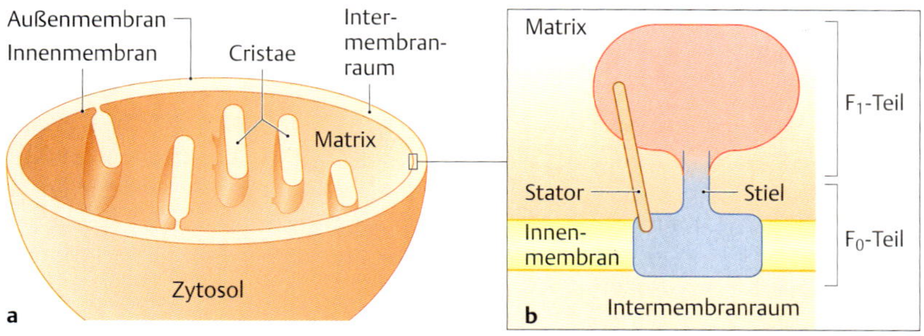

A-1.7

A-1.8

A-1.8 Die Protonenpumpe „Atmungskette“

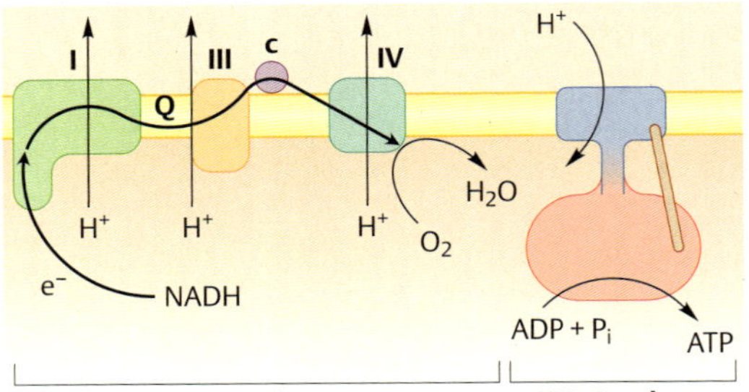

Die Atmungskette pumpt Protonen aus der mitochondrialen Matrix heraus und hält so den mitochondrialen Protonengradienten aufrecht. Der Fluss der Protonen zurück in die Matrix treibt die ATP-Synthase an.

1.3 Woher stammt die Energie für die ATP-Synthese?

Da ATP eine Energie von nahezu 50kJ/Mol enthält, stellt sich die Frage, woher die ATP-Synthase diese Energie bezieht. Die entscheidende Antwort auf diese Frage gab der englische Biochemiker Peter Mitchel im Jahr 1961.

1.3.1 Ein Protonenfluss als Energiequelle der ATP-Synthase

Durch den F_0-Teil der ATP-Synthase **strömen Protonen in die mitochondriale Matrix** (s. Abb. **A-1.8**). Die Energie, die letztlich im ATP gespeichert wird, stammt aus diesem Protonenfluss.

Die Energie, mit der die Protonen den Rotor der ATP-Synthase in Bewegung setzen, stammt aus zwei Quellen:

1. Die Protonen folgen beim Einstrom in die mitochondriale Matrix einem **Konzentrationsgefälle**.
2. Die **Matrix** ist relativ zum Intermembranraum (dem Raum jenseits der Innenmembran) **elektrisch negativ geladen**, sodass die positiv geladenen Protonen von ihr angezogen werden.

1.3.2 Die Atmungskette als Protonenpumpe

Der Protonengradient wird von den Mitochondrien aktiv aufgebaut: Eine Gruppe von Proteinkomplexen in der Innenmembran, die Atmungskette, pumpt Protonen gegen den Protonengradienten aus der Matrix in den Intermembranraum. Woher stammt die Energie für den Pumpvorgang?

Sie wird dem Fluss von Elektronen durch die Komponenten der Atmungskette entnommen: Der größte Teil der Elektronen wird von **NADH** (Nicotinamidadenindinukleotid) an den ersten Proteinkomplex der Atmungskette abgegeben und fließt in festgelegter Reihenfolge durch die anderen Komponenten. Einige Elektronen werden von reduziertem Flavinadenindinukleotid, $FADH_2$, auf den zweiten Proteinkomplex der Atmungskette übertragen. Sie sind gleichsam Quereinsteiger in die Atmungskette. Vom letzten Komplex der Atmungskette werden die Elektronen auf **molekularen Sauerstoff (O_2)** übertragen (Abb. **A-1.8**). Bei der Aufnahme von Elektronen zerfällt das in Wasser gelöste O_2-Molekül sehr schnell, wobei es aus dem Wasser der Umgebung sofort mehrere Protonen aufnimmt, sodass sich aus dem einen O_2-Molekül zwei H_2O-Moleküle bilden. Auf diese Weise entstehen in den Mitochondrien des Menschen täglich mehrere 100 ml Wasser.

Die Elektronen folgen auf ihrem Weg durch die Atmungskette einer elektrischen **Spannungsdifferenz ΔE zwischen** dem **NADH und** dem **Sauerstoff**. Auch zwischen $FADH_2$ und Sauerstoff besteht eine Spannungsdifferenz, sie ist aber geringer, da der Weg der Elektronen von Komplex II der Atmungskette zum Sauerstoff kürzer ist. Die Spannungsdifferenz ergibt sich daraus, dass NADH (bzw. $FADH_2$) ein Stoff ist, der sehr leicht Elektronen abgibt (NADH bzw. $FADH_2$ ist ein gutes Reduktionsmittel), während Sauerstoff sehr leicht Elektronen aufnimmt (Sauerstoff ist ein gutes Oxidationsmittel). Die Spannungsdifferenz zwischen NADH und Sauerstoff beträgt unter physiologischen Bedingungen **ca. 1,1V**. Die **Atmungskette** wird folglich **mit elektrischer Energie betrieben**.

▶ **Merke.** Die Atmungskette ist eine elektrisch betriebene Protonenpumpe.

Die Protonen, die die Atmungskette aus der Matrix in den Intermembranraum pumpt, fließen anschließend durch den F_0-Teil der ATP-Synthase in die Matrix zurück (Abb. **A-1.8**).

1.3.3 Die Herkunft der Elektronen der Atmungskette

Es bleibt nur noch zu klären, woher die Mitochondrien den Sauerstoff und die Elektronen beziehen.

Herkunft des Sauerstoffs

Der Sauerstoff, der von der Atmungskette verbraucht wird, ist der Sauerstoff, der mit der **Atemluft** aufgenommen wird. Das erklärt, wie die Atmungskette zu ihrem Namen gekommen ist, und warum Menschen überhaupt atmen müssen. Zwar gibt es im Organismus noch weitere Funktionen, für die molekularer Sauerstoff benötigt wird, diese können aber im Hinblick auf die hierfür benötigte Sauerstoffmenge vernachlässigt werden. Der **Mensch muss** also **Sauerstoff einatmen, damit dieser die Elektronen der Atmungskette aufnehmen kann.** Nur solange in den Mitochondrien genügend Sauerstoff vorhanden ist, können Elektronen durch die Atmungskette fließen und dabei die Energie bereitstellen, die zum Aufbau des Protonengradienten und zum Antrieb der ATP-Synthese benötigt wird. Letztlich steht die Atmung ganz im Dienst der ATP-Synthese.

> ▶ **Merke.** Der eingeatmete Sauerstoff wird nicht zur Bildung des ausgeatmeten CO_2, sondern in den Mitochondrien zur Bildung von Wasser verwendet.

Herkunft der Elektronen

Die Elektronen zum Betrieb der Atmungskette und damit zur Synthese von ATP **stammen aus der Nahrung**. Aus der Perspektive des Energiestoffwechsels stellen die Elektronen den einzigen relevanten Bestandteil der Nahrung dar. Andere Nahrungsbestandteile sind für ihn zwar ebenfalls von Bedeutung, insbesondere die Vitamine als Cofaktoren des Energiestoffwechsels (s. Kap. A-16, S. 272), kommen aber nicht als Quelle von Elektronen infrage. Welche Nahrungsstoffe die Elektronen liefern (z. B. eine Bratwurst oder ein Müsli mit Honig), ist letztlich vollkommen unerheblich, weil nur Elektronen zur mitochondrialen Atmungskette gelangen.
Gleichwohl bleibt zu untersuchen, wie die Elektronen im Organismus jeweils aus den verschiedenen Nahrungsmitteln herausgelöst und der Atmungskette zugeführt werden. Dies ist das Thema von Kapitel A-7 bis A-9 (S. 103 bis 142).
Als **Quelle der Elektronen** dienen im Wesentlichen drei Gruppen von Nahrungsstoffen, nämlich **Kohlenhydrate, Fette und Proteine (Eiweiße)**. Sie werden im Energiestoffwechsel durch den Entzug von Elektronen zu wertlosen Reststoffen abgebaut, und dabei letztlich nahezu vollständig **zu CO_2 oxidiert**. Dieses ist dann auch das CO_2, das über die Lunge beim Ausatmen abgegeben wird.
Um von den Zufällen der Nahrungsaufnahme unabhängig zu sein, legt der Organismus **Energiespeicher** an. Als kurzfristig verfügbarer Energiespeicher dient primär das Kohlenhydrat **Glykogen**, das in der Leber und in der Muskulatur ausgehend von Glucose synthetisiert wird. Als Energiespeicher für längere Hunger- oder Fastenzeiten dienen die **Fette (Triacylglycerine)**, die in den Fettgeweben deponiert werden. In geringerem Umfang dienen auch Proteine als Energiespeicher.
Im Prinzip entsprechen die nun folgenden Kapitel A 2 – A 16 dieses Lehrbuches lediglich einer ausführlicheren Erläuterung der bereits in dieser Einleitung beschriebenen physiologischen Zusammenhänge: Die Kapitel A 2 – A 5 bieten zunächst einen Überblick über **die molekularen Strukturen der Nahrungsstoffe und Energiespeicher**, und sie dienen einer Einführung in die Begriffe, die ein tieferes Verständnis der **Energetik biochemischer Prozesse** ermöglichen. Die Kapitel A 6 – A 9 haben die **Entleerung der Energiespeicher** zum Gegenstand. Sie führen zum zentralen Kapitel A 10, dessen Thema die **mitochondriale ATP-Synthese** ist. Die **Auffüllung der Energiespeicher** wird in den folgenden Kapiteln A 11 – A 14 beschrieben. Im Rückblick auf diese Prozesse werden in den abschließenden Kapiteln A 15 – A 16 nochmals die regulatorischen Mechanismen sowie die Funktionen einer Reihe essenzieller Cofaktoren zur Sprache kommen.

2 Die biochemisch relevanten Stoffklassen – eine erste Einführung

2 Die biochemisch relevanten Stoffklassen – eine erste Einführung

In diesem Kapitel soll ein erster Eindruck von den Strukturen der wichtigsten Stoffklassen vermittelt werden.

2.1 Aminosäuren, Peptide und Proteine

Die Proteinchemie (S. 64) ist für das Verständnis der gesamten Biochemie von fundamentaler Bedeutung.

2.1 Aminosäuren, Peptide und Proteine

Weltweit haben derzeit die weitaus meisten biochemischen Forschungsprojekte **Proteine** zum Gegenstand. Ein Verständnis der Proteinchemie (S. 64) ist für die gesamte Biochemie von grundlegender Bedeutung.

Struktur

Proteine sind lange unverzweigte Ketten aus **Aminosäuren**. Diese Moleküle bestehen aus einem zentralen α-C-Atom und seinen Bindungspartnern, von denen drei stets identisch sind (Abb. **A-2.1**): ein Wasserstoffatom, eine Aminogruppe und eine Carboxylgruppe. Der 4. Partner bestimmt die chemischen Eigenschaften der Aminosäure.

Struktur

Proteine (veraltete Bezeichnung: Eiweiße) sind lange unverzweigte Ketten aus **Aminosäuren**. Alle Proteine sind aus nur 20 verschiedenen Aminosäuren aufgebaut. Diese Aminosäuren werden als proteinogen bezeichnet. Ca. 25 Proteine des Menschen enthalten zudem die Aminosäure Selenocystein, die als seltene, aber beachtenswerte 21. proteinogene Aminosäure bekannt geworden ist (S. 60). Alle diese Aminosäuren bestehen aus einem zentralen α-C-Atom und seinen vier Bindungspartnern, von denen drei in jeder Aminosäure zu finden sind (Abb. **A-2.1**):
1. ein Wasserstoffatom,
2. eine Aminogruppe ($-NH_2$),
3. eine Carboxylgruppe ($-COOH$).

Aminosäuren unterscheiden sich also lediglich in der 4. Position am α-C-Atom. Entsprechend unterscheiden sie sich in ihren chemischen Eigenschaften. Die unterschiedlichen Eigenschaften und Funktionen der Proteine ergeben sich aus der unterschiedlichen Zusammenstellung der Aminosäuren, aus denen sie aufgebaut sind.

Peptide sind kurze Aminosäureketten.

Peptide sind kurze Ketten aus Aminosäuren; die Grenze zwischen Peptid und Protein liegt unscharf zwischen 30 und 50 Aminosäuren.

Funktion

Viele **Proteine** sind in erster Linie **Baustoffe**. Proteine sind wesentlich an der Bildung zellulärer und extrazellulärer Strukturen beteiligt.

Funktion

Viele **Proteine** sind in erster Linie **Baustoffe** und haben damit primär die Aufgabe, definierte **Strukturen zu bilden**. Proteine sind wesentlich an der Bildung zellulärer und extrazellulärer Strukturen beteiligt. **Beispiele** hierfür sind
- die **Komponenten des Zytoskeletts**, die das Zytosol jeder Zelle durchziehen (Aktin, Mikrotubuli und intermediäre Filamente),
- die **Kernlamina**, die die Membranen der Zellkerne an deren Innenseite stabilisiert,
- die **Keratine**, die wesentlicher Bestandteil der Haare und der Keratinozyten der äußeren Hautschicht sind. Durch ihre außerordentliche Resistenz erschweren sie u. a. das Eindringen von Mikroorganismen.
- das extrazelluläre Protein **Kollagen**, ein wichtiger Strukturgeber des Binde- und Stützgewebes.

A-2.1

A-2.1 Grundstruktur der Aminosäuren

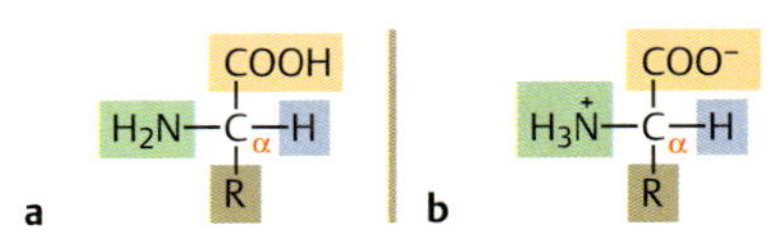

a nichtionisierte Form
b ionisierte Form (Zwitterion), in der Aminosäuren bei physiologischen pH-Werten vorliegen.

Ein großer Teil der Proteine hat aber zusätzlich oder sogar ausschließlich **katalytische Funktion**. Proteine mit katalytischen Funktionen werden als **Enzyme** bezeichnet. Als biologische Katalysatoren beschleunigen sie spezifisch bestimmte biochemische Reaktionen (S. 23).

Da die Zusammenstellung der Aminosäuren eines Proteins durch die zugehörigen Gene vorgegeben ist und sämtliche Gene des Menschen bereits sequenziert wurden, sind prinzipiell auch sämtliche Proteine bekannt, die in den Zellen des Menschen synthetisiert werden. Jedoch ist die Funktion der meisten Proteine noch unbekannt. Die Aufklärung der Funktionen der verschiedenen Proteine ist gegenwärtig das wichtigste Ziel der biochemischen Forschung.

In der Regel üben Proteine ihre Funktion im Wesentlichen durch vielfältige Wechselwirkungen mit benachbarten anderen Proteinen aus. Es zeichnet sich ein immer dichter und komplizierter werdendes **Netzwerk von Protein-Protein-Kooperationen** ab. Oft bilden kooperierende Proteine gemeinsam einen Proteinkomplex. So bestehen z. B. die Atmungskettenkomplexe in den Mitochondrien nicht nur aus vielen Untereinheiten, sondern lagern sich zu größeren Super-Komplexen zusammen.

Viele Proteine wirken zusätzlich oder ausschließlich als **Katalysatoren** bestimmter biochemischer Reaktionen. Sie werden als **Enzyme** bezeichnet.

Die Funktionen der meisten Proteine sind noch unbekannt. Ihre Aufklärung ist gegenwärtig das wichtigste Ziel der biochemischen Forschung.

Es zeichnet sich ein kompliziertes **Netzwerk von Protein-Protein-Kooperationen** ab.

2.2 Kohlenhydrate

Struktur

► **Definition.** Kohlenhydrate (Saccharide) sind definiert als organische Verbindungen, die folgende Bedingungen erfüllen (Abb. **A-2.2**):

1. Sie bestehen aus einer **Kette von mindestens drei Kohlenstoffatomen**.
2. Das Molekül enthält eine **Carbonylgruppe** (C=O), sodass sich eine Aldehyd- oder eine Ketogruppe ergibt.
3. Alle übrigen Kohlenstoffatome sind mit einer **OH-Gruppe** sowie mit einem **Wasserstoffatom** verbunden, sodass sich eine H-C-OH-Gruppe ergibt. Zufällig entsprechen dabei die beiden mit dem C-Atom verbundenen H-Atome zusammen mit dem O-Atom einem Wassermolekül, H_2O, woraus sich der Name „Kohlenhydrate" erklärt.

Kohlenhydrate, die durch Hydrolyse in Gegenwart von Säuren nicht in kleinere Moleküle gespalten werden können, werden als **Monosaccharide** bezeichnet. Mehrere Monosaccharide können durch Bildung kovalenter Bindungen zu **Oligosacchariden** verknüpft werden. Kohlenhydrate, die aus sehr vielen Monosaccharideinheiten aufgebaut sind, werden als **Polysaccharide** bezeichnet.

Die Abgrenzung zwischen Oligo- und Polysacchariden ist nicht genau definiert.

2.2 Kohlenhydrate

Struktur

◄ Definition

A-2.2 Grundstruktur der Kohlenhydrate am Beispiel von D-Glycerinaldehyd und Dihydroxyaceton

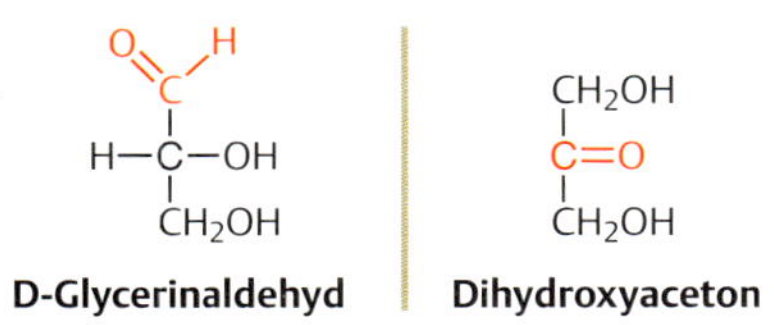

Glycerinaldehyd (die Aldehydgruppe ist farbig hervorgehoben) und Dihydroxyaceton (die Ketogruppe ist farbig hervorgehoben) sind die einfachsten Kohlenhydrate.

A-2.2

Funktion

Das berühmteste Kohlenhydrat ist die **Glucose** (Traubenzucker; s. Abb. **A-1.2**). Glucose enthält sechs Kohlenstoffatome und zählt damit zu den Hexosen. Polymere Formen (poly = griech. viel, meros = griech. Teil) der Glucose sind z. B. **Stärke** (Speicherform der Glucose in pflanzlichen Zellen, enthalten u. a. in Getreide-

Funktion

Das berühmteste Kohlenhydrat ist die **Glucose** (Traubenzucker). Polymere Formen der Glucose sind z. B. **Stärke** (in pflanzlichen Zellen), **Glykogen** (in tierischen Zellen) und

Cellulose (der wichtigste Bestandteil des Holzes). Stärke, Glykogen und viele andere Kohlenhydrate der Nahrung werden zu Glucose abgebaut, die somit einer der wichtigsten Energieträger des Körpers ist.

körnern und in Kartoffeln), **Glykogen** (Speicherform der Glucose in tierischen Zellen) und **Cellulose** (der wichtigste Bestandteil des Holzes). Im Verdauungstrakt werden viele verschiedene Kohlenhydrate der Nahrung, z. B. Stärke und Glykogen, zu Glucose abgebaut oder in Glucose umgewandelt. Die Glucose wird an das Blut abgegeben und dient als einer der wichtigsten Energieträger des gesamten Stoffwechsels.

Oligo- und Polysaccharide
- dienen als Energiespeicher (**Glykogen**) in Leber und Muskulatur (S. 206),
- sind mitunter kovalent mit Proteinen bzw. Membranlipiden verbunden (Glykosylierung, S. 36).

Oligo- und Polysaccharide werden im Stoffwechsel des Menschen in zwei unterschiedlichen Zusammenhängen synthetisiert:
1. In der Leber und in der Muskulatur wird Glucose im Rahmen des Energiestoffwechsels in großem Umfang in Form von **Glykogen** gespeichert (S. 206).
2. Gänzlich unabhängig vom Energiestoffwechsel werden von allen Zellen Oligosaccharide synthetisiert, die kovalent mit verschiedenen Proteinen bzw. Membranlipiden (s. u.) verbunden werden (S. 36). Diese werden dadurch **glykosyliert**.

2.3 Lipide und Fettsäuren

2.3 Lipide und Fettsäuren

Struktur

Struktur

▶ Definition

▶ **Definition.**
- Als **Lipide** werden alle Inhaltsstoffe von Organismen bezeichnet, die in Wasser nur schlecht oder gar nicht löslich sind, die sich aber leicht **in organischen Lösungsmitteln** wie Chloroform oder Methanol **lösen** lassen. Die Stoffe, die unter diese Definition fallen, sind sehr heterogen. Umso überraschender ist die Beobachtung, dass die verschiedensten Lipide von allen Organismen stets **ausgehend von Acetyl-CoA synthetisiert** werden.
- **Fettsäuren** sind unterschiedlich lange Ketten aus Kohlenwasserstoffmolekülen, an deren Ende sich eine Carboxylgruppe (-COOH) befindet (Abb. **A-2.3**). Die Kohlenwasserstoffkette ist im typischen Fall linear und besteht aus 14 – 20 CH_2-Gruppen. Bei kurzer Kohlenwasserstoffkette ist die Fettsäure hydrophil, d. h. gut wasserlöslich (z. B. Buttersäure, s. Abb. **A-2.3**), bei langer Kette schlecht wasserlöslich. Wie die Lipide werden Fettsäuren ausgehend von Acetyl-CoA synthetisiert.

Lipide und Fettsäuren entstehen, indem mehrere Acetyl-CoA-Moleküle ihre Acetylgruppen abgeben und diese kovalent verknüpft werden.

In der Biochemie ist „CoA" die Abkürzung für „Coenzym A" (Abb. **A-16.23**, Seite 292). Coenzym A hat im Stoffwechsel u. a. die Funktion, Acetyl-Gruppen zu übertragen. Alle Lipide und Fettsäuren entstehen, indem mehrere Acetyl-CoA-Moleküle ihre Acetylgruppen abgeben und diese durch kovalente Bindungen miteinander verknüpft werden.

A-2.3

A-2.3 Grundstruktur der Fettsäuren am Beispiel der Buttersäure

$H_3C-CH_2-CH_2-COOH$

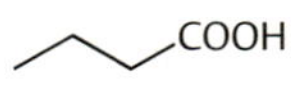

Oben: ausführliche Schreibweise, unten: die häufig verwendete Kurzschreibweise.

Funktion

Funktion

Die wichtigsten Lipide lassen sich einem der folgenden Funktionskreise zuordnen:
1. Energiespeicher,
2. Membranbestandteil,
3. Hormon oder Signalstoff.

Energiespeicher

Triacylglycerine (Triacylglycerole, Triglyceride, Fette) sind Lipide, die intrazellulär in kleinen Bläschen deponiert werden und wie Glykogen einen wichtigen Energiespeicher darstellen. Triglyceride entstehen, indem ein Molekül **Glycerin** mit **drei Fettsäuren** Esterbindungen eingeht (Abb. **A-2.4**). Glycerin ist eine hydrophile Verbindung, die drei Kohlenstoffatome enthält, von denen jedes eine OH-Gruppe trägt. Es ist dem Glycerinmolekül aufgrund seiner H-C-OH-Gruppen anzusehen, dass es im Kohlenhydratstoffwechsel gebildet wird. Die Esterbindungen entstehen durch Reaktion der OH-Gruppen des Glycerins mit den Carboxylgruppen der Fettsäuren.

Energiespeicher

In **Triacylglycerinen (Triacylglycerolen, Triglyceriden, Fetten)**, einem wichtigen Energiespeicher, ist **Glycerin** mit **drei Fettsäuren** verestert (Abb. **A-2.4**). Das hydrophile Glycerin entstammt dem Kohlenhydratstoffwechsel.

A-2.4 Bildung eines Triacylglycerins

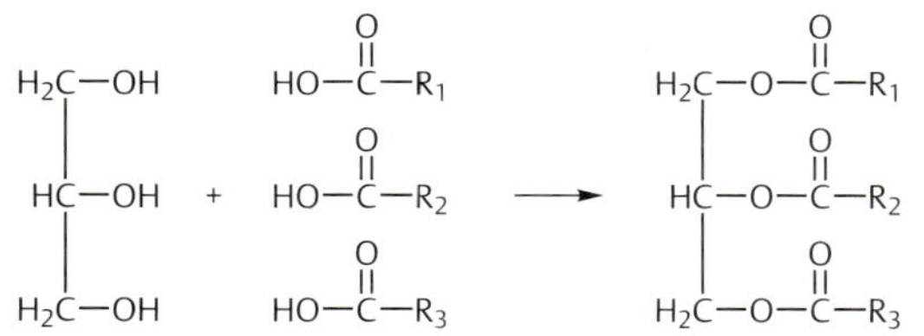

Glycerin **3 Fettsäuren** **Triacylglycerin**

A-2.4

Membranbestandteile

Die meisten **Membranlipide** enthalten zwar ebenfalls Fettsäuren, sie dienen aber normalerweise *nicht* als Energiespeicher. Vielmehr bilden sie die **Grundsubstanz aller biologischen Membranen**. Alle biologischen Membranen bestehen aus zwei aufeinander liegenden Schichten von Membranlipiden (engl. bilayer). Dabei liegt die hydrophobe CH_2-Kette (Acylgruppe) der Fettsäuren stets innen. Die übrigen Teile der Membranlipide exponieren hydrophile Gruppen, die mit den umgebenden Wassermolekülen in Wechselwirkung treten. Die Lipide der Membranen zeigen **unterschiedliche Strukturen:**

- Die meisten Membranlipide sind **Phospholipide**. Diese bestehen aus einem **Glycerin**molekül, das über **zwei** seiner drei OH-Gruppen mit **Fettsäuren** verestert ist. Diese Fettsäuren sind wesentlich am Aufbau der biologischen Membranen beteiligt. Die dritte OH-Gruppe des Glycerins in Phospholipiden bildet eine Esterbindung mit **Phosphat**. Die Phosphatgruppe ist zudem mit der OH-Gruppe eines kleinen organischen Moleküls verestert. In den meisten Fällen handelt es sich dabei um **Cholin** (eine stickstoffhaltige Verbindung, die auch in dem bekannten Neurotransmitter Acetylcholin enthalten ist). Das entsprechende Phospholipid (Abb. **A-2.5 a**) wird als **Phosphatidylcholin oder Lecithin** bezeichnet. Anstelle von Cholin enthalten andere Phospholipide Ethanolamin, Inosit oder die Aminosäure Serin.
- Bei vielen Membranlipiden handelt es sich um **Sphingolipide**. Diese stellen insbesondere in den Myelinscheiden der Nerven einen beträchtlichen Teil der Lipide. Im Gegensatz zu den Phospholipiden enthalten Sphingolipide *kein Glycerin*, sondern **Sphingosin**. Dies ist eine Verbindung, die bereits eine lange CH_2-Kette enthält (s. Abb. **A-2.5 b**). Sie braucht also nur mit *einer* **Fettsäure** verestert zu werden, um ein Membranlipid mit zwei CH_2-Ketten zu bilden. Obgleich sie nicht zu den Phospholipiden gezählt werden, können Sphingolipide ebenfalls eine Phosphatgruppe enthalten. Das wichtigste Sphingolipid ist das **Sphingomyelin**. Es besteht aus einem Sphingosin, das über eine Säureamidbindung mit einer Fettsäure verbunden und zudem mit einer Phosphatgruppe verestert ist. Die Phosphatgruppe ist ihrerseits mit Cholin verestert (Abb. **A-2.5 b**).

Membranbestandteile

Die meisten **Membranlipide** enthalten zwar ebenfalls Fettsäuren, dienen aber normalerweise *nicht* als Energiespeicher. Vielmehr bilden sie die **Grundsubstanz aller biologischen Membranen**. Sie zeigen **unterschiedliche Strukturen**:

- Die meisten Membranlipide sind **Phospholipide**. In diesen ist ein **Glycerin**molekül mit zwei **Fettsäuren** und einem **Phosphat** verestert. Das Phosphat ist zudem mit einem kleinen organischen Molekül, meist **Cholin**, verestert (= **Phosphatidylcholin = Lecithin**, Abb. **A-2.5 a**).
- Viele Membranlipide, insbesondere in den Myelinscheiden der Nerven, sind **Sphingolipide**. In ihnen nimmt Sphingosin die Stelle von Glycerin ein. Es ist mit *einer* **Fettsäure** und evtl. mit einem Phosphat verbunden. Das wichtigste Sphingolipid ist das **Sphingomyelin** (Abb. **A-2.5 b**).

A-2.5

A-2.5 Grundstruktur wichtiger Membranlipide

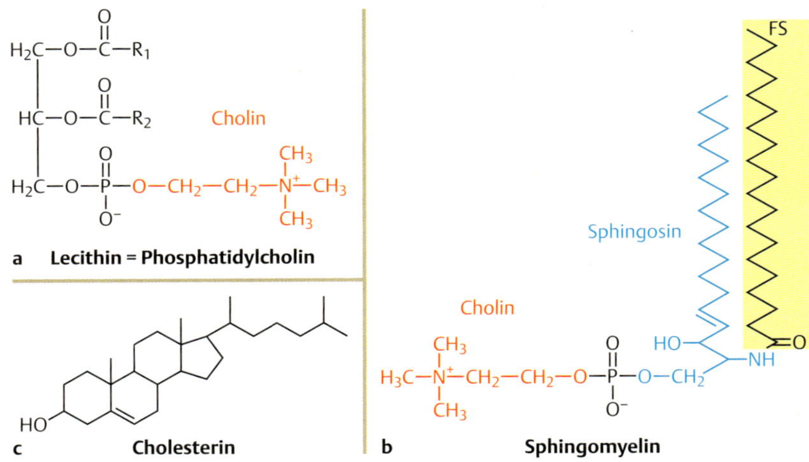

a Struktur der Phospholipide am Beispiel von Phosphatidylcholin (Lecithin)
b das wichtigste Sphingolipid: Sphingomyelin, die Fettsäure (FS) ist farbig hervorgehoben
c Cholesterin

- Auch **Glykolipide** enthalten Sphingosin.

- **Glykolipide** sind ebenfalls Bestandteile von Membranen. Sie wurden bereits im Zusammenhang mit den Kohlenhydraten erwähnt. Interessanterweise enthalten alle Glykolipide Sphingosin.

- **Cholesterin** (Abb. **A-2.5 c**) liegt in Membranen zwischen den langen CH_2-Ketten anderer Lipide. Im Stoffwechsel ist es Muttersubstanz der **Steroide**.

- Auch das **Cholesterin** (engl. Cholesterol) (Abb. **A-2.5 c**) ist ein wichtiges Membranlipid. Es ist in den Membranen zwischen den langen CH_2-Ketten eingelagert und exponiert an der Außenseite seine hydrophile OH-Gruppe. Cholesterin ist im Stoffwechsel die Muttersubstanz einer Vielzahl wichtiger **Steroide**.

Hormon oder Signalstoff

Einige der wichtigsten **Hormone und Signalstoffe** sind ebenfalls Lipide. Am bekanntesten sind die **Steroidhormone**. **Eikosanoide** (z. B. Prostaglandine) leiten sich von der Fettsäure **Arachidonsäure** ab.

Hormon oder Signalstoff

Einige der wichtigsten **Hormone und Signalstoffe** sind ebenfalls Lipide. Am bekanntesten sind die **Steroidhormone** (S. 593), die ausgehend von Cholesterin synthetisiert werden. Hierzu zählen Progesteron, Östrogene (engl. estrogens), Testosteron sowie die Nebennierenhormone Aldosteron und Cortison. Eine andere Gruppe von Wirkstoffen, **Eikosanoide** genannt, leitet sich von der Fettsäure **Arachidonsäure** ab. Diese ist Bestandteil verschiedener Membranlipide. Je nach Bedarf wird sie in kleinen Mengen aus Membranen herausgelöst und zu bestimmten Mediatoren umgebaut (S. 627). Einer dieser Mediatoren ist das Prostaglandin PGE_2, das im Hypothalamus Fieber auslöst.

▶ klinik

▶ **klinik.** Das Medikament Acetylsalicylsäure (z. B. Aspirin) wirkt u. a. fiebersenkend, indem es in den Stoffwechsel der Arachidonsäure eingreift.

11-cis-Retinal ist als Lipidbestandteil des Rhodopsins der Photorezeptoren der Retina für die primäre Lichtreaktion verantwortlich. Wie einige andere Lipide muss es in Form seiner Vorstufe (Vitamin A) mit der Nahrung zugeführt werden.

Die Stäbchen und Zapfen der Retina enthalten Proteine, die kovalent mit dem Lipid **11-cis-Retinal** verbunden sind. Das Protein Opsin und 11-*cis*-Retinal bilden zusammen das Rhodopsin, das die Signalübermittlung beim Sehvorgang in Gang setzt. Die primäre Lichtreaktion besteht in einer Licht-induzierten Konformationsänderung von 11-*cis*-Retinal zu all-*trans*-Retinal. Dieses Beispiel weist darauf hin, dass Lipide auch an sehr speziellen Prozessen beteiligt sein können. Wie einige andere Lipide kann 11-*cis*-Retinal vom Körper nicht synthetisiert werden, sondern muss in Form seiner Vorstufe (Vitamin A) mit der Nahrung zugeführt werden (S. 274).

2.4 Weitere Stoffklassen

Aminosäuren, Proteine, Kohlenhydrate und Lipide stellen sicherlich den größten Teil der organischen Verbindungen, aus denen die Zellen und Gewebe des Körpers bestehen. Weitere wichtige Stoffklassen sind die

- **Nukleotide** (S. 412): Sie dienen als Energielieferanten (ATP), Signalstoffe (ATP, GTP) und Bausteine der Nukleinsäuren (s. u.).
- **Nukleinsäuren** (S. 428) sind als Träger der Erbinformation von fundamentaler Bedeutung.
- **Coenzyme**: Sie sind essenzielle Cofaktoren des Energiestoffwechsels (z. B. Coenzym A bei der Lipid- und Fettsäuresynthese).

2.4 Weitere Stoffklassen

Weitere wichtige Stoffklassen sind die

- **Nukleotide** als Energielieferanten, Signalstoffe und Nukleinsäurebausteine.
- **Nukleinsäuren** als Träger der Erbinformation,
- **Coenzyme** als Cofaktoren des Energiestoffwechsels.

A II Wichtige chemische und molekulare Grundlagen

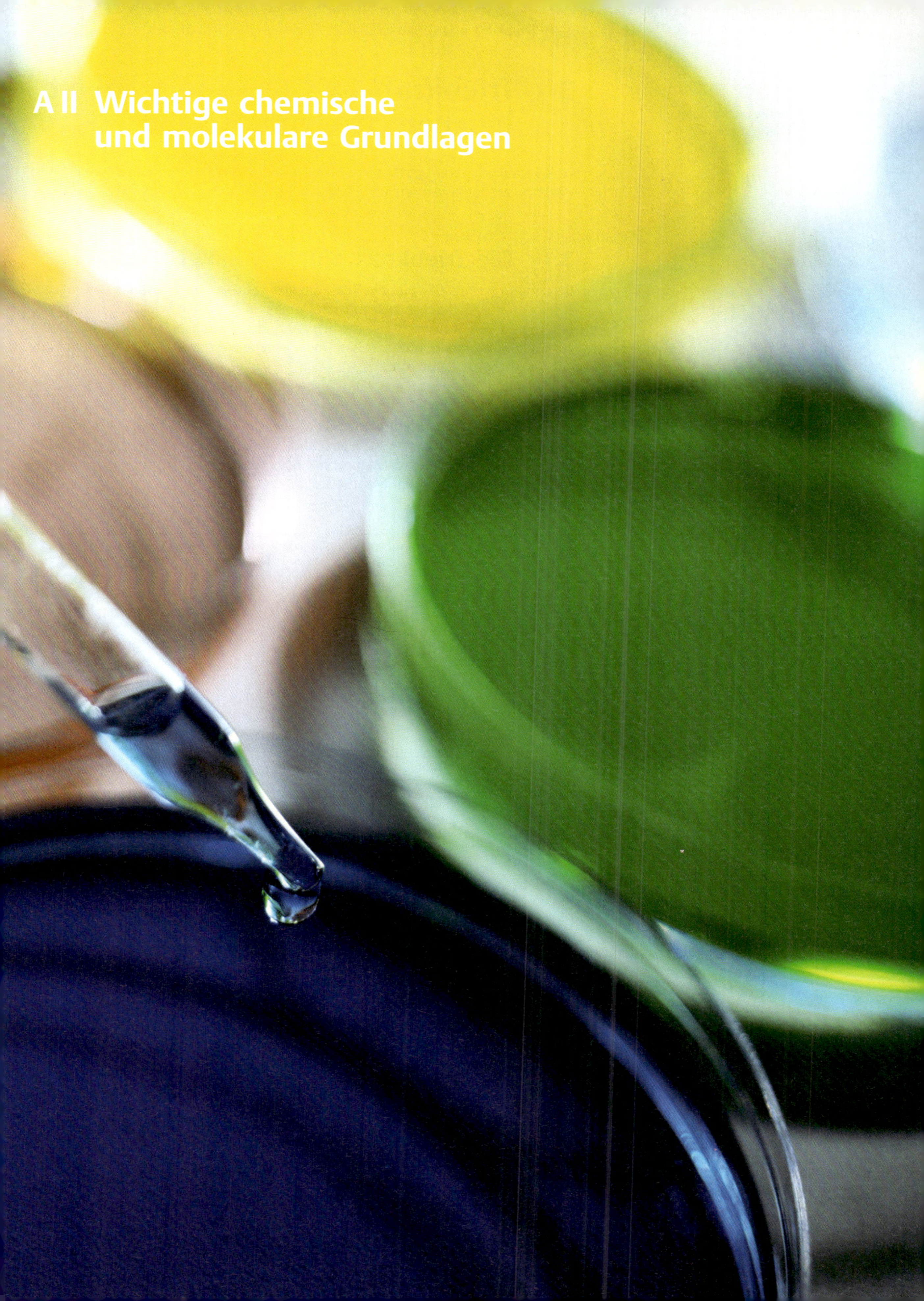

3 Triebkraft und Geschwindigkeit biochemischer Reaktionen

3 Triebkraft und Geschwindigkeit biochemischer Reaktionen

Was veranlasst zwei Substanzen, miteinander zu reagieren, und wie läuft diese Reaktion ab? Befassen wir uns zunächst mit dem ersten Teil der Frage.

3.1 Die Triebkraft biochemischer Reaktionen

Ein Beispiel der Reaktion ist die Phosphorylierung von Glucose zu Glucose-6-phosphat (Abb. **A-1.2**, S. 5).

Glucose und Phosphat-Ionen reagieren nicht spontan miteinander, weil der Energiegehalt von Glucose-6-phosphat höher ist als der der Ausgangssubstanzen (Abb. **A-3.1**).

3.1 Die Triebkraft biochemischer Reaktionen

Betrachten wir als Beispiel die Reaktion von Glucose mit Phosphat zu Glucose-6-phosphat. Die Glucose (= Traubenzucker) gehört zu den wichtigsten Energielieferanten des Stoffwechsels. Um im Energiestoffwechsel Verwendung finden zu können, muss sie in den Zellen phosphoryliert werden. Dabei entsteht Glucose-6-phosphat (Abb. **A-1.2**, S. 5).

Da Phosphat-Ionen in jeder Zelle vorhanden sind, könnte man erwarten, dass Glucose und Phosphat-Ionen spontan eine Verbindung eingehen. Eine derartige Reaktion wird aber weder in lebenden Zellen noch bei Mischung der Reaktionspartner in einem Reagenzglas beobachtet. Die Reaktion ist unmöglich, weil der Energiegehalt von Glucose-6-phosphat höher ist als der der Ausgangssubstanzen Glucose und Phosphat (Abb. **A-3.1**).

A-3.1

A-3.1 Energiediagramm der Substanzen Glucose, Phosphat und Glucose-6-phosphat

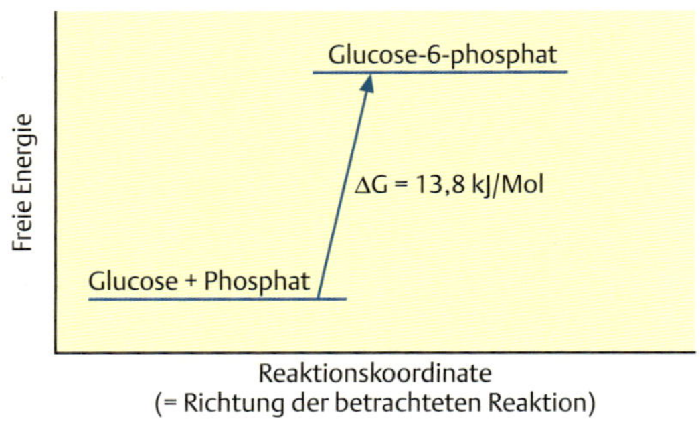

Die Energie der Substanzen kann an der y-Achse abgelesen werden. Die Energiedifferenz zwischen den Ausgangssubstanzen und dem Produkt der Reaktion wird mit ΔG bezeichnet.

▶ Definition

▶ **Definition.** Die Differenz zwischen dem Energieinhalt der Ausgangssubstanzen (Edukte) und dem Energieinhalt des Reaktionsprodukts ist im Rahmen der Physikalischen Chemie als **Freie Enthalpie ΔG** definiert worden. In der Biochemie wird stattdessen meist der Ausdruck **„Freie Energie"** verwendet, womit aber das gleiche ΔG gemeint ist. Die Freie Energie wird international mit dem Symbol G bezeichnet, weil sie im 19. Jahrhundert von dem Amerikaner Edward Gibbs eingeführt wurde. Der griechische Buchstabe Δ weist darauf hin, dass es sich sich um eine Differenz, in diesem Fall zwischen zwei Energieniveaus, handelt.

Ist die Freie Energie der Reaktionsprodukte größer als die der Edukte, ist das Vorzeichen von ΔG positiv, im umgekehrten Fall negativ.

Ist die Freie Energie der Reaktionsprodukte größer als die der Edukte, wie bei der Phosphorylierung der Glucose, so bekommt ΔG ein positives Vorzeichen. Bei der umgekehrten Reaktion, der Abspaltung des Phosphatrests von Glucose-6-phosphat, ist die Freie Energie des Edukts Glucose-6-phosphat größer als die der Reaktionsprodukte (Abb. **A-3.1**). Hier bekommt ΔG ein negatives Vorzeichen.

3.1.1 Die Bedeutung der Freien Energie

▶ **Merke.** Eine Reaktion kann nur ablaufen, wenn die Freie Energie der Reaktionsprodukte niedriger ist als die der Edukte, wenn also ΔG negativ ist.

▶ **Definition. Reaktionen mit einem negativen** ΔG können von alleine (spontan) ablaufen und werden als **exergon** bezeichnet. **Reaktionen mit einem positiven** ΔG können nur ablaufen, wenn sie mit einer Aufnahme von Energie verbunden sind (durch energetische Kopplung). Sie werden als **endergon** bezeichnet.

Die Phosphorylierung von Glucose, der erste Schritt der Glykolyse (S. 74), ist unter Standardbedingungen (s. Exkurs) endergon: Ihr ΔG beträgt 13,8 kJ/Mol (s. auch Abb. **A-1.2** und **A-3.1**).

▶ **Exkurs. Biochemische Standardbedingungen und physiologische Bedingungen**
Die **biochemischen Standardbedingungen** wurden definiert, um die Versuchsergebnisse verschiedener biochemischer Labors miteinander vergleichen zu können:
1. Alle Reaktionspartner, sowohl die Edukte als auch die Produkte, sind in Wasser gelöst, und jeder Reaktionspartner hat eine Konzentration von 1 Mol/Liter.
2. Die Lösung hat einen pH-Wert von genau 7,0.
3. Die Reaktion findet bei 25 °C statt.

Die **physiologischen Bedingungen** sind die Bedingungen, unter denen biochemische Reaktionen im Organismus ablaufen. Hier sind die Konzentrationen der Reaktionspartner weitaus geringer als 1 Mol/Liter und die Reaktionstemperatur liegt bei 37 °C. U.U. weicht der pH der Lösung, in der die Reaktion stattfindet, deutlich von 7,0 ab.

Die Phosphorylierung der Glucose ist in der Zelle nur durch energetische Kopplung mit der Hydrolyse von ATP möglich. Bei der Hydrolyse des ATP wird mehr Freie Energie freigesetzt als für die endergone Reaktion aufgewendet werden muss. Das ΔG der gekoppelten Reaktion ist negativ.
Der anschließende Schritt der Glykolyse, die Umwandlung von Glucose-6-phosphat in Fructose-6-phosphat, ist unter Standardbedingungen ebenfalls endergon, sie läuft jedoch in der Zelle ohne energetische Kopplung ab. Wie ist dies möglich? Die Antwort gibt die Theorie des chemischen Gleichgewichts.

3.1.2 Die Bedeutung des chemischen Gleichgewichts

Bei der Umwandlung von Glucose-6-phosphat in Fructose-6-phosphat werden die Atome innerhalb des Moleküls Glucose-6-phosphat neu angeordnet (Isomerisierung). Das Produkt Fructose-6-phosphat kann auch wieder zu Glucose-6-phosphat umgesetzt werden, die Isomerisierung läuft also in beiden Richtungen ab (Abb. **A-3.2**). Lässt man die Reaktion im Reagenzglas ablaufen und variiert man die Ausgangssubstanz (Glucose-6-phosphat oder Fructose-6-phosphat) oder ihre Konzentration, stellt sich nach einer hinreichenden Reaktionszeit in

3.1.1 Die Bedeutung der Freien Energie

◀ **Merke**

◀ **Definition**

Die Phosphorylierung von Glucose z. B. ist unter Standardbedingungen endergon. Sie wird durch energetische Kopplung mit der Hydrolyse von ATP ermöglicht.

◀ **Exkurs**

Andere unter Standardbedingungen endergone Reaktionen laufen in vivo ungekoppelt ab. Eine Erklärung bietet die Theorie des chemischen Gleichgewichts.

3.1.2 Die Bedeutung des chemischen Gleichgewichts

Die Isomerisierung von Glucose-6-phosphat zu Fructose-6-phosphat (Abb. **A-3.2**) führt zu einem Gleichgewicht, in dem die beiden Zucker in einem Konzentrationsverhältnis von 67 % Glucose-6-phosphat zu 33 % Fructose-6-phosphat vorliegen.

A-3.2 Isomerisierung von Glucose-6-phosphat zu Fructose-6-phosphat

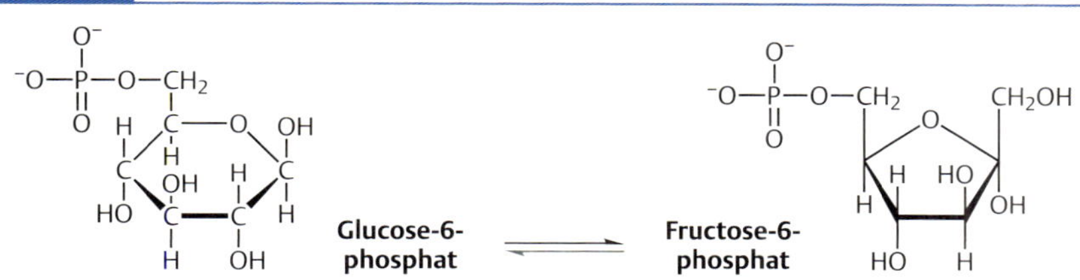

Die Reaktion ist reversibel.

◀ A-3.2

jedem Fall ein Konzentrationsverhältnis von 67% Glucose-6-phosphat zu 33% Fructose-6-phosphat ein.

▶ Merke

▶ **Merke.** Alle chemischen und somit auch alle biochemischen Reaktionen sind Gleichgewichtsreaktionen, d. h. sie streben unter konstanten Reaktionsbedingungen einem definierten Konzentrationsverhältnis der Reaktionspartner entgegen, dem **chemischen Gleichgewicht**.

Die Konzentrationsverhältnisse des chemischen Gleichgewichts beschreibt das Massenwirkungsgesetz:

Das für die jeweilige Reaktion charakteristische Konzentrationsverhältnis beschreibt das Massenwirkungsgesetz, das 1867 die norwegischen Chemiker Guldberg und Waage definierten. (Damals verwendete man anstelle des Begriffs „Konzentration“ den Ausdruck „wirksame Masse“.)

▶ Definition

▶ **Definition.** Nach dem **Massenwirkungsgesetz** streben alle chemischen Reaktionen der Art $A + B \rightleftharpoons C + D$ dem Gleichgewicht K entgegen:

$$K = \frac{[C] \times [D]}{[A] \times [B]}$$

Dabei steht das Ziel der betrachteten Reaktion konventionsgemäß im Zähler des Quotienten.

Das chemische Gleichgewicht der Isomerisierungsreaktion:

$$K = \frac{[\text{Fructose-6-phosphat}]}{[\text{Glucose-6-phosphat}]} = \frac{0{,}33}{0{,}67} \approx 0{,}5$$

Im Fall der Isomerisierung von Glucose-6-phosphat zu Fructose-6-phosphat lautet der Quotient:

$$K = \frac{[\text{Fructose-6-phosphat}]}{[\text{Glucose-6-phosphat}]} = \frac{0{,}33}{0{,}67} \approx 0{,}5$$

Wenn die beiden Zucker in einer Lösung bereits in diesem Konzentrationsverhältnis $K = 0{,}5$ enthalten sind, wird sich das Konzentrationsverhältnis nicht mehr ändern.

Im Organismus weichen die Konzentrationsverhältnisse von K ab.

In den Zellen des Organismus liegen jedoch beide Zucker normalerweise in Konzentrationsverhältnissen vor, die von K abweichen. Diese jeweils aktuell gegebenen Konzentrationsverhältnisse kann man mit dem Symbol Q bezeichnen. Nun kann man sich vorstellen, dass dem Unterschied zwischen den Konzentrationsverhältnissen Q und K eine Triebkraft entspricht. Diese sorgt dafür, dass sich die Reaktionspartner so lange ineinander umwandeln, bis K erreicht ist.

▶ Merke

▶ **Merke.** Die Triebkraft einer Reaktion ist umso größer, je weiter die gegebenen Edukt- und Produktkonzentrationen vom Konzentrationsverhältnis K des angestrebten chemischen Gleichgewichts entfernt sind.

Die hier als Triebkraft chemischer Reaktionen bezeichnete Größe ist die Freie Energie ΔG. Im ΔG kommt zum Ausdruck, wie weit die gegebenen Konzentrationsverhältnisse vom chemischen Gleichgewicht entfernt sind. Im chemischen Gleichgewicht ist $Q = K$ und damit $\Delta G = 0$.

Die hier als Triebkraft chemischer Reaktionen bezeichnete Größe ist die Freie Energie ΔG. Das ΔG macht eine Aussage darüber, wie weit die gegebenen Konzentrationsverhältnisse vom chemischen Gleichgewicht entfernt sind: Ein großes ΔG zeigt an, dass die Konzentrationsverhältnisse vom chemischen Gleichgewicht weit entfernt sind, ein kleines ΔG weist darauf hin, dass sich die gegebenen Konzentrationsverhältnisse nur geringfügig vom chemischen Gleichgewicht unterscheiden. Das Vorzeichen des ΔG gibt Auskunft darüber, ob die Konzentration der Produkte bei Annäherung an das chemische Gleichgewicht zunehmen (positives Vorzeichen) oder abnehmen (negatives Vorzeichen) wird. Ist das chemische Gleichgewicht erreicht, ist $Q = K$ und damit ist die Differenz $\Delta G = 0$.

Will man klären, warum die unter Standardbedingungen endergone Isomerisierungsreaktion abläuft, muss man ihr Q, K und ΔG betrachten.

Um zu klären, warum die Isomerisierung von Glucose-6-phosphat zu Fructose-6-phosphat unter physiologischen Bedingungen stattfindet, obwohl diese Reaktion unter Standardbedingungen endergon ist, muss man die Konzentrationsverhältnisse Q und K und das Maß für ihren momentanen Abstand, ΔG, betrachten.

Für sie gilt aufgrund allgemeiner Gesetzmäßigkeiten der Thermodynamik:

$$\Delta G = R \times T \times \ln Q - R \times T \times \ln K$$

ΔG entspricht der Freien Energie, die freigesetzt wird bzw. aufgewendet werden muss, wenn die Isomerisierungsreaktion ausgehend von dem Konzentrationsverhältnis Q bis zur Einstellung des chemischen Gleichgewichts (K) reagiert. R ist die Gaskonstante, die den Wert 8,3145 J/K×Mol hat, T die absolute Temperatur, die in diesem Zusammenhang in Kelvin angegeben wird. Die Temperatur bei Standardbedingungen, 25 °C, entspricht 298,15 K. Also ist

$$
\begin{aligned}
R \times T &= 298{,}15\ K \times 8{,}3145\ J/K \times Mol \\
&= 2479\ J/Mol \\
&= \text{ca. } 2{,}5\ kJ/Mol
\end{aligned}
$$

Unter **Standardbedingungen** ist Q = 1 (alle Stoffe liegen in einer Konzentration von 1 Mol/Liter vor). Da ln 1 = 0 ist, ergibt sich für das ΔG unter Standardbedingungen $= \Delta G^{\circ\prime}$:

$$
\begin{aligned}
\Delta G^{\circ\prime} &= R \times T \times 0 - R \times T \times \ln K \\
&= -\ R \times T \times \ln K \\
&= -2{,}5\ kJ/Mol \times \ln K
\end{aligned}
$$

Im chemischen Gleichgewicht liegen Glucose-6-phosphat und Fructose-6-phosphat im Konzentrationsverhältnis K = 0,5 vor. Für $\Delta G^{\circ\prime}$ ergibt sich daher

$$
\begin{aligned}
\Delta G^{\circ\prime} &= -2{,}5\ kJ/Mol \times \ln 0{,}5 \\
&= -2{,}5\ kJ/Mol \times (-0{,}69) = -\ (-1{,}7\ kJ/Mol) = +\ 1{,}7\ kJ/Mol
\end{aligned}
$$

Unter Standardbedingungen hat die Freie Energie dieser Isomerisierung demnach einen positiven Wert, d. h. die Reaktion kann nicht von alleine ablaufen. Es müsste von außen eine Energie von 1,7 kJ aufgewendet werden, um 1 Mol Glucose-6-phosphat (6×10^{23} Moleküle) zu Fructose-6-phosphat zu isomerisieren.

Unter **Standardbedingungen** ist ΔG positiv, d. h. die Isomerisierungsreaktion läuft nicht spontan ab.

Wie sieht die Situation unter **physiologischen Bedingungen** aus? Für Skelettmuskelzellen hat man die folgenden Konzentrationen der Reaktionspartner ermittelt:

Glucose-6-phosphat 3,9 mM
Fructose-6-phosphat 1,5 mM

Ihr Konzentrationsverhältnis Q beträgt also $Q = \frac{1{,}5}{3{,}9} = 0{,}385$.

(Da in diesem Beispiel Fructose-6-phosphat das Reaktionsprodukt ist, muss seine Konzentration im Zähler stehen.)

Das ΔG für die Reaktion unter physiologischen Bedingungen lässt sich mithilfe der oben genannten Formeln errechnen:

Aus $\Delta G = 2{,}5\ kJ/Mol \times \ln Q - 2{,}5\ kJ/Mol \times \ln K$ und
$\Delta G^{\circ\prime} = -2{,}5\ kJ/Mol \times \ln K$
ergibt sich $\Delta G = 2{,}5\ kJ/Mol \times \ln Q + \Delta G^{\circ\prime}$
(oder $\Delta G = \Delta G^{\circ\prime} + 2{,}5\ kJ/Mol \times \ln Q$).

Da das $\Delta G^{\circ\prime}$ der Reaktion 1,7 kJ/Mol beträgt, ergibt sich:

$$
\begin{aligned}
\Delta G &= 1{,}7\ kJ/Mol + 2{,}5\ kJ/Mol \times \ln 0{,}385 \\
&= 1{,}7\ kJ/Mol + 2{,}5\ kJ/Mol \times (-0{,}955) \\
&= 1{,}7\ kJ/Mol + (-2{,}4\ kJ/Mol) = -0{,}7\ kJ/Mol
\end{aligned}
$$

Unter physiologischen Bedingungen ist ΔG der Isomerisierungsreaktion negativ, d. h. die Reaktion läuft von alleine ab. Dies ist nur deshalb möglich, weil das jeweils gebildete Fructose-6-phosphat in der Glykolyse recht schnell weiteren Reaktionsschritten zugeführt wird. Dadurch bleibt die Konzentration an Fructose-6-phosphat ständig niedriger, als dem chemischen Gleichgewicht entspricht, und die Isomerisierungen der beiden Zucker laufen bevorzugt in Richtung des Fructose-6-phosphats ab.

Unter **physiologischen Bedingungen** ist ΔG negativ, d. h. die Reaktion läuft spontan ab. Ermöglicht wird dies durch die schnelle Entfernung des Fructose-6-phosphats in einer nachgeschalteten Reaktion.

▶ **Merke.** Bei vielen Stoffwechselwegen ist das ΔG unter Standardbedingungen zwar positiv, unter physiologischen Bedingungen kann die Reaktion aber dennoch ablaufen (ΔG negativ), weil das Produkt durch eine nachgeschaltete Reaktion schnell entfernt wird.

◀ **Merke**

Zellen sind insofern **offene Systeme**, als sie mit ihrer Umgebung sowohl Materie als auch Energie austauschen. Da dies kontrolliert erfolgt, bleiben die Konzentrationen ihrer Metabolite konstant: Es besteht ein **Fließgleichgewicht** (**steady state**).

Im Körper streben biochemische Reaktionen das chemische Gleichgewicht an, erreichen es aber nie. So bleibt ihre Triebkraft erhalten.

Die Zellen der Organismen sind insofern **offene Systeme**, als sie mit ihrer Umgebung sowohl Materie als auch Energie austauschen. Indem Zellen den Austausch streng kontrollieren, ist es ihnen gleichwohl möglich, die Konzentrationen ihrer Stoffwechselprodukte im Rahmen eines dynamischen Gleichgewichts konstant zu halten. Die Stoffwechselprodukte liegen dabei nicht in einem chemischen Gleichgewicht vor, sondern in einem **Fließgleichgewicht** (**steady state**). Alle, also auch in einem offenen System ablaufende biochemische Reaktionen, streben das chemische Gleichgewicht an. Diesem Streben entspricht die Triebkraft der Reaktion. Aufgrund des Zuflusses von Edukten und des Abflusses von Produkten ist sichergestellt, dass die biochemischen Reaktionen im Körper das chemische Gleichgewicht nie erreichen und der Antrieb für die Reaktion somit erhalten bleibt.

3.1.3 Was geschieht bei Annäherung an das chemische Gleichgewicht mit der Freien Energie?

Bei der Annäherung an das chemische Gleichgewicht wird die Energie ΔG in andere Energieformen umgewandelt.

Der Rest des ΔG wird in der Regel als **Wärme** freigesetzt.

3.1.3 Was geschieht bei Annäherung an das chemische Gleichgewicht mit der Freien Energie?

Bei Annäherung an das chemische Gleichgewicht nimmt die Freie Energie ΔG ab. Nach dem Energieerhaltungssatz der Physik geht Energie jedoch nicht verloren. Vielmehr liegt die Energie des ΔG nach Ablauf der Reaktion in anderer Form vor. Ein Beispiel ist mit der Synthese von ATP gegeben (s. S. 8): Die beim Einstrom der Protonen in die mitochondriale Matrix frei werdende Energie – das ΔG des Protonengradienten – wird in die Arbeit der ATP-Synthese umgewandelt und letztlich zu einem erheblichen Teil in ATP gespeichert.
Ein Teil des ΔG einer Reaktion wird oft in Form von **Wärme** freigesetzt. Biochemische Reaktionen erfolgen in der Regel bei konstantem Druck.

▶ Definition

▶ **Definition.** Eine Reaktionswärme, die bei konstantem Druck anfällt, wird als **Enthalpie ΔH** bezeichnet.

Bei manchen Reaktionen ist der Anteil von ΔH am ΔG nur gering. Die Differenz zwischen ΔH und ΔG äußert sich dann lediglich in einer **Zunahme von Unordnung**.

Die gesamte Enthalpie eines Stoffes umfasst allerdings nicht nur seine thermische Energie, sondern auch seine chemische Energie, die in seinen chemischen Bindungen enthalten ist. In vielen Fällen entspricht das ΔH einer Reaktion weitgehend dem ΔG. Es gibt jedoch auch Reaktionen, die von alleine ablaufen und also offensichtlich mit einem negativen ΔG verbunden sind, bei denen der Anteil von ΔH am ΔG nur gering ist. Die Differenz zwischen ΔH und ΔG äußert sich dann lediglich in einer **Zunahme von Unordnung**.

▶ Definition

▶ **Definition.** Die **Entropie S** ist ein Maß für die Unordnung in einem System.

Jeder Prozess, der in der Natur abläuft, ist mit einer Zunahme der Entropie verbunden.

Der 2. Hauptsatz der Thermodynamik besagt, dass bei jedem Prozess, der in der Natur abläuft, die Entropie innerhalb oder außerhalb des Systems zunimmt. Wenn man etwa einen großen Behälter mit allerlei Metallen, Kunststoffen und Gummi füllen und kräftig schütteln würde, wäre es sicherlich unwahrscheinlich, dass anschließend zufällig ein Golf GTI im Behälter stünde. Bei Naturprozessen bilden sich normalerweise spontan keine geordneten Strukturen, vielmehr nimmt erfahrungsgemäß die Unordnung zu. Dem entspricht z. B. die allgemeine Tendenz der Materie, sich im Raum gleichmäßig zu verteilen.

3.1.4 Die Bedeutung der Entropie

3.1.4 Die Bedeutung der Entropie

▶ Merke

▶ **Merke.** Jeder Prozess in der Natur ist mit einer Zunahme der Entropie verbunden. Die Tendenz zur Zunahme der Entropie trägt zur Triebkraft chemischer Reaktionen bei.

Während einer chemischen Reaktion nimmt die Entropie innerhalb oder außerhalb des Systems zu.

Die Entropie muss während einer Reaktion nicht unbedingt innerhalb des betrachteten Systems zunehmen. Lässt man etwa eine Kochsalzlösung in einem offenen Gefäß stehen, bilden sich nach einiger Zeit am Boden kleine Kochsalzkristalle. Hier nimmt die Ordnung der Strukturen offensichtlich zu, die Entropie nimmt ab. Parallel ist aber sehr viel Wasser verdunstet, die Wassermoleküle haben sich weit im Raum verteilt, und die Entropie des Universums hat somit gleichwohl zugenommen. Jede Zunahme von Ordnung kann nur mit einer Zunahme von Unordnung an einer anderen Stelle erkauft werden. In seinem berühmten Buch „Was ist Leben?" hat der Physiker Erwin Schrödinger 1944 darauf hingewiesen, dass diese Prinzipien auch für die Bildung biologischer Strukturen gelten.

Um die Zunahme der Entropie (ΔS) mit der Abnahme der Freien Energie (ΔG) quantitativ vergleichen zu können, muss die Entropie mit der absoluten Temperatur T multipliziert werden:

$\Delta G = \Delta H - \Delta S \times T$

Für die Veränderung von Entropie (ΔS) und Freier Energie (ΔG) gilt:
$\Delta G = \Delta H - \Delta S \times T$

ΔH ist der Anteil der Freien Energie, der für konstruktive Prozesse, z. B. die Synthese einer neuen Verbindung, genutzt werden kann. ΔS steht für konstruktive Prozesse jeder Art grundsätzlich nicht zur Verfügung. Sie kann aber zur Erwärmung beitragen, denn Wärme ist ebenfalls eine Form von Unordnung.

ΔH steht für konstruktive (z. B. Synthese-)Prozesse zur Verfügung, ΔS dagegen nicht.

3.2 Die Geschwindigkeit biochemischer Reaktionen

3.2.1 Prinzipien der chemischen Reaktionskinetik

3.2 Die Geschwindigkeit biochemischer Reaktionen
3.2.1 Prinzipien der chemischen Reaktionskinetik

Im Rahmen der **Thermodynamik** werden im Wesentlichen nur zwei **Zustände** miteinander verglichen, nämlich der Zustand vor einer Reaktion mit dem Zustand nach der Reaktion. Der **Prozess**, der vom ersten zum zweiten Zustand führt, bleibt dabei vollkommen unberücksichtigt. Um auch diesen Prozess betrachten zu können, ist deshalb ein weiteres Kapitel der Physikalischen Chemie zu berücksichtigen, die **Reaktionskinetik**.

Das zentrale Anliegen der Reaktionskinetik ist die Untersuchung der **Geschwindigkeiten**, mit denen chemische Reaktionen ablaufen. Die Geschwindigkeit einer chemischen Reaktion lässt sich analog zur Geschwindigkeit etwa einer Fahrt mit dem Auto beschreiben. Während Geschwindigkeiten von Fahrzeugen in km pro Stunde angegeben werden, ist die Reaktionsgeschwindigkeit als Stoffumsatz pro Sekunde definiert:

Im Rahmen der **Thermodynamik** werden im Wesentlichen nur zwei **Zustände** miteinander verglichen. Der **Prozess**, der vom ersten zum zweiten Zustand führt, ist Gegenstand der **Reaktionskinetik**.

▶ **Definition.** Die Reaktionsgeschwindigkeit ist definiert als Änderung einer Konzentration pro Zeiteinheit. Ihre Einheit ist Mol pro Liter pro Sekunde.

◀ **Definition**

Nimmt z. B. die Konzentration eines Stoffes A in einer Sekunde um 2 mmol/l ab, beträgt die Reaktionsgeschwindigkeit

$$v = \frac{\Delta[A]}{\Delta t} = \frac{-2\,\text{mmol/l}}{1\,\text{s}} = \frac{-2 \times 10^{-3}\,\text{Mol/l}}{1\,\text{s}}$$

Das negative Vorzeichen zeigt das Absinken der Konzentration an.

Die Reaktionsgeschwindigkeit **hängt ab von**

1. der **Temperatur** und
2. der **Anfangskonzentration des Edukts bzw. der Edukte**: Je höher seine/ihre Anfangskonzentration, desto größer ist die Reaktionsgeschwindigkeit.

Die Reaktionsgeschwindigkeit **hängt ab von** der **Temperatur** und der **Anfangskonzentration der Ausgangssubstanz(en)**.

▶ Definition

▶ **Definition.**

- Eine Reaktion, deren Geschwindigkeit direkt proportional zur Konzentration eines einzigen Edukts ist, die also nach dem Schema A → B abläuft, ist eine **Reaktion erster Ordnung**. Hier gilt:
  $v = k \times [A]$.
- Eine Reaktion, deren Geschwindigkeit direkt proportional zur Konzentration zweier Edukte ist, die also nach dem Schema A + B → C abläuft, ist eine **Reaktion zweiter Ordnung**. Hier gilt:
  $v = k \times [A] \times [B]$.
- Unter einer **Reaktion pseudo-erster Ordnung** versteht man eine Reaktion, an der ebenfalls zwei Edukte, A und B, beteiligt sind, von denen aber ein Edukt stets in der gleichen Konzentration vorliegt. Die Reaktionsgeschwindigkeit wird dann scheinbar ausschließlich von der Konzentration nur eines der beiden Reaktionspartner bestimmt. Eine derartige Situation ist in der Biochemie oft gegeben, wenn Wasser ein Reaktionspartner ist, etwa bei der Hydrolyse einer Esterbindung. Reines Wasser besteht stets aus 55 Mol H_2O-Molekülen pro Liter.

k wird als **Geschwindigkeitskonstante** bezeichnet. Bei Reaktionen erster Ordnung gibt die Geschwindigkeitskonstante an, welcher Prozentsatz des Edukts A pro Zeiteinheit in Produkt B umgesetzt wird. Die Geschwindigkeitskonstante ist wie die Reaktionsgeschwindigkeit temperaturabhängig. Fehlen weitere Angaben, bezieht sie sich auf 25 °C.

Pro Zeiteinheit wird nur der Teil des Edukts zu Produkt umgesetzt, der die Bedingungen für eine Reaktion erfüllt.

Pro Zeiteinheit wird nur ein bestimmter Prozentsatz der Ausgangssubstanz(en) zum Produkt umgesetzt, weil Moleküle nur unter bestimmten Bedingungen miteinander reagieren. So reagieren Moleküle in einer Lösung nur dann miteinander, wenn sie in einer bestimmten Orientierung und mit hinreichender Kraft zusammenstoßen.

▶ Definition

▶ **Definition.**

- Die Konfiguration, in der Moleküle miteinander reagieren, um eine neue chemische Verbindung zu bilden, bezeichnet man als **Übergangszustand**. Dieser Zustand ist energiereicher als der Ausgangszustand der Eduktmoleküle (Abb. **A-3.3**).
- Die Energiedifferenz zwischen Ausgangs- und Übergangszustand der Eduktmoleküle heißt **Aktivierungsenergie**. Sie **muss der Ausgangssubstanz zugeführt werden**, damit diese in den Übergangszustand eintreten und die Reaktion ablaufen kann. Ohne Aufwendung der Aktivierungsenergie kann die Reaktion nicht ablaufen, auch wenn das ΔG der Gesamtreaktion negativ ist (wie in Abb. **A-3.3**).

Je geringer die Aktivierungsenergie, desto größer ist die Reaktionsgeschwindigkeit.

Eine Reaktion läuft umso schneller ab, je mehr Moleküle einer Ausgangssubstanz pro Zeiteinheit den Übergangszustand durchlaufen, je niedriger also die Aktivierungsenergie ist.

▶ Merke

▶ **Merke.** Mitunter kann die Bildung eines Übergangszustandes durch die Wechselwirkung mit einem weiteren Stoff erleichtert werden. Derartige Stoffe bewirken damit eine Beschleunigung der Reaktion. Sie werden allgemein als Katalysatoren bezeichnet.

A-3.3 Darstellung des Übergangszustandes im Energiediagramm

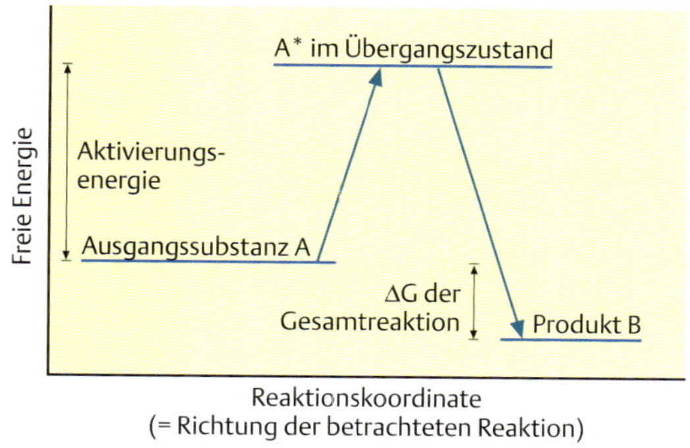

Gezeigt ist eine exergone Reaktion erster Ordnung.

A-3.3

3.2.2 Enzyme als Katalysatoren biochemischer Reaktionen

3.2.2 Enzyme als Katalysatoren biochemischer Reaktionen

Auf dieser Basis lässt sich die Funktion der Enzyme gleichermaßen einfach wie präzise angeben:

▶ **Definition.** Enzyme sind biologische Katalysatoren.

◀ **Definition**

In den meisten Fällen handelt es sich bei den Enzymen um Proteine, in einigen wenigen Fällen bestehen Enzyme aus RNA. So wird die Bildung der Peptidbindungen in den Ribosomen von einer bestimmten RNA katalysiert (S. 471).
Als man sich im 19. Jahrhundert erstmals mit katalytisch wirksamen Stoffen aus biologischem Material beschäftigte, arbeitete man oft mit Extrakten der Bäckerhefe. So wurde das Wort Enzym aus den griechischen Worten „en", in, und „zyme", Hefe, gebildet.

Meist handelt es sich bei Enzymen um Proteine, in seltenen Fällen um RNA.

Die Funktion der Enzyme

Für Enzyme, wie für alle anderen Katalysatoren, gilt grundsätzlich, dass sie Prozesse nur beschleunigen können. Sie können unmögliche Prozesse nicht möglich machen.
Allenfalls können sie eine energetische Kopplung herstellen, d. h. einen Prozess, der isoliert unmöglich ablaufen könnte, mit einem anderen Prozess koppeln, um dann beide Prozesse gemeinsam ablaufen zu lassen.

Enzyme können Reaktionen beschleunigen, nicht aber unmögliche Reaktionen ermöglichen.

Allenfalls können sie eine energetische Kopplung herstellen.

▶ **Merke.** Enzyme erleichtern Molekülen den Eintritt in den Übergangszustand und senken auf diese Weise die Aktivierungsenergie (Abb. **A-3.4**). Dadurch erhöhen sie die Geschwindigkeit biochemischer Reaktionen.

◀ **Merke**

Die Reduktion der Aktivierungsenergie durch Enzyme beeinflusst die Lage des chemischen Gleichgewichts zwischen den Edukten und den Produkten der Reaktion *nicht*. Sie verkürzt nur die zur Annäherung an das chemische Gleichgewicht erforderliche Zeit. Das ΔG der Gesamtreaktion bleibt unverändert.

Enzyme verkürzen die zur Annäherung an das chemische Gleichgewicht benötigte Zeit.

▶ **Merke.** Enzyme beschleunigen die Gleichgewichtseinstellung. Sie haben aber weder Einfluss auf die Lage des chemischen Gleichgewichts noch auf die Freie Energie der Edukte und Produkte einer Reaktion.

◀ **Merke**

A-3.4

A-3.4 **Energiediagramm einer exergonen Reaktion ohne bzw. mit Zusatz eines spezifischen Katalysators (Enzyms)**

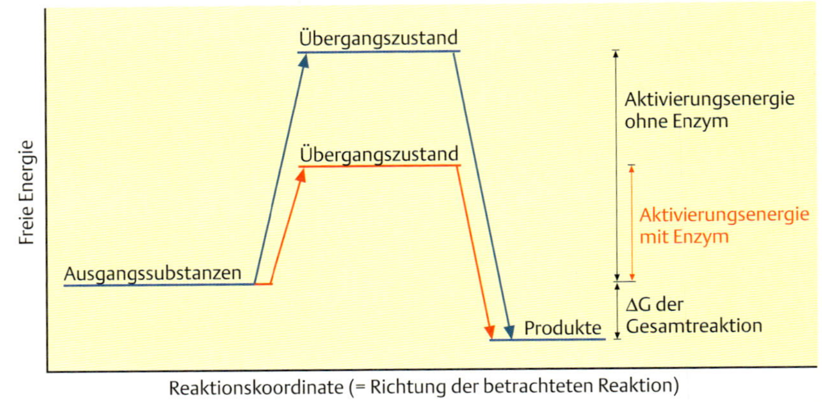

Die Bedeutung der katalytischen Zentren

▶ **Definition.** Die Stellen, an denen Enzyme ihre Substrate binden und an denen die vom Enzym katalysierte Reaktion stattfindet, heißen **katalytische (aktive) Zentren**.

Die katalytischen Zentren der Enzyme zeigen eine hohe Substratspezifität. Sie bringen die Substrate in die optimale Reaktionsposition und **erleichtern** ihnen so den **Eintritt in den Übergangszustand** (Abb. **A-3.5**).

Aufgrund der Struktur der katalytischen Zentren zeigen Enzyme eine hohe Spezifität zu ihren Substraten. Die katalytischen Zentren sind so angeordnet, dass die gebundenen Moleküle in die für die Reaktion günstigste Anordnung zueinander gebracht werden. So wird ihnen der **Eintritt in den Übergangszustand erleichtert**. Abbildung **A-3.5** zeigt dies am Beispiel der Malat-Dehydrogenase, eines mitochondrialen Enzyms, das die Übertragung zweier Elektronen und eines Protons von Malat auf NAD^+ beschleunigt (S. 118). Die Reaktionsprodukte lösen sich dann sehr schnell ab und geben den Weg für einen neuen Reaktionszyklus frei. In vielen Fällen ist die Struktur der katalytischen Zentren sehr genau aufgeklärt worden, und die chemischen Reaktionen, die dort ablaufen, lassen sich detailliert beschreiben.

Für die Medizin sind katalytische Zentren und ihre Struktur von großer Bedeutung, weil viele Medikamente katalytische Zentren und damit die Aktivität der zugehörigen Enzyme blockieren.

Für die Medizin sind die katalytischen Zentren und ihre Struktur von fundamentaler Bedeutung, weil sehr viele Medikamente katalytische Zentren von Enzymen und damit auch die Aktivität dieser Enzyme blockieren. In der pharmazeutischen Industrie arbeitet man mit großem Aufwand daran, chemische Substanzen zu entwickeln, die sich spezifisch in die katalytischen Zentren bestimmter Enzyme einlagern. Jede Verbindung, die eine derartige Spezifität zeigt, wird darauf geprüft, ob sie als Medikament infrage kommt.

A-3.5

A-3.5 **Die Anordnung der Substrate im katalytischen Zentrum der Malat-Dehydrogenase (MDH)**

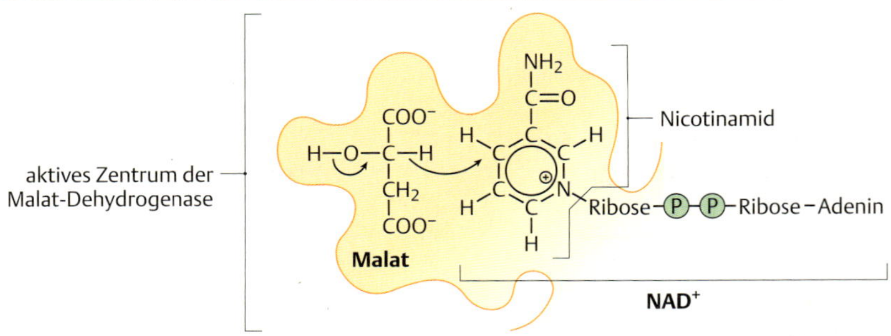

3.2.3 Enzymkinetik

Dieser Abschnitt befasst sich mit der Frage, wie man die Effizienz beschreiben kann, mit der Enzyme biochemische Reaktionen katalysieren. Die mathematischen Formeln, die zur Beschreibung der **Enzym**funktion entwickelt wurden, haben sich aber auch in der Analyse anderer Prozesse bewährt. So können sie zur Beschreibung der Funktion von **Rezeptoren** und **Transportproteinen** (Transportern) benutzt werden, die ihre Liganden binden, um sie unverändert wieder freizusetzen: Die Bindung eines Hormons an seinen Membranrezeptor an der Zielzelle und der Transport von O_2 durch Hämoglobin lassen sich mithilfe der Gleichungen der Enzymkinetik charakterisieren. Deshalb sind die Grundlagen der Enzymkinetik für die moderne Molekularbiologie wesentlich bedeutsamer, als man zunächst vermuten könnte.
Grundlegend für die Enzymkinetik sind die Begriffe der Maximalgeschwindigkeit einer Reaktion (v_{max}) sowie der Michaelis-Menten-Konstante (K_m).

3.2.3 Enzymkinetik

Die mathematischen Formeln, die zur Beschreibung der **Enzym**funktion entwickelt wurden, gelten auch für Nicht-Enzym-Proteine wie **Rezeptoren** und **Transportproteine** (Transporter).

Die maximale Reaktionsgeschwindigkeit v_{max}

Die Geschwindigkeiten enzymkatalysierter Reaktionen wurden erstmals Anfang des 20. Jahrhunderts in einem Labor des Städtischen Krankenhauses Am Urban in Berlin erforscht. Der Arzt und Biochemiker Leonor Michaelis (1875–1949) arbeitete hier gemeinsam mit der kanadischen Gastwissenschaftlerin Maud Leonore Menten (1879–1960). Die allgemeine Theorie der Enzymkinetik, die sie 1913 veröffentlichten, ist als Michaelis-Menten-Kinetik bis heute die Grundlage aller enzymkinetischen Untersuchungen.
Im **einfachsten Fall** einer Michaelis-Menten-Kinetik katalysiert ein Enzym E die **Umwandlung eines Substrats S in das Produkt P**. Dabei bildet sich zunächst ein **Enzym-Substrat-Komplex ES**. Diese Assoziation kann zwei unterschiedliche Folgen haben:

1. In vielen Fällen **zerfällt der Enzym-Substrat-Komplex wieder**, ohne dass es zu einer Reaktion gekommen wäre. Deshalb stellt sich ein Gleichgewicht zwischen E + S und ES ein.
2. Mit einer gewissen Wahrscheinlichkeit **durchläuft** das **Substrat** allerdings am Enzym den **Übergangszustand**, reagiert unter **Bildung des Produkts P** und verlässt das Enzym. Da das Produkt P zum Enzym nur eine geringe Affinität aufweist, kann die Rückreaktion von P zu S in vielen Fällen vernachlässigt werden.

Die maximale Reaktionsgeschwindigkeit v_{max}

Die Michaelis-Menten-Kinetik wurde in Berlin von Leonor Michaelis gemeinsam mit Maud Leonore Menten entwickelt und 1913 veröffentlicht.

Im **einfachsten Fall** einer Michaelis-Menten-Kinetik katalysiert ein Enzym E die **Umwandlung eines Substrats S in das Produkt P**. Zunächst bildet sich ein **Enzym-Substrat-Komplex ES**. Oft zerfällt dieser wieder und es stellt sich ein Gleichgewicht zwischen E + S und ES ein. Teilweise kommt es auch zur **Bildung des Produkts P**.

Hieraus ergibt sich folgendes Reaktionsschema:

$$E + S \underset{k_{-1}}{\overset{k_1}{\rightleftharpoons}} ES \xrightarrow{k_2} E + P$$

Der geschwindigkeitsbestimmende Schritt unter diesen Voraussetzungen ist die Reaktion ES → E + P. Die Geschwindigkeit, mit der sich P bildet, ist also nur von der Geschwindigkeitskonstante k_2 und der Konzentration des Enzym-Substrat-Komplexes ES abhängig:

$$v = \frac{\Delta[P]}{\Delta t} = k_2 \times [ES]$$

Die Geschwindigkeitskonstante k_2 gibt dabei den Prozentsatz an ES an, der innerhalb einer Sekunde in E und P zerfällt.

Daraus ergibt sich:

$$E + S \underset{k_{-1}}{\overset{k_1}{\rightleftharpoons}} ES \xrightarrow{k_2} E + P$$

Die Geschwindigkeit der Produktbildung (v) hängt dabei nur von k_2 und [ES] ab.

▶ **Merke.** Die Reaktionsgeschwindigkeit einer enzymkatalysierten Reaktion hängt unter den Bedingungen einer Michaelis-Menten-Kinetik von der Konzentration des Enzym-Substrat-Komplexes ab.

◀ **Merke**

Die Reaktionsgeschwindigkeit lässt sich durch Erhöhung der Substratkonzentration steigern, allerdings nur bis zu einem Maximalwert, nämlich bis zu der Konzentration, bei der sämtliche Enzymmoleküle als Enzym-Substrat-Komplexe vorliegen, bei der das **Enzym** also **gesättigt** ist. Bei dieser Substratkonzentration

[ES] und v nehmen bei steigenden Substratkonzentrationen zu, bis alle Enzymmoleküle als Enzym-Substrat-Komplexe vorliegen (**Enzymsättigung**) und v_{max} erreicht ist. Die graphische Darstellung (**Michaelis-Menten-Diagramm**) ergibt eine **Hyperbel** (Abb. **A-3.6**).

läuft die Reaktion mit der **maximalen Geschwindigkeit v_{max}** ab. Stellt man die Reaktionsgeschwindigkeit in Abhängigkeit von der Substratkonzentration graphisch dar (**Michaelis-Menten-Diagramm**), ergibt sich eine **Hyperbel**, die der maximalen Geschwindigkeit v_{max} entgegenstrebt (Abb. **A-3.6**).

▶ **Merke**

▶ **Merke.** Die Maximalgeschwindigkeit v_{max} einer enzymkatalysierten Reaktion hängt von der Enzymkonzentration ab.

A-3.6

A-3.6 Michaelis-Menten-Diagramm

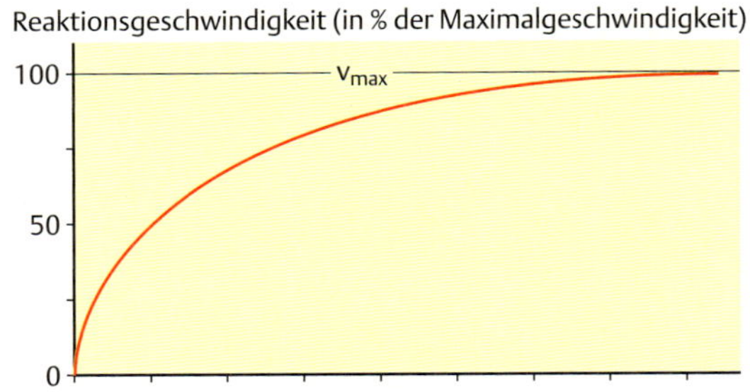

▶ **klinik**

▶ **klinik.** Manche Medikamente bewirken eine irreversible Inaktivierung bestimmter Enzyme. So inaktiviert Acetylsalicylsäure (z. B. Aspirin) das Enzym Zyklooxygenase, das bei der Synthese von Prostaglandinen aus Arachidonsäure eine zentrale Rolle spielt, durch eine spezifische Acetylierung. Hierdurch sinkt die Konzentration von funktionsfähigen Enzymmolekülen und damit die maximal erreichbare Konzentration des Enzym-Substrat-Komplexes ES. Deshalb sinkt auch v_{max}.

Die Michaelis-Menten-Konstante K_m

Die Michaelis-Menten-Konstante K_m

▶ **Definition**

▶ **Definition.** Die Michaelis-Menten-Konstante (Michaelis-Konstante) K_m ist diejenige Substratkonzentration, bei der die Hälfte der Enzymmoleküle mit Substrat beladen ist. Bei dieser Substratkonzentration beträgt die Reaktionsgeschwindigkeit $v_{max}/2$. Da es sich bei der Michaelis-Menten-Konstante um eine bestimmte Substratkonzentration handelt, hat sie die Einheit Mol/Liter.

Enzyme mit einem niedrigen K_m-Wert weisen eine hohe Affinität zu ihren Substraten auf.

Die Bedeutung dieser Konstante lässt sich anhand eines Michaelis-Menten-Diagramms zweier Enzyme mit gleichem Substrat und gleicher maximaler Reaktionsgeschwindigkeit erläutern (Abb. **A-3.7**). Das Enzym mit dem niedrigeren K_m-Wert (K_m1 in Abb. **A-3.7**) ist bereits bei niedrigen Substratkonzentrationen zur Hälfte mit Substraten beladen. Es zeigt also eine große Bereitschaft, seine Substrate zu binden: Das Enzym zeigt zu seinen Substraten eine hohe Affinität.
Das Enzym mit dem höheren K_m-Wert (K_m2 in Abb. **A-3.7**) ist erst bei deutlich höheren Substratkonzentrationen zur Hälfte beladen, hat also eine geringere Affinität zu seinen Substraten. Dieses Enzym setzt also bei niedrigen Substratkonzentrationen weniger Substrat um als das Enzym mit hoher Affinität.

▶ **Merke**

▶ **Merke.** Die Michaelis-Menten-Konstante (der K_m-Wert) ist ein Maß für die Affinität eines Enzyms zu seinen Substraten: Je kleiner K_m, desto höher die Affinität.

In zahlreichen Stoffwechselwegen kommen Enzyme oder Transporter mit gleichem Sub-

In zahlreichen Stoffwechselwegen kommen Enzyme oder Transporter mit gleichem Substrat, aber unterschiedlichen K_m-Werten zum Einsatz. Ein Beispiel sind

A-3.7 Michaelis-Menten-Diagramm zweier Enzyme gleicher Substratspezifität, aber mit unterschiedlichem K_m-Wert

A-3.7

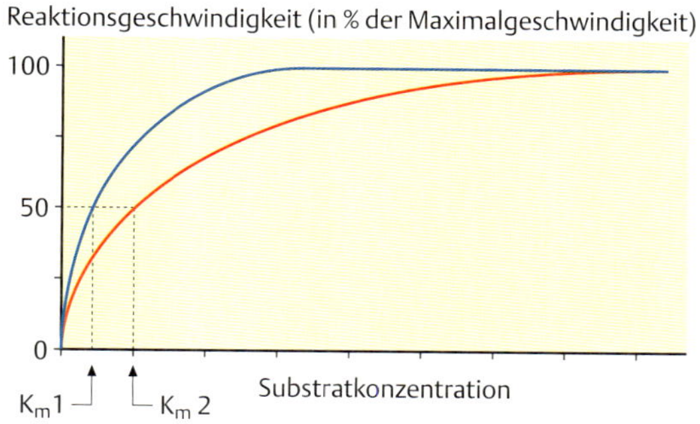

die Glucosetransporter (GLUT), die in den Plasmamembranen aller Zellen die Aufnahme der Glucose aus der Umgebung vermitteln. Da die verschiedenen Gewebe im Stoffwechsel der Kohlenhydrate unterschiedliche Funktionen haben, zeigen ihre Glucosetransporter erhebliche Unterschiede in ihren Transporteigenschaften (S. 353).

strat, aber unterschiedlichen K_m-Werten zum Einsatz, so z. B. die Glucosetransporter (GLUT), die in den Zellmembranen die Aufnahme der Glucose in die Zellen vermitteln.

▶ **Definition.** Sofern zwei Enzyme im Prinzip die gleiche chemische Reaktion katalysieren, sich aber in ihrer Struktur und/oder in ihren enzymkinetischen Eigenschaften unterscheiden, spricht man von **Isoenzymen**.

◀ **Definition**

Einige Isoenzyme, wie etwa die Lactat-Dehydrogenase (LDH), sind in der klinischen Chemie von Bedeutung (S. 92). In der Frühzeit der Biochemie wurden Isoenzyme in der Regel über ihre unterschiedlichen K_m- oder v_{max}-Werte identifiziert. Inzwischen lassen sich Isoenzyme vielfach mit Methoden der Bioinformatik anhand homologer Gensequenzen nachweisen.

Wovon hängt die Affinität eines Enzyms zu seinen Substraten ab? Geht man davon aus, dass die Reaktionspartner im zugrunde liegenden Reaktionsschema

$$E + S \underset{k_{-1}}{\overset{k_1}{\rightleftharpoons}} ES \overset{k_2}{\rightarrow} E + P$$

im chemischen Gleichgewicht sind, ist die Affinität umso höher, je mehr Enzym-Substrat-Komplexe ES vorliegen. Die Zahl der ES ist umso größer, je schneller sich ES aus E und S bildet und je langsamer ES in E + S bzw. in E + P zerfällt. Es lässt sich zeigen, dass der K_m-Wert unmittelbar aus dem Verhältnis der zugehörigen Geschwindigkeitskonstante berechnet werden kann:

$$K_m = \frac{k_{-1} + k_2}{k_1}$$

Die Affinität ist umso höher, je größer im chemischen Gleichgewicht der Anteil von ES ist, d. h. je schneller sich ES aus E und S bildet und je langsamer ES in E + S bzw. in E + P zerfällt. Der K_m-Wert ergibt sich daher aus dem Verhältnis der beteiligten Geschwindigkeitskonstanten:

$$K_m = \frac{k_{-1} + k_2}{k_1}$$

Wie ändert sich der K_m-Wert, wenn die Enzymkonzentration und mit ihr der v_{max}-Wert reduziert wird, z. B. bei der Zyklooxygenase durch Zugabe von Acetylsalicylsäure? Da die relevanten Geschwindigkeitskonstanten k_{-1}, k_2 und k_1 dabei unverändert bleiben, ändert sich die Affinität der übrig gebliebenen Enzymmoleküle zu ihren Substraten nicht. Der K_m-Wert bleibt trotz Reduktion des v_{max}-Wertes unverändert.

Sinkt die Enzymkonzentration (z. B. durch irreversible Enzymhemmung), ändert sich die Affinität des Enzyms zum Substrat nicht.

▶ **Merke.** Die Michaelis-Menten-Konstante ist von der Enzymmenge unabhängig.

◀ **Merke**

Die Michaelis-Menten-Gleichung

Diese Gleichung beschreibt die Hyperbel des Michaelis-Menten-Diagramms:

$$v = \frac{v_{max} \times [S]}{K_m + [S]}$$

Stellt man sie etwas anders dar, kann man sich einige **Charakteristika enzymkatalysierter Reaktionen** ableiten:

$$v = v_{max} \times \frac{[S]}{K_m + [S]}$$

- Bei **[S]** $>>$ **K_m** ist **$v = v_{max}$**.
- Bei **[S] = K_m** ist **$v = v_{max}/2$**.
- Bei **sehr niedrigen Substratkonzentrationen** steigt die Reaktionsgeschwindigkeit zunächst nahezu linear, und die **Zunahme der Reaktionsgeschwindigkeit** ist **nahezu proportional zur Substratkonzentration**. Damit liegt eine **Reaktion erster Ordnung vor**. Bei höheren Substratkonzentrationen sind diese Voraussetzungen nicht mehr erfüllt.

Die Michaelis-Menten-Gleichung

Sind die maximale Umsatzgeschwindigkeit (v_{max}) und der K_m-Wert eines Enzyms bekannt, kann man für jede Substratkonzentration [S] die entsprechende Reaktionsgeschwindigkeit v berechnen. Hierzu setzt man diese Werte in die Michaelis-Menten-Gleichung ein, die die Hyperbel des Michaelis-Menten-Diagramms beschreibt:

$$v = \frac{v_{max} \times [S]}{K_m + [S]}$$

Man kann diese Gleichung als die Grundgleichung der gesamten Enzymkinetik bezeichnen.
Mit ihrer Hilfe kann man sich einige **Charakteristika enzymkatalysierter Reaktionen** leicht vor Augen führen. Dazu ist es sinnvoll, die Gleichung etwas anders darzustellen:

$$v = v_{max} \times \frac{[S]}{K_m + [S]}$$

- Welche Reaktionsgeschwindigkeit ergibt sich z. B. bei einer **Substratkonzentration [S]**, die **wesentlich höher** ist **als der K_m-Wert**? Unter dieser Voraussetzung kann der Faktor K_m in der Gleichung vernachlässigt werden. Es bleibt der Quotient [S]/[S] übrig. Dieser kürzt sich heraus, und, wie zu erwarten, ist **$v = v_{max}$**.
- Welche Reaktionsgeschwindigkeit erhält man, wenn die **Substratkonzentration [S] dem K_m-Wert entspricht**? Man erhält den Quotienten $K_m/K_m + K_m = {}^1/_2$, und tatsächlich bestätigt die Gleichung, dass man bei einer Substratkonzentration des K_m-Wertes die **halbmaximale Reaktionsgeschwindigkeit** erhält.
- Eine interessante Konsequenz ergibt sich für **sehr geringe Substratkonzentrationen**. Es sei z. B. $K_m = 1$ µM und [S] = 0,01 µM. Unter dieser Voraussetzung kann man den Wert von [S] im Nenner des Quotienten vernachlässigen (der Unterschied zwischen 1,00 µM und 1,01 µM ist vernachlässigbar). Die Substratkonzentration im Zähler kann man hingegen nicht vernachlässigen. Vielmehr wird – bei sehr niedrigen Substratkonzentrationen – eine Verdoppelung der Substratkonzentration auch eine Verdoppelung der Umsatzgeschwindigkeit nach sich ziehen. Bei sehr niedrigen Substratkonzentrationen steigt nämlich die Reaktionsgeschwindigkeit zunächst (nahezu) linear. Die **Zunahme der Reaktionsgeschwindigkeit** ist also (nahezu) **proportional zur Substratkonzentration**, und damit liegt eine **Reaktion erster Ordnung** vor. Bei höheren Substratkonzentrationen sind diese Voraussetzungen hingegen nicht erfüllt! Eine Verdoppelung der Substratkonzentration über den K_m-Wert hinaus führt nur noch zu einem vergleichsweise geringen Anstieg der Reaktionsgeschwindigkeit und die Maximalgeschwindigkeit v_{max} ist auch durch Einsatz noch so hoher Substratkonzentrationen nicht zu überschreiten.

Das Lineweaver-Burk-Diagramm

Aus dem asymptotischen Verlauf der Hyperbel im Michaelis-Menten-Diagramm kann man die Maximalgeschwindigkeit nicht sicher bestimmen, wohl aber anhand des Lineweaver-Burk-Diagramms.

Im Lineweaver-Burk-Diagramm wird **1/v gegen 1/[S] aufgetragen** (Abb. **A-3.8**). Dabei erhält man eine **Gerade**. Der Schnittpunkt dieser Geraden mit der Abszisse entspricht $-1/K_m$, der Schnittpunkt mit der Ordinate entspricht $1/v_{max}$.

Das Lineweaver-Burk-Diagramm

In der Auswertung enzymkinetischer Daten ist es von besonderem Interesse, die maximale Umsatzgeschwindigkeit v_{max} möglichst genau zu bestimmen. Darüber hinaus muss v_{max} bekannt sein, um die Michaelis-Menten-Konstante K_m bestimmen zu können, denn diese Konstante ist über die halb-maximale Umsatzgeschwindigkeit definiert. Leider ist es sehr schwierig, v_{max} aus einem Michaelis-Menten-Diagramm abzulesen, da man hierfür Messwerte zu sehr hohen Substratkonzentrationen benötigt, die in vielen Fällen nicht ohne weiteres zu erhalten sind. In jedem Fall ist es fragwürdig, aus dem asymptotischen Verlauf der Hyperbel im Michaelis-Menten-Diagramm auf die Maximalgeschwindigkeit zu schließen. Eine Lösung bietet das Lineweaver-Burk-Diagramm.
Im Lineweaver-Burk-Diagramm wird der **Kehrwert der Umsatzgeschwindigkeit**, also 1/v, **gegen den Kehrwert der Substratkonzentration**, 1/[S], **aufgetragen** (Abb. **A-3.8**). In dieser reziproken Darstellung erhält man anstelle einer Hyperbel eine **Gerade**. Der Schnittpunkt dieser Geraden mit der Abszisse entspricht $-1/K_m$, der Schnittpunkt mit der Ordinate entspricht $1/v_{max}$. Beide Werte lassen

A-3.8 Lineweaver-Burk-Diagramm

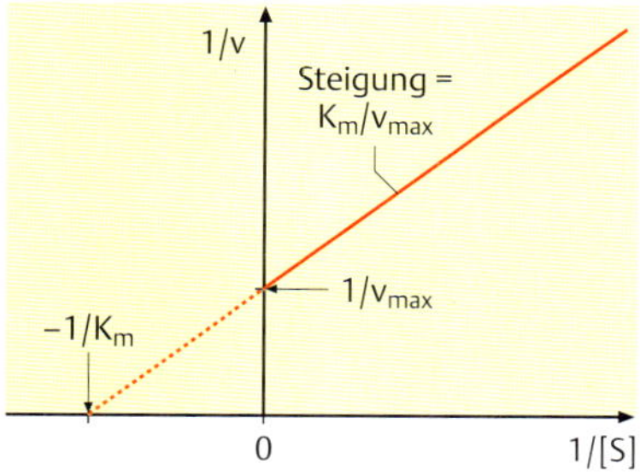

A-3.8

sich graphisch sehr präzise bestimmen. Die Werte für K_m und v_{max} kann man dann leicht berechnen.

Die katalytische Aktivität

Die katalytische Aktivität

▶ **Definition.** Die katalytische Aktivität ist ein Maß für die reaktionsbeschleunigende Wirkung eines Enzyms. Ihre Einheit ist offiziell das Katal, definiert als 1 kat = 1 Mol Substratumsatz pro Sekunde. Die Einheit Katal wird allerdings in der Praxis kaum verwendet. Oft bezieht man sich auf andere, mitunter willkürlich definierte Einheiten.

◀ Definition

Es ist zu beachten, dass man weder allein aus der Kenntnis eines v_{max}-Wertes noch allein aus der Kenntnis eines K_m-Wertes auf die katalytische Aktivität eines Enzyms schließen kann. Nur auf der Basis beider Werte zusammen lässt sich der Verlauf der Kurve im Michaelis-Menten-Diagramm rekonstruieren und die katalytische Aktivität eines Enzyms angeben. Zudem müssen natürlich auch die Reaktionsbedingungen und die Enzymkonzentration hinreichend definiert sein, auf die sich der v_{max}- und der K_m-Wert beziehen.

Die katalytische Aktivität eines Enzyms lässt sich nur berechnen, wenn sowohl der v_{max}- als auch der K_m-Wert bekannt sind.

Die Wechselzahl

Die Wechselzahl

▶ **Definition.** Unter der Wechselzahl versteht man die Anzahl der pro Mol Enzym in einer Zeiteinheit umgesetzten Mole Substrat. Diese Zahl ist identisch mit der pro Enzymmolekül in einer Zeiteinheit umgesetzten Substratmoleküle.

◀ Definition

Um die Wechselzahl zu bestimmen, ermittelt man v_{max} für eine definierte Menge an Enzym. Das Verfahren sei hier anhand der Carboanhydrase erläutert, die in den Erythrozyten die Hydratisierung von CO_2 zu HCO_3^- (= Hydrogencarbonat = Bicarbonat) katalysiert. Die Carboanhydrase weist eine außerordentlich hohe Wechselzahl auf. Setzt man in einem Experiment 10^{-6} Mol Carboanhydrase ein, erhält man bei maximaler Reaktionsgeschwindigkeit pro Sekunde 0,6 Mol HCO_3^-. Ein Mol Carboanhydrase könnte demnach die Bildung von $10^6 \times 0{,}6$ Mol HCO_3^- = 600.000 Mol HCO_3^- pro Sekunde katalysieren. Die Wechselzahl der Carboanhydrase, bezogen auf eine Sekunde, hat also den Wert 600.000.

Um die Wechselzahl zu bestimmen, ermittelt man v_{max} für eine definierte Menge an Enzym. Im Fall des Enzyms Carboanhydrase ist die Wechselzahl sehr hoch (600.000/s).

Unter Berücksichtigung von

$$E + S \underset{k_{-1}}{\overset{k_1}{\rightleftharpoons}} ES \overset{k_2}{\rightarrow} E + P \qquad \text{und} \qquad v = \frac{\Delta[P]}{\Delta t} = k_2 \times [ES]$$

ergibt sich in diesem Fall für v_{max} und für 1 Mol Enzym

$$v = \frac{\Delta[P]}{\Delta t} = \frac{600.000\ \text{Mol}}{\text{Sekunde}} = k_2 \times [ES]$$

Da bei maximaler Reaktionsgeschwindigkeit sämtliche Enzymmoleküle Substrat gebunden haben, kann man unter den gegebenen Voraussetzungen für

[ES] 1 Mol Enzym-Substrat-Komplex einsetzen und dann die Gleichung durch [ES] teilen. Es zeigt sich:

$$\frac{v_{max}}{[ES]} = \frac{600.000\ \text{Mol}}{\text{Sekunde} \times 1\ \text{Mol}} = \frac{600.000}{\text{Sekunde}} = k_2$$

Bei einfachen Reaktionen, z. B. der Carboanhydrase-Reaktion, ist die Wechselzahl gleich der Geschwindigkeitskonstante k_2.

Bei einfachen Reaktionen ist die Wechselzahl also identisch mit der Geschwindigkeitskonstante k_2! Allgemein zeigt k_2 den Anteil von ES an, der innerhalb einer Sekunde zu E + P reagiert. Bei der Carboanhydrase ist k_2=600000/s, d.h. der ES-Komplex muss in jeder Sekunde 600000-mal neu gebildet werden!

Die Wechselzahl anderer Enzyme ist weit geringer.

Andere Enzyme zeigen wesentlich niedrigere Wechselzahlen, die Werte liegen meist zwischen 1 und 10000/Sekunde.

Hat ein Enzym mehrere Substrate und mehrere aktive Zentren, kann die Wechselzahl nicht mit k_2 gleichgesetzt werden.

Schließlich muss betont werden, dass an enzymkatalysierten Reaktionen oft mehrere Substrate und mehrere aktive Zentren beteiligt sind. In derartigen Fällen kann die Wechselzahl nicht mehr ohne weiteres mit der Geschwindigkeitskonstante k_2 gleichgesetzt werden. Man kann dann allerdings versuchen, den komplizierten Reaktionsweg in einzelne Schritte aufzulösen, die sich dann ihrerseits wieder mit einfachen Begriffen der Michaelis-Menten-Kinetik beschreiben lassen.

Enzymhemmung

Substanzen, die die Aktivität eines Enzyms hemmen, werden als Inhibitoren bezeichnet. Es gibt drei Formen der Enzymhemmung:
- Kompetitive Hemmung.
- Nicht kompetitive Hemmung.
- Unkompetitive Hemmung.

Enzymhemmung

Die Medikamente, die klinisch zum Einsatz kommen, entfalten ihre Aktivität zu einem großen Teil über eine reversible Hemmung bestimmter Enzyme. Substanzen, die die Aktivität eines Enzyms hemmen, werden als Inhibitoren bezeichnet. Es gibt drei Formen der Enzymhemmung:
- Kompetitive Hemmung.
- Nicht kompetitive Hemmung.
- Unkompetitive Hemmung.

Kompetitive Hemmung

Kompetitive Hemmung

▶ Merke

▶ **Merke.** Bei dieser häufigsten Form der Enzymhemmung konkurriert der Inhibitor mit dem natürlichen Substrat um die Bindung an das Enzym.

Die Abnahme der katalytischen Aktivität des Enzyms kann durch Erhöhung der Substratkonzentration rückgängig gemacht werden.

Dadurch wird die katalytische Aktivität des Enzyms herabgesetzt. Sie kann jedoch durch Zugabe größerer Mengen des natürlichen Substrats wieder gesteigert werden. In Gegenwart einer hinreichend großen Konzentration des Substrats kann prinzipiell sogar der ursprüngliche v_{max}-Wert erreicht werden.

▶ Merke

▶ **Merke.** Ein kompetitiver Inhibitor erhöht den K_m-Wert, lässt aber v_{max} unverändert. Eine kompetitive Enzymhemmung kann also durch Erhöhung der Substratkonzentration aufgehoben werden.

▶ klinik

▶ **klinik.** Ein Beispiel hierfür ist Methotrexat, das u.a. in der Krebstherapie eingesetzt wird. Es hemmt die Dihydrofolat-Reduktase kompetitiv. Dieses Enzym reduziert Dihydrofolat zu Tetrahydrofolat, das eine wichtige Rolle bei der DNA-Synthese – insbesondere schnell wachsender Zellen – spielt (S. 427). Da Methotrexat mit Dihydrofolat um die Bindung an die Reduktase konkurriert, ist der K_m-Wert des Enzyms in Gegenwart von Methotrexat erhöht (Abb. **A-3.9**). Die Tumorzellen bilden daraufhin weniger Tetrahydrofolat und ihr Wachstum wird gehemmt.

Derartige Inhibitoren werden in der pharmazeutischen Industrie oft durch chemische Modifizierung des natürlichen Liganden entwickelt. Der chemisch modifizierte Ligand bindet dann zwar an das Enzym und kann den natürlichen Liganden aus der Bindestelle verdrängen, ist aber nicht in der Lage, die normalerweise katalysierte Reaktion einzugehen.

A-3.9 Beispiel einer kompetitiven Hemmung: Effekt des kompetitiven Inhibitors Methotrexat (MTX) auf die Dihydrofolat-Reduktase (DHFR)

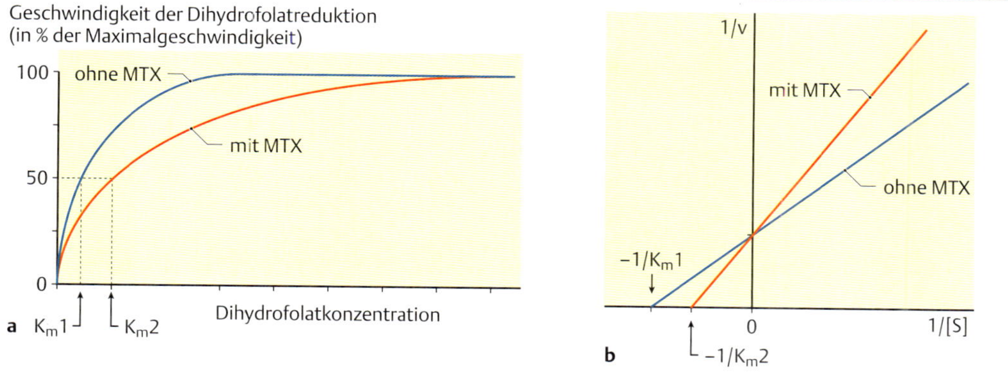

a Darstellung im Michaelis-Menten-Diagramm **b** Darstellung im Lineweaver-Burke-Diagramm

MTX ist ein Derivat des natürlichen Substrates, der Dihydrofolsäure.

Nichtkompetitive Hemmung

Nichtkompetitive Hemmung

► **Merke.** Eine nichtkompetitive Hemmung liegt vor, wenn der Inhibitor K_m unverändert lässt, v_{max} aber reduziert.

◄ **Merke**

In den meisten Fällen ist eine derartige Konstellation auf einen Stoff zurückzuführen, der streng genommen nicht als Inhibitor, sondern als **Inaktivator** wirkt. Ein Beispiel ist die Acetylsalicylsäure (z. B. Aspirin). Sie inaktiviert durch spezifische Acetylierung Moleküle des Enzyms Zyklooxygenase, senkt so die maximal erreichbare Konzentration an Enzym-Substrat-Komplexen und reduziert damit auch v_{max}. Die noch funktionsfähigen Enzymmoleküle haben ihre Charakteristika behalten und weisen deshalb ihren ursprünglichen K_m-Wert auf (Abb. **A-3.10**).

Meist hemmt der Inhibitor Enzymmoleküle nicht, sondern **inaktiviert** sie. Ein Beispiel ist die Acetylsalicylsäure (Abb. **A-3.10**).

A-3.10 Beispiel einer nichtkompetitiven Hemmung: Inaktivierung eines Teils der Zyklooxygenase in einem Gewebe durch Acetylsalicylsäure (ASS)

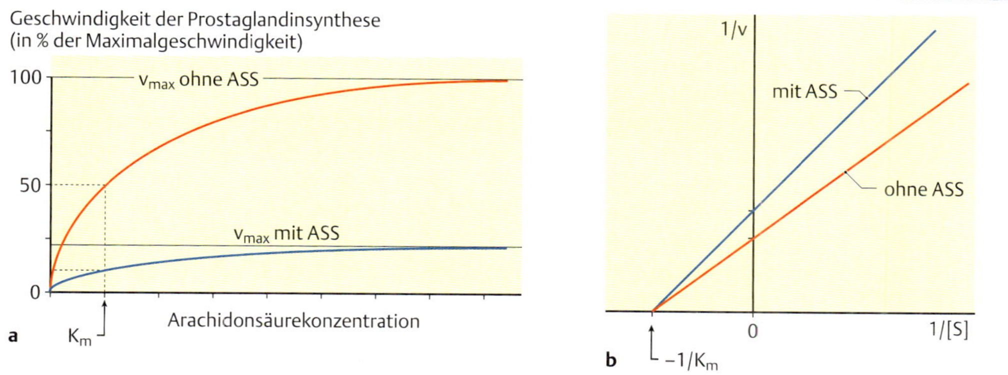

a Darstellung im Michaelis-Menten-Diagramm **b** Darstellung im Lineweaver-Burke-Diagramm

Liegt eine nichtkompetitive Enzymhemmung vor, kann man nur durch zusätzliche Experimente klären, ob die Hemmung reversibel oder (wie bei der Acetylsalicylsäure) irreversibel ist.

Manche Inhibitoren binden irreversibel im aktiven Zentrum, andere reversibel außerhalb des aktiven Zentrums an das Enzym.

Wie kann eine nichtkompetitive Enzymhemmung erklärt werden, wenn keine irreversible Inaktivierung des aktiven Zentrums auftritt? Manche Inhibitoren binden reversibel außerhalb des aktiven Zentrums an ein Enzym. Dabei kann die Bindung der natürlichen Substrate unbeeinträchtigt sein (K_m bleibt unverändert), aber die katalytische Aktivität und damit auch v_{max} vermindert sein.

Streng genommen liegt eine nichtkompetitive Hemmung nur bei reversibler Hemmung (bei unverändertem K_m und verminderter v_{max}) vor. Oft wird der Begriff auch bei irreversibler Hemmung verwendet.

Streng genommen liegt eine nichtkompetitive Enzymhemmung nur dann vor, wenn

- K_m unverändert,
- v_{max} vermindert und
- die Hemmung reversibel ist.

Oft wird der Begriff allerdings in einer weiter gefassten Bedeutung verwendet und auch auf die Fälle einer irreversiblen Inaktivierung von Enzymen angewendet, sofern die anderen beiden Kriterien erfüllt sind.

Hemmstoffe, die durch kovalente Bindungen vollständig auf das jeweilige Enzym übertragen werden (z. B. Penicillin auf die Transpeptidase), werden als Selbstmordsubstrate bezeichnet.

Während bei der Acetylsalicylsäure nur die Acetylgruppe auf das Enzym übertragen wird, gibt es andere Hemmstoffe, die vollständig auf das jeweilige Enzym übertragen werden. So blockiert das Antibiotikum Penicillin das Enzym Transpeptidase, das in Bakterien an der Zellwandsynthese beteiligt ist. Dabei bildet sich zwischen dem Penicillin und einem Serin der Transpeptidase eine kovalente Bindung aus. Dadurch wird nicht nur die Transpeptidase irreversibel gehemmt, sondern es kommt auch zu einer wesentlichen Veränderung im Penicillinmolekül. Penicillin wirkt als sog. Selbstmordsubstrat.

Unkompetitive Hemmung

Unkompetitive Hemmung

▶ Merke

▶ **Merke.** Bei dieser seltenen Form der Enzymhemmung bindet der Inhibitor spezifisch an den Enzym-Substrat-Komplex.

Allosterische Effekte

Allosterische Effekte

▶ Definition

▶ **Definition.** Allosterische Effekte äußern sich in einem Protein an einer anderen Stelle als an der Stelle, an der sie ausgelöst werden.

Allosterische Effekte beruhen auf strukturellen Veränderungen eines Proteinmoleküls, die sich innerhalb des Moleküls über eine größere Distanz fortpflanzen.

Allosterische Effekte beruhen auf strukturellen Veränderungen eines Proteinmoleküls, die sich innerhalb des Moleküls über eine größere Distanz fortpflanzen. Derartige Effekte sind eine wichtige Voraussetzung für die Möglichkeit, die Eigenschaften von Proteinen zu modulieren. Insbesondere liegen sie wichtigen Mechanismen der Enzymregulation zugrunde.

Allosterische Effektoren (**Aktivatoren** bzw. **Inhibitoren**) von Enzymen binden außerhalb des katalytischen Zentrums. Ihre Wirkung, z. B. ein Anstieg von v_{max} (Abb. **A-3.11 a**), manifestiert sich anderswo am Enzym.

Außerhalb des katalytischen Zentrums enthalten viele Enzyme eine Bindestelle für einen Metaboliten, der die Aktivität des Enzyms als **Aktivator** stimuliert bzw. als **Inhibitor** hemmt. Dabei manifestiert sich die Wirkung des Effektors nicht dort, wo sie ausgelöst wurde (an der Bindestelle), sondern an einer anderen Stelle des Enzymmoleküls. Die Bindung eines Aktivators kann z. B. eine Erhöhung der maximalen Reaktionsgeschwindigkeit vermitteln (Abb. **A-3.11 a**).

Allosterische Effekte können auch bei Nicht-Enzym-Proteinen auftreten und vom Substrat selbst ausgelöst werden, z. B. bei **Hämoglobin**, das dem Sauerstofftransport im Blut dient. Die **O_2-Bindungskurve** des Hämoglobins zeigt einen **sigmoiden Verlauf** (Abb. **A-3.11 b**). Er beruht darauf, dass Hämoglobin ein **oligomeres Protein** (aus vier Untereinheiten) ist. Die Bindung eines O_2 an *eine* der Untereinheiten erhöht über allosterische Effekte die O_2-Affinität der übrigen Bindestellen, die Untereinheiten des Hämoglobins zeigen **Kooperativität**. Das O_2-bindende monomere Protein Myoglobin dagegen zeigt eine einfache Zunahme der Sauerstoffbindung.

Allosterische Effekte können aber auch bei Proteinen auftreten, die keine Enzyme sind, und sie können unabhängig von zusätzlichen Effektoren auch vom Substrat selbst ausgelöst werden. Das berühmteste Beispiel für ein derartiges Protein ist das **Hämoglobin**, das in Erythrozyten in außerordentlich hoher Konzentration vorliegt und dem Sauerstofftransport im Blut dient. Bei niedrigen Sauerstoffkonzentrationen ist die Affinität des Hämoglobins zum O_2 sehr gering. Bei höheren O_2-Konzentrationen wird nicht nur mehr O_2 gebunden, sondern es erhöht sich auch die Affinität, mit der das Hämoglobin das O_2 bindet. Die Menge an gebundenem O_2 steigt deshalb bei steigender O_2-Konzentration nicht linear, sondern exponenziell, um schließlich zur Sättigung der Bindestellen zu führen. Es ergibt sich somit eine S-förmige Kurve (Abb. **A-3.11 b**). Der **sigmoide Verlauf der O_2-Bindungskurve** lässt sich damit erklären, dass jedes Hämoglobinmolekül aus vier Untereinheiten besteht. Hämoglobin ist somit ein **oligomeres Protein**. Die Bindung eines O_2 an *eine* der Untereinheiten erhöht über allosterische Effekte die O_2-Affinität der übrigen drei Bindestellen, die Untereinheiten des Hä-

moglobins zeigen **Kooperativität**. Das O_2-bindende Protein Myoglobin hingegen, das in Skelett- und Herzmuskelzellen als O_2-Reservespeicher bei ungenügendem O_2-Angebot dient, liegt in den Zellen nur monomer, also in Form einzelner Untereinheiten vor. Deshalb zeigt es bei steigenden O_2-Konzentrationen keine Kooperativität, sondern lediglich eine einfache Zunahme der Sauerstoffbindung.
Oft wird die Aktivität oligomerer Enzyme über natürliche Aktivatoren oder Inhibitoren an die aktuellen Bedürfnisse des Stoffwechsels angepasst. In der Abbildung **A-3.11**c ist gezeigt, wie sich dabei die Aktivität eines Enzyms oder Bindeproteins auch bei konstantem v_{max} verschieben kann. Da sich in diesem Fall der K_m-Wert ändert, spricht man mitunter von einer **allosterischen Regulation vom K-Typ**. In Abbildung **A-3.11**a ist eine Erhöhung von v_{max} und damit eine **allosterische Regulation vom V-Typ** gezeigt.

Verändert der Effektor den K_m-Wert, nicht aber v_{max} (Abb. **A-3.11 c**), spricht man von **allosterischer Regulation vom K-Typ**, im umgekehrten Fall von **allosterischer Regulation vom V-Typ** (Abb. **A-3.11 a**).

Als Gegenbegriff zur Allosterie hat man eine **Isosterie** definiert. Hemmt ein Reaktionsprodukt ein Enzym durch Bindung an das katalytische Zentrum, bezeichnet man dies als **isosterische Hemmung**. Andererseits kann man Enzyme, deren Aktivität von Effektoren gänzlich unabhängig ist, als **isosterische Enzyme** bezeichnen. Beide Begriffe werden aber nur selten verwendet.

Gegenbegriff zur Allosterie ist **Isosterie**: Enzymhemmung durch Bindung an das katalytische Zentrum = **isosterische Hemmung**. **Isosterische Enzyme** sind von Effektoren gänzlich unabhängig.

A-3.11 Allosterische Effekte

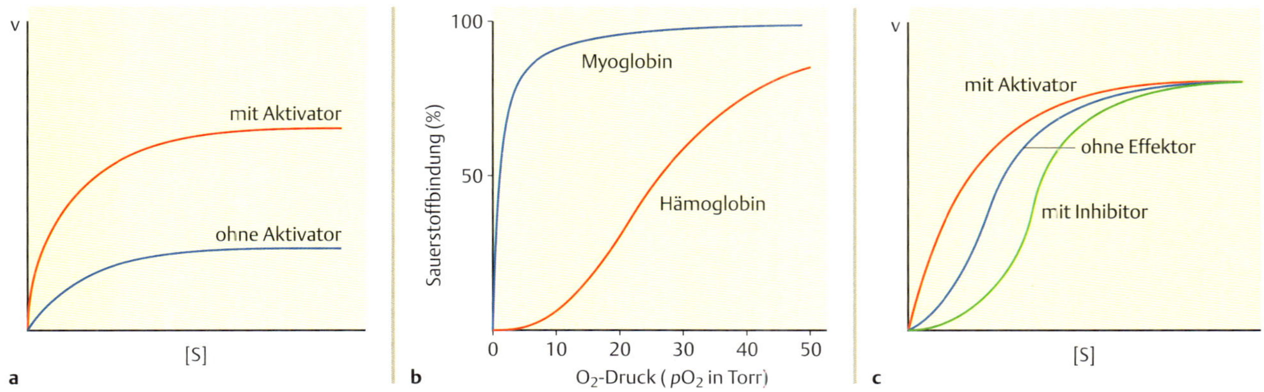

a Steigerung der maximalen Reaktionsgeschwindigkeit durch einen allosterischen Aktivator (allosterische Regulation vom V-Typ)
b O_2-Bindungskurven von Hämoglobin und Myoglobin: Anders als bei Myoglobin wirkt O_2 bei Hämoglobin als allosterischer Aktivator. Die Bindung von O_2 an eine Hämoglobin-Untereinheit steigert die O_2-Affinität der übrigen Untereinheiten.
c Beeinflussung der Enzymaffinität durch allosterische Effektoren (allosterische Regulation vom K-Typ)

4 Die molekulare Struktur der wichtigsten Nahrungsstoffe: Kohlenhydrate, Triacylglycerine und Aminosäuren

Kohlenhydrate, Triacylglycerine und die in Proteinen enthaltenen Aminosäuren sind die Nahrungsbestandteile, aus denen die meisten Elektronen für den Betrieb der Atmungskette und damit für die ATP-Synthese gewonnen werden.

4 Die molekulare Struktur der wichtigsten Nahrungsstoffe: Kohlenhydrate, Triacylglycerine und Aminosäuren

Die Energie des ATP, das von der mitochondrialen ATP-Synthase synthetisiert wird, stammt letztlich von den Elektronen, die in die Atmungskette eingespeist und dann auf Sauerstoff übertragen werden (S.164). Als Quelle der Elektronen dienen im Wesentlichen drei Gruppen von Nahrungsstoffen:

- Kohlenhydrate,
- Lipide, genauer: Triacylglycerine (Fette),
- Proteine bzw. ihre Bausteine, die Aminosäuren.

4.1 Kohlenhydrate

4.1.1 Struktur und Einteilung

▶ Definition

4.1 Kohlenhydrate

4.1.1 Struktur und Einteilung

▶ **Definition.** Kohlenhydrate (Saccharide) sind definiert als **organische Verbindungen**, die **folgende Bedingungen** erfüllen (Abb. **A-4.1**):

1. Sie bestehen aus einer **Kette von mindestens drei Kohlenstoffatomen.** Je nach der Zahl der Kohlenstoffatome bezeichnet man das Kohlenhydrat als Triose, Tetrose, Pentose, Hexose oder Heptose.
2. Das Molekül enthält eine **Carbonylgruppe** (C=O), sodass sich eine **Aldehyd- oder** eine **Ketogruppe** ergibt. Entsprechend unterteilt man die Kohlenhydrate in Aldosen und Ketosen.
3. **Alle übrigen Kohlenstoffatome** sind mit einer OH-Gruppe sowie mit einem Wasserstoffatom verbunden, sodass sich eine **H-C-OH-Gruppe** ergibt. Zufällig entsprechen dabei die beiden mit dem C-Atom verbundenen H-Atome zusammen mit dem O-Atom einem Wassermolekül, H_2O, woraus sich der Name „Kohlenhydrate" erklärt.

A-4.1

A-4.1 Grundstruktur der Kohlenhydrate am Beispiel von (D-)Glycerinaldehyd und Dihydroxyaceton

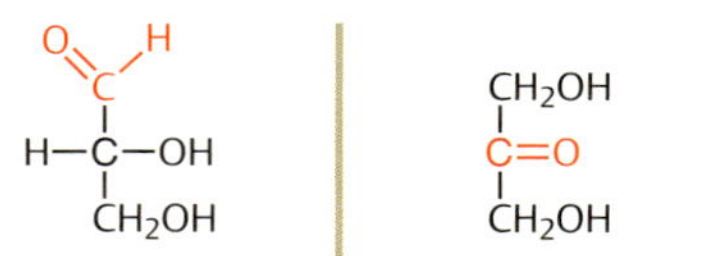

D-Glycerinaldehyd | **Dihydroxyaceton**

Monosaccharide

▶ Definition

Monosaccharide

▶ **Definition.** Monosaccharide sind die einfachsten Kohlenhydrate. Im Gegensatz zu den Oligo- und Polysacchariden (S. 41) können sie durch Hydrolyse in Gegenwart von Säuren nicht in kleinere Kohlenhydrate gespalten werden.

Struktur und Eigenschaften

Die beiden **einfachsten Kohlenhydrate** zeigt Abb. **A-4.1**. Beide leiten sich vom Glycerin ab.

Struktur und Eigenschaften

Die beiden **einfachsten Monosaccharide** sind **D-Glycerinaldehyd** und **Dihydroxyaceton** (Abb. **A-4.1**). Beide leiten sich vom Glycerin ab. Da Glycerin keine Carbonylgruppe enthält, zählt es nicht zu den Kohlenhydraten, sondern zu den Alkoholen.

Im Glycerinaldehyd ist das zentrale Kohlenstoffatom von vier unterschiedlichen Substituenten umgeben. Das zentrale Kohlenstoffatom ist somit **„asymmetrisch"** und bildet ein **„chirales Zentrum"**. Wie alle chiralen Moleküle ist auch Glycerinaldehyd **optisch aktiv**: Wenn eine Lösung von Glycerinaldehyd mit linear polarisiertem Licht durchstrahlt wird, dreht das Glycerinaldehyd die Schwingungsebene des Lichts.

Das zentrale Kohlenstoffatom des **Glycerinaldehyds** hat vier unterschiedliche Substituenten. Es ist somit **„asymmetrisch"** und bildet ein **„chirales Zentrum"**. Glycerinaldehyd ist deshalb **optisch aktiv**.

Die **vier Bindungen eines Kohlenstoffatoms** liegen nicht in einer Ebene, sondern befinden sich im dreidimensionalen Raum in größtmöglichem Abstand zueinander, sie bilden eine **tetraedrische Struktur**. Hält man ein räumliches Modell des Glycerinaldehydmoleküls in der Hand, kann man es so drehen, dass die nach oben gehaltene Aldehydgruppe und die am unteren Ende liegende CH_2OH-Gruppe schräg nach hinten zeigen. Dabei werden das Wasserstoffatom und die OH-Gruppe des asymmetrischen Kohlenstoffatoms schräg nach vorne zeigen. Offenbar gibt es jetzt zwei Möglichkeiten: Die OH-Gruppe des asymmetrischen Kohlenstoffatoms kann nach links zeigen (**L-Glycerinaldehyd**; laevus, lat. links) oder nach rechts (**D-Glycerinaldehyd**; dexter, lat. rechts) (Abb. **A-4.2**). Beide Formen unterscheiden sich wie die linke und die rechte Hand, weshalb man derartige Phänomene in der Chemie als **Chiralität** bezeichnet (von gr. cheir, Hand, vgl. Chirurgie, Handarbeit).

Die **vier Bindungen eines Kohlenstoffatoms** bilden eine **tetraedrische Struktur**. Die OH-Gruppe des asymmetrischen Kohlenstoffatoms von Glycerinaldehyd kann nach links zeigen (**L-Glycerinaldehyd**) oder nach rechts (**D-Glycerinaldehyd**) (Abb. **A-4.2**). Die beiden Formen des Glycerinaldehyds unterscheiden sich wie linke und rechte Hand, d. h. sie zeigen **Chiralität**.

A-4.2 D- und L-Glycerinaldehyd

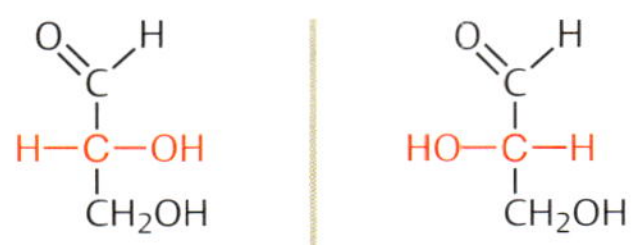

D-Glycerinaldehyd | L-Glycerinaldehyd

A-4.2

▶ **Merke.** Ein Molekül ist chiral, wenn es nicht mit seinem Spiegelbild zur Deckung gebracht werden kann. Es besitzt weder ein Symmetriezentrum noch eine Spiegelebene.

◀ **Merke**

Moleküle, die die gleichen Bestandteile und somit die gleiche Summenformel aufweisen, können sich auf vielfältige Art in der Anordnung ihrer Atome im Raum unterscheiden:

In Molekülen gleicher Summenformel können die Atome unterschiedlich angeordnet sein:

▶ **Definition: Isomere** sind Verbindungen mit gleicher Summenformel, aber unterschiedlicher Struktur. Man unterscheidet Konstitutions- und Stereoisomere.

- **Konstitutionsisomere** enthalten dieselben Atome, unterscheiden sich jedoch in deren Verknüpfung. Sie enthalten also unterschiedliche chemische Gruppen. Dadurch sind auch die chemischen und physikalischen Eigenschaften der Konstitutionsisomere unterschiedlich. Beispiele sind Glycerinaldehyd und Dihydroxyacetonphosphat (Abb. **A-4.1**) sowie Ethanol (C_2H_5OH) und Dimethylether (H_3C-O-CH_3)
- **Stereoisomere** enthalten die gleichen chemischen Gruppen und zeigen dementsprechend auch weitgehend die gleichen chemischen Eigenschaften. Sie unterscheiden sich aber in der Anordnung der chemischen Gruppen im Raum. Bei den Kohlenhydraten ist die Zahl der möglichen Stereoisomere umso größer, je mehr Kohlenstoffatome sie enthalten. Bei Kohlenhydraten, die mehr als drei Kohlenstoffatome enthalten, bezieht sich die D/L-Nomenklatur ausschließlich auf das asymmetrische Kohlenstoffatom, das von der Carbonylgruppe am weitesten entfernt ist: Zeigt die OH-Gruppe an diesem C-Atom nach rechts, liegt die D-Konfiguration, zeigt sie nach links, liegt die L-Konfiguration vor.

◀ **Definition**

Allgemein bezeichnet man ein Kohlenstoffatom als asymmetrisch substituiert, wenn es von vier unterschiedlichen Atomen oder Atomgruppen umgeben ist.

Unter den Stereoisomeren kann man verschiedene Typen unterscheiden:

- **Enantiomere** sind Stereoisomere, deren räumliche Anordnung sich wie Bild und Spiegelbild unterscheidet (Abb. **A-4.2**). Die Spiegelbildlichkeit betrifft das gesamte Molekül, ggf. *sämtliche* asymmetrischen Kohlenstoffatome.
- **Diastereomere** sind Stereoisomere, die *mehrere* asymmetrische Kohlenstoffatome enthalten, sich aber nur in der räumlichen Anordnung der Bindungspartner *eines oder einiger* der asymmetrischen Kohlenstoffatome unterscheiden.
- **Epimere** sind Diastereomere, die sich in der räumlichen Anordnung der Bindungspartner *eines* asymmetrischen Kohlenstoffatoms unterscheiden, z. B. Glucose und Galaktose.
- **Konformere** unterscheiden sich lediglich in ihrer *Konformation*, also in der Orientierung von Molekülteilen zueinander, die sich durch Drehung um eine Einfachbindung ergibt. Wenn eine Polypeptidkette eine α-Helix (S. 67) bildet, nimmt sie damit eine definierte Konformation ein.
- **Konfigurationsisomere** lassen sich hingegen *nicht* durch Drehung um Einfachbindungen ineinander überführen. Unterschiedliche Konfigurationen zeigen z. B. L-Glycerinaldehyd und D-Glycerinaldehyd (Abb. **A-4.2**) oder L- und D-Aminosäuren (S. 54).

Abbildung **A-4.3** zeigt die **wichtigsten Hexosen: Glucose und Fructose**.
Die Fructose, die in der Samenflüssigkeit enthalten ist, wird im Stoffwechsel gebildet, indem zunächst **Glucose** zu **Sorbit** reduziert und dieses anschließend zu **Fructose** oxidiert wird.

In Abbildung **A-4.3** sind die beiden **wichtigsten Hexosen** gezeigt, **Glucose** und **Fructose**. Das von der Carbonylgruppe am weitesten entfernte asymmetrische Kohlenstoffatom dieser Kohlenhydrate ist das C-Atom Nummer 5. Da seine Hydroxylgruppe in der gezeigten Projektion analog zum D-Glycerinaldehyd nach rechts zeigt, handelt es sich in beiden Fällen um die D-Form. Der entsprechende Zuckeralkohol, das Sorbit (engl. Sorbitol), ist in manchen Früchten enthalten, z. B. in der Vogelbeere, *Sorbus aucuparia*, sowie als Süßstoff im Kaugummi. Die Fructose, die in der Samenflüssigkeit enthalten ist, wird im menschlichen Stoffwechsel gebildet, indem zunächst **Glucose** zu **Sorbit** reduziert und dieses anschließend zu **Fructose** oxidiert wird.

▶ **Merke**

▶ **Merke.** Fast alle biochemisch relevanten Kohlenhydrate zeigen die D-Konfiguration.

Glucose und Fructose liegen **in wässriger Lösung kaum in Form offener Ketten** vor, da die jeweilige Carbonylgruppe sehr leicht mit der OH-Gruppe des vorletzten Kohlenstoffatoms reagiert.

Sowohl Glucose als auch Fructose liegen **in wässriger Lösung** nur zu einem **sehr geringen Teil in Form offener Ketten** vor. Die jeweilige Carbonylgruppe reagiert nämlich sehr leicht mit der OH-Gruppe des vorletzten Kohlenstoffatoms (also mit der OH-Gruppe, die für die D/L-Nomenklatur ausschlaggebend ist). Im Falle einer Aldose (z. B. Glucose) entsteht dabei ein intramolekulares Halbacetal, im Falle einer Ketose (z. B. Fructose) ein intramolekulares Halbketal.

A-4.3

A-4.3 D-Glucose, D-Fructose und Sorbit

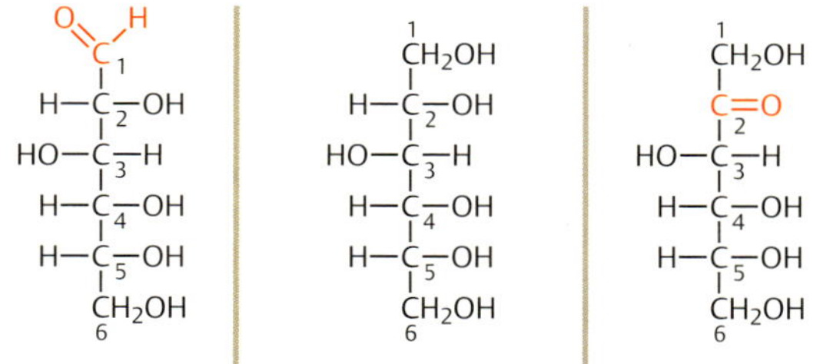

D-Glucose (eine Aldose) | **Sorbit** (ein Zuckeralkohol) | **D-Fructose** (eine Ketose)

▶ **Definition.** Bei der Reaktion einer Aldehydgruppe mit einem Alkohol entsteht ein **Halbacetal**, bei der Reaktion einer Ketogruppe mit einem Alkohol ein **Halbketal**. Auf diese Weise können ringförmige Moleküle entstehen, in denen zwei Kohlenstoffatome durch ein Sauerstoffatom überbrückt sind (Abb. **A-4.4**). Man unterscheidet folgende Formen:

- **Pyranose = Sechsring** (wie bei Glucose),
- **Furanose = Fünfring** (wie bei Fructose).

◀ **Definition**

A-4.4 Der Ringschluss bei Glucose (a) und bei Fructose (b)

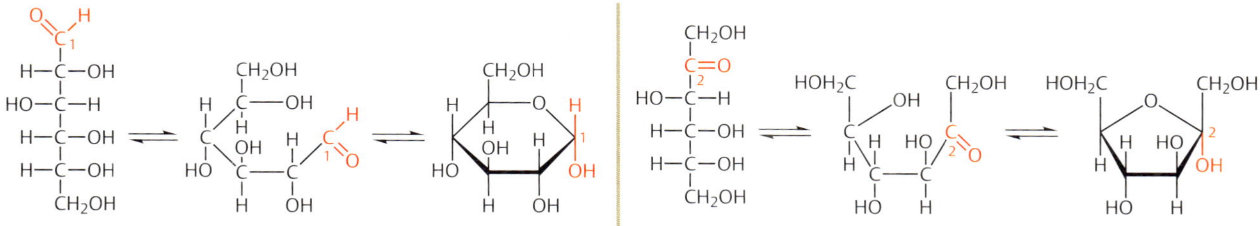

a D-Glucose α-D-Glucopyranose b D-Fructose α-D-Fructofuranose

Das Kohlenstoffatom 1 der Glucose und das Kohlenstoffatom 2 der Fructose gehören in der offenkettigen Molekülform zur Aldehyd- bzw. Ketogruppe und bilden somit *kein* chirales Zentrum. Das ändert sich aber beim Ringschluss, denn dadurch werden beide asymmetrisch.

Das C-Atom 1 der Glucose und das C-Atom 2 der Fructose werden durch den Ringschluss asymmetrisch.

▶ **Definition.** Zeigt die OH-Gruppe, die sich beim Ringschluss am asymmetrischen Kohlenstoffatom 1 der Pyranose bzw. Kohlenstoffatom 2 der Furanose bildet (sog. halbacetalische OH-Gruppe), in der Haworth-Projektion (Darstellung der Kohlenhydrate in Form geschlossener Ringe, Abb. **A-4.4**) nach unten, liegt die **α-Konfiguration** vor, zeigt die OH-Gruppe nach oben, handelt es sich um die **β-Konfiguration** (Abb. **A-4.5**). Die beiden Konfigurationstypen heißen **Anomere**, das asymmetrische Kohlenstoffatom **anomeres C-Atom**. In wässriger Lösung findet ein ständiger Wechsel zwischen beiden Anomeren statt, der als **Mutarotation** bezeichnet wird.

◀ **Definition**

Wird Glucose in Wasser gelöst, bleibt die D-Konfiguration zwar stabil, die α- und β-Konfigurationen gehen aber ineinander über, und es stellt sich ein **Gleichgewicht von 36 % α- zu 64 % β-D-Glucose** ein. Der Anteil der Moleküle, die sich gerade im **offenkettigen Zustand** befinden und somit auch die in Abb. **A-4.3** gezeigte Aldehydgruppe zeigen, liegt dabei **unter 0,1 %.**

In wässriger Lösung liegen **Glucose**moleküle nach Einstellung des Gleichgewichts zu > **99,9 % in Ringform** vor, davon **36 % in α-D-, 64 % in β-D-Konfiguration.**

A-4.5 α- und β-Konfiguration der Glucose (links) und der Fructose (rechts)

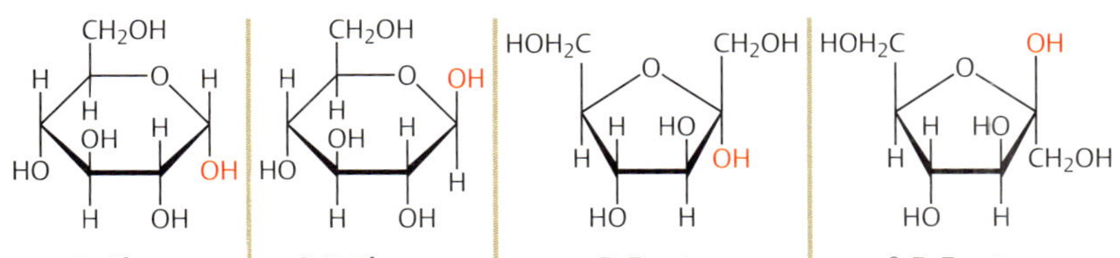

α-D-Glucose β-D-Glucose α-D-Fructose β-D-Fructose

Die OH-Gruppe am anomeren C-Atom ist rot hervorgehoben.

A-4.5

Die Mutarotation der Diastereomere α- und β-D-Glucose ist durch kurzzeitige Ringöffnung am anomeren C-Atom bedingt. Der restliche Ring ist stabil.

Die Anomere α-D-Glucose und β-D-Glucose sind zwei Diastereomere, die sich nur deshalb so leicht ineinander umwandeln, weil sich der Ring am anomeren C-Atom kurzzeitig öffnen und beim erneuten Ringschluss sich die Konfiguration der OH-Gruppe ändern kann. In allen anderen Positionen ist der Ring hingegen stabil, und damit auch die Stellung der OH-Gruppen fixiert.

▶ **Definition**

▶ **Definition.** Hexosen, die sich lediglich in der Stellung *einer* OH-Gruppe der asymmetrischen C-Atome unterscheiden, sind Diastereomere, die als **Epimere** bezeichnet werden. So sind z.B. Galaktose, Glucose und Mannose Epimere (Abb. **A-4.6**). Auch anomere Verbindungen wie α- und β-D-Glucose sind Epimere.

A-4.6

A-4.6 Die Epimere D-Galaktose, D-Glucose und D-Mannose

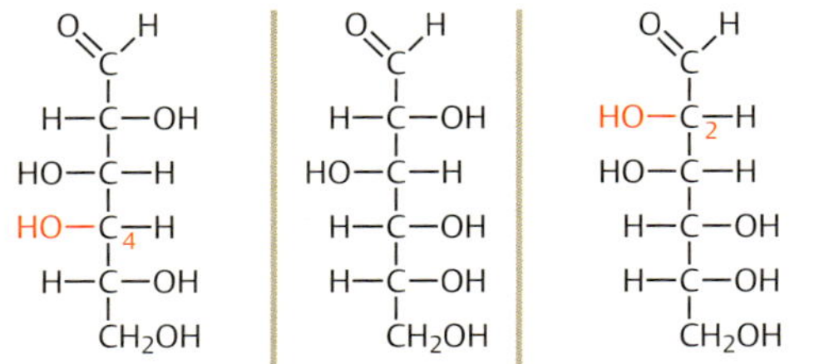

D-Galaktose (epimer zu Glucose in Position 4)

D-Glucose

D-Mannose (epimer zu Glucose in Position 2)

Die OH-Gruppen der Hexosen, deren Stellung im Raum sich unterscheidet, sind farbig hervorgehoben.

Während es sich beim asymmetrischen C-Atom, der Chiralität, den Diastereomeren und den Epimeren um Begriffe der allgemeinen organischen Chemie handelt, spricht man von Anomeren speziell in der Chemie der Kohlenhydrate.

In Ringform nimmt Glucose (wie auch viele andere Kohlenhydrate) vorwiegend die **Sesselform** (Abb. **A-4.7**) ein, da die Bindungen und OH-Gruppen sich hier im Raum energetisch optimal gruppieren.

In Ringform vorliegende Glucosemoleküle nehmen überwiegend die sog. **Sesselform** ein (Abb. **A-4.7**), denn hier sind die Abstoßungskräfte zwischen den verschiedenen chemischen Gruppen der Glucosemoleküle vergleichsweise gering. Zudem ist zu bedenken, dass die vier Bindungen der Kohlenstoffatome aufgrund ihrer tetraedrischen Anordnung nicht beliebige Winkel bilden können. Die Sesselform erlaubt den Bindungen und den OH-Gruppen, sich im Raum energetisch optimal zu gruppieren. Auch für viele andere Kohlenhydrate ist die Sesselform energetisch am günstigsten.

In der Sesselform zeigen die OH-Gruppen nach Möglichkeit seitlich nach außen (**äquatoriale Stellung**, Abb. **A-4.7** links). Dies ist energetisch günstiger als die **axiale Stellung** (senkrecht zur Ringebene, Abb. **A-4.7** rechts).

In der Sesselform zeigen die OH-Gruppen nach Möglichkeit seitlich nach außen, um Wechselwirkungen innerhalb des Moleküls zu vermeiden. Diese Stellung der OH-Gruppen wird als **äquatorial** bezeichnet (Abb. **A-4.7** links). In der α-D-Glucose kann nur die OH-Gruppe des anomeren C-Atoms (mit der Nummer 1) keine äquatoriale Stellung einnehmen, seine Stellung ist **axial**, d.h. senkrecht zur Ringebene (Abb. **A-4.7** rechts). In der β-D-Glucose können hingegen sämtli-

A-4.7

A-4.7 Sesselform der β-D-Glucose und der α-D-Glucose

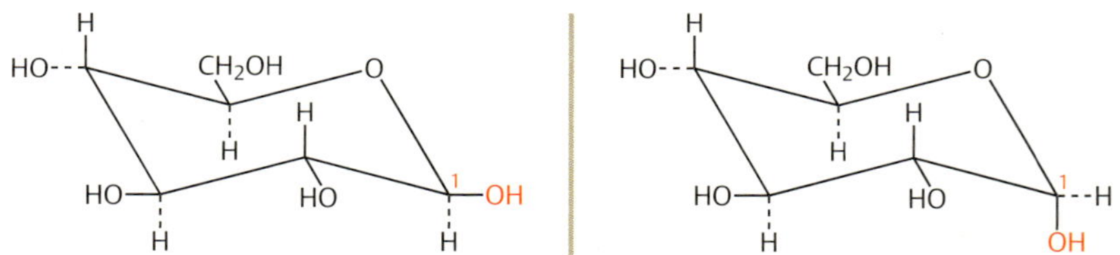

β-D-Glucose
äquatoriale Stellung der OH-Gruppe in Pos. 1

α-D-Glucose
axiale Stellung der OH-Gruppe in Position 1

Die OH-Gruppe des anomeren C-Atoms ist jeweils farbig hervorgehoben.

che OH-Gruppen eine äquatoriale Position einnehmen. Dieser Zustand ist energetisch am günstigsten, weshalb die β-Form im chemischen Gleichgewicht der Glucose überwiegt.

Fischer-Projektion und Haworth-Projektion

Die Darstellung der Kohlenhydratmoleküle in der **gestreckten Form** entspricht der **Fischer-Projektion**. Sie geht auf den deutschen Chemiker Emil Hermann Fischer (1852 – 1919) zurück. Er beschäftigte sich nicht nur mit Kohlenhydraten, sondern auch mit Aminosäuren und Proteinen und erkannte dabei die große Bedeutung der Stereochemie für die Struktur der Biomoleküle (Nobelpreis 1902). In der Fischer-Projektion wird die Hauptkette des jeweiligen Moleküls vertikal gezeichnet, das höher oxidierte Ende zeigt nach oben. Die Kohlenstoffatome werden dann von oben nach unten durchnummeriert (Abb. **A-4.3**).
Die Darstellung der Kohlenhydrate in der **Form geschlossener Ringe** (Abb. **A-4.4**) ist die **Haworth-Projektion**, entwickelt von dem englischen Chemiker Sir Walter Norman Haworth (1883 – 1950, Nobelpreis 1937; das a in seinem Namen wird wie das a im Deutschen ausgesprochen.)

Fischer-Projektion und Haworth-Projektion

Die Darstellung der Kohlenhydratmoleküle in der **gestreckten Form** (Abb. **A-4.3**) entspricht der **Fischer-Projektion**.

Die Darstellung der Kohlenhydrate in **Form geschlossener Ringe** (Abb. **A-4.4**) ist die **Haworth-Projektion**.

Di-, Oligo- und Polysaccharide

▶ **Definition.** Ein Disaccharid entsteht durch kovalente Verknüpfung zweier Monosaccharide. In einem Trisaccharid sind drei, in Oligosacchariden 4 – 10, in Polysacchariden mehr als 10 Monosaccharide kovalent miteinander verbunden.

Ein Disaccharid ist z. B. der gewöhnliche Rohrzucker (Saccharose), der in allen Süßigkeiten enthalten ist. Seine Monomere sind Glucose und Fructose. Die bekanntesten Polysaccharide sind Stärke und Glykogen. Bei der Verdauung werden sie zunächst zu Oligosacchariden und schließlich zu Monosacchariden abgebaut.
Die Monosaccharidbausteine (Monomere) der Di-, Tri-, Oligo- und Polysaccharide sind durch glykosidische Bindungen miteinander verknüpft.

Di-, Oligo- und Polysaccharide

◀ **Definition**

Ein Disaccharid ist z. B. Rohrzucker (Saccharose). Die bekanntesten Polysaccharide sind Stärke und Glykogen.

Die glykosidische Bindung

▶ **Definition.** Unter einer glykosidischen Bindung versteht man die Bindung eines Kohlenhydrats, die dieses über sein anomeres C-Atom zu einer weiteren chemischen Gruppe ausbildet.

Im Glykogen z. B. bildet der Sauerstoff (O) des asymmetrischen C-Atoms eines Glucosemonomers eine Brücke zum benachbarten Glucosemonomer. Damit liegt eine **O-glykosidische Bindung** vor (Abb. **A-4.8**).
Im ATP-Molekül dagegen ist das anomere C-Atom der Ribose mit einem Stickstoffatom (N) des Adenins verbunden. Hier liegt somit eine **N-glykosidische Bindung** vor. Bei einer N-glykosidischen Bindung ist die OH-Gruppe des anomeren C-Atoms durch den Stickstoff der hinzugekommenen chemischen Gruppe ersetzt worden (Abb. **A-4.8**).

Die glykosidische Bindung

◀ **Definition**

Bildet der Sauerstoff (O) dieses C-Atoms die Brücke, liegt eine **O-glykosidische Bindung** vor (Abb. **A-4.8**).

Bei der **N-glykosidischen Bindung** hat ein Stickstoff der hinzugekommenen chemischen Gruppe die OH-Gruppe des anomeren C-Atoms ersetzt (Abb. **A-4.8**).

A-4.8 O- und N-glykosidische Bindung am Beispiel von Glykogen und ATP

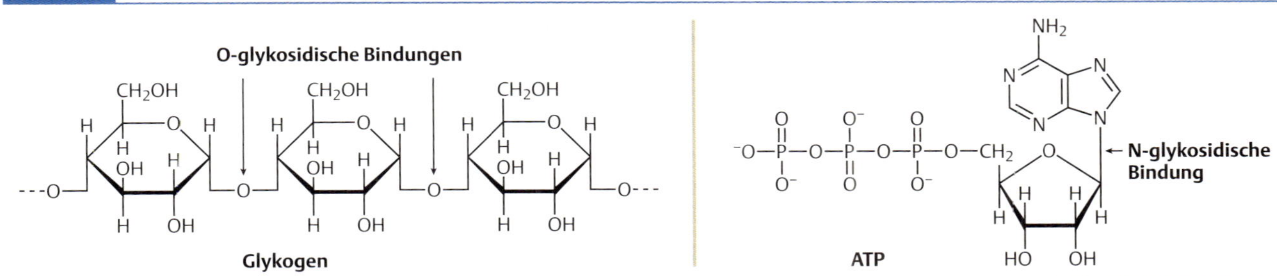

Glykogen

Glykogen, die Speicherform der Glucose im Körper, bildet baumartige Strukturen aus **bis zu 50000 Glucosemonomeren**. Diese sind vor allem α1→**4-glykosidisch verknüpft**.

Die α1→4-glykosidische Bindung entsteht, indem die OH-Gruppe des C1 eines Glucosemonomers mit der OH-Gruppe von C4 des benachbarten Monomers unter Abspaltung von H_2O reagiert (Abb. **A-4.8** links).

Etwa jedes 10. Monomer trägt über eine α1→**6-glykosidische Bindung** (Abb. **A-4.9**) einen **Seitenzweig**.

Glykogen

Glykogen ist als Speicherform der Glucose das wichtigste Polysaccharid des Körpers. Es bildet baumartige Strukturen, die so groß werden können, dass sie elektronenmikroskopisch als kleine Körnchen im Zytosol nachzuweisen sind (Abb. **A-1.6**, S. 7). Sie enthalten dann **bis zu 50000 Glucosemonomere**. Im Wesentlichen sind die Glucoseeinheiten im Glykogen α**1→4-glykosidisch miteinander verbunden**.

Im Glykogen entsteht die α1→4-glykosidische Bindung formal dadurch, dass die halbacetalische OH-Gruppe (des anomeren C-Atoms in Position 1) unter Abspaltung von Wasser mit der OH-Gruppe des benachbarten Glucosemonomers in Position 4 reagiert. In der üblichen Haworth-Projektion zeigt das Sauerstoffatom der glykosidischen Bindung nach unten. Diese Orientierung entspricht der Stellung der entsprechenden OH-Gruppe am anomeren C-Atom in der α-D-Glucose (Abb. **A-4.8**).

Im Abstand von jeweils ca. 10 Glucosemonomeren zeigt das Glykogen **Seitenzweige**. Diese sind über eine glykosidische Bindung mit der OH-Gruppe eines C-Atoms der Position 6 verbunden. Die **Verzweigungsstellen** des Glykogenmoleküls zeigen somit eine α**1→6-glykosidische Bindung** (Abb. **A-4.9**).

A-4.9

A-4.9 Ausschnitt aus einem Glykogenmolekül mit Verzweigungsstelle

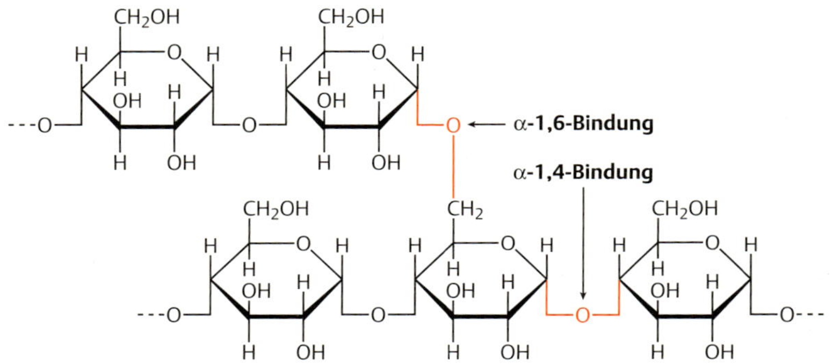

In der Kette eines Polysaccharids wird das Ende, das ein **anomeres C-Atom exponiert**, als das **reduzierende Ende** bezeichnet.

Glykogen kann an den reduzierenden Enden nicht abgebaut werden. Durch die enorme Zahl der Zweige gibt es aber viele **nichtreduzierende Enden**, an denen **Monomere abgespalten werden** können.

Ringförmig vorliegende Aldosen, deren anomeres C-Atom nicht durch glykosidische Bindungen fixiert ist, zeigen in den kurzen Zeiten, in denen am anomeren C-Atom der Ring geöffnet und eine Aldehydgruppe exponiert ist, reduzierende Eigenschaften. In der Kette eines Polysaccharids wird das Ende, das ein **anomeres C-Atom exponiert**, deshalb als das **reduzierende Ende** bezeichnet.

Da sämtliche Zweige eines Glykogenmoleküls über das anomere C-Atom ihres jeweils ersten Glucosemonomers an den jeweiligen „Ast" des Glykogenbäumchens anknüpfen, stehen diese Enden der Glucoseketten für eine Abspaltung von Glucosemonomeren nicht zur Verfügung. Durch die enorme Vielzahl der Seitenketten exponiert jedes Glykogenmolekül aber eine entsprechend große Zahl an **nichtreduzierenden Enden**, an denen **Glucosemonomere abgespalten werden** können.

Stärke

Stärke besteht wie Glykogen aus **Glucosemonomeren**, wird aber von Pflanzen gebildet und ist das **wichtigste Kohlenhydrat der Nahrung**.

Stärke

Stärke ist ein Polysaccharid, das dem Glykogen chemisch sehr ähnlich ist. Es besteht im Wesentlichen aus α1→4-glykosidisch verbundenen **Glucosemonomeren**. Stärke wird allerdings nicht von Menschen und Tieren gebildet, sondern von Pflanzen. Es ist der wichtigste Bestandteil der Getreidekörner, der Kartoffelknollen und vieler Früchte, und somit auch das **wichtigste Kohlenhydrat der Nahrung**.

Stärke besteht aus zwei Komponenten:

1. **Amylose** stellt ca. 25% der Stärke. Sie besteht aus **unverzweigten helikalen** Ketten von etwa 250 α**1 → 4-glykosidisch** miteinander verbundenen Glucosemonomeren.
2. **Amylopektin** stellt ca. 75% der Stärke. Es enthält **Verzweigungen**. An den Verzweigungsstellen finden sich wie im Glykogen α**1 → 6-glykosidische Bindungen**. Allerdings findet man Verzweigungen in Stärke nur im Abstand von etwa 25 Glucoseeinheiten. Die pflanzliche Stärke ist also weniger verzweigt als das tierische Glykogen.

Stärke besteht aus

1. der **linear aufgebauten, helikalen Amylose**
2. dem **verzweigten Amylopektin**. Die Zahl der Verzweigungen ist geringer als im Glykogen.

Cellulose

Cellulose ist der Hauptbestandteil der **Zellwand pflanzlicher Zellen** und des **Holzes**. Nach manchen Abschätzungen liegt etwa die Hälfte des gesamten organisch gebundenen Kohlenstoffs auf der Erde als Cellulose vor.

Cellulose ist wie Glykogen und Stärke ein **Polymer der Glucose**, Jedoch sind die Glucosemonomere in der Cellulose nicht durch α1 → 4-, sondern durch β**1 → 4-glykosidische Bindungen** verknüpft. Ca. 10.000 Glucosemonomere bilden jeweils eine lange **unverzweigte** Kette. Indem sich etwa 150 derartige Polymere parallel aneinander lagern, entstehen die Cellulose-Mikrofibrillen, aus denen das Holz aufgebaut ist.

Da die Verdauungsenzyme des Menschen β1 → 4-glykosidisch verknüpfte Glucose nicht spalten können, ist Cellulose für den Menschen nur ein **Ballaststoff**. Rinder u. a. Wiederkäuer können Cellulose nur verdauen, da sie in ihrem Pansen Bakterien enthalten, die Cellulasen produzieren. Holzfressende Insekten, wie z. B. Bockkäferlarven und Termiten, enthalten in ihrem Verdauungstrakt Cellulasen, die sie z. T. selber produzieren, z. T. aber ebenfalls von bakteriellen Symbionten gestellt bekommen.

Cellulose

Cellulose ist der Hauptbestandteil der **Zellwand pflanzlicher Zellen** und des **Holzes**.

Im Gegensatz zu Glykogen und Stärke sind in diesem **Glucosepolymer** die Monomere durch β1 →**4-glykosidische Bindungen** verknüpft und das Polymer ist **unverzweigt**.

Da die Verdauungsenzyme des Menschen β1 → 4-glykosidisch verknüpfte Glucose nicht spalten können, ist Cellulose für den Menschen nur ein **Ballaststoff**.

Heparin

Das Polysaccharid Heparin besteht wie die Kohlenhydratanteile der Proteoglykane aus sich wiederholenden Disaccharideinheiten. Es handelt sich um Glucosederivate, in denen die OH-Gruppe in Position 2 durch eine Sulfatgruppe oder N-Schwefelsäure ersetzt ist (Abb. **A-4.11 c**). Das Kohlenstoffatom Nr. 6 in einer der Glucoseeinheiten ist zur Carboxylgruppe oxidiert. Heparin ist als Hemmstoff der Blutgerinnung von Bedeutung (S. 749).

Heparin

Heparin besteht aus repetitiven Disaccharideinheiten aus Glucosederivaten, deren OH-Gruppe in Position 2 durch andere Substituenten ersetzt ist. In einer der Einheiten ist das C-Atom Nr. 6 carboxyliert (Abb. **A-4.11 c**). Heparin hemmt die Blutgerinnung (S. 749).

Verbindungen von Kohlenhydraten mit Peptiden und Proteinen

Hierunter fallen das bakterielle Peptidoglykan Murein, die Glykoproteine und die Proteoglykane.

Verbindungen von Kohlenhydraten mit Peptiden und Proteinen

▶ **Definition.**

- **Glykoproteine** sind Proteine mit einem Kohlenhydratanteil, der *kleiner* ist als der Proteinanteil.
- **Proteoglykane** sind Proteine mit einem Kohlenhydratanteil, der *größer* ist als der Proteinanteil. „Glykan" ist ein alternatives, aber nur selten verwendetes Wort für „Polysaccharid".
- **Glykosylierung** ist die Verknüpfung eines Proteins mit einem Kohlenhydratanteil.

◀ **Definition**

Das Peptidoglykan Murein

Murein ist der wichtigste Baustoff der Bakterienzellwand. Der den Großteil des Mureinmoleküls stellende **Kohlenhydratanteil** besteht aus langen Ketten, in denen sich **N-Acetylglucosamin und N-Acetylmuraminsäure** abwechseln. N-Acetylmuraminsäure ist ein Ether des N-Acetylglucosamins mit Milchsäure. Über die Muraminsäure sind die Kohlenhydratketten mit **Peptiden** verbunden, welche die Kohlenhydratketten untereinander quervernetzen. Die quervernetzenden Peptide enthalten u. a. mehrere **Aminosäuren in D-Konfiguration**, insbesondere ein für die Quervernetzung wichtiges Dipeptid **D-Ala–D-Ala** (Abb. **A-4.10**).

Das Peptidoglykan Murein

Murein, der wichtigste Baustoff der Bakterienzellwand, besteht aus langen **Kohlenhydratketten**, in denen sich **N-Acetylglucosamin** und **N-Acetylmuraminsäure** abwechseln. Diese sind über die N-Acetylmuraminsäure durch **Peptide** quervernetzt, die das Dipeptid **D-Ala–D-Ala** enthalten (Abb. **A-4.10**).

Das für die Quervernetzung zuständige Enzym, die Transpeptidase, spaltet das endständige D-Alanin ab.

A-4.10

A-4.10 Die Bausteine des Peptidoglykans (Mureins) gramnegativer Bakterien (z. B. Escherichia coli)

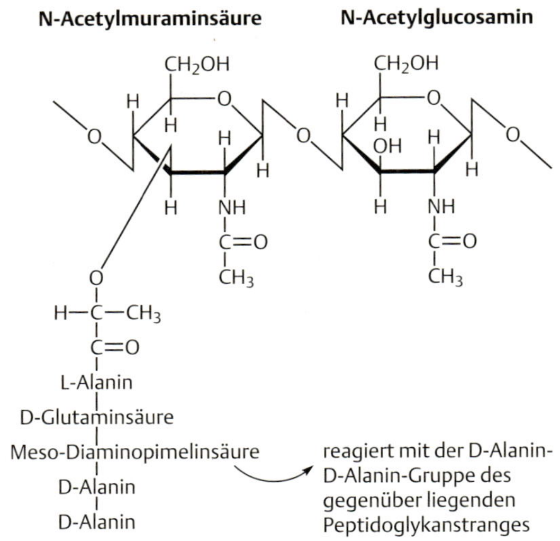

▶ klinik

▶ **klinik.** Die Vertreter zweier wichtiger Antibiotikaklassen, die **Penicilline** und die **Cephalosporine**, sind in ihrer Struktur dem D-Ala-D-Ala-Dipeptid sehr ähnlich. Sie blockieren bakterielle Transpeptidasen, indem sie sich in deren katalytische Zentren einlagern. Durch Ausbildung einer kovalenten Bindung zwischen Antibiotikum und Enzym kommt es dabei zu einer irreversiblen Hemmung. Auch **Vancomycin**, ein wichtiges Reserveantibiotikum, hemmt die Quervernetzung im Murein. Es bildet einen Komplex mit dem D-Ala-D-Ala-Dipeptid und verhindert damit die Zugänglichkeit für die Transpeptidase. Die Peptide und Proteine des Menschen enthalten keine D-Alanine, so dass man die Synthese der bakteriellen Zellwand sehr effizient hemmen kann, ohne den menschlichen Stoffwechsel zu beeinträchtigen.

Glykoproteine und Proteoglykane

Proteine, die **für die Zelloberfläche bestimmt** sind oder **sezerniert werden** sollen, sind fast immer **glykosyliert**.

Glykoproteine sind z. B.
- die von den B-Lymphozyten sezernierten **Antikörper**,
- die von den Becher-Zellen des Respirations- und Verdauungstrakts sezernierten **Mucine**.

Proteoglykane kommen in großer Menge in der extrazellulären Matrix vor.

Glykoproteine und Proteoglykane

Allgemein sind Proteine, die innerhalb der Zellen ihre Funktion ausüben, nur in seltenen Ausnahmefällen mit Kohlenhydratseitenketten verbunden. Proteine hingegen, die **an die Zelloberfläche transportiert** oder von der Zelle **an die Umgebung abgegeben** werden, sind fast immer **glykosyliert**.
Zu den **Glykoproteinen** zählen z. B.
- die **Antikörper**, die von den B-Lymphozyten an die Umgebung abgegeben werden,
- die **Mucine**, die den entscheidenden Bestandteil des z. B. vom Respirationstrakt sezernierten Schleims bilden. Beim Schnupfen synthetisieren und sezernieren die Becher-Zellen der Nase übermäßig viele Mucine, sodass sich eine große Menge sehr dünnflüssigen Schleims bildet. Auch die Becher-Zellen der Schleimhäute des Verdauungstrakts sezernieren Mucine.

Proteoglykane findet man in großer Menge in der extrazellulären Matrix, z. B. im Knorpel und in den Basalmembranen.

▶ **Merke.** Die Kohlenhydratanteile (Glykane) der Proteoglykane bestehen aus sich wiederholenden Disaccharideinheiten, die in ihrer Struktur überaus variabel sind. Die OH-Gruppe in Position 2 ist oft durch eine N-Acetylgruppe ersetzt. Die entsprechenden Hexosen sind somit „Hexosamine" (Abb. **A-4.11**). Deshalb werden die **Kohlenhydratanteile der Proteoglykane** ebenso wie die **Kohlenhydratkette des Heparins und ähnlich aufgebauter Polysaccharide** auch als **Glykosaminoglykane** bezeichnet.

◀ **Merke**

Das Kohlenstoffatom Nr. 6 ist in den Proteoglykanen oft zur Carboxylgruppe oxidiert. Aus Glucosemonomeren enstehen dadurch Glucuronsäuremonomere („Uronsäuren", Abb. **A-4.11 a**). Alternativ können die OH-Gruppen in Position 6 auch Ester mit Sulfat, SO_4^{2-}, bilden (Abb. **A-4.11 b**). Die Proteoglykane sind daher meist sauer. In der Histologie werden sie als saure Mukopolysaccharide bezeichnet. Aufgrund ihrer zahlreichen negativen Ladungen binden sie Wasser und Kationen. Beispiele für Proteoglykane sind die Chondroitinsulfate (z. B. Chondroitin-6-sulfat) und die Hyaluronsäure des Bindegewebes (Bausteine der Glykosaminoglykane Abb. **A-4.11 b**).

Die Monomere sind carboxyliert (Abb. **A-4.11 a**) oder sulfatiert (Abb. **A-4.11 b**), die Proteoglykane daher meist sauer. Wegen ihrer negativen Ladung binden sie Wasser und Kationen.

Der Proteinanteil der Glykoproteine und Proteoglykane wird von zytosolischen Ribosomen synthetisiert, die sich an die Membranen des endoplasmatischen Retikulums (ER) anlagern (S. 478). Er gelangt bereits während der Synthese in das **Lumen des ER**, wo er teilweise auch sofort glykosyliert wird. Auf ihrem **sekretorischen Weg** an die Zelloberfläche durchlaufen Glykoproteine und Proteoglykane in der Regel den **Golgi-Apparat**, wo die bereits gebundenen Kohlenhydrate modifiziert und weitere Kohlenhydrate übertragen werden.

Der Proteinanteil wird an den Ribosomen des endoplasmatischen Retikulums (ER) synthetisiert. Die Glykosylierung erfolgt teils im **Lumen des ER**, teils im **Golgi-Apparat** (**sekretorischer Weg**, S. 478).

A-4.11 Glykosaminoglykane

A-4.11

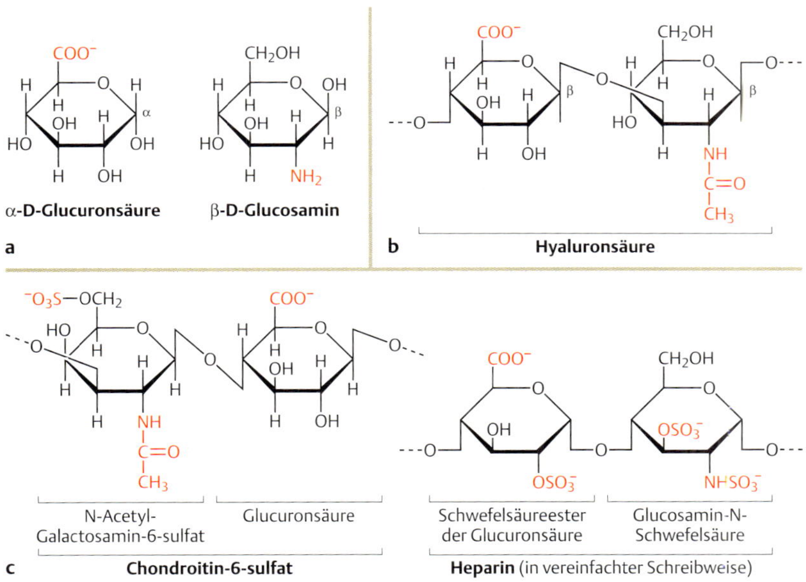

a Beispiele für die Bausteine der Glykosaminoglykane.
b Hyaluronsäure.
c Chondroitin-6-sulfat und Heparin.

4.1.2 Funktion der Kohlenhydrate im Energiestoffwechsel

Kohlenhydrate sind neben Triacylglycerinen die wichtigste Nahrungskomponente:

In **Resorptionsphasen** ist der **wichtigste Nahrungsstoff** der Zellen die **Glucose**. Ihre Konzentration im Blut ist hoch (ca. 7 mM).

In **Postresorptionsphasen** sinkt die Blutglucosekonzentration, für viele Zellen sind nun **Fettsäuren** wichtigster Nahrungsstoff. **Einige Gewebe** sind jedoch **auch jetzt auf Glucose angewiesen**:

- Das **ZNS** ist in allen Stoffwechsellagen auf Glucose angewiesen. Sinkt die Glucosekonzentration unter 2,8 mM (50 mg/100 ml), spricht man von einer leichten Hypoglykämie. Bei einer Konzentration unter 1,7 mM (30 mg/100 ml) ist mit einer deutlichen Bewusstseinstrübung oder Bewusstseinsverlust zu rechnen.
- **Erythrozyten** enthalten weder Zellkerne noch Mitochondrien. Sie können ATP deshalb nur durch den Abbau von Glucose in der Glykolyse gewinnen.
- Das **Nierenmark** enthält kaum Mitochondrien und ist deshalb ebenfalls auf eine ständige Glucosezufuhr angewiesen.

Aus dem **Energiespeicher Glykogen** sind kurzfristig Glucosemonomere mobilisierbar.

Der **Transport** der Glucose aus dem Blut **in die Zellen** wird von einer Familie von Membranproteinen vermittelt, den **GLUT**-Proteinen (**Glu**cose-**T**ransporter) (S. 353).

4.1.2 Funktion der Kohlenhydrate im Energiestoffwechsel

Aus der Perspektive des Energiestoffwechsels sind die Kohlenhydrate neben den Triacylglycerinen (S. 47) die wichtigste Komponente der Nahrung:
In der Phase nach einer Mahlzeit, der **Resorptionsphase**, nimmt der Organismus große Mengen an Nahrungsstoffen aus dem Darm auf. In Resorptionsphasen ist der **wichtigste Nahrungsstoff** der Zellen die **Glucose**. Das Blut wird mit Glucose überschwemmt: Die Konzentration beträgt ca. 7 mM (ca. 120 mg/100 ml; in der Klinik ist es üblich, Glucosekonzentrationen in mg/100 ml = mg/dl anzugeben).
Bereits 1 – 2 Stunden nach einer Mahlzeit sind die Kohlenhydrate allerdings weitgehend aus dem Darm resorbiert, und es beginnt eine **Postresorptionsphase**. Die Konzentration der Glucose sinkt dabei im Blut auf Werte von 3,3 – 5,5 mM (60 – 100 mg/100 ml). In den Postresorptionsphasen kommt es zu einer wesentlichen Verschiebung im Zellstoffwechsel. Zum **entscheidenden Nahrungsstoff** werden nun **für viele Zellen** die **Fettsäuren**, und der Organismus beginnt deshalb, seine Fettreserven abzubauen. Es gibt aber auch **Gewebe**, die sich nicht oder nur zum Teil auf den Fettstoffwechsel umstellen können und die deshalb auch **in Postresorptionsphasen auf Glucose angewiesen** sind:

- Das **zentrale Nervensystem (ZNS)** ist in allen Stoffwechsellagen auf Glucose angewiesen. Sinkt die Glucose-Konzentration unter 2,8 mM (50 mg/100 ml), spricht man von einer leichten Hypoglykämie. Bei einer Konzentration unter 1,7 mM (30 mg/100 ml) ist mit einer deutlichen Bewusstseinstrübung oder mit einem Bewusstseinsverlust zu rechnen. Bis zu einem gewissen Grad kann sich das ZNS zwar bei längerem Fasten auf die Verwertung sog. Ketonkörper umstellen, die aus dem Fettstoffwechsel stammen (S. 242), das ZNS kann aber auch nach einer derartigen Umstellung nicht ganz auf Glucose verzichten. Im Fasten sorgt der Stoffwechsel deshalb dafür, dass die Konzentration der Glucose im Blut nicht unter 3,5 mM sinkt. Zu diesem Zweck wird Glucose vollkommen neu synthetisiert (Gluconeogenese, S. 212).
- **Erythrozyten** enthalten weder Zellkerne noch Mitochondrien. Die Abwesenheit von Mitochondrien bringt es mit sich, dass Erythrozyten auf die ATP-Synthese durch oxidative Phosphorylierung und auf die Energiegewinnung durch Abbau von Fettsäuren oder von Ketonkörpern verzichten müssen. Zur ATP-Synthese bleibt ihnen nur der Abbau von Glucose durch Glykolyse.
- Das **Nierenmark**, das von Abschnitten der Henle-Schleife und von den Sammelrohren durchzogen ist, enthält kaum Mitochondrien und ist deshalb ebenfalls auf eine ständige Glucosezufuhr angewiesen.

In Form des Glucosepolymers **Glykogen** dient Glucose als **Energiespeicher**, aus dem durch Abspaltung von Glucosemonomeren kurzfristig Energiereserven mobilisiert werden können.
Glucose exponiert viele polare Gruppen und kann deshalb nicht unmittelbar durch eine hydrophobe Plasmamembran diffundieren. Der **Transport** der Glucose aus dem Blut **in die Zellen** wird deshalb von einer Familie von Membranproteinen vermittelt, den **GLUT**-Proteinen (**Glu**cose-**T**ransporter). So vermittelt GLUT2 den Export der Glucose aus den Enterozyten der Darmschleimhaut ins Blut, GLUT4 dann die Aufnahme der Glucose aus dem Blut in die Zellen der Muskulatur (S. 353).

4.2 Triacylglycerine (TAG)

4.2 Triacylglycerine (TAG)

▶ **Synonym.** Triglyceride, Triacylglycerole, (Neutral)Fette.

◀ Synonym

4.2.1 Struktur

4.2.1 Struktur

▶ **Definition.**

- **TAG** sind **Ester aus** dem einfachen dreiwertigen Alkohol **Glycerin** und **drei Fettsäuren**.
- **Fettsäuren** sind unverzweigte Ketten von 14–20 CH_2-Gruppen, die an einem Ende eine Carboxylgruppe tragen.
- Unter **Acylgruppen** versteht man in der Biochemie Atomgruppierungen, die formal aus Carbonsäuren durch Abspaltung einer OH-Gruppe entstehen. Es ergibt sich damit die Struktur -CO-R.
- Die **Esterbindung** entsteht, indem die OH-Gruppen des Glycerins mit den Carboxylgruppen der Fettsäuren unter Abspaltung von H_2O reagieren (Abb. **A-4.12**).

◀ Definition

TAG sind ungeladen (daher die Bezeichnung „Neutralfette"!) und zählen zur großen Gruppe der **Lipide**. Sie sind also in organischen Lösungsmitteln wie Benzol, Chloroform oder Hexan gut, in Wasser dagegen kaum oder gar nicht löslich.

TAG sind ungeladen und zählen zur großen Gruppe der **Lipide**.

A-4.12 Bildung eines Triacylglycerins

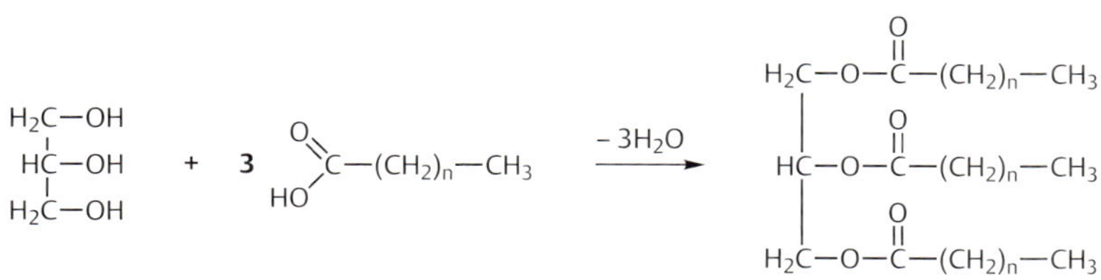

A-4.12

Die natürlich vorkommenden Fettsäuren enthalten in der Regel eine gerade Anzahl an C-Atomen. Die langen CH_2-Ketten werden in Strukturformeln oft durch Zickzacklinien symbolisiert. Die weitaus häufigsten Fettsäuren der TAG sind die gesättigten Fettsäuren **Palmitinsäure**, die 16 C-Atome enthält, und **Stearinsäure**, die 18 C-Atome enthält (Abb. **A-4.13**). In unterschiedlichen Anteilen enthalten TAG auch **ungesättigte Fettsäuren**, insbesondere Ölsäure und Linolsäure.

Die häufigsten **gesättigten Fettsäuren** der TAG sind **Palmitinsäure** (16 C-Atome) und **Stearinsäure** (18 C-Atome) (Abb. **A-4.13**). TAG enthalten aber auch **ungesättigte Fettsäuren**.

▶ **Definition.**

- **Gesättigte Fettsäuren** enthalten ausschließlich durch Einfachbindungen verknüpfte CH_2-Gruppen.
- **Ungesättigte Fettsäuren** weisen eine oder mehrere Doppelbindungen auf. Bei einer Doppelbindung wird die Fettsäure als **einfach ungesättigt**, bei mehreren als **mehrfach ungesättigt** bezeichnet.

◀ Definition

Nomenklaturregeln: In der **Beschreibung der Doppelbindungen** ungesättigter Fettsäuren folgt man bestimmten Nomenklaturregeln:

- Zahlen-Code zur Angabe der **Anzahl** der C-Atome und der Doppelbindungen,
- Zusatz im Zahlen-Code zur Angabe der **Lage** der Doppelbindungen,
- Angaben zur **cis/trans-Stellung**,
- Alternativ wird ein griechischer Buchstaben-Code zur Angabe der Lage von Doppelbindungen verwendet.

Nomenklaturregeln in der **Beschreibung der Doppelbindungen** ungesättigter Fettsäuren:

Angabe der Anzahl der C-Atome und Doppelbindungen durch Zahlen: In Angaben der Art „18:1“ bezieht sich die **erste Zahl** auf die Zahl der **C-Atome**, die **zweite Zahl** auf die Zahl der **Doppelbindungen** einer Fettsäure (Abb. **A-4.13**).

Angabe der Anzahl der C-Atome und Doppelbindungen durch Zahlen: In Angaben der Art „18:1“ bezieht sich die **erste Zahl** auf die Zahl der **C-Atome**, die **zweite Zahl** auf die Zahl der **Doppelbindungen** einer ungesättigten Fettsäure (Abb. **A-4.13**).

Ölsäure, Linolsäure und Linolensäure sind u. a. wichtige Komponenten der Lipide, welche die Membranen der Zellen bilden.

Arachidonsäure (Abb. **A-4.13**) ist die Ausgangsverbindung einer großen Zahl an außerordentlich wichtigen Hormonen und Signalstoffen (Prostaglandine und Leukotriene, S. 627).

▶ klinik

▶ **klinik.** Das Medikament Acetylsalicylsäure (z. B. Aspirin) entfaltet seine fiebersenkende, schmerz- und entzündungshemmende Wirkung, indem es in den Arachidonsäurestoffwechsel eingreift (S. 627).

A-4.13 Die wichtigsten gesättigten und ungesättigten Fettsäuren

Fettsäure	Struktur	Bemerkung
Palmitinsäure 16:0	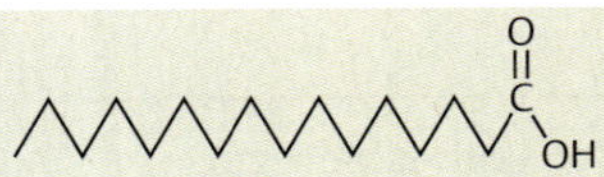	Wichtigstes Reaktionsprodukt der Fettsäure-Synthase
Stearinsäure 18:0	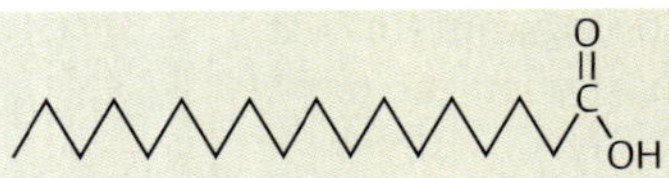	Synthese: teilweise durch die Fettsäure-Synthase; überwiegend durch Elongation von Palmitinsäure in Mitochondrien bzw. im endoplasmatischen Retikulum
Ölsäure 18:1	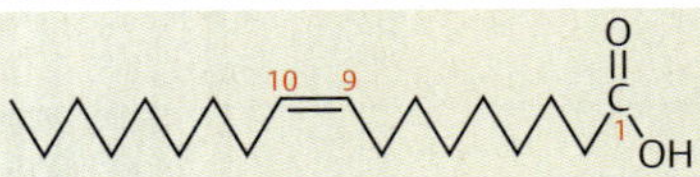	Reaktionsprodukt der Stearoyl-Desaturase im endoplasmatischen Retikulum
Linolsäure 18:2	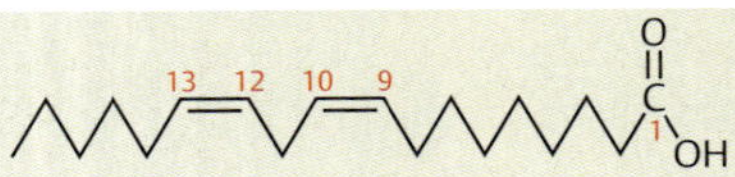	**Essenzielle Fettsäuren** Die Desaturasen des Meschen können Doppelbindungen nur zwischen den C-Atomen 1 – 10 einfügen.
Linolensäure 18:3	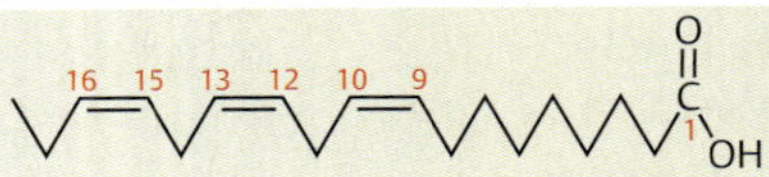	
Arachidonsäure 20:4	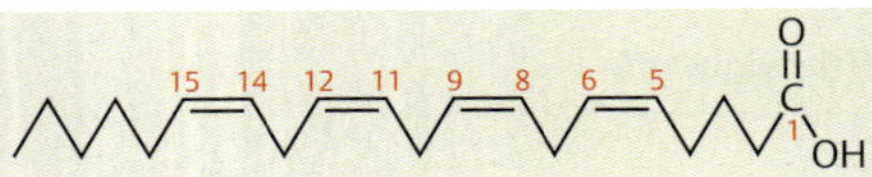	Arachidonsäure kann im endoplasmatischen Retikulum aus Linolsäure gebildet werden. Erforderlich ist dazu u. a. eine Elongation am COOH-Ende.

Angabe der Lage der Doppelbindungen durch Zusatzzahlen: Hierbei werden die C-Atome von dem der Carboxylgruppe (= Nr. 1) aus durchnummeriert.

Angabe der Lage der Doppelbindungen durch Zusatzzahlen: Sind in der Beschreibung einer ungesättigten Fettsäure drei oder mehr Zahlen angegeben, beziehen sich die dritte und alle folgenden Zahl(en) auf die Lage der Doppelbindung. Das **C-Atom der Carboxylgruppe** erhält in jedem Fall die **Nummer 1**, alle weiteren C-Atome werden von der Carboxylgruppe ausgehend durchnummeriert.

▶ Merke

▶ **Merke.** Die meisten ungesättigten Fettsäuren enthalten eine Doppelbindung, die die C-Atome 9 und 10 verbindet.

Linolsäure z. B. hat die Kennziffer *18:2; 9,12=18:2* $\Delta^{9,12}$.

Die Ölsäure bekommt damit z. B. die Kennziffer *18:1; 9*, die Linolsäure *18:2; 9,12*. Oft schreibt man auch *18:2* Δ^{9} bzw. *18:2* $\Delta^{9,12}$.

▶ Merke

▶ **Merke.** Doppelbindungen treten in Fettsäuren stets im Abstand von 3 C-Atomen auf. Sie folgen also nie unmittelbar aufeinander.

Die π-Elektronen, welche wesentlich an der Ausbildung der Doppelbindungen beteiligt sind, können deshalb nicht miteinander in Wechselwirkung treten.

Aus der Lage einer Doppelbindung ergibt sich auch, ob die entsprechende Fettsäure im Stoffwechsel des Menschen gebildet werden kann oder mit der Nahrung aufgenommen werden muss.

▶ **Definition.** Eine Substanz, die im Stoffwechsel des Menschen nicht synthetisiert werden kann und deshalb mit der Nahrung zugeführt werden muss, wird als **essenziell** bezeichnet.

◀ **Definition**

Desaturasen können Doppelbindungen nur zwischen den ersten 10 C-Atomen der Fettsäuren einfügen.

Die Desaturasen, die Doppelbindungen in Fettsäuren einführen, können dies nämlich nur zwischen den ersten 10 C-Atomen der Fettsäuren tun. So kann im Stoffwechsel des Menschen Ölsäure (*18:1; 9*) synthetisiert werden, nicht aber Linolsäure (*18:2; 9,12*), da die Enzyme fehlen, um die Doppelbindung zwischen den C-Atomen 12 und 13 einzufügen.

Arachidonsäure (*20:4; 5,8,11,14*) kann ausgehend von Linolsäure (*18:2; 9,12*) gebildet werden, und zwar durch Einfügen weiterer Doppelbindungen und begrenzte Kettenverlängerung.

Arachidonsäure (*20:4; 5,8,11,14*) kann allerdings ausgehend von Linolsäure (*18:2; 9,12*) gebildet werden. Dazu wird zunächst in Position 6 eine Doppelbindung eingefügt, sodass γ-Linolensäure (*18:3; 6,9,12*) entsteht. Diese wird dann von Enzymen des endoplasmatischen Retikulums (ER) am C-Atom 1 (also am Carbonyl-Ende) um eine C_2-C_2-Gruppe verlängert. Schließlich wird zwischen den C-Atomen der Position 5 und 6 der verlängerten Fettsäure eine weitere Doppelbindung eingefügt. Der Stoffwechsel des Menschen ist also nicht nur in der Lage, im oberen Teil einer Fettsäure Doppelbindungen einzufügen, sondern auch eine begrenzte Kettenverlängerung durchzuführen.

▶ **Merke. Linolsäure** (*18:2; 9,12*) und Linolensäure (*18:3; 9,12,15*) sind **unbedingt** (in jeder Stoffwechselsituation) **essenziell. Arachidonsäure** ist nur bei Mangel an Linolsäure essenziell, d. h. **bedingt essenziell.**

◀ **Merke**

▶ **Definitionen zur cis/trans-Isomerie**
- **cis-Stellung:** Die chemischen Gruppen an den beiden Enden einer Doppelbindung zeigen zur gleichen Seite.
- **trans-Stellung:** Die chemischen Gruppen an den beiden Enden einer Doppelbindung zeigen in entgegengesetzte Richtungen (Abb. **A-4.14**).

◀ **Definition**

A-4.14 cis/trans-Isomerie am Beispiel von Buten

A-4.14

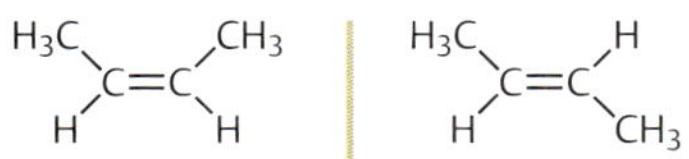

cis-**2-Buten** *trans*-**2-Buten**

▶ **Merke.** Natürlich vorkommende ungesättigte Fettsäuren zeigen fast immer *cis*-Doppelbindungen.

◀ **Merke**

Durch die *cis*-Stellung weisen ungesättigte Fettsäuren an jeder Doppelbindung einen Knick auf.

CH=CH-Gruppen haben durch ihre Doppelbindung keine freie Drehbarkeit und sind deshalb vergleichsweise sperrig. Zudem weist die räumliche Struktur der Fettsäure aufgrund der *cis*-Stellung der CH-Gruppen an jeder Doppelbindung einen Knick auf.

▶ **Merke.** Da ungesättigte Fettsäuren die räumliche Struktur eines Lipids erheblich beeinflussen und dessen Schmelzpunkt herabsetzen, sind Lipide mit einem hohen Anteil an ungesättigten Fettsäuren flüssig bzw. ölartig. Lipide, die sehr viele gesättigte Fettsäuren enthalten, sind hingegen fest.

◀ **Merke**

Aus flüssigen Pflanzenölen wird die festere Margarine hergestellt, indem die Doppelbindungen der Fettsäuren größtenteils in Einfachbindungen überführt werden.

Angabe der Lage der Doppelbindungen durch griechische Buchstaben: Das **erste C-Atom nach der Carboxylgruppe** wird mit α, das nächste als β, das **letzte** C-Atom als ω, das **vorletzte** als **ω2** bezeichnet. Die Doppelbindung ω3 ist die Doppelbindung zwischen dem drittletzten (ω3) und dem viertletzten (ω4) C-Atom.

Angabe der Lage der Doppelbindungen durch griechische Buchstaben: α und ω sind erste und der letzte Buchstabe des griechischen Alphabets (darauf bezieht sich auch die Redewendung vom A und O einer Sache). Entsprechend wird dem **ersten C-Atom nach der Carboxylgruppe** der Buchstabe α zugewiesen, dem nächsten C-Atom der Buchstabe β. Das β-C-Atom spielt im Abbau der Fettsäuren eine besondere Rolle, weshalb der Abbau der Fettsäuren auch als β-Oxidation bezeichnet wird. Das **letzte C-Atom** der Fettsäuren wird mit ω (Omega) bezeichnet. Das **vorletzte** C-Atom ist in dieser Nomenklatur das C-Atom **ω2**. „Doppelbindung ω3" bezeichnet eine Doppelbindung zwischen dem drittletzten (ω3) und dem viertletzten (ω4) C-Atom.

▶ **Exkurs**

▶ **Exkurs. Ungesättigte Fettsäuren als Schutz vor Atherosklerose**

Unter **Atherosklerose** (Arteriosklerose) versteht man eine Verdickung der Arterienwand, die durch Einlagerung von Lipiden in die Intima eingeleitet wird und über reaktive Wandveränderungen (atherosklerotische Plaques, Abb. **A-4.15**) schließlich zur Einengung des Gefäßes und zum Verlust der Wandelastizität führt. Brechen die atherosklerotischen Plaques auf, können sich hier Thromben bilden, weil das Endothel verletzt ist, und das Gefäß kann verlegt werden. In einer Koronararterie führt dies zu **Herzinfarkt** (Abb. **A-4.16**).

Umfangreiche Untersuchungen haben gezeigt, dass ein **hoher Anteil an ungesättigten Fettsäuren in der Nahrung** der Arteriosklerose und damit auch dem Herzinfarkt **vorbeugt**. So gilt der umfangreiche Gebrauch von Olivenöl in den Mittelmeerländern als vorbildlich. Zudem hat man gefunden, dass ein **hoher Anteil an Meeresfischen in der Nahrung** den **gleichen Effekt** hat. Dies lässt sich auf die **ω3-Fettsäuren** zurückführen, die in den Fischen in erheblichen Mengen enthalten sind. Es handelt sich um mehrfach ungesättigte Fettsäuren, die u. a. auch eine Doppelbindung in der ω3-Position, also zwischen dem drittletzten und viertletzten C-Atom enthalten. Sowohl ungesättigte Fettsäuren im Allgemeinen wie auch die ω3-Fettsäuren im Besonderen scheinen die Menge an TAG- und cholesterinhaltigen Lipid-Aggregaten (VLDL, S. 246) zu reduzieren, die von der Leber an das Blut abgegeben werden und deren Lipidbestandteile in die Arterienwand eingelagert werden können. Je niedriger der Anteil der VLDL im Blut ist, desto geringer ist das Herzinfarktrisiko. Die Fettsäuren der Nahrung könnten zudem einen Einfluss auf die Synthese mehrerer Wirkstoffe haben (Thromboxane, Leukotriene, Prostaglandine), die im Stoffwechsel ausgehend von ungesättigten Fettsäuren synthetisiert werden und an der Regulation von Entzündungsprozessen beteiligt sind. Entzündungsmediatoren spielen in der Entwicklung der Atherosklerose eine wichtige Rolle.

A-4.15

A-4.15 Atherosklerotische Plaques in der Aorta

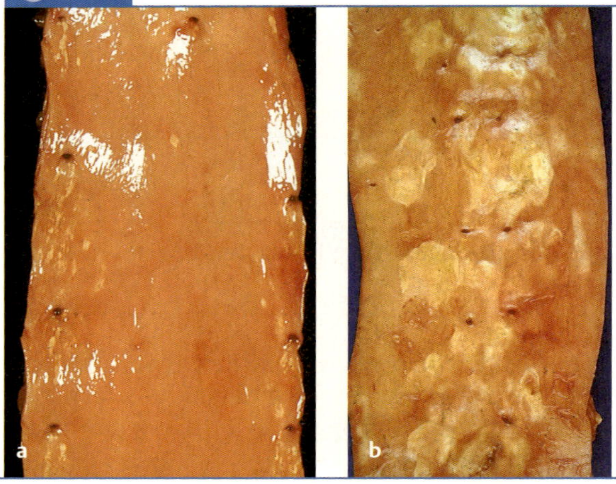

a Normale Aorta.
b Atherosklerotische Plaque. Ursache der gelblichen Verfärbung ist eine Einlagerung verschiedener Lipide.

A-4.16 Koronarangiogramm bei Atherosklerose der Koronargefäße (a) und (zum Vergleich) beim Gesunden (b)

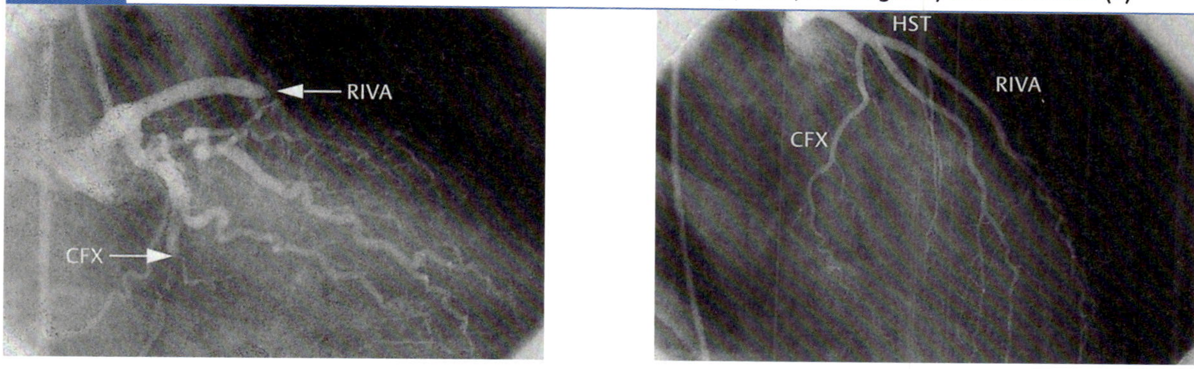

a Die Röntgenkontrastdarstellung der Koronararterien zeigt, dass der Ramus interventricularis anterior (RIVA) und der Ramus circumflexus (CFX) verschlossen sind.

b HST = Hauptstamm der linken Koronararterie.

4.2.2 Funktion der TAG im Energiestoffwechsel

Aus der Perspektive des Energiestoffwechsels sind die TAG **neben den Kohlenhydraten die wichtigste Komponente der Nahrung**. Sie werden parallel zu den Kohlenhydraten oxidiert, und die dabei anfallenden Elektronen werden in den Mitochondrien dazu verwendet, die Atmungskette anzutreiben. Die Atmungskette nutzt die Energie der Elektronen, um den Protonengradienten aufrecht zu erhalten, der dann der mitochondrialen ATP-Synthase als Energiequelle dient.
TAG stellen darüber hinaus in Form von Speicherfett einen sehr wichtigen **Energiespeicher** dar. Es dauert jedoch länger, TAG aus Speicherfett zu mobilisieren, als Glucose aus Glykogen zu gewinnen.
Es ist zu betonen, dass TAG *nicht* zu den Bestandteilen der Membranen gehören.

4.2.2 Funktion der TAG im Energiestoffwechsel

TAG sind neben den Kohlenhydraten die wichtigste Nahrungskomponente. Sie werden parallel zu diesen oxidiert, um die Energie für die ATP-Synthese zu gewinnen.

Sie sind außerdem ein wichtiger **Energiespeicher**.
Beachte: TAG gehören *nicht* zu den Bestandteilen der Membranen.

4.3 Aminosäuren

4.3.1 Grundstruktur und Eigenschaften

4.3 Aminosäuren

4.3.1 Grundstruktur und Eigenschaften

▶ **Definition.** Als **Aminosäuren** werden Verbindungen bezeichnet, die ein Kohlenstoffatom enthalten, das umgeben ist von (Abb. **A-4.17**)
- einer **Aminogruppe** ($-NH_2$),
- einer **Carboxylgruppe** ($-COOH$),
- einem **Wasserstoffatom**,
- einem **Rest R**, der für die jeweilige Aminosäure charakteristisch ist.

Man bezeichnet dieses **Kohlenstoffatom**, da es in der Strukturformel auf die Carboxylgruppe folgt, als **zentrales oder α-C-Atom** und die daran gebundenen Gruppen als α-Aminogruppe oder α-Carboxylgruppe.

◀ Definition

A-4.17 Grundstruktur der Aminosäuren

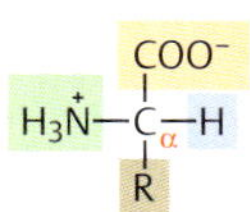

A-4.17

Aminosäuren sind nicht nur als Bausteine von Proteinen, sondern auch für den Stickstoffhaushalt des Organismus von Bedeutung.

Durch ihre **Aminogruppe** enthalten alle Aminosäuren ein Stickstoffatom. Einige Aminosäuren enthalten zudem stickstoffhaltige Reste. Deshalb sind Aminosäuren nicht nur als Proteinbausteine, sondern auch für den Stickstoffhaushalt des Organismus von Bedeutung. Wenn eine beliebige, noch so komplizierte biochemische Strukturformel ein Stickstoffatom aufweist, kann man davon ausgehen, dass Aminosäuren an der Bildung dieser Struktur beteiligt sind.

Die Aminogruppe exponiert ein **freies Elektronenpaar**, welches leicht ein Proton aufnehmen kann.

Die Aminogruppe exponiert ein **freies Elektronenpaar**, das in Strukturformeln mitunter als seitlicher Strich am Stickstoffatom symbolisiert wird. Dieses Elektronenpaar kann leicht ein Proton, H^+, aufnehmen. Die Aminogruppe erhält dadurch eine positive Ladung und wird zur NH_3^+-Gruppe.

Die **Carboxylgruppe** gibt den Aminosäuren ihren sauren Charakter.

Die **Carboxylgruppe** ist für den sauren Charakter der Aminosäuren verantwortlich. Wie alle Carboxylgruppen gibt sie leicht ein Proton ab, wobei an der Carboxylgruppe ein überzähliges Elektron und damit eine negative Ladung zurückbleibt.

Grundsätzlich sind Aminosäuren somit in der Lage, sowohl Protonen aufzunehmen als auch Protonen abzugeben.

Die **Affinität** der Amino- und Carboxylgruppen von Aminosäuren **zu Protonen zeigt sich in Titrationskurven** (Abb. **A-4.18**).

Die unterschiedliche **Affinität**, mit der die verschiedenen Amino- und Carboxylgruppen der Aminosäuren **Protonen binden**, kann experimentell **durch Titrationskurven demonstriert** werden. Dazu wird eine Lösung der betreffenden Aminosäure vorgelegt, langsam eine Säure oder eine Lauge zugegeben und der pH-Wert der Lösung gemessen. Aminosäuren sind bei niedrigem pH positiv geladen, weil die Amino- und die Carboxylgruppe protoniert sind. Bei steigendem pH-Wert werden die Protonen schrittweise abgegeben (Abb. **A-4.18**).

▶ **Definition**

▶ **Definition.** Jede Amino- und jede Carboxylgruppe ist bei einem bestimmten, für die jeweilige Gruppe charakteristischen pH-Wert genau zur Hälfte protoniert, d.h. die Hälfte der Moleküle der Lösung weist bei diesem pH-Wert eine protonierte Gruppe auf, die andere Hälfte der Moleküle hat das Proton abgegeben. Diesen pH-Wert bezeichnet man als den **pK-Wert** der chemischen Gruppe.

In der Nähe eines pK-Werts ändert sich der pH-Wert der Lösung bei Zugabe von Säure oder Lauge kaum (Abb. **A-4.18**).

In der Nähe eines pK-Werts greift die Aminosäure durch ihre Affinität zu den Protonen in die Veränderung des pH-Wertes ein, was sich während der Titration in einer Verzögerung der pH-Wert-Änderung bemerkbar macht (Abb. **A-4.18**). Steigt z.B. durch Zugabe einer Säure die Zahl der Protonen im Probengefäß, werden diese in der Nähe der pK-Werte bevorzugt an die Aminosäure binden, sodass sich die Konzentration der Protonen in freier Lösung kaum ändert. Trotz Zugabe der Säure bleibt der pH-Wert dadurch nahezu konstant.

▶ **Merke**

▶ **Merke.** Lösungen von Aminosäuren haben in der Nähe ihrer pK-Werte eine optimale Pufferkapazität. In größerer Entfernung der jeweiligen pK-Werte puffern Lösungen von Aminosäuren hingegen nicht.

Beispiele für pK-Werte zeigt Tabelle **A-4.1**.

Aminosäuren mit mehreren Amino- oder Carboxylgruppen (z.B. Glutaminsäure, Histidin, Lysin, S. 58ff.) haben mehr als zwei pK-Werte (Histidin z.B. 3). Beispiele für pK-Werte zeigt Tabelle **A-4.1**.

A-4.1

A-4.1 pK-Werte wichtiger chemischer Gruppen von Aminosäuren

chemische Gruppe	***pK-Wert***
α-Carboxylgruppe	2–2,5
γ-Carboxylgruppe der Glutaminsäure (unten in Abb. **4.26**)	4
Imidazolgruppe (= Imidazolring) des Histidins (Abb. **4.26**)	6,5
α-Aminogruppe	9–10
ε-Aminogruppe des Lysins (Abb. **4.26**)	10,5
phenolische OH-Gruppe des Tyrosins (unten in Abb. **4.21**)	10,5

▶ **Definition.** Den pH-Wert, bei dem eine Aminosäure als **Zwitterion** vorliegt, die Nettoladung also Null ist, bezeichnet man als **isoelektrischen Punkt**.

◀ Definition

Steigt der pH-Wert weiter, geben immer mehr protonierte Aminogruppen ihr Proton ab und die Nettoladung der Aminosäure wird negativ.

Mit steigendem pH-Wert steigt der Anteil der deprotonierten Gruppen.

▶ **Merke.** Bei **physiologischen pH-Werten** (pH 7,2 – 7,4) liegen Aminosäuren als **Zwitterionen** vor.

◀ Merke

A-4.18 Titrationskurve von Lysin

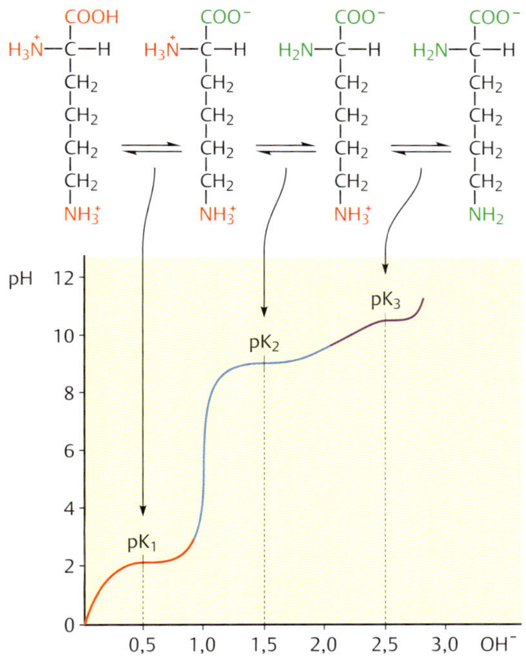

A-4.18

Die vier Bindungen des α-C-Atoms befinden sich im dreidimensionalen Raum in größtmöglichem Abstand zueinander, bilden also eine tetraedrische Struktur. Da das α-C-Atom der Aminosäuren in der Regel von vier unterschiedlichen chemischen Gruppen umgeben ist (Ausnahme: Glycin, hier ist R = H) können sich diese auf zwei unterschiedliche Weisen im Raum anordnen: Wird das Molekül so vor dem Betrachter auf eine Ebene gelegt, dass sowohl die Carboxylgruppe als auch der Rest R hinten liegen, zeigen die Aminogruppe und das Wasserstoffatom in jedem Fall zum Betrachter. Allerdings kann die Aminogruppe dabei entweder links oder rechts liegen. Beide Formen der Aminosäure unterscheiden sich wie die rechte und die linke Hand, sie sind also **chiral** (S. 37). Folglich unterscheidet man bei den Aminosäuren (Ausnahme: Glycin) **L- und D-Isomere** (Abb. **A-4.19**).

Die vier Bindungen des α-C-Atoms bilden eine tetraedrische Struktur. Das α-C-Atom aller Aminosäuren außer Glycin hat vier verschiedene Substituenten, sodass die Aminogruppe im Tetraeder zwei unterschiedliche Positionen einnehmen kann. Aminosäuren sind folglich **chiral**: Sie können als **L- oder D-Isomer** vorliegen (Abb. **A-4.19**).

▶ **Merke.** Natürlich vorkommende Aminosäuren sind in der Regel L-Aminosäuren.

◀ Merke

Eine Ausnahme sind die Peptide im Murein der bakteriellen Zellwand: Sie enthalten regelmäßig D-Aminosäuren.

Eine Ausnahme sind die Peptide im Murein.

A-4.19

A-4.19 L- und D-Isomer einer Aminosäure

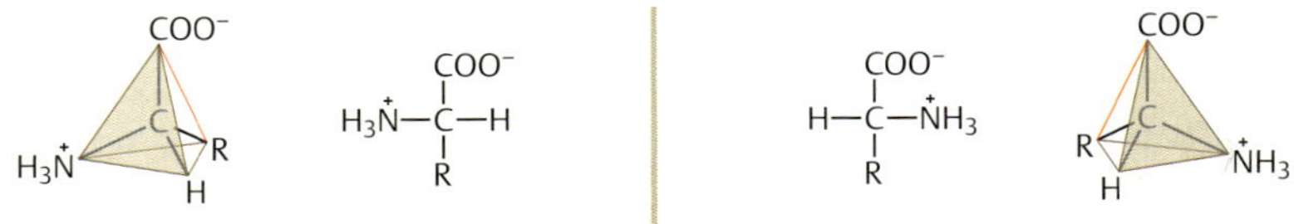

L-Aminosäure D-Aminosäure

4.3.2 Die proteinogenen Aminosäuren

4.3.2 Die proteinogenen Aminosäuren

▶ Definition

▶ **Definition.** Als proteinogene Aminosäuren werden die 20 Aminosäuren bezeichnet, die bei der Proteinbiosynthese (Translation, S. 466) als Proteinbausteine zum Einsatz kommen. Lediglich ca. 25 Proteine des Menschen enthalten zudem die Aminosäure Selenocystein. Da Selenocystein erst während der Translation entsteht, ist ihm hier ein eigener Abschnitt gewidmet (S. 60).

Die charakteristischen Aminosäurereste und ihre biochemische Relevanz

Die proteinogenen Aminosäuren sind in den Abbildungen **A-4.20** bis **A-4.26** gezeigt. Nach einer internationalen Nomenklatur kann man die Aminosäuren zur Abkürzung mit drei oder auch mit einem Buchstaben bezeichnen. Die spezifischen Eigenschaften jeder Aminosäure werden vom jeweiligen Aminosäurerest bestimmt.

Die charakteristischen Aminosäurereste und ihre biochemische Relevanz

Die proteinogenen Aminosäuren sind in den Abbildungen **A-4.20** bis **A- 4.26** gezeigt. Nach einer internationalen Nomenklatur kann man die Aminosäuren zur Abkürzung mit drei oder auch mit einem Buchstaben bezeichnen. Die spezifischen Eigenschaften jeder Aminosäure werden vom jeweiligen Aminosäurerest bestimmt, der mit dem α-C-Atom verbunden ist. Aufgrund charakteristischer Ähnlichkeiten der Aminosäurereste lassen sich die proteinogenen Aminosäuren zu bestimmten Gruppen zusammenstellen, die im Folgenden vorgestellt werden sollen. Die besonderen Funktionen der verschiedenen Aminosäuren werden in den weiteren Kapiteln dieses Buches wiederholt aufgegriffen und näher erläutert werden.

▶ Tipp

▶ **Tipp.** Die Strukturen der Aminosäuren sind für die gesamte Biochemie von grundlegender Bedeutung. Spätestens zum schriftlichen 1. Staatsexamen sollten Sie allen Formeln die entsprechenden Namen der Aminosäure zuordnen können. Im mündlichen 1. Staatsexamen werden einige der Prüfer erwarten, dass Sie sich auch die Strukturformeln gemerkt haben.

Ungeladene (neutrale) Aminosäuren

Ungeladene (neutrale) Aminosäuren

15 der 20 proteinogenen Aminosäuren sind ungeladen. Innerhalb dieser Gruppe lassen sich unpolare und polare Aminosäuren unterscheiden.

Aliphatische Aminosäuren sind unpolar und reaktionsträge, weil ihre Reste keine reaktiven Strukturen aufweisen (Abb. **A-4.20**).

- **Glycin** ist die einzige nichtchirale Aminosäure, denn R = H.
- **Alanin:** R = CH_3
- Die **verzweigtkettigen Aminosäuren Valin, Leucin** und **Isoleucin** sind ausgesprochen hydrophob. Sie sind Bestandteil wasserabweisender (z. B. membrandurchspannender) Proteinsegmente.

Aliphatische Aminosäuren: Die Reste der fünf aliphatischen Aminosäuren Glycin, Alanin, Valin, Leucin und Isoleucin weisen keine polaren und vor allem keinerlei reaktive Strukturen auf (Abb. **A-4.20**). Sobald diese Aminosäuren in ein Protein eingebaut worden sind, werden sie deshalb normalerweise auch keine chemischen Reaktionen mehr eingehen.

- **Glycin** ist die kleinste und die einzige nichtchirale Aminosäure. Ihr Rest besteht nur aus einem Wasserstoffatom.
- **Alanin** ist eine besonders häufige Aminosäure. Der Aminosäurerest besteht lediglich aus einer Methylgruppe.
- Die **verzweigtkettigen Aminosäuren Valin**, **Leucin** und **Isoleucin** sind ausgesprochen hydrophobe Aminosäuren. Zusammen mit den ebenfalls hydrophoben Aminosäuren Phenylalanin und Tryptophan findet man sie insbesondere an Stellen von Proteinen, die vom Wasser abgeschirmt sind bzw. vom Wasser abgeschirmt sein sollen. Dabei handelt es sich zum einen um die

A-4.20 Die Strukturformeln der aliphatischen proteinogenen Aminosäuren

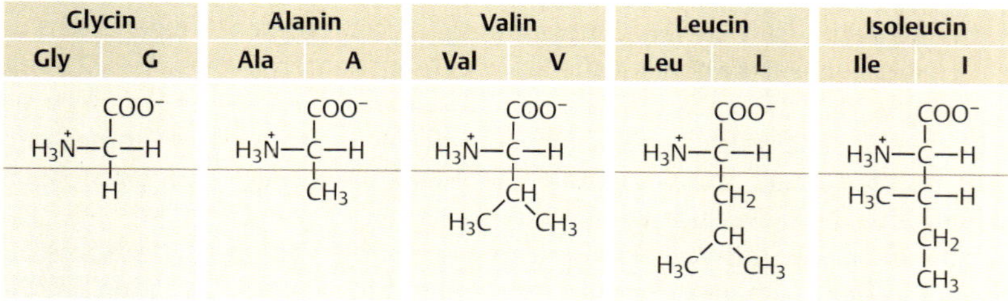

A-4.20

inneren Bereiche vieler löslicher Proteine, zum anderen aber auch um sämtliche Segmente der Proteine, die in biologische Membranen eingebettet sind.

Aromatische Aminosäuren: Tyrosin, Phenylalanin und Tryptophan (Abb. **A-4.21**) enthalten ebene Ringsysteme mit delokalisierten π-Elektronen.

Aromatische Aminosäuren: Abb. **A-4.21**.

Tyrosin kann im Stoffwechsel aus Phenylalanin gebildet werden. Es ist polar, aber ungeladen, da die Hydroxylgruppe bei physiologischem pH (ca. 7,4) nicht ionisiert.
Die Hydroxylgruppe kann reversibel eine Phosphatgruppe aufnehmen.

Tyrosin ist polar, aber ungeladen.

▶ **Merke.** Die Aktivität vieler Enzymproteine wird reguliert, indem bestimmte Tyrosine phosphoryliert werden.

◀ **Merke**

▶ **klinik.** Diese Art der Regulation ist für die Steuerung zellulärer Prozesse von fundamentaler Bedeutung. Dies zeigt auf besonders eindrucksvolle Weise das Medikament Glivec, das seit 2001 mit beachtlichem Erfolg gegen chronische myeloische Leukämie eingesetzt wird: Sein Wirkmechanismus beruht ausschließlich darauf, dass eine übermäßige Phosphorylierung bestimmter tyrosinhaltiger Proteine in den Leukämiezellen rückgängig gemacht wird.

◀ **klinik**

Tyrosin ist **Ausgangssubstanz für** die Synthese der **Schilddrüsenhormone** und der **Katecholamine**, einer Gruppe von Neurotransmittern und Hormonen, zu denen z. B. das Adrenalin gehört. Von den Katecholaminen leitet sich zudem eine große Gruppe von Pharmaka ab, zu denen z. B. die Wirkstoffe des Schnupfensprays gehören, aber auch das L-DOPA, das wichtigste Medikament gegen die Symptome der Parkinson-Krankheit.

Aus Tyrosin werden die **Schilddrüsenhormone** und **Katecholamine** gebildet. Viele wichtige Pharmaka sind Derivate des Tyrosins.

A-4.21 Die Strukturformeln der aromatischen proteinogenen Aminosäuren

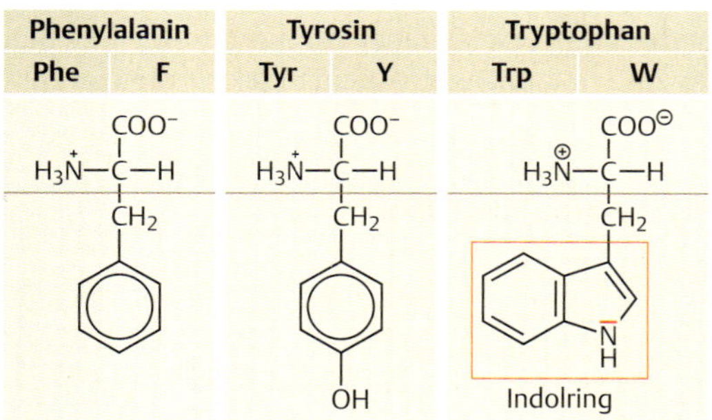

A-4.21

Phenylalanin und **Tryptophan** enthalten im Gegensatz zu Tyrosin unpolare Aminosäurereste.

Phenylalanin und **Tryptophan** sind unpolar.

Amide: Asparagin und Glutamin (Abb. **A-4.22**) sind Amide der geladenen Aminosäuren Asparaginsäure und Glutaminsäure. Die Amide sind zwar polar, tragen an ihren Resten aber keine Ladung.

Amide: Asparagin und Glutamin sind die Amide der beiden geladenen Aminosäuren Asparaginsäure und Glutaminsäure, d. h. die COOH-Gruppen der Aminosäurereste sind gegen $CONH_2$-Gruppen ausgetauscht. In den Amiden steht das freie Elektronenpaar des Stickstoffs am γ-C-Atom (unten in Abb. **A-4.22**) unter dem Einfluss des benachbarten Sauerstoffatoms, welches die Elektronen zu sich herüberzieht, sodass das freie Elektronenpaar zur Bindung eines Protons nicht mehr zur Verfügung steht. Asparagin und Glutamin sind somit zwar polare Aminosäuren, aber sie tragen keine Ladung.

- **Glutamin** ist im Stoffwechsel aller Organismen die wichtigste **Transportform von Stickstoff**.
- **Asparagin** dient in vielen Proteinen als Verbindungsstelle zu Kohlenhydratseitenketten.

- **Glutamin** ist im Stoffwechsel aller Organismen die wichtigste **Transportform von Stickstoff**. Am Bestimmungsort angekommen, wird Glutamin in Glutaminsäure umgewandelt und dabei der Stickstoff der Amidgruppe freigesetzt. Auf diese Weise gelangt z. B. ein großer Teil des Stickstoffs zur Leber, wo er über die Bildung von Arginin zu Harnstoff umgesetzt wird (S. 147).
- **Asparagin** ist in vielen Proteinen als Verbindungsstelle zu Kohlenhydratseitenketten von Bedeutung. Derartige Kohlenhydratseitenketten tragen fast alle Proteine, die an der äußeren Oberfläche der Zellen sowie im Blutserum vorhanden sind.

A-4.22

A-4.22 Die Strukturformeln der Amide

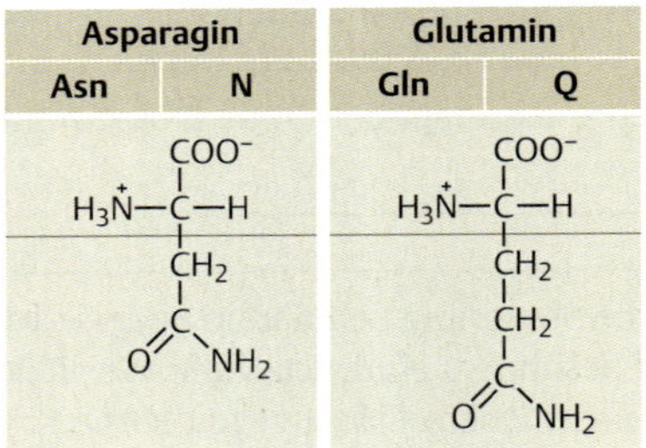

Hydroxylierte Aminosäuren: Serin, Threonin und **Tyrosin** (s.o.).

Die OH-Gruppe von **Serin** und **Threonin** (Abb. **A-4.23**) kann Kohlenhydrate oder Phosphat binden.

Hydroxylierte Aminosäuren: Hierzu gehören **Serin** und **Threonin** sowie die aromatische Aminosäure **Tyrosin**.
Nicht nur die Amidgruppe von Asparagin, sondern auch die OH-Gruppe von **Serin und Threonin** (Abb. **A-4.23**) kann **Kohlenhydrate binden.** Tyrosin trägt zwar ebenfalls eine OH-Gruppe, dient aber normalerweise nicht als Verbindungsstelle zu Kohlenhydraten. Wie bei Tyrosin kann die OH-Gruppe von Serin und Threonin **reversibel phosphoryliert** werden.

▶ Merke

▶ **Merke.** Viele regulatorisch wichtige Proteine werden durch Phosphorylierung bestimmter Serine oder Threonine an- oder abgeschaltet.

Über die spezifische Phosphorylierung verschiedener Aminosäuren ist es möglich, mehrere Prozesse in einer Zelle unabhängig voneinander zu regulieren.

A-4.23

A-4.23 Die Strukturformeln von Serin und Threonin

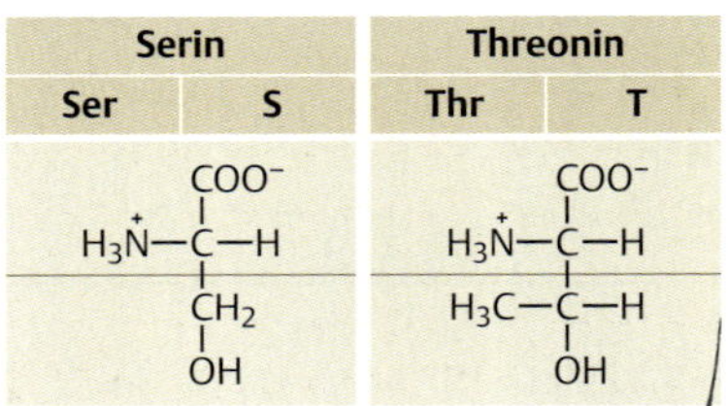

Schwefelhaltige Aminosäuren: Cystein und **Methionin** enthalten ein Schwefelatom (Abb. **A-4.24**). **Über dieses Schwefelatom** sind beide Aminosäuren in der Lage, sich innerhalb von Proteinen an der **Bindung von Metallionen** zu beteiligen. Das **Cystein** trägt zudem mit seiner SH-Gruppe wesentlich zur Stabilität einer Reihe von extrazellulären Proteinen bei. Unter oxidierenden Bedingungen können sich zwei Cysteine unter Ausbildung einer **Disulfidbrücke** zusammenlagern. So bestehen die Antikörper des Blutserums aus mehreren Aminosäureketten, die nur durch Disulfidbrücken zusammengehalten werden. Unter reduzierenden Bedingungen entstehen wieder SH-Gruppen, und die Antikörpermoleküle fallen auseinander.

Schwefelhaltige Aminosäuren: Cystein und **Methionin** (Abb. **A-4.24**) können sich an der **Bindung von Metallionen** beteiligen. **Cystein** kann unter oxidierenden Bedingungen mit einem weiteren Cystein eine **Disulfidbrücke** bilden.

A-4.24 Die Strukturformeln der schwefelhaltigen proteinogenen Aminosäuren

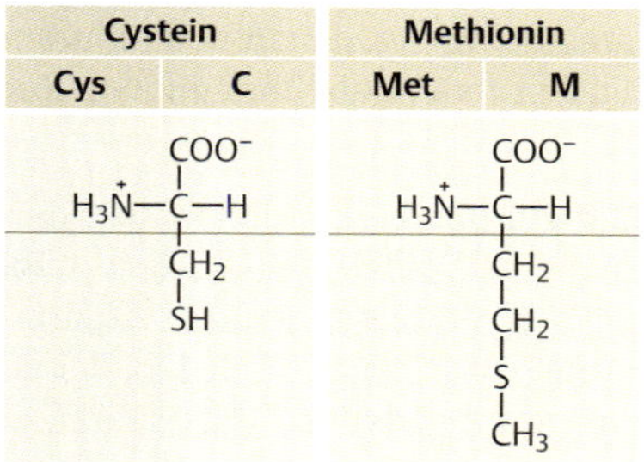

A-4.24

Die Iminosäure Prolin: Eine besonders eigentümliche Aminosäure ist das Prolin, denn der Stickstoff ist in ein Ringsystem eingebunden, sodass gar keine freie Aminogruppe mehr vorliegt (Abb. **A-4.25**). Nach der chemischen Nomenklatur ist Prolin deshalb eine Iminosäure. Innerhalb von Proteinen befinden sich Proline oft an Stellen, an denen die Aminosäurekette einen Knick bildet (S. 68).

Die Iminosäure Prolin: Da der Stickstoff in ein Ringsystem eingebunden ist (Abb. **A-4.25**), liegt eine Iminosäure vor.

A-4.25 Die Strukturformel der Iminosäure Prolin

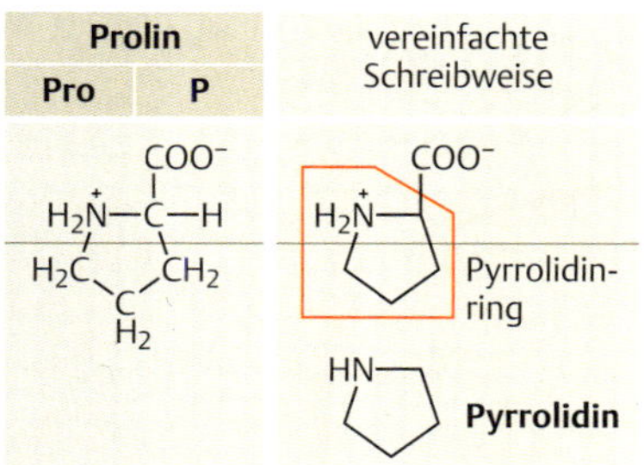

A-4.25

Geladene Aminosäuren

Hierzu zählen die fünf Aminosäuren Lysin, Arginin, Histidin, Asparaginsäure und Glutaminsäure (Abb. **A-4.26**).

Geladene Aminosäuren

Abb. **A-4.26**.

Basische Aminosäuren: Lysin, **Arginin** und **Histidin** exponieren an ihren Aminogruppen ein freies Elektronenpaar. Deshalb können diese Aminosäuren leicht ein Proton binden (und damit eine positive Ladung aufnehmen), d. h. basisch reagieren.

Basische Aminosäuren: Lysin, **Arginin** und **Histidin** können leicht ein Proton binden.

▶ **Merke.** Lysin und Arginin sind bei physiologischen pH-Werten positiv geladen.

◀ Merke

- **Arginin** ist Ausgangsstoff der
  - **Harnstoffsynthese**, die der Elimination von Stickstoff dient,
  - **Synthese von Stickstoffmonoxid** (NO).

- **Arginin** ist aus zwei Gründen von besonderem biochemischen Interesse:
  - Zum einen bietet es dem Stoffwechsel eine wichtige Möglichkeit, durch hydrolytische Abspaltung der stickstoffhaltigen Gruppe in Form von **Harnstoff überschüssigen Stickstoff abzugeben** (S. 147).
  - Zum anderen ist Arginin in den Endothelien der Blutgefäße Ausgangsstoff für die **Synthese von Stickstoffmonoxid (NO)**. Dieses relaxiert die benachbarten glatten Gefäßmuskelzellen und löst so eine Weitstellung des Gefäßes aus. Dadurch spielt NO eine bedeutende Rolle in der Regulation des Blutdrucks.

- Der Imidazolring des **Histidins** kann bei physiologischen pH-Werten leicht Protonen aufnehmen und wieder abgeben. In vielen Proteinen ist er außerdem an der Bindung von Metallionen beteiligt.

- **Histidin** ist bei physiologischen pH-Werten nur teilweise protoniert. Der Imidazolring kann ein Proton sehr leicht aufnehmen und ebenso leicht wieder abgeben. Entsprechend findet sich Histidin oft an Stellen in Proteinen, an denen die gezielte Übertragung eines Protons erforderlich ist, damit eine für den Stoffwechsel wichtige chemische Reaktion ablaufen kann. Der Imidazolring des Histidins ist zudem in vielen Proteinen an der spezifischen Bindung von Metallionen beteiligt. Dieses betrifft insbesondere die Bindung von Kupfer-, Zink- und Eisenionen.

Saure Aminosäuren: Asparaginsäure und **Glutaminsäure** enthalten eine Carboxylgruppe, deren Proton leicht abdissoziiert. Dabei entsteht **Aspartat** bzw. **Glutamat**. Aufgrund ihres Gehalts an Aspartat und Glutamat sind die meisten Proteine negativ geladen.

Saure Aminosäuren: Asparaginsäure und **Glutaminsäure** reagieren sauer, denn ihr Rest enthält eine Carboxylgruppe, deren Proton leicht abdissoziiert. Dabei entsteht das negativ geladene Anion **Aspartat** bzw. **Glutamat**. Je mehr Aspartate und Glutamate ein Protein enthält, umso stärker ist es negativ geladen. Bei den weitaus meisten Proteinen überwiegen die negativ geladenen Aminosäuren gegenüber den positiv geladenen Aminosäuren, sodass sich eine negative Nettoladung ergibt. Bindet ein Protein spezifisch Calciumionen, erfolgt die Bindung in der Regel unter Vermittlung mehrerer Aspartate und Glutamate, die das positiv geladene Calciumion von mehreren Seiten mit ihren negativ geladenen Carboxylgruppen umgreifen.

A-4.26

A-4.26 Die Strukturformeln der geladenen proteinogenen Aminosäuren

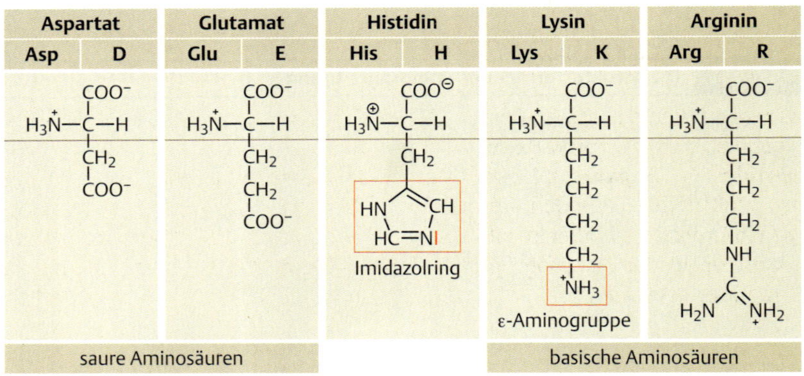

Nichtessenzielle und essenzielle proteinogene Aminosäuren

▶ Definition

▶ **Definition. Nichtessenzielle Aminosäuren** können im Stoffwechsel des Menschen synthetisiert werden. Ihre Aufnahme mit der Nahrung ist deshalb nicht essenziell.

Einige der nichtessenziellen proteinogenen Aminosäuren, z. B. Alanin, entstehen durch **Transaminierung** (Abb. **A-4.27**).

Einige der nichtessenziellen proteinogenen Aminosäuren, z. B. Alanin, entstehen in einer vergleichsweise einfachen Reaktion aus einem Metaboliten, indem eine Ketogruppe gegen eine Aminogruppe ausgetauscht wird. Dieser Austausch geschieht durch **Transaminierung**, eine Reaktion, in der die benötigte Aminogruppe von einer Aminosäure beigesteuert wird, die dadurch ihrerseits eine Ketogruppe erhält (Abb. **A-4.27**). Gruppen bestimmter Aminosäuren und α-Ketosäuren können also ihre Aminogruppen untereinander austauschen.

A-4.27 Transaminierung

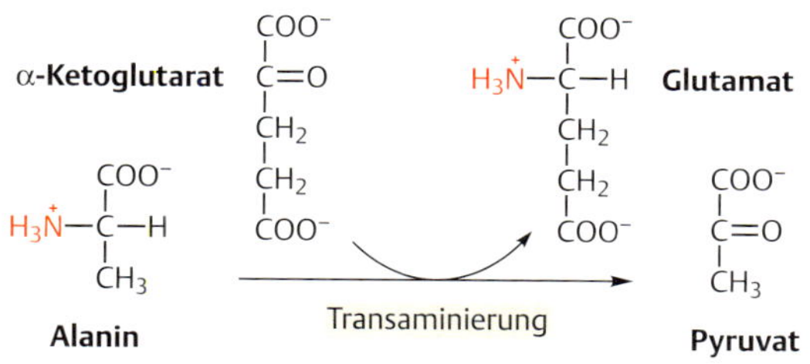

A-4.27

Andere proteinogene Aminosäuren werden im Metabolismus des Menschen in z. T. recht komplizierten Stoffwechselwegen gebildet, z. B. Prolin.

▶ **Definition. Essenzielle Aminosäuren** können im Stoffwechsel des Menschen unter keinen Umständen synthetisiert werden. Sie müssen deshalb unbedingt in hinreichender Menge mit der Nahrung aufgenommen werden.

◀ Definition

Leider ist die Definition der essenziellen Aminosäuren nicht ganz eindeutig (s. auch Tab. **A-4.2**).

Leider ist die Definition nicht ganz eindeutig (s. auch Tab. **A-4.2**).

▶ **Merke. Unbedingt** (in allen Stoffwechselsituationen) **essenziell** sind
- alle verzweigtkettigen Aminosäuren,
- die aromatischen Aminosäuren Phenylalanin und Tryptophan,
- Threonin, Lysin und Methionin.

◀ Merke

Folgende Aminosäuren sind unter besonderen Bedingungen, d. h. **bedingt (halb) essenziell**:
- **Tyrosin** kann im Stoffwechsel des Menschen durch Hydroxylierung aus Phenylalanin entstehen. Ist Phenylalanin vorhanden, ist Tyrosin also nichtessenziell. Bei Mangel an Phenylalanin wird es jedoch zu einer essenziellen Aminosäure.
- Entsprechend kann **Cystein** nur gebildet werden, sofern Methionin in ausreichenden Mengen zur Verfügung steht.
- **Histidin** und **Arginin** sind definitionsgemäß nichtessenziell, denn sie können im Stoffwechsel auf definierten Wegen bereitgestellt werden. Erfahrungsgemäß können sie aber nicht in ausreichender Menge synthetisiert werden, wenn sie in der Nahrung vollständig oder weitgehend fehlen. Sie sind für Säuglinge essenziell.

Einige Aminosäuren sind **bedingt (halb) essenziell**:

Tyrosin und **Cystein** können nur synthetisiert werden, wenn hinreichende Mengen an Phenylalanin bzw. Methionin vorhanden sind.

Histidin und **Arginin** sind essenziell für Säuglinge und wenn sie in der Nahrung weitgehend oder ganz fehlen.

A-4.2 Unbedingt und bedingt essenzielle proteinogene Aminosäuren

unbedingt essenziell	*bedingt essenziell*	
	bei Fehlen von Phenylalanin bzw. Methionin	*bei weitgehendem oder völligem Fehlen in der Nahrung und bei Säuglingen*
Valin	Tyrosin	Histidin
Leucin	Cystein	Arginin
Isoleucin		
Phenylalanin		
Tryptophan		
Methionin		
Threonin		
Lysin		

A-4.2

4.3.3 Der Sonderfall Selenocystein

Selenocystein wird aus der Aminosäure Serin gebildet, indem der Sauerstoff der OH-Gruppe gegen Selen ausgetauscht wird (Abb. **A-4.28**).

4.3.3 Der Sonderfall Selenocystein

Das Genom des Menschen kodiert u.a. 25 Proteine, die neben den oben beschriebenen 20 Aminosäuren auch die sehr seltene Aminosäure Selenocystein enthalten. Zu diesen Proteinen gehört z.B. die Glutathion-Peroxidase, die die Erythrozytenmembran vor Schäden durch toxische Oxidanzien (z.B. Wasserstoffperoxid) schützt. Selenocystein enthält im Unterschied zu Cystein statt eines Schwefelatoms ein Selen-Atom. Es wird aus der Aminosäure Serin gebildet, indem der Sauerstoff der OH-Gruppe gegen Selen ausgetauscht wird (Abb. **A-4.28**).

▶ Merke

▶ **Merke.** Selenocystein entsteht durch Modifikation von Serin, nicht von Cystein!

Serin wird in Selenocystein umgewandelt, während es an seine tRNA gebunden ist. Die mRNA faltet sich so, dass die nun mit Selenocystein beladene tRNA das normalerweise als Stoppsignal dienende Basentriplett UGA bindet.

Der Umbau des Serins findet während der Translation (S. 466) statt, und zwar während Serin an seine tRNA gebunden ist. Die mRNA des Proteins, in das Selenocystein eingebaut werden soll (z.B. die mRNA der Glutathion-Peroxidase), faltet sich in einer bestimmten Weise. Hierdurch erkennt die nun mit Selenocystein beladene tRNA das Basentriplett UGA, das normalerweise als Stoppsignal fungiert, als Basentriplett für Selenocystein und bindet daran. Selenocystein wird in das Protein eingebaut.

Da Selenocystein ein Proteinbaustein ist, kann man es zu den proteinogenen Aminosäuren zählen.

Da Selenocystein demnach ein Proteinbaustein ist, kann man es zu den proteinogenen Aminosäuren zählen.

A-4.28

A-4.28 Umwandlung von Serin in Selenocystein

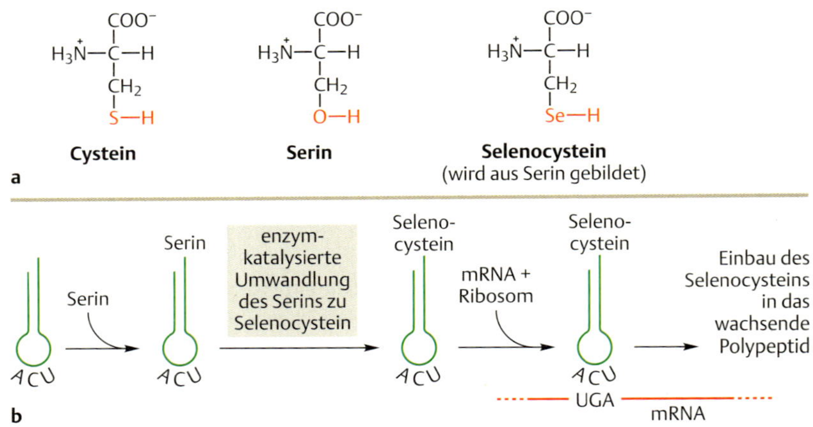

4.3.4 Nichtproteinogene Aminosäuren

4.3.4 Nichtproteinogene Aminosäuren

▶ Definition

▶ **Definition.** Nichtproteinogen sind Aminosäuren, die nicht als Proteinbaustein verwendet werden oder die durch nachträgliche Modifikation eines Proteinbausteins entstehen.

Ornithin und **Citrullin**, die bei der Elimination von Stickstoff im Harnstoffzyklus eine Rolle spielen (S. 147), sind nie in Proteine eingebunden. Sie liegen somit stets als freie Aminosäuren vor.
Zu den **nachträglich modifizierten Proteinbausteinen** zählen Phosphotyrosin, Phosphoserin und Phosphothreonin, die bei der Regulation von Enzymproteinen eine Rolle spielen.

Ornithin und **Citrullin** sind nie in Proteine eingebunden.

Ein **nachträglich modifizierter Proteinbaustein** ist z. B. Phosphotyrosin.

4.3.5 Funktion im Energiestoffwechsel

Ähnlich den TAG und Kohlenhydraten können auch Aminosäuren im Stoffwechsel oxidiert werden. Die bei der Oxidation mobilisierten Elektronen können dann mithilfe von NADH und $FADH_2$ der Atmungskette und damit dem Energiestoffwechsel zur Verfügung gestellt werden. Die vielfältigen Abbauwege der verschiedenen Aminosäuren werden in Kapitel A-9 (S. 142) erläutert.

4.3.5 Funktion im Energiestoffwechsel

Ähnlich den TAG und Kohlenhydraten können auch Aminosäuren oxidiert und die Oxidationselektronen über NADH und $FADH_2$ der Atmungskette zugeführt werden.

▸ verklinikte Vorklinik: akuter Myokardinfarkt

Anamnese: Die notfallmäßige Einweisung des 54-jährigen Landwirts Herrn Oberhuber ins Krankenhaus erfolgte aufgrund eines starken Schmerzes „auf der Brust“, der sich bei genauerer Nachfrage als hinter dem Brustbein beginnend und bis in die Unterkiefergegend hochziehend lokalisieren ließ. Dieser war plötzlich aufgetreten, als der Patient nach Genuss reichhaltiger Speisen am Büffet bei einer Familienfeier kurz das Restaurant verließ, um Zigaretten zu holen. Einen Schmerz in dieser Intensität hatte Herr Oberhuber nie zuvor verspürt und er berichtete bei Eintreffen des Notarztes von einem mit dem Schmerz einhergehenden beklemmenden Angstgefühl. Auf die Frage nach Beschwerden ähnlichen Charakters berichtet der Patient, seit er nur noch den Fahrstuhl nehme, um in seine Wohnung (3. Stock) zu gelangen, habe er keine Probleme mehr gehabt. Vorher sei es beim Treppensteigen einmalig zu einem Engegefühl in der Brust gekommen, v. a. aber bekam er dabei des Öfteren schlecht Luft.

Bei der Eruierung von **Risikofaktoren** für einen Herzinfarkt gibt der Patient an, dass weder ein Diabetes noch Bluthochdruck (arterielle Hypertonie) oder erhöhte Blutfettwerte (Hypercholesterinämie) bekannt wären. Er raucht jedoch seit ca. 25 Jahren mindestens eine Schachtel Zigaretten pro Tag (25 „pack years“). Sein Vater ist mit 49 Jahren an einem „Herzschlag“ plötzlich gestorben.

Körperliche Untersuchung (Angabe der jeweiligen Normwerte in Klammern): 54-jähriger, leicht adipöser Patient in reduziertem Allgemeinzustand. Blutdruck 135/80 mmHg (< 130/85 mmHg), Puls 108/min (50 – 100/min). Herztöne rein, keine pathologischen Geräusche. Über beiden Lungen sind basal vereinzelt feinblasige feuchte Rasselgeräusche auskultierbar. Die Leber ist etwas vergrößert ca. 4 cm unter dem Rippenbogen in der Medioklavikularlinie palpabel. Ansonsten unauffälliger Untersuchungsbefund.

Laboruntersuchungen (Angabe der jeweiligen Normwerte in Klammern): Kardiales Troponin T 3,7 µg/l (< 0,03 µg/l), CK (Creatinphosphokinase) 314 U/l (< 170 U/l), CK-MB-Aktivität 35 U/l (< 24 U/l), LDH (Lactatdehydrogenase) 123 U/l (< 247 U/l), aPTT (aktivierte partielle Thromboplastin-Zeit) 57 s (27 – 40 s), Gesamtcholesterin 245 mg/dl (< 200 mg/dl), LDL-Cholesterin 197 mg/dl (< 160 mg/dl), HDL-Cholesterin 40 mg/dl (≥ 35 mg/dl), Triglyceride 380 mg/dl (< 150 mg/dl).

EKG: Absolute Arrhythmie, 65/min, ST-Hebung in den Ableitungen II, III, aVF, V1, V2 und Vr1 – Vr6.

Röntgenaufnahme des Thorax a.-p. im Liegen: Zeichen einer Lugenstauung, weitere wegweisende pathologische Befunde finden sich nicht.

Transthorakale Echokardiographie (TTE): Hypo- bis Akinesie (eingeschränkte Beweglichkeit) inferior, mittelgradig eingeschränkte linksventrikuläre Funktion, im Farbdoppler keine Vitien (Herzklappenfehler) nachweisbar.

Koronarangiographie (Herzkatheteruntersuchung): Nachweis eines Verschlusses der Arteria coronaria dextra.

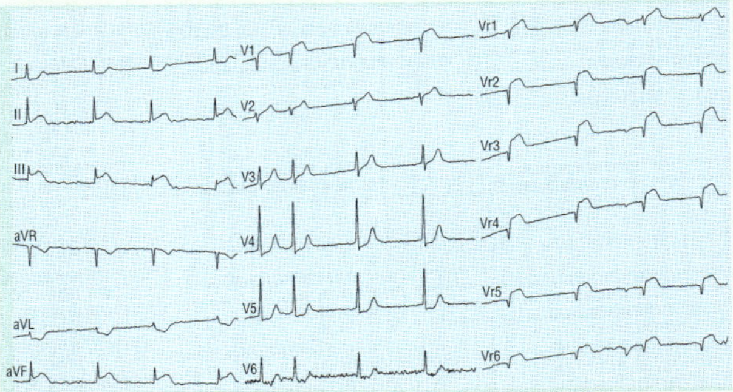

EKG-Befund bei Hinterwandinfarkt

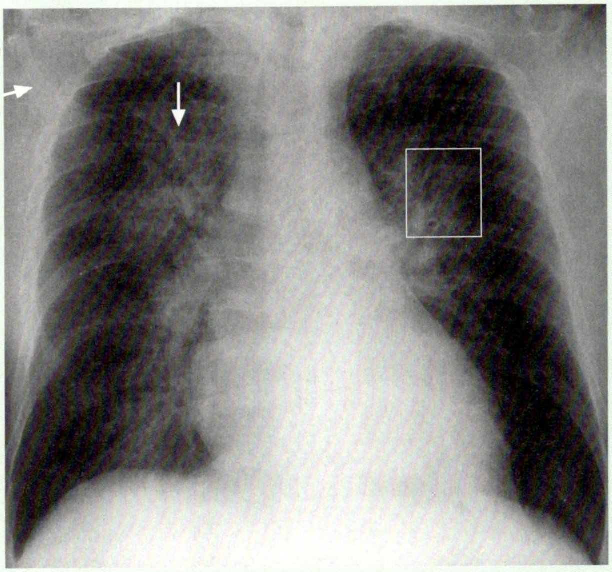

Vermehrte Gefäßzeichnung bis in die Peripherie reichend als Zeichen der Lungenstauung

Verlauf: Im Zuge der schnellstmöglich nach Aufnahme durchgeführten Herzkatheteruntersuchung wird der Verschluss der rechten Herzkranzarterie aufgedehnt (Ballondilatation). Die Kontrollangiographie zeigt ein vollständig aufgeweitetes Gefäß.

Zur Minimierung der Risikofaktoren wird der Patient über den negativen Einfluss des Nikotinkonsums aufgeklärt und eine lipidsenkende Therapie (HMG-CoA-Reduktase-Hemmer) begonnen. Bereits am Tag nach der Behandlung fühlt sich Herr Oberhuber wieder recht gut. Nach 8 Tagen wird er in eine Rehabilitationsklinik zur Anschlussheilbehandlung verlegt.

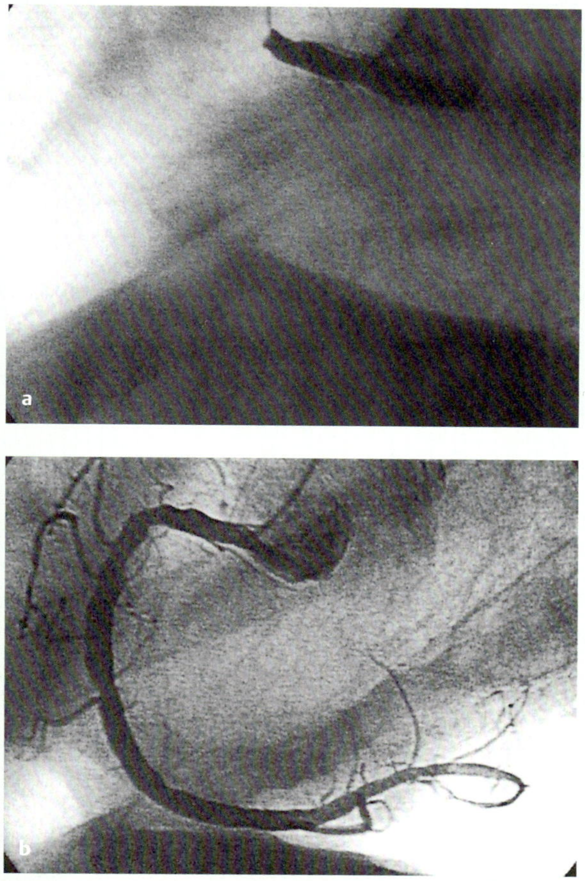

a Nachweis eines proximalen Verschlusses der rechten Koronararterie
b Kontrollangiographie nach Ballondilatation; vollständig aufgeweitetes Gefäß mit Darstellung aller Seitenäste

Fragen mit biochemischem Schwerpunkt:

1. Welche Marker können im Labor zur Diagnose eines Herzinfarktes herangezogen werden?
2. Welche Isoenzyme der Creatin(phospho)kinase (CK) gibt es? Welche Rolle spielen diese bei der Herzinfarktdiagnose?
3. Was unterscheidet die kardialen Troponine (Troponin T, Troponin I) von anderen biochemischen Markern, die zur Herzinfarktdiagnostik herangezogen werden?
4. Anhand der Markerkonstellation lässt sich das ungefähre Alter eines Infarktes abschätzen. Was könnte dem zu Grunde liegen?

Antwortkommentare:

Zu 1. Am bekanntesten sind die im Serum gemessenen Aktivitäten der Enzyme CK (Creatinphosphokinase) und LDH (Lactatdehydrogenase). In aller Regel wird bei erhöhter Gesamt-CK auch die Aktivität oder Masse der CK-MB bestimmt. Von der LDH lässt sich eine bestimmte Isoenzym-Untergruppe (sog. α-HBDH) separat messen.

Bei einem Schaden der Herzmuskulatur wird ebenso wie bei einem Skelettmuskelschaden Myoglobin ins Blut freigesetzt. Der Herzmuskel enthält auch das Enzym Aspartataminotransferase (AST, GOT), jedoch kaum Alaninaminotransferase (ALT, GPT). Modernere Marker sind die myokardialen Proteine Troponin T und Troponin I.

Zu 2. Üblicherweise unterscheidet man die CK-Isoenzyme CK-MM, CK-MB und CK-BB. Die CK-MM entstammt der quer gestreiften Skelettmuskulatur, die CK-MB dem Myokard und die CK-BB dem Gehirn. Eine häufige Variante ist die sog. Makro-CK, die Erhöhungen der CK-MB vortäuschen kann. Erhöhungen der Gesamt-CK sind sehr häufig und kommen außer beim Myokardinfarkt bei Skelettmuskelschäden, nach Krampfanfällen, bei Alkoholmissbrauch oder der Makro-CK-Variante vor. Die CK-MB ist recht spezifisch für den Herzmuskel, die Aussagekraft der Untersuchung wird aber durch methodische Probleme eingeschränkt. Eine erhöhte Gesamt-CK mit einem CK-MB-Anteil zwischen 6 und 20% spricht in der Regel für einen Herzmuskelschaden.
Daneben existiert noch die aus den Mitochondrien stammende Isoform CK-MiMi.

Zu 3. Die myokardialen Troponine T und I sind äußerst sensitive und spezifische Marker für einen Myokardschaden. Dies bedeutet, dass bei nahezu allen Patienten mit einer Schädigung des Herzmuskels eine Erhöhung der kardialen Troponine nachgewiesen werden kann, fast niemals hingegen bei Gesunden.
Über die Ursache der Schädigung sagen sie jedoch nichts aus (Infarkte sind aber mit Abstand die häufigste). Im Gegensatz dazu sind alle anderen Marker entweder wenig sensitiv (z.B. CK-MB) oder wenig spezifisch (z.B. LDH, AST) oder beides (z.B. Gesamt-CK).

Zu 4. Einige der Marker steigen nach einem Myokardinfarkt sehr schnell an (dazu gehören Myoglobin, CK-MB und die Troponine), bei anderen dauert es länger (z.B. AST, LDH). Einer der Gründe hierfür ist das höhere „Hintergrundrauschen" bei den unspezifischeren Messwerten AST und LDH, d.h. die relevante Nachweisbarkeit auch bei Gesunden. Auch die biologische Halbwertszeit der Marker im Blut unterscheidet sich erheblich. Myoglobin normalisiert sich innerhalb von 24 h, da seine Ausscheidung über die Nieren aufgrund seines geringeren Molekulargewichts relativ schnell erfolgt. Die CK-MB fällt innerhalb einiger weniger Tage wieder zurück in den Referenzbereich, bei AST und LDH dauert es etwas länger. Bis zu drei Wochen nach einem Herzinfarkt sind die Troponine und die α-HBDH noch erhöht.

5 Die wichtigsten biochemischen Funktionsträger: Proteine

5 Die wichtigsten biochemischen Funktionsträger: Proteine

5.1 Grundlagen

5.1 Grundlagen

▶ **Definition**

▶ **Definition.**
- **Proteine** sind lange unverzweigte Ketten aus Aminosäuren. Die meisten Proteine bestehen aus Ketten von ca. 200 – 600 Aminosäuren, und haben somit molekulare Massen von ca. 20 – 60 kDa (kilo-Dalton).
- Ohne scharfe Abgrenzung werden Ketten einer Länge von weniger als ca. 50 Aminosäuren als **Peptide** bezeichnet. Sind nur zwei Aminosäuren miteinander verbunden, liegt ein Dipeptid vor.
- Aminosäureketten intermediärer Länge (ca. 50 – 150 Aminosäuren) nennt man **Polypeptide**. Oft wird das Wort auch zur Bezeichnung einer nicht näher definierten linearen Aminosäurekette verwendet.

5.1.1 Funktionen

Proteine
- sind am Aufbau fast aller Strukturen der Zellen und Gewebe beteiligt,
- bilden die Poren und Translokatoren der Membranen,
- stellen fast alle Enzyme und Rezeptoren und alle Transkriptionsfaktoren der Zelle.

Oft bilden sie Proteinkomplexe.

5.1.1 Funktionen

Proteine sind in den Geweben des Organismus die wichtigsten biochemischen Funktionsträger:
- Sie sind am Aufbau nahezu sämtlicher Strukturen der Zellen und Gewebe beteiligt.
- Sie bilden sämtliche spezifischen Poren und Translokatoren der Membranen.
- Sie stellen nahezu sämtliche Enzyme und Rezeptoren und in den Zellkernen sämtliche Transkriptionsfaktoren.

Um eine Funktion ausüben zu können, müssen Proteine auf vielfältige Weise miteinander kooperieren. Oft bilden die Kooperationspartner sogar einen gemeinsamen Proteinkomplex. Derzeit ist die Charakterisierung von Proteinkomplexen deshalb in der biochemischen Forschung von außerordentlicher Bedeutung.

5.2 Die Peptidbindung

Das Bindeglied der Aminosäuren ist die Peptidbindung. Hierbei verbindet sich die Carboxylgruppe einer Aminosäure mit der Aminogruppe einer anderen Aminosäure unter Abspaltung von H_2O (Abb. **A-5.1**).

5.2 Die Peptidbindung

In der Regel werden Aminosäuren immer auf die gleiche Weise miteinander verbunden, nämlich durch eine Peptidbindung. Peptidbindungen werden in den Zellen normalerweise unter Vermittlung von Ribosomen (S. 471) gebildet. Im Endergebnis entspricht eine Peptidbindung einer Verbindung zwischen der Carboxylgruppe einer Aminosäure und der Aminogruppe einer anderen Aminosäure unter Abspaltung von Wasser (Abb. **A-5.1**).

A-5.1

A-5.1 Peptidbindung

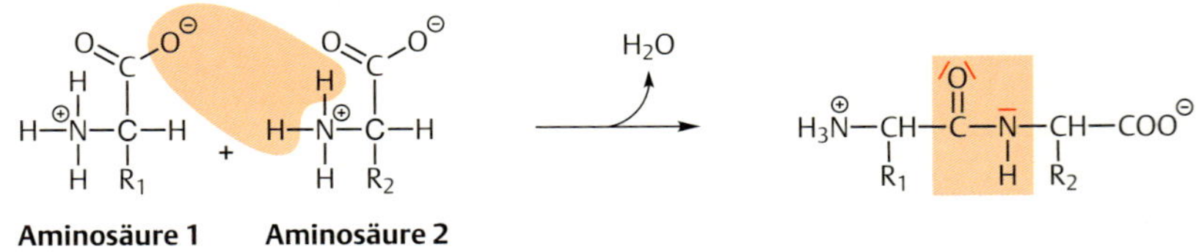

Ein roter Strich sybolisiert ein freies Elektronenpaar. Der Mechanismus, durch den die Peptidbindungen in den Ribosomen gebildet werden, ist in Kapitel **B-12.4** (S. 471) erläutert.

Auf den ersten Blick ist in der Peptidbindung eine C=O-Gruppe mit einer N-H-Gruppe nur durch eine Einfachbindung verbunden. Allerdings ist zu beachten, dass das Stickstoffatom ein freies Elektronenpaar trägt, welches hier unter dem elektronenziehenden Einfluss des Sauerstoffatoms steht. Der Sauerstoff zieht das freie Elektronenpaar zu einem gewissen Teil in die Bindung zwischen dem Stickstoff- und dem Kohlenstoffatom hinein, sodass die Peptidbindung einen **partiellen Doppelbindungscharakter** hat (Abb. **A-5.2**). Dieser partielle Doppelbindungscharakter hat unmittelbar eine wichtige Konsequenz, er führt nämlich dazu, dass die freie Drehbarkeit der C=O-Gruppe und der N-H-Gruppe gegeneinander aufgehoben ist.

Das freie Elektronenpaar des Stickstoffs wird in die Bindung zwischen N- und C-Atom hineingezogen (**partieller Doppelbindungscharakter**, Abb. **A-5.2**), wodurch die C=O- und die N-H-Gruppe ihre freie Drehbarkeit gegeneinander verlieren.

A-5.2 Der partielle Doppelbindungscharakter der Peptidbindung

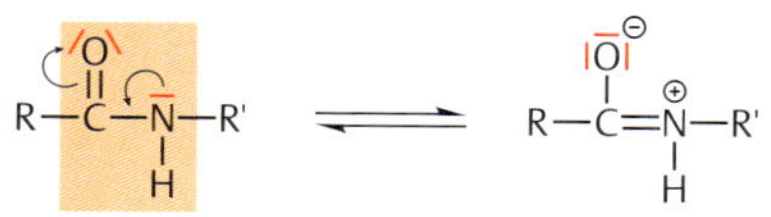

A-5.2

▶ **Merke.** Peptidbindungen sind starre, ebene Strukturelemente. Dadurch haben alle Peptide und Proteine auch nur begrenzte Möglichkeiten, sich im Raum zu definierten Strukturen anzuordnen.

◀ **Merke**

Dem **Sauerstoff-** und dem **Wasserstoffatom der Peptidbindungen** kommt im Zusammenhang der Strukturbildung aller Peptide und Proteine eine entscheidende Rolle zu. Zwei Aminosäureketten können sich nämlich so aneinander lagern, dass sich sämtliche Peptidbindungen der beiden Aminosäureketten direkt gegenüberliegen. Dabei sind die Wasserstoffatome der Peptidbindungen im Vergleich zu den Sauerstoffatomen der nun direkt gegenüberliegenden Peptidbindungen vergleichsweise positiv polarisiert und **bilden** sog. **Wasserstoffbrücken**, durch die beide Aminosäureketten miteinander verbunden werden (Abb. **A-5.4** und **5.5**).

Das **Sauerstoff-** und das **Wasserstoffatom der Peptidbindungen** sind an der **Bildung von Wasserstoffbrücken** beteiligt, die gegenüberliegende Peptidbindungen verbinden und zur Bildung definierter Proteinstukturen führen können (Abb. **A-5.4** und **5.5**).

▶ **Merke.** Wasserstoffbrücken tragen wesentlich zur Bildung von Proteinstrukturen bei.

◀ **Merke**

Wasserstoffbrücken zwischen Aminosäureketten haben allerdings nur eine geringe Stabilität. Bereits durch eine kräftige Erwärmung lassen sie sich destabilisieren. Das geschieht z. B. beim Kochen mit den Proteinen der Nahrung, aber auch mit den Haarproteinen beim Anlegen einer Dauerwelle beim Friseur.

Wasserstoffbrücken zwischen Aminosäuren sind wenig stabil.

5.3 Proteinstrukturen

5.3 Proteinstrukturen

▶ **Definition.**

- Unter der **nativen Struktur** eines Proteins versteht man die definierte dreidimensionale Struktur, in der das Protein seine physiologische Funktion ausübt. Die Aminosäuren kleiner Peptide können untereinander nur wenige Wechselwirkungen eingehen. Im Gegensatz zu den Proteinen bilden sie deshalb in der Regel keine stabilen Strukturen aus.
- Als **Proteindomäne** bezeichnet man einen größeren Teil einer Aminosäurekette, der unabhängig von den anderen Proteinanteilen eine eigene dreidimensionale Struktur ausbildet. In der Regel sind derartige Proteindomänen auch funktionelle Einheiten des Proteins.

◀ **Definition**

- Solange ein Protein seine native Struktur noch nicht erreicht hat, liegt es in einer **nichtnativen Struktur** vor.
- Wenn ein Protein seine native Struktur nachträglich wieder verliert, wird es in diesem Moment **denaturiert**.
  Denaturierte Proteine können in den Zellen nur teilweise wieder in den nativen Zustand zurückversetzt werden. Oft ist eine Denaturierung irreversibel. Die denaturierten Proteine werden dann von Proteasen hydrolysiert, und aus den freigesetzten Aminosäuren werden neue Polypeptide synthetisiert.

▶ klinik

▶ **klinik.** Wenn bei einer Verbrennung oder Verbrühung Gewebe absterben, ist u. a. eine massive Denaturierung der zellulären Proteine die Ursache.

Der Wechsel der Proteine zwischen nativen und nichtnativen Zuständen ist in den vergangenen 20 Jahren intensiv erforscht worden. Die jeweilige Struktur, in der ein Protein vorgefunden wird, definiert seine Faltung. Entsprechend wird der Forschungsgegenstand international als Protein folding bezeichnet.

Einteilung: Man unterscheidet vier Aspekte der Proteinstruktur.

Einteilung: Man unterscheidet eine Primär-, Sekundär-, Tertiär- und Quartärstruktur.

5.3.1 Primärstruktur

5.3.1 Primärstruktur

▶ Definition

▶ **Definition.** Unter der Primärstruktur eines Proteins versteht man seine Aminosäuresequenz.

Wird ein Protein denaturiert, geht zwar seine native Struktur verloren, seine Primärstruktur aber bleibt erhalten.

▶ Merke

▶ **Merke.** Die Primärstruktur alleine reicht also nicht für die Erhaltung der Proteinfunktion aus! Hierfür ist die native Struktur erforderlich, die durch die Sekundär-, Tertiär- und Quartärstruktur bestimmt wird. Leider ist es bislang nicht möglich, aus einer vorgegebenen Primärstruktur die Sekundär-, Tertiär- oder Quartärstruktur vorherzusagen bzw. zu berechnen. Proteinstrukturen können deshalb nur experimentell ermittelt werden.

Die Primärstruktur ist durch die Nukleotidsequenz der kodierenden Gene bestimmt.

Da die Sequenz der Aminosäuren letztlich durch die Sequenz der Nukleotide der kodierenden Gene bestimmt wird, ist es problemlos möglich, z. B. mithilfe eines Computers ausgehend von der Gensequenz die Primärstruktur eines Proteins zu ermitteln. Auf der Basis der Sequenzen des menschlichen Genoms sind heute zumindest im Prinzip die Primärstrukturen sämtlicher Proteine des Menschen bekannt.

Die Schreibweise einer Aminosäuresequenz zeigt Abbildung **A-5.3**.

Zur Abbildung einer Aminosäuresequenz stellt man die freie Aminogruppe der ersten Aminosäure konventionsgemäß links, die freie Carboxylgruppe der letzten Aminosäure rechts dar (Abb. **A-5.3**). Entsprechend unterscheidet man ein N-terminales und ein C-terminales Ende. Mit der N-terminalen Aminosäure beginnt am Ribosom die Proteinbiosynthese.

A-5.3

A-5.3 Primärstruktur des Peptidhormons Vasopressin (Adiuretin, ADH)

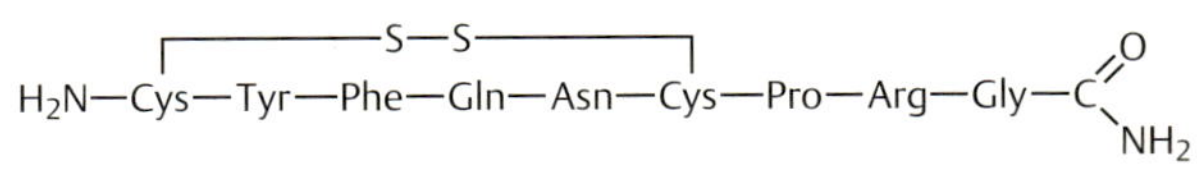

Vasopressin ist ein Nonapeptid, das im Hypophysenhinterlappen gespeichert und an das Blut abgegeben wird (S. 585). Zwei Cysteine sind durch eine Disulfidbrücke miteinander verbunden, der C-Terminus liegt in Form einer Amidgruppe vor.

5.3.2 Sekundärstruktur

5.3.2 Sekundärstruktur

Grundlagen

Grundlagen

▶ **Definition.** Als Sekundärstruktur bezeichnet man die regelmäßigen Strukturen innerhalb von Polypeptiden, die sich aufgrund von Wasserstoffbrücken zwischen Peptidbindungen ausbilden. Die verschiedenen Abschnitte einer Aminosäuresequenz zeigen in der Regel unterschiedliche Sekundärstrukturen.

◀ **Definition**

▶ **Merke.** Die Aminosäurereste der verschiedenen Aminosäuren eines Proteins können die Ausbildung einer bestimmten Sekundärstruktur zwar wesentlich begünstigen, an der Ausbildung der entscheidenden Wasserstoffbrücken der Sekundärstrukturen sind sie aber nicht beteiligt.

◀ **Merke**

Einteilung: Jedes Protein enthält mehrere **Sekundärstrukturelemente**. Diese lassen sich einteilen in
- α-Helix,
- β-Faltblatt (engl. β-sheet),
- U-förmige Verbindungsstücke (engl. loop bzw. turn), im Deutschen meist als Schleife bezeichnet.

Einteilung der Sekundärstrukturelemente:
- α-Helix,
- β-Faltblatt,
- Schleife.

α-Helix

α-Helices sind in charakteristischer Weise schraubig gewundene Abschnitte einer Aminosäurekette. Sie finden sich in den verschiedenen Proteinen in unterschiedlichen Anteilen. α-Helices werden in einfachen Darstellungen von Proteinstrukturen mitunter als runde Stäbe abgebildet. Tatsächlich bildet die Aminosäurekette eine **rechtsgängige Schraube**, bei der jeweils **3,6 Aminosäuren eine Windung** beisteuern. Sieht man von einem Ende in die Helix hinein wie in eine Röhre, und weist dabei das C-terminale Ende vom Betrachter weg, verlaufen die Windungen im Uhrzeigersinn nach rechts. Jede Windung hat eine **Ganghöhe von 0,54 nm**. Sämtliche Seitenketten der beteiligten Aminosäuren weisen nach außen.

α-Helix

Hierbei handelt es sich um eine **rechtsgängige Schraube**, bei der jeweils **3,6 Aminosäuren eine Windung** beisteuern. Jede Windung hat eine **Ganghöhe von 0,54 nm**.

Die α-Helix wird ausschließlich durch die Wasserstoffbrücken stabilisiert, die sich zwischen den Peptidbindungen der einzelnen Windungen ausbilden (Abb. **A-5.4**). Die **Wasserstoffbrücken** bilden sich also bei einer α-Helix **innerhalb einer Aminosäurekette** aus. Die Aminosäurereste stehen hingegen für Wechselwirkungen mit anderen Aminosäureketten zur Verfügung.

Eine α-Helix wird ausschließlich durch **intramolekulare Wasserstoffbrücken** stabilisiert (Abb. **A-5.4**).

A-5.4 α-Helix

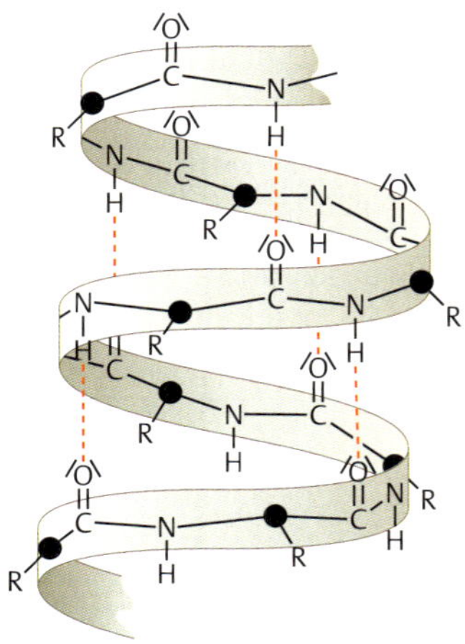

Die intramolekularen Wasserstoffbrücken sind durch rote Striche gekennzeichnet.

A-5.4

▶ Merke

▶ **Merke.** Prolin ist die einzige Aminosäure, deren Peptidbindung kein Wasserstoffatom aufweist und die sich deshalb auch nicht an der Bildung einer Wasserstoffbrücke beteiligen kann. Aus diesem Grund kann bereits ein einzelnes Prolin eine α-Helix unterbrechen: Es ist ein „Helixbrecher".

Typische α-helikale Proteine sind Myo- und Hämoglobin.

Weitgehend aus α-Helices bestehende Proteine sind z. B. das Myoglobin (Abb. **A-5.7 a**) und das Hämoglobin.

▶ Exkurs

▶ **Exkurs. Der Sonderfall der Kollagen-Helix**
Kollagen besteht zu einem großen Teil aus Prolin und Glycin und ist ein häufiges Protein des Bindegewebes. Die Aminosäuren bilden hier die sog. Kollagen-Helix. Diese ist **linksgängig** und zudem im Vergleich zur α-Helix gleichsam in die Länge gezogen. Die **Ganghöhe** beträgt nicht 0,54, sondern **0,96 nm**. Unter diesen Bedingungen können sich zwischen den Windungen der Helix, also **intramolekular, keine Wasserstoffbrücken** bilden. Die Kollagen-Helix wird nur dadurch stabilisiert, dass sich jeweils drei einzelne Helices zu einer **Tripelhelix** zusammenlagern, indem sich zwischen den Helices Wasserstoffbrücken ausbilden.

β-Faltblatt

Lagern sich Aminosäureketten in weitgehend gestreckter Konformation nebeneinander, kann sich ein β-Faltblatt ausbilden. Die daran beteiligten Kettenabschnitte werden als **β-Faltblattstränge** bezeichnet. β-Faltblattstrukturen werden durch **Wasserstoffbrücken** stabilisiert, die sich **zwischen zwei parallel oder auch antiparallel liegenden Aminosäureketten** ausbilden (Abb. **A-5.5**).

β-Faltblatt

Wenn sich Aminosäureketten in weitgehend gestreckter Konformation nebeneinander zusammenlagern, kann sich ein β-Faltblatt ausbilden. Die einzelnen daran beteiligten Abschnitte der Polypeptidketten werden als **β-Faltblattstränge** bezeichnet. In schematischen Darstellungen werden β-Faltblattstränge durch breite Pfeile symbolisiert, die jeweils zum C-Terminus der Aminosäurekette zeigen. Man kann sich ein β-Faltblatt wie einen ziehharmonikaartig gefalteten Papierstreifen vorstellen, bei dem jede Fläche des Papierstreifens einen β-Faltblattstrang repräsentiert. Die α-C-Atome liegen dabei direkt auf dem Knick, während die ebenen und in sich nicht drehbaren Peptidbindungen in der Fläche liegen. Die Aminosäurereste ragen dann abwechselnd nach oben und nach unten (Abb. **A-5.5**). β-Faltblattstrukturen werden durch **Wasserstoffbrücken** stabilisiert, die sich **zwischen zwei parallel oder auch antiparallel liegenden Aminosäureketten** ausbilden.
Die bekanntesten Proteine, die nahezu ausschließlich aus β-Faltblattstrukturen bestehen, sind die Antikörper.

Diese Sekundärstruktur findet sich z. B. bei Antikörpern.

▶ Exkurs

▶ **Exkurs. β-barrel-Proteine**
β-Faltblattstränge bilden bei Proteinen der Außenmembran gramnegativer Bakterien, manchen porenbildenden bakteriellen Toxinen und bestimmten Proteinen der mitochondrialen Außenmembran eine korbartige Struktur, die entfernt an ein Fass erinnert, das oben und unten offen ist (Abb. **A-5.6**). Deshalb wird diese Struktur als **β-barrel** („barrel" ist das englische Wort für „Fass") bezeichnet. Die porenbildenden Proteine in der Außenmembran gramnegativer Bakterien („Porine") und die Proteine in der Außenmembran der Mitochondrien sind sich in ihrer β-barrel-Struktur sehr ähnlich. (Nach der Endosymbiontentheorie haben sich die Mitochondrien in der Evolution aus endosymbiontischen Bakterien entwickelt!) Um so erstaunlicher ist es, dass sie in ihrer Primärstruktur sehr unterschiedlich sind. An der Bildung der β-barrel sind sowohl hydrophobe als auch hydrophile Aminosäuren beteiligt.

▶ klinik

▶ **klinik.** Einige humanpathogene Bakterien setzen sich gegen Makrophagen und neutrophile Granulozyten zur Wehr, indem sie porenbildende β-barrel-Proteine abgeben. Diese wirken toxisch, indem sie sich in die Plasmamembran der Zielzellen einlagern und diese lysieren. Ein berühmtes Beispiel ist das α-Toxin von Staphylococcus aureus.

A-5.5 β-Faltblatt

A-5.5

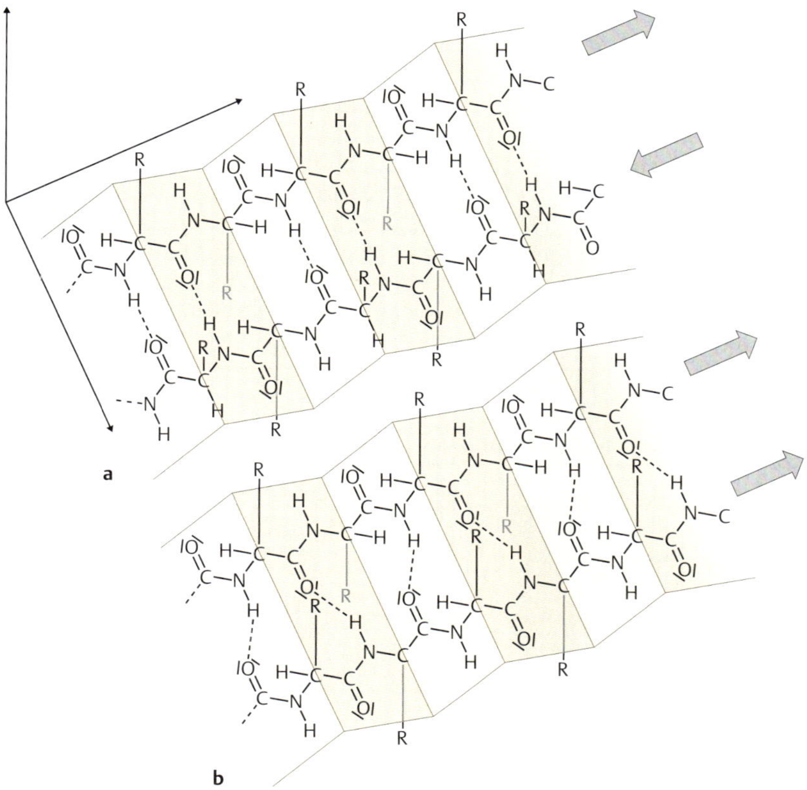

a β-Faltblatt aus antiparallel verlaufenden Aminosäureketten
b β-Faltblatt aus parallel verlaufenden Aminosäureketten.
Die Wasserstoffbrücken zwischen den Aminosäureketten sind durch gestrichelte Linien gekennzeichnet.

A-5.6 β-barrel

A-5.6

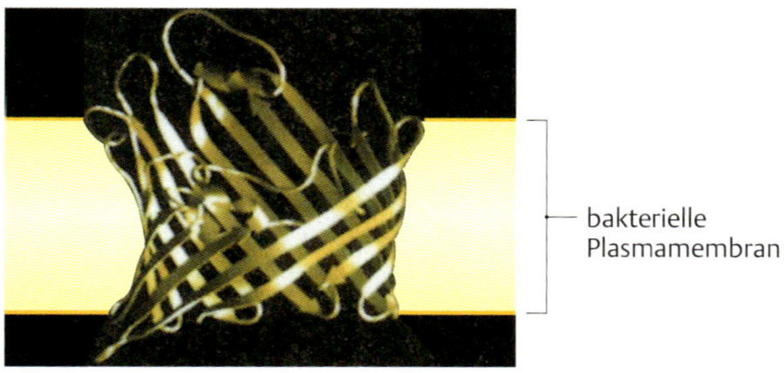

Schleife

Die einzelnen α-Helices und β-Faltblattstränge sind in einem Protein durch kürzere oder längere U-förmige Abschnitt der Aminosäurekette miteinander verbunden. Im Englischen werden derartige Bereiche als Loops oder Turns bezeichnet, im Deutschen ist der Ausdruck „Schleife" üblich. Im einfachsten Fall, der sog. β-Schleife (engl. β-turn), besteht eine Schleife aus vier Aminosäuren, wobei die erste und die vierte Aminosäure durch eine Wasserstoffbrücke verbunden sind.

Schleife

Schleifen sind U-förmige Abschnitte der Aminosäurekette, die die α-Helices und β-Faltblattstrukturen eines Proteins miteinander verbinden.

5.3.3 Tertiär- und Quartärstruktur

▶ Definition

5.3.3 Tertiär- und Quartärstruktur

▶ **Definition.**

- Die **Tertiärstruktur** beschreibt die räumliche Struktur einer kompletten Aminosäurekette, einschließlich der Anordnung sämtlicher Aminosäurereste (Abb. **A-5.7 a**).
- Die **Quartärstruktur** beschreibt die Zahl und die Anordnung der verschiedenen Aminosäureketten in einem **Proteinkomplex** (Abb. **A-5.7 b**). Eine Quartärstruktur ist also nur gegeben, wenn sich mehrere Aminosäureketten zu einem Komplex zusammenlagern. Das Wort Quartärstruktur wird allerdings nur selten verwendet. Üblich ist es, den Vorgang der Zusammenlagerung von Aminosäureketten als **Oligomerisierung**, die einzelnen Aminosäureketten als die **Untereinheiten** des Proteinkomplexes zu bezeichnen.

A-5.7

A-5.7 Tertiär- und Quartärstruktur

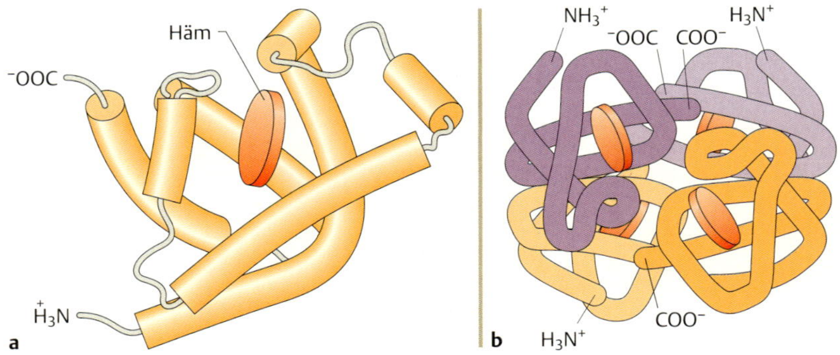

a Tertiärstruktur des Myoglobins. Acht α-Helices sind durch Schleifen verbunden.
b Quartärstruktur des Hämoglobins: Komplex aus zwei α- und zwei β-Untereinheiten.

Stabilisierung der Tertiärstruktur

▶ Merke

Stabilisierung der Tertiärstruktur

▶ **Merke.** Sekundärstrukturen werden ausschließlich durch die Wasserstoffbrücken der Peptidbindungen stabilisiert. Die Tertiärstruktur eines Proteins dagegen wird durch Wechselwirkungen der Aminosäurereste stabilisiert.

Infrage kommen (Abb. **A-5.8**):
- hydrophobe Wechselwirkungen,
- Disulfidbrücken,
- ionische Wechselwirkungen,
- van der Waals-Kräfte.

Die Kräfte, die bei der Stabilisierung der Tertiärstruktur wirken, sind so vielfältig wie die funktionellen Gruppen der verschiedenen Aminosäuren. In unterschiedlichem Ausmaß können folgende Effekte beteiligt sein (Abb. **A-5.8**):
- hydrophobe Wechselwirkungen,
- Disulfidbrücken,
- ionische Wechselwirkungen,
- van der Waals-Kräfte.

Aufgrund der Vielfalt der beteiligten Wechselwirkungen ist es bislang leider nicht möglich, die Tertiärstruktur eines Proteins ausgehend von seiner Primärstruktur zu berechnen.

Hydrophobe Wechselwirkungen

Hydrophobe Wechselwirkungen

Hydrophobe Wechselwirkungen sind verantwortlich für die Zusammenlagerung hydrophober Moleküle oder hydrophober Teile von Molekülen in einer wässrigen Umgebung.

A-5.8 Kovalente und nichtkovalente Bindungen zwischen Aminosäureresten

A-5.8

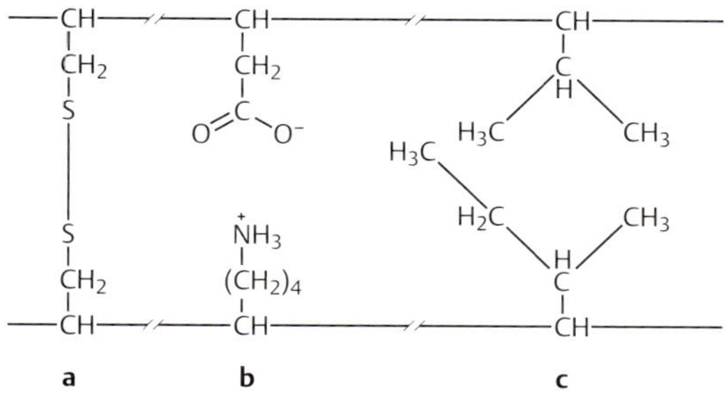

a Disulfidbrücke
b Ionische Wechselwirkungen zwischen einem Aspartat- und einem Lysinrest
c Hydrophobe Wechselwirkungen zwischen einem Valin- und einem Isoleucinrest

▶ **Merke.** In vielen Fällen liefern die hydrophoben Wechselwirkungen den größten Beitrag zur Stabilität von Proteinen.

◀ Merke

In der Regel lagern sich die hydrophoben Aminosäurereste einer Polypeptidkette im Inneren des gefalteten Proteins zusammen, während die polaren und geladenen Aminosäurereste nach außen zeigen und für Wechselwirkungen nicht nur untereinander, sondern auch mit den umgebenden Wassermolekülen zur Verfügung stehen. Eine derartige Anordnung ist offenbar für ein Protein energetisch am günstigsten.

In der Regel zeigen die hydrophoben Aminosäurereste ins Innere des Proteins, die polaren oder geladenen Aminosäurereste nach außen.

Entscheidend für die hydrophoben Wechselwirkungen sind weniger die Interaktionen der hydrophoben Aminosäurereste als vielmehr die der Wassermoleküle miteinander. Sofern hydrophobe Seitenketten nämlich an der Außenseite der Proteine exponiert werden, können an diesen Stellen die polaren Wassermoleküle nicht mehr mit dem Protein, sondern nur noch miteinander interagieren. Die Wassermoleküle bilden dann gleichsam ein Netz polarer Wechselwirkungen, welches sich um die hydrophoben Gruppen des Proteins zusammenzieht. Um diesem Netz zu entgehen, ziehen sich die hydrophoben Aminosäuren in das Innere des Proteins zurück. Stattdessen verlagern sich die polaren Anteile des Proteins nach außen, gehen dort Wechselwirkungen mit den Wassermolekülen ein und werden dadurch an der Außenseite festgehalten.

Der Grund für diese Anordnung der Aminosäurereste sind Wechselwirkungen mit den umgebenden Wassermolekülen.

▶ **Exkurs. Bedeutung hydrophober Wechselwirkungen für die Proteinstruktur am Beispiel der Membranproteine**

◀ Exkurs

Membranproteine weisen in der Regel ein bestimmtes **charakteristisches Strukturelement** auf, durch das sie **in der Membran verankert** sind. Dabei handelt es sich um eine **α-Helix aus ca. 20 hydrophoben Aminosäuren**, die von hydrophilen Aminosäuren umgeben ist. Die Aminosäuren der α-Helix müssen hydrophob sein, damit sie in der hydrophoben Umgebung der biologischen Membranen festgehalten werden können. Es sind ca. 20 Aminosäuren nötig, damit eine α-Helix den hydrophoben Teil einer Membran durchspannen kann. Die benachbarten hydrophilen Aminosäuren erleichtern die Wechselwirkungen mit der hydrophilen Oberfläche der jeweiligen Membran sowie mit der wässrigen Umgebung. Für die Einbettung in die Membran ist nicht ein bestimmtes Sequenzmotiv entscheidend, sondern ausschließlich die Hydrophobizität der beteiligten Aminosäuren. Manche Membranproteine zeigen nur einen einzigen Membrananker, andere sind über mehrere α-Helices in ihre Membran eingebettet.

Aufgrund der charakteristischen Struktur des Membranankers ist es möglich, bereits auf der Basis der Primärstruktur eine begründete Hypothese zu entwickeln, welche Abschnitte eines Proteins in eine Membran eingebettet sein könnten. Hierzu werden Hydrophobizitäts-Plots erstellt, in denen jeder Aminosäure der Aminosäuresequenz ihre Hydrophobizität zugeordnet ist (Abb. **A-5.9**).

A-5.9

A-5.9 **Hydrophobizitäts-Plot**

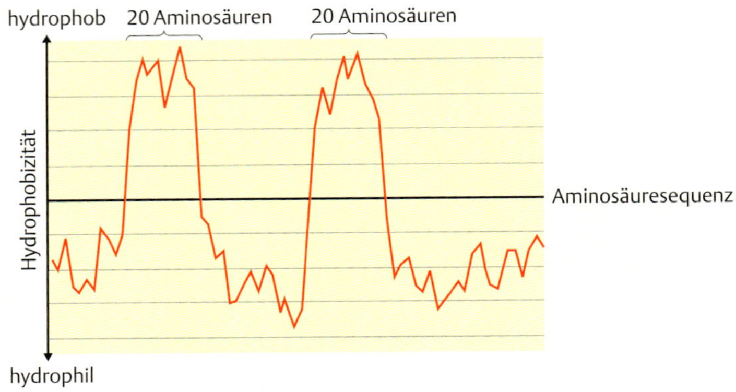

Disulfidbrücke und ionische Wechselwirkungen

Disulfidbrücken zwischen zwei Cysteinen verbinden oft die Aminosäureketten extrazellulärer Proteine, z. B. im Insulin und in Antikörpern.

Ionische Wechselwirkungen aufgrund gegensätzlicher Ladung treten bei nahezu allen Proteinen auf.

Disulfidbrücke und ionische Wechselwirkungen

Zwei Cysteine können eine **Disulfidbrücke** und damit eine kovalente Bindung bilden. Disulfidbrücken halten in vielen aus mehreren Aminosäureketten bestehenden extrazellulären Proteinen die Aminosäureketten zusammen. So bilden zwei Disulfidbrücken das Bindeglied zwischen der A- und der B-Kette des Insulins (S. 566). Auch die Aminosäureketten der Antikörper werden durch Disulfidbrücken zusammengehalten.
Zwischen zwei gegensätzlich geladenen Aminosäuren können starke **ionische Wechselwirkungen** auftreten, die wesentlich zur Stabilität eines Proteins beitragen. Während Disulfidbrücken auf bestimmte Proteine beschränkt sind, können ionische Wechselwirkungen in nahezu allen Proteinen nachgewiesen werden.

van der Waals-Kräfte sind nur schwach, erleichtern aber die Assoziation hydrophober Molekülgruppen.

van der Waals-Kräfte

Die van der Waals-Kräfte sind vergleichsweise schwach und sie haben nur eine extrem geringe Reichweite. In den Proteinen spielen sie nur in der unmittelbaren Umgebung einzelner Atome eine Rolle. Nachdem sich die hydrophoben Anteile innerhalb eines Proteinmoleküls durch hydrophobe Wechselwirkungen zusammen gelagert haben, tragen sie dazu bei, die genaue räumliche Anordnung der Atomgruppen festzulegen.
van der Waals-Kräfte werden durch minimale Ladungsinhomogenitäten innerhalb der Atome hervorgerufen. Sie sind allgemein bei der Assoziation hydrophober Molekülgruppen von Bedeutung. Benannt sind sie nach dem niederländischen Physiker Johannes Diderik van der Waals (1837 – 1923, Nobelpreis für Physik 1910).

A III Entleerung der Energiespeicher

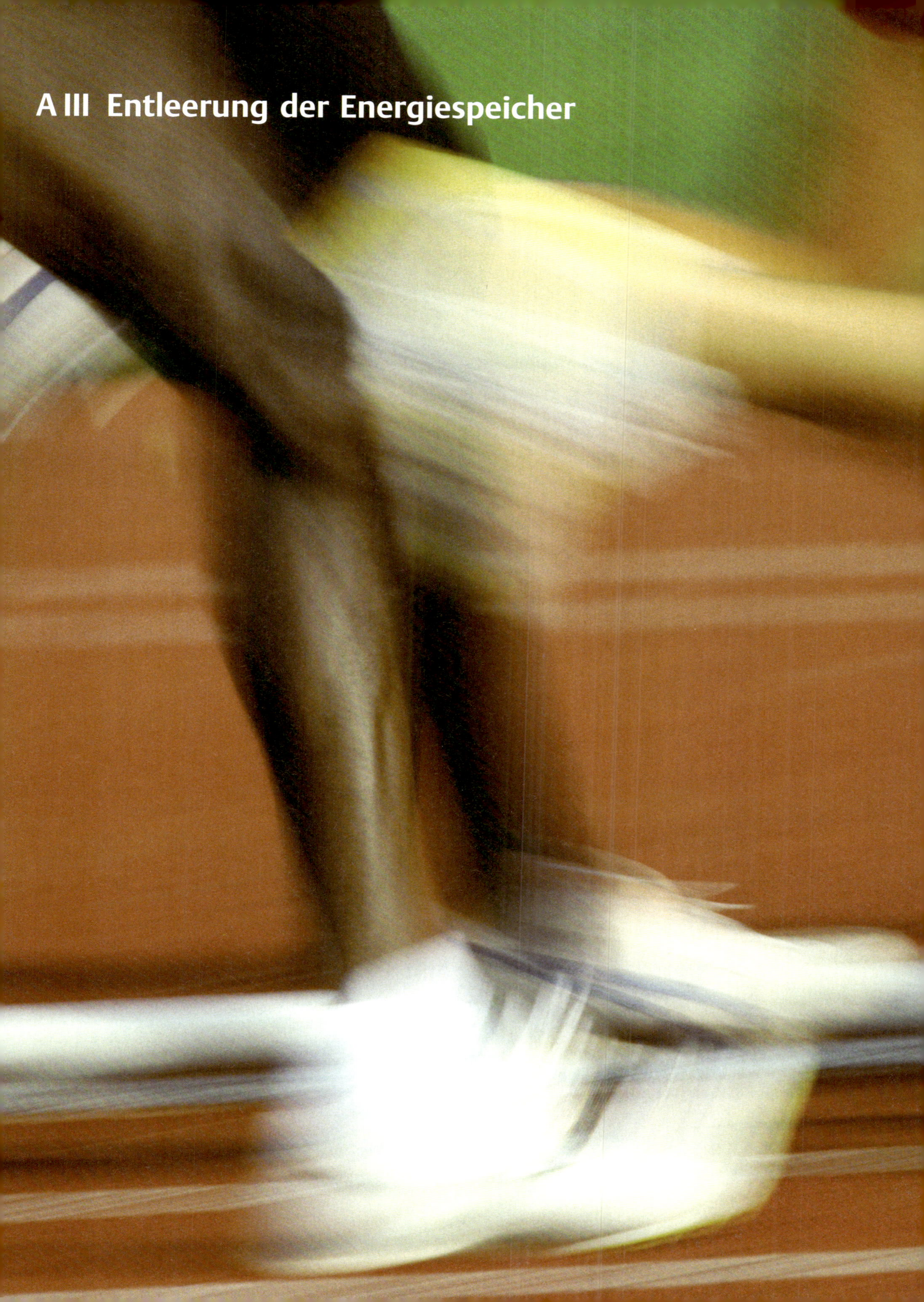

6 Abbau der Kohlenhydrate zu Pyruvat bzw. Lactat

Alle zum Betrieb der Atmungskette benötigten Elektronen stammen letztlich aus der Nahrung. Dieses Kapitel zeigt, wie die Elektronen den Kohlenhydraten der Nahrung entzogen werden und was dabei mit den Kohlenhydraten geschieht.

6 Abbau der Kohlenhydrate zu Pyruvat bzw. Lactat

In Kapitel A-1 (S. 4) wurde erläutert, inwiefern dem Adenosintriphosphat (ATP) im Stoffwechsel eine zentrale Bedeutung zukommt. Das weitaus meiste ATP wird durch oxidative Phosphorylierung in einer Kooperation von Atmungskette und ATP-Synthase in den Mitochondrien bereitgestellt. Damit die Atmungskette den von der ATP-Synthase benötigten Protonengradienten aufbauen kann, müssen der Atmungskette ständig Elektronen zugeführt werden. Diese stammen letztlich aus der Nahrung. Die Mechanismen, durch die sich Elektronen speziell aus den Kohlenhydraten der Nahrung herauslösen lassen, sind Gegenstand dieses Kapitels.

6.1 Die Glykolyse

6.1.1 Grundlagen

6.1 Die Glykolyse

6.1.1 Grundlagen

▶ Definition

▶ **Definition.** Der Begriff Glykolyse bezeichnet den **Abbau von Glucose zu Pyruvat**. Er wurde aus den griechischen Worten glyks (süß) und lysis (Auflösung) gebildet. Der süße Geschmack der Glucose geht nämlich beim Abbau der Glucose verloren.

▶ Merke

▶ **Merke.** Die Glykolyse ist einer der wichtigsten Stoffwechselwege der gesamten Biochemie. Die Abbauwege sämtlicher Kohlenhydrate münden an verschiedenen Stellen in die Glykolyse ein. Die Glykolyse läuft ausschließlich im Zytosol der Zellen ab.

6.1.2 Die einzelnen Reaktionsschritte der Glykolyse

6.1.2 Die einzelnen Reaktionsschritte der Glykolyse

▶ Tipp

▶ **Tipp.** Prägen Sie sich als Erstes die Namen der Metabolite ein (hierbei hilft auch Abbildung **A-6.8**) und befassen Sie sich dann mit den funktionellen Aspekten der Glykolyse. Die Kenntnis der Namen der beteiligten Enzyme ist demgegenüber von drittrangiger Bedeutung.

▶ Merke

(In einer neueren Nomenklatur wird Glycerinaldehyd-3-phosphat als Glyceral-3-phosphat bezeichnet; engl. glyceraldehyde-3-phosphate)

▶ **Merke.** Die Glykolyse lässt sich in zwei Abschnitte unterteilen:

- In Abschnitt 1 geschieht im Grunde nichts, wovon die Zelle einen unmittelbaren Nutzen hätte. Die Zelle wendet vielmehr ATP auf, um die Glucose so zu modifizieren, dass Glycerinaldehyd-3-phosphat entsteht, das für den zweiten und entscheidenden Abschnitt der Glykolyse geeignet ist.
- In Abschnitt 2 wird das Glycerinaldehyd-3-phosphat in mehreren Schritten zu Pyruvat abgebaut. Dabei werden ATP (doppelt so viel wie im ersten Abschnitt verbraucht worden war!) und NADH gewonnen.

Abschnitt 1

Im ersten Abschnitt der Glykolyse wird Glucose zu Glycerinaldehyd-3-phosphat abgebaut.

Abschnitt 1

Im ersten Abschnitt der Glykolyse entsteht aus Glucose zunächst in drei Schritten Fructose-1,6-bisphosphat. Dazu sind zwei ATP-abhängige Phosphorylierungen und eine Isomerisierung erforderlich. Fructose-1,6-bisphosphat zerfällt dann unter Einwirkung der Aldolase A in Dihydroxyacetonphosphat und Glycerinaldehyd-3-phosphat.

Schritt 1: Glucose → Glucose-6-phosphat

Wenn **Glucose** unter Vermittlung eines GLUT-Proteins – eines Glucose transportierenden Membranproteins – in eine Zelle gelangt ist, muss als Erstes dafür gesorgt werden, dass sie **in der Zelle bleibt**. Zu diesem Zweck wird die Glucose zu Glucose-6-phosphat phosphoryliert (Abb. **A-6.1**). Das hierfür benötigte Phosphat stammt von ATP. Die Reaktion wird in den **meisten Zellen des Körpers** von dem Enzym **Hexokinase** katalysiert, in den **Hepatozyten** von der **Glucokinase**, einem Isoenzym der Hexokinase.

Schritt 1: Glucose → Glucose-6-phosphat

Sinn dieser Reaktion (Abb. **A-6.1**) ist das Festhalten der aufgenommenen Glucose in der Zelle.
Enzym: Hexokinase (in den meisten Zellen des Körpers) bzw. Glucokinase (Hepatozyten).

A-6.1 Phosphorylierung von Glucose zu Glucose-6-phosphat

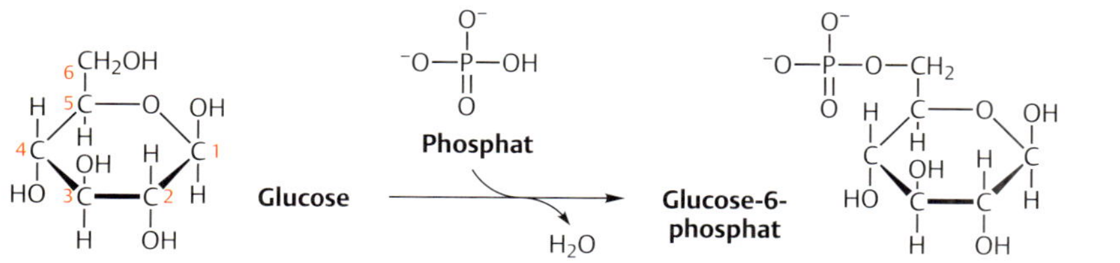

A-6.1

GLUT-Proteine erlauben eine Diffusion der Glucose sowohl in die Zellen hinein als auch aus den Zellen heraus. Die Glucose folgt dabei ausschließlich ihrem Konzentrationsgefälle. Indem Glucose intrazellulär schnell phosphoryliert wird, wird sie hier dem Gleichgewicht entzogen, d. h. die Zelle sorgt dafür, dass die **Konzentration an Glucose intrazellulär stets geringer ist als extrazellulär**, mit der Konsequenz, dass weitere Glucose dem Konzentrationsgefälle folgend in die Zelle einströmen wird.

Durch die Phosphorylierung ist die **Glucosekonzentration intrazellulär geringer als extrazellulär**, sodass weitere Glucose in die Zelle einströmt.

Der Energiegehalt von Glucose-6-phosphat ist höher als der von Glucose, d. h. das **ΔG der Phosphorylierung der Glucose** ist **positiv** (Abb. **A-3.1**, S. 18), und die Reaktion kann auch in Gegenwart eines geeigneten Enzyms wie der Hexokinase nicht von alleine ablaufen. Es liegt damit ein klassischer Fall vor, in dem eine biochemische Reaktion **nur durch energetische Kopplung möglich** ist. Es ist also kein Zufall, dass das Phosphat in dieser Reaktion von ATP bezogen wird. Erst durch die Kopplung mit der Hydrolyse einer Anhydridbindung – einer energiereichen Bindung (s. Exkurs) – im Triphosphat des ATP ist das ΔG der Gesamtreaktion negativ und die gekoppelte Reaktion damit thermodynamisch möglich.

Das **ΔG der Phosphorylierung der Glucose** ist **positiv**. Die Phosphorylierung ist deshalb **nur durch energetische Kopplung** mit der Hydrolyse von ATP **möglich**.

◀ Exkurs

▶ **Exkurs. Energiereiche Bindungen**
Definition: Von einer energiereichen Bindung spricht man, wenn bei ihrer Hydrolyse mehr als 30 kJ/Mol (1 Mol = $6{,}023 \times 10^{23}$ Teilchen) freigesetzt werden. In Strukturformeln symbolisiert man energiereiche Bindungen oft durch das Zeichen ~.
Beispiele:
- **Anhydridbindung im Triphosphat des ATP** (S. 5): Bei ihrer Hydrolyse werden unter Standardbedingungen 30,5 kJ/Mol Energie frei, d. h. $\Delta G°' = -30{,}5$ kJ/Mol.
- **Anhydridbindung des Pyrophosphats:** $\Delta G°' = -33{,}5$ kJ/Mol
- **Hydrolyse der Phosphoguanidinogruppe des Kreatinphosphats** (S. 260): $\Delta G°' = -43{,}1$ kJ/Mol
- **Esterbindung des Phosphoenolpyruvats:** $\Delta G°' = -61{,}9$ kJ/Mol
- **Thioesterbindung des Acetyl-CoA:** $\Delta G°' = -31{,}5$ kJ/Mol

Energiereiche Bindungen werden auch als **Bindungen mit hohem Gruppenübertragungspotenzial** bezeichnet. Damit ist gemeint, dass bei der Hydrolyse einer solchen Bindung so viel Energie freigesetzt wird, dass bei einer energetisch gekoppelten Reaktion ausreichend Energie zur Verfügung steht, um die abgespaltene Gruppe sofort auf ein anderes Molekül zu übertragen.
Die Enzyme, die die Übertragung einer Phosphatgruppe von ATP auf ein Substratmolekül katalysieren, werden als **Kinasen** bezeichnet; den oben beschriebenen Schritt 1 der Glykolyse katalysiert z. B. die Hexokinase.
Das unter Katalyse der Hexokinase gebildete Glucose-6-phosphat z. B. hat kein hohes Gruppenübertragungspotenzial. Es enthält zwar eine Phosphatgruppe, aber bei deren Abspaltung würde nicht sehr viel Energie frei ($\Delta G°' = -13{,}8$ kJ/Mol). Es stünde daher auch nicht hinreichend Energie zur Verfügung, um die Phosphatgruppe anschließend z. B. auf ein anderes Kohlenhydrat zu übertragen.

Schritt 2: Glucose-6-phosphat → Fructose-6-phosphat

Glucose-6-phosphat → Fructose-6-phosphat (Abb. **A-6.2**).
Enzym: Glucose-6-phosphat-Isomerase.

Schritt 2: Glucose-6-phosphat → Fructose-6-phosphat

Im Rahmen der Glykolyse wird Glucose-6-phosphat zu Fructose-6-phosphat isomerisiert, d. h. die Atome des Moleküls werden umgelagert (Abb. **A-6.2**). Die Reaktion wird durch die **Glucose-6-phosphat-Isomerase** katalysiert. Das Gleichgewicht der Reaktion liegt unter Standardbedingungen auf der Seite des Glucose-6-phosphats. In den Zellen wird das Fructose-6-phosphat jedoch schnell weiterverwertet, sodass die Isomerisierung gleichwohl in Richtung des Fructose-6-phosphats ablaufen kann (S. 19).
Alternativ kann Glucose-6-phosphat aus der Glykolyse abgezweigt und in verschiedenen anderen Stoffwechselwegen Verwendung finden, etwa in der Glykogensynthese (S. 206) oder im Pentosephosphatweg (S. 234).

A-6.2

A-6.2 Isomerisierung von Glucose-6-phosphat zu Fructose-6-phosphat

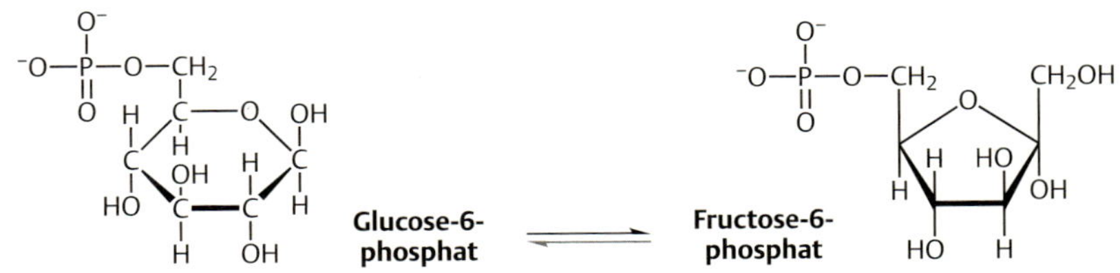

Schritt 3: Fructose-6-phosphat → Fructose-1,6-bisphosphat

In dieser Reaktion (Abb. **A-6.3**) wird ein **ATP aufgewendet.**
Enzym: Phosphofructokinase-1 (PFK-1).

Schritt 3: Fructose-6-phosphat → Fructose-1,6-bisphosphat

Fructose-6-phosphat wird zu Fructose-1,6-bisphosphat phosphoryliert (Abb. **A-6.3**). Auch in dieser Phosphorylierungsreaktion wird das hohe Gruppenübertragungspotenzial des ATP genutzt, d. h. ein **ATP aufgewendet**. Von einem *Bis*phosphat spricht man, wenn ein Molekül zwei Phosphatgruppen trägt, die mit unterschiedlichen Kohlenstoffatomen verbunden sind. Das bei der Hydrolyse des ATP gebildete Adenosindiphosphat trägt hingegen keine separaten Phosphatgruppen, sondern eine gemeinsame *Di*phosphatgruppe.

A-6.3

A-6.3 Phosphorylierung von Fructose-6-phosphat zu Fructose-1,6-bisphosphat

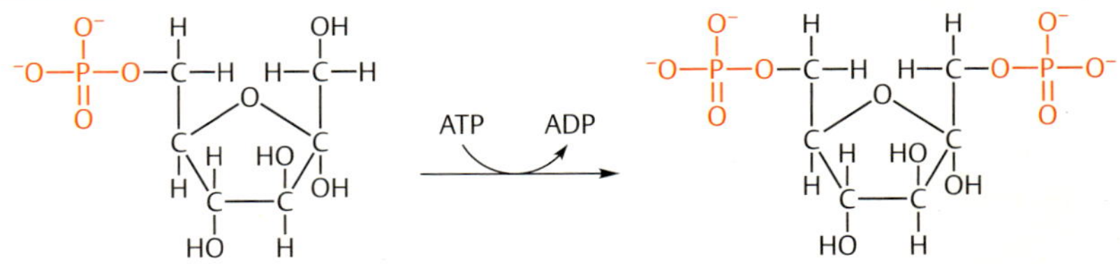

Fructose-6-phosphat — Fructose-1,6-bisphosphat

Die Phosphorylierung des Fructose-6-phosphats wird durch die **Phosphofructokinase-1** (**PFK-1**) katalysiert. Die katalytische Aktivität dieses Enzyms kann sehr unterschiedlich sein und hängt von bestimmten Gegebenheiten des Stoffwechsels ab. Die PFK-1 bestimmt durch ihre Aktivität, mit welcher Geschwindigkeit Glucose in der Glykolyse abgebaut wird.

▶ Merke

▶ **Merke.** Die **Phosphofructokinase-1** ist das **Schlüsselenzym der Glykolyse**, weil sie den geschwindigkeitsbestimmenden Schritt der Glykolyse katalysiert.

Schritt 4: Fructose-1,6-bisphosphat → Glycerinaldehyd-3-phosphat + Dihydroxyacetonphosphat

In diesem Reaktionsschritt wird die **Hexose** Fructose-1,6-bisphosphat **in zwei Triosen gespalten** (Abb. **A-6.4**):
- Glycerinaldehyd-3-phosphat (= Glyceral-3-phosphat),
- Dihydroxyacetonphosphat (= Glyceron-3-phosphat).

Die Reaktion ist eine Aldolspaltung und wird von dem Enzym **Aldolase A** katalysiert.

Schritt 4: Fructose-1,6-bisphosphat → Glycerinaldehyd-3-phosphat + Dihydroxyacetonphosphat

In diesem Reaktionsschritt wird eine Hexose in zwei Triosen gespalten (Abb. **A-6.4**). Enzym: Aldolase A.

Schritt 5: Dihydroxyacetonphosphat → Glycerinaldehyd-3-phosphat

Die beiden Triosen können sich ineinander umwandeln (Abb. **A-6.4**). Diese Reaktion wird durch die **Triosephosphat-Isomerase** katalysiert. Da nur Glycerinaldehyd-3-phosphat in den 2. Abschnitt der Glykolyse eingespeist und seine Konzentration in der Zelle dadurch niedrig gehalten wird, läuft die Isomerisierung in Richtung Glycerinaldehyd-3-phosphat ab.

Schritt 5: Dihydroxyacetonphosphat → Glycerinaldehyd-3-phosphat

Abb. **A-6.4**.
Enzym: Triosephosphat-Isomerase.

A-6.4 Spaltung von Fructose-1,6-bisphosphat in Glycerinaldehyd-3-phosphat und Dihydroxyacetonphosphat

A-6.4

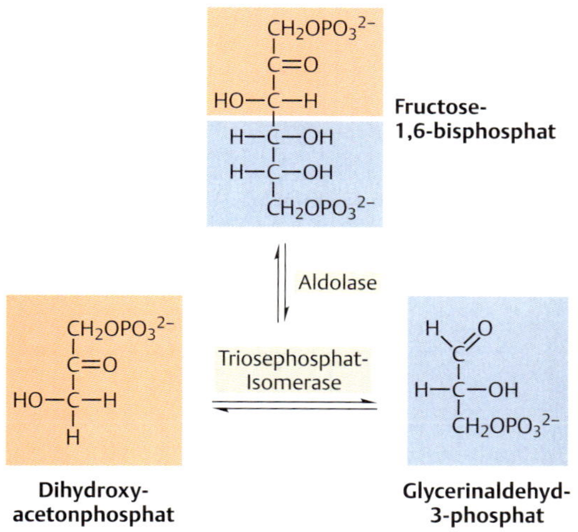

Die Reaktionsprodukte können sich ineinander umwandeln. Als Katalysator wirkt die Triosephosphat-Isomerase.

Abschnitt 2

In den Reaktionsschritten des zweiten Abschnitts der Glykolyse wird Glycerinaldehyd-3-phosphat zu 3-Phosphoglycerat oxidiert und dann zu Pyruvat abgebaut. Die bei der Oxidation freigesetzte Energie wird zur Bildung von ATP und NADH genutzt.

Abschnitt 2

Schritt 6: Glycerinaldehyd-3-phosphat → 1,3-Bisphosphoglycerat

Bei dieser Reaktion bindet das Glycerinaldehyd-3-phosphat kovalent an das Enzym **Glycerinaldehyd-3-phosphat-Dehydrogenase** (GAPDH) und es laufen nacheinander zwei Prozesse ab:
1. Oxidation des Glycerinaldehyd-3-phosphats,
2. phosphorolytische Freisetzung des Reaktionsprodukts (d. h. Freisetzung unter Aufnahme von anorganischem Phosphat).

Schritt 6: Glycerinaldehyd-3-phosphat → 1,3-Bisphosphoglycerat

Zwei Teilreaktionen (Enzym: **Glycerinaldehyd-3-phosphat-Dehydrogenase** = GAPDH):
1. Oxidation des Glycerinaldehyd-3-phosphats,
2. phosphorolytische Freisetzung des Reaktionsprodukts.

Reaktionsmechanismus

Oxidation von Glycerinaldehyd-3-phosphat:
- Die Aldehydgruppe des Glycerinaldehyd-3-phosphats reagiert mit der SH-Gruppe des Enzyms (**kovalente** Bindung, Abb. **A-6.5**).

Der **Reaktionsmechanismus** der Schritte ist näher zu erläutern:

Oxidation von Glycerinaldehyd-3-phosphat:
- Die Glycerinaldehyd-3-phosphat-Dehydrogenase bindet Glycerinaldehyd-3-phosphat und NAD^+ und bringt sie so in unmittelbare Nachbarschaft zueinander. Der Carbonylkohlenstoff des Glycerinaldehyd-3-phosphats wird **kovalent** auf das Schwefelatom einer SH-Gruppe des Enzyms übertragen. Dabei entsteht aus der Carbonylgruppe eine H-C-OH-Gruppe (Abb. **A-6.5**).

A-6.5

A-6.5 Mechanismus der Glycerinaldehyd-3-phosphat-Dehydrogenase (GAPDH)-Reaktion

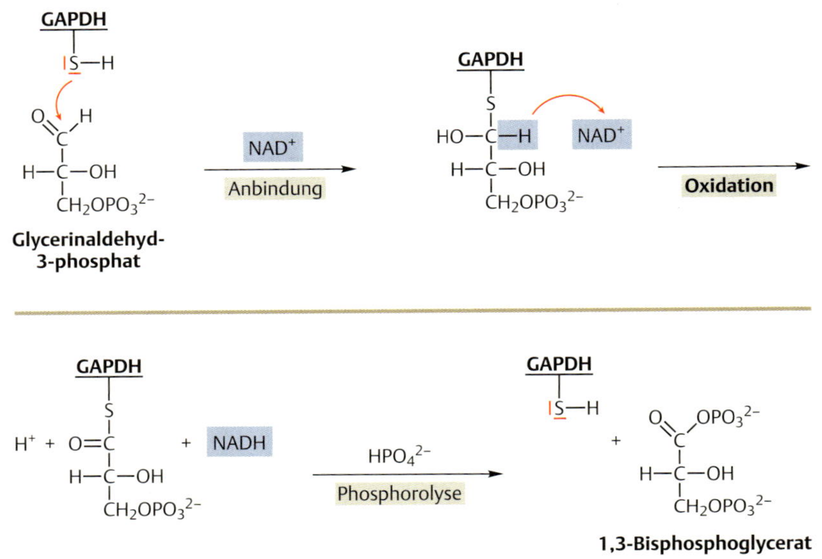

- Dabei entsteht ein **Thiohalbacetal**.

- Die Reaktion der Aldehydgruppe des Glycerinaldehyd-3-phosphats mit der SH-Gruppe erinnert an die Ringbildung der Kohlenhydrate: In der Glucose reagiert die Aldehydgruppe des Kohlenstoffatoms Nr. 1 mit der OH-Gruppe des Kohlenstoffatoms Nr. 5, sodass ein Halbacetal entsteht (S. 39). SH-Gruppen ähneln in ihren chemischen Eigenschaften den OH-Gruppen, denn der Schwefel steht im Periodensystem der Elemente direkt unter dem Sauerstoff. Entsprechend bezeichnet man das Zwischenprodukt im Reaktionsmechanismus der Glyerinaldehyd-3-phosphat-Dehydrogenase in Analogie zum Halbacetal der Kohlenhydrate als **Thiohalbacetal** (die Silbe Thio bezeichnet den Schwefel). Aber Achtung: Weder bei der Bildung der Halbacetale noch bei der Bildung der Thiohalbacetale findet eine Oxidation oder eine Reduktion statt! Eine Redoxreaktion läuft erst im folgenden Schritt bei der Reaktion mit NAD^+ ab.

- Das **NAD^+ nimmt** von der H-C-OH-Gruppe ein **Hydrid-Ion (H^-) auf**.

- Anschließend gibt die OH-Gruppe ein Proton ab und es entsteht dabei wieder eine **Carbonylgruppe**. Das NADH und das Proton – **NADH + H^+**, manchmal als $NADH_2$ bezeichnet – lösen sich vom Enzym ab.

- Das **NAD^+ nimmt** von der H-C-OH-Gruppe ein **Hydrid-Ion (H^-)** auf (das Wasserstoffatom mitsamt seinen beiden Bindungselektronen, *nicht* das Proton der OH-Gruppe!).
- Die vier Bindungen des Substrat-Kohlenstoffatoms werden wiederhergestellt, indem die OH-Gruppe ein Proton abgibt und der Sauerstoff eine zusätzliche Bindung zum Kohlenstoff ausbildet. Aus der H-C-OH-Gruppe wird dadurch wieder eine **Carbonylgruppe**. Das NADH sowie das von der OH-Gruppe abgelöste Proton lösen sich vom Enzym ab. Beides zusammen, **NADH + H^+**, wird in manchen Lehrbüchern auch als $NADH_2$ bezeichnet. Dabei sollte angemerkt werden, dass das Proton (H^+) zwar zur gleichen Zeit gebildet wird wie das NADH, dass aber beide nie chemisch miteinander verbunden sind.

- Als Ergebnis dieser Reaktion liegt nun kein Thiohalbacetal mehr vor, sondern ein **Thioester**. Ester entstehen in einer Reaktion einer Carbonsäure mit der OH-Gruppe eines Alkohols unter Abspaltung von Wasser. Analog kann man sich die Bildung eines Thioesters als Ergebnis einer Reaktion einer Carbonsäure mit einer SH-Gruppe vorstellen. Die Aldehydgruppe des Glycerinaldehyd-3-phosphats ist somit unbemerkt durch die Reaktion mit NAD^+ zu einer Carboxylgruppe oxidiert worden.

- Als Ergebnis dieser Reaktion liegt nun kein Thiohalbacetal mehr vor, sondern ein **Thioester**.

Phosphorolytische Freisetzung des Reaktionsprodukts: Aus der wässrigen Umgebung wird anorganisches Phosphat aufgenommen und es entsteht 1,3-Bisphosphoglycerat. In diesem Molekül ist die Phosphatgruppe mit dem Kohlenstoffatom Nr. 3 unverändert über eine Esterbindung verbunden, die Phosphatgruppe des Kohlenstoffatoms 1 weist hingegen eine Anhydridbindung auf. Wie bereits erwähnt, handelt es sich beim 1,3-Bisphosphoglycerat um das Derivat einer Carbonsäure (Glycerate sind die Anionen der Glycerinsäure). Bei einer Verbindung zwischen einer Carbonsäure und Phosphorsäure entsteht unter Abspaltung von Wasser ein **gemischtes Phosphorsäure-Carbonsäure-Anhydrid**. Das **hohe Gruppenübertragungspotenzial** dieser Verbindung **ermöglicht** anschließend (Schritt 7) die **Synthese von ATP**.

Phosphorolytische Freisetzung des Reaktionsprodukts: Aus der wässrigen Umgebung wird anorganisches Phosphat aufgenommen. Dabei entsteht 1,3-Bisphosphoglycerat, ein **gemischtes Phosphorsäure-Carbonsäure-Anhydrid**. Das **hohe Gruppenübertragungspotenzial** dieser Verbindung **ermöglicht** anschließend die **Synthese von ATP**.

► **Zusammenfassung.** Bei der NAD^+-vermittelten Oxidation der Aldehydgruppe des Glycerinaldehyd-3-phosphats wird Energie frei, die in der energiereichen Bindung zum aufgenommenen Phosphat gespeichert bleibt. Die Phosphatgruppe am Kohlenstoffatom 1 (Abb. **A-6.7**) hat somit ein hohes Gruppenübertragungspotenzial.

◄ **Zusammenfassung**

► **Exkurs. Der Reaktionsmechanismus der NAD^+-vermittelten Oxidation**

Die positive Ladung des NAD^+ weist darauf hin, dass NAD^+ einen Mangel an Elektronen hat. Das ist ein wesentlicher Grund dafür, dass NAD^+ nicht nur ein Wasserstoffatom aufnehmen kann, sondern sogar ein Hydrid-Ion (H^-). Am Komplex I der Atmungskette findet genau die umgekehrte Reaktion statt. Dort gibt NADH ein Hydrid-Ion ab, es bildet sich wieder NAD^+, und die beiden Elektronen des Hydrid-Ions durchlaufen die weiteren Komplexe der Atmungskette. NAD^+ ist die Abkürzung für Nicotinamidadenindinukleotid. Ein großer Teil des NAD^+-Moleküls ist identisch aufgebaut wie ADP (Abb. **A-6.6 a**). Der Teil des NAD^+, der ein Hydrid-Ion aufnehmen kann, ist die **Nicotinamid**gruppe. Nicotinamid hat im Stoffwechsel nichts mit dem Nikotin des Zigarettenrauchs zu tun, der Name beruht aber tatsächlich auf einer strukturellen Verwandtschaft (Abb. **A-6.6 b**). Nikotin ist nach dem französischen Diplomaten Jean Nicot benannt, der den amerikanischen Tabak im 16. Jahrhundert als angebliche Heilpflanze nach Europa brachte. Nikotin ist ein Inhaltsstoff des Tabaks, der ähnlich dem Nicotinamid des NAD^+ einen **Pyridinring** aufweist.

Die Elektronen sind im Pyridinring des NAD^+ delokalisiert, denn Pyridin ist eine aromatische Verbindung, ähnlich dem Benzol. Jedes Kohlenstoffatom ist im Pyridinring mit einem Wasserstoffatom verbunden, das man in Strukturformeln oft nicht einzeichnet, da dieser Sachverhalt als bekannt vorausgesetzt wird.

An der in Abbildung **A-6.6**c bezeichneten Stelle, am Kohlenstoffatom der Position 4, kann der Pyridinring des NAD^+ ein Hydrid-Ion aufnehmen. Das Kohlenstoffatom trägt daraufhin zwei Wasserstoffatome. Gleichzeitig kommt es im Nicotinamid zu dramatischen Verschiebungen der Elektronen, mit dem Ergebnis, dass das aromatische System des Pyridinrings zusammenbricht (Abb. **A-6.6 c**).

Das Ringsystem kann seinen energetisch günstigen aromatischen Charakter dadurch wiederherstellen, dass es das Hydrid-Ion wieder abgibt. Dies geschieht deshalb sehr leicht, womit auch erklärt ist, warum NADH ein sehr gutes Reduktionsmittel ist und das Redoxpaar NAD^+/NADH ein sehr **negatives Redoxpotenzial** aufweist ($E^{\circ\prime} = -320$ mV, S. 176).

◄ **Exkurs**

A-6.6

A-6.6 Nicotinamidadenindinukleotid (NADH)

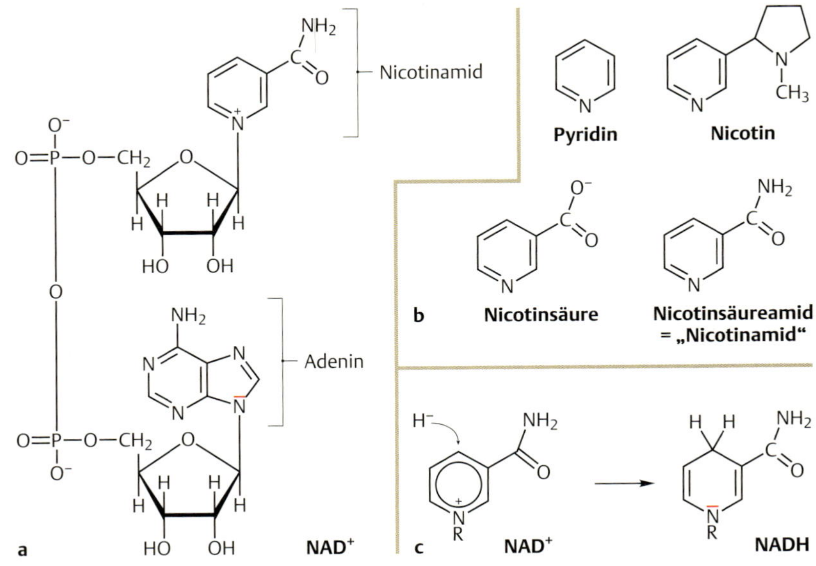

a Struktur des NAD^+
b Verwandtschaftsbeziehungen: Pyridin und verschiedene Pyridinderivate
c Reduktion des NAD^+ zu NADH durch Aufnahme eines Hydrid-Ions

Schritt 7: 1,3-Bisphosphoglycerat → 3-Phosphoglycerat

Bei dieser Reaktion (Abb. **A-6.7**) entsteht ATP (**Substratkettenphosphorylierung**).
Enzym: (3-)Phosphoglycerat-Kinase.

Abbildung **A-6.7** zeigt, dass letztlich nur ein Aldehyd zu einer Carbonsäure oxidiert und die Oxidationsenergie in ADP und NADH gespeichert wurde.

Schritt 7: 1,3-Bisphosphoglycerat → 3-Phosphoglycerat

Das hohe Gruppenübertragungspotenzial des 1,3-Bisphosphoglycerats wird in der nun folgenden sog. **Substratkettenphosphorylierung** genutzt, um die Phosphatgruppe der Position 1 auf ADP zu übertragen. Dadurch wird **ATP gebildet**, übrig bleibt 3-Phosphoglycerat (Abb. **A-6.7**). Die Reaktion wird von der **(3-)Phosphoglycerat-Kinase** katalysiert.
Aus Abbildung **A-6.7** wird deutlich, dass in einer komplizierten Sequenz von Reaktionen letztlich nur ein Aldehyd zu einer Carbonsäure oxidiert wurde: Ausgehend von Glycerin*aldehyd*-3-phosphat entstand 3-Phosphoglycerat, das Anion der 3-Phosphoglycerin*säure*. Die angefallene Oxidationsenergie wurde in ATP und NADH gespeichert.

▶ Merke

▶ **Merke.** Die Reaktion der Phosphoglycerat-Kinase ist die entscheidende energieliefernde Reaktion der Glykolyse.

A-6.7 Der Umbau von Glycerinaldehyd-3-phosphat über 1,3-Bisphosphoglycerat zu 3-Phosphoglycerat

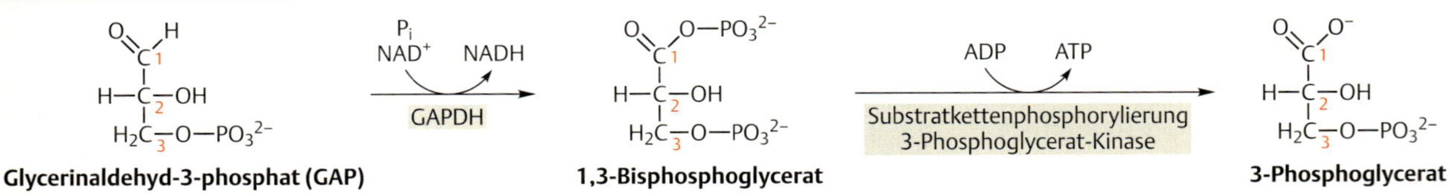

GAPDH: Glycerinaldehyd-3-phosphat-Dehydrogenase.

▶ **Exkurs. Substratkettenphosphorylierung und oxidative Phosphorylierung**
Die Energie, die bei der Oxidation des Glycerinaldehyd-3-phosphats zu 3-Phosphoglycerat anfällt (Schritt 6 und 7 der Glykolyse), trägt auf zwei unterschiedliche Weisen zur Synthese von ATP bei:

1. Sie ermöglicht der Phosphoglycerat-Kinase eine ATP-Synthese durch **Substratkettenphosphorylierung** (s.o.). (Eine Substratkettenphosphorylierung findet auch im Citratzyklus statt [S. 117].)
2. Ein anderer Teil der Energie wird zunächst zur Reduktion von NAD^+ zu **NADH** genutzt. Sofern die Zelle Mitochondrien enthält, kann das NADH dann seine aufgenommenen Elektronen anschließend der **Atmungskette** und damit der ATP-Synthese durch **oxidative Phosphorylierung** zur Verfügung stellen.

◀ Exkurs

Schritt 8: 3-Phosphoglycerat → 2-Phosphoglycerat

3-Phosphoglycerat isomerisiert zu 2-Phosphoglycerat (Abb. **A-6.8**). Das Enzym, das diese Verschiebung der Phosphatgruppe katalysiert, gehört zur Gruppe der Isomerasen und wird als **Phosphoglycerat-Mutase** bezeichnet.

Schritt 8: 3-Phosphoglycerat → 2-Phosphoglycerat

Abb. **A-6.8**.
Enzym: Phosphoglycerat-Mutase.

Schritt 9: 2-Phosphoglycerat → Phosphoenolpyruvat

Die anschließende Abspaltung von H_2O, katalysiert von der **Enolase**, führt zur Bildung von Phosphoenolpyruvat und geht einher mit einer Umverteilung der Energie innerhalb des Moleküls. In diesem Zusammenhang erhält nun die Phosphatgruppe der Position 2 ein **hohes Gruppenübertragungspotenzial** (Abb. **A-6.8**).

Schritt 9: 2-Phosphoglycerat → Phosphoenolpyruvat

Phosphoenolpyruvat enthält eine energiereiche Bindung (Abb. **A-6.8**).
Enzym: Enolase.

Schritt 10: Phosphoenolpyruvat → Pyruvat

In diesem letzten Schritt der Glykolyse wird die Phosphatgruppe des Phosphoenolpyruvats auf ADP übertragen. Dadurch entstehen Pyruvat und **ATP**. Pyruvat ist das Anion der Brenztraubensäure. Die Phosphatgruppe des Phosphoenolpyruvats ist ursprünglich allerdings nicht als anorganisches Phosphat gebunden worden, sondern sie wurde unter Hydrolyse von ATP im ersten Abschnitt der Glykolyse aufgenommen. Streng genommen wird hier also nur das ATP regeneriert, das im ersten Abschnitt der Glykolyse verbraucht wurde. Insofern kann man in Bezug auf diese Reaktion auch nur in einem eingeschränkten Sinn von **Substratkettenphosphorylierung** sprechen. Das Enzym, das die Reaktion katalysiert, ist die **Pyruvat-Kinase**. (Es ist nach der Rückreaktion benannt, die es im Prinzip ebenfalls katalysieren kann.)

Schritt 10: Phosphoenolpyruvat → Pyruvat

Hier entsteht durch **Substratkettenphosphorylierung** ein weiteres ATP.
Enzym: Pyruvat-Kinase.

▶ **klinik.** Der seltene, autosomal-rezessiv vererbte **Pyruvat-Kinase-Mangel** führt zu einer chronischen Blutarmut: Da Erythrozyten keine Mitochondrien besitzen, sind sie zu ihrer Energieversorgung ausschließlich auf die Glykolyse angewiesen. Diese läuft wegen des Enzymmangels aber nur in geringem Umfang ab. Der resultierende ATP-Mangel führt zu Membrandefekten und so zu einer Zerstörung der Erythrozyten (hämolytische Anämie).

◀ klinik

Energiebilanz

Energiebilanz

▶ **Merke.** Da ausgehend von einem Molekül Glucose zwei Moleküle Glycerinaldehyd-3-phosphat abgebaut werden, ergibt die Glykolyse netto 2 ATP (4 ATP werden zwar gewonnen, aber 2 ATP müssen aufgewendet werden!) und 2 NADH.

◀ Merke

A-6.8 **Die Reaktionsschritte der Glykolyse**

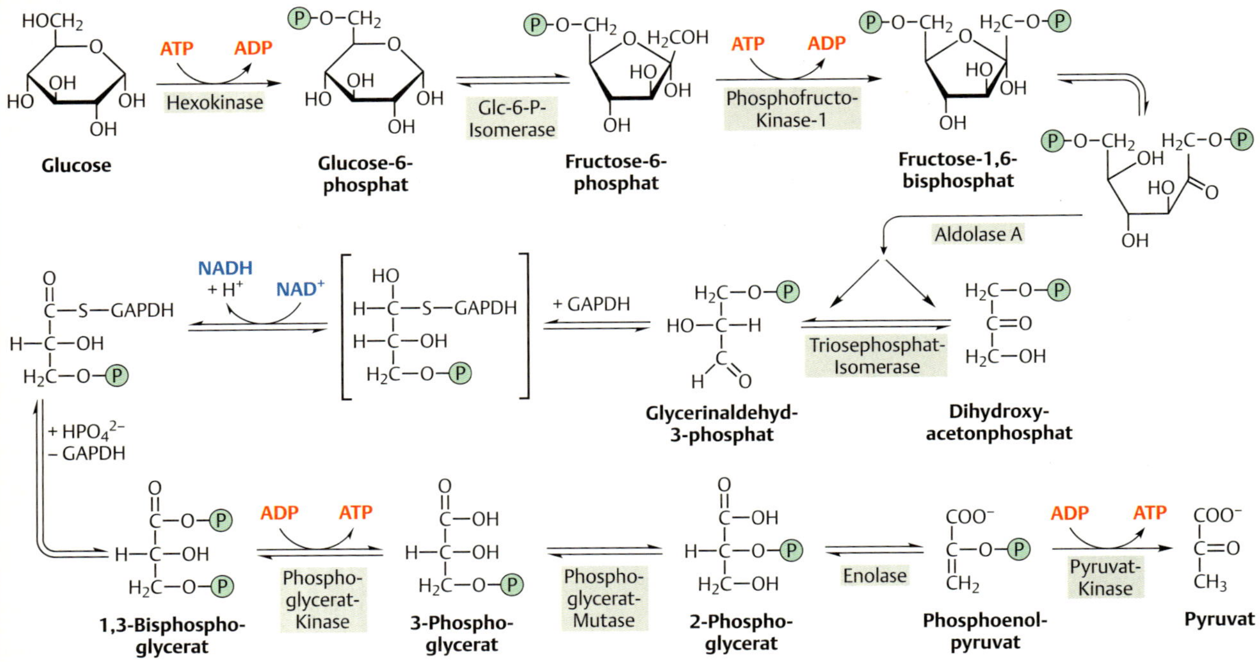

Glc-6-P: Glucose-6-phosphat, GAPDH: Glycerinaldehyd-3-phosphat-Dehydrogenase

Reversible und irreversible Schritte

Abbildung **A-6.9** zeigt, dass in den Reaktionen der Hexokinase, der Phosphofructokinase-1 und der Pyruvat-Kinase sehr viel Energie freigesetzt wird.

Reversible und irreversible Schritte

Die Abbildung **A-6.9** zeigt ein Energieprofil der Glykolyse. Die ΔG-Werte der einzelnen Reaktionen wurden unter Berücksichtigung der Metabolitkonzentrationen berechnet, die in Erythrozyten gemessen wurden. In den Reaktionen der Hexokinase und der Phosphofructokinase-1 (Schritte 1 und 3 der Glykolyse) wird sehr viel Energie freigesetzt, da sie mit einer Hydrolyse von ATP verbunden

A-6.9

A-6.9 **Energieprofil der Glykolyse**

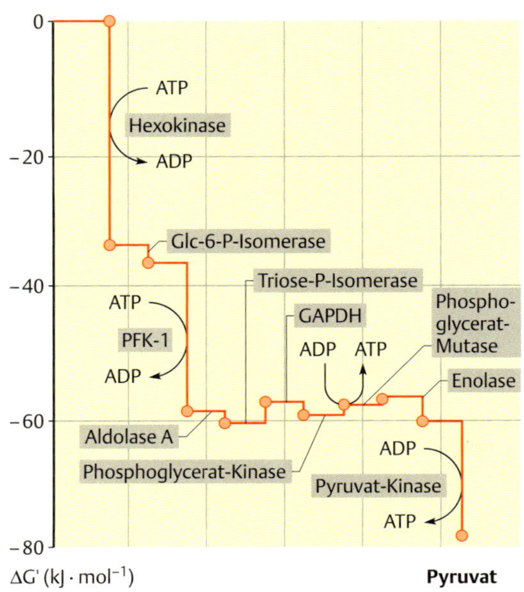

Glc-6-P-Isomerase: Glucose-6-phosphat-Isomerase
PFK-1: Phosphofructokinase-1,
Triose-P-Isomerase: Triosephosphat-Isomerase
GAPDH: Glycerinaldehyd-3-phosphat-Dehydrogenase

sind (Verlust an Freier Energie, ΔG ist negativ). Erstaunlicherweise wird auch in der letzten Reaktion der Glykolyse, katalysiert von der Pyruvat-Kinase, sehr viel Energie frei, obwohl in diesem Schritt ATP gewonnen wird. Tatsächlich ist der Grund des ausgeprägt negativen ΔG der hohe Energiegehalt der Enolesterbindung im Phosphoenolpyruvat ($\Delta G^{\circ\prime} = -61{,}9$ kJ/Mol). Diese Energie wird bei der Ablösung des Phosphates frei und nur zum Teil im neu entstehenden ATP gespeichert. Die Differenz kommt im ΔG zum Ausdruck.
Reaktionen mit stark negativem ΔG sind irreversibel. Deshalb gilt:

▶ **Merke.** Die Hexokinase, die Phosphofructokinase-1 und die Pyruvat-Kinase katalysieren die drei irreversiblen Schritte der Glykolyse. Eine Umkehr dieser Reaktionen ist unter physiologischen Bedingungen nicht möglich.

◀ **Merke**

Die irreversiblen Schritte sind in der Regulation der Glykolyse von entscheidender Bedeutung. Alle anderen Schritte sind frei reversibel. Dies gilt auch für den Schritt, in dem durch Substratkettenphosphorylierung ATP gewonnen wird. Auf den Unterschied zwischen reversiblen und irreversiblen Schritten wird im Zusammenhang der Gluconeogenese noch einmal zurückzukommen sein (S. 213).

Was wird aus dem Pyruvat?

Abhängig davon, was mit dem Endprodukt der Glykolyse (Pyruvat) geschieht, unterscheidet man zwei Formen der Glykolyse:
- aerobe Glykolyse,
- anaerobe Glykolyse.

Was wird aus dem Pyruvat?

Hier unterscheidet man eine
- aerobe Glykolyse und eine
- anaerobe Glykolyse

▶ **Merke.** Die Reaktionsschritte der Glykolyse sind von Sauerstoff gänzlich unabhängig, die Unterscheidung in aerob und anaerob betrifft lediglich den anschließenden Stoffwechsel des Pyruvats.

◀ **Merke**

Aerobe Glykolyse

Aerobe Glykolyse

▶ **Definition.** Sind in einer Zelle Mitochondrien und ausreichend Sauerstoff vorhanden, was bei den meisten Zellen der Fall ist, wird Pyruvat in die Mitochondrien importiert und dem Citratzyklus (S. 110) zugeführt. Der für die aerobe Glykolyse benötigte Sauerstoff wird erst im Anschluss an diese Reaktionsschritte in den Mitochondrien benötigt, nämlich als terminaler Elektronenakzeptor der Atmungskette.

◀ **Definition**

▶ **Merke.** Die zytosolische Glykolyse und der mitochondriale Citratzyklus bilden gemeinsam einen Prozess, in den nicht nur die Abbauwege sämtlicher Kohlenhydrate, sondern auch die Abbauwege aller Fette und aller Aminosäuren einmünden. Im Verlauf der verschiedenen Reaktionen werden alle Stoffe bis zum CO_2 oxidiert, und die bei der Oxidation freigesetzten Elektronen werden von NADH bzw. $FADH_2$ der Atmungskette übermittelt.

◀ **Merke**

Anaerobe Glykolyse

Anaerobe Glykolyse

▶ **Definition.** In Zellen, die keine Mitochondrien besitzen oder nicht über hinreichend Sauerstoff verfügen, wird Pyruvat zu Lactat (dem Anion der Milchsäure) abgebaut.

◀ **Definition**

Beispiele der anaeroben Glykolyse:
- Laktatbildung durch Erythrozyten (S. 46),
- Laktatbildung bei Sauerstoffmangel in der Skelettmuskulatur (S. 261).

Beispiele der anaeroben Glykolyse:
- Erythrozyten,
- Sauerstoffmangel in der Skelettmuskulatur.

6.1.3 Die Regulation der Glykolyse

Schlüsselenzyme

Die Aktivität der Glykolyse wird in den Geweben sehr genau kontrolliert.

6.1.3 Die Regulation der Glykolyse

Schlüsselenzyme

Die Mengen an Glucose, die durch Glykolyse abgebaut werden müssen, sind in den verschiedenen Zellen des Organismus sehr unterschiedlich. Die Anforderungen des Stoffwechsels hängen zudem sehr von der Tageszeit ab. Die Aktivität der Glykolyse muss deshalb sehr genau kontrolliert und den jeweiligen Bedingungen angepasst werden.

▶ Exkurs

▶ Exkurs. Eigenschaften von Schlüsselenzymen

Die Intensität, mit der die biochemischen Reaktionen der verschiedenen Stoffwechselwege ablaufen, hängt primär von drei Faktoren ab: Der Stoffumsatz ist in der Regel umso größer, je höher die Konzentration der Edukte ist, je höher die Aktivität der beteiligten Enzyme ist und je schneller die Produkte abgeführt werden. In der Koordination der Stoffwechselwege sind deren **Schlüsselenzyme** von besonderer Bedeutung:

- Sie **katalysieren** den **geschwindigkeitsbestimmenden Schritt**: Der Gesamtprozess kann maximal so schnell ablaufen wie der langsamste Schritt.
- Sie **katalysieren** normalerweise **irreversible Reaktionen**: Dabei handelt es sich um exergone Reaktionen, in denen besonders viel Energie freigesetzt wird (stark negatives ΔG). Schlüsselenzyme sind deshalb oft Kinasen oder Dehydrogenasen, nicht aber Isomerasen.
- Sie kontrollieren **enzymbegrenzte Reaktionen**: Eine Veränderung der enzymatischen Aktivität muss an dieser Stelle des Stoffwechsels unmittelbar einen entsprechend veränderten Substratfluss nach sich ziehen.
- Sie kontrollieren einen **möglichst frühen Schritt** innerhalb eines Stoffwechselweges, damit nach Abschalten des Stoffwechselweges möglichst wenige Reaktionsschritte unnötig ablaufen.
- Sie kontrollieren die **Verzweigungsstellen** des Stoffwechsels: Stoffwechselwege weisen oft Verzweigungen auf, an denen Zwischenprodukte auch für andere Stoffwechselwege benötigt werden. In derartigen Fällen kann es nötig sein, einen Teil des Stoffwechselweges ablaufen zu lassen, während andere Reaktionsschritte nicht benötigt werden.
- Sie sind **allosterisch regulierbar**, d. h. ihre Aktivität hängt von der Konzentration bestimmter Metabolite ab, die dem Enzym anzeigen, ob eine erhöhte oder eine erniedrigte Aktivität benötigt wird (S. 34).

Schlüsselenzyme der Glykolyse sind die
- Hexokinase,
- Phosphofructokinase-1,
- Pyruvat-Kinase.

Ist die Konzentration der Glucose im Blut sehr hoch, wird Insulin ausgeschüttet, welches die Synthese dieser drei Enzyme stimuliert.

Welche Enzyme kommen nach den im Exkurs genannten Regeln als Schlüsselenzyme der Glykolyse infrage? Offenbar kommen zunächst alle Kinasen sowie die Glycerinaldehyd-3-phosphat-Dehydrogenase in Betracht. Interessanterweise arbeiten aber diejenigen Enzyme, die im zweiten Abschnitt der Glykolyse an der Oxidation des Glycerinaldehyd-3-phosphats und der daran gekoppelten Substratkettenphosphorylierung beteiligt sind, nahe dem chemischen Gleichgewicht. Die Triebkraft der beteiligten Reaktionen ist deshalb sehr gering und die Reaktionen sind sogar reversibel: Die Glykolyse kann in wesentlichen Teilen unter Verwendung der gleichen Enzyme auch rückwärts ablaufen. Im Rahmen der Gluconeogenese (S. 212) wird diese Möglichkeit auch genutzt.
Für die Stoffwechselregulation bedeutet dies aber, dass die Glycerinaldehyd-3-phosphat-Dehydrogenase und die Phosphoglycerat-Kinase für die Stoffwechselregulation kaum geeignet sind. Damit kommen nur die **Hexokinase**, die **Phosphofructokinase-1** und die **Pyruvat-Kinase** als Schlüsselenzyme der Glykolyse in Betracht: Sie katalysieren irreversible Reaktionen. Und in der Tat werden genau diese Enzyme reguliert. Ist die Konzentration der Glucose im Blut sehr hoch, stimuliert das Hormon Insulin die Synthese dieser drei Enzyme, um so den Entzug von Glucose aus dem Blut zu beschleunigen.

▶ klinik

▶ klinik. Im Fasten ist es sinnvoll, dass die Energiespeicher des Körpers möglichst langsam abgebaut werden. Mit diesem Ziel wird das Hungerhormon Cortisol ausgeschüttet. Es greift in die Genregulation der Zellen ein und bewirkt u. a., dass die Synthese der Schlüsselenzyme der Glykolyse reduziert wird.

Bedeutung und Regulation von Hexokinase und Glucokinase

Die **Hexokinase** erfüllt die Kriterien eines Schlüsselenzyms, denn

- sie steht direkt am Anfang des Stoffwechselweges,
- sie katalysiert eine Reaktion, die mit einem erheblichen negativen ΔG verbunden ist,
- das Reaktionsprodukt, Glucose-6-phosphat, wird auch zur Synthese von Glykogen sowie für den Pentosephosphatweg benötigt. Die Hexokinase ist also an einer wichtigen Verzweigungsstelle des Stoffwechsels positioniert. Dies macht die große Bedeutung dieses Enzyms und seiner Regulation aus und ist gleichzeitig der Grund dafür, dass man die Hexokinase nicht als das Schlüsselenzym *nur* der Glykolyse ansehen kann.

Bedeutung und Regulation von Hexokinase und Glucokinase

Die **Hexokinase** ist an einer wichtigen Verzweigungsstelle des Stoffwechsels positioniert.

▶ **Merke.** Die Hexokinase kommt in allen Zellen des Körpers vor.

◀ **Merke**

Alle Zellen des Körpers nehmen in größerem oder geringerem Umfang Glucose auf. Die meisten von ihnen phosphorylieren diese dann in Gegenwart von ATP mithilfe der Hexokinase zu Glucose-6-phosphat.

Die Phosphorylierung von Glucose zu Glucose-6-phosphat wird in den meisten Zellen von der Hexokinase katalysiert.

▶ **Merke.** Der **K_m-Wert** (Michaelis-Menten-Konstante) der Hexokinase ist **sehr niedrig**, er liegt bei **ca. 0,1 mM**. Die Hexokinase zeigt also zu ihrem Substrat eine besonders **hohe Affinität**.

◀ **Merke**

Was bedeutet das? Der K_m-Wert ist als die Substratkonzentration definiert, bei der das jeweilige Enzym seine halbmaximale Umsatzgeschwindigkeit erreicht ($v = v_{max}/2$) (S. 28). Bei einer Konzentration von 0,1 mM Glucose in der Zelle arbeitet die Hexokinase also bereits mit halbmaximaler Geschwindigkeit. Nun liegt die Konzentration der Glucose im Blut in der Resorptionsphase bei ca. 7 mM, in der Postresorptionsphase bei 3,3–5,5 mM und selbst im Fasten bei ca. 3,5 mM (S. 46), und Glucose diffundiert ihrem Konzentrationsgradienten folgend in die Zellen (dank der GLUT-Proteine in der Plasmamembran, S. 353). Der K_m-Wert der Hexokinase liegt also weit unter den Substratkonzentrationen, und die Hexokinase aller Zellen arbeitet nahezu mit maximaler Umsatzgeschwindigkeit. Wenn die Menge an Hexokinase in Antwort auf eine Ausschüttung von Insulin gesteigert wird, erhöht sich damit in gleichem Umfang auch der Substratumsatz.
Wie wird verhindert, dass in einer Zelle übermäßig viel Glucose-6-phosphat akkumuliert?

Der K_m-Wert liegt weit unter der Substratkonzentration in der Zelle, d. h. die Hexokinase arbeitet nahezu mit maximaler Umsatzgeschwindigkeit. Steigt die Menge an Hexokinase als Reaktion auf Insulinausschüttung, steigt somit auch der Substratumsatz.

▶ **Merke.** Die Hexokinase wird von Glucose-6-phosphat, also durch das Reaktionsprodukt der von ihr katalysierten Reaktion, gehemmt. Der Effekt ist ein klassisches Beispiel für **Produkthemmung**.

◀ **Merke**

Gleich der erste Schritt der Glykolyse läuft nur solange ab, bis hinreichend viel Glucose-6-phosphat in der Zelle akkumuliert ist. Bei höheren Konzentrationen wird die Hexokinase ausgeschaltet. Auf diese Weise wird z. B. in Skelettmuskelzellen eine durchschnittliche Konzentration von 4 mM Glucose-6-phosphat aufrechterhalten.

Durch höhere Glucose-6-phosphat-Konzentrationen wird die Hexokinase gehemmt.

In den Kapiteln A-12 und A-15 wird noch näher erläutert werden, dass viele Zellen zudem den Einstrom von Glucose kontrollieren. Die **GLUT4**-Proteine, die in diesen Zellen den Einstrom der Glucose vermitteln, werden nämlich in intrazellulären Membranvesikeln vorrätig gehalten. In der **Resorptionsphase** wird das Hormon **Insulin** ausgeschüttet, welches in den Zellen eine Fusion der GLUT4-Vesikel mit der Plasmamembran auslöst. Durch diesen Einbau der GLUT4-Proteine in die Plasmamembran wird die **Kapazität des Glucosetransports** innerhalb kurzer Zeit erheblich **erhöht**. In der Postresorptionsphase werden viele der GLUT4-Proteine wieder in intrazelluläre Vesikel zurückverlagert.

In vielen Zellen werden Glucosetransporter vom Typ **GLUT 4** in Vesikeln vorrätig gehalten. In der **Resorptionsphase** löst **Insulin** die Fusion der GLUT4-Vesikel mit der Plasmamembran aus. Der Einbau der GLUT4-Proteine in die Membran **steigert** die **Kapazität des Glucosetransports** innerhalb kurzer Zeit erheblich.

Was passiert, wenn in einer Resorptionsphase mehr Glucose im Blut vorhanden ist, als von den Geweben im Organismus benötigt wird? In derartigen Situationen hat die **Leber** (Hepatozyten) die besondere Aufgabe, die **überschüssige Glu-**

Überschüssige Glucose wird von der **Leber** aufgenommen, phosphoryliert und in Form von **Glykogen** gespeichert.

cose aufzunehmen und in Form von **Glykogen** zu **speichern**. In Postresoptionsphasen kann bei Bedarf Glykogen abgebaut und Glucose an das Blut abgegeben werden. Der Speicherfunktion entsprechend phosphorylieren Hepatozyten die Glucose zu Glucose-6-phosphat und verwenden dieses größtenteils zur **Glykogensynthese**, nur in geringem Maß zur Glykolyse.

▶ Merke

▶ **Merke.** Die Phosphorylierung der Glucose übernimmt in der **Leber** die **Glucokinase**, ein Isoenzym der Hexokinase. Dieses Enzym katalysiert die gleiche Reaktion wie die Hexokinase, hat aber eine wesentlich **niedrigere Affinität** zu seinem Substrat und damit einen wesentlich **höheren K_m-Wert** (ca. 5 mM). Deshalb kann die enzymatische Aktivität der Glucokinase in einer Resorptionsphase erheblich zunehmen. Hinzu kommt: Die Glucokinase wird **durch Glucose-6-phosphat nicht gehemmt**.

Die Plasmamembran der Hepatozyten enthält permanent (= insulinunabhängig) GLUT2-Proteine. Die Leber kann deshalb jederzeit große Glucosemengen sehr schnell aufnehmen.

Die Aktivität der Glucokinase ist in ihrer Aktivität also nicht am eigenen Bedarf der Leber orientiert, sondern ganz darauf eingestellt, überschüssige Glucose aus dem Blut zu verarbeiten. Diese Funktion der Leber wird auch dadurch ermöglicht, dass die Glucoseaufnahme in die Hepatozyten nicht durch GLUT4-Proteine, sondern durch GLUT2-Proteine erfolgt. Diese sind unabhängig von Insulin ständig in der Plasmamembran lokalisiert.

Bedeutung und Regulation der Phosphofructokinase-1

Bedeutung und Regulation der Phosphofructokinase-1

▶ Merke

▶ **Merke.** Die Phosphofructokinase-1 ist das Schrittmacherenzym und damit *das* Schlüsselenzym der Glykolyse. Durch Regulation ihrer Aktivität wird die Glykolyse den jeweiligen Bedürfnissen des Stoffwechsels angepasst.

Die Phosphofructokinase-1 ist das erste der Glykolyseenzyme, das eine glykolysespezifische Reaktion katalysiert.

Die Phosphofructokinase-1 ist das erste der Enzyme der Glykolyse, das eine für die Glykolyse spezifische Reaktion katalysiert. Wird die Phosphofructokinase-1 abgeschaltet, wird die Glykolyse gedrosselt und eine unnötige Hydrolyse von ATP verhindert. Der erste Schritt der Glykolyse kann trotzdem ablaufen, sodass bei Bedarf weiterhin Glucose-6-phosphat für andere Stoffwechselwege bereitgestellt werden kann.

▶ Merke

▶ **Merke.** Die Phosphofructokinase-1 wird
- gehemmt durch ATP und Citrat,
- stimuliert durch ADP, AMP und Fructose-2,6-bisphosphat (Abb. **A-6.10**).

Regulation durch Adeninnukleotide und Citrat

Adeninnukleotide: Aufgrund der Regulation durch **ATP** bzw. **ADP** und **AMP** kann die Glykolyse an die Energiesituation der Zelle angepasst werden.

Dabei ist der Effekt des AMP und ADP stärker als der Effekt des ATP.

Citrat entsteht im Anschluss an die Glykolyse im Citratzyklus. Ist genügend Citrat in der Zelle vorhanden, wird die Glykolyse gedrosselt.

Regulation durch Adeninnukleotide und Citrat

Adeninnukleotide: Eine der wichtigsten Aufgaben der Glykolyse besteht in der Synthese von **ATP**. Deshalb wird die Aktivität der Glykolyse reduziert, wenn hinreichend ATP im Zytosol der Zelle vorhanden ist. Wenn im Zytosol **ADP** oder **AMP** akkumulieren, ist dies hingegen ein Signal für die Glykolyse, aus diesen vergleichsweise nutzlosen Stoffen wieder energiereiches ATP zu regenerieren. Deshalb wirken ADP und AMP stimulierend.
Die ATP-Konzentration ändert sich in den Zellen allerdings nur geringfügig: Sowohl in arbeitenden als auch in ruhenden Muskelzellen z. B. beträgt sie ca. 8 mM. Die Konzentrationen an ADP und AMP sind wesentlich geringer, sie liegen unter 1 mM. Wenn nun die ATP-Konzentration in einer Zelle z. B. um 10 % sinkt, ist der unmittelbare regulatorische Effekt des ATP zwar nur gering. Die Konzentrationen des ADP und des AMP erhöhen sich dabei aber erheblich. Ihre erhöhte Konzentration ist dann das entscheidende stimulierende Signal an die Phosphofructokinase-1.

Citrat entsteht ausgehend von Pyruvat im Citratzyklus, einem Stoffwechselweg, der sich an die Glykolyse anschließt. Wenn der Stoffwechsel in der Lage ist, größere Mengen an Citrat zu synthetisieren, kann die Zufuhr an Pyruvat gedrosselt werden. Somit ist nachvollziehbar, warum Citrat als Hemmstoff der Phosphofructokinase-1 wirkt.

Regulation durch Fructose-2,6-bisphosphat

Regulation durch Fructose-2,6-bisphosphat

◀ Merke

▶ **Merke.** Fructose-2,6-bisphosphat ist ein starker allosterischer Aktivator der Phosphofructokinase-1. In der Leber ist es der wichtigste Regulator der Glykolyse.

Fructose-2,6-bisphosphat entsteht durch ATP-abhängige Phosphorylierung von Fructose-6-phosphat.

Fructose-2,6-bisphosphat entsteht im Zytosol in einer Abzweigung von der Glykolyse durch ATP-abhängige Phosphorylierung von Fructose-6-phosphat (es entsteht also *nicht* aus Fructose-1,6-bisphosphat!). Die Konzentration von Fructose-2,6-bisphosphat steigt an, wenn Fructose-6-phosphat, das Substrat der Phosphofructokinase-1, in hoher Konzentration vorliegt.

A-6.10

A-6.10 Allosterische Regulation der Phosphofructokinase-1

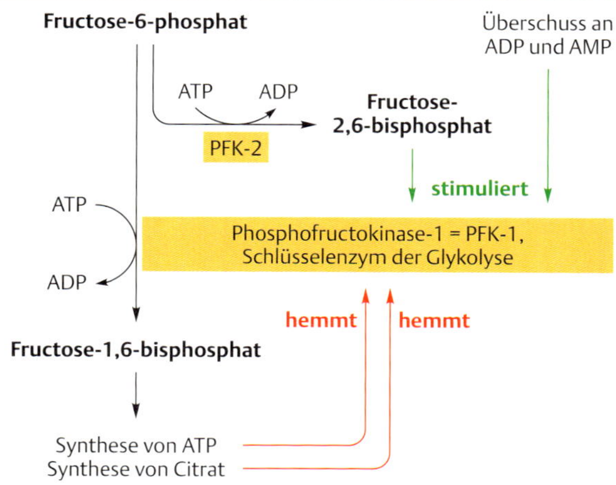

◀ Definition

▶ **Definition.**
- Wird die Aktivität eines Enzyms von seinem *Produkt* gehemmt, liegt eine **Produkthemmung (feedback inhibition)** vor.
- Wird die Aktivität eines Enzyms durch ein steigendes Angebot an Substraten erhöht, wirkt das Substrat offenbar als Aktivator des Enzyms und es vermittelt eine **Feedforward-Regulation**.

Im Falle der Phosphofructokinase-1 erfolgt die Feedforward-Regulation nicht unmittelbar durch das Substrat Fructose-6-phosphat, sondern durch dessen Derivat Fructose-2,6-bisphosphat.

◀ Merke

▶ **Merke.** Bildung und Abbau des Fructose-2,6-bisphosphats werden von einem **bifunktionellen Enzym** katalysiert, dessen Aktivität hormonell kontrolliert wird.

Das bifunktionelle Enzym besteht aus (Abb. **A-6.11**)
1. einer regulatorischen Domäne,

Dieses bifunktionelle Enzym besteht aus drei Domänen, d.h. aus drei Teilen (Abb. **A-6.11**):
1. einer kleinen **regulatorischen Domäne** am Aminoterminus. Sie enthält ein Serin, welches phosphoryliert und wieder dephosphoryliert werden kann. Die Phosphorylierung des Serins hat die Funktion eines An/Aus-Schalters.

2. einer Domäne mit **Kinaseaktivität** (= **Phosphofructokinase-2**, PFK-2),
3. einer Domäne mit spezifischer **Phosphataseaktivität** (= **Fructose-Bisphosphatase-2**, FBP-2).

2. einer **Domäne mit Kinaseaktivität**, die für die Phosphorylierung von Fructose-6-phosphat zu Fructose-2,6-bisphosphat zuständig ist und als **Phosphofructokinase-2** (**PFK-2**) bezeichnet wird.
3. einer **Domäne mit** spezifischer **Phosphataseaktivität**: Sie überführt Fructose-2,6-bisphosphat in Fructose-6-phosphat und wird deshalb als **Fructose-Bisphosphatase-2** (**FBP-2**) bezeichnet.

A-6.11

A-6.11 Aufbau (a) und Funktion (b) des Fructose-2,6-bisphosphat synthetisierenden und abbauenden bifunktionellen Enzyms

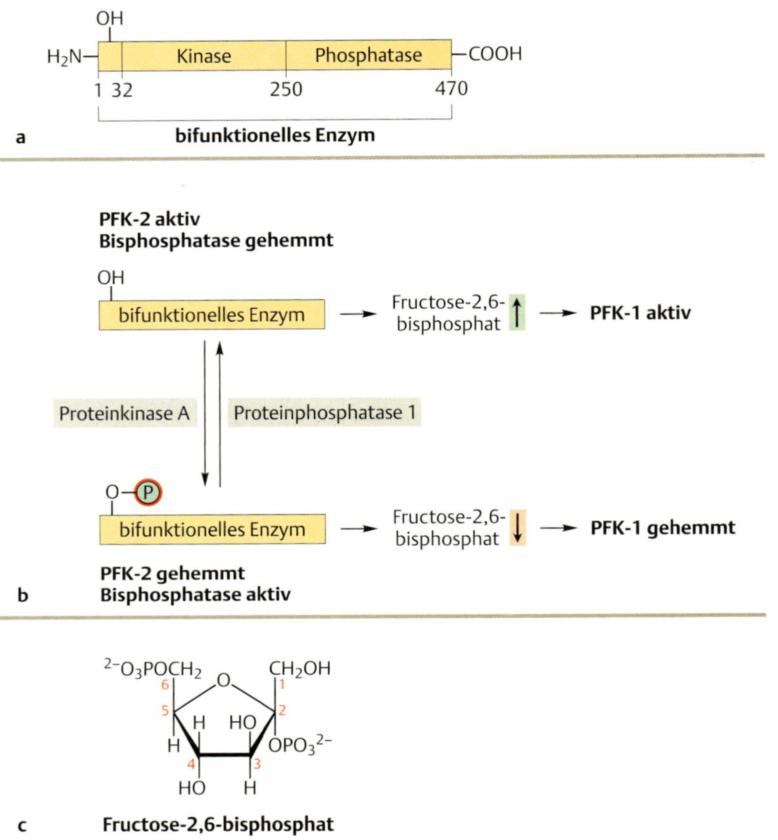

Zur **hormonellen Regulation** (s. auch **A-6.12**):

- Bei **Absinken** der **Blutglucosekonzentration** steigert **Glukagon** die **cAMP**-Konzentration in den Hepatozyten. Dies aktiviert die **Proteinkinase A**, die das Serin der **regulatorischen Domäne** des bifunktionellen Enzyms **phosphoryliert**. Dies **inaktiviert** die **PFK-2-Domäne** und **aktiviert** die **FBP-2-Domäne**.

Die **hormonelle Regulation** des bifunktionellen Enzyms ist am eingehendsten an Hepatozyten untersucht (Abb. **A-6.12**):

- Bei **Absinken der Blutglucosekonzentration** schüttet das Pankreas **Glukagon** aus. Dieses stimuliert die Adenylatzyklase der Hepatozyten, ein Enzym, das zyklisches Adenosinmonophosphat (**cAMP**) synthetisiert. cAMP ist ein wichtiger intrazellulärer Botenstoff, der in vielen Fällen als Hungersignal dient (S. 262). cAMP **aktiviert** die **Proteinkinase A** (PKA), die das **Serin der regulatorischen Domäne** des bifunktionellen Enzyms **phosphoryliert**. Hierdurch wird die **Kinase(PFK-2)-Domäne inaktiviert**, es wird also kein Fructose-2,6-bisphosphat mehr synthetisiert. Die **Phosphatase(FBP-2)-Domäne** dagegen wird durch die Phosphorylierung des Serins **aktiviert**, sodass alles in der Zelle noch vorhandene Fructose-2,6-bisphosphat abgebaut wird. Dadurch aber geht der Phosphofructokinase-1 der Hepatozyten der wichtigste Aktivator verloren und die Aktivität der Glykolyse in der Leber wird reduziert. Parallel dazu erleichtert Glukagon in der Leber die Gluconeogenese, also die Neusynthese von Glucose. Die Ausschüttung von Glukagon führt also zu einer Erhöhung der Glucosekonzentration.

▶ **Merke.** Bei Absinken der Blutglucosekonzentration fördert **Glukagon** durch Stimulation der Adenylatzyklase und der Proteinkinase A die Phosphorylierung des bifunktionellen Enzyms der Hepatozyten. Dadurch sinkt die Konzentration von Fructose-2,6-bisphosphat und die Glykolyse in der Leber wird gedrosselt.

◀ Merke

A-6.12 Hormonelle Regulation des bifunktionellen Enzyms in Hepatozyten

Glucose ↓ → Glukagon ↑
→ Adenylatzyklase aktiv
→ cAMP ↑
→ Proteinkinase A aktiv
→ bifunktionelles Enzym wird phosphoryliert
→ Fructose-2,6-bisphosphat ↓
→ Glykolyse gehemmt

Glucose ↑ → Insulin ↑
→ Proteinphosphatase I aktiv
→ bifunktionelles Enzym wird dephosphoryliert
→ Fructose-2,6-bisphosphat ↑
→ Glykolyse stimuliert

A-6.12

- Bei **Zunahme der Blutglucosekonzentration** schüttet das Pankreas **Insulin** aus. Dieses aktiviert die Proteinphosphatase I, die das Serin der **regulatorischen Domäne** des bifunktionellen Enzyms **dephosphoryliert**. Dadurch wird die **PFK-2-Domäne aktiviert**, die **FBP-2-Domäne** hingegen **inaktiviert**. Es wird also **Fructose-2,6-bisphosphat gebildet** und die Phosphofructokinase-1 der Hepatozyten dadurch wieder aktiviert.

- **Steigt** die **Blutglucosekonzentration**, bewirkt **Insulin** durch **Dephosphorylierung** der regulatorischen Domäne die **Aktivierung** der **PFK-2-** und die **Inaktivierung** der **FBP-2-Domäne**.

▶ **Merke.** Bei Zunahme der Blutglucosekonzentration fördert **Insulin** durch Stimulation der Proteinphosphatase I die Dephosphorylierung des bifunktionellen Enzyms der Hepatozyten. Dadurch steigt die Konzentration von Fructose-2,6-bisphosphat und die Glykolyse in der Leber wird stimuliert.

◀ Merke

Auf diese Weise sorgt die Leber dafür, dass die Blutglucosekonzentration niemals unter 3,5 mM sinkt.
Im Gegensatz zur Leber steht der Kohlenhydratstoffwechsel der meisten anderen Gewebe allein im Dienst des eigenen Zellstoffwechsels. Nichthepatische Zellen enthalten Isoenzyme, die sich vom hepatischen bifunktionellen Enzym wesentlich unterscheiden. 5 verschiedene Isoenzyme sind bereits identifiziert worden. Diese **nichthepatischen Isoenzyme des bifunktionellen Enzyms** werden bei einem **Anstieg der cAMP-Konzentration** (z. B. unter dem Einfluss von Glukagon) **an einem anderen Serinrest phosphoryliert**, sodass die Synthese von Fructose-2,6-bisphosphat gesteigert wird. Die Folge ist eine **Stimulation der Glykolyse**.

Fructose-1,6-phosphat stimuliert, ATP hemmt die Pyruvat-Kinase.

Nichthepatische Zellen enthalten **Isoenzyme** des hepatischen bifunktionellen Enzyms. Diese werden bei **Anstieg der cAMP-Konzentration an einem anderen Serinrest phosphoryliert**, sodass vermehrt Fructose-2,6-bisphosphat gebildet und die **Glykolyse stimuliert** wird.

Regulation der Pyruvat-Kinase

Regulation der Pyruvat-Kinase

Die Regulation der Pyruvat-Kinase ist von vergleichsweise untergeordneter Bedeutung. Gleichwohl ist eine Vielzahl an Faktoren identifiziert worden, die auf die Aktivität der Pyruvat-Kinase Einfluss haben. U.a. wird die Aktivität der Pyruvat-Kinase von **Fructose-1,6-bisphosphat stimuliert** und von **ATP gehemmt**.
Zudem wird das Enzym in der Leber unter dem Einfluss von **Glukagon** von der Proteinkinase A **phosphoryliert** (wie das bifunktionelle Enzym). Dies **reduziert** seine **enzymatische Aktivität**. Auch hierdurch reduziert Glukagon den Glucoseverbrauch in der Leber.

Glukagon hemmt die Pyruvat-Kinase durch Phosphorylierung.

▶ Exkurs

▶ **Exkurs. Möglichkeiten der Stoffwechselregulation**

Im Rückblick auf die Regulation der Glykolyse wird deutlich, dass an der Regulation des Stoffwechsels ganz unterschiedliche Mechanismen beteiligt sind:

- Schrittmacherenzyme enthalten nicht nur Bindestellen für ihre Substrate, sondern auch für regulatorisch wirkende Metabolite. Hemmende oder stimulierende Metabolite binden außerhalb des aktiven Zentrums und verändern dabei über einen allosterischen Effekt die Aktivität des Enzyms (S. 34).
- Schrittmacherenzyme können durch kovalente Modifikationen an- und ausgeschaltet werden. Dieses Phänomen bezeichnet man als **Interkonvertierung (Interkonversion)**. Fast immer erfolgt eine Interkonvertierung durch reversible Phosphorylierung.
- Enzyme werden nach Möglichkeit nur in der Menge synthetisiert, in der sie benötigt werden. Entsprechend wird die **Transkription** der Gene, die für die verschiedenen Enzyme kodieren, genau **kontrolliert**. Derartige Mechanismen werden im Organismus vielfach durch **Hormone** koordiniert.
- Regulatorisch wichtige Enzyme werden mitunter gezielt **proteolytisch abgebaut**.
- Die Aktivität einiger Enzyme wird durch einen **gezielten Transport innerhalb der Zelle** – z. B. an die Plasmamembran oder in den Zellkern – reguliert. Derartige Mechanismen sind z. B. in der Regulation des Zellzyklus von zentraler Bedeutung.

6.2 Reduktion und Oxidation von Pyruvat

Pyruvat wird bei Sauerstoffmangel und in Zellen ohne Mitochondrien zu Lactat reduziert, ansonsten in die Mitochondrien importiert und oxidiert.

6.2 Reduktion und Oxidation von Pyruvat

Wie auf S. 83 beschrieben, wird Pyruvat

- nach Möglichkeit in **Mitochondrien** importiert und dort in Gegenwart von Sauerstoff **zu CO_2 oxidiert**.
- bei Mangel an Sauerstoff und bei Fehlen von Mitochondrien **im Zytosol zu Lactat reduziert**, und dieses wird von der Zelle abgegeben.

6.2.1 Reduktion von Pyruvat zu Lactat (Laktatgärung)

Ist die Glykolyse unmittelbar mit der Bildung von Lactat verbunden, liegt eine Gärung vor.

6.2.1 Reduktion von Pyruvat zu Lactat (Laktatgärung)

Ist die Glykolyse unmittelbar mit der Bildung von Lactat verbunden, liegt eine Gärung vor. Während in manchen Bakterien viele verschiedene Typen von Gärungen ablaufen können, gibt es im Stoffwechsel des Menschen nur die Laktatgärung.

Funktion

Aufgabe der Laktatgärung ist es, aus dem in der Glykolyse anfallenden NADH **NAD^+ zu regenerieren** (Abb. **A-6.13**). **Lactat** wird **an die Umgebung abgegeben**.

Funktion

Die wesentliche Aufgabe der Laktatgärung besteht darin, aus dem in der Glykolyse anfallenden NADH durch NADH-abhängige Reduktion des Pyruvats zu Lactat wieder **NAD^+ zu regenerieren** (Abb. **A-6.13**), denn dieses wird von der Glycerinaldehyd-3-phosphat-Dehydrogenase im zweiten Abschnitt der Glykolyse benötigt. Das **Reaktionsprodukt** der Gärung (= Lactat), nicht etwa das Substrat (= Pyruvat), wird von der Zelle **an die Umgebung abgegeben**.

A-6.13

A-6.13 NADH-abhängige Reduktion von Pyruvat zu Lactat

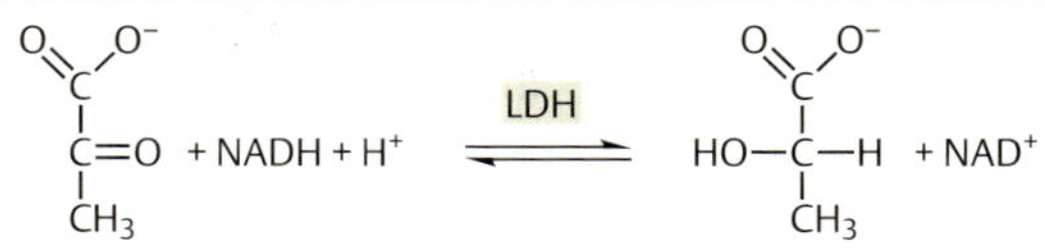

Pyruvat **Lactat**

LDH: Lactat-Dehydrogenase

Das bekannteste Beispiel für eine Gärung bei Mikroorganismen ist die **alkoholische Gärung der Hefen.** In diesem Fall ist die Glykolyse nicht mit einer Bildung von Lactat verbunden, sondern mit einer Freisetzung von Ethanol, welches ausgehend von Pyruvat synthetisiert (Abb. **A-6.14**) und dann an die Umgebung abgegeben wird. Auch die Bildung des Ethanols dient der Regeneration des NAD^+, das von der GAPDH benötigt wird.

Das bekannteste Beispiel für eine Gärung bei Mikroorganismen ist die **alkoholische Gärung der Hefen** (Abb. **A-6.14**).

A-6.14 **Alkoholische Gärung in Hefezellen (Bäckerhefe, Saccharomyces cerevisiae)**

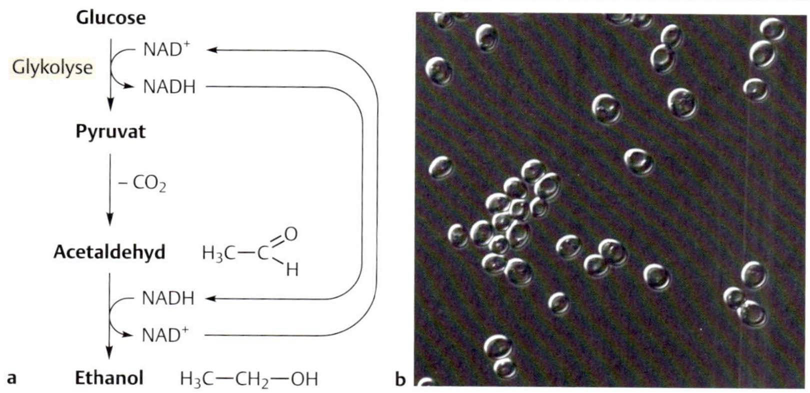

A-6.14

▶ **klinik.** In der Vagina leben Bakterien, die eine Laktatgärung durchführen und deshalb als Milchsäurebakterien bezeichnet werden. Sie sind traditionell unter dem Namen „Döderlein-Stäbchen" bekannt. Sie tragen wesentlich zur Entstehung eines sauren Scheidenmilieus bei und hemmen dadurch das Wachstum anderer Bakterien, einschließlich verschiedener Krankheitserreger.

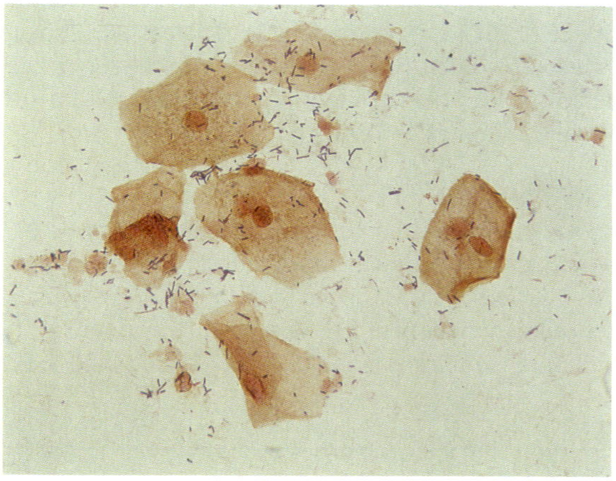

Döderlein-Stäbchen (Milchsäurebakterien) der Vagina

◀ klinik

▶ **Merke.** Die Reduktion von Pyruvat zu Lactat wird von der **Lactat-Dehydrogenase** (**LDH**) katalysiert.

◀ **Merke**

Die Lactat-Dehydrogenase (LDH)

Isoenzyme: Man kennt **fünf Isoenzyme** der Lactat-Dehydrogenase (LDH).

Die Isoenzyme bestehen jeweils aus 4 Untereinheiten (**Monomeren**). Das LDH-Isoenzym ist also jeweils ein **Tetramer** (Tab. **A-6.1**).

Isoenzyme: Von der LDH sind **fünf Isoenzyme** bekannt (LDH 1–5), die jeweils für bestimmte Organe spezifisch sind.
Alle Isoenzyme der LDH sind **Tetramere**, d.h. sie bestehen aus jeweils vier Untereinheiten (Monomeren). Die **Monomere** kommen in zwei Formen vor, dem Typ H (*H*erzmuskulatur) und dem Typ M (Skelett*m*uskel). Die fünf Isoenzyme entstehen durch jeweils unterschiedliche Kombinationen von Typ-H- und Typ-M-Monomeren. *Beispiele:* In der LDH-1 gehören alle zum **Typ H**, in der LDH-5 gehören alle zum **Typ M** (Tab. **A-6.1**).

A-6.1

A-6.1 Die LDH-Isoenzyme

LDH-Isoenzym	*Monomere (Untereinheiten)*	*Vorkommen*
LDH 1	H H H H	Herzmuskulatur, Erythrozyten, Niere
LDH 2	M H H H	Erythrozyten, Niere, Herzmuskulatur, Lunge
LDH 3	M M H H	Lunge, Thrombozyten, lymphatisches System
LDH 4	M M M H	verschiedene Organe
LDH 5	M M M M	Skelettmuskulatur, Leber

▶ klinik

▶ **klinik.** Wenn in einem Organ Zellen absterben, gelangt dabei u.a. das für das Organ charakteristische LDH-Isoenzym in das Blut. Ist die Konzentration der (Gesamt-)LDH im Blut erhöht, kann man durch Bestimmung der Isoenzyme Rückschlüsse auf die Schädigung dieser Organe ziehen. So steigt die Konzentration der LDH-1 nach einem Herzinfarkt und bei Zerstörung von Erythrozyten (Hämolyse) an. In der Herzinfarktdiagnostik ist auch der Nachweis von gewebespezifischen Isoenzymen der Kreatinkinase (S. 260) von Bedeutung.

Funktion: Der Reaktionsmechanismus ähnelt dem der GAPDH, inkl. der Übertragung eines Hydrid-Ions.

Funktion: Die LDH kann sowohl die Reduktion von Pyruvat in Lactat als auch die Rückreaktion, also die Oxidation von Lactat zu Pyruvat, katalysieren. Der Reaktionsmechanismus ähnelt dem Mechanismus der Glycerinaldehyd-3-phosphat-Dehydrogenase (GAPDH): Zur Oxidation des Lactats zu Pyruvat wird von der LDH sowohl Lactat als auch NAD^+ gebunden. Anschließend wird ein Wasserstoffatom mitsamt seiner beiden Bindungselektronen, also als **Hydrid-Ion (H^-)**, auf den **Nicotinamidring des NAD^+** übertragen.

Der weitere Abbau des Lactats

In die **Leber** transportiertes Lactat wird zur Gluconeogenese verwendet (**Cori-Zyklus**, Abb. **A-6.15**).

Lactat wird an das Blut abgegeben und zur Leber und zum Herzen transportiert. In der **Leber** wird Lactat u.a. zur Gluconeogenese, also zur Synthese von Glucose eingesetzt. Die Glucose wird dann an das Blut abgegeben und kann in den verschiedenen Zellen des Körpers z.B. wieder zur Glykolyse verwendet werden. Es ergibt sich dadurch ein Kreislauf, der als **Cori-Zyklus** (Abb. **A-6.15**) bekannt ist.

A-6.15

A-6.15 Cori-Zyklus

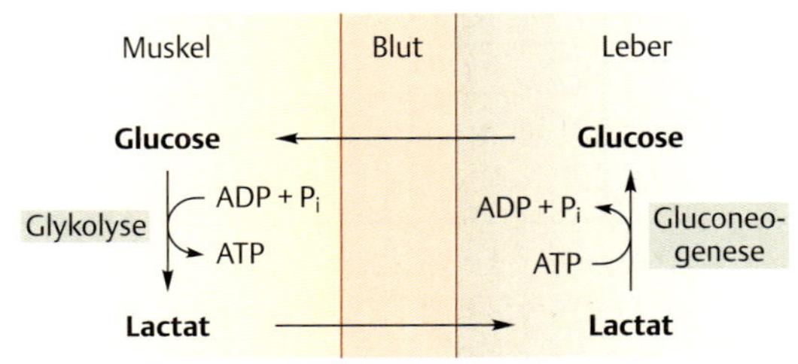

Im Herzmuskel wird Lactat hingegen *nicht* zur Gluconeogenese verwendet, sondern mithilfe der LDH-1 zu Pyruvat oxidiert und dann in Mitochondrien importiert. Hier wird es dem Energiestoffwechsel zur Verfügung gestellt und zu CO_2 oxidiert.

Im **Herzmuskel** wird Lactat zu Pyruvat oxidiert und dann in Mitochondrien zu CO_2 oxidiert.

6.2.2 Oxidativer Abbau von Pyruvat (s. Kap. A-7)

6.2.2 Oxidativer Abbau von Pyruvat (s. Kap. A-7)

6.3 Abbau von Glykogen

6.3 Abbau von Glykogen

Zur Glykogen-Synthese s. S. 206.

Zur Glykogen-Synthese s. S. 206.

6.3.1 Einführung

6.3.1 Einführung

Das Glucoseangebot aus der Verdauung der Nahrung entspricht nur selten dem aktuellen Glucosebedarf des Stoffwechsels. In diesem Zusammenhang spielt **Glykogen** als **Speicherform der Glucose** im Organismus eine entscheidende Rolle. Überschüssige Glucose wird zu Glykogen polymerisiert. In diesem verzweigten Molekül sind die Glucosemonomere $\alpha1\rightarrow4$-glykosidisch verknüpft, lediglich an den Verzweigungsstellen (im Abstand von je ca. 10 Glucosemonomeren) finden sich $\alpha1\rightarrow6$-glykosidische Bindungen (S. 41). Bei Bedarf werden aus dem Glykogen Glucosemonomere freigesetzt. In größerem Umfang wird Glykogen nur in zwei Organen gespeichert:

- **ca. 150 g in der Leber** (bis zu 10% des Lebergewebes können aus Glykogen bestehen),
- **ca. 300 g in der Skelettmuskulatur** (bis zu 1% der Skelettmuskulatur kann aus Glykogen bestehen).

Zwischen beiden Glykogenspeichern besteht insofern ein wesentlicher Unterschied, als das Glykogen der **Leber** für die Aufrechterhaltung einer hinreichenden **Glucosekonzentration im Blut** genutzt wird, während die **Muskelzellen** Glykogen ausschließlich **für den eigenen Bedarf** speichern.

Glykogen ist die **Speicherform der Glucose** im Organismus. In größerem Umfang wird es nur in zwei Organen gespeichert:

- **ca. 150 g** in der **Leber**,
- **ca. 300 g** in der **Skelettmuskulatur**.

Das Leberglykogen wird zur Aufrechterhaltung der Blutglucosekonzentration verwendet, das Muskelglykogen deckt den Glucosebedarf der Skelettmuskulatur.

6.3.2 Der Glykogenabbau

6.3.2 Der Glykogenabbau

Aus Glykogen wird **Glucose phosphorolytisch freigesetzt**: Katalysiert von der **Glykogen-Phosphorylase** wird unter Verbrauch von anorganischem Phosphat Glucose-1-phosphat gebildet. Glucose-1-phosphat isomerisiert dann zu Glucose-6-phosphat, welches in die Glykolyse eingespeist werden kann (S. 75). In Hepatozyten kann die Phosphatgruppe entfernt werden, sodass Glucose ohne die Phosphatgruppe an das Blut abgegeben wird.

Die **Glykogen-Phosphorylase** setzt Glucose **phosphorolytisch** aus Glykogen frei. Dabei entsteht Glucose-1-phosphat, das zu Glucose-6-phosphat umgesetzt wird.

▶ **Merke.** Im Gegensatz zur Situation in der Glykolyse braucht beim Abbau des Glykogens zu Glucose-6-phosphat kein ATP aufgewendet zu werden. Die ATP-abhängige Phosphorylierung der Glucose (der erste Schritt der Glykolyse) entfällt beim Abbau von Glykogen. Die Synthese des Glykogens dagegen ist energieaufwendig (S. 206).

◀ **Merke**

Abbau an freien Glykogen-Enden

Abbau an freien Glykogen-Enden

Die Glykogen-Phosphorylase setzt an den freien (nichtreduzierenden) Enden der Glucoseketten an, also an den Enden mit freier OH-Gruppe eines C-Atoms in Position 4 (S. 41). Dort katalysiert sie die schrittweise Übertragung einzelner Glucosemonomere auf anorganisches Phosphat. Dabei entsteht Glucose-1-phosphat. Dieses wird zu Glucose-6-phosphat umgesetzt, das in Hepatozyten dephosphoryliert und in Form von Glucose dem Stoffwechsel zur Verfügung gestellt, in Muskelzellen dagegen der Glykolyse zugeführt wird.

Die Glykogen-Phosphorylase katalysiert an den freien (nichtreduzierenden) Enden des Glykogens die Übertragung einzelner Glucosemonomere auf anorganisches Phosphat. Dabei entsteht Glucose-1-phosphat.

▶ Merke

▶ **Merke.** Die Glykogen-Phosphorylase kann nur α1→4-glykosidische Bindungen lösen, nicht aber die α1→6-glykosidischen Bindungen an Verzweigungsstellen. Beim **Abbau eines Glykogenzweiges beendet** die Glykogen-Phosphorylase **ihre Arbeit vier Glucosemonomere vor der Verweigungsstelle** (Abb. **A-6.16**).

A-6.16

A-6.16 Glykogenabbau an nichtreduzierenden Enden

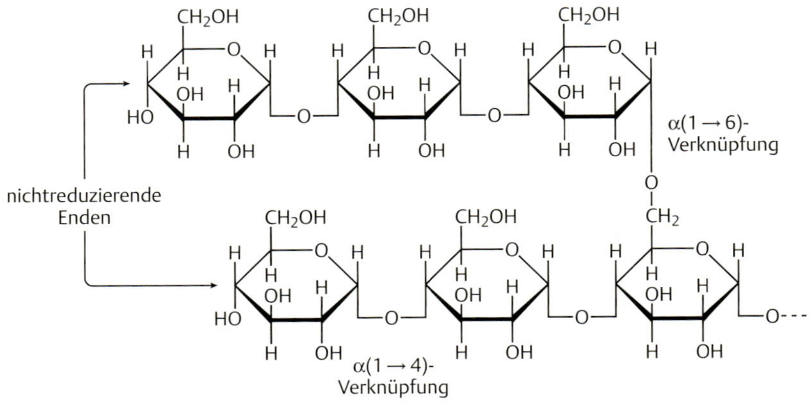

Leber und Skelettmuskulatur enthalten Isoenzyme der Glykogen-Phosphorylase.

Leber und Skelettmuskulatur enthalten unterschiedliche Isoenzyme der Glykogen-Phosphorylase, die auch unterschiedlich reguliert werden (S. 96).

▶ klinik

▶ **klinik.** Erkrankungen, die durch Defekte von Enzymen des Glykogenstoffwechsels bedingt sind, werden als **Glykogenspeicherkrankheiten** oder **Glykogenosen** bezeichnet. Bislang sind 12 derartige Krankheitsbilder bekannt (s. auch S. 95 und S. 208), sie sind alle extrem selten. Bei der **McArdle-Krankheit** (= Glykogenose Typ V) besteht ein **Defekt der Glykogen-Phosphorylase der Skelettmuskulatur**. Der Defekt äußert sich in einer Akkumulation von Glykogen in den Muskelzellen, verbunden mit schmerzhaften Muskelkrämpfen bei körperlicher Anstrengung.
Bei einem **Defekt der Leber-Phosphorylase** (**Hers-Krankheit** = Glykogenose Typ VI) führt die Ansammlung von Glykogen in den Hepatozyten zur Lebervergrößerung (Hepatomegalie). Die Prognose ist vergleichsweise günstig.

Abbau an Verzweigungsstellen

Abbau an Verzweigungsstellen

▶ Merke

▶ **Merke.** An Verzweigungsstellen werden übrig gebliebene Tetrasaccharide vor der α(1→6)-Bindung mit Hilfe des **Debranching Enzyms** abgebaut.

Das Debranching Enzyme enthält zwei Proteindomänen mit unterschiedlichen Aufgaben:
- **Transferaseaktivität**: Damit trennt das Debranching Enzyme drei der vier Glucosemonomere als Trisaccharid ab und überträgt sie auf ein benachbartes freies Ketten-Ende (Abb. **A-6.17**).
- **Glucosidaseaktivität:** Das vierte, α1→6-angebundene Glucosemonomer wird mithilfe der Glucosidaseaktivität abgelöst (Abb. **A-6.17**).

Das Debranching Enzyme ist ein bifunktionelles Enzym, denn es enthält zwei unterschiedliche Proteindomänen mit unterschiedlichen Aufgaben:
- **Transferaseaktivität:** Damit trennt das Debranching Enzyme drei der vier übrig gebliebenen Glucosemonomere als **Trisaccharid** ab und überträgt sie auf ein benachbartes freies Glucoseketten-Ende (Abb. **A-6.17**). Dabei wird eine α1→4-glykosidische Bindung gelöst und eine neue α1→4-glykosidische Bindung gebildet. Die Glykogen-Phosphorylase kann dann am benachbarten freien Ketten-Ende ihre Arbeit fortsetzen.
- **Glucosidaseaktivität:** Vom ursprünglichen Seitenzweig ist nun **nur noch ein Glucosemonomer übrig**, das über eine α1→6-glykosidische Bindung mit einer Glucosekette verbunden ist. Dieses Monomer wird vom Debranching Enzyme mithilfe seiner Glucosidaseaktivität abgelöst (Abb. **A-6.17**).

▶ **Merke.** Das letzte Glucosemonomer des Seitenzweiges wird nicht phosphorolytisch, sondern **hydrolytisch freigesetzt**, d. h. in diesem Fall wird nicht Glucose-1-phosphat, sondern Glucose gebildet.

◀ Merke

A-6.17 Glykogenabbau an Verzweigungsstellen

A-6.17

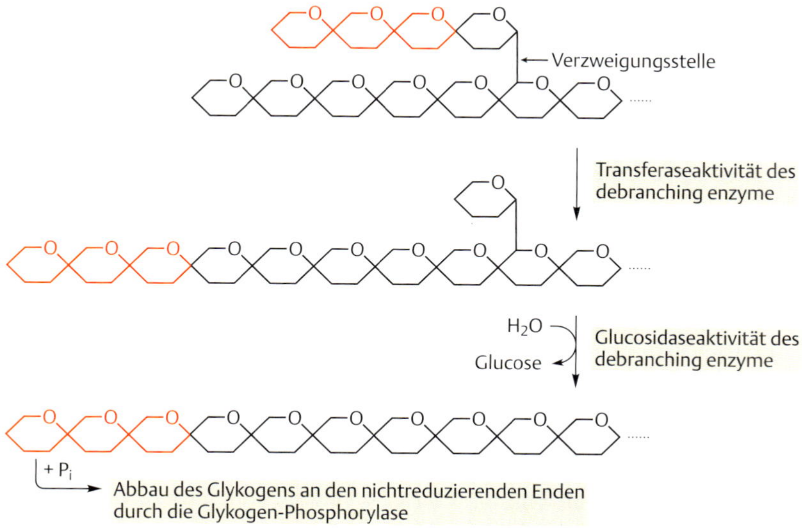

▶ **klinik.** Zwei der 12 Glykogenspeicherkrankheiten (Glykogenosen) sind durch fehlende Glucosidaseaktivität bedingt:

- Bei der **Cori- oder Forbes-Krankheit** (Glykogenose Typ III) besteht ein **Mangel an Debranching Enzyme**. Charakteristische Symptome sind u. a. eine vergrößerte Leber (Hepatomegalie) und eine langsam fortschreitende Muskelschwäche.
- Die **Pompe-Krankheit** (Glykogenose Typ II) ist die schwerste bekannte Glykogenspeicherkrankheit. Ursache ist nicht ein Defekt im normalen Abbauweg des Glykogens im Zytosol, sondern ein Defekt im Abbauweg von Kohlenhydraten in den Lysosomen (S. 377). Der Defekt betrifft die **lysosomale α-1,4-Glucosidase** und damit den Abbau von Glykogen, Glykoproteinen sowie in geringerem Umfang auch von Maltose (= Disaccharid aus α-1,4-verbundener Glucose). Der Enzymdefekt betrifft in unterschiedlichem Ausmaß nahezu sämtliche Zellen des Körpers. In zahlreichen Organen und Geweben, v. a. in Leber, Lunge, Gehirn, Skelett- und Herzmuskel, akkumulieren in den Lysosomen große Mengen an Glykogen. Es kommt zu Hepatomegalie, Muskelschwäche (betroffene Säuglinge bewegen sich kaum und trinken schlecht) und Verdickung des Herzmuskels (hypertrophe Kardiomyopathie). Letztere hat eine Herzinsuffizienz zur Folge, die oft bereits während des ersten Lebensjahres zum Tod führt. Der Metabolit, der letztlich für die letalen Konsequenzen der Krankheit verantwortlich ist, ließ sich noch nicht eindeutig bestimmen.

◀ klinik

6.3.3 Die Regulation des Glykogenabbaus

6.3.3 Die Regulation des Glykogenabbaus

▶ Merke

▶ **Merke.** Schrittmacherenzym des Glykogenabbaus ist die **Glykogen-Phosphorylase**.

Die beiden identischen Untereinheiten des Enzyms werden durch **Phosphorylierung aktiviert** („Phosphorylase a"), durch **Dephosphorylierung deaktiviert** („Phosphorylase b").

Das Enzym besteht aus zwei identischen Untereinheiten, deren Aktivität jeweils **durch Phosphorylierung** am Serin der Position 14 **eingeschaltet** wird. Die durch Phosphorylierung aktivierte Glykogen-Phosphorylase wird auch als **Phosphorylase a** bezeichnet. Durch **Dephosphorylierung**, also durch Abspaltung des Phosphats, wird die aktive Phorphorylase a in die **inaktive Phosphorylase b** überführt.

Die Aktivierung der Phosphorylase wird von der **Phosphorylase-Kinase** vermittelt.

Die Phosphorylierung der Glykogen-Phosphorylase (unter Hydrolyse von ATP zu ADP) wird von einem regulatorischen Enzym katalysiert, der **Phosphorylase-Kinase**.

Die Aktivität der Phosphorylase-Kinase wird cAMP-abhängig von der **Proteinkinase A (PKA)** kontrolliert:

Die Aktivität der Phosphorylase-Kinase wird ihrerseits cAMP-abhängig von der **Proteinkinase A (PKA)** kontrolliert. Die PKA reguliert auch das bifunktionelle Enzym, das die Fructose-2,6-bisphosphat-Konzentration und damit die Phosphofructokinase-1 der Glykolyse reguliert (S. 87). Der Regulationsmechanismus ist ähnlich:

- Bei **Abnahme des Blutglucosespiegels** werden **Glukagon** und **Adrenalin** ausgeschüttet. Sie steigern die cAMP-Konzentration und aktivieren so die PKA, die die **Phosphorylase-Kinase aktiviert**. Parallel wird die **Synthese neuen Glykogens blockiert**, indem die PKA die Glykogen-Synthase phosphoryliert und dadurch inaktiviert.
- Bei **Zunahme der Blutglucosekonzentration** inaktiviert **Insulin** die Phosphorylase-Kinase (Abb. **A-6.18**).

- **Sinkt** die **Blutglucosekonzentration**, werden die Hormone Adrenalin und Glukagon ausgeschüttet. **Glukagon**, freigesetzt aus dem Pankreas, ist insbesondere für die Regulation des Leberstoffwechsels wichtig. **Adrenalin** wird vom Nebennierenmark ausgeschüttet. Beide Hormone steigern in den Zellen des Körpers die cAMP-Konzentration und **aktivieren** so die **PKA**. Diese phosphoryliert die **Phosphorylase-Kinase** und **aktiviert** sie dadurch.
  Parallel wird die **Glykogen-Synthese blockiert**, indem die PKA die Glykogen-Synthase phosphoryliert und dadurch inaktiviert (S. 210). Die PKA kontrolliert also sowohl den Abbau als auch die Synthese des Glykogens. Dabei übt sie die Kontrolle der Glykogen-Synthase direkt, die Kontrolle über die Glykogen-Phosphorylase indirekt (via Phosphorylase-Kinase) aus.
- Bei **Zunahme der Blutglucosekonzentration** schüttet das Pankreas **Insulin** aus. Dieses reduziert die Aktivität der PKA, sodass die Phosphorylierung der Phosphorylase-Kinase unterbleibt, und aktiviert die Proteinphosphatase 1, die die Phosphorylase-Kinase dephosphoryliert und dadurch inaktiviert (Abb. **A-6.18**).

▶ Merke

▶ **Merke.** Die **Glykogen-Phosphorylase** von **Leber** und **Skelettmuskulatur** wird **hormonell reguliert**:
- Bei Absinken der Blutglucosekonzentration stimuliert Adrenalin die Adenylatzyklase und damit die cAMP-abhängige Proteinkinase A, die die Glykogen-Phosphorylase phosphoryliert und dadurch aktiviert (Abb. **A-6.18**). Gleichzeitig fördert es die Phosphorylierung der Glykogen-Synthase und inaktiviert sie dadurch.
- In der Leber wirkt Adrenalin dabei synergistisch mit Glukagon.
- Bei Zunahme der Blutglucosekonzentration hemmt Insulin den Glykogenabbau und fördert die Glykogensynthese, indem es die Dephosphorylierung der jeweiligen Schrittmacherenzyme auslöst.

Die **Glykogen-Phosphorylase** der **Skelettmuskulatur** wird **außerdem allosterisch reguliert**: Eine Zunahme der intrazellulären **AMP**-Konzentration (ein Zeichen intrazellulären Energiemangels) **aktiviert** die Muskel-Phosphorylase.

A-6.18 Regulation des Glykogenabbaus

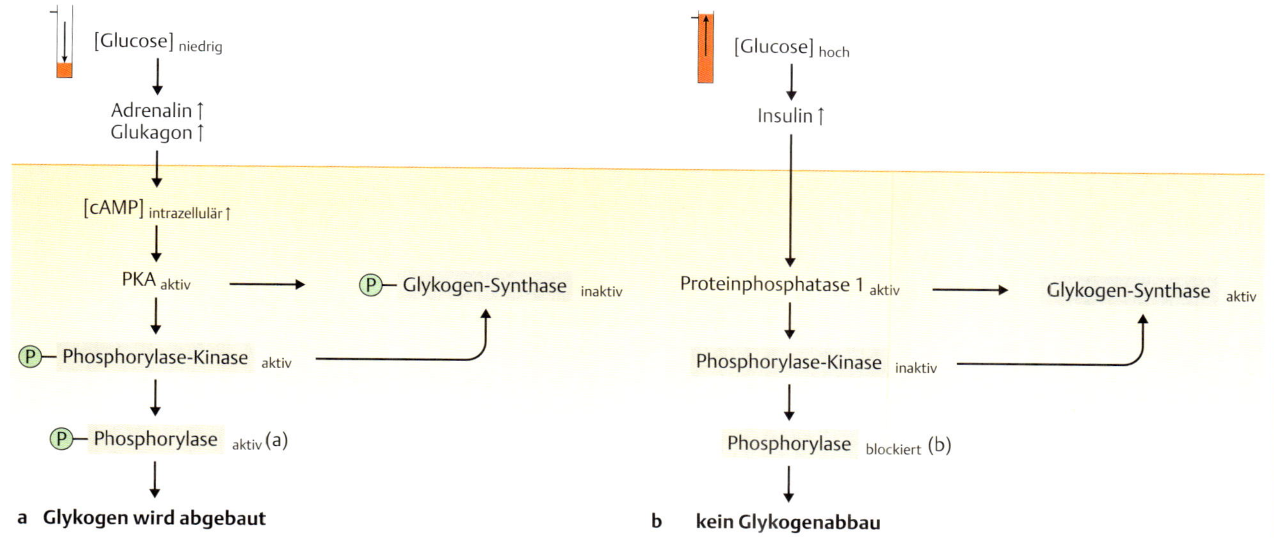

Die Glykogen-Synthase kann von verschiedenen Kinasen phosphoryliert und dadurch inaktiviert werden.

6.4 Abbau der Stärke

Eine ähnliche Struktur wie das Glykogen hat die Stärke der Pflanzen. Der Abbau der Stärke bei der Verdauung wird ab S. 188 erläutert.

6.4 Abbau der Stärke

Siehe S. 188.

6.5 Abbau der Fructose

Fructose ist in Früchten und Fruchtsäften enthalten, wird in den Industrieländern aber überwiegend in Form von **Saccharose** (= Rohrzucker) konsumiert. Saccharose ist ein Disaccharid, bestehend aus **Glucose und Fructose** (Abb. **A-6.19**). Das Sauerstoffatom am C-Atom 1, dem anomeren C-Atom der Glucose, ist mit dem C-Atom 2 der Fructose verbunden. Dabei befindet sich das verbindende Sauerstoffatom im Kontext der Glucose in α-Stellung. Im Kontext der Fructose befindet sich das gleiche Sauerstoffatom hingegen in β-Stellung. Die glykosidische Bindung zwischen Glucose und Fructose kann vergleichsweise leicht gespalten werden. Das Spaltungsgemisch von Glucose und Fructose wird Invertzucker genannt. Dieser ist neben Saccharose der Hauptbestandteil des Honigs.
Saccharose wird beim Verdauungsprozess im Darm von einer Saccharase gespalten. Anschließend werden Glucose und Fructose unabhängig voneinander resorbiert.

6.5 Abbau der Fructose

Fructose ist in Früchten und Fruchtsäften enthalten, wird in den Industrieländern aber überwiegend in Form von **Saccharose** (= Rohrzucker) konsumiert. Saccharose ist ein Disaccharid aus **Glucose** und **Fructose**. Diese sind α1-β2-glykosidisch verbunden (Abb. **A-6.19**).

Nach der Spaltung der Saccarose im Darm werden die Monomere resorbiert.

A-6.19 Saccharose

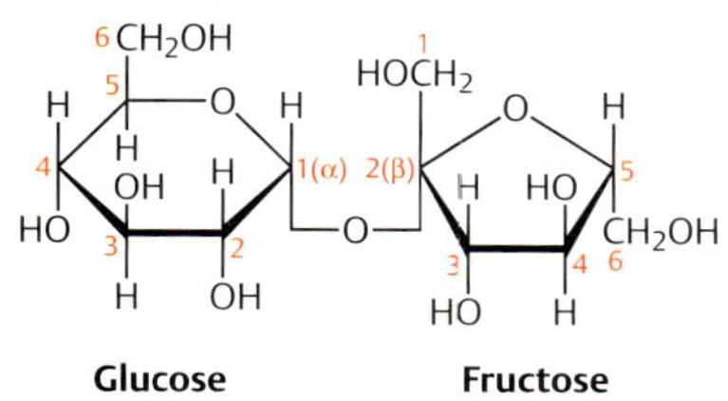

A-6.19

▶ klinik

▶ **klinik.** An der **Entstehung von Karies** sind Bakterien der Art Streptococcus mutans wesentlich beteiligt. Sie spalten die Saccharose der Nahrung in Glucose und Fructose. Die Glucose wird an der Außenseite der Bakterien zu einem großen Teil über die Bildung $\alpha 1 \rightarrow 6$-glykosidischer Bindungen zu sog. Dextranen polymerisiert, die den schleimigen Zahnbelag bilden. Die übrige Glucose wird in den Bakterien zusammen mit der Fructose zur Glykolyse und letztlich zu einer Laktatgärung verwendet. Die dabei freigesetzte Milchsäure zerstört den Zahnschmelz.

Die Reaktionsschritte des Fructoseabbaus

Fructose wird **in die Glykolyse eingespeist:**
- Fructose → **Fructose-1-phosphat** (Enzym: Fructokinase),
- Fructose-1-phosphat → **Glycerinaldehyd** + **Dihydrosyacetonphosphat** (Enzym: Aldolase B),

Die Reaktionsschritte des Fructoseabbaus

Fructose wird z.T. bereits in der Darmschleimhaut, z.T. erst in der Leber **in die Glykolyse eingespeist**. Dies erfolgt in wenigen Schritten im Zytosol:
- Fructose wird zunächst ATP-abhängig phosphoryliert. Dabei entsteht **Fructose-1-phosphat**. Das katalysierende Enzym wird meist **Fructokinase** genannt.
- Im nächsten Schritt wird Fructose-1-phosphat in **Glycerinaldehyd** und **Dihydroxyacetonphosphat** gespalten. Diese Reaktion wird von der **Aldolase B** katalysiert und ähnelt weitgehend der Spaltung von Fructose-1,6-phosphat in Glycerinaldehyd-3-phosphat und Dihydroxyacetonphosphat in der Glykolyse (katalysiert von der Aldolase A).

▶ Merke

▶ **Merke.** Aldolase A (Glykolyse) und Aldolase B (Fructoseabbau) sind nicht identisch. Beim Fructoseabbau entsteht unphosphoryliertes Glycerinaldehyd.

- Dihydroxyacetonphosphat bzw. Glycerinaldehyd→ **Glycerinaldehyd-3-phosphat**. Enzyme: Triosephosphat-Isomerase und Glycerinaldehyd-Kinase.

- Dihydroxyacetonphosphat und Glycerinaldehyd werden zu **Glycerinaldehyd-3-phosphat** umgesetzt:
  - **Dihydroxyacetonphosphat**, das bereits ein Metabolit der Glykolyse ist, wird von der **Triosephosphat-Isomerase** zu Glycerinaldehyd-3-phosphat isomerisiert.
  - **Glycerinaldehyd** wird durch eine **Glycerinaldehyd-Kinase** (= „Triose-Kinase“ = „Triokinase“) unter Hydrolyse von ATP zu Glycerinaldehyd-3-phosphat phosphoryliert, womit der Anschluss an die Glykolyse erreicht ist.

A-6.20

A-6.20 Abbau von Fructose im Dünndarm und in der Leber

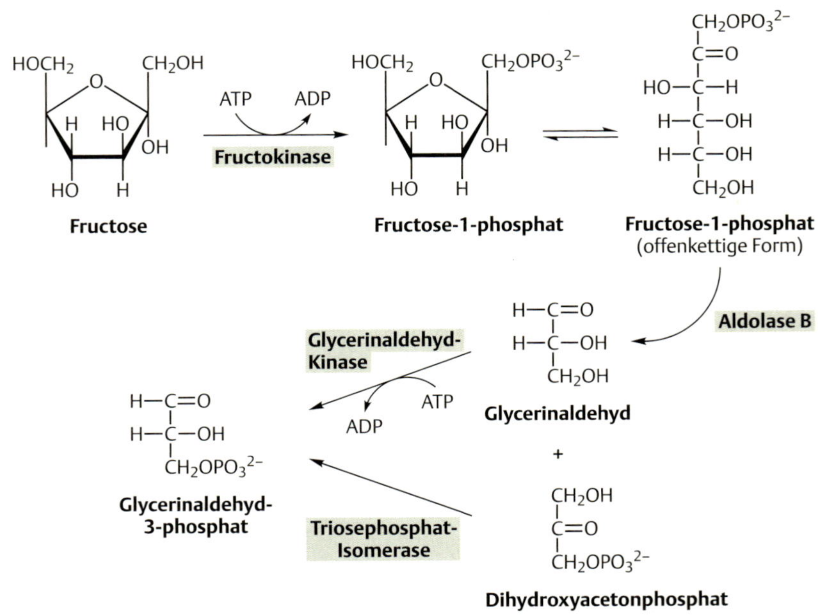

Energiebilanz

Energiebilanz

▶ **Merke.** Ausgehend von einem Molekül Fructose werden wie bei der Glykolyse zwei Moleküle Glycerinaldehyd-3-phosphat abgebaut, sodass netto 2 ATP entstehen (2 ATP werden verbraucht, 4 gewonnen).

◀ Merke

▶ **Klinik.** Die **hereditäre (erbliche) Fructose-Intoleranz** hat eine Häufigkeit von ca. 1:20.000. Ursache ist eine erheblich **verminderte Aktivität der Aldolase B.** Nach Aufnahme fructose- oder saccharosehaltiger Nahrung (Obst, Fruchtsäfte, Gemüse) kommt es zu einer Akkumulation von Fructose-1-phosphat. Dieses hemmt u.a. die Fructose-1,6-bisphosphatase und damit die Gluconeogenese, sodass eine Hypoglykämie die Folge sein kann. Symptome sind Unruhe, Zittern, Schweißausbruch, Erbrechen oder Krämpfe. Sie zeigen sich in der Regel bereits im Kleinkindalter. Wird die Erkrankung nicht entdeckt, kann die Leber geschädigt werden. Die Betroffenen entwickeln eine ungewöhnliche Abneigung gegen Süßigkeiten und haben entsprechend selten Karies. Sofern eine fructose- und saccharosearme Diät eingehalten wird, können alle Krankheitssymptome vermieden werden. **Fructose- oder sorbithaltige Infusionslösungen** sind **kontraindiziert**, da sie zu Leberversagen und zum Tode des Patienten führen können. (Sorbit kann im Stoffwechsel in Fructose umgewandelt werden).

6.6 Abbau der Galaktose

Galaktose ist **Bestandteil des Milchzuckers**, der **Lactose**. Auch Lactose ist ein Disaccharid. Es besteht aus **Galaktose** und **Glucose**, die β1→4-glykosidisch miteinander verbunden sind (Abb. **A-6.21**). Galaktose ist nahezu identisch mit Glucose, lediglich in der Position 4 ist die OH-Gruppe anders angeordnet. Galaktose ist somit in Position 4 epimer zur Glucose.

6.6 Abbau der Galaktose

Galaktose ist **Bestandteil des Milchzuckers**, der **Lactose** (Abb. **A-6.21**). Galaktose ist in Position 4 epimer zur Glucose.

A-6.21 Lactose

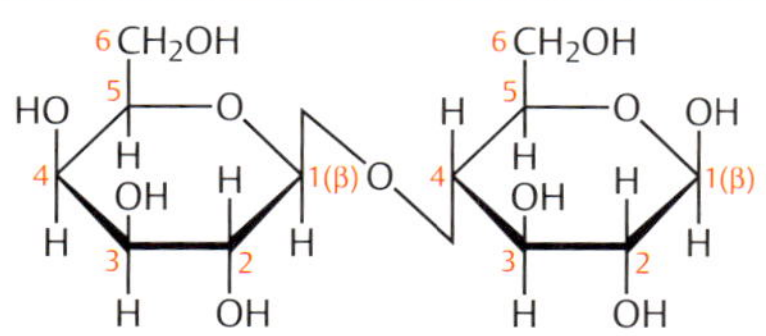

A-6.21

Lactose ist in der Muttermilch in einer Konzentration von 7% enthalten (d.h. 7 g/100 ml), in Kuhmilch sind 4,5% Lactose gelöst. Lactose wird im Darm von einer Lactase in die Monomere gespalten. Nach der Resorption gelangt die **Galaktose** mit dem Blut über die Pfortader zur **Leber**, wo sie **in Glucose umgewandelt** wird:

- In den Hepatozyten wird Galaktose zunächst zu **Galaktose-1-phosphat** phosphoryliert. Die Reaktion wird von der **Galaktokinase** katalysiert.
- Anschließend wird **Uridindiphosphat (UDP)-Galaktose** gebildet. Dazu reagiert Galaktose-1-phosphat mit **UDP-Glucose**. Diese gibt **Glucose-1-phosphat** ab und nimmt stattdessen **Galaktose-1-phosphat** auf (Abb. **A-6.22**). Die Zuckerphosphate werden also nur gegeneinander ausgetauscht. Der Austausch wird von der **Galaktose-1-phosphat-Uridyltransferase** katalysiert.
- Anschließend wird aus UDP-Galaktose durch Epimerisierung **UDP-Glucose** gebildet. Die Reaktion wird von der **UDP-Galaktose-4-Epimerase** katalysiert. UDP-Glucose kann entweder unmittelbar zur Synthese von Glykogen eingesetzt werden, oder es kann mit Galaktose-1-phosphat reagieren, sodass sich ein Reaktionszyklus ergibt, in dem Galaktose-1-phosphat aufgenommen und Glucose-1-phosphat freigesetzt wird (Abb. **A-6.22**).

Lactose wird im Darm in die Monomere gespalten. Nach der Resorption gelangt die **Galaktose** mit dem Blut zur **Leber**, wo sie **in Glucose umgewandelt** wird:

- Galaktose → Galaktose-1-phosphat (Enzym: Galaktokinase)
- Galaktose-1-phosphat + Uridindiphosphat (UDP)-Glucose → UDP-Galaktose (Abb. **A-6.22**) (Enzym: Galaktose-1-phosphat-Uridyltransferase).
- UDP-Galaktose → UDP-Glucose (Enzym: UDP-Galaktose-4-Epimerase). Reagiert UDP-Glucose mit Galaktose-1-phosphat, ergibt sich ein Reaktionszyklus (Abb. **A-6.22**).

A-6.22 Umwandlung von Galaktose in Glucose

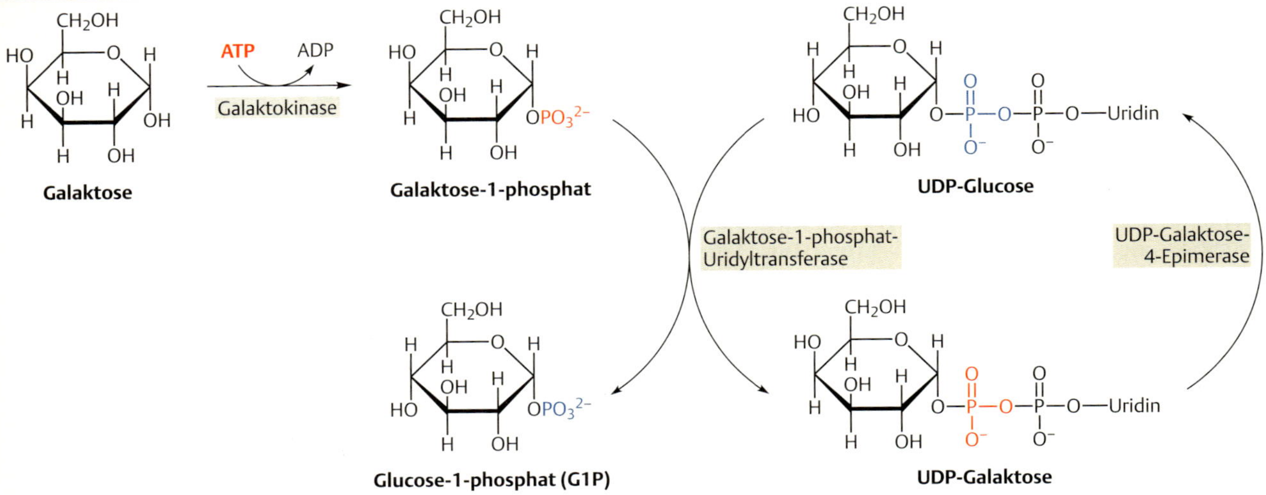

▶ klinik

▶ **klinik.** Ein Defekt der Galaktose-1-phosphat-Uridyltransferase ist die Ursache der **klassischen Galaktosämie** (Abb.). Sie wird mit einer Häufigkeit von 1:40.000 vererbt. Aufgrund des Enzymmangels akkumuliert Galaktose-1-phosphat. Wird die Erkrankung nicht frühzeitig erkannt, kommt es sehr schnell zu einer Leberzirrhose, zu Trübung der Augenlinse und geistiger Retardierung. In schweren Fällen kommt es frühzeitig zu akutem Leberversagen. Deshalb werden in Europa alle Neugeborenen am 5. Lebenstag auf Galaktosämie untersucht. Die Therapie besteht in lactosefreier Diät. Galaktose-1-phosphat kann jedoch auch aus Stoffwechselprodukten gebildet werden. Aus diesem Grund können auch bei konsequenter Einhaltung der Diät neurologische Schäden, die sich z. B. als verzögerte Sprachentwicklung oder Störungen der Feinmotorik äußern, kaum vermieden werden. Die Galaktosämie zeigt, dass die falsche Stellung einer einzigen OH-Gruppe im Stoffwechsel lebensgefährlich sein kann.

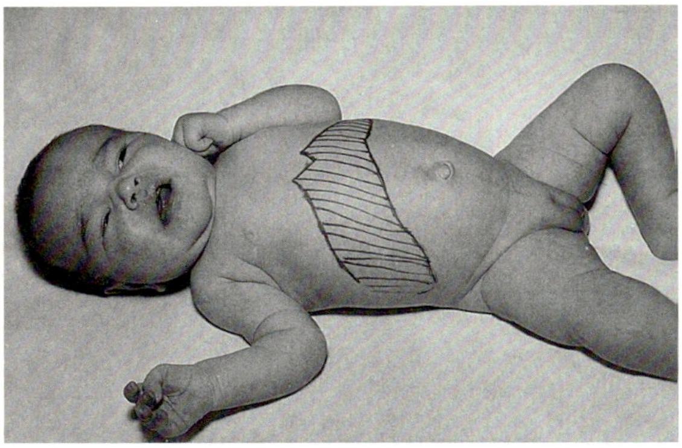

4 Tage altes Neugeborenes mit klassischer Galaktosämie; Typisch ist die ausgeprägte Vergrößerung von Leber und Milz.

▸ ver$_k$lin$_i$kte Vorklinik: Hirninfarkt

Anamnese: Der hausärztliche Notdienst wurde am Sonntagvormittag von einer Frau gerufen, die ihren allein lebenden Bruder hilflos in dessen Wohnung auf dem Boden seines Badezimmers liegend vorgefunden hat. Eine reguläre Erhebung der Eigenanamnese des Patienten ist nicht möglich, da Herr Wehmeier offensichtlich große Mühe mit dem Sprechen hat. Er gibt zwar Laute von sich, diese sind jedoch nicht verständlich. In der **Fremdanamnese** ist zu erfahren, dass der Patient gestern bei Vereinbarung des Treffens am Telefon noch völlig normal geklungen habe. Weiterhin kann die Schwester des Patienten berichten, dass dieser zuckerkrank sei, unter hohem Blutdruck leide und seit Jahrzehnten rauche.

Körperliche Untersuchung (Angabe der jeweiligen Normwerte in Klammern): Trotz erschwerter Bedingungen bei der körperlichen Untersuchung zeigt der 57-jährige, stark adipöse Patient einige auffällige Befunde:

- **Herz-Kreislauf-System:** Blutdruck 170/90 mmHg (< 130/85 mmHg), Puls 112/min (50 – 100/min), arrhythmisch, deutliches Pulsdefizit (Pulsfrequenz niedriger als auskultatorische Herzfrequenz).
- **Neurologische Auffälligkeiten:** Bereits bei der Inspektion fällt der hängende Mundwinkel auf der rechten Seite (Zeichen einer Fazialisparese) auf. Während Herr Wehmeier nach Aufforderung mit der linken Hand Druck ausüben kann, ist dies mit der rechten Hand nicht möglich, und auch die aktive Bewegung des rechten Fußes ist eingeschränkt. Beim kräftigen Streichen über den lateralen Rand der rechten Fußsohle mit dem Reflexhammer bewegt sich die große Zehe nach dorsal, die übrigen Zehen werden abgespreizt (positives Babinski-Phänomen rechts). Dieser Effekt lässt sich auf der linken Seite nicht nachweisen.

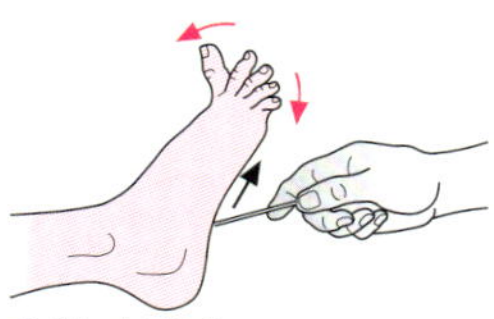

Babinski-Phänomen

Laboruntersuchungen (Angabe der jeweiligen Normwerte in Klammern): Gesamtcholesterin 254 mg/dl (< 200 mg/dl), LDL-Cholesterin 191 mg/dl (< 160 mg/dl), Blutzucker bei Aufnahme 270 mg/dl (60 – 99 mg/dl) bzw. 15 mmol/l (3,3 – 5,5 mmol/l), HbA1 c 9,3 % (4 – 6 %).

12-Kanal-EKG: Vorhofflimmern mit Kammerfrequenz um 113/min, Linkstyp, Sokolow-Index 3,8 mV (hohe EKG-Amplitude als Zeichen einer linksventrikulären Hypertrophie), keine spezifischen Erregungsrückbildungsstörungen.

Native Computertomographie des Schädels: Linksseitiger Infarkt im Versorgungsgebiet der A. cerebri media.

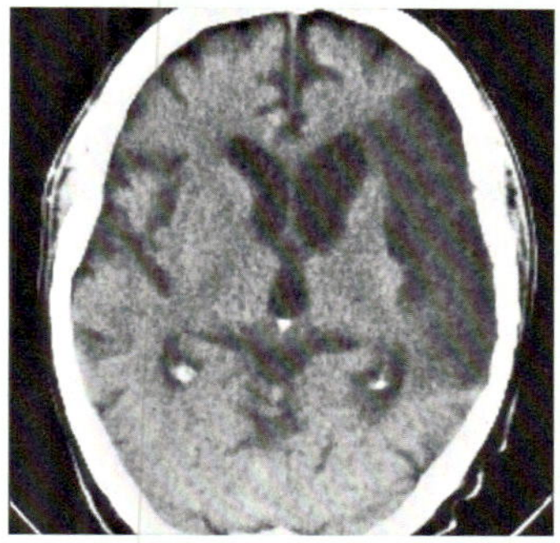

Der Infarkt im Versorgungsgebiet der linken A. cerebri media zeigt sich als dunkler Bereich am rechten Bildrand

Verlauf: Im Verlauf des 14-tägigen stationären Aufenthalts konnte unter regelmäßiger logopädischer Behandlung und begleitender Physio- und Ergotherapie eine deutliche klinische Besserung der Symptomatik erreicht werden. Bei Verlegung zur Weiterbehandlung in eine neurologische Rehabilitationsklinik bestanden noch Wortfindungsstörungen und eine geringgradige Lähmung der rechten Hand.

Fragen mit biochemischem Schwerpunkt:

1. Warum kommt es nach einem Schlaganfall zum sog. fokalen Hirnödem (Schwellung in der Umgebung des betroffenen Gewebebezirks)?
2. Welche Besonderheiten weist die Versorgung des Gehirns mit Nährstoffen auf?
3. Rekapitulieren Sie die Rolle ungesättigter Fettsäuren bei der Atherosklerose.

Antwortkommentare:

Zu 1. Der Gefäßverschluss als Ursache des Schlaganfalls (in ca. 85% der Fälle) führt zunächst zu einer Minderdurchblutung. Dadurch ist insbesondere die Versorgung des Nervengewebes mit Sauerstoff und Glucose gefährdet. Bei mangelnder Sauerstoffversorgung muss der Energiestoffwechsel durch anaerobe Glykolyse aufrechterhalten werden. Dies führt zu einer massiven Anhäufung saurer Stoffwechselprodukte (insbesondere Lactat). Folge ist ein Flüssigkeitseinstrom in die Umgebung des geschädigten Gewebes, auch im Zusammenhang mit einer Entzündungsreaktion durch abgestorbene Zellen, und damit zu einer Schwellung des Gewebes.

Zu 2. Das Gehirn hat einen sehr hohen Energiebedarf, der fast ausschließlich durch Glucose aus dem Blut gedeckt werden muss. Weiterhin ist das Gehirn noch in der Lage, einige Aminosäuren und Ketonkörper zum Energiegewinn zu verstoffwechseln. Zuckerreserven in Form von Glykogen (wie z.B. in der Muskulatur) finden sich im Gehirn nicht. Diese Faktoren führen dazu, dass das Gehirn besonders empfindlich auf verminderte Versorgung mit Glucose und/oder Sauerstoff reagiert (kurze Ischämietoleranz im Vergleich zu anderen Geweben).

Dies wird deutlich am schnellen Verlauf bei Ausfall der Blutversorgung des Gehirns, wie z.B. bei einem Herzstillstand: Bereits nach 10 Sekunden kommt es zur Bewusstlosigkeit, nach 3 Minuten beginnt das Absterben der Nervenzellen und führt nach 7–9 Minuten i.d.R. zum Hirntod.

Bei lokal herabgesetzter Durchblutung fallen in Abhängigkeit vom Ausmaß der Minderperfusion einzelne Zellfunktionen aus. Je nach Schwere des Infarkts kann eine innerhalb kurzer Zeit nach Symptombeginn durchgeführte Lysetherapie mit Wiederherstellung des Blutflusses den Untergang von Nervenzellen verringern.

Zu 3. Siehe hierzu den Exkurs auf S. 765.

7 Oxidativer Abbau von Pyruvat: Die Reaktionen der Pyruvat-Dehydrogenase und des Citratzyklus

7 Oxidativer Abbau von Pyruvat: Die Reaktionen der Pyruvat-Dehydrogenase und des Citratzyklus

7.1 Einführung

7.1 Einführung

Pyruvat entsteht im Zytosol aller Zellen des Körpers als Endprodukt der Glykolyse. Dieses Kapitel beschreibt, wie es in Gegenwart von Sauerstoff in den Mitochondrien von der **Pyruvat-Dehydrogenase** zu **Acetyl-CoA** und dann im **Citratzyklus** unter Energiegewinn zu $\mathbf{CO_2}$ oxidiert wird.

Die Abbauwege aller Kohlenhydrate vereinigen sich letztlich in der Glykolyse und führen zu deren Endprodukt, dem Pyruvat. Im Rahmen des Energiestoffwechsels kann Pyruvat anschließend entweder reduziert oder oxidiert werden:

- **Reduktion zu Lactat** im Zytosol unter Regeneration von NAD^+: bei Mangel an Sauerstoff oder Fehlen von Mitochondrien.
- **Oxidation zu** $\mathbf{CO_2}$ in den Mitochondrien, wenn in einer Zelle hinreichende Mengen an Sauerstoff vorhanden sind. Dabei wird Pyruvat zunächst von der **Pyruvat-Dehydrogenase (PDH)** zu **Acetyl-CoA** umgesetzt. Dieses wird anschließend im **Citratzyklus** unter Energiegewinn zu $\mathbf{CO_2}$ abgebaut. Die Details dieses Abbauweges werden hier beschrieben.

◀ Merke

▶ **Merke.** Die Reaktionen der PDH und des Citratzyklus nehmen eine zentrale Stellung im Stoffwechsel ein, denn

- **Pyruvat** ist nicht nur das Endprodukt der Glykolyse, sondern auch des Abbaus aller kleinen Aminosäuren (Glycin [R=H], Alanin [R=CH_3], Serin [R=OH] und Cystein [R=SH]).
- **Acetyl-CoA** entsteht nicht nur in den Reaktionen der PDH, sondern auch beim Abbau der Aminosäuren Lysin, Leucin und Isoleucin sowie der aromatischen Aminosäuren. Acetyl-CoA ist darüber hinaus *der* zentrale Metabolit des gesamten Lipidstoffwechsels: Es ist das *Endprodukt* des Abbaus aller Fettsäuren und die *Ausgangssubstanz* für die Synthese aller Fettsäuren und aller Steroide (Cholesterin, Gallensäuren und Steroidhormone).
- Beim Abbau der anderen, oben nicht aufgeführten Aminosäuren entstehen **Zwischenprodukte des Citratzyklus**.

Der Weg von der Glykolyse über die PDH bis zum Citratzyklus (Abb. **A-7.1**) stellt somit den zentralen Abbauweg des gesamten Stoffwechsels dar.

A-7.1 Die Stellung der PDH zwischen Glykolyse und Citratzyklus

A-7.1

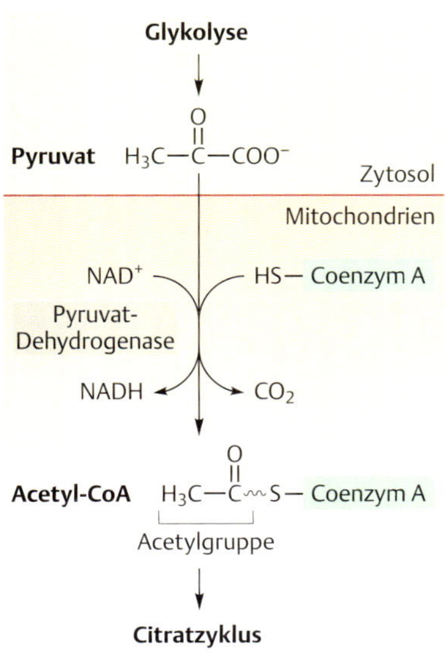

▶ Exkurs

▶ **Exkurs. Der Energieträger Acetyl-CoA**
Für die vielfältigen Funktionen des Acetyl-CoA ist es von entscheidender Bedeutung, dass die **Thioesterbindung**, über die die Acetylgruppe an das Coenzym A gebunden ist (Abb. **A-7.1**), zu den **energiereichen Bindungen** gehört. Unter Standardbedingungen wird bei der Hydrolyse von Acetyl-CoA genauso viel Energie frei wie bei der Hydrolyse von ATP (!), nämlich ca. 35 kJ/Mol. Dieser Energiegehalt des Acetyl-CoA kommt auch in dem inzwischen nur noch selten verwendeten Synonym „aktivierte Essigsäure" zum Ausdruck.
Viele grundlegende Untersuchungen zur Biochemie des Acetyl-CoA wurden in den beiden Jahrzehnten nach dem 2. Weltkrieg im Labor von **Feodor Lynen** durchgeführt, dem bedeutendsten deutschen Biochemiker seiner Zeit. Geboren 1911 in München, leitete er ab 1954 in seiner Heimatstadt das neu gegründete Max-Planck-Institut für Zellchemie, aus dem später das Max-Planck-Institut für Biochemie hervorging. 1964 erhielt er für seine Arbeiten zum Acetyl-CoA und zur Biochemie der Lipide den Nobelpreis für Physiologie/Medizin. Feodor Lynen starb im Jahr seiner Emeritierung, am 6. August 1979 in München.

A-7.2

A-7.2 Feodor Lynen (1911 – 1979)

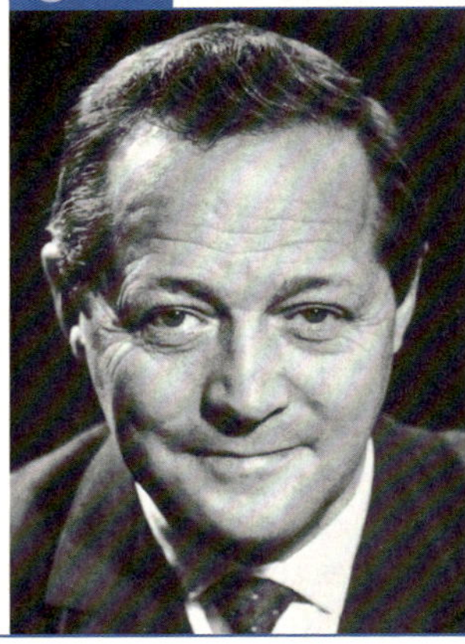

Für seine Arbeiten zum Acetyl-CoA und zur Biochemie der Lipide erhielt Feodor Lynen 1964 den Nobelpreis für Physiologie/Medizin.

7.2 Die Pyruvat-Dehydrogenase (PDH)

7.2.1 Grundlagen

Funktion:
- **Pyruvat** → **Acetyl-CoA** + CO_2
- 1 **NAD^+** → **NADH**

7.2 Die Pyruvat-Dehydrogenase (PDH)

7.2.1 Grundlagen

Funktion: Die PDH
- setzt **Pyruvat** unter Freisetzung von CO_2 zu **Acetyl-CoA** um.
- Dabei wird ein **NAD^+ zu NADH** reduziert.

▶ Merke

▶ **Merke.** Die Reaktion der PDH ist **irreversibel.** Acetyl-CoA kann also nicht in Pyruvat bzw. Glucose umgesetzt werden. Kohlenhydrate können zwar zu Acetyl-CoA abgebaut, und ausgehend von diesem können Fettsäuren synthetisiert werden, aber aus Fettsäuren können keine Kohlenhydrate gebildet werden.

7.2.2 Der Aufbau der Pyruvat-Dehydrogenase

7.2.2 Der Aufbau der Pyruvat-Dehydrogenase

▶ Merke

▶ **Merke.** Die PDH ist ein Multienzymkomplex aus drei unterschiedlichen Enzymen und im Mitochondrium lokalisiert. Zur Katalyse ihrer Reaktionen benötigt die PDH insgesamt fünf Coenzyme (Tab. **A-7.1**).

Die drei Enzymkomponenten (E1, E2, E3) sind:

- **E1 = Pyruvat-Dehydrogenase** im engeren Sinne des Wortes: Sie bindet Pyruvat und katalysiert mithilfe des Coenzyms Thiaminpyrophosphat (TPP) die Decarboxylierung von Pyruvat. Dabei entsteht CO_2.
- **E2 = Dihydroliponamid-Acetyltransferase:** Sie katalysiert den Transfer des vom Pyruvat übrig gebliebenen Acetylrests auf Coenzym A (CoA). Hierbei werden zwei Schwefelatome ihres Coenzyms Liponsäure (Liponamid) zu SH-Gruppen reduziert.
- **E3 = Dihydroliponamid-Dehydrogenase:** Sie übernimmt mithilfe ihres Coenzyms FAD die Elektronen der beiden SH-Gruppen des Liponamids und überträgt sie auf NAD^+. Auf diese Weise wird das Liponamid regeneriert.

Die PDH ist ein **Multienzymkomplex** aus 3 Enzymen (E1 – 3) und 5 Coenzymen; Tab. **A-7.1**):

- **E1 = Pyruvat-Dehydrogenase** im engeren Sinne: enthält TPP, decarboxyliert Pyruvat.
- **E2 = Acetyltransferase:** enthält Liponsäure (Liponamid), überträgt den Acetylrest auf CoA.
- **E3 = Dihydroliponamid-Dehydrogenase:** enthält FAD, übernimmt Elektronen vom reduzierten Liponamid des E2 und überträgt sie auf NAD^+.

A-7.1 Die Enzymkomponenten der Pyruvat-Dehydrogenase und ihre Coenzyme

Enzymkomponente	*Coenzym*	*Beschaffenheit des Coenzyms (enzymgebunden/löslich)*
Pyruvat-Dehydrogenase (E1)	Thiaminpyrophosphat (TPP) = aktiviertes Thiamin (Thiamin = Vitamin B_1)	enzymgebunden (feste, aber nichtkovalente Bindung)
Dihydroliponamid-Acetyltransferase (E2)	Liponsäure (Liponamid)	enzymgebunden (kovalent: Amidbindung an einen Lysinrest von E2, daher „Liponamid")
	Coenzym A	löslich
Dihydroliponamid-Dehydrogenase (E3):	FAD	enzymgebunden (feste, aber nichtkovalente Bindung)
	NAD^+	löslich

A-7.1

Neben diesen drei Enzym-Untereinheiten enthält die PDH zwei regulatorische Untereinheiten, die die PDH je nach Bedarf an- bzw. abschalten (S. 109).
Die meisten Untereinheiten der PDH sind in einem PDH-Multienzymkomplex in mehreren (bis zu 60) Kopien enthalten. Die Komplexe sind dadurch größer als ein Ribosom (Abb. **A-7.3**).

Außerdem enthält die PDH zwei regulatorische Untereinheiten.

Der PDH-Multienzymkomplex ist größer als ein Ribosom (Abb. **A-7.3**).

A-7.3 Bakterielle PDH-Komplexe im elektronenmikroskopischen Bild

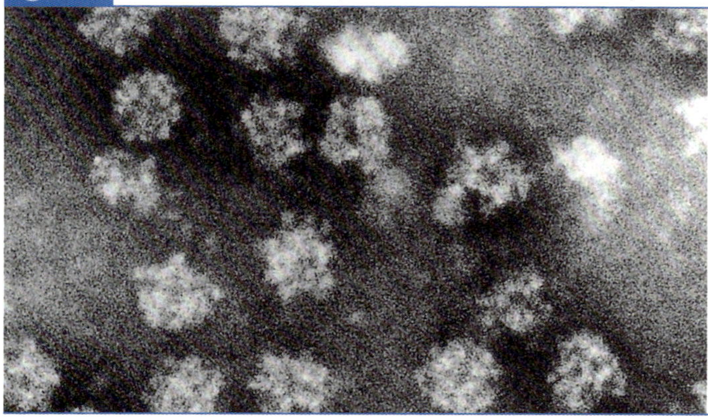

A-7.3

7.2.3 Die einzelnen Reaktionsschritte

▶ Überblick

7.2.3 Die einzelnen Reaktionsschritte

▶ **Überblick.** Die PDH-Reaktion läuft in folgenden Schritten ab:

1. Pyruvat wird unter Abspaltung von CO_2 auf Thiaminpyrophosphat (Coenzym von E1) übertragen. Dabei entsteht ein Hydroxyethylrest = **aktivierter Acetaldeyd**.
2. Dieser wird von Thiaminpyrophosphat (E1) auf Liponamid (Coenzym von E2) übertragen und zu einer **Acetylgruppe** oxidiert.
3. Liponamid überträgt die Acetylgruppe auf Coenzym A, wodurch **Acetyl-CoA** entsteht. Dabei wird die Disulfidgruppe des Liponamids in zwei SH-Gruppen umgewandelt.
4. Die Disulfidgruppe des Liponamids wird regeneriert, indem das Elektron jeder SH-Gruppe unter Vermittlung von E3-gebundenem FAD an NAD^+ abgegeben wird. Dabei wird **NADH gebildet**.

Da die PDH sowohl die Decarboxylierung des Pyruvats als auch die Oxidation des aktivierten Acetaldehyds katalysiert, bezeichnet man die Gesamtreaktion als **oxidative Decarboxylierung von Pyruvat**.

Schritt 1

Der **Thiazolring des Thiaminpyrophosphats** (TPP) gibt leicht ein Proton ab, wodurch ein **Carbanion** entsteht (Abb. **A-7.4**).

Dieses lagert sich an den Carbonylkohlenstoff von Pyruvat an und **übt auf dessen Elektronen**, insbesondere die der COOH-Gruppe, einen kräftigen **Elektronenzug aus**. Dabei **löst** sich CO_2 **ab**.

Weiteres Reaktionsprodukt ist **Hydroxyethyl-TPP** (Abb. **A-7.5**), dessen **Hydroxyethylgruppe** als **„aktivierter Acetaldehyd“** bezeichnet wird.

Schritt 1

Thiaminpyrophosphat (TPP), das Coenzym der Pyruvat-Dehydrogenase (E1), weist zwei heterozyklische Ringe auf. Für die Coenzym-Funktion ist der **Thiazolring** entscheidend. Das C-Atom, das in diesem Thiazolring zwischen dem Stickstoff- und dem Schwefelatom liegt, gibt leicht ein Proton ab, sodass ein negativ geladenes und sehr reaktives **Carbanion** entsteht (Abb. **A-7.4**).

Dieses Carbanion leitet die PDH-Reaktion ein, indem es sich an den Carbonylkohlenstoff von Pyruvat anlagert und anschließend **auf die Elektronen des Pyruvats** einen kräftigen **Elektronenzug ausübt**. Dieser Elektronenzug wirkt sich insbesondere auf die negative Ladung der Carboxylgruppe aus, was zur Folge hat, dass sich die Carboxylgruppe in Form von CO_2 **ablöst**. Dabei bleiben zwei Elektronen der Carboxylgruppe am TPP zurück.

Parallel lagert sich ein Proton an den Sauerstoff der Carbonylgruppe an, und es bildet sich eine Doppelbindung zu TPP aus. Dadurch entsteht **Hydroxyethyl-TPP** (Abb. **A-7.5**). Der **Hydroxyethylrest** wird traditionell **„aktivierter Acetaldehyd“** genannt, denn die Oxidationsstufe des Carbonylkohlenstoffs in Hydroxyethyl-TPP entspricht der Oxidationsstufe des entsprechenden C-Atoms im Acetaldehyd.

A-7.4

A-7.4 Das Carbanion des Thiaminpyrophosphats

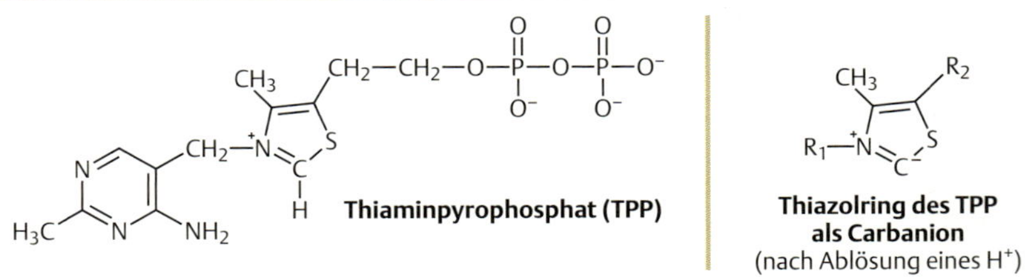

A-7.5 Bildung von Hydroxyethyl-Thiaminpyrophosphat (an Enzymkomponente E1)

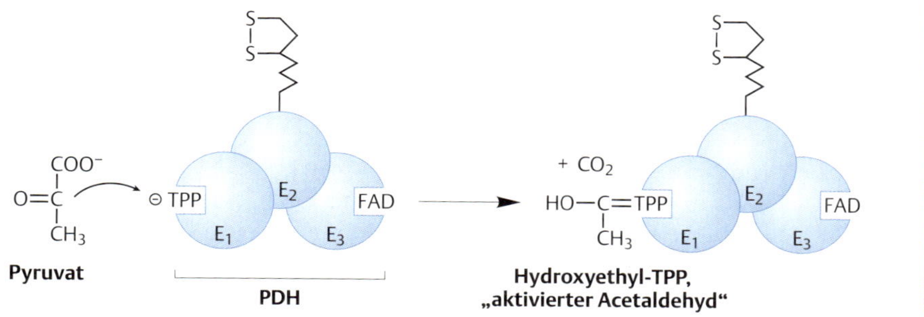

Schritt 2

Der **aktivierte Acetaldehyd** wird von TPP **auf Liponamid**, die fest gebundene prosthetische Gruppe der Dihydroliponamid-Acetyltransferase (E2), **übertragen:**

- Die Disulfidgruppe des Liponamids, die vor dem Transfer im oxidierten Zustand vorliegt, öffnet sich.
- An eines der beiden Schwefelatome lagert sich der Acetaldehyd an. Das andere Schwefelatom nimmt zusammen mit einem Proton die beiden überzähligen Elektronen auf, die bei der Abspaltung des CO_2 am TPP zurück geblieben waren.

Der **Acetaldehyd** wird in diesem Moment zu einer **Acetylgruppe oxidiert** (Abb. **A-7.6**). In der Acetylgruppe entspricht die Oxidationsstufe des Carbonylkohlenstoffs der Oxidationsstufe des entsprechenden C-Atoms in Acetat (d. h. in Essigsäure). Somit kann man sagen, dass in diesem Reaktionsschritt ein Acetaldehyd zu Acetat oxidiert wird. Das Acetat liegt allerdings nicht frei, sondern in Form eines Thioesters vor.

Schritt 2

Der **aktivierte Acetaldehyd** wird **auf Liponamid** – prosthetische Gruppe der Dihydroliponamid-Acetyltransferase (E2) – **übertragen** und **zur Acetylgruppe oxidiert** (Abb. **A-7.6**).

A-7.6 Übertragung des Hydroxyethylrests auf Liponamid und Oxidation zu einem Acetylrest

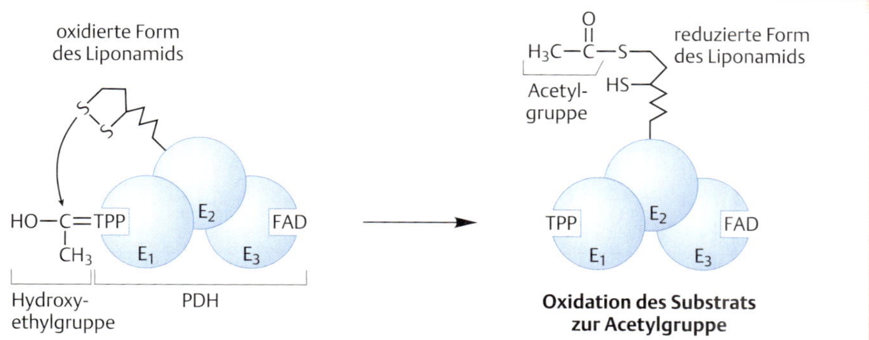

Schritt 3

Liponamid ist ein lang gestrecktes Molekül, das man sich wie einen langen Arm vorstellen kann. Dieser lange Arm **überträgt** die **Acetylgruppe auf Coenzym A (CoA)**. Acetyl-CoA (= aktivierte Essigsäure) entsteht also an der Dihydroliponamid-Acetyltransferase (E2). Das Liponamid enthält daraufhin anstelle der ursprünglichen Disulfidgruppe zwei SH-Gruppen (Abb. **A-7.7**).

Schritt 3

Liponamid, das Coenzym des E2, überträgt die Acetylgruppe auf Coenzym A (CoA) (Abb. **A-7.7**) und wird dadurch reduziert.

A-7.7

A-7.7 Übertragung der Acetylgruppe auf Coenzym A

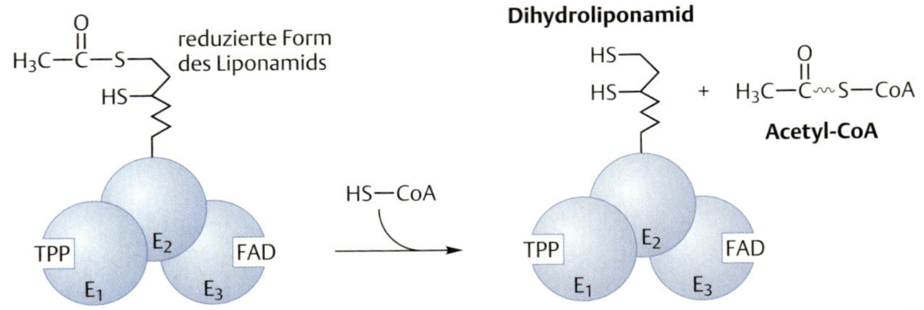

Schritt 4

Das reduzierte **Liponamid** des E2 wird **von E3** durch **Reaktion mit** der prosthetischen Gruppe **FAD oxidiert** und so regeneriert. $FADH_2$ überträgt die 2 Elektronen auf NAD^+, sodass **NADH** entsteht (Abb. **A-7.8**).

Schritt 4

Um seine beiden SH-Gruppen zu oxidieren und die Disulfidbindung zu regenerieren, schwenkt der Liponamid-Arm zur **Dihydroliponamid-Dehydrogenase (E3)**. Hier werden die beiden **SH-Gruppen durch Reaktion mit** der prosthetischen Gruppe **FAD oxidiert**. Dabei entsteht $FADH_2$, das die beiden **übertragenen Elektronen an NAD^+ weitergibt** (Abb. **A-7.8**). Das Reaktionsprodukt **NADH** enthält nun die beiden überzähligen Elektronen, die ursprünglich bei der Abspaltung des CO_2 am TPP zurück geblieben waren. Liponamid steht nun für einen neuen Reaktionszyklus zur Verfügung.

A-7.8

A-7.8 Regeneration der Disulfidbindung im Liponamid und Bildung von NADH

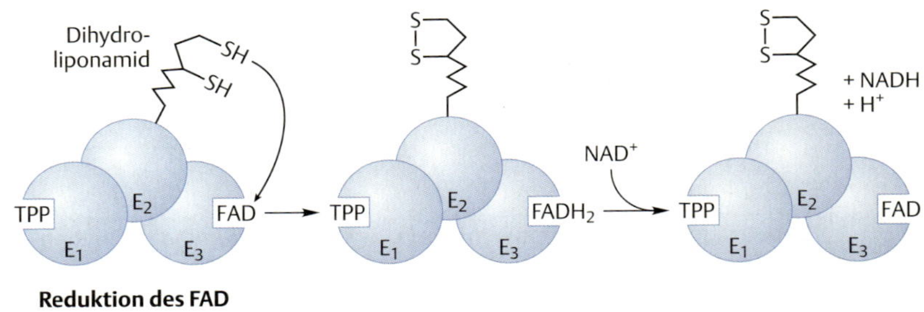

Bilanz

▶ Merke

▶ **Merke.** In einem Reaktionszyklus der PDH entstehen ein CO_2, ein Acetyl-CoA und ein NADH.

▶ Exkurs

▶ **Exkurs. Enzyme mit PDH-ähnlichen Reaktionsmechanismen**

Im Stoffwechsel gibt es mehrere Enzyme, deren Reaktionsmechanismus dem der PDH sehr ähnlich ist und die auch die gleichen Coenzyme benötigen. Zu den Enzymen dieses Reaktionstyps gehören

- die verzweigtkettige α-Ketosäure-Dehydrogenase, ein Enzym, das am Abbau verzweigtkettiger Aminosäuren beteiligt ist,
- die Transketolase des Pentosephosphatweges,
- die α-Ketoglutarat-Dehydrogenase (2-Oxoglutarat-Dehydrogenase), die eine Reaktion des Citratzyklus katalysiert (S. 115).

7.2.4 Die Regulation der Pyruvat-Dehydrogenase

Da sich die PDH in der Matrix, d. h. im Innenraum der Mitochondrien befindet, kann sie nicht in der gleichen Weise reguliert werden wie Enzyme des Zytosols. So sind die Membranen der Mitochondrien nicht für cAMP permeabel, das viele Stoffwechselprozesse des Zytosols reguliert. Auch sind Phosphorylierungen in den Mitochondrien generell von geringerer Bedeutung als im Zytosol. Dennoch gilt:

▶ **Merke.** Die Aktivität der PDH wird durch **reversible Phosphorylierung** (die häufigste Form der Interkonvertierung) gesteuert (Abb. **A-7.9**): Die PDH wird **durch Phosphorylierung abgeschaltet**, sobald hinreichende Mengen an **Acetyl-CoA** und **NADH** im Mitochondrium vorhanden sind. Hohe **Pyruvat**konzentrationen **unterbinden** die **Phosphorylierung**, sodass die PDH im aktiven Zustand bleibt und das aufgestaute Pyruvat verarbeiten kann.

Acetyl-CoA und NADH aktivieren eine **Kinase** (**Teil der PDH**), die daraufhin die **E1-Untereinheiten phosphoryliert**. Pyruvat hemmt die Kinase.

Die Phosphorylierung wird durch eine calciumabhängige **Phosphatase** (**Teil der PDH**) rückgängig gemacht.

Die Hemmung kommt dadurch zustande, dass eine **Kinase**, die **Bestandteil der PDH** ist (!), durch Acetyl-CoA und NADH stimuliert wird und daraufhin die **E1-Untereinheiten** des Enzyms an einem bestimmten **Serinrest phosphoryliert**. Hohe Konzentrationen an Pyruvat unterdrücken die Aktivität der Kinase.
Wenn das Enzym wieder aktiviert werden soll, wird die inaktivierende Phosphatgruppe am Serinrest der E1-Untereinheiten von einer **Phosphatase** abgespalten, die **ebenfalls Bestandteil der PDH** ist. Die Phosphatase ist abhängig von Calcium-Ionen, und man vermutet, dass die mitochondriale Calciumkonzentration Einfluss auf die Aktivität der PDH hat.

Acetyl-CoA und NADH vermitteln an der PDH eine klassische **Produkthemmung**.

Außerdem vermitteln Acetyl-CoA und NADH an der PDH eine klassische **Produkthemmung**. Wenn sie in ausreichenden Mengen in den Mitochondrien akkumulieren, blockieren sie an den Untereinheiten der PDH die Bindestellen für Coenzym A und NAD^+.

A-7.9 Regulation der Pyruvat-Dehydrogenase durch Produkthemmung und Interkonvertierung

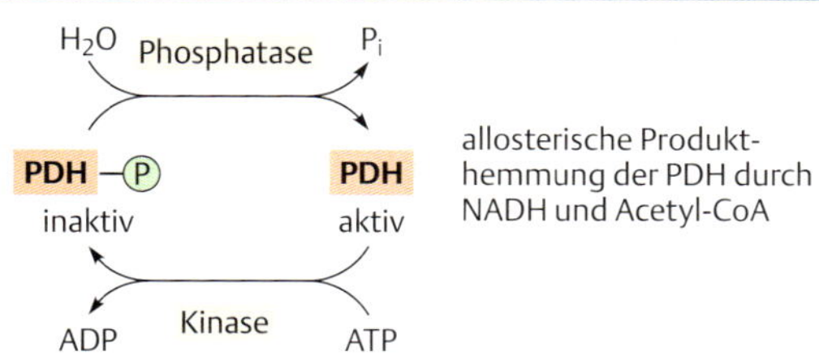

Aktivierung der PDH-Kinase in Gegenwart von NADH und Acetyl-CoA (⟶ Interkonvertierung)

7.3 Der Citratzyklus

7.3.1 Grundlagen

▶ Definition

Der Acetylrest von Acetyl-CoA wird auf **Oxalacetat** übertragen, wodurch **Citrat** entsteht. Dieses wird unter Abspaltung von 2 CO_2 in **Oxalacetat** umgesetzt. Die anfallenden Elektronen werden in Form von **NADH** und **$FADH_2$** gesammelt und an die Atmungskette abgegeben.

▶ Merke

▶ Merke

Weitere Funktionen des Citratzyklus:
- Beteiligung am **Abbau einiger Aminosäuren**,
- Beteiligung an der **Synthese einiger Aminosäuren**,
- **Bildung von Citrat** für die Synthese von Fettsäuren,
- **Bildung von Oxalacetat** für die Gluconeogenese,
- **Bildung von Succinyl-CoA** für die Häm- und damit die Porphyrinsynthese.

7.3 Der Citratzyklus

7.3.1 Grundlagen

▶ **Definition.** Der Citratzyklus ist ein zyklischer Stoffwechselweg der mitochondrialen Matrix, in dem pro Reaktionszyklus ein Acetylrest unter Energiegewinn zu zwei Molekülen CO_2 oxidiert wird. Zu Beginn des Reaktionszyklus wird der Acetylrest auf Oxalacetat übertragen, wobei Citrat entsteht (daher der Name „Citratzyklus").
Die pro Zyklus frei werdende Energie wird gespeichert in
- 3 NADH und 1 $FADH_2$, deren Elektronen an die Atmungskette abgegeben werden,

sowie
- 1 GTP, das zur Bildung eines ATP verwendet werden kann.

Funktionen des Citratzyklus

▶ **Merke.** Der Citratzyklus liegt im Zentrum zahlreicher Stoffwechselwege („Drehscheibe des Stoffwechsels"). Seine wichtigste Aufgabe besteht darin, Acetylreste zu oxidieren, um Elektronen für die Atmungskette zu gewinnen.

Dazu wird der Acetylrest von Acetyl-CoA auf **Oxalacetat** übertragen, wodurch **Citrat** (= das Anion der Zitronensäure) entsteht, das 6 C-Atome enthält. Im Citratzyklus werden zwei dieser 6 C-Atome in Form von CO_2 abgespalten, sodass schließlich eine Verbindung von 4 C-Atomen entsteht: **Oxalacetat.** Dieses kann in einem neuen Reaktionszyklus wieder einen Acetylrest aufnehmen. Die bei der Oxidation anfallenden Elektronen werden in Form von **NADH** und **$FADH_2$** gesammelt und an die Atmungskette abgegeben. Da diese den Protonengradienten aufbaut, der die mitochondriale ATP-Synthase antreibt, trägt der Citratzyklus *indirekt* zur ATP-Synthese bei.

▶ **Merke.** Der Citratzyklus trägt zur mitochondrialen ATP-Synthese bei, indem er NADH und $FADH_2$ bereitstellt. Im Citratzyklus wird jedoch kein ATP gebildet (lediglich 1 GTP durch Substratkettenphosphorylierung)!

Weitere Funktionen des Citratzyklus:
- Er stellt für alle **Aminosäuren**, die nicht zu Pyruvat oder zu Acetyl-CoA abgebaut werden, die Endstrecke ihres **Abbaus** dar (S. 154).
- Er liefert die **Ausgangssubstanzen** für die **Synthese einiger Aminosäuren**. So entsteht aus Oxalacetat Aspartat, aus α-Ketoglutarat Glutamat, und ausgehend von Glutamat können Glutamin, Prolin und Arginin synthetisiert werden (S. 121).
- Sein Reaktionsprodukt **Citrat** kann abgezweigt und zur **Synthese von Fettsäuren** verwendet werden (S. 225).
- Ist die Glucosekonzentration im Blut zu niedrig, kann **Oxalacetat** abgezweigt und zur **Synthese von Glucose** verwendet werden (S. 212).
- Ein Reaktionsprodukt des Citratzyklus, **Succinyl-CoA**, kann mit der Aminosäure Glycin zu δ-Aminolävulinsäure, dem Ausgangsstoff der **Hämsynthese** reagieren. Häm besteht aus einem **Porphyrinring** mit einem zentral gebundenen Eisen-Ion (S. 664). Die Biosynthese dieses Porphyrinringes beginnt also ebenfalls im Citratzyklus.

▶ **Exkurs. Der Entdecker der Citratzyklus: Hans Krebs**
Hans Krebs (Abb. **A-7.10**) war einer der bedeutendsten Biochemiker aller Zeiten. Geboren und aufgewachsen in Hildesheim, studierte er zunächst Medizin und arbeitete dann von 1926 bis 1930 im Labor des Biochemikers Otto Warburg, des Entdeckers des Komplex IV der Atmungskette, S. 174). Als Assistent in der Inneren Medizin der Universität Freiburg entdeckte Hans Krebs 1932 zusammen mit dem Medizinstudenten Kurt Henseleit den Harnstoffzyklus. Weil er Jude war, wurde Hans Krebs 1933 fristlos entlassen, und er sah sich gezwungen, Deutschland zu verlassen. Er ging nach England und setzte zunächst in Cambridge, später in Oxford seine Forschungsarbeiten fort. 1937 entdeckte er den Citratzyklus, der in den angelsächsischen Ländern bis heute als „Krebs cycle" bezeichnet wird. Nach 1945 blieb Hans Krebs in England. 1953 erhielt er den Nobelpreis für Medizin.

◀ **Exkurs**

A-7.10 Hans Krebs (1900 – 1981)

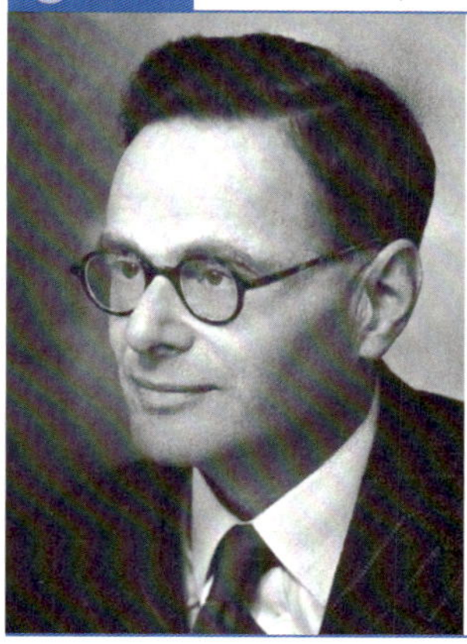

Entdecker des Harnstoffzyklus und des Citratzyklus, 1953 mit dem Nobelpreis für Medizin geehrt.

A-7.10

Die Substratspezifität der Dehydrogenasen: ein Schlüssel zum Verständnis des Citratzyklus

Die Substratspezifität der Dehydrogenasen: ein Schlüssel zum Verständnis des Citratzyklus

An entscheidenden Stellen des Citratzyklus werden von bestimmten Reaktionsprodukten Elektronen abgezweigt und auf NAD^+ bzw. FAD übertragen. Die ausführenden Enzyme sind NAD^+- bzw. FAD-abhängige Dehydrogenasen. Ihre Substratspezifität bestimmt die Reaktionsschritte des Citratzyklus:

Die Substratspezifität der NAD^+- bzw. FAD-abhängigen Dehydrogenasen bestimmt die Reaktionen des Citratzyklus:

NAD^+-abhängige Dehydrogenasen katalysieren die Übertragung eines Hydrid-Ions (H^- = ein Proton und zwei Elektronen) von ihrem Substrat auf den Nicotinamidring des NAD^+ (Abb. **A-7.11**). Dieser Transfer kann nur stattfinden, wenn das **Substrat** eine **HO-C-H-Gruppe** enthält. Das Hydrid-Ion entsteht aus dem H-Atom und den beiden Bindungselektronen der C-H-Gruppe. (Es geht nicht aus der OH-Gruppe hervor!). Bei der Ablösung des Hydrid-Ions verliert das C-Atom somit eine seiner vier Bindungen. Als Ersatz für die verlorene Bindung zieht das C-Atom eines der Elektronenpaare der OH-Gruppe zu sich herüber, mit der Folge, dass sich hier ein Proton (H^+) ablöst.

NAD^+-abhängige Dehydrogenasen katalysieren die Übertragung eines Hydrid-Ions (H^-) von ihrem Substrat auf den Nicotinamidring von NAD^+ (Abb. **A-7.11**). Diese Übertragung kann in der Regel nur stattfinden, wenn das **Substrat** eine **HO-C-H-Gruppe enthält**.

A-7.11 Übertragung eines Hydrid-Ions auf den Nicotinamidring von NAD^+

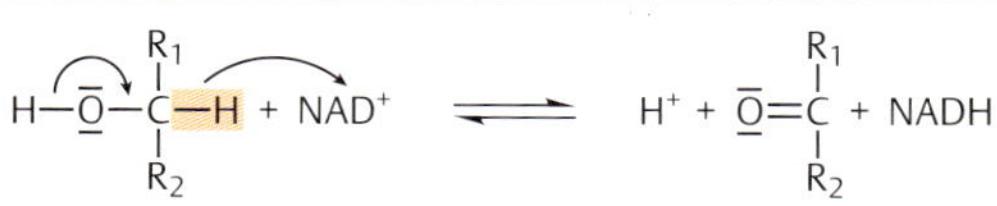

A-7.11

Es sind auch Fälle bekannt, in denen eine NAD^+-abhängige Dehydrogenase mit einer Aldehydgruppe reagiert (z. B. bei der Oxidation des Glycerinaldehyd-3-phosphates, Abb. **A-6.7**, S. 80). Bezeichnenderweise bildet sich dabei aber in einem entscheidenden Zwischenschritt eine HO-C-H-Gruppe (vgl. Abb. **A-6.5**, S. 78).

FAD-abhängige Dehydrogenasen katalysieren die Übertragung von 2 e^- + $2H^+$ (Abb. **A-7.12**) oder e^- + H^+ auf FAD. Sie reagieren bevorzugt mit **Substraten**, die **chemische Gruppen vom Typ -CH_2-CH_2-** enthalten. Werden 2 e^- + $2H^+$ übertragen, entsteht eine Doppelbindung -CH=CH-.

FAD-abhängige Dehydrogenasen katalysieren die Übertragung von
- *zwei* Elektronen und *zwei* Protonen

oder
- *einem* Elektron und *einem* Proton

auf FAD. Je nach Anzahl der übertragenen Elektronen und Protonen unterscheidet man beim FAD (wie beim Ubichinon der Atmungskette, S. 170) ein oxidiertes Chinon, ein teilweise reduziertes Semichinon und ein vollständig reduziertes Hydrochinon, welches dem $FADH_2$ entspricht (Abb. **A-7.12**). Substrate, die HO-C-H-Gruppen enthalten, sind für FAD-abhängige Dehydrogenasen ungeeignet. Sie reagieren bevorzugt mit **Substraten**, die **chemische Gruppen vom Typ -CH_2-CH_2-** enthalten. Indem sie diesen Gruppen zwei Protonen und zwei Elektronen entreißen, entsteht eine Doppelbindung -CH = CH-.

A-7.12

A-7.12 Riboflavin (a), FAD (b) und Redoxreaktionen des FAD bzw. $FADH_2$ (c)

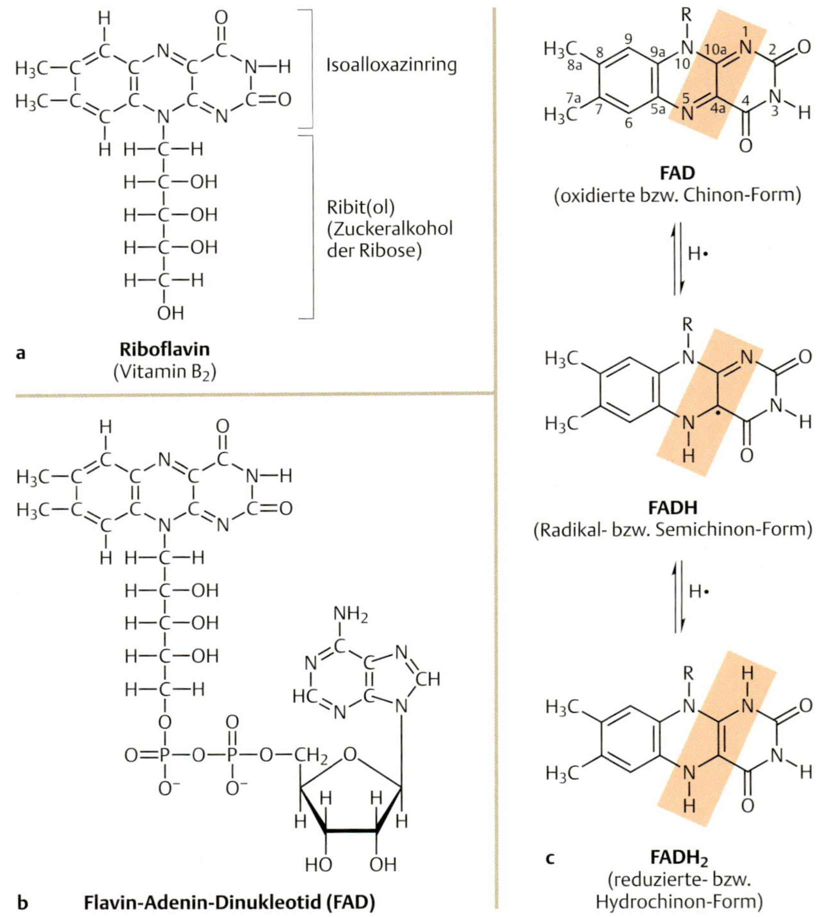

▶ Merke

▶ **Merke.** Im Citratzyklus wie auch beim Fettsäureabbau, der ebenfalls in den Mitochondrien stattfindet (S. 130) werden die Metabolite ausschließlich durch zwei Mechanismen oxidiert:
- NAD^+-abhängige Oxidation von HO-C-H-Gruppen,
- FAD-abhängige Oxidation von -CH_2-CH_2-Gruppen.

7.3.2 Die einzelnen Reaktionsschritte

Die Zahl der Reaktionsschritte, die man im Citratzyklus unterscheidet, hängt davon ab, in welchem Umfang man auch die Bildung instabiler Zwischenprodukte berücksichtigen möchte. Beschränkt man sich auf die Bildung der wichtigsten stabilen Zwischenprodukte, ergeben sich acht Reaktionsschritte. Einen ersten Eindruck vermittelt die Abbildung **A-7.20**.

7.3.2 Die einzelnen Reaktionsschritte

Berücksichtigt man nur die wichtigsten stabilen Zwischenprodukte, ergeben sich acht Reaktionsschritte.

Schritt 1: Acetyl-CoA + Oxalacetat → Citrat

Bei dieser Reaktion (Abb. **A-7.13**) wird der Carbonylkohlenstoff des Oxalacetats von der Methylgruppe des Acetyl-CoA angegriffen. Die Methylgruppe muss ein Proton abgeben, damit sich eine neue C-C-Bindung bilden kann. Diese Reaktion ist außergewöhnlich, da Methylgruppen an sich ausgesprochen reaktionsträge sind. Sie ist endergon und nur möglich, weil anschließend die **energiereiche Thioesterbindung des Acetyl-CoA hydrolysiert** wird. Die Ablösung des Coenzyms A durch Hydrolyse der Thioesterbindung liefert letztlich die Triebkraft für die Bildung des Citrats. Katalysiert wird die Reaktion von dem Enzym **Citrat-Synthase**.

Das Citrat, welches in diesem Schritt gebildet wird, ist das Anion der Zitronensäure, der Säure, die in einer Konzentration von 5 – 7 % im Zitronensaft enthalten ist. Citrat ist ein symmetrisch aufgebautes Molekül, das sechs C-Atome enthält. Es trägt eine OH-Gruppe und drei Carboxylgruppen (Abb. **A-7.13**) und ist optisch inaktiv, da das zentrale C-Atom mit zwei gleichen CH_2-COO^--Gruppen verbunden ist. Berücksichtigt man die tetraedrische Struktur der vier Kohlenstoffbindungen, haben die OH-Gruppe und die COO^--Gruppen des zentralen C-Atoms allerdings zwei verschiedene Möglichkeiten, sich im Raum anzuordnen. Deshalb hat das Citratmolekül gleichsam eine Ober- und eine Unterseite, die die Enzyme des Citratzyklus durchaus unterscheiden. Da die Enzyme ihre Substrate jeweils nur in einer ganz bestimmten Konfiguration binden, ist damit festgelegt, welche der drei Carboxylgruppen des Citrats in den nachfolgenden Schritten des Zyklus in Form von CO_2 freigesetzt werden (Abb. **A-7.13**). Man hat nachgewiesen, dass die zwei CO_2-Moleküle, die in einem Zyklus gebildet werden, beide ursprünglich aus dem Oxalacetat stammen, nicht aus der neu aufgenommenen Acetylgruppe.

Schritt 1: Acetyl-CoA + Oxalacetat → Citrat

Für diese Reaktion (Abb. **A-7.13**) muss ein Proton von der Methylgruppe des Acetyl-CoA abgelöst werden. Die Energie hierfür (Methylgruppen sind sehr reaktionsträge) liefert die **Hydrolyse der energiereichen Thioesterbindung des Acetyl-CoA**.
Enzym: Citrat-Synthase.

Citrat ist ein symmetrisch aufgebautes Molekül, das sechs C-Atome enthält. Es trägt eine OH-Gruppe und drei Carboxylgruppen (Abb. **A-7.13**). Die zwei CO_2, die in einem Reaktionszyklus gebildet werden, stammen beide ursprünglich aus dem Oxalacetat, nicht aus der neu aufgenommenen Acetylgruppe.

A-7.13 Reaktion von Acetyl-CoA und Oxalacetat zu Citrat

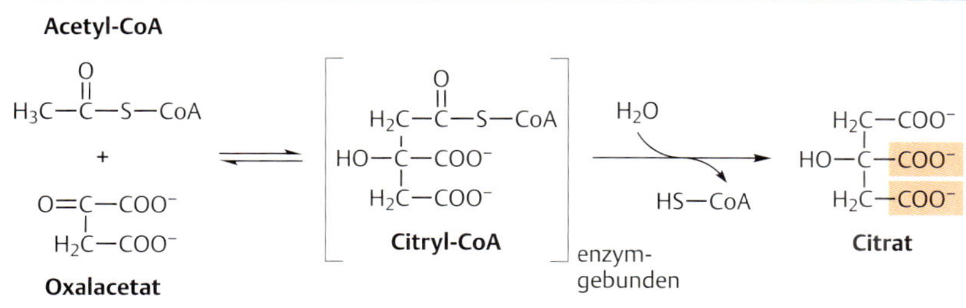

Die Triebkraft der Reaktion stammt aus der Hydrolyse der Thioesterbindung im Citryl-CoA. Die beiden Carboxylgruppen, die anschließend im Verlauf eines Reaktionszyklus als CO_2 freigesetzt werden, sind farbig hervorgehoben.

A-7.13

Schritt 2: Citrat → Isocitrat

Citrat soll im Citratzyklus oxidiert werden. Da es aber weder eine HO-C-H- noch eine -CH_2-CH_2- Gruppe besitzt, ist es kein Substrat für NAD^+- oder FAD-abhängige Dehydrogenasen (S. 111). Deshalb muss Citrat als Erstes in ein für Dehydrogenasen geeignetes Substrat umgewandelt werden. Dies geschieht, indem die **OH-Gruppe verschoben** wird. Das Reaktionsprodukt Isocitrat enthält eine HO-C-H-Gruppe (s. Abb. **A-7.14**), ist also ein geeignetes Substrat für eine NAD^+-abhängige Dehydrogenase.

Schritt 2: Citrat → Isocitrat

Citrat muss in ein für Dehydrogenasen geeignetes Substrat umgewandelt werden. Dies geschieht, indem die **OH-Gruppe verschoben** wird. Es entsteht Isocitrat (s. Abb. **A-7.14**).

Die Isomerisierung des Citrats erfordert zwei Schritte (Abb. **A-7.14**):
1. **Abspaltung** der OH-Gruppe mit einem Proton als **Wasser**. Dadurch bildet sich eine Doppelbindung. Es entsteht **(cis-)Aconitat**.
2. **Anlagerung von Wasser in anderer Orientierung**. Hierdurch entsteht **Isocitrat**.

Enzym: Aconitase.

Die Isomerisierung des Citrats erfordert zwei Schritte (Abb. **A-7.14**):
1. Die OH-Gruppe wird zusammen mit einem Proton als **Wasser abgespalten**. Dadurch bildet sich eine **Doppelbindung** und aus Citrat entsteht Aconitat. Dieses Zwischenprodukt wird in manchen Pflanzen in größeren Mengen gebildet, u. a. im Eisenhut (Aconitum napellus). Die Carboxylgruppen, die im Aconitat durch die -C=C-Gruppe verbunden sind, zeigen eine *cis*-Stellung, d. h. sie sind beide zur gleichen Seite hin orientiert. Entsprechend handelt es sich um **cis-Aconitat**.
2. Im nächsten Schritt wird wieder **Wasser angelagert**, nun aber **in anderer Orientierung**, sodass **Isocitrat** entsteht.

Beide Schritte werden vom gleichen Enzym, der **Aconitase** (=Aconitat-Hydratase) katalysiert.

A-7.14

A-7.14 Isomerisierung von Citrat zu Isocitrat

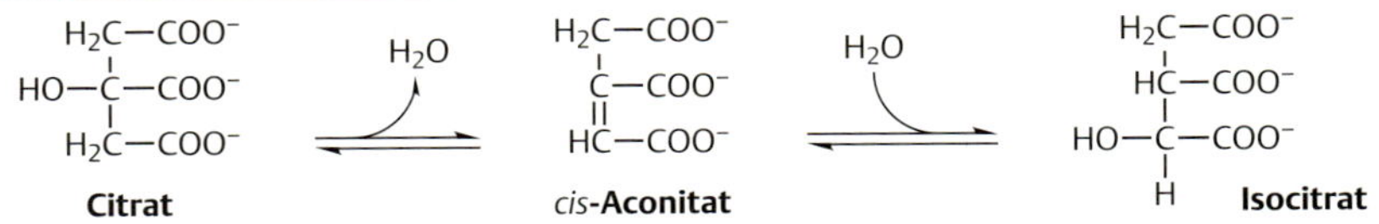

Schritt 3: Isocitrat → α-Ketoglutarat

Durch NAD⁺-abhängige Oxidation von Isocitrat entsteht **Oxalsuccinat**. Dessen **spontane Decarboxylierung** ergibt das stabile **α-Ketoglutarat (=2-Oxoglutarat)** (Abb. **A-7.15**).
Enzym: Isocitrat-Dehydrogenase.

Schritt 3: Isocitrat → α-Ketoglutarat

Die NAD^+-abhängige Oxidation der HO-C-H-Gruppe des Isocitrats wird von der **Isocitrat-Dehydrogenase** katalysiert. Das Enzym katalysiert die Übertragung eines Hydrid-Ions auf den Nicotinamidring von NAD^+. Parallel löst sich von der OH-Gruppe des Isocitrats ein Proton ab, und es entsteht eine Carbonylgruppe. Das Reaktionsprodukt, **Oxalsuccinat**, ist eine instabile Verbindung, von der sich **spontan** die mittlere der drei Carboxylgruppen als **CO_2 ablöst**. Übrig bleibt **α-Ketoglutarat** (Abb. **A-7.15**), in einer neueren Nomenklatur auch **2-Oxoglutarat** genannt.
Die Isocitrat-Dehydrogenase katalysiert unmittelbar also nur eine Oxidation einer OH-Gruppe. Die nachfolgende Decarboxylierung ergibt sich zufällig aus der Instabilität des entstandenen Oxalsuccinats.

A-7.15

A-7.15 NAD^+-abhängige Oxidation von Isocitrat zu α-Ketoglutarat

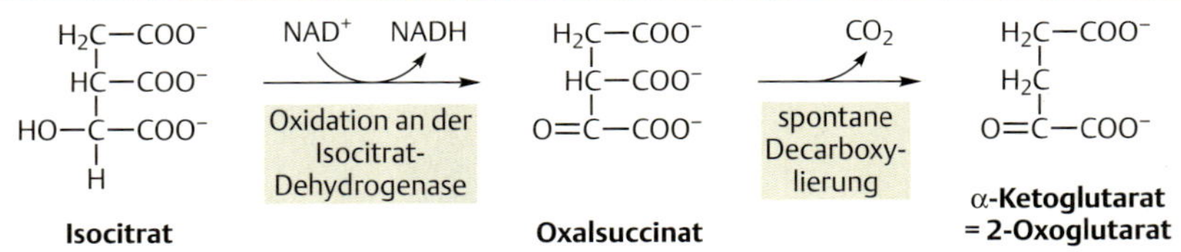

Diese Reaktionsfolge
- liefert zum ersten Mal im Citratzyklus
  - NADH,
  - CO_2.
- stellt über ihr Reaktionsprodukt α-Ketoglutarat eine Verbindung zum Aminosäurestoffwechsel her: α-Ketoglutarat kann zu **Glutamat** umgesetzt werden. Die Reaktion ist reversibel.

Diese Reaktionsfolge verdient aus mehreren Gründen Beachtung:
- Die Isocitrat-Dehydrogenase katalysiert die erste Oxidationsreaktion des Citratzyklus. Hier wird **NADH** gebildet, und damit werden Elektronen für den Transport zur Atmungskette bereitgestellt.
- Die Oxidationsreaktion hat die erste Decarboxylierung des Citratzyklus zur Folge. Hier entsteht also **CO_2** (wie schon im Reaktionszyklus der PDH).
- Das Reaktionsprodukt α-Ketoglutarat kann in einem einzigen Schritt durch Aufnahme einer Aminogruppe in die Aminosäure **Glutamat** umgewandelt werden. Die Reaktion ist reversibel und stellt eine wichtige Beziehung zwischen dem Citratzyklus und dem Aminosäurestoffwechsel dar.

Schritt 4: α-Ketoglutarat → Succinyl-CoA

α-Ketoglutarat hat große **Ähnlichkeit mit Pyruvat**. Beides sind **α-Ketosäuren** – in neuerer Nomenklatur **2-Oxosäuren** –, d. h. Carbonsäuren, in denen unmittelbar auf eine Carboxylgruppe eine Carbonylgruppe folgt. Das C-Atom dieser Carbonylgruppe steht relativ zum C-Atom der Carboxylgruppe in Position α bzw. 2.
Auch die Enzyme, die mit α-Ketoglutarat bzw. Pyruvat reagieren, **α-Ketoglutarat-Dehydrogenase** und Pyruvat-Dehydrogenase (PDH), sind sich sehr ähnlich. So ist die α-Ketoglutarat-Dehydrogenase wie die PDH ein großer Enzymkomplex aus vielen Untereinheiten. Außerdem gilt:

Schritt 4: α-Ketoglutarat → Succinyl-CoA

α-Ketoglutarat hat große **Ähnlichkeit mit Pyruvat**. Beides sind **α-Ketosäuren (=2-Oxosäuren)**.

Die Enzyme **α-Ketoglutarat-Dehydrogenase** und PDH sind sich sehr ähnlich.

▶ **Merke.** Wie die Umsetzung von Pyruvat zu Acetyl-CoA durch die PDH ist auch die Umsetzung von α-Ketoglutarat zu Succinyl-CoA eine **oxidative Decarboxylierung** mit den **Cofaktoren** (Abb. **A-7.16**)
- Thiaminpyrophosphat (TPP),
- Liponamid,
- Coenzym A (CoA),
- FAD und
- NAD^+.

◀ **Merke**

Die oxidative Decarboxylierung von α-Ketoglutarat läuft in folgenden Schritten ab:
1. α-Ketoglutarat wird unter Abspaltung von $\mathbf{CO_2}$ auf TPP übertragen.
2. Das Reaktionsprodukt wird von TPP auf Liponamid übertragen.
3. Durch Übertragung des Reaktionsprodukts auf Coenzym A entsteht **Succinyl-CoA**.
4. Die beiden in diesen Schritten anfallenden Elektronen werden zunächst vom Liponamid aufgenommen und anschließend unter Vermittlung von FAD an NAD^+ abgegeben. Dabei wird **NADH** gebildet.

Auch der Mechanismus der oxidativen Decarboxylierung von α-Ketoglutarat ist ähnlich wie bei Pyruvat. Es entstehen $\mathbf{CO_2}$, **Succinyl-CoA** und **NADH**.

▶ **Merke.** CO_2 und NADH entstehen im Citratzyklus in den Reaktionen der
- Isocitrat-Dehydrogenase und
- α-Ketoglutarat-Dehydrogenase (=2-Oxoglutarat-Dehydrogenase).

CO_2 und NADH entstehen darüber hinaus in den Reaktionen der PDH (ebenfalls in den Mitochondrien!). Das in diesen drei Reaktionen gebildete CO_2 stellt den Großteil des CO_2 in der ausgeatmeten Luft.

◀ **Merke**

A-7.16 Oxidative Decarboxylierung von α-Ketoglutarat

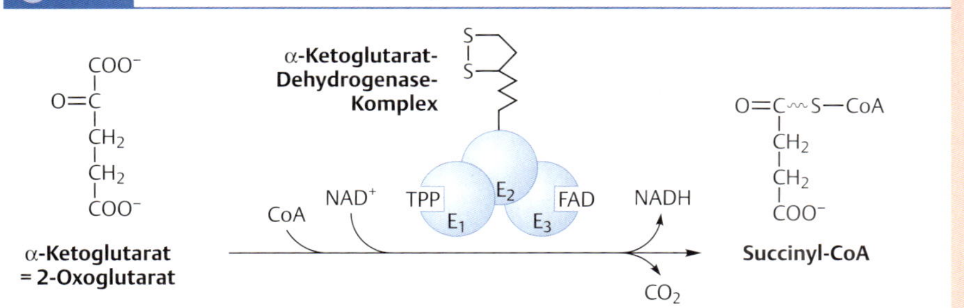

A-7.16

Succinyl-CoA ist ähnlich dem Acetyl-CoA eine **energiereiche Verbindung**. Während die Energie des Acetyl-CoA genutzt wurde, um die Synthese des Citrats zu ermöglichen, wird die Energie der Thioesterbindung des Succinyl-CoA im nächsten Schritt genutzt, um GTP zu synthetisieren.
Allerdings wird das anfallende Succinyl-CoA nicht vollständig der nächsten Reaktion des Citratzyklus zur Verfügung gestellt. Ein gewisser Teil des **Succinyl-CoA reagiert mit** der Aminosäure **Glycin**, wobei sich **δ-Aminolävulinsäure** (in neuerer Nomenklatur: 5-Aminolaevulinat) bildet, der erste Metabolit der **Häm-**

Succinyl-CoA ist wie Acetyl-CoA eine **energiereiche Verbindung**.

Es stellt zudem eine wichtige Verbindung zur **Hämsynthese** dar, denn es **reagiert** mit **Glycin zu δ-Aminolävulinsäure** (5-Aminolaevulinat), dem Ausgangsstoff der Hämsynthese.

synthese. Häm ist die prosthetische Gruppe des Hämoglobins (S. 111) und der Cytochrome der Atmungskette (S. 175). Ähnlich dem α-Ketoglutarat stellt somit auch das Succinyl-CoA eine wichtige Verzweigungsstelle des Stoffwechsels dar.

▶ klinik

▶ **klinik.** Thiamin (Vitamin B_1) spielt in Form des Coenzyms Thiaminpyrophosphat (TPP) der PDH und der α-Ketoglutarat-Dehydrogenase eine zentrale Rolle. Vermutlich sind diese Zusammenhänge von Bedeutung, wenn bei lang anhaltendem Thiaminmangel Neuronen des ZNS im Marklager absterben, insbesondere im Bereich der Corpora mamillaria, des vorderen Thalamus und um den 3. und 4. Ventrikel. Die Folge ist die sog. **Wernicke-Enzephalopathie**. Sie tritt vor allem bei Alkoholikern (Mangelernährung!), aber auch z. B. bei Magersucht (Anorexia nervosa) auf und äußert sich durch plötzlich auftretende Gleichgewichtsstörung (Ataxie), Augenmuskellähmung und Verwirrtheit. Um irreversible Schäden zu vermeiden, muss therapeutisch sofort Thiamin zugeführt werden, zunächst intravenös und später in Form von Tabletten. Als Folgeerkrankung kann ein **Korsakow-Syndrom** auftreten, das durch einen massiven Verlust der Merkfähigkeit und damit des Kurzzeitgedächtnisses charakterisiert ist.

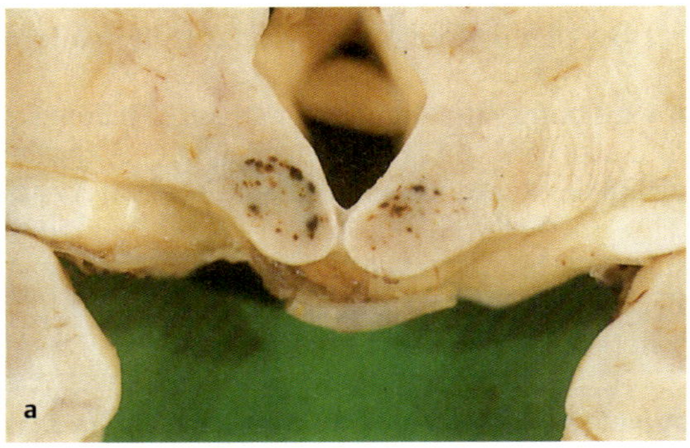

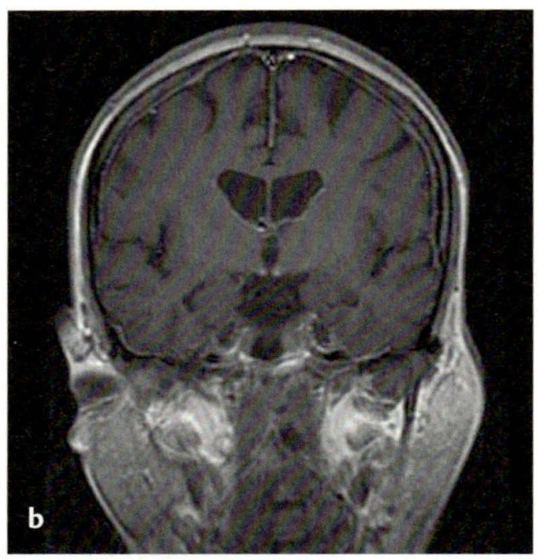

Wernicke-Enzephalopathie

a Gehirn-Befund einer 61-jährigen alkoholkranken Frau mit Fettleberhepatitis, gestorben im Coma hepaticum. Aufsicht von hinten, stirnparallele Schnittführung. Feingesprenkelte rote bis rostbraune Blutungen in den Corpora mamillaria.

b Magnetresonanztomogramm einer 43-jährigen Frau mit chronischem Alkoholabusus und Mangelernährung, bei der eine beidseitige Abduzenslähmung, Nystagmus, Stand- und Gangataxie und eine schwere Gedächtnisstörung aufgetreten waren. Das Bild zeigt eine Kontrastmittelanreicherung in den Corpora mamillaria am Boden des 3. Ventrikels. Die Hirnwindungen sind atrophiert, die Seitenventrikel erweitert.

Schritt 5: Succinyl-CoA → Succinat + CoA + GTP

In diesem Reaktionsschritt wird die energiereiche **Thioesterbindung des Succinyl-CoA hydrolysiert**; Succinyl-CoA zerfällt dabei zu **Succinat** und freiem **Coenzym A** (Abb. **A-7.17**). Die bei der Hydrolyse freigesetzte Energie reicht aus, um die **Bildung von Guanosintriphosphat** (**GTP**) aus GDP und anorganischem Phosphat zu **ermöglichen**. Die Energie des GTP kann in einer sich anschließenden Reaktion dazu genutzt werden, eine Phosphatgruppe des GTP auf ADP zu übertragen und auf diese Weise **ATP** zu synthetisieren: GTP + ADP → GDP + ATP. Die Kinase, die diese Reaktion katalysiert, zählt aber nicht mehr zu den Enzymen des Citratzyklus.

Schritt 5: Succinyl-CoA → Succinat + CoA + GTP

Die bei der **Hydrolyse der Thioesterbindung** des Succinyl-CoA (Abb. **A-7.17**) freigesetzte Energie ermöglicht die **Bildung von GTP**, dessen Energie in einer Anschlussreaktion zur **ATP**-Synthese genutzt werden kann.

A-7.17 Hydrolyse von Succinyl-CoA

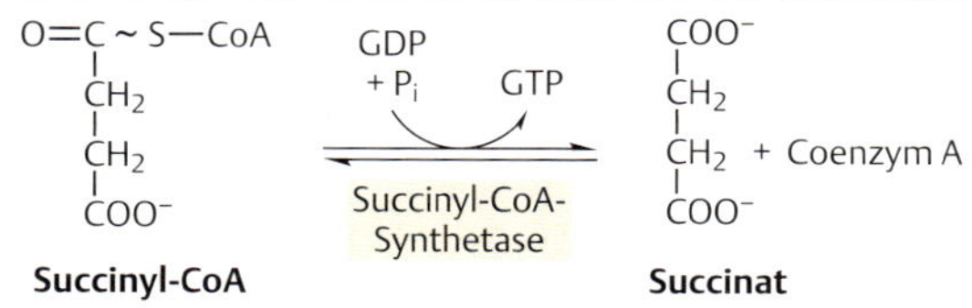

A-7.17

Die Hydrolyse des Succinyl-CoA und die Bildung des GTP sind ein Beispiel für energetische Kopplung (S. 4): Die Synthese von GTP erfordert Energie, denn das ΔG der Reaktion ist positiv. Die Reaktion ist nur deshalb möglich, weil sie mit einer anderen Reaktion energetisch gekoppelt ist, deren ΔG negativ ist.
Hydrolyse der Thioesterbindung und Bildung von GTP werden von der **Succinyl-CoA-Synthetase** (in einer neueren Nomenklatur: **Succinat-CoA-Ligase**) katalysiert. Das Enzym katalysiert eine reversible Reaktion und ist offensichtlich nach der Rückreaktion benannt worden. Der Ausdruck „Synthetase" anstelle von „Synthase" bringt zum Ausdruck, dass an der Reaktion wesentlich ein energiereiches Nukleotid (nämlich das GTP) beteiligt ist.

Die Hydrolyse des Succinyl-CoA und die Bildung des GTP sind ein Beispiel für energetische Kopplung.

Sie werden von der **Succinyl-CoA-Synthetase** (neuere Nomenklatur: **Succinat-CoA-Ligase**) katalysiert (die Reaktion ist reversibel).

▶ **Merke.** Die Bildung des GTP in der Reaktion der Succinyl-CoA-Synthetase ist ein Beispiel für **Substratkettenphosphorylierung.** Das zweite wichtige Beispiel für Substratkettenphosphorylierung ist die Bildung von ATP in der Reaktion der 3-Phosphoglycerat-Kinase der Glykolyse (S. 80): In den Schritten vom Glycerinaldehyd-3-phosphat zum 3-Phosphoglycerat wird intermediär 1,3-Bisphosphoglycerat gebildet. Dieses überträgt eine seiner beiden Phosphatgruppen auf ADP, sodass sich 3-Phosphoglycerat und ATP bilden.

◀ **Merke**

Es fällt auf, dass beide Enzyme, die in der Zelle eine Substratkettenphosphorylierung katalysieren, nach der Rückreaktion benannt worden sind:
- Succinyl-CoA-Synthetase des Citratzyklus und
- 3-Phosphoglycerat-Kinase der Glykolyse.

Durch Substratkettenphosphorylierung entsteht in den Zellen meist nur ein vergleichsweise geringer Anteil des ATP, der überwiegende Anteil des ATP wird durch oxidative (= Atmungsketten-) Phosphorylierung gebildet.

Der überwiegende Anteil des ATP entsteht nicht durch Substratketten-, sondern durch oxidative (= Atmungsketten-) Phosphorylierung.

Schritt 6: Succinat → Fumarat + $FADH_2$

Mit dem Succinat ist eine sehr einfache Verbindung entstanden: eine Dicarbonsäure, in der zwei Carboxylgruppen durch zwei CH_2-Gruppen verbunden sind (Abb. **A-7.17**). Succinat ist das Anion der Bernsteinsäure, die tatsächlich in kleinen Mengen in Bernstein (latein. sucinum) enthalten ist.
Da Succinat eine -CH_2-CH_2-Gruppe besitzt, ist es ein geeignetes Substrat für die FAD-abhängige **Succinat-Dehydrogenase**. Bei der Oxidation entsteht **$FADH_2$**, und im Succinat bildet sich eine Doppelbindung. Das Reaktionsprodukt ist **Fumarat**, das Anion der Fumarsäure (Abb. **A-7.18**).

Schritt 6: Succinat → Fumarat + FADH

Succinat, das Anion der Bernsteinsäure, ist eine einfache Dicarbonsäure mit zwei CH_2-Gruppen (Abb. **A-7.17**).

Es wird durch die FAD-abhängige **Succinat-Dehydrogenase** zu **Fumarat** oxidiert (Abb. **A-7.18**).

▶ Merke

▶ **Merke.**
- **FAD** bzw. $FADH_2$ ist als **prosthetische Gruppe** kovalent mit der Succinat-Dehydrogenase verbunden; das Enzym gehört somit zu den Flavoproteinen.
- Im Unterschied zu den anderen Enzymen des Citratzyklus, die sich frei in der mitochondrialen Matrix bewegen, ist die **Succinat-Dehydrogenase in der mitochondrialen Innenmembran verankert**. Deshalb kann sie ihre $FADH_2$-gebundenen Elektronen direkt in die Atmungskette einspeisen. Aus diesem Grund wird sie **auch als Komplex II der Atmungskette** (oder als Teil dieses Komplexes) **bezeichnet** (S. 171).

A-7.18

A-7.18 FAD-abhängige Oxidation von Succinat zu Fumarat

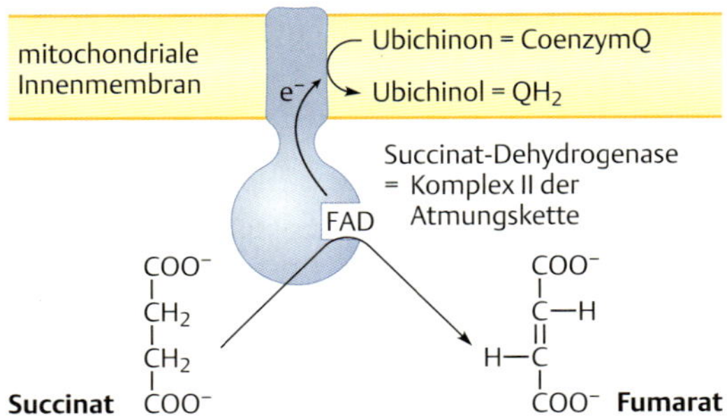

Das FAD wird zunächst zu $FADH_2$ reduziert. Indem die aufgenommenen Elektronen in die Atmungskette eingespeist werden, entsteht wieder FAD.

Schritt 7: Fumarat + Wasser → Malat

Die **Anlagerung von Wasser** an Fumarat (Abb. **A-7.19**) wird von der **Fumarat-Hydratase** katalysiert.

Schritt 7: Fumarat + Wasser → Malat

Fumarat ist als Substrat für eine Dehydrogenase ungeeignet. Durch **Anlagerung von Wasser** (Abb. **A-7.19**) entsteht aber ein Substrat, das **Malat**, das für eine NAD^+-abhängige Dehydrogenase geeignet ist. Malat ist das Anion der Äpfelsäure (malum ist nicht nur das lateinische Wort für das Übel, sondern auch für den Apfel). Die Reaktion des Fumarats mit Wasser wird von der **Fumarat-Hydratase** katalysiert.
Die Reaktion erinnert an die Bildung des Isocitrats aus Aconitat. Auch Isocitrat entsteht durch Anlagerung von Wasser an eine Doppelbindung. In beiden Fällen entsteht eine Verbindung, die eine HO-C-H-Gruppe enthält und sich somit als Substrat für eine NAD^+-abhängige Dehydrogenase eignet.

Malat eignet sich aufgrund seiner HO-C-H-Gruppe als Substrat für eine NAD^+-abhängige Dehydrogenase.

A-7.19

A-7.19 Reaktionssequenz von Fumarat über Malat zu Oxalacetat

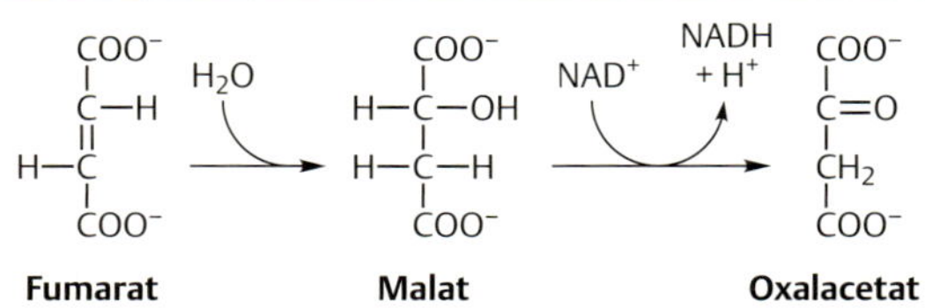

Schritt 8: Malat → Oxalacetat

Malat wird von der **NAD^+-abhängigen Malat-Dehydrogenase** zu Oxalacetat oxidiert (Abb. **A-7.19**).

Schritt 8: Malat → Oxalacetat

Die HO-C-H-Gruppe des Malats wird **NAD^+-abhängig** von der **Malat-Dehydrogenase** zu einer **Carbonylgruppe** oxidiert (Abb. **A-7.19**). Das Reaktionsprodukt ist **Oxalacetat**, welches durch Reaktion mit Acetyl-CoA eine neue Runde des Citratzyklus eröffnen kann.
Die Oxidation des Malats zu Oxalacetat ist ein eindrucksvolles Beispiel für eine biochemische Reaktion, bei der das chemische Gleichgewicht unter Standardbedingungen ganz auf der Seite der Edukte (!) liegt, d. h. unter *Standardbedin-*

Diese Oxidation ist ein eindrucksvolles Beispiel für eine biochemische Reaktion, bei der ΔG unter *Standardbedingungen* positiv ist.

gungen ist das ΔG der Reaktion positiv. Die Reaktion läuft nur deshalb in nennenswertem Umfang ab, weil das gebildete Oxalacetat in den Mitochondrien schnell mit Acetyl-CoA reagiert und damit dem Gleichgewicht entzogen wird. Dadurch ist ΔG unter *physiologischen Bedingungen* negativ (wie bei der Isomerisierung von Glucose-6-phosphat zu Fructose-6-phosphat im Rahmen der Glykolyse [S. 76]). Die Triebkraft der Reaktion kommt also wesentlich durch das Konzentrationsverhältnis der Reaktionspartner zustande.

Die Reaktion läuft nur deshalb in nennenswertem Umfang ab, weil Oxalacetat schnell mit Acetyl-CoA reagiert (→ ΔG unter *physiologischen Bedingungen* negativ).

Malat und Oxalacetat sind nicht nur Metabolite des Citratzyklus, sondern auch **Ausgangsstoffe für die Gluconeogenese**, also den Stoffwechselweg, auf dem in der Leber bei Bedarf Glucose synthetisiert wird (S. 212). Dazu wird Oxalacetat in erheblichem Umfang teils in Malat, teils in die Aminosäure Aspartat umgewandelt und aus den Mitochondrien ins Zytosol exportiert. Im Rahmen der Gluconeogenese läuft ein Schritt des Citratzyklus also in umgekehrter Richtung ab. Für die Gluconeogenese ist es durchaus von Vorteil, dass das Gleichgewicht der Reaktion auf der Seite des Malats liegt.

Malat und **Oxalacetat** sind Ausgangsstoffe für die **Gluconeogenese**.

▶ **Zusammenfassung.** siehe Abb. **A-7.20**.

◀ **Zusammenfassung**

A-7.20 **Die Reaktionsschritte des Citratzyklus**

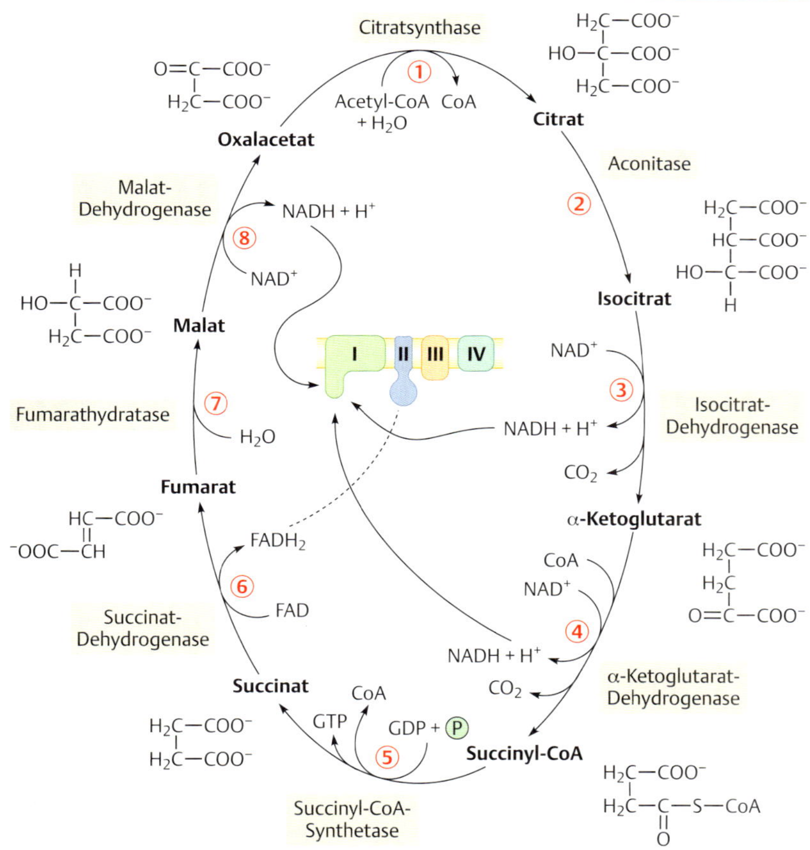

NADH diffundiert frei in der Matrix der Mitochondrien und transportiert Elektronen zum Komplex I der Atmungskette. Die Succinat-Dehydrogenase ist mit dem Komplex II der Atmungskette identisch, $FADH_2$ entsteht aus FAD in diesem Komplex und bleibt dabei fest gebunden.

A-7.20

7.3.3 Energieausbeute des Citratzyklus

Unmittelbar entstehen im Citratzyklus 2 CO_2, 3 NADH, 1 $FADH_2$ und 1 GTP (Abb. **A-7.20**). Wie viel ATP entsteht, wenn die in einer Runde des Citratzyklus entstandenen NADH und $FADH_2$ ihre Elektronen an die Atmungskette abgeben?

Früher ging man von genau 12 ATP aus (1 NADH → 3 ATP, 1 $FADH_2$ → 2 ATP).

Neuerdings ist die genaue Anzahl der pro NADH bzw. $FADH_2$ synthetisierten ATP-Moleküle umstritten. Vermutlich ermöglicht 1 NADH die Synthese von ca. 2,5 ATP und 1 $FADH_2$ die Synthese von ca. 1,5 ATP.

▶ Merke

A-7.2

7.3.3 Energieausbeute des Citratzyklus

Die wichtigste Funktion des Citratzyklus besteht in der Oxidation von Acetylgruppen, um Elektronen für die Atmungskette zu gewinnen. Der Citratzyklus trägt damit indirekt wesentlich zur ATP-Synthese der Zellen bei. Wie viel ATP kann synthetisiert werden, wenn im Citratzyklus eine Acetylgruppe oxidiert wird?
Unmittelbar bilden sich im Citratzyklus 2 CO_2, 3 NADH, 1 $FADH_2$ und 1 GTP (s. Abb. **A-7.20**). CO_2 ist in diesem Zusammenhang nur ein wertloses Abfallprodukt. Das eine GTP, das durch Substratkettenphosphorylierung gebildet wird, stellt einen eindeutigen, aber nur geringfügigen Beitrag zum zellulären Energiestoffwechsel dar. Entscheidend ist hingegen die Frage, wie viel ATP synthetisiert werden kann, wenn die in einer Runde des Citratzyklus entstandenen NADH und $FADH_2$ ihre Elektronen an die Atmungskette abgeben.
Mehrere Jahrzehnte lang wurde in den Lehrbüchern der Biochemie zu dieser Frage eine Tabelle vorgelegt, aus der hervorging, dass jede Runde des Citratzyklus die Synthese von genau 12 ATP erlaubt. Voraussetzung dieser Rechnung war, dass 1 NADH die Synthese von 3 ATP ermöglicht und 1 $FADH_2$ die Synthese von 2 ATP.
Inzwischen ist zwar unbestritten, dass die Elektronen des $FADH_2$ dadurch, dass sie den Komplex I der Atmungskette umgehen, einen geringeren Beitrag zum mitochondrialen Protonengradienten leisten als das NADH. Die genauen Zahlen an synthetisierten ATP-Molekülen, die traditionell dem NADH und $FADH_2$ zugeordnet wurden, sind aber fraglich geworden. Während die tatsächlichen Zahlen noch unsicher sind, zeichnet sich bereits ab, dass die traditionellen Zahlen zu hoch sind. Vermutlich ermöglicht 1 NADH die Synthese von ca. 2,5 ATP und 1 $FADH_2$ die Synthese von ca. 1,5 ATP, d. h.:

▶ **Merke.** Im Anschluss an eine Runde des Citratzyklus können **ca. 10 Moleküle ATP** synthetisiert werden (Tab. **A-7.2**).

A-7.2 Die Energiebilanz des Citratzyklus

Energiequelle	*Anzahl der pro Citratzyklus-Runde synthetisierten ATP-Moleküle*	
	laut älterer Literatur	*nach neueren Untersuchungen*
3 NADH	9	ca. 7,5
1 $FADH_2$	2	ca. 1,5
1 GTP	1	1
Summe	12	ca. 10

7.3.4 Regulation des Citratzyklus

▶ Merke

Mehrere Enzyme des Citratzyklus können **allosterisch reguliert** werden.

Einige dieser Enzyme werden durch **ADP stimuliert** und durch **ATP, NADH** und **ihr Produkt gehemmt**.

7.3.4 Regulation des Citratzyklus

Der Citratzyklus ist an vielen Stoffwechselwegen beteiligt, aber seine Rolle im Energiestoffwechsel der Zelle ist offensichtlich entscheidend, denn:

▶ **Merke.** Die Aktivität des Citratzyklus wird vornehmlich über die Konzentrationen an ADP, ATP, NAD^+ und NADH reguliert.

Studien an den isolierten Enzymen haben ergeben, dass **mehrere Enzyme des Citratzyklus allosterisch reguliert** werden können, nämlich die Citrat-Synthase, die Isocitrat-Dehydrogenase, die α-Ketoglutarat-Dehydrogenase und die Succinat-Dehydrogenase. Lediglich die Aktivität der Malat-Dehydrogenase, des letzten Enzyms des Zyklus, wird nicht reguliert.
Einige dieser Enzyme werden durch **ADP stimuliert.** Wenn in einer Zelle vermehrt ATP zu ADP hydrolysiert wird, ist das akkumulierende ADP also ein Signal

an den Citratzyklus, seine Aktivität zu steigern, damit das ADP wieder zu ATP phosphoryliert werden kann. Andererseits werden **mehrere der genannten Enzyme durch ATP und durch NADH gehemmt**. Wenn beide Coenzyme in hinreichenden Mengen vorhanden sind, kann die Aktivität des Citratzyklus reduziert werden. Mehrere der Enzyme werden auch durch ihr jeweiliges **Produkt gehemmt**. So wird die Citratsynthase von Citrat gehemmt.
In der Literatur finden sich unterschiedliche Angaben zur relativen Bedeutung der verschiedenen regulatorischen Effekte.

◀ Merke

▶ **Merke.** Für die Steuerung der Aktivität des Citratzyklus scheint neben der Pyruvat-Dehydrogenase (Regulation s. S. 109) die Isocitrat-Dehydrogenase die größte Bedeutung zu haben. Auf die Isocitrat-Dehydrogenase wirken
- NAD^+ und ADP stimulierend,
- NADH und ATP hemmend.

7.3.5 Auffüllung des Citratzyklus: Anaplerotische Reaktionen

Wie auf S. 113 und bei den Reaktionsschritten des Citratzyklus beschrieben, gehen dem Citratzyklus bestimmte Metabolite durch Nebenreaktionen verloren:
- **Citrat** wird zur Fettsäuresynthese abgezweigt.
- **α-Ketoglutarat** wird in Glutamat umgewandelt. Ausgehend von Glutamat werden weitere Aminosäuren gebildet.
- **Succinyl-CoA** reagiert mit Glycin zu δ-Aminolävulinsäure, dem Ausgangsprodukt der Häm-, d. h. Porphyrinsynthese.
- **Malat und Oxalacetat** gehen dem Citratzyklus bei der Gluconeogenese verloren. Dabei wird Oxalacetat teilweise zu Malat, teilweise aber auch zu Aspartat umgesetzt.

7.3.5 Auffüllung des Citratzyklus: Anaplerotische Reaktionen

Bestimmte Metabolite gehen dem Citratzyklus durch Nebenreaktionen verloren:
- Citrat (→ Fettsäuren),
- α-Ketoglutarat (→ Glutamat),
- Succinyl-CoA (→ Häm),
- Malat und Oxalacetat (→ Gluconeogenese).

Angesichts dieser beachtlichen Liste stellt sich die Frage, was mit dem Citratzyklus geschieht, wenn derart viele Metabolite abgezweigt werden. Das Problem wird in den Mitochondrien durch **anaplerotische Reaktionen** gelöst. Darunter versteht man alle Reaktionen, die dem Citratzyklus von außen neue Metabolite zuführen (giech. anaplero, auffüllen). Auf diese Weise wird verhindert, dass der Citratzyklus durch den Verlust seiner Zwischenprodukte zum Erliegen kommt.
Die **wichtigste** der anaplerotischen Reaktionen ist die **Carboxylierung von Pyruvat zu Oxalacetat** im Rahmen der Gluconeogenese. Wichtiger **Cofaktor** dieser Reaktion ist das **Biotin** (Abb. **A-7.21**). Katalysiert wird die Reaktion von der **Pyruvat-Carboxylase**.
Unabhängig davon, wie viele Zwischenprodukte dem Citratzyklus verloren gehen, kann durch die Carboxylierung von Pyruvat zu Oxalacetat immer so viel Startmaterial synthetisiert werden, wie benötigt wird: Der erste Schritt des Citratzyklus, die Synthese des Citrats, erfolgt durch die Reaktion von Oxalacetat

Anaplerotische Reaktionen führen dem Citratzyklus von außen neue Metabolite zu und verhindern so, dass er durch den Verlust seiner Zwischenprodukte zum Erliegen kommt.

Die **wichtigste** anaplerotische Reaktion ist die **Carboxylierung von Pyruvat zu Oxalacetat** im Rahmen der Gluconeogenese. **Cofaktor** dieser Reaktion ist das **Biotin** (Abb. **A-7.21**).
Enzym: Pyruvat-Carboxylase.

A-7.21 Biotinabhängige Carboxylierung von Pyruvat zu Oxalacetat

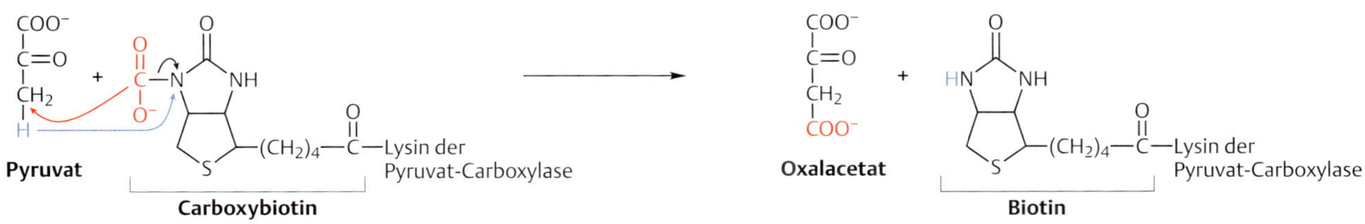

Pyruvat und Carboxybiotin tauschen untereinander ein CO_2 gegen ein Proton aus. Die Carboxylierung des Biotins ist ATP-abhängig.

Weitere anaplerotische Reaktionen ergeben sich beim **Abbau der Aminosäuren**. Am wichtigsten ist die Umwandlung von Glutamat in α-Ketoglutarat.

Zur Synthese des Endprodukts des Aminosäureabbaus, Harnstoff, im **Harnstoffzyklus** (S. 145) wird **Oxalacetat** aus dem Citratzyklus **abgezweigt**. Dies wird durch Zufuhr von **Fumarat ausgeglichen**.

mit Acetyl-CoA. Beide Stoffe können in den Mitochondrien aus Pyruvat synthetisiert werden. Oxalacetat entsteht durch Carboxylierung von Pyruvat, Acetyl-CoA entsteht durch Decarboxylierung von Pyruvat.

Weitere anaplerotische Reaktionen ergeben sich beim **Abbau der Aminosäuren**, denn diese werden entweder zu Pyruvat oder Acetyl-CoA oder zu Zwischenprodukten des Citratzyklus abgebaut. Die wichtigste dieser Reaktionen ist die Umwandlung von Glutamat in α-Ketoglutarat.

Ein wichtiges Endprodukt des Aminosäureabbaus ist der Harnstoff. Er enthält den Stickstoff, der beim Abbau der Aminosäuren übrig bleibt. Harnstoff wird in der Leber in einem weiteren zyklischen Stoffwechselweg gebildet, dem **Harnstoffzyklus** (S. 145). Dieser benötigt Aspartat, welches u. a. aus **Oxalacetat** gebildet wird, das vom Citratzyklus **abgezweigt** wird. Interessanterweise fällt aber im Harnstoffzyklus **Fumarat** an, durch das der Citratzyklus gleich wieder **aufgefüllt** wird.

8 Abbau von Triacylglycerinen und Ketonkörpern

8 Abbau von Triacylglycerinen und Ketonkörpern

8.1 Grundlagen

8.1 Grundlagen

▶ **Definition.**

- **Triacylglycerine (Triglyceride, Fette)** sind Ester aus einem Molekül Glycerin und drei Fettsäuren (Abb. **A-8.1**). Sie zählen zu den Lipiden (S. 123).
- Als **Ketonkörper** bezeichnet man die Verbindungen Acetoacetat, 3-Hydroxybutyrat und Aceton, die im Stoffwechsel bei länger anhaltendem Nahrungsmangel ausgehend von Fettsäuren gebildet werden (Abb. **A-8.2**).

◀ **Definition**

A-8.1 Grundstruktur eines Triacylglycerins

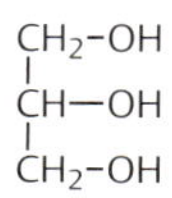

Glycerin
(engl. Glycerol), ein dreiwertiger Alkohol

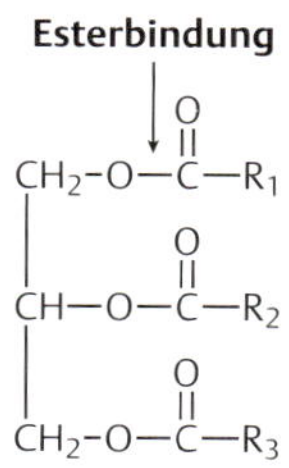

Triacylglycerin
(=Triglycerid)

Häufigste Fettsäure in Position 1 und 3:
Palmitinsäure (16 C-Atome) und
Stearinsäure (18 C-Atome)

In Position 2 ist häufig eine ungesättigte Fettsäure verestert, z. B.:
Ölsäure (18 C-Atome, 1 Doppelbindung)
Linolsäure (18 C-Atome, 2 Doppelbindungen)
Linolensäure (18 C-Atome, 3 Doppelbindungen)

A-8.1

A-8.2 Ketonkörper

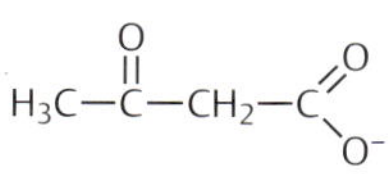

Acetoacetat

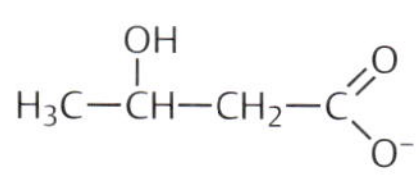

3-Hydroxybutyrat

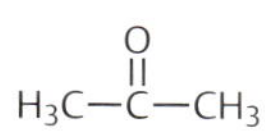

Aceton

Beachten Sie, dass 3-Hydroxybutyrat im Gegensatz zu Acetoacetat und Aceton kein Keton ist!

A-8.2

8.2 Physiologische Bedeutung

8.2.1 Triacylglycerine (TAG)

Mit TAG kann der Organismus **umfangreiche Energiespeicher** anlegen, sodass er einen **längeren Zeitraum ohne Nahrungsaufnahme überleben kann**. Die individuellen Unterschiede im Umfang der angelegten Fettreserven sind erheblich. Der Anteil der TAG an der Körpermasse liegt bei manchen Menschen unter 4 %, bei anderen über 40 %. Die durchschnittlichen Fettreserven eines normal ernährten Erwachsenen (10–14 kg) reichen im Prinzip aus, um ohne Nahrungsaufnahme 2–3 Monate überleben zu können.

8.2 Physiologische Bedeutung

8.2.1 Triacylglycerine (TAG)

TAG erlauben es dem Organismus, **umfangreiche, langfristig nutzbare Energiespeicher** anzulegen. Die durchschnittlichen Fettreserven eines normal ernährten Erwachsenen reichen aus, um ohne Nahrungsaufnahme 2–3 Monate überleben zu können.

Speicherorte der TAG

Der größte Teil der TAG ist in spezialisierten Zellen, den **Adipozyten** (Fettzellen) gelagert.

- Die Adipozyten, deren TAG als Energiespeicher dienen, bilden das **„weiße Fettgewebe"**. Ihr Zytosol ist oft von einem großen Fett-Tropfen ganz an den Rand gedrückt (Abb. **A-8.3 a**).
- Das mitochondrienreiche **„braune Fettgewebe"** enthält meist mehrere kleine Fett-Tröpfchen (Abb. **A-8.3 b**), kommt vor allem bei Säuglingen vor und dient der Wärmeerzeugung.
- **Vorübergehend** werden TAG auch in der **Leber** gespeichert (Abb. **A-8.3 c**).

Speicherorte der TAG

Der größte Teil der TAG ist in spezialisierten Zellen, den **Adipozyten** (Fettzellen) gelagert. Hier bilden die TAG im Zytosol tröpfchenartige Aggregate, die nicht von einer Membran, sondern nur von einem dünnen Netz intermediärer Filamente umgeben sind. Mit den TAG assoziiert sind mehrere Enzyme, die z. B. am Abbau der TAG beteiligt sind.

- Die Adipozyten, welche ihre TAG als Energiespeicher akkumulieren, bilden das **„weiße Fettgewebe"**. Ihr Zytosol ist oft von einem einzelnen großen Fett-Tropfen ganz an den Rand gedrückt (univakuoläre Fettzellen, Abb. **A-8.3 a**). Das weiße Fettgewebe dient teilweise auch als Wärmeisolator und als Druckpolster.
- Es ist zu unterscheiden vom **„braunen Fettgewebe"**, das in der Regel mehrere kleine Fett-Tröpfchen enthält (plurivakuoläre Fettzellen, Abb. **A-8.3 b**) und eine ganz andere physiologische Funktion hat. Es kommt in größerem Umfang nur bei Säuglingen vor und dient der Erzeugung von Wärme durch eine hochaktive Atmungskette in entkoppelten Mitochondrien (S. 180). Die bräunliche Farbe kommt durch die vielen Mitochondrien der Zellen zustande.
- **Vorübergehend** werden TAG auch in der **Leber** gespeichert (Abb. **A-8.3 c**). Normalerweise werden sie überwiegend in Form kleiner Protein-Lipid-Aggregate, der sog. VLDL (very low density lipoproteins) an das Blut abgegeben und dann u. a. von den Fettgeweben aufgenommen (S. 246).

▶ klinik

▶ **klinik.** Bei chronischem Alkoholabusus ist die Bildung von TAG in der Leber gesteigert, die Bildung von VLDL aber erschwert, sodass die Leber verfettet (Abb. **A-8.3 d**).

A-8.3 Triacylglycerine (TAG) im histologischen Bild

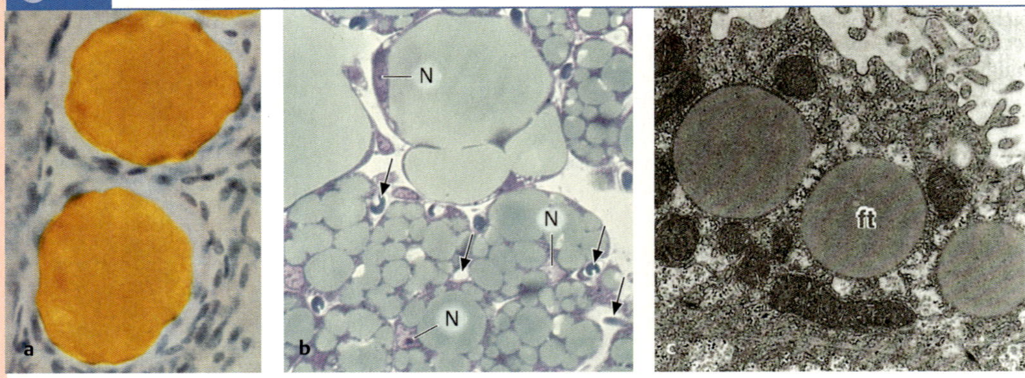

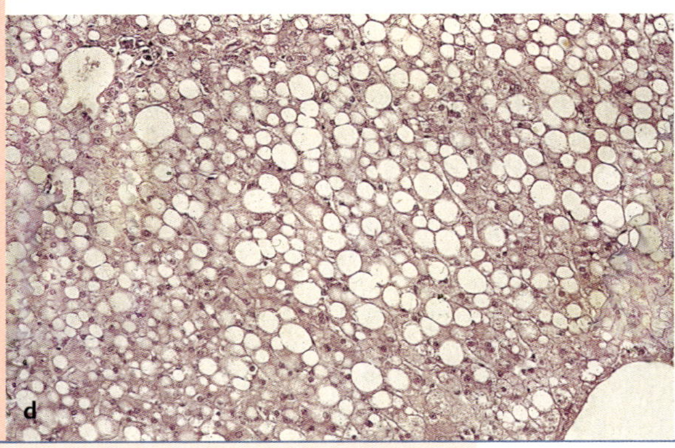

a Zwei univakuoläre Fettzellen, deren Lipide mittels des lipophilen Farbstoffs Sudan III dargestellt sind. Kernfärbung mit Hämatoxylin. Vergr. 340fach.
b Plurivakuoläre Fettzellen (Semidünnschnitt, Toluidinblau). N: Zellkern. Beachte die vielen Kapillaranschnitte (Pfeile) zwischen den Fettzellen. Vergr. 480fach.
c Triacylglycerintröpfchen in einer Leberzelle beim Gesunden.
d Große Triacylglycerintropfen in Leberzellen bei Fettleber (Hämatoxylinfärbung). Vergr. 100fach.

TAG im Vergleich mit Glykogen

Triacylglycerine (TAG) sind wesentlich **leichter** und nehmen **wesentlich weniger Raum ein** als Kohlenhydrate (Glykogen). Bezogen auf die gleiche Masse ist der Energiegehalt der TAG mehr als doppelt so hoch wie der Energiegehalt der Kohlenhydrate und Proteine: Er beträgt 37,6 kJ/g für TAG und 16,8 kJ/g für Kohlenhydrate bzw. 16,7 kJ/g für Proteine. Der Unterschied der Volumina ist noch ausgeprägter: 14 kg TAG nehmen ein Volumen von ca. 16 l ein. Um die gleiche Energiemenge zu speichern, müssten 32 kg Glykogen eingesetzt werden, die dann ein Volumen von ca. 85 l einnehmen würden, also etwa das 6fache des Volumens der TAG.
Dagegen ist **Glykogen** (S. 93) wesentlich **schneller verfügbar**. Sein Nachteil besteht darin, dass es schnell erschöpft ist: In der Skelettmuskulatur werden maximal ca. 300 g, in der Leber maximal ca. 150 g Glykogen gespeichert. Diese Menge entspricht theoretisch dem Energiebedarf von 1 – 2 Tagen. Tatsächlich setzt eine intensive Nutzung der Fettreserven aber bereits wesentlich früher ein. Verzichtet man etwa morgens auf das Frühstück, sind die Glykogenvorräte bereits nicht mehr ausreichend. Etwa die Hälfte der im Blut zirkulierenden Glucose stammt dann bereits aus der Gluconeogenese, und der Stoffwechsel stellt sich auf eine zunehmende Verwertung der Fettreserven um. Bei körperlicher Anstrengung, etwa bei einer Fahrradtour, setzt die erhöhte Nutzung der Fettreserven bereits nach 1 Stunde ein.

TAG im Vergleich mit Glykogen

TAG sind wesentlich **leichter,** nehmen **wesentlich weniger Raum ein** und haben einen höheren Energiegehalt als Glykogen.

Glykogen ist dagegen deutlich **schneller verfügbar**. Da es schnell erschöpft ist, werden Fettreserven frühzeitig genutzt: im Fasten nach wenigen Stunden, bei körperlicher Anstrengung bereits nach 1 Stunde.

8.2.2 Ketonkörper

Ketonkörper werden im Stoffwechsel nur bei länger anhaltendem Nahrungsmangel (S. 265) gebildet. Sie werden ausgehend von Fettsäuren synthetisiert und u. a. **von den Zellen des ZNS** aufgenommen und **zur Energiegewinnung herangezogen**. Das Gehirn stellt sich innerhalb von 1 – 2 Tagen nach Beginn des Nahrungsmangels auf eine Nutzung von Ketonkörpern ein.

8.2.2 Ketonkörper

Ketonkörper werden innerhalb von 1 – 2 Tagen nach Eintreten von Nahrungsmangel **von den Zellen des ZNS zur Energiegewinnung herangezogen**.

▶ **Merke.** Während das Gehirn bei normaler Ernährung pro Tag ca. 150 g Glucose verbraucht, ist der Verbrauch beim Fasten auf ca. 50 g (= ca. $^1/_3$) reduziert. Die Differenz wird ausschließlich durch die Aufnahme und den Abbau von Ketonkörpern kompensiert.

◀ Merke

Die Ketonkörper werden im Gehirn zu Acetyl-CoA abgebaut, welches dem Citratzyklus (S. 113) zugeführt wird.

Sie werden zu Acetyl-CoA abgebaut → Citratzyklus.

▶ **Merke.** Auch in vielen anderen extrahepatischen Geweben sind Ketonkörper in Hungerzeiten wichtige Energielieferanten, u. a. in der Herz- und Skelettmuskulatur.

◀ Merke

8.3 Hydrolyse von Triacylglycerinen durch Lipasen

Lipasen: Lipasen katalysieren den Abbau der TAG durch Hydrolyse der Esterbindungen. Lipasen sind in unterschiedlichen physiologischen Zusammenhängen von Bedeutung:
- Die **Pankreaslipase** dient der Verdauung der TAG im Dünndarm (S. 195).
- Die **Lipoproteinlipase** auf der Oberfläche der Endothelzellen der Blutkapillaren katalysiert die Hydrolyse der TAG, die in den Lipoproteinen enthalten sind. Ihr wird eine zentrale Funktion im Abbau der VLDL zugeschrieben (S. 246).
- Am **Abbau der TAG der Fettgewebe** (Lipolyse) sind nach neueren Daten **mehrere Lipasen** beteiligt. Unter diesen ist die **hormonsensitive Lipase** am bekanntesten.

8.3 Hydrolyse von Triacylglycerinen durch Lipasen

Lipasen: Verschiedene Lipasen hydrolysieren die Esterbindungen in TAG:
- Die **Pankreaslipase** (S. 168) wirkt im Dünndarm.
- Die **Lipoproteinlipase** (S. 246) auf der Oberfläche der Kapillarendothelzellen baut TAG der Lipoproteine ab.
- Im **Fettgewebe** wirken **mehrere Lipasen**, u. a. die **hormonsensitive Lipase**.

Hydrolyseprodukte sind **Glycerin** und freie **Fettsäuren**.

Hydrolyseprodukte: Letztlich entstehen **Glycerin** und freie **Fettsäuren**.

An der **Lipolyse der Triacylglycerine im Fettgewebe** sind mindestens drei verschiedene Enzyme beteiligt (Abb. **A-8.4**):

- Die **Adipose Triglyceride Lipase (ATGL)** katalysiert die Ablösung der **Fettsäure in Position 1**, sodass ein **Diacylglycerin** (= Diglycerid) entsteht.
- Die **hormonsensitive Lipase (HSL)** katalysiert die **Ablösung der Fettsäure der Position 3**, sodass ein **Monoacylglycerin** entsteht.
- Die **Monoglycerid-Lipase** katalysiert die **Hydrolyse der Esterbindung in Position 2**, sodass **Glycerin** entsteht.

Lipolyse der Triacylglycerine im Fettgewebe: Die hormonsensitive Lipase war bereits in den 60er-Jahren identifiziert worden. Mehrere Jahrzehnte lang galt sie als das entscheidende Enzym, das in Antwort auf eine Ausschüttung von Adrenalin den Abbau der TAG katalysiert. Erst 2004 zeigten neue Studien, dass an der Lipolyse im Fettgewebe tatsächlich mindestens drei verschiedene Enzyme beteiligt sind (Abb. **A-8.4**):

- Im ersten Schritt der Lipolyse wird von den TAG zunächst spezifisch die **Fettsäure der Position 1** abgelöst. Die Reaktion wird von der neu entdeckten **Adipose Triglyceride Lipase (ATGL)** katalysiert. Die Triacylglycerine (= Triglyceride) werden so zu **Diacylglycerinen** (= Diglyceriden) abgebaut.
- Erst im zweiten Schritt greift nun die **hormonsensitive Lipase (HSL)** ein. Sie ist wesentlich für die **Ablösung der Fettsäure der Position 3** verantwortlich. Sie katalysiert im Fettgewebe primär den Abbau von Diacylglycerinen zu **Monoacylglycerinen**. Ihre Spezifität ist vergleichsweise gering, und sie ist auch am Abbau verschiedener anderer Lipide beteiligt, etwa am intrazellulären Abbau von Cholesterinestern.
- Der letzte Schritt der Lipolyse wird von einer **Monoglycerid-Lipase** katalysiert. Sie vermittelt die **Hydrolyse der Esterbindung in Position 2**. Erst in dieser Reaktion entsteht **Glycerin**.

A-8.4 Lipolyse der Triacylglycerine im Fettgewebe

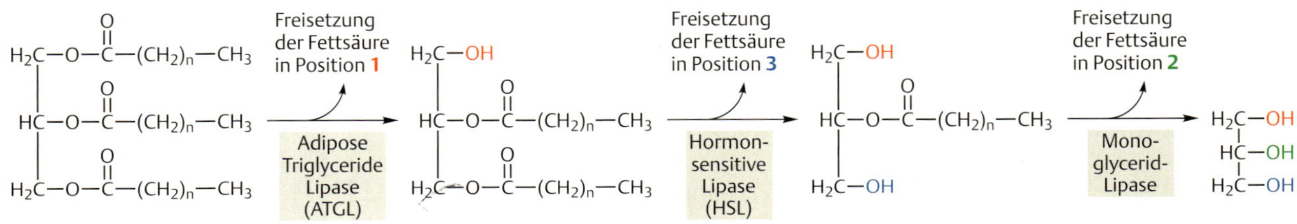

Hormonelle Regulation der Lipolyse im Fettgewebe: s. Abbildung **A-8.5**.

Hormonelle Regulation der Lipolyse im Fettgewebe: Die Lipolyse der Adipozyten ist in die Regulation des Energiestoffwechsels eingebunden (Abb. **A-8.5** und S. 570):

- Wenn der Energiebedarf im Organismus steigt, wird das Katecholamin **Adrenalin** ausgeschüttet. An der Außenseite der Adipozyten bindet es an Adrenalinrezeptoren vom Typ β_2 und löst dadurch eine Aktivierung der Adenylatzyklase und eine **erhöhte cAMP-Konzentration** aus. cAMP, zyklisches Adenosinmonophosphat, wird ausgehend von ATP synthetisiert, es dient als intrazelluläres Hungersignal. In den Adipozyten bewirkt es eine **Steigerung der Lipolyse**.

A-8.5

A-8.5 Regulation der Lipolyse im Fettgewebe

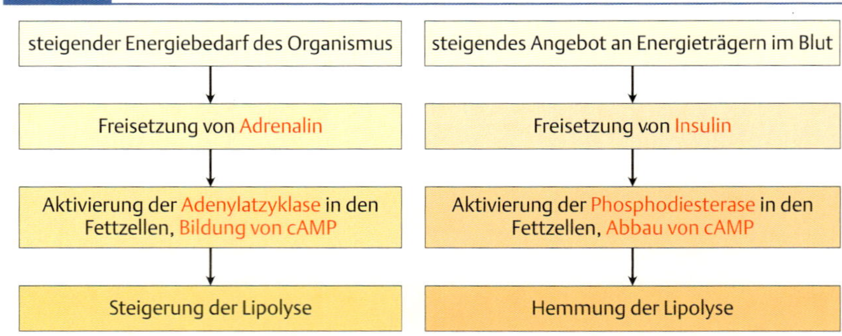
steigender Energiebedarf des Organismus
Freisetzung von Adrenalin
Aktivierung der Adenylatzyklase in den Fettzellen, Bildung von cAMP
Steigerung der Lipolyse
steigendes Angebot an Energieträgern im Blut
Freisetzung von Insulin
Aktivierung der Phosphodiesterase in den Fettzellen, Abbau von cAMP
Hemmung der Lipolyse

- Wenn das Angebot an Energieträgern im Blut steigt, z. B. im Anschluss an eine Mahlzeit, wird im Pankreas **Insulin** ausgeschüttet. Zu den vielfältigen Wirkungen des Insulins zählt u. a. eine Aktivierung des Enzyms Phosphodiesterase, das den **Abbau des cAMP** katalysiert. Entsprechend wird die **Lipolyse in den Adipozyten gehemmt**.

Eine Schlüsselfunktion kommt in diesem Regelkreis offenbar dem **cAMP** zu. Indirekt regelt es u. a. die **Zugänglichkeit der Lipide für die hormonsensitive Lipase** (Abb. **A-8.6**). Im Ruhezustand sind die großen Lipidtropfen der Adipozyten von mehreren verschiedenen Proteinen umschlossen, die verhindern, dass die hormonsensitive Lipase zu den TAG Zugang hat. Von besonderer Bedeutung ist dabei das Protein **Perilipin**. Wenn bei Ausschüttung von Adrenalin die cAMP-Konzentration steigt, aktiviert dieses die **Proteinkinase A (PKA)**. Die PKA phosphoryliert daraufhin sowohl das Perilipin als auch die hormonsensitive Lipase, mit der Folge, dass sich die phosphorylierten Perilipinmoleküle von den großen Lipidtropfen *ablösen* und sich stattdessen die phosphorylierte hormonsensitive Lipase an die Oberfläche der Lipidtropfen *anlagert*. Erst jetzt hat die hormonsensitive Lipase uneingeschränkten Zugang zu ihren Substraten. Es liegt hier also ein Fall von **Regulation durch Translokation** vor.

cAMP regelt u. a. die **Zugänglichkeit der Lipide für die hormonsensitive Lipase** (Abb. **A-8.6**). Im Ruhezustand sind die Lipidtropfen der Adipozyten von Proteinen, u. a. **Perilipin**, umschlossen. cAMP aktiviert die **Proteinkinase A (PKA)**, die Perilipin und die hormonsensitive Lipase phosphoryliert. Phosphoryliertes Perilipin löst sich von den Lipidtropfen, sodass sich die phosphorylierte hormonsensitive Lipase anlagern kann (**Regulation durch Translokation**).

A-8.6 Regulation der hormonsensitiven Lipase (HSL) durch Adrenalin bzw. cAMP

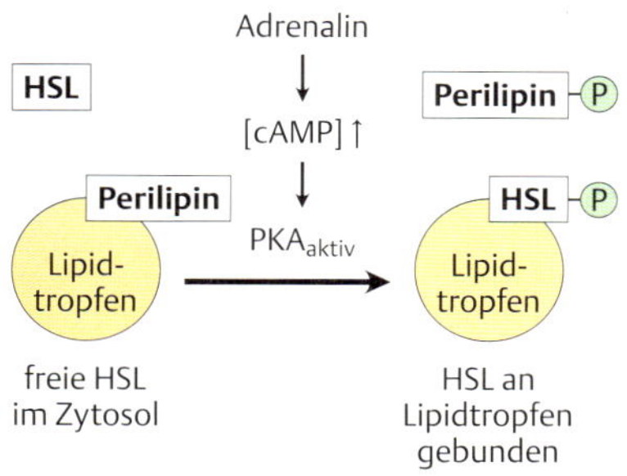

PKA: Proteinkinase A.

A-8.6

An der Regulation der Lipolyse sind neben der PKA auch andere Kinasen beteiligt. Derzeit ist ungeklärt, wie sie die Aktivitäten der drei an der Lipolyse beteiligten Lipasen koordinieren. Unbekannt ist auch, wie die Adipose Triglyceride Lipase reguliert wird.

▶ **klinik.** Die Regulation der Lipolyse im Fettgewebe ist von fundamentaler Bedeutung im Zusammenhang des metabolischen Syndroms (S. 268). Angesichts des medizinischen wie auch des allgemeinen Interesses an den Möglichkeiten einer sinnvollen Gewichtsreduktion ist es gleichermaßen bestürzend wie auch überraschend, wie wenig bislang über die molekularen Grundlagen der Lipolyse bekannt ist. ◀

8.4 Was wird aus den Hydrolyseprodukten Glycerin und Fettsäuren?

8.4 Was wird aus den Hydrolyseprodukten Glycerin und Fettsäuren?

▶ Merke

▶ **Merke.** 95% der in TAG gespeicherten Energie werden beim Abbau der Fettsäuren frei, nur 5% beim Abbau des Glycerins.

8.4.1 Abbau von Glycerin

In der Leber (Hepatozyten) wird **Glycerin** zu **Dihydroxyacetonphosphat** umgesetzt und der Glykolyse oder Gluconeogenese zugeführt.

Der Abbau des Glycerins erfolgt in zwei Schritten (Abb. **A-8.7**):
1. Phosphorylierung zu Glycerin-3-phosphat
2. Oxidation zu Dihydroxyacetonphosphat.

8.4.1 Abbau von Glycerin

In der Leber (Hepatozyten) wird das aufgenommene **Glycerin** in **Dihydroxyacetonphosphat** umgewandelt und in die **Glykolyse** eingespeist (S. 74). Bei Nahrungsmangel wird es der Neusynthese von Glucose (**Gluconeogenese**, S. 212) zugeführt.

Die Überführung des Glycerins in Dihydroxyacetonphosphat erfolgt in zwei Schritten (Abb. **A-8.7**):

1. Die Glycerin-Kinase katalysiert eine Phosphorylierung des Glycerins zu **Glycerin-3-phosphat**.
2. Anschließend katalysiert eine NAD^+-abhängige Glycerin-3-phosphat-Dehydrogenase die Oxidation zu **Dihydroxyacetonphosphat**.

A-8.7

A-8.7 Abbau des Glycerins zu Dihydroxyacetonphosphat

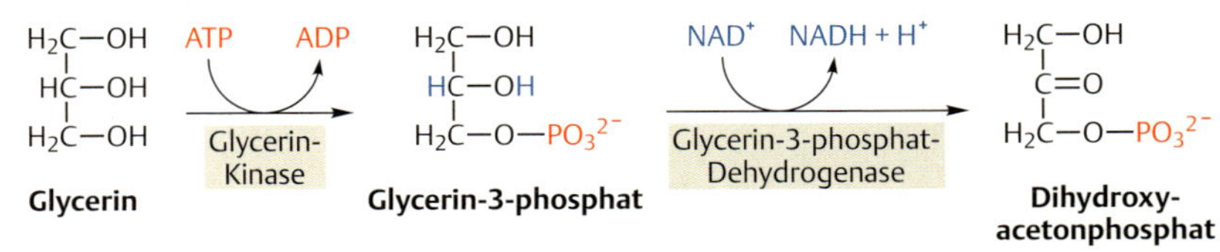

Adipozyten enthalten **keine Glycerin-Kinase**. Sie geben Glycerin an das Blut ab.

Adipozyten enthalten **keine Glycerin-Kinase**. Sie geben das gesamte Glycerin, das bei der Hydrolyse von TAG (= Lipolyse) entsteht, an das Blut ab und stellen es so dem Stoffwechsel des gesamten Organismus zur Verfügung.

8.4.2 Abbau der Fettsäuren (β-Oxidation)

Grundlagen

Fettsäuren werden u. a. von der Skelettmuskulatur und dem Herzmuskel aufgenommen.

8.4.2 Abbau der Fettsäuren (β-Oxidation)

Grundlagen

Fettsäuren sind in wässriger Umgebung nur schlecht löslich. Im Blut können sie nur transportiert werden, weil sie dort an bestimmte Proteine, die Albumine, gebunden sind. Fettsäuren werden von verschiedenen Geweben aufgenommen, u. a. von der Skelettmuskulatur und dem Herzmuskel.

Prinzip der β-Oxidation: Das β-C-Atom eines Acyl-CoA wird oxidiert und von der SH-Gruppe eines freien Coenzym A angegriffen. Dabei entstehen ein verkürztes Acyl-CoA, Acetyl-CoA, NADH und $FADH_2$ (Abb. **A-8.8**).

Prinzip der β-Oxidation: Fettsäuren werden in einem zyklischen Stoffwechselweg der mitochondrialen Matrix im Wesentlichen durch Oxidation abgebaut, d. h. durch Entzug von Elektronen. Diese werden anschließend von der Atmungskette zum Aufbau des mitochondrialen Protonengradienten verwendet. Während der β-Oxidation sind die Fettsäuren ausnahmslos mit Coenzym A verbunden:

- Das β-C-Atom eines Acyl-CoA (= einer an Coenzym A gebundenen Fettsäure mit einer Länge von mehr als 2 C-Atomen) wird zu einer Carbonylgruppe oxidiert (= „β-Oxidation") und anschließend von der SH-Gruppe eines freien Coenzym A angegriffen.
- Das β-C-Atom löst sich mitsamt des hydrophoben Rests der Fettsäure unter Bildung eines um zwei C-Atome verkürzten Acyl-CoA ab.
- Vom ursprünglichen Acyl-CoA bleibt dabei das Coenzym A zusammen mit den ersten beiden C-Atomen übrig, also ein Acetyl-CoA.

A-8.8 Prinzip der β-Oxidation

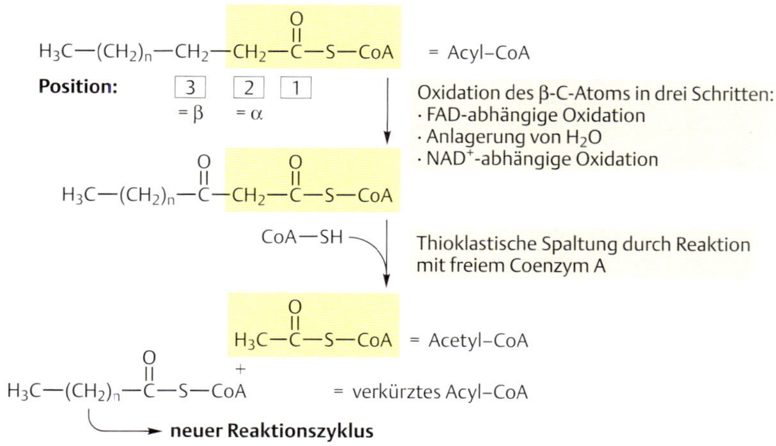

A-8.8

▶ **Merke.** Pro Reaktionszyklus wird von der abzubauenden Fettsäure ein Acetyl-CoA (= 2 C-Atome) abgespalten (Abb. **A-8.8**). Zum Abbau der Palmitinsäure (16 C-Atome) sind demnach 7 Reaktionszyklen erforderlich. Endprodukt des Fettsäureabbaus ist Acetyl-CoA. Zusätzlich entstehen NADH und $FADH_2$.

◀ **Merke**

Beteiligte Enzyme: Wie im Citratzyklus (S. 110) sind beim Abbau der Fettsäuren **Dehydrogenasen** die entscheidenden Enzyme. Auch hier kommen nur zwei Typen von Oxidationen infrage:

- NAD^+-abhängige Oxidation von HO-C-H-Gruppen und
- FAD-abhängige Oxidation von -CH_2-CH_2-Gruppen.

Beteiligte Enzyme: Die entscheidenden Enzyme sind **Dehydrogenasen**. Sie oxidieren HO-C-H-Gruppen (NAD^+-abhängig) oder -CH_2-CH_2-Gruppen (FAD-abhängig).

Bedeutung: Der Sinn der β-Oxidation besteht v. a. in der Bereitstellung der Elektronen, die in Form von NADH und $FADH_2$ zur Atmungskette transportiert werden können (zu Details siehe den Exkurs auf S. 79).

Bedeutung: Die β-Oxidation stellt in Form von NADH und $FADH_2$ Elektronen bereit, die zur Atmungskette transportiert werden.

▶ **Exkurs. Der Entdecker der β-Oxidation: Franz Knoop**
Die Entdeckung, dass Fettsäuren grundsätzlich in Einheiten von jeweils zwei C-Atomen abgebaut werden, machte bereits 1904 der Tübinger Biochemiker Franz Knoop (Abb. **A-8.9**). Er fütterte Hunde mit Fettsäuren, die an ihrem ω-Ende (dem von der Carboxylgruppe aus gesehen letzten C-Atom) mit einer Phenylgruppe markiert waren, und analysierte die Abbauprodukte. Von Fettsäuren mit einer geraden Zahl an C-Atomen blieb als Abbauprodukt stets Phenylacetat, von Fettsäuren mit einer ungeraden Zahl an C-Atomen Benzoesäure übrig. Knoop schloss hieraus, dass der Abbau der Fettsäuren über eine Oxidation der β-C-Atome abläuft. Er war mit diesen Versuchen der Erste, der eine künstliche Markierung einsetzte, um die Stoffwechselprodukte eines Metaboliten identifizieren und analysieren zu können. Später entdeckte er u. a. wichtige Schritte des Citratzyklus. Franz Knoop starb am 2. August 1946.

A-8.9 Franz Knoop (1875 – 1946)

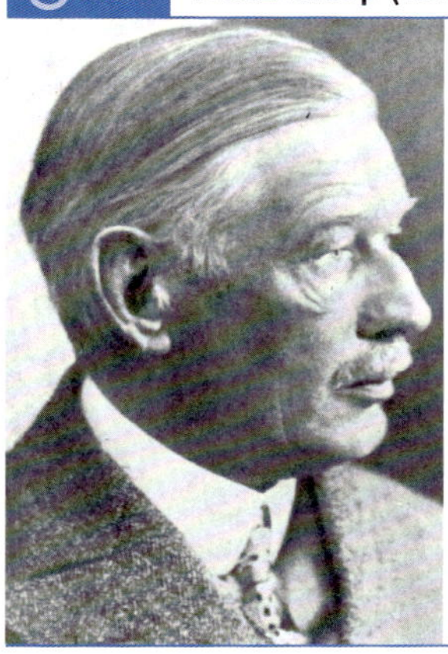

A-8.9

Import der Fettsäuren in die Mitochondrien

▶ Merke

Fettsäuren einer Länge ≥10 C-Atome gelangen in folgenden Schritten in die Mitochondrien (Abb. **A-8.10**):

1. **Aktivierung der Fettsäure** im **Zytosol** durch **Reaktion mit ATP**: Dabei entstehen Acyl-AMP und Pyrophosphat.
2. **Bildung von Acyl-CoA**, das eine **energiereiche Thioesterbindung** aufweist.
3. **Übertragung der Acylgruppe auf Carnitin** an der äußeren Oberfläche der Mitochondrien durch die **Carnitin-Acyltransferase 1**. Dabei entsteht Acylcarnitin.
4. **Import von Acylcarnitin in die Mitochondrien:** Den Transport durch die Innenmembran vermittelt die **Carnitin-Acylcarnitin-Translokase**.
5. **Übertragung der Acylgruppe auf Acyl-CoA:** In der Matrix überträgt die **Carnitin-Acyltransferase 2** die Acylgruppe von Carnitin auf Coenzym A. Carnitin wird ins Zytosol exportiert. Das Acyl-CoA steht nun für die β-Oxidation zur Verfügung.

▶ klinik

Import der Fettsäuren in die Mitochondrien

▶ **Merke.** Fettsäuren werden in der mitochondrialen Matrix abgebaut. Kurzkettige Fettsäuren (Länge < 10 C-Atome) diffundieren vermutlich frei in die Mitochondrien, **längere Fettsäuren** können erst nach **Bindung an Carnitin** durch die mitochondrialen Membranen transportiert werden.

Der Import von Fettsäuren einer Länge ≥10 C-Atome in die Mitochondrien erfordert daher mehrere Schritte (Abb. **A-8.10**):

1. **Aktivierung der Fettsäure:** Fettsäuren sind sehr reaktionsträge. Um eine Reaktion eingehen zu können, müssen sie aktiviert, d. h. es muss ihnen Energie zugeführt werden. Dies geschieht im **Zytosol** bei der **Reaktion der Fettsäure mit ATP**. Dabei wird eine energiereiche Anhydridbindung des ATP hydrolysiert, es entstehen **Acyl-AMP** (= „Acyl-Adenylat" [Acyl-Adenosinmonophosphat]) und anorganisches **Pyrophosphat** (= Diphosphat). Im Acyl-AMP ist die Acylgruppe (= CH_2-Kette mit einer Carbonylgruppe am Ende) mit der Phosphatgruppe des AMP verbunden.
2. **Bildung von Acyl-CoA:** Die Acylgruppe des Acyl-AMP wird auf Coenzym A übertragen. Dabei entsteht Acyl-CoA, und **AMP** bleibt übrig. Parallel wird das Pyrophosphat in einfaches **Phosphat** gespalten. Die Energie, die ursprünglich in der Triphosphatgruppe des ATP enthalten war, ist nun weitgehend in der **energiereichen Thioesterbindung** des Acyl-CoA gespeichert.
   Die Bereitstellung des Acyl-CoA wird von **Acyl-CoA-Synthetasen** katalysiert, die sich in ihrer Spezifität für bestimmte Fettsäuren unterscheiden. Die Acyl-CoA-Synthetasen katalysieren sowohl den ersten Schritt, also die Reaktion mit ATP, als auch die anschließende Umsetzung zu Acyl-CoA.
3. **Übertragung der Acylgruppe auf Carnitin:** Die Acylgruppe wird an der äußeren Oberfläche der Mitochondrien auf die OH-Gruppe des Carnitins übertragen, katalysiert von der **Carnitin-Acyltransferase 1**. Durch Knüpfung einer Esterbindung entsteht **Acylcarnitin**.
4. **Import von Acylcarnitin in die Mitochondrien:** Acylcarnitin gelangt zunächst auf nicht genau bekannten Wegen durch die äußere Mitochondrienmembran in den Intermembranraum. Der Transport durch die mitochondriale Innenmembran wird von der **Carnitin-Acylcarnitin-Translokase** vermittelt. Dieses Protein gehört zur Familie der mitochondrialen Metabolit-Translokatoren (Transportproteine, engl. Carrier) und ist somit u. a. mit dem ADP/ATP-Translokator (S. 177) verwandt.
5. **Übertragung der Acylgruppe auf Acyl-CoA:** In der Matrix, dem mitochondrialen Innenraum, wird die Acylgruppe durch die **Carnitin-Acyltransferase 2** vom Carnitin abgelöst und wieder auf Coenzym A übertragen. Während das Carnitin zurück in das Zytosol exportiert wird, steht das **Acyl-CoA** nun für die β-Oxidation zur Verfügung.

▶ **klinik.** Bei einem **Defekt der Carnitin-Acyltransferase 1 oder 2**, bei **Defekt der Carnitin-Acylcarnitin-Translokase** oder bei **Carnitinmangel** können längere Fettsäuren nicht in die Mitochondrien importiert werden. Da der Fettsäureabbau insbesondere für die Skelettmuskulatur und den Herzmuskel eine wichtige Energiequelle darstellt, betrifft der Defekt bzw. Mangel vorrangig diese Gewebe: Charakteristisch ist eine generalisierte, fortschreitende **Muskelschwäche**. Betroffene Kinder lernen verspätet Laufen, Erwachsene haben z. B. Schwierigkeiten beim Treppensteigen. Mitunter entwickelt sich auch eine Verdickung des Herzmuskels (hypertrophe **Kardiomyopathie**) mit herabgesetzter körperlicher Belastbarkeit.

A-8.10 **Import längerer Fettsäuren (Länge ≥10 C-Atome) in die Mitochondrien**

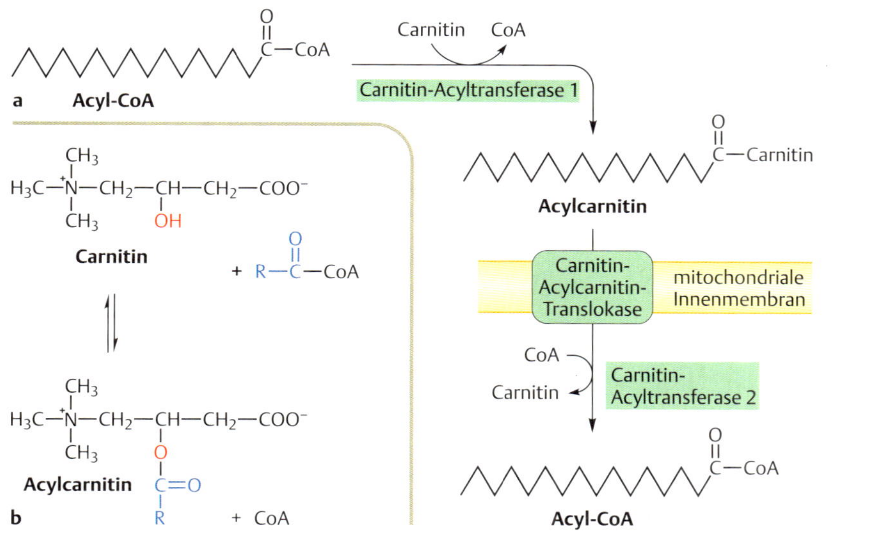

a Bildung und Transport des Acylcarnitins **b** Struktur des Acylcarnitins

β-Oxidation gesättigter, geradzahliger Fettsäuren

β-Oxidation gesättigter, geradzahliger Fettsäuren

◀ Überblick

▶ **Überblick.** Die Oxidation des β-C-Atoms einer gesättigten, geradzahligen, an Coenzym A gebundenen Fettsäure läuft in den folgenden vier Schritten ab (Abb. **A-8.11**):

1. Einfügen einer Doppelbindung zwischen α- und β-C-Atom,
2. Anlagerung von Wasser zur Bildung einer OH-Gruppe,
3. NAD^+-abhängige Oxidation des β-C-Atoms zur Carbonylgruppe,
4. Reaktion des oxidierten β-C-Atoms mit Coenzym A.

Das nun um zwei C-Atome verkürzte Acyl-CoA durchläuft diesen Zyklus so oft, bis die gesamte Acylgruppe zu Acetyl-CoA abgebaut ist.
Der Abbau ungesättigter und ungeradzahliger Fettsäuren folgt dem gleichen Schema, erfordert aber eine Beteiligung zusätzlicher Enzyme.

Schritt 1: Einfügen einer Doppelbindung zwischen α- und β-C-Atom

Schritt 1: Einfügen einer Doppelbindung zwischen α- und β-C-Atom

Um die Abspaltung der C-Atome 1 und 2 der Fettsäure als Acetyl-CoA vorzubereiten, wird an der zukünftigen Spaltstelle eine Doppelbindung eingefügt.
Enzym: Acyl-CoA-Dehydrogenase.

Die Acylgruppe des Acyl-CoA zeigt zunächst nur eine Kette von -CH_2-CH_2-Einheiten. Damit ist die Acylgruppe offensichtlich am ehesten für eine FAD-abhängige Oxidation geeignet. Tatsächlich katalysiert eine FAD-abhängige Dehydrogenase die **Bildung einer Doppelbindung zwischen den C-Atomen der Positionen α und β**. Wie auch sonst üblich, wird die Dehydrogenase nach ihrem Substrat benannt, es ist also die **Acyl-CoA-Dehydrogenase**. Die bei der Oxidation anfallenden Elektronen werden in Form von $FADH_2$ aufgefangen.

◀ Merke

▶ **Merke. Die Doppelbindung wird an der Stelle eingeführt, an der sich später** die endständigen C-Atome der Positionen 1 und 2 in Form von **Acetyl-CoA abspalten** sollen. Diese Stelle ist die Bindung **zwischen den C-Atomen 2 und 3**. Die alternative Nomenklatur der griechischen Buchstaben definiert als α-C-Atom das erste C-Atom *neben* der endständigen Carboxyl- bzw. *neben* der Carbonylgruppe. Damit entspricht die Bindung zwischen den C-Atomen 2 und 3 der Bindung zwischen den C-Atomen α und β.

Das Reaktionsprodukt heißt **trans-Enoyl-CoA**.

Die der Doppelbindung benachbarten chemischen Gruppen zeigen nicht, wie es für ungesättigte Fettsäuren charakteristisch ist (S. 48), zur gleichen Seite, sondern in entgegengesetzte Richtung. Sie stehen also in *trans*-Stellung. Das Reaktionsprodukt enthält eine -HC=CH-Gruppe mit benachbarter Carbonylgruppe, d. h. eine Enoylgruppe, und wird deshalb als **trans-Enoyl-CoA** bezeichnet.

Schritt 2: Anlagerung von Wasser zur Bildung einer OH-Gruppe

Enzym: Enoyl-CoA-Hydratase. Das Reaktionsprodukt **3-Hydroxyacyl-CoA** trägt eine **OH-Gruppe am β-C-Atom**.

Schritt 2: Anlagerung von Wasser zur Bildung einer OH-Gruppe

Mit der Doppelbindung der *trans*-Enoyl-CoA passiert nun das Gleiche wie mit den Doppelbindungen im Aconitat und im Fumarat des Citratzyklus: Es wird H_2O angelagert, sodass sich eine OH-Gruppe (Hydroxygruppe) bildet, die dann im nächsten Schritt zum Substrat einer NAD^+-abhängigen Dehydrogenase werden kann.

Die Anlagerung des Wassers wird von der **Enoyl-CoA-Hydratase** katalysiert. Das Reaktionsprodukt trägt eine **OH-Gruppe am C-Atom 3 (β-C-Atom)** und wird **3-Hydroxyacyl-CoA** genannt.

Schritt 3: NAD^+-abhängige Oxidation des β-C-Atoms

Die NAD^+-abhängige 3-Hydroxyacyl-CoA-Dehydrogenase oxidiert das β-C-Atom zur **Carbonylgruppe**.

Schritt 3: NAD^+-abhängige Oxidation des β-C-Atoms

3-Hydroxyacyl-CoA ist das Substrat der NAD^+-abhängigen **3-Hydroxyacyl-CoA-Dehydrogenase**. Das β-C-Atom wird vom NAD^+ zu einer **Carbonylgruppe** oxidiert, und es entsteht **NADH**. Das Reaktionsprodukt wird **3-Ketoacyl-CoA** genannt.

Schritt 4: Reaktion des oxidierten β-C-Atoms mit Coenzym A

Hierbei entstehen Acetyl-CoA und ein um zwei C-Atome verkürztes Acyl-CoA.
Enzym: 3-Keto-Thiolase.

Schritt 4: Reaktion des oxidierten β-C-Atoms mit Coenzym A

Das zur Carbonylgruppe oxidierte β-C-Atom wird mit der SH-Gruppe des Pantetheins von Coenzym A verbunden. Die Reaktion wird von der **3-Keto-Thiolase** katalysiert. Es entstehen Acetyl-CoA und ein nun um zwei C-Atome verkürztes Acyl-CoA.

A-8.11

A-8.11 Die Reaktionsschritte der β-Oxidation

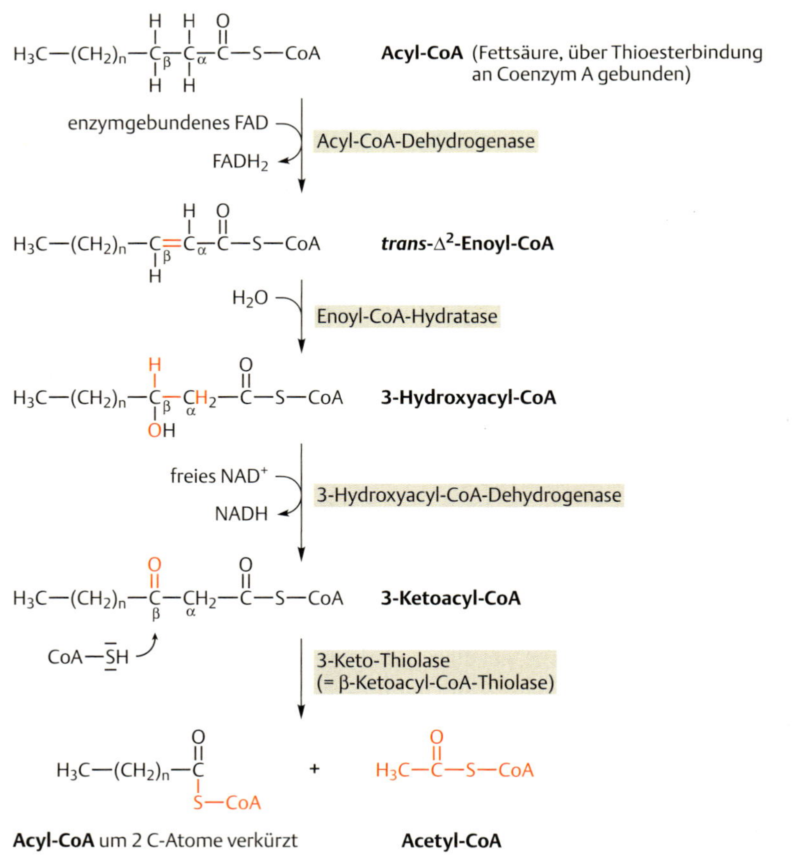

▶ **Merke.** Da das **Schwefel-Atom** des Coenzym A im Mechanismus der Spaltung der Fettsäure die entscheidende Rolle spielt, sagt man, dass die **Thiolase** eine **thioklastische Spaltung** katalysiere.

◀ Merke

▶ **Exkurs. Der Weg der von NADH und $FADH_2$ transportierten Elektronen von der β-Oxidation zur Atmungskette**

In Bezug auf die **NAD^+**-abhängige 3-Hydroxyacyl-CoA-Dehydrogenase ist dieser Weg leicht anzugeben, denn NADH ist löslich und kann seine beiden Elektronen deshalb unmittelbar an den Komplex I der Atmungskette abgeben.

Bei der **FAD**-abhängigen Acyl-CoA-Dehydrogenase ist der Weg komplizierter: Das FAD nimmt vom Acyl-CoA zwei Elektronen zusammen mit zwei Protonen auf, ist jedoch fest mit der Dehydrogenase verbunden. Die Elektronen und Protonen des $FADH_2$ werden dann auf das FAD des **Elektronen-transferierenden Flavoproteins (ETF)**, eines löslichen Proteins der mitochondrialen Matrix, übertragen. Das ETF transportiert die Elektronen und Protonen zur Innenmembran. Hier werden sie von einem Membranprotein aufgenommen, das ebenfalls ein fest gebundenes FAD enthält und das die Elektronen und Protonen an das Ubichinon (= Coenzym Q) der Atmungskette abgibt. Aufgrund seiner Funktion als Vermittler zwischen dem ETF und Ubichinon wird das Membranprotein **ETF-Ubichinon-Oxidoreduktase** genannt.

Die Elektronen, die zu Beginn der β-Oxidation bei der Bildung der Doppelbindung zwischen den C-Atomen 2 und 3 anfallen, werden also unter Beteiligung einer Kette von drei verschiedenen Flavoproteinen in die Atmungskette eingespeist (Abb. **A-8.12**):

- Acyl-CoA-Dehydrogenase,
- Elektronen-transferierendes Flavoprotein (ETF),
- ETF-Ubichinon-Oxidoreduktase.

Das ETF und die ETF-Ubichinon-Oxidoreduktase vermitteln übrigens auch den Elektronentransport von mehreren anderen FAD-abhängigen Reduktasen zur Atmungskette.

◀ Exkurs

A-8.12 Wege der Elektronen (e^-) von der Acyl-CoA-Dehydrogenase zum Ubichinon der Atmungskette

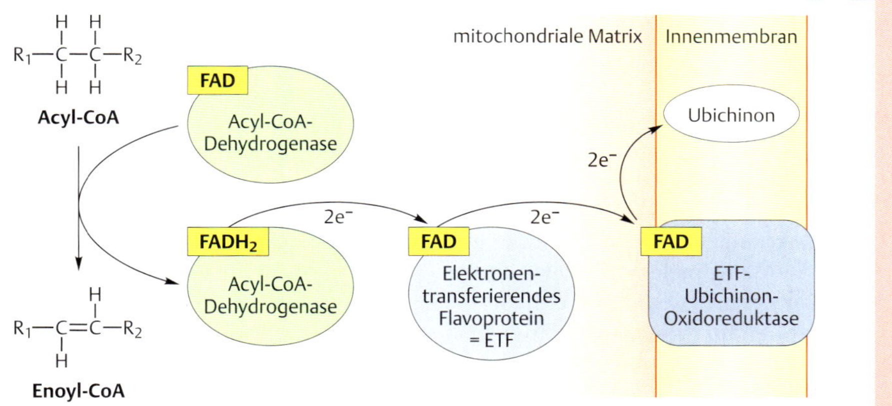

A-8.12

β-Oxidation ungesättigter Fettsäuren

Die meisten Fettsäuren, die durch Hydrolyse von TAG freigesetzt werden, enthalten eine oder mehrere Doppelbindungen, sind also ungesättigt.

β-Oxidation ungesättigter Fettsäuren

Aus TAG freigesetzte Fettsäuren sind meist ungesättigt.

▶ **Merke.** Die Doppelbindungen ungesättigter Fettsäuren weisen fast immer eine **cis-Konfiguration** auf. Die Enoyl-CoA-Hydratase der β-Oxidation kann jedoch nur Substrate in *trans*-Konfiguration erkennen. Deshalb katalysieren spezifische **Isomerasen** die Umwandlung der *cis*- in eine *trans*-Konfiguration (Abb. **A-8.13 a**).

◀ Merke

Befindet sich die *cis*-Doppelbindung zwischen den C-Atomen 3 und 4, wird sie von einer spezifischen Isomerase um ein C-Atom nach vorne verschoben und dabei in eine *trans*-Konfiguration gebracht. In diesem Fall handelt es sich um

So wird eine *cis*-Doppelbindung zwischen C-Atom 3 und 4 (Δ^3-*cis*) um ein C-Atom nach vorne verschoben und in *trans*-Konfiguration gebracht (Δ^2-*trans*).

Unmittelbar benachbarte Doppelbindungen der Struktur -CH=CH-CH=CH- werden von einer spezifischen **Reduktase** in die Struktur -CH_2-CH=CH-CH_2- überführt (Abb. **A-8.13 b**). In der Regel muss diese Doppelbindung dann noch von einer Isomerase verschoben werden.

eine Isomerisierung von Δ^3-*cis* nach Δ^2-*trans*. Andere Isomerasen ermöglichen auch eine Isomerisierung von Δ^3-*trans* nach Δ^2-*trans*, bzw. von Δ^2-*cis* nach Δ^2-*trans*.

Ein weitere Schwierigkeit ergibt sich, wenn im Verlauf der β-Oxidation ungesättigter Fettsäuren zwei **unmittelbar benachbarte Doppelbindungen** (-CH=CH-CH=CH-) entstehen: Die Enzyme der β-Oxidation sind darauf eingestellt, dass Doppelbindungen in Fettsäuren stets durch eine -CH_2-Gruppe voneinander getrennt sind. Unmittelbar benachbarte Doppelbindungen werden deshalb teilweise reduziert, sodass nur noch eine Doppelbindung übrig bleibt, die in der Mitte der ursprünglichen Struktur liegt (-CH_2-CH=CH-CH_2-) (Abb. **A-8.13 b**). Die Reaktion wird von einer spezifischen **Reduktase** katalysiert. In der Regel muss die neue Doppelbindung dann noch von einer Isomerase verschoben werden.

A-8.13 β-Oxidation ungesättigter Fettsäuren

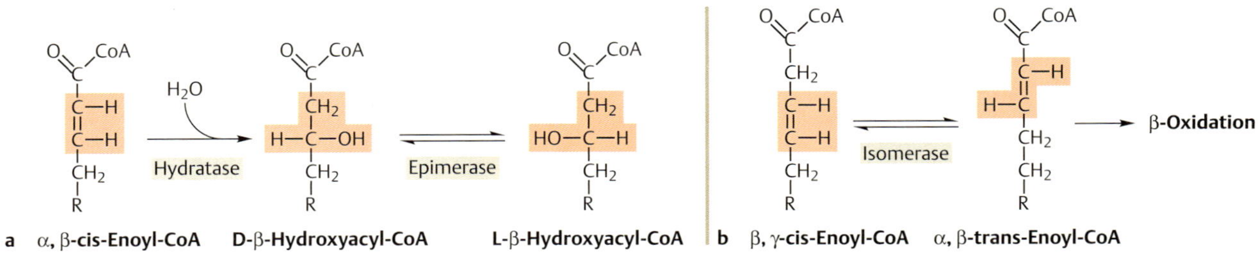

a Isomerisierung einer Doppelbindung in *cis-Konfiguration* **b** Verschiebung einer Doppelbindung

β-Oxidation ungeradzahliger Fettsäuren

Hier bleibt in der **letzten Runde** nicht Acetyl-CoA, sondern **Propionyl-CoA** übrig.

Propionyl-CoA wird **in Succinyl-CoA**, einen Metaboliten des Citratzyklus, **umgewandelt** (Abb. **A-8.14**):
1. Propionyl-CoA wird am mittleren C-Atom **biotinabhängig** zu Methylmalonyl-CoA **carboxyliert**.
2. Methylmalonyl-CoA wird dann unter Beteiligung von **Cobalamin (Vitamin B_{12})** zu Succinyl-CoA **umgelagert**.

β-Oxidation ungeradzahliger Fettsäuren

Gelegentlich werden in der β-Oxidation auch ungeradzahlige Fettsäuren abgebaut. Zunächst wird dem allgemeinen Schema folgend in mehreren Runden Acetyl-CoA gebildet. In der **letzten Runde** bleibt dann aber nicht Acetyl-CoA übrig, sondern **Propionyl-CoA**, d. h. eine Acylgruppe mit drei C-Atomen.

Propionyl-CoA wird um eine -CH_2-Einheit verlängert und somit **in Succinyl-CoA umgewandelt**, also in einen Metaboliten des Citratzyklus (S. 110). Die Bildung des Succinyl-CoA erfolgt in zwei Schritten (Abb. **A-8.14**):
1. Propionyl-CoA wird am mittleren C-Atom **carboxyliert**. Das Reaktionsprodukt ist **Methylmalonyl-CoA**, das katalysierende Enzym ist die **Propionyl-CoA-Carboxylase**. Dieses Enzym enthält – wie einige weitere Carboxylasen – als **Cofaktor Biotin** (**Vitamin H**, S. 301). In allen biotinabhängigen Carboxylasen nimmt das Biotin CO_2 auf und überträgt es auf das jeweilige Substrat. Die Beladung des Biotins mit CO_2 ist ATP-abhängig.
2. Das Methylmalonyl-CoA wird dann unter Beteiligung von zwei weiteren Enzymen **zu Succinyl-CoA umgelagert**. An der Umlagerung ist der Cofaktor **Cobalamin** (**Coenzym B_{12}, Vitamin B_{12})** beteiligt.

▶ **klinik.** Das Enzym Methylmalonyl-CoA-Mutase enthält Cobalamin (Coenzym B_{12}) als prosthetische Gruppe. Dieses Coenzym ist auch unter dem Namen **Vitamin B_{12}** bekannt. Es befindet sich als prosthetische Gruppe auch in der **Methionin-Synthase**, welche die Methylierung von Homocystein zu Methionin katalysiert.
Wenn bei der Verdauung zu wenig Vitamin B_{12} aufgenommen wird, ist eine **perniziöse Anämie** die Folge (Inzidenz: 9 Fälle/100.000 Einwohner/Jahr). Kennzeichen sind zunächst eine verminderte Zahl an Erythrozyten und ein erniedrigter Hämoglobingehalt im Blut. Im typischen Fall treten außerdem Schleimhautveränderungen im Gastrointestinaltrakt sowie neurologische Störungen auf. Ursache einer perniziösen Anämie ist in der Regel ein **Mangel an Intrinsic Factor**, einem Glykoprotein, das von den Parietalzellen der Magenschleimhaut gebildet wird. Der Intrinsic Factor bindet im Lumen des Verdauungstrakts das Vitamin B_{12} der Nahrung und wird dann als Protein-Vitamin-Komplex resorbiert.

A-8.14 Umwandlung von Propionyl-CoA in Succinyl-CoA

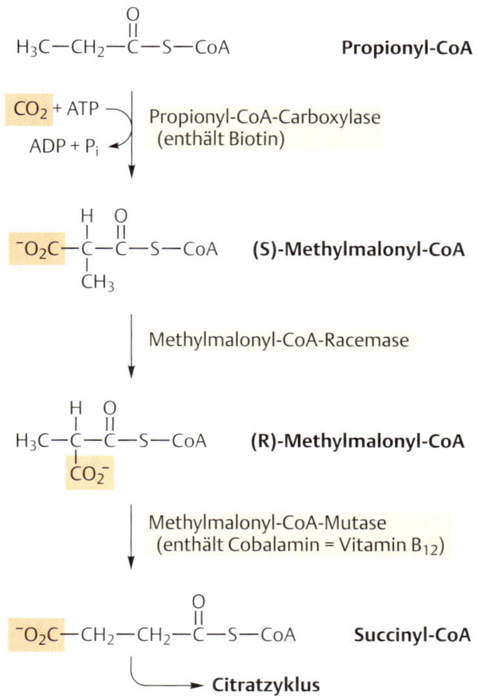

A-8.14

β-Oxidation in Peroxisomen

Zu einem geringen Anteil werden Fettsäuren auch in Peroxisomen abgebaut. Der Stoffwechselweg entspricht nahezu vollständig der mitochondrialen β-Oxidation. Unterschiede ergeben sich lediglich daraus, dass die Peroxisomen weder über eine Atmungskette verfügen, welche die Elektronen des gebildeten $FADH_2$ und NADH aufnehmen könnten, noch über einen Citratzyklus, der das entstehende Acetyl-CoA verwerten könnte. Deshalb müssen die Peroxisomen diese Produkte anders verwerten:

- Das von der Acyl-CoA-Dehydrogenase gebildete **$FADH_2$** wird zu FAD regeneriert, indem die Elektronen – in Ermangelung einer Atmungskette – direkt auf Sauerstoff übertragen werden. Dabei entsteht **H_2O_2** (Wasserstoffperoxid, daher der Name „Peroxisom"!). H_2O_2 ist ein sehr aggressives und deshalb potenziell schädliches Oxidationsmittel, das in den Peroxisomen unter Vermittlung der **Katalase** sofort **zu H_2O und O_2** umgesetzt wird. Da in den Peroxisomen sehr viel H_2O_2 gebildet wird, enthalten diese Zellorganellen Katalase in großen Mengen. Katalase ist in den Peroxisomen das häufigste Protein (S. 379).
- Das von der 3-Hydroxy-Acyl-CoA-Dehydrogenase gebildete **NADH** wird von den Peroxisomen in das Zytosol **exportiert**.
- Auch das **Acetyl-CoA** wird von den Peroxisomen in das Zytosol **exportiert**.

β-Oxidation in Peroxisomen

In geringem Maß werden Fettsäuren auch in Peroxisomen abgebaut. Der Stoffwechselweg ist mit der mitochondrialen β-Oxidation fast identisch, jedoch gibt es in Peroxisomen weder Atmungskette noch Citratzyklus. Deshalb müssen die Peroxisomen diese Produkte anders verwerten:

- Die Elektronen des **$FADH_2$** werden direkt auf Sauerstoff übertragen. Dabei entsteht **H_2O_2** (Wasserstoffperoxid), ein sehr aggressives Oxidationsmittel, das von der **Katalase** der Peroxisomen sofort zu **H_2O** und **O_2** umgesetzt wird.
- **NADH und Acetyl-CoA** werden in das Zytosol **exportiert**.

Die **physiologische Funktion** der peroxisomalen β-Oxidation ist noch nicht befriedigend geklärt. Eine ATP-Synthese findet in Peroxisomen *nicht* statt. Allerdings fällt auf, dass sich besonders viele Peroxisomen in den Hepatozyten befinden. Die Leber zeigt generell einen intensiven Fettstoffwechsel, in dem Acetyl-CoA eine zentrale Rolle spielt. Vermutlich dient die peroxisomale β-Oxidation u. a. der **Bereitstellung von Acetyl-CoA für verschiedene Synthesen**. Zudem wird angenommen, dass Acetyl-CoA aus dem Zytosol teilweise auch in Mitochondrien importiert wird, um dort in den Citratzyklus eingespeist zu werden. Schließlich ist die Leber auch das wichtigste Organ der **Entgiftung**. Beim Abbau

Die **physiologische Funktion** der peroxisomalen β-Oxidation ist noch nicht geklärt. Vermutlich dient sie u. a. der **Bereitstellung von Acetyl-CoA für verschiedene Synthesen** und von H_2O_2 zur Inaktivierung toxischer Substanzen im Rahmen der **Entgiftung**. Eine ATP-Synthese findet in Peroxisomen *nicht* statt.

vieler toxischer Verbindungen spielen Peroxisomen eine wesentliche Rolle, indem sie die Verbindungen aufnehmen und durch Oxidation mit Wasserstoffperoxid inaktivieren (z.B. Ethanol, S.139).

▶ klinik

▶ klinik. Beim **Zellweger-Syndrom** ist die Bildung der Peroxisomen gestört, d.h. sämtliche peroxisomalen Stoffwechselwege fallen aus. Die betroffenen Kinder fallen frühzeitig durch eine generalisierte Muskelschwäche auf. Außerdem liegen Hirnfehlbildungen und multiple Nierenzysten vor, und die Kinder entwickeln eine Leberzirrhose. Sie sterben meist noch im ersten Lebensjahr.

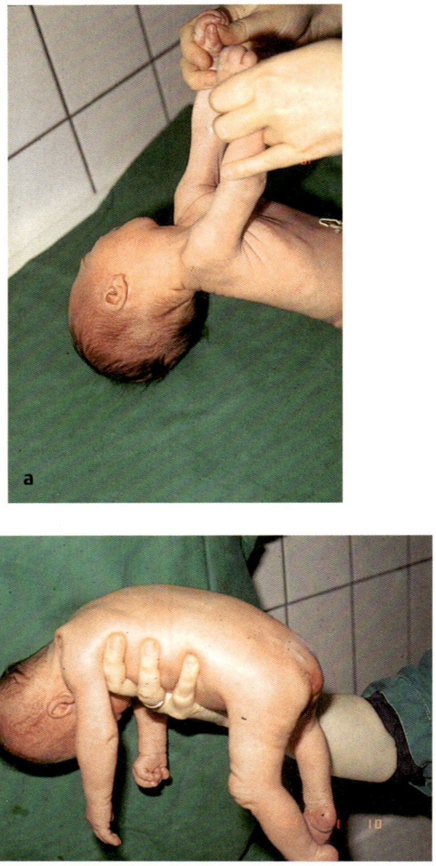

Generalisierte Muskelschwäche bei 12 Tage altem Kind mit Zellweger-Syndrom
a Nachhängen des Kopfes beim Versuch, das Kind aus dem Liegen hochzuziehen
b Fehlende Kopfkontrolle und hängende Gliedmaßen beim Hochheben aus der Bauchlage

Energiebilanz

Beim Abbau der **Palmitinsäure** (16:0) z.B. entstehen (in 7 Zyklen) 8 Acetyl-CoA, 7 $FADH_2$ und 7 NADH. Die 8 Acetyl-CoA liefern im Citratzyklus 24 NADH, 8 $FADH_2$ und 8 GTP.

Energiebilanz

Die Energiebilanz lässt sich gut am Beispiel der **Palmitinsäure** (16:0), einer der häufigsten gesättigten Fettsäuren in TAG, darstellen: Beim Abbau eines Moleküls Palmitinsäure (in 7 Zyklen) entstehen 8 Acetyl-CoA, 7 $FADH_2$ und 7 NADH. Die 8 Acetyl-CoA werden in der Regel in den Citratzyklus eingespeist, in dem daraufhin 24 NADH, 8 $FADH_2$ und 8 GTP gebildet werden.

▶ Merke

▶ **Merke.** 1 NADH ermöglicht die Synthese von ca. 2,5 ATP, 1 $FADH_2$ die Synthese von ca. 1,5 ATP.

Die vollständige Oxidation einer Palmitinsäure liefert also 108 Mol ATP minus 2 Mol ATP, die bei der Aktivierung der Palmitinsäure verbraucht wurden.

Hieraus ergibt sich, dass auf der Basis der vollständigen Oxidation eines Moleküls Palmitinsäure 108 ATP gebildet werden können. Die Aktivierung der Palmitinsäure im Zytosol erforderte jedoch ein ATP, welches unter Verlust von 2

energiereichen Bindungen zu AMP hydrolysiert wurde. Somit werden pro Mol Palmitinsäure 106 Mol ATP gebildet.
Vergleicht man diesen Zahlenwert mit dem Energiegehalt der Palmitinsäure, wie er als physikalischer Brennwert durch Messung der Verbrennungswärme im chemischen Labor bestimmt werden kann, ergibt sich eine Effizienz des Energiestoffwechsels von etwa 60%. Der Rest der Energie wird in Form von Wärme frei.

Die 106 Mol ATP entsprechen ca. 60% des physikalischen Brennwerts, der Rest wird in Form von Wärme frei.

Die Fettsäuren der TAG sind auch die wichtigste Energiequelle für alle Tiere, die ohne Nahrungsaufnahme einen Winterschlaf durchzustehen haben. Ihr Abbau liefert dabei nicht nur Energie, sondern auch Wasser. Während der Mensch beim Fasten täglich erhebliche Mengen an Wasser trinken muss, können viele Tiere im Winterschlaf sogar ohne Wasserzufuhr auskommen. Kanadische Grizzlybären können im Winter bis zu 7 Monate ununterbrochen schlafen. In dieser Zeit beziehen sie ihr Wasser im Wesentlichen aus der Aktivität der Atmungskette, nämlich aus der Reduktion des Sauerstoffs zu Wasser an der Cytochrom-Oxidase (= Komplex IV, S. 174). Die Gesamtgleichung für die vollständige Oxidation von Palmitoyl-CoA zu Kohlendioxid und Wasser ergibt nämlich:

Palmitoyl-CoA + 23 O_2 + 108 P_i + 108 ADP →
CoA + 108 ATP + 16 CO_2 + 23 H_2O

Wenn Kamele in ihrem Höcker große Mengen an TAG speichern, dienen diese bei langen Wanderungen durch die Wüste nicht nur als Energiespeicher, sondern auch als Voraussetzung für die Nutzung der in dieser Gleichung angegebenen 23 H_2O.

Die Fettsäuren der TAG sind auch die wichtigste Energiequelle für alle Tiere, die ohne Nahrungsaufnahme einen Winterschlaf durchzustehen haben. Ihr Abbau liefert dabei nicht nur Energie, sondern auch Wasser.

▶ **Merke.** In den Mitochondrien des Menschen werden durch Reduktion von Sauerstoff pro Tag etwa 300–400 ml Wasser gebildet.

◀ **Merke**

Regulation der β-Oxidation

Regulation der β-Oxidation

Bei der β-Oxidation wird wie bei vielen Stoffwechselwegen einer der ersten Reaktionsschritte reguliert:

▶ **Merke.** Schlüsselenzym der β-Oxidation ist die **Carnitin-Acyltransferase 1**. Sie katalysiert den geschwindigkeitsbestimmenden Schritt dieses Stoffwechselweges: die Übertragung der Fettsäure auf Carnitin an der Außenseite der Mitochondrien. Sie wird **gehemmt von Malonyl-CoA**, einem Zwischenprodukt der Fettsäuresynthese (S. 227), das bei gesteigerter Fettsäuresynthese im Zytosol akkumuliert. So wird verhindert, dass Fettsäuren innerhalb einer Zelle gleichzeitig synthetisiert und abgebaut werden.

◀ **Merke**

8.5 Abbau von Ketonkörpern

8.5 Abbau von Ketonkörpern

Ketonkörper, also Acetoacetat, 3-Hydroxybutyrat (das Anion der β-Hydroxy-Buttersäure) und Aceton (Abb. **A-8.2**), werden bei längerem Nahrungsmangel in der Leber ausgehend von Acetyl-CoA gebildet (S. 242).

- **Aceton** entsteht aus Acetoacetat durch Abspaltung von CO_2. Es ist für den Stoffwechsel wertlos und wird z. T. mit dem Urin ausgeschieden, z. T. abgeatmet.
- Die für den Energiestoffwechsel entscheidenden Ketonkörper sind **Acetoacetat** und **3-Hydroxybutyrat**: Sie werden von der Leber an das Blut abgegeben und dienen extrahepatischen Geweben als Energielieferanten, insbesondere der Skelettmuskulatur, dem Herzmuskel, dem Kortex der Niere und dem Gehirn.

Ketonkörper werden bei längerem Nahrungsmangel in der Leber gebildet.

- **Aceton**, das aus Acetoacetat entsteht, ist für den Stoffwechsel wertlos.
- **Acetoacetat** und **3-Hydroxybutyrat** dagegen sind Energielieferanten für extrahepatische Gewebe.

▶ Merke

▶ **Merke.** Fettsäuren können keinen Beitrag zum Energiestoffwechsel des Gehirns leisten, da sie die Blut-Hirn-Schranke nicht überwinden können. Die Ketonkörper Acetoacetat und 3-Hydroxybutyrat werden hingegen vom Gehirn aufgenommen. Bei längerem Fasten sind sie im Gehirn die wichtigste Energiequelle.

Der Transport der Ketonkörper wird von **Monocarboxylat-Transportern** vermittelt.

Der Transport der Ketonkörper wird von den **Monocarboxylat-Transportern** MCT1, MCT2 und MCT4 vermittelt, die sich in den Plasmamembranen der Endothelzellen, der Astrozyten, und der Neuronen des Gehirns nachweisen lassen. Die Monocarboxylat-Transporter vermitteln auch die Aufnahme von Lactat. Die verschiedenen Substrate werden jeweils zusammen mit einem Poton aufgenommen.

Der **Abbau** von Acetoacetat und 3-Hydroxybutyrat entspricht dem letzten Schritt der β-Oxidation, der **thioklastischen Spaltung** (Abb. **A-8.15**):
- 3-**Hydroxybutyrat** wird zu **Acetoacetat** oxidiert.
- Acetoacetat reagiert mit Coenzym A (aus Succinyl-CoA) zu **Acetoacetyl-CoA**.
- Dessen Carbonylgruppe reagiert mit der SH-Gruppe von **freiem Coenzym A**, sodass **zwei Acetyl-CoA** entstehen. Sie werden dem Citratzyklus zugeführt.

Der **Abbau** der Ketonkörper entspricht dem letzten Schritt der β-Oxidation, der **thioklastischen Spaltung** (Abb. **A-8.15**):
- **3-Hydroxybutyrat** wird **zu Acetoacetat oxidiert**. Die Reaktion wird von der NAD^+-abhängigen **3-Hydroxybutyrat-Dehydrogenase** katalysiert.
- Acetoacetat reagiert mit **Coenzym A**, das **von Succinyl-CoA** stammt, zu **Acetoacetyl-CoA**. Die Reaktion wird von einer **Transferase** katalysiert.
- Acetoacetyl-CoA weist die Carbonylgruppe in β-Stellung auf, die von der **3-Keto-Thiolase** zur Katalyse einer **thioklastischen Spaltung** benötigt wird. Diese Carbonylgruppe reagiert mit der SH-Gruppe von **freiem Coenzym A**. Dadurch entstehen aus dem Acetoacetyl-CoA **zwei Acetyl-CoA**, die dem Citratzyklus zugeführt werden können.

Bei den Ketonkörpern handelt es sich also letztlich um eine Transportform von Acetylgruppen, die von der Leber gebildet und in der Peripherie in den Citratzyklus eingespeist werden.

A-8.15

A-8.15 Abbau von 3-Hydroxybutyrat und Acetoacetat

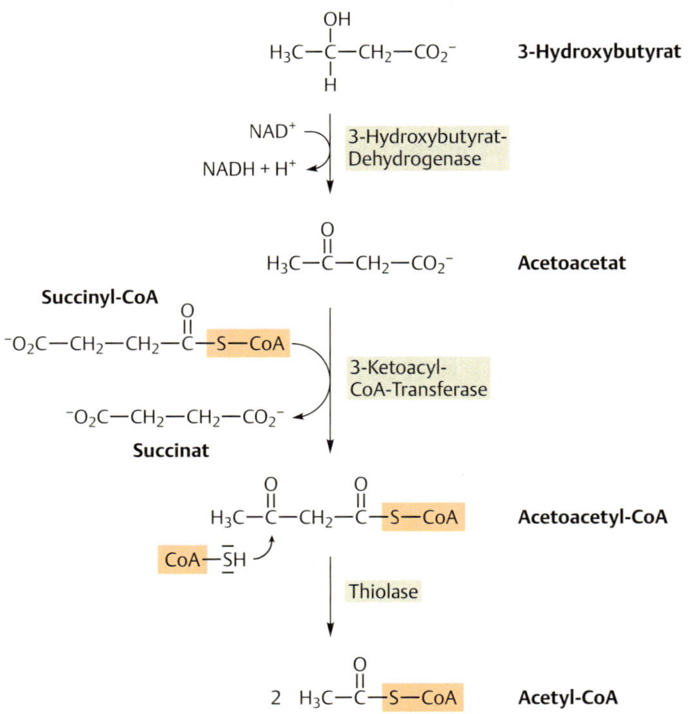

▶ Exkurs. Der Abbau von Ethanol

Ethanol ist ein Nahrungsstoff, der wie Fettsäuren und Ketonkörper zu **Acetyl-CoA** abgebaut wird. Der wichtigste Abbauort des Ethanols ist die Leber. Die Bildung des Acetyl-CoA erfolgt in drei Schritten (Abb. **A-8.16**):

1. Oxidation des Ethanols zu **Acetaldehyd**,
2. Oxidation des Acetaldehyds zu **Acetat**,
3. Verbindung des Acetats mit **Coenzym A** durch eine Thiokinase (Acetat-CoA-Ligase) unter ATP-Verbrauch.

Die **Oxidation des Ethanols** wird parallel von drei unterschiedlichen Systemen katalysiert (Tab. **A-8.1**):

1. Der größte Anteil des Ethanols wird im **Zytosol** unter Beteiligung einer **Alkohol-Dehydrogenase (ADH)** oxidiert. Der entstandene Acetaldehyd wird anschließend von einer **Aldehyd-Dehydrogenase** zu Acetat oxidiert. Beide Enzyme benötigen NAD^+ als Oxidationsmittel.
2. Ein geringerer, aber nicht unerheblicher Anteil des Ethanols wird in **Peroxisomen** oxidiert. Die entscheidenden Enzyme sind dabei die **Peroxidasen**. Sie katalysieren die **Oxidation** organischer Verbindungen **durch Wasserstoffperoxid (H_2O_2)**. Neben Ethanol werden also auch viele andere Substrate unter Beteiligung von Peroxidasen und H_2O_2 oxidiert. Das H_2O_2 wird dabei zu H_2O reduziert, aus Ethanol entsteht Acetat.
3. Bei Alkoholikern, die Ethanol in großen Mengen konsumieren, findet man im **endoplasmatischen Retikulum** vermehrt eine **induzierbare „mikrosomale" Alkohol-Oxidase**. Das Enzym gehört zur großen **Familie der Cytochrom-P-450-Enzyme**, die beim Abbau von Fremdstoffen, einschließlich vieler Medikamente, eine wichtige Rolle spielen (S. 756). Cytochrom P-450-Enzyme nehmen jeweils ein Sauerstoffmolekül (O_2) auf und übertragen dann eines der beiden Sauerstoffatome auf das Substrat. Entsprechend werden sie als Monooxygenasen bezeichnet. Das zweite Sauerstoffatom wird über die Aufnahme von zwei Protonen zu Wasser umgesetzt. Die dabei benötigten Elektronen werden von NADPH geliefert (S. 125). Die mikrosomale Alkohol-Oxidase katalysiert auf diesem Wege die Bildung von Essigsäure.

Der **Beitrag des Ethanols zum Energiestoffwechsel** ist nicht unerheblich. Im Durchschnitt konsumiert jeder Einwohner der Bundesrepublik pro Monat 1 l Ethanol. Dies entspricht einem Anteil von ca. 5% aller Energieträger der Nahrung. Bei manchen Alkoholikern liegt der Anteil über 50%. Der physiologische Brennwert des Ethanols liegt bei 30 kJ/g (zum Vergleich: Kohlenhydrate und Proteine ca. 17 kJ/g, Fette ca. 39 kJ/g).

Alkoholkonsum und seine Folgen: Epidemiologische Studien haben wiederholt gezeigt, dass ein regelmäßiger, aber geringer Alkoholkonsum (ca. 1/2 Liter Bier pro Tag bzw. eine entsprechende Menge Wein) die Gefahr von Arteriosklerose vermindert.

Die Gefahren eines **übermäßigen Alkoholkonsums** werden hingegen oft unterschätzt. Der Abbau des Ethanols führt **in der Leber** zu einem **Überangebot an NADH und Acetyl-CoA**. Das NADH hemmt in den Mitochondrien den Citratzyklus (S. 110). Deshalb wird das Acetyl-CoA überwiegend zur **Synthese von Fettsäuren** und zur Bildung von TAG verwendet. Gleichzeitig ist die Bildung der VLDL (S. 246) erschwert. Beides hat eine zunächst reversible Akkumulation von TAG in der Leber, d. h. eine **Fettleber** zur Folge (Abb. **A-8.3 d**). Im Verlauf mehrerer Jahre werden in der Leber aber Entzündungsreaktionen ausgelöst und es bildet sich eine **Fettleberhepatitis**, die schließlich in einen bindegewebigen Umbau der Leber (**Leberzirrhose**) übergeht. Man vermutet, dass für diesen Prozess u. a. der **Acetaldehyd** verantwortlich ist, der bei der Oxidation des Ethanols gebildet wird. Da bei einer Leberzirrhose das Blut nicht mehr schnell genug durch die Leber hindurchfließen kann, kommt es zu einem **Blutstau in der Portalvene**. Das Blut sucht sich andere Wege zum Herzen, u. a. an der Speiseröhre und am Magen entlang, wobei es zu einer starken Erweiterung dieser Gefäße kommen kann (wie Krampfadern = Varizen) mit dem Risiko, dass diese Gefäße platzen mit dann lebensgefährlichen Blutungen (sog. **Varizenblutungen** bei etwa 1/3 der Patienten). Wenn in der Leber der Transport des Bilirubins in die Galle gestört wird, erscheint Bilirubin im Blut (**Gelbsucht = Ikterus**). Charakteristisch für eine Leberzirrhose ist auch eine Ansammlung von Lymphflüssigkeit im Bauchraum (**Aszites**).

In der Bundesrepublik sind 30–50% aller Lebererkrankungen auf übermäßigen Alkoholkonsum zurückzuführen. Hinzu kommen ein erhöhtes Krebsrisiko in der Speiseröhre sowie Schädigungen des Nervensystems. In Deutschland gibt es etwa 2–3 Millionen alkoholkranke Menschen, jedes Jahr sind etwa **30000 Todesfälle** auf Spätfolgen des Alkoholismus zurückzuführen. (Zum Vergleich: Die Zahl der Opfer von Heroin und anderen illegalen Drogen lag in den vergangenen Jahren zwischen 1000 und 2000.)

A-8.16 Abbau von Ethanol zu Acetyl-CoA im Zytosol

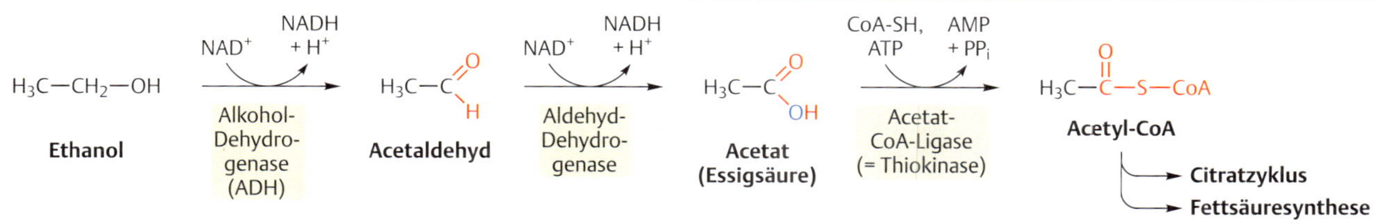

A-8.1 Oxidation von Ethanol im Zytosol, in Peroxisomen und im endoplasmatischen Retikulum

Kompartiment	*Oxidationsmittel*	*Enzyme*
Zytosol	NAD^+	Alkohol-Dehydrogenase und Aldehyd-Dehydrogenase (Abb. **8.16**)
Peroxisomen	H_2O_2	Peroxidasen (Katalase, S. 379)
endoplasmatisches Retikulum	NADPH	mikrosomale Alkohol-Oxidase aus der Familie der Cytochrom-P-450-Enzyme (S. 756)

▸ verklinikte Vorklinik: Leberzirrhose

Anamnese: Der 56-jährige Hans Gerber wurde notfallmäßig aufgenommen. Er erinnert sich lediglich an plötzlich beginnende Übelkeit beim Fernsehen am Nachmittag, die mit starkem Schwindelgefühl einherging. Seine Ehefrau berichtet, sie habe ihn Richtung Toilette schwanken sehen, was sie jedoch schon gewohnt sei, da ihr Mann – wie an diesem Tag auch – häufig „einen über den Durst" trinken würde, seit er vor sieben Jahren seinen Arbeitsplatz verloren hat. Auch berichtet sie über häufigeres Erbrechen Ihres Mannes, das jedoch diesmal anders gewesen sei. Sie schildert, das Erbrochene erinnerte vom Aussehen her an Kaffeesatz. Besonders besorgniserregend sei ihr der Zustand ihres Mannes vorgekommen, als sie ihm wieder auf die Beine helfen wollte, nachdem er kurz vor Erreichen des Badezimmers zusammengesunken war: Sein bleiches Gesicht sei schweißbedeckt gewesen und sie habe erhebliche Kraft aufbringen müssen, um ihn aufrecht hinzusetzen. Er selbst sei kaum in der Lage gewesen, sich aufzurichten. Dies veranlasste Frau Gerber auch, den Rettungsdienst zu alarmieren.

Körperliche Untersuchung (Angabe der jeweiligen Normwerte in Klammern):

- **Herz-Kreislauf-System:** Systolischer Blutdruck 90 mmHg (90 – 130 mmHg), Puls der Arteria radialis nur schwach mit einer Frequenz von 112/min (50 – 100/min) palpabel, unterhalb des Leistenbandes Arteria femoralis beidseits kräftig zu tasten.
- **Abdomen:** Prall gebläht, perkutorisch beidseitige Flankendämpfung als Hinweis auf Aszites (Flüssigkeitsansammlung in der Bauchhöhle), in der Nähe des Bauchnabels einige dicke geschlängelte Krampfadern, auf der Haut im Thoraxbereich mehrere kleine rötliche „Gefäßsternchen" (Spider nävi).

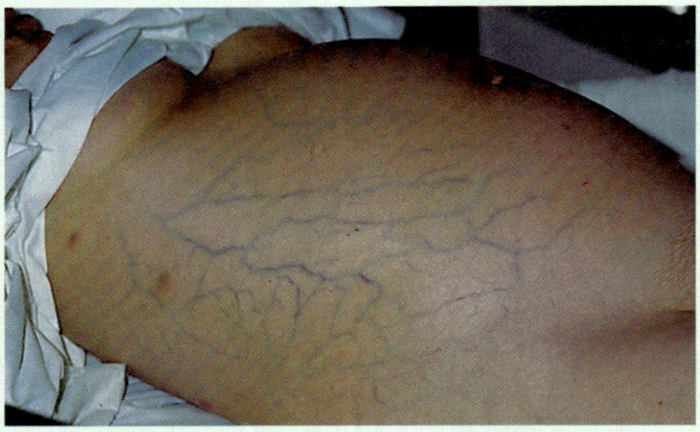

Durch Flüssigkeit gebläht wirkendes Abdomen

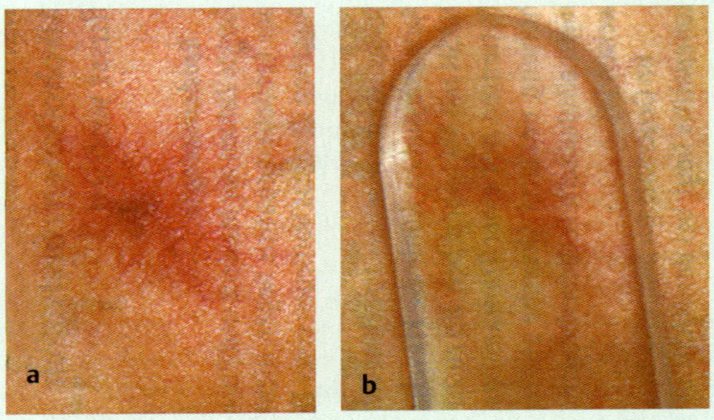

Spider nävi. Bei Druck mit dem Glasspatel lässt sich das zentrale Gefäß ausdrücken; lässt man den Druck nach, füllt sich das Gefäß wieder.

Extremitäten: Längerer Druck auf die Knöchelregion hinterlässt eine tiefe Delle (Knöchelödeme).

Laboruntersuchungen (Angabe der jeweiligen Normwerte in Klammern): Hämoglobin 10,3 g/dl (14 – 18 g/dl), MCV (mittleres Erythrozytenvolumen) 102 fl (80 – 96 fl), spontane Thromboplastinzeit nach Quick 33 % (70 – 130 %), AST (Aspartataminotransferase) 178 U/l (< 35 U/l) bzw. 2,97 µkat/l, ALT (Alaninaminotransferase) 123 U/l (< 45 U/l) bzw. 2,05 µkat/l, γ-GT 459 U/l (< 55 U/l) bzw. 7,65 µkat/l, Bilirubin 2,8 mg/dl (< 1,1 mg/dl bzw. 47,9 µmol/l), Albumin 3,2 g/dl (3,5 – 5,3 g/dl).

Ultraschall-Untersuchung des Abdomens: In allen Quadranten ist reichlich Aszites nachweisbar. Die Leber zeigt sich mit echoreicher und inhomogener Struktur, die Pfortader ist erweitert. Die Milz ist mit 13 × 9 cm vergrößert (Splenomegalie).

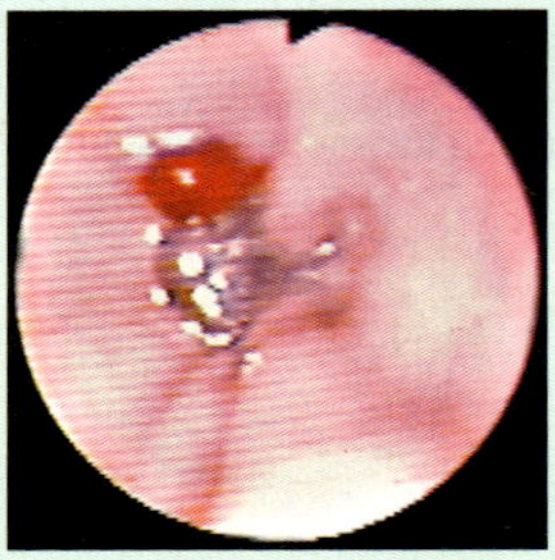

Ösophagusvarizen kurz nach einer Blutung.

Verlauf: Bei erneutem Erbrechen während der Aufnahmeuntersuchung fiel eine Beimengung von Frischblut auf. In der notfallmäßig durchgeführten **Ösophagogastroduodenoskopie** konnten nach dem Absaugen von reichlich hellroter Flüssigkeit blutende Ösophagusvarizen gefunden und die Blutung mithilfe eines Gummibands (Ligatur) zum Stillstand gebracht werden. Während der anschließenden Überwachung auf der internistischen Intensivstation erhielt der Patient zwei Erythrozytenkonzentrate und zwei Einheiten Frischplasma. Nachdem sich sein Zustand stabilisiert hat, wird der Patient mit der Haupt-Diagnose Ösophagusvarizen-Blutung bei Verdacht auf alkoholische Leberzirrhose auf die Normalstation verlegt. Bei Vorliegen einer akuten Blutungsanämie sollte der Hämoglobinwert kontrolliert sowie der Schweregrad der Leberschädigung abgeklärt werden.

Fragen mit biochemischem Schwerpunkt:

1. Im Rahmen der weiteren Abklärung wurde u.a. eine Serumelektrophorese durchgeführt, die eine breitbasige Vermehrung der Gamma-Globulin-Fraktion zeigte (polyklonale Gammopathie). Wie ist dieser Befund zu erklären bzw. gibt es einen Zusammenhang mit der bei Herrn Gerber vorliegenden Leberschädigung?
2. Warum wurden für Herrn Gerber in der Akutsituation nicht nur Erythrozytenkonzentrate, sondern auch gefrorenes Frischplasma im Zentrallabor bestellt?
3. Welche anderen Laborwerte von Herrn Gerber weisen auf seine Lebererkrankung hin?

Antwortkommentare:

Zu 1. In der Leber werden nahezu alle in relevanter Menge im Blutplasma zirkulierenden Eiweiße produziert. Die große Ausnahme stellen die aus Plasmazellen im gesamten Körper stammenden Antikörper (Immunglobuline) dar, die bei der elektrophoretischen Auftrennung überwiegend im Bereich der γ-Globulin-Fraktion angesiedelt sind. Das mengenmäßig und auch funktionell wichtigste Eiweiß ist Albumin. Bei einer Leberzirrhose kann es zu einem schweren Mangel an Plasmaeiweißen (insbesondere Albumin) kommen. Kompensatorisch vermehrt sich dadurch (besonders relativ betrachtet) der Anteil der Immunglobuline, was sich in der Elektrophorese als „polyklonale Gammopathie“ zeigt.

Zu 2. Da neben anderen funktionell wichtigen Plasmaproteinen auch die Gerinnungsfaktoren in der Leber produziert werden, sind auch sie bei einer Leberzirrhose vermindert. Dies führt zu einer erhöhten Blutungsneigung (im Labor messbar durch erniedrigten Quick-Wert). Bei lebensbedrohlichen Blutungen kann dieser Mangel durch die Gabe von Frischplasma (FFP = fresh frozen plasma) behoben werden, das die Gerinnungsfaktoren von Plasmaspendern enthält.

Zu 3. Neben dem erniedrigten Gesamteiweiß und der charakteristischen Plasmaelektrophorese ist im Blut von Herrn Gerber der Bilirubinwert erhöht. Dies ist Ausdruck des gestörten Galleabflusses durch die Vernarbung intrahepatischer Gallenwege sowie der eingeschränkten Fähigkeit der Leber, das anfallende Bilirubin an Glukuronsäure zu binden.

Die Erhöhung der AST weist auf die toxische Schädigung der Leberzellen durch Alkohol hin. Dabei wird das zytoplasmatische Isoenzym freigesetzt.

9 Abbau von Proteinen und Aminosäuren

9.1 Grundlagen

Pro Tag bauen die Zellen eines Erwachsenen ca. 300 g Protein ab. Die angefallenen Aminosäuren dienen folgenden Zwecken:
- Der größte Teil wird umgehend zur **Synthese neuer Proteine** verwendet.
- Nur ein vergleichsweise geringer Anteil (ca. **30 g**/Tag) wird für **verschiedene andere Synthesen** benötigt, z. B. als Lieferant von Stickstoff für die Nukleotidsynthese oder für die Ammoniaksynthese in der Niere.
- Ein geringer Anteil wird dem **Energiestoffwechsel** zugeführt. Der **physiologische Brennwert** der Proteine beträgt ca. **17 kJ/g** und entspricht damit fast dem der Kohlenhydrate. Bei anhaltendem Nahrungsmangel kann maximal die Hälfte der Proteine abgebaut werden. Anfangs werden ca. 100 g Proteine/Tag abgebaut (v. a. in der Skelettmuskulatur), bald aber nur noch ca. 25 g/Tag.

9 Abbau von Proteinen und Aminosäuren

9.1 Grundlagen

Die Gewebe eines erwachsenen Menschen enthalten etwa 6 – 12 kg Protein. Von 10 kg Protein werden in den Zellen pro Tag ca. 300 g unter Beteiligung verschiedener Proteasen zu Aminosäuren abgebaut. Die angefallenen Aminosäuren dienen mehreren unterschiedlichen Zwecken:

- Der weitaus größte Teil der freien Aminosäuren wird im Organismus umgehend zur **Synthese neuer Proteine** verwendet. In allen Zellen werden Proteinmoleküle permanent durch verschiedene Prozesse chemisch modifiziert und/oder denaturiert. Die dadurch inaktivierten Proteine werden in der Regel sehr schnell abgebaut und durch Neusynthese ersetzt (turnover der Proteine). Viele Zellen bilden auch Proteine, die sezerniert werden. Dies gilt nicht nur für viele Drüsenzellen, sondern z. B. auch für die Hepatozyten, die für die Synthese der meisten im Blut enthaltenen Proteine zuständig sind.
- Nur ein vergleichsweise geringer Anteil der Aminosäuren wird für **verschiedene andere Synthesen** benötigt, z. B. als Lieferant von Stickstoff in der Synthese der Nukleotide. Stickstoff wird auch in der Niere benötigt, um über die Bildung von Ammoniak in den pH-Wert des Urins regulierend eingreifen zu können. Pro Tag werden für derartige Zwecke **ca. 30 g** Aminosäuren eingesetzt. Deshalb sollten täglich mit der Nahrung mindestens 30 g Protein aufgenommen werden. Diesen 30 g Protein entsprechen die Mengen an Stickstoff, die den Organismus mit dem Urin verlassen, überwiegend in Form von Harnstoff.
- Die in den Industrieländern übliche Nahrung enthält wesentlich mehr Protein als eigentlich notwendig wäre, im Durchschnitt ca. 100 g/Tag. Der Überschuss wird dem **Energiestoffwechsel** zugeführt. Dadurch steigt dann auch die Menge an Harnstoff im Urin. Der **physiologische Brennwert** der Proteine beträgt ca. **17 kJ/g** und ist damit nahezu identisch mit dem physiologischen Brennwert der Kohlenhydrate. Proteine leisten generell einen kleinen, aber nicht unerheblichen Beitrag zum Energiestoffwechsel. Bei anhaltendem Nahrungsmangel kann maximal die Hälfte der Proteine abgebaut werden. Der Abbau betrifft dabei primär die Skelettmuskulatur. Im Fasten reduziert sich die Proteinmasse des Körpers anfangs um etwa 100 g/Tag, bald verringert sich dieser Wert aber auf ca. 25 g/Tag. Die Proteinmasse des Körpers ist deshalb auch für sehr lange Fastenzeiten ausreichend.

9.2 Transport von Stickstoff im Blut: Alanin, Glutamin und Harnstoff

Aminosäuren werden in folgenden Schritten abgebaut:
- Zunächst wird die **Aminogruppe abgelöst**.
- Die verbliebenen **Kohlenstoffverbindungen** werden **zu Pyruvat, Acetyl-CoA** oder **Metaboliten des Citratzyklus abgebaut**.
- Die Aminogruppen dienen der **Synthese stickstoffhaltiger Verbindungen**.

9.2 Transport von Stickstoff im Blut: Alanin, Glutamin und Harnstoff

Die beim Abbau der Proteine freigesetzten Aminosäuren werden zunächst in den Stoffwechsel der jeweiligen Zellen eingespeist. Sofern die Aminosäuren nicht unmittelbar zur Neusynthese von Proteinen verwendet werden, kommt es in den Zellen der peripheren Gewebe zu folgenden Prozessen:

- Vielfach wird von den Aminosäuren zunächst die **Aminogruppe abgelöst**.
- Die dabei von den Aminosäuren übrig bleibenden **Kohlenstoffverbindungen** werden in den Zellen auf verschiedenen Wegen entweder **zu Pyruvat** oder zu **Acetyl-CoA** oder zu **Metaboliten des Citratzyklus abgebaut**. In jedem Fall ist damit ein Anschluss an den Energiestoffwechsel gegeben.
- Die **abgelösten Aminogruppen** können innerhalb der Zellen für verschiedene **Synthesen stickstoffhaltiger Verbindungen** eingesetzt werden.

- **Überschüssiger Stickstoff** wird in den Zellen bevorzugt zur **Synthese der Aminosäuren Alanin und Glutamin** verwendet. Beide Aminosäuren werden **an das Blut abgegeben** und dann überwiegend **von der Leber aufgenommen**. In der Leber wird überschüssiger Stickstoff zur **Synthese von Harnstoff** verwendet. Harnstoff ist das Endprodukt des Aminosäurestoffwechsels.

- **Überschüssiger Stickstoff** wird v. a. zur **Synthese von Alanin und Glutamin** verwendet, die **an das Blut abgegeben**, überwiegend **von der Leber aufgenommen** und dort zur **Harnstoffsynthese** verwendet werden.

Für das Verständnis der physiologischen Zusammenhänge ist es hilfreich, zunächst die Wege des Alanins, Glutamins und des Harnstoffs näher zu betrachten, mit denen Stickstoff im Blut transportiert wird.

Alanin

Eine der wichtigsten Aminosäuren, die von den Zellen der Skelettmuskulatur und anderen Geweben der Peripherie freigesetzt werden, ist das Alanin. Interessanterweise beträgt der Gehalt der Muskelproteine an Alanin nur 6%. Unter den Aminosäuren, die von der Muskulatur an das Blut abgegeben werden, beträgt der Anteil des Alanins aber 30%. Alanin wird dann überwiegend von der Leber aufgenommen. In der Leber wird der Stickstoff vom Alanin abgelöst und überwiegend zur Bildung von Harnstoff verwendet, der letztlich mit dem Urin ausgeschieden wird. Nach Ablösung der Aminogruppe bleibt von Alanin **Pyruvat** übrig (Abb. **A-9.1** und **9.2**). Dieses wird in die Mitochondrien der Hepatozyten transportiert, wo es aber nicht unbedingt zu CO_2 oxidiert wird. **Bei Nahrungsmangel** wird Pyruvat in erheblichem Umfang mit Hilfe der mitochondrialen Pyruvat-Carboxylase unter Beteiligung von Biotin **zu Oxalacetat carboxyliert**. Oxalacetat ist ein Metabolit des Citratzyklus (S. 110), zugleich ist es aber auch die entscheidende Ausgangssubstanz der Neusynthese von Glucose (**Gluconeogenese**, S. 212). Das von der Muskulatur abgegebene Alanin erleichtert also in der Leber die Bildung von Glucose.
Die Glucose wird von der Leber an das Blut abgegeben und kann von der Muskulatur aufgenommen und durch Glykolyse zu Pyruvat abgebaut werden. Das Pyruvat kann dann die in der Muskulatur beim Abbau der verschiedenen Aminosäuren freigesetzten Aminogruppen aufnehmen. Dabei entsteht wieder Alanin, so dass der **Alaninzyklus** (Abb. **A-9.1**) geschlossen ist.

Alanin

Aus dem Muskelgewebe wird Stickstoff bevorzugt in Form von Alanin freigesetzt. Mit dem Blut gelangt das Alanin zur Leber. Hier wird der Stickstoff vom Alanin abgespalten und v. a. zur Harnstoffsynthese verwendet. Übrig bleibt **Pyruvat** (Abb. **A-9.1** und **9.2**), das in die Mitochondrien der Hepatozyten transportiert wird. **Bei Nahrungsmangel** wird es dort mit Hilfe der Pyruvat-Carboxylase **zu Oxalacetat carboxyliert** und zur **Gluconeogenese** verwendet.

Die Glucose wird von der Leber an das Blut abgegeben und dann u. a. von der Muskulatur aufgenommen: **Alaninzyklus** (Abb. **A-9.1**).

A-9.1 Der Alaninzyklus

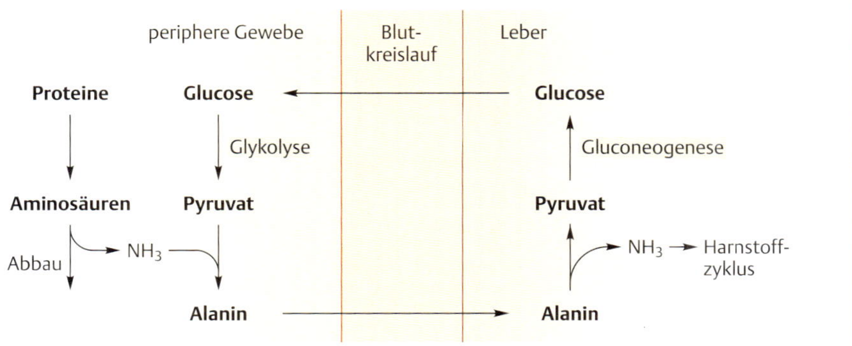

A-9.1

▶ **Merke.** Alanin ist für den Aminosäurestoffwechsel von besonderer Bedeutung:
- Im Blut wird Stickstoff überwiegend in Form von Alanin zur Leber transportiert.
- Bei Nahrungsmangel wird Alanin in der Leber zur Gluconeogenese verwendet. Dies wird dadurch erleichtert, dass Alanin und Pyruvat leicht ineinander umzuwandeln sind (Abb. **A-9.2**).

◀ Merke

A-9.2

A-9.2 Alanin, Glutamat und Glutamin

Alanin		Pyruvat	Glutamat		α-Ketoglutarat	Glutamin	
Ala	A		Glu	E	(= 2-Oxoglutarat)	Gln	Q

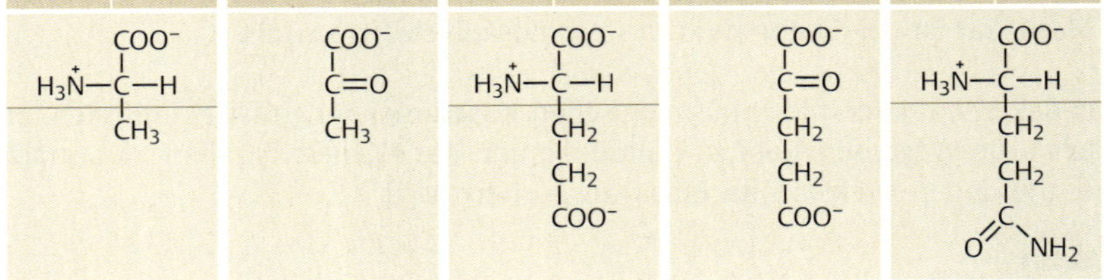

Alanin und Pyruvat lassen sich im Stoffwechsel leicht ineinander umwandeln, ebenso Glutamin und Glutamat sowie Glutamat und α-Ketoglutarat.

Glutamin

Glutamin transportiert Stickstoff von der **Peripherie zur Leber und zur Niere** (Abb. **A-9.3**). Es ist vermutlich die wichtigste Quelle von Stickstoff im ganzen Stoffwechsel.

Die Aminosäure, die im Blutplasma die höchste Konzentration zeigt, ist allerdings nicht Alanin, sondern Glutamin (Blutkonzentration 0,6 mM). Glutamin ist zum einen am **Transport von Stickstoff von der Peripherie zur Leber**, zum anderen am **Transport von Stickstoff zur Niere** (Abb. **A-9.3**) beteiligt. Vermutlich ist es die wichtigste Quelle von Stickstoff im ganzen Stoffwechsel: In sämtlichen Geweben des Körpers wird Glutamin bei der Biosynthese der Purine und Pyrimidine verwendet und dient somit der Nukleinsäuresynthese. Auch Aminozucker erhalten ihre Aminogruppen von Glutamin.

In der Niere wird Glutamin abgebaut, um **Ammoniak** zur **Neutralisation von Säuren im Urin** zu bilden.

In der Niere wird Glutamin abgebaut, um **Ammoniak** zu **bilden**. Dieses dient vor allem zur **Neutralisation von Säuren im Urin:** NH_3 wird an das Lumen des proximalen Tubulus abgegeben und bindet hier unter Bildung von NH_4^+ freie Protonen.

Dabei wird **Glutamin** über **Glutamat** zu **α-Ketoglutarat** (Abb. **A-9.2**) abgebaut. Da α-Ketoglutarat dem Citratzyklus zugeführt wird, kann Oxalacetat entnommen und bei Bedarf zur **Gluconeogenese** verwendet werden.

In den Zellen des proximalen Tubulus wird aus **Glutamin** zunächst **Glutamat** gebildet. Nach Ablösung der zweiten Aminogruppe bleibt vom Glutamat **α-Ketoglutarat** (= 2-Oxoglutarat, Abb. **A-9.2**) übrig, also ein Metabolit des Citratzyklus. Die Einspeisung von α-Ketoglutarat in den Citratzyklus ist ein wichtiges Beispiel für eine anaplerotische Reaktion. Sie ermöglicht dem Stoffwechsel, in entsprechendem Umfang Oxalacetat aus dem Citratzyklus abzuzweigen und bei Bedarf zur **Gluconeogenese** zu verwenden.

Im Fasten wird die Gluconeogenese in der Niere erheblich gesteigert.

Ein Abbau von Glutamin und eine daran gekoppelte Gluconeogenese läuft in der Niere ständig ab. Insofern besteht ein Unterschied zur Gluconeogenese der Leber, die nur bei Nahrungsmangel von Bedeutung ist. Bei Nahrungsmangel wird die Produktivität der Gluconeogenese allerdings auch in der Niere erheblich erhöht. Im Fasten kann der Beitrag der Niere zum Gluconeogenese nahezu so groß sein wie der Beitrag der Leber. Unter diesen Bedingungen wird in der Niere

A-9.3

A-9.3 Transport von Stickstoff zur Niere mittels Glutamin

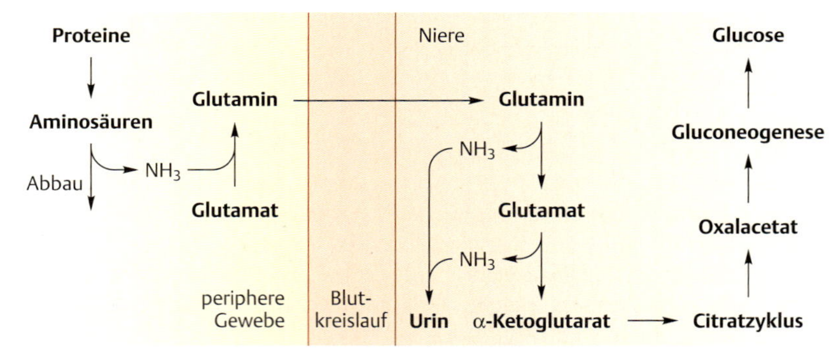

vor allem Laktat zur Gluconeogenese verwendet, aber auch der Abbau des Glutamins wird intensiviert.

▶ **Merke.** Neben Alanin ist Glutamin für den Aminosäurestoffwechsel von besonderer Bedeutung:

- Als Aminosäure mit der höchsten Plasmakonzentration (ca. 0,6 mM) ist Glutamin die wichtigste Stickstoffquelle des Körpers.
- Es transportiert Stickstoff zur Niere und wird dort zur Bildung von Ammoniak verwendet, das in den Urin ausgeschieden wird. Das α-Ketoglutarat, das beim Abbau des Glutamins anfällt, wird im proximalen Tubulus der Nierenrinde zur Gluconeogenese verwendet.

◀ Merke

Harnstoff

Harnstoff ist neben Glutamin die wichtigste Transportform des Stickstoffs auf dem Weg von der Leber zur Niere. Harnstoff ist gut wasserlöslich und erlaubt einen problemlosen Transport des überschüssigen Stickstoffs mit dem Blut. Ammoniak wäre als Transportform von Stickstoff im Blut ungeeignet, da es in höheren Konzentrationen giftig ist.
In der Leber werden normalerweise etwa 500 mmol (ca. 30 g) Harnstoff pro Tag produziert. Bei extrem proteinreicher Nahrung können auch 1500 mmol erreicht werden. Unter den stickstoffhaltigen Verbindungen, die mit dem Urin ausgeschieden werden, stellt Harnstoff stets den größten Anteil (Tab. **A-9.1**).
In geringem Umfang wird Harnstoff auch **in der Niere** gebildet. Wie in der Leber, entsteht der Harnstoff hier durch enzymatisch katalysierte Hydrolyse der Aminosäure Arginin. Die Niere kann nur wenig Harnstoff bilden, da ihr die meisten Enzyme des Harnstoffzyklus fehlen.

Harnstoff

Harnstoff ist neben Glutamin die wichtigste Transportform des Stickstoffs auf dem Weg von der Leber zur Niere.

Der Großteil des überschüssigen Stickstoffs wird als Harnstoff ausgeschieden (Tab. **A-9.1**).

A-9.1 Art und Menge der stickstoffhaltigen Verbindungen in 24-h-Urin

Verbindung	*Menge*	*Funktion im Stoffwechsel*
Harnstoff	300 – 1500 mmol (ca. 20 – 90 g)	Endprodukt des Aminosäurestoffwechsels
Ammoniak	30 – 50 mmol	neutralisiert Säuren im Urin
Harnsäure	1 – 14 mmol	Abbauprodukt der Purinbasen
Kreatinin	8 – 17 mmol	Endprodukt des Abbaus von Kreatinphosphat
Aminosäuren	10 – 20 mmol	Proteinbausteine, Ausgangsstoffe verschiedener Synthesen, Energielieferanten

A-9.1

9.3 Der Harnstoffzyklus

9.3.1 Grundlagen

Physiologische Funktion: Der Harnstoffzyklus ist ein leberspezifischer zyklischer Stoffwechselweg, in dem Harnstoff, das Diamid der Kohlensäure (Abb. **A-9.4**), gebildet wird. Der Harnstoffzyklus ist im menschlichen Organismus eine wichtige Voraussetzung für die Ausscheidung überschüssigen Stickstoffs.

9.3 Der Harnstoffzyklus

9.3.1 Grundlagen

Physiologische Funktion: Die Synthese von Harnstoff (Abb. **A-9.4**) ist eine wichtige Voraussetzung für die Ausscheidung überschüssigen Stickstoffs.

Historisches: Als der Harnstoff im 18. Jahrhundert erstmals isoliert wurde, nahm man an, dass diese Substanz nur in lebenden Organismen entstehen könne, die Chemie der belebten Natur schien grundsätzlich anderen Gesetzen zu gehorchen als die Chemie der anorganischen Natur. Die Trennung dieser Sphären wurde durch den Chemiker **Friedrich Wöhler** in Frage gestellt, der 1828 zeigen

A-9.4

A-9.4 Harnstoff

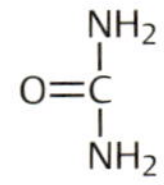

Harnstoff
(engl. Urea)

Erste Synthese: Friedrich Wöhler (1828)

Entdeckung des Harnstoffzyklus: Hans Krebs (1932)

konnte, dass sich Harnstoff auch *in vitro* (d.h. im biochemischen Reaktionsansatz; wörtlich „im Glas“, vgl. „Vitrine“; Gegenbegriff: in vivo, = im lebenden Organismus/in der lebenden Zelle) durch Eindampfen einer Lösung von Ammoniumcyanat synthetisieren lässt. Man kann sagen, dass die Synthese des Harnstoffs durch Wöhler im Jahr 1828 das Tor zur modernen Biochemie geöffnet hat. Der Harnstoffzyklus wurde 1932 an der Universitätsklinik Freiburg von **Hans Krebs** (S. 111) gemeinsam mit dem Medizinstudenten **Kurt Henseleit** entdeckt. Der Harnstoffzyklus war der erste zyklische Stoffwechselweg, der in der Geschichte der Biochemie beschrieben wurde.

▶ Merke

▶ **Merke.** Der Harnstoffzyklus läuft nur in der Leber ab. Die beiden Stickstoffatome stammen aus freiem Ammoniak bzw. Aspartat. Das freie Ammoniak entsteht in der mitochondrialen Matrix beim Abbau von Glutamin über Glutamat zu α-Ketoglutarat (Abb. **A-9.5**).

A-9.5

A-9.5 Die Quellen des freien Ammoniaks in den Mitochondrien

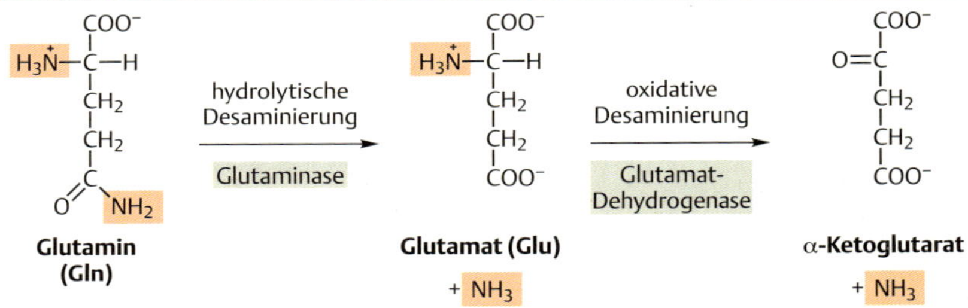

Zu den Reaktionsmechanismen der hydrolytischen bzw. oxidativen Desaminierung s. S. 153.

9.3.2 Die einzelnen Reaktionsschritte

9.3.2 Die einzelnen Reaktionsschritte

▶ Überblick

▶ **Überblick.** Die Harnstoffsynthese erfordert fünf Schritte (Abb. **A-9.6**, **A-9.7**):

1. Bildung von **Carbamoylphosphat** aus NH_3 und CO_2 in der **mitochondrialen Matrix**,
2. Reaktion von Carbamoylphosphat mit Ornithin unter Bildung von **Citrullin** (ebenfalls in der **mitochondrialen Matrix**; Citrullin wird ins Zytosol exportiert),
3. Einführung des zweiten Stickstoffatoms durch Reaktion des Citrullins mit Aspartat unter Bildung von **Argininosuccinat** im **Zytosol**,
4. Spaltung von Argininosuccinat in **Arginin** und **Fumarat** im **Zytosol**,
5. Hydrolyse von Arginin unter Bildung von **Harnstoff** und **Ornithin** im **Zytosol**.

A-9.6 **Der Harnstoffzyklus**

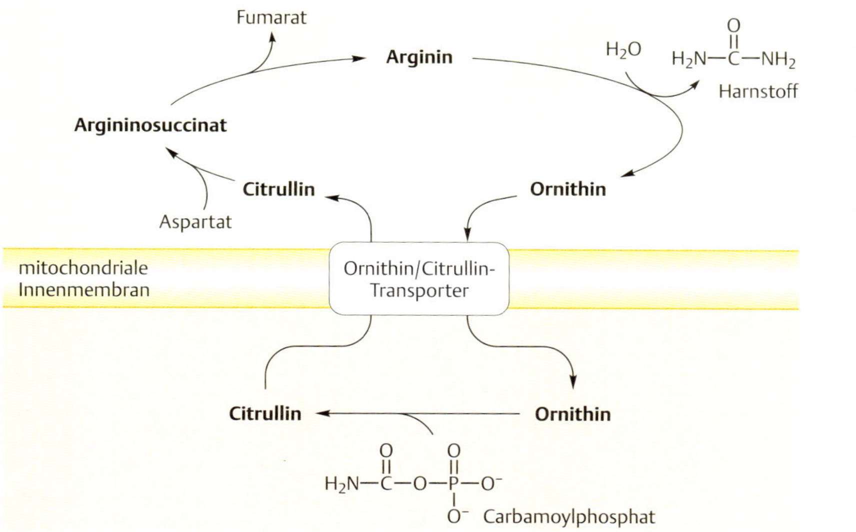

A-9.6

Es fällt auf, dass sowohl die Bildung von freiem NH_3 (s.o.) als auch die ersten beiden Schritte des Harnstoffzyklus in den Mitochondrien stattfinden. Offenbar ist es von Vorteil, dass das toxische NH_3 in einem abgeschirmten Kompartiment gebildet und umgesetzt wird.

Bildung von Carbamoylphosphat aus NH_3 und CO_2

Die Synthese von Carbamoylphosphat aus NH_3 und CO_2 ist die Schrittmacherreaktion des Harnstoffzyklus. Die Reaktion erfordert die **Hydrolyse zweier energiereicher Bindungen:** In 2 ATP wird je eine Anhydridbindung gespalten. Das katalysierende Enzym ist die mitochondriale **Carbamoylphosphat-Synthetase 1**. Es ist nicht zu verwechseln mit der Carbamoylphosphat-Synthetase 2, die im Zytosol den ersten Schritt der Pyrimidinbiosynthese katalysiert (S. 423).

Bildung von Carbamoylphosphat aus NH_3 und CO_2

Bei der Synthese von Carbamoylphosphat werden **zwei energiereiche Bindungen hydrolysiert.** Das katalysierende Enzym ist die mitochondriale **Carbamoylphosphat-Synthetase 1**.

Bildung von Citrullin aus Carbamoylphosphat und Ornithin

In diesem Reaktionsschritt wird die Phosphatgruppe des Carbamoylphosphats gegen Ornithin ausgetauscht. Ornithin ist eine nichtproteinogene Aminosäure, d. h. sie wird nie in Proteine eingebaut. Der Austausch wird von der **Ornithin-Carbamoyl-Transferase** katalysiert. Carbamoylphosphat reagiert dabei mit der Aminogruppe der Seitenkette des Ornithins. Unter Abspaltung der Phosphatgruppe bildet sich Citrullin, ebenfalls eine nichtproteinogene Aminosäure. Citrullin wird dann unter Vermittlung eines Transportproteins (Translokators) in das Zytosol exportiert. Der Translokator befindet sich in der mitochondrialen Innenmembran, der Export des Citrullins erfolgt im Austausch gegen Ornithin, das aus dem Zytosol aufgenommen wird (Antiport). Der Translokator ist verwandt mit dem mitochondrialen ADP/ATP-Translokator (S. 177).

Bildung von Citrullin aus Carbamoylphosphat und Ornithin

Die Phosphatgruppe des Carbamoylphosphats wird durch die **Ornithin-Carbamoyl-Transferase** gegen Ornithin ausgetauscht. Das Reaktionsprodukt Citrullin wird ins Zytosol exportiert.

Bildung von Argininosuccinat aus Citrullin und Aspartat

Die Synthese von Argininosuccinat aus Citrullin und Aspartat erfordert die **Hydrolyse zweier energiereicher Bindungen**: Ein Molekül ATP wird in AMP und 2 Phosphat gespalten. Die Reaktion wird von der **Argininosuccinat-Synthetase** katalysiert.

Bildung von Argininosuccinat aus Citrullin und Aspartat

Bei dieser Synthese werden **2 energiereiche Bindungen hydrolisiert**. Katalysator ist die **Argininosuccinat-Synthetase**.

Hydrolyse von Argininosuccinat zu Arginin und Fumarat

Durch die Spaltung von Argininosuccinat, katalysiert von der **Argininosuccinat-Lyase**, liefert der Harnstoffzyklus mit Fumarat einen Metaboliten des Citratzyklus. Dieser entsteht allerdings nicht in den Mitochondrien, sondern im Zy-

Hydrolyse von Argininosuccinat zu Arginin und Fumarat

Enzym: Argininosuccinat-Lyase.
Aus dem Arginin wird im nächsten Schritt Harnstoff freigesetzt.

tosol. Das zweite Reaktionsprodukt, Arginin, ist eine proteinogene Aminosäure. Aus ihr entsteht im nächsten Schritt Harnstoff.

Hydrolyse von Arginin zu Harnstoff und Ornithin

Durch Hydrolyse von Arginin, katalysiert von der **Arginase**, entstehen Harnstoff und Ornithin. Letzteres wird in die Mitochondrien transportiert und steht dort für einen weiteren Reaktionszyklus bereit.

Hydrolyse von Arginin zu Harnstoff und Ornithin

Durch Hydrolyse von Arginin, katalysiert von der **Arginase**, entstehen Harnstoff und die nichtproteinogene Aminosäure Ornithin. Harnstoff gelangt unter Vermittlung spezifischer Transportproteine (Urea transporters, UT) aus dem Zytosol ins Blut. Ornithin wird durch das Transportprotein, das Citrullin aus den Mitochondrien exportiert, in die Mitochondrien importiert, um dort für einen weiteren Reaktionszyklus zur Verfügung zu stehen.

A-9.7

A-9.7 Die Reaktionsschritte des Harnstoffzyklus

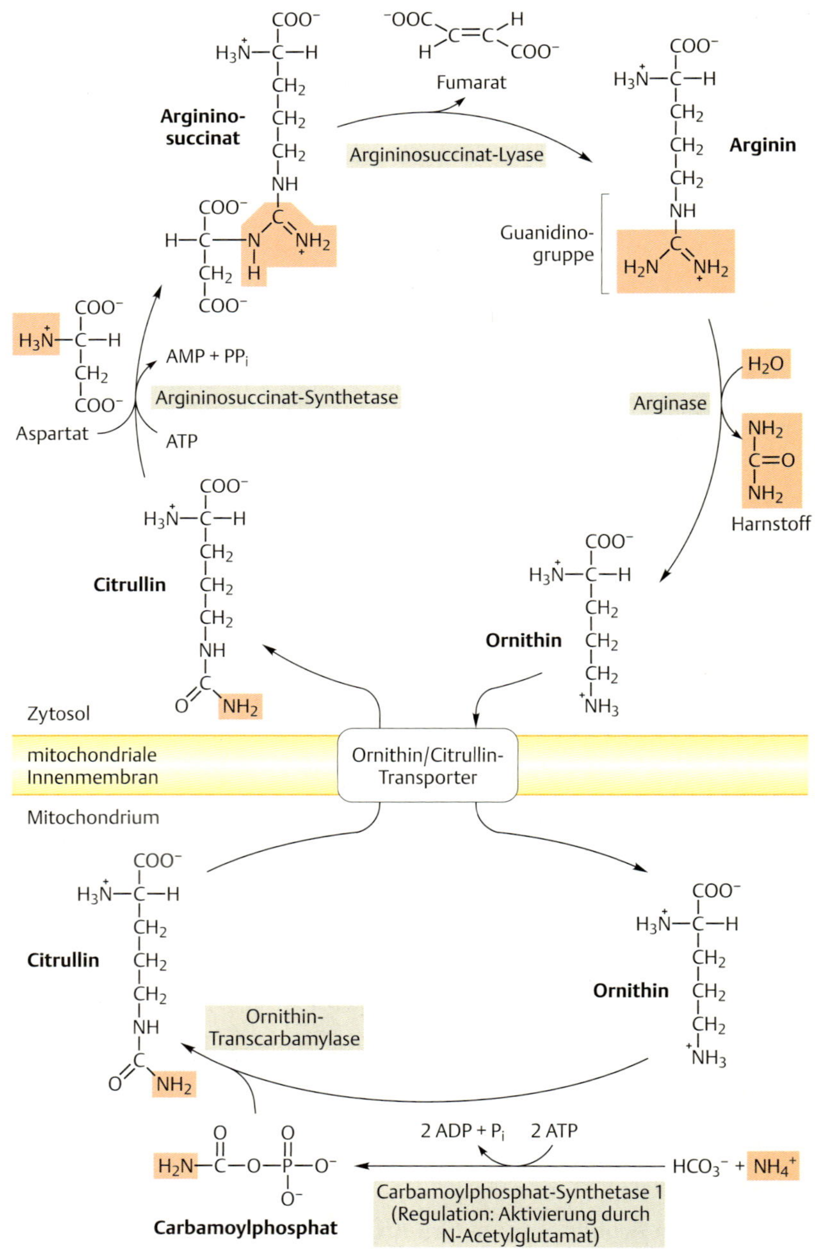

▶ **Merke.** Harnstoff entsteht im Zytosol der Hepatozyten durch enzymatisch katalysierte Hydrolyse der Aminosäure Arginin. Das zweite Reaktionsprodukt ist Ornithin. Der Harnstoffzyklus dient dazu, ausgehend von Ornithin wieder Arginin zu synthetisieren. Hierbei wird das erste Stickstoffatom in den Mitochondrien in Form von Ammoniak aufgenommen, das zweite im Zytosol von Aspartat beigesteuert. Aspartat wird im Harnstoffzyklus zu Fumarat umgesetzt.

◀ **Merke**

9.3.3 Energiebilanz

Im Harnstoffzyklus gibt es nur **zwei ATP-abhängige Schritte**, nämlich die Reaktion der Carbamoylphosphat-Synthetase in den Mitochondrien und die Reaktion der Argininosuccinat-Synthetase im Cytosol. Dabei ist aber zu beachten, dass in einem Zyklus gleichwohl **drei ATP verbraucht** werden, denn die Carbamoylphosphat-Synthetase benötigt zur Synthese eine Carbamoylphosphates 2 ATP.
In der Energiebilanz ist zudem zu berücksichtigen, dass ATP in der Reaktion der Argininosuccinat-Synthetase nicht zu ADP + P_i, sondern zu AMP + Pyrophosphat hydrolysiert wird. Das Pyrophosphat wird in der Zelle schnell zu 2 Phosphat-Ionen hydrolysiert. So ergibt sich für die Energiebilanz, dass im Harnstoffzyklus letztlich **vier energiereiche Bindungen gespalten** werden.

9.3.3 Energiebilanz

Im Harnstoffzyklus werden 3 ATP verbraucht, dabei aber 4 energiereiche Bindungen gespalten.

9.3.4 Was wird aus dem Fumarat?

Aus Fumarat bildet sich im Zytosol durch Anlagerung von H_2O **Malat**, es läuft also im Zytosol die gleiche Reaktion ab wie im Citratzyklus (S. 110). Malat wird anschließend in parallelen Stoffwechselwegen z. T. im Zytosol, z. T. in den Mitochondrien, zur Synthese von **Oxalacetat** verwendet. Vermittelt durch die Aspartat-Aminotransferase (ASAT, S. 152) kann aus Oxalacetat dann wieder **Aspartat** gebildet werden, das im Harnstoffzyklus zur Bildung des Argininosuccinats benötigt wird.
Da das Aspartat seine Aminogruppe in der ASAT-Reaktion von Glutamat empfängt, stammen letztlich beide Stickstoffatome des Harnstoffs aus dem Glutamat/Glutamin-System.

9.3.4 Was wird aus dem Fumarat?

Aus Fumarat bildet sich durch Anlagerung von H_2O **Malat**. Dieses wird z. T. im Zytosol, z. T. in den Mitochondrien zur Synthese von **Oxalacetat** verwendet, aus dem durch Transaminierung wieder **Aspartat** gebildet werden kann.

9.3.5 Regulation des Harnstoffzyklus

Schrittmacherenzym und damit das für die Regulation des Harnstoffzyklus entscheidende Enzym ist die **Carbamoylphosphat-Synthetase 1**, die den ersten Schritt des Harnstoffzyklus katalysiert. Sie wird **allosterisch** durch **N-Acetylglutamat aktiviert**. In den Mitochondrien ist die Konzentation an N-Acetylglutamat umso höher, je mehr Glutamat und Acetyl-CoA vorhanden ist. Über die Konzentration des N-Acetylglutamats wird zum einen signalisiert, dass vermehrt Substrat (Glutamat) umgesetzt werden kann, zum anderen, dass ausreichend Energie zur Verfügung steht, da viel Acetyl-CoA in den Citratzyklus eingespeist wird.

9.3.5 Regulation des Harnstoffzyklus

Schrittmacherenzym ist die **Carbamoylphosphat-Synthetase 1** (Schritt 1). Sie wird durch **N-Acetylglutamat aktiviert**. Dieses ist umso höher konzentriert, je mehr Glutamat und Acetyl-CoA vorhanden sind.

▶ **klinik.** Bei einer mangelnden Entgiftungskapazität der Leber (z. B. bei Leberzirrhose), aber auch bei angeborenen Defekten der Enzyme des Harnstoffzyklus und Störungen der am Harnstoffzyklus beteiligten Transportproteine kommt es zu einer **Hyperammonämie** (Anstieg der Ammoniakkonzentration im Plasma > 250 µg/dl; normal < 130 µg/dl). Typische Folgen sind neurologische Symptome (Konzentrationsschwäche, Stimmungsschwankungen, Schlafstörungen, Zittern der Hände). In extremen Fällen kommt es zum Koma. Neurologische Komplikationen sind insbesondere bei Patienten mit Leberzirrhose sehr häufig, man spricht dann von einer **Hepatischen Enzephalopathie**. Pathophysiologisch ist vermutlich von Bedeutung, dass Ammoniak im Gehirn durch die Glutamin-Synthetase mit Glutamat zu **Glutamin** umgesetzt wird. In erhöhten Konzentrationen löst Glutamin ein Schwellen der Astrozyten und die Bildung eines Hirnödems aus. Als erste therapeutische Maßnahme ist eine proteinarme Diät sinnvoll.

◀ **klinik**

9.4 Abspaltung von Aminogruppen durch Transaminierung und Desaminierung

Für die Abspaltung der Aminogruppe gibt es zwei Möglichkeiten:
- **Transaminierung:** Übertragung von Aminogruppen auf α-Ketosäuren.
- **Desaminierung:** Bildung von NH_3.

9.4 Abspaltung von Aminogruppen durch Transaminierung und Desaminierung

In den beiden vorangegangenen Abschnitten wurde in einem ersten Überblick erläutert, wie stickstoffhaltige Verbindungen im Organismus verteilt und ausgeschieden werden. In den nun folgenden Abschnitten des Kapitels werden zunächst die Mechanismen beschrieben, die eine Ablösung der α-Aminogruppen von den Aminosäuren ermöglichen (Kap. 9.4). Die Abbauwege der dabei übrig bleibenden Kohlenstoffverbindungen sind Gegenstand des Kapitels 9.5.
Ein entscheidender und häufig der erste Schritt im Abbau aller Aminosäuren besteht in der Abspaltung der Aminogruppe. Die Abspaltung kann auf zweierlei Art erfolgen:
- **Transaminierung** (am häufigsten): Aminogruppen werden auf α-Ketosäuren übertragen. Dabei entsteht aus der α-Ketosäure eine Aminosäure und aus der Aminosäure eine α-Ketosäure.
- **Desaminierung:** Aminogruppen können in Form von Ammoniak (NH_3) freigesetzt werden.

9.4.1 Transaminierung

Transaminierungen werden von **Aminotransferasen** (= Transaminasen) katalysiert.

9.4.1 Transaminierung

Die Enzyme, die Transaminierungen katalysieren, heißen **Aminotransferasen**. In einer älteren Nomenklatur wurden die Enzyme als Transaminasen bezeichnet. Vielfach ist die alte Nomenklatur auch heute noch gebräuchlich, insbesondere in der klinischen Chemie.

▶ Merke

▶ **Merke. Alle Aminotransferasen** verwenden als **Cofaktor Pyridoxalphosphat** (**PALP**, Abb. **A-9.8**), ein Derivat des Vitamins B_6 (= Pyridoxin). PALP ist deshalb für den gesamten Aminosäurestoffwechsel von fundamentaler Bedeutung.

A-9.8

A-9.8 Pyridoxalphosphat (PALP)

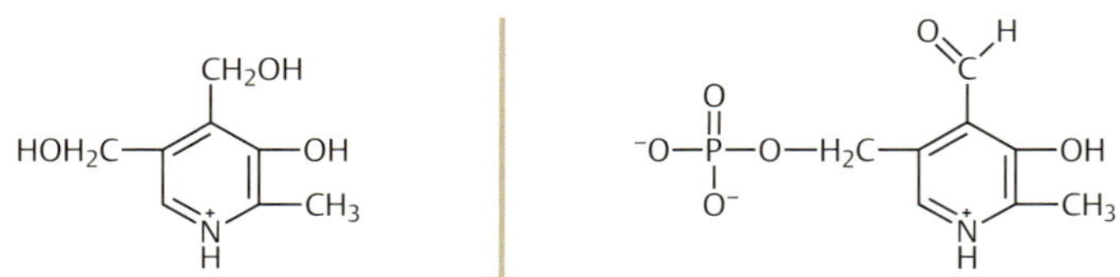

Pyridoxin (= Vitamin B_6) **Pyridoxalphosphat (PALP)**

Ablauf der Transaminierung:
- PALP + Aminosäure → **Schiff-Base** + H_2O (Abb. **A-9.9 a**)

Eine Transaminierung vollzieht sich in folgenden Schritten:
- PALP exponiert an einem Pyridinring eine Aldehydgruppe. Diese reagiert unter Abspaltung von Wasser mit der Aminogruppe einer Aminosäure. Dabei bildet sich eine **Schiff-Base** (Abb. **A-9.9 a**).

▶ Definition

▶ **Definition.** Eine Schiff-Base ist das Produkt, das bei einer Reaktion eines Aldehyds mit einem primären Amin – einer Verbindung der Art $R\text{-}NH_2$ – entsteht.

- Aus dem **Aldimin** entsteht ein **Ketimin** (Abb. **A-9.9 b**).
- Nach Anlagerung von H_2O **löst sich** eine **α-Ketosäure ab**, und **Pyridoxaminphosphat (PAMP)** bleibt zurück (Abb. **A-9.9 b**).

- Durch die Bildung der Schiff-Base wird die Struktur der Aminosäure labilisiert. Vom α-C-Atom der Aminosäure wandert das Wasserstoffatom in die verbindende -CH = N-Gruppe zwischen der Aminosäure und PALP. Dadurch verschiebt sich die Doppelbindung, und aus dem **Aldimin** entsteht ein **Ketimin** (Abb. **A-9.9 b**).
- An die Doppelbindung lagert sich Wasser an, und anstelle der Aminosäure **löst sich** nun eine **α-Ketosäure ab**, wobei **Pyridoxaminphosphat (PAMP)** zurück bleibt (Abb. **A-9.9 b**).

A-9.9 Pyridoxalphosphat-abhängige Transaminierung

A-9.9

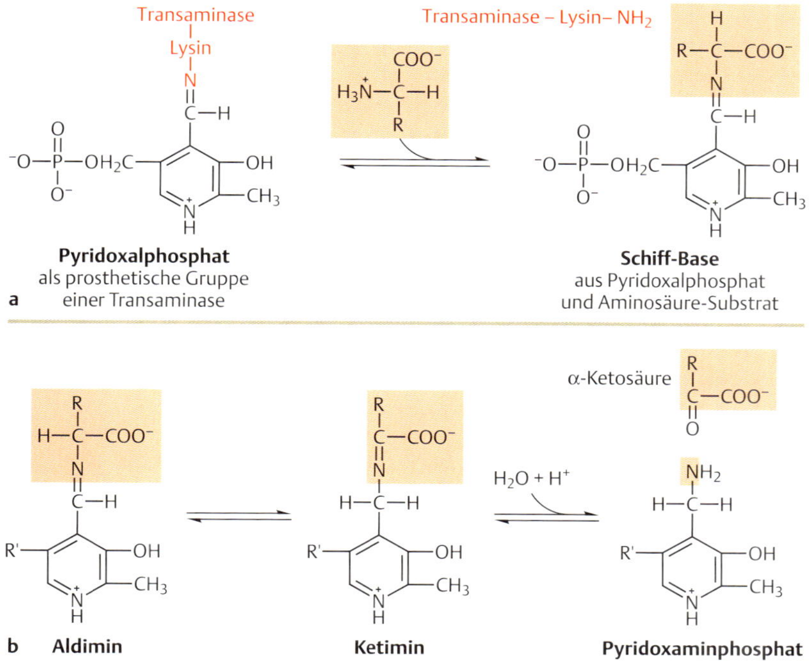

a Anbindung eines Aminosäure-Substrats **b** Ablösung einer α-Ketosäure

- **PAMP** kann dann **mit einer anderen α-Ketosäure** reagieren, und im Transaminierungszyklus erfolgt die **Rückreaktion**: Erneut bildet sich ein Ketimin, aus diesem entsteht ein Aldimin, und indem sich Wasser anlagert, löst sich nun eine Aminosäure ab und PALP ist regeneriert.

- **PAMP** reagiert **mit einer anderen α-Ketosäure**.
- **Rückreaktion** des Transaminierungszyklus.

In ruhenden Transaminasen ist PALP über seine Aldehydgruppe mit der ε-Aminogruppe eines Lysinrestes aus der Aminosäurekette des Enzyms verbunden.
Jede Aminotransferase reagiert also in einem Reaktionszyklus mit zwei unterschiedlichen Substraten. Ein Substrat *spendet* eine Aminogruppe, das andere Substrat *erhält* eine Aminogruppe. Die Reaktionen können in beide Richtungen ablaufen, sie sind reversibel. In jedem Fall kann aber das zweite Substrat erst binden, nachdem das erste Substrat das Enzym verlassen hat. Ein derartiger Reaktionsmechanismus wird allgemein als **Ping-Pong-Mechanismus** bezeichnet.

Jede Aminotransferase reagiert in einem Reaktionszyklus mit zwei unterschiedlichen Substraten in einem **Ping-Pong-Mechanismus**. Die Reaktionen sind reversibel.

▶ **Merke.** Der Aminosäurestoffwechsel wird von den Aktivitäten eines ganzen **Netzwerkes an unterschiedlichen Aminotransferasen** bestimmt, die teilweise recht spezifisch sind, teilweise aber auch mit mehreren Aminosäuren reagieren können. Innerhalb dieses Netzwerkes sind **zwei Aminotransferasen von zentraler Bedeutung**, denn sie vermitteln den Austausch von Aminogruppen zwischen den wichtigsten Metaboliten des gesamten Aminosäurestoffwechsels:
- die **Alanin-Aminotransferase** (ALAT = ALT),
- die **Aspartat-Aminotransferase** (ASAT = AST).

Beide Enzyme katalysieren die Einstellung eines chemischen Gleichgewichts, an dem das Paar α-Ketoglutarat/Glutamat beteiligt ist.

◀ **Merke**

Alanin-Aminotransferase (ALAT = ALT), früher Glutamat-Pyruvat-Transaminase (GPT) genannt: Sie katalysiert die Reaktion
Alanin + α-Ketoglutarat ⇋ Pyruvat + Glutamat.

Alanin-Aminotransferase (ALAT = ALT) katalysiert die Reaktion Alanin + α-Ketoglutarat ⇋ Pyruvat + Glutamat

Aspartat-Aminotransferase (ASAT = AST): katalysiert die Reaktion
Aspartat + α-Ketoglutarat ⇌ Oxalacetat + Glutamat.

▶ klinik

Aspartat-Aminotransferase (ASAT = AST), Glutamat-Oxalacetat-Transaminase (GOT) genannt: Sie katalysiert die Reaktion
Aspartat + α-Ketoglutarat ⇌ Oxalacetat + Glutamat.

▶ **klinik.** Die ALAT findet sich vorwiegend in Hepatozyten, die ASAT auch in Herz- und Skelettmuskelzellen. Sterben derartige Zellen ab, gelangen diese Enzyme ins Blut und können dort relativ einfach nachgewiesen werden. Steigende Aktivitäten dieser Enzyme im Blut haben ihre Ursache meist in einer Schädigung der Leber. Ein Anstieg der ASAT-Aktivität im Blut ohne signifikanten Anstieg der ALAT-Aktivität deutet auf einen Herzinfarkt hin. Die ASAT zählt wie die Kreatinkinase (CK) zu den „Herzenzymen", die in der Frühdiagnostik des Herzinfarktes eine wichtige Rolle spielen.

9.4.2 Desaminierung

▶ Definition

9.4.2 Desaminierung

▶ **Definition.** Als Desaminierung bezeichnet man eine Reaktion, in der die α-Aminogruppe einer Aminosäure nicht auf eine andere Kohlenstoffverbindung übertragen, sondern in Form von **Ammoniak (NH_3) freigesetzt** wird.

Oxidative Desaminierung von Glutamat

Sinn dieser Reaktion ist die Bildung von Ammoniak (NH_3), das in der Leber zur Harnstoffsynthese, in der Niere zur Sekretion in den Urin benötigt wird.
Enzym: die mitochondriale **Glutamat-Dehydrogenase**.

Coenzym der Glutamat-Dehydrogenase ist **NAD^+ oder $NADP^+$.**

Oxidative Desaminierung von Glutamat

Glutamat kann auf verschiedenen Wegen in α-Ketoglutarat umgewandelt werden. Zwei Wege sind bereits vorgestellt worden, nämlich die Reaktionen der Alanin-Aminotransferase und der Aspartat-Aminotransferase. Ein dritter Weg ist von Transferasen gänzlich unabhängig und besteht in einer oxidativen Desaminierung. Sinn dieser Reaktion ist die Bildung von Ammoniak (NH_3), das in der Leber zur Harnstoffsynthese, in der Niere zur Sekretion in den Urin benötigt wird. Die reversible Reaktion wird von der **Glutamat-Dehydrogenase**, einem Enzym der mitochondrialen Matrix, katalysiert.
Coenzym der Glutamat-Dehydrogenase ist **NAD^+ oder $NADP^+$**. Im $NADP^+$ ist die OH-Gruppe am C-Atom 2 der Ribose des Adenosins phosphoryliert (S. 288). Enzyme sind in der Regel spezifisch für eines dieser beiden Coenzyme. Dabei steht NAD^+/NADH normalerweise im Zusammenhang mit der Belieferung der Atmungskette mit Elektronen. $NADP^+$/NADPH hingegen hat zur Atmungskette keinerlei Bezug. Es vermittelt lediglich bestimmte Redoxreaktionen, die in den Synthesewegen verschiedener Stoffwechselprodukte von Bedeutung sind.

▶ Merke

▶ **Merke.** Faustregel für die Funktion von NAD^+/NADH bzw. $NADP^+$/NADPH:
- NAD^+/NADH: Atmungskette/Energiestoffwechsel,
- $NADP^+$/NADPH: Synthesen.

Die Glutamat-Dehydrogenase kann mit beiden Coenzymen reagieren und ist somit ein Sonderfall.

NAD^+ bzw. $NADP^+$ nimmt vom α-C-Atom des Glutamats das H-Atom auf. Dabei bildet sich eine Doppelbindung zwischen dem α-C- und dem N-Atom. Die Iminogruppe (HN = C) reagiert nun mit H_2O (Abb. **A-9.10**).

NAD^+ bzw. $NADP^+$ nimmt vom α-C-Atom des Glutamats das Wasserstoffatom zusammen mit beiden Elektronen der chemischen Bindung auf. Dabei bildet sich im Glutamat eine Doppelbindung zwischen dem α-C-Atom und dem Stickstoffatom. Aus der Aminosäure entsteht eine Iminosäure. Die Iminogruppe (HN = C) reagiert dann mit Wasser, und es entstehen α-Ketoglutarat (= 2-Oxoglutarat) und Ammoniak (Abb. **A-9.10**).

▶ Merke

▶ **Merke.** Die oxidative Desaminierung von Glutamat ist neben der hydrolytischen Desaminierung von Glutamin einer der wichtigsten Mechanismen des Stoffwechsels zur Bereitstellung von Ammoniak.

A-9.10 Oxidative Desaminierung von Glutamat

A-9.10

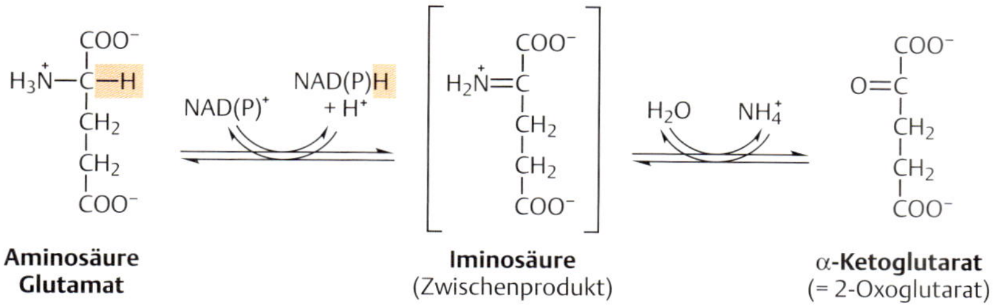

Hydrolytische Desaminierung von Glutamin und Asparagin

Ammoniak wird in der Leber und in der Niere auch durch die hydrolytische Desaminierung von **Glutamin** gewonnen. Die Reaktion wird von der **Glutaminase** katalysiert. Das Enzym katalysiert die Umsetzung der Amidgruppe der Seitenkette mit Wasser. Dabei entstehen Glutamat und Ammoniak (Abb. **A-9.11**). Im Gegensatz zur Reaktion der Glutamat-Dehydrogenase ist die hydrolytische Desaminierung **irreversibel**. Die Bildung von Glutamin aus Glutamat wird deshalb durch ein anderes Enzym, die Glutamin-Synthetase, katalysiert.
Auch die Amidgruppe des **Asparagins** kann durch hydrolytische Desaminierung in Form von Ammoniak abgespalten werden. Das katalysierende Enzym ist die **Asparaginase**, Reaktionsprodukt ist neben Ammoniak Aspartat. Quantitativ ist die Bildung von Ammoniak durch Desaminierung von Asparagin aber gegenüber dem Abbau von Glutamin von untergeordneter Bedeutung.

Hydrolytische Desaminierung von Glutamin und Asparagin

Ammoniak wird in der Leber und in der Niere auch durch die hydrolytische Desaminierung von **Glutamin** gewonnen (Abb. **A-9.11**). Die Reaktion (Enzym: Glutaminase) ist **irreversibel**.

Die hydrolytische Desaminierung von **Asparagin** durch die **Asparaginase** ist für die Ammoniaksynthese weniger wichtig.

A-9.11 Hydrolytische Desaminierung von Glutamin

A-9.11

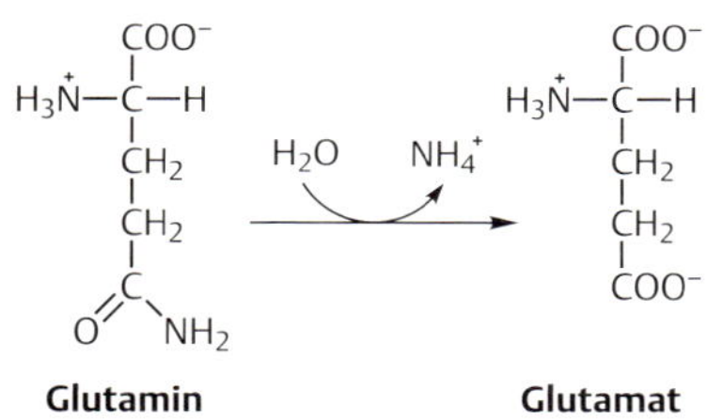

Eliminierende Desaminierung von Serin, Threonin und Cystein

Die Desaminierung der Aminosäuren Serin, Threonin und Cystein folgt einem weiteren Reaktionsmechanismus, der eliminierenden Desaminierung: Die OH- bzw. SH-Gruppe dieser Aminosäuren wird unter Bildung einer Doppelbindung in Form von H_2O bzw. H_2S eliminiert, anschließend löst sich dann die Aminogruppe in Form von Ammoniak ab (Abb. **A-9.12**). Durch diese Reaktionen wird der Abbau dieser Gruppe von Aminosäuren eingeleitet. Als Zwischenprodukt entsteht dabei in jedem Fall Pyruvat.

Eliminierende Desaminierung von Serin, Threonin und Cystein

Die OH- bzw. SH-Gruppe von Serin, Threonin bzw. Cystein wird in Form von H_2O bzw. H_2S eliminiert. Anschließend löst sich die Aminogruppe in Form von Ammoniak ab (Abb. **A-9.12**).

A-9.12 Mechanismus der eliminierenden Desaminierung von Cystein

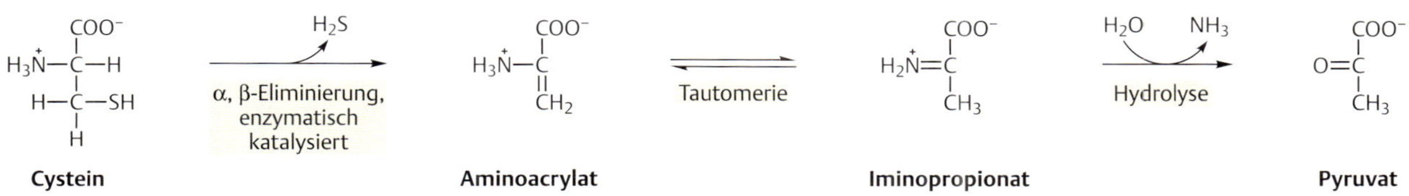

▶ Merke

▶ **Merke.** Im Stoffwechsel können **alle kleinen Aminosäuren**, nämlich Serin, Threonin, Cystein, Glycin und Alanin, **zu Pyruvat abgebaut** werden.

9.5 Wege des Kohlenstoffs im Abbau der Aminosäuren

9.5.1 Grundlagen: glucogene und ketogene Aminosäuren

Die Abbauwege des Kohlenstoffskeletts der Aminosäuren kann man zwei Typen zuordnen:
- Abbau zu Pyruvat und zu Metaboliten des Citratzyklus,
- Abbau zu Acetyl-CoA.

Abbau zu Pyruvat und Metaboliten des Citratzyklus

Die meisten Aminosäuren werden zu **Pyruvat** oder **Metaboliten des Citratzyklus** abgebaut. Diese Abbauprodukte können über den **Citratzyklus** zu CO_2 oxidiert werden. Bei Bedarf kann der Abbau im Citratzyklus auf der Stufe des **Oxalacetats** angehalten und das Oxalacetat abgezweigt und zur **Gluconeogenese** verwendet werden.

Abbau zu Acetyl-CoA

Nach Abbau zu Acetyl-CoA gibt es folgende Möglichkeiten:
- Einspeisung in den Citratzyklus,
- Synthese von Ketonkörpern,
- Synthese von Fettsäuren, Cholesterin oder anderen Lipiden.

▶ Definition

9.5 Wege des Kohlenstoffs im Abbau der Aminosäuren

9.5.1 Grundlagen: glucogene und ketogene Aminosäuren

Beim Abbau der Aminosäuren werden die Aminogruppen letztlich dem Harnstoffzyklus zugeführt. In diesem Teil des Aminosäurestoffwechsels wird Stoffwechselenergie verbraucht (S. 149). Wenn der Abbau der Aminosäuren zum Energiestoffwechsel gleichwohl einen positiven Beitrag leistet, so ist dieses ausschließlich dem Abbau des Kohlenstoffskeletts der Aminosäuren zuzuschreiben. Die daran beteiligten Abbauwege kann man zwei Typen zuordnen:
- Abbau zu Pyruvat und zu Metaboliten des Citratzyklus,
- Abbau zu Acetyl-CoA.

Abbau zu Pyruvat und Metaboliten des Citratzyklus

Die meisten Aminosäuren werden zu **Pyruvat** oder zu **Metaboliten des Citratzyklus** abgebaut. Diesen Abbauprodukten stehen grundsätzlich zwei Wege offen:
- Sie können sofort über den **Citratzyklus** zu CO_2 oxidiert werden und dabei einen **Beitrag zum Energiestoffwechsel** leisten.
- Der Abbau im Citratzyklus kann aber auch auf der Stufe des Oxalacetats angehalten werden. Das **Oxalacetat** wird dann aus dem Citratzyklus abgezweigt und zur Bildung von Glucose (**Gluconeogenese**) verwendet. Wird z. B. durch Abbau von Glutamat konstant α-Ketoglutarat in den Citratzyklus eingespeist, kann auch konstant Oxalacetat abgezweigt werden.

Abbau zu Acetyl-CoA

Einige Aminosäuren werden zu **Acetyl-CoA** abgebaut, dem drei Wege offenstehen:
- Die Acetylgruppe des Acetyl-CoA kann im **Citratzyklus** umgehend zu CO_2 oxidiert werden und damit einen unmittelbaren Beitrag zum Energiestoffwechsel leisten. Wenn dann Oxalacetat aus dem Citratzyklus abgezweigt würde, käme der Citratzyklus aber sofort zum Stillstand, denn allein durch Acetyl-CoA kann der Zyklus nicht aufgefüllt werden. (Ohne Oxalacetat kann es keine Citratsynthese geben!) Aminosäuren, die ausschließlich zu Acetyl-CoA abgebaut werden, sind deshalb nicht zur Gluconeogenese geeignet.
- Acetyl-CoA kann zur **Synthese von Ketonkörpern** verwendet werden, also zur Bildung von Acetoacetat und 3-Hydroxybutyrat. Dies ist insbesondere bei Nahrungsmangel von Interesse.
- Acetyl-CoA kann auch zur **Synthese von Fettsäuren, Cholesterin** oder anderen Lipiden verwendet werden.

▶ **Definition.** Alle Aminosäuren, die zur Gluconeogenese beitragen können, werden als **glucogene Aminosäuren** bezeichnet. Dies sind alle Aminosäuren, die zu Pyruvat oder zu Metaboliten des Citratzyklus abgebaut werden. Als **ketogen** (zur Synthese der Ketonkörper beitragend) werden diejenigen Aminosäuren bezeichnet, die zu Acetyl-CoA abgebaut werden. Sie können keinen Beitrag zur Gluconeogenese leisten, denn ausgehend von Acetyl-CoA ist eine Gluconeogenese nicht möglich.

▶ **Merke.**

- Nur zwei Aminosäuren werden ausschließlich zu Acetyl-CoA abgebaut, sind also **rein ketogen:** die beiden Aminosäuren mit dem **Anfangsbuchstaben L** – Lysin und Leucin.
- Vier weitere Aminosäuren sind **sowohl ketogen als auch glucogen**, da bei ihrem Abbau Acetyl-CoA und glucogene Abbauprodukte gebildet werden: **Isoleucin** und die **aromatischen Aminosäuren** (Phenylalanin, Tyrosin und Tryptophan).
- **Alle übrigen** Aminosäuren sind **rein glucogen** (Tab. **A-9.2**).

◀ Merke

A-9.2 Übersicht über die Abbauwege der Aminosäuren

Aminosäure	*Abbauprodukt*	*Art der Aminosäure*	
		glucogen	*ketogen*
Glycin, Alanin, Serin, Cystein	Pyruvat	+ *	– *
Threonin	Pyruvat, Succinyl-CoA (via Propionyl-CoA)	+	–
Lysin	Acetyl-CoA	–	+
Leucin	Acetyl-CoA	–	+
Glutamat, Glutamin, Arginin, Histidin, Prolin	α-Ketoglutarat	+	–
Isoleucin	Succinyl-CoA (via Propionyl-CoA), Acetyl-CoA	+	+
Methionin, Valin	Succinyl-CoA (via Propionyl-CoA)	+	–
Phenylalanin, Tyrosin	Fumarat, Acetyl-CoA	+	+
Tryptophan	Pyruvat, Acetoacetat	+	+
Aspartat	Fumarat, Oxalacetat	+	–
Asparagin	Fumarat	+	–

* Der Abbau von Pyruvat kann zwar zur Synthese von Acetyl-CoA beitragen, aber die zu Pyruvat abgebauten Aminosäuren werden dennoch als rein glucogen, *nicht* als gemischt glucogen/ketogen bezeichnet.

A-9.2

Die Abbauwege der einzelnen Aminosäuren sollen nun etwas näher betrachtet werden. Dabei braucht vielfach nur wiederholt zu werden, was in diesem Kapitel bereits erläutert wurde.

9.5.2 Abbau der einzelnen Aminosäuren

Abbau der kleinen Aminosäuren zu Pyruvat

Zu den kleinen Aminosäuren gehören Glycin (R=H), Alanin ($R=CH_3$), Serin ($R=CH_2\text{-}OH$), Cystein ($R=CH_2\text{-}SH$) und Threonin ($R=CHOH\text{-}CH_3$). Sie werden alle zu Pyruvat abgebaut (Abb. **A-9.13**):

- **Alanin** kann besonders leicht in Pyruvat umgewandelt werden: Die Alanin-Aminotransferase (ALAT) katalysiert eine Reaktion mit α-Ketoglutarat, in der Pyruvat und Glutamat entstehen (S. 151).
- **Serin** und **Cystein** werden durch eliminierende Desaminierung zu Pyruvat abgebaut (S. 153).
- **Glycin** kann in Serin umgewandelt werden. Die Reaktion benötigt Tetrahydrofolsäure als Cofaktor. Eine eliminierende Desaminierung zu Pyruvat kann sich anschließen.

9.5.2 Abbau der einzelnen Aminosäuren
Abbau der kleinen Aminosäuren zu Pyruvat

Zu Pyruvat abgebaut werden (Abb. **A-9.13**)

- **Alanin** durch die Alanin-Aminotransferase (ALAT),
- **Serin** und **Cystein** durch eliminierende Desaminierung,
- **Glycin** nach Umwandlung in Serin,

- **Threonin** nach Umwandlung in Glycin.

- **Threonin** wird auf mehreren parallelen Wegen abgebaut. Ein Weg führt zur Bildung von Glycin, das über Serin zu Pyruvat abgebaut werden kann. Neuere Untersuchungen haben allerdings gezeigt, dass Threonin überwiegend auf anderen Wegen abgebaut wird und dabei Succinyl-CoA bildet.

A-9.13

A-9.13 Abbau der kleinen Aminosäuren Glycin, Alanin, Serin, Cystein und Threonin

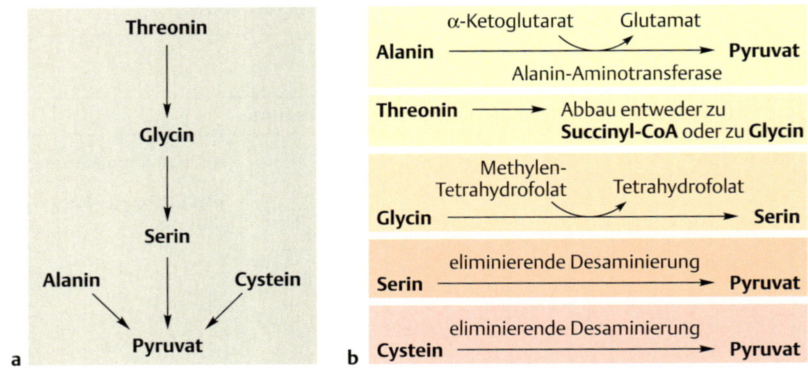

a Übersicht **b** Reaktionen

Abbau von Lysin und Leucin zu Acetyl-CoA

Lysin und Leucin sind die einzigen rein ketogenen Aminosäuren. Bei ihrem Abbau entsteht Acetyl-CoA (Abb. **A-9.14**).

Abbau von Lysin und Leucin zu Acetyl-CoA

Lysin und Leucin sind die einzigen rein ketogenen Aminosäuren. Bei ihrem Abbau entsteht Acetyl-CoA (Abb. **A-9.14**). Dieses kann entweder unmittelbar zur Energiegewinnung verwendet und in den Citratzyklus eingespeist werden, oder es kann zu Acetoacetat, einem Ketonkörper, umgesetzt und an das Blut abgegeben werden.

Abbau von Glutamat zu α-Ketoglutarat

Die Bildung von α-Ketoglutarat aus Glutamat ist eine der wichtigsten anaplerotischen Reaktionen des Citratzyklus. Glutamat kann zu α-Ketoglutarat umgesetzt werden durch
- **Transaminierung** mittels ALAT oder ASAT,
- **oxidative Desaminierung** durch die Glutamat-Dehydrogenase.

Abbau von Glutamat zu α-Ketoglutarat

Glutamat ist wahrscheinlich die wichtigste Aminosäure im Stoffwechsel: Zum einen lässt es sich leicht in Glutamin umwandeln. Zum anderen ist die Bildung von α-Ketoglutarat aus Glutamat eine der wichtigsten anaplerotischen Reaktionen des Citratzyklus. Glutamat, die Aminosäure mit der höchsten Konzentration im Intrazellulärraum, kann durch drei verschiedene Reaktionen zu α-Ketoglutarat umgesetzt werden:
- **Reaktion der Alanin-Aminotransferase (ALAT):** Bildung von α-Ketoglutarat und Alanin aus Glutamat und Pyruvat (S. 151),
- **Reaktion der Aspartat-Aminotransferase (ASAT):** Bildung von α-Ketoglutarat und Aspartat aus Glutamat und Oxalacetat (S. 152),
- **oxidative Desaminierung** von Glutamat durch die Glutamat-Dehydrogenase.

Abbau von Glutamin, Arginin, Histidin und Prolin zu Glutamat

Glutamin wird zu Glutamat hydrolysiert. Arginin wird unter Bildung von Harnstoff zu Ornithin umgesetzt, aus dem ebenfalls Glutamat entsteht. Auch Histidin und Prolin ergeben bei ihrem Abbau Glutamat (Abb. **A-9.15**). Dieses wird zu α-Ketoglutarat abgebaut (s.o.).

Abbau von Glutamin, Arginin, Histidin und Prolin zu Glutamat

Glutamin wird von der Glutaminase zu Glutamat hydrolysiert. Arginin wird zunächst unter Bildung von Harnstoff zu Ornithin umgesetzt, aus diesem entsteht dann ebenfalls Glutamat. Auch Histidin und Prolin ergeben bei ihrem Abbau zunächst Glutamat, aus dem Glutamat entsteht dann α-Ketoglutarat. Somit sind es insgesamt fünf Aminosäuren, die zu α-Ketoglutarat abgebaut werden (Abb. **A-9.15**):
- Glutamat in einem Schritt,
- Glutamin über Glutamat unter Vermittlung der Glutaminase,
- Arginin, Histidin und Prolin.

A-9.14 Abbau von Lysin und Leucin

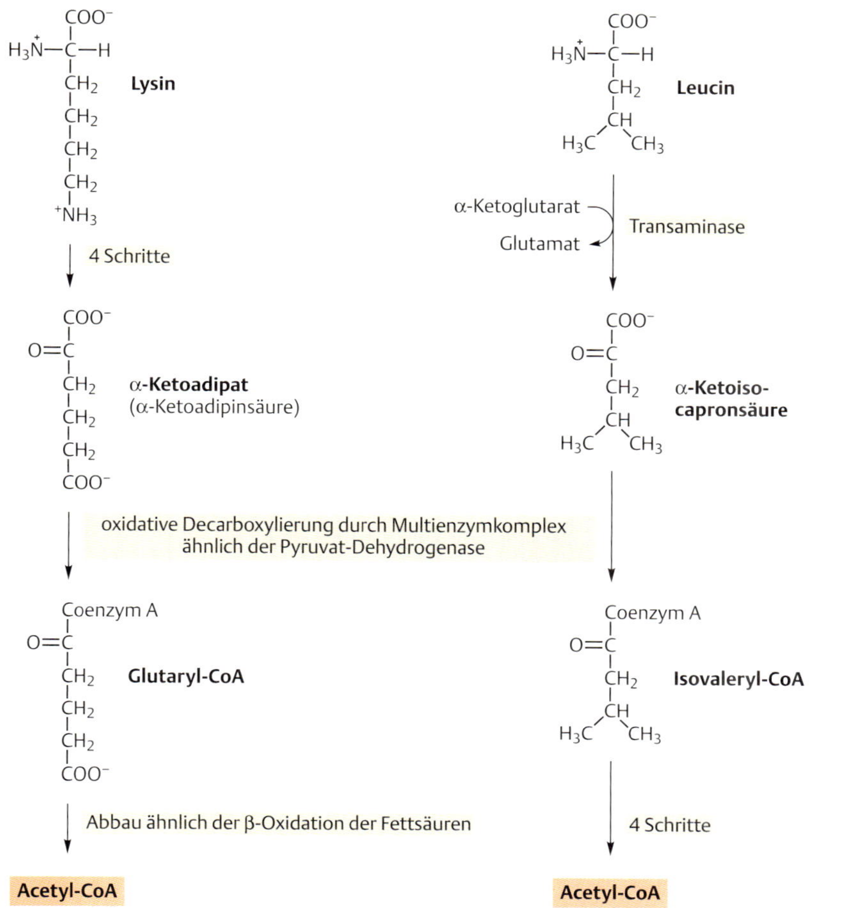

A-9.14

A-9.15 Abbau von Glutamin, Arginin, Histidin und Prolin

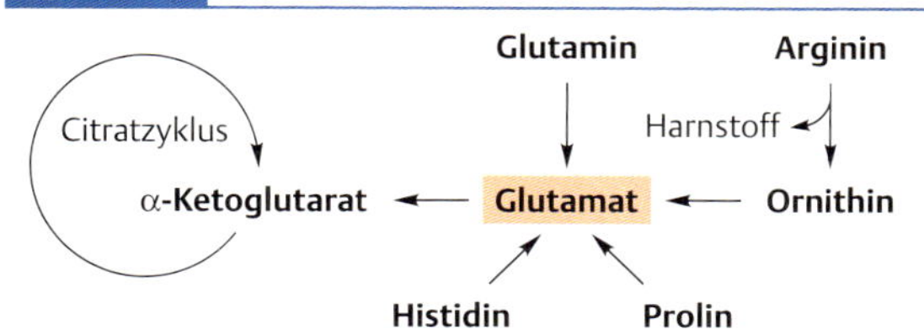

A-9.15

Abbau von Threonin, Isoleucin, Valin und Methionin zu Propionyl-CoA und weiter zu Succinyl-CoA

Threonin wird teilweise zu Pyruvat abgebaut. Überwiegend wird es jedoch parallel zu Isoleucin, Valin und Methionin zu Propionyl-CoA abgebaut (Abb. **A-9.16**). Der Abbau der verzweigtkettigen Aminosäuren Isoleucin und Valin umfasst (wie der von Leucin, s.o.) die oxidative Decarboxylierung einer α-Ketosäure.

Propionyl-CoA wird biotin- und ATP-abhängig zu Methylmalonyl-CoA carboxyliert, aus dem durch nachträgliche Verschiebung der Carboxylgruppe Succinyl-CoA entsteht (S. 135, Abb. **A-8.14**).

Abbau von Threonin, Isoleucin, Valin und Methionin zu Propionyl-CoA und weiter zu Succinyl-CoA

Threonin wird z. T. zu Pyruvat, v. a. aber wie Isoleucin, Methionin und Valin zu Propionyl-CoA abgebaut (Abb. **A-9.16**).

Propionyl-CoA wird zu Succinyl-CoA umgesetzt (S. 135).

A-9.16 Abbau von Threonin, Isoleucin, Valin und Methionin

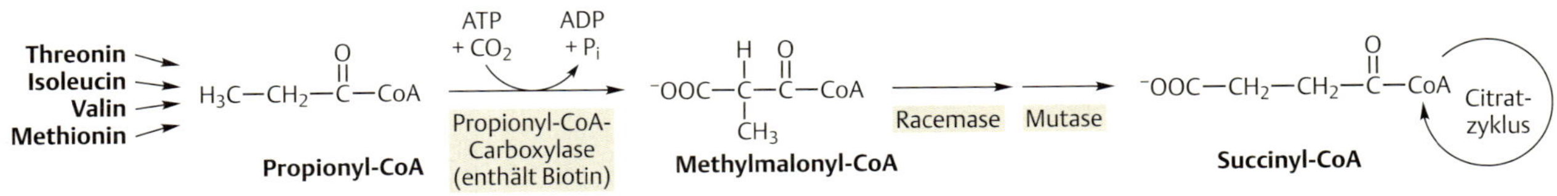

▶ klinik

▶ klinik. Bei der **Ahornsirup-Krankheit (Verzweigtkettenkrankheit)** besteht eine Störung der oxidativen Decarboxylierung der α-Ketosäuren, die im Abbau der verzweigtkettigen Aminosäuren Leucin, Isoleucin und Valin gebildet werden. Die Krankheit betrifft somit die Abbauwege einer rein ketogenen Aminosäure (Leucin), einer gemischt glucogen/ketogenen Aminosäure (Isoleucin) und einer rein glucogenen Aminosäure (Valin). Alle drei Aminosäuren benötigen in den ersten Schritten ihres Abbaus die gleiche α-Ketosäure-Dehydrogenase. Dieses Enzym ähnelt in Struktur und Funktion der Pyruvat-Dehydrogenase (S. 104) und der α-Ketoglutarat-Dehydrogenase des Citratzyklus (S. 110). Ein Defekt der α-Ketosäure-Dehydrogenase führt unbehandelt innerhalb der ersten Lebenswochen zu Schädigungen des Nervensystems und zum Tod. Glücklicherweise ist die Krankheit sehr selten. Bei Einhaltung einer Diät, die arm, aber nicht frei von Leucin, Isoleucin und Valin (= essenzielle Aminosäuren!) ist, können Krankheitssymptome weitgehend vermieden werden. Der Name der Krankheit leitet sich vom Geruch des Harns nach amerikanischem Ahornsirup ab. Einen ähnlichen Geruch zeigt auch Maggi-Suppenwürze.

Abbau von Aspartat, Phenylalanin und Tyrosin zu Fumarat und Acetoacetat

Aspartat wird im Harnstoffzyklus zu Fumarat umgesetzt (S. 147 f.).

Phenylalanin und Tyrosin werden zu Fumarat abgebaut (Abb. **A-9.17**).

Abbau von Aspartat, Phenylalanin und Tyrosin zu Fumarat und Acetoacetat

Im Harnstoffzyklus liefert Aspartat ein Stickstoffatom des Harnstoffs und wird über Argininosuccinat zu Fumarat umgesetzt (S. 147 f.).
Fumarat entsteht aber auch beim Abbau der gemischt glucogen/ketogenen Aminosäuren Phenylalanin und Tyrosin. Beide Aminosäuren unterscheiden sich nur durch eine OH-Gruppe, so überrascht es nicht, dass beide den gleichen Abbauweg zeigen (Abb. **A-9.17**).

Phenylalanin wird zu Tyrosin hydroxyliert. Das katalysierende Enzym, die **Phenylalanin-Hydroxylase**, gehört zu den Monooxygenasen. Cofaktor ist **Tetrahydrobiopterin**, das in der Reaktion zu Dihydrobiopterin oxidiert und anschließend mittels NADPH regeneriert wird.

Der erste Schritt im Abbau des Phenylalanins besteht in einer Hydroxylierung zu Tyrosin, katalysiert von der **Phenylalanin-Hydroxylase**. Das Enzym zählt zu den Monooxygenasen (= „mischfunktionelle Oxygenasen"), d. h. es nimmt molekularen Sauerstoff (O_2) auf, spaltet diesen und überträgt *ein* O-Atom auf das Substrat, während das zweite O-Atom zur Bildung von H_2O verwendet wird. Als Reduktionsmittel dient dabei **Tetrahydrobiopterin**, das in der Reaktion zu Dihydrobiopterin oxidiert wird. Mit Hilfe von NADPH kann das Tetrahydrobiopterin regeneriert werden.

▶ Merke

▶ **Merke.** Tetrahydrobiopterin und Folsäure sind im Stoffwechsel des Menschen die wichtigsten Pterine (S. 293).

Auf der Stufe des **Homogentisats** spaltet eine Dioxygenase den aromatischen Ring.

Im weiteren Abbauweg des Tyrosins ist **Homogentisat** der bekannteste Metabolit. Der aromatische Ring wird durch O_2 in Gegenwart der Homogentisat-Dioxygenase gespalten.

▶ Merke

▶ **Merke.** Im Gegensatz zu Monooxygenasen katalysieren Dioxygenasen Reaktionen mit O_2, in denen beide Sauerstoffatome auf das Substrat übertragen werden.

Letztlich entstehen **Fumarat** und **Acetoacetat**.

Nach zwei weiteren Abbauschritten entstehen beim Abbau des Tyrosins letztlich **Fumarat** und **Acetoacetat**.

A-9.17 Abbau von Phenylalanin und Tyrosin

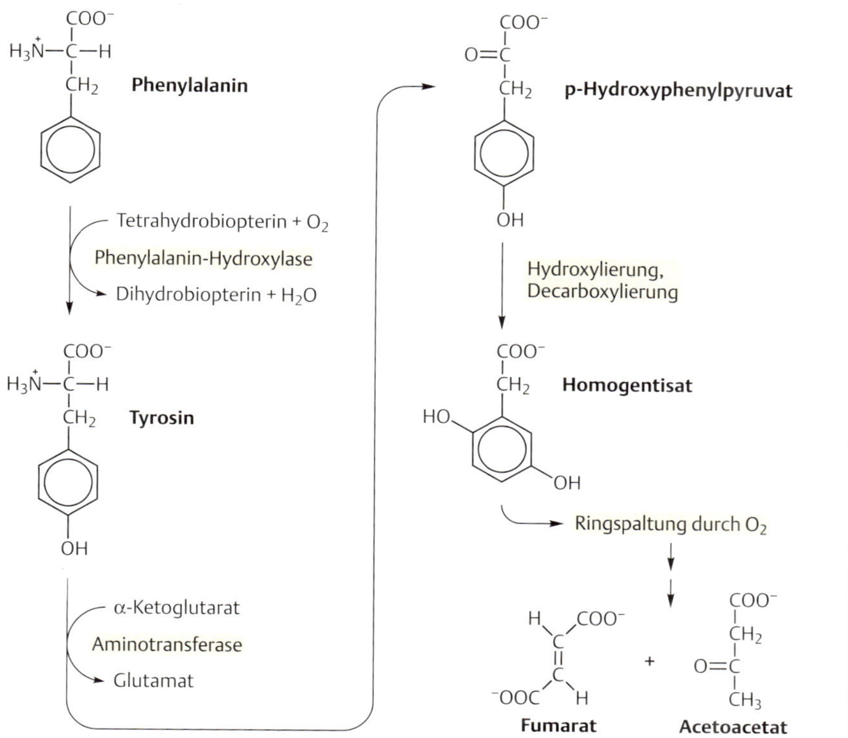

A-9.17

Tyrosin ist **Ausgangssubstanz für** die Synthese der **Schilddrüsenhormone** (S. 586), der **Katecholamine** (S. 577 und S. 780) und des Pigments **Melanin**, das in der Haut sowie in der Substantia nigra des Mittelhirns enthalten ist.

Tyrosin ist Ausgangssubstanz der Synthese von Schilddrüsenhormonen, Katecholaminen (s. S. 577 und S. 780) und Melanin.

▶ **klinik.** Bei einem Defekt der Phenylalanin-Hydroxylase kommt es zur **Phenylketonurie**. Der autosomal-rezessiv vererbte Enzymdefekt verhindert, dass Phenylalanin zu Tyrosin hydroxyliert werden kann. Da Tyrosin in der Nahrung in hinreichender Menge enthalten ist, kann es nicht zu einem Tyrosinmangel kommen, aber der Abbau des Phenylalanins ist blockiert, und zwar bereits im ersten Schritt. Deshalb ist die Phenylalaninkonzentration im Blut erhöht. Phenylalanin wird auf einem normalerweise unbedeutenden Nebenweg in großem Umfang zu Phenylpyruvat transaminiert, das mit dem Urin ausgeschieden wird. Phenylpyruvat enthält eine Ketogruppe und war für die Krankheit namengebend. Neben Phenylpyruvat werden allerdings noch einige andere ungewöhnliche Abbauprodukte gebildet. Symptome treten ab ca. dem 3. Lebensmonat auf (Erbrechen, eigentümlicher Hautgeruch, für den die Ausscheidung von Phenylpyruvat über die Haut verantwortlich gemacht wird, psychomotorische Entwicklungsverzögerung). Aufgrund der Störung der Melaninsynthese haben die Kinder helle Haut und blonde Haare. Unbehandelt führt die Phenylketonurie zu geistiger Retardierung. Bei konsequenter Einhaltung einer phenylalaninarmen Diät können sich die Patienten normal entwickeln.

Die Phenylketonurie war 1947 die erste angeborene Stoffwechselkrankheit, deren biochemische Ursache identifiziert werden konnte. Weltweit sind mehr als 400 verschiedene Mutationen im Gen der Phenylalanin-Hydroxylase identifiziert worden. Die Häufigkeit heterozygoter Merkmalsträger beträgt 1: 50. Da Symptome nur bei Homozygoten auftreten, findet man die Phenylketonurie bei Neugeborenen aber nur mit einer Häufigkeit von etwa 1: 10.000. In Europa wird bei allen Neugeborenen am 5. Lebenstag die Phenylalaninkonzentration im Blut bestimmt (Guthrie-Test), um die Erkrankung rechtzeitig nachweisen zu können. Jährlich werden in Deutschland auf diese Weise ca. 100 Fälle diagnostiziert.

Abbau von Aspartat und Asparagin zu Oxalacetat

Aspartat wird teilweise zu Fumarat abgebaut (Abb. **A-9.18**). Der Bezug des Aspartats zum Oxalacetat wird von der Aspartat-Aminotransferase (ASAT) hergestellt (Abb. **A-9.18**). Die Beziehung zwischen Aspartat und Oxalacetat ist im Zusammenhang mit der Gluconeogenese von Bedeutung (S. 212). Asparagin ist das Amid des Aspartats und wird ebenfalls zu Oxalacetat abgebaut.

Abbau von Aspartat und Asparagin zu Oxalacetat

Aspartat wird z. T. zu Fumarat, z. T. wie sein Amid Asparagin zu Oxalacetat abgebaut (Abb. **A-9.18**).

A-9.18 **Abbau von Aspartat und Asparagin**

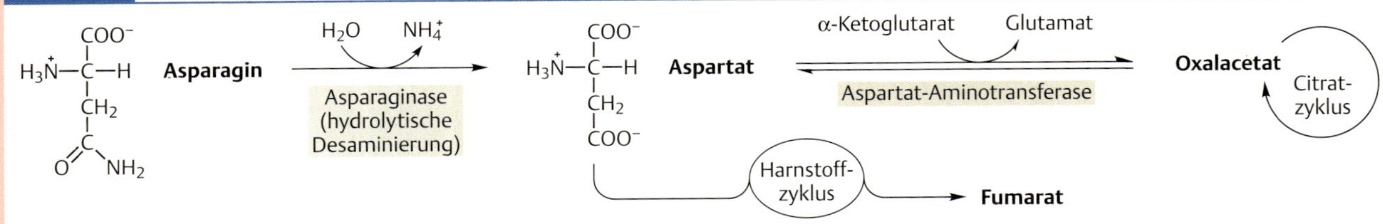

Abbau von Tryptophan

Tryptophan ist gemischt glucogen/ketogen: Beim Abbau via **Kynurenin** (Abb. **A-9.19**) entstehen zwei Produkte:
- **Alanin** wird zu **Pyruvat** abgebaut.
- **3-Hydroxyanthranilat** wird zu **Acetoacetat** abgebaut, aus dem Acetyl-CoA gebildet werden kann.

Abbau von Tryptophan

Tryptophan gehört zu den vier Aminosäuren, die sowohl glucogen als auch ketogen sind. Beim Abbau wird zunächst unter Beteiligung einer Dioxygenase der Fünferring gespalten und **Kynurenin** gebildet (Abb. **A-9.19**). Dieses wird in Position 3 hydroxyliert und anschließend gespalten. Dabei entstehen zwei Produkte, Alanin und 3-Hydroxyanthranilat:
- **Alanin** gehört zu den kleinen Aminosäuren, die zu **Pyruvat** abgebaut werden. Pyruvat kann zu Oxalacetat carboxyliert und somit in die Gluconeogenese eingespeist werden.
- **3-Hydroxyanthranilat** ist ein einfaches Derivat des Benzols, in dem unmittelbar nebeneinander eine Carboxyl-, eine Amino- und eine Hydroxygruppe liegen. Das 3-Hydroxyanthranilat wird in insgesamt 12 Schritten zu **Acetoacetat** abgebaut, aus dem dann Acetyl-CoA gebildet werden kann.

A-9.19 **Abbau von Tryptophan**

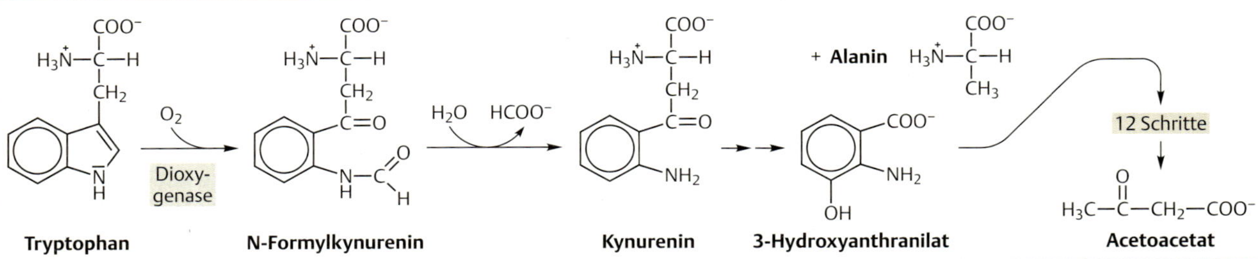

3-Hydroxyanthranilat kann zur Bildung des **Nicotinamid-Teils des NADH** verwendet werden. Zwischenprodukt ist Chinolinsäure. Bei der NADH-Synthese hat der Stoffwechsel die Alternative, den Nicotinamid-Teil des NADH aus **Vitaminen** der Nahrung zu bilden oder ihn ausgehend von **Tryptophan** selber zu synthetisieren.

3-Hydroxyanthranilat kann im Stoffwechsel aber auch zur Bildung des **Nicotinamid-Teils des NADH** verwendet werden. Zwischenprodukt ist dabei die Chinolsäure (S. 288). Nicotinsäure (= „Niacin") und Nicotinamid (= „Niacinamid") werden als Vitamine mit der Nahrung aufgenommen. (Beide Stoffe wurden früher als Vitamin B_3 bezeichnet). Bei der Synthese des NADH hat der Stoffwechsel daher die Alternative, den Nicotinamid-Teil des NADH entweder aus diesen **Vitaminen** der Nahrung zu bilden, oder ihn ausgehend von **Tryptophan** selber zu synthetisieren. Bei normaler Ernährung ist in der Nahrung hinreichend Tryptophan enthalten, um einen Mangel an Nicotinamid zu verhindern.

▶ klinik

▶ **klinik.** Zu einem Tryptophanmangel kann es bei einseitiger Ernährung mit Mais kommen, da Mais nur wenig Tryptophan enthält. Die entsprechende Krankheit ist die **Pellagra** (S. 289). Um der Pellagra vorzubeugen, enthalten amerikanische Cornflaces Niacin als Zusatz.

Darüber hinaus werden ausgehend von Tryptophan zwei wichtige Mediatoren des Nervensystems synthetisiert:

- der Neurotransmitter **Serotonin (= 5-Hydroxytryptamin)**: s. S. 782,
- das Hormon **Melatonin.** Es wird in der Epiphyse (Glandula pinealis) und in der Retina synthetisiert. In der Synthese des Melatonins ist Serotonin ein wichtiges Zwischenprodukt. Die Synthese des Melatonins unterliegt einem ausgeprägten 24-Stunden-Rhythmus, und es ist in der Etablierung des Schlaf-Wach-Rhythmus von zentraler Bedeutung. Gegen Mitternacht ist die Melatoninproduktion am höchsten. Der Rhythmus der Melatoninsynthese wird über die Lichtwahrnehmung durch die Retina gesteuert.

Darüber hinaus werden ausgehend von Tryptophan zwei wichtige Mediatoren des Nervensystems synthetisiert:

- der Neurotransmitter **Serotonin (= 5-Hydroxytryptamin)**: s. S. 782,
- das Hormon **Melatonin**, das für den Schlaf-Wach-Rhythmus von zentraler Bedeutung ist.

9.6 Wichtige Produkte des Aminosäureabbaus

9.6.1 Aminosäure-Abbauprodukte mit Mediatorfunktion: Biogene Amine

9.6 Wichtige Produkte des Aminosäureabbaus

9.6.1 Aminosäure-Abbauprodukte mit Mediatorfunktion: Biogene Amine

▶ **Definition.** Biogene Amine entstehen generell durch Decarboxylierung von Aminosäuren. Die nähere Verwendung des Ausdrucks ist uneinheitlich. In einer engeren Definition zeichnen sich biogene Amine zudem notwendig dadurch aus, dass sie unmittelbar eine physiologische Wirkung zeigen, etwa als Neurotransmitter oder als Mediatoren. Oft werden allerdings auch Decarboxylierungsprodukte als biogene Amine bezeichnet, die lediglich als Bestandteile komplexerer Moleküle dienen.

◀ **Definition**

Beim Abbau der meisten Aminosäuren besteht der erste Schritt in einer Transaminierung oder einer Desaminierung. Der Abbau einiger Aminosäuren kann aber auch durch eine Decarboxylierung eingeleitet werden.

▶ **Merke. Decarboxylierungen von Aminosäuren** werden grundsätzlich von Enzymen katalysiert, die **Pyridoxalphosphat** (**PALP**, s. Abb. **A-9.8**) enthalten, also den gleichen Cofaktor wie die Transaminasen.

◀ **Merke**

Wie bei den Transaminasen binden die Substrate an das PALP unter Bildung eines Aldimins (Abb. **A-9.9**). Anschließend löst sich die Carboxylgruppe in Form von CO_2 von der Aminosäure ab. Von der Aminosäure bleibt dabei ein biogenes Amin übrig, das vom PALP freigesetzt wird.

Die Substrate bilden mit PALP ein Aldimin (Abb. **A-9.9**), von dem sich die Carboxylgruppe in Form von CO_2 löst. PALP setzt das biogene Amin frei.

Funktionen:Mehrere biogene Amine spielen als Neurotransmitter und Mediatoren eine wichtige Rolle. Andere biogene Amine haben als Komponenten verschiedener Cofaktoren wichtige Funktionen (Tab. **A-9.3**).

Funktionen: Neurotransmitter, Mediatoren, Komponenten von Cofaktoren (Tab. **A-9.3**).

9.6.2 S-Adenosylmethionin als Überträger von Methylgruppen

9.6.2 S-Adenosylmethionin als Überträger von Methylgruppen

Im Abbauweg des Methionins ist der erste Schritt von besonderer Bedeutung, denn dieser besteht in einer Reaktion des Methionins mit ATP zu S-Adenosylmethionin (Abb. **A-9.20**). In dieser Reaktion verliert das ATP die gesamte Triphosphat-Gruppe, es werden nämlich Phosphat *und* Pyrophosphat freigesetzt. Vom S-Adenosylmethionin kann die schwefelgebundene Methylgruppe auf verschiedene Substrate übertragen werden. Auf diese Weise entstehen

- methylierte Basen in der DNA (durch derartige Methylierungen werden Gene im Zellkern gezielt inaktiviert),
- Kreatin (Kreatinphosphat dient in der Muskulatur zur kurzfristigen Regeneration von ATP aus ADP),

S-Adenosylmethionin entsteht durch Reaktion von Methionin mit ATP (Abb. **A-9.20**), wobei ATP die gesamte Triphosphat-Gruppe verliert.

Vom S-Adenosylmethionin kann die schwefelgebundene Methylgruppe auf verschiedene Substrate übertragen werden. So entstehen z. B.

- methylierte Basen in der DNA,
- Kreatin,

A-9.3 Biogene Amine

biogenes Amin	*zugrundeliegende Aminosäure*	*biologische Funktion*
Serotonin	Tryptophan (nachdem dieses in Position 5 hydroxyliert wurde)	▪ Neurotransmitter u. a. von Neuronen, die ihren Ursprung in den Raphe-Kernen des Hirnstammes haben und an der Regulation des Schlaf-Wach-Rhythmus beteiligt sind ▪ Serotonin ist an einer Vielzahl weiterer physiologischer Prozesse beteiligt, z. B. an der Blutgerinnung. ▪ Komponente im Gift der Wespen
Histamin	Histidin	▪ Neurotransmitter, im posterioren Hypothalamus am Schlaf-Wach-Rhythmus beteiligt ▪ Histamin wird auch von Mastzellen freigesetzt; wichtiger Mediator allergischer Reaktionen. ▪ stimuliert die Bildung von Salzsäure durch die Belegzellen des Magens ▪ Histamin ist im Gift von Bienen, Wespen und Hornissen enthalten und wesentlich für die Schmerzen an der Einstichstelle verantwortlich. In alle diese Prozesse kann man durch Gabe von Antihistaminika eingreifen.
Dopamin	Dopa (3,4-Hydroxyphenylalanin), entstanden durch Hydroxylierung von Tyrosin	▪ Neurotransmitter (spielt eine Rolle bei Morbus Parkinson, Schizophrenie und bei der Steuerung der Muttermilchproduktion) ▪ Dopamin ist die Ausgangssubstanz für die Synthese von Noradrenalin und Adrenalin.
γ-Aminobuttersäure (γ-Aminobutyrat = GABA)	Glutamat	wichtigster inhibitorischer Neurotransmitter im ZNS
Cysteamin	Cystein	Bestandteil von Coenzym A (es trägt im Pantethein-Arm von Coenzym A die SH-Gruppe, S. 292)
β-Alanin	Aspartat	ebenfalls Bestandteil des Pantethein-Arms von Coenzym A
Aminopropanol	Threonin	Bestandteil von Vitamin B_{12}, das in Form von 5'-Desoxyadenosylcobalamin an der Isomerisierung von Methylmalonyl-CoA zu Succinyl-CoA beteiligt ist. Diese Umlagerung spielt beim Abbau der Aminosäuren Threonin, Isoleucin, Valin und Methionin und beim Abbau ungeradzahliger Fettsäuren (S. 134) eine Rolle.
Ethanolamin	Serin	Ethanolamin kann mit Hilfe von S-Adenosylmethionin zu Cholin methyliert werden. Dieses ist Bestandteil des Membranlipids Phosphatidylcholin (S. 333) sowie des Neurotransmitters Acetylcholin (S. 778).

- Adrenalin,
- Cholin.

- Adrenalin (dieses Hormon wird im Mark der Nebenniere durch Methylierung von Noradrenalin gebildet),
- Cholin (diese Verbindung ist eine Komponente des Neurotransmitters Acetylcholin sowie des Membranlipids Phosphatidylcholin).

Nach Ablösung der Methylgruppe zerfällt S-Adenosylmethionin in Adenosin und Homocystein.

Nach Ablösung der Methylgruppe zerfällt S-Adenosylmethionin in Adenosin und Homocystein. Aus Homocystein kann durch Aufnahme einer Methylgruppe (von Methyltetrahydrofolat) erneut Methionin gebildet werden (S. 296). Alternativ wird Homocystein zu Propionyl-CoA abgebaut.

A-9.20

A-9.20 Bildung von S-Adenosylmethionin

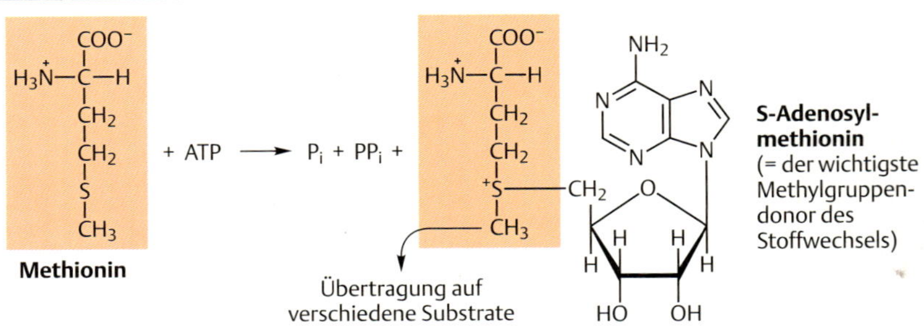

A IV Die mitochondriale ATP-Synthese

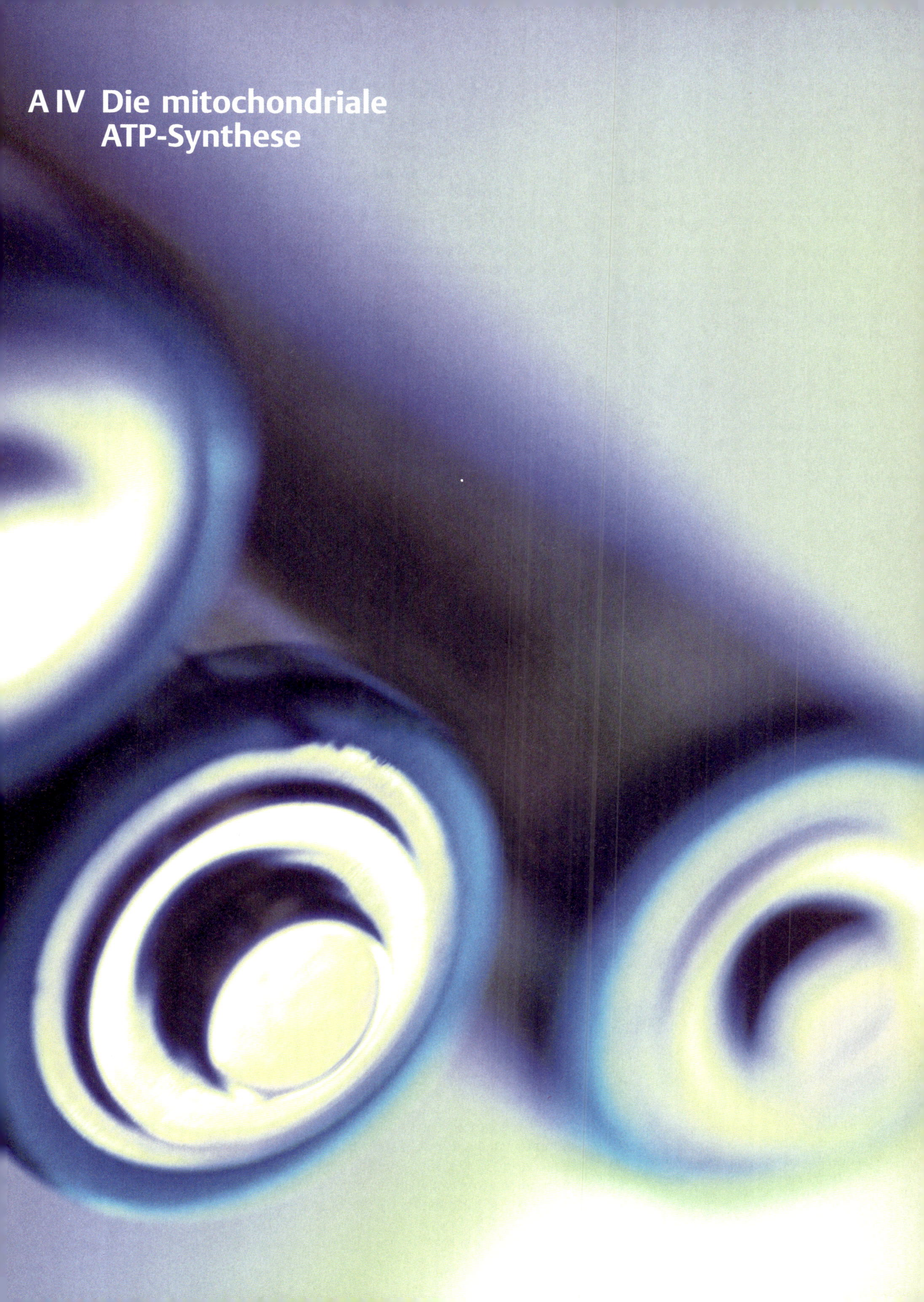

10 ATP-Synthese durch oxidative Phosphorylierung

10.1 Einführung: Mechanismen der ATP-Synthese im Stoffwechsel

Im Energiestoffwechsel wird ATP zum größten Teil durch die mitochondriale ATP-Synthase bereitgestellt. Die Gesamtheit der daran beteiligten Mechanismen wird als **oxidative Phosphorylierung** (OXPHOS) bezeichnet.

Gegenbegriff zur oxidativen Phosphorylierung ist die **Substratkettenphosphorylierung**, die in den Kapiteln zur Glykolyse (S. 74) und zum Citratzyklus (S. 110) erläutert wird.

10.2 Die ATP-Synthase

Aufbau

Der Enzymkomplex ATP-Synthase sieht aus wie ein in der Innenmembran verankerter, in die Matrix ragender Laubbaum mit angestellter Leiter (Abb. **A-10.1 a**). Die ATP-Synthase hat **vier Komponenten** (Tab. **A-10.1** und Abb. **A-10.1 b**).

A-10.1

Beim F_0**-Teil** ist der **Rotor** die entscheidende Komponente. Er besteht aus ca. 12 kreisförmig angeordneten c-Untereinheiten und einer **a-Untereinheit**.

10 ATP-Synthese durch oxidative Phosphorylierung

10.1 Einführung: Mechanismen der ATP-Synthese im Stoffwechsel

Im Energiestoffwechsel wird ATP zum größten Teil durch die mitochondriale ATP-Synthase bereitgestellt. Die Gesamtheit der daran beteiligten Mechanismen wird als **oxidative Phosphorylierung** (OXPHOS) bezeichnet. Der Ausdruck bezieht sich zum einen auf die *Phosphorylierung* von Adenosindiphosphat (ADP) zu Adenosintriphosphat (ATP), zum anderen auf die Herkunft der dabei benötigten Energie aus der *Oxidation* der aufgenommenen Nahrung. Die Nahrung stellt nämlich die Elektronen zur Verfügung, die von der Atmungskette benötigt werden, um den mitochondrialen Protonengradienten aufbauen zu können, der wiederum die Energiequelle der ATP-Synthase ist (s. u.).
Gegenbegriff zur oxidativen Phosphorylierung ist die **Substratkettenphosphorylierung**. Das Prinzip der ATP-Synthese besteht in diesem Fall in der Bildung einer Verbindung mit außerordentlich hohem Gruppenübertragungspotenzial, deren Energie anschließend zur Phosphorylierung von ADP zu ATP oder auch zur Phosphorylierung von GDP zu GTP aufgewendet wird. Zu einer Substratkettenphosphorylierung kommt es
- im Rahmen der Glykolyse (S. 74) sowie
- in einer Reaktion des Citratzyklus (Schritt 5, S. 110).

10.2 Die ATP-Synthase

Aufbau

Die ATP-Synthase ist ein Enzymkomplex aus mindestens 17 unterschiedlichen Untereinheiten (= Aminosäureketten). Der Enzymkomplex ist in der inneren Mitochondrienmembran verankert und ragt in die mitochondriale Matrix (den Innenraum der Mitochondrien) hinein. Im elektronenmikroskopischen Bild sieht er aus wie ein großer Laubbaum, an den seitlich eine Leiter angestellt ist (Abb. **A-10.1 a**). Es lassen sich **vier Komponenten** unterscheiden (Tab. **A-10.1** und Abb. **A-10.1 b**).

A-10.1 Komponenten der ATP-Synthase

Komponente	*Eigenschaften und Funktion*
F_0*-Teil*	in die mitochondriale Innenmembran eingebettet, enthält u. a. den Rotor
Stiel	besteht im Wesentlichen aus zwei langen α-Helices, die zur γ-Untereinheit der ATP-Synthase gehören. Die γ-Untereinheit wird durch den Rotor in Drehung versetzt.
F_1*-Teil*	enthält drei gleichartig gebaute katalytische (= aktive) Zentren, die durch die Drehung der γ-Untereinheit die Möglichkeit erhalten, ADP und Phosphat zu ATP umzusetzen
Stator	= zweiter Stiel der ATP-Synthase, verhindert Drehung des F_1-Teils

Der F_0**-Teil** besteht aus zahlreichen Untereinheiten. Die **entscheidende Komponente** ist der **Rotor**, der vollständig in die mitochondriale Innenmembran eingebettet ist. Er setzt sich aus ca. 12 kleinen c-Untereinheiten zusammen, die in einem Kreis angeordnet sind. In der Mitte des Rotors ist die γ-Untereinheit verankert. **Seitlich** von ihm befindet sich eine **a-Untereinheit**. Der F_0-Teil enthält mindestens fünf weitere Untereinheiten, deren Funktion und genaue Anordnung aber noch nicht bekannt ist.

F_1-Teil: Der in die Matrix ragende F_1-Teil besteht im Wesentlichen aus **drei α- und drei β-Untereinheiten**, die einen kompakten **Ring** bilden, in dessen **Mitte** sich **eine γ-Untereinheit** befindet. Je eine α- und eine β-Untereinheit bilden gemeinsam ein katalytisches Zentrum.

Der **Stiel** der ATP-Synthase besteht im Wesentlichen aus **zwei** langen **α-Helices**, die beide zur **γ-Untereinheit** der ATP-Synthase gehören.

Der **Stator** besteht im Wesentlichen aus einem **Dimer aus β-Untereinheiten** und ist im F_0-Teil verankert.

Der **F_1-Teil** besteht aus 3 α- und 3 β-Untereinheiten, die einen Ring um die γ-Untereinheit bilden. Je 1 α- und 1 β-Untereinheit bilden ein katalytisches Zentrum.

Der **Stiel** besteht im Wesentlichen aus **2 α-Helices**, die zur **γ-Untereinheit** gehören. Der **Stator** ist ein **Dimer aus β-Untereinheiten** und im F_0-Teil verankert.

Funktionsweise

Durch den F_0-Teil der ATP-Synthase – zwischen der a-Untereinheit und dem Rotor – strömen Protonen in die mitochondriale Matrix und versetzen den Rotor relativ zur a-Untereinheit in eine Drehung. Die Drehung überträgt sich auf die im Rotor verankerte γ-Untereinheit. Da der F_1-Teil durch den Stator relativ zum F_0-Teil fixiert wird, **dreht sich nur die γ-Untereinheit**, nicht der gesamte F_1-Teil! Von der Matrix aus beobachtet, dreht sich die γ-Untereinheit *gegen* den Uhrzeigersinn. Diese Drehung löst **in den α- und β-Untereinheiten** des F_1-Teils **Konformationsänderungen** aus. Diese sind dafür verantwortlich, dass die drei **katalytischen Zentren ATP synthetisieren**, indem sie abwechselnd

- ADP und Phosphat binden,
- sich schließen und ADP und Phosphat zu ATP umsetzen,
- sich wieder öffnen, um das ATP in die Matrix freizusetzen.

Funktionsweise

Zwischen der a-Untereinheit und dem Rotor fließen Protonen in die Matrix und versetzen den Rotor dabei in eine Drehung, die sich auf die im Rotor verankerte γ-Untereinheit überträgt. Da der F_1-Teil durch den Stator fixiert wird, **dreht sich nur die γ-Untereinheit**. Dies löst **in den katalytischen Zentren Konformationsänderungen** aus, die zur **ATP-Synthese** führen.

A-10.1 Die ATP-Synthase

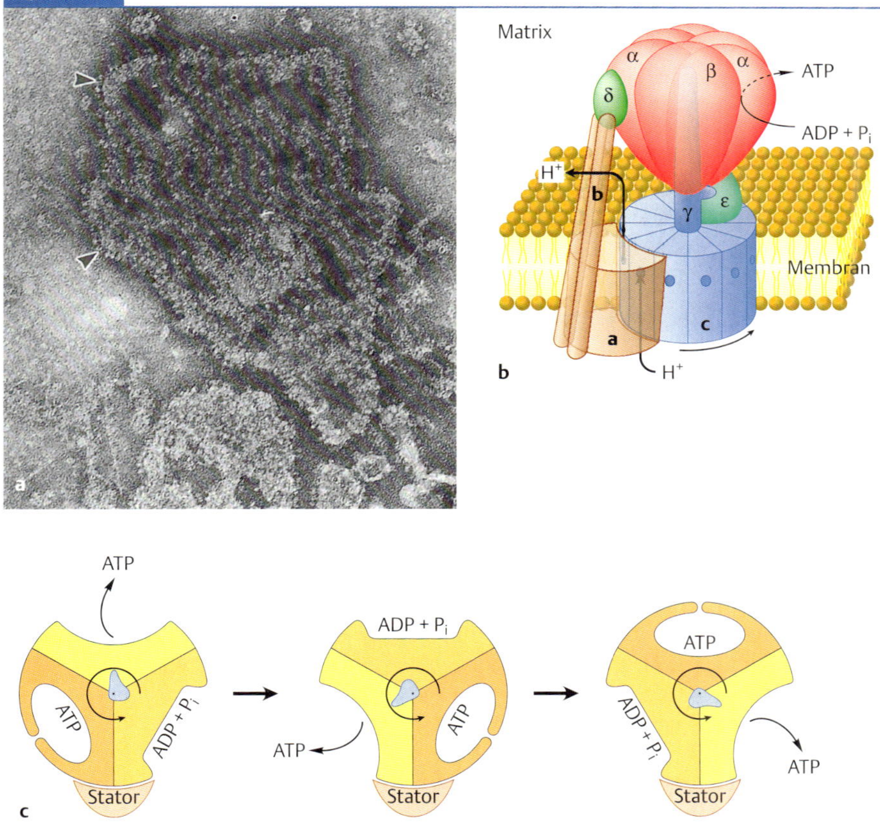

a Elektronenmikroskopisches Bild (120000fache Vergrößerung)
b Schematische Darstellung des Aufbaus
c Reaktionsschema. In der Mitte des F_1-Teils dreht sich die γ-Untereinheit.

Die Zahl der Protonen, die erforderlich sind, um den Rotor an der a-Untereinheit einmal um 360° zu drehen, scheint der Zahl der c-Untereinheiten des Rotors zu entsprechen. Bei einer Drehung des Rotors um 360° kann der F_1-Teil genau drei ATP synthetisieren.

Untersuchungen zu den homologen ATP-Synthasen anderer Organismen (z.B. von *Escherichia coli*) lassen darauf schließen, dass jedes Proton, das den F_0-Teil durchfließt, die Bewegung jeweils *einer* c-Untereinheit auslöst. Die Zahl der Protonen, die erforderlich sind, um den Rotor einmal um 360° zu drehen, scheint also der Zahl der c-Untereinheiten des Rotors zu entsprechen. Bei einer Drehung des Rotors um 360° kann der F_1-Teil genau drei ATP synthetisieren. Folglich hängt von der Zahl der c-Untereinheiten die Effizienz ab, mit der die ATP-Synthasen die im mitochondrialen Protonengradienten gespeicherte Energie nutzen können. Leider ist die Zahl der c-Untereinheiten in den ATP-Synthasen der Mitochondrien derzeit noch unbekannt. Aus diesem Grund lässt sich bislang auch die Effizienz des Energiestoffwechsels noch nicht präzise angeben. Möglicherweise reicht der Fluss von drei Protonen, um ein ATP zu synthetisieren, vielleicht sind aber auch vier Protonen pro ATP erforderlich.

Triebkraft der ATP-Synthase

Die Energie, mit der die Protonen den Rotor der ATP-Synthase in Bewegung setzen, hängt ab von der Zahl der den durch F_0-Teil fließenden Protonen und von der **Kraft, welche die Protonen auf den Rotor ausüben**. Diese wird als **protonenmotorische Kraft (proton motive force, PMF)** bezeichnet. Sie hat zwei Komponenten:
1. **Membranpotenzial** $\Delta\Psi$ von ca. 140 mV
2. **Protonengradient** ΔpH = ca. 1. Dieser erhöht die PMF ca. um weitere 60 mV.

Die PMF beträgt somit insgesamt ca. 200 mV.

Triebkraft der ATP-Synthase

Die Energie, mit der die Protonen den Rotor der ATP-Synthase in Bewegung setzen, hängt nicht nur von der Zahl der Protonen ab, die durch den F_0-Teil in die Matrix fließen, sondern auch von der **Kraft, welche die Protonen auf den Rotor ausüben**. Diese Kraft wird als **protonenmotorische Kraft** (**proton motive force, PMF**) bezeichnet. Sie hat zwei Teilkomponenten:
1. Indem die Atmungskette Protonen aus der Matrix in den Intermembranraum (den schmalen Zwischenraum zwischen der mitochondrialen Außenmembran und der Innenmembran) pumpt, gehen der Matrix positive Ladungen verloren. Dadurch lädt sich die Matrix relativ zum Intermembranraum elektrisch negativ auf, und es entsteht ein **Membranpotenzial** $\Delta\Psi$ **von ca. 140 mV**, das unmittelbar zur PMF beiträgt.
2. Zum anderen wird die Matrix durch den Verlust der Protonen schwach alkalisch und es stellt sich relativ zum Intermembranraum ein **Protonengradient** Δ**pH = ca. 1** ein. Die Protonen des Intermembranraums haben die Tendenz, diesen Unterschied in der Protonenkonzentration auszugleichen. Mit Hilfe der Nernst-Gleichung kann man ausrechnen, dass sich die protonenmotorische Kraft durch diese Tendenz um weitere **60 mV** auf ca. 200 mV erhöht.

Die PMF beträgt also ca. 200 mV, wobei der größte Anteil, nämlich ca. 140 mV, auf das mitochondriale Membranpotenzial zurückzuführen ist.

10.3 Die Atmungskette

10.3.1 Einführung

10.3 Die Atmungskette

10.3.1 Einführung

▶ Merke

▶ **Merke.** Aufgabe der Atmungskette ist es, den mitochondrialen Protonengradienten aufzubauen und aufrecht zu erhalten. Die Aktivität der Atmungskette ist deshalb für die Funktion der ATP-Synthase unerlässlich. Sie ist aber nur indirekt – über den Protonengradienten – mit der Synthese von ATP verbunden. Die Atmungskette selber bildet kein ATP!

Zur Atmungskette gehören die **Atmungskettenkomplexe I bis IV** in der **mitochondrialen Innenmembran** (Abb. A-10.2). Die Komplexe I, III und IV lagern sich zu sog. **Respirasomen** zusammen. Nur sie tragen als Protonenpumpen unmittelbar zum Aufbau des Protonengradienten bei.

Die Protonenpumpen der Atmungskette beziehen ihre **Energie aus Elektronen**. Diese werden **von Komplex IV auf O_2 übertragen**, wobei **pro O_2 zwei H_2O gebildet** werden.

Die Atmungskette wird von einer Vielzahl an Komponenten gebildet. Zu diesen gehört u.a. eine Gruppe großer Proteinkomplexe, die sog. **Atmungskettenkomplexe** (Abb. **A-10.2**), die mit den römischen Ziffern **I bis IV** bezeichnet werden. Sie sind in die **mitochondriale Innenmembran** eingebettet, wo sich die **Komplexe I, III und IV** zu sog. **Respirasomen** zusammenlagern. Diesen Respirasomen kommt die entscheidende Funktion zu: Nur sie arbeiten als **Protonenpumpen** und tragen damit unmittelbar zum Aufbau des Protonengradienten bei.
Diese Protonenpumpen beziehen ihre **Energie aus Elektronen**, die in festgelegter Reihenfolge durch die verschiedenen Komponenten I, III und IV der Atmungskette hindurchfließen. Alle Elektronen werden zuletzt **vom Komplex IV auf molekularen Sauerstoff (O_2) übertragen**. Dabei handelt es sich um den Sauerstoff,

A-10.2 **Atmungskette, ATP-Synthase und Phosphat-Translokator**

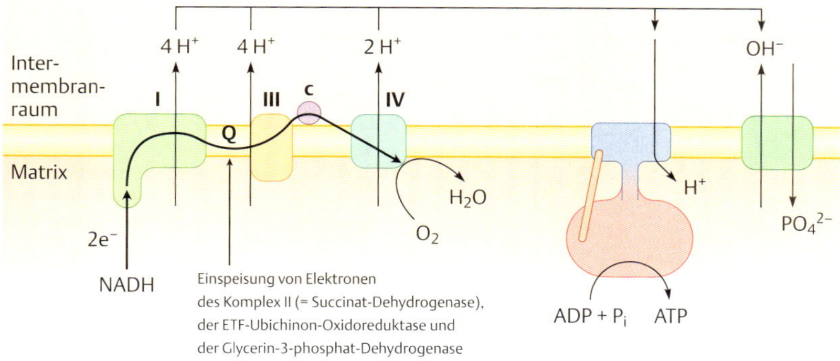

der mit der Atemluft aufgenommen wird. Parallel zu den Elektronen nimmt der Sauerstoff auch Protonen auf, so dass **jedes O_2-Molekül zu zwei H_2O-Molekülen umgesetzt** wird.

In den meisten Fällen dient **NADH** (Abb. **A-10.3**) als Überträger für Elektronen von der Nahrung zur Atmungskette. Ein NADH-Molekül gibt in jedem Fall zwei Elektronen an den Komplex I ab. Diese zwei Elektronen ermöglichen dem Komplex I den Export von vier Protonen, anschließend dem Komplex III den Export weiterer vier Protonen und schließlich dem Komplex IV den Export von zwei Protonen.

Überwiegend überträgt **NADH** (Abb. **A-10.3**) Elektronen zur Atmungskette. Pro NADH exportiert der
- Komplex I 4 H^+,
- Komplex III 4 H^+,
- Komplex IV 2 H^+.

▶ **Merke.** Ein NADH gibt 2 Elektronen ab und ermöglicht den Export von 10 Protonen sowie die Synthese von 1 H_2O.

◀ **Merke**

A-10.3 **Reduktion von NAD^+ zu NADH**

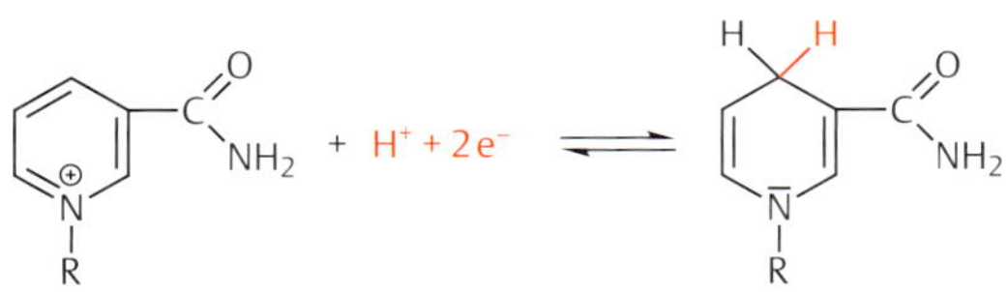

Der Rest R ist in Abb. A-6.6a (S. 80) gezeigt.

Der **Komplex II** vermittelt einen Quereinstieg von Elektronen in die Atmungskette, die nicht von NADH, sondern von **$FADH_2$** (Abb. **A-10.4**) beigesteuert werden. „Komplex II" ist nur ein anderer Name für die **Succinat-Dehydrogenase** des Citratzyklus (S. 110). Elektronen, die unter Vermittlung des Komplexes II in die Atmungskette eingespeist werden, können ihre Energie nur den Komplexen III und IV zum Export von Protonen zur Verfügung stellen. Obwohl auch $FADH_2$ zwei Elektronen abgibt, kann deren Energie deshalb nur zum Export von sechs Protonen verwendet werden:

Komplex II, die **Succinat-Dehydrogenase** des Citratzyklus, vermittelt Elektronen, die von **$FADH_2$** beigesteuert werden, den Quereinstieg in die Atmungskette. $FADH_2$ gibt zwei Elektronen ab, die Komplex III und IV durchlaufen.

▶ **Merke.** Ein $FADH_2$ gibt 2 Elektronen ab und ermöglicht den Export von 6 Protonen sowie die Synthese von 1 H_2O.

◀ **Merke**

Die Elektronen durchlaufen auf ihrem Weg durch die Atmungskette eine Reihe verschiedener Coenzyme bzw. prosthetische Gruppen (Tab. **A-10.2**). Allgemein werden kleine Moleküle, die nicht aus Aminosäuren bestehen, die aber für die Funktion eines Enzyms essenziell sind, als **Coenzyme** bezeichnet. Coenzyme können frei löslich sein, wie z. B. das NADH. In anderen Fällen ist das Coenzym fest an das Enzym gebunden, wie z. B. das FAD an den Komplex II. Fest gebundene Gruppen werden auch als **prosthetische Gruppen** bezeichnet, wobei zu

Kleine Moleküle, die nicht aus Aminosäuren bestehen, aber für die Funktion eines Enzyms essenziell sind, werden als **Coenzyme**, fest an das Enzym gebundene Coenzyme als **prosthetische Gruppen** bezeichnet. Die an der Atmungskette beteiligten Coenzyme zeigt Tabelle **A-10.2**.

A-10.4

A-10.4 Reduktion von FAD zu $FADH_2$

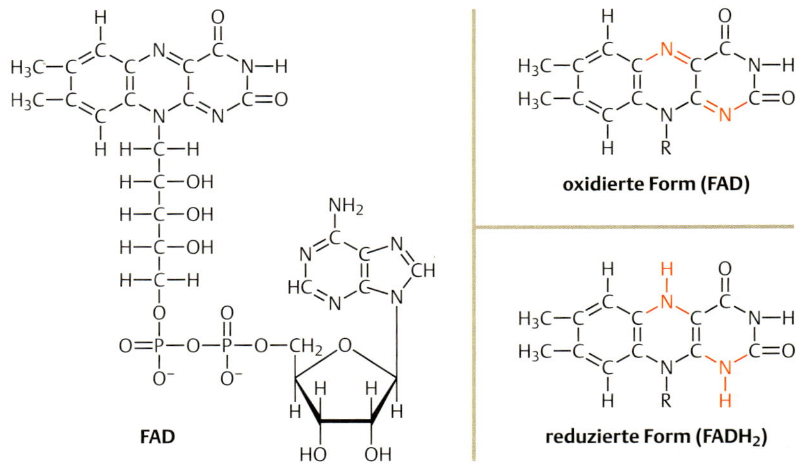

A-10.2

A-10.2 Elektronentransportierende Coenzyme der Atmungskette

Atmungsketten-komplex	*Coenzym/prosthetische Gruppe*	*Art der Bindung*
Komplex I	▪ Nicotinamidadenindinukleotid (NAD)	löslich
	▪ Flavinmononukleotid (FMN)	nichtkovalent, aber fest gebunden
	▪ 8 Eisen-Schwefel-Zentren	kovalent gebunden
	▪ Ubichinon (Coenzym Q)	löslich
Komplex II	▪ Flavinadenindinukleotid (FAD)	kovalent gebunden
	▪ 3 Eisen-Schwefel-Zentren	kovalent gebunden
	▪ 1 Häm	nichtkovalent gebunden
	▪ Ubichinon (Coenzym Q)	löslich
Komplex III	▪ 3 Häm (2 in Cytochrom b, 1 in Cytochrom c_1)	kovalent gebunden
	▪ 1 Eisen-Schwefel-Zentrum im Rieske-Eisen-Schwefel-Protein	kovalent gebunden
Cytochrom c	▪ 1 Häm	kovalent gebunden
Komplex IV	▪ Cu_A-Zentrum (zwei Kupferionen)	kovalent gebunden
	▪ Häm a	nichtkovalent gebunden
	▪ Häm a_3	nichtkovalent gebunden
	▪ Cu_B-Zentrum (ein Kupferion)	kovalent gebunden

beachten ist, dass eine Struktur auch dann als prosthetische Gruppe gelten kann, wenn sie nicht an einer enzymatischen Reaktion beteiligt ist.

10.3.2 Die Komponenten der Atmungskette

Komplex I

10.3.2 Die Komponenten der Atmungskette

Komplex I

▶ Synonym

▶ **Synonym.** NADH-Ubichinon-Oxidoreduktase.

▶ Merke

▶ **Merke.** Der Komplex I nimmt Elektronen von NADH auf und überträgt sie auf Ubichinon (deshalb die Bezeichnung „NADH-Ubichinon-Oxidoreduktase“).

Der **größte Teil** des Komplex I liegt in der **Innenmembran**. Ein **hydrophiler Teil** ragt in

Der Komplex I ist aus 43 Untereinheiten aufgebaut und somit ein außerordentlich großer Proteinkomplex. Er hat eine L-förmige Struktur (Abb. **A-10.5**). Der

A-10.5 **Die Struktur des Komplex I**

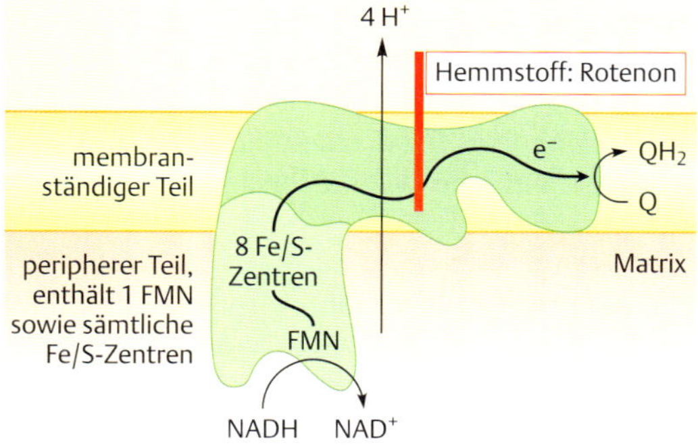

A-10.5

größte Teil des Komplexes I besteht aus hydrophoben Proteinen und ist in die mitochondriale **Innenmembran** eingebettet. Ein kleinerer **hydrophiler Teil** ragt in die **Matrix** hinein und dient der **Aufnahme der Elektronen**, die **von NADH** geliefert werden.

die **Matrix** und nimmt von NADH Elektronen auf (Abb. **A-10.5**).

Die beiden von einem NADH-Molekül abgegebenen **Elektronen** werden zunächst auf **Flavinmononukleotid (FMN)** übertragen. Die Struktur des oxidierten FMN ist in Abbildung **A-10.6** gezeigt. FMN ist fest, aber **nichtkovalent an den Komplex I gebunden**.

NADH überträgt die Elektronen auf **FMN** (Abb. **A-10.6**), das **nichtkovalent** an Komplex I gebunden ist.

A-10.6 **Oxidiertes Flavinmononukleotid**

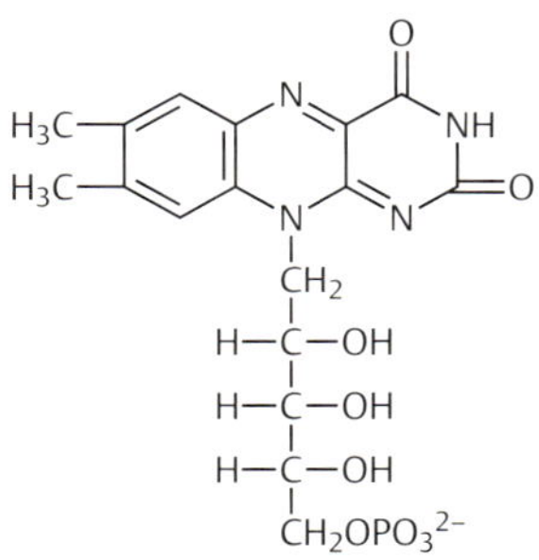

A-10.6

Neben dem FMN enthält der hydrophile Teil des Komplexes I **acht Eisen-Schwefel-Zentren**. Auf ihrem Weg durch den Komplex I springen die Elektronen von einem Eisen-Schwefel-Zentrum zum nächsten, wobei die Eisenionen dieser Zentren abwechselnd ein Elektron aufnehmen und abgeben und dabei zwischen dem Fe^{2+}- und Fe^{3+}-Zustand wechseln.

Acht Eisen-Schwefel-Zentren schleusen die Elektronen durch Komplex I, indem die Fe-Ionen abwechselnd ein Elektron aufnehmen und abgeben.

Die Eisen-Schwefel-Zentren lassen sich zwei unterschiedlichen Typen zuordnen, dem **2 Fe/2 S-Typ** und dem **4 Fe/4 S-Typ** (Abb. **A-10.7**). Die Eisenionen sind über **Cystein** mit den Untereinheiten des Komplexes I verbunden.

Es gibt **zwei Typen** von Fe/S-Zentren (Abb. **A-10.7**), die über **Cysteine** mit Komplex I verbunden sind.

A-10.7 **Die Struktur von Eisen-Schwefel-Zentren**

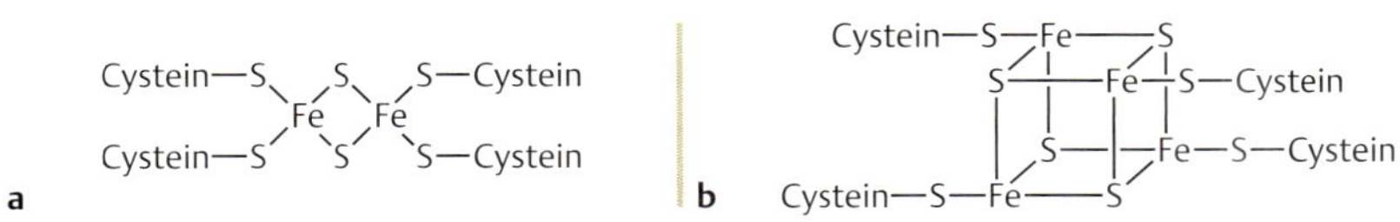

a Eisen-Schwefel-Zentrum vom 2 Fe/2 S-Typ **b** Eisen-Schwefel-Zentrum vom 4 Fe/4 S-Typ

A-10.7

Zuletzt werden die ursprünglich von NADH stammenden Elektronen auf das in der Innenmembran frei lösliche **Ubichinon (Coenzym Q)** übertragen.

Auf dem Weg durch Komplex I geben die Elektronen Energie ab.

Anschließend durchlaufen die Elektronen den hydrophoben Teil des Komplexes, der keine prosthetischen Gruppen zu enthalten scheint. Die genauen Wege der Elektronen durch diesen Teil des Komplexes sind unbekannt. Zuletzt werden die Elektronen auf das **Ubichinon** (**Coenzym Q**, s. u.) übertragen, das in der mitochondrialen Innenmembran frei löslich ist.
Wenn die Elektronen durch den hydrophoben Teil des Komplexes I zum Ubichinon fließen, geben sie Energie ab, die auf eine noch nicht geklärte Weise den Export von Protonen ermöglicht.

▶ klinik

▶ **klinik.** Die **Leber-Optikusatrophie** (**LHON**, Leber hereditary optic neuropathy) ist eine seltene Erbkrankheit, bei der die **Untereinheit 4 des hydrophoben Teils des Komplexes I defekt** ist. Der Defekt beruht in den meisten Fällen auf einer **Punktmutation** in der Position 11778 **des mitochondrialen Genoms**. Zwischen dem 20. und 30. Lebensjahr kommt es zu einer plötzlichen Degeneration der meisten Neurone des Nervus opticus und dadurch zur Erblindung. Offenbar ist der Nervus opticus gegenüber Defekten der mitochondrialen ATP-Synthese besonders empfindlich.

Das Coenzym Ubichinon

▶ Synonym

▶ **Synonym.** Coenzym Q.

Ubichinon ist in der mitochondrialen Innenmembran frei löslich. Es fungiert dort als **zentrale Sammelstelle für Elektronen**.

Ubichinon ist in der mitochondrialen Innenmembran frei löslich und fungiert dort als **zentrale Sammelstelle für Elektronen**. Es sammelt die Elektronen folgender Proteinkomplexe ein:
- Komplex I der Atmungskette,
- Komplex II der Atmungskette,
- ETF-Ubichinon-Oxidoreduktase,
- Glycerin-3-phosphat-Dehydrogenase.

Ubichinon besteht aus (Abb. **A-10.8**):
- einer hydrophoben Seitenkette aus 10 gleichen Isopren-Einheiten,
- einer Benzochinongruppe.

Die **hydrophobe Seitenkette** hält Ubichinon in der Innenmembran.
Die **Benzochinongruppe** kann in einem ersten Schritt ein Elektron und ein Proton aufnehmen, so dass sich ein **Semichinon** bildet. Durch Aufnahme je eines weiteren Elektrons und Protons entsteht daraus **Ubichinol (QH_2)** (Abb. **A-10.8**).
Ubichinon dient zum einen der **Übertragung von Elektronen auf Komplex III**, zum anderen der **Übertragung von Protonen** aus der Matrix **in den Intermembranraum**.

Ubichinon enthält (Abb. **A-10.8**):
- eine hydrophobe Seitenkette aus 10 gleichen Isopren-Einheiten (deshalb wird für Ubichinon mitunter das Symbol Q_{10} verwendet), sowie
- eine Benzochinongruppe.

Die **hydrophobe Seitenkette** ist dafür verantwortlich, dass Ubichinon die hydrophobe Umgebung der mitochondrialen Innenmembran nicht verlassen kann.
Die **Benzochinongruppe** ist für die Funktion entscheidend: Sie kann in einem ersten Schritt ein Elektron zusammen mit einem Proton aufnehmen, so dass sich ein **Semichinon** bildet. Durch Aufnahme eines weiteren Elektrons und eines weiteren Protons entsteht aus dem Semichinon das **Ubichinol (QH_2)** (Abb. **A-10.8**). Beide Schritte sind reversibel und bilden die Voraussetzung für zwei wesentliche Funktionen des Ubichinons: Es dient zum einen der **Übertragung von Elektronen auf den Komplex III** der Atmungskette, zum anderen ist es unmittelbar an der **Übertragung von Protonen aus der Matrix in den Intermembranraum** beteiligt. Von den 10 Protonen, die pro NADH in den Intermembranraum gepumpt werden, gelangen vier Protonen unter direkter Beteiligung des Ubichinons durch die Membran! Da an der Übertragung dieser vier Protonen auch der Komplex III der Atmungskette beteiligt ist, werden diese Protonen in der Regel mit einer gewissen Berechtigung dem Komplex III zugeschrieben.

A-10.8 Reduktion von Ubichinon zu Ubichinol

A-10.8

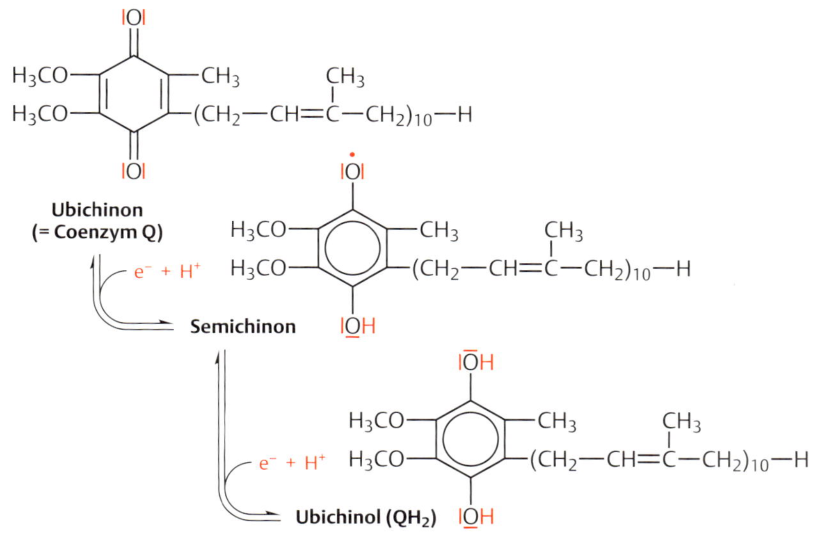

Komplex II

Komplex II

▶ **Synonym.** Succinat-Dehydrogenase, Succinat-Ubichinon-Oxidoreduktase.

◀ Synonym

Dieser Komplex ist bereits als Quereinstieg für Elektronen in die Atmungskette vorgestellt worden (S. 118). Er ist wesentlich kleiner als der Komplex I, besteht aber ebenfalls aus einem **membranständigen Teil** und einem **hydrophilen, in die Matrix hineinragenden Teil** (Abb. **A-10.9**). Im hydrophilen Teil werden die neu aufgenommenen Elektronen zunächst auf **Flavinadenindinukleotid (FAD)** übertragen. FAD ist kovalent mit dem Komplex verbunden. Es unterscheidet sich vom FMN durch eine zusätzliche Adenosindiphosphatgruppe (s. Abb. **A-10.4** und **A-10.6**). Als weitere prosthetische Gruppen enthält der hydrophile Teil des Komplex II **drei Fe/S-Zentren**, der membranständige Teil enthält eine **Hämgruppe**.

Komplex II besteht wie Komplex I aus einem **membranständigen** und einem **hydrophilen Teil** (Abb. **A-10.9**) und enthält folgende **prosthetische Gruppen**:
- FAD,
- 3 Fe/S-Zentren,
- 1 Hämgruppe.

▶ **Merke.** Der Komplex II ist die Succinat-Dehydrogenase des Citratzyklus. Er erhält seine Elektronen von Succinat, das dadurch zu Fumarat umgesetzt wird (S. 117). Der Komplex II überträgt wie Komplex I zwar Elektronen auf Ubichinon, ist aber **keine Protonenpumpe**. Ein **Inhibitor** des Komplexes II ist **Malonat**, welches das Succinat kompetitiv aus seiner Bindestelle verdrängen kann. Die Hemmung der Succinat-Dehydrogenase durch Malonat gilt als klassischer Fall einer kompetitiven Enzymhemmung (S. 32).

◀ Merke

A-10.9 Die Struktur von Komplex II

A-10.9

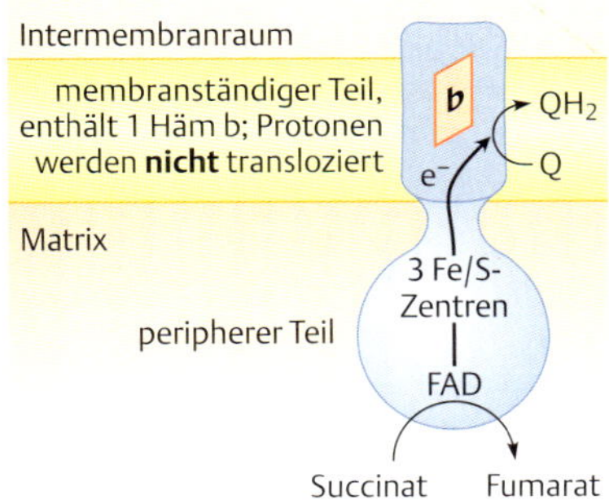

Die ETF-Ubichinon-Oxidoreduktase

Dieser Enzymkomplex in der **Innenmembran** wird traditionell nicht zu den Atmungskettenkomplexen gezählt. Er enthält **FAD**, das **Elektronen vom Elektronen transferierenden Flavoprotein (ETF)**, einem löslichen Matrixprotein, übernimmt und sie auf Ubichinon überträgt (Abb. **A-10.10**).

Die ETF-Ubichinon-Oxidoreduktase

Dieser Enzymkomplex wird traditionell nicht zu den Atmungskettenkomplexen gezählt und spielt deshalb in den meisten Lehrbüchern nur eine untergeordnete Rolle. Dabei sind seine Funktion und seine Bedeutung durchaus der des Komplexes II vergleichbar. Es handelt sich um einen **Enzymkomplex in der Innenmembran**, der ein fest gebundenes **FAD** enthält. Dieses **übernimmt Elektronen vom Elektronen transferierenden Flavoprotein (ETF)**, einem löslichen Protein der mitochondrialen Matrix, das in verschiedenen Reaktionen des mitochondrialen Stoffwechsels Elektronen einsammelt. Vom $FADH_2$ der ETF-Ubichinon-Oxidoreduktase werden die Elektronen auf Ubichinon übertragen (Abb. **A-10.10**).

A-10.10

A-10.10 Elektronentransport durch ETF-Ubichinon-Oxidoreduktase und Glycerin-3-phosphat-Dehydrogenase

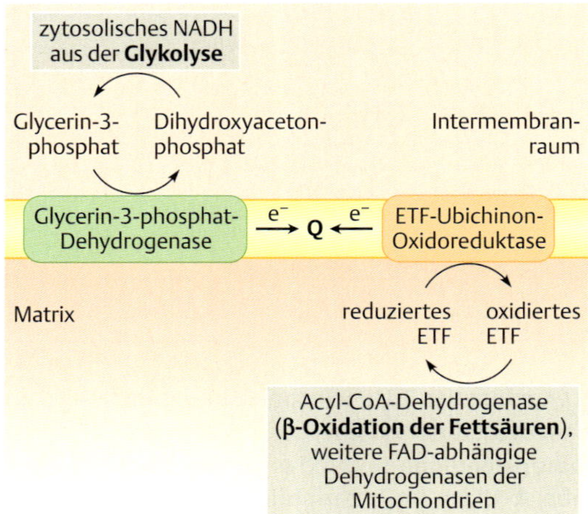

▶ Exkurs

▶ **Exkurs. Der Zusammenhang zwischen Elektronentransport und Protonenexport**
Die Anzahl der Protonen, die aus der Matrix exportiert werden kann, hängt von der Energie ab, die der Transport zweier Elektronen durch die Atmungskette liefert. Diese Energie hängt davon ab, an welcher Stelle die Elektronen in die Atmungskette eingespeist werden.

NADH ist ein **lösliches Coenzym**, das Elektronen in der Regel in Reaktionen aufnimmt, in denen die OH-Gruppe eines Substrats in eine Carbonylgruppe umgewandelt wird. Die Elektronen werden dann auf **Komplex I** übertragen und ermöglichen somit den Export von letztlich 10 Protonen pro zwei Elektronen.

FAD ist überwiegend **an bestimmte Enzyme gebunden** und bleibt in seinen Reaktionszyklen auch stets fest mit diesen Enzymen verbunden. Es agiert also als **prosthetische Gruppe**. Alle Enzyme, die FAD oder FMN gebunden haben, werden als **Flavoproteine** bezeichnet. In den Mitochondrien führt der Weg der Elektronen von einer Reaktion des Stoffwechsels bis zur Atmungskette oft über eine **Kette dreier Flavoproteine**. So wird der erste Schritt des Fettsäureabbaus (der β-Oxidation, S. 128) von einem Flavoprotein katalysiert (der Acyl-CoA-Dehydrogenase). Von ihm werden die Elektronen auf das ETF übertragen und von hier auf die ETF-Ubichinon-Oxidoreduktase. Die Energie dieser Elektronen ist wesentlich geringer als die Energie der Elektronen, die der Atmungskette vom NADH zur Verfügung gestellt werden (das Redoxpotenzial von $NADH/NAD^+$ liegt unter Standardbedingungen bei –320 mV, das von $FADH_2/FAD$ unter den gleichen Bedingungen nur bei –220 mV). Die **Energie** der von $FADH_2$ stammenden Elektronen **reicht nicht aus, um** den **Komplex I zu reduzieren**. Deshalb bleibt nur der Weg zum **Ubichinon**, mit der Folge, dass lediglich sechs Protonen pro zwei Elektronen exportiert werden können.

Die Glycerin-3-phosphat-Dehydrogenase

Die meisten Elektronen gelangen aus Reaktionen des mitochondrialen Stoffwechsels zur Atmungskette. Nur in geringem Umfang stammen die Elektronen aus dem Zytosol. Hier fallen sie in der **Glykolyse** an und werden in **NADH** gespeichert (S. 78). Das NADH wird zunächst zur **Bildung von Glycerin-3-phosphat** genutzt. Die mitochondriale Innenmembran enthält eine **Glycerin-3-phosphat-Dehydrogenase**, die das Glycerin-3-phosphat zu Dihydroxyacetonphosphat oxidiert. Die dabei anfallenden Elektronen werden direkt an das Ubichinon der mitochondrialen Innenmembran weitergeleitet (Abb. **A-10.10**). Wie die ETF-Ubichinon-Oxidoreduktase ist auch die Glycerin-3-phosphat-Dehydrogenase ein **Flavoprotein**.

Die Glycerin-3-phosphat-Dehydrogenase

Im Zytosol läuft die **Glykolyse** ab, in der u. a. **NADH gebildet** wird. Das NADH wird zur **Synthese von Glycerin-3-phosphat** genutzt. In der mitochondrialen Innenmembran werden dann mit Hilfe der **Glycerin-3-phosphat-Dehydrogenase** Elektronen für das Ubichinon der Atmungskette gewonnen.

Komplex III und der Q-Zyklus

Der Komplex III erlaubt es Ubichinon, im sog. Q-Zyklus Protonen aus der Matrix in den Intermembranraum zu transportieren.

Komplex III und der Q-Zyklus

Komplex III

Komplex III

▶ **Synonym.** Cytochrom-bc_1-Komplex, Ubichinol-Cytochrom-c-Oxidoreduktase.

◀ **Synonym**

Die Struktur dieses Komplexes ist aufgrund von Röntgenstrukturanalysen sehr genau bekannt. Er enthält insgesamt 11 Untereinheiten. Zu diesen gehören

- **Cytochrom b**, das **zwei Hämgruppen** gebunden hat,
- **Cytochrom c_1**, das **eine** kovalent gebundene **Hämgruppe** enthält,
- das **Rieske-Eisen-Schwefel-Protein**, das ein **Eisen-Schwefel-Zentrum** vom 2Fe/2S-Typ enthält.

Der Komplex III enthält u. a.

- **Cytochrom b** (2 Hämgruppen),
- **Cytochrom c_1** (1 Häm-gruppe),
- das **Rieske-Eisen-Schwefel-Protein** (ein 2 Fe/2 S-Zentrum).

Der Komplex III nimmt Elektronen von Ubichinon auf und überträgt sie auf Cytochrom c, ein hämhaltiges Protein, das an der Außenseite der Innenmembran frei beweglich ist (S. 174).

Komplex III nimmt Elektronen von Ubichinon auf und überträgt sie auf Cytochrom c.

Q-Zyklus

Q-Zyklus

▶ **Definition.** Als Q-Zyklus wird der Reaktionsweg der Ubichinon-abhängigen Übertragung von Protonen aus der Matrix in den Intermembranraum bezeichnet (Abb. **A-10.11**).

◀ **Definition**

Wenn das Ubichinon am Komplex I der Atmungskette oder an einem anderen der auf S. 169 genannten Innenmembrankomplexe zwei Elektronen aufnimmt, erhält es dabei gleichzeitig zwei Protonen. Da die **Bindestellen des Ubichinons an den Innenmembrankomplexen** alle **an der Innenseite der Innenmembran** liegen, werden diese beiden Protonen automatisch aus der Matrix aufgenommen. Das entstandene **Ubichinol** wandert dann zu einer **Bindestelle des Komplexes III**, die nun aber **an der Außenseite der Innenmembran** liegt. Hier gibt es die beiden Elektronen an Komplex III und gleichzeitig die beiden Protonen an den Intermembranraum ab.

Die **Bindestellen** für **Ubichinon** befinden sich **an der Innenseite**, die für **Ubichinol** an der **Außenseite der Innenmembran**. Dadurch kann Ubichinon neben zwei seiner gesammelten Elektronen zwei Protonen aus der Matrix aufnehmen. Ubichinol gibt die Elektronen an Komplex III, die Protonen an den Intermembranraum ab.

In dieser Form erlaubt der Q-Zyklus den Export von zwei Protonen pro zwei Elektronen. Die Effizienz des Zyklus wird verdoppelt, indem jedes zweite Elektron, das den Komplex III erreicht, innerhalb des Komplexes an eine **zweite Ubichinon-Bindestelle** fließt, die **an der Innenseite der Innenmembran** liegt. Hier nimmt **Ubichinon** zwei dieser abgezweigten Elektronen von Komplex III und zwei Protonen aus der Matrix auf. Das entstandene **Ubichinol** wandert wiederum zu seiner **Bindestelle an Komplex III an der Außenseite der Innenmembran** und gibt die Elektronen an Komplex III, die Protonen an den Intermembranraum ab.

Die Effizienz des Zyklus wird verdoppelt, indem jedes 2. Elektron im Komplex III an eine **2. Ubichinon-Bindestelle an der Innenseite der Innenmembran** fließt. **Ubichinon** nimmt mit je 2 dieser Elektronen 2 Protonen aus der Matrix auf, und **Ubichinol** gibt die Protonen an den Intermembranraum ab.

▶ Merke

▶ **Merke.** Ein erheblicher Teil der Elektronen, die auf den Komplex III übertragen werden, zirkuliert auf diese Weise mehrfach im Q-Zyklus und trägt dadurch auch mehrfach zum Transport von Protonen bei. Dadurch erlaubt der Q-Zyklus den Export von 4 Protonen pro 2 Elektronen.

Die **Komplex-III-Hemmstoffe Myxothiazol** und **Antimycin A** hemmen zwei unterschiedliche Q-Bindestellen.

Die Erforschung des Q-Zyklus wurde dadurch sehr erleichtert, dass es für beide **Bindestellen an Komplex III** spezifische **Hemmstoffe** gibt. **Myxothiazol** blockiert spezifisch die Ubichinol-Bindestelle an der Außenseite der Innenmembran, **Antimycin A** die Ubichinon-Bindestelle an der Innenseite der Innenmembran.

A-10.11

A-10.11 Q-Zyklus und Komplex III der Atmungskette

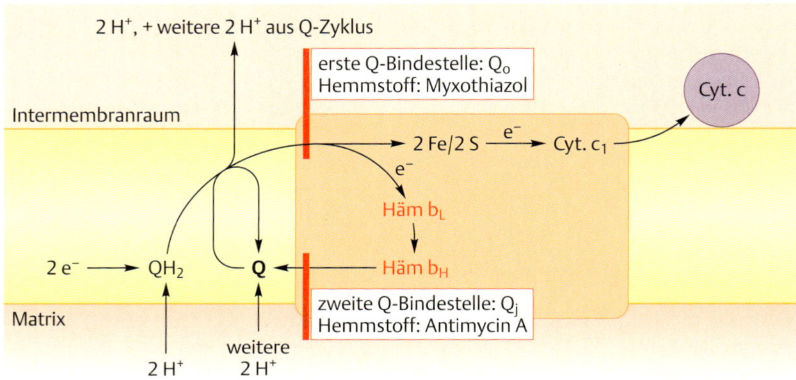

Die Reduktion des Ubichinons (Q) zu Ubichinol (QH_2) erfolgt an den Komplexen I und II der Atmungskette sowie an den in Abbildung **10.10** gezeigten Komplexen.

Cytochrom c

Letztlich werden alle Elektronen von Komplex III an Cytochrom c weitergeleitet. Dies ist ein hämhaltiges Protein, das **an der Außenseite der Innenmembran frei beweglich** ist. Die Hämgruppe ist über **Thioetherbindungen** mit zwei Cysteinen des Proteins kovalent verbunden (Abb. **A-10.12**).

Cytochrom c

Letztlich werden alle Elektronen vom Komplex III an Cytochrom c weitergeleitet, ein kleines Protein von nur 104 Aminosäuren bzw. 12,4 kDa, das **an der Außenseite der Innenmembran frei beweglich** ist. Cytochrom c enthält **eine Hämgruppe**, die über **Thioetherbindungen** mit zwei Cysteinen des Proteins kovalent verbunden ist (Abb. **A-10.12**). Cytochrom c und das Cytochrom c_1 des Komplexes III sind die einzigen Cytochrome der Atmungskette, in denen die Hämgruppe durch kovalente Bindungen mit dem umgebenden Polypeptid verbunden ist. Alle anderen Hämgruppen sind nichtkovalent gebunden. Das zentrale Eisenion der Hämgruppe ist im Cytochrom c von beiden Seiten vor Vergiftungen (z. B. durch Cyanid-Ionen) geschützt. An der einen Seite bindet das Methionin der Position 80, an der anderen Seite das Histidin der Position 18.

Komplex IV

▶ Synonym

Komplex IV

▶ **Synonym.** Cytochrom-c-Oxidase.

Der Komplex IV nimmt Elektronen von Cytochrom c auf und überträgt sie auf Sauerstoff, unter **Bildung von Wasser**. Pro 2 übertragenen Elektronen werden 2 Protonen exportiert.

Der Komplex IV nimmt die Elektronen von Cytochrom c auf und überträgt sie auf Sauerstoff, unter **Bildung von Wasser**. Indem zwei Elektronen übertragen werden, exportiert der Komplex IV zwei Protonen. Der Mechanismus des Protonenexports ist im Detail noch nicht ganz geklärt, es liegt aber eine Röntgenkristallstruktur vor, die bereits wesentliche Einblicke in die Funktion des Komplexes IV erlaubt.

A-10.12 Die Hämgruppe des Cytochroms c

A-10.12

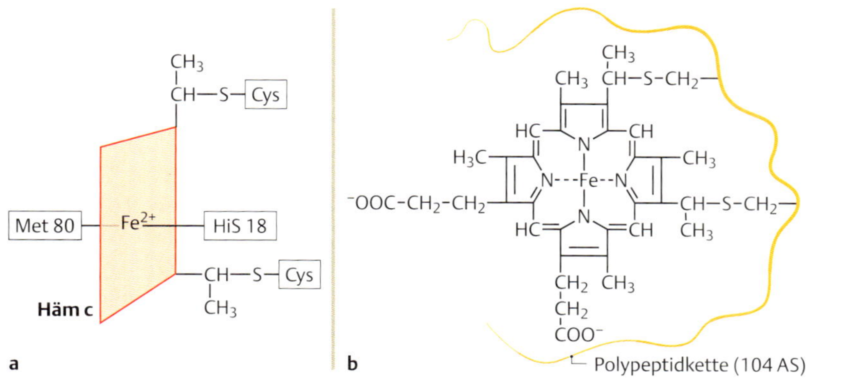

Die Hämgruppe, die das Eisenion enthält, lässt das Cytochrom c farbig erscheinen (griech. chroma = Farbe). Der Porphyrinring ist durch Thioetherbindungen kovalent mit zwei Cysteinen der Aminosäurekette des Cytochroms c verbunden.
a Schematische Darstellung.
b Struktur der Hämgruppe.

Aufbau

Komplex IV enthält 13 Polypeptide sowie (Abb. **A-10.13**)
- ein **Cu_A-Zentrum**, das zwei Kupferionen enthält,
- eine **Häm-a-Gruppe (Cytochrom a)**,
- eine **Häm-a_3-Gruppe (Cytochrom a_3)**,
- ein **Cu_B-Zentrum**, das ein Kupferion enthält.

Aufbau

Komplex IV enthält **zwei Kupferzentren** (Cu_A, Cu_B) und **zwei Hämgruppen** (Häm a, Häm a_3) (Abb. **A-10.13**).

▶ **Merke.** Die **zentrale Struktur** des Komplexes IV besteht aus der **Häm-a_3-Gruppe** und dem gegenüberliegenden Kupferion **Cu_B**. Zwischen dem Häm a_3 und dem Cu_B bindet der Sauerstoff (O_2), der mit der Atemluft aufgenommen wurde und nun hier zu Wasser umgesetzt wird.

◀ **Merke**

Das Kupferion Cu_B wird von den Imidazol-Gruppen dreier Histidine in seiner Lage fixiert. Das Eisenion des Häm a_3 wird an seiner Rückseite ebenfalls von einem Histidin gebunden.

Cu_B und Häm a_3 werden von Histidinen fixiert.

A-10.13 Schematische Darstellung der Cytochrom-c-Oxidase (Komplex IV)

A-10.13

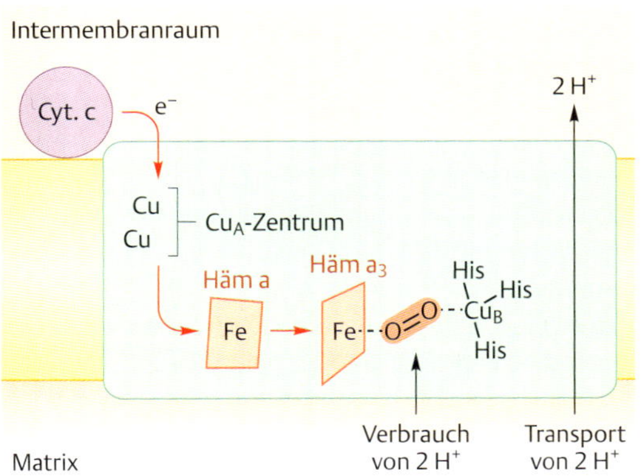

Funktionsweise

Von **Cytochrom c** gelangt jeweils ein Elektron über das **Cu_A-Zentrum** und **Häm a** zur **Häm a_3**-Gruppe. Hier werden die Elektronen auf **O_2** übertragen.

Die zur Bildung von 2 H_2O benötigten 4 Protonen werden aus der Matrix aufgenommen (nicht exportiert!).

Funktionsweise

Die Reaktionsschritte, die zur Bildung des Wassers führen, sind nur teilweise bekannt: Von **Cytochrom c** wird jeweils ein Elektron auf ein Kupferion des **Cu_A-Zentrums** und von diesem über **Häm a** auf **Häm a_3** übertragen. Das Eisenion der Häm-a_3-Gruppe scheint mehrere Elektronen gleichzeitig an den gebundenen **Sauerstoff** abgeben zu können und dabei zeitweise in einen Fe^{4+}-Zustand überzugehen.
Die zur Bildung von 2 H_2O benötigten 4 Protonen werden aus der Matrix aufgenommen. Sie werden verbraucht, nicht exportiert! Tatsächlich können diese Protonen im Hinblick auf die Stöchiometrie des mitochondrialen Protonengradienten vollkommen vernachlässigt werden. Denn die Zahl der an Komplex IV verbrauchten Protonen entspricht genau der Zahl der an den Komplexen I und II der Atmungskette vom NADH bzw. $FADH_2$ freigesetzten Protonen.

▶ Merke

▶ **Merke.** Indem die Elektronen durch den Komplex hindurch zur Sauerstoffbindestelle fließen, lösen sie Konformationsänderungen und Ladungsverschiebungen aus, die **außerhalb der Sauerstoffbindestelle** den **Export von Protonen** bewirken. Bei Eintreffen von 2 Elektronen kann 1 H_2O gebildet werden. Dabei werden 2 Protonen verbraucht, und parallel werden 2 Protonen exportiert.

▶ klinik

▶ **klinik.** Die **Giftwirkung von Cyanid-Ionen (CN^-)** findet ihre Erklärung in der hohen Affinität dieser Ionen für die Sauerstoff-Bindestelle von Komplex IV. Durch die Blockade der Sauerstoff-Bindestelle kommt die Zellatmung zum Erliegen. Geringe Mengen an Cyanid-Ionen werden innerhalb der Mitochondrien von dem Enzym **Rhodanase** zu Rhodanid (=Thiocyanat, SCN^-) umgesetzt und dadurch weitgehend inaktiviert. Bei Cyanidvergiftung kann man die Arbeit dieses Enzyms erleichtern, indem man dem Enzym möglichst viel Schwefel zur Verfügung stellt. Dazu verabreicht man i. v. eine Natriumthiosulfat-Lösung.

10.3.3 Die Redoxpotenziale der Atmungskette

Durch Bestimmung der **Redoxpotenziale** erfährt man die **Neigung** der prosthetischen Gruppen, **Elektronen aufzunehmen bzw. abzugeben**.

Per definitionem fließen die Elektronen vom Redoxsystem mit dem negativeren Potenzial zu dem mit dem höheren Potenzial. Als Nullwert für die Messung dient das Potenzial einer Wasserstoffelektrode.

Unter Standardbedingungen hat **NADH** ein Redoxpotenzial von **−320 mV**, **gibt Elektronen** also **leicht ab**. **O_2** hat ein Redoxpotenzial von **+ 815 mV**, **nimmt Elektronen** also **leicht auf**.
Aus diesen Werten ergibt sich eine **elektrische Spannung** zwischen beiden Enden der Atmungskette von **ca. 1,14 V**.

10.3.3 Die Redoxpotenziale der Atmungskette

Alle derzeitigen Forschungsprojekte zur Funktion der Atmungskette profitieren davon, dass die Strukturen der Atmungskettenkomplexe inzwischen weitgehend bekannt sind. Diese Situation ist allerdings erst seit dem Ende des 20. Jahrhunderts gegeben. Deshalb ist es bemerkenswert, dass es bereits viele Jahre zuvor gelungen war, die Reihenfolge zu bestimmen, in der die verschiedenen prosthetischen Gruppen der Atmungskettenkomplexe von den Elektronen durchlaufen werden. Entscheidend war dabei die Messung der **Redoxpotenziale** der prosthetischen Gruppen, also die Bestimmung ihrer jeweiligen **Neigung, Elektronen aufzunehmen bzw. abzugeben**.
Die Redoxpotenziale sind so definiert, dass die Elektronen stets vom Redoxsystem mit dem negativeren Potenzial zum Redoxsystem mit dem höheren Potenzial fließen. Willkürlich definierte man das Potenzial eines unter bestimmten Bedingungen von Wasserstoff umspülten Platindrahtes als Potenzial mit dem Wert 0. Relativ zu dieser Wasserstoffelektrode wurden dann die Redoxpotenziale möglichst genau gemessen.
NADH ist ein gutes Reduktionsmittel, d. h., es **gibt** seine **Elektronen sehr leicht ab**. Relativ zur Wasserstoffelektrode zeigt es unter den gewählten Standardbedingungen bei Oxidation zu NAD^+ ein Redoxpotenzial von **$E^{0'}$=−320 mV**.
Sauerstoff ist ein effektives Oxidationsmittel, d. h., er **nimmt Elektronen sehr leicht auf**. Bei Umsetzung zu Wasser zeigt er ein Redoxpotenzial von $E^{0'}$ = + **815 mV**.
Unter Standardbedingungen ergibt sich aus diesen beiden Werten zwischen den beiden Enden der Atmungskette eine **elektrische Spannungsdifferenz** von **ca. 1,14 V**, unter physiologischen Bedingungen liegt der Wert bei ca. 1,1 V. Die

elektrische Spannung der mitochondrialen Atmungskette ist also der Spannung einer gängigen Taschenlampenbatterie vergleichbar.
Alle **prosthetischen Gruppen** der Atmungskettenkomplexe lassen sich zwischen dem NADH und dem Sauerstoff in einer **elektrochemischen Reihe** anordnen (Tab. **A-10.3**).
Die Energie, welche die Elektronen mit sich führen, wenn sie einer Spannungsdifferenz von 1,14 V folgend durch die Atmungskette vom NADH zum Sauerstoff fließen, entspricht einem ΔG von 219 kJ/Mol. Dies ist die Energie, die der Atmungskette für den Aufbau des mitochondrialen Protonengradienten zur Verfügung steht.

Alle **prosthetischen Gruppen** der Atmungskettenkomplexe ordnen sich zwischen NADH und O_2 in einer **elektrochemischen Reihe** an (Tab. **A-10.3**).
Die Energie der Elektronen in der Atmungskette – 219 kJ/Mol – steht für den Aufbau des mitochondrialen Protonengradienten zur Verfügung.

A-10.3 Redoxpotenziale einiger biochemisch relevanter Redoxpaare unter Standardbedingungen

Redoxpaar	*Redoxpotenzial $E^{0'}$ (V)*
$NAD^+/NADH + H^+$	−0,32
Fumarat/Succinat	+0,03
Ubichinon/Ubichinol	+0,05
Cytochrom c (Fe^{3+}/Fe^{2+})	+0,24
O_2/H_2O	+0,82

A-10.3

10.4 Import und Export von Metaboliten über die Mitochondrienmembran

10.4 Import und Export von Metaboliten über die Mitochondrienmembran

Die mitochondriale ATP-Synthese setzt voraus, dass die mitochondriale Innenmembran Proteine enthält, die den **Export des** neu synthetisierten **ATP** erlauben und parallel den **Import der** benötigten **Ausgangsstoffe** – ADP und Phosphat – vermitteln. Die **Membranproteine**, die für diesen Transport verantwortlich sind, gehören zu einer größeren Familie verwandter Proteine, die in großer Zahl in die Innenmembran eingelagert sind.

Der **Export von ATP** und der **Import von ADP und Phosphat** durch die mitochondriale Innenmembran wird von **Membranproteinen** vermittelt, die zu einer Proteinfamilie gehören.

Der **ADP/ATP-Translokator** arbeitet als **Antiporter**, d. h. parallel zum Export eines ATP vermittelt er stets den Import eines ADP. Dem mitochondrialen Membranpotenzial gehen durch die Funktion des ADP/ATP-Translokators ständig Ladungen verloren, denn ATP trägt durch seine Triphosphatgruppe bei physiologischen pH-Werten 4 negative Ladungen (S. 5), ADP aber nur 3. Wie bei einer Drehtür wird das stärker negativ geladene ATP vom Membranpotenzial (innen negativ!) aus der Matrix heraus gedrängt, dadurch aber indirekt auch der Import des ADP erleichtert. Ein berühmter **Inhibitor** des ADP/ATP-Translokators ist das **Atractylosid**.

Der **ADP/ATP-Translokator** arbeitet als **Antiporter**, d. h. parallel zum Export eines ATP vermittelt er stets den Import eines ADP. Ein berühmter **Inhibitor** des ADP/ATP-Translokators ist das **Atractylosid**.

Der **Phosphat-Translokator** arbeitet ebenfalls als **Antiporter**. Im Austausch gegen jedes importierte Phosphat-Ion ($H_2PO_4^-$) wird ein Hydroxid-Ion (OH^-) exportiert. Elektrische Ladungen gehen hierbei zwar nicht verloren (!), aber der Export der Hydroxid-Ionen geht auf Kosten des Protonengradienten: Ein erheblicher Teil der von der Atmungskette exportierten Protonen wird von den Hydroxid-Ionen neutralisiert.

Der **Phosphat-Translokator** arbeitet ebenfalls als **Antiporter**. Im Austausch gegen jedes importierte Phosphat-Ion ($H_2PO_4^-$) wird ein Hydroxid-Ion (OH^-) exportiert.

Die Aktivitäten der beiden Translokatoren zusammen genommen führen also bei der Synthese jedes ATP dazu, dass dem mitochondrialen Membranpotenzial eine Ladung, dem Protonengradienten ein Proton verloren geht. Nimmt man nun an, dass zur Synthese eines ATP genau drei Protonen durch den F_0-Teil der ATP-Synthase fließen müssen, muss die Atmungskette ein zusätzliches Proton exportieren, um mit seiner Ladung den Verlust einer Ladung beim Austausch von ATP gegen ADP zu kompensieren und mit seinem Beitrag zur Protonenkonzentration den Export der OH^--Ionen durch den Phosphat-Translokator zu kompensieren. Um die Synthese eines ATP zu ermöglichen, muss die Atmungskette also insgesamt vier Protonen exportieren.

Durch diese Translokatoren geht pro synthetisiertem ATP eine Ladung bzw. ein Proton verloren. Nimmt man an, dass zur Synthese eines ATP drei Protonen durch den F_0-Teil der ATP-Synthase fließen müssen, muss die Atmungskettewegen der Translokatoren ein weiteres Proton, also insgesamt vier Protonen exportieren.

Wenn **ein NADH zwei Elektronen** an die Atmungskette **abgibt** und daraufhin **10 Protonen exportiert** werden, sind diese hinreichend zur **Synthese** und zum Export **von 2,5 ATP**.

Wenn nun **ein NADH zwei Elektronen** an die Atmungskette **abgibt** und daraufhin **10 Protonen exportiert** werden, sind diese ausreichend für die **Synthese** und zum Export **von** 10 : 4 = **2,5 ATP**. Bei dieser Rechnung ist allerdings daran zu erinnern, dass die Zahl der c-Untereinheiten im F_O-Teil der mitochondrialen ATP-Synthase noch unbekannt und damit auch der Protonenverbrauch der ATP-Synthase noch hypothetisch ist.

Die ADP/ATP- und die Phosphat-Translokatoren scheinen in der Innenmembran mit ATP-Synthase-Komplexen zu sog. **ATP-Synthasomen** zu assoziieren.

Die ADP/ATP-Translokatoren und die Phosphat-Translokatoren scheinen in der mitochondrialen Innenmembran nicht beliebig verteilt zu sein, sondern sich mit den ATP-Synthase-Komplexen zu sog. **ATP-Synthasomen** zusammenzulagern. Vermutlich wird dadurch die Kooperation dieser Proteine erleichtert, analog zu den Respirasomen der Atmungskette, in denen die Atmungskettenkomplexe I, III und IV miteinander kooperieren.

Die Atmungskette ist nur in Gegenwart hinreichender Konzentrationen an ADP maximal aktiv. Wenn die Konzentration an ADP absinkt, verringert sich auch der Sauerstoffverbrauch.

Man könnte aufgrund dieser Beobachtungen vermuten, dass die Atmungskette und die ATP-Synthase vollkommen unabhängig voneinander arbeiten. Dies ist allerdings nicht der Fall. Vielmehr ist schon seit langem bekannt, dass die Atmungskette nur in Gegenwart hinreichender Konzentrationen an ADP maximal aktiv ist, d. h. einen maximalen Sauerstoffverbrauch zeigt. Sinkt die Konzentration an ADP erheblich, verringert sich auch der Sauerstoffverbrauch.

Vermutlich ist der Zusammenhang nur indirekt. Man nimmt an, dass die Atmungskette nur dann ihre maximale Leistung entwickelt, solange das **Membranpotenzial** einen gewissen Wert nicht überschreitet.

Vermutlich ist der Zusammenhang nur indirekt. Man nimmt an, dass die Atmungskette nur dann ihre maximale Leistung entwickelt, solange das **Membranpotenzial** einen gewissen Wert nicht überschreitet. Ist das Membranpotenzial zu hoch, reicht die Kraft der Atmungskettenkomplexe nicht mehr aus, um gegen den bereits vorhandenen Protonengradienten weitere Protonen aus der Matrix zu pumpen. Man kann sich vorstellen, dass diese Situation eintritt, sobald die ATP-Synthase nicht mehr ausreichend ADP als Substrat zur Verfügung hat, deshalb stehen bleibt, und entsprechend auch keine Protonen mehr in die Matrix zurückströmen lässt. Erst wenn die ATP-Synthase wieder Protonen in die Matrix einströmen lässt, verringert sich das Membranpotenzial, und die Atmungskette nimmt wieder ihre Arbeit auf.

10.5 Transport von Reduktionsäquivalenten über die mitochondriale Innenmembran

10.5 Transport von Reduktionsäquivalenten über die mitochondriale Innenmembran

▶ Definition

▶ **Definition.** Unter einem Reduktionsäquivalent versteht man in der Biochemie ein Elektron, das von einem Coenzym gebunden ist und in einer Redoxreaktion auf ein anderes Molekül übertragen werden kann. Oft bezieht man den Ausdruck allerdings auch direkt auf das jeweilige Coenzym. So formuliert man etwa, in der Glykolyse würden von der Glycerinaldehyd-3-phosphat-Dehydrogenase „Reduktionsäquivalente in Form von NADH" bereit gestellt.

Da die Glykolyse im Zytosol abläuft, stellt sich die Frage, wie das in der Glykolyse anfallende NADH der Atmungskette der Mitochondrien zugeleitet werden kann.

NADH kann die mitochondriale Innenmembran nicht durchdringen. Seine Reduktionsäquivalente werden mittels Glycerin-3-phosphat- oder Malat-Aspartat-Shuttle durch diese Membran transportiert.

Die mitochondriale Außenmembran enthält Poren, durch die NADH mühelos aufgenommen werden kann. Da sich der Komplex I der Atmungskette nur an der Matrix-Seite reduzieren lässt (Abb. **A-10.5**), NADH die mitochondriale Innenmembran aber nicht überqueren kann, bedarf es nun besonderer Mechanismen, durch die diese Reduktionsäquivalente der Atmungskette zur Verfügung gestellt werden können. Im Stoffwechsel gibt es hierzu zwei Möglichkeiten, nämlich den Glycerin-3-phosphat-Shuttle und den Malat-Aspartat-Shuttle.

10.5.1 Glycerin-3-phosphat-Shuttle

10.5.1 Glycerin-3-phosphat-Shuttle

▶ **Merke.** Unter Verbrauch des in der Glykolyse gebildeten NADH wird Dihydroxyacetonphosphat im Zytosol zu Glycerin-3-phosphat reduziert. Glycerin-3-phosphat wird von den Mitochondrien aufgenommen und an der Außenseite der mitochondrialen Innenmembran durch die **mitochondriale Glycerin-3-phosphat-Dehydrogenase** zu Dihydroxyacetonphosphat oxidiert. Die dabei anfallenden Elektronen werden unter Vermittlung von $FADH_2$ auf Ubichinon übertragen. Das entstehende Ubichinol gibt die Elektronen dann an Komplex III der Atmungskette ab.

◀ Merke

Das im Intermembranraum gebildete Dihydroxyacetonphosphat diffundiert in das Zytosol, wo es durch eine **zytosolische Glycerin-3-phosphat-Dehydrogenase** unter Verbrauch von NADH wieder zu Glycerin-3-phosphat reduziert wird. Es ergibt sich also ein Kreislauf, an dem zwei unterschiedliche Isoenzyme der Glycerin-3-phosphat-Dehydrogenase beteiligt sind.

Dihydroxyacetonphosphat diffundiert ins Zytosol, wo es durch eine **zytosolische Glycerin-3-phosphat-Dehydrogenase** zu Glycerin-3-phosphat reduziert wird.

10.5.2 Malat-Aspartat-Shuttle

10.5.2 Malat-Aspartat-Shuttle

▶ **Merke.** Der Malat-Aspartat-Shuttle ist insbesondere in Herz- und Leberzellen von Bedeutung. Im Rahmen dieses Transportsytems wird im **Zytosol Oxalacetat** unter Verbrauch von NADH zu **Malat** reduziert. Malat wird mit Hilfe eines **spezifischen Translokatorproteins** über die mitochondriale Innenmembran transportiert und in der **mitochondrialen Matrix** in den Citratzyklus eingespeist. Dort wird **Malat** unter Bildung von NADH zu **Oxalacetat** oxidiert. Das **NADH** wird zur Übertragung von Elektronen auf den Komplex I der Atmungskette verwendet.

◀ Merke

Ein Kreislauf ergibt sich, wenn das Oxalacetat anschließend aus dem Citratzyklus abgezweigt und unter Beteiligung einer Aminotransferase zu Aspartat umgesetzt wird. Das Aspartat wird von den Mitochondrien exportiert und im Zytosol wieder zu Oxalacetat umgesetzt (Abb. **A-10.14**).
Erforderlich sind hier also zwei Enzyme, die jeweils sowohl im Zytosol als auch in der mitochondrialen Matrix vorhanden sein müssen. Es handelt sich um eine Aspartat-Aminotransferase und eine Malat-Dehydrogenase (Abb. **A-10.14**). Essenzielle Komponenten des Systems sind zudem die Translokatoren, die den Transport der jeweiligen Metabolite über die Innenmembran vermitteln. Der Import des Malats wird von einem Malat/α-Ketoglutarat (= Malat/2-Oxoglutarat)-Translokator vermittelt, der Export des Aspartats wird von einem Aspartat-Glutamat-Translokator ermöglicht. Beide Proteine sind mit dem ADP/ATP-Translokator verwandt und arbeiten als Antiporter.

Ein Kreislauf ergibt sich, wenn Oxalacetat zu Aspartat umgesetzt, dieses ins Zytosol exportiert und dort zu Oxalacetat umgesetzt wird (Abb. **A-10.14**).

Hierzu sind jeweils zwei Isoenzyme der Aspartat-Aminotransferase und der Malat-Dehydrogenase sowie zwei Translokatoren erforderlich. Letztere sind mit dem ADP/ATP-Translokator verwandt und arbeiten als Antiporter.

10.5.3 Vergleich beider Shuttle-Systeme

10.5.3 Vergleich beider Shuttle-Systeme

Im Vergleich der beiden Shuttle-Systeme fällt zunächst auf, dass der Malat-Aspartat-Shuttle deutlich aufwendiger ist als der Glycerin-3-phosphat-Shuttle. Der Glycerin-3-phosphat-Shuttle erlaubt letztlich aber lediglich die Bildung von $FADH_2$, d.h. den Eintritt der Reduktionsäquivalente auf der Stufe des Komplexes III und somit einen Export von sechs Protonen durch die Atmungskette (Abb. **A-10.2**). Der Malat-Aspartat-Shuttle hingegen erlaubt in den Mitochondrien eine Bildung von NADH, somit einen Eintritt der Reduktionsäquivalente auf der Stufe des Komplexes I und einen Export von 10 Protonen durch die Atmungskette.

A-10.14 Der Malat-Aspartat-Shuttle

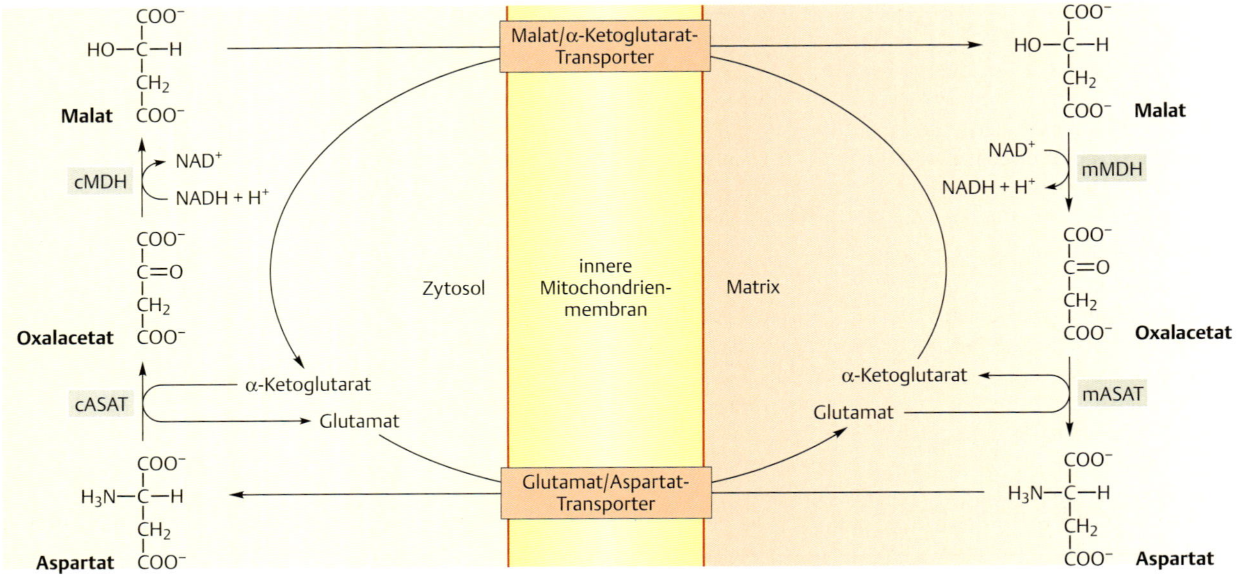

Der Malat-Aspartat-Shuttle erlaubt eine Übertragung von Reduktionsäquivalenten aus dem Zytosol in die mitochondriale Matrix. Der entscheidende Überträger der Elektronen ist dabei das Malat. MDH: Malat-Dehydrogenase, ASAT: Aspartat-Aminotransferase, c: zytosolisches Enzym, m: mitochondriales Enzym.

▶ Merke

▶ **Merke.** Der Glycerin-3-phosphat-Shuttle ist in den Geweben weit verbreitet, arbeitet aber mit einem Verlust an Energie. Der Malat-Aspartat-Shuttle ist zwar aufwendig und vornehmlich auf Herz- und Leberzellen beschränkt, ermöglicht es aber, in der Matrix im gleichen Umfang NADH zu regenerieren, in dem NADH im Zytosol verbraucht wurde.

10.6 Entkoppler des OXPHOS-Systems

10.6 Entkoppler des OXPHOS-Systems

▶ Definition

▶ **Definition.** Als Entkoppler werden Proteine und kleine organische Moleküle bezeichnet, welche die Aktivität der Atmungskette von der Aktivität der ATP-Synthase abkoppeln. Allen Entkopplern ist gemeinsam, dass sie die Funktion der Atmungskette intakt lassen (!), dass sie aber die protonenabhängige ATP-Synthese einschränken bzw. unterbinden, indem sie die Etablierung des Protonengradienten verhindern.

10.6.1 Der physiologische Entkoppler Thermogenin

Thermogenin **bildet in der mitochondrialen Innenmembran Kanäle**, durch die Protonen in die Matrix strömen. Dadurch geht die **Energie des Protonengradienten** als **Wärme** verloren.

Thermogenin findet sich spezifisch im **braunen Fettgewebe der Neugeborenen und Säuglinge** und hat die Aufgabe, einer Unterkühlung entgegenzuwirken.

10.6.1 Der physiologische Entkoppler Thermogenin

Thermogenin (engl. uncoupling protein, UCP) ist ein Protein, das zur gleichen Proteinfamilie gehört wie der ADP/ATP-Translokator und der Phosphat-Translokator. Es **bildet in der mitochondrialen Innenmembran Kanäle**, durch die Protonen in die Matrix einströmen können. Mitochondrien, die Themogenin enthalten, können deshalb kein ATP mehr synthetisieren, und die **Energie des mitochondrialen Protonengradienten** geht als **Wärme** verloren.
Thermogenin findet sich nicht in allen Geweben, sondern spezifisch im **braunen Fettgewebe der Neugeborenen und Säuglinge**. Die braune Farbe dieses Gewebes beruht auf seinem hohen Gehalt an Mitochondrien. Die Atmungskette dieser Mitochondrien bezieht ihre Elektronen letztlich aus dem in den Zellen ein-

A-10.15 Die Funktionsweise des Entkopplers 2,4-Dinitrophenol

A-10.15

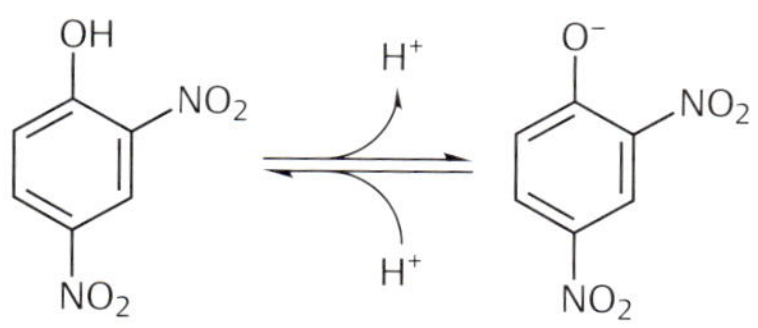

2,4-Dinitrophenol lagert sich u.a. in die mitochondriale Innenmembran ein, wo es aus dem Intermembranraum Protonen aufnimmt, um sie an der Matrix-Seite der Membran wieder abzugeben.

gelagerten Fett. Offenbar hat das braune Fettgewebe die Funktion, einer Unterkühlung entgegenzuwirken. Die Wärmeerzeugung wird hier durch das sympathische Nervensystem kontrolliert. Beim Erwachsenen findet sich Thermogenin nur noch in kleinen Restbeständen, z.B. im Bindegewebe um die großen Arterien und im Mediastinum.

10.6.2 Toxische Entkoppler

Ein **klassisches Beispiel** für ein Gift, dass als Entkoppler wirkt, ist das **2,4-Dinitrophenol**. Das Gift lagert sich u.a. in die mitochondriale Innenmembran ein, wo es aus dem Intermembranraum Protonen aufnimmt, um sie an der Matrix-Seite der Membran wieder abzugeben (Abb. **A-10.15**). Dadurch bricht der mitochondriale Protonengradient zusammen und die Bildung von ATP durch die ATP-Synthase kommt zum Erliegen.

10.6.2 Toxische Entkoppler

Ein **klassisches Beispiel** für ein Gift, dass als Entkoppler wirkt, ist das **2,4-Dinitrophenol** (Abb. **A-10.15**).

10.7 Angeborene Defekte des OXPHOS-Systems

Die Fortschritte der Molekularbiologie haben es ermöglicht, eine Reihe seltener Erbkrankheiten auf Defekte des Systems der oxidativen Phosphorylierung zurückzuführen. Ein **Beispiel** wurde bereits genannt, nämlich die **Leber-Optikusatrophie** (**LHON**, S. 170). Neben diesem Syndrom sind einige weitere Krankheiten bekannt, die ebenfalls durch **Mutationen in der mitochondrialen DNA** verursacht werden. Die mitochondriale DNA kodiert acht verschiedene Proteine, bei denen es sich ausnahmslos um hydrophobe Untereinheiten der Atmungskette bzw. der ATP-Synthase handelt. Weitere Abschnitte des mitochondrialen Genoms kodieren für RNA-Moleküle, die als Komponenten der mitochondrialen Ribosomen bzw. als tRNAs für die Synthese der acht kodierten Proteine benötigt werden. Jeder Defekt der mitochondrialen DNA wirkt sich deshalb negativ auf die mitochondriale ATP-Synthese aus.

In vielen Fällen treten die Defekte der mitochondrialen DNA erst im Laufe einiger Jahre in Erscheinung. Solange ca. 10% der DNA-Moleküle in den Mitochondrien einer Zelle intakt sind, können die Zellfunktionen weitgehend aufrecht erhalten werden. Erst wenn der Anteil der geschädigten DNA zunimmt, kommt es zum Ausbruch der Krankheit. Die Ursachen der Akkumulation geschädigter DNA sind bislang unbekannt. Bei den Symptomen handelt es sich in der Regel um neurologische Störungen oder Muskelschwäche. Offenbar sind Nerven- und Muskelzellen in besonderer Weise auf eine ausreichende ATP-Synthese angewiesen. Warum bestimmte Mutationen der mitochondrialen DNA mit bestimmten, für die jeweilige Mutation charakteristischen Krankheitssymptomen korrelieren, ist bislang ebenfalls ungeklärt.

Alle Krankheiten der mitochondrialen DNA zeigen einen charakteristischen Erbgang: Die Mitochondrien, und so auch ihre DNA, werden nämlich ausschließlich von der Mutter (**maternal**) **vererbt**. Die Mitochondrien der Spermien werden in der Oozyte abgebaut.

10.7 Angeborene Defekte des OXPHOS-Systems

Die mitochondriale DNA kodiert acht verschiedene Proteine, bei denen es sich ausnahmslos um hydrophobe Untereinheiten der Atmungskette bzw. der ATP-Synthase handelt. Weitere Abschnitte des mitochondrialen Genoms kodieren für RNA-Moleküle, die als Komponenten der mitochondrialen Ribosomen bzw. als tRNAs für die Synthese der acht kodierten Proteine benötigt werden.

Solange ca. 10% der DNA-Moleküle in den Mitochondrien einer Zelle intakt sind, können die Zellfunktionen weitgehend aufrecht erhalten werden. Erst wenn der Anteil der geschädigten DNA zunimmt, kommt es zum Ausbruch der Krankheit. In der Regel handelt es sich dabei um neurologische Störungen oder Muskelschwäche.

Die Mitochondrien, und so auch ihre DNA, werden ausschließlich **maternal vererbt**.

10.8 Bakterielle Atmungsketten

Das **mitochondriale Genom** ist **vom Genom endosymbiontischer Bakterien übrig geblieben**. Entsprechend muss man davon ausgehen, dass auch das System der oxidativen Phosphorylierung bakteriellen Ursprungs ist.

E. coli können als terminalen Elektronenakzeptor der Atmungskette anstelle von Sauerstoff auch Nitrat verwenden (**Nitrat-Atmung**).

Bakterien in tiefen Schichten von Gewässern können Sulfat als Elektronenakzeptor verwenden (**Sulfat-Atmung**).

10.8 Bakterielle Atmungsketten

Es ist eine gut begründete und deshalb auch allgemein anerkannte Vermutung, dass die Mitochondrien der heute lebenden Tiere und Pflanzen in der Evolution aus Bakterien hervorgehangen sind, die vor ca. 2 Milliarden Jahren als Endosymbionten in urtümliche Wirtszellen eingewandert sind. Das **mitochondriale Genom** ist demnach **vom Genom endosymbiontischer Bakterien übrig geblieben**. Entsprechend muss man davon ausgehen, dass auch das System der oxidativen Phosphorylierung bakteriellen Ursprungs ist. Tatsächlich enthalten die Membranen der meisten Bakterien Atmungskettenkomplexe, die denen der Mitochondrien sehr ähnlich sind.

Allerdings findet man bei den Bakterien der verschiedenen Lebensräume große Unterschiede in den Substraten, die der Atmungskette die benötigten Elektronen liefern bzw. die Elektronen am Komplex IV aufnehmen. So können die Darmbakterien der Art *Escherichia coli* (*E. coli*) in Abwesenheit von Sauerstoff als Alternative zu Sauerstoff auch Nitrat-Ionen als terminale Elektronenakzeptoren ihrer Atmungskette verwenden (**Nitrat-Atmung**). Die Nitrat-Ionen werden dabei zu Nitrit reduziert. Da Nitrit giftig ist, sind vom Gesetzgeber Grenzwerte für den zulässigen Gehalt an Nitraten in Lebensmitteln und Getränken eingeführt worden.

Ähnlich den Verhältnissen im Darm ist auch in tiefen Schichten mancher Gewässer kaum noch Sauerstoff vorhanden, so dass die Bakterien dort ebenfalls auf alternative Elektronenakzeptoren angewiesen sind. Oft ist in den Gewässern hinreichend Sulfat gelöst, so dass die dort lebenden Bakterien eine **Sulfat-Atmung** betreiben können. Die Bakterien reduzieren das Sulfat bis zum Schwefelwasserstoff, H_2S, der sich in derartigen Gewässern sofort durch seinen unangenehmen Geruch bemerkbar macht.

AV Auffüllung der Energiespeicher

Ziel des Energiestoffwechsels ist die Synthese von ATP, des zentralen Energieträgers des gesamten Organismus. Die Synthese des ATP benötigt Energie, und diese wird überwiegend aus dem Fluss von Elektronen bezogen, die aufgrund der elektrischen Spannung zwischen den Coenzymen NADH und $FADH_2$ auf der einen Seite und molekularem Sauerstoff (O_2) auf der anderen Seite durch die Atmungskette fließen. Diese Elektronen stammen aus der Nahrung. Der Weg der Elektronen von der Nahrung zur Atmungskette ist in den Kapiteln A-7 bis A-10 eingehend beschrieben worden.

Allerdings werden die Bestandteile der Nahrung in der Regel nicht unmittelbar zur Energiegewinnung herangezogen, sondern zunächst zum Aufbau von Energiespeichern verwendet. Diese bestehen bei einem normal ernährten Erwachsenen aus

- ca. 12 kg Triacylglycerinen,
- ca. 400 g Glykogen,
- einem Anteil von 50% an den ca. 6–7 kg Protein des Körpers.

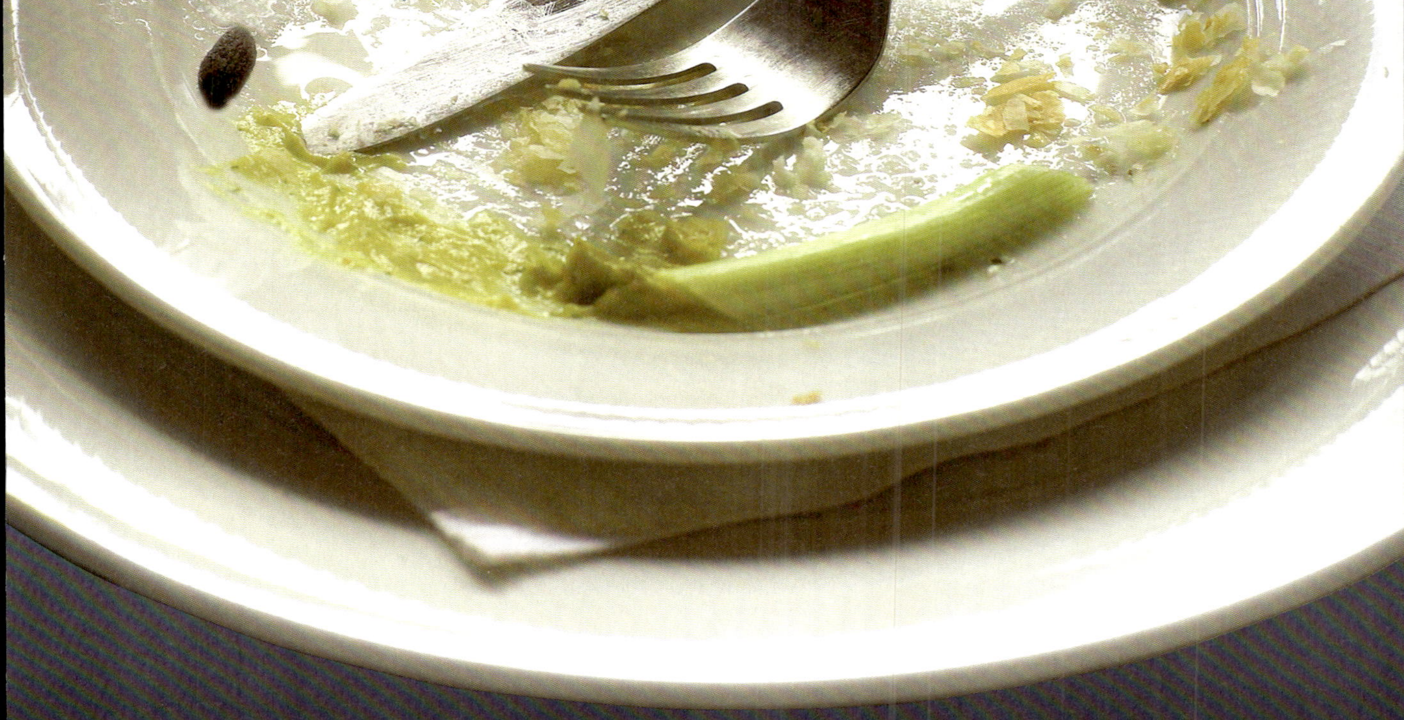

Die Stoffwechselprozesse, die dem Aufbau von Energiespeichern dienen, bezeichnet man als anabol.

Letztlich handelt es sich bei den Energiespeichern des Organismus um ein großes Zwischenlager für Elektronen, die bei Bedarf der Atmungskette zugeleitet werden können.

In den folgenden Kapiteln wird beschrieben, wie die Energiespeicher angelegt und aufrechterhalten werden.

11 Ernährung und Verdauung

11 Ernährung und Verdauung

11.1 Ernährung

11.1 Ernährung

11.1.1 Zusammensetzung der Nahrung

11.1.1 Zusammensetzung der Nahrung

Betrachtet man Kohlenhydrate, TAG und Proteine unter dem Aspekt der Gewinnung von Elektronen für die Atmungskette, sind sie grundsätzlich austauschbar.

Betrachtet man Kohlenhydrate, Triacylglycerine (TAG) und Proteine unter dem Aspekt der Gewinnung von Elektronen für die Atmungskette, sind diese Nahrungsbestandteile grundsätzlich gegeneinander austauschbar. Für die Atmungskette ist es irrelevant, von welchem Nahrungsstoff die Elektronen ursprünglich einmal gewonnen wurden. Zudem ist der Stoffwechsel des Menschen in der Lage, Kohlenhydrate aus Nichtkohlenhydraten zu synthetisieren (Gluconeogenese), und TAG können ausgehend von Kohlenhydraten synthetisiert werden.

Da Nahrung aber auch anderen Zwecken dient, ist ihre Zusammensetzung dennoch von Bedeutung:

- **Fette** erleichtern die Resorption der fettlöslichen Vitamine (E, D, K, A) und sind die Quelle essenzieller Fettsäuren (Tab. **A-11.1**).
- **Proteine** sind die Quelle essenzieller Aminosäuren (Tab. **A-11.1**) und von Stickstoff. Pro Tag sollten ca. 0,5 – 1 g Protein/kg Körpermasse aufgenommen werden.

Da die Nahrung aber nicht nur der Aufrechterhaltung des Energiestoffwechsels dient, sondern auch verschiedenen anderen Zwecken, ist die Zusammensetzung der Nahrung dennoch von Bedeutung:

- **Fette** gelten zwar als grundsätzlich entbehrlich, erleichtern aber wesentlich die Resorption der fettlöslichen Vitamine E, D, K und A. Außerdem ist der Stoffwechsel auf die Zufuhr essenzieller Fettsäuren (Tab. **A-11.1**) angewiesen, insbesondere auf die Zufuhr von Linolsäure.
- Mit den **Proteinen** gelangen die acht unbedingt essenziellen Aminosäuren (Tab. **A-11.1**) in den Stoffwechsel, und sie sind eine wichtige Stickstoffquelle. Pro Tag sollten ca. 0,5 – 1 g Protein/kg Körpermasse aufgenommen werden. Tatsächlich ist der Proteinanteil in der Nahrung in den westlichen Industrieländern unnötig hoch. In den ärmeren Regionen der Welt ist der Anteil der Proteine hingegen oft zu niedrig. Protein wird dort überwiegend aus pflanzlicher Nahrung bezogen.

▶ Merke

▶ Merke.

- In pflanzlicher Nahrung ist der Anteil an essenziellen Aminosäuren niedriger als in Fleisch. Deshalb ist die **biologische Wertigkeit pflanzlicher Proteine** um etwa die Hälfte **geringer als** die **tierischer Proteine**.
- Proteine werden nicht primär als Nahrungsreserve gebildet, sondern dienen in erster Linie anderen Zwecken (Bildung zellulärer Strukturen, Beteiligung an Signalwegen, regulatorische Funktionen). Sie werden nur bei Bedarf in den Energiestoffwechsel mit einbezogen.

A-11.1

A-11.1 Unbedingt (in jeder Stoffwechselsituation) essenzielle Fettsäuren und Aminosäuren

Fett- bzw. Aminosäure	*Bemerkung*
Fettsäuren	
Linolsäure Linolensäure	Die Desaturasen des Menschen können Doppelbindungen nur zwischen den ersten 10 C-Atomen der Fettsäuren einbauen.
Aminosäuren	
Valin Leucin Isoleucin	Der Stoffwechsel des Menschen kann keine verzweigtkettigen Aminosäuren synthetisieren.
Phenylalanin Tryptophan	Die aromatischen Gruppen der Aminosäuren können im Stoffwechsel des Menschen nicht synthetisiert werden. Tyrosin kann (nur) aus Phenylalanin gebildet werden.
Methionin Threonin Lysin	Auch diese drei Aminosäuren können im Stoffwechsel des Menschen nicht synthetisiert werden.

- **Kohlenhydrate** sollten in Form von Stärke in der Nahrung des Menschen den größten Anteil stellen. In den Industrieländern werden Kohlenhydrate zu einem großen Teil in Form von Zuckern aufgenommen. Zucker bringen für den Organismus zwar keine größeren stoffwechselphysiologischen Probleme mit sich, sind aber die wichtigste Ursache von Karies.
- **Vitamine** (S. 272),
- bestimmte **Mineralstoffe** und **Spurenelemente** (S. 307).

Darüber hinaus sollte die Nahrung **Ballaststoffe** enthalten. Zu diesen zählen insbesondere die unverdaulichen Bestandteile pflanzlicher Zellwände (z.B. Cellulose, S. 43). Sie stimulieren die Darmperistaltik und verzögern die Resorption von Glucose und Cholesterin, beugen also hohen Blutglucose- bzw. -cholesterinspiegeln vor.
Der Energiebedarf eines Erwachsenen beträgt bei leichter körperlicher Arbeit ca. 10.000 kJ/Tag. Um diesen Energiebedarf zu decken, ist die in Tabelle **A-11.2** aufgeführte Nahrungszusammensetzung physiologisch sinnvoll.

- **Kohlenhydrate** in Form von Stärke sollten in der Nahrung den größten Anteil stellen.
- **Vitamine** (S. 272),
- bestimmte **Mineralstoffe** und **Spurenelemente** (S. 307).

Darüber hinaus sollte die Nahrung **Ballaststoffe** enthalten.

Empfehlungen für die Nahrungszusammensetzung zeigt Tabelle **A-11.2**.

A-11.2 Empfohlene Nahrungszusammensetzung bei leichter körperlicher Arbeit

Nahrungsstoff	*Bedarf (g/Tag)*	*physiologischer Brennwert (kJ/g)**	*(kcal/g)**	*freigesetzte Energie (kJ) pro Tag*	*Anteil am Energiebedarf (%)*
Fette	65	39	9,3	2500	25
Proteine	70	17	4,1	1200	12
Kohlenhydrate	370	17	4,1	6300	63
Summe				10.000	100

* 1 kcal = 4,185 kJ; 1 kJ = 0,239 kcal

A-11.2

A-11.3 Empfohlene und tatsächliche Nahrungszusammensetzung in den Industrieländern

Nahrungsstoff	*empfohlener Anteil am Energiebedarf (%)*	*tatsächlicher Anteil am Energiebedarf (%)*
Fette	25	40
Proteine	12	15
Kohlenhydrate	63	45
Summe	100	100

A-11.3

▶ **klinik.** Vergleicht man diese empfohlenen Werte mit den tatsächlichen Ernährungsgewohnheiten **in den Industrieländern** (Tab. **A-11.3**), fallen die **überhöhten Anteile** der Fette auf. Problematisch dabei ist der große Anteil **an tierischen Fetten** in der Nahrung. Dadurch wird sehr viel Cholesterin aufgenommen, welches das **Risiko für Arteriosklerose** (S. 751) **erhöht**.
Bei überwiegend pflanzlicher Nahrung kommt es zu einem **Mangel an essenziellen Aminosäuren**. In schweren Fällen ist dadurch die Proteinsynthese gestört. Deshalb sinkt u.a. die Plasmakonzentration von Albumin, das für den kolloidosmotischen Druck des Plasmas ausschlaggebend ist. Die Folgen sind Beinödeme und Aszites (Zunahme des Bauchumfangs infolge einer Flüssigkeitsansammlung im Peritonealspalt) (s. Abb.). Da die Proteinanteile der Lipoproteine (VLDL) in der Leber nicht mehr im erforderlichen Umfang synthetisiert werden können, akkumulieren hier TAG, und die Leber verfettet. Aufgrund des Mangels an Phenylalanin treten durch die beeinträchtigte Melanin-

◀ klinik

synthese Pigmentstörungen auf, aufgrund des Tryptophanmangels kommt es zu Pellagra (S. 289). Das Krankheitsbild wird als **Kwashiorkor** bezeichnet.

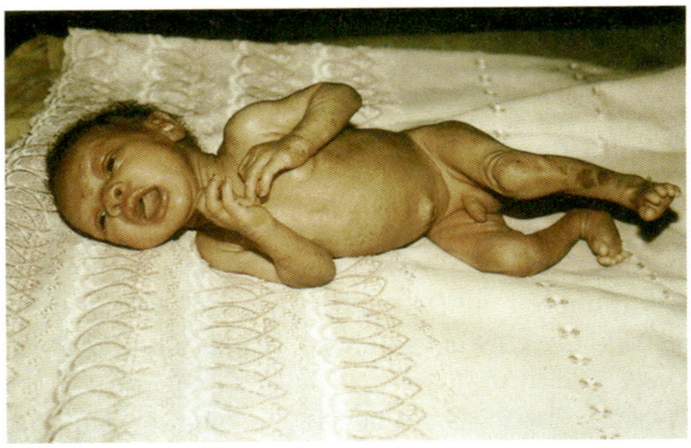

Aszites bei Kwashiorkor
Als Kwashiorkor bezeichnet man eine Form des Eiweißmangels, die hauptsächlich bei Säuglingen und Kleinkindern in Hungerregionen auftritt. Oft kann das erste Kind nicht mehr gestillt werden, wenn das zweite Kind da ist. Das ältere Kind bekommt dann eine Nahrung, die nahezu ausschließlich Kohlenhydrate enthält. Die Bezeichnung der Krankheit bezieht sich auf einen ghanesischen Ausdruck für „erstens, zweitens“.

11.1.2 Parenterale Ernährung

▶ Definition

Zugeführt werden Wasser, Glucose, Aminosäuren, Fette, Vitamine, Salze und Spurenelemente.

▶ klinik

11.1.3 Energiegehalt der Nahrung

Der tägliche Energieumsatz

Der tägliche Energieumsatz setzt sich zusammen aus
- **Grundumsatz** (Energiebedarf morgens, nüchtern und entspannt im Liegen bei angenehmer Umgebungstemperatur): Er beträgt beim **Erwachsenen ca. 80 W**, d. h. **ca. 7000 kJ/Tag**. Der Großteil hiervon wird als Wärme frei.
- **Arbeitsumsatz**: zusätzlicher Energiebedarf aufgrund körperlicher Tätigkeit.

11.1.2 Parenterale Ernährung

▶ **Definition.** Unter parenteraler Ernährung versteht man eine Ernährung unter Umgehung des Magen-Darm-Trakts.

In der Regel wird eine parenterale Ernährung mit Hilfe eines Venenkatheters durchgeführt. Zugeführt werden Wasser, Glucose, Aminosäuren, Fette, Vitamine, Salze und Spurenelemente. Da der ernährungsphysiologische Bedarf des Menschen sehr genau bekannt ist, kann eine derartige Ernährung u.U. mehrere Jahre lang aufrechterhalten werden. Bei kurzzeitiger Anwendung sind einfachere Lösungen hinreichend.

▶ **klinik.** Im klinischen Alltag sind bakterielle Besiedlungen des Katheters das größte Problem. Sie können gefährliche Infektionen zur Folge haben.

11.1.3 Energiegehalt der Nahrung

Der tägliche Energieumsatz

Der tägliche Energieumsatz ergibt sich aus der **Summe des Grundumsatzes und des Arbeitsumsatzes**:
- Der **Grundumsatz** ist die Energiemenge, die ein Gesunder morgens in nüchternem und entspanntem Zustand im Liegen bei angenehmer Umgebungstemperatur verbraucht. Der Grundumsatz eines **Erwachsenen** beträgt **ca. 80 W** (Watt = J/s), d. h. pro Sekunde werden 80 J umgesetzt, bzw. **ca. 7000 kJ/Tag** (1 kJ = 0,239 kcal; 1 kcal = 4,185 kJ). Diese Energie wird nicht nur für die Aktivität der Herz- und Atemmuskulatur benötigt, sondern wesentlich auch für die Vielzahl molekularer Prozesse, die sich unbemerkt in den Zellen des Körpers abspielen. Da alle Prozesse nur mit begrenzter Effizienz ablaufen, wird der größte Anteil des Grundumsatzes in Form von Wärme freigesetzt.
- Der **Arbeitsumsatz** ist als die Energiemenge definiert, um die sich der Energieumsatz bei körperlichen Tätigkeiten über den Grundumsatz hinaus erhöht. Sofern der Arbeitsumsatz auf eine bestimmte Zeitspanne bezogen wird, spricht man auch vom Leistungsumsatz.

▶ **Merke.** Bei leichter Tätigkeit beträgt der gesamte Energieumsatz eines Erwachsenen ca. 7000 kJ (Grundumsatz) + ca. 3000 kJ (Leistungsumsatz) = ca. 10000 kJ/Tag.

◀ Merke

Bei schwerer körperlicher Arbeit können 15.000 kJ/Tag erreicht werden. Für die Teilnehmer der Tour der France wurde ein Umsatz von ca. 30000 kJ/Tag ermittelt. Größere Leistungssteigerungen sind nur kurzzeitig möglich. Bei einem Marathonlauf können Leistungssportler ihren Energieumsatz 2 Stunden lang nahezu auf den 20fachen Wert ihres Grundumsatzes steigern. Ein Dauerlauf ist mit einem Energieumsatz von 600 – 1200 W verbunden.

Bei schwerer körperlicher Arbeit können 15000 kJ/Tag erreicht werden. Größere Leistungssteigerungen sind nur kurzzeitig möglich.

Bestimmung des Energiegehalts der Nahrung

Bestimmung des Energiegehalts der Nahrung

Ein Maß für den Energiegehalt eines Nahrungsstoffes ist der Brennwert:

▶ **Definition.** Der **Brennwert** ist die Energiemenge, die bei der vollständigen Verbrennung eines Nahrungsstoffes frei wird. Dabei unterscheidet man zwischen
- **physikalischem Brennwert:** die Energiemenge, die bei vollständiger Verbrennung des Nahrungsstoffes im Kalorimeter frei wird,
- **physiologischem = biologischem Brennwert:** die Energiemenge, die bei Verbrennung des Nahrungsstoffes im Körper frei wird.

◀ Definition

▶ **Merke.** Bei **TAG** und **Kohlenhydraten** ist der **physiologische Brennwert mit dem physikalischen identisch**, denn beide Nahrungsstoffe werden im Stoffwechsel wie im Kalorimeter vollständig zu H_20 und CO_2 oxidiert.

◀ Merke

Allerdings ist dem Brennwert eines TAG oder Kohlenhydrates nicht unmittelbar zu entnehmen, wie viel ATP auf der Basis dieses Nahrungsstoffes synthetisiert wird, denn ein erheblicher Teil der bei der Oxidation im Stoffwechsel frei werdenden Energie trägt lediglich zur Erwärmung des Körpers bei.

Dennoch erlaubt ihr Brennwert keinen direkten Rückschluss darauf, wie viel ATP auf ihrer Basis synthetisiert wird.

▶ **Merke.**
- Der Brennwert der **Proteine** ist von deren Aminosäurezusammensetzung abhängig: Der Brennwert von Leucin z. B. beträgt 24,7 kJ/g, von Glycin 8,8 kJ/g.
- Der **physiologische Brennwert** der Proteine (17 kJ/g) ist generell **niedriger als** ihr **physikalischer Brennwert** (22 kJ/g), da der Kohlenstoff der Proteine nur z. T. bis zu CO_2 oxidiert wird. Ein erheblicher Teil des Kohlenstoffs wird in Form von Harnstoff ausgeschieden.
- Kohlenhydrate und Proteine haben denselben, TAG einen im Vergleich mehr als doppelt so hohen physiologischen Brennwert (s. Tab. **A-11.2**).

◀ Merke

Der physiologische Brennwert des **Ethanols** liegt bei 30 kJ/g. Alkohol trägt in Deutschland durchschnittlich ca. 5 % zur Energie der Nahrung bei. Bei manchen Alkoholikern liegt der Anteil bei über 50 %.

Ein vergleichsweise einfaches **Verfahren zur Abschätzung des Energieumsatzes** eines Menschen besteht in der **Bestimmung seines Sauerstoffverbrauchs**. Weitgehend unabhängig von der Zusammensetzung der Nahrung wird im Stoffwechsel bei einem Verbrauch von 1 Liter Sauerstoff eine Energie von 20 kJ frei:

Der physiologische Brennwert des **Ethanols** liegt bei 30 kJ/g.

Um den **Energieumsatz** eines Menschen **abzuschätzen**, kann man seinen **Sauerstoffverbrauch bestimmen**:

▶ **Definition.** Das **kalorische Äquivalent** bezeichnet die Energiemenge, die pro Liter des bei einer Verbrennung verbrauchten Sauerstoffs frei wird. Es beträgt sowohl für Fette als auch für Kohlenhydrate und Proteine ca. 20 kJ/Liter O_2.

◀ Definition

11.2 Verdauung

11.2.1 Überblick

Kohlenhydrate, Fette und Proteine müssen in ihre Bausteine zerlegt werden, um resorbiert werden zu können. **Enzymkatalysierte Spaltung der Nahrungsstoffe** (= Verdauung) und **Resorption** sind Aufgaben des Verdauungstrakts. Der **Zerlegung** dienen die **Verdauungssekrete** (Abb. **A-11.1**). Die **Resorption** ist Aufgabe der **Epithelien des Verdauungstrakts**. Entscheidend hierfür ist ihre große **Oberfläche** (> 100 m^2).

Kohlenhydrate, Fette und Proteine müssen in ihre Bausteine zerlegt werden, um resorbiert werden zu können. **Enzymkatalysierte Spaltung der Nahrungsstoffe** (= Verdauung im engeren Sinne des Wortes) und anschließende **Resorption** sind Aufgaben des Verdauungstrakts. Der **Zerlegung** der Nahrungsstoffe dienen die **Verdauungssekrete** (Abb. **A-11.1**). Die **Resorption** ist Aufgabe der **Epithelien des Verdauungstrakts**.

Eine entscheidende Voraussetzung einer effizienten Resorption ist die große **Oberfläche** dieser Epithelien. Abschätzungen ergeben Werte zwischen 100 m^2 und 200 m^2. Diese Oberfläche, die immerhin der Fläche einer geräumigen 4-Zimmer-Wohnung entspricht, bringt für den Organismus aber auch erhebliche Probleme mit sich, denn aufgrund seiner großen Fläche bietet sich der Verdauungstrakt vielen Krankheitserregern als ideale Eintrittspforte an. Während täglich große Mengen an Stoffen aus der Außenwelt aufgenommen werden, müssen die Epithelien als Grenze des Körpers gegenüber der Außenwelt intakt gehalten und vom Immunsystem überwacht werden. In den vielfältigen Funktionen, die sich hieraus ergeben, spielen die Schleimhäute und die Sekrete des Gastrointestinaltrakts eine wesentliche Rolle.

Im **Dickdarm** wird **Wasser resorbiert**. Der verbleibende, auszuscheidende Dickdarminhalt (**Faeces**) enthält Nahrungs- und Epithelzellreste, Darmbakterien und Wasser.

Während in den oberen Abschnitten des Verdauungstrakts große Mengen an Sekreten abgegeben werden, wird insbesondere im **Dickdarm** sehr viel **Wasser resorbiert**. Dennoch besteht der noch verbleibende und auszuscheidende Dickdarminhalt, die **Faeces** (bei einem Erwachsenen pro Tag ca. 100 g), zu 75 % aus Wasser. Die Trockensubstanz besteht je zu etwa einem Drittel aus

A-11.1

A-11.1 Überblick über den Verdauungstrakt

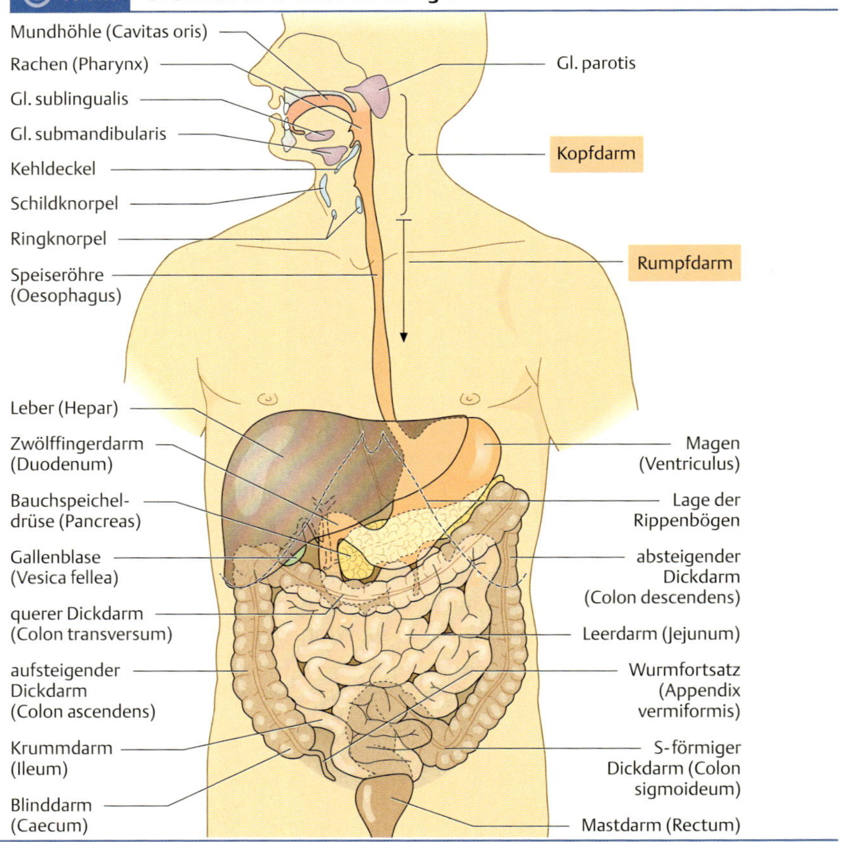

- Resten der Nahrung, z. B. Cellulose,
- Darmbakterien,
- Resten der Epithelzellen, die ständig von der Darmwand an das Lumen abgegeben werden, während neue Epithelzellen nachwachsen.

11.2.2 Die Verdauungssekrete

Insgesamt werden von den Drüsen des Verdauungstrakts **täglich 8 – 10 Liter Sekret gebildet**. Die meisten dieser Sekrete enthalten **Mucine**. Dabei handelt es sich um Glykoproteine, welche die Grundsubstanz des Schleims bilden (Abb. **A-11.2**). Bislang sind bereits 14 verschiedene Mucin-Gene identifiziert worden. Sie zeigen ein gewebespezifisches Expressionsmuster. Mucine werden an den Ribosomen des rauen endoplasmatischen Retikulums (ER) synthetisiert und dann auf dem Weg durch das Lumen des ER und durch den Golgi-Apparat glykosyliert (S. 346). Durch Exozytose gelangen sie an die Zelloberfläche, wo sie große Mengen von Wasser anlagern. Auf den Schleimhäuten bildet der Schleim eine dünne Schicht, auf der die Komponenten der Nahrung leicht entlanggleiten können. Gleichzeitig wird es Krankheitserregern erschwert, sich an den Epithelien festzusetzen. Neben den Mucinen enthalten die Sekrete eine **Vielzahl an weiteren wichtigen Komponenten** (Tab. **A-11.4**).

11.2.2 Die Verdauungssekrete

Insgesamt werden von den Drüsen des Verdauungstrakts **täglich 8 – 10 Liter Sekrete gebildet**. Die meisten dieser Sekrete enthalten **Mucine**: Glykoproteine (Abb. **A-11.2**), welche die Grundsubstanz des Schleims bilden. Neben den Mucinen enthalten die Sekrete eine **Vielzahl an weiteren wichtigen Komponenten** (Tab. **A-11.4**).

A-11.2 Struktur des Mucins MUC2

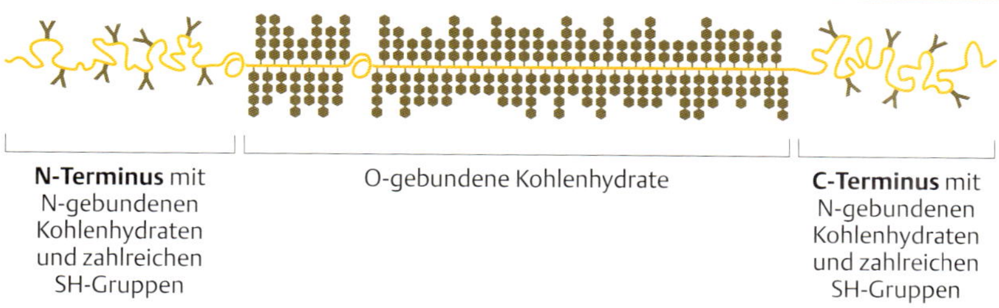

Ca. 80 % der molekularen Masse wird von den N- bzw. O-gebundenen Kohlenhydratseitenketten beigesteuert. Die Polypeptidkette des Glykoproteins umfasst über 5000 Aminosäuren. Die zahlreichen Cysteine vermitteln über die Ausbildung intermolekularer Disulfidbrücken die Bildung großer netzartiger Strukturen. MUC2 ist das wichtigste Mucin des Darms, wo es als Hauptbestandteil des Schleims von den Becher-Zellen produziert wird.

A-11.4 Inhaltsstoffe und Menge der Verdauungssekrete

A-11.4

Sekret	*Wichtige Inhaltsstoffe*	*Sekretmenge pro Tag (Liter)* *
Speichel	▪ Mucine ▪ Bicarbonat (HCO_3^-) ▪ α-Amylase (= Ptyalin)	0,5 – 1,5
Magensaft	▪ Mucine ▪ Salzsäure (HCl) ▪ Intrinsic Factor ▪ Pepsin (eine Protease)	2 – 3
Pankreassekret	▪ HCO_3^- ▪ Proteasen ▪ Peptidasen ▪ α-Amylase ▪ Lipasen ▪ Cholesterin-Esterase ▪ RNasen und DNasen	2 2
Galle	▪ Mucine ▪ Gallensäuren ▪ Cholesterin ▪ Bilirubin (= Abbauprodukt von Hämgruppen)	0,5
Dünndarmsekret	▪ Mucine ▪ HCO_3^-	1 – 2

* Die genauen Mengen der verschiedenen Sekrete werden von der Ernährung bestimmt und können erheblich schwanken.

Speichel

Inhaltsstoffe

Mucine erleichtern die Nahrungspassage durch den Ösophagus.
Verdauungsenzyme (vermutlich primär zur enzymatischen Reinigung der Zähne):
- Ptyalin (α-Amylase; Bildung von Maltose durch Spaltung der α1 → 4-glykosidischen Bindungen der Stärke),
- Proteasen,
- Lipase.

Mucine verleihen dem Speichel eine schleimige Konsistenz. Sie erleichtern die Passage der Nahrung durch den Ösophagus.

Verdauungsenzyme:
- **Ptyalin** ist eine α-Amylase, d. h. es katalysiert die Spaltung der α1 → 4-glykosidischen Bindungen der Stärke. Dabei wird Stärke allerdings nicht bis zu den Glucosemonomeren abgebaut, sondern nur bis zum Disaccharid, also bis zur Maltose (S. 201). Da Ptyalin im sauren Magensaft sehr schnell inaktiviert wird, ist sein Beitrag zur Verdauung gering. Man vermutet, dass Ptyalin primär die Aufgabe hat, Nahrungsreste an den Zähnen zu hydrolysieren. Für die Spaltung der Stärke im Darm ist hingegen die α-Amylase des Pankreassafts verantwortlich.
- Neben dem Ptyalin enthält der Speichel auch mehrere **Proteasen**, die ebenfalls primär an der Reinigung der Zähne beteiligt sein dürften.
- Die **Lipase**, die im Speichel enthalten ist, scheint hingegen zumindest beim Säugling einen effektiven Beitrag zur Verdauung der Lipide der Milch zu leisten.

Proteine, die das Bakterienwachstum hemmen:
- Lysozym,
- Lactoferrin,
- Antikörper vom Typ IgA.

Proteine, die das Bakterienwachstum hemmen: Der Mundraum ist von ca. 400 verschiedenen Bakterienarten besiedelt. Das Wachstum dieser Bakterien wird von mehreren Proteinen kontrolliert, die von allen Schleimhäuten des Verdauungstrakts gebildet werden:
- **Lysozym**, das die Zellwände von Bakterien angreift,
- **Lactoferrin**, das Eisen-Ionen bindet und es so den Bakterien erschwert, das Eisen aufzunehmen, das sie für ihr Wachstum benötigen,
- **Antikörper (Immunglobuline) vom Typ A** („IgA"), die verschiedene Krankheitserreger inaktivieren können.

Produktion

Speichel wird von den Gll. submandibularis, parotis und sublingualis gebildet. Dabei entsteht zunächst der blutisotone **Primärspeichel**, in den Streifenstücken der Ausführungsgänge dann durch Resorption und Sekretion von Ionen der **Sekundärspeichel** (Abb. **A-11.3**).
Die genaue Zusammensetzung des Speichels variiert mit der Speichelmenge. Im Ruhezustand ist er schwach sauer. Mit steigender Menge nehmen der pH (Maximum = schwach alkalisch) und die NaCl-Konzentration zu.

Speichel wird von drei Drüsen gebildet (Glandulae submandibularis, sublingualis und parotis), wobei die Gl. submandibularis ca. 70 %, die Gl. parotis ca. 25 % des Speichels liefert:
- Zunächst entsteht **Primärspeichel**, der in seiner Elektrolytzusammensetzung dem Blutplasma ähnelt. Er wird von den Azinuszellen der Speicheldrüsen-Endstücke gebildet und in die Ausführungsgänge sezerniert (Abb. **A-11.3**).
- Dort werden im Bereich der Streifenstücke Natrium- und Chlorid-Ionen resorbiert, kleine Mengen an Bicarbonat (HCO_3^-) und Kalium-Ionen in das Lumen sezerniert (Abb. **A-11.3**) und ein pH-Wert von ca. 7 eingestellt. So entsteht das fertige Sekret, der **Sekundärspeichel**.

Die genaue Zusammensetzung des Speichels variiert mit der Speichelmenge. Im Ruhezustand ist der Speichel schwach sauer. Steigt die Speichelmenge, wird der Speichel neutral oder schwach alkalisch. Außerdem steigt die NaCl-Konzentration, denn die Resorption der Salzionen kann nicht im gleichen Maße gesteigert werden wie das Volumen des Primärspeichels.

Magensaft

Inhaltsstoffe

Salzsäure (HCl) wird von den **Belegzellen** (= Parietalzellen) produziert und dient der Ansäuerung des Mageninhalts, was das **Aufschließen und** die **Verdauung der Nahrung** erleichtert.

Salzsäure (HCl) wird von den **Belegzellen** (= Parietalzellen) der Magendrüsen sezerniert und hat einen pH von ca. 0,8 (Protonenkonzentration ca. 150 mM). Im Lumen des Magens durchmischt sich die Salzsäure mit dem Nahrungsbrei, und der pH steigt dabei auf Werte von 2 – 4. Die kräftige Ansäuerung des gesamten Mageninhalts erleichtert das **Aufschließen und** die **Verdauung der Nahrung**. Außerdem werden auf diese Weise fast alle pathogenen Mikroorganismen abgetötet, die sich in der Nahrung befinden können.

A-11.3 Die Speichelproduktion

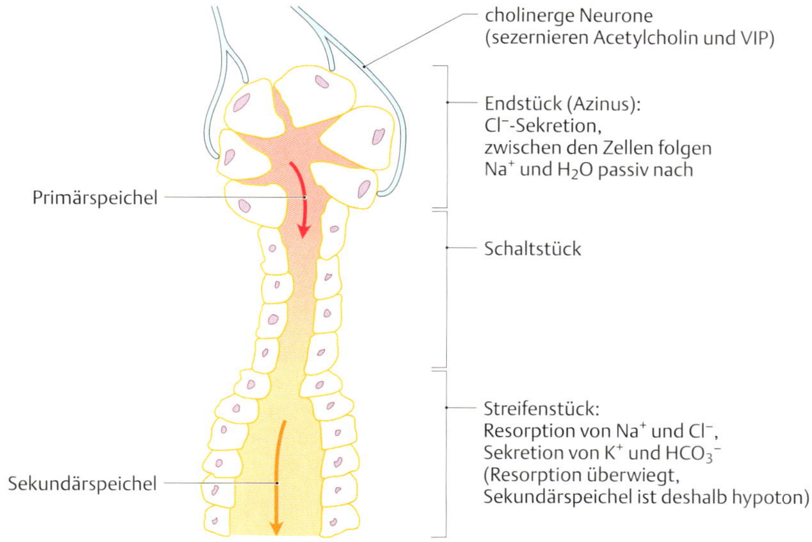

Intrinsic Factor, ein Glykoprotein, wird ebenfalls von den **Belegzellen** sezerniert und ermöglicht die **Resorption des Vitamins B_{12}** (S. 299).

Pepsinogene sind enzymatisch inaktive Protease-Vorstufen (**Zymogene**), die von den **Hauptzellen** der Magendrüsen sezerniert werden. Da die Zymogene enzymatisch inaktiv sind, werden die Drüsenzellen nicht angegriffen. Das aktive Enzym Pepsin entsteht im Lumen des Magens, indem vom Pepsinogen ein aminoterminales Prosegment abgespalten wird. „Pepsin" ist der Name einer Gruppe von strukturell sehr ähnlichen Proteasen, die im Magen die **Spaltung der Nahrungsproteine in Polypeptidfragmente** einleiten. Enzyme, die Proteine in Polypeptide spalten, heißen Endopeptidasen. Das wichtigste Pepsin, Pepsin A, spaltet Proteine an der aminoterminalen Seite der Aminosäuren Phenylalanin und Tyrosin.

Von den 373 Aminosäuren des Pepsinogen A werden in zwei Schritten insgesamt 47 Aminosäuren abgespalten. Die Abspaltung der Peptide wird vom sauren Milieu des Magens ausgelöst: Bei niedrigem pH-Wert kann sich das Pepsinogen sein Prosegment z. T. intramolekular selber abspalten (= Autokatalyse), z. T. wird das Prosegment auch vom bereits aktivierten Pepsin abgespalten. Das pH-Optimum des Pepsins liegt bei pH 2.

Intrinsic Factor wird von Belegzellen produziert und erlaubt die Resorption des Vitamins B_{12}.

Pepsinogene, enzymatisch inaktive Protease-Vorstufen (**Zymogene**), werden von den **Hauptzellen** sezerniert. Die aktiven Enzyme („Pepsin") sind Endopeptidasen. Sie leiten im Magen die **Spaltung der Nahrungsproteine in Polypeptidfragmente** ein. Die Aktivierung des Enzyms erfolgt durch Proteolyse im sauren Magenlumen.

Mucine sind der Hauptbestandteil des ca. 0,5 mm dicken Schleimfilms der Magenschleimhaut. Dieser besteht aus zwei Schichten:

- einer zähflüssigen Schicht, produziert von den **mukösen Zellen** des Oberflächenepithels des Magens,
- einer darüber liegenden dünnflüssigeren Schicht, produziert von den **Nebenzellen** der Magendrüsen.

Die Schleimschicht hat die Aufgabe, die Magenwand **vor** dem **Pepsin** und der **Salzsäure zu schützen**. Innerhalb der Schleimschicht bildet sich ein steiler pH-Gradient aus. An der luminalen Seite liegt der pH bei 1, direkt an der Oberfläche der mukösen Zellen werden neutrale pH-Werte erreicht. Die Neutralisation der Salzsäure wird im Schleim durch eine **hohe Konzentration an Bicarbonat** erreicht.

Mucine sind der Hauptbestandteil des ca. 0,5 mm dicken, zweischichtigen Schleimfilms der Magenschleimhaut. Die untere, zähflüssige Schicht wird von den **mukösen Zellen** des Oberflächenepithels, die obere, dünnflüssige von den **Nebenzellen** produziert. Die Schleimschicht **schützt** die Magenwand **vor** dem **Pepsin** und der **Salzsäure**. Letztere wird durch eine **hohe Bicarbonatkonzentration** neutralisiert.

Generell zeigt die Magenschleimhaut eine besonders **effektive Mikrozirkulation**. Diese ermöglicht einen schnellen Abtransport toxischer Stoffe, die in der Nahrung enthalten sein können, erleichtert aber auch den Transport der gastrointestinalen Hormone sowie Reaktionen des Immunsystems und Regenerationsprozesse. Das Epithel kann bei Verletzungen außerordentlich schnell regenerie-

Die Magenschleimhaut besitzt eine sehr **effektive Mikrozirkulation**. Dies ermöglicht den Abtransport toxischer Nahrungsstoffe und schnelle Regeneration. Chronische

Überproduktion von Salzsäure überfordert das System allerdings.

ren. Durch eine chronische Überproduktion von Salzsäure wird das System allerdings überfordert.

Die Produktion der Salzsäure

In den **Canaliculi** der apikalen Membran der Belegzellen exportiert die **K^+-H^+-ATPase** H^+ im Austausch gegen K^+.

Unter Katalyse der **Carboanhydrase bildet** sich im Zytosol der Belegzelle ständig **Kohlensäure**, die **in Bicarbonat (HCO_3^-) und H^+ dissoziiert**.

HCO_3^- **verlässt die Belegzelle** an der basolateralen Seite **im Austausch gegen Chlorid-Ionen**. Diese verlassen die Zelle wieder durch **Chloridkanäle der Canaliculi** (Abb. **A-11.4**).

Die Produktion der Salzsäure

Belegzellen weisen eigentümliche Invaginationen der apikalen Membranen auf, die **Canaliculi**. In den Membranen der Canaliculi befindet sich die **K^+-H^+-ATPase**, die Protonen im Austausch gegen Kalium-Ionen in das Lumen der Magendrüsen exportiert.

Woher stammen die Protonen? Unter der Einwirkung des Enzyms **Carboanhydrase bildet** sich im Zytosol der Belegzellen durch Reaktion von Kohlendioxid mit Wasser ständig **Kohlensäure**. Die Protonen entstehen dann bei der **Dissoziation** der Kohlensäure (H_2CO_3) **in Bicarbonat (HCO_3^-) und H^+**:

$$CO_2 + H_2O \rightleftharpoons H_2CO_3 \rightleftharpoons HCO_3^- + H^+$$

HCO_3^- verlässt die Belegzelle an der basolateralen Seite **im Austausch gegen Chlorid-Ionen**. Deren Konzentration steigt dadurch im Zytosol an. Ihrem Konzentrationsgefälle folgend verlassen die **Chlorid-Ionen** die Belegzelle **durch Chloridkanäle der Canaliculi** (Abb. **A-11.4**). Somit werden an der apikalen Seite sowohl Protonen als auch Chlorid-Ionen sezerniert.

▶ Merke

▶ **Merke.** H^+ und Cl^- verlassen die Zelle im Bereich der Canaliculi. H^+ wird von der K^+-H^+-ATPase im Austausch gegen K^+ in das Magenlumen exportiert. Cl^- gelangt im Austausch gegen HCO_3^- (an der basolateralen Seite) in die Belegzelle und durch Chloridkanäle der Canaliculi in das Magenlumen.

K^+ verlässt die Zelle durch separate Kaliumkanäle.

Die HCl-Produktion der Belegzellen wird letztlich von der ATP-Hydrolyse der K^+-H^+-ATPase angetrieben.

Die Kalium-Ionen, die von der K^+-H^+-ATPase im Austausch gegen die Protonen in das Zellinnere gepumpt werden, können die Zelle durch separate Kaliumkanäle wieder verlassen.

Die gesamte HCl-Produktion der Belegzellen wird letztlich von der ATP-Hydrolyse der K^+-H^+-ATPase angetrieben. Der außerordentlich hohe ATP-Verbrauch der Belegzellen erklärt die Vielzahl der Mitochondrien, die in diesen Zellen etwa 40 % des Zellvolumens in Anspruch nehmen.

A-11.4

A-11.4 HCl-Sekretion durch Belegzellen

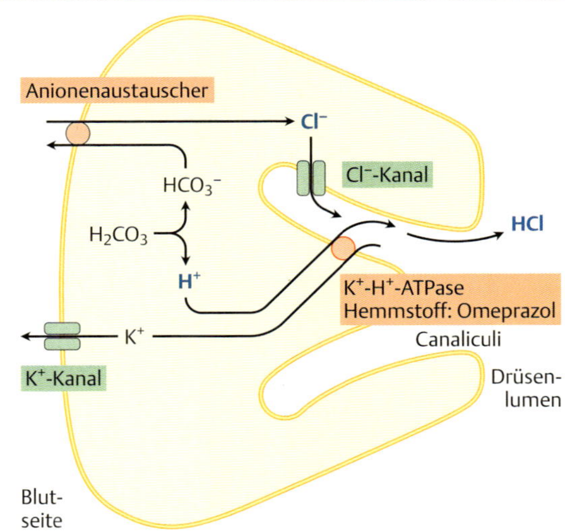

Katalysiert von der Carboanhydrase bildet sich im Zytosol durch Reaktion von CO_2 mit H_2O ständig Kohlensäure (H_2CO_3). Diese dissoziiert unter Bildung von Bicarbonat (HCO_3^-) und Protonen.

Die Regulation der Salzsäureproduktion

Die Regulation der HCl-Produktion erfolgt unter Vermittlung mehrerer Faktoren.

▶ **Merke.** Synergistisch **stimulierend** wirken Gastrin, Histamin und Acetylcholin (Abb. **A-11.5**).

Gastrin wird von den **G-Zellen** produziert, die sich in den Magendrüsen des Antrums (dem unteren Teil des Magens) und im proximalen Duodenum befinden. Gastrin ist ein Peptidhormon, das in zwei Formen, nämlich als Peptid von 17 bzw. 34 Aminosäuren sezerniert wird. Die G-Zellen des Antrums werden vom Nahrungsbrei zur Bildung von Gastrin-17 angeregt. Das Gastrin gelangt dann mit dem Blut zu den Belegzellen des Fundus und des Corpus (den weiter oben gelegenen Abschnitten des Magens) und signalisiert dort den Bedarf an einer erhöhten Salzsäureproduktion. Es bindet an den CCK_B-Rezeptor der Belegzellen. Die physiologische Relevanz des Gastrins zeigt sich bei Infektionen mit *Helicobacter pylori*.

▶ **klinik.** Etwa die Hälfte der Menschheit ist mit **Helicobacter pylori** besiedelt. Die helikal gewundenen Bakterien wachsen im Antrum, nahe dem Pylorus. Gegen die Magensäure schützen sie sich, indem sie sich in der Schleimschicht auf dem Epithel aufhalten. Dort reizen sie allerdings die G-Zellen, was über die Vermittlung von Gastrin zu einer erhöhten HCl-Produktion führt. Bei etwa 10% der Infizierten kommt es früher oder später zu einer **Gastritis** (Entzündung des Magens), u.U. auch zur Bildung eines **Ulkus** (Geschwür, Abb. S. 194). Oft bildet sich ein Ulkus auch im Duodenum. Die Therapie besteht in einer 2-wöchigen Gabe von Antibiotika in Verbindung mit dem **Protonenpumpenhemmer Omeprazol** (oder Pantoprazol). Diese Hemmstoffe dringen in die Belegzellen ein und binden dort kovalent an die K^+-H^+-ATPase, die dadurch irreversibel inaktiviert wird. Mit Omeprazol und Pantoprazol wird auf dem Weltmarkt jedes Jahr ein Umsatz von mehreren Milliarden Dollar erzielt. Auf dem deutschen Pharmamarkt waren Omeprazol und Pantoprazol in den letzten Jahren die Wirkstoffe der beiden umsatzstärksten Medikamente (vgl. S. 809).

Histamin wird im Magen von **Enterochromaffin-ähnlichen** (Enterochromaffin-like, ECL-)**Zellen** sowie von **Mastzellen** der Schleimhaut gebildet. Histamin bindet an die **H_2-Histamin-Rezeptoren** der Belegzellen und stimuliert dadurch die HCl-Produktion.

▶ **klinik.** Die **H_2-Rezeptoren** können durch **Inhibitoren** wie **Cimetidin** und **Ranitidin** blockiert werden. Vor Einführung des Omeprazols nahmen Cimetidin und Ranitidin in der Rangliste der weltweit umsatzstärksten Medikamente zeitweise den ersten Platz ein. Auch heute werden beide Wirkstoffe noch häufig zur kurzzeitigen oder längerfristigen Senkung der Salzsäureproduktion eingesetzt.

Cholinerge Neurone des **Nervus vagus** tragen ebenfalls zur Stimulation der HCl-Produktion bei. Das freigesetzte **Acetylcholin** bindet in der Plasmamembran der Belegzellen an muscarinartige Rezeptoren vom Typ M_3. Die Regulation über den Nervus vagus bietet eine Erklärung für die bekannten Einflüsse subjektiver Empfindungen auf die Säureproduktion, etwa bei psychischer Belastung oder beim Geruch von Speisen.

▶ **Merke.** Physiologische Hemmstoffe der HCl-Produktion sind Somatostatin und Prostaglandin E_2.

Somatostatin ist ein gastrointestinales Peptidhormon aus 14 Aminosäuren. Es wird u.a. von den D-Zellen des Antrums produziert, sobald der pH-Wert im

---

Die Regulation der Salzsäureproduktion

◀ Merke

Das Peptidhormon **Gastrin** wird von den **G-Zellen** produziert, die sich im Antrum und im proximalen Duodenum befinden. Die G-Zellen werden vom Nahrungsbrei zur Bildung von Gastrin angeregt. Es bindet an den CCK_B-Rezeptor der Belegzellen.

◀ klinik

Histamin, produziert von **ECL- und Mastzellen** im Magen, bindet an die **H_2-Histamin-Rezeptoren** der Belegzellen.

◀ klinik

Der **Nervus vagus** stimuliert ebenfalls die HCl-Produktion. Das freigesetzte **Acetylcholin** bindet Rezeptoren vom Typ M_3.

◀ Merke

Somatostatin wird u.a. von den D-Zellen des Antrums produziert. Es hemmt sowohl die G-Zellen als auch die ECL-Zellen.

Prostaglandin E_2 hemmt die HCl-Produktion, stimuliert die Mucin- und Bicarbonatsekretion und steigert die Durchblutung der Magenschleimhaut.

Magenlumen unter 3 sinkt. Somatostatin hemmt sowohl die G-Zellen als auch die ECL-Zellen und vermittelt so eine wichtige negative Rückkopplung.

Prostaglandin E_2, ein Produkt des Arachidonsäurestoffwechsels, hemmt nicht nur die HCl-Produktion, sondern stimuliert auch die Mucin- und Bicarbonatsekretion und steigert die Durchblutung der Magenschleimhaut. Dadurch leistet es einen wichtigen Beitrag zum Schutz der Magenschleimhaut.

▶ klinik

▶ **klinik.** Acetylsalicylsäure (ASS, z. B. Aspirin) hemmt die Zyklooxygenase und damit ein Enzym, das in der Prostaglandinsynthese (auch der Synthese des Prostaglandin E_2) eine entscheidende Rolle spielt. Über eine Verminderung der Prostaglandin-E_2-Konzentration löst ASS deshalb in der Magenschleimhaut sehr leicht Schädigungen, z. B. Magenblutungen, aus.
Etwa 20 % der Magenulzera sind auf länger dauernde Einnahme von Zyklooxygenasehemmern wie Ibuprofen oder Diclofenac zur Entzündungshemmung (z. B. bei rheumatischen Erkrankungen) zurückzuführen.

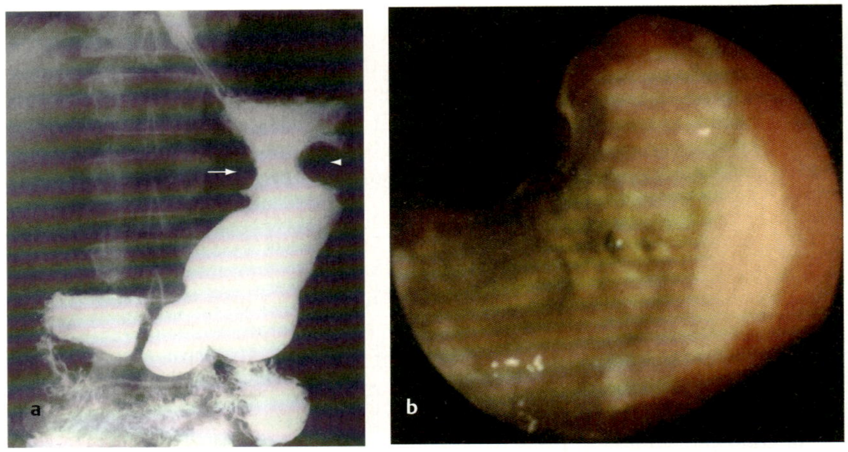

Magenulkus
a. Radiologisches Bild eines Ulkus an der kleinen Kurvatur (Pfeil) mit Formverziehung der gegenüberliegenden Magenwand (Pfeilspitze)
b. Endoskopisches Bild eines Magenulkus

A-11.5

A-11.5 Regulation der HCl-Sekretion

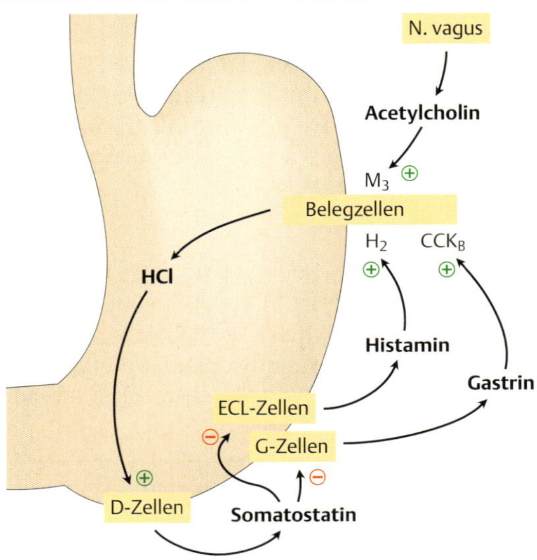

Pankreassekret

Inhaltsstoffe

Das Pankreassekret enthält die meisten (über 20!) und wichtigsten Verdauungsenzyme. Zu diesen gehören u. a.:

Enzymatisch inaktive Protease-Vorstufen (Zymogene), aus denen im Darmlumen durch Abspaltung von Peptiden aktive Proteasen und Peptidasen entstehen (S. 253):

- **Trypsinogen** wird an den Enterozyten des Duodenums von der Enteropeptidase der Bürstensaummembran zu Trypsin aktiviert. Das aktive Trypsin ist eine Endopeptidase. U.a. aktiviert es bestimmte Zymogene, nämlich die Vorstufen des Chymotrypsins und der Carboxypeptidasen:
- **Chymotrypsin** ist als Endopeptidase an der Verdauung beteiligt.
- **Carboxypeptidasen** sind Exopeptidasen. Sie spalten von ihren Substraten jeweils die carboxyterminale Aminosäure ab.

Aktive Enzyme:

- **Pankreaslipase** zur Hydrolyse von Triglyceriden im Darmlumen,
- **Phospholipase A_2** zur Hydrolyse von Phospholipiden (den Bestandteilen biologischer Membranen),
- **Cholesterin-Esterase**, eine vergleichsweise unspezifische Esterase, die nicht nur Ester aus Cholesterin und Fettsäuren spaltet, sondern auch verschiedene andere Ester hydrolysiert,
- **α-Amylase** zur Spaltung von Polysacchariden in Disaccharide,
- **Ribonuklease** (= **RNase**) und **Desoxyribonuklease** (**DNase**) zur Spaltung von Nukleinsäuren in Nukleotide.

Bicarbonat: s. u. unter „Produktion".

Pankreassekret

Inhaltsstoffe

Das Pankreassekret enthält die meisten (über 20) und wichtigsten Verdauungsenzyme, u. a.:

Enzymatisch inaktive Protease-Vorstufen (Zymogene):

- Trypsinogen,
- Chymotrypsin,
- Carboxypeptidasen.

Aktive Enzyme:

- Pankreaslipase,
- Phospholipase A_2,
- Cholesterin-Esterase,
- α-Amylase,
- Ribonuklease (= RNase) und Desoxyribonuklease (DNase).

Bicarbonat *(s.u)*.

▶ **klinik.** Werden die Zymogene bereits im Pankreas zu Proteasen aktiviert, kann es zu einer gefährlichen Entzündung der Bauchspeicheldrüse kommen, der **akuten Pankreatitis** (s. Abb.). Dabei scheint insbesondere die Protease Trypsin eine wesentliche Rolle zu spielen. Typische Ursachen sind Gallensteine im Ductus choledochus vor der Papille (sie behindern den Sekretabfluss und führen so zu einem Rückstau) und Alkoholabusus. Die Patienten klagen meist über gürtelförmige, starke Oberbauchschmerzen. Als Folge der Andauung von Zellen gelangen Verdauungsenzyme, z. B. **Lipase und α-Amylase, ins Blut**. Vor allem die pankreasspezifische Amylase dient als diagnostischer Marker.

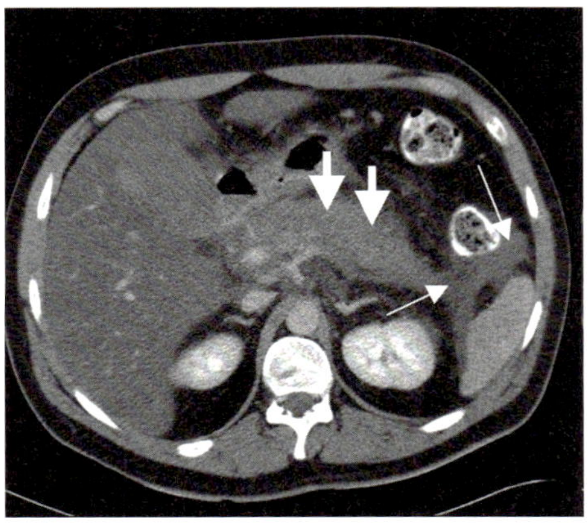

Computertomogramm bei akuter Pankreatitis

Das CT nach Kontrastmittelgabe zeigt ein entzündliches Ödem des Pankreasschwanzes und Pankreaskorpus (große weiße Pfeile) und eine entzündlich bedingte Flüssigkeitsansammlung in der Bursa omentalis (kleine weiße Pfeile).

◀ klinik

Produktion

Die Verdauungsenzyme werden von **Azinuszellen** gebildet, in **Zymogengranula** gespeichert und in die Ausführungsgänge freigesetzt. Dort kommen durch Sekretion **große Mengen an H_2O** und **HCO_3^-** (> 100 mM) hinzu. Letzteres (→ pH 8) trägt zur **Neutralisation des sauren Mageninhalts** bei.

Die Verdauungsenzyme werden von den **Azinuszellen** gebildet und zunächst intrazellulär in Vesikeln gespeichert, die als **Zymogengranula** bezeichnet werden. Durch **Exozytose** gelangen sie in die Ausführungsgänge. Im Bereich der Schaltstücke werden **große Mengen an HCO_3^-** und **Wasser in das Lumen des Ausführungsgangs sezerniert**. Von den Ausführungsgängen gelangt der Pankreassaft in den Ductus pancreaticus und mit diesem in das Duodenum bzw. (in 60% aller Fälle) zunächst in den Ductus choledochus. Dank der hohen Bicarbonatkonzentration (> 100 mM) hat der Pankreassaft einen pH von 8 und trägt somit wesentlich zur **Neutralisation des sauren Mageninhalts** bei.

Die Regulation der Pankreassekret-Produktion

Die Enzym produzierenden Azinuszellen und die Bicarbonat produzierenden Epithelzellen der Schaltstücke werden durch unterschiedliche Mechanismen aktiviert:

- In der sog. **kephalen Phase** werden die **Azinuszellen** durch **Vagusreiz** (Acetylcholin) stimuliert. Rezeptor: M_3.
- Der **Cotransmitter vasoaktives intestinales Peptid = VIP** regt v. a. die **Epithelzellen der Schaltstücke** zur Sekretion an.
- In der **gastrischen Phase** werden **Azinuszellen** und **Epithelzellen der Schaltstücke** durch **Gastrin** stimuliert.
- In der **intestinalen Phase** wirkt
  - **Cholecystokinin** auf Azinuszellen (Ca^{2+}↑),
  - **Sekretin** auf Epithelzellen der Schaltstücke (cAMP↑).

Die Produktion des Pankreassekrets wird sowohl nerval als auch hormonal gesteuert. Dabei werden die Enzym produzierenden Azinuszellen und die Bicarbonat produzierenden Epithelzellen der Schaltstücke durch unterschiedliche Mechanismen aktiviert:

- Die **Azinuszellen** werden **über Fasern des N. vagus gereizt**. Bereits der Geruch und der Geschmack der Nahrung führt unter Vermittlung des N. vagus zu einer erheblich erhöhten Enzymproduktion. Der entscheidende Neurotransmitter ist hier das **Acetylcholin**. Die entsprechenden Rezeptoren gehören wie in den Magendrüsen zum Typ M_3. Diese Phase der Aktivierung des Pankreas wird als **kephale Phase** bezeichnet.
- In den meisten Fällen wird Acetylcholin im Verdauungstrakt zusammen mit dem **Cotransmitter VIP** ausgeschüttet. VIP, das **vasoaktive intestinale Peptid**, ist ein Peptid von 28 Aminosäuren. Im Pankreas unterstützt es die Stimulation der Sekretion. Es wirkt überwiegend auf die **Epithelzellen der Schaltstücke**, indem es die intrazelluläre cAMP-Konzentration erhöht und die Zellen so zur Sekretion anregt.
- An die kephale Phase schließt sich die **gastrische Phase** an: Sobald der Magen mit Speisen gefüllt wird, wird dort **Gastrin** freigesetzt. Dieses **aktiviert** nicht nur die Magendrüsen, sondern auch das Pankreas, und zwar sowohl die **Azinuszellen** als auch die **Epithelzellen der Schaltstücke**.
- Die **intestinale Phase** wird durch den Eintritt des Nahrungsbreis in das Duodenum eingeleitet. In Duodenum und Jejunum wird die Freisetzung zweier Peptidhormone ausgelöst: Cholecystokinin (CCK) und Sekretin.
  - **Cholecystokinin** wirkt vorwiegend auf die **Azinuszellen**, in denen auf dieses Signal hin die intrazelluläre Ca^{2+}-Konzentration steigt. Die Folge ist die vermehrte Bildung eines enzym- und chloridreichen Sekrets.
  - **Sekretin** hingegen aktiviert vorwiegend die **Epithelzellen der Schaltstücke**, indem es hier die cAMP-Konzentration erhöht. Dies führt zu einer wesentlichen Zunahme der Menge (des Volumens) an Pankreassaft, der nun zwar relativ wenig Chlorid-Ionen, dafür aber sehr viel Bicarbonat enthält.

▶ klinik

▶ **klinik.** Mitunter entstehen **neuroendokrine Tumoren**, die permanent einen Neurotransmitter oder ein Peptidhormon produzieren. Dertige Tumoren können in unterschiedlichen Organen lokalisiert sein. **Gastrinome** sind in 80% aller Fälle im Pankreas lokalisiert. Das vermehrt gebildete Gastrin führt u. a. zu einer gesteigerten Säureproduktion im Magen und damit indirekt zur Bildung von Geschwüren. Das Krankheitsbild ist unter dem Namen **Zollinger-Ellison-Syndrom** bekannt. **VIPome** sind ebenfalls überwiegend im Pankreas lokalisiert. Hier wirkt das diffus verteilte VIP überwiegend auf die Schaltstücke. Die Folge sind wässrige Durchfälle. Die Tumoren treten nur selten auf, sind dann aber in der Regel hoch maligne.

Galle

Täglich werden in der Leber ca. 600 – 700 ml **Lebergalle** gebildet. Etwa 50% davon wird in der Gallenblase als sog. **Blasengalle** konzentriert.

Die Hepatozyten bilden pro Tag ca. 600 – 700 ml sog. **Lebergalle**. Etwa die Hälfte davon wird in der Gallenblase konzentriert, das Volumen der Gallenflüssigkeit kann dabei um 90% reduziert werden. Das Konzentrat wird als **Blasengalle** bezeichnet. Über den Ductus choledochus wird die Galle an den Dünndarm abgegeben.

Inhaltsstoffe

Stoffe, die für die Verdauung der Lipide wichtig sind:

- **Gallensalze (= konjugierte Gallensäuren)** sind der wichtigste Bestandteil der Gallenflüssigkeit. Ihre Konzentration in der Blasengalle beträgt ca. 80 mM, täglich werden ca. 24 g gebildet. Die Gallensalze gehören chemisch zur Gruppe der Steroide. In der Galle sind sie als negativ geladene Ionen gelöst (sie liegen also nicht als kristalline Substanz vor). Bei der Verdauung der Lipide haben sie die Aufgabe, größere Lipid-Aggregate aufzulösen. Gallensalze sind **Detergenzien**, d. h. sie lösen Lipide aus den Nahrungsbestandteilen heraus und emulgieren sie. Bei längerer Einwirkungszeit und höherer Konzentration der Gallensäuren werden die Lipidtröpfchen schließlich in winzige **Mizellen** aufgespalten. In diesen sind TAG von Phospholipiden, Gallensalzen und anderen polaren Molekülen umgeben. Durch den geringen Durchmesser der Mizellen (< 50 nm) sind die **Lipide für** die Pankreaslipase und andere **Enzyme gut zugänglich**. Die TAG werden von der Pankreaslipase zu 2-Monoacylglycerin abgebaut.
- **Phospholipide** (tragen ebenfalls zur Verdauung der Lipide bei).

Inhaltsstoffe

Stoffe, die für die Verdauung der Lipide wichtig sind:

- **Gallensalze (= konjugierte Gallensäuren)**, der wichtigste Bestandteil der Gallenflüssigkeit, gehören zu den Steroiden und wirken als **Detergenzien**: Sie zerteilen Lipidtröpfchen in winzige **Mizellen** und machen die **Lipide** so **für Enzyme zugänglich**.

Stoffe, die lediglich ausgeschieden werden sollen, denen also im Darm keine besondere Funktion zukommt:

- **Gallenfarbstoffe** (Biliverdin und Bilirubin als Abbauprodukte von Hämgruppen, überwiegend aus dem Abbau von Hämoglobin; S. 665),
- Cholesterin (s. u.),
- **Produkte des Fremdstoffmetabolismus**, z. B. aus dem Abbau von Medikamenten (= Biotransformation; S. 756).

Stoffe, die ausgeschieden werden sollen:

- Gallenfarbstoffe (Biliverdin und Bilirubin),
- Cholesterin,
- Produkte des Fremdstoffmetabolismus.

Die Synthese der Gallensalze

Als **Vorstufen** der Gallensalze werden in der Leber **Gallensäuren** synthetisiert. Diese werden in den Membranen des glatten endoplasmatischen Retikulums der Hepatozyten aus der **Ausgangssubstanz Cholesterin** gebildet. Cholesterin ist ein lang gestrecktes, weitgehend hydrophobes Molekül, das 27 C-Atome enthält. Nur an einem Ende, am C-Atom 3, trägt Cholesterin eine OH-Gruppe. Dadurch ist es schwach polar. Über die OH-Gruppe kann Cholesterin mit Wassermolekülen in Wechselwirkung treten.

Die Synthese der Gallensalze

Als **Vorstufen** der Gallensalze werden in der Leber **Gallensäuren** synthetisiert. **Ausgangssubstanz** ist **Cholesterin**.

Gallensäuren sind Steroide, die 24 C-Atome enthalten. Alle Gallensäuren können ein Proton abgeben, da sie eine Carboxylgruppe tragen. Außerdem tragen Gallensäuren bis zu drei OH-Gruppen. Im Cholesterin liegen alle Ringe des Steroidgerüsts in einer Ebene (*trans*-Stellung). In den Gallensäuren hingegen bildet der Ring A relativ zum übrigen Molekül einen 90°-Winkel, das Steroidgerüst hat also einen ausgeprägten Knick bekommen (*cis*-Stellung). Es ist auffällig, dass dadurch alle Gallensäuren eine hydrophobe Unterseite und eine hydrophile Oberseite haben. Die Carboxylgruppe und alle OH-Gruppen liegen ausschließlich an der Oberseite. Die Polarität der Gallensäuren ist gegenüber dem Cholesterin nicht nur wesentlich ausgeprägter, sondern sie hat durch den Unterschied von Unterseite und Oberseite auch eine andere Orientierung.

Gallensäuren sind Steroide mit 24 C-Atomen. Sie tragen eine COOH-Gruppe und bis zu 3 OH-Gruppen. Im Cholesterin liegen alle Ringe des Steroidgerüsts in einer Ebene (*trans*-Stellung). In den Gallensäuren hingegen bildet der Ring A relativ zum übrigen Molekül einen 90°-Winkel (*cis*-Stellung). Dadurch haben alle Gallensäuren eine hydrophobe Unterseite und eine hydrophile Oberseite.

Die Gallensäuren, die in der **Leber** gebildet werden, bezeichnet man als **primäre Gallensäuren**. Die der Menge nach bedeutendsten Gallensäuren sind (Abb. **A-11.6**)

- **Cholsäure** (mit OH-Gruppen in Position 3, 7 und 12),
- **Chenodesoxycholsäure** (mit OH-Gruppen in Position 3 und 7).

Primäre Gallensäuren werden in der **Leber** gebildet. Die wichtigsten sind **Cholsäure** und **Chenodesoxycholsäure** (Abb. **A-11.6**).

▶ **Merke.** Der erste und **geschwindigkeitsbestimmende Schritt** in der Biosynthese der Gallensäuren ist die **Hydroxylierung von Cholesterin in Position 7.** Die Reaktion wird durch **Endprodukthemmung** reguliert, die Cholesterin-7α-Hydroxylase wird nämlich von Gallensäuren gehemmt.

◀ Merke

Die **Gallensalze** (= konjugierte Gallensäuren) entstehen in der Leber aus den Gallensäuren durch **Aktivierung mit CoA** und **Reaktion mit**
- **Glycin oder**
- der nichtproteinogenen Aminosäure **Taurin** (Abb. **A-11.6**).

Aus den Gallensäuren entstehen in der Leber die **Gallensalze** (= konjugierte Gallensäuren) durch **Aktivierung mit Coenzym A** und anschließende **Reaktion mit**
- der proteinogenen Aminosäure **Glycin oder**
- der nichtproteinogenen Aminosäure **Taurin**.

Cholsäure reagiert mit Glycin zu **Glycocholsäure**, mit Taurin zu **Taurocholsäure**. Es ist zu beachten, dass Taurin eine Sulfongruppe ($-SO_3H$) enthält. Taurocholsäure ist somit eine Sulfonsäure, Taurocholat ist ein Sulfonat. Die Aminosäuren reagieren jeweils unter Bildung einer Säureamidbindung mit der Carboxylgruppe der Cholsäure (Abb. **A-11.6**).

A-11.6 Synthese der Gallensalze in der Leber

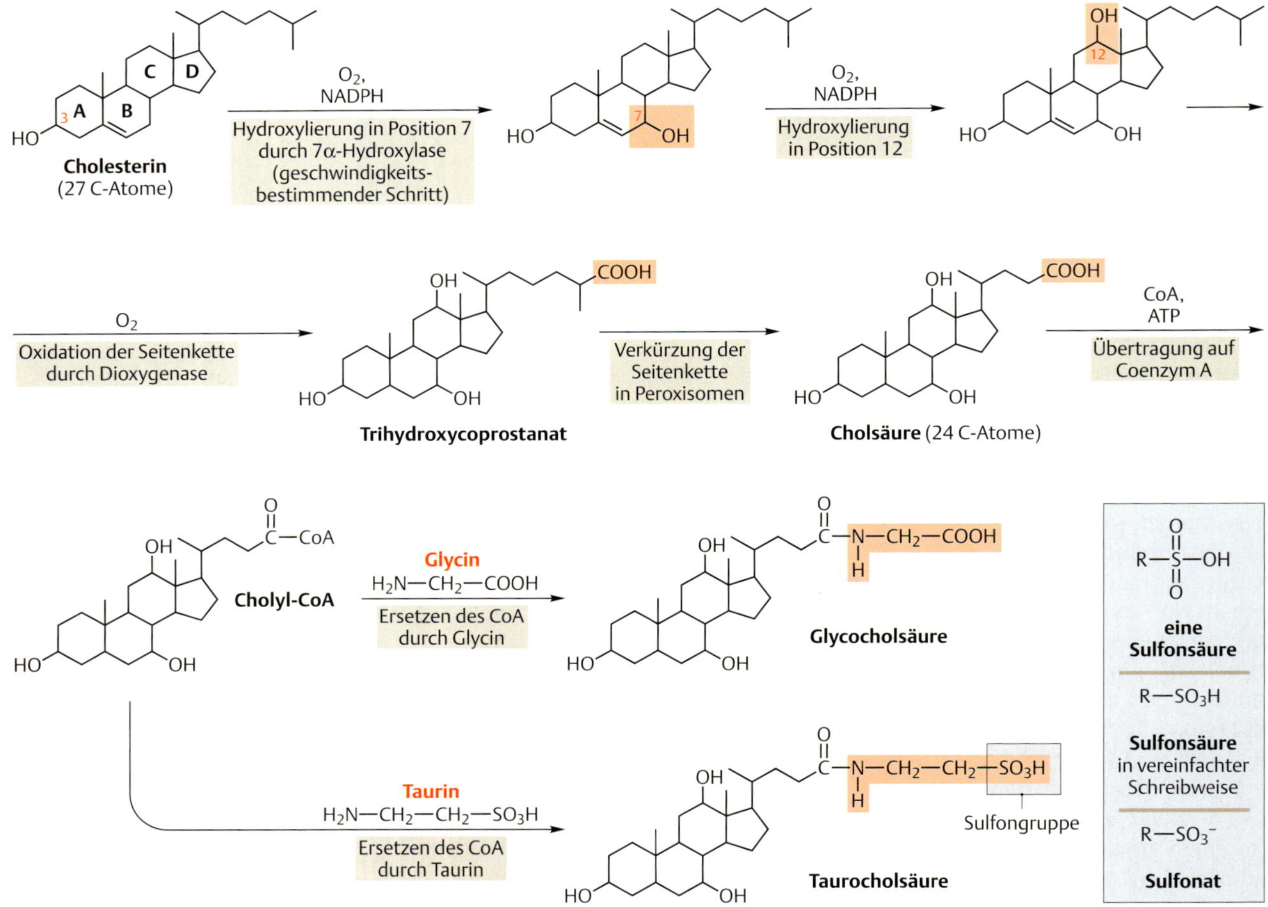

Sekundäre Gallensäuren entstehen im **Darm** durch die Reaktion der Gallensalze mit Enzymen, die von Darmbakterien freigesetzt werden. Diese Enzyme katalysieren die
- Abspaltung von Glycin und Taurin,
- Entfernung der OH-Gruppe der Position 7.

So entstehen **Desoxycholsäure** und **Lithocholsäure**.

Sekundäre Gallensäuren entstehen im **Darm**, und zwar durch die Reaktion der Gallensalze mit Enzymen, die von Darmbakterien freigesetzt werden. Im Wesentlichen katalysieren diese Enzyme die
- Abspaltung von Glycin und Taurin (Abbau der Gallensalze zu Gallensäuren durch Hydrolyse der Säureamidbindung),
- Entfernung der OH-Gruppe der Position 7.

Die sekundären Gallensäuren unterscheiden sich also von den ursprünglich in der Leber synthetisierten primären Gallensäuren dadurch, dass ihnen die im geschwindigkeitsbestimmenden Schritt eingebaute OH-Gruppe der Position 7 fehlt. Aus der Cholsäure entsteht dadurch die **Desoxycholsäure**.

Der enterohepatische Kreislauf der Gallensalze

Die Gallensalze gelangen mit Hilfe eines ATP-abhängigen Gallensäuretransporters aus den Hepatozyten in die Gallenkanälchen und mit der Galle in den Darm. **Gallensalze und sekundäre Gallensäuren** werden **zu über 90 %** ATP-abhängig **im Ileum resorbiert** und über die Pfortader erneut der **Leber** zugeführt. In die Hepatozyten gelangen sie durch sekundär-aktiven Na^+-Symport (der Konzentrationsgradient wird von der Na^+-K^+-ATPase der basolateralen Membran aufrechterhalten). Dort werden aus den sekundären Gallensäuren erneut primäre Gallensäuren synthetisiert, so dass sich ein enterohepatischer Kreislauf der Gallensalze ergibt (Abb. **A-11.7**). Der Körper enthält insgesamt nur ca. 6 g Gallensalze. Täglich werden nur ca. 0,5 g Gallensäuren neu synthetisiert. Für die Verdauung der Lipide werden aber täglich ca. 15 – 30 g Gallensalze benötigt. Folglich müssen die Gallensäuren etwa 3- bis 5-mal am Tag zwischen Leber und Darm zirkulieren. Die Neusynthese gleicht nur den Verlust an ca. 0,5 g Gallensalzen aus, die den Körper mit den Faeces verlassen.

Der enterohepatische Kreislauf der Gallensalze

Die Gallensalze gelangen mit Hilfe eines ATP-abhängigen Gallensäuretransporters aus den Hepatozyten in die Gallenkanälchen und mit der Galle in den Darm. **Gallensalze und sekundäre Gallensäuren** werden **zu > 90 % im Ileum resorbiert** und erneut der **Leber** zugeführt. Hier werden sekundäre in primäre Gallensäuren überführt. Die Gallensäuren zirkulieren etwa 3- bis 5-mal am Tag zwischen Leber und Darm (Abb. **A-11.7**).

▶ **Merke.** Auch **Cholesterin** zirkuliert im **enterohepatischen Kreislauf**. Es kann **im Stoffwechsel** des Menschen **nicht abgebaut** werden. Überschüssiges Cholesterin kann deshalb **nur mit der Galle ausgeschieden werden**, nämlich entweder in Form von Gallensalzen (Konzentration in der Blasengalle ca. 80 mM, s.o.) oder als freies Cholesterin (Konzentration in der Blasengalle ca. 10 mM). Da das Cholesterin in beiden Formen zum größten Teil im Ileum wieder resorbiert wird, ist es für den Organismus schwierig, Cholesterin zu eliminieren.

◀ Merke

Cholesterin ist in Wasser kaum löslich. In der Galle wird es im Wesentlichen durch Assoziation mit den Gallensalzen in Lösung gehalten.

In der Galle wird Cholesterin durch Assoziation mit Gallensalzen in Lösung gehalten.

▶ **klinik.** Bei ungünstigen Konzentrationsverhältnissen präzipitiert Cholesterin. Die Hälfte aller **Gallensteine** (Cholelithiasis, s. rechte Abb.) sind reine **Cholesterinsteine**, weitere 30 % enthalten zumindest einen hohen Anteil an Cholesterin. Bei einer typischen Gallenkolik kommt es zu rechtsseitigen krampfartigen Oberbauchschmerzen, häufig mit Ausstrahlung in den Rücken und in die rechte Schulter. Die Beschwerden können durch bestimmte Nahrungsmittel ausgelöst oder verstärkt werden (z. B. fette, gebratene Speisen, Eier). Primäre diagnostische Methode der Wahl ist die Sonographie (s. linke Abb.).

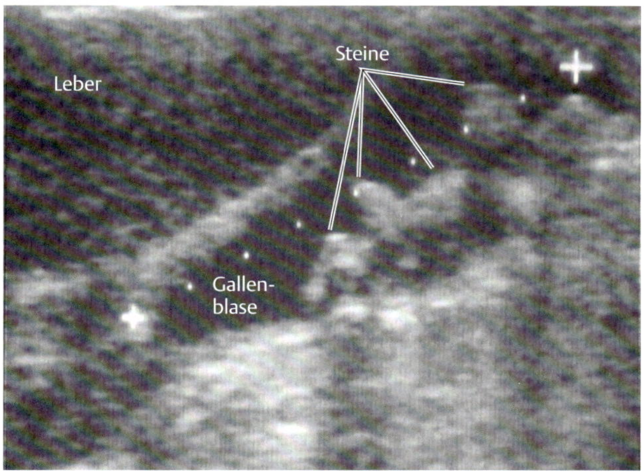

Sonogramm bei Cholelithiasis (Längsschnitt am rechten Rippenbogen)

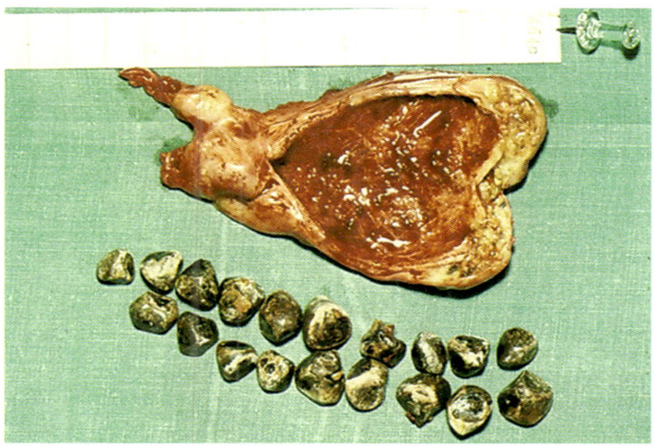

Gallensteine, die zu einer chronischen Gallenblasenentzündung geführt haben

A-11.7

A-11.7 **Stoffwechsel der Gallensäuren in der Leber**

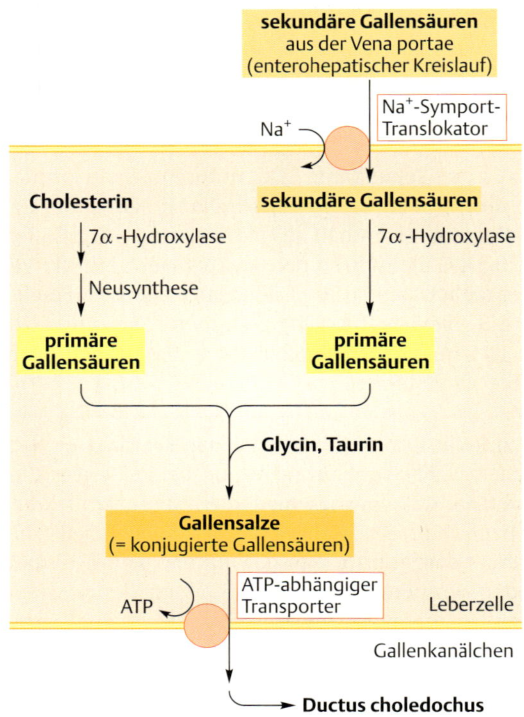

Im Darm werden die Gallensalze durch bakterielle Enzyme z. T. zu sekundären Gallensäuren abgebaut. Diese werden zusammen mit den erhalten gebliebenen Gallensalzen im Ileum rückresorbiert und von der Leber aufgenommen. In Ileum und Leber erfolgt die Aufnahme durch Symport mit Na^+.

Dünndarmsekret

Mucine und das **bicarbonatreiche Sekret** der **Brunner-Drüsen des Duodenums** schützen das Epithel des Dünndarms.

Die von der duodenalen Mukosa sezernierte **Enteropeptidase** wandelt das inaktive Trypsinogen in das aktive Trypsin um.

Dünndarmsekret

Das Sekret der Dünndarmschleimhaut dient vor allem dem Schutz der Epithelien. Ein wichtiger Sekretbestandteil sind **Mucine** (S. 189). Im **Duodenum** schützt das **bicarbonatreiche Sekret** der **Brunner-Drüsen** die Schleimhaut vor dem sauren Mageninhalt. Zudem enthält das Dünndarmsekret eine Vielzahl an Komponenten, die das Wachstum von Mikroorganismen im Darm regulieren, z. B. Antikörper vom Typ IgA.
Ein wichtiger Bestandteil der apikalen Membranen der Enterozyten ist im oberen Dünndarm das Enzym **Enteropeptidase**. Es spaltet vom Trypsinogen des Pankreassafts die sechs aminoterminalen Aminosäuren ab und wandelt das inaktive Trypsinogen damit in das aktive Trypsin um (S. 253). Die Enteropeptidase wurde von dem berühmten russischen Physiologen Ivan Petrovic Pavlov (1849 – 1936, Nobelpreis 1904) entdeckt. Von ihm erhielt das Enzym zunächst den Namen Enterokinase. Eine Phosphorylierung wird aber nicht katalysiert. Die Enteropeptidase ist eine typische Serin-Protease (S. 253).

11.2.3 Verdauung der Nahrungsbestandteile

Siehe S. 253

11.2.3 Verdauung der Nahrungsbestandteile

Alle Details hierzu finden Sie ab S. 253.

12 Speicherung und Bereitstellung von Kohlenhydraten

12 Speicherung und Bereitstellung von Kohlenhydraten

12.1 Aufnahme der Kohlenhydrate aus der Nahrung

12.1.1 Wichtige Kohlenhydrate in der Nahrung

12.1 Aufnahme der Kohlenhydrate aus der Nahrung
12.1.1 Wichtige Kohlenhydrate in der Nahrung

Stärke: Kohlenhydrate werden mit der Nahrung zum größten Teil in Form des Polysaccharids **Stärke** aufgenommen. Stärke besteht aus der unverzweigten **Amylose** ($\alpha 1 \rightarrow 4$-glykosidisch verbundene Glucosemonomere) und dem verzweigten **Amylopektin** ($\alpha 1 \rightarrow 4$-glykosidisch verbundene Glucosemonomere mit Verzweigungen in Form $\alpha 1 \rightarrow 6$-glykosidischer Bindungen) (S. 42).
Saccharose (engl. sucrose): In den Industrieländern stellt die Saccharose, der normale Rüben (= Rohr)zucker, einen weiteren erheblichen Anteil an den Kohlenhydraten der Nahrung. Sie ist ein Disaccharid aus Glucose und Fructose.
Weitere: Die Anteile anderer Kohlenhydrate, wie das Glykogen tierischer Gewebe oder monomere Glucose oder Fructose, sind demgegenüber gering. In der Muttermilch ist **Lactose**, ein Disaccharid aus Glucose und Galaktose, das wichtigste Kohlenhydrat.

Kohlenhydrate werden größtenteils in Form von **Stärke** (bestehend aus **Amylose** und **Amylopektin**, S. 42) aufgenommen.

Saccharose ist ein Disaccharid aus Glucose und Fructose.

Lactose, ein Disaccharid aus Glucose und Galaktose, ist das wichtigste Kohlenhydrat der Muttermilch.

12.1.2 Verdauung der Kohlenhydrate

α-Amylase in Speichel und Pankreassaft

12.1.2 Verdauung der Kohlenhydrate
α-Amylase in Speichel und Pankreassaft

▶ **Merke.** Die Verdauung der **Polysaccharide beginnt mit** der **α-Amylase** des Speichels (Ptyalin) und der α-Amylase des Pankreas. α-Amylasen sind Endohydrolasen, d. h. sie hydrolysieren spezifisch die $\alpha 1 \rightarrow 4$-glykosidischen Bindungen *innerhalb* der Polysaccharidketten. Endständige Glucosemonomere werden hingegen *nicht* abgelöst.

◀ Merke

Die Polysaccharide werden **zunächst** in Oligosaccharide aus 3 – 10 Glucoseeinheiten zerlegt, die sog. **Dextrine** (α-Grenzdextrine). Bei **längerer Einwirkungszeit** entsteht eine Mischung der folgenden Bestandteile (Abb. **A-12.1**):

So entstehen zunächst Dextrine, bei längerer Einwirkzeit
- Maltose,

A-12.1 Maltose, Maltotriose und Isomaltose

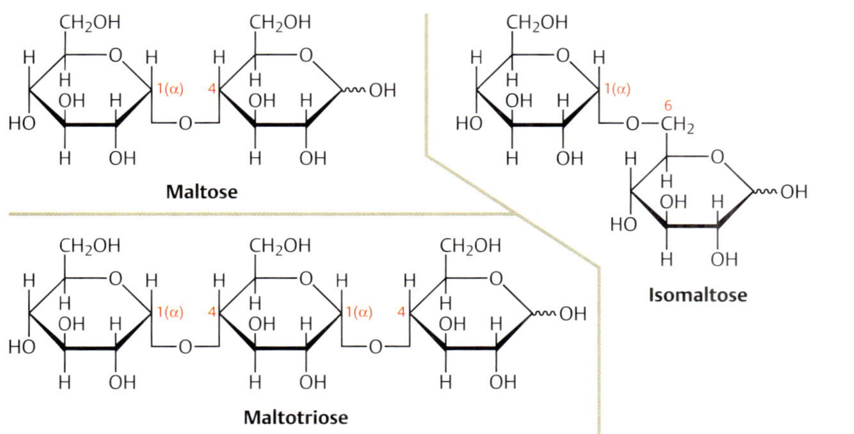

Die mit ~OH bezeichnete Hydroxygruppe kann in α- oder β-Stellung vorliegen.

A-12.1

- Maltotriose und
- Isomaltose (Abb. **A-12.1**).

Saccharose und Lactose werden von α-Amylase *nicht* hydrolysiert.

- **Maltose:** α-Glucosyl-1,4-glucosid = Glucose-α1 – 4-Glucose,
- **Maltotriose:** Trisaccharid aus α1 → 4-glykosidisch verbundener Glucose,
- **Isomaltose:** α-Glucosyl-1,6-glucosid = die Reste der Verzweigungsstellen.

Saccharose und Lactose werden von α-Amylase *nicht* hydrolysiert.

Enzyme im Bürstensaum der Enterozyten

▶ Merke

▶ **Merke.** Oligosaccharide werden erst am Bürstensaum der Enterozyten in monomere Zucker gespalten.

Die beiden wichtigsten Enzyme:
- Die **Maltase-Glucoamylase (MAG) spaltet** von verschiedenen Polysacchariden (Amylose, Amylopektin) und Oligosacchariden (Dextrine, Maltotriose) **Glucose von** den **nichtreduzierenden Ketten-Enden** ab.
- Die **Saccharase-Isomaltase (SI**, bislang als **Saccharase** bezeichnet**) hydrolysiert** verschiedene **Disaccharide** (ca. 80 % der Maltose sowie die gesamte Isomaltose und Saccharose).

Die apikale Membran der Enterozyten bildet eine große Zahl an zottenförmigen Ausstülpungen (Mikrovilli). In die Membranen der Mikrovilli sind u. a. mehrere Enzyme eingelagert, die in der Verdauung der Kohlenhydrate eine wesentliche Rolle spielen. Die beiden wichtigsten Enzyme sind erst kürzlich genauer charakterisiert worden:

- Die **Maltase-Glucoamylase (MAG) spaltet** von verschiedenen Polysacchariden **Glucose von** den **nichtreduzierenden Enden** der Glucoseketten ab. Glucose wird also von den Ketten-Enden abgelöst, die einen Glucosylrest mit freier OH-Gruppe am C-Atom 4 exponieren. Substrate der Maltase-Glucoamylase sind:
  - Amylose,
  - Amylopektin,
  - Dextrine,
  - Maltotriose,
  - in geringerem Umfang auch Maltose.
- Die **Saccharase-Isomaltase** (**SI**, engl. sucrase-isomaltase; früher als Saccharase bezeichnet) **hydrolysiert** verschiedene **Disaccharide**:
  - etwa 80 % der im Darm anfallenden Maltose,
  - die gesamte Isomaltose,
  - die gesamte Saccharose in Glucose und Fructose.

Beide Enzyme hydrolysieren nur α-glykosidische Bindungen.

Die Aminosäuresequenzen von MAG und SI sind sehr ähnlich. Sie sind offenbar während der Evolution durch Verdoppelung eines Gens entstanden und haben so einen gemeinsamen Ursprung. Beide Enzyme hydrolysieren nur α-glykosidische Bindungen.

▶ Merke

▶ **Merke.** Stärke wird in zwei Schritten verdaut:
1. Spaltung in verschiedene **Oligosaccharide** durch α-**Amylase**,
2. Spaltung der Oligosaccharide in **Glucosemonomere** unter Beteiligung zweier verwandter Enzyme, der **Maltase-Glucoamylase** und der **Saccharase-Isomaltase**.

Lactase (= β-Galaktosidase) spaltet **im Darm des Säuglings Lactose** (**Milchzucker**, enthält eine β-1,4-glykosidische Bindung, Abb. **A-12.2**) in Galaktose und Glucose.

Ein weiteres Enzym ist **im Darm des Säuglings** für die **Spaltung von Lactose (= Milchzucker)** in Galaktose und Glucose erforderlich. In der Lactose ist die OH-Gruppe des C1-Atoms der Galaktose nämlich β-glykosidisch mit dem C4-Atom der Glucose verbunden (Abb. **A-12.2**), β-glykosidische Bindungen werden von der Saccharase aber nicht erkannt. Das Enzym **Lactase (= β-Galaktosidase)** wird bei den meisten Völkern der Erde nur in den ersten Lebensjahren exprimiert, bei den Europäern und einigen afrikanischen Völkern ist sie jedoch in der Regel auch noch im Erwachsenenalter aktiv.

▶ klinik

▶ **klinik.** Ein Mangel an Lactase äußert sich beim Konsum größerer Mengen an Milchprodukten in Verdauungsstörungen wie Durchfall und Blähungen. Das Phänomen wird als **Lactose-Intoleranz** bezeichnet. Eine Diät mit Vermeidung des unverträglichen Kohlenhydrats führt meist zur unmittelbaren Besserung der Beschwerden.

A-12.2 Lactose

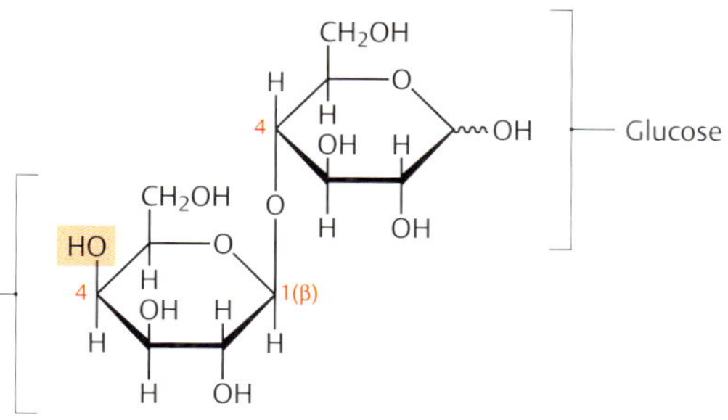

Die mit ~OH bezeichnete Hydroxygruppe kann in α- oder β-Stellung vorliegen.

A-12.2

12.1.3 Resorption der Kohlenhydrate im Darm

12.1.3 Resorption der Kohlenhydrate im Darm

Die Aufnahme der monomeren Kohlenhydrate in die Enterozyten wird an der **apikalen Zellmembran** von zwei verschiedenen Transportsystemen vermittelt (Abb. **A-12.3**): **GLUT5** und **SGLT1**.

- **GLUT5** (GLUT = **Glu**cose-**T**ransporter) vermittelt die **Aufnahme von Fructose**. GLUT5 ist Mitglied einer Familie von Membranproteinen (S. 353, Tab. **B-4.1**). Alle dieser Transporter sind über 12 membranspannende α-Helices (Exkurs auf S. 71) in die jeweilige Membran eingebettet (s. Abb. **A-12.4 a**). Die GLUT-Familie umfasst 13 Mitglieder, deren Funktionen teilweise noch unbekannt sind. GLUT5 ist ein spezifischer Fructose-Transporter, Glucose wird von GLUT5 *nicht* transportiert. GLUT5 **erleichtert die Diffusion** der Fructose. Die Aufnahme der Fructose in den Enterozyten ist also ausschließlich eine Folge des Konzentrationsgradienten zwischen dem Darmlumen und dem Zytosol.

Die Aufnahme der monomeren Kohlenhydrate in die Enterozyten wird an der **apikalen Zellmembran** von zwei Transportsystemen vermittelt (Abb. **A-12.3**):

- **GLUT5** (**Glu**cose-**T**ransporter) vermittelt die **Aufnahme von Fructose**. Es erleichtert seine Diffusion.

▶ **Merke. GLUT-Proteine** ermöglichen ihren Substraten eine **erleichterte Diffusion.**

◀ Merke

- **SGLT1** (**S**odium **Gl**ucose **T**ransporter 1) vermittelt die **Na^+-gekoppelte Aufnahme von Glucose und Galaktose** *gegen* einen Konzentrationsgradienten. SGLT1 ist über 14 membranspannende α-Helices in die Membran eingebettet, eine signifikante Ähnlichkeit zu den GLUT-Proteinen ist nicht gegeben. SGLT1 ist ein **Symportcarrier**, er koppelt den passiven Na^+-Einstrom an die Aufnahme der Monosaccharide. *Ein* Kohlenhydratmolekül wird jeweils zusammen mit *zwei* Natrium-Ionen aufgenommen. Die Natrium-Ionen folgen dabei ihrem Konzentrationsgefälle und gleichzeitig dem Membranpotenzial. Sowohl der Konzentrationsgradient als auch das Membranpotenzial werden von der Na^+-K^+-ATPase der basolateralen Membran aufrechterhalten. Die Na^+-K^+-ATPase erzeugt eine natriummotorische Kraft (engl. sodium motive force). Der Transporter SGLT1 arbeitet, da er indirekt von der ATP-Hydrolyse durch die Na^+-K^+–ATPase abhängt, **sekundär-aktiv.**

- **SGLT1**, der Sodium Glucose Transporter 1, vermittelt die **Na^+-gekoppelte Aufnahme von Glucose und Galaktose** (**Na^+-Symport**, 1 Kohlenhydratmolekül + 2 Na^+) *gegen* einen Konzentrationsgradienten. Die Natrium-Ionen folgen dabei ihrem Konzentrationsgefälle, das von der Na^+-K^+-ATPase der basolateralen Membran aufrechterhalten wird. SGLT1 arbeitet somit **sekundär-aktiv.**

Alle genannten Zucker, also **Glucose**, **Galaktose** und **Fructose**, verlassen die Enterozyten an der **basolateralen Zellmembran** unter Vermittlung des Transporters **GLUT2** und gelangen so **in den Blutkreislauf** (Abb. **A-12.3**). Triebkraft ist allein das Konzentrationsgefälle.

Glucose, **Galaktose** und **Fructose** gelangen an der basolateralen Zellmembran mittels **GLUT2 in den Blutkreislauf** (Abb. **A-12.3**).

▶ **Merke.** Weder die aktive Aufnahme der Monosaccharide in die Enterozyten noch ihre Abgabe an das Blut durch erleichterte Diffusion werden von Insulin kontrolliert: Die **Resorption** erfolgt **insulinunabhängig**.

◀ Merke

A-12.3

A-12.3 Resorption der Monosaccharide im Darm

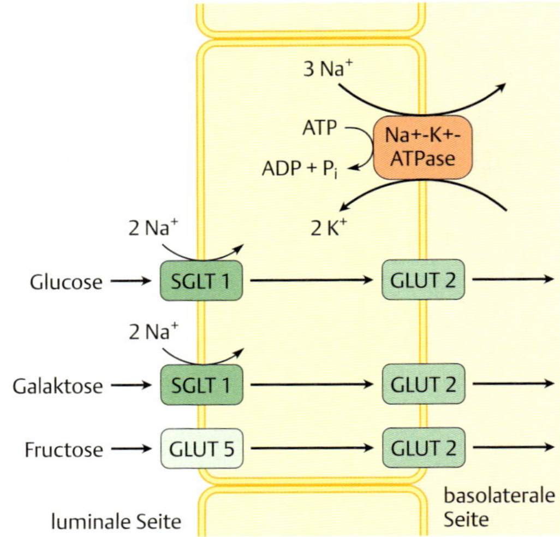

12.1.4 Transport in Hepatozyten

Die Monosaccharide gelangen mit Hilfe von **GLUT2**-Proteinen in die Hepatozyten.

▶ Merke

12.1.4 Transport in Hepatozyten

Die Monosaccharide gelangen über die Pfortader zur Leber, wo sie unter Vermittlung von **GLUT2**-Proteinen von den Hepatozyten aufgenommen werden.

▶ **Merke.** Die Aufnahme der Monosaccharide in die Leber erfolgt **Insulin-unabhängig**.

Der Stoffwechsel der verschiedenen Zucker ist im Kapitel A-6 (S. 74) bereits erläutert worden. Da Galaktose und Fructose weitgehend in der Leber metabolisiert werden, sind sie im Blut der V. cava inferior und im peripheren Kreislauf kaum noch zu finden. Die Hepatozyten geben nur noch Glucose an das Blut ab.

12.1.5 Transport der Glucose in die Zellen extrahepatischer Gewebe

Transport in Skelettmuskel- und Fettzellen

▶ Merke

Insulin bewirkt eine **Fusion intrazellulärer GLUT4-Vesikel mit der Plasmamembran** (Abb. **A-12.4 b**). Dadurch steigt die Aufnahmekapazität der Zelle für Glucose.

12.1.5 Transport der Glucose in die Zellen extrahepatischer Gewebe

Transport in Skelettmuskel- und Fettzellen

▶ **Merke.** Der Transport der Glucose aus dem Blut in die Zellen der Skelettmuskulatur und des Fettgewebes wird von **GLUT4**-Proteinen (Abb. **A-12.4 a**) vermittelt und ist **insulinabhängig**.

Wenn nur wenig Glucose in diese Gewebe gelangen soll, enthält die Plasmamembran der entsprechenden Zellen auch nur wenige GLUT4. Ein großer Teil der GLUT4 befindet sich stattdessen in den Membranen intrazellulärer Vesikel. Das Signal zu einer erhöhten Glucoseaufnahme erreicht die Zellen in Form von Insulin. Dieses bindet an ein bestimmtes Rezeptorprotein der Plasmamembran, den Insulinrezeptor, der daraufhin eine intrazelluläre Signalkaskade auslöst. Zu den Konsequenzen der Signalübertragung gehört eine **Fusion der GLUT4-Vesikel mit der Plasmamembran** (Abb. **A-12.4 b**). Innerhalb kurzer Zeit steigt dadurch die Zahl der GLUT4 in der Plasmamembran stark an und mit ihr die Transportkapazität für Glucose. Insulin kann auf diese Weise den GLUT4-vermittelten Glucosetransport um das 10- bis 20fache steigern.

A-12.4 **Struktur und Funktion von GLUT4**

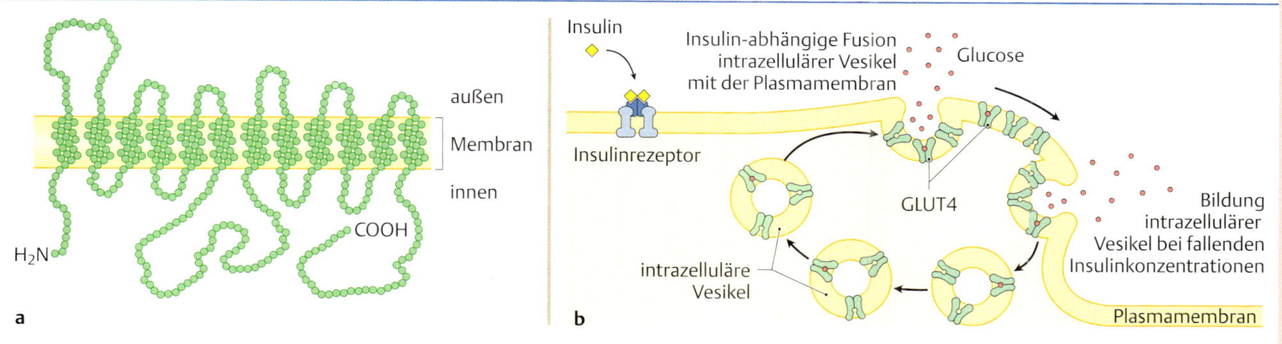

a Struktur von GLUT4

b Induktion des GLUT4-vermittelten Glucosetransports durch Insulin

Transport in die Zellen des ZNS und in Erythrozyten

▶ **Merke.** Die Zellen des ZNS und die Erythrozyten sind unter allen Stoffwechselbedingungen auf Glucose als Energielieferant angewiesen. Das ZNS kann keine Fettsäuren aufnehmen, die Erythrozyten können Fettsäuren nicht abbauen. Die Aufnahme von Glucose in die Zellen des ZNS und in Erythrozyten erfolgt **insulinunabhängig**: in Erythrozyten, Endothelzellen und Astrozyten via **GLUT1**, in Nervenzellen via **GLUT3**.

Ein Maß für die Affinität der Glucosetransporter zu ihrem Substrat ist die Michaelis-Menten-Konstante, K_m (s. auch S. 28). Der K_m-Wert bezeichnet in diesem Fall die Glucosekonzentration des Blutes, bei der die Hälfte der Transportproteine in der Plasmamembran mit Glucose beladen ist. Unter diesen Bedingungen arbeiten die Transportproteine mit halbmaximaler Geschwindigkeit. Der K_m-Wert des GLUT1 ist niedrig, er liegt bei 1,5 mM, die Affinität des GLUT1 für Glucose ist also recht hoch. Da die Konzentration der Glucose im Blut stets über 3,5 mM liegt, arbeitet GLUT1 ständig mit nahezu maximaler Geschwindigkeit v_{max}. Interessanterweise ist der K_m-Wert von GLUT2 wesentlich höher, es wurden unter verschiedenen Bedingungen Werte zwischen 17 und 66 mM gemessen. Offenbar ist GLUT1 auf einen konstanten Fluss von Glucose eingestellt, während die GLUT2-Proteine des Darms und der Leber darauf eingestellt sind, bei einem erhöhten Angebot an Glucose unmittelbar mit einer entsprechend steigenden Transportaktivität reagieren zu können.

Mit seiner hohen Affinität zu Glucose (→ Umsatzgeschwindigkeit nahezu maximal) ist GLUT1 auf einen konstanten Fluss von Glucose eingestellt. Die GLUT2-Proteine des Darms und der Leber dagegen sind mit ihrer geringeren Affinität darauf eingestellt, bei erhöhtem Glucoseangebot die Transportaktivität sofort steigern zu können.

Rückresorption der Glucose in den Nierentubuluszellen

Der Glucose-Transport ist auch in der Niere von großer Bedeutung. Das Blutplasma des Menschen (Volumen ca. 3 l) wird in den Glomeruli der Niere täglich etwa 60-mal filtriert, woraus sich für den Primärharn ein Volumen von 180 l ergibt. Aus diesen 180 l wird die in einer Konzentration von durchschnittlich 5 mM gelöste Glucose nahezu vollständig rückresorbiert. Dies entspricht einer Menge von ca. 160 g Glucose pro Tag. In der Niere muss also jeden Tag immerhin etwa halb so viel Glucose resorbiert werden wie im Dünndarm.

Der Glucose-Transport ist auch in der Niere von großer Bedeutung. Die im Primärharn gelöste Glucose wird nahezu vollständig rückresorbiert (ca. 160 g Glucose/Tag).

Glucose wird zum größten Teil bereits im ersten Abschnitt des proximalen Tubulus, dem **S1-Segment**, rückresorbiert. Auch hier erfolgt die Resorption mit Hilfe eines **sekundär-aktiven Na^+-Glucose-Symporters**, also gegen den Konzentrationsgradienten, wobei die Energie durch die Hydrolyse von (viel) ATP durch die Na^+-K^+-ATPase in der basolateralen Membran der Tubuluszelle geliefert wird. Der Symporter des proximalen Tubulus hat Ähnlichkeit mit dem SGLT1 des Dünndarms (59 % der Aminosäuresequenzen stimmen überein), weshalb er den Namen **SGLT2** erhalten hat. SGLT2 transportiert jedoch nicht 2 Na^+, sondern 1 Na^+ zusammen mit 1 Glucosemolekül. Die Reste an Glucose, die im proximalen Tubulus der Resorption durch den SGLT2 entgehen, werden in den weiter

Die Rückresorption erfolgt im **S1-Segment** des proximalen Tubulus mit Hilfe des **sekundär-aktiven Na^+-Glucose-Symporters SGLT2**. Dieser transportiert Glucose in einer **Stöchiometrie von 1 Na^+/1 Glucose**.
Im **S3-Segment** des distalen Tubulus transportiert **SGLT1** Glucose in einer **Stöchiometrie von 2 Na^+/1 Glucose**.

distal gelegenen Tubulusanteilen, im **S3-Segment**, mit Hilfe von **SGLT1** aus dem Primärharn aufgenommen.

12.2 Glykogensynthese

12.2 Glykogensynthese

▶ Definition

▶ **Definition.** Glykogen ist die Speicherform der Glucose in Pilzen, Tieren und im Menschen. (Pflanzen speichern stattdessen Stärke.)

Glykogen wird in fast allen Körperzellen gebildet, in größeren Mengen **gespeichert** aber nur in der
- **Leber** (ca. 150 g) zur Aufrechterhaltung einer **hinreichenden Blutglucosekonzentration**,
- **Skelettmuskulatur** (ca. 300 g) zu deren **Selbstversorgung**.

Im Glykogen sind die Glucosemonomere meist $\alpha1\rightarrow4$-glykosidisch verknüpft, lediglich an den Verzweigungsstellen (im Abstand von je ca. 10 Glucosemonomeren) finden sich $\alpha1\rightarrow6$-glykosidische Bindungen (S. 42). Glykogen wird in nahezu allen Zellen des Körpers gebildet, aber nur in der Leber und der Skelettmuskulatur in größeren Mengen **gespeichert:**
- **ca. 150 g in der Leber** (bis zu 10 % des Lebergewebes können aus Glykogen bestehen). Das Leberglykogen dient der **Aufrechterhaltung** einer **ausreichenden Glucosekonzentration im Blut**.
- **ca. 300 g in der Skelettmuskulatur** (bis zu 1 % der Skelettmuskulatur kann aus Glykogen bestehen). Das Muskelglykogen dient als Glucosespeicher zur **Selbstversorgung**.

12.2.1 Mechanismus der Glykogensynthese

Meist werden vorhandene Glykogenmoleküle vergrößert.

12.2.1 Mechanismus der Glykogensynthese

Die Glykogensynthese besteht in den meisten Fällen nicht in einer Neubildung, sondern lediglich in einer Vergrößerung bereits vorhandener Glykogenmoleküle. Alle Glykogenmoleküle enthalten in ihrem Kern ein Glykoprotein, das Glykogenin, das auch bei weitreichendem Abbau der Kohlenhydratseitenketten übrig bleibt (s. u.).

Einbau von Glucose in Glykogenmoleküle

▶ Überblick

Einbau von Glucose in Glykogenmoleküle

▶ **Überblick.** Für den Einbau in ein Glykogenmolekül muss das freie Glucosemolekül phosphoryliert und aktiviert werden, d. h. es muss ihm Energie zugeführt werden. Dies erfordert drei Reaktionsschritte (Abb. **A-12.5 a**):
1. Phosphorylierung der Glucose zu Glucose-6-phosphat,
2. Isomerisierung zu Glucose-1-phosphat,
3. Aktivierung der Glucose durch Reaktion mit Uridindiphosphat (UDP): Hierbei wird unter Verbrauch von Uridintriphosphat eine energiereiche Esterbindung zwischen UDP und Glucose geknüpft.
4. Die Spaltung dieser Esterbindung liefert die Energie für den letzten Reaktionsschritt: Übertragung von Glucose auf das Glykogenmolekül unter Bildung einer $\alpha1\rightarrow4$-glykosidischen Bindung (Abb. **A-12.5 b**).

Schritt 1: Glucose → Glucose-6-phosphat

▶ Merke

Schritt 1: Glucose → Glucose-6-phosphat

▶ **Merke.** Glucose wird unter Aufwendung von ATP zu Glucose-6-phosphat phosphoryliert. Die Reaktion wird in den meisten Zellen des Körpers von dem Enzym **Hexokinase** katalysiert, in der **Leber** überwiegend von der **Glucokinase** (S. 86).

Schritt 2: Glucose-6-phosphat → Glucose-1-phosphat

Die Isomerisierung wird von der **Phosphoglucomutase** katalysiert.

Schritt 2: Glucose-6-phosphat → Glucose-1-phosphat

Glucose-6-phosphat wird auch für die Glykolyse sowie für den Pentosephosphatweg benötigt. Sofern es der Glykogensynthese zugeführt werden soll, ist eine Isomerisierung zu Glucose-1-phosphat erforderlich. Diese wird von dem Enzym **Phosphoglucomutase** katalysiert.

Schritt 3: Glucose-1-phosphat → UDP-Glucose

Die Bildung von Glykogen ist energieaufwendig. Deshalb wird das Glucosemolekül aktiviert, indem Glucose-1-phosphat mit Uridintriphosphat (UTP) reagiert:

Glucose-1-phosphat + UTP → UDP-Glucose + Pyrophosphat

Die Reaktion wird von der **Glucose-1-phosphat-UTP-Transferase** katalysiert. Das chemische Gleichgewicht dieser Reaktion liegt unter Standardbedingungen bei einem Konzentrationsverhältnis von ungefähr 1:1, d. h., das ΔG der Reaktion liegt bei 0. Unter physiologischen Bedingungen liegt das Gleichgewicht der Reaktion gleichwohl ganz auf der Seite der UDP-Glucose, da das anfallende Pyrophosphat umgehend zu 2 Phosphaten hydrolysiert wird. Die Spaltung des Pyrophosphats wird von einer Pyrophosphatase katalysiert. In der UDP-Glucose stammt eines der beiden Phosphoratome aus dem Glucose-1-phosphat, das andere Phosphoratom stammt aus dem UTP.

Schritt 3: Glucose-1-phosphat → UDP-Glucose

Die Bildung von Glykogen ist energieaufwendig. Deshalb wird das Glucosemolekül aktiviert, indem Glucose-1-phosphat mit Uridintriphosphat (UTP) reagiert, katalysiert von der **Glucose-1-phosphat-UTP-Transferase**. Das anfallende Pyrophosphat wird zu 2 Phosphaten hydrolysiert.

Schritt 4: Übertragung der Glucose auf das Glykogenmolekül

Die Glucose wird vom UDP abgelöst und reagiert mit der 4'-OH-Gruppe einer Glucoseeinheit des Glykogens. Die Reaktion wird von der **Glykogen-Synthase** katalysiert. Die von der Glykogen-Synthase verlängerten 4'-OH-Enden werden auch als die **nichtreduzierenden Enden** der jeweiligen Glucoseeinheiten bezeichnet. (Zum Begriff „nichtreduzierend" s. S. 42). Die bäumchenartige Struktur des Glykogens bringt es mit sich, dass für die Reaktion sehr viele nichtreduzierende Enden zur Verfügung stehen.

Die Bildung einer neuen $\alpha(1\rightarrow4)$-glykosidischen Bindung ist eine endergone Reaktion. Sie ist bei der Glykogensynthese nur möglich, weil die Esterbindung zwischen UDP und Glucose sehr viel Energie enthält, und diese Energie bei der Übertragung der Glucose freigesetzt wird.

Das freigesetzte UDP kann mit Hilfe von ATP zu UTP regeneriert werden:

UDP + ATP → UTP + ATP

Schritt 4: Übertragung der Glucose auf das Glykogenmolekül

Die Glucose wird vom UDP abgelöst und reagiert mit der 4'-OH-Gruppe einer Glucose des Glykogens. Die Reaktion wird von der **Glykogen-Synthase** katalysiert.

Das freigesetzte UDP kann mit Hilfe von ATP zu UTP regeneriert werden.

A-12.5 UDP-Glucose als Ausgangsverbindung der Glykogensynthese

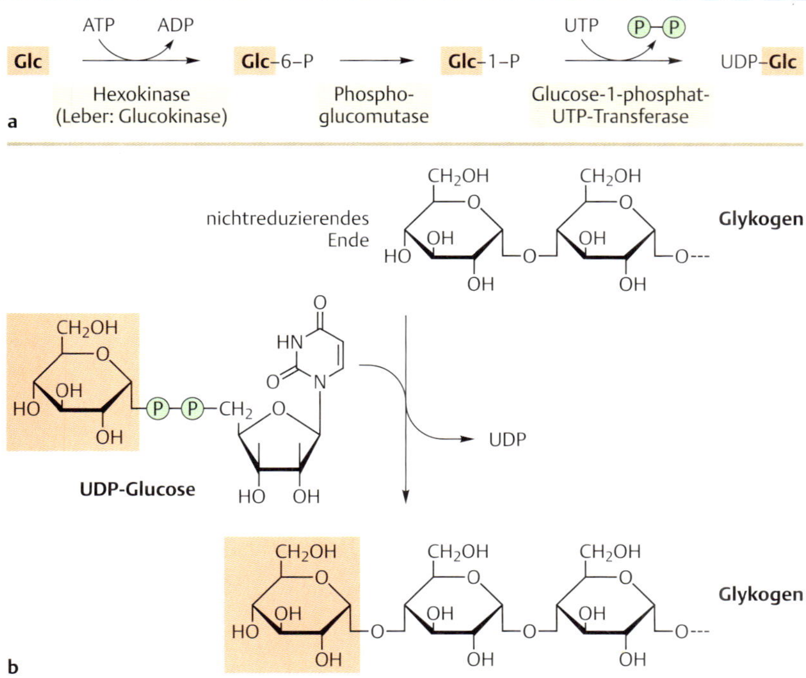

a Bildung von UDP-Glucose **b** Einbau von Glucose in ein Glykogenmolekül.

A-12.5

▶ klinik

▶ klinik. **Glykogenspeicherkrankheiten (Glykogenosen)** sind (sehr seltene) Erkrankungen, die durch Defekte von Enzymen des Glykogenstoffwechsels verursacht werden (s. auch S. 217). Bei der **Glykogenose Typ 0** ist die Aktivität der **Glykogen-Synthase** erheblich vermindert. Bis zum Jahr 2000 waren weltweit nur sieben Familien mit zusammen 14 Kindern bekannt, die von dieser Krankheit betroffen waren. Der Enzymdefekt äußert sich in einem reduzierten Glykogengehalt der Leber und einer Hypoglykämie im Hunger. Bei den Fällen, die in jüngster Zeit publiziert wurden, war die Symptomatik vergleichsweise gering ausgeprägt.

Neubildung von Glykogen

Für die Neubildung von Glykogen ist **Glykogenin** erforderlich. Dieses Glykoprotein mit Glucosyltransferase-Aktivität bildet Dimere, die sich gegenseitg glucosylieren. Substrat ist **UDP-Glucose**. Die Glucose-Oligosaccharide dienen als **Starter** (Primer) **für die Glykogen-Synthase** (Abb. **A-12.6 a**).

Neubildung von Glykogen

Für die Neubildung von Glykogen ist **Glykogenin** erforderlich, es bildet den Kern jedes Glykogenmoleküls. Glykogenin ist ein Glykoprotein von 37 kDa mit Glucosyltransferase-Aktivität. Es bildet Homo-Dimere, in denen sich die Untereinheiten gegenseitig glucosylieren. Wie die Glykogen-Synthase benötigt auch Glykogenin als Substrat **UDP-Glucose**. Das erste Glucosemonomer wird auf das Tyrosin der Position 194 übertragen. An dieses werden dann – katalysiert von Glykogenin – weitere Glucosemonomere angehängt, bis ein Oligosaccharid von 8 Glucoseeinheiten entstanden ist. Dieses Oligosaccharid bleibt mit dem Tyrosin des Glykogenins kovalent verbunden und dient nun als **Starter** (engl. Primer) **für die Glykogen-Synthase** (Abb. **A-12.6 a**).

A-12.6 Neubildung von Glykogen ausgehend von Glykogenin

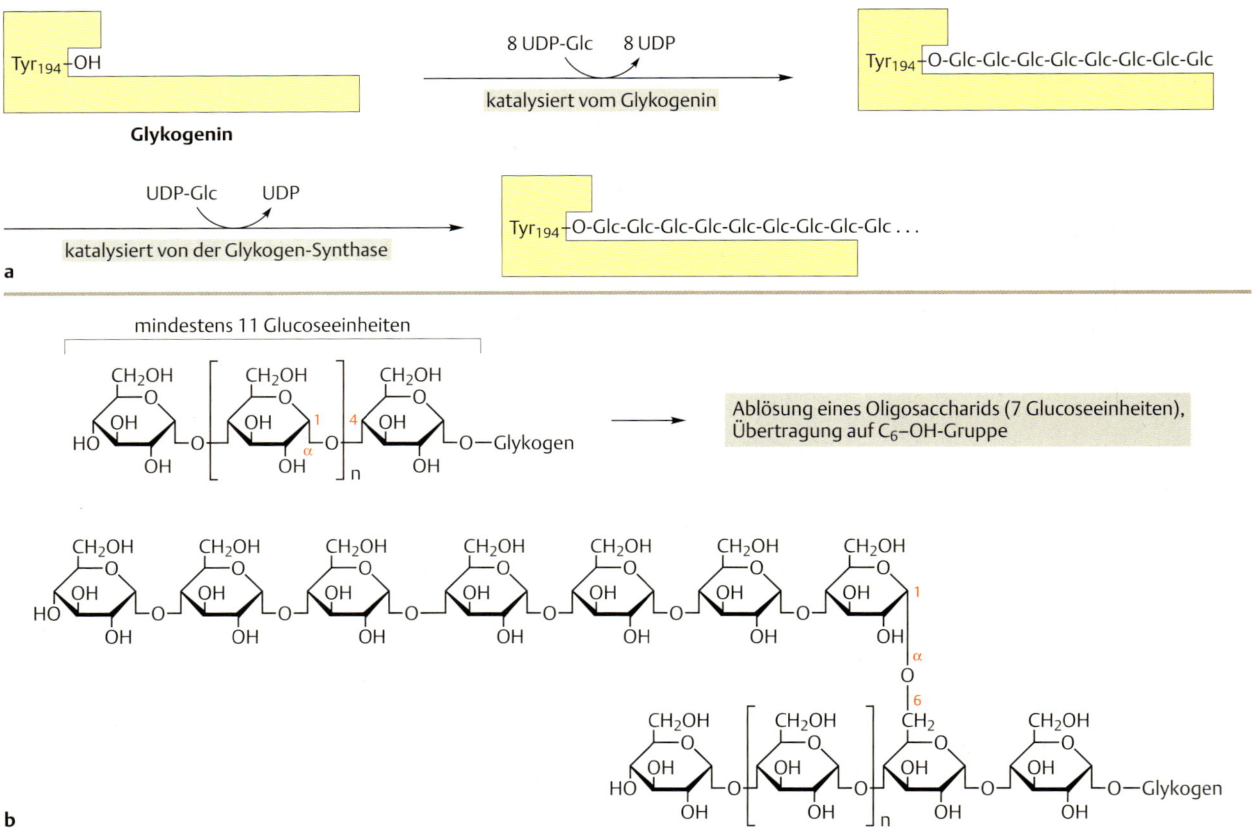

a Glykogenin

b Funktion der Amylo-1,4→1,6-Transglucosylase (Branching Enzyme)

▶ **Merke.** Die **Verzweigungen** des Glykogenmoleküls entstehen unter Katalyse der **Amylo-1,4→1,6-Transglucosylase (Glykogen-Verzweigungsenzym**, engl. **Branching Enzyme)**. Das Enzym bindet an lineare Ketten, die mindestens 11 Glucosemonomere umfassen, und löst ein endständiges Oligosaccharid von 7 Glucosemonomeren ab. Dieses Oligosaccharid überträgt es auf die C6-OH-Gruppe eines Glucoserests der gleichen oder einer anderen Glucosekette (Abb. **A-12.6 b**). Das Enzym arbeitet so, dass die Verzweigungspunkte innerhalb eines Glykogenmoleküls durch mindestens 4 Glucosemonomere voneinander getrennt sind.

◀ Merke

Ausgehend vom Glykogenin bilden sich auf diese Weise **Glykogengranula** von 20–30 nm Durchmesser, die im Elektronenmikroskop nachweisbar sind (Abb. **A-12.7 a**). Sie werden traditionell als β-**Granula** bezeichnet. Sie enthalten bis zu **50000 Glucosemonomere** sowie in unterschiedlichen Mengen die **Enzyme**, die für die Synthese und für den Abbau des Glykogens benötigt werden (Abb. **A-12.7 b**). Es sind mehrere Adapterproteine identifiziert worden, die direkt an das Glykogen binden und den Kontakt der relevanten Enzyme mit den Glykogengranula vermitteln.

Ausgehend von Glykogenin bilden sich so **Glykogengranula** von 20–30 nm Durchmesser, die β-**Granula** (Abb. **A-12.7 a**). Diese enthalten ca. **50000 Glucosemonomere** und die für die Synthese und für den Abbau des Glykogens benötigten **Enzyme** (Abb. **A-12.7 b**).

A-12.7 Glykogengranula

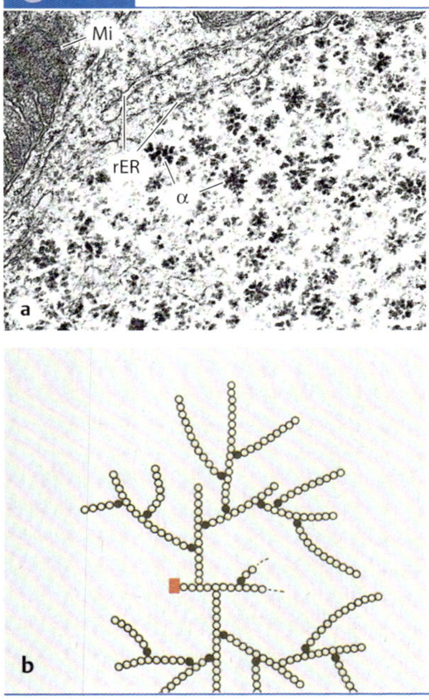

a Rosettenförmige Glykogengranula in einem Hepatozyten (Ratte). Elektronenmikroskopische Darstellung. Mii: Mitochondrien, rER: raues endoplasmatisches Retikulum.
b Schematische Darstellung

A-12.7

12.2.2 Regulation der Glykogensynthese

12.2.2 Regulation der Glykogensynthese

▶ **Merke.** Das **Schlüsselenzym** der Glykogensynthese ist die **Glykogen-Synthase.** Sie steht unter dem Einfluss der Hormone Glukagon, Adrenalin und Insulin und wird durch Phosphorylierung bzw. Dephosphorylierung reguliert (Abb. **A-12.8**):
- **Glukagon** und **Adrenalin** induzieren die **Phosphorylierung = Inaktivierung** der Glykogen-Synthase,
- **Insulin** induziert die **Dephosphorylierung = Aktivierung** der Glykogen-Synthase.

◀ Merke

Regulation bei steigendem Bedarf an Glucose

Adrenalin und **Glukagon** werden ausgeschüttet. Sie **aktivieren** die cAMP-abhängige **Proteinkinase A (PKA)** (Abb. **A-12.8**). Diese **phosphoryliert** die
- **Glykogen-Synthase** und inaktiviert sie (Glykogensynthese ↓) sowie die
- **Phosphorylase-Kinase**, die wiederum die **Glykogen-Phosphorylase** phosphoryliert und **aktiviert** (Glykogenabbau ↑).

Regulation bei steigendem Bedarf an Glucose

Adrenalin und **Glukagon** werden ausgeschüttet und lösen in ihren Zielzellen eine Aktivierung der Adenylatzyklase aus. Die Konzentration des intrazellulären Hungersignals cAMP nimmt zu. Das cAMP **aktiviert** die cAMP-abhängige **Proteinkinase A (PKA)** (Abb. **A-12.8**).
- Die PKA katalysiert die **Phosphorylierung der Glykogen-Synthase** an mehreren Serinresten. Das Enzym wird dadurch inaktiviert, die Glykogensynthese wird gestoppt.
- Die PKA **phosphoryliert** zudem die **Phosphorylase-Kinase**. Diese phosphoryliert und **aktiviert** dadurch die **Glykogen-Phosphorylase**, die den Glykogenabbau katalysiert (S. 93).

Indem die Glykogensynthese blockiert und gleichzeitig der Glykogenabbau gesteigert wird, steht daraufhin wieder mehr Glucose für die Energiegewinnung zur Verfügung.

Neben der PKA sind noch andere Kinasen an der Inaktivierung der Glykogen-Synthase beteiligt, z. B. die **Glykogen-Synthase-Kinase 3 (GSK-3)** (Abb. **A-12.8**).

Neben der PKA greifen auch andere Kinasen in die Regulation der Glykogensynthese ein. Von besonderer Bedeutung ist dabei die **Glykogen-Synthase-Kinase 3 (GSK-3)**, die sich parallel zur PKA an der **Phosphorylierung und Inaktivierung der Glykogen-Synthase** beteiligt (Abb. **A-12.8**). Gemeinsam phosphorylieren beide Kinasen in der Glykogen-Synthase bis zu 7 Serinreste.

A-12.8

A-12.8 Inaktivierung der Glykogen-Synthase und Aktivierung der Glykogen-Phosphorylase nach Ausschüttung von Adrenalin

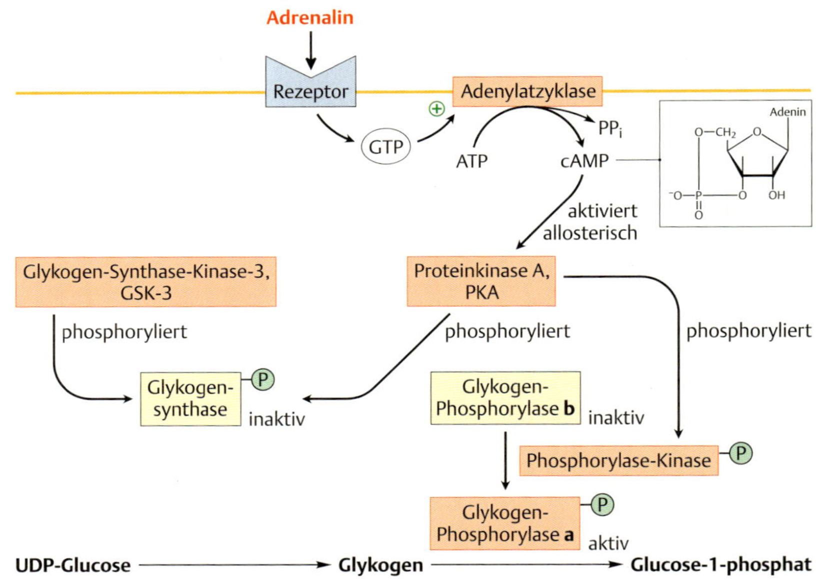

Die entscheidenden Komponenten sind orange markiert.

Regulation bei Überangebot an Glucose

Insulin bewirkt eine **Dephosphorylierung**, d. h. Aktivierung der Glykogen-Synthase durch (Abb. **A-12.9**)
1. **Aktivierung der Phosphodiesterase** → PKA inaktiv,
2. **Aktivierung der Proteinkinase B** → GSK-3 inaktiv,

Regulation bei Überangebot an Glucose

Insulin wird ausgeschüttet und bewirkt eine **Dephosphorylierung**, d. h. Aktivierung der Glykogen-Synthase (Abb. **A-12.9**):
1. Insulin bewirkt eine **erhöhte Aktivität der Phosphodiesterase**, die das cAMP in den Zellen hydrolysiert. Die Konzentration des intrazellulären Hungersignals cAMP nimmt ab, die **PKA wird inaktiv** und die Phosphorylierung der Glykogen-Synthase wird eingestellt.
2. Insulin bewirkt eine **Aktivierung der Proteinkinase B**. Diese phosphoryliert und **inaktiviert** die **GSK-3**.

▶ **Merke.** Die Steigerung der Glykogensynthese durch Insulin beruht im Wesentlichen auf einer Aktivierung der Proteinkinase B. Diese inaktiviert die GSK-3 und hebt damit die GSK-3-vermittelte Blockade der Glykogen-Synthase auf.

◀ **Merke**

1. Die entscheidende Dephosphorylierung und damit die Aktivierung der Glykogen-Synthase wird letztlich von der **Phosphoprotein-Phosphatase 1 (PP-1)** katalysiert.
2. Parallel dephosphoryliert die PP-1 auch die Glykogen-Phosphorylase und inaktiviert sie dadurch.

1. **Aktivierung der Phosphoprotein-Phosphatase 1 (PP-1)** → Glykogen-Synthase aktiv.

A-12.9 Aktivierung der Glykogensynthese durch Insulin

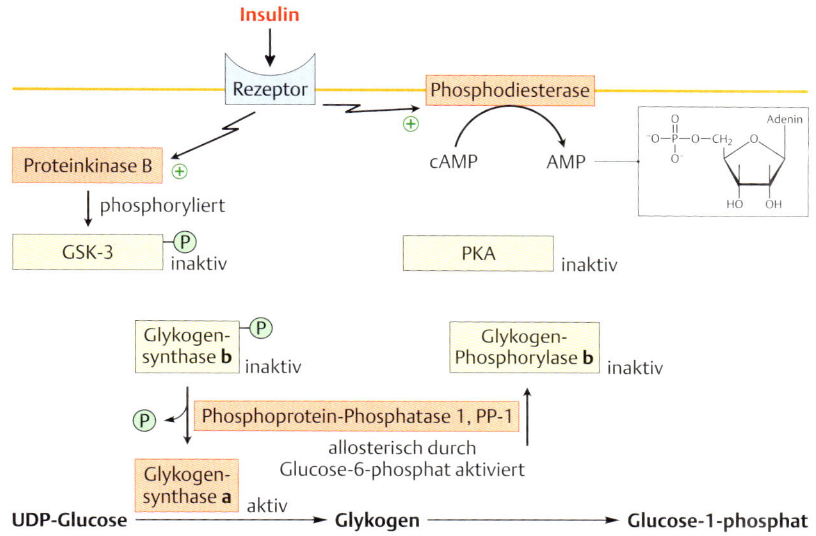

Die Phosphoprotein-Phosphatase 1 (PP-1) dephosphoryliert sowohl die Glykogen-Synthase als auch die Glykogen-Phosphorylase. Die entscheidenden Komponenten sind orange markiert.

A-12.9

Die **PP-1** ist ein dimeres Enzym, das aus einer **regulatorischen Untereinheit G** und einer **katalytischen Untereinheit** besteht. Die Untereinheit **G** vermittelt als Adapterprotein die **Bindung an das Glykogen**. Speziell im Muskelgewebe wird die Aktivität der PP-1 über die Bindung an das Glykogen reguliert.

Die **PP-1** besteht aus einer **regulatorischen Untereinheit G,** die die **Bindung an das Glykogen** vermittelt, und einer **katalytischen Untereinheit**.

Eine Ausschüttung von **Insulin** führt über Prozesse, die im Detail noch umstritten sind, zu einer verstärkten Assoziation der PP-1 mit dem Glykogen und damit auch zu einer erleichterten Wechselwirkung mit den glykogengebundenen Enzymen (Glykogen-Synthase und Glykogen-Phosphorylase, Abb. **A-12.10**).

Insulin erleichtert die Wechselwirkung der PP-1 mit den glykogengebundenen Enzymen (Abb. **A-12.10**).

Bei Ausschüttung von **Adrenalin** wird die Untereinheit G von der PKA an zwei Serinresten phosphoryliert. Die katalytische Untereinheit wird daraufhin freigesetzt (Abb. **A-12.10**). Indem sie sich von den Glykogengranula ablöst, verliert sie ihre Interaktionsmöglichkeiten mit den dort vorhandenen Enzymen. Diese behalten also ihre Phosphatgruppen. Da die Glykogen-Phosphorylase im phosphorylierten Zustand aktiv ist (Abb. **A-12.8**), kann sie den Abbau des Glykogens unter diesen Bedingungen uneingeschränkt fortführen.
Nicht nur die PKA, auch die PP-1 ist also ein Beispiel für die koordinierte hormonelle Regulation von Glykogensynthese und -abbau.

Adrenalin bewirkt eine Phosphorylierung der Untereinheit G. Die katalytische Untereinheit wird freigesetzt (Abb. **A-12.10**), so dass die glykogengebundenen Enzyme ihre Phosphatgruppen behalten.

Ein allosterischer Aktivator der PP-1 und damit ein **indirekter Aktivator der Glykogen-Synthase** (und indirekter Inaktivator der Glykogen-Phosphorylase) ist **Glucose-6-phosphat**. Diese Regulation ist deshalb sinnvoll, weil bei Akkumulation von Glucose-6-phosphat in der Zelle viel UDP-Glucose, d.h. auch viel Glykogen synthetisiert werden kann.

Ein **indirekter Aktivator der Glykogen-Synthase** ist **Glucose-6-phosphat:** Es ist ein allosterischer Aktivator der PP-1.

A-12.10

A-12.10 Katalytische und regulatorische Untereinheit der Phosphoprotein-Phosphatase 1 (PP-1)

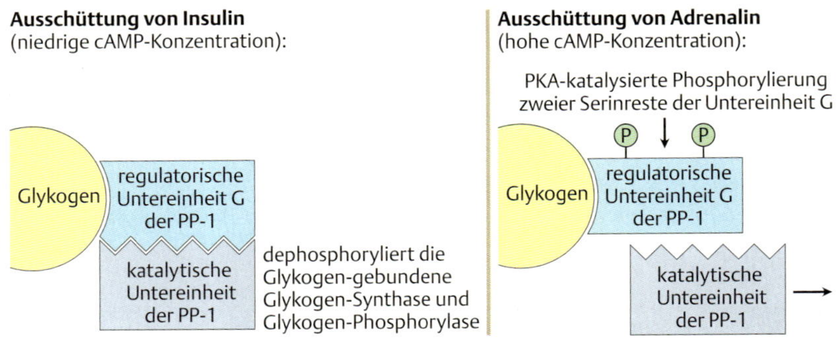

12.3 Gluconeogenese

12.3 Gluconeogenese

▶ Definition

▶ **Definition.** Als Gluconeogenese bezeichnet man die Bildung von Glucose aus Metaboliten, die keine Kohlenhydrate sind.

12.3.1 Funktion der Gluconeogenese im Stoffwechsel

Die Gluconeogenese ermöglicht die Aufrechterhaltung einer Blutglucosekonzentration von ca. 3,5 mM im Hungern bzw. Fasten, d. h. wenn keine Nahrungskohlenhydrate zur Verfügung stehen und die Glykogenvorräte zur Neige gehen. Dann müssen, da das ZNS und die Erythrozyten auf Glucose als Energielieferanten angewiesen sind, täglich ca. 100 g Glucose synthetisiert werden.

Isoliert betrachtet stellt die Gluconeogenese einen **anabolen** Stoffwechselweg, **im Kontext des Gesamtstoffwechsels** aber nur einen **Umweg beim Abbau von Energiespeichern**, d. h. einen **katabolen** Stoffwechselweg dar, der die besonderen Bedürfnisse von ZNS und Erythrozyten berücksichtigt.

Energie wird in der Gluconeogenese *nicht* gewonnen.

12.3.2 Ort der Gluconeogenese

Die Gluconeogenese findet **überwiegend** in der **Leber** statt. Im Fasten können 25–50 % der Glucose von der **Niere** (den Zellen des **proximalen Tubulus**) beigesteuert werden.

12.3.1 Funktion der Gluconeogenese im Stoffwechsel

Die Gluconeogenese ermöglicht die Aufrechterhaltung einer Blutglucosekonzentration von ca. 3,5 mM (ca. 60 mg/100 ml) auch während Hunger- und Fastenphasen, also unter Bedingungen, unter denen die Kohlenhydrate der letzten Mahlzeit bereits verdaut und resorbiert sind und die Glykogenvorräte der Skelettmuskulatur und der Leber bereits zur Neige gehen. Diese Blutglucosekonzentration darf nicht unterschritten werden, weil das ZNS und die Erythrozyten auf Glucose als Energielieferanten angewiesen sind (S. 763). Während das ZNS, vor allem das Gehirn, bei normaler Ernährung pro Tag etwa 150 g Glucose verbraucht, ist der Verbrauch im Fasten durch partielle Umstellung des Stoffwechsels auf die Verwertung von Ketonkörpern auf ca. 50 g pro Tag reduziert. Die Erythrozyten sind unter allen Stoffwechselbedingungen auf einen Verbrauch von etwa 50 g pro Tag angewiesen. Im Fasten müssen somit täglich ca. 100 g Glucose synthetisiert werden.
Man kann die Gluconeogenese als anabolen oder als katabolen Stoffwechselweg bezeichnen. **Isoliert betrachtet** handelt es sich sicherlich um einen **anabolen** Stoffwechselweg, auf dem ein wertvoller Energieträger gebildet wird. **Im Kontext des gesamten Stoffwechsels** hingegen stellt die Gluconeogenese lediglich einen **Umweg beim Abbau von Energiespeichern** und in diesem Sinne einen **katabolen** Stoffwechselweg dar. Die stoffwechselphysiologische Funktion der Gluconeogenese besteht darin, in einer Zeit des Mangels den Abbau der Energiespeicher in einer Weise zu ermöglichen, die auch die besonderen Bedürfnisse des Gehirns und der Erythrozyten berücksichtigt.
Energie wird in der Gluconeogenese *nicht* gewonnen, vielmehr muss Energie aufgewendet werden (s. S. 217).

12.3.2 Ort der Gluconeogenese

Die Gluconeogenese findet **überwiegend** in der **Leber** statt. Untersuchungen der jüngsten Zeit haben gezeigt, dass der Beitrag der Niere zur Gluconeogenese wesentlich größer ist, als traditionell angenommen wurde. Im Fasten können 25–50 % der Glucose von der Niere beigesteuert werden. Die Gluconeogenese ist dabei auf den **proximalen Tubulus** beschränkt. Die Zellen des proximalen Tubulus sind zur Glykolyse nicht in der Lage; ihre entscheidende Energiequelle sind Fettsäuren und Ketonkörper. Innerhalb der Niere wird Glucose von den Zellen des distalen Tubulus verwertet sowie in größerem Umfang vom Nierenmark. Die Zellen des Nierenmarks enthalten kaum Mitochondrien, so dass die ATP-Synthese hier ähnlich wie in den Erythrozyten ausschließlich durch Substratkettenphosphorylierung in der Glykolyse erfolgt. So wird ein Teil der in den proximalen Tubuli produzierten Glucoses bereits im Nierenmark wieder verbraucht. Umso bemerkenswerter ist es, dass gleichwohl bereits nach kurzem Fasten (z. B. über Nacht) ein erheblicher Teil der Glucose, die im systemischen Blutkreislauf nachweibar ist, aus der Niere stammt.

12.3.3 Mechanismus der Gluconeogenese

Im **Prinzip** handelt es sich bei der Gluconeogenese um eine **rückwärts laufende Glykolyse**: Während in der Glykolyse Glucose zu Pyruvat abgebaut wird, entsteht in der Gluconeogenese aus Pyruvat Glucose. Allerdings sind **drei Reaktionen der Glykolyse irreversibel** (stark negatives ΔG, vgl. S. 82), müssen also **bei der Gluconeogenese umgangen** und von anderen Enzymen katalysiert werden:

(I) Phosphoenolpyruvat (PEP) → Pyruvat (**Pyruvat-Kinase-Reaktion**),
Die Phosphatgruppe ist im PEP durch eine ausgesprochen energiereiche Esterbindung gebunden ($\Delta G°' = -61{,}9$ kJ/Mol). Um das energiereiche PEP ausgehend von Pyruvat zu synthetisieren, wird dieses in der Gluconeogenese zunächst in einer ATP-abhängigen Reaktion zu Oxalacetat carboxyliert. Über weitere Zwischenschritte wird dann GTP-abhängig das PEP erhalten (Abb. **A-12.11**).
(II) Fructose-6-phosphat → Fructose-1,6-bisphosphat (**Phosphofructokinase-Reaktion**),
(III) Glucose → Glucose-6-phosphat (**Hexokinase-Reaktion**).

Die Synthese von Glucose-6-phosphat und Fructose-1,6-bisphosphat ist in der Glykolyse mit einer Hydrolyse von ATP verbunden. Eine einfache Umkehr dieser Reaktionen würde somit eine Synthese von ATP erfordern, dazu fehlt den beteiligten Enzymen aber die Energie. In den entsprechenden Schritten der Gluconeogenese werden deshalb Enzyme verwendet, die von den Metaboliten einfach eine Phosphatgruppe abspalten (Abb. **A-12.11**).

Hinweis:
Die Glycerinaldehyd-3-phosphat-Dehydrogenase (GAPDH) und die Phosphoglycerat-Kinase katalysieren in der Glykolyse die Bildung des NADH bzw. die Bildung von ATP durch Substratkettenphosphorylierung. Interessanterweise arbeiten diese beiden Enzyme in der Zelle nahe dem chemischen Gleichgewicht (!). Die Reaktionen sind also durchaus reversibel, so dass beide Enzyme auch in der Gluconeogenese verwendet werden können.

Reaktionsschritte

Schritte 1 und 2: Pyruvat → Oxalacetat → Phosphoenolpyruvat

Die Bildung von Phosphoenolpyruvat (PEP) aus Pyruvat ist der aufwendigste Teil der Gluconeogenese, denn

- Pyruvat wird in den **Mitochondrien** zu Oxalacetat carboxyliert,
- Oxalacetat wird in das **Zytosol** transportiert,
- im Zytosol wird Oxalacetat zu PEP decarboxyliert.

Schritt 1: Pyruvat → Oxalacetat. Dieser Schritt findet in den Mitochondrien statt, katalysiert von der **Pyruvat-Carboxylase**. Die Carboxylierung wird vom **Coenzym Biotin** (Vitamin H, s. S. 121) katalysiert, das mit einem Lysinrest der Pyruvat-Carboxylase kovalent verbunden ist. Der Lysinrest ist mehrere C-Atome lang, so dass Biotin am Ende eines 1,4 nm langen beweglichen Arms sitzt. Es bindet in einer ATP-abhängigen Reaktionssequenz CO_2: Zunächst reagiert ATP mit Bicarbonat (HCO_3^-). Die endständige Phosphatgruppe löst sich als Carboxyphosphat ab und ADP bleibt zurück. Vom Carboxyphosphat wird dann ein CO_2-Molekül auf eines der Stickstoffatome des Biotins übertragen. Anschließend

12.3.3 Mechanismus der Gluconeogenese

Im **Prinzip** handelt es sich bei der Gluconeogenese um eine **rückwärts laufende Glykolyse**. Lediglich **drei Reaktionen der Glykolyse** sind **irreversibel** und müssen deshalb **bei der Gluconeogenese umgangen** und von alternativen Enzymen katalysiert werden.
Die Reaktion der Pyruvat-Kinase ist irreversibel, weil die Phosphatgruppe im PEP durch eine außerordentlich energiereiche Esterbindung gebunden ist (Abb. **A-12.11**).

Die Synthese von Fructose-1,6-bisphosphat und Glucose-6-phosphat ist in der Glykolyse irreversibel, da sie an eine Hydrolyse von ATP gebunden ist (Abb. **A-12.11**).

Die Reaktionen der GAPDH und der Phosphoglycerat-Kinase sind reversibel.

Reaktionsschritte

Die Bildung von Phosphoenolpyruvat (PEP) aus Pyruvat führt über Oxalacetat, das aus den **Mitochondrien** in das **Zytosol** transportiert werden muss.

Schritt 1: Pyruvat → Oxalacetat (im Mitochondrium).
Enzym: **Pyruvat-Carboxylase**. Fest gebundenes **Coenzym** ist **Biotin**, das in einer ATP-abhängigen Reaktionssequenz CO_2 bindet und es auf die Methylgruppe des Pyruvats überträgt (Abb. **A-12.12**).

A-12.11

A-12.11 **Reaktionsschritte der Gluconeogenese (rot) und der Glykolyse (grün)**

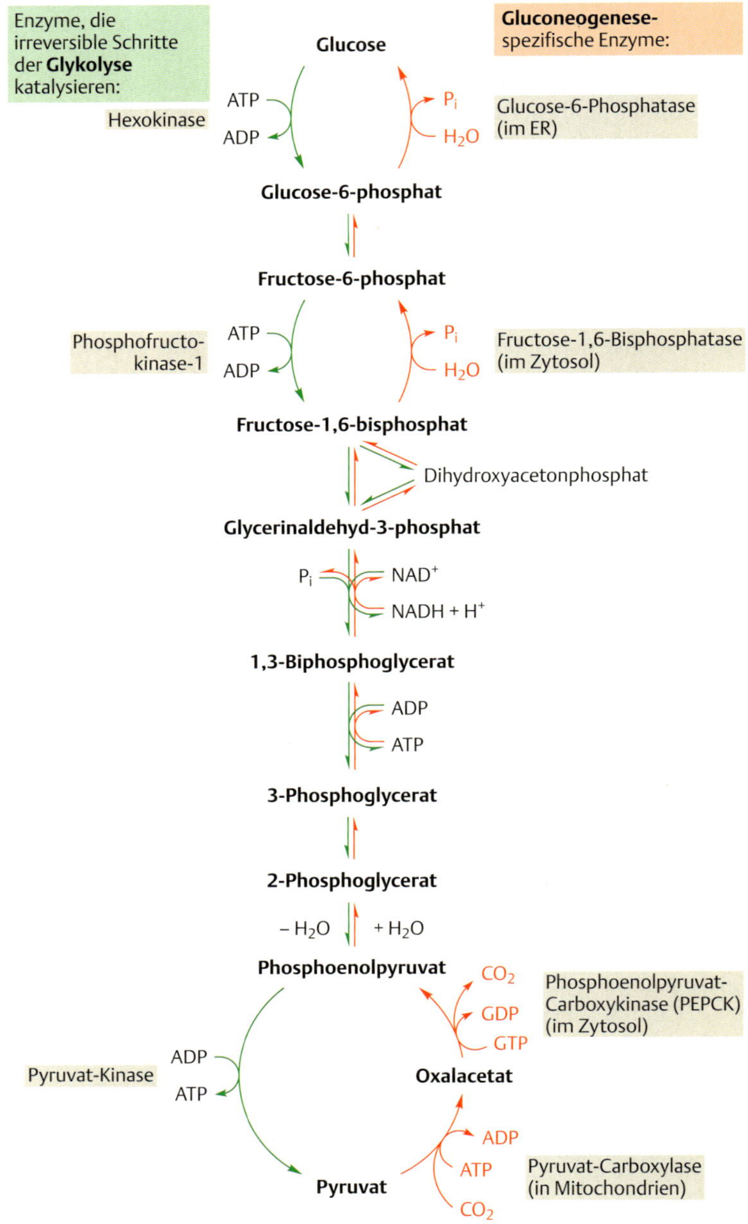

überträgt Biotin das CO_2-Molekül auf die Methylgruppe von Pyruvat (Abb. **A-12.12**).

Man kann die **Bereitstellung des Oxalacetats** in der Gluconeogenese auch als Abzweigung des Citratzyklus ansehen (**anaplerotische Reaktion**). Tatsächlich kann jede anaplerotische Reaktion zur Gluconeogenese beitragen.

Oxalacetat ist ein Metabolit des Citratzyklus. Man kann die Bereitstellung des Oxalacetats in der Gluconeogenese deshalb auch als Abzweigung des Citratzyklus ansehen. In dieser Perspektive handelt es sich bei der **Carboxylierung von Pyruvat zu Oxalacetat** um eine **anaplerotische Reaktion** (S. 121), durch die dem Citratzyklus das verloren gegangene Oxalacetat wieder zugeführt wird. Tatsächlich kann auch jede andere anaplerotische Reaktion zur Gluconeogenese beitragen. Diese Möglichkeit wird insbesondere in der Niere genutzt, indem Glutamin und Glutamat zu α-Ketoglutarat abgebaut werden (S. 146).

A-12.12 Übertragung von CO_2 auf Pyruvat durch Biotin

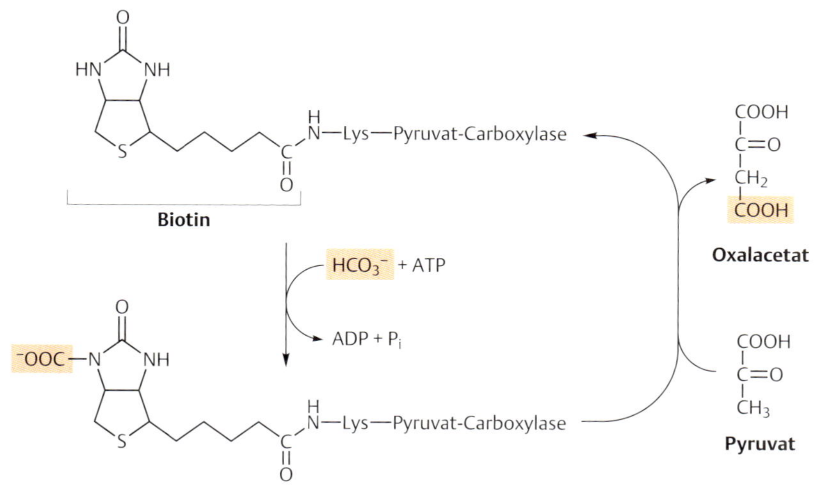

A-12.12

Export des Oxalacetats aus den Mitochondrien in das Zytosol:

Export des Oxalacetats aus den Mitochondrien:

▶ **Merke.** Oxalacetat kann die mitochondriale Innenmembran nicht passieren, da die Membran kein Protein enthält, das den Transport vermitteln könnte. Deshalb muss Oxalacetat in einen anderen Metaboliten umgewandelt werden, für den ein Translokatorprotein existiert. Aus dem exportierten Metaboliten wird anschließend im Zytosol Oxalacetat regeneriert.

◀ Merke

Oxalacetat kann in drei unterschiedliche membrangängige Metabolite umgewandelt werden (Abb. **A-12.13**):

1. **Oxalacetat → Malat:** Die Reduktion des Oxalacetats zu Malat wird von der Malat-Dehydrogenase des Citratzyklus katalysiert. Malat wird in das Zytosol exportiert. Dort katalysiert eine zytosolische Malat-Dehydrogenase die Oxidation des Malats zu Oxalacetat. In dieser Reaktion wird **NADH gewonnen**, welches von der Glycerinaldehyd-3-phosphat-Dehydrogenase (GAPDH) benötigt wird, um im Rahmen der Gluconeogenese die Bildung des Glycerinaldehyd-3-phosphats katalysieren zu können.
2. **Oxalacetat → Aspartat:** Die Reaktion wird von der mitochondrialen Aspartat-Aminotransferase katalysiert, indem die Aminogruppe von Glutamat auf Oxalacetat übertragen wird (S. 152). Nach dem Export in das Zytosol wird Aspartat von einer zytosolischen Aspartat-Aminotransferase wieder zur Bildung von Oxalacetat verwendet. In diesem Fall wird die Aminogruppe des Aspartats auf zytosolisches α-Ketoglutarat übertragen. Hierbei wird im Gegensatz zu Exportweg 1 **kein NADH produziert**. Der Aspartat-Aminotransferase-Weg setzt deshalb voraus, dass im Zytosol bereits hinreichend NADH für die Gluconeogenese zur Verfügung steht. Dies ist insbesondere dann der Fall, wenn **Lactat** als **Ausgangsstoff** für die Gluconeogenese dient, denn Lactat muss zu Pyruvat oxidiert werden, wobei NADH gebildet wird.
3. **Oxalacetat + Acetyl-CoA → Citrat:** Die Reaktion wird durch die Citrat-Synthase des Citratzyklus katalysiert. Citrat wird aus den Mitochondrien in das Zytosol exportiert. Dort wird die **Rückreaktion** von einer ATP-abhängigen **Citrat-Lyase** katalysiert. Hierbei wird neben Oxalacetat auch Acetyl-CoA gebildet, das im Zytosol u. a. zur Fettsäuresynthese verwendet werden kann (S. 225).

Es gibt drei Exportwege (Abb. **A-12.13**):

1. **Oxalacetat → Malat:**
   Enzym: Malat-Dehydrogenase des Citratzyklus.
   Im Zytosol katalysiert ein Isoenzym die Rückreaktion, in der **NADH gewonnen** wird.
2. **Oxalacetat → Aspartat:**
   Enzym: mitochondriale Aspartat-Aminotransferase.
   Im Zytosol katalysiert ein Isoenzym die Rückreaktion. Hierbei wird **kein NADH gewonnen**. Deshalb setzt dieser Exportweg voraus, dass im Zytosol bereits hinreichend NADH vorhanden ist, v. a. bei Verwendung von **Lactat** als **Ausgangsstoff** der Gluconeogenese.
3. **Oxalacetat + Acetyl-CoA → Citrat:**
   Enzym: Citrat-Synthase des Citratzyklus.
   Die **Rückreaktion** im Zytosol katalysiert die ATP-abhängige **Citrat-Lyase**.

Schritt 2: Oxalacetat → Phosphoenolpyruvat (PEP): Die Bildung von Phosphoenolpyruvat aus Oxalacetat wird im Zytosol von der **Phosphoenolpyruvat-Carboxykinase (PEPCK)** katalysiert. In dieser Reaktion wird die Carboxylgruppe, die zuvor in den Mitochondrien unter Beteiligung der Pyruvat-Carboxylase eingefügt worden war, in Form von **CO_2 abgespalten**. Parallel wird das Molekül **phos-**

Schritt 2: Oxalacetat → Phosphoenolpyruvat (PEP):
Enzym: **Phosphoenolpyruvat-Carboxykinase (PEPCK)**.
Die Reaktion ist mit einer **Freisetzung von CO_2** und mit der **Hydrolyse von GTP** zu GDP verbunden.

A-12.13

A-12.13 Bereitstellung von Oxalacetat in der Gluconeogenese

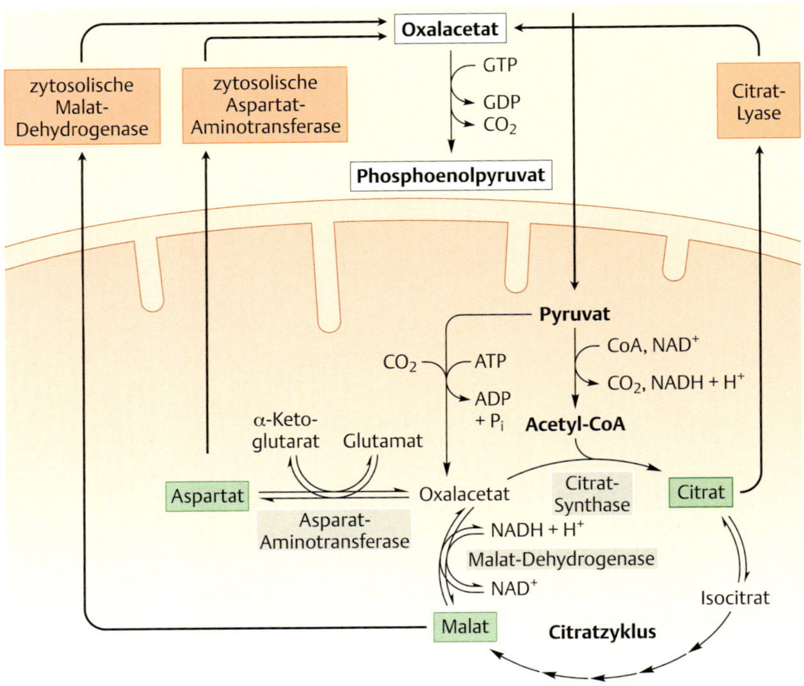

Die entscheidenden Metabolite sind grün markiert. Die Enzyme, die im Zytosol die Bildung von Oxalacetat katalysieren, sind rot markiert.

phoryliert, wobei die **Phosphatgruppe von GTP** geliefert wird. So entstehen neben dem Phosphoenolypyruvat 1 CO_2 und 1 GDP.

Schritte 3 bis 7: PEP → Fructose-1,6-bisphosphat

Dies sind Schritte der Glykolyse, die in umgekehrter Richtung ablaufen. Bei der Reaktion 3-Phosphoglycerat → 1,3-Bisphosphoglycerat wird ATP verbraucht. Für die Synthese der Hexose Fructose-1,6-bisphosphat werden zwei Moleküle Glycerinaldehyd-3-phosphat benötigt.

Schritte 3 bis 7: PEP → Fructose-1,6-bisphosphat

Die Schritte bis zum Fructose-1,6-bisphosphat entsprechen Reaktionen der Glykolyse, die nun in umgekehrter Richtung ablaufen. Dies gilt auch für den Schritt vom 3-Phosphoglycerat zum 1,3-Bisphosphoglycerat, der von der Phosphoglycerat-Kinase katalysiert wird. Während dieses Enzym in der Glykolyse die Bildung von ATP durch Substratkettenphosphorylierung katalysiert, wird vom gleichen Enzym nun ATP verbraucht, um die Reaktion in umgekehrter Richtung ablaufen zu lassen. Für die Synthese der Hexose Fructose-1,6-bisphosphat werden zwei Moleküle Glycerinaldehyd-3-phosphat benötigt. Dazu kann Dihydroxyacetonphosphat durch die Triosephosphat-Isomerase in Glycerinaldehyd-3-phosphat umgewandelt werden.

Schritt 8: Fructose-1,6-bisphosphat → Fructose-6-phosphat

Diesen Schritt katalysiert die Gluconeogenese-spezifische **Fructose-Bisphosphatase**.

Schritt 8: Fructose-1,6-bisphosphat → Fructose-6-phosphat

Hier weicht die Gluconeogenese von der Glykolyse ab, da die Phosphofructokinase-Reaktion der Glykolyse nicht umkehrbar ist: Die Gluconeogenese-spezifische **Fructose-Bisphosphatase** spaltet die Phosphatgruppe am C-Atom 1 von Fructose-1,6-bisphosphat ab.

Schritt 9: Fructose-6-phosphat → Glucose-6-phosphat

Enzym: Glucose-6-phosphat-Isomerase (s. Glykolyse!).

Schritt 9: Fructose-6-phosphat → Glucose-6-phosphat

Diesen Schritt katalysiert das Glykolyseenzym Glucose-6-phosphat-Isomerase.

Schritt 10: Glucose-6-phosphat → Glucose

Die Gluconeogenese-spezifische **Glucose-6-Phosphatase** katalysiert die Dephosphorylierung von Glucose-6-phosphat. Sie

Schritt 10: Glucose-6-phosphat → Glucose

Hier weicht die Gluconeogenese wiederum von der Glykolyse ab, weil die Hexokinase-Reaktion der Glykolyse irreversibel ist: Die Gluconeogenese-spezifische **Glucose-6-Phosphatase** katalysiert die Dephosphorylierung von Glucose-

6-phosphat. In Hepatozyten und in den Zellen des proximalen Tubulus der Niere kommt das Enzym in großen Mengen vor. **In Skelettmuskelzellen** dagegen **fehlt** es, weshalb die Skelettmuskulatur trotz ihrer oft sehr umfangreichen Glykogenvorräte keinen Beitrag zur Aufrechterhaltung der Glucosekonzentration im Blut leisten kann.

kommt in Hepatozyten und den Zellen des proximalen Tubulus, **nicht** aber **in Skelettmuskelzellen** vor.

Die Glucose-6-Phosphatase ist ein **integrales Protein der Membran des endoplasmatischen Retikulums** (ER). Bei der Gluconeogenese muss das gesamte Glucose-6-phosphat also unter Beteiligung eines Translokatorproteins in das ER transportiert werden. Nur hier kann die Phosphatgruppe vom Glucose-6-phosphat abgelöst werden. Anschließend verlässt die entstandene Glucose mit Hilfe eines weiteren Translokators das ER, diffundiert durch das Zytosol und verlässt die Zelle schließlich mit Hilfe eines Glucosetransporters, z. B. GLUT2.

Die Glucose-6-Phosphatase ist ein **Membranprotein des endoplasmatischen Retikulums**. Deshalb wird Glucose-6-phosphat in das ER, das Reaktionsprodukt Glucose zurück ins Zytosol transportiert.

▶ **Merke.** An der Gluconeogenese sind Enzyme aus drei verschiedenen Zellkompartimenten – Mitochondrien, Zytosol und ER – beteiligt.

◀ Merke

▶ **klinik.** Bei der **Glykogenspeicherkrankheit (Glykogenose) Typ I (von Gierke)** ist die **Aktivität der Glucose-6-Phosphatase reduziert**. Ursache ist ein Defekt des Glucose-6-Phosphatase-Gens (Typ Ia) oder des Glucose-6-phosphat-Transporter-Gens (Typ Ib). Bei beiden Krankheitsformen kann Glucose-6-phosphat in den Hepatozyten und den Zellen des proximalen Tubulus nicht dephosphoryliert werden, so dass es akkumuliert. Die Folge ist eine übermäßige Glykogensynthese in der Leber, die schon in den ersten Lebensmonaten zu einer ausgeprägten Hepatomegalie führt (s. Abb.). Auch die Nieren sind vergrößert, und die betroffenen Kinder haben ein „Puppengesicht" (s. Abb.). Da die Hepatozyten aus Glykogen gewonnenes Glucose-6-phosphat nicht zu Glucose umsetzen können, kommt es zwischen Mahlzeiten zu schweren Hypoglykämien, die zu Krampfanfällen führen. Werden Hypoglykämien durch häufige kohlenhydrathaltige Mahlzeiten vermieden, ist die Prognose gut.

◀ klinik

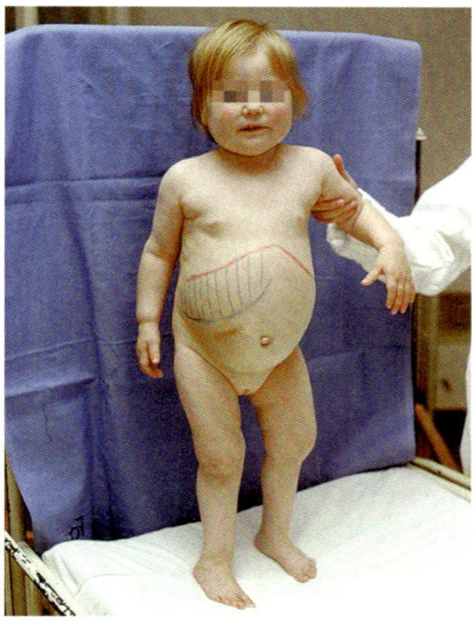

6-jähriges Mädchen mit Glykogenose Typ I (von Gierke)

Energiebilanz

Bei der Synthese von 1 Mol Glucose in der Gluconeogenese werden 6 Mol energiereicher Verbindungen hydrolysiert:

- Pyruvat-Carboxylase: 1 ATP → ADP + P_i
- Phosphoenolpyruvat-Carboxykinase (PEP-CK) 1 GTP → GDP + P_i
- Phosphoglycerat-Kinase 1 ATP → ADP + P_i

Da zur Synthese von 1 Mol Glucose 2 Mol Pyruvat benötigt werden, muss insgesamt eine Energie aufgewendet werden, die der Hydrolyse von 6 Mol ATP entspricht.

Energiebilanz

Da pro Mol Glucose 2 Mol Pyruvat erforderlich sind, werden in der Gluconeogenese 2×3 Mol energiereicher Verbindungen entsprechend 6 Mol ATP hydrolysiert.

▶ Merke

▶ **Merke.** Die Bildung von 1 Glucose aus 2 Pyruvat erfordert 6 ATP.

Da in der Glykolyse ausgehend von 1 Mol Glucose nur 2 Mol ATP gewonnen werden können, lässt sich auch aus einer Kombination von Gluconeogenese und Glykolyse kein Perpetuum mobile zusammenstellen.

12.3.4 Ausgangsstoffe der Gluconeogenese

12.3.4 Ausgangsstoffe der Gluconeogenese

Zur Gluconeogenese werden zahlreiche Metabolite herangezogen. Ihre Anteile an der Gluconeogenese hängen von der jeweiligen Stoffwechsellage und vom Glucose synthetisierenden Gewebe ab. Die entscheidenden Ausgangsstoffe der Gluconeogenese sind:

- Lactat (über die Bildung von Pyruvat),
- Alanin (über die Bildung von Pyruvat),
- Glutamin und Glutamat,
- andere glucogene Aminosäuren,
- Glycerin.

Lactat entsteht in der **Skelettmuskulatur** bei Sauerstoffmangel, außerdem ständig in **Erythrozyten**. Es gelangt mit dem Blut zur Leber, wo es zu Glucose umgesetzt wird (→ Cori-Zyklus, S. 92).

Lactat entsteht

- in der **Skelettmuskulatur** bei anaerober Glykolyse, also bei Mangel an Sauerstoff, aus Pyruvat. Die Einstellung des Gleichgewichts zwischen Lactat und Pyruvat wird von der Lactat-Dehydrogenase (LDH) katalysiert (S. 92).
- ständig in **Erythrozyten**, da diese keine Mitochondrien enthalten und deshalb ausschließlich anaerobe Glykolyse betreiben.

Beide Zellarten geben Lactat an das Blut ab, mit dem es in die Leber gelangt. Dort wird es zu Pyruvat oxidiert, das zu Glucose umgesetzt wird. Die Glucose gelangt mit dem Blut zu den Muskelzellen und Erythrozyten. Der Kreislauf aus Laktatbildung in der Peripherie und Gluconeogenese in der Leber wird als Cori-Zyklus bezeichnet (S. 92).

▶ Merke

▶ **Merke.** Lactat ist in Leber und Niere der quantitativ wichtigste Ausgangsstoff der Gluconeogenese.

Alanin: Die Skelettmuskulatur gibt erhebliche Mengen an **Alanin** an das Blut ab. In der **Leber** wird Alanin durch Transaminierung in Pyruvat umgewandelt, das der Gluconeogenese zugeführt wird.

Alanin: In den Geweben des Körpers werden ständig Proteine abgebaut und wieder aufgebaut. In diesem Zusammenhang gibt insbesondere die Skelettmuskulatur erhebliche Mengen an **Alanin** an das Blut ab, das zur **Leber** transportiert wird. Dort wird es zu Pyruvat transaminiert, das der Gluconeogenese zugeführt wird. Glucose bildet zusammen mit Alanin den Alaninzyklus (S. 143). Alanin ist also ein lebertypisches Substrat der Gluconeogenese, sein Beitrag zur Gluconeogenese ist jedoch weit geringer als der des Lactats.

Glutamin und Glutamat: In der **Niere** wird **Glutamin** zur Gluconeogenese herangezogen. Es wird in **Glutamat** umgewandelt, aus dem α-Ketoglutarat, ein Metabolit des Citratzyklus, entsteht. Diese anaplerotische Reaktion ermöglicht im weiteren Verlauf des Citratzyklus die Abzweigung von Oxalacetat als Vorstufe der Gluconeogenese.

Glutamin und Glutamat: In der **Niere** wird weniger Alanin zur Gluconeogenese herangezogen, dafür aber umso mehr **Glutamin**. Es wird in den Zellen des proximalen Tubulus mit Hilfe der Glutaminase durch hydrolytische Desaminierung in **Glutamat** umgewandelt. Das dabei gewonnene Ammoniak dient zur Neutralisation der Säuren im Urin (S. 687). Aus Glutamat entsteht durch Transaminierung oder oxidative Desaminierung α-Ketoglutarat, ein Metabolit des Citratzyklus (S. 114). In gleichem Umfang wie α-Ketoglutarat dem Citratzyklus zugeführt wird (anaplerotische Reaktion), kann Oxalacetat aus dem Citratzyklus abgezweigt und der Gluconeogenese zugeführt werden. Glutamin ist zwar ein nierentypisches Substrat der Gluconeogenese, aber auch in der Niere ist Lactat die quantitativ wichtigste Vorstufe der Gluconeogenese.

Außer Lysin und Leucin sind auch die anderen proteinogenen **Aminosäuren glucogen**.

Grundsätzlich können alle Aminosäuren, die zu Pyruvat oder zu Metaboliten des Citratzyklus abgebaut werden, einen Beitrag zur Gluconeogenese leisten (sog. **glucogene Aminosäuren**). Dies sind alle proteinogenen Aminosäuren mit **Ausnahme** von **Lysin** und **Leucin** (S. 54).

Glycerin entsteht in großen Mengen beim Abbau der Triacylglycerine. Es wird über Gly-

Glycerin entsteht in großen Mengen beim Abbau der Triacylglycerine. Das Fettgewebe gibt Glycerin an das Blut ab, mit dem es in die Leber gelangt. Im Zytosol der Hepatozyten katalysiert eine Glycerin-Kinase unter ATP-Verbrauch die Phosphorylierung des Glycerins zu Glycerin-3-phosphat. Dieses wird mit Hilfe von NAD^+ zu Dihydroxyacetonphosphat (= Glyceron-3-phosphat) oxidiert. Damit ist bereits ein Metabolit der Gluconeogenese entstanden. Sofern Glucose ausgehend von Glycerin gebildet wird, brauchen pro Mol Glucose also nur 2 Mol ATP aufgewendet zu werden.

cerin-3-phosphat und Dihydroxyacetonphosphat der Gluconeogenese zugeführt.

12.3.5 Regulation der Gluconeogenese

Die Gluconeogenese hat **vier Schlüsselenzyme**. Sie werden zur Umgehung der irreversiblen Glykolyseschritte benötigt:
- Pyruvat-Carboxylase,
- Phosphoenolpyruvat-Carboxykinase (PEPCK),
- Fructose-1,6-Bisphosphatase,
- Glucose-6-Phosphatase.

12.3.5 Regulation der Gluconeogenese

Die vier Schlüsselenzyme der Gluconeogenese sind:
- Pyruvat-Carboxylase,
- PEPCK,
- Fructose-1,6-Bisphosphatase,
- Glucose-6-Phosphatase.

Die **Regulation** dieser Schlüsselenzyme erfolgt
- **allosterisch:** Auf diese Weise sind kurzfristig Wirkungen zu erzielen.
- **hormonell:** Hormone (Glukagon, Adrenalin, Glucocorticoide, Insulin) stimulieren oder hemmen die Transkription der Schlüsselenzym-Gene. Hier ist die Latenz bis zum Wirkungseintritt, aber auch die Wirkungsdauer größer (längerfristige Wirkung).

Ihre **Regulation** erfolgt
- **allosterisch:** kurzfristige Wirkungen,
- **hormonell:** längerfristige Wirkungen.

Allosterische Regulation

Allosterische Regulation

▶ **Merke.** Wichtigster allosterischer Regulationsmechanismus ist die **Hemmung der Fructose-1,6-Bisphosphatase**, des zentralen Schlüsselenzyms der Gluconeogenese, **durch Fructose-2,6-bisphosphat**. Dieses ist gleichzeitig der wichtigste allosterische Aktivator der Phosphofructokinase-1 (PFK-1), des zentralen Schlüsselenzyms der Glykolyse. So ist sichergestellt, dass in einer Zelle entweder die Glykolyse oder die Gluconeogenese stimuliert wird, nie beide Prozesse gleichzeitig.

◀ **Merke**

Die **Pyruvat-Carboxylase** wird durch **Acetyl-CoA** allosterisch **aktiviert**. Der Einstieg in die Gluconeogenese wird in den Mitochondrien also bei hohen Acetyl-CoA-Konzentrationen erleichtert. Diese Situation ist vor allem im Hunger und im Fasten gegeben, wenn der Abbau der Fettsäuren durch β-Oxidation in den Mitochondrien gesteigert wird. Das dabei anfallende Acetyl-CoA aktiviert die Pyruvat-Dehydrogenase (PDH)-Kinase, die die PDH durch Phosphorylierung inaktiviert (S. 109). Dadurch wird der Umsatz des Citratzyklus gedrosselt, und das Acetyl-CoA wird vermehrt zur Bildung von Ketonkörpern verwendet.

Die **Pyruvat-Carboxylase** wird durch **Acetyl CoA** allosterisch **aktiviert**.

Hormonelle Regulation

Das Peptidhormon **Glukagon** wird von den A-Zellen des Pankreas ausgeschüttet, wenn die Konzentration der Glucose im Blut sehr niedrig ist. Glukagon entfaltet seine Wirkungen vor allem in der **Leber**. Hier stimuliert es die Gluconeogenese durch zwei Mechanismen:
1. Es **induziert** die **Transkription aller vier Schlüsselenzyme** der Gluconeogenese.
2. Es **senkt** die **intrazelluläre Fructose-2,6-bisphosphat-Konzentration**: Diese Wirkung wird durch cAMP vermittelt: cAMP stimuliert die cAMP-abhängige Proteinkinase A (PKA), und diese phosphoryliert das bifunktionelle Enzym der Hepatozyten (S. 87). Hierdurch wird die Fructose-2,6-Bisphosphatase-Aktivität des Enzyms stimuliert, die Domäne mit Kinaseaktivität (Phosphofructokinase-2 = PFK-2) gehemmt. Beide Effekte haben zur Folge, dass Fructose-2,6-bisphosphat abgebaut wird. Dadurch wird die Hemmung der Fructose-1,6-Bisphosphatase aufgehoben und die Phosphofructokinase-1 (PFK-1) nicht mehr aktiviert.

Hormonelle Regulation

Glukagon stimuliert die Gluconeogenese in der **Leber** durch
1. **Induktion der Transkription aller Schlüsselenzyme** der Gluconeogenese,
2. **Senkung der intrazellulären Fructose-2,6-bisphosphat-Konzentration** Angriffspunkt ist das bifunktionelle Enzym der Hepatozyten. Die Wirkung wird von cAMP vermittelt.

▶ Merke

▶ **Merke.** Glukagon stimuliert in der Leber die Gluconeogenese und hemmt die Glykolyse. Der entscheidende Schalter ist dabei die Abnahme der Konzentration an Fructose-2,6-bisphosphat.

Adrenalin steigert die intrazelluläre cAMP-Konzentration. In der **Leber** wirkt es dadurch **synergistisch mit Glukagon:** Es stimuliert dort die Gluconeogenese und hemmt die Glykolyse.

Der Isoform des bifunktionellen Enzyms im **Skelettmuskel** fehlen Phosphorylierungsstellen, **Adrenalin** ist hier **wirkungslos**. Im **Herzmuskel beschleunigt** es die **Glykolyse**, weil Phosphorylierung die Kineaseaktivität der dortigen Isoform stimuliert.

Adrenalin, das wichtigste Hormon aus der Gruppe der Katecholamine (S. 577), wird vom Nebennierenmark freigesetzt, um kurzfristig die Bereitstellung von ATP zu erleichtern. Es hat generell eine Erhöhung der intrazellulären cAMP-Konzentration zur Folge. In der **Leber** wirkt es dadurch **synergistisch mit Glukagon** Es stimuliert dort also die Gluconeogenese und hemmt die Glykolyse.
Wie wird verhindert, dass Adrenalin die Glykolyse auch in der **Skelettmuskulatur** hemmt? Im Skelettmuskel wird eine Isoform des bifunktionellen Enzyms exprimiert, der PKA-Phosphorylierungsstellen fehlen. Deshalb hat **Adrenalin** hier **keinen Effekt**. Bei der Isoform des bifunktionellen Enzyms im **Herzmuskel** stimuliert die Phosphorylierung die Domäne mit Kinaseaktivität, so dass verstärkt Fructose-2,6-bisphosphat gebildet und die **Glykolyse beschleunigt** wird.

Auch **Glucocorticoide** (wichtigster Vertreter: Cortisol) **induzieren** die **Schlüsselenzyme der Gluconeogenese**. Cortisol induziert außerdem den **Abbau von Muskelproteinen** und erleichtert die Verwertung der freigesetzten Aminosäuren in der Gluconeogenese.

Auch **Glucocorticoide steigern** die **Transkription der** vier **Schlüsselenzyme der Gluconeogenese**. Der wichtigste Vertreter der Glucocorticoide, Cortisol, wird bei länger anhaltendem Nahrungsmangel von der Zona fasciculata der Nebennierenrinde freigesetzt und ist generell für die Koordination des Stoffwechsels in Hunger- und Fastenzeiten von zentraler Bedeutung. So induziert Cortisol auch einen vermehrten **Abbau von Muskelproteinen**. Die dabei freigesetzten Aminosäuren können dann zur Gluconeogenese verwendet werden. Unter dem Einfluss von Cortisol werden vermehrt Aminotransferasen gebildet, so dass die Einspeisung der Aminosäuren in die Gluconeogenese erleichtert wird. Cortisol verstärkt also in der Muskulatur den katabolen Stoffwechsel, während es in der Leber und in der Niere die Gluconeogenese stimuliert.

Insulin signalisiert das Ende einer Hungerphase. Somit wirkt es antagonistisch zu Glukagon und Cortisol.

Insulin wird von den B-Zellen des Pankreas ausgeschüttet, wenn ein Überangebot an Glucose vorhanden ist. Es signalisiert also das Ende einer Hungerphase, und wirkt dementsprechend auch antagonistisch zu Glukagon und zu Cortisol.

▶ Merke

▶ **Merke.** Insulin reprimiert (hemmt) die Transkription aller vier Schlüsselenzyme der Gluconeogenese. Gleichzeitig aktiviert es in der Leber die Glykogen-Synthase und induziert die Transkription mehrere Enzyme der Glykolyse.

13 Die Bereitstellung von Fettsäuren, Triacylglycerinen und Ketonkörpern

13 Die Bereitstellung von Fettsäuren, Triacylglycerinen und Ketonkörpern

13.1 Überblick

Triacylglycerine (TAG, Triglyceride, TG) entstehen durch Veresterung von **Glycerin** mit drei **Fettsäuren**. Die TAG sind der Hauptbestandteil der tierischen und pflanzlichen Fette und spielen im Energiestoffwechsel eine wichtige Rolle als Energiespeicher (S. 123). Ausschlaggebend sind dabei die Fettsäuren, denn in ihnen sind ca. 95 % der beim Abbau der TAG frei werdenden Energie gespeichert. **Ketonkörper** werden normalerweise nur bei länger anhaltendem Hunger und im Fasten gebildet. Sie stellen dann ebenfalls eine wichtige Energiequelle dar (S. 125).

Sowohl Fettsäuren als auch Ketonkörper werden **ausgehend von Acetyl-CoA synthetisiert**. Da Acetyl-CoA beim Abbau von Kohlenhydraten entsteht, können im Prinzip jederzeit Fettsäuren aus Kohlenhydraten gebildet werden. Bei der in den Industrieländern üblichen Ernährung spielt dieser Weg allerdings nur eine untergeordnete Rolle, da mit der Nahrung ohnehin übermäßig viele TAG aufgenommen werden. Infolgedessen handelt es sich bei den Fettsäuren und TAG der Energiespeicher nahezu ausschließlich um Stoffe, die aus den Fetten der Nahrung bezogen werden. Das zur Synthese der Ketonkörper benötigte Acetyl-CoA wird überwiegend durch den Abbau der Fettreserven (S. 130) bereitgestellt.

13.1 Überblick

Triacylglycerine (TAG, Triglyceride, TG) entstehen durch Veresterung von **Glycerin** mit drei **Fettsäuren**. Sie sind wichtige Energiespeicher.

Ketonkörper sind im Fasten eine wichtige Energiequelle.

Fettsäuren und Ketonkörper werden **ausgehend von Acetyl-CoA synthetisiert**. TAG können über den Abbau von Kohlenhydraten gewonnen werden, stammen in den Industrieländern jedoch zu fast 100 % aus der Nahrung.

Das Acetyl-CoA für die Ketonkörpersynthese entstammt dem Abbau von TAG des Fettgewebes.

13.2 Aufnahme der Lipide aus der Nahrung

Ein Erwachsener in den Industrieländern nimmt täglich ca. 100 g Lipide mit der Nahrung auf. Etwa 90 % hiervon sind TAG, die übrigen 10 % entfallen im Wesentlichen auf Membranlipide sowie auf die fettlöslichen Vitamine E, D, K und A (Merkwort: EDeKA).

13.2 Aufnahme der Lipide aus der Nahrung

Ein Erwachsener in den Industrieländern nimmt pro Tag ca. 100 g Lipide auf. Ca. 90 % hiervon sind TAG.

13.2.1 Verdauung der Lipide

Der **Speichel** enthält eine **Lipase** (sog. Zungengrundlipase), deren physiologische Bedeutung nicht hinreichend geklärt ist. Offenbar ist sie bei Säuglingen in größerem Umfang an der Verdauung der Lipide der Milch beteiligt, denn während der ersten Lebensmonate bilden Säuglinge nur wenig Pankreaslipase. Bei Erwachsenen ist sie für die Hydrolyse von ca. 10 % der Lipide verantwortlich. Da die Speichel-Lipase auch bei niedrigen pH-Werten aktiv ist, kann sie im Magen ihre Wirkung entfalten.

An der Verdauung der Lipide im **Magen** ist darüber hinaus eine **Magenlipase** (engl. gastric lipase) beteiligt, die von den **Hauptzellen der Magendrüsen** produziert wird, also von den gleichen Zellen, die auch Pepsinogen (S. 253) bilden. Neuere Untersuchungen an freiwilligen Probanden haben gezeigt, dass Fette bereits im Magen weitgehend in eine **Emulsion** überführt werden. Unter einer Emulsion versteht man eine Mischung kleiner Fett- oder Öl-Tröpfchen in Wasser. Lange Zeit war man davon ausgegangen, dass die Emulgierung der Fette erst im Duodenum stattfindet.

Die Emulgierung der Lipide wird im **Dünndarm** vollendet. Dabei sind Gallenflüssigkeit und die Enzyme des Pankreassafts von entscheidender Bedeutung:

Die **Gallensäuren** der Gallenflüssigkeit wirken als Detergenzien, d. h. sie lösen alle Lipide effizient aus den Nahrungsbestandteilen heraus und emulgieren sie. Bei längerer Einwirkungszeit und höherer Konzentration der Gallensäuren werden die Lipidtröpfchen schließlich in winzige **Mizellen** aufgespalten, deren Durchmesser unter 50 nm liegt. In diesen Lipid-Aggregaten sind die TAG von

13.2.1 Verdauung der Lipide

Der **Speichel** enthält eine **Lipase** („Zungengrundlipase"), die bei Säuglingen in größerem Umfang an der Verdauung der Lipide der Milch beteiligt ist. Sie kann ihre Wirkung auch im Magen entfalten.

Die **Magenlipase** stammt aus den **Hauptzellen der Magendrüsen**.

Bereits im Magen werden Lipide weitgehend in eine **Emulsion** überführt.

Die Emulgierung der Lipide wird im **Dünndarm** vollendet:

Die **Gallensäuren** der Gallenflüssigkeit spalten die Lipidtröpfchen in winzige **Mizellen** auf, in denen TAG von Phospholipiden, Gallensalzen u. a. polaren Molekülen umgeben sind („gemischte Mizellen", Abb. **A-13.1 a**).

Phospholipiden, Gallensalzen und anderen polaren Molekülen umgeben (Abb. **A-13.1 a**). Wegen ihrer heterogenen Zusammensetzung werden die Aggregate oft als gemischte Mizellen bezeichnet.

Die **Pankreaslipase** hydrolysiert die in Mizellen enthaltenen TAG. Dabei bindet sie das kleine Hilfsprotein **Colipase** sowie Gallensalze. Sie baut TAG überwiegend zu **2-Monoacylglycerinen** (=β-**Monoacylglyceriden)** ab. Als weitere Hydrolyseprodukte fallen **Glycerin** und **freie Fettsäuren** an.

Die **Pankreaslipase**, ein Enzym von etwa 50 kDa, ist im Pankreassaft enthalten und hydrolysiert die in den Lipid-Aggregaten enthaltenen TAG an der Grenzfläche zwischen der wässrigen und der Lipidphase. Da sie nicht in das Innere der Aggregate eindringen kann, wird der Zugang der Pankreaslipase zu ihren Substraten durch die Bildung der kleinen Mizellen wesentlich erleichtert. Pankreaslipase wird zusammen mit einem kleinen Hilfsprotein von ca. 10 kDa sezerniert, das als **Colipase** bezeichnet wird. Beide Proteine bilden einen 1:1-Komplex. Die Bindung der Colipase hat in der Lipase eine erhebliche Konformationsänderung zur Folge, durch die das aktive Zentrum der Lipase für Substrate zugänglich wird. Zusammen mit Gallensalzen bildet sich ein ternärer (drei Komponenten enthaltender) Komplex. Die Pankreaslipase hydrolysiert bevorzugt die Esterbindungen der TAG in den Positionen 1 und 3. So werden TAG überwiegend zu **2-Monoacylglycerinen** (=β-**Monoacylglyceriden)** abgebaut. Als weitere Hydrolyseprodukte fallen **Glycerin** und **freie Fettsäuren** an.

2-Monoacylglycerine sind **annähernd kegelförmige Moleküle**, die eine besondere Neigung zur Bildung kleinster kugeliger Aggregate zeigen, der Mizellen im engeren Sinne des Wortes (Abb. **A-13.1 b**).

In den **2-Monoacylglycerinen** ist jeweils eine einzelne Acylgruppe mit einem Glycerin, d.h. mit einem vergleichsweise großen hydrophilen Teil verbunden. Die 2-Monoacylglycerine sind dadurch **annähernd kegelförmige Moleküle**, die eine besondere Neigung zur Bildung kleinster kugeliger Aggregate zeigen, der Mizellen im engeren Sinne des Wortes (Abb. **A-13.1 b**).

Ähnliche Mizellen werden in wässriger Lösung von allen Detergenzien (=Seifen und seifenähnlichen Stoffen) gebildet, sobald deren Konzentration einen für das jeweilige Detergens charakteristischen Schwellenwert, die kritische Mizellenkonzentration (CMC), überschreitet.

A-13.1

A-13.1 Mizellen (vereinfachte Schemazeichnung)

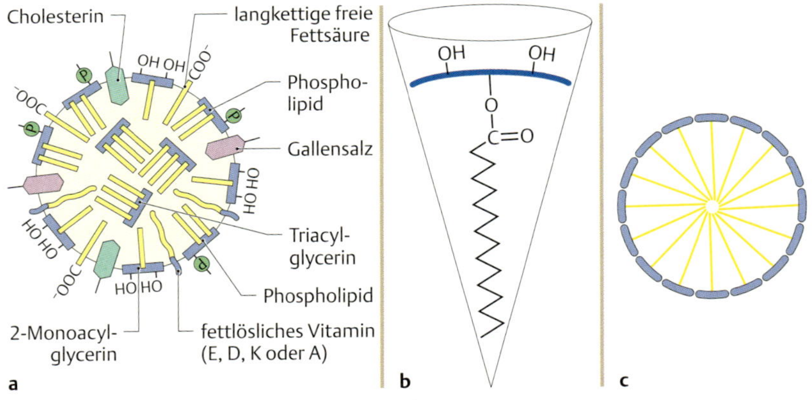

a Struktur der gemischten Mizellen. Gelb: hydrophobe Gruppen, blau: hydrophile Gruppen.
b Kegelform der 2-Monoacylglycerine
c Mizelle nach vollständigem Abbau der TAG zu 2-Monoacylglycerinen

Auch die Pankreasenzyme Phospholipase A_2 und Cholesterin-Esterase spielen eine Rolle bei der Lipidverdauung.

Neben der Pankreaslipase sind bei der Verdauung der Lipide im Dünndarm zwei weitere Enzyme des Pankreassafts von größerer Bedeutung:
- Phospholipase A2,
- Cholesterin-Esterase.

Die **Phospholipase A_2** hydrolysiert spezifisch in Position 2 die Esterbindung glycerinhaltiger Phospholipide, z. B. von Phosphatidylcholin (Abb. **A-13.2**), dem Hauptbestandteil der biologischen Membranen.

Die **Phospholipase A_2** hydrolysiert spezifisch in Position 2 die Esterbindungen glycerinhaltiger Phospholipide (=Phosphoglyceride=Glycerophospholipide), z. B. in Phosphatidylcholin (=Lecithin, Abb. **A-13.2**). Dieses ist Hauptbestandteil der biologischen Membranen (S. 331) und auch in der Gallenflüssigkeit enthal-

A-13.2 Beispiel einer Phospholipase-A_2-katalysierten Reaktion

A-13.2

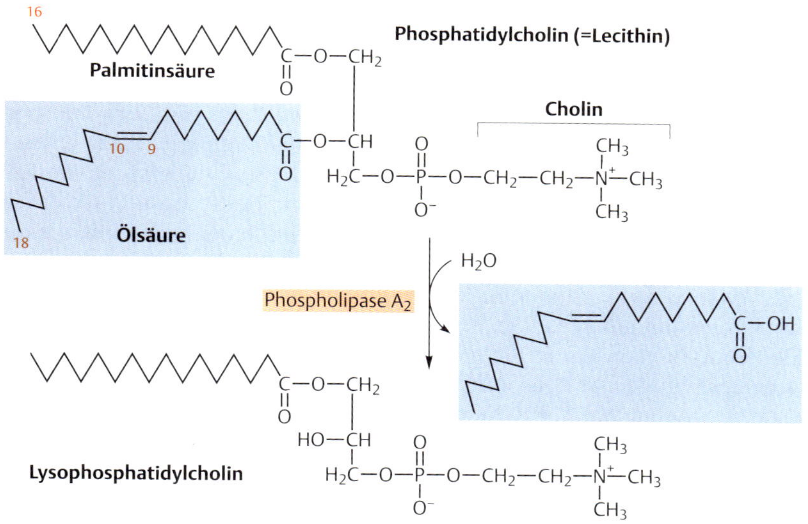

Das Enzym katalysiert spezifisch die Hydrolyse der Esterbindung in Position 2 der Phosphoglyceride. Anstelle von Palmitinsäure und Ölsäure kann Phosphatidylcholin auch andere Fettsäuren enthalten.

ten. Das entstehende Lysophosphatidylcholin wirkt seinerseits als Detergens (daher der Name!) und unterstützt als solches die Lipidverdauung.

▶ klinik. Die Giftdrüsen der Schlangen haben sich in der Evolution aus Speicheldrüsen entwickelt, die ursprünglich lediglich Enzyme für die Verdauung produzierten. So erklärt sich, dass viele **Schlangengifte** u. a. **Phospholipase A_2** enthalten. In der Bissstelle entsteht dadurch sehr viel Lysophosphatidylcholin, das als aggressives Detergens die Gewebe zerstört. Phospholipase A_2 ist auch eine der wichtigsten Komponenten der **Gifte der Bienen**, **Wespen** und **Hornissen**. In diesen Giften ist die Lipase zudem das wichtigste Allergen.

◀ klinik

In den Lipiden der Nahrung befinden sich u. a. auch Ester, in denen Cholesterin über seine OH-Gruppe mit einer Fettsäure verbunden ist. Diese Verbindungen werden bei der Verdauung von der **Cholesterin-Esterase** hydrolysiert. Anders als ihr Name es vermuten lässt, ist sie ausgesprochen unspezifisch, d. h. auch viele andere Lipidester werden von ihr hydrolysiert. Darunter z. B. auch die 2-Monoacylglycerine, die von der Pankreaslipase übrig gelassen werden.

Die **Cholesterin-Esterase** ist eine unspezifische Lipase, die neben Cholesterinestern auch viele andere Lipidester hydrolysiert.

13.2.2 Resorption der Lipid-Hydrolyseprodukte

13.2.2 Resorption der Lipid-Hydrolyseprodukte

Die Verdauung der Lipid-Aggregate führt zur Bildung von Mizellen, die neben langkettigen Fettsäuren und kleinen Mengen verschiedener anderer Lipide im Wesentlichen 2-Monoacylglycerine enthalten. Glycerin und kurzkettige Fettsäuren liegen frei in Lösung vor (Abb. **A-13.3**). Die Hydrolyseprodukte werden von den Enterozyten des **oberen Dünndarms** resorbiert. Vermutlich erfolgt die Resorption weder durch Pinozytose noch durch Endozytose vollständiger Mizellen, sondern ausschließlich durch Aufnahme einzelner Moleküle. Die Resorption findet überwiegend unter Beteiligung mehrerer Proteine der Zellmembran statt, teilweise aber auch über einen proteinunabhängigen Mechanismus:

Langkettige Fettsäuren, 2-Monoacylglycerine und kleine Mengen anderer Lipide liegen im Darmlumen in Mizellen vor, Glycerin und kurzkettige Fettsäuren dagegen frei in Lösung (Abb. **A-13.3**). Sie alle werden durch die Enterozyten des **oberen Dünndarms** resorbiert.

Kurzkettige Fettsäuren lagern sich **spontan** in die äußere Schicht der Plasmamembran der Enterozyten ein. Sobald die Carboxylgruppe einer Fettsäure ein Proton bindet, liegt sie in ungeladenem Zustand vor und kann sich mühelos in die benachbarte innere Schicht der Enterozytenmembran bewegen („Flip-

Kurzkettige Fettsäuren lagern sich **spontan** in die Plasmamembran der Enterozyten ein. Dort werden sie von verschiedenen Enzymen aufgenommen und chemisch modifiziert.

flop"-Mechanismus). Dort wird sie von verschiedenen Enzymen aufgenommen und auf Coenzym A übertragen oder auf andere Weise chemisch modifiziert. In jedem Fall wird sie dadurch im Enterozyt festgehalten und in den Stoffwechsel einbezogen.

Langkettige Fettsäuren gelangen überwiegend unter Vermittlung von Transportproteinen in die Enterozyten. Am bekanntesten ist das **Fettsäure-Transportprotein 1** (Fatty acid transport protein 1, **FATP1**). In den Enterozyten werden sie sofort chemisch modifiziert.

Langkettige Fettsäuren gelangen überwiegend unter Vermittlung von Transportproteinen in die Enterozyten. Am bekanntesten ist das **Fettsäure-Transportprotein 1** (fatty acid transport protein 1, **FATP1**). Fünf homologe Proteine sind in anderen Geweben identifiziert worden, die ebenfalls den Transport von Fettsäuren vermitteln. Auch der Transport der langkettigen Fettsäuren ist an eine sofortige Übertragung auf Coenzym A oder andere chemische Modifizierungen gekoppelt. Offenbar wird dadurch verhindert, dass Fettsäuren, die im Rahmen eines Verteilungsgleichgewichts in die Enterozyten gelangen, zurück in das Darmlumen diffundieren.

Die Resorption des **Glycerins** wird von **Aquaporin AQP10** vermittelt.

Viele Transportproteine der Enterozyten sind erst in jüngster Zeit identifiziert worden. So wurde erst 2002 entdeckt, dass in der apikalen Membran der Enterozyten das **Aquaporin AQP10** für die **Resorption von Glycerin** verantwortlich ist. Die Familie der Aquaporine wurde ursprünglich als Gruppe von Membranproteinen bekannt, die spezifisch die Diffusion von Wasser vermitteln. Inzwischen wurden 12 Mitglieder der Aquaporin-Familie charakterisiert (AQP1–AQP12). Mindestens vier dieser Proteine sind nicht nur für Wasser, sondern auch für Glycerin permeabel.

Im endoplasmatischen Retikulum (ER) der Enterozyten werden die Hydrolyseprodukte der Fette **wieder** zu **TAG zusammengesetzt**. Zusammen mit anderen Lipiden lagern sie sich an **Apolipoprotein B-48 (ApoB-48)** an. Die Protein-Lipid-Komplexe verlassen die Enterozyten in Form von **Chylomikronen** (= Untergruppe der Lipoproteine).

In den Enterozyten werden aus den Hydrolyseprodukten der Fette **erneut TAG synthetisiert** und diese zusammen mit anderen Lipiden zu Protein-Lipid-Komplexen zusammengelagert, den **Chylomikronen**, die zur Gruppe der Lipoproteine gehören (S. 245). Die Synthese der TAG findet am **endoplasmatischen Retikulum (ER)** statt. Sie wird dadurch erleichtert, dass die Fettsäuren bereits im Zusammenhang mit der Aufnahme in die Zelle durch Übertragung auf Coenzym A aktiviert werden. Am ER sind auch die Ribosomen gebunden, die das **Apolipoprotein B-48 (ApoB-48)** synthetisieren. Die Bindung der TAG an das neu synthetisierte ApoB-48 findet im Lumen des ER statt. In den Komplex werden sukzessive auch andere Lipide eingelagert, u. a. Phospholipide, Cholesterin und fettlösliche Vitamine. Der Protein-Lipid-Komplex wird dann in Vesikeln zum Golgi-Apparat und von dort zur basolateralen Seite der Enterozyten transportiert. Die Komplexe verlassen die Zellen als **Chylomikronen** von 75–500 nm Durchmesser.

▶ **Merke**

▶ **Merke.** Chylomikronen werden nicht unmittelbar an das Blut abgegeben, sondern an die **Lymphflüssigkeit** (Abb. **A-13.3**).

Über den **Ductus thoracicus** gelangen sie in den Blutkreislauf.

Diese wird im **Ductus thoracicus** gesammelt, so dass die Chylomikronen den Blutkreislauf erst im linken Venenwinkel erreichen, wo sie mit der Lymphe in die linke V. subclavia gespült werden.

Resorbiertes, nicht zur TAG-Synthese verwendetes **Glycerin** und Fettsäuren geringer oder mittlerer Kettenlänge gelangen an der basolateralen Seite der Enterozyten unmittelbar in das Blut (Abb. **A-13.3**).

Das resorbierte **Glycerin**, das nicht zur Synthese von TAG verwendet wird, gelangt an der basolateralen Seite der Enterozyten unmittelbar in das Blut (Abb. **A-13.3**). Der Transport wird hier vermutlich vom Aquaporin AQP3 vermittelt. Zusammen mit den resorbierten Aminosäuren und Zuckern gelangt Glycerin durch die Portalvene zur Leber. Fettsäuren, die in den Enterozyten nicht zur Synthese von TAG Verwendung finden, gelangen ebenfalls zum großen Teil direkt in das Blut. Dies gilt insbesondere für Fettsäuren mittlerer oder geringerer Kettenlänge (Abb. **A-13.3**). Langkettige freie Fettsäuren werden zu einem größeren Teil auch an die Lymphe abgegeben.

A-13.3 **Aufnahme der Lipide aus der Nahrung**

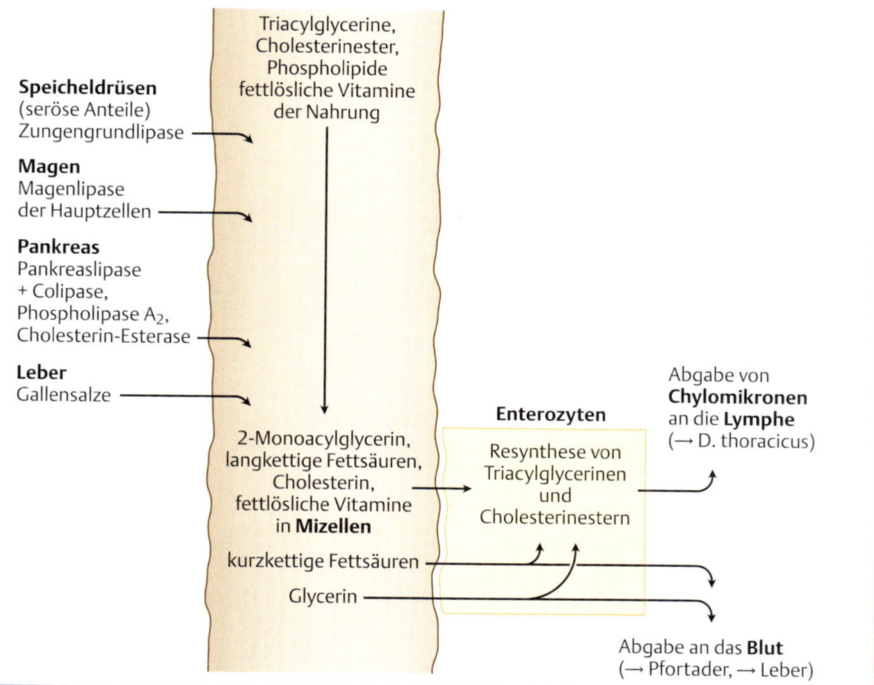

A-13.3

13.3 Fettsäuresynthese

Fettsäuren werden in verschiedenen Geweben, vor allem in der **Leber** und im **Fettgewebe** synthetisiert. Bei einem ausreichenden Angebot an TAG in der Nahrung wird die Fettsäuresynthese im Organismus weitgehend gehemmt. Sofern Fettsäuren nicht in anderen Stoffwechselwegen Verwendung finden, werden sie in den Zellen sehr schnell mit Glycerin zu TAG umgesetzt. **TAG** akkumulieren in der **Leber** nur unter pathologischen Bedingungen, etwa bei permanentem übermäßigem Alkoholkonsum (Exkurs auf S. 139). Eine chronische Verfettung der Leber (Abb. **A-8.3 d**, S. 124, und Abb. **A-13.4**) kann langfristig zu einer Zerstörung des Lebergewebes führen (Leberzirrhose). Normalerweise werden neu gebildete TAG von der Leber in Form von **VLDL (Very low density lipoproteins)** an das Blut abgegeben und dann **im Fettgewebe gespeichert** (S. 246).

13.3 Fettsäuresynthese

Fettsäuren werden überwiegend in der **Leber** und im **Fettgewebe** synthetisiert und dort zu TAG umgesetzt. In der **Leber** akkumulieren **TAG** nur unter pathologischen Bedingungen (→ Fettleber bei Alkoholabusus, Abb. **A-13.4**). Normalerweise gelangen sie als Bestandteil der **VLDL (Very low density lipoproteins)** in das Blut und werden **im Fettgewebe gespeichert**.

▶ **Merke. Ort der Fettsäuresynthese** in den Zellen ist das **Zytosol**. Somit finden Synthese und Abbau der Fettsäuren in unterschiedlichen Zellkompartimenten statt, denn der Abbau der Fettsäuren, die β-Oxidation, ist ein Stoffwechselweg in der Matrix der Mitochondrien (S. 128). **Ausgangssubstanz** der Fettsäuresynthese ist **Acetyl-CoA**. Fettsäuren werden also aus der gleichen Substanz aufgebaut, zu der sie bei der β-Oxidation abgebaut werden.

◀ **Merke**

Daraus ergeben sich zwei Fragen:

1. Wie wird im Zytosol das Acetyl-CoA bereitgestellt, das für die Fettsäuresynthese benötigt wird?
2. Wie werden ausgehend von Acetyl-CoA die Fettsäuren synthetisiert?

Das Prinzip ist einfach: Fettsäuren werden dadurch gebildet, dass nach und nach mehrere Acetylgruppen aneinander gehängt werden. Die überzähligen Sauerstoffatome der Acetylgruppen werden jeweils durch gezielte Reduktion entfernt. Als Reduktionsmittel dient dabei NADPH.

Daraus ergeben sich 2 Fragen:

1. Wie wird im Zytosol das Acetyl-CoA bereitgestellt, das für die Fettsäuresynthese benötigt wird?
2. Wie werden ausgehend von Acetyl-CoA die Fettsäuren synthetisiert?

A-13.4

A-13.4 Normale Leber (a) und Fettleber (b) im Ultraschall

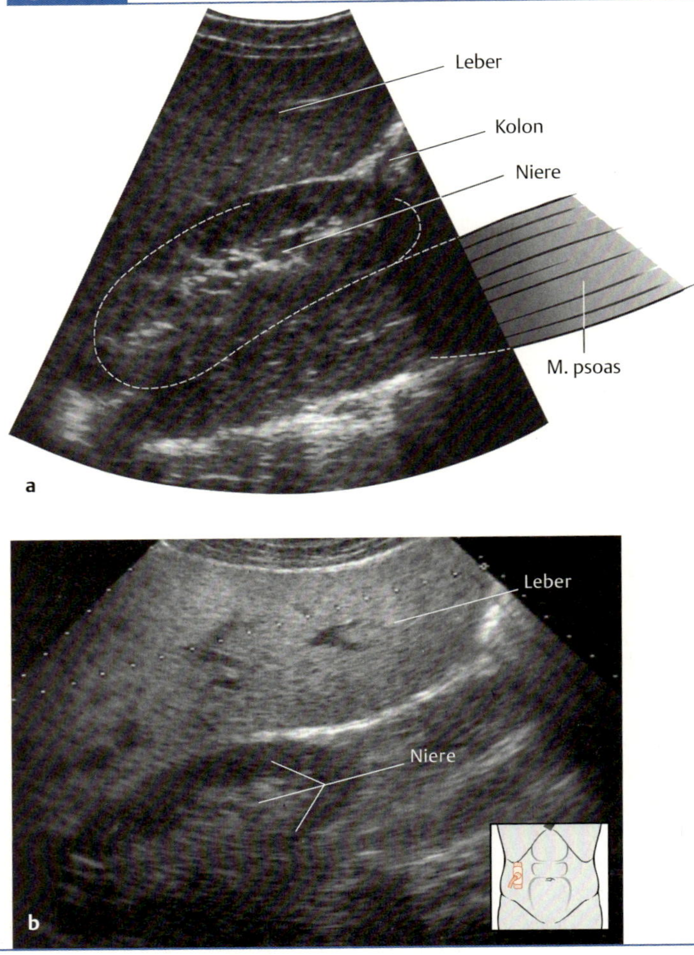

13.3.1 Bereitstellung von Acetyl-CoA

Beim **Abbau der Kohlenhydrate** wird **Acetyl-CoA in den Mitochondrien gebildet**.

13.3.1 Bereitstellung von Acetyl-CoA

Beim **Abbau der Kohlenhydrate** wird **Acetyl-CoA in den Mitochondrien gebildet**: Endprodukt der Glykolyse ist Pyruvat, das durch die Pyruvat-Dehydrogenase (PDH) unmittelbar zu Acetyl-CoA umgesetzt werden kann. Dieses Enzym gibt es aber nur in Mitochondrien. Pyruvat wird deshalb in die Mitochondrien transportiert und hier von der PDH zur Bildung von Acetyl-CoA verwendet (S. 103). Doch wie gelangt das Acetyl-CoA aus den Mitochondrien zum Ort der Fettsäuresynthese, also in das Zytosol? CO_2 und O_2 können leicht durch die mitochondrialen Membranen diffundieren, alle anderen Moleküle aber benötigen dazu spezifische Transportsysteme.

▶ Merke

▶ **Merke.** Die mitochondriale Außenmembran enthält porenbildende Proteine (Porin = VDAC, vgl. Exkurs zu β-barrel-Proteinen auf S. 68, und TOM-Komplex, vgl. S. 370), die kleine Moleküle wie Acetyl-CoA, NADH und ATP leicht passieren lassen. Die Innenmembran muss hingegen den mitochondrialen Protonengradienten aufrechterhalten, weshalb sie derartige Poren nicht enthalten kann.

Die mitochondrialen Membranen enthalten für Acetyl-CoA kein Transportsystem. Deshalb wird in den Mitochondrien **aus Acetyl-CoA** zunächst **Citrat synthetisiert** (Enzym:

Nahezu der gesamte Stofftransport über die Innenmembran ist nur durch die Vermittlung spezifischer Transportproteine möglich. Da die Innenmembran für Acetyl-CoA keinen Transporter enthält, wird in den Mitochondrien **ausgehend von Acetyl-CoA** zunächst **Citrat synthetisiert**, und zwar unter Ausnutzung des ersten Schrittes des Citratzyklus, katalysiert von der **Citrat-Synthase**. Das entstandene Citrat wird dann unter Vermittlung des Citrat-Translokators der mitochondrialen Innenmembran exportiert. **Im Zytosol** wird aus Citrat **erneut Acetyl-CoA gebildet**, das dann in der Fettsäuresynthese Verwendung findet. Die Bildung des Acetyl-CoA wird im Zytosol von der **Citrat-Lyase** katalysiert. Neben Acetyl-CoA entsteht dabei Oxalacetat.

Citrat-Synthase). Das Citrat wird in das **Zytosol** exportiert und dort in **Acetyl-CoA** und Oxalacetat gespalten (Enzym: **Citrat-Lyase**).

Damit der Citratzyklus durch den Verlust des Citrats nicht zum Erliegen kommt, ist eine den Citratzyklus auffüllende **anaplerotische Reaktion** nötig. Dabei handelt es sich in diesem Fall um die **Carboxylierung von Pyruvat zu Oxalacetat**. Die **Pyruvat-Carboxylase** überträgt das benötigte CO_2 unter Vermittlung des Coenzyms **Biotin**, das als prosthetische Gruppe kovalent mit dem Enzym verbunden ist. Als Energiequelle dient bei der Carboxylierung **ATP**. Da die gleiche Reaktion auch an der Gluconeogenese beteiligt ist (S. 213), ist die Carboxylierung von Pyruvat zu Oxalacetat eine besonders wichtige anaplerotische Reaktion.

Damit der Citratzyklus durch den Verlust des Citrats nicht zum Erliegen kommt, ist eine **anaplerotische Reaktion** nötig: die **Carboxylierung von Pyruvat zu Oxalacetat**.
Enzym: **Pyruvat-Carboxylase**.
Prosthetische Gruppe: **Biotin**.
Energiequelle: **ATP**.

13.3.2 Mechanismus der Fettsäuresynthese

Prinzip

Die Bildung einer C-C-Bindung ist ein endergoner Prozess und benötigt deshalb eine aktivierte Ausgangsverbindung. Die **aktivierte Ausgangsverbindung** der Fettsäuresynthese ist das **Malonyl-CoA**. Es entsteht durch **ATP-abhängige Carboxylierung von Acetyl-CoA**. Die Decarboxylierung des Malonyl-CoA ist eine exergone Reaktion. Sie liefert in der Fettsäuresynthese die Energie, die für die Bildung der C-C-Bindungen erforderlich ist.

In jedem Reaktionszyklus der Fettsäuresynthese wird ein Malonyl-CoA aufgenommen, decarboxyliert, und die dabei übrig bleibende $-CH_2-CO-$Gruppe wird zur Verlängerung der entstehenden Fettsäure verwendet. Indem der Reaktionszyklus wiederholt durchlaufen wird, werden in der Regel acht Acetylgruppen miteinander verbunden. Da jede Acetylgruppe zwei Kohlenstoffatome beisteuert, entsteht so eine Fettsäure, die 16 Kohlenstoffatome enthält, die Palmitinsäure bzw. das Palmitat.

13.3.2 Mechanismus der Fettsäuresynthese

Prinzip

Die Fettsäuresynthese erfordert die Bildung der **aktivierten Verbindung Malonyl-CoA**. Die Decarboxylierung des Malonyl-CoA liefert die Energie, die für die Bildung der C-C-Bindungen erforderlich ist.

In jedem Reaktionszyklus wird die Fettsäure um eine $-CH_2-CO-$Gruppe verlängert.
Es werden mehrere Reaktionszyklen durchlaufen. In der Regel wird anschließend Palmitinsäure freigesetzt.

▶ **Merke.**
- Die Fettsäure-Synthase liefert ausschließlich **gesättigte Fettsäuren**.
- Ihr bei weitem **wichtigstes Produkt** ist **Palmitinsäure** (16 Kohlenstoffatome).
- Kürzere Fettsäuren werden von der Fettsäure-Synthase nur in **geringem Umfang** synthetisiert.
- **Stearinsäure**, eine Fettsäure, die 18 Kohlenstoffatome enthält, wird ebenfalls nur in **geringem Umfang** gebildet.
- **Längere Fettsäuren** werden von der Fettsäure-Synthase **nicht** gebildet.

◀ **Merke**

Eine **Kettenverlängerung** (Elongation) ist unabhängig voneinander sowohl in den Mitochondrien als auch im ER möglich. Die Elongation betrifft stets das COOH-Ende der Fettsäure. **Ungesättigte Fettsäuren** entstehen durch nachträgliche Einführung von Doppelbindungen **im ER** (S. 233).

Kettenverlängerung erfolgt in den Mitochondrien oder im ER. **Ungesättigte Fettsäuren** entstehen durch Einfügen von Doppelbindungen **im ER** (S. 233).

Die Acetyl-CoA-Carboxylase als Schrittmacherenzym der Fettsäuresynthese

Der Kohlenstoff der Carbonylgruppe (C=O) des Acetyl-CoA ist recht reaktionsfreudig. Die Methylgruppe hingegen ist sehr reaktionsträge und in dieser Form für die Fettsäuresynthese nicht geeignet. Deshalb besteht der erste Schritt der Fettsäuresynthese in einer **Aktivierung des Acetyl-CoA durch Carboxylierung der Methylgruppe** (Abb. **A-13.5**). Das Reaktionsprodukt wird als **Malonyl-CoA** bezeichnet. Die Reaktion wird von der **Acetyl-CoA-Carboxylase** katalysiert.

Die Acetyl-CoA-Carboxylase als Schrittmacherenzym der Fettsäuresynthese

Erster Schritt zur Bildung der C-C-Bindung ist die Aktivierung des Acetyl-CoA durch **Carboxylierung zu Malonyl-CoA**, katalysiert durch die **Acetyl-CoA-Carboxylase** (Abb. **A-13.5**).

▶ Merke

▶ **Merke.** Die **Acetyl-CoA-Carboxylase** ist das **Schrittmacherenzym** der Fettsäuresynthese. Ähnlich wie die mitochondriale Pyruvat-Carboxylase (S. 213) enthält auch die Acetyl-CoA-Carboxylase **Biotin** als prosthetische Gruppe und benötigt **ATP** als Energiequelle.

Der Sinn der Carboxylierung des Acetyl-CoA zu Malonyl-CoA zeigt sich im Rahmen des anschließenden Reaktionszyklus: Hier wird die Carboxylgruppe abgelöst und hinterlässt ein Elektronenpaar. Dieses stellt die Verbindung zum Carbonylkohlenstoff der zu verlängernden Fettsäure her.

A-13.5 Aktivierung des Acetyl-CoA durch Bildung von Malonyl-CoA

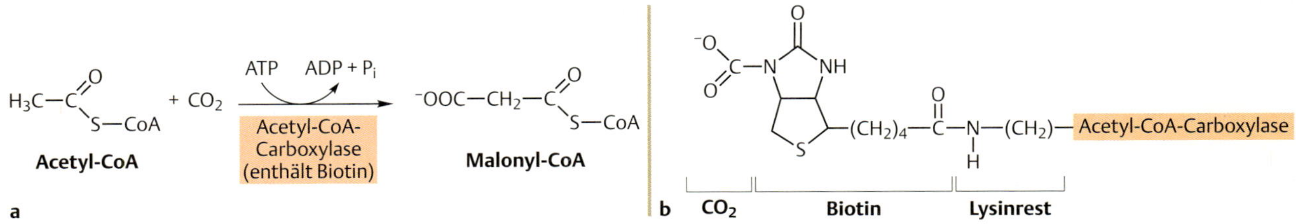

a Reaktionsschema

b Bindung des CO_2 an die Biotingruppe der Acetyl-CoA-Carboxylase. Die Reaktion verläuft ähnlich wie die Carboxylierung von Pyruvat zu Oxalacetat (Abb. A-12.12, S. 215). Die Übertragung des CO_2 auf das Biotin ist ATP-abhängig.

Der Reaktionszyklus der Fettsäuresynthese

Enzym: Fettsäure-Synthase.

Der Aufbau der Fettsäure-Synthase

Die Fettsäure-Synthase besteht aus zwei identischen Untereinheiten, die einen **X-förmigen homodimeren Komplex** bilden. Jede Untereinheit enthält alle sieben an der Fettsäuresynthese beteiligten katalytischen Zentren.

Die Substrate werden als **Thioester** gebunden. Die Schwefelatome werden von **zwei SH-Gruppen** beigesteuert:

- Die **zentrale SH-Gruppe** ist Teil einer prosthetischen Gruppe (**Phosphopantethein**, Abb. **A-13.7**). Die Enzymdomäne, in der Phosphopantethein verankert ist, heißt **Acyl-Carrier-Protein (ACP)** und liegt im **C-terminalen Teil jeder Untereinheit** der Synthase. Phosphopantethein trägt die Zwischenprodukte der Fettsäuresynthese wie ein lang gestreckter Arm von einem Reaktionszentrum zum nächsten.

Der Reaktionszyklus der Fettsäuresynthese

Die Reaktionen des Zyklus werden von der Fettsäure-Synthase katalysiert.

Der Aufbau der Fettsäure-Synthase

Die Fettsäure-Synthase des Menschen besteht aus zwei identischen Untereinheiten von jeweils 270 kDa, die sich zu einem **homodimeren Komplex** zusammengelagert haben. Eine Röntgenkristallstruktur ließ sich bislang (2007) nur in geringer Auflösung ermitteln. Der dimere Komplex ist 21 nm lang und ähnelt in seiner Struktur einem asymmetrischen Buchstaben X (Abb. **A-13.6 a**). Sowohl die obere, wie auch die untere Hälfte des Komplexes enthält jeweils eine große V-förmige Einbuchtung, in der alle für eine Fettsäuresynthese erforderlichen sieben aktiven Zentren in einem Halbkreis angeordnet sind. Die Reihenfolge der katalytischen Domänen lässt sich zwar in der Primärstruktur der beiden Untereinheiten mühelos bestimmen (Abb. **A-13.6 b**), innerhalb der dreidimensionalen Struktur ist die Lage der Domänen aber noch nicht befriedigend geklärt. Das Prinzip des Reaktionsmechanismus lässt sich gleichwohl bereits rekonstruieren.

Während der Fettsäuresynthese muss das Enzym gleichzeitig die zu verlängernde Fettsäure und die neu hinzutretende Malonylgruppe binden. Beide Reaktionspartner werden als **Thioester** gebunden. Die dazu benötigten Schwefelatome werden **von zwei SH-Gruppen** beigesteuert:

- Die **zentrale SH-Gruppe** ist Teil einer prosthetischen Gruppe, die als **Phosphopantethein** bezeichnet wird. Dabei handelt es sich um ein organisches Molekül von 2 nm Länge, das an seinem Ende die entscheidende SH-Gruppe trägt und über eine Phosphatgruppe mit dem Enzym verbunden ist (Abb. **A-13.7**). Die Domäne des Enzyms, in der das Phosphopantethein verankert ist, wird in der englischsprachigen Literatur als **Acyl-Carrier-Protein (ACP)** bezeichnet. Die ACP-Domäne befindet sich im **carboxyterminalen Teil jeder Untereinheit** der Fettsäure-Synthase. Das Phosphopantethein trägt die Zwischenprodukte der Fettsäuresynthese (die Acylgruppen) ähnlich wie ein lang gestreckter Arm von einem Reaktionszentrum zum nächsten. Dabei ist das Phosphopantethein-Molekül hinreichend lang, um auch die Domänen der gegenüberliegenden Seite des Enzyms zu erreichen.

- **Die periphere SH-Gruppe** wird von einem **Cystein** des Enzyms exponiert. Sie ist also lediglich Teil eines Aminosäurerests. Die periphere SH-Gruppe befindet sich **in der aminoterminalen Domäne jeder Untereinheit**. Sie nimmt in der Sequenz der Reaktionsschritte kurzzeitig die zu verlängernde Fettsäure auf, während der Phosphopantethein-Arm in der Nähe mit einer neuen Malonylgruppe beladen wird (s. u.).

Die Ausdrücke „zentrale“ und „periphere SH-Gruppe“ wurden in einer Zeit geprägt, als über die Struktur der Fettsäure-Synthase noch nichts bekannt war, sie sind im Grunde überholt.

- Die **periphere SH-Gruppe** ist Teil eines **Cysteins** des Enzyms. Sie befindet sich **in der N-terminalen Domäne jeder Untereinheit**. Sie nimmt in der Reaktionssequenz kurzzeitig die zu verlängernde Fettsäure auf, während der Phosphopantethein-Arm mit einer neuen Malonylgruppe beladen wird (s. u.).

A-13.6 Struktur der Fettsäure-Synthase

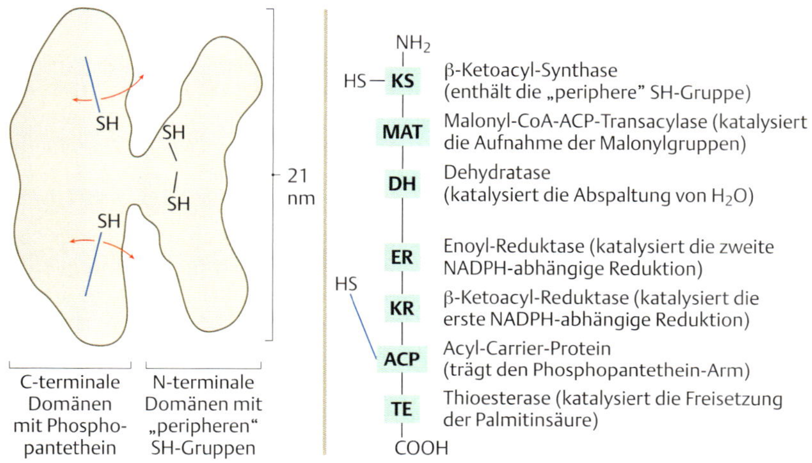

a Vereinfachtes Schema

b Anordnung der Domänen in der Polypeptidkette

A-13.6

A-13.7 Phosphopantetheingruppe des Acyl-Carrier-Proteins (ACP) und des Coenzyms A (CoA)

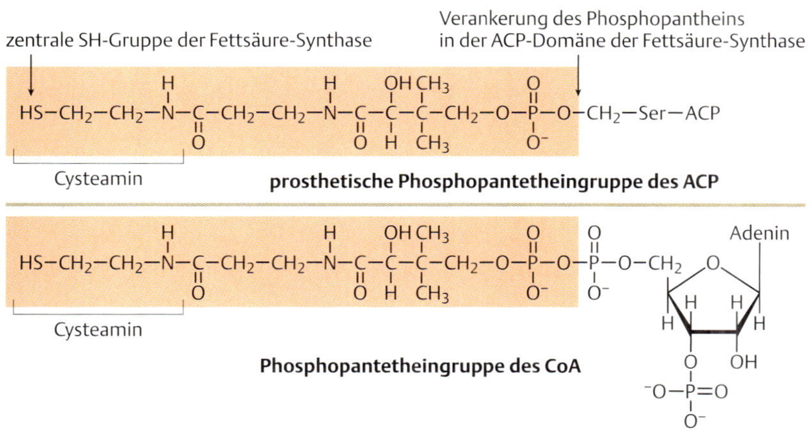

A-13.7

Die Schritte des Reaktionszyklus

- Die Synthese einer neuen Fettsäure **beginnt** stets **mit Acetyl-CoA** (nicht mit Malonyl-CoA!). Die Acetylgruppe wird vom Coenzym A **zunächst auf die SH-Gruppe des Phosphopantethein-Arms** der Fettsäure-Synthase und von dort **gleich weiter auf die periphere SH-Gruppe** übertragen.
- Jetzt wird das erste **Malonyl-CoA** benötigt. Die **Malonylgruppe** wird **auf die SH-Gruppe des Phosphopantethein-Arms** übertragen.
- Der Phosphopantethein-Arm bewegt sich mit der Malonylgruppe zur Acetylgruppe an der peripheren SH-Gruppe. Die **Malonylgruppe** wird **decarboxyliert** und das **CO_2 durch die Acetylgruppe ersetzt**, die sich von der peripheren SH-Gruppe gelöst hat (Abb. **A-13.8**).
- Der Phosphopantethein-Arm schwenkt zurück, und das Substrat wird **mit NADPH reduziert**, so dass aus der **Carbonylgruppe in Position 3** (=**am β-C-Atom**) des Substrates eine **CH_2-Gruppe** entsteht (Abb. **A-13.9**):
  - Reduktion → **OH-Gruppe**,
  - Dehydratisierung → **Doppelbindung**,
  - 2. Reduktion → **CH_2-Gruppe**.
- Die **Acylgruppe** wird auf die **periphere SH-Gruppe** übertragen.
- Auf die **zentrale SH-Gruppe** wird eine **Malonylgruppe** übertragen → neuer Zyklus.

Freisetzung der synthetisierten Fettsäure

Die Fettsäuresynthese endet mit der Freisetzung der fertigen Fettsäure durch Hydrolyse des Thioesters.

▶ **Merke**

Die Schritte des Reaktionszyklus

- Die Synthese einer neuen Fettsäure **beginnt** stets **mit Acetyl-CoA**. Das ist insofern bemerkenswert, als alle weiteren C_2-Einheiten in einer aktivierten Form, nämlich als Malonyl-CoA eingeführt werden. Acetyl-CoA wird nur deshalb als erstes Substrat aufgenommen, weil seine Methylgruppe in allen weiteren Schritten, wie auch in der letztlich gebildeten Fettsäure, die endständige Methylgruppe bilden wird. Sie braucht also nie eine Reaktion einzugehen. Die **Acetylgruppe** wird vom Coenzym A **zunächst auf die SH-Gruppe des Phosphopantethein-Arms** der Fettsäure-Synthase und von dort **gleich weiter auf die periphere SH-Gruppe** der gegenüberliegenden Seite übertragen.
  Interessanterweise ist Phosphopantethein nicht nur eine prosthetische Gruppe der Fettsäure-Synthase, sondern auch ein wesentlicher Teil des Coenzym A (Abb. **A-13.7**). Wenn die Acetylgruppe vom Coenzym A auf die Fettsäure-Synthase übertragen wird, wechselt sie also lediglich den Phosphopantethein-Arm, an den sie gebunden ist.
- Erst jetzt wird das erste **Malonyl-CoA** benötigt. Die **Malonylgruppe** wird **auf die SH-Gruppe des Phosphopantethein-Arms** übertragen. Dazu muss der Phosphopantethein-Arm innerhalb des Enzyms zu einem aktiven Zentrum hinüberschwenken, das sich in einer gegenüberliegenden Proteindomäne befindet.
- Nachdem das Phosphopantethein die Malonylgruppe aufgenommen hat, bewegt es sich zur **Acetylgruppe** weiter, die in der Nähe an die periphere SH-Gruppe gebunden ist. Nun findet der entscheidende Schritt der Kettenverlängerung statt: Die **Malonylgruppe** wird **decarboxyliert**. Bei der Abspaltung des CO_2 bleibt von der COO^--Gruppe ein Elektronenpaar zurück. Dieses stellt nun eine Bindung zum Carbonylkohlenstoff der Acetylgruppe her. Daraufhin löst sich die **Acetylgruppe** vom Schwefelatom der peripheren SH-Gruppe ab und **ersetzt** das soeben am Phosphopantethein-Arm **abgespaltene CO_2** (Abb. **A-13.8**).
- Der Phosphopantethein-Arm schwenkt zurück, und das Substrat wird **mit NADPH reduziert**. Dadurch entsteht aus der **Carbonylgruppe in Position 3** (= **am β-C-Atom**) des Substrates eine **CH_2-Gruppe**. Die Reduktion verläuft in drei Schritten (Abb. **A-13.9**) und unter Beteiligung von drei verschiedenen katalytischen Zentren:
  - Zunächst entsteht durch **Reduktion** mit NADPH eine **OH-Gruppe**.
  - Anschließend wird durch Abspaltung von H_2O (**Dehydratisierung**) eine **Doppelbindung** gebildet.
  - Schließlich wird nochmals mit NADPH **reduziert**, mit dem Ergebnis, dass an der Stelle der ursprünglichen Carbonylgruppe eine **CH_2-Gruppe** erscheint.
- Die **Acylgruppe** ($-CO-CH_2-CH_2-CH_3$) wird dann von der SH-Gruppe des Phosphopantethein-Arms **auf die periphere SH-Gruppe** der gegenüberliegenden Seite der Untereinheit **übertragen**.
- Auf die **SH-Gruppe des Phosphopantethein-Arms** wird die **Malonylgruppe** eines Malonyl-CoA **übertragen**, und der Reaktionszyklus beginnt von neuem.

Freisetzung der synthetisierten Fettsäure

Die Fettsäuresynthese endet mit der Freisetzung der synthetisierten Fettsäure – meist Palmitat (S. 48) – durch Hydrolyse des Thioesters. Das entsprechende katalytische Zentrum liegt auf der Seite des ACP in der Nähe der Verankerung des Phosphopantetheins.

▶ **Merke.** Die Fettsäure **reagiert** meist sehr schnell **mit Coenzym A** und steht dann in Form eines **Acyl-CoA** für verschiedene Synthesen zur Verfügung.

A-13.8 Mechanismus der Kettenverlängerung in der Fettsäuresynthese

A-13.8

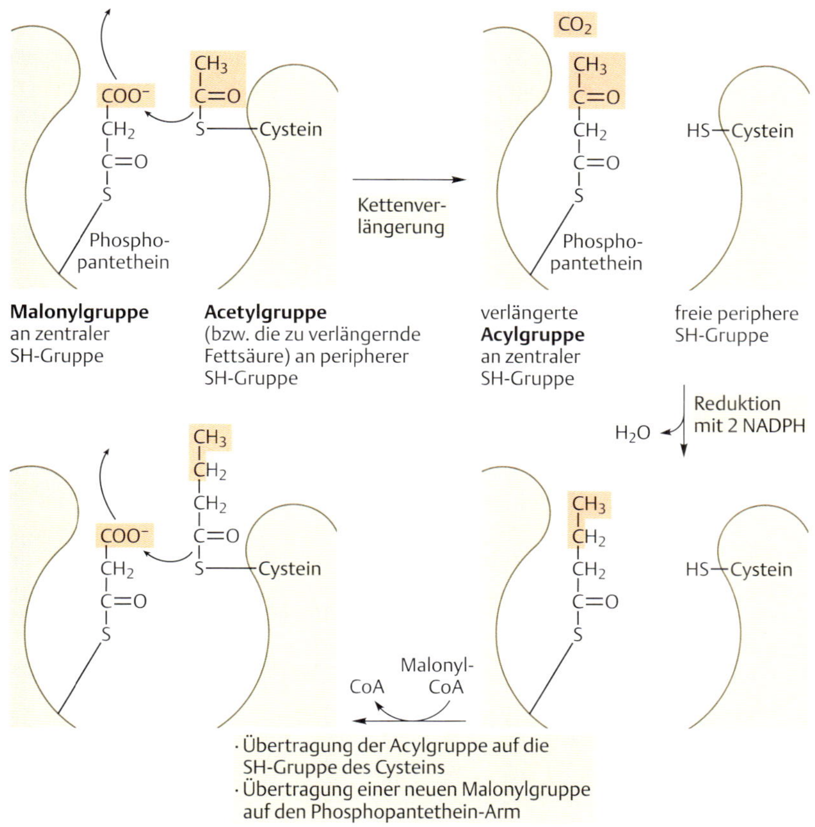

Im entscheidenden Schritt wird die Carboxylgruppe der neu aufgenommenen Malonylgruppe gegen die zu verlängernde Acylgruppe (die Acetylgruppe bzw. die zu verlängernde Fettsäure) ausgetauscht.

A-13.9 Die Reduktionsschritte des Fettsäuresynthese-Zyklus

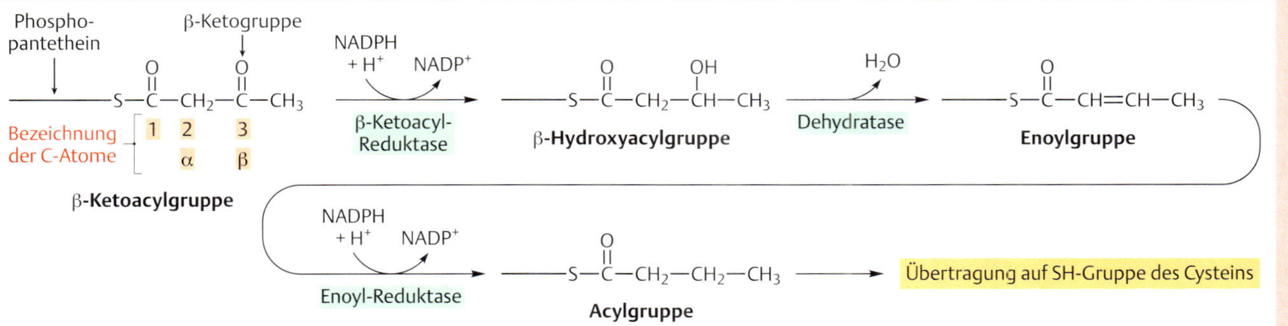

Energiebilanz

Zur Synthese von Palmitat wird der Reaktionszyklus insgesamt 7-mal durchlaufen. Dabei werden benötigt: 1 Acetyl-CoA, 7 Malonyl-CoA und 14 NADPH. Die Synthese der 7 Malonyl-CoA ist mit einer Hydrolyse von 7 ATP verbunden; außerdem werden durch Carboxylierung von Acetyl-CoA 7 CO_2 fixiert, die aber während der Zyklusdurchgänge wieder freigesetzt werden.

Energiebilanz

Zur Synthese von Palmitat wird der Reaktionszyklus 7-mal durchlaufen. Dabei werden 1 Acetyl-CoA, 7 Malonyl-CoA (→ 7 ATP) und 14 NADPH benötigt.

Physiologische Funktionen der Fettsäuren

Aus der **Perspektive des Energiestoffwechsels** stellen Triglyceride und ihre Fettsäuren vor allem ein **Lager für Elektronen** dar. Die Elektronen werden bei der Synthese der Fettsäuren in den beiden Reduktionsschritten eingebracht, in denen mit Hilfe von **NADPH** das Sauerstoffatom vom C-Atom 3 der entstehenden Fettsäure entfernt wird.

Aus der **Perspektive der Strukturbildung** haben **Fettsäuren** als Bestandteile von Membranlipiden die wichtige Funktion, den uneingeschränkt **hydrophoben Kern der Membranen** zu **bilden**. In diesem Zusammenhang ist es essenziell, dass die Fettsäuren durch die Entfernung der Sauerstoffatome einen rein apolaren Charakter haben.

13.3.3 Regulation der Fettsäuresynthese

Das **Schrittmacherenzym**, die **Acetyl-CoA-Carboxylase**, wird so reguliert, dass Fettsäuren gebildet werden, solange energiereiche Substrate, nicht jedoch Palmitoyl-CoA im Überschuss in der Zelle vorliegen:

- **Citrat** ist ein **allosterischer Aktivator** der Acetyl-CoA-Carboxylase.
- **Palmitoyl-CoA** ist ein **allosterischer Inhibitor**.
- **Adrenalin** und **Glukagon** phosphorylieren und **inaktivieren** dadurch das Enzym, **Insulin** dephosphoryliert, d. h. **aktiviert** es.

Malonyl-CoA, das Reaktionsprodukt der Acetyl-CoA-Carboxylase, hemmt die Carnitin-Acyltransferase 1, das Schrittmacherenzym der β-Oxidation. Synthese und Abbau der Fettsäuren werden also koordiniert reguliert.

Physiologische Funktionen der Fettsäuren

Aus der **Perspektive des Energiestoffwechsels** stellen TAG und ihre Fettsäuren vor allem ein **Lager für Elektronen** dar. Die Elektronen werden bei der Fettsäuresynthese in den beiden Reduktionsschritten eingebracht, in denen mit Hilfe von **NADPH** das Sauerstoffatom vom C-Atom 3 der entstehenden Fettsäure entfernt wird. Aus der Perspektive des Energiestoffwechsels dienen diese Reduktionsschritte primär dazu, überschüssige Stoffwechselenergie in Form von Elektronen in einem Substrat zu speichern, aus dem diese Elektronen bei Energiemangel wieder herausgelöst werden können. Der Entzug von Elektronen findet im Zuge der β-Oxidation der Fettsäuren statt. Dabei laufen die oben beschriebenen Reaktionen am C-Atom 3 der Fettsäure in umgekehrter Richtung ab (S. 128), und zwar an der Phosphopantetheingruppe von Coenzym A. Im Unterschied zur Fettsäuresynthese, bei der in jedem Reaktionszyklus 2 NADPH verbraucht werden, werden bei der β-Oxidation allerdings je 1 NADH und 1 $FADH_2$ gebildet.
Aus der **Perspektive der Strukturbildung** haben **Fettsäuren** als Bestandteile von Membranlipiden die wichtige Funktion, den uneingeschränkt **hydrophoben Kern der Membranen** zu **bilden**. Diese Funktion können Fettsäuren nur durch ihre **rein apolaren Kohlenstoffketten** ausüben. Jede Carbonylgruppe würde durch die polare Verteilung der Elektronen innerhalb der C=O-Bindung die Hydrophobizität der Membran vermindern. Viele Stoffe würden die Membran daraufhin unkontrolliert überqueren, und die Membran wäre zur Abgrenzung von Zellkompartimenten unbrauchbar. Aus der Perspektive der zellulären Strukturen ist es also durchaus essenziell, dass die Sauerstoffatome bei der Fettsäuresynthese aus den entstehenden Kohlenstoffketten entfernt werden.

13.3.3 Regulation der Fettsäuresynthese

Im Kontext des Energiestoffwechsels ist es sinnvoll, dass Fettsäuren nur bei einem erhöhten Angebot an Ausgangsverbindungen gebildet werden, also bei einem Überschuss energiereicher Substrate. Andererseits sollte die Fettsäuresynthese blockiert werden, sobald das Reaktionsprodukt, also das Palmitoyl-CoA, in der jeweiligen Zelle im Übermaß akkumuliert. Tatsächlich wird die Fettsäuresynthese über das **Schrittmacherenzym**, die **Acetyl-CoA-Carboxylase**, im Sinne dieser Anforderungen reguliert:

- Die Acetyl-CoA-Carboxylase wird **allosterisch von Citrat stimuliert**. Bei ausreichender Energieversorgung der Zelle steigt in den Mitochondrien die Konzentration des ATP. Dieses hemmt mehrere Enzyme des Citratzyklus, so dass die Oxidation des Citrats im Citratzyklus blockiert wird. Die Citratkonzentration steigt, und es wird vermehrt Citrat in das Zytosol exportiert. Hier wird das Citrat von der Citrat-Lyase zu Acetyl-CoA und Oxalacetat umgesetzt. Parallel erleichtert das Citrat über die Stimulierung der Acetyl-CoA-Carboxylase den weiteren Umsatz des Acetyl-CoA.
- Die Acetyl-CoA-Carboxylase wird **allosterisch von Palmitoyl-CoA** und anderen langkettigen Acyl-CoA-Verbindungen **gehemmt**.
- Die Aktivität der Acetyl-CoA-Carboxylase unterliegt zudem einer hormonellen Kontrolle. **Adrenalin** und **Glukagon** lösen über die Aktivierung der Proteinkinase A (PKA) eine **Phosphorylierung** und damit eine **Inaktivierung der Acetyl-CoA-Carboxylase** aus. Andere Kinasen ermöglichen auch unabhängig von der cAMP-Konzentration eine Inaktivierung des Enzyms. **Insulin** löst über eine **Dephosphorylierung** eine **Aktivierung** der Acetyl-CoA-Carboxylase aus.

Im Gesamtzusammenhang der Stoffwechselregulation ist bemerkenswert, dass Malonyl-CoA, das Reaktionsprodukt der Acetyl-CoA-Carboxylase, die Carnitin-Acyltransferase 1 hemmt, die in der Regulation der β-Oxidation der Fettsäuren von entscheidender Bedeutung ist. Der Carnitin-abhängige Eintritt der Fettsäuren in die Mitochondrien ist der geschwindigkeitsbestimmende Schritt der β-Oxidation (S. 128). Synthese und Abbau der Fettsäuren werden damit koordiniert reguliert.

A-13.10 Regulation der Acetyl-CoA-Carboxylase

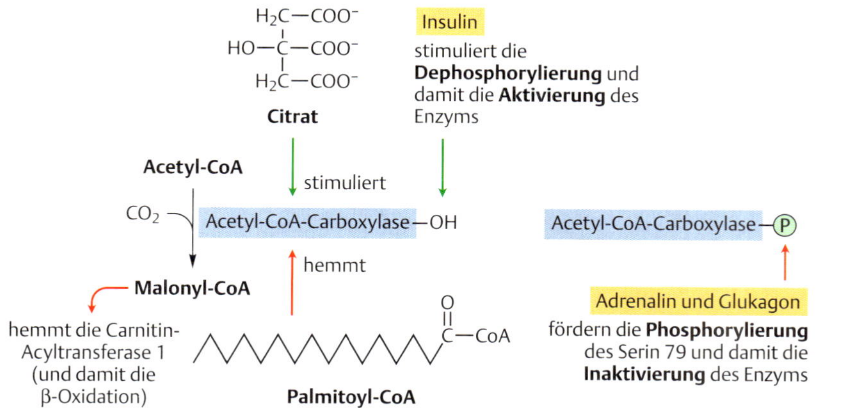

A-13.10

13.3.4 Bildung ungesättigter Fettsäuren

Die Bildung ungesättigter Fettsäuren wird in Säugerzellen von **Desaturasen** des **ER** katalysiert. Der Reaktionsmechanismus der Desaturasen erinnert an die Monooxygenasen (S. 757). Beide Gruppen von Enzymen nehmen O_2 auf und übertragen dann eines der beiden Sauerstoffatome auf das Substrat, während das zweite Sauerstoffatom mit Protonen zu Wasser reagiert. Die dazu benötigten Elektronen werden von assoziierten Proteinen geliefert. Im Fall der Desaturasen stammen die Elektronen ursprünglich von **NADPH**. Die Übertragung der Elektronen auf die Desaturase wird von **Cytochrom b_5** vermittelt. Die Desaturasen binden den Sauerstoff in ihrem aktiven Zentrum mit Hilfe zweier Eisenionen, die von Histidinresten fixiert werden. Das auf die Fettsäure übertragene Sauerstoffatom löst sich unter Bildung von H_2O schnell wieder ab und hinterlässt dabei eine Doppelbindung.

13.3.4 Bildung ungesättigter Fettsäuren

Ungesättigte Fettsäuren entstehen, indem **Desaturasen** des **ER O_2** aufnehmen und eines der beiden O-Atome auf eine gesättigte Fettsäure übertragen. Das O-Atom löst sich anschließend unter Bildung von H_2O ab und hinterlässt eine Doppelbindung. Parallel reagiert das zweite O-Atom des O_2 unmittelbar mit 2 H^+ zu Wasser. Die Elektronen der Desaturase-Reaktion stammen ursprünglich von **NADPH** und werden von **Cytochrom b_5** auf die Desaturase übertragen.

▶ **Merke.** Desaturasen können Doppelbindungen nur zwischen den ersten 10 C-Atomen der Fettsäuren einführen. **Linolsäure und Linolensäure** müssen deshalb als **essenzielle Fettsäuren** mit der Nahrung aufgenommen werden.

◀ **Merke**

Eine besonders wichtige Funktion hat die **Stearoyl-CoA-Desaturase**, ein integrales Membranprotein des ER. Das Enzym katalysiert die **Bildung von Ölsäure** (18:1) durch Einführung einer Doppelbindung in Stearinsäure (18:0). Ölsäure ist die häufigste Fettsäure in Position 2 der TAG.

Ein wichtiges Beispiel ist die **Stearoyl-CoA-Desaturase**, die die Bildung von **Ölsäure** katalysiert.

13.4 Woher stammt das NADPH für die Fettsäuresynthese?

Bei der Fettsäuresynthese dient NADPH als Reduktionsmittel. NADPH ist ein Coenzym, das dem NADH in seiner Struktur sehr ähnlich ist. Der einzige Unterschied zwischen beiden Verbindungen besteht darin, dass im NADPH eine Phosphatgruppe mit der 2'-OH-Gruppe des Adenosins verbunden ist.
NADH und NADPH sind Reduktionsmittel in unterschiedlichen funktionellen Zusammenhängen:

- **NADH** transportiert Reduktionsäquivalente (Elektronen) von katabolen (abbauenden) Stoffwechselwegen, z. B. der Glykolyse, zur Atmungskette und dient damit dem **Energiestoffwechsel**.
- **NADPH** hingegen ist für die Atmungskette unbrauchbar. Es ist aber das wichtigste Reduktionsmittel bei **Biosynthesen**, also bei anabolen (aufbauenden) Stoffwechselwegen.

13.4 Woher stammt das NADPH für die Fettsäuresynthese?

NADPH ist dem NADH strukturell sehr ähnlich, steht aber in einem anderen funktionellen Zusammenhang:

- **NADH** transportiert Reduktionsäquivalente zur Atmungskette (→ **Energiestoffwechsel**).
- **NADPH** ist das wichtigste Reduktionsmittel bei **Biosynthesen**.

▶ Merke

▶ **Merke.** NADPH stammt aus zwei Quellen:
1. aus der Reaktion des Malat-Enzyms,
2. aus dem Pentosephosphatweg.

13.4.1 Das Malat-Enzym als Quelle von NADPH für die Fettsäuresynthese

Das Malat-Enzym ist eine **Malat-Dehydrogenase des Zytosols**. Es katalysiert die Umwandlung von **Malat** in **Pyruvat** und liefert dabei unmittelbar NADPH.
Malat entsteht **im Zuge der Bereitstellung von Acetyl-CoA** für die Fettsäuresynthese (Abb. **A-13.11**).
Durch Bildung und Oxidation des Malats wird **1 NADH verbraucht** und **1 NADPH gebildet**.

13.4.1 Das Malat-Enzym als Quelle von NADPH für die Fettsäuresynthese

Als Malat-Enzym bezeichnet man eine bestimmte **Malat-Dehydrogenase des Zytosols**. Das Malat-Enzym katalysiert im Zytosol die Umwandlung von **Malat** in **Pyruvat** und liefert dabei unmittelbar NADPH.
Malat entsteht **im Zuge der Bereitstellung von Acetyl-CoA** für die Fettsäuresynthese (Abb. **A-13.11**): Das aus den Mitochondrien exportierte **Citrat** wird im Zytosol in Acetyl-CoA und **Oxalacetat** gespalten. Letzteres wird mit Hilfe von NADH zu **Malat** reduziert. Das Malat wird anschließend unter Bildung von NADPH und **Pyruvat** am Malat-Enzym oxidiert und decarboxyliert (Abb. **A-13.11**). Das Pyruvat wird wieder von den Mitochondrien aufgenommen. Im Endeffekt wird also **1 NADH verbraucht** und **1 NADPH gebildet**. Das verbrauchte NADH entstammt überwiegend der Glykolyse, wodurch eine Abhängigkeit der Fettsäuresynthese vom Kohlenhydratstoffwechsel gegeben ist.

A-13.11

A-13.11 Umsetzung von Malat zu Pyruvat durch das Malat-Enzym im Rahmen der Bereitstellung von Acetyl-CoA

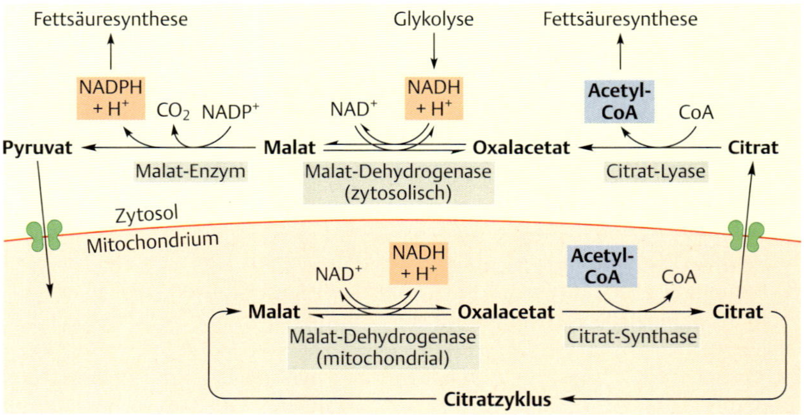

13.4.2 Der Pentosephosphatweg

13.4.2 Der Pentosephosphatweg

▶ Synonym

▶ **Synonym.** Hexosemonophosphatweg

Grundlagen

Der Pentosephosphatweg ist ein von der Glykolyse abzweigender **alternativer Abbauweg der Glucose** im Zytosol.

Grundlagen

Der Pentosephosphatweg ist ein von der Glykolyse abzweigender **alternativer Abbauweg der Glucose** im Zytosol. Der Pentosephosphatweg beginnt mit Glucose-6-phosphat, also gleich nach dem ersten Schritt der Glykolyse.

▶ Merke

▶ **Merke.** Der Pentosephosphatweg hat zwei entscheidende Funktionen:
- Bereitstellung von **NADPH** für Reduktionsschritte in verschiedenen Biosynthesen,
- Bereitstellung von **Ribosephosphaten** für Nukleotidsynthesen.

Im Unterschied zur Glykolyse, die primär der Energiegewinnung dient (*kataboler* Stoffwechsel → Übertragung der anfallenden Elektronen durch NADH), ist der Pentosephosphatweg primär Teil des *anabolen* Stoffwechsels. Entsprechend werden die bei den Oxidationen des Pentosephosphatweges anfallenden Elektronen in Form von NADPH gespeichert und können somit unmittelbar bei verschiedenen Biosynthesen genutzt werden.

Die Glykolyse ist primär ein *kataboler*, der Pentosephosphatweg primär ein *anaboler* Stoffwechselweg. Deshalb werden die bei Letzterem anfallenden Elektronen in Form von NADPH gespeichert.

Das im Pentosephosphatweg bereitgestellte **NADPH** wird insbesondere **für folgende Prozesse** benötigt:

- Eine entscheidende Rolle spielt der Pentosephosphatweg in Geweben, die in großem Umfang **Fettsäuren** synthetisieren. Dies gilt z. B. für die laktierende Brustdrüse, in der die TAG der Milch synthetisiert werden. Das dabei benötigte NADPH stammt überwiegend aus dem Pentosephosphatweg.
- Synthese von **Cholesterin**,
- Der Pentosephosphatweg ist insbesondere in allen Zellen von Bedeutung, in denen **Steroidhormone** synthetisiert werden, z. B. in der Nebennierenrinde, da alle Steroidhormone ausgehend von Cholesterin gebildet werden.
- Cytochrom P-450 ist ein Protein, das im Rahmen der **Entgiftung** vieler Stoffe eine wichtige Rolle spielt. Es katalysiert u. a. die Einführung von OH-Gruppen (S. 757). Die dabei benötigten Elektronen stammen stets von NADPH.
- Alle Zellen enthalten ein System zur Aufrechterhaltung reduzierender Bedingungen. Eine wichtige Funktion kommt dabei dem **Glutathion** zu (S. 662). Glutathion ist ein cysteinhaltiges Tripeptid. Es ist z. B. in den Erythrozyten in hoher Konzentration enthalten. Wenn Glutathion oxidiert wird, kann es anschließend mit Hilfe von NADPH wieder reduziert und somit regeneriert werden.

Das im Pentosephosphatweg bereitgestellte **NADPH** wird insbesondere **für folgende Prozesse** benötigt:

- Fettsäuresynthese,
- Cholesterinsynthese,
- Synthese der Steroidhormone,
- Entgiftungsreaktionen unter Beteiligung von Cytochrom P-450,
- Regeneration von Glutathion.

Quantitativ ist der Pentosephosphatweg allerdings in den meisten Zellen im Vergleich zur Glykolyse nur von untergeordneter Bedeutung.

Abschnitte des Pentosephosphatweges

Abschnitte des Pentosephosphatweges

Der Pentosephosphatweg gliedert sich in zwei Abschnitte:

1. Der **oxidative Abschnitt** umfasst die ersten 4 Reaktionen des Pentosephosphatweges. Hier wird die Hexose **Glucose-6-phosphat** zur Pentose **Ribose-5-phosphat** abgebaut (daher die Bezeichnungen des Stoffwechselweges). Das dabei verloren gegangene Kohlenstoffatom wird in Form von **CO_2** freigesetzt (Abb. **A-13.12**). Ribose-5-phosphat ist ein wichtiger Baustein in der Synthese der Nukleotide und damit auch bei der Synthese der Nukleinsäuren von Bedeutung. Zwei der vier Reaktionsschritte sind Oxidationen (daher der Ausdruck „oxidativer Abschnitt“). Das Oxidationsmittel ist $NADP^+$. Es entstehen also **2 NADPH**.

1. Im **oxidativen Abschnitt** wird die Hexose **Glucose-6-phosphat** zur Pentose **Ribose-5-phosphat** abgebaut und **CO_2** freigesetzt (Abb. **A-13.12**). Dabei wird zweimal mit Hilfe von $NADP^+$ oxidiert, so dass **2 NADPH** entstehen.

▶ **Merke.**

- **NADPH** entsteht **ausschließlich im oxidativen Abschnitt** des Pentosephosphatweges. Werden in einer Zelle NADPH und Ribose-5-phosphat in gleichem Umfang benötigt, beschränkt sich der Pentosephosphatweg auf den oxidativen Abschnitt und endet mit der Bildung des Ribose-5-phosphats.
- Der **oxidative Abschnitt** des Pentosephosphatweges ist **irreversibel**. Im Stoffwechsel des Menschen besteht also keine Möglichkeit, etwa über eine Aufnahme von CO_2 aus Pentosen Hexosen zu synthetisieren.

◀ **Merke**

2. Der **nichtoxidative Abschnitt** schließt sich an den oxidativen Abschnitt nur an, **wenn wesentlich mehr NADPH als Ribosephosphat benötigt** wird. Er dient dazu, das im oxidativen Abschnitt anfallende **Ribose-5-phosphat in Metabolite umzuwandeln**, die **in die Glykolyse eingespeist** werden können. Ribose-5-phosphat wird zu diesem Zweck teilweise zu **Glycerinaldehyd-3-phosphat** abgebaut, parallel aber auch über Fructose-6-phosphat zu **Glucose-6-phosphat** (Abb. **A-13.12**), also zu dem Metaboliten, mit dem der gesamte Stoffwechselweg begonnen hat.

2. Der **nichtoxidative Abschnitt** schließt sich an, wenn **wesentlich mehr NADPH als Ribose-5-phosphat benötigt** wird. **Ribose-5-phosphat** wird **in Metabolite** umgewandelt, die **in die Glykolyse eingespeist** werden können (Abb. **A-13.12**).

▶ Merke

▶ **Merke.** Der **nichtoxidative Abschnitt** des Pentosephosphatweges ist vollständig **reversibel.** Dies gibt dem Stoffwechsel die Möglichkeit, ausgehend von Glycerinaldehyd-3-phosphat und Fructose-6-phosphat bei Bedarf Ribosephosphate (aber kein NADPH) zu synthetisieren. Der nichtoxidative Abschnitt ist dabei vom oxidativen Abschnitt unabhängig.

Der nichtoxidative Abschnitt läuft in **umgekehrter Richtung** ab, wenn z. B. in einer Muskelzelle sehr viel ATP gänzlich neu synthetisiert wird.

Der nichtoxidative Abschnitt läuft in **umgekehrter Richtung** ab, wenn z. B. in einer Muskelzelle in außerordentlichem Umfang ATP gänzlich neu synthetisiert wird. Zur Synthese des ATP wird Ribose-5-phosphat benötigt, aber kein NADPH (S. 417). Deshalb werden Fructose-6-phosphat und Glycerinaldehyd-3-phosphat aus der Glykolyse abgezweigt und über den nichtoxidativen Abschnitt zu Ribose-5-phosphat umgesetzt.

A-13.12

A-13.12 Überblick über den Pentosephosphatweg

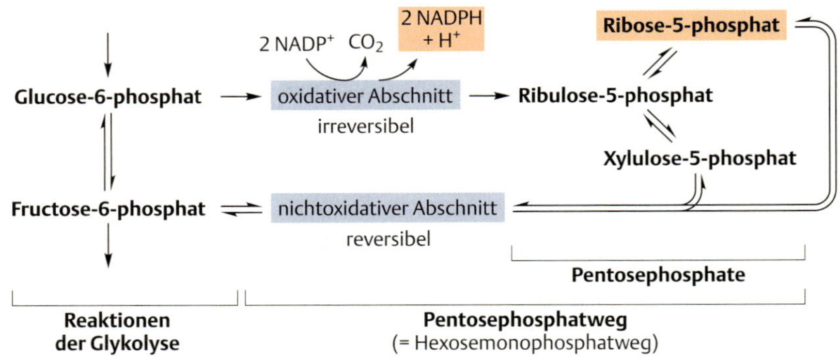

Die beiden wichtigsten Reaktionsprodukte sind orange markiert.

Reaktionsschritte des Pentosephosphatweges

Oxidativer Abschnitt (Abb. A-13.13)

1. **Schritt:**
   Glucose-6-phosphat
   ↓ Oxidation durch NADP+
   6-Phosphogluconolacton + NADPH
   Enzym: Glucose-6-phosphat-Dehydrogenase.

Reaktionsschritte des Pentosephosphatweges

Oxidativer Abschnitt (Abb. A-13.13)

1. **Schritt: Glucose-6-phosphat** wird durch das Enzym **Glucose-6-phosphat-Dehydrogenase** oxidiert. Das Oxidationsmittel ist $NADP^+$. Oxidiert wird das anomere Kohlenstoffatom, also das C-Atom der Position 1, das in der üblichen Haworth-Projektion ganz rechts steht. Dabei entsteht ein **Lacton**, also ein innerer Ester. Entsprechend handelt es sich bei dem Reaktionsprodukt um **6-Phosphogluconolacton**. Außerdem entsteht **NADPH**.

▶ klinik

▶ **klinik.** Ein **Glucose-6-phosphat-Dehydrogenase-Mangel** ist weltweit eine der häufigsten Erbkrankheiten. Die Erkrankung ist besonders häufig in einigen Regionen Afrikas, Asiens und der Mittelmeerländer, ähnlich wie die Sichelzellanämie. Sie bietet einen geringfügigen, aber offenbar signifikanten Schutz gegen *Plasmodium falciparum*, den Erreger der Malaria tropica. Der genetische Defekt wird **X-chromosomal vererbt**, so dass fast ausschließlich Männer erkranken. Der durch den Defekt bedingte Mangel an NADPH macht sich in der Regel erst bei einem erhöhten Bedarf an NADPH bemerkbar. Dann führt ein **Versagen des Glutathion-Systems der Erythrozyten** – oxidiertes Glutathion kann nicht mehr hinreichend regeneriert werden – zu einer Lyse der Erythrozyten. So kommt es zu einer **hämolytischen Krise**, die mit Schmerzen und Schüttelfrost verbunden ist. In den geschädigten Erythrozyten ist aggregierendes Hämoglobin in Form sog. **Heinz-(Innen-)Körper** mikroskopisch nachweisbar (s. Abb.). Als Auslöser einer hämolytischen Krise wirken meist Medikamente, z. B. Acetylsalicylsäure oder Sulfonamide, mitunter auch Infektionen. Ein weiterer bekannter Auslöser sind Inhaltsstoffe der sog. **Saubohne**

(*Vicia faba*). Die vom Genuss der Bohnen ausgelöste Symptomatik wird als **Favismus** bezeichnet.

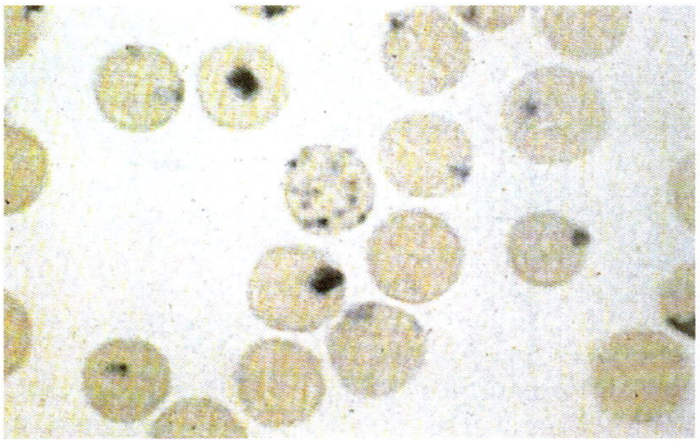

Heinz-Körper in geschädigten Erythrozyten eines Patienten mit Glucose-6-phosphat-Dehydrogenase-Mangel

2. **Schritt:** Ähnlich wie die Ester können auch Lactone durch Hydrolyse gespalten werden. Die **Hydrolyse des 6-Phosphogluconolactons** wird durch eine spezifische **Lactonase** katalysiert. Dabei öffnet sich der Ring und es entsteht **6-Phosphogluconat**. Der Name bezeichnet das Anion der Zuckersäure 6-Phosphogluconsäure. In den ersten beiden Schritten des Pentosephosphatweges wird also eine Aldose (Glucose-6-phosphat ist in der geöffneten Form ein Aldehyd) am C-Atom 1 zu einer Carbonsäure oxidiert.
3. **Schritt:** Das **Kohlenstoffatom an Position 3** des 6-Phosphogluconats wird **oxidiert**. Die Reaktion wird wiederum von einer **$NADP^+$-abhängigen Dehydrogenase** katalysiert. Das **Reaktionsprodukt** enthält eine Carbonylgruppe. Es ist instabil und **zerfällt spontan in Ribulose-5-phosphat und CO_2.**
4. **Schritt:** Ribulose-5-phosphat ist eine **Ketose**. Die Isomerisierung zur entsprechenden **Aldose** wird von einer **Isomerase** katalysiert und führt zur Bildung von **Ribose-5-phosphat**, dem Endprodukt des oxidativen Abschnitts des Pentosephosphatweges.

2. **Schritt:**
6-Phosphogluconolacton
↓ Hydrolyse
6-Phosphogluconat
Enzym: Lactonase.

3. **Schritt:**
6-Phosphogluconat
↓ Oxidation mit $NADP^+$
Instabiles Zwischenprodukt
↓ – CO_2
Ribulose-5-phosphat
4. **Schritt:**
Isomerisierung zu **Ribose-5-phosphat**.

Die beiden Reaktionsschritte, die mit einer Bildung von NADPH verbunden sind, werden von **Dehydrogenasen** katalysiert. In beiden Fällen wird eine **H-C-OH-Gruppe zu einer C=O-Gruppe oxidiert**. Der Reaktionsmechanismus ist identisch mit dem der NAD^+-abhängigen Dehydrogenasen (S. 111): **$NADP^+$ nimmt** von der **H**-C-OH-Gruppe ein **Hydrid-Ion (H^-) auf**, anschließend löst sich das Proton von der OH-Gruppe und eine C=O-Gruppe bleibt übrig. Da die Oxidation mit einem Verlust von Wasserstoffatomen verbunden ist, bezeichnen manche Autoren die Reaktion als **Dehydrierung** der Substrate. Da neben dem NADPH auch ein Proton freigesetzt wird, findet man mitunter auch die Schreibweise „$NADPH_2$“. Dabei ist zu beachten, dass das Proton (H^+) zwar zur gleichen Zeit gebildet wird wie das NADPH, dass aber beide nie chemisch miteinander verbunden sind. „$NADPH_2$“ ist lediglich eine vereinfachende Schreibweise für „NADPH + H^+“.

Die beiden mit der Bildung von NADPH verbundenen Reaktionsschritte werden von **Dehydrogenasen** katalysiert. Diese **oxidieren** eine **H-C-OH-Gruppe zu** einer **C=O-Gruppe**. **$NADP^+$ nimmt** von der **H**-C-OH-Gruppe ein **Hydrid-Ion (H^-) auf**, anschließend löst sich das Proton von der OH-Gruppe (daher wird die Reaktion auch als **Dehydrierung** bezeichnet) und eine C=O-Gruppe bleibt übrig.

Nichtoxidativer Abschnitt

Der nichtoxidative Abschnitt benötigt im Grunde genommen **nur zwei Schritte, um überschüssiges Ribose-5-phosphat in die Glykolyse einzuspeisen** (Abb. **A-13.14**). In einem ersten Schritt wird Ribose-5-phosphat zur Synthese von **Sedoheptulose-7-phosphat** verwendet. (Dabei handelt es sich um ein Zuckerphosphat mit 7 Kohlenstoffatomen.) In einem zweiten Schritt wird Sedoheptulose-7-phosphat verwendet, um **Fructose-6-phosphat** zu bilden. Fructose-6-phosphat ist bereits ein Metabolit der Glykolyse. Komplex sind lediglich die Details der beiden Reaktionen. In beiden Schritten werden Teile von Zuckerphosphaten untereinander ausgetauscht:

Nichtoxidativer Abschnitt

Der nichtoxidative Abschnitt benötigt **nur zwei Schritte, um überschüssiges Ribose-5-phosphat in die Glykolyse einzuspeisen** (Abb. **A-13.14**). Dabei werden Teile von Zuckerphosphaten untereinander ausgetauscht:

A-13.13 Die Reaktionen des oxidativen Abschnitts des Pentosephosphatweges

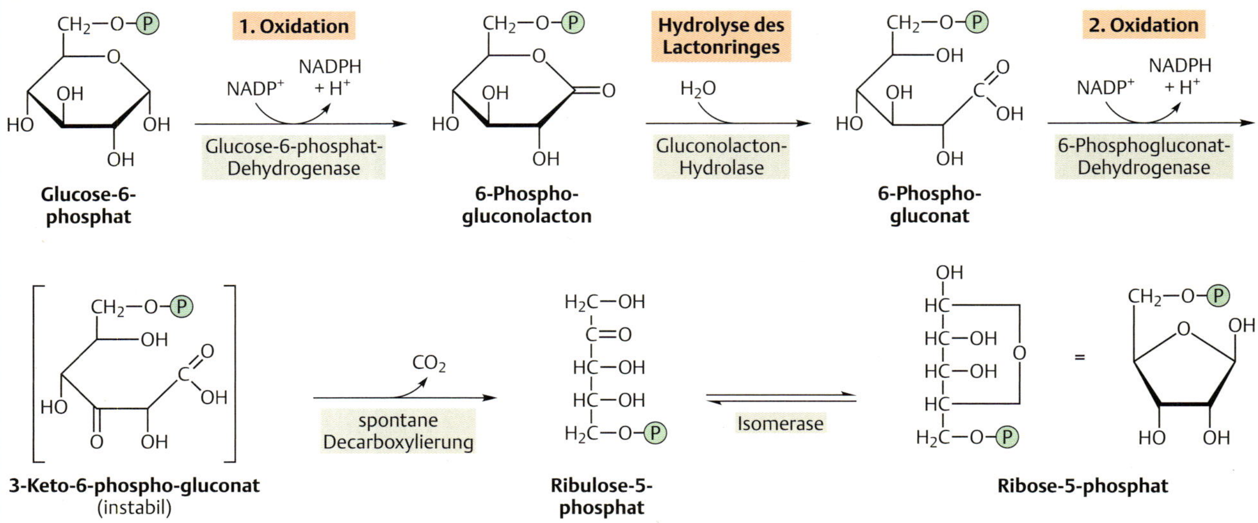

Streng genommen endet der oxidative Abschnitt mit dem Ribulose-5-phosphat. Oft wird jedoch Ribose-5-phosphat als Endprodukt bezeichnet.

1. **Schritt:** Ribose-5-phosphat → **Seduheptulose-7-phosphat** (durch **Übertragung einer C_2-Einheit**). Enzym: Transketolase.

1. **Schritt: Sedoheptulose-7-phosphat** entsteht durch **Übertragung einer C_2-Einheit** von Xylulose-5-phosphat auf Ribose-5-phosphat. Die Übertragung wird von der **Transketolase** katalysiert. Vom Xylulose-5-phosphat bleibt in diesem Schritt Glycerinaldehyd-3-phosphat übrig. (Xylulose-5-phosphat entsteht parallel zu Ribose-5-phosphat durch Isomerisierung aus Ribulose-5-phosphat).

▶ Merke

▶ **Merke. Coenzym** der Transketolase ist **Thiaminpyrophosphat** (Vitamin B_1). Thiaminpyrophosphat ist auch in der Pyruvat-Dehydrogenase und der α-Ketoglutarat-Dehydrogenase der Mitochondrien enthalten.

2. **Schritt:** Sedoheptulose-7-phosphat → **Fructose-6-phosphat** (durch **Übertragung einer C_3-Einheit**). Enzym: Transaldolase.

2. **Schritt: Fructose-6-phosphat** wird gebildet, indem eine **C_3-Einheit von Sedoheptulose-7-phosphat** abgelöst und **auf Glycerinaldehyd-3-phosphat übertragen** wird. Vom Sedoheptulose-7-phosphat bleibt dabei Erythrose-4-phosphat übrig. Die Reaktion wird vom Enzym **Transaldolase** katalysiert.

A-13.14

A-13.14 Die wichtigsten Reaktionen des nichtoxidativen Abschnitts des Pentosephosphatweges

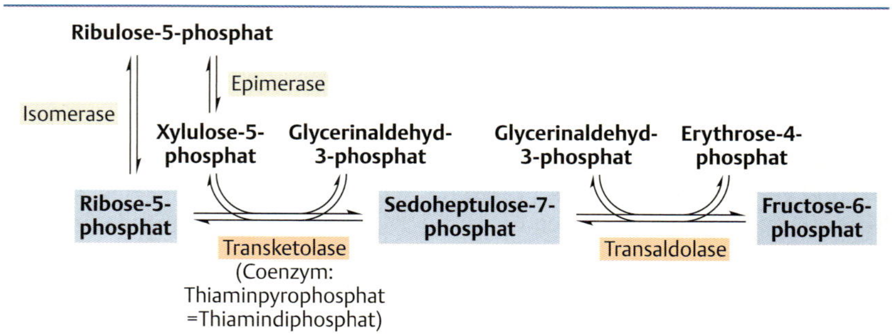

Um alle Endprodukte in die Glykolyse einspeisen zu können, ist noch ein weiterer Schritt notwendig (Abb. **A-13.15**):

Wenn der Pentosephosphatweg dauerhaft mit diesem Schritt endete, ergäbe sich allerdings eine Anhäufung von Erythrose-4-phosphat. Um alle Endprodukte des Weges in die Glykolyse einspeisen zu können, ist deshalb noch ein weiterer Schritt notwendig (Abb. **A-13.15**):

A-13.15 Vollständiges Schema der Reaktionen des nichtoxidativen Abschnitts des Pentosephosphatweges

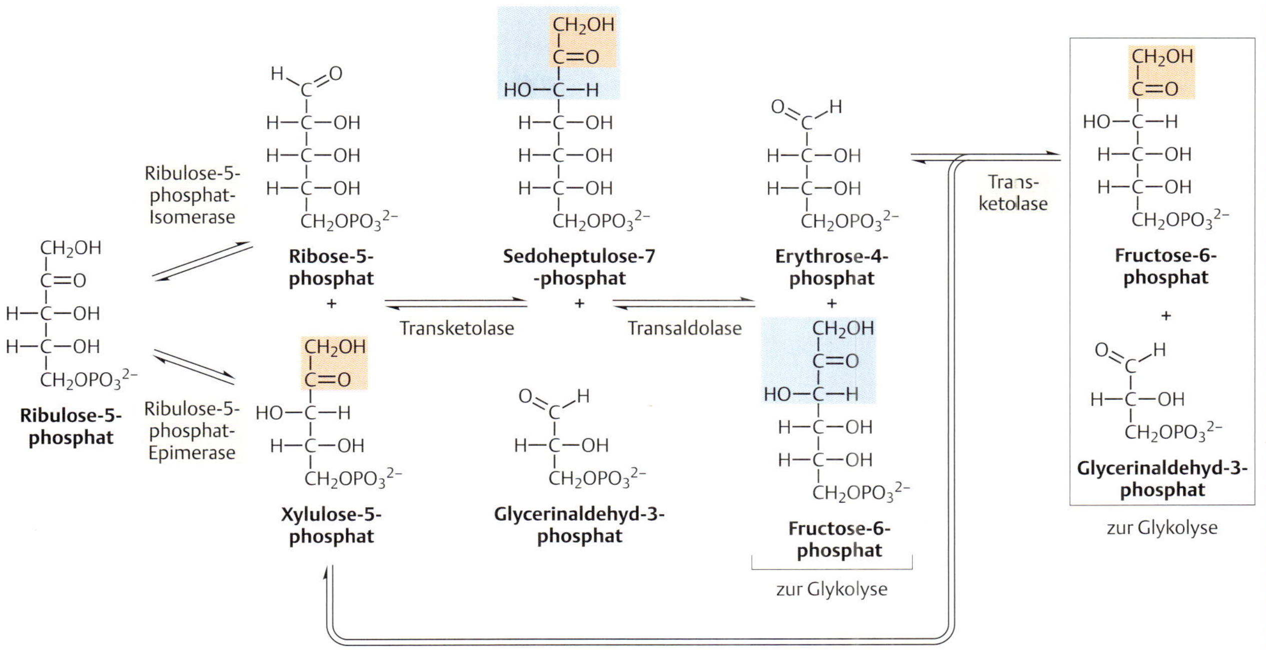

3. **Schritt: Erythrose-4-phosphat** nimmt von Xylulose-5-phosphat eine C_2-Einheit auf. Die Reaktion wird von der gleichen **Transketolase** katalysiert wie die Bildung des Sedoheptulose-7-phosphats. Durch die Umsetzung wird nun auch das Erythrose-4-phosphat in **Fructose-6-phosphat** umgewandelt und kann in die Glykolyse eingespeist werden. Vom Xylulose-5-phosphat bleibt dabei Glycerinaldehyd-3-phosphat übrig.

3. **Schritt:** Erythrose-4-phosphat → **Fructose-6-phosphat.**
Enzym: Transketolase.

▶ **Merke.** Reaktionsprodukte des Pentosephosphatweges sind letztlich **Fructose-6-phosphat** und **Glycerinaldehyd-3-phosphat**. Beide Reaktionsprodukte sind Metabolite der Glykolyse.

◀ Merke

Regulation

Regulation

▶ **Merke. Schrittmacherenzym** des Pentosephosphatweges ist die **Glucose-6-phosphat-Dehydrogenase**. Ihre Aktivität wird über das Konzentrationsverhältnis von $NADP^+$ und NADPH reguliert. **$NADP^+$ aktiviert, NADPH hemmt** die Glucose-6-phosphat-Dehydrogenase.

◀ Merke

Zudem wird der **gesamte Pentosephosphatweg** durch Ausschüttung von **Insulin stimuliert**, indem die beteiligten Enzyme vermehrt gebildet werden (Insulin induziert die Transkription der Enzym-Gene). Dabei zeigt sich die Funktion des Insulins als Signalstoff, der in den Geweben bei einem erhöhten Angebot an Nahrungsstoffen eine vermehrte Bildung der Energiespeicher stimuliert.

Zudem wird der **gesamte Pentosephosphatweg** durch **Insulin stimuliert** (Induktion der Transkription der Enzym-Gene).

13.5 Lipogenese: Biosynthese der Triacylglycerine (TAG)

13.5.1 Reaktionsschritte der TAG-Synthese

Die ersten Schritte gleichen denen der Phospholipidsynthese:
- Aktivierung der Fettsäuren → Acyl-CoA,
- Aktivierung des Glycerins → Glycerin-3-phosphat,
- Übertragung von Fettsäuren auf Glycerin-3-phosphat. Dabei entsteht das Zwischenprodukt Phosphatidsäure.

13.5 Lipogenese: Biosynthese der Triacylglycerine (TAG)

13.5.1 Reaktionsschritte der TAG-Synthese

TAG und Phospholipide haben grundsätzlich unterschiedliche Funktionen (Energiespeicher/Membranlipide). Gleichwohl sind die ersten Schritte ihrer Biosynthese identisch:
- Fettsäuren werden durch Bildung von Acyl-CoA aktiviert.
- Glycerin wird in der Regel durch Bildung von Glycerin-3-phosphat aktiviert.
- Übertragung von Fettsäuren auf Glycerin-3-phosphat. Dabei entsteht als Zwischenprodukt Phosphatidsäure (= Glycerin, verbunden mit zwei Fettsäuren sowie mit einer Phosphatgruppe).

Die **Bildung des Acyl-CoA** wird von spezifischen Acyl-CoA-Synthetasen katalysiert und erfolgt in zwei Schritten:
- Bildung von **Acyladenylat** unter Hydrolyse von ATP,
- **Übertragung der Fettsäure** von Acyladenylat **auf Coenzym A** (Abb. **A-13.16a**).

Die **Bildung des Acyl-CoA** wird von mehreren Acyl-CoA-Synthetasen katalysiert, die sich in ihrer Spezifität für Fettsäuren unterscheiden. Die Synthetasen sind im ER und in der äußeren Membran der Mitochondrien lokalisiert. Im ersten Schritt reagieren die Fettsäuren mit ATP zu **Acyladenylat** (Abb. **A-13.16a**). Dabei wird Pyrophosphat (PP_i) freigesetzt, das anschließend sofort zu zwei Phosphat-Ionen (P_i) hydrolysiert wird. Von Acyladenylat werden die **Fettsäuren auf Coenzym A übertragen**. Ein erheblicher Teil der Energie, die bei der Hydrolyse des ATP freigesetzt wurde, ist nun in der energiereichen Thioesterbindung des Acyl-CoA gespeichert.
Dem Acyl-CoA stehen grundsätzlich zwei Wege offen:
- In einer katabolen Stoffwechsellage reagiert das Acyl-CoA an der Außenseite der Mitochondrien mit der Carnitin-Acyltransferase 1. Damit wird die Fettsäure der β-Oxidation in der mitochondrialen Matrix zugeleitet.
- Im anabolen Stoffwechsel bleibt das Acyl-CoA hingegen im Zytosol, wo es zur Synthese von TAG verwendet wird. Zu diesem Zweck werden die Fettsäuren von Acyl-CoA schrittweise auf Glycerin-3-phosphat übertragen.

A-13.16

A-13.16 Bereitstellung von Acyl-CoA und Glycerin-3-phosphat, den Ausgangsverbindungen der TAG-Synthese

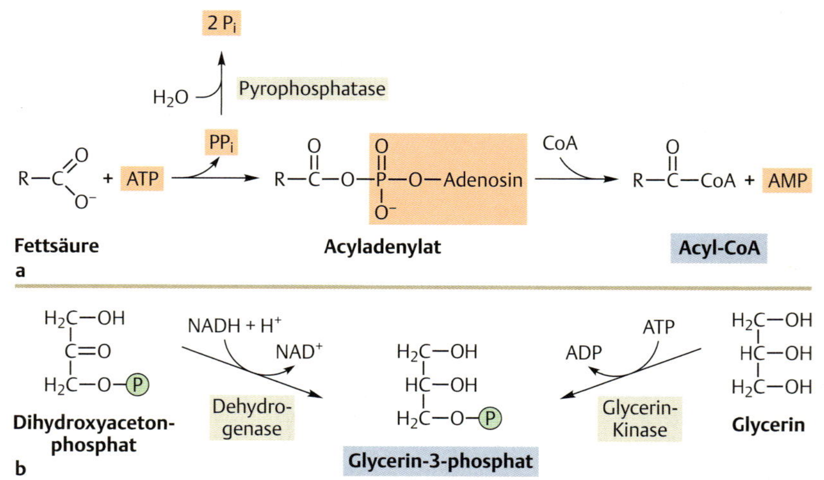

Glycerin-3-phosphat entsteht auf zwei Wegen (Abb. **A-13.16b**):
- Reduktion von **Dihydroxyacetonphosphat**,
- Phosphorylierung von **Glycerin**.

Zwei Wege führen zur **Bildung von Glycerin-3-phosphat** (Abb. **A-13.16b**):
- **Dihydroxyacetonphosphat** (= Glyceron-3-phosphat, Zwischenprodukt der Glykolyse) kann von einer NADH-abhängigen Dehydrogenase zu Glycerin-3-phosphat reduziert werden.
- **Glycerin** kann mit Hilfe einer Glycerin-Kinase (= Glycerokinase) zu Glycerin-3-phosphat phosphoryliert werden.

▶ **Merke.** Der **geschwindigkeitsbestimmende Schritt** in der Synthese der TAG und der Phospholipide besteht in einer **Übertragung einer Fettsäure** von Acyl-CoA **auf die OH-Gruppe von Glycerin-3-phosphat in Position 1**. In der Regel wird dabei eine langkettige *gesättigte* Fettsäure übertragen.

◀ Merke

Die Reaktion wird von Glycerin-3-phosphat-Acyltransferasen katalysiert, die sich wiederum sowohl im ER als auch in der mitochondrialen Außenmembran nachweisen lassen. Das Reaktionsprodukt wird als **Lysophosphatidsäure** bzw. als **Lysophosphatidat** bezeichnet (Abb. **A-13.17**).
Acyltransferasen mit einer Spezifität für Lysophosphatidsäure katalysieren anschließend die **Veresterung der OH-Gruppe in Position 2**. In diesem Schritt wird meist Ölsäure oder eine andere *ungesättigte* Fettsäure übertragen. Das Reaktionsprodukt ist die **Phosphatidsäure** bzw. das **Phosphatidat**, aus dem je nach Bedarf TAG oder auch Phospholipide gebildet werden können.
Eine **Phosphatidat-Phosphatase** kann den Phosphatrest an Position 3 ablösen und damit die Bildung von **1,2-Diacylglycerinen** (engl. Diacylglycerol, DAG) katalysieren. Durch Übertragung einer weiteren Acylgruppe entstehen aus Diacylglycerinen die **Triacylglycerine** (TAG = Triglyceride, TG) (Abb. **A-13.17**).
In der Darmschleimhaut und in der Leber werden die TAG zum größten Teil im Lumen des ER auf Apolipoproteine übertragen (S. 245) und dann in Form von Lipoproteinen sezerniert. In Adipozyten werden die TAG in Form kleiner Fett-Tröpfchen im Zytosol gespeichert.

Der Transfer einer Fettsäure auf die OH-Gruppe in Position 1 des Glycerins liefert **Lysophosphatidsäure (Lysophosphatidat)** (Abb. **A-13.17**).

Auf die **OH-Gruppe in Position 2** wird meist Ölsäure oder eine andere *ungesättigte* Fettsäure übertragen. Reaktionsprodukt ist **Phosphatidsäure (Phosphatidat)**.

Der Phosphatrest wird abgelöst (→ **1,2-Diacylglycerin**) und durch eine Fettsäure ersetzt (→ **Triacylglycerin)** (Abb. **A-13.17**).

A-13.17 Reaktionsschritte der TAG-Synthese

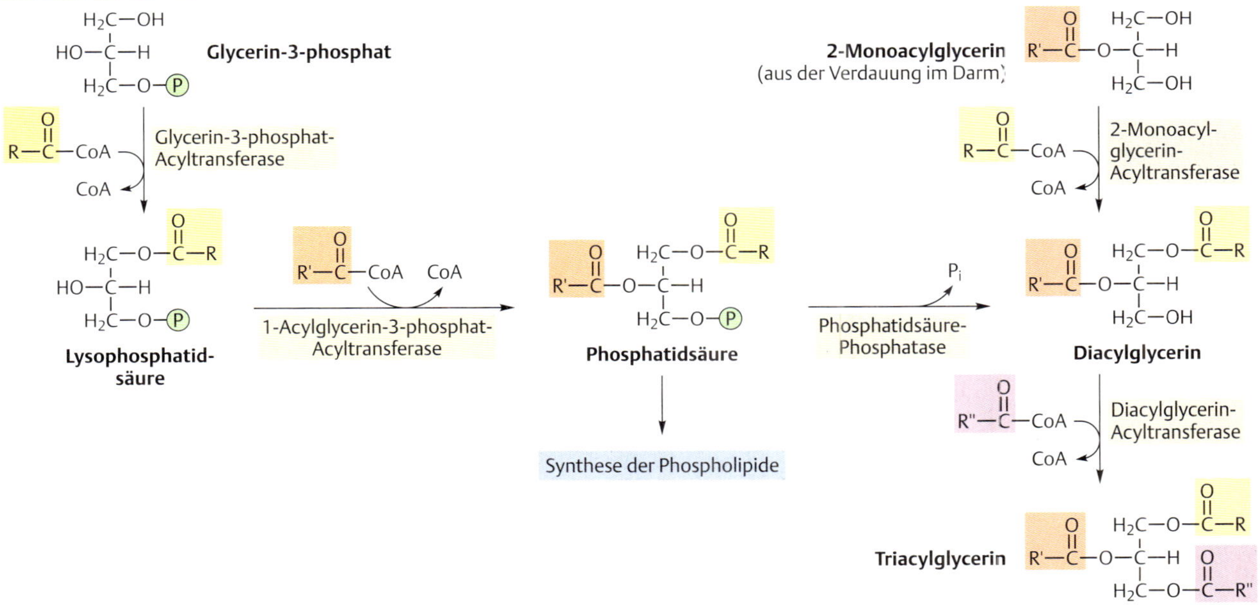

13.5.2 Regulation der TAG-Synthese

Die TAG-Synthese steht in den verschiedenen Organen in unterschiedlichen physiologischen Zusammenhängen und wird deshalb unterschiedlich reguliert:

- In der **Darmmukosa** werden aus den resorbierten 2-Monoacylglycerinen, aus freien Fettsäuren sowie teilweise auch aus freiem Glycerin abhängig vom Fettgehalt der Nahrung oft in großem Umfang TAG *resynthetisiert*. Das Ausmaß der TAG-Synthese wird hier im Wesentlichen vom **Substratangebot** bestimmt.

13.5.2 Regulation der TAG-Synthese

Die TAG-Synthese wird je nach Art der synthetisierenden Zelle unterschiedlich reguliert:

- In der **Darmmukosa** wird das Ausmaß der TAG-Resynthese im Wesentlichen vom **Substratangebot** bestimmt.

- In **Adipozyten** wird die *Neusynthese* von TAG durch **Insulin** massiv stimuliert.

- Auch in **Adipozyten** findet eine *Resynthese* statt: In den Fettgeweben werden die Lipoproteine (Chylomikronen und VLDL) des Blutes von der Lipoproteinlipase zu Glycerin und freien Fettsäuren hydrolysiert. Die Hydrolyseprodukte werden von den Adipozyten resorbiert und zur Resynthese von TAG verwendet. Zudem kann in den Adipozyten aber auch eine erhebliche *Neusynthese* von TAG stattfinden. Diese wird bei Ausschüttung von **Insulin** massiv stimuliert. Insulin erleichtert über den Einbau von GLUT4 in die Plasmamembran die Aufnahme von Glucose. Über den Abbau der Glucose wird im Zytosol das für die TAG-Synthese benötigte Glycerin-3-phosphat bereitgestellt. In den Mitochondrien wird mit Hilfe der Pyruvat-Dehydrogenase das zur Synthese der Fettsäuren erforderliche Acetyl-CoA synthetisiert.

- In der **Leber** hängt das Ausmaß der TAG-*Neusynthese* von den **stoffwechselphysiologischen Bedingungen** ab: Bei fettreicher Nahrung wird die Neusynthese weitgehend unterdrückt, bei fettarmer Nahrung hingegen stimuliert.

- Auch in der **Leber** hängt das Ausmaß der TAG-*Neusynthese* von den **stoffwechselphysiologischen Bedingungen** ab. Wenn der Organismus mit der Nahrung sehr viele Fettsäuren aufnimmt, wird eine TAG-Neusynthese in der Leber weitgehend unterdrückt. Wenn die Nahrung nur wenig Fett enthält, werden TAG in der Leber hingegen in erheblichem Umfang synthetisiert. Auch hier werden Glycerin und Acetyl-CoA zu diesem Zweck aus dem Kohlenhydratstoffwechsel bezogen.

Zumindest in der Leber scheint die **Stearoyl-CoA-Desaturase** eine wichtige Rolle in der Regulation zu spielen: Ist sie gehemmt, fehlt Ölsäure und die TAG-Synthese ist blockiert.

Über die Regulation der Enzyme, die unmittelbar an der Bildung der TAG beteiligt sind, ist bislang erst wenig bekannt. Neuere Untersuchungen lassen darauf schließen, dass zumindest in der Leber die **Stearoyl-CoA-Desaturase** eine wichtige Rolle spielt. Das Enzym katalysiert am ER die Bildung der einfach ungesättigten Ölsäure (18:1) aus Stearinsäure (18:0). Wenn die Desaturase gehemmt wird, fehlt daraufhin die wichtigste Fettsäure für die Acylierung der Position 2 der Lysophosphatidsäure und die TAG-Synthese ist blockiert.

13.6 Ketonkörpersynthese (Ketogenese)

13.6.1 Grundlagen

13.6 Ketonkörpersynthese (Ketogenese)

13.6.1 Grundlagen

▶ Definition

▶ **Definition.** Als Ketonkörper bezeichnet man die drei Metabolite Acetoacetat, β-Hydroxybutyrat und Aceton (s. Abb. **A-13.18**).

▶ Merke

▶ **Merke.**
- Bildungsort der Ketonkörper sind die Mitochondrien der Hepatozyten.
- Ketonkörper werden synthetisiert, wenn die Konzentration an Acetyl-CoA im Hepatozyten erhöht ist. Dies ist bei länger anhaltendem Nahrungsmangel, aber auch bei Diabetes mellitus der Fall.

Acetoacetat und **β-Hydroxybutyrat** sind im Fasten/Hunger die entscheidende Energiequelle des Gehirns. **Aceton** wird unverändert ausgeschieden (v. a. abgeatmet).

Acetoacetat und **β-Hydroxybutyrat** sind bei Nahrungsmangel wichtige Energielieferanten, insbesondere in der Skelettmuskulatur und im Herzmuskel. Im Fasten sind sie außerdem als Energiequelle des Gehirns von entscheidender Bedeutung. **Aceton** hat im Stoffwechsel hingegen keine Funktion. Es wird mit dem Urin und mit der Atemluft unverändert ausgeschieden.
Nach einem halben Tag ohne Nahrungsaufnahme ist die Konzentration der Ketonkörper im Blutplasma noch gering. Im Fasten kann die Ketonkörperkonzentration innerhalb weniger Tage auf 8 mM steigen.

13.6.2 Die Reaktionen der Ketonkörpersynthese

13.6.2 Die Reaktionen der Ketonkörpersynthese

▶ **Merke.** Primäres Reaktionsprodukt der Ketonkörpersynthese ist Acetoacetat. Aus ihm entsteht durch Reduktion β-Hydroxybutyrat, durch spontane Decarboxylierung Aceton (Abb. **A-13.18**).

◀ Merke

Synthese von Acetoacetat:

- **2 Acetyl-CoA reagieren** unter Freisetzung von 1 CoA **zu Acetoacetyl-CoA**. Die Reaktion wird von dem Enzym **Thiolase** katalysiert und entspricht einer Umkehrung des letzten Schrittes der β-Oxidation. (Im letzten Schritt der β-Oxidation wird Acetoacetyl-CoA mit Hilfe von CoA in 2 Acetyl-CoA gespalten.)
- **Acetoacetyl-CoA** reagiert mit einem weiteren **Acetyl-CoA** zu **3-Hydroxy-3-methylglutaryl-CoA (β-Hydroxy-β-methylglutaryl-CoA = HMG-CoA).** Dieser Schritt wird von der mitochondrialen HMG-CoA-Synthase katalysiert. HMG-CoA ist auch ein Zwischenprodukt der Cholesterinsynthese (S. 338). Zu beachten ist allerdings, dass HMG-CoA bei der Ketonkörpersynthese **in Mitochondrien** gebildet wird. Das HMG-CoA der Cholesterinsynthese hingegen wird im Zytosol synthetisiert.

Synthese von Acetoacetat:

- **2 Acetyl-CoA → Acetoacetyl-CoA + CoA:** Enzym: Thiolase.
- **Acetoacetyl-CoA + Acetyl-CoA → CoA + 3-Hydroxy-3-methylglutaryl-CoA (β-Hydroxy-β-methylglutaryl- = HMG-CoA).** Enzym: mitochondriale HMG-CoA-Synthase.

▶ **Merke.** HMG-CoA ist ein Zwischenprodukt sowohl der Ketonkörpersynthese als auch der Cholesterinsynthese.

◀ Merke

- Von **HMG-CoA** wird **Acetyl-CoA abgespalten**, dabei bleibt **Acetoacetat** übrig. Die Reaktion wird von einer HMG-CoA-Lyase katalysiert.

- **HMG-CoA → Acetoacetat + Acetyl-CoA:** Enzym: HMG-CoA-Lyase.

Synthese von β-Hydroxybutyrat:
Ein großer Teil des Acetoacetats wird mit NADH durch die β-Hydroxybutyrat-Dehydrogenase **zu β-Hydroxybutyrat reduziert**. Sowohl β-Hydroxybutyrat als auch Acetoacetat wird an das Blut abgegeben. Im Blut ist β-Hydroxybutyrat der Ketonkörper mit der höchsten Konzentration.

Synthese von β-Hydroxybutyrat:
Acetoacetat wird mit Hilfe von NADH **reduziert**.
Enzym: β-Hydroxybutyrat-Dehydrogenase.

A-13.18 Ketonkörpersynthese

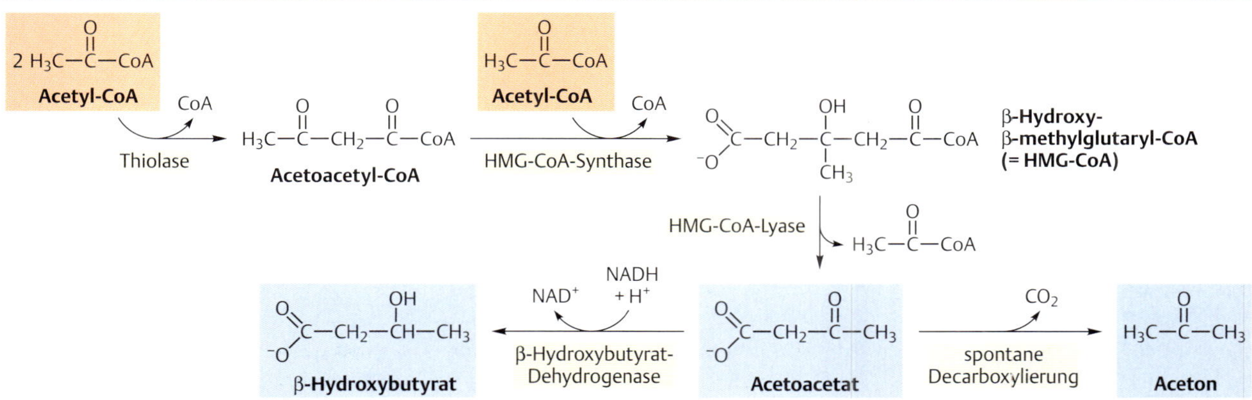

▶ **klinik.** Da es sich bei Acetoacetat und β-Hydroxybutyrat um Carbonsäuren handelt, ist die verstärkte Synthese der Ketonkörper sowohl im Fasten als auch bei Diabetes mellitus mit einer Ansäuerung des Blutes, also mit einer Azidose verbunden.

◀ klinik

13.7 Lipoproteine: Transport von Lipiden im Blut

▶ Definition

13.7 Lipoproteine: Transport von Lipiden im Blut

▶ **Definition.** Als Lipoproteine bezeichnet man bestimmte Aggregate aus Lipiden und Proteinen des Blutplasmas. Ihre entscheidende Funktion besteht im Transport der hydrophoben Lipide in der wässrigen Umgebung des Blutes.

13.7.1 Aufbau und Einteilung

Lipoproteine enthalten neben den **Lipiden**, die den hydrophoben Kern bilden, spezifische sog. **Apolipoproteine**. Letztere
- binden Lipide,
- vermitteln die Bindung an Lipoprotein-Rezeptoren der Zielzellen,
- aktivieren die Lipoprotein-abbauenden Enzyme (Tab. **A-13.1**).

Lipoproteine unterscheiden sich in ihrer **Dichte**, anhand der sie in fünf Klassen eingeteilt werden (Tab. **A-13.1**).

In der klinischen Chemie werden Lipoproteine in der Regel durch **Elektrophorese-Verfahren** analysiert (Tab. **A-13.1**).

13.7.1 Aufbau und Einteilung

Lipoproteine enthalten neben den **Lipiden**, die den hydrophoben Kern des Aggregats bilden, spezifische Proteine, die als **Apolipoproteine** bezeichnet werden. Diese weisen vielfach amphiphile α-Helices auf: An der den Lipiden zugewandten Seite exponieren sie überwiegend hydrophobe Aminosäuren, während die übrigen Aminosäuren hydrophil sind und so die Löslichkeit der Lipoproteine in der wässrigen Umgebung vermitteln. Apolipoproteine
- binden Lipide (ApoB-48 und ApoB-100),
- vermitteln die Bindung an Lipoprotein-Rezeptoren der Zielzellen (ApoB-100, ApoA-I und ApoE),
- aktivieren die Lipoprotein-abbauenden Enzyme (ApoA-I aktiviert die LCAT, ApoC-II aktiviert die Lipoproteinlipase) (Tab. **A-13.1**).

Lipoproteine unterscheiden sich in Zusammensetzung und Anteil ihrer Lipide und Apolipoproteine. Unterschiede im Lipid- bzw. Proteinanteil führen zu **Dichteunterschieden**, anhand derer sich fünf Lipoproteinklassen abgrenzen lassen (Tab. **A-13.1**).
In der klinischen Chemie werden Lipoproteine in der Regel durch **Elektrophorese-Verfahren** analysiert. Zu diesem Zweck werden nicht die sonst in der Bio-

A-13.1 Übersicht über die Lipoproteine

Lipoprotein-klasse	*Funktion*	*wichtige Apolipoproteine*	*Durchmesser*	*TAG-Anteil*	*Dichte*	*Verhalten bei der Elektrophorese*
Chylomikronen	Transport der Lipide (insbes. TAG) der Nahrung	***ApoB-48*** (bindet die Lipide), ***ApoC-II*** (Cofaktor der Lipoproteinlipase → Hydrolyse der TAG) ***ApoE*** (vermittelt die Endozytose der Chylomikronen-Reste in der Leber)	75–500 nm	~ 90 %	< 0,95 g/ml	wandern nicht
VLDL (very low density lipoproteins) (Abb. **13.19*a***)	Transport von in der Leber synthetisierten TAG und Cholesterin zu den extrahepatischen Geweben	***ApoB-100*** (bindet die Lipide), ***ApoC-II*** (Funktion s.o.)	30–70 nm	55 %	ca. 0,95 g/ml	prä-β-Fraktion
IDL (intermediate density lipoproteins)	entstehen beim Abbau von VLDL	***ApoB-100*** (Funktion s. u.)	20–30 nm	20 %	1,01–1,02 g/ml	β-Fraktion
LDL (low density lipoproteins) (Abb. **13.19*b***)	entstehen beim Abbau von IDL, enthalten hohen Cholesterinanteil (45 %) und verteilen Cholesterin im Körper	***ApoB-100*** (bindet die Lipide und löst in den peripheren Geweben durch Bindung an den LDL-Rezeptor die Aufnahme des Cholesterins durch Endozytose aus)	20 nm	6 %	1,02–1,06 g/ml	β-Fraktion
HDL (high density lipoproteins) (Abb. **13.19*c***)	Aufnahme von Cholesterin in peripheren Geweben und Transport zur Leber	***ApoA-I*** (aktiviert die Lecithin-Cholesterin-Acyltransferase, die das in Lipoproteinen enthaltene Cholesterin mit Fettsäuren verestert), ***ApoE*** (vermittelt die Übergabe von Cholesterinestern an die Leber)	< 10 nm	4 %	bis zu 1,2 g/ml	α-Fraktion

chemie üblichen SDS-Polyacrylamid-Gelelektrophoresen (SDS-PAGE) durchgeführt, sondern vereinfachte Techniken unter Verwendung kommerziell erhältlicher Agarosegele oder Celluloseacetatfolien. Die Lipoproteine lassen sich dann bestimmten Fraktionen der Serumproteine zuordnen, die willkürlich mit griechischen Buchstaben bezeichnet wurden. So sind die LDL ein Bestandteil der β-Fraktion (Tab. **A-13.1**).

A-13.19 Humane Lipoproteine (elektronenmikroskopische Aufnahmen, Negativfärbung, Vergr. 1:270000)

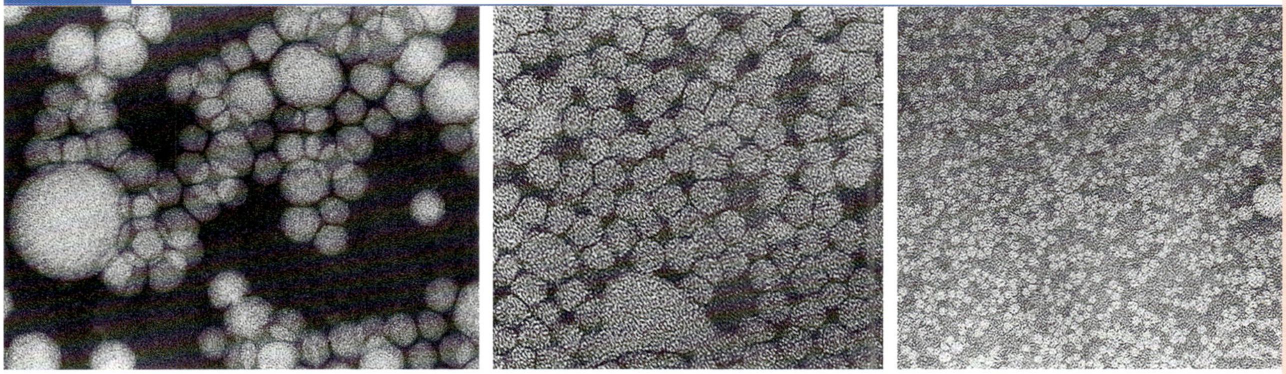

a VLDL **b** LDL **c** HDL

13.7.2 Der Stoffwechsel der Lipoproteine

Chylomikronen

Chylomikronen bestehen zu ~ **90 %** aus den **TAG**, die in der **Darmmukosa** im Zusammenhang mit der Verdauung der Nahrugslipide resynthetisiert wurden. Da TAG eine geringe Dichte haben („Fett schwimmt oben"), ist auch die **Dichte** der Chylomikronen **gering**. Sie entstehen in den Enterozyten im Lumen des ER durch Anlagerung von TAG und geringen Mengen weiterer Lipide an das **ApoB-48**.

Die Chylomikronen gelangen in die **Lymphe** und über den Ductus thoracicus in den **Blutkreislauf**. Im Anschluss an eine fettreiche Mahlzeit werden in kurzer Zeit sehr viele Chylomikronen in das Blut geschwemmt. Wenn in dieser Phase Blutplasma aus Blutproben gewonnen wird, zeigt dieses eine deutliche Trübung (Abb. **A-13.20**).

Im Blutkreislauf **nehmen** die Chylomikronen von HDL **ApoC-II und ApoE auf**.

13.7.2 Der Stoffwechsel der Lipoproteine

Chylomikronen

Chylomikronen bestehen zu ~ **90 %** aus den **TAG**, die nach der Lipidverdauung in der **Darmmukosa** resynthetisiert und an **ApoB-48** gebunden wurden. Ihre **Dichte** ist **gering**.

Sie gelangen über die **Lymphe** in den **Blutkreislauf**, wo sie von HDL **ApoC-II und ApoE aufnehmen**. Chylomikronenreiches Blutplasma ist trüb (Abb. **A-13.20**).

A-13.20 Blutseren mit verschiedenen Lipidkonzentrationen

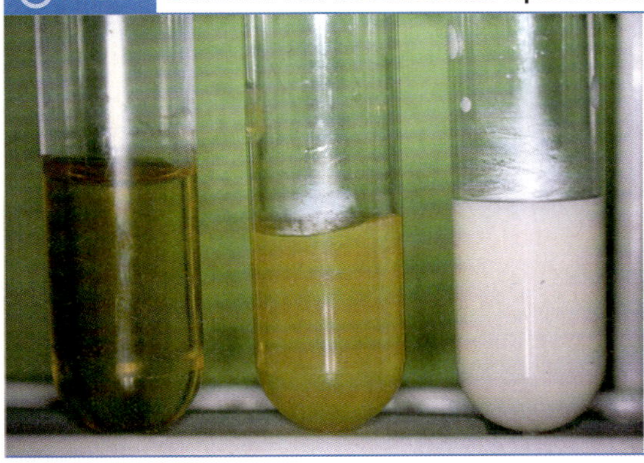

linkes Röhrchen
Gesamtcholesterin 173 mg/dl
Triglyceride 121 mg/dl
mittleres Röhrchen
Gesamtcholesterin 370 mg/dl
Triglyceride 897 mg/dl
rechtes Röhrchen
Gesamtcholesterin 1008 mg/dl
Triglyceride 9294 mg/dl

A-13.20

▶ Merke

▶ **Merke. ApoC-II** ist **Cofaktor der Lipoproteinlipase.** Dieses Enzym befindet sich auf der **Außenseite der Endothelzellmembran der Blutkapillaren.** Hier spaltet es die TAG der Chylomikronen in Glycerin und Fettsäuren. Während das Glycerin mit dem Blut zur Leber transportiert wird, werden die Fettsäuren von den Zielzellen resorbiert.

Entgegen früheren Vermutungen erfolgt die Aufnahme langkettiger Fettsäuren in den Zellmembranen der peripheren Gewebe nicht spontan, sondern unter Vermittlung mehrerer Transportproteine (FATP, FAT/CD36 und FABPpm). Ihre Funktionen sind im Detail allerdings noch ungeklärt.

Durch die Hydrolyse der TAG weisen die **Chylomikronen-Reste (Remnants)** einen **höheren Cholesterinanteil** auf. Sie gelangen in die **Leber**, wo **ApoE** durch Bindung an
- den LDL-Rezeptor (LDLR) und
- das LDL-Rezeptor-verwandte Protein (LRP)

ihre **Aufnahme** in die Hepatozyten **durch Endozytose vermittelt**.

Durch den weitgehenden Verlust ihrer TAG werden die Chylomikronen zu **Chylomikronen-Resten** (engl. **Remnants**) und weisen nun in der Zusammensetzung ihrer Lipide einen **erhöhten Cholesterinanteil** auf. Sie gelangen in die **Leber**, wo **ApoE** ihre **Aufnahme** in die Hepatozyten **durch Endozytose vermittelt.** ApoE bindet an zwei Rezeptorproteine, die unabhängig voneinander in der Plasmamembran der Hepatozyten verankert sind und die Endozytose der Remnants auslösen. Dies sind
- der LDL-Rezeptor (LDLR),
- das LDL-Rezeptor-verwandte Protein (LDLR-related protein, LRP).

Beide gehören zu derselben Proteinfamilie. Sie sind mit einer membranspannenden Domäne in der Plasmamembran verankert und exponieren an der Außenseite der Zelle eine große Domäne von ca. 500 kDa, die der Bindung der Liganden dient. Zum Mechanismus der Endozytose s. S. 355.

VLDL (very low density lipoproteins)

VLDL werden in der **Leber** gebildet. Sie enthalten vor allem TAG, aber auch ca. 20 % Cholesterin. Die Lipide lagern sich an **ApoB-100** an. ApoB-100 und das ApoB-48 der Enterozyten werden von derselben mRNA translatiert. In Enterozyten wird aufgrund von C-to-U-RNA-Editing nur ein Teil der mRNA, in Hepatozyten dagegen die komplette mRNA translatiert (Abb. **A-13.21**).

VLDL (very low density lipoproteins)

VLDL werden in der **Leber** gebildet. Sie enthalten vor allem **TAG**, die in der Leber synthetisiert wurden. In ihrer Zusammensetzung ähneln sie somit den Chylomikronen. Da sie neben den TAG auch einen vergleichsweise hohen Cholesterinanteil (ca. 20 %) enthalten, ist ihre Dichte geringfügig höher. Das Apolipoprotein, an das sich die Lipide während der Biogenese der VLDL anlagern, ist das **ApoB-100**. Dieses besteht aus 4536 Aminosäuren und zählt mit einer Masse von 513 kDa zu den größten Proteinen, die vom Genom des Menschen kodiert werden. Es wird vom gleichen Gen kodiert wie ApoB-48 und von derselben mRNA translatiert. In den Enterozyten wird das Cytidin in Nukleotidposition 6666 der mRNA desaminiert, wodurch das Codon CAA, das Glutamin kodiert, zum Stoppcodon UAA wird (C-to-U-RNA-Editing, S. 465). Dadurch entsteht in Enterozyten die verkürzte Version ApoB-48. In Hepatozyten bleibt die mRNA unverändert und es wird das vollständige ApoB-100 synthetisiert (Abb. **A-13.21**).

Wie Chylomikronen **nehmen VLDL im Blut ApoC-II** von HDL **auf** → Hydrolyse der gebundenen TAG durch die Lipoproteinlipase. So werden VLDL über IDL zu LDL abgebaut. Dabei **steigt** der relative **Anteil des Cholesterins**.

Wie die Chylomikronen **nehmen** auch **VLDL** während der Zirkulation **im Blut Apoproteine** von HDL **auf**, u. a. **ApoC-II.** Dieses vermittelt an den Endothelzellen der Kapillaren die Hydrolyse der in VLDL enthaltenen TAG durch die Lipoproteinlipase. Auf diese Weise werden VLDL rasch zu IDL und dann zu LDL abgebaut. Die durchschnittliche Überlebenszeit der VLDL im Blut beträgt nur ca. 20 Minuten. Da sie TAG schneller abgeben als Cholesterin, **steigt** dabei der relative **Anteil des Cholesterins**.

Das Cholesterin der VLDL wird größtenteils durch die **Lecithin-Cholesterin-Acyltransferase (LCAT)** des Blutplasmas in **Cholesterinester** überführt: Das Enzym überträgt eine Fettsäure auf die OH-Gruppe des Cholesterins.
Die Fettsäuren stammen vom Lecithin u. a. Phospholipiden der VLDL.

Der Großteil des Cholesterins der VLDL wird durch die **Lecithin-Cholesterin-Acyltransferase (LCAT)** des Blutplasmas in **Cholesterinester** überführt. Die LCAT bindet reversibel an VLDL und katalysiert die Übertragung von Fettsäuren des Lecithins (= Phosphatidylcholin, das häufigste Membranlipid) auf die OH-Gruppen des Cholesterins:

Cholesterin + Lecithin $\rightleftharpoons$ Cholesterinester + Lysolecithin

Quelle der von der LCAT übertragenen Fettsäuren sind die Phospholipide, die sich in der äußeren Schicht der VLDL befinden. In der Regel spaltet die LCAT die Fettsäure von der Position 2 ab. Dabei bleibt vom Lecithin Lysolecithin übrig. Da sich in der Position 2 der Phospholipide meist eine ungesättigte Fettsäure befindet, sind die Cholesterinester der VLDL und LDL reich an ungesättigten Fettsäuren, insbesondere an Linolsäure.

Da die hydrophile OH-Gruppe des Cholesterins nun durch eine hydrophobe Fettsäure blockiert ist, geht der amphiphile (= sowohl polare als auch hydrophobe) Charakter des Cholesterins verloren. Deshalb verlassen die Cholesterinester die Oberfläche der VLDL und akkumulieren im hydrophoben Kern der Partikel.

Cholesterinester sind hydrophob und akkumulieren im Kern der VLDL und LDL.

A-13.21 VLDL und Chylomikronen und die bei ihrer Biogenese in der Leber bzw. im Darm entscheidenden Apolipoproteine

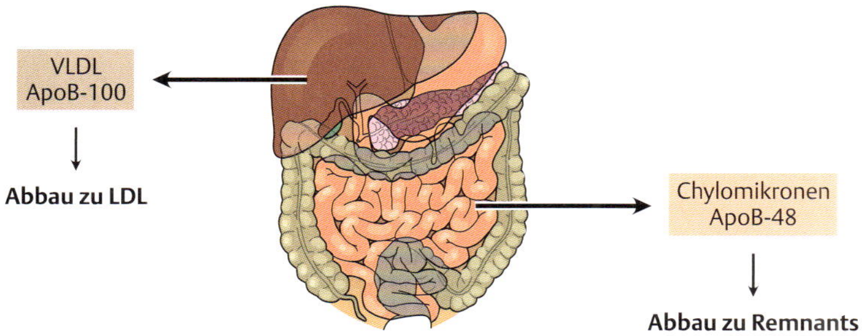

A-13.21

LDL (low density lipoproteins)

LDL haben bis auf **ApoB-100** alle Apolipoproteine verloren. Sie enthalten kaum noch TAG, dafür aber **Cholesterinester** in hoher Konzentration. Der Anteil der Cholesterinester an den Lipiden der LDL beträgt bis zu 50%, und die wichtigste Funktion der LDL besteht in ihrem Beitrag zur Verteilung des Cholesterins im Körper. Während die TAG der VLDL nach und nach durch die Aktivität der Lipoproteinlipase abgegeben werden, ist für die Verteilung des Cholesterins der **LDL-Rezeptor** von entscheidender Bedeutung. Er **vermittelt** eine **Endozytose des kompletten LDL-Partikels**. TAG und Cholesterin(ester) werden in den Zielorganen also durch grundsätzlich unterschiedliche Mechanismen aufgenommen. Der LDL-Rezeptor wird in unterschiedlichem Ausmaß **von sämtlichen Zellen** des Körpers **gebildet**. Über die kontrollierte Expression des LDL-Rezeptors können die Zellen bestimmen, wie viele LDL und damit wie viel Cholesterin sie aufnehmen wollen. LDL, die von den Geweben der peripheren Organe nicht resorbiert werden, binden nach einiger Zeit an LDL-Rezeptoren der Leber und werden von den Hepatozyten aufgenommen. Der LDL-Rezeptor erkennt sowohl das ApoB der LDL als auch das ApoE der HDL.

LDL (low density lipoproteins)

LDL haben bis auf **ApoB-100** alle Apolipoproteine verloren. Ihr Anteil an **Cholesterinestern** beträgt bis zu 50%. LDL verteilen Cholesterin im Körper. Für die Verteilung des Cholesterins ist der **LDL-Rezeptor** entscheidend. Er wird in unterschiedlichem Ausmaß **von sämtlichen Zellen** des Körpers **gebildet** und **vermittelt** die **Endozytose des kompletten LDL-Partikels**.

▶ **Merke.** Die Bindung der LDL an den LDL-Rezeptor wird durch ApoB-100 vermittelt.

◀ **Merke**

Die **rezeptorvermittelte Endozytose** der LDL (Abb. **A-13.22**) ist an die Beteiligung von Clathrin gebunden. Clathrin ist ein Protein, das sich in Bereichen hoher Rezeptordichte an die zytosolische Seite der Zellmembran anlagert und dann die Bildung eines Vesikels auslöst, indem es eine korbartige Struktur bildet. Die auf diese Weise entstandenen Vesikel werden als Endosomen bezeichnet. Nach Fusion der Endosomen mit primären Lysosomen dissoziieren die LDL im sauren Milieu der Lysosomen, und ihre **Inhaltsstoffe** werden den **hydrolytischen Enzymen** der Lysosomen **ausgesetzt**. Eine lysosomale Lipase hydrolysiert die Cholesterinester. **Cholesterin** wird **freigesetzt** und aus den Lysosomen ausgeschleust.

- Im Zytosol **hemmt** Cholesterin die **HMG-CoA-Reduktase**, das **Schlüsselenzym der Cholesterinbiosynthese**. Je mehr Cholesterin eine Zelle von außen aufnimmt, desto weniger Cholesterin braucht sie selber zu synthetisieren.
- Cholesterin wird in die **Membranen** der Zelle eingelagert oder

Die **rezeptorvermittelte Endozytose** der LDL (Abb. **A-13.22**) verläuft mit Hilfe von Clathrin. Die **Inhaltsstoffe** der LDL werden in Lysosomen **hydrolysiert**. **Cholesterin** wird **freigesetzt** und aus den Lysosomen exportiert.

- Im Zytosol **hemmt** Cholesterin die **HMG-CoA-Reduktase**, das Schlüsselenzym der Cholesterinbiosynthese.
- Cholesterin wird in die **Membranen** der Zelle eingelagert oder
- durch die **Acyl-CoA-Cholesterin-Acyltransferase (ACAT) erneut** mit Fettsäuren **verestert**.

- durch die **Acyl-CoA-Cholesterin-Acyltransferase (ACAT) erneut** mit Fettsäuren (pro Cholesterinmolekül eine Fettsäure) **verestert** und in Lipidtröpfchen gespeichert. Die ACAT bezieht die Fettsäuren nicht von Phospholipiden (wie die LCAT des Blutplasmas), sondern von Acyl-CoA, überwiegend von Palmityl-CoA, dem Hauptprodukt der Fettsäuresynthese.

Der **LDL-Rezeptor** gelangt **zurück in** die **Plasmamembran**.

Der **LDL-Rezeptor** ist gegen die hydrolytischen Enzyme der Lysosomen hinreichend resistent und wird mit Hilfe von Vesikeln **zurück zur Plasmamembran** transportiert. Der Weg eines LDL-Rezeptors von der Zelloberfläche zu einem Lysosom und zurück benötigt nur etwa 10 Minuten.

A-13.22 Rezeptorvermittelte Endozytose von LDL

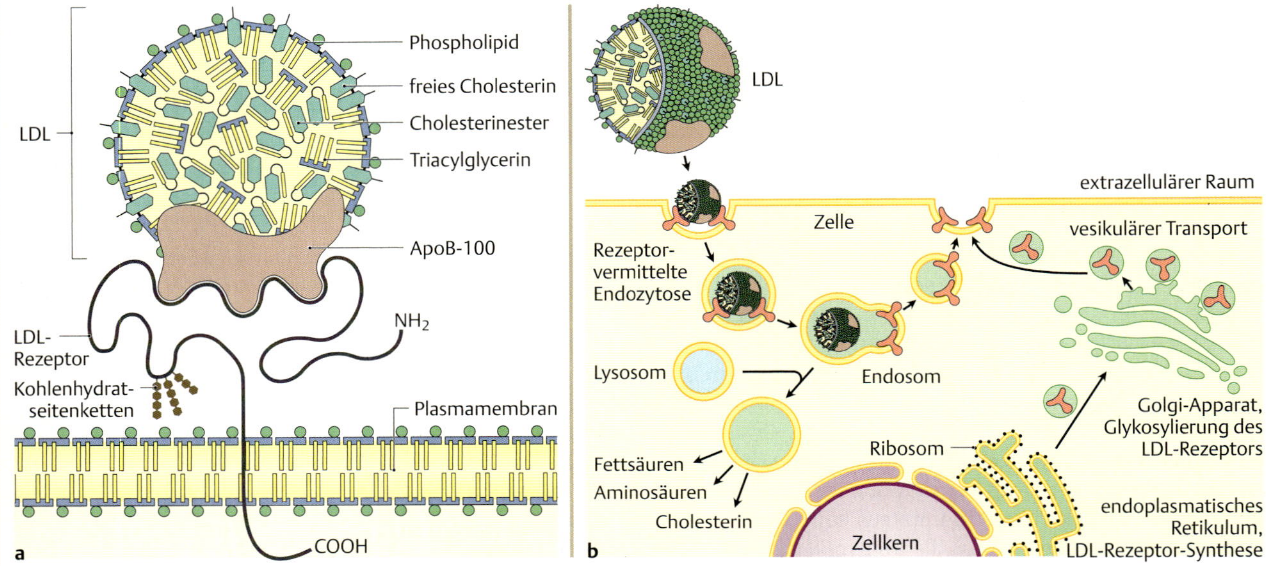

a LDL-Rezeptor **b** Endozytose

▶ klinik

▶ **klinik. HMG-CoA-Reduktasehemmer (Statine)** sind kompetitive Inhibitoren der zytosolischen HMG-CoA-Reduktase (des Schrittmacherenzyms der Cholesterinsynthese, S. 338). Sie bewirken eine erhebliche Absenkung der intrazellulären Cholesterinkonzentration. Indirekt hat dies eine gesteigerte Bildung von LDL-Rezeptoren zur Folge. Die Rezeptoren werden in die Plasmamembran eingebaut, woraufhin die Konzentration an LDL und an Gesamtcholesterin im Blut abnimmt. Die gesteigerte LDL-Rezeptor-Synthese wird durch einen Transkriptionsfaktor vermittelt, der als Sterol Response Element Bindung Protein (SREBP) bezeichnet wird. Das SREBP gelangt bei niedriger intrazellulärer Cholesterinkonzentration in den Zellkern, bindet an das Sterol Response Element (SRE) in der Promotorregion des LDL-Rezeptor-Gens und steigert die Transkriptionsrate dieses Gens. Diese Wirkung der Statine macht man sich bei erhöhtem Blutcholesterinspiegel (Hypercholesterinämie) zunutze (s.u.). Wegen ihrer Bedeutung in der Herzinfarktprophylaxe sind Statine derzeit die umsatzstärksten Medikamente des gesamten Weltpharmamarktes. Der HMG-Reduktase-Hemmer Atorvastatin (Lipitor) der Firma Pfizer war 2004 mit einem Jahresumsatz von 10,8 Mrd. $ der umsatzstärkste Wirkstoff der Welt.

HDL (high density lipoproteins)

HDL haben unter den Lipoproteinen die höchste Dichte. Ihre Biogenese ist nicht befriedigend geklärt. Man geht davon aus, dass sie überwiegend in den Hepatozyten gebildet werden. Es gibt aber auch Hinweise darauf, dass sie nicht intrazellulär entstehen (wie die Chylomikronen und die VLDL), sondern sich erst im Blut bilden. Vermutlich enstehen HDL in folgenden Schritten:

- In der Leber und im Darm wird das **ApoA-I** an das Blut abgegeben.
- ApoA-I zirkuliert mit dem Blut und nimmt von den Zellen der peripheren Gewebe **Phospholipide** auf. Die entstehenden Aggregate aus Phospholipiden und ApoA-I sind scheibchenförmig und werden als **Prä-β-HDL** bezeichnet.
- In die Phospholipide der Prä-β-HDL lagert sich **Cholesterin** aus den Zellen peripherer Gewebe ein.

HDL (high density lipoproteins)

Die Biogenese der HDL ist nicht befriedigend geklärt. Vermutlich entstehen sie in folgenden Schritten:

- In Leber und Darm wird **ApoA-I** ins Blut abgegeben.
- ApoA-I nimmt aus Zellen peripherer Gewebe **Phospholipide** auf → scheibchenförmige **Prä-β-HDL**.
- In die Phospholipide lagert sich **Cholesterin** aus Zellen peripherer Gewebe ein.

Den Export von Phospholipiden und Cholesterin aus den Zellen peripherer Gewebe vermittelt das Protein **ABCA1** (ATP-binding cassette transporter A1), das in die Plasmamembran der Zellen eingelagert ist. ABCA1 ist von fundamentaler Bedeutung für die Fähigkeit extrahepatischer Gewebe, überschüssiges Cholesterin an die HDL des Blutes abgeben zu können.

- Das **ApoA-I aktiviert die LCAT** des umgebenden Blutplasmas, die das von den HDL aufgenommene Cholesterin mit Fettsäuren verestert. Die Cholesterinester akkumulieren im Inneren der Partikel. Aus den scheibchenförmigen Prä-β-HDL entstehen so die kugelförmigen **reifen α-HDL**.

Den Export von Phospholipiden und Cholesterin aus den Zellen peripherer Gewebe vermittelt das Protein **ABCA1**.

- **ApoA-I aktiviert** die **LCAT**, wodurch kugelförmige **reife α-HDL** entstehen.

Die HDL tauschen mit anderen Lipoproteinen sowohl Lipide als auch Apolipoproteine aus. U.a. **nehmen** die HDL dabei **ApoE auf**, das sie benötigen, um ihre Cholesterinester abgeben zu können.

Die HDL **nehmen** aus der Umgebung **ApoE auf**.

▶ **Merke.** Im Gegensatz zu den Remnants und den LDL, die von ihren Zielzellen als vollständige Partikel aufgenommen werden, geben HDL meist lediglich ihre Cholesterinester ab. Dazu binden sie an der Oberfläche der Zielzellen an den **Scavenger Receptor Class B Type 1 (SR-B1)**. Eine SR-B1-vermittelte **Übergabe** von Cholesterinestern ist **nur möglich**, wenn die **HDL sowohl ApoA-I als auch ApoE enthalten**. Nach der Übergabe gelangt das ApoA-I zurück in den Blutkreislauf.

◀ **Merke**

Zielzellen, die von den HDL Cholesterinester aufnehmen, sind:

- **Zellen, die Steroidhormone produzieren** und deshalb größere Mengen an Cholesterin benötigen,
- **Hepatozyten**, die überschüssiges Cholesterin an die Gallenflüssigkeit abgeben.

Zielzellen sind

- Steroidhormon-produzierende Zellen,
- Hepatozyten.

Bislang ist noch unklar, in welchem Umfang HDL auch als vollständige Partikel von den Hepatozyten aufgenommen werden.

▶ **klinik.** In den Industrieländern wird mit der Nahrung übermäßig viel Cholesterin aufgenommen, das im Körper akkumuliert, weil es nicht abgebaut werden kann und wie die Gallensalze einem enterohepatischen Kreislauf unterliegt (S. 199). Cholesterin trägt erheblich zum **Arteriosklerose-Risiko** bei. Eine besondere Rolle spielen dabei **Makrophagen**, die im Endothel der großen Arterien Cholesterin akkumulieren und dabei zu „**Schaumzellen**" werden. Die Makrophagen nehmen das Cholesterin dabei nicht mit Hilfe von LDL-Rezeptoren auf, sondern unter Beteiligung von besonderen „**Scavenger-Rezeptoren**". Dabei handelt es sich *nicht* um SR-B1, sondern um Rezeptoren, die normalerweise bei Entzündungsprozessen eine Rolle spielen. Je effizienter überschüssiges Cholesterin von den HDL zur Leber transportiert wird, desto langsamer entwickeln sich die Makrophagen zu Schaumzellen. Deshalb ist eine hohe Konzentration an HDL im Blut prognostisch günstig. Eine hohe Konzentration an LDL hingegen ist prognostisch ungünstig. Patienten mit einem hohen Herz-

◀ **klinik**

infarktrisiko erhalten HMG-CoA-Reduktase-Hemmer (Statine, s.o.), um den Cholesterinspiegel des Blutes drastisch zu senken.
Die physiologische Relevanz der verschiedenen Komponenten des Systems aus Lipoproteinen und Lipoproteinrezeptoren wird durch eine Reihe von Erbkrankheiten demonstriert. Zwei Krankheiten haben in jüngerer Zeit besondere Aufmerksamkeit erfahren, obwohl sie extrem selten sind:

- Bei der **Hyperlipoproteinämie Typ II (familiäre Hypercholesterinämie)** ist der **LDL-Rezeptor defekt**. Unter 1 Million Menschen ist etwa 1 homozygoter Merkmalsträger. Folge des Defekts ist eine erheblich erhöhte Serumcholesterinkonzentration. Bei vollständigem Fehlen des LDL-Rezeptors entwickelt sich bereits im Kindesalter eine schwere Arteriosklerose.
- Als Ursache der **Tangier-Krankheit** wurde in den 90er-Jahren ein angeborener **Defekt des ABCA1-Proteins** nachgewiesen. Im Blut der Patienten ist die Beladung von ApoA-I mit Phospholipiden und Cholesterin gestört und damit die Biogenese der HDL gehemmt. Im Blut der Patienten sind kaum noch HDL nachweisbar. Die Konsequenz ist eine massive Akkumulation von Cholesterin in den peripheren Geweben. In der medizinischen Literatur sind bislang nur ca. 50 Krankheitsfälle beschrieben. Tangier ist der Name einer Insel vor der Küste Virginias/Nordamerikas, auf der die Krankheit gehäuft auftritt.

▶ Überblick

▶ **Überblick:** Abb. **A-13.23**.

A-13.23

A-13.23 Überblick über den Stoffwechsel der Lipoproteine

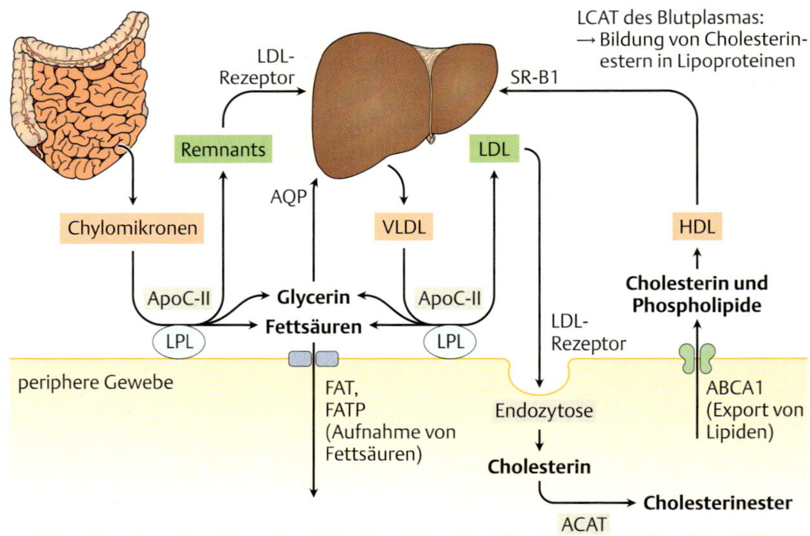

LPL: Lipoproteinlipase der Endothelzellen; weitere Abkürzungen s. Text.

▸ verklinikte Vorklinik: Diabetes mellitus Typ 1 (Ketoazidose)

Anamnese: Herr Andreas Kerkhoff wurde durch seine Hausärztin stationär eingewiesen, die er aufgrund eines anhaltenden Schwächegefühls mit erhöhter Müdigkeit und Konzentrationsschwierigkeiten aufgesucht hatte. Am Montagmorgen war es dem 29-jährigen Sportreporter nach einem zur Erholung geplanten Wochenende immer noch nicht besser gegangen. Auf genauere Nachfrage hin hatte er bereits bei der Hausärztin einen Gewichtsverlust von ca. 4 kg im letzten halben Jahr berichtet, jedoch Fieber und nächtliches starkes Schwitzen verneint. Auch berufliche oder private Belastungssituationen sind nicht zu eruieren.

Vegetative Anamnese: Bei der Frage nach Stuhl- und Urinauffälligkeiten erwähnt der Patient, dass er seit einiger Zeit häufiger als früher Wasser lassen müsse. Dem habe er aber keine Bedeutung zugemessen, da er auch viel mehr trinken würde als gewöhnlich. Seit wann dies so sei, könne er nicht angeben, jedoch habe er früher nie ein so starkes Durstgefühl wie in letzter Zeit verspürt. Schlafstörungen verneint er bis auf die Unterbrechung der Nachtruhe durch Toilettengänge.

Persönliche Anamnese: Schwerwiegende frühere Erkrankungen sind nicht bekannt, einzige Operation war bisher die Entfernung der Gaumenmandeln im Alter von 8 Jahren wegen immer wiederkehrender eitriger Mandelentzündungen.

Körperliche Untersuchung: Bis auf einen etwas fruchtigen Geruch der Ausatemluft bei vertiefter Atmung zeigen sich keine auffälligen Befunde. Größe 185 cm, Gewicht 71 kg.

Laboruntersuchungen (Angabe der jeweiligen Normwerte in Klammern):

- Blut: Kalium 5,7 mmol/l (3,5 – 5,0 mmol/l), HbA1 c (glykosyliertes Hämoglobin) 7,9 % (4,0 – 6,0 %), Blutzucker bei Aufnahme 354 mg/dl (60 – 100 mg/dl) bzw. 19,7 mmol/l (2,5 – 5,5 mmol/l), pH-Wert bei der Blutgasanalyse aus Kapillarblut 7,15 (7,37 – 7,43).
- Im Urinstatus Glucose ca. 300 mg/dl (negativ), Ketonkörper ++ (negativ). Mikroalbumin im Urin negativ (negativ).

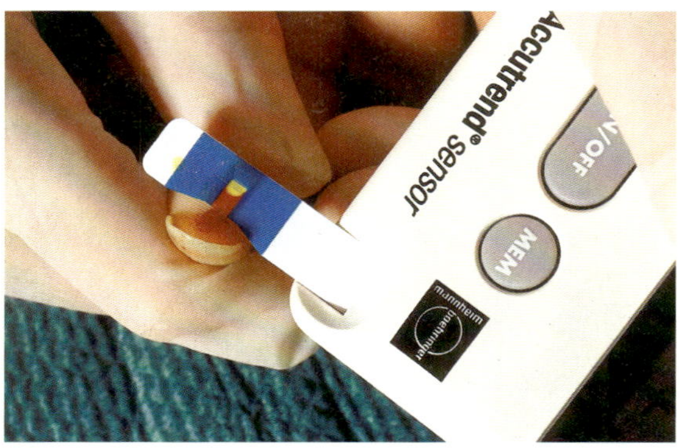

Blutzucker-Messung (Beispiel für Blutzucker-Messgerät)

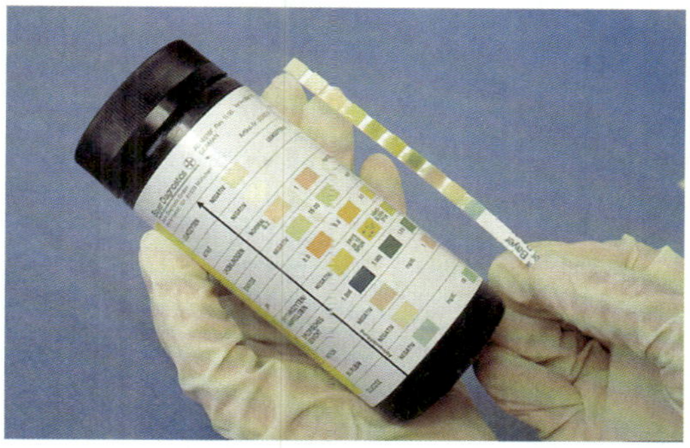

Mit Harnteststreifen können verschiedene Werte des Urins analysiert werden, u. a. auch der pH-Wert und die Ketonkörper-Konzentration.

Verlauf: Da die Hausärztin den Patienten nach Messung eines deutlich erhöhten Blutzuckers sowie des auffälligen Teststreifen-Ergebnisses im Urin bereits mit der Diagnose eines Diabetes mellitus Typ 1 eingewiesen hatte, war Herr Kerkhoff schon auf die Einleitung einer Insulintherapie vorbereitet. Auf der internistischen Normalstation ist mit einer Insulinbehandlung nach dem Basis-Bolus-Konzept mit einem über 24 h wirkenden Basalinsulin und jeweils direkt zu den Mahlzeiten in individueller Dosierung gespritztem, gentechnisch hergestelltem Insulin (Lispro) begonnen worden. Während des stationären Aufenthaltes erhält der Patient durch eine Ernährungsberaterin eine Diabetesberatung und -schulung, so dass er den Blutzucker eigenständig messen und die notwendige Dosis des kurz wirksamen Insulins anhand der Höhe des Blutzuckers und der aufgenommenen Nahrungsmenge selbst abschätzen kann. Darüber hinaus findet eine sorgfältige Aufklärung über Langzeitrisiken der Erkrankung und notwendige Kontrolluntersuchungen statt und der Patient kann nach 10-tägigem Aufenthalt in gutem Allgemeinzustand entlassen werden.

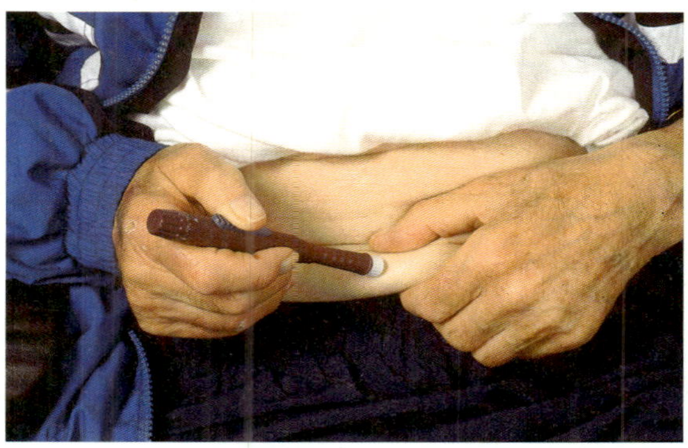

Insulininjektion mit Insulinpen; der Pen enthält eine Ampulle mit Insulin. Die individuelle Dosis kann einfach eingestellt werden und auch die Applikation ist einfach durchführbar.

Fragen mit biochemischem Schwerpunkt:

1. Was ist der prinzipielle Unterschied zwischen einem Diabetes mellitus Typ 1 und 2 bei der Diagnosestellung (also im Anfangsstadium)?
2. Welche Substanzen werden unter dem Begriff „Ketonkörper" zusammengefasst?
3. Wie, wo und warum werden Ketonkörper gebildet?
4. Welchen Vorteil bietet in der Sequenz geringfügig verändertes sog. Analog-Insulin (Lispro) gegenüber Humaninsulin bei der subkutanen Verabreichung?
5. Bei Diabetikern kann – selbst während einer laufenden Insulintherapie – die körpereigene Rest-Insulinausschüttung gemessen werden. Wie ist dies möglich?

Antwortkommentare:

Zu 1. Der Typ-1-Diabetes zeichnet sich durch einen absoluten Insulinmangel aus, der Typ 2 jedoch durch eine Insulinresistenz. Die Ursache für den überwiegend bei jungen, schlanken Patienten auftretenden Typ 1 ist in den meisten Fällen eine Zerstörung der β-Zellen in den Langerhansschen Inseln des Pankreas durch Autoimmunprozesse. Beim Typ-2-Diabetes kommt es zunächst durch Übergewicht und genetische Faktoren zu einer verminderten Insulinwirkung, die dann in der Anfangsphase gegenregulatorisch mit einer erhöhten Insulinausschüttung einhergeht. Erst nach jahrelangem Krankheitsverlauf kommt es zu einer Art Erschöpfung der β-Zellen, so dass neben dem relativen auch ein absoluter Insulinmangel auftreten kann.

Zu 2. Acetessigsäure, β-Hydroxybuttersäure und Aceton werden unter dem Begriff „Ketonkörper" zusammengefasst.

Zu 3. Ketonkörper werden in den Mitochondrien der Leberzellen gebildet, im sog. HMG-CoA-Zyklus aus Acetyl-CoA. Auslöser ist die vermehrte Lipolyse im Fettgewebe. Ursache hierfür ist der Insulinmangel bei Diabetes mellitus, die vermehrte Glucose (Blutzucker erhöht) ist damit nicht verwertbar, sodass der Körper auf die Energiebereitstellung durch den Abbau von Fettreserven zurückgreift.

Zu 4. Durch das Umtauschen zweier Aminosäuren (Lysin und Prolin, daher der Name Lispro) im Insulinmolekül wird ein schnellerer Wirkungseintritt erreicht, so dass kein Spritz-Ess-Abstand eingehalten werden muss, sondern direkt nach der Insulininjektion mit dem Essen begonnen werden kann.

Zu 5. Bei der Umwandlung von Proinsulin in Insulin wird in den β-Zellen eine Aminosäuresequenz zwischen der A- und B-Kette des Insulins durch Peptidasen herausgeschnitten. Dabei entsteht das C-Peptid, das in äquimolarem Verhältnis zu Insulin ebenfalls ins Blut ausgeschüttet wird und gemessen werden kann.

14 Proteine als Nahrungsmittel

Der Körper ist auf Proteine aus der Nahrung angewiesen:

- **Aminosäuren**, die Proteinbausteine, sind eine **essenzielle Quelle organischer Stickstoffverbindungen**. Diese werden zur Synthese von Proteinen, Aminoalkoholen (Bestandteile der Phospholipide) sowie Purinen und Pyrimidinen (Bestandteile von Nukleotiden) benötigt und liefern den Stickstoff, der in Form von Ammoniak zur pH-Neutralisation an den Harn abgegeben wird.
- **Proteine** sind die wichtigste **Quelle für die acht essenziellen Aminosäuren** Valin, Leucin, Isoleucin, Lysin, Phenylalanin, Tryptophan, Methionin und Threonin.

14 Proteine als Nahrungsmittel

Aminosäuren sind eine **essenzielle Quelle organischer Stickstoffverbindungen. Proteine** sind die wichtigste **Quelle für die acht essenziellen Aminosäuren**.

Deshalb wird empfohlen, täglich etwa 0,5 – 1 g Protein/kg Körpergewicht zu sich zu nehmen. In den Industrieländern liegt der Proteingehalt der Nahrung meist bei 100 g/Tag und damit deutlich über diesem Wert. Bei der Verdauung gelangen zudem in Form von Verdauungsenzymen sowie mit den ständig von der Darmschleimhaut abgegebenen Zellen weitere ca. 70 g Protein in das Darmlumen. Auch diese Proteine werden weitgehend in die Verdauung einbezogen. Täglich gehen dem Körper nur etwa 10 g Protein mit dem Stuhl verloren.

Es wird empfohlen, täglich etwa 0,5 – 1 g Protein/kg Körpergewicht zu sich zu nehmen. In den Industrieländern ist der Proteingehalt der Nahrung der meisten Menschen deutlich höher.

14.1 Verdauung der Proteine

14.1.1 Hydrolyse der Proteine durch Proteasen

14.1 Verdauung der Proteine
14.1.1 Hydrolyse der Proteine durch Proteasen

Im Magen werden die in der Nahrung enthaltenen Proteine der **Magensäure** ausgesetzt. Dabei **denaturieren** die meisten Proteine, d. h. sie verlieren ihre native Struktur (S. 65). Zu einer vollständigen Entfaltung der Polypeptidketten kommt es im Magen nicht. Manche Proteine zeigen im denaturierten Zustand eine wesentlich erhöhte Sensitivität gegenüber Proteasen. Die Hauptzellen des Magens geben eine Gruppe inaktiver Protease-Vorstufen (Zymogene) ab, die gemeinsam als **Pepsinogen** bezeichnet werden. Durch Abspaltung aminoterminaler Fragmente werden die Vorstufen im Magenlumen zu aktiven Endoproteasen aktiviert, dem **Pepsin**. Die Aktivierung erfolgt durch Autokatalyse und wird durch das saure Milieu des Magenlumens ausgelöst. Endopeptidasen hydrolysieren ihre Substrate innerhalb der Aminosäurekette, endständige Aminosäuren werden hingegen nicht hydrolysiert. **Pepsin A**, das wichtigste Pepsin, **hydrolysiert** bevorzugt **an der aminoterminalen Seite der Aminosäuren Phenylalanin und Tyrosin.**

Im Magen werden die Nahrungsproteine durch die **Magensäure denaturiert**. Die Hydrolyse wird eingeleitet durch **Pepsin**, eine Gruppe von **Endopeptidasen**, die im Magenlumen durch Abspaltung eines Peptids aus ihrer inaktiven Vorstufe Pepsinogen entstehen. **Pepsin A spaltet** Proteine **an** der **aminoterminalen Seite von Phenylalanin und Tyrosin**.

Im Lumen des oberen Dünndarms werden die Polypeptide der Nahrung von den **Proteasen des Pankreas** hydrolysiert. Alle Proteasen des Pankreas werden als Zymogene sezerniert. Es lassen sich zwei Gruppen von Proteasen unterscheiden: Serin-Proteasen und Carboxypeptidasen.

Im Lumen des oberen Dünndarms werden die Polypeptide der Nahrung von den **Proteasen des Pankreas** hydrolysiert. Es lassen sich zwei Gruppen unterscheiden:

A. Serin-Proteasen: Bei ihnen spielt ein Serinrest im katalytischen Zentrum eine entscheidende Rolle. Zu den Serin-Proteasen des Pankreas zählen drei Endopeptidasen:

- **Trypsin** wird **von der Enteropeptidase der Bürstensaummembran** der Mukosazellen im Duodenum **aktiviert**. Die Enteropeptidase wirkt als sequenzspezifische Endopeptidase und entfernt spezifisch die aminoterminalen sechs Aminosäuren des Trypsinogens. Trypsin **spaltet** seine Substrate **an der carboxyterminalen Seite der positiv geladenen Aminosäuren Lysin und Arginin**.

A. Serin-Proteasen:

- **Trypsin** wird **von der Enteropeptidase** der Bürstensaummembran **aktiviert**. Es spaltet Proteine an der **C-terminalen Seite** von **Lysin** und **Arginin**.

▶ **Merke.** Trypsin aktiviert auch die Vorstufen des Chymotrypsins und der Carboxypeptidasen.

◀ Merke

- **Chymotrypsin** spaltet bevorzugt an der carboxyterminalen Seite hydrophober Aminosäuren.

- **Chymotrypsin:** Spaltstelle C-terminal von hydrophoben Aminosäuren.

- **Elastase** hydrolysiert u. a. Elastin.

- **Elastase** hydrolysiert u. a. das Protein Elastin, das im Bindegewebe elastische Fasern bildet.

Trypsin, Chymotrypsin und Elastase sind homologe Proteine. In ihren Primärstrukturen zeigen sie ca. 40 % identische Aminosäuren.

B. Carboxypeptidasen: Die Carboxypeptidasen A und B sind Exopeptidasen. Sie spalten jeweils die C-terminale Aminosäure vom Substrat ab.

Hydrolyseprodukte der Pankreas-Proteasen sind überwiegend **Oligopeptide**.

Die **Bürstensaummembran** enthält mehrere **Aminopeptidasen** und **Dipeptidasen** (Abb. **A-14.1**).

B. Carboxypeptidasen: Die Carboxypeptidasen A und B sind Exopeptidasen. Sie spalten von ihren Substraten jeweils die carboxyterminale Aminosäure ab. Im Reaktionsmechanismus der Carboxypeptidasen spielt ein Zink-Ion eine entscheidende Rolle.

Hydrolyseprodukte der Serin-Proteasen und Carboxypeptidasen sind überwiegend **Oligopeptide**, teilweise aber auch bereits freie Aminosäuren.
Ähnlich wie bei der Verdauung der Kohlenhydrate erfolgen die letzten Hydrolyseschritte auch bei der Verdauung der Proteine erst an der Membran der Enterozyten. Der **Bürstensaum** enthält mehrere Peptidasen, bei denen es sich überwiegend um **Aminopeptidasen** und um **Dipeptidasen** handelt (Abb. **A-14.1**).

A-14.1

A-14.1 Verdauung der Proteine

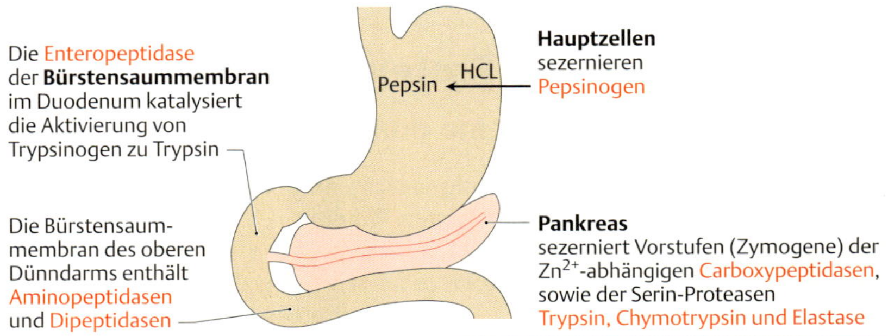

14.1.2 Resorption der Hydrolyseprodukte

Aminosäuren werden **sekundär-aktiv** in einem **Symport mit Na^+-Ionen** transportiert (Abb. **A-14.2**): **Mehrere Transportproteine** transportieren jeweils bestimmte **Gruppen von Aminosäuren**. Das Transportsystem für Tryptophan u. a. neutrale Aminosäuren wurde durch die Hartnup-Krankheit bekannt.

14.1.2 Resorption der Hydrolyseprodukte

An der Resorption der Hydrolyseprodukte im Dünndarm sind mehrere unterschiedliche Systeme beteiligt:

- Die von den Proteasen und Peptidasen freigesetzten **Aminosäuren** werden wie die Monosaccharide **sekundär-aktiv** in einem **Symport mit Na^+-Ionen** transportiert (Abb. **A-14.2**). Dabei folgen die Na^+-Ionen ihrem Konzentrationsgradienten und dem Membranpotenzial. Indirekt ist der Prozess von der Na^+-K^+-ATPase der basolateralen Membran abhängig. Für Aminosäuren existieren **mehrere Transportproteine** (engl. carrier), die jeweils bestimmte **Gruppen von Aminosäuren** transportieren. So wurde ein Transportsystem identifiziert, das spezifisch den Transport der sauren Aminosäuren Aspartat und Glutamat vermittelt. Das Transportsystem für Tryptophan u. a. neutrale Aminosäuren wurde durch die Hartnup-Krankheit bekannt.

▶ **klinik.** Die **Hartnup-Krankheit** wurde 1956 nach einer englischen Familie benannt, in der mehrere Mitglieder von der Krankheit betroffen waren. Als Krankheitsursache wurde ein Defekt in der Resorption von Tryptophan u. a. neutralen Aminosäuren im Darm und im proximalen Tubulus der Niere nachgewiesen. Die Beobachtung weist darauf hin, dass im Darm und in der Niere weitgehend die gleichen Aminosäuretransporter exprimiert werden. Erst 2004 wurde das Gen SLC6A19 identifiziert, das den betroffenen Aminosäuretransporter kodiert. Das Protein ist mit Transportern verwandt, die im Nervensystem die Aufnahme von Neurotransmittern (Aminosäurederivate wie Serotonin und Katecholamine) aus dem synaptischen Spalt vermitteln. Die Krankheit ist sehr selten, sie wird autosomal-rezessiv vererbt. Die Symptome sind klinisch meist inapparent. In einigen Fällen wurden neurologische Defekte beschrieben, die auf die Bildung und Resorption toxischer Abbauprodukte nichtresorbierter Aminosäuren im Darm zurückgeführt wurden.

- Der **Oligopeptid-Translokator Pept1** vermittelt den **H^+-Symport von Di- und Tripeptiden** (Abb. **A-14.2**). Der Transporter akzeptiert Peptide unterschiedlicher Aminosäurezusammensetzung und arbeitet sehr effizient. So können bei Ausfall eines der Aminosäuretransporter, etwa bei der Hartnup-Krankheit, Fragmente der Nahrungsproteine unter Beteiligung des Pept1 zum größten Teil resorbiert werden. Die Menge der normalerweise in Form von Di- und Tripeptiden resorbierten Aminosäuren ist nicht bekannt. Es ist aber bemerkenswert, dass etwa 25 % aller resorbierten Aminosäuren in Form von Di- bzw. Tripeptiden an das Blut der Portalvene abgegeben werden. Interessanterweise vermittelt Pept1 im Darm auch die **Resorption von β-Lactam-Antibiotika**, also von Cephalosporinen und Penicillinen. β-Lactam-Antibiotika sind Derivate eines Cystein-Valin-Dipeptides. Offenbar sind sie den gewöhnlichen Dipeptiden hinreichend ähnlich, um von Pept1 akzeptiert zu werden.
- In sehr geringen Mengen werden auch vollständige **Proteine** aufgenommen. Die Relevanz dieser Proteine ist bislang nicht geklärt. Es liegt nahe, eine Rolle bei immunologischen Reaktionen, z. B. bei Nahrungsmittelallergien zu vermuten.

Ein **Oligopeptid-Translokator, Pept1**, vermittelt einen **H^+-Symport von Di- und Tripeptiden** (Abb. **A-14.2**). Der Transporter akzeptiert Peptide unterschiedlicher Aminosäurezusammensetzung und arbeitet sehr effizient. Er vermittelt auch die **Resorption von β-Lactam-Antibiotika**, also von Cephalosporinen und Penicillinen.

In sehr geringen Mengen werden auch vollständige **Proteine** aufgenommen.

A-14.2 Resorption der Hydrolyseprodukte der Proteine

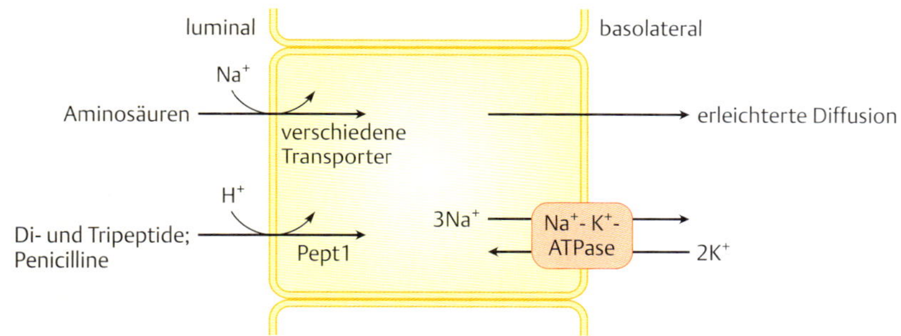

A-14.2

14.2 Proteasen und ihre Reaktionsmechanismen

14.2.1 Vorkommen und Aufgaben der Proteasen

Im **Extrazellulärraum** sind Proteasen nicht nur an der Verdauung der Proteine im Magen und im Darmlumen beteiligt. Weitere wichtige Aufgaben sind
- die Auslösung der Blutgerinnung (S. 741),
- die Auflösung von Thromben (Fibrinolyse, S. 748),
- die Abwehr von Krankheitserregern durch das unspezifische Immunsystem (Komplementsystem, S. 696),
- die Bildung von Angiotensin I und II aus Angiotensinogen (S. 617).

Im **Intrazellulärraum**
- sind Proteasen an der Bildung der Peptidhormone beteiligt, indem sie die **posttranslationale Prozessierung der Prohormone** (Hormonvorstufen) katalysieren (S. 566),
- **entfernen** Peptidasen im endoplasmatischen Retikulum (ER) und in den Mitochondrien die aminoterminalen **Zielerkennungssignale** von den importierten Proteinen (S. 371 und S. 479),
- spielen **Caspasen** eine entscheidende Rolle in der Auslösung des programmierten Zelltods (**Apoptose**) (S. 518),
- **bauen Cathepsine** u. a. Proteasen in den Lysosomen **zelleigene und Fremdproteine ab** (S. 377),

14.2 Proteasen und ihre Reaktionsmechanismen

14.2.1 Vorkommen und Aufgaben der Proteasen

Im **Extrazellulärraum** sind Proteasen außer an der Verdauung der Proteine beteiligt an der
- Auslösung der Blutgerinnung,
- Auflösung von Thromben,
- Immunabwehr (Komplementsystem),
- Bildung von Angiotensin I und II.

Im **Intrazellulärraum**
- katalysieren Proteasen die **posttranslationale Prozessierung der Peptidprohormone**,
- **entfernen** Peptidasen in ER und Mitochondrien **Zielerkennungssignale** von importierten Proteinen,
- lösen Caspasen die **Apoptose** aus,
- **bauen Cathepsine** in den Lysosomen **Proteine ab**,

- **baut Elastase** in neutrophilen Granulozyten **Toxine** und **pathogene Mikroorganismen ab**,
- **werden Proteine durch Proteasomen** (Komplexe aus zytosolischen Proteasen) **abgebaut**,
- **bauen Proteasen** in Mitochondrien **fehlgefaltete** (nichtnative) **Proteine ab**.

- **baut Elastase** in neutrophilen Granulozyten **toxische Proteine und pathogene Mikroorganismen ab**,
- **werden** im Zytosol aller Zellen des Körpers **Proteine durch Proteasomen** (Komplexe aus Proteasen) **abgebaut** (S. 380). Die Substrate der Proteasomen werden zuvor mit dem kleinen Protein **Ubiquitin** markiert (S.). Das Ubiquitin-Proteasom-System ist u. a. dafür verantwortlich, dass antigene Proteine vom Immunsystem erkannt werden können. Eine entscheidende Funktion kommt den Proteasomen auch in der Regulation des Zellzyklus zu.
- In Mitochondrien **bauen Proteasen fehlgefaltete** (nichtnative) **Proteine ab**.

Pathogene **Bakterien** sezernieren häufig **IgA-Proteasen**. Auch im Entwicklungszyklus vieler **Viren** spielen Proteasen eine entscheidende Rolle (S. 380).

Proteasen werden auch von manchen **Bakterien** sezerniert. Zu den häufigsten Virulenzfaktoren pathogener Bakterien gehören **IgA-Proteasen,** die spezifisch die Immunglobuline vom Typ IgA hydrolysieren, die von den Schleimhäuten in großen Mengen zur Abwehr von Mikroorganismen produziert werden (S. 705). Proteasen spielen auch im Entwicklungszyklus vieler **Viren** eine entscheidende Rolle (S. 380).

14.2.2 Reaktionsmechanismen

Am häufigsten wirken Proteasen als Serin- oder Metall-abhängige Proteasen.

14.2.2 Reaktionsmechanismen

Trotz dieser Vielfalt an Proteasen gibt es nur wenige Typen von Reaktionsmechanismen. Am häufigsten wirken Proteasen als Serin-Proteasen oder als Metall-abhängige Proteasen.

Serin-Proteasen

Bei diesen Proteasen greift ein **Serin** im katalytischen Zentrum die zu hydrolysierende **Peptidbindung** des Substrates an und hält das Substrat fest, während die Peptidbindung gespalten wird. Auch der Imidazolring eines **Histidins** ist wesentlich. Bei **Chymotrypsin** befinden sich diese Aminosäuren in Position 195 bzw. 57. Folgende **Reaktionsschritte** laufen ab (Abb. **A-14.3**):

- Der Sauerstoff des Serins 195 bindet kovalent an das C-Atom der zu hydrolysierenden Peptidbindung.
- Dies spaltet die Peptidbindung. Der C-terminale Teil des Substrates bleibt kovalent mit dem Enzym verbunden.
- Das N-Atom der Peptidbindung nimmt ein Proton von Histidin 57 auf und der Substratteil löst sich vom Enzym.
- Ein OH^- Ion hydrolysiert die Bindung zwischen Enzym und C-terminalem Substratteil, indem die C=O-Gruppe zu einer COOH-Gruppe ergänzt wird.

Serin-Proteasen

Bei diesen Proteasen greift ein **Serin** im katalytischen Zentrum die zu hydrolysierende **Peptidbindung** (-NH-CO-) des Substrates an und hält das Substrat fest, während die Peptidbindung gespalten wird. An der Hydrolyse ist auch der Imidazolring eines **Histidins** im katalytischen Zentrum wesentlich beteiligt, wie das Beispiel des **Chymotrypsins** zeigt. In diesem Molekül hat das entscheidende Serin die Position 195, das entscheidende Histidin die Position 57. Die Hydrolyse der Peptidbindung läuft in folgenden **Reaktionsschritten** ab (Abb. **A-14.3**):

- Das Serin 195 gibt das Proton seiner OH-Gruppe an die Imidazolgruppe des benachbarten Histidins 57 ab. Von der OH-Gruppe bleibt ein sehr reaktives negativ geladenes Sauerstoffatom zurück, das die Peptidbindung angreift.
- Der Sauerstoff des Serins 195 bindet kovalent an das C-Atom der zu hydrolysierenden Peptidbindung -NH-CO-.
- Dadurch wird die Peptidbindung gespalten. Über das C-Atom der gespaltenen Peptidbindung bleibt der carboxyterminale Teil des Substrates kovalent mit dem Enzym verbunden.
- Im anderen Teil des Substrates nimmt der Stickstoff der gespaltenen Peptidbindung das Proton von der Imidazolgruppe des Histidins 57 auf. Anschließend löst sich der N-terminale Teil des Substrates vom Enzym ab.
- Nun lagert sich ein Wassermolekül in das katalytische Zentrum ein. Das Histidin 57 löst ein Proton ab, und vom Wassermolekül bleibt ein reaktives OH^--Ion übrig. Dieses verdrängt nun das Enzym vom C-terminalen Teil des Substrates, indem es an das C-Atom der gespaltenen Peptidbindung bindet. Dadurch wird die C=O-Gruppe zu einer COOH-Gruppe ergänzt und der C-terminale Teil des Substrates löst sich vom Enzym ab.

Serin-Proteasen spalten ihre Substrate also mit Hilfe der OH-Gruppe ihres Serins.

In diesen Reaktionsschritten sind zwei Eigentümlichkeiten auffällig:

- Die Spaltung der Peptidbindung wird streng genommen nicht von H_2O oder von einem OH^--Ion ausgelöst, sondern erfolgt vielmehr durch die OH-Gruppe des Serins.
- Das H_2O, das zur Hydrolyse benötigt wird, dient hingegen der Ablösung des C-terminalen Teils des Substrates vom Enzym.

A-14.3 Der Reaktionsmechanismus der Serin-Proteasen am Beispiel des Chymotrypsins

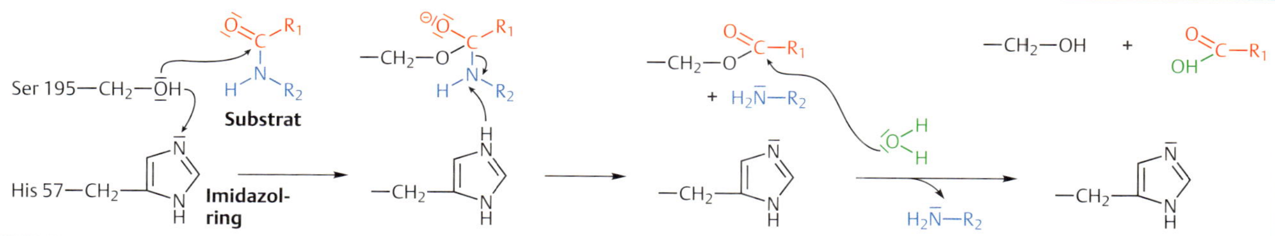

Metall-abhängige Proteasen

Im Reaktionsmechanismus dieser Proteasen spielt ein **zweiwertiges Metall-Ion** eine entscheidende Rolle. Bei den **Carboxypeptidasen**, z. B. Carboxypeptidase A, ist es ein **Zink-Ion (Zn^{2+})**. An dieses Zink-Ion lagert sich ein Wassermolekül an, das dadurch polarisiert wird und in ein Proton und ein **Zink-gebundenes OH^--Ion** zerfällt. Das OH^--Ion reagiert dann sofort mit der zu hydrolysierenden Peptidbindung. Diese wird gespalten, indem die C=O-Gruppe zu einer COOH-Gruppe ergänzt wird (Abb. **A-14.4**).
Das Zink-Ion wird in der Carboxypeptidase A von drei Aminosäureresten fixiert: zwei Histidinresten und einem Glutamatrest. Eine Carboxylgruppe eines weiteren Glutamats kooperiert mit dem Zink-Ion bei der Spaltung des Wassermoleküls.
Im Vergleich zu den Serin-Proteasen fällt auf:
- Die Peptidbindung wird unmittelbar von einem H_2O (bzw. einem OH^-) gespalten.
- Eine kovalente Bindung zwischen Enzym und Substrat ist am Reaktionsmechanismus nicht beteiligt.

Metall-abhängige Proteasen

In den Carboxypeptidasen lagert sich ein H_2O an ein **Zink-Ion (Zn^{2+})** an und zerfällt in H^+ und ein **Zink-gebundenes OH^--Ion**. Letzteres hydrolysiert die Peptidbindung (Abb. **A-14.4**).

Bei der Spaltung des H_2O kooperiert eine COOH-Gruppe eines Glutamats mit dem Zink-Ion.

A-14.4 Der Reaktionsmechanismus der Carboxypeptidase A

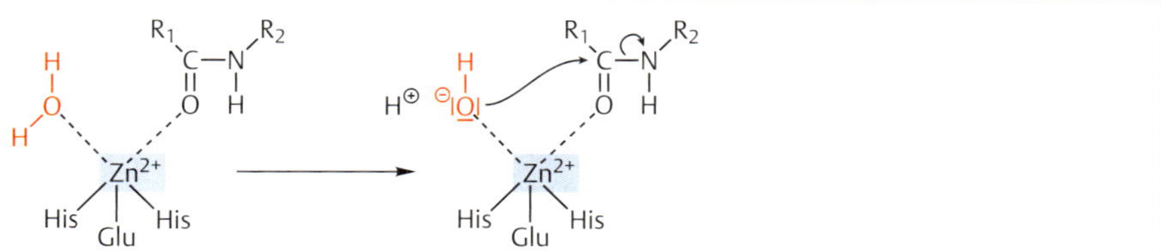

A-14.4

14.2.3 Proteaseinhibitoren

Da Proteasen in allen Geweben weit verbreitet sind, werden sie bei einem Aufschluss **im biochemischen Labor** oft in beträchtlichen Mengen freigesetzt und die Proteine der Zellfraktionen können unkontrolliert abgebaut werden. Da chemische Reaktionen bei niedrigen Temperaturen verlangsamt ablaufen, ist es üblich, Laborarbeiten mit Proteinen in einem Kühlraum durchzuführen, oder zumindest die Proben **gekühlt** zu halten. Zudem werden **Inhibitoren zugesetzt**, die bestimmte Gruppen von Proteasen inaktivieren:
- Phenylmethylsulfonid, weltweit unter der Abkürzung **PMSF** bekannt, **reagiert kovalent mit** dem **Serin der Serin-Proteasen**. Oftmals ist es ausreichend, Proben zu Beginn der Arbeiten mit PMSF zu versetzen, um die meisten proteolytischen Aktivitäten zu unterbinden.
- Viele der übrigen Proteasen enthalten in ihrem aktiven Zentrum ein **Zink-Ion oder ein anderes zweiwertiges Metall-Ion**. Derartige Proteasen lassen sich in der Regel durch Zugabe von **EDTA** (N,N-Ethylendiamintetraessigsäure) inakti-

14.2.3 Proteaseinhibitoren

Da Proteasen in allen Geweben weit verbreitet sind, werden sie bei einem Aufschluss **im biochemischen Labor** leicht freigesetzt. Laborarbeiten mit Proteinen werden deshalb bei **niedrigen Temperaturen** durchgeführt, da chemische Reaktionen dann verlangsamt ablaufen. Zudem werden **Inhibitoren zugesetzt**, die bestimmte Gruppen von Proteasen inaktivieren:
- **PMSF** hemmt Serin-Proteasen.
- **EDTA** hemmt Metall-abhängige Proteasen.

vieren, das mit den Metall-Ionen stabile Komplexe bildet. EDTA wirkt also als Chelat-Bildner.

▶ klinik

▶ **klinik.** In jüngster Zeit wurden **Protease-Inhibitoren** entwickelt, die **zur Bekämpfung viraler Infektionen** eingesetzt werden. Im Entwicklungszyklus bestimmter Viren werden zunächst große Polypeptide synthetisiert, die dann nachträglich mit Hilfe einer viralen Protease in kleinere funktionelle Proteine zerlegt werden. Eine Inaktivierung der viralen Proteasen blockiert eine weitere Vermehrung der Viren. Berühmt wurden die Protease-Inhibitoren Saquinavir, Indinavir, Ritonavir und Nelfinavir, die mit beachtlichem Erfolg gegen die Vermehrung der AIDS-Viren (**HIV**) eingesetzt werden. Momentan zählen diese Inhibitoren in der AIDS-Therapie zu den wichtigsten Wirkstoffen. Unter dem vorläufigen Namen AG-7088 ist derzeit ein Wirkstoff in der klinischen Prüfung, der die Protease 3C der **Rhinoviren** blockiert. Man hofft, dass sich der Wirkstoff als Medikament gegen Schnupfen bewähren wird.

In den intakten Zellen und Geweben werden übermäßige Aktivitäten der Proteasen durch **natürliche Protease-Inhibitoren** verhindert. Zu diesen zählen u.a. das **α_2-Makroglobulin** und das **α_1-Antitrypsin** des Blutplasmas. In beiden Fällen handelt es sich um Proteine, die viele unterschiedliche Proteasen binden und dadurch deren Aktivität unterdrücken. So blockiert α_1-Antitrypsin u.a. die Elastase, die von neutrophilen Granulozyten in Entzündungsherden an die Umgebung abgegeben wird. Bei manchen Menschen zeigt das α_1-Antitrypsin aufgrund einer angeborenen genetischen Variation eine reduzierte Aktivität, so dass die nicht hinreichend gehemmte Elastase Gewebeschädigungen verursacht. Charakteristisch für den angeborenen **α_1-Antitrypsin-Mangel** ist ein **Lungenemphysem** (eine irreversible Schädigung und unnatürliche Erweiterung der Wände der Alveolen, s. Abb.). Schwere Formen des α_1-Antitrypsin-Mangels haben in der Bevölkerung eine Prävalenz von etwa 1:10.000.

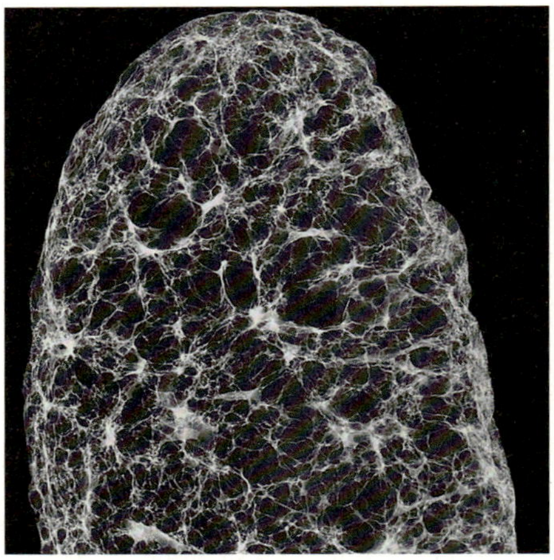

Lungenemphysem bei α_1-Antitrypsin-Mangel (Röntgenaufnahme nach Formalindampffixation des Lungengewebes). Charakteristisch ist die Bildung großer Kammern, die auf die Zerstörung von Alveolen durch die ungehemmte Aktivität verschiedener Proteasen zurückzuführen ist.

A VI Regulation des Energiestoffwechsels

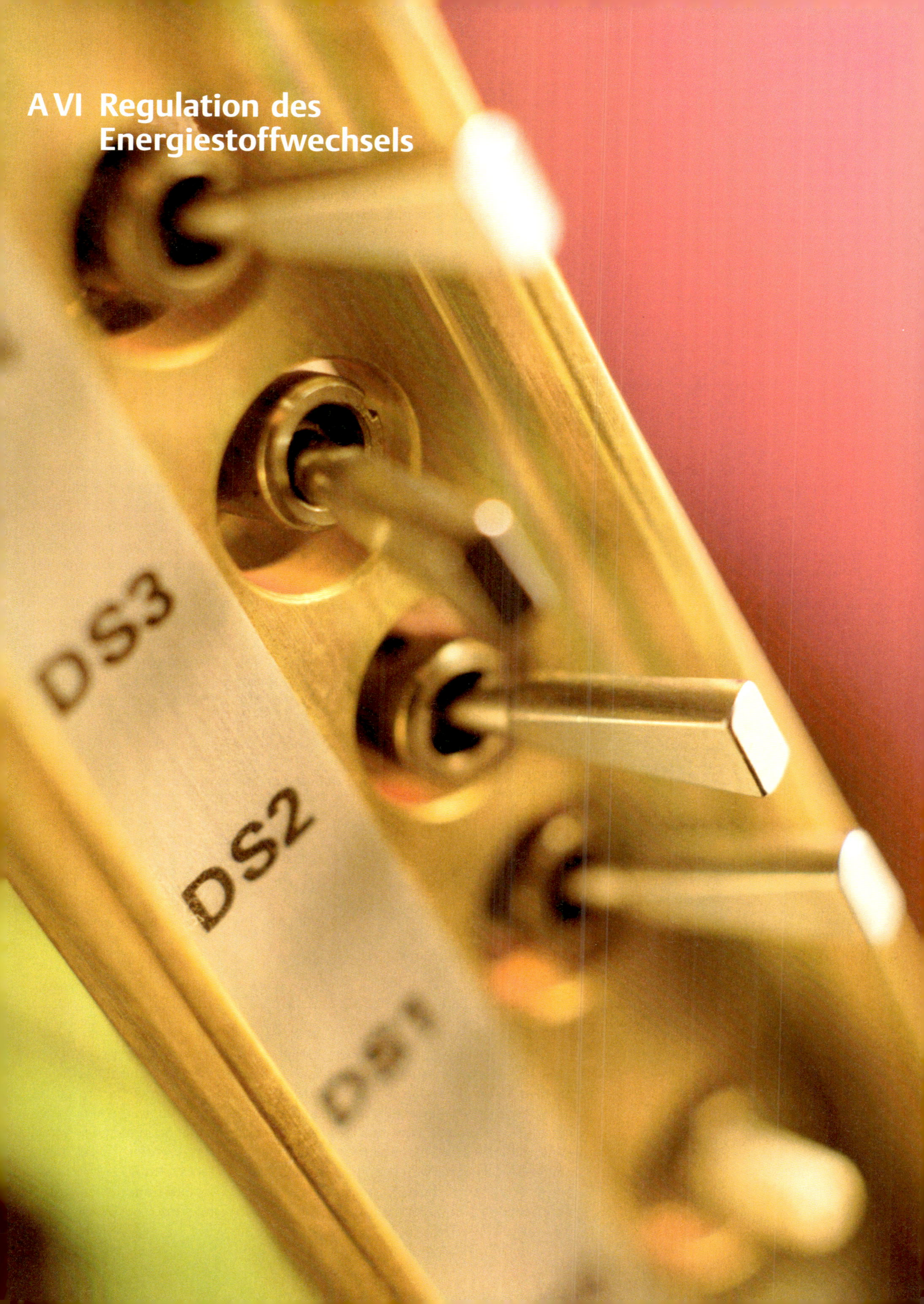

15 Regulation des Energiestoffwechsels

Dieses Kapitel stellt die Regulation der Energiestoffwechselwege in folgenden Situationen dar:
1. kurzfristig erhöhter Energiebedarf,
2. längerfristig erhöhter Energiebedarf,
3. Nahrungsmangel,
4. nach einer Mahlzeit.

15 Regulation des Energiestoffwechsels

Die vorangegangenen Kapitel haben gezeigt, wie im Stoffwechsel durch Zusammenspiel anaboler und kataboler Stoffwechselwege der zentrale Energieträger ATP bereitgestellt wird und wie die einzelnen Stoffwechselwege reguliert werden. Dieses Kapitel stellt die Regulation des Energiestoffwechsels im Zusammenhang dar, und zwar anhand vier unterschiedlicher Stoffwechselsituationen:
1. kurzfristig erhöhter Energiebedarf (kurze körperliche Anstrengung),
2. längerfristig erhöhter Energiebedarf (Ausdauerleistungen),
3. Nahrungsmangel (Hunger oder Fasten),
4. nach einer Mahlzeit.

15.1 Regulation bei kurzfristig erhöhtem Energiebedarf

Eine kurzfristige körperliche Anstrengung bringt unmittelbar einen erhöhten **ATP-Verbrauch** mit sich. Die ATP-Vorräte der Skelettmuskulatur entsprechen jedoch nur dem Bedarf von etwa 2 Sekunden. Das vermehrt benötigte ATP wird zunächst unter Hydrolyse von **Kreatinphosphat** gewonnen (Abb. **A-15.1**). Unter Ausnutzung dieser Energiequelle können Muskelzellen etwa 20 Sekunden lang arbeiten.

15.1 Regulation bei kurzfristig erhöhtem Energiebedarf

Eine kurzfristige körperliche Anstrengung, z. B. ein 100-Meter-Lauf, bringt unmittelbar einen erhöhten **ATP-Verbrauch** mit sich. Bei intensiver Arbeit verbraucht die Skelettmuskulatur etwa 10-mal so viel ATP wie in Ruhe. Da die Vorräte an ATP sehr gering sind, entsprechen sie unter diesen Bedingungen nur dem Bedarf von etwa 2 Sekunden. In dieser kurzen Zeit kann die Synthese des ATP weder im Rahmen der Glykolyse noch in den Mitochondrien hinreichend gesteigert werden. Das vermehrt benötigte ATP wird deshalb zunächst unter **Hydrolyse von Kreatinphosphat** aus ADP gewonnen (Abb. **A-15.1**). Vom Kreatinphosphat bleibt dabei Kreatin übrig, das später unter Hydrolyse von ATP wieder zu Kreatinphosphat phosphoryliert werden kann. Die Reaktion ist also reversibel. Sie wird von dem Enzym Kreatin-Kinase katalysiert. In Skelettmuskelzellen ist wesentlich mehr Kreatinphosphat als ATP enthalten. Unter Ausnutzung dieser Energiequelle können Muskelzellen deshalb immerhin etwa 20 Sekunden lang arbeiten.

A-15.1

A-15.1 Synthese von ATP mit Hilfe von Kreatinphosphat

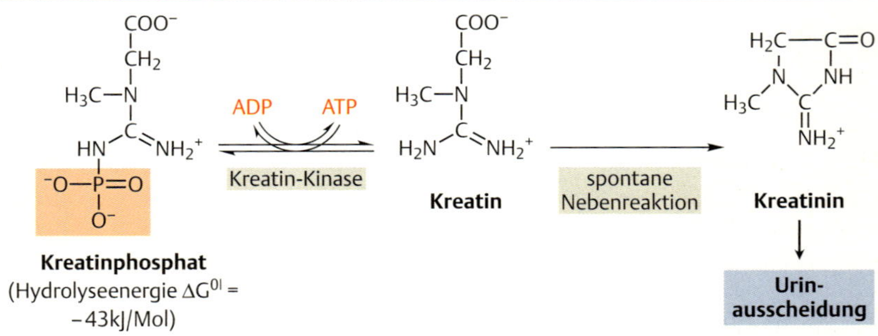

Zur weiteren Energiegewinnung wird die **Glykolyse intensiviert**. Pyruvat wird zu Lactat reduziert (**anaerobe Glykolyse**), da die Sauerstoffmenge in Skelettmuskelzellen bei intensiver Muskelarbeit zu gering für den oxidativen Abbau von Pyruvat ist. **Lactat** wird **exportiert**, weshalb die Lactatkonzentration im Blut ansteigt.

Im Muskelgewebe ist nicht nur die Menge an ATP erstaunlich gering, sondern auch die Menge an **Sauerstoff**. Innerhalb der Zellen ist Sauerstoff überwiegend an **Myoglobin** gebunden. Wenn sich der Bedarf plötzlich vervielfacht, hat das Myoglobin den Sauerstoff bereits nach wenigen Sekunden weitgehend abgegeben. Die **Glykolyse** wird nun zwar **intensiviert**, das dabei anfallende Pyruvat kann aber in den Mitochondrien nicht mehr oxidiert werden. So wird eine **anaerobe Glykolyse** durchgeführt, das Pyruvat zu **Lactat** reduziert, und dann von der Zelle **exportiert**. Normalerweise liegt die Konzentration des Lactats im Blut bei etwa 1 mM. Bei maximaler Muskelarbeit kann sie zeitweilig auf über 8 mM ansteigen.

Wie wird die Glykolyse intensiviert? Das entscheidende **Schrittmacherenzym der Glykolyse** ist die **Phosphofructokinase-1** (S. 86). Es katalysiert die Phosphorylierung von Fructose-6-phosphat zu Fructose-1,6-bisphosphat. Die durch die Muskelarbeit gesteigerte Hydrolyse von ATP löst zwei allosterische Regulationsmechanismen aus:

1. Die **erhöhte ADP-Konzentration aktiviert** die Phosphofructokinase-1.
2. Durch die **sinkende ATP-Konzentration** wird die **Hemmung des Enzyms** durch ATP **aufgehoben**.

Das entscheidende **Schrittmacherenzym der Glykolyse**, die **Phosphofructokinase-1**, wird **durch**

- die **erhöhte ADP-Konzentration aktiviert**,
- die **sinkende ATP-Konzentration enthemmt**.

Die **Verwertung des Lactats** erfolgt im Wesentlichen

- innerhalb der Skelettmuskulatur,
- im Herzmuskel und
- in der Leber.

Lactat wird v. a. **verwertet** in

- Skelettmuskulatur,
- Herzmuskel,
- Leber.

In der **Skelettmuskulatur** entsteht das Lactat überwiegend in den sog. weißen Muskelfasern. Teilweise wird das von ihnen freigesetzte Lactat in unmittelbarer Nachbarschaft von roten Muskelfasern aufgenommen. Ihre rötliche Farbe beruht auf ihrem wesentlich größeren Gehalt an Mitochondrien. Sobald im Zuge der körperlichen Anstrengung die Durchblutung der Skelettmuskulatur steigt und somit die Sauerstoffzufuhr verbessert wird, können die roten Muskelfasern vermehrt Lactat oxidieren. Es wird in Pyruvat umgewandelt und dieses in den Mitochondrien zu CO_2 oxidiert.

In der **Skelettmuskulatur** entsteht das Lactat überwiegend in den sog. weißen Muskelfasern. Teilweise wird das von ihnen freigesetzte Lactat in unmittelbarer Nachbarschaft von roten Muskelfasern aufgenommen.

Im **Herzmuskel** wird Lactat ebenfalls in größeren Mengen aufgenommen und zu CO_2 oxidiert. Im Arbeitsmyokard wird mehr als $^1/_3$ des Zellvolumens von Mitochondrien eingenommen. Die Anteile der verschiedenen Substrate, die im Herzmuskel oxidiert werden, sind variabel. Normalerweise stellen die freien Fettsäuren etwa 50 %, Glucose 30 % und Lactat 20 %. Bei körperlicher Anstrengung kann der Anteil des Lactats auf über 50 % steigen.

Herzmuskel: Im Arbeitsmyokard wird mehr als $^1/_3$ des Zellvolumens von Mitochondrien eingenommen. Bei körperlicher Anstrengung kann der Anteil des Lactats an den oxidierten Substraten auf > 50 % steigen.

In der **Leber** wird Lactat nur zu einem geringen Teil oxidiert. Überwiegend wird das aufgenommene Lactat zur Gluconeogenese verwendet. Indem die dabei gebildete Glucose an das Blut abgegeben und damit auch der Muskulatur zur Verfügung gestellt wird, ergibt sich ein Kreislauf, der als Cori-Zyklus bekannt ist (S. 92).

In der **Leber** wird das aufgenommene Lactat v. a. zur Gluconeogenese verwendet.

Es fällt auf, dass alle Stoffwechselprozesse, die bei einer kurzfristig erhöhten körperlichen Aktivität als Erstes zur Deckung des Energiebedarfs herangezogen werden, ausnahmslos von Sauerstoff unabhängig sind.

▶ **Merke.** In den Zellen der Skelettmuskulatur kann die Leistung für eine halbe Minute extrem gesteigert werden, ohne dass dazu zusätzlicher Sauerstoff aufgenommen werden müsste.

◀ **Merke**

Die entscheidenden Prozesse dabei sind

- gesteigerte Hydrolyse von ATP,
- Regeneration des verbrauchten ATP mit Hilfe von Kreatinphosphat,
- Regeneration des verbrauchten ATP durch anaerobe Glykolyse.

Unabhängig von Sauerstoff sind

- Hydrolyse von ATP,
- Regeneration des ATP mit Hilfe von Kreatinphosphat,
- anaerobe Glykolyse.

Während eines 100-m-Laufs kann die zusätzlich benötigte Energie im Wesentlichen durch diese drei Prozesse bereitgestellt werden.

15.2 Regulation bei Ausdauerleistungen

Bei Ausdauerleistungen ist der **aerobe Energiestoffwechsel** von entscheidender Bedeutung. In gleichem Maße wie der Energieverbrauch steigt der **Sauerstoffverbrauch**. Um den Sauerstoffbedarf zu decken, nimmt die Durchblutung der Skelettmuskulatur zu. Der zusätzliche Sauerstoff wird ausschließlich von der Atmungskette in den Mitochondrien benötigt.

In der **ersten halben Stunde** intensiver Muskelarbeit kommt es zu
- verstärktem **Abbau von Glykogen**,
- zunehmendem **Abbau von TAG** und **Aufnahme freier Fettsäuren** durch die Skelettmuskulatur.

▶ Merke

Die **Glykogen-Phosphorylase** wird durch Phosphorylierung **aktiviert**. Diese wird induziert durch
- das Katecholamin **Adrenalin**. Die Wirkung wird durch β_2-Rezeptoren vermittelt. In der Leber wirkt Adrenalin synergistisch mit Glukagon.
- das Peptidhormon **Glukagon**. Dieses wirkt vornehmlich in der Leber. Hier fördert es den Abbau des Glykogens und die Gluconeogenese.

Beide Hormone bewirken in den Zielzellen einen **Konzentrationsanstieg des Hungersignals cAMP**, das die **Proteinkinase A** aktiviert. Diese phosphoryliert und aktiviert die **Phosphorylase-Kinase** (Abb. **A-15.2**). Parallel wird die Glykogen-Synthase phosphoryliert und inaktiviert.

Im Verlauf **mehrerer Stunden intensiver Muskelarbeit** gewinnt der **Abbau von TAG zunehmend** an Bedeutung. **Adrenalin** bindet an **β_2- und β_3-Rezeptoren** der Fettzellen und **aktiviert** die **hormonsensitive Lipase des Fettgewebes** durch Phosphorylierung. Vermittler ist **cAMP**, das die **PKA aktiviert**.

15.2 Regulation bei Ausdauerleistungen

Bei Ausdauerleistungen ist der **aerobe Energiestoffwechsel** von entscheidender Bedeutung. Beim Gehen ist der Energieverbrauch und mit ihm der **Sauerstoffverbrauch** gegenüber dem ruhigen Sitzen bereits verfünffacht, bei gemächlichem Laufen verzehnfacht. Die Durchblutung der Skelettmuskulatur und mit ihr die Sauerstoffzufuhr steigt, bei maximaler Muskelarbeit kann sie sogar um das 100fache gesteigert werden. Der zusätzliche Sauerstoff wird ausschließlich von der Atmungskette in den Mitochondrien benötigt und somit vollständig zu Wasser umgesetzt. Die für den Betrieb der Atmungskette notwendigen Elektronen stammen letztlich aus dem Abbau von Kohlenhydraten und Triacylglycerinen (TAG).
Abhängig von Dauer und Intensität der körperlichen Aktivität kommt es im Energiestoffwechsel zu erheblichen Verschiebungen.
Während der **ersten halben Stunde** intensiver Muskelarbeit
- wird in **Skelettmuskulatur und Leber** der **Abbau der Glykogenvorräte** gesteigert. Eine Schlüsselfunktion kommt dabei der Glykogen-Phosphorylase zu, die den Abbau des Glykogens zu Glucose-1-phosphat katalysiert (S. 93).
- wird in den Zellen der **Skelettmuskulatur** der **Abbau der TAG** gesteigert und es werden **vermehrt freie Fettsäuren** aus dem Blutplasma **aufgenommen**.

▶ **Merke.** Bei Ausdauerleistungen sind in der ersten Phase **Kohlenhydrate** die **wichtigste Energiequelle**. So wird bei einem Dauerlauf von einer halben Stunde ein erheblicher Teil der Glykogenspeicher abgebaut, die TAG im Fettgewebe aber werden nur in sehr geringem Umfang mobilisiert.

Die **Glykogen-Phosphorylase** wird durch Phosphorylierung **aktiviert** und dann als Phosphorylase a bezeichnet. Die Aktivierung wird von zwei Hormonen induziert:
- **Adrenalin**, das wichtigste Katecholamin, wird ausgehend von Tyrosin im Nebennierenmark synthetisiert. Es löst in nahezu allen Organen vielfältige Wirkungen aus, wobei die Wirkung davon abhängt, welchen Katecholaminrezeptor die Zielzelle exponiert. Die Signale zur Steigerung des katabolen Energiestoffwechsels werden generell von Rezeptoren des Typs β_2 vermittelt. In der Leber wirkt Adrenalin synergistisch mit Glukagon.
- **Glukagon** ist ein Peptidhormon aus 29 Aminosäuren, das in den A-Zellen des Pankreas synthetisiert wird. Glukagon wirkt wesentlich spezifischer als Adrenalin, und zwar vornehmlich in der Leber. Hier fördert es den Abbau des Glykogens und die Gluconeogenese, also die beiden Prozesse, durch die die Leber Glucose bereitstellt. Dem Glukagon kommt dadurch eine wichtige Funktion in der Regulation des Hungerstoffwechsels zu (S. 266).

Beide Hormone lösen in ihren jeweiligen Zielzellen einen **Konzentrationsanstieg des Hungersignals cAMP** aus. Der Abbau des Glykogens wird dann in jedem Fall durch die folgende **Signalkaskade** aktiviert (Abb. **A-15.2**):
- cAMP aktiviert die **Proteinkinase A** (PKA).
- Die PKA katalysiert die Phosphorylierung der **Phosphorylase-Kinase**, die dadurch aktiviert wird.
- Die Phosphorylase-Kinase phosphoryliert und aktiviert die **Glykogen-Phosphorylase**.

Die PKA phosphoryliert parallel auch die Glykogen-Synthase. Diese wird durch die Phosphorylierung jedoch inaktiviert.
Im Verlauf **mehrerer Stunden intensiver Muskelarbeit** gewinnt der **Abbau von TAG zunehmend** an Bedeutung. Die Steigerung der Lipolyse im Fettgewebe wird ebenfalls von **Adrenalin** vermittelt (S. 126):
- Bindung des Adrenalins an **β_2- und β_3-Rezeptoren** der Fettzellen,
- vermehrte **Bildung von cAMP** („Hungersignal"),
- **Aktivierung der PKA**,

A-15.2 **Aktivierung der Glykogen-Phosphorylase**

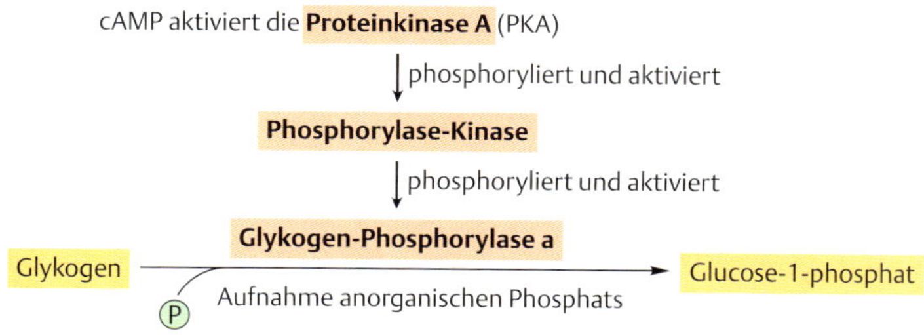

A-15.2

- Die PKA katalysiert die **Phosphorylierung des Perilipins und der hormonsensitiven Lipase** und stimuliert dadurch die Lipolyse.

▶ **Zusammenfassung.** Im Verlauf mehrerer Stunden intensiver Muskelarbeit greift der Stoffwechsel nacheinander auf die folgenden Energiequellen zurück (Abb. **A-15.3**):

- **erste halbe Minute:** anaerober Stoffwechsel,
- **erste Stunde:** Abbau von **Glykogen**, Energiegewinnung durch aeroben Abbau von Kohlenhydraten; langsam zunehmender Abbau von **TAG** im Fettgewebe (**Lipolyse**) u. a. durch Aktivierung der hormonsensitiven Lipase der Fettzellen.
- **zweite Stunde:** weitere Steigerung der **Lipolyse**. Die Produkte der Lipolyse, Glycerin und Fettsäuren, werden an das Blut abgegeben. Glycerin wird von der Leber aufgenommen und dient (neben anderen Stoffen) als Ausgangsstoff der Gluconeogenese. Die Fettsäuren werden im Blut an Albumin gebunden und zu den Zielorganen gebracht, die sie aufnehmen und oxidieren. Sobald die Glykogenreserven erschöpft sind, wird die **Gluconeogenese** gesteigert.

◀ **Zusammenfassung**

A-15.3 **Energiestoffwechsel bei Ausdauerleistungen**

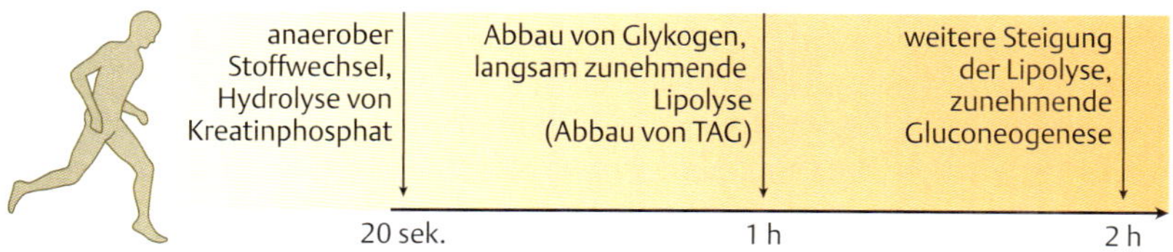

A-15.3

15.3 Regulation bei Nahrungsmangel

Normalerweise wird durch ein Zusammenspiel von Hungergefühl und Nahrungsaufnahme verhindert, dass der Stoffwechsel in größerem Umfang auf seine Energiespeicher zurückgreifen muss. Das Hungergefühl signalisiert vor allem, dass die Glykogenvorräte langsam zur Neige gehen und es Zeit wird, diese wiederaufzufüllen. Wenn die Nahrungsaufnahme dennoch längere Zeit ganz oder weitgehend unterbleibt, kommt es im Verlauf von etwa 3–4 Tagen zu einer radikalen Umstellung des Energiestoffwechsels. Das Hungergefühl verliert sich, der Mensch **fastet**. Basis des gesamten Energiestoffwechsels sind jetzt nur noch die Energiespeicher.

Die Energiespeicher eines gesunden und normal ernährten Menschen reichen aus, um **ohne Nahrungsaufnahme 2–3 Monate überleben** zu können, voraus-

15.3 Regulation bei Nahrungsmangel

Wenn die Nahrungsaufnahme längere Zeit unterbleibt, stellt sich der Energiestoffwechsel innerhalb von ca. 3 Tagen radikal um: Im **Fasten** sind die Energiespeicher die einzige Energiequelle.

Ein Gesunder, normal Ernährter kann dank seiner Energiespeicher **ohne Nahrungsaufnahme** ca. **2 Monate überleben**.

Der Umfang der im Fettgewebe gespeicherten Triacylglycerine (TAG) ist überaus variabel. In jedem Fall sind es jedoch vor allem die TAG-Speicher, die ein längeres Fasten ermöglichen.

gesetzt, dass ausreichend viel Wasser getrunken wird. Empfohlen werden 3 Liter Wasser pro Tag.
Der Umfang der Energiespeicher ist überaus variabel, insbesondere der Umfang der Triacylglycerin (TAG)-Speicher des Fettgewebes. Bei einem normal ernährten Menschen umfassen die Energiespeicher

- ca. 12 kg TAG (ca. 500000 kJ),
- ca. 400 g Glykogen (ca. 7000 kJ),
- ca. 50 % der 6 – 7 kg Protein im Körper (ca. 50000 kJ).

Aus diesen Zahlen ist ersichtlich, dass allein der Energiegehalt der TAG ein längeres Fasten ermöglicht.

▶ Merke

▶ Merke.

- Im Fasten sind die TAG der entscheidende Energieträger.
- Da Insulin alle Prozesse stimuliert, die einen Aufbau der Energiespeicher erleichtern, wird seine Ausschüttung im Fasten gehemmt. Nur so können die Energiespeicher in kontrollierter Weise abgebaut werden.

Da der **Organismus** normalerweise **auf ca. 180 g Glucose pro Tag angewiesen** ist, sind die Glykogenreserven selbst bei geringer körperlicher Aktivität schnell erschöpft. Unterbleibt die Aufnahme von Kohlenhydraten (trotz **Hungergefühls**), beginnt die **Gluconeogenese**. Erreicht sie größere Ausmaße, spricht man von **Hungerstoffwechsel**. Die für die Gluconeogenese nötige Energie liefert der **Abbau von TAG**. Er stellt außerdem freie Fettsäuren für diejenigen Gewebe zur Verfügung, die diese verwerten (β-oxidieren) können.

Da der **Organismus** normalerweise **auf ca. 180 g Glucose pro Tag angewiesen** ist, sind die Glykogenreserven selbst bei geringer körperlicher Aktivität schnell erschöpft. Der Organismus meldet oft schon wenige Stunden nach Beendigung einer Mahlzeit erneut ein **Hungergefühl**, um die inzwischen angegriffenen Glykogenreserven erneut aufzufüllen. Wenn eine baldige Aufnahme von Kohlenhydraten unterbleibt, beginnt nach einigen Stunden die Synthese von Glucose durch **Gluconeogenese**. Sie wird in dem Maße gesteigert, wie die Zufuhr von Glucose aus dem Abbau von Glykogen abnimmt. Sobald die Gluconeogenese einen größeren Umfang erreicht, spricht man von **Hungerstoffwechsel**. Es ist zu betonen, dass mit der Gluconeogenese kein unmittelbarer Energiegewinn verbunden ist. Vielmehr erfordert die Synthese von 1 Mol Glucose einen Aufwand von 6 Mol ATP (S. 217). Die zur Gluconeogenese erforderliche Energie wird im Wesentlichen durch β-Oxidation der Fettsäuren, also durch den **Abbau von TAG** gewonnen.

Funktion der Gluconeogenese bei Nahrungsmangel: Durch die Gluconeogenese werden bei Nahrungsmangel die Zellen mit Glucose versorgt, die sich nicht oder nicht ganz auf die Verwertung von TAG umstellen können und somit **auf Glucose angewiesen** sind:

- die **Nervenzellen im ZNS** (140 – 150 g Glucose pro Tag),
- **Erythrozyten** (ca. 40 g Glucose pro Tag),
- die **Zellen des Nierenmarks**.

Durch Gluconeogenese können zeitweise bis zu 180 g Glucose pro Tag gebildet werden. Bei längerem Fasten brauchen wegen der Umstellung auf die Verwertung von Ketonkörpern pro Tag nur noch etwa 80 g Glucose synthetisiert zu werden.

Funktion der Gluconeogenese bei Nahrungsmangel: Durch die Gluconeogenese werden bei Nahrungsmangel die Zellen mit Glucose versorgt, die sich nicht oder nicht ganz auf die Verwertung von TAG umstellen können und deshalb **auf Glucose angewiesen** sind:

- Die **Nervenzellen im ZNS**, insbesondere im Gehirn, benötigen im Hungerstoffwechsel insgesamt 140 – 150 g Glucose pro Tag.
- Die **Erythrozyten** besitzen keine Mitochondrien und können deshalb keine oxidative Phosphorylierung betreiben und auch keine Fettsäuren verwerten. Sie benötigen unter allen Stoffwechselbedingungen ca. 40 g Glucose pro Tag.
- Die **Zellen des Nierenmarks** enthalten nur wenige Mitochondrien. Ähnlich wie die Erythrozyten sind sie deshalb ebenfalls auf eine permanente Zufuhr von Glucose angewiesen. Die dazu ggf. erforderliche Gluconeogenese findet in erheblichem Umfang in der Nierenrinde statt.

Durch Gluconeogenese können zeitweise bis zu 180 g Glucose pro Tag gebildet werden. Bei längerem Nahrungsmangel stellt sich der Stoffwechsel nochmals erheblich um, indem nun vermehrt Ketonkörper gebildet werden. Je mehr Ketonkörper gebildet werden, desto mehr kann dann die Gluconeogenese wieder reduziert werden. Bei längerem Fasten brauchen pro Tag nur noch etwa 80 g Glucose synthetisiert zu werden.

Ort und Ausgangsstoffe der Gluconeogenese: Die Gluconeogenese findet in **Leber** und **Niere** statt. Ausgangsstoffe sind **Glycerin**, **Lactat** und **Aminosäuren.**

Ort und Ausgangsstoffe der Gluconeogenese: Die Gluconeogenese findet sowohl in der **Leber** als auch in der **Niere** statt (S. 212). Ausgangsstoffe der Gluconeogenese sind

- **Glycerin** aus dem Abbau der TAG,
- **Lactat** aus dem Abbau der Glucose in den Erythrozyten,
- **Aminosäuren** aus dem Abbau von Proteinen in der Skelettmuskulatur.

Stimulation der Gluconeogenese in der Leber: In der Leber wird die Gluconeogenese durch die beiden Hormone **Adrenalin** und **Glukagon** stimuliert, die bei Nahrungsmangel aus dem Nebennierenmark bzw. dem Pankreas freigesetzt werden. Sie **senken** die **Konzentration von Fructose-2,6-bisphosphat**, des wichtigsten allosterischen Regulators von Gluconeogenese und Glykolyse. Dies geschieht wie folgt:

- Adrenalin und Glukagon lösen in den Hepatozyten einen **Anstieg des Hungersignals cAMP** aus.
- cAMP **aktiviert** die **PKA**.
- Die PKA **phosphoryliert** das **bifunktionelle Enzym** der Hepatozyten.
- Dadurch wird die **Phosphataseaktivität** des bifunktionellen Enzyms **aktiviert**, und **Fructose-2,6-bisphosphat** wird zu Fructose-6-phosphat **abgebaut**.

Die Abnahme der Fructose-2,6-bisphosphat-Konzentration hat zwei **Konsequenzen** (Abb. **A-15.4**):

1. Fructose-2,6-bisphosphat ist der wirkungsvollste allosterische Aktivator der Phosphofructokinase-1 (des zentralen Schlüsselenzyms der Glykolyse) in Hepatozyten. Da dieser Aktivator nun entfällt, wird die Aktivität der Phosphofructokinase-1 und damit die **Aktivität der Glykolyse reduziert**.
2. Fructose-2,6-bisphosphat hemmt die Fructose-1,6-Bisphosphatase, das zentrale Schlüsselenzym der Gluconeogenese (S. 219). Da diese Hemmung entfällt, wird die **Gluconeogenese wesentlich erleichtert**.

Es ist in diesem Zusammenhang zu betonen, dass diese Regulationsmechanismen *nur in der Leber* angetroffen werden.

Stimulation der Gluconeogenese in der Leber: Die Hormone **Adrenalin** und **Glukagon senken** die **Konzentration von Fructose-2,6-bisphosphat**. Dies geschieht wie folgt:

- gesteigerte Bildung von **cAMP**,
- cAMP aktiviert die **PKA**,
- die PKA **phosphoryliert** das **bifunktionelle Enzym** der Hepatozyten.
- Dies aktiviert die Phosphataseaktivität des bifunktionellen Enzyms, und Fructose-2,6-bisphosphat wird abgebaut.

Dadurch wird

1. die Phosphofructokinase-1 nicht mehr aktiviert, d. h. die **Glykolyse abgeschaltet**,
2. die Fructose-1,6-Bisphosphatase nicht mehr gehemmt, d. h. die **Gluconeogenese wesentlich erleichtert** (Abb. **A-15.4**).

A-15.4 Stimulation der Gluconeogenese in der Leber

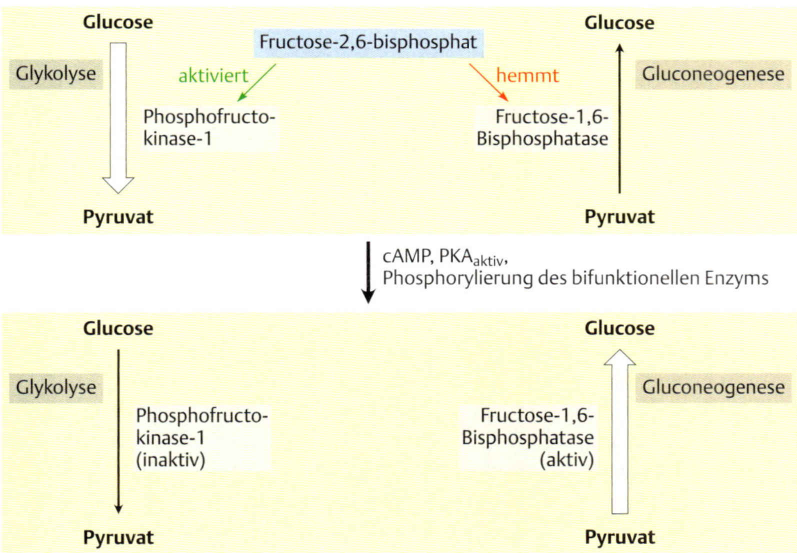

A-15.4

Eine Umstellung des Stoffwechsels auf konsequentes Fasten erfordert mehrere Tage. Entscheidend ist dabei die **Zunahme der Synthese von Ketonkörpern** (Acetoacetat und β-Hydroxybutyrat). Nach einem halben Tag ohne Nahrungsaufnahme liegt die Konzentration der Ketonkörper im Blutplasma nur bei etwa 0,1 mM, nach 3 Tagen bereits bei 3 mM. Nach dreiwöchigem Fasten kann die Ketonkörperkonzentration 8 mM erreichen. Bei übergewichtigen Probanden, die an einer längeren Fastenkur teilnahmen, wurde in einer Studie die Synthese von durchschnittlich **150 g Ketonkörper/Tag** nachgewiesen. Die Ketonkörper werden von verschiedenen Geweben verwertet, u. a. vom Herz und von der Skelettmusku-

Eine Umstellung des Stoffwechsels auf konsequentes Fasten erfordert mehrere Tage. Entscheidend ist dabei die **Zunahme der Synthese von Ketonkörpern** (Acetoacetat und β-Hydroxybutyrat). Von besonderer Bedeutung ist die **Umstellung des Stoffwechsels im Gehirn** auf Verwertung der Ketonkörper, denn dadurch **sinkt** der **Glucosebedarf von ca. 140 g auf 40 – 50 g/Tag**.

latur. Von besonderer Bedeutung ist die **Umstellung des Stoffwechsels im Gehirn** auf Verwertung der Ketonkörper, denn dadurch kann das Gehirn seinen **Bedarf an Glucose von täglich ca. 140 g auf 40 – 50 g reduzieren.**

Die Fettsäuren für die Ketonkörpersynthese liefert der **Abbau von ca. 200 g TAG pro Tag.**

Die Fettsäuren für die Ketonkörpersynthese liefert der **Abbau von ca. 200 g TAG pro Tag.** Bei längerem Fasten werden die Fettsäuren der TAG etwa zu gleichen Teilen zur β-Oxidation und zur Ketonkörperproduktion verwendet. Das freigesetzte Glycerin wird in Leber und Niere zur Gluconeogenese verwendet.

Bei längerem Fasten werden **ca. 20 g Protein/Tag abgebaut** und die Aminosäuren zur Gluconeogenese, als Stickstoffquelle und zur Ammoniaksynthese eingesetzt.

Bei längerem Fasten werden außerdem **jeden Tag ca. 20 g Protein abgebaut.** Die freigesetzten Aminosäuren dienen

- als **Ausgangsstoffe der Gluconeogenese**,
- als **Stickstoffquelle** für verschiedene Synthesen,
- der **Bildung von Ammoniak** zu Neutralisation des Harns in der Niere.

▶ **Merke**

▶ **Merke.** Die Einschränkung des Proteinabbaus auf ein Mindestmaß bringt es mit sich, dass die Proteinreserven des Menschen auch bei sehr langem Fasten ausreichend sind.

Bei längerem Fasten werden nicht nur Energiespeicher abgebaut, sondern auch Zellen und Gewebe. Dabei gehen u. a. auch entsprechende Mengen an Wasser verloren, so dass es zu einer **Gewichtsreduktion von ca. 350 g/Tag** kommt.

Bei Adipositas ermöglicht das Fasten eine signifikante und berechenbare **Gewichtsreduktion**. In den ersten Tagen ist ein konsequentes Fasten („Nulldiät") recht unangenehm: Man fühlt sich schwach, unwohl und hat einen unangenehmen Geschmack im Mund. Nach etwa 5 Tagen legt sich das Hungergefühl, man ist aber weiterhin nur eingeschränkt leistungsfähig. Bei längerem Fasten werden nicht nur Energiespeicher abgebaut, sondern auch Zellen und Gewebe. Dabei gehen u. a. auch entsprechende Mengen an Wasser verloren, so dass es zu einer Gewichtsreduktion von ca. **350 g/Tag** kommt.

▶ **Merke**

▶ **Merke.** Bei der Umstellung des Stoffwechsels im Zuge längeren Fastens spielen die Hungerhormone Glukagon und Cortisol eine entscheidende Rolle.

Wirkungen des Glukagons:
- Lipolyse↑
- Bereitstellung von Glucose↑
- Bildung von Ketonkörpern↑

Wirkungen des Glukagons:
- Im **Fettgewebe** stimuliert Glukagon die **Lipolyse**.
- In der **Leber** erhöht Glukagon die cAMP-Konzentration. Dadurch **stimuliert** es den **Glykogenabbau**, die **Gluconeogenese** sowie die **β-Oxidation der Fettsäuren**. Die vermehrte β-Oxidation führt zu einer gesteigerten Produktion von Acetyl-CoA und ermöglicht so die zunehmende **Bildung von Ketonkörpern**.

Wirkungen des Cortisols:

Wirkungen des Cortisols: Cortisol ist ein Steroidhormon, das in der Zona fasciculata, der mittleren Zone der Nebennierenrinde, gebildet wird.

Cortisol stimuliert die Transkription der Gene von Enzymen kataboler Stoffwechselwege.

Wie alle Steroidhormone bindet es an spezifische intrazelluläre Rezeptoren, die in den Zellkernen als Transkriptionsfaktoren wirken. Generell aktiviert Cortisol die Transkription von Genen, die Enzyme kodieren, die im Hunger und im Fasten in besonderem Maße benötigt werden.

Die Wirkungen im Einzelnen sind:
- gesteigerter Abbau von Proteinen (**Proteolyse**) und Hemmung der Proteinbiosynthese,
- **gesteigerte Synthese der Aminotransferasen**, die benötigt werden, um die bei der Proteolyse anfallenden Aminosäuren der Gluconeogenese zuzuführen,
- **gesteigerte Synthese der Gluconeogenese-Enzyme in der Leber**,
- **Hemmung der Synthese der Glykolyse-Enzyme**.

Dabei werden dem Cortisol insbesondere die folgenden Wirkungen zugeschrieben:

- gesteigerter Abbau von Proteinen (**Proteolyse**) und Hemmung der Proteinbiosynthese. Eine indirekte Konsequenz der gesteigerten Proteolyse ist ein deutliches Ansteigen der Konzentrationen der Aminosäuren Alanin und Glutamin im Blut. Dies bestätigt die Schlüsselfunktion dieser beiden Aminosäuren im Aminosäurestoffwechsel und im Austausch von Metaboliten zwischen den Organen (S. 142).
- **gesteigerte Synthese der Aminotransferasen**, die benötigt werden, um die bei der Proteolyse anfallenden Aminosäuren der Gluconeogenese zuzuführen,
- **gesteigerte Synthese der Gluconeogenese-Enzyme in der Leber** (Pyruvat-Carboxylase, Phosphoenolpyruvat-Carboxykinase [PEP-CK], Fructose-1,6-Bisphosphatase und Glucose-6-Phosphatase). Cortisol und das nahe verwandte Cortison werden deshalb auch als Glucocorticoide bezeichnet.
- **Hemmung der Synthese der Glykolyse-Enzyme**.

15.4 Regulation im Anschluss an eine Mahlzeit

Nach einer Nahrungsaufnahme (postprandial) beginnt im Verdauungstrakt sehr schnell die Resorption der Nahrungsbestandteile und damit die **Resorptionsphase**. In dieser Phase besteht die Aufgabe des Stoffwechsels darin, die nun im Überschuss im Blut vorliegenden Energieträger möglichst schnell den Energiespeichern zuzuführen.

▶ **Merke.** Das in der postprandialen Resorptionsphase entscheidende Hormon ist **Insulin**. Es stimuliert alle Prozesse, die dem Aufbau der Energiespeicher dienen.

Insulin ist ein **Peptidhormon**, das aus einer A-Kette mit 21 Aminosäuren sowie einer B-Kette mit 30 Aminosäuren besteht. Die Ketten werden durch zwei Disulfidbrücken zusammengehalten. Insulin wird im Pankreas von den B-Zellen (β-Zellen) der Langerhans-Inseln gebildet. Beide Ketten des Insulins sind Abschnitte eines gemeinsamen Vorläuferproteins, des Proinsulins. Sie bleiben übrig, nachdem im Golgi-Komplex das C-Peptid (connective peptide) aus dem Proinsulin herausgeschnitten wird. Vor der Freisetzung wird das Insulin intrazellulär in sog. β-Granula in Form Zink-bindender Hexamere gespeichert. Nach der Freisetzung ins Blut zerfallen die Hexamere. Die **Freisetzung** beginnt, sobald die extrazelluläre Glucosekonzentration einen Wert von etwa 5 mM (90 mg/100 ml) überschreitet. Die Insulinfreisetzung wird außerdem von verzweigtkettigen Aminosäuren und von gastrointestinalen Hormonen wie z. B. dem GIP (gastric inhibitory peptide) stimuliert. An den Zielzellen bindet Insulin an einen **Insulinrezeptor** der Plasmamembran. Der Insulinrezeptor ist ein tetrameres Protein aus zwei α- und zwei β-Untereinheiten ($\alpha_2\beta_2$). Bei Bindung von Insulin werden die β-Untereinheiten zu aktiven Tyrosinkinasen, und es werden mehrere Signalkaskaden ausgelöst (S. 568).

In der Skelettmuskulatur und im Fettgewebe löst Insulin innerhalb kurzer Zeit eine **Translokation des Glucose-Transporters GLUT4 in die Plasmamembran** aus. Außerdem stimuliert Insulin eine vermehrte Synthese von GLUT4. Beide Effekte erleichtern den Geweben die Glucoseaufnahme. In der Skelettmuskulatur wird die Glucose überwiegend in Form von Glykogen gespeichert. Im Fettgewebe wird die Glucose zum größten Teil zur Synthese von Glycerin verwendet, das dann mit Fettsäuren zu TAG verestert wird.

Im Fettgewebe
- **hemmt** Insulin die Synthese der hormonsensitiven Lipase und damit die **Lipolyse**,
- **stimuliert** Insulin die **Synthese der Lipoproteinlipase der Endothelzellen**. Eine hormonabhängige Steigerung der Synthese eines Enzyms bezeichnet man als **Induktion**. Die Induktion der Lipoproteinlipase erleichtert die Hydrolyse der TAG, die von den Chylomikronen und VLDL zum Fettgewebe transportiert werden. Die Hydrolyseprodukte werden von den Fettzellen aufgenommen und zur **Resynthese von TAG** verwendet.

In der Leber hemmt Insulin die **β-Oxidation der Fettsäuren**. Diese ist die entscheidende Quelle des Acetyl-CoA, des Ausgangsstoffes der Ketonkörpersynthese. Somit hemmt Insulin auch die Bildung von Ketonkörpern. In der Leber akkumulierende Fettsäuren und TAG werden in Form von VLDL an das Blut abgegeben. In der Resorptionsphase ist es generell das Ziel des Fettstoffwechsels, überschüssige TAG als Energiespeicher im Fettgewebe zu deponieren.

Auf den **Kohlenhydratstoffwechsel der Leber** hat Insulin mehrere Wirkungen:
- Stimulation der Phosphorylierung von Glucose zu Glucose-6-phosphat durch **Induktion** des Enzyms **Hexokinase**. Dies steigert *indirekt* die **Aufnahme von Glucose in die Hepatozyten**: Die frei in die Hepatozyten diffundierende Glucose wird intrazellulär durch die Umsetzung zu Glucose-6-phosphat gleichsam aus dem Diffusionsgleichgewicht herausgenommen und akkumuliert in

15.4 Regulation im Anschluss an eine Mahlzeit

Nach einer Nahrungsaufnahme (postprandial) beginnt die Resorption der Nahrungsbestandteile (**Resorptionsphase**).

◀ **Merke**

Insulin ist ein **Peptidhormon**, das aus einer A- und einer B-Kette besteht. Die Ketten werden durch zwei Disulfidbrücken zusammengehalten. Insulin wird im Pankreas von den B-Zellen der Langerhans-Inseln gebildet. Die **Freisetzung** beginnt, sobald die extrazelluläre Glucosekonzentration einen Wert von etwa 5 mM (90 mg/100 ml) überschreitet. Sie wird außerdem von verzweigtkettigen Aminosäuren und von gastrointestinalen Hormonen (z. B. GIP) stimuliert. An den Zielzellen bindet Insulin an einen **Insulinrezeptor** der Plasmamembran.

In der Skelettmuskulatur und im Fettgewebe löst Insulin innerhalb kurzer Zeit eine **Translokation des Glucose-Transporters GLUT4 in die Plasmamembran** aus und erleichtert so die Glucoseaufnahme.

Im Fettgewebe
- **hemmt** Insulin die **Lipolyse**,
- **stimuliert** es die **Synthese der Lipoproteinlipase der Endothelzellen**. Diese **Induktion** fördert die Hydrolyse von TAG der Lipoproteine und damit die **Resynthese von TAG** aus den Hydrolyseprodukten.

In der Leber Insulin die **β-Oxidation der Fettsäuren** und damit indirekt auch die Bildung von Ketonkörpern. In der Leber akkumulierende Fettsäuren und TAG werden in Form von VLDL an das Blut abgegeben.

Auf den **Kohlenhydratstoffwechsel der Leber** hat Insulin mehrere Wirkungen:
- Die vermehrte Phosphorylierung von Glucose durch **Induktion der Hexokinase steigert** *indirekt* die **Aufnahme von Glucose in die Hepatozyten**. Auf deren Glucose-Transporter GLUT2 hat Insulin jedoch keinen Einfluss.

- **Induktion der Schlüsselenzyme der Glykolyse.** Die Stimulation der Glykolyse liefert **Acetyl-CoA zur Fettsäuresynthese.**
- **Stimulation der Glykogensynthese,**
- **Hemmung der Gluconeogenese.**

der Zelle. Auf den Glucose-Transporter in der Plasmamembran der Hepatozyten, GLUT2, hat Insulin jedoch keinen Einfluss.

- **Induktion der Schlüsselenzyme der Glykolyse.** Mit Hilfe der gesteigerten Glykolyse und der mitochondrialen Pyruvat-Dehydrogenase kann überschüssige Glucose zu **Acetyl-CoA** abgebaut werden, das dann zur **Synthese von Fettsäuren** verwendet wird. So dient auch die Glykolyse in diesem Fall einem anabolen Stoffwechselweg und dem Aufbau der Energiespeicher.
- **Stimulation der Glykogensynthese,**
- **Hemmung der Gluconeogenese.**

In der Regulation des Kohlenhydratstoffwechsels der Leber ist Insulin der Gegenspieler des Glukagons.

In der Skelettmuskulatur stimuliert Insulin die Aufnahme von Aminosäuren.

In der Skelettmuskulatur stimuliert Insulin u.a. die Aufnahme von Aminosäuren.

▶ **klinik.** Die zentrale Funktion des Insulins in der Koordination des anabolen Stoffwechsels wird durch die Symptome des **Diabetes mellitus** illustriert. Diabetes mellitus ist in den Industrieländern die wichtigste Stoffwechselkrankheit. Sie ist durch eine grundsätzliche **Störung des gesamten anabolen Stoffwechsels** gekennzeichnet. Auch im Anschluss an eine Mahlzeit, wenn alle Energieträger im Überschuss vorliegen, erinnert der Stoffwechsel der Diabetiker in mancher Hinsicht an den Hungerstoffwechsel.

Man unterscheidet zwei Typen der Erkrankung:

- **Typ-1-Diabetes:** Hier ist die **Insulinausschüttung im Pankreas vermindert**. Ursache ist eine Zerstörung der B-Zellen durch eine **Autoimmunkrankheit** (s. Abb.). Betroffen sind im typischen Fall junge Patienten. Die Prävalenz liegt in Deutschland bei 0,6%.
- **Typ-2-Diabetes:** Hier ist die **Insulinwirkung** in den Zielzellen **vermindert** („relativer Insulinmangel" aufgrund von „Insulinresistenz"). Ursache ist meistens starkes Übergewicht (Adipositas, s. Exkurs). Typ-2-Diabetes tritt überwiegend bei älteren Menschen auf. Die Erkrankung ist dabei im typischen Fall mit Adipositas, Bluthochdruck, Arteriosklerose und Hypertriglyceridämie verbunden, die gemeinsam als **metabolisches Syndrom** bezeichnet werden. Nahezu 20% der über 70-Jährigen in Mitteleuropa haben einen Typ-2-Diabetes.

Man geht davon aus, dass bei ca. 7% der erwachsenen deutschen Bevölkerung ein Diabetes mellitus vorliegt. Etwa 95% der Betroffenen sind Typ-2-Diabetiker. Da bei diesem Diabetestyp Symptome oft erst nach mehreren Jahren auftreten, wissen etwa 50% der 55- bis 75-jährigen Typ-2-Diabetiker nicht, dass sie erkrankt sind.

Kohlenhydratstoffwechsel bei Diabetes. „Diabetes mellitus" bedeutet wörtlich übersetzt „honigsüßer Durchfluss". Dies bezieht sich auf die Beobachtung, dass der Harn der Diabetiker oft Glucose enthält. Ab einer Blutglucosekonzentration von 180 mg/100 ml (10 mM) wird Glucose in den Nierentubuli nicht mehr vollständig rückresorbiert (die „Nierenschwelle wird überschritten"). Die erhöhte Blutglucosekonzentration (Hyperglykämie) hat mehrere Gründe:

- Es wird weniger Glucose in die Zellen aufgenommen.
- Auch bei kohlenhydratreicher Ernährung wird in der Leber weder die Glykogenolyse noch die Gluconeogenese gehemmt.

Die mit dem Diabetes verbundene Hyperglykämie hat indirekt eine erhebliche **Störung des Wasser- und Elektrolythaushalts** zur Folge. Es wird ungewöhnlich viel Harn gebildet (**Polyurie**), so dass es zu massiven Wasserverlusten kommt. Entsprechend spüren die Patienten heftigen Durst. Ihre Haut ist warm, aber trocken. Die Polyurie ist mit einem **Verlust von Kalium- und Natriumionen** verbunden. Die Störungen des Elektrolythaushalts können sich z. B. in nächtlichen Wadenkrämpfen bemerkbar machen.

Fettstoffwechsel. Bei Insulinmangel werden in der Leber kaum TAG gebildet, vielmehr werden sowohl TAG als auch Glucose zu **Acetyl-CoA** abgebaut, das in den Zellen akkumuliert. Auch im Fettgewebe werden vermehrt TAG abgebaut. Die Folge ist eine vermehrte **Bildung von Ketonkörpern** (Acetoacetat, β-Hydroxybutyrat und Aceton). Das Aceton verleiht dem Atem einen eigentümlich fruchtigen Geruch. Mit der Abgabe der Ketonkörper an das Blut ist eine Ansäuerung verbunden, es kommt also zu einer **metabolischen Azidose**. Bei schwerem Insulinmangel kann dieses zu einem **ketoazidotischen Koma** führen.

Eiweißstoffwechsel. Bei Insulinmangel wird in der Muskulatur und in der Leber **vermehrt Protein abgebaut**. Während für den Typ-2-Diabetes Übergewicht charakteristisch ist, gehört die Magerkeit zu den Kennzeichen des Typ-1-Diabetes.

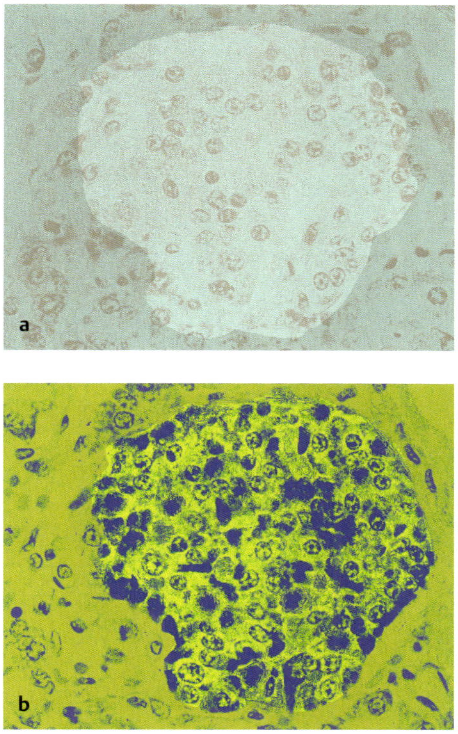

Typ-1-Diabetes bei chronischem Krankheitsverlauf. Die insulinbildenden Zellen sind reduziert (rot), die glucagonbildenden Zellen sind in normaler Häufigkeit vorhanden (blau).

▶ **Exkurs. Die Regulation des Hungergefühls**

Diabetes mellitus tritt in den meisten Fällen als Teil des **metabolischen Syndroms** auf. Das metabolische Syndrom ist durch das Quartett Adipositas, Typ-2-Diabetes, Bluthochdruck (mit Neigung zur Entwicklung einer Arteriosklerose) und Hypertriglyceridämie definiert. Adipositas (Fettsucht) wird über den **Body mass index, BMI** (Körpermassenindex) definiert: BMI = Körpergewicht in kg/(Körpergröße in m)^2. Die Einheit des BMI ist also kg/m^2. BMI-Werte von 20–25 gelten als normal, Werte von 25–30 als Zeichen von **Übergewicht**. Bei einem BMI von über 30 spricht man von **Adipositas**. Im Sinne dieser Definition sind in Deutschland derzeit 51 % der Erwachsenen übergewichtig, bei 16 % der Erwachsenen liegt Adipositas vor (in Schweden bei 9 %, in den USA bei > 30 %).

In der gegenwärtigen Kultur stehen übergewichtige Patienten in allen Industrieländern unter einem massiven Druck ihrer Umwelt, ihr Gewicht wieder zu reduzieren. Dazu werden viele Angebote gemacht und Empfehlungen ausgesprochen. Tatsächlich zeigt allerdings die Praxis, dass eine signifikante Gewichtsreduktion mit langfristigem Erfolg erstaunlich selten gelingt. Es wurde darauf hingewiesen, dass Programme zum Heroin-Entzug oft erfolgreicher sind als Programme zur Gewichtsreduktion. In der biochemischen Grundlagenforschung wird deshalb seit einiger Zeit mit großem Aufwand untersucht, wie das Hungergefühl und die Entwicklung der Fettgewebe auf molekularer Ebene reguliert werden.

1994 wurde **Leptin** entdeckt, das **vom Fettgewebe produziert und sezerniert** wird (Abb. **A-15.5**). Leptin ist ein Polypeptid von 167 Aminosäuren, das vom ob-Gen kodiert wird (obesity = engl. Fettleibigkeit). Je mehr TAG im Fettgewebe akkumulieren, desto mehr Leptin wird sezerniert. Leptin gelangt mit dem Blut **zum Hypothalamus**, wo es den **Appetit** und damit indirekt auch die Nahrungsaufnahme **hemmt**. Leptin ist somit als **Peptidhormon** aufzufassen und das Fettgewebe zu den endokrinen Organen zu zählen. Die Hoffnung, durch eine einfache Leptintherapie den Appetit hemmen zu können, wurde allerdings bald enttäuscht. Bei Adipositas ist nicht die Leptinproduktion des Fettgewebes gestört, sondern die Signalverarbeitung im Hypothalamus. Adipositas ist also mit einer Leptinresistenz verbunden. Derzeit werden die Signalwege des Leptins untersucht, in der Hoffnung, später Medikamente entwickeln zu können, die in die adiponeuronale Rückkopplung eingreifen. So hat sich inzwischen gezeigt, dass **Leptin** die **Freisetzung des Neuropeptids Y hemmt**, das zu den Neurotransmittern des Hypothalamus zählt. Neuropeptid Y ist an Regelkreisen beteiligt, die das Hungergefühl und den Appetit steigern.

A-15.5

A-15.5 Die Wirkungen des Leptins

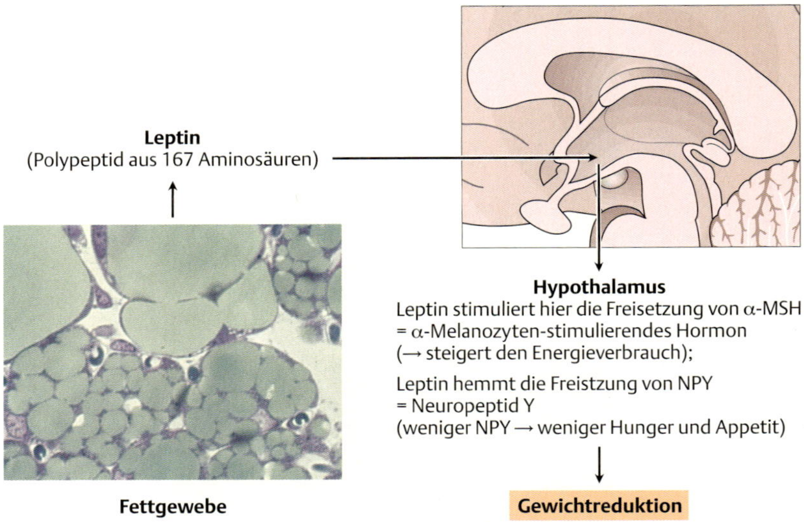

A VII Prosthetische Gruppen und Cofaktoren im Energiestoffwechsel: Vitamine, Coenzyme, Häm und Spurenelemente

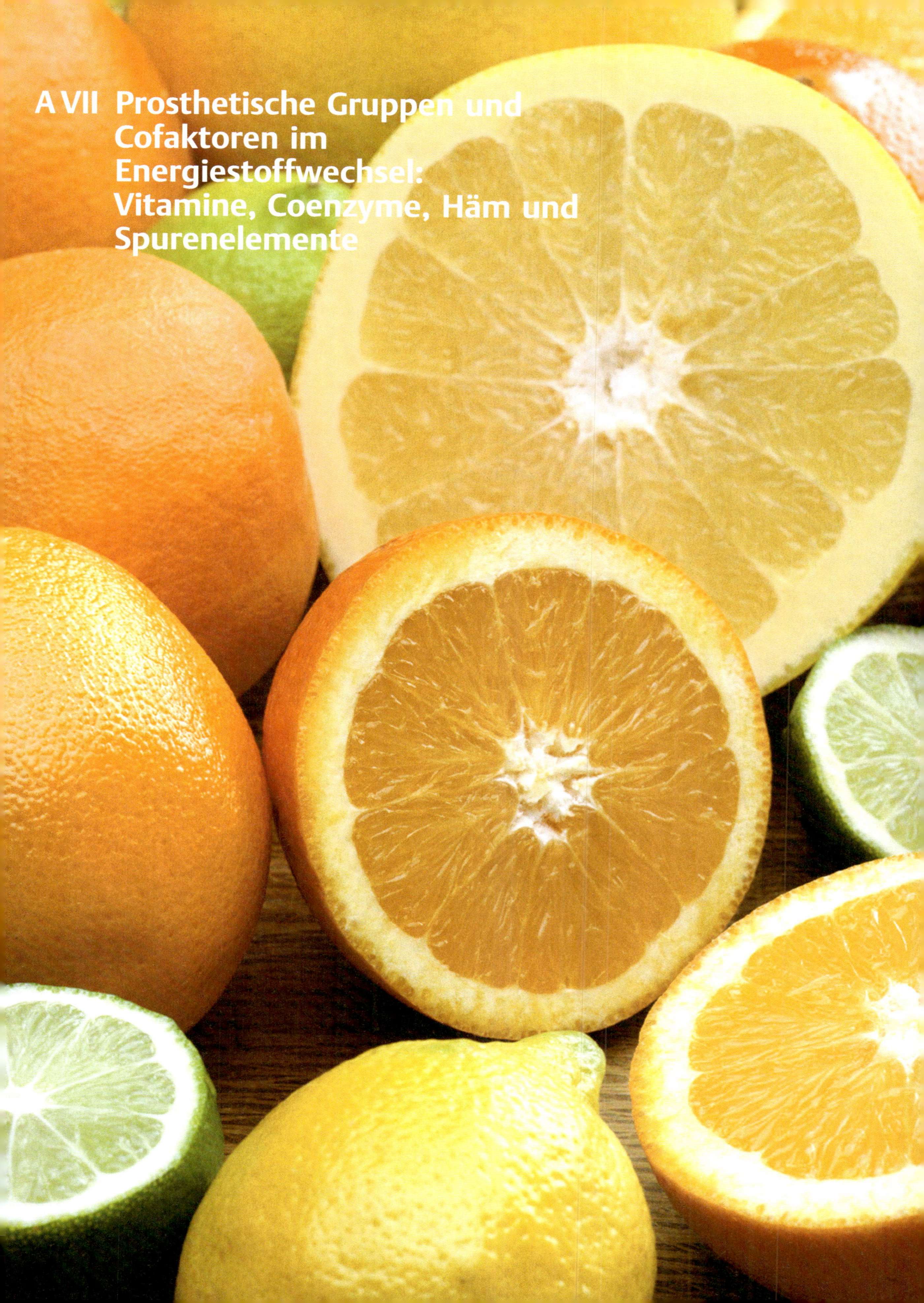

16 Vitamine

16.1 Grundlagen

Vitamine sind **essenzielle** Substanzen, die vom Körper in geringen Mengen zur Erhaltung der Lebensfunktionen benötigt werden. Sie haben katalytische und regulatorische Funktion als
- Cofaktoren von Enzymen,
- Transkriptionsfaktoren,
- Antioxidanzien,
- Bestandteile von Signaltransduktionsketten

(Tab. **A-16.1**).

16 Vitamine

16.1 Grundlagen

Vitamine sind Substanzen, die unser Körper für die Erhaltung seiner Lebensfunktionen benötigt. Mikroorganismen und Pflanzen können diese Verbindungen selbst synthetisieren. Den höheren Organismen sind im Laufe der Evolution die dazu benötigten Enzyme verloren gegangen. Vitamine sind für den Menschen also **essenziell** und müssen mit der Nahrung aufgenommen werden. Eine Ausnahme ist Vitamin D (Cholecalciferol), das aus Cholesterin synthetisiert wird (S. 624).
Vitamine werden nur in ganz geringen Mengen benötigt. Sie haben regulatorische und katalytische Funktion und wirken als
- Cofaktoren von Enzymen,
- Transkriptionsfaktoren,
- Antioxidanzien,
- Bestandteile von Signaltransduktionsketten (Tab. **A-16.1**).

16.1.1 Vitaminbedarf

Der tägliche Vitaminbedarf hängt von individuellen Gegebenheiten ab.
Tabelle **16.1** gibt einen Überblick über die von der DGE empfohlenen Mengen der täglichen Zufuhr.

16.1.1 Vitaminbedarf

Der tägliche Bedarf an Vitaminen hängt von individuellen Gegebenheiten ab und kann in den meisten Fällen nicht genau angegeben werden. Die Deutsche Gesellschaft für Ernährung (DGE) hat deshalb Empfehlungen für die wünschenswerte tägliche Zufuhr an Vitaminen herausgegeben (Tab. **A-16.1**). Dabei sind
- individuelle Schwankungen,
- erhöhter Bedarf bei körperlicher Arbeit,
- Wachstum,
- Schwangerschaft und Stillzeit

berücksichtigt. Zusätzlich sind Verluste zu beachten, die durch industrielle Nahrungsprozessierung, Lagerung und Zubereitung (Erhitzen) entstehen.

16.1.2 Vitaminosen

▶ Definition

16.1.2 Vitaminosen

▶ **Definition.** Vitaminosen sind Erkrankungen infolge einer Fehlversorgung mit Vitaminen. Man unterscheidet
- **Hypovitaminose:** Erkrankung aufgrund einer leichten Vitamin-Unterversorgung,
- **Avitaminose:** Erkrankung aufgrund des Fehlens eines Vitamins,
- **Hypervitaminose:** Erkrankung aufgrund einer Vitamin-Überversorgung.

Hypo- und Avitaminosen

Hypo- und Avitaminosen sind die häufigsten Formen der Vitaminose. **Ursachen** eines Vitaminmangels können sein:
- **unzureichende orale Zufuhr**: in Industrieländern selten;
- **gestörte intestinale Resorption**: besonders bei fettlöslichen Vitaminen, die wie Lipide über Gallensalze und Mizellenbildung aufgenommen werden;
- **fehlende oder unzureichende Umwandlung des Vitamins in seine aktive Form.**

Hypo- und Avitaminosen

Hypo- und Avitaminosen sind die häufigsten Formen der Vitaminose. Vitaminmangel hat verschiedene **Ursachen**:
Die primäre Ursache ist eine **unzureichende orale Zufuhr** des Vitamins. Man kann dies besonders in den Ländern der Dritten Welt beobachten. In den westlichen Industrienationen kommt diese Art der Unterversorgung nur sehr selten vor.
Kommt es trotz ausreichender Vitaminzufuhr zu Mangelerscheinungen, spielen sekundäre Ursachen eine Rolle. Dazu gehört z. B. eine **gestörte intestinale Resorption.** Dies betrifft besonders die fettlöslichen Vitamine, die mit Hilfe von Gallensalzen aus der Leber in Mizellen gelöst werden. Fehlen die Gallensalze (z. B. bei einem Gallengangverschluss), können die Vitamine nicht mehr gelöst und damit nicht mehr resorbiert werden. Cobalamin (Vitamin B_{12}) ist bei der

Resorption auf den Intrinsic Factor aus den Belegzellen des Magens (S. 190) angewiesen. Daher kann es bei chronisch atrophischer Gastritis (aufgrund einer Atrophie der Magendrüsen) oder nach einer Magenresektion zu einem resorptionsbedingten Cobalaminmangel kommen.
Eine weitere sekundäre Ursache für einen Vitaminmangel ist eine **fehlende oder unzureichende Umwandlung des Vitamins in seine aktive Form**. Zum Beispiel wird die Umwandlung von Thiamin in das aktive Thiaminpyrophosphat (TPP) durch Alkohol gestört, so dass ein Thiaminmangel bei Alkoholikern dadurch noch verstärkt werden kann.
Die **Symptome** von Hypovitaminosen sind in der Regel unspezifisch. Da Vitamine am Intermediärstoffwechsel beteiligt sind, sind oft Organe mit einer hohen Stoffwechselrate (z. B. Herz, Darm) betroffen. Auch Gewebe mit starker Zellproliferation (z. B. Knochenmark während der Blutbildung) sind anfällig für einen Vitaminmangel. Außerdem zeigt der Körper unter bestimmten Umständen einen erhöhten Vitaminbedarf.

Die **Symptome** eines Vitaminmangels sind in der Regel unspezifisch, da Vitamine an vielen unterschiedlichen Stoffwechselwegen beteiligt sind.

▶ **klinik.** Während einer Schwangerschaft besteht ein erhöhter Folsäurebedarf. Studien haben gezeigt, dass es einen Zusammenhang zwischen einem Folsäuremangel der Mutter und dem Auftreten von Neuralrohrdefekten (z. B. Spina bifida) beim Kind gibt. Deshalb wird vor und während einer Schwangerschaft eine Substitution mit Folsäure empfohlen.

◀ klinik

Hypervitaminosen

Hypervitaminosen kommen selten vor. Sie werden in der Regel durch **fettlösliche Vitamine** hervorgerufen, da diese nicht so einfach aus dem Körper entfernt werden können. Wasserlösliche Vitamine werden auch bei hohem Überschuss mit dem Urin ausgeschieden.

Hypervitaminosen

Hypervitaminosen kommen fast nur bei **fettlöslichen Vitaminen** vor, da diese nicht einfach ausgeschieden werden können.

16.1.3 Einteilung der Vitamine

16.1.3 Einteilung der Vitamine

▶ **Merke.** Die Vitamine werden in fettlösliche und wasserlösliche Vitamine eingeteilt. Zu den fettlöslichen Vitaminen gehören die Vitamine A, D, E und K („EDeKA"), zu den wasserlöslichen die Vitamine der B-Gruppe und das Vitamin C (Tab. **A-16.1**).

◀ Merke

Diese Einteilung erfolgt lediglich aufgrund der chemischen Eigenschaften der Vitamine und hat nichts mit ihrer Funktion zu tun.

▶ **Tipp.** Heute werden in der Regel die Trivialnamen der Vitamine benutzt, nicht mehr die Buchstabenbezeichnung (z. B. Tocopherol statt Vitamin E). Es empfiehlt sich also, sich die Trivialnamen der Vitamine einzuprägen.

◀ Tipp

A-16.1 Funktion, Vorkommen und empfohlene Tagesdosis von Vitaminen

Vitamin	*aktive Form*	*Funktion(en)*	*Vorkommen*	*empfohlene Tagesdosis**
fettlöslich (lipophil)				
Vit. A – Retinol	Retinol, Retinal, Retinsäure	Sehvorgang (Retinal) Entwicklung (Retinsäure) Epithelschutz (Retinol)	Fisch, Provitamin (β-Carotin) in vielen Pflanzen	0,8 – 1,1 mg
Vit. D – Cholecalciferol	1,25-Dihydroxycholecalciferol (Calcitriol), 1,25-Dihydroxyergocalciferol	Hormon des Ca^{2+}-Stoffwechsels	Lebertran, Eier, Leber, Milch Synthese aus Cholesterin (s. u.)	5 µg
Vit. E – Tocopherol	Tocopherol-Hydrochinon	Oxidationsschutz ungesättigter Fettsäuren	Getreidekeime, Pflanzenöle	12 mg
Vit. K – Phyllochinon	Difarnesylnaphtochinon	Coenzym von γ-Carboxylierungen	Gemüse, tierische Gewebe Synthese durch Darmbakterien	65 – 80 µg
wasserlöslich (hydrophil)				
Vit. B_1 – Thiamin	Thiaminpyrophosphat	dehydrierende Decarboxylierungen	Nüsse, Keime, Schweinefleisch	1,1 – 1,6 mg
Vit. B_2 – Riboflavin	FAD, FMN	Protonenübertragung, Elektronenübertragung	Aal, Hefe, Käse, Hühnerbrust, Milch	1,5 – 1,8 mg
Niacin	NAD^+, $NADP^+$	Protonenübertragung, Elektronenübertragung	Nüsse, Fleisch, Fisch Synthese aus Tryptophan (s. u.)	15 – 20 mg
Vit. B_6 – Pyridoxin	Pyridoxalphosphat	Transaminierungen, Decarboxylierungen	Leber, Fisch, Erbsen, Walnüsse, Bierhefe	1,6 – 2,1 mg
Vit. B_{12} – Cobalamin	5'-Desoxyadenosylcobalamin Methylcobalamin	Alkyl-Umlagerungen, C_1-Gruppen-Übertragungen	Fisch, Fleisch Synthese durch Darmbakterien	3 µg
Folsäure	Tetrahydrofolsäure	C_1-Gruppen-Übertragungen	frisches, grünes Gemüse Synthese durch Darmflora	300 µg
Pantothensäure	Phosphopantethein (in Coenzym A und im Acyl-Carrier-Protein der Fettsäure-Synthase)	Acylübertragungen	Eier, Fleisch, Erdnüsse	6 mg
Biotin	Biotinyllysin	Carboxylierungen	Synthese durch Darmbakterien	30 – 100 µg
Vit. C – Ascorbinsäure	Ascorbinsäure	Redoxsystem, Hydroxylierungen	Obst und Gemüse	75 mg

* Empfehlungen der Deutschen Gesellschaft für Ernährung (DGE)
nach Königshoff, M., Brandenburger T. (2007): Kurzlehrbuch Biochemie, Thieme, Stuttgart

16.2 Fettlösliche Vitamine

16.2.1 Retinol – Vitamin A

Vitamin A wird hauptsächlich als **β-Carotin** (Provitamin A) aufgenommen, das in Obst, Gemüse und Leber vorkommt.
Vitamin A spielt eine wichtige Rolle beim **Sehvorgang** und bei der **Regulation von Wachstumsprozessen**.

16.2 Fettlösliche Vitamine

16.2.1 Retinol – Vitamin A

Vitamin A wird hauptsächlich in Form seiner Vorstufe **β-Carotin** (Provitamin A) aufgenommen. Dieses kann nur von Pflanzen synthetisiert werden und kommt in hohen Konzentrationen in gelbem Obst und Gemüse vor (z. B. Pfirsiche oder Karotten). In tierischem Gewebe findet man außer in der Leber, in der es gespeichert wird, nur geringe Mengen an Vitamin A.
Vitamin A spielt ein wichtige Rolle beim **Sehvorgang** und bei der **Regulation von Wachstumsprozessen**.

Struktur und Stoffwechsel

Vitamin A existiert in verschiedenen Formen, die alle aus β-Carotin entstehen können (Abb. **A-16.1**):
- all-*trans*-Retinal,
- all-*trans*-Retinol,
- all-*trans*-Retinsäure.

Retinol ist ein Alkohol, der aus vier Isopreneinheiten besteht. Er wird entweder direkt mit der Nahrung zugeführt oder aber in Form seiner Vorstufe β-Carotin (Provitamin A) aufgenommen.
Retinol bzw. seine Vorstufe β-Carotin werden im Rahmen der Fettresorption mit Hilfe von Gallensäuren in die Enterozyten des Darms aufgenommen. Dort wird **β-Carotin** durch eine Dioxygenase unter Verbrauch von molekularem Sauerstoff in zwei Moleküle des Aldehyds **all-*trans*-Retinal** gespalten. Durch eine Isomerase wird das **all-*trans*-Retinal** in **11-*cis*-Retinal** umgewandelt, das eine wichtige Rolle beim Sehvorgang spielt. Durch eine Retinol-Dehydrogenase kann das all-*trans*-Retinal reversibel zu **all-*trans*-Retinol** reduziert werden. Es kann aber auch irreversibel zu **all-*trans*-Retinsäure** oxidiert werden. Diese hat zusammen mit **9-*cis*-Retinsäure**, die durch Isomerisierung entsteht, eine wichtige Funktion bei der Kontrolle von Wachstum und Entwicklung.

Struktur und Stoffwechsel

Vitamin A existiert in verschiedenen Formen, die alle aus β-Carotin entstehen können (Abb. **A-16.1**):
- all-*trans*-Retinal,
- all-*trans*-Retinol,
- all-*trans*-Retinsäure.

β-Carotin wird durch eine Dioxygenase in zwei Moleküle **all-*trans*-Retinal** gespalten. Dieses kann weiter zu **all-*trans*-Retinol** reduziert oder zu **all-*trans*-Retinsäure** oxidiert werden.

A-16.1 Die verschiedenen Formen des Vitamin A und seine Reaktionen

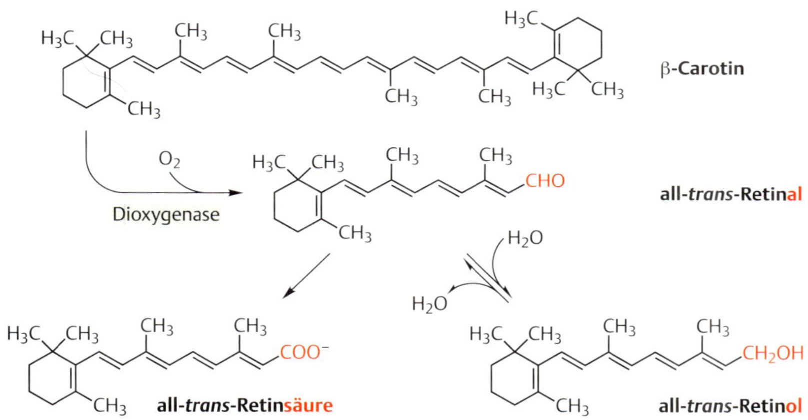

Aus β-Carotin entsteht durch Oxidation das all-*trans*-Retinal, das in all-*trans*-Retinol umgewandelt werden kann. Diese Reaktion ist reversibel. Die Reaktion von all-*trans*-Retinal zu all-*trans*-Retinsäure dagegen ist irreversibel.

A-16.1

Speicherung

Zur Speicherung wird das Retinal in Chylomikronen über das Blut in die Leber transportiert. Dort wird es zu Retinol reduziert und dann mit Palmitat zu **Retinylpalmitat** verestert. In dieser Form wird es in den Ito-Zellen der Leber gespeichert. Die gespeicherte Vitamin-A-Menge in der Leber sichert den Bedarf an Vitamin A über mehrere Monate. Bei Bedarf wird das Retinol durch eine **Esterase** freigesetzt. Da Retinol nur schwer wasserlöslich ist, wird es im Blut mit Hilfe von **Retinolbindeproteinen** an seinen Bestimmungsort transportiert.

Speicherung

Vitamin A wird als **Retinylpalmitat** in den Ito-Zellen der Leber gespeichert. Bei Bedarf wird Retinol durch eine **Esterase** freigesetzt. Der Transport im Blut erfolgt mit Hilfe von **Retinolbindeproteinen**.

Funktion

▶ Merke

Funktion

▶ **Merke.** Vitamin A hat verschiedene Funktionen:
- **Retinal** ist das erste Glied in der Signalkette beim Sehvorgang.
- **Retinol** und
- **Retinsäure** beeinflussen die Genexpression und haben so Einfluss auf Entwicklung, Wachstum und viele andere Prozesse im Körper.

Retinal und der Sehvorgang

11-*cis*-Retinal bildet zusammen mit dem Protein Opsin das **Photopigment**. Die Licht-induzierte Umlagerung zu all-*trans*-Retinal ist der erste Schritt der Signaltransduktion des Sehvorgangs (S. 798).

Retinal und der Sehvorgang

In den Scheibchenmembranen der Stäbchen und Zapfen der Retina (daher hat das Retinal auch seinen Namen) bildet 11-*cis*-Retinal zusammen mit dem heptahelikalen Membranprotein Opsin das **Photopigment** (das Rhodopsin der Stäbchen bzw. die drei Zapfenopsine, die sich in der Primärstruktur des Opsins unterscheiden). Die lichtinduzierte Umlagerung von 11-*cis*-Retinal zu all-*trans*-Retinal ist der erste Schritt in der Signaltransduktionskette des Sehvorgangs (S. 798).

Retinol

Retinol erhält die strukturelle **Integrität** und normale **Permeabilität** von **Membranen**. Außerdem ist es wichtig für eine normale Entwicklung von **Skelett** und **Bindegewebe**

Die Funktion von Retinol wird darauf zurückgeführt, dass es in Retinsäure umgewandelt wird und so als Transkriptionsfaktor wirkt. All-*trans*-Retinsäure und 9-*cis*-Retinsäure **induzieren** die **Transkription** z. B. von
- **Zytokingenen,**
- **Differenzierungsgenen,**
- **embryonalen Genen**, die die Morphogenese von Organen und Ausbildung der Längsachse induzieren.

Retinol und Retinsäure

Die allgemeine Bedeutung von Retinol liegt wahrscheinlich in der Erhaltung der strukturellen **Integrität** und einer normalen **Permeabilität** von **Membranen.** Es ist unerlässlich zum Erhalt von Epithelzellen und man weiß auch, dass die innere Mitochondrienmembran unter Vitamin-A-Mangel instabil wird und die Atmungskette dadurch nicht mehr richtig funktioniert. Außerdem hat Retinol Einfluss auf das **Skelett** und das **Bindegewebe**, deren normale Entwicklung bei Vitamin-A-Mangel gestört ist.

Man vermutet, dass diese Wirkungen von Retinol darauf zurückzuführen sind, dass Retinol in Retinsäure umgewandelt wird. Retinsäure wirkt als Transkriptionsfaktor und hat somit Einfluss auf Gene, die über Retinsäure-Rezeptoren (RAR/RXR; s. u. und S. 564) reguliert werden. Dazu gehören u. a. manche Gene, die an der Knochenbildung und der Bildung von Epithelien beteiligt sind. Auch manche Gene für den Intermediärstoffwechsel und die Funktion der Mitochondrien werden so reguliert. Dadurch können die Effekte von Retinol auf die Mitochondrienmembran erklärt werden. Durch all-*trans*-Retinsäure und 9-*cis*-Retinsäure werden außerdem folgende Gene reguliert:
- die Gene der **Zytokine**, die vor allem im Immunsystem das Wachstum von Zellen fördern,
- **Differenzierungsgene**, die vor allem in stark proliferierenden Geweben wie Epithelien exprimiert werden und diese so vor Tumoren schützen,
- Gene, die während der **Embryogenese** exprimiert werden und die Morphogenese verschiedener Organsysteme sowie die Ausbildung der Längsachse induzieren.

Retinsäure bindet an einen intrazellulären Rezeptor. Der Retinsäure-Rezeptor-Komplex wirkt dann als Transkriptionsfaktor.

Retinsäure wirkt über einen intrazellulären Rezeptor (RAR für all-*trans*-Retinsäure, RXR für 9-*cis*-Retinsäure), der sich bereits an der DNA gebunden im Kern befindet. Die Retinsäure diffundiert durch das Zytosol in den Zellkern und bindet dort an den Rezeptor. Der Komplex aus Retinsäure und Rezeptor entfaltet als Heterodimer mit einem zweiten Rezeptor-Hormon-Komplex seine Aktivität als Transkriptionsfaktor (S. 564).

Vitaminosen

Hypovitaminose

Erstes Symptom ist die **Nachtblindheit** (Ursache: ungenügende Rhodopsinregeneration). Länger anhaltender Vitamin-A-Mangel führt aufgrund fehlenden Epithelschutzes zu Austrocknung und Verhornung von Schleimhäuten, z. B. am Auge. Die **Xerophthalmie**

Vitaminosen

Hypovitaminose

Das erste Symptom eines Vitamin-A-Mangels ist die **Nachtblindheit** (Hemeralopie). Sie ist auf eine ungenügende Regeneration des Rhodopsins (Mechanismus s. S. 800) zurückzuführen.

Bei länger anhaltendem Vitamin-A-Mangel trocknen die Schleimhäute aufgrund des fehlenden Epithelschutzes aus und verhornen. Am Auge führt dies zur **Xerophthalmie** (Abb. **A-16.2**). Unterbleibt die Substitution von Vitamin A, kommt es schließlich durch Verhornung der Kornea zur Erblindung. Die Xerophthalmie aufgrund primären Vitamin-A-Mangels ist in den Ländern der Dritten Welt der häufigste Grund für die Erblindung von Kleinkindern. Neben der Schleimhautverhornung kommt es auch zur Atrophie der Speicheldrüsen und des Darmepithels. Bei Jugendlichen treten außerdem Wachstumsstörungen und Knochenbildungsstörungen auf.

(Abb. **A-16.2**) ist in Entwicklungsländern die häufigste Ursache für die Erblindung von Kleinkindern.

In den westlichen Industrieländern ist ein primärer Vitamin-A-Mangel so gut wie unbekannt. Tritt hier eine Hypovitaminose A auf, handelt es sich in der Regel um einen sekundären Mangel, der durch Resorptionsstörungen, z. B. nach einer Darmresektion, oder durch ein Speicherdefizit der Leber, z. B. bei Leberzirrhose, entsteht.

In westlichen Industrieländern ist der (sehr seltene) Vitamin-A-Mangel auf eine sekundäre Ursache (Resorptionsstörungen, Leberzirrhose) zurückzuführen.

A-16.2 Xerophthalmie

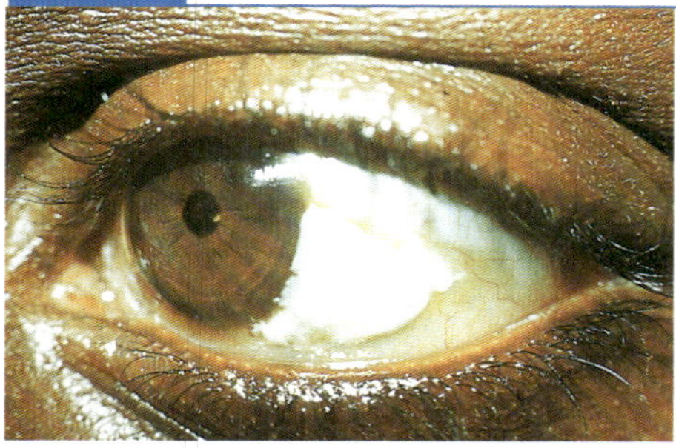

a Bitot-Fleck im temporalen Lidspaltenbereich bei Bindehautxerose infolge Vitamin-A-Mangels. Bitot-Flecken bestehen aus abgestorbenen Bindehaut-Epithelzellen, die durch den Lidschlag angehäuft werden.

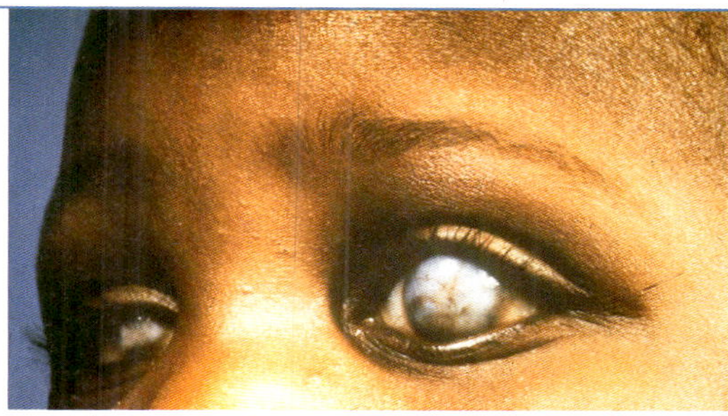

b Irreversible Keratinisierung der Hornhaut mit Ulzerationen bei ausgeprägtem, lang anhaltendem Vitamin-A-Mangel.

Hypervitaminose

Sehr hohe Vitamin-A-Dosen können vor allem bei Kindern und Jugendlichen zu Kopfschmerzen, Erbrechen und Schwindel führen. Weitere Symptome einer Vitamin-A-Hypervitaminose sind Haarausfall und Hautaustrocknung. Außerdem kann es zu überschüssiger Knochenbildung (Hyperostose) kommen.

Während der Schwangerschaft dürfen keine hochdosierten Vitamin-A-Präparate eingenommen werden, da Vitamin-A-Überschuss beim Embryo u. a. zu Fehlbildungen des Skeletts (Störung der Ausbildung der Längsachse!) führen kann.

Hypervitaminose

Symptome sind Kopfschmerzen, Erbrechen, Schwindel, Haarausfall, Hautaustrocknung und Hyperostose.

Beim Embryo führt Vitamin-A-Überschuss u. a. zu Skelettfehlbildungen.

16.2.2 Calciferole – Vitamin D

Calciferole wirken im Körper als Hormone.

Sie sind für die **Versorgung des Körpers mit Ca^{2+}** zuständig: Sie steigern die Ca^{2+}-Resorption aus dem Darm und fördern den Einbau von Ca^{2+} in den Knochen.

Die beiden wichtigsten Vertreter sind **Cholecalciferol** (Vitamin D_3), das in größeren Mengen in Lebertran vorkommt, und **Ergocalciferol** (Vitamin D_2), das in Pflanzen und Speisepilzen enthalten ist. Ihre biologisch aktive Form ist **1,25-Dihydroxycholecalciferol (Calcitriol)** bzw. **1,25-Dihydroxyergocalciferol**.

16.2.2 Calciferole – Vitamin D

Calciferole sind **Hormone**, die den **Körper mit Ca^{2+} versorgen**. Die wichtigsten sind
- **Cholecalciferol** (Vitamin D_3) mit der biologisch aktiven Form **1,25-Dihydroxycholecalciferol (Calcitriol)**,
- **Ergocalciferol** (Vitamin D_2) mit der biologisch aktiven Form **1,25-Dihydroxyergocalciferol**.

Struktur, Biosynthese und Funktion

Die Calciferole sind Steroide (Abb. **A-16.3**), bei denen der B-Ring des Sterangerüsts durch UV-Strahlung gespalten wurde. Über 50 % des Cholecalciferols synthetisiert der Mensch selbst aus Cholesterin über die Zwischenstufe 7-Dehydrocholesterin. Näheres zur Struktur, Biosynthese und Funktion der Calciferole s. S. 624.

Struktur, Biosynthese und Funktion

Calciferole sind Steroide (Abb. **A-16.3**). Cholecalciferol kann im Körper synthetisiert werden. Details zur Biosynthese und Funktion s. S. 624.

A-16.3

A-16.3 Struktur der Calciferole

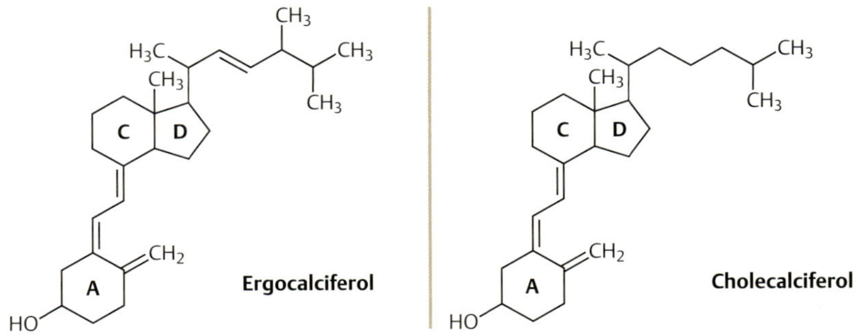

Vitaminosen

Hypovitaminose

Zur Unterversorgung kommt es dann, wenn dem Körper zur Biosynthese des Cholecalciferols nicht genügend UV-Strahlung zur Verfügung steht.
Ein Mangel an Vitamin D führt bei Kindern zur **Rachitis** (Abb. **A-16.4**), bei Erwachsenen zur **Osteoporose** und **Osteomalazie**, da die Knochen nicht mehr genügend mineralisiert werden.

Vitaminosen

Hypovitaminose

Obwohl Vitamin D in Form von Cholecalciferol vom Körper selbst synthetisiert werden kann, kann es zu einer Unterversorgung mit Vitamin D kommen. Dies liegt daran, dass vor allem im Winter der Körper einer zu geringen UV-Strahlung ausgesetzt ist, so dass der erste Schritt der Biosynthese des Calciferols nicht mehr ausreichend schnell vollzogen werden kann.
Da Vitamin D bei der Knochenmineralisierung eine wichtige Rolle spielt, führt ein Mangel zu Mineralisierungsstörungen des Skeletts. Im Säuglings- und Kindesalter äußert sich dies im Krankheitsbild der **Rachitis**. Dabei kommt es zu einer Störung der enchondralen Ossifikation mit schweren Knochendeformationen, z. B. Auftreibungen an der Knorpel-Knochen-Grenze der Rippen (rachitischer Rosenkranz, Abb. **A-16.4 a**), X- oder O-Beinen (Abb. **A-16.4 b**). In besonders schweren Fällen können auch Tetanien und Krampfanfälle auftreten.
Nach Abschluss des Längenwachstums (Schluss der Epiphysenfugen) äußert sich der Vitamin-D-Mangel als **Osteoporose** oder **Osteomalazie**. Bei Ersterer führt die mangelhafte Mineralisierung der Knochengrundsubstanz zu Spontanfrakturen, bei Letzterer zusätzlich zu Deformationen.

A-16.4

A-16.4 Rachitis

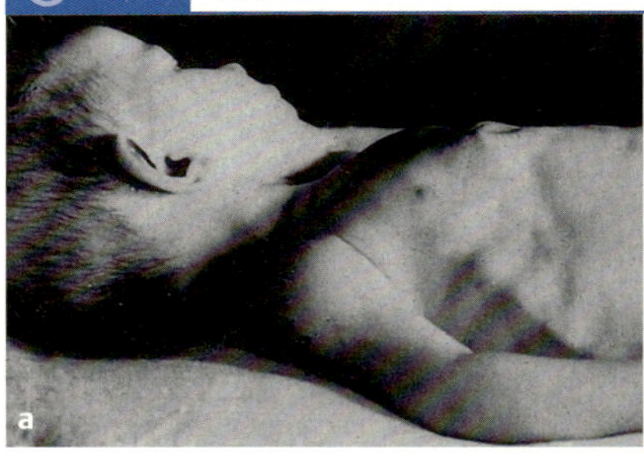

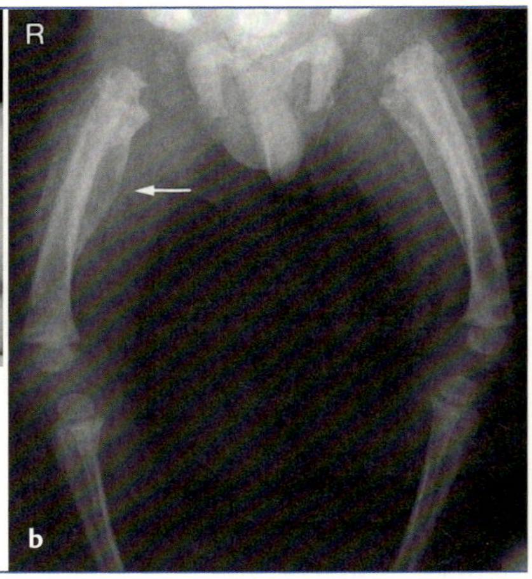

a Stark ausgeprägter rachitischer Rosenkranz
b O-Beine bei einem Kleinkind mit Rachitis. Am Femur finden sich beidseits periostale Knochenappositionen (Pfeil) aus unverkalkter Knochengrundsubstanz.

Hypervitaminose

Eine ernährungsbedingte Hypervitaminose D ist nicht bekannt. Durch zu hoch dosierte Gabe von Vitamin-D-Präparaten kommt es zu einer **Knochenentkalkung**, da Calciferole die Differenzierung der Osteoklasten fördern (S. 626). Die Folge davon ist eine **Hyperkalzämie**, die zu Kalkablagerungen in den Gefäßen führen kann. Da Ca^{2+} über die Nieren ausgeschieden wird, kommt es zur **Hyperkalzurie**. Fällt das Calcium aufgrund zu hoher Konzentrationen in den Tubuli aus, kann Nierenversagen resultieren.

Hypervitaminose

Zu viel Vitamin D führt zur **Knochenentkalkung** und als Folge davon zur **Hyperkalzämie** und **Hyperkalzurie**.

16.2.3 Tocopherol – Vitamin E

Die wichtigste Form des Vitamin E ist das **α-Tocopherol**, das in Membranen als Radikalfänger fungiert. Es kommt ausschließlich in Pflanzen vor. Wichtige Vitamin-E-Quellen sind deshalb pflanzliche Öle wie Weizenkeim-, Sonnenblumen- oder Olivenöl.

16.2.3 Tocopherol – Vitamin E

Die wichtigste Form des Vitamin E ist **α-Tocopherol**. Es kommt in pflanzlichen Ölen vor.

Resorption und Speicherung

Die Resorption des Vitamin E erfolgt zusammen mit den Lipiden aus der Nahrung im Dünndarm mit Hilfe von Gallensäuren.
Über Lipoproteine (S. 244) wird es dann im Körper verteilt und in die Membranen seiner Zielzellen eingebaut. Dort wirkt es als **Radikalfänger** (s. u.). Gespeichert wird Vitamin E in Form von α-Tocopherol im Fettgewebe und in der Muskulatur.

Resorption und Speicherung

Vitamin E wird zusammen mit den Lipiden aus der Nahrung resorbiert und als **Radikalfänger** in die Membranen der Zielzellen eingebaut.
Die Speicherung erfolgt im Fett- und Muskelgewebe.

Struktur

Die Tocopherole sind eine größere Gruppe von Substanzen, deren gemeinsames Merkmal ein **Chromanring** (Benzodihydropyran) mit einer gesättigten isoprenoiden Seitenkette ist (Abb. **A-16.5**). Die einzelnen Tocopherole unterscheiden sich in der Stellung und der Anzahl der Methylgruppen am Chromanring. Für die Wirkung als Vitamin sind der Chromanring und die Hydroxylgruppe entscheidend (s. u.).

Struktur

Tocopherole enthalten einen **Chromanring** mit einer isoprenoiden Seitenkette (Abb. **A-16.5**). Der Chromanring und seine Hydroxylgruppe sind wichtig für die Funktion des Vitamins.

A-16.5 **Struktur von α-Tocopherol**

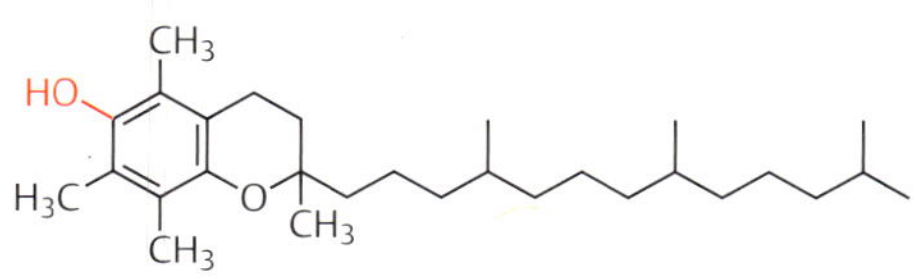

Die für die Funktion wichtige Hydroxylgruppe am Chromanring ist farbig hervorgehoben.

A-16.5

Funktion

Vitamin E ist ein **Antioxidationsmittel**, das mehrfach ungesättigte Fettsäuren vor einer Schädigung durch Radikale schützt.
Hydroxylradikale können an einer Doppelbindung einer ungesättigten Fettsäure unter Bildung von H_2O ein Wasserstoffatom abziehen. Dabei entsteht ein Perhydroxylradikal (R-H, Abb. **A-16.6**). Dieses Radikal reagiert mit molekularem Sauerstoff zum **Peroxylradikal** (R-OO˙). Peroxylradikale sind sehr reaktiv und können unter Bildung eines Fettsäure-Hydroperoxids (R-OOH) einer anderen Fettsäure ein Wasserstoffatom entziehen. So kommt es zu einer Kettenraktion, an deren Ende die Doppelbindungen der Fettsäuren alle zu Peroxidradikalen oxidiert sind. Diesen Kreislauf durchbricht das Tocopherol, indem es mit dem Fettsäure-Peroxylradikal reagiert, so dass dieses keine weitere Fettsäure mehr oxidieren kann. Man spricht dabei auch von einer nichtenzymatischen Unterbrechung der Lipidoxidationskette.

Funktion

Vitamin E wirkt als **Antioxidationsmittel**. Es schützt ungesättigte Fettsäuren vor einer Oxidation mit Hydroxylradikalen, indem es die Kettenreaktion stoppt, die durch die Radikalisierung der Fettsäuren (Abb. **A-16.6**) ausgelöst wird.

A-16.6

A-16.6 Die Lipidoxidationskette

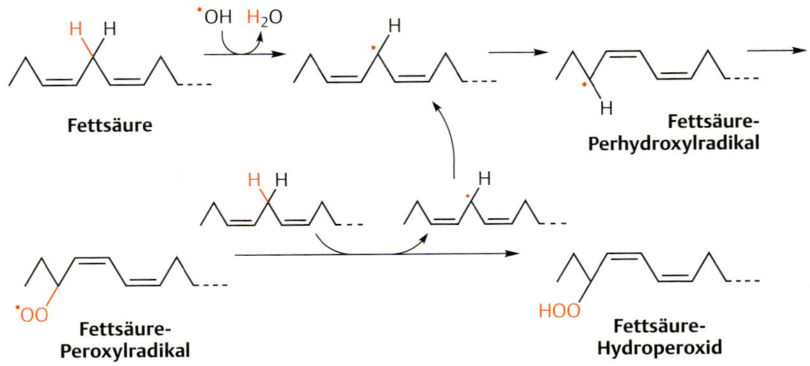

An einer Doppelbindung einer ungesättigten Fettsäure entzieht ein Hydroxylradikal ein Wasserstoffatom. Dabei entsteht ein Perhydroxylradikal. Dieses Radikal reagiert mit molekularem Sauerstoff zum Peroxylradikal. Dieses reaktive Radikal entzieht wiederum einer anderen Fettsäure ein Wasserstoffatom und bildet ein Fettsäure-Hydroperoxid. Es kommt zu einer Kettenraktion, während der die Doppelbindungen der Fettsäuren alle zu Peroxidradikalen oxidiert werden.

Wirkungsmechanismus

α-Tocopherol wird durch Wasseranlagerung in **α-Tocopherol-Hydrochinon** überführt (Abb. **A-16.7**). Dieses kann mit einem Fettsäure-Peroxylradikal reagieren und es unschädlich machen. Das dabei entstehende α-**Tocopheryl-Radikal** wird durch Vitamin C zu α-Tocopherol-Hydrochinon reduziert oder es reagiert weiter zum **α-Tocochinon**.

Wirkungsmechanismus

Durch Wasseranlagerung wandelt sich α-Tocopherol in **α-Tocopherol-Hydrochinon** um (Abb. **A-16.7**). Dieses kann mit dem Fettsäure-Peroxylradikal (ROO˙) reagieren, indem es selber zum Radikal wird:

ROO˙ + α-Tocopherol-Hydrochinon → α-Tocopheryl-Radikal + R-OOH

Damit ist das Fettsäure-Peroxylradikal unschädlich gemacht und kann keine weiteren Fettsäuren mehr oxidieren. Das α-Tocopheryl-Radikal wird dann entweder mit Hilfe von **Ascorbinsäure** (Vitamin C, S. 303) wieder zum α-Tocopherol-Hydrochinon reduziert oder es reagiert durch Abgabe eines Protons und eines Elektrons weiter zum **α-Tocochinon**.

▶ Merke

▶ **Merke.** α-Tocopherol und Vitamin C wirken als Radikalfänger.

A-16.7 α-Tocopherol als Radikalfänger

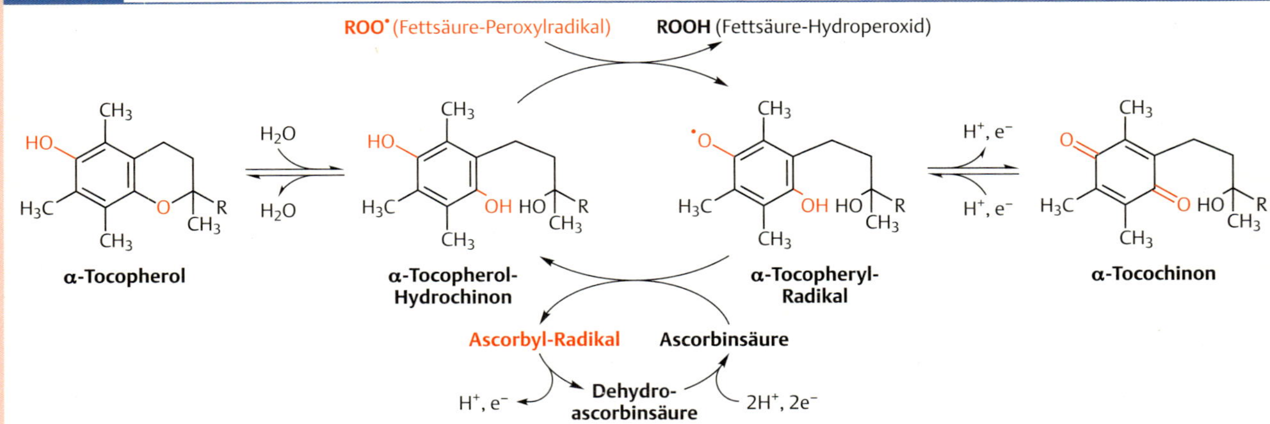

α-Tocopherol kann in Form des α-Tocopherol-Hydrochinons ein Fettsäure-Peroxylradikal zum Fettsäure-Hydroperoxid reduzieren. Dadurch unterbricht es auf nichtenzymatische Weise die Fettsäure-Oxidationskette. Dabei entsteht das α-Tocopheryl-Radikal, das entweder zum α-Tocochinon weiter oxidiert oder durch Vitamin C wieder zu α-Tocopherol-Hydrochinon reduziert wird.

Vitaminosen

Hypovitaminose

Zu einem Vitamin-E-Mangel kommt es äußerst selten, da im Fettgewebe so viel α-Tocopherol gespeichert ist, dass der Körper weit über 1 Jahr damit auskommt. Kommt es doch zu Mangelerscheinungen, äußern diese sich in der Regel durch **oxidativen Stress**. Es kann zu einer **hämolytischen Anämie** kommen, die wahrscheinlich auf eine Schädigung der Erythrozytenmembranen durch Radikale zurückzuführen ist.

Hypervitaminose

Hypervitaminosen sind bei Vitamin E nicht bekannt.

Vitaminosen

Hypovitaminose

Vitamin-E-Mangel ist selten, da der Körper genügend Tocopherol speichern kann. Mangelerscheinungen äußern sich in **oxidativem Stress** und evtl. in einer **hämolytischen Anämie**.

Hypervitaminose

Unbekannt.

16.2.4 Phyllochinon – Vitamin K

Man unterscheidet bei den Phyllochinonen Vitamin K_1 und Vitamin K_2. Vitamin K_1, das **Phyllochinon**, kommt nur in Pflanzen vor. Dort ist es ein Teil der Elektronentransportkette der Photosynthese (daher auch sein Name). Vitamin K_2, das **Menachinon** (auch **Difarnesylnaphtochinon** genannt), wird von den Bakterien der Darmflora synthetisiert.
Wie alle fettlöslichen Vitamine werden auch die Phyllochinone zusammen mit den Lipiden unter Zuhilfenahme der Gallensäuren im Dünndarm resorbiert. Die biologisch aktive Form ist das **Difarnesylnaphtochinon** (Vitamin K_2). Sein Difarnesylrest wird in der Leber angehängt, nachdem etwaige andere Seitenketten abgespalten wurden.

16.2.4 Phyllochinon – Vitamin K

Man unterscheidet
- Vitamin K_1 = **Phyllochinon**, das in Pflanzen vorkommt, und
- Vitamin K_2 = **Menachinon** (**Difarnesylnaphtochinon**), das von der Darmflora synthetisiert und in der Leber modifiziert wird. Es stellt die aktive Form des Vitamins dar.

Struktur

Die Grundstruktur der Phyllochinone ist das **Menadion** (2-Methyl-1,4-naphtochinon, Abb. **A-16.8**), das in der Natur nicht vorkommt. Vitamin K_1 enthält einen Phytylrest als Seitenkette, Vitamin K_2 einen Difarnesylrest. Wichtig für die Funktion des Vitamin K ist die Methylgruppe am C^2-Atom des Naphtochinonrings (Abb. **A-16.8**).

Struktur

Phyllochinone enthalten einen substituierten Naphtochinonring (**Menadion**), an dem je nach Vitamin eine andere Seitenkette hängt (Abb. **A-16.8**).

A-16.8 Struktur der Phyllochinone

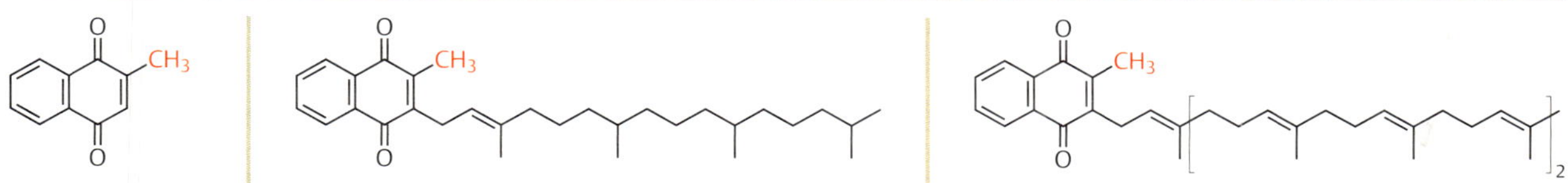

Menadion ist das Grundgerüst der beiden K-Vitamine Phyllochinon und Menachinon. Die für die Funktion wichtige Methylgruppe am C^2-Atom des Naphtochinonrings ist farbig hervorgehoben.

Funktion

Vitamin K ist **Cofaktor bei der γ-Carboxylierung von Glutamatresten**. Die Proteine, deren Glutamatreste γ-carboxyliert werden, fasst man als Vitamin-K-abhängige Proteine (VKD [vitamin K-dependent]-Proteine) zusammen. Von besonderer Bedeutung ist die γ-Carboxylierung der **Gerinnungsfaktoren II**, **VII**, **IX** und **X**. Diese werden erst durch die Carboxylierung eines Glutamatrests aktiviert (S. 747). Andere VKD-Proteine sind **Protein C** und **Protein S**, die beide an der Fibrinolyse beteiligt sind.
Außerdem werden **Osteocalcin** und **Matrix-GLA-Protein**, die Teil der organischen Knochengrundsubstanz sind, Vitamin-K-abhängig γ-carboxyliert.

Funktion

Vitamin K ist **Cofaktor bei der γ-Carboxylierung von Glutamatresten**. Wichtige Beispiele für γ-carboxylierte, also Vitamin-K-abhängige (VKD)-Proteine sind
- **Gerinnungsfaktoren II, VII, IX** und **X**,
- **Protein C** und **Protein S**,
- **Osteocalcin** und **Matrix-GLA-Protein**.

▶ Merke

▶ **Merke.** Durch die Vitamin-K-abhängige γ-Carboxylierung eines Glutamatrests werden die Gerinnungsfaktoren II, VII, IX und X aktiviert.

Wirkungsmechanismus

Vitamin K_2 wird zum **Vitamin-K_2-Hydrochinon** reduziert. Über die Zwischenstufe Vitamin-K-Alkoxid, die die Anlagerung von CO_2 an das C-Atom des Glutamylrests des VKD-Proteins ermöglicht, entsteht **Vitamin-K_2-Epoxid**, aus dem eine Epoxid-Reduktase Vitamin K_2 regeneriert (Abb. **A-16.9**).

Wirkungsmechanismus

Duch eine NADPH-abhängige Chinon-Reduktase wird das Vitamin K_2 zum **Vitamin-K_2-Hydrochinon** reduziert ([1] in Abb. **A-16.9**). Durch O_2-Anlagerung entsteht aus dem Vitamin-K_2-Hydrochinon das Vitamin-K-Alkoxid, eine starke Base, die dem Glutamylrest eines VKD-Proteins ein Wasserstoffatom entziehen kann. Dadurch kann die entsprechende Carboxylase am γ-C-Atom des Glutamylrests CO_2 anlagern (2). Bei dieser Reaktion entsteht **Vitamin-K_2-Epoxid**, das durch die Epoxid-Reduktase wieder in Vitamin K_2 zurückverwandelt wird. Die Epoxid-Reduktase steuert bei dieser Redoxreaktion die Wasserstoffe zweier Sulfhydrylgruppen bei, die dabei zu einer Disulfidbrücke oxidiert werden (3).

A-16.9 Wirkungsmechanismus von Vitamin K

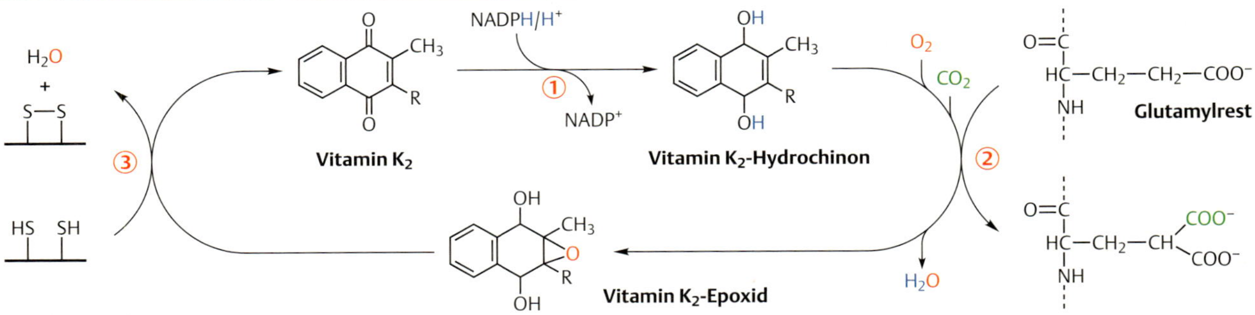

Bei der γ-Carboxylierung von Glutamylresten durchläuft Vitamin K_2 einen Kreislauf, in dem es zuerst reduziert und dann wieder oxidiert wird. Einzelheiten siehe Text.

Vitamin-K-Antagonisten

Cumarinderivate (Abb. **A-16.10**) **hemmen** die **Chinon-** und die **Epoxid-Reduktase kompetitiv** und bewirken so eine Zunahme der Blutgerinnungszeit.

Vitamin-K-Antagonisten

Cumarinderivate wirken aufgrund ihrer strukturellen Ähnlichkeit mit Vitamin K als **kompetitive Inhibitoren der Chinon- und der Epoxid-Reduktase.** Dadurch wird der Vitamin-K-Kreislauf unterbrochen und die Blutgerinnungszeit verlängert sich. Deshalb werden Cumarinderivate als Vitamin-K-Antagonisten bezeichnet. Die heute verwendeten Cumarine sind Derivate des 4-Hydroxycumarins (Abb. **A-16.10**).

A-16.10

A-16.10 Struktur von Cumarinderivaten

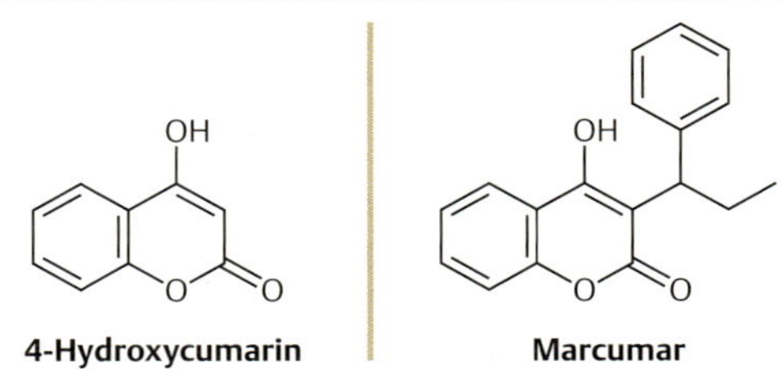

Die heute eingesetzten Cumarine, z. B. Phenprocoumon (Marcumar), leiten sich von 4-Hydroxycumarin ab.

▶ klinik. Cumarinderivate werden zur Thrombose- und Infarktprophylaxe eingesetzt. Es dauert einige Tage, bis sie ihren Maximaleffekt erreichen, da erst dann die Plasmakonzentration der carboxylierten Vitamin-K-abhängigen Gerinnungsfaktoren unter den kritischen Wert sinkt. Ist eine rasche Gerinnungshemmung nötig, wird deshalb überlappend Heparin eingesetzt. Bei **Überdosierung von Cumarinderivaten** kann es zu einer **erhöhten Blutungsneigung** kommen. Meist betrifft dies Hohlorgane (Magen-Darm-Trakt, ableitende Harnwege) und das Subkutangewebe.
Der Mangel an funktionsfähigen Vitamin-K-abhängigen Gerinnungsfaktoren kann durch hochdosierte Gabe von Vitamin K_1 behoben werden. Allerdings tritt die Wirkung von Vitamin K_1 wiederum erst nach einiger Zeit ein (s.o.). Um den Mangel an gerinnungsaktiven Substanzen sofort zu beheben, muss man daher ein Gerinnungsfaktoren-Konzentrat verabreichen.
Protein C und die anderen Vitamin-K-abhängigen Gerinnungsfaktoren werden unterschiedlich schnell nachsynthetisiert. So kann es nach einer angestrebten Antagonisierung der Cumarinwirkung durch Vitamin K_1 zu einem Überschuss an gerinnungsfördernden Faktoren kommen. Dadurch kann eine vorübergehende Hyperkoagulabilität auftreten. Vor einem operativen Eingriff sollte deshalb kein Vitamin K gegeben, sondern das Abklingen der Cumarinwirkung abgewartet werden.

◀ klinik

Vitaminosen

Hypovitaminose

Da Vitamin K ausreichend in der Nahrung vorhanden ist und außerdem durch die Darmflora synthetisiert wird, ist ein Vitamin-K-Mangel äußerst selten.
Er kommt lediglich vor
- bei einer länger dauernden oralen Antibiotikatherapie, weil die Darmflora zerstört wird,
- bei Gallen- oder Pankreaserkrankungen, Malabsorptionssyndrom oder nach Darmresektion, weil die Resorption gestört ist.

Bei Vitamin-K-Mangel sinkt als Erstes der Prothrombinspiegel im Blut. Die Blutgerinnungszeit verlängert sich und es kommt zu einer **Blutungsneigung der Haut**, der **Schleimhäute** und der **inneren Organe**. Frühsymptom eines Vitamin-K-Mangels ist **Zahnfleischbluten**.

Vitaminosen

Hypovitaminose

Ein Mangel an Vitamin K kommt nur nach einer lang andauernden oralen Antibiotikatherapie oder resorptionsbedingt vor. Er bewirkt eine **Blutungsneigung** der **Haut**, der **Schleimhäute** und der **inneren Organe.** Frühsymptom ist **Zahnfleischbluten**.

Hypervitaminose

Eine Überversorgung ist selten und normalerweise nicht ernährungsbedingt. Sie kann auftreten, wenn Vitamin-K-Supplemente in hohen Dosen zur Therapie von Gallen- und Pankreaserkrankungen sowie Blutgerinnungsstörungen eingesetzt werden. Symptome sind **hämolytische Anämie**, **Erbrechen** und **Thrombose**.

Hypervitaminose

Hohe Dosen von Vitamin K können zu **hämolytischer Anämie, Erbrechen** und **Thrombose** führen.

16.3 Wasserlösliche Vitamine

16.3.1 Thiamin – Vitamin B_1

Thiamin ist weit verbreitet, kommt aber immer nur in geringen Mengen vor. In Pflanzen findet man es vor allem in den Randschichten von **Getreidekörnern**, also im Vollkornmehl. Tierische Quellen sind **Innereien** (Herz, Leber, Niere) und mageres **Schweinefleisch**. Als Thiaminpyrophosphat ist es an der Decarboxylierung von α-Ketosäuren beteiligt.

16.3 Wasserlösliche Vitamine

16.3.1 Thiamin – Vitamin B_1

Thiamin kommt in **Vollkornprodukten**, **Innereien** und magerem **Schweinefleisch** vor. Als Thiaminpyrophosphat ist es an der Decarboxylierung von α-Ketosäuren beteiligt.

Struktur und Stoffwechsel

Thiamin besteht aus einem mehrfach substituierten **Thiazolring**, der über eine Methylgruppe mit einem **Pyrimidinring** verbunden ist (Abb. **A-16.11**). Wichtig für die Funktion des Vitamins ist der Thiazolring.

Struktur und Stoffwechsel

Thiamin enthält einen **Thiazolring** und einen **Pyrimidinring** (Abb. **A-16.11**). Wichtig für die Funktion ist der Thiazolring.

A-16.11

A-16.11 Struktur von Thiamin

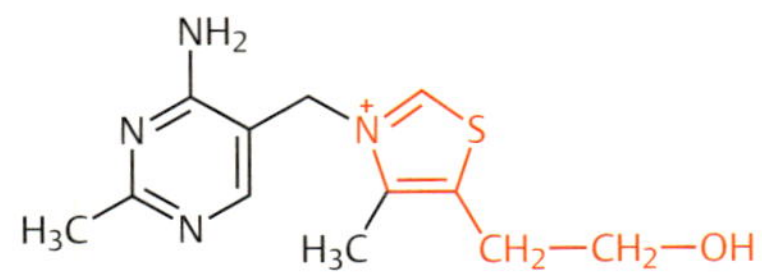

Thiamin besteht aus einem **Thiazolring** (rot) und einem **Pyrimidinring**. Der für die Funktion wichtige Teil ist farbig hervorgehoben.

Vitamin B_1 wird als Thiamin aufgenommen und durch die **Thiamin-Kinase** in den Mitochondrien der Leber in **Thiaminpyrophosphat** (**TPP**) umgewandelt (Abb. **A-16.12**).

In den meisten Nahrungsmitteln liegt Vitamin B_1 in seiner aktiven Form **Thiaminpyrophosphat (TPP)** vor. Da es in dieser Form nicht resorbiert werden kann, wird der Pyrophosphatrest im Darm durch Pyrophosphatasen abgespalten. Als Thiamin wird es dann aktiv aufgenommen. In den Mitochondrien der Leber wird das Thiamin dann durch die **Thiamin-Kinase** wieder in TPP umgewandelt (Abb. **A-16.12**).

A-16.12 Die Umwandlung von Thiamin in Thiaminpyrophosphat

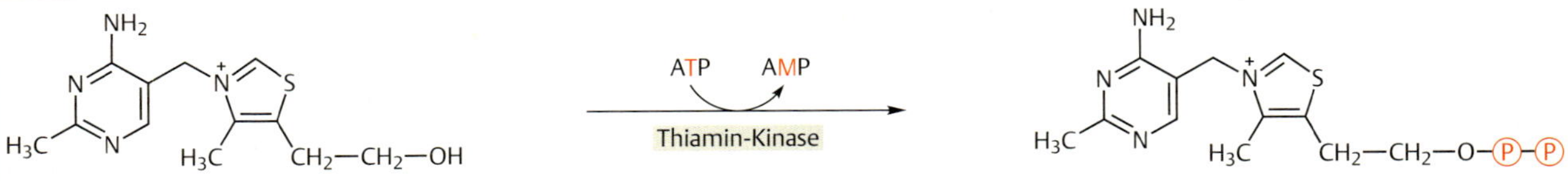

Thiamin → **Thiaminpyrophosphat**

Vitamin B_1 kann nur in Form von Thiamin aufgenommen werden. In den Lebermitochondrien wird Thiamin dann durch die Thiamin-Kinase in die aktive Form Thiaminpyrophosphat umgewandelt.

Funktion

TPP wirkt als Cofaktor von Enzymen, die **dehydrierend (oxidativ) decarboxylieren**
- Pyruvat-Dehydrogenase,
- α-Ketoglutarat-Dehydrogenase.

Außerdem ist es Cofaktor der **Transketolase** im Pentosephosphatweg.

Funktion

TPP ist Cofaktor der Pyruvat-Dehydrogenase (PDH, S. 104) und der α-Ketoglutarat-Dehydrogenase (S. 115). Diese Enzyme katalysieren die **dehydrierende (oxidative) Decarboxylierung** von α-Ketosäuren. Außerdem sind an dieser Reaktion die Coenzyme Liponamid, Coenzym A, FAD und NAD^+ beteiligt.
Ein weiteres Enzym, das TPP als Cofaktor benötigt, ist die **Transketolase** aus dem Pentosephosphatweg (S. 238). Bei Thiaminmangel steigt die Konzentration von Pentosephosphaten im Gewebe an. Dies ist ein relativ frühes Symptom des Vitamin-B_1-Mangels und kann für diagnostische Zwecke benutzt werden, indem man die Pentosephosphatkonzentration in Erythrozyten misst.

▶ Merke

▶ **Merke.** Vitamin B_1 (Thiamin) ist in seiner aktiven Form Thiaminpyrophosphat (TPP) Coenzym der
- Pyruvat-Dehydrogenase,
- α-Ketoglutarat-Dehydrogenase und
- Transketolase.

Vitaminosen

Hypovitaminose

Dort, wo in der Dritten Welt polierter Reis das Hauptnahrungsmittel ist, tritt die **Beriberi-Krankheit** auf. Symptome sind Appetitmangel, Müdigkeit, Erbrechen sowie Störungen der Nerven-, Muskel- und Herzfunktion. In den westlichen Ländern ist Thiaminmangel

Vitaminosen

Hypovitaminose

In Ländern der Dritten Welt, in denen polierter Reis das Hauptnahrungsmittel ist, tritt die sog. **Beriberi-Krankheit** auf. Zur Unterversorgung mit Thiamin kommt es, weil polierter Reis keine thiaminhaltige Schale mehr enthält. Da bei einem Thiaminmangel die PDH und die α-Ketoglutarat-Dehydrogenase nicht mehr richtig arbeiten, sind vor allem Gewebe mit einem hohen Glucoseumsatz betroffen. Die Symptome sind relativ unspezifisch: Appetitmangel,

Müdigkeit, Erbrechen, schwere Störungen der Muskel- und Nervenfunktion, Störungen der Herztätigkeit und manchmal Enzephalopathie.
In den westlichen Industrieländern ist ein ernährungsbedingter Thiaminmangel in dieser Form nicht zu finden. Bei nahezu 30% der bundesdeutschen Bevölkerung wurde jedoch eine kritische Thiaminversorgung mit leichten Mangelerscheinungen nachgewiesen. Thiaminmangel ist häufig eine Folge von einseitiger Kohlenhydrat-Diät, körperlicher Überbelastung, stärkerem Alkoholgenuss oder Störungen des Darmtraktes.

häufig eine Folge von einseitiger Kohlenhydrat-Diät, körperlicher Überbelastung, stärkerem Alkoholgenuss oder Störungen des Darmtraktes.

Hypervitaminose

Hypervitaminosen kommen bei Vitamin B_1 als wasserlöslichem Vitamin nicht vor.

Hypervitaminose

Unbekannt.

16.3.2 Riboflavin – Vitamin B_2

Riboflavin ist Bestandteil der sog. **Flavoproteine**. Diese sind Enzyme, die Elektronen aufnehmen und abgeben können. Sie spielen eine wichtige Rolle als Wasserstoff übertragende und Elektronen transferierende Proteine. Riboflavin ist in der Natur weit verbreitet. Es kommt vor allem in **Milch** und **Milchprodukten** und in **Innereien** wie Herz, Nieren und Leber vor.

16.3.2 Riboflavin – Vitamin B_2

Riboflavin ist Bestandteil der Elektronen übertragenden **Flavoproteine**. Es kommt in **Milchprodukten** und **Innereien** vor.

Aufnahme

Riboflavin wird dem Körper vor allem in Form von Flavoproteinen zugeführt. Im Darm wird aus diesen das Riboflavin abgespalten und von den Mukosazellen aufgenommen. Dort wird es zu seiner aktiven Form **Riboflavinphosphat** (FMN, Flavinmononukleotid) phosphoryliert. Diese Phosphorylierung ist eine Voraussetzung für die Resorption des Riboflavins, da sie das Gleichgewicht in den Mukosazellen auf die Seite des Riboflavinphosphats verschiebt und so die Aufnahme des Riboflavins erleichtert. Das Riboflavin wird also aktiv unter Energieverbrauch aufgenommen. Im Blut wird Vitamin B_2 wieder als Riboflavin, gebunden an Albumin, transportiert.

Aufnahme

Riboflavin wird von den Mukosazellen des Darms aufgenommen und dort zu **Riboflavinphosphat** (FMN, Flavinmononukleotid) phosphoryliert. Im Blut wird Vitamin B_2 als Riboflavin an Albumin gebunden transportiert.

Struktur

Das Riboflavin besteht aus einem **Isoalloxanring**, der am N^{10}-Atom mit einem **Ribitolrest** substituiert ist (Abb. **A-16.13**). Es wird vor allem in der Leber und in der Muskulatur in die aktiven Formen **Flavinmononukleotid** (FMN) und **Flavinadenindinukleotid** (FAD) umgebaut (Abb. **A-16.14**), die Bestandteil und Cofaktor z. B. des Komplex I der Atmungskette (FMN, s. u.) bzw. FAD-abhängiger Dehydrogenasen wie der Acyl-CoA-Dehydrogenase der β-Oxidation sind. Alle drei Formen des Riboflavins (Riboflavin, FMN und FAD) werden als Vitamin B_2 bezeichnet.

Struktur

Riboflavin besteht aus einem **Isoalloxanring**, der am N^{10}-Atom mit einem **Ribitolrest** substituiert ist (Abb. **A-16.13**). Seine aktiven Formen sind **Flavinmononukleotid** (FMN) bzw. **Flavinadenindinukleotid** (FAD) (Abb. **A-16.14**).

A-16.13 Struktur von Riboflavin

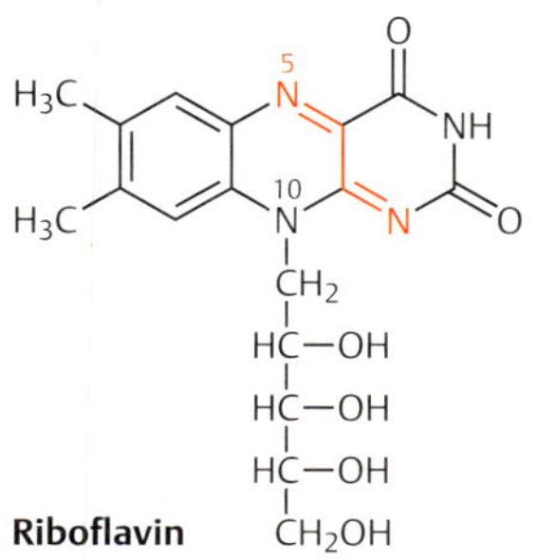

Riboflavin

Am Isoalloxanring des Riboflavins hängt ein Ribitolrest. Die für die Funktion wichtige Struktur ist farbig hervorgehoben.

A-16.13

A-16.14

A-16.14 Struktur der Flavinnukleotide FMN und FAD

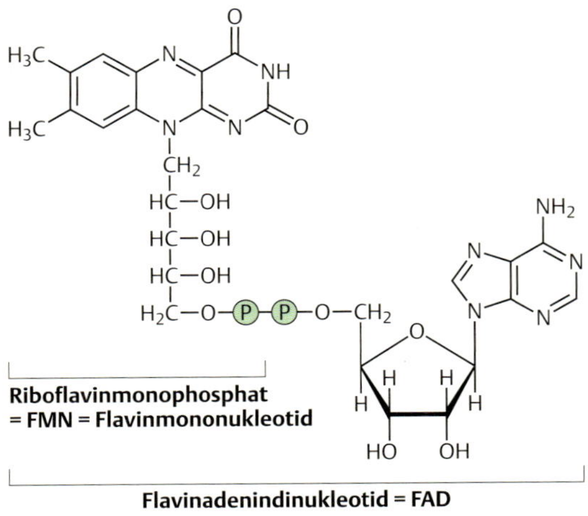

Das Flavinmononukleotid FMN entspricht dem Riboflavinphosphat, das Flavinadenindinukleotid FAD enthält zusätzlich noch ein Adenosinmonophosphat.

Funktion

▶ Merke

Funktion

▶ **Merke.** Flavoproteine katalysieren folgende Reaktionen:

- Dehydrierungen von -CH_2-CH_2-Einfachbindungen zu -CH=CH-Doppelbindungen (Acyl-CoA-Dehydrogenase, β-Oxidation, S. 128),
- oxidative Desaminierungen z. B. von D- und L-Aminosäuren im Peroxisom (Aminosäureoxidasen),
- Oxidation von Aldehyden zu Säuren (Xanthin-Oxidase, Purinabbau, S. 419),
- Transhydrogenierungen (Dihydroliponamid-Dehydrogenase der PDH, S. 105).
- Außerdem ist FMN ein Bestandteil des Komplex I der Atmungskette und des Elektronentransferierenden Flavoproteins ETF (S. 172).

Mechanismus der Wasserstoffübertragung

Flavinnukleotide durchlaufen einen Kreislauf, bei dem sie zwei **Protonen** und zwei **Elektronen** aufnehmen und wieder abgeben. Als Zwischenstufe entsteht dabei ein **Semichinon** (Abb. **A-16.15**).

Mechanismus der Wasserstoffübertragung

Flavinnukleotide nehmen zwei **Protonen** und zwei **Elektronen** auf und werden dabei über ein intermediäres **Semichinon** zum Flavinnukleotid-H_2 reduziert (Abb. **A-16.15**). $FMNH_2$ und $FADH_2$ geben die beiden Wasserstoffatome dann wieder in Form von zwei Elektronen und zwei Protonen ab. Die beiden Elektronen gehen an die Elektronentransportkette der Atmungskette, die beiden Protonen werden dabei über die innere Mitochondrienmembran aus der Matrix in den Intermembranraum gepumpt (S. 169). Die Flavinnukleotide werden dabei wieder zu FMN und FAD oxidiert.

Vitaminosen

Hypovitaminose

Riboflavinmangel tritt selten isoliert auf, da Flavoproteine auch am Stoffwechsel von Niacin, Folsäure und Pyridoxin beteiligt sind. Symptome eines **isolierten Riboflavinmangels** sind:

- Wachstumsstörungen,
- Gewichtabnahme,
- Entzündungen,
- gestörte Nervenfunktion.

Vitaminosen

Hypovitaminose

Ein Riboflavinmangel tritt selten isoliert auf, da Flavoproteine auch in den Stoffwechselwegen von Niacin, Folsäure und Pyridoxin eine Rolle spielen. Da Riboflavin überall im Stoffwechsel vorkommt, sind auch die Mangelerscheinungen unspezifisch.

Ein **isolierter Riboflavinmangel** führt zu Wachstumsstörungen, Gewichtabnahme sowie Entzündungen von Haut und Schleimhäuten. Im Bereich des Magen-Darm-Traktes führen die Entzündungen zu Durchfällen, an den Mundwinkeln zu Rissen und auf der Haut zur Schuppenbildung. Bei einer Entzündung der Hornhaut kann es zu Sehstörungen kommen. Die Fingernägel werden brüchig und glanzlos. Auch die Nervenfunktion kann durch einen Riboflavinmangel beeinträchtigt sein. Ausgeprägte Mangelerscheinungen wie Hautentzündungen,

Abbau des Nervengewebes und Blutarmut kommen bei einer gemischten Kost nur vereinzelt vor.

Hypervitaminose

Hypervitaminosen kommen bei Vitamin B_2 als wasserlöslichem Vitamin nicht vor.

Hypervitaminose

Unbekannt.

A-16.15 Reduktion von FMN zu $FMNH_2$

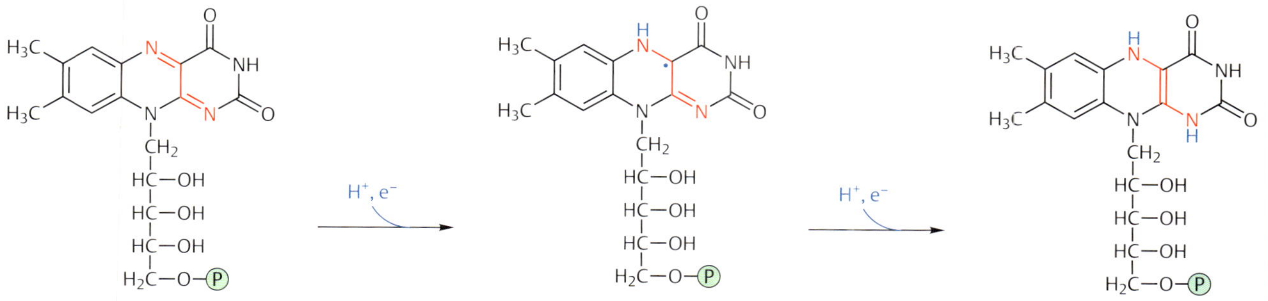

FMN — intermediäres Semichinon — $FMNH_2$

FMN nimmt je ein Elektron und ein Proton auf. Dabei wird es zum intermediären Semichinon reduziert. Durch die Aufnahme eines weiteren Elektrons und Protons wird es dann zu $FMNH_2$ reduziert.

16.3.3 Niacin

Unter Niacin werden die beiden Substanzen **Nicotinsäure** und **Nicotinamid** (Synonym: Nicotinsäureamid) (Abb. **A-16.16**) zusammengefasst. Sie wurden früher auch als Vitamin B_3 bezeichnet. Niacin kommt vor allem in **tierischem Gewebe** und **Fisch** vor. Auch **Hefe** und gerösteter **Kaffee** enthalten beträchtliche Mengen an Niacin.
Das Nicotinamid hat als NADH oder NADPH eine außerordentlich große Bedeutung bei sehr vielen Redoxredaktionen im Körper.

16.3.3 Niacin

Zur Niacingruppe gehören **Nicotinsäure** und **Nicotinamid** (Abb. **A-16.16**). Sie kommen in tierischem Gewebe, Fisch, Hefe und Kaffee vor.
Nicotinamid ist Bestandteil von NADH und NADPH.

A-16.16 Die Stuktur von Nicotinsäure und Nicotinamid

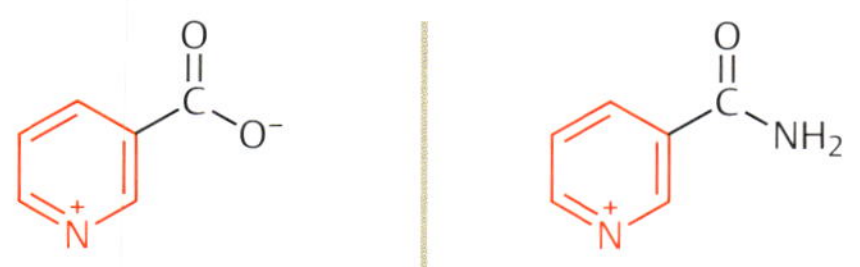

Nicotinsäure — Nicotinamid

Das für die Funktion wichtige Ringsystem ist farbig hervorgehoben.

A-16.16

Stoffwechsel und Biosynthese

In der Regel wird Niacin als Nicotinsäure passiv von den Darmzellen aufgenommen und über die Leber an alle Gewebe des Körpers verteilt. Diese bauen die Nicotinsäure in die Nicotinamidnukleotide **NAD⁺** und **NADP⁺** um (Abb. **A-16.17**). Dabei tritt **Nicotinsäuremononukleotid** als Zwischenprodukt auf. Dieses kann auch aus dem **Tryptophanabbau** rekrutiert werden. Dort entsteht bei der Abspaltung des Benzolrings das Acroleyl-β-Aminofumarat, das unter Abspaltung von Wasser spontan zu Chinolsäure zyklisieren kann. Die Chinolat-Phosphoribosyl-Transferase bildet daraus unter CO_2-Abspaltung Nicotinsäuremononukleotid (Abb. **A-16.18**; deshalb können Nicotinamid und Nicotinsäure auch

Stoffwechsel und Biosynthese

Niacin wird passiv als Nicotinsäure aufgenommen. In den Zielgeweben wird es dann in NAD^+ und $NADP^+$ umgewandelt (Abb. **A-16.17**).
Nicotinamid und Nicotinsäure können auch aus Acroleyl-β-Aminofumarat, einem Metaboliten des Tryptophanstoffwechsels, rekrutiert werden (Abb. **A-16.18**).

durch Tryptophan ersetzt werden). Das Nicotinsäuremononukleotid wird in den Nukleolus transportiert und dort in NAD^+ umgewandelt (vgl. S. 367).

A-16.17

A-16.17 Die Bildung von NAD^+ und $NADP^+$

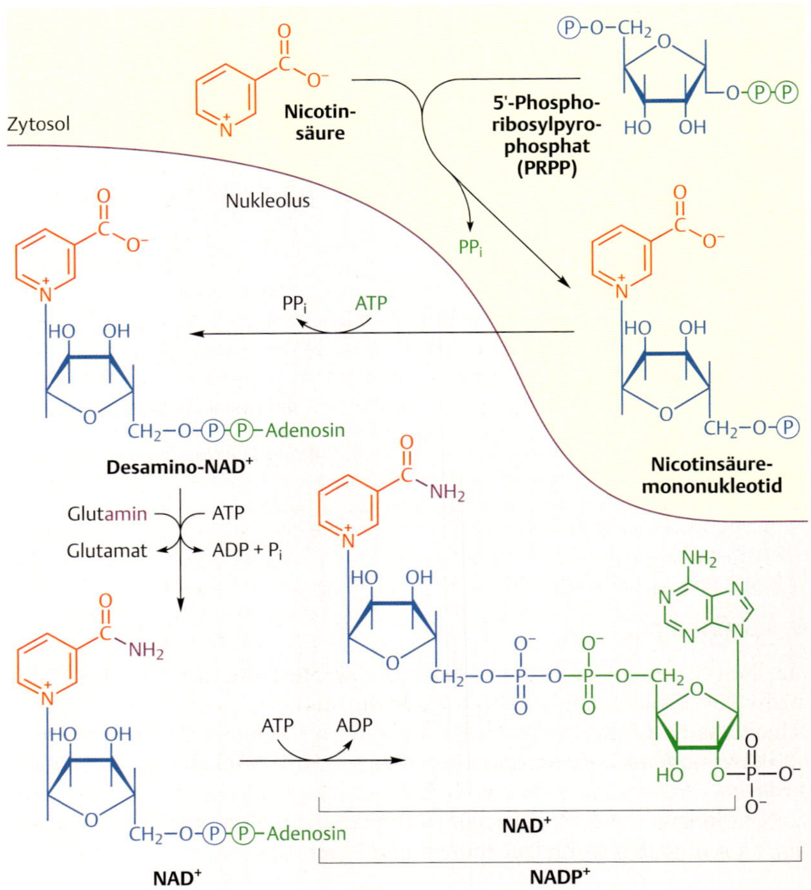

NAD^+ und $NADP^+$ entstehen in allen Geweben aus Nicotinsäure.

A-16.18

A-16.18 Die Rekrutierung von Nicotinsäuremononukleotid aus dem Tryptophanabbau

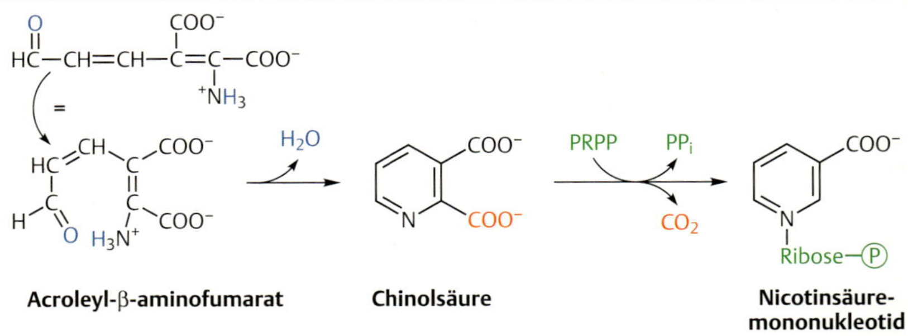

Acroleyl-β-Aminofumarat zyklisiert unter Wasserabspaltung spontan zu Chinolsäure. Aus dieser entsteht durch die Chinolat-Phosphoribosyl-Transferase Nicotinsäuremononukleotid. Dabei wird ein CO_2 abgespalten. PRPP = 5'-Phosphoribosylpyrophosphat.

Funktion

NAD^+ und $NADH^+$ spielen eine wichtige Rolle bei Wasserstoff übertragenden Reaktionen. Sie sind an zahlreichen Reaktionen in vielen Stoffwechselwegen beteiligt. Der Reaktionsmechanismus der Wasserstoff- bzw. Elektronenübertragung wird im Detail auf S. 79 beschrieben (im Exkurs „Der Reaktionsmechanismus der NAD^+-vermittelten Oxidation").

Funktion

NAD^+ und $NADH^+$ spielen eine wichtige Rolle bei Wasserstoff übertragenden Reaktionen.

▶ **Merke.** Niacin ist Bestandteil der häufigsten Reduktionsäquivalente NAD^+ und $NADP^+$ und in dieser Form an zahlreichen Redoxreaktionen des Stoffwechsels beteiligt.

◀ **Merke**

Außer als Reduktionsäquivalent kann NAD^+ auch als Substrat für enzymatische Reaktionen dienen:

- Es kann durch ADP-Ribosylzyklasen zu **zyclo-ADP-Ribose** umgewandelt werden. zyclo-ADP-Ribose aktiviert den Ryanodinrezeptor im Herzmuskel und induziert so eine Erhöhung der zytosolischen Calciumkonzentration (S. 549).
- Bei der **ADP-Ribosylierung** wird der ADP-Ribosylrest des NAD^+ durch eine ADP-Ribosyltransferase auf bestimmte Aminosäurereste in Proteinen übertragen. Die biologische Funktion dieser ADP-Ribosylierung in eukaryontischen Zellen ist nicht bekannt. Man hat aber Poly-ADP-Ribosylgruppen bei chromatinassoziierten Zellkernproteinen gefunden. Dies deutet darauf hin, dass die ADP-Ribosylierung für die funktionelle Regulation nukleärer Prozesse von Bedeutung sein kann.

NAD^+ kann auch als Substrat für enzymatische Reaktionen dienen:

- Umwandlung zu **zyclo-ADP-Ribose** durch die ADP-Ribosylzyklasen. zyclo-ADP-Ribose aktiviert den Ryanodinrezeptor im Herzen.
- **ADP-Ribosylierung:** Der ADP-Ribosylrest des NAD^+ wird auf ein Protein übertragen. Die Funktion dieser ADP-Ribosylierung ist nicht bekannt.

▶ **klinik.** Das Toxin des *Corynebacterium diphtheriae* ist eine ADP-Ribosyltransferase, die die α-Untereinheit des eukaryontischen (also auch humanen) Elongationsfaktors eEF2 (eines G-Proteins) ADP-ribosyliert. Dadurch wird die Fortbewegung des Ribosoms auf der mRNA (Translokation, S. 471) gehemmt. Ein Molekül Diphtherietoxin reicht aus, um alle Elongationsfaktoren einer Zelle zu blockieren. Die Proteinbiosynthese fällt komplett aus, die Zelle stirbt. Deshalb wirken bereits sehr geringe Mengen dieses Toxins letal.
Auch das Choleratoxin (aus *Vibrio cholerae*) ist eine ADP-Ribosyltransferase. Sie überträgt ADP-Ribose auf die α-Untereinheit stimulatorischer heterotrimerer G-Proteine (s. auch Klinik-Link auf S. 550) und führt über eine Daueraktivierung der Adenylatzyklase zu massiver Chloridsekretion in den Darm und somit zu schweren Durchfällen und Erbrechen.

◀ **klinik**

Vitaminosen

Hypovitaminose

Eine Niacin-Hypovitaminose kommt besonders bei Bevölkerungsgruppen vor, die eine maisreiche Nahrung zu sich nehmen. Mais enthält wenig Tryptophan, so dass das Niacinsäuremononukleotid nicht selbst synthetisiert werden kann. Außerdem kann eine Unterversorgung bei Alkoholikern (als Folge einer Mangelernährung) auftreten.
Folgen eines leichten Niacinmangels sind Appetitlosigkeit, Wachstumsstillstand und Gewichtsverlust. Ein ausgeprägter Niacinmangel führt zu einer Entzündung der Schleimhäute des Verdauungstraktes und der Haut sowie zu psychischen Veränderungen, die sich in Diarrhö, Dermatitis (Hyperkeratose, Hyperpigmentierung und Schuppenbildung an Sonnenlicht-exponierten Stellen) und Demenz äußern. Dieses Krankheitsbild wird als **Pellagra** bezeichnet.

Vitaminosen

Hypovitaminose

Eine Niacin-Hypovitaminose kommt v. a. bei maisreicher (tryptophanarmer) Ernährung vor.
Symptome eines leichten Niacinmangels sind Appetitlosigkeit, Wachstumsstillstand und Gewichtsverlust. Ausgeprägter Niacinmangel führt zu **Pellagra**, die durch Diarrhö, Dermatitis und Demenz gekennzeichnet ist.

Hypervitaminose

Hypervitaminosen kommen bei Niacin als wasserlöslichem Vitamin nicht vor.

Hypervitaminose

Unbekannt.

16.3.4 Pyridoxin – Vitamin B_6

Vitamin B_6 kommt als **Pyridoxal**, **Pyridoxamin** und **Pyrodoxol** vor (Abb. **A-16.19**). Seine aktive Form ist das **Pyridoxalphosphat** (PALP).
Vitamin B_6 kommt in Leber, Geflügel, Mais, Hefe und grünem Gemüse vor.

Zur Gruppe der Pyridoxine gehören das **Pyridoxal** (Vitamin-B_6-Aldehyd), das **Pyridoxamin** (Vitamin-B_6-Amin) und das **Pyrodoxol** (Vitamin-B_6-Alkohol, Abb. **A-16.19**). Die aktive Form des Vitamin B_6 ist das **Pyridoxalphosphat** (PALP), ein wichtiges Coenzym im Aminosäurestoffwechsel.
Man findet Vitamin B_6 in hoher Konzentration in **Leber**, **Geflügel**, **Mais** und **Hefe**. In etwas geringeren Mengen kommt es auch in Eiern, Milch und grünem Gemüse vor.

A-16.19

A-16.19 Struktur der Pyridoxine

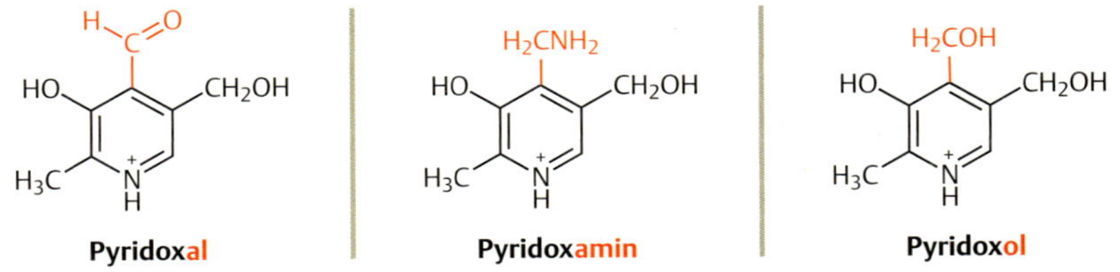

Zur Vitamin-B_6-Gruppe gehören Pyridoxal, Pyridoxamin und Pyridoxol.

Aufnahme und Stoffwechsel

Nach passiver Resorption entsteht im Gewebe durch die **Pyridoxal-Kinase** PALP (Abb. **A-16.20**). Zur Ausscheidung mit dem Urin wird PALP zu **Pyridoxinsäure** oxidiert.

Die Resorption vom Pyridoxal und Pyridoxol erfolgt passiv über den Dünndarm. Im Gewebe wird das Vitamin B_6 dann von der ATP-abhängigen **Pyridoxal-Kinase** zu Pyridoxalphosphat (PALP) phosphoryliert (Abb. **A-16.20**). Ausgeschieden wird PALP mit dem Urin. Dazu wird es vorher dephosphoryliert und in der Leber durch die Aldehyd-Oxidase zur **Pyridoxinsäure** oxidiert.

A-16.20

A-16.20 Synthese des Pyridoxalphosphats

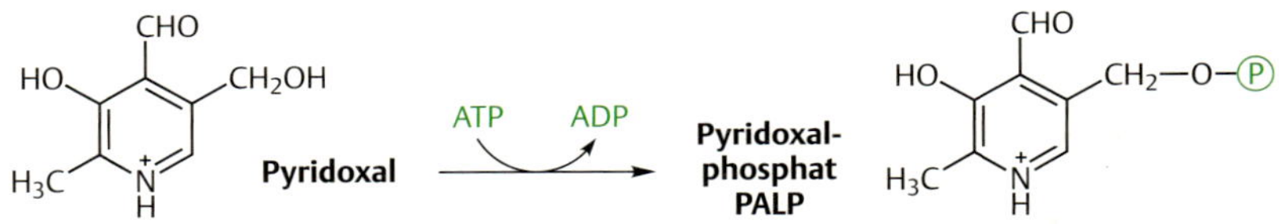

Durch die ATP-abhängige Pyridoxal-Kinase wird Pyridoxal in Pyridoxalphosphat umgewandelt.

Funktion

▶ Merke

▶ **Merke.** PALP ist das wichtigste Coenzym vieler Enzyme im Aminosäurestoffwechsel. Es katalysiert vor allem Transaminierungen und Decarboxylierungen.

PALP katalysiert
- Transaminierungen,
- Decarboxylierungen.

- **Transaminierung:** Übertragung einer Aminogruppe von einer Aminosäure auf eine α-Ketosäure (S. 150),
- **Decarboxylierung:** Bildung biogener Amine aus Aminosäuren durch Abspaltung von CO_2 (S. 161).

Weitere Enzyme, die PALP als Coenzym benötigen, sind:

- **Glykogen-Phosphorylase** (Glykogenabbau, S. 93),
- **δ-Aminolävulinsäure-Synthase** (Hämbiosynthese, S. 664),
- **Lysyl-Oxidase** (Kollagenbiosynthese, S. 399),
- **Chinolat-Phosphoribosyltransferase** (Niacinbiosynthese, S. 288).

Es ist außerdem Coenzym der

- Glykogen-Phosphorylase,
- δ-Aminolävulinsäure-Synthase,
- Lysyl-Oxidase,
- Chinolat-Phosphoribosyl-transferase.

Mechanismus der PALP-abhängigen Reaktionen

PALP bildet mit seiner Aldehydgruppe und der Aminogruppe der Aminosäure eine **Schiff-Base**. Die starke Elektronegativität des Stickstoffs im Pyridinring des PALP bewirkt **Elektronenverschiebungen** innerhalb des Enzym-Substrat-Komplexes. Dies wiederum führt zur Destabilisierung einzelner Bindungen am α-C-Atom der Aminosäure. Welche der Bindungen destabilisiert wird, hängt vom Enzym ab. Transaminasen schwächen die Bindung zur Aminogruppe, Decarboxylasen die Bindung zur Carboxylgruppe, so dass die jeweilige Gruppe leicht abgespalten werden kann (Abb. **A-16.21**).

Bei einer **Transaminierung** (unten in Abb. **A-16.21**) entsteht am Ende **Pyridoxaminphosphat (PAMP)**, das dann mit einer α-Ketosäure eine Schiff-Base bilden kann und durch eine Umkehrung der Reaktion seine Aminogruppe an die Ketosäure abgibt. PAMP wird dabei zu PALP regeneriert und aus der α-Ketosäure entsteht die dazugehörige Aminosäure.

Mechanismus der PALP-abhängigen Reaktionen

PALP bildet mit der Aminosäure eine **Schiff-Base**. Die starke Elektronegativität des Stickstoffs im Pyridinring des PALP bewirkt **Elektronenverschiebungen**, die zur Abspaltung der Carboxylgruppe (Decarboxylierung) oder Aminogruppe (Transaminierung) führen (Abb. **A-16.21**).

Bei **Transaminierungen** entsteht **PAMP**, das durch die Umkehrung der Reaktion seine Aminogruppe an eine Ketosäure abgibt und wieder zu PALP regeneriert wird.

A-16.21 Der Reaktionsmechanismus PALP-abhängiger Reaktionen

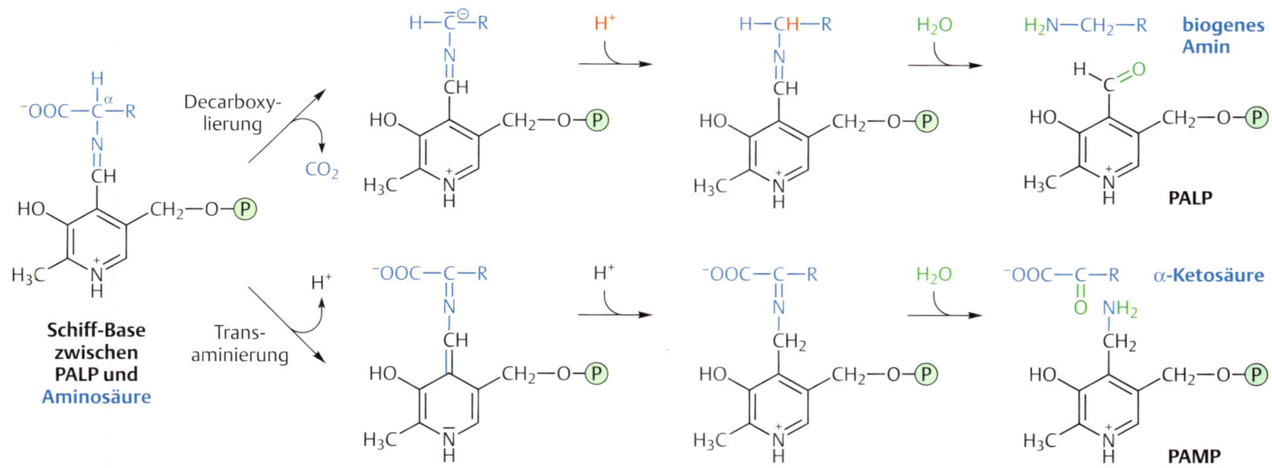

Die Aldehydgruppe des PALP bildet mit der α-Aminogruppe der Aminosäure eine Schiff-Base. Durch Elektronenverschiebungen kommt es zur Destabilisierung von Bindungen am α-C-Atom der Aminosäure. Je nach Enzym kommt es dann zur Abspaltung der Aminogruppe oder der Carboxylgruppe. Weitere Erklärung siehe Text.

Vitaminosen

Hypovitaminose

Vitamin-B_6-Hypovitaminosen sind selten, da dieses Vitamin in allen Grundnahrungsmitteln enthalten ist. Die Symptome eines Vitamin-B_6-Mangels sind unspezifisch, da PALP an vielen Reaktionen beteiligt ist: Wachstumsstörungen, Dermatitis, Glottitis und Infektanfälligkeit. Außerdem kann eine Anämie auftreten, da PALP an der Hämbiosynthese beteiligt ist. Auch der Glutamatstoffwechsel ist bei Vitamin-B_6-Mangel beeinträchtigt. Es kann kein GABA (Neurotransmitter) mehr gebildet werden und es kommt zu zentralnervösen Störungen.

Vitaminosen

Hypovitaminose

Vitamin-B_6-Mangel ist selten. Symptome sind:

- Wachstumsstörungen,
- Dermatitis, Glottitis,
- Infektanfälligkeit,
- Anämie,
- zentralnervöse Störungen.

Hypervitaminose

Unbekannt.

Hypervitaminose

Hypervitaminosen sind bei Vitamin B_6 als wasserlöslichem Vitamin nicht bekannt.

16.3.5 Pantothensäure

Pantothensäure ist Bestandteil des **Coenzym A** und des **Acyl-Carrier-Proteins**. Sie kommt in **Nieren**, **Leber**, **Eigelb** und **Hefe** in besonders hoher Konzentration vor.

16.3.5 Pantothensäure

Pantothensäure gehört ebenfalls zur Gruppe der B-Vitamine. Sie ist Bestandteil des **Coenzym A** und des **Acyl-Carrier-Proteins** der Fettsäure-Synthase (S. 228). Pantothensäure kommt in fast allen tierischen und pflanzlichen Nahrungsmitteln vor. Besonders reich an Pantothensäure sind **Nieren**, **Leber**, **Eigelb** und **Hefe**. Außerdem wird Pantothensäure von Darmbakterien gebildet.

Struktur und Stoffwechsel

Pantothensäure besteht aus **β-Alanin** und 2,4-Dihydroxy-3,3-dimethylbutyrat (**Pantoinsäure**) (Abb. **A-16.22**). Sie wird im Darm resorbiert und im Gewebe mit Cystein und ATP zu Coenzym A (Abb. **A-16.23**) umgewandelt.

Struktur und Stoffwechsel

Pantothensäure besteht aus **β-Alanin** und 2,4-Dihydroxy-3,3-dimethylbutyrat (**Pantoinsäure**) (Abb. **A-16.22**). Die Aufnahme mit der Nahrung erfolgt entweder in Form von Coenzym A oder eingebaut in die Fettsäure-Synthase. Im Darm werden diese Moleküle zerlegt und die Pantothensäure von den Darmzellen aufgenommen. In der Zelle wird Pantothensäure in die aktive Form Coenzym A umgewandelt: Zuerst wird sie mit ATP zum Pantothensäurephosphat aktiviert und dann mit Cystein zum Pantetheinphosphat gekoppelt. Nach Abspaltung eines CO_2 und Kopplung mit einem zusätzlich 3'-phosphorylierten ATP entsteht Coenzym A (Abb. **A-16.23**).

A-16.22

A-16.22 Struktur der Pantothensäure

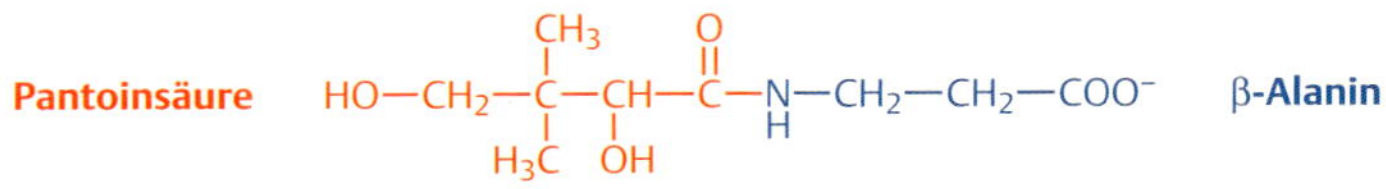

Pantothensäure besteht aus Pantoinsäure (2,4-Dihydroxy-3,3-dimethylbutyrat) und β-Alanin.

A-16.23

A-16.23 Struktur von Coenzym A

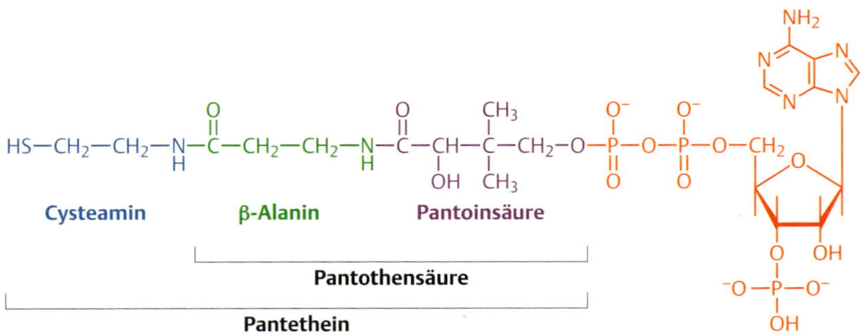

Coenzym A entsteht durch Kopplung von Pantothensäure mit Cystein und ATP.

Funktion

▶ Merke

Funktion

▶ **Merke.** Funktion des Coenzym A ist die Aktivierung von Carbonsäuren (Abb. **A-16.24**). Die SH-Gruppe des Coenzym A, die ursprünglich aus dem Cystein stammt, bildet mit der Carboxylgruppe der Säure eine energiereiche Thioesterbindung, deren Energie etwa so groß ist wie die der Phosphorsäureanhydridbindung der γ-Phosphatgruppe des ATP.

Die wichtigsten Coenzym-A-aktivierten Substrate sind

- **Acetyl-CoA**, das wichtigste Substrat des Intermediärstoffwechsels. Bei ihm enden und beginnen zahlreiche Stoffwechselwege, so dass es als zentrales Molekül diese Stoffwechselwege miteinander verbindet.
- **Succinyl-CoA**, ein Intermediat des Citratzyklus, das als Ausgangssubstrat der Hämbiosynthese dient (S. 664).
- **Acyl-CoA**-aktivierte Fettsäuren dienen als Substrat bei der TAG-Synthese (S. 240).

Die Funktion des Coenzym A ist die Aktivierung von Carbonsäuren (Abb. **A-16.24**). Seine wichtigsten Substrate sind

- Acetyl-CoA,
- Succinyl-CoA,
- Acyl-CoA.

A-16.24 Die Aktivierung von Carbonsäuren durch Coenzym A

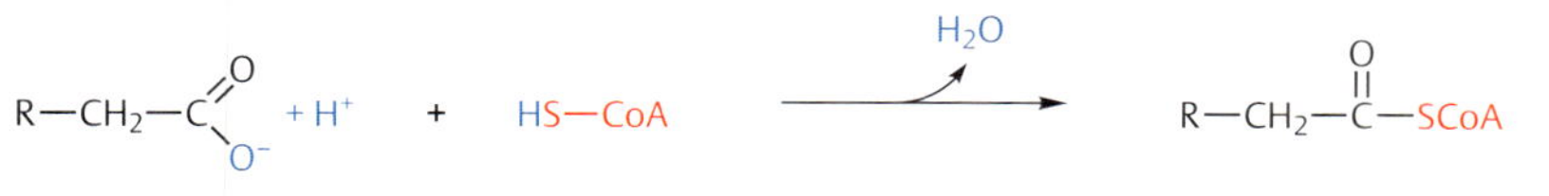

A-16.24

Vitaminosen

Hypovitaminose

Ein Pantothensäuremangel ist sehr selten, da dieses Vitamin ubiquitär in der Nahrung vorkommt. Kommt es doch einmal zu einem Mangel, sind davon vor allem Fettstoffwechsel, Proteinbiosynthese und Nervensystem betroffen (Acetyl-CoA ist Ausgangsprodukt der Acetylcholinbiosynthese). Symptome sind u. a. Wachstumsstillstand und Polyneuropathie.

Vitaminosen

Hypovitaminose

Pantothensäuremangel ist sehr selten. Symptome sind:

- Wachstumsstillstand,
- Polyneuropathie.

Hypervitaminose

Hypervitaminosen kommen bei Pantothensäure wie bei allen wasserlöslichen Vitaminen nicht vor.

Hypervitaminose

Unbekannt.

16.3.6 Folsäure

Folsäure gehört ebenfalls zur Gruppe der B-Vitamine (manchmal als Vitamin B_9 bezeichnet). Sie kann nur von Mikroorganismen und Pflanzen synthetisiert werden. Besonders reiche Quellen sind deshalb auch Blattgemüse wie **Spinat** und **Salat** (daher kommt auch der Name, „folium" = das Blatt), **Spargel**, **Getreide** und **Hefe**. Fleisch, Fisch und Obst enthalten nur wenig Folsäure.
Die Folsäure ist Coenzym für Reaktionen, bei denen **C_1-Gruppen** übertragen werden.

16.3.6 Folsäure

Folsäure wird nur von Pflanzen und Mikroorganismen synthetisiert. Sie kommt hauptsächlich in **Spinat** und **Salat**, **Spargel**, **Getreide** und **Hefe** vor.

Sie ist Coenzym für **C_1-Gruppen-Übertragungen**.

Struktur und Stoffwechsel

Folsäure besteht aus einem **Pteridinringsystem**, das über **p-Aminobenzoesäure** mit **Glutamat** verbunden ist (Abb. **A-16.25**). Die für die Funktion wichtige Struktur des Moleküls sind die beiden Stickstoffatome N^5 und N^{10}.

Struktur und Stoffwechsel

Folsäure besteht aus einem **Pteridinringsystem**, **p-Aminobenzoesäure** und **Glutamat** (Abb. **A-16.25**).

A-16.25 Struktur der Folsäure

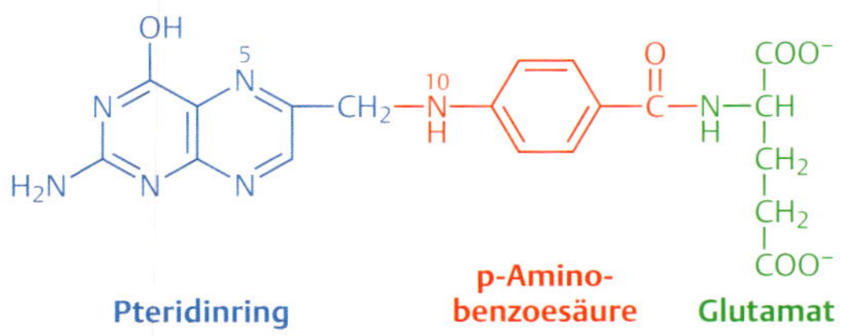

A-16.25

Folsäure wird im **Jejunum** resorbiert, im Blut an Transportproteine gebunden und über einen **Rezeptor** in die Zielzellen aufgenommen.

Folsäure wird in zwei Schritten zu ihrer aktiven Form **Tetrahydrofolsäure (THF)** reduziert (Abb. **A-16.26**).
Bei der Übertragung der C_1-Gruppe wird diese am N^5- oder am N^{10}-Atom der THF zwischengelagert. Dabei entstehen verschiedene Formen der THF, die ineinander umgewandelt werden können (Abb. **A-16.27**). So entsteht N^5,N^{10}-Methylen-THF durch Übertragung einer CH_2OH-Gruppe von Serin auf THF (s. Abb. **A-16.29**).

Folsäure wird vor allem im oberen **Jejunum** spezifisch in die Enterozyten aufgenommen. Im Blut erfolgt der Transport an verschiedenen Proteinen. Die Aufnahme in der Peripherie wird durch einen **Rezeptor** vermittelt, der die Folsäure entlang ihres Konzentrationsgradienten in die Zelle schleust.
Die biologisch aktive Form der Folsäure ist die **Tetrahydrofolsäure (THF)**. Die Reduktion der Folsäure erfolgt unter NADPH-Verbrauch in zwei Schritten. Die beiden daran beteiligten Enzyme sind die Folsäure (Folat)-Reduktase, die Vitamin-C-abhängig ist, und die Dihydrofolsäure (Dihydrofolat)-Reduktase (Abb. **A-16.26**).
THF spielt eine wichtige Rolle bei der Übertragung von C_1-Gruppen. Diese werden am N^5- und N^{10}-Atom des Pteridinrings zwischengelagert und dann auf das Akzeptormolekül übertragen. Dabei gibt es verschiedene Zwischenstufen der Folsäure, abhängig von der C_1-Gruppe, die übertragen wird (Abb. **A-16.27**). Diese Zwischenstufen können ineinander umgewandelt werden. N^5,N^{10}-Methylen-THF spielt dabei eine zentrale Rolle. Sie entsteht durch die Übertragung einer Hydroxymethylgruppe aus Serin auf THF mit anschließender Wasserabspaltung (vgl. Abb. **A-16.29**).

A-16.26

A-16.26 Reduktion der Folsäure zu Tetrahydrofolsäure

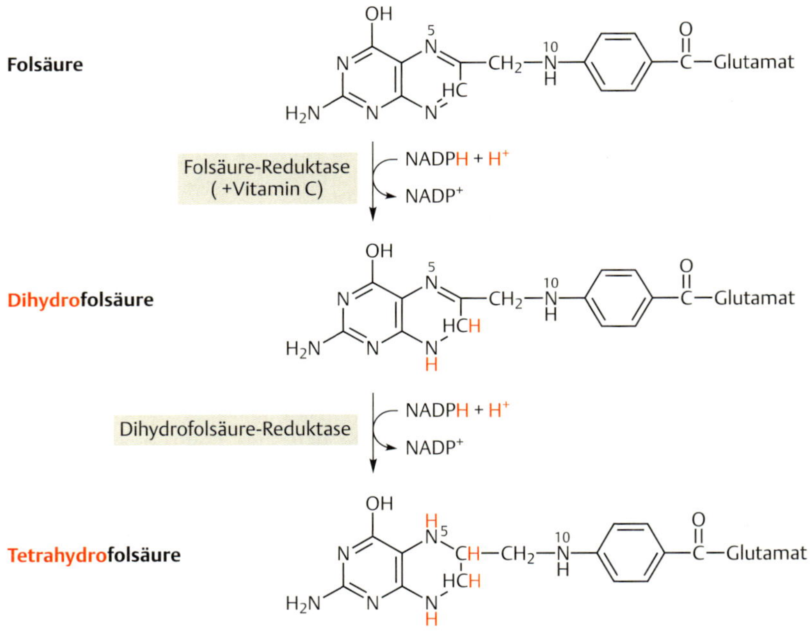

Die Reduktion der Folsäure erfolgt in zwei Schritten. Die Vitamin-C-abhängige Folsäure (Folat)-Reduktase reduziert Folsäure zu Dihydrofolsäure, die Dihydrofolsäure (Dihydrofolat)-Reduktase reduziert die Dihydrofolsäure weiter zur Tetrahydrofolsäure. Bei jeder Reduktion wird ein NADPH verbraucht.

Funktion

▶ Merke

▶ **Merke.** Folsäure ist das Coenzym für die Übertragung von folgenden C_1-Gruppen:

- Methylgruppen ($-CH_3$),
- Formylgruppen ($-CHO$),
- Formiminogruppen ($-CH=NH$),
- Hydroxymethylgruppen ($-CH_2OH$).

Die Träger der C_1-Gruppen sind das N^5- und das N^{10}-Atom des Pteridinringsystems (Abb. **A-16.27**).
Die einzige C_1-Gruppe, die nicht von THF übertragen wird, ist die Carboxylgruppe (-COOH). Sie wird von Biotin übertragen (S. 301).

Die C_1-Gruppen stammen aus verschiedenen Reaktionen im Stoffwechsel (s. u.).

A-16.27 Die verschiedenen Folsäurederivate und ihre Umwandlung ineinander

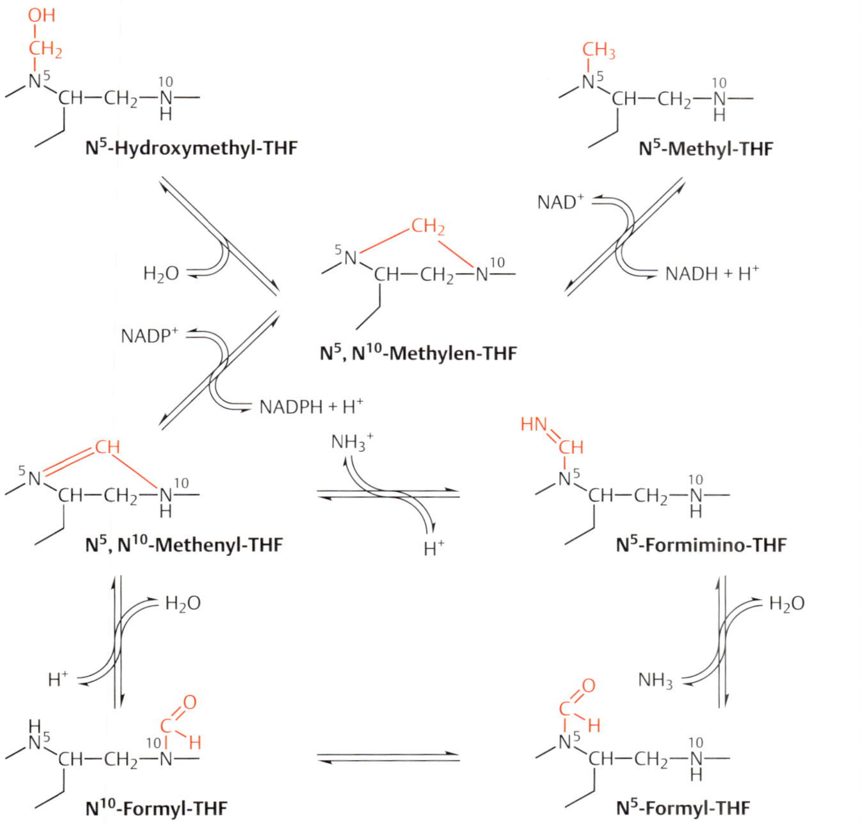

A-16.27

Die einzelnen Reaktionen

Methylierung von Homocystein zu Methionin: Homocystein entsteht bei der Übertragung von Methylgruppen durch S-Adenosylmethionin (S. 161). Durch Aufnahme einer Methylgruppe kann es wieder in Methionin umgewandelt werden. Die Methylgruppe dazu liefert N^5-Methyl-THF (Abb. **A-16.28**). Cofaktor der Methionin-Synthase ist Vitamin B_{12}.
Umwandlung von Serin in Glycin bzw. von Glycin in Serin: Die Umwandlung der Aminosäuren erfolgt durch Übertragung und Akzeptanz von Hydroxymethylgruppen mit Hilfe der N^5-Hydroxymethyl-THF. Die N^5-Hydroxymethyl-THF entsteht durch Wasseranlagerung aus N^5, N^{10}-Methylen-THF (Abb. **A-16.29**).
Histidinstoffwechsel: Beim Abbau von Histidin entsteht Formiminoglutamat, das mit Hilfe von THF in Glutamat umgewandelt wird. Dabei entsteht N^5-Formimino-THF (Abb. **A-16.30**).
Purinsynthese: Bei der Synthese von Adenin und Guanin werden die Kohlenstoffatome C^2 und C^8 des Purinrings über N^{10}-Formyl-THF eingeführt (S. 418).
Pyrimidinsynthese: Bei der Synthese von dTMP aus dUMP liefert N^5,N^{10}-Methylen-THF die Methylgruppe am Pyrimidinrig (Abb. **A-16.31** und S. 426).

Die einzelnen Reaktionen

Bei der **Methylierung** von **Homocystein** zu **Methionin** werden N^5-Methyl-THF und Vitamin B_{12} benötigt (Abb. **A-16.28**).

Bei der Umwandlung von **Serin** in **Glycin** bzw. umgekehrt entsteht N^5-Hydroxymethyl-THF als Zwischenstufe bei der Katalyse (Abb. **A-16.29**).

Im **Histidinstoffwechsel** wird aus THF N^5-Formimino-THF (Abb. **A-16.30**).

Bei der **Purinsynthese** dient N^{10}-Formyl-THF als C_1-Gruppen-Donor.

Bei der **Pyrimidinsynthese** dient N^5,N^{10}-Methylen-THF als C_1-Gruppen-Donor (Abb. **A-16.31**).

A-16.28

A-16.28 Remethylierung von Homocystein zu Methionin

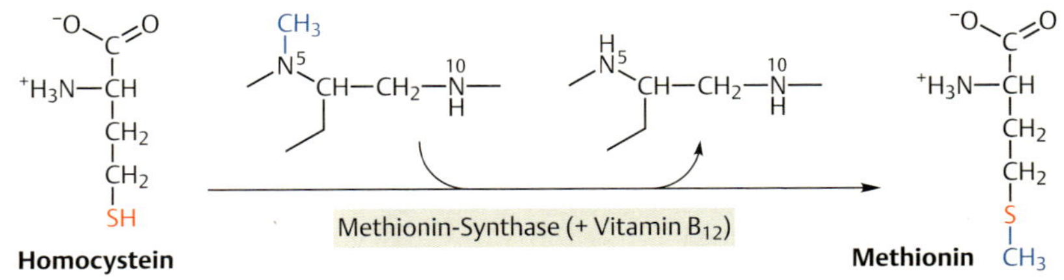

Die Methionin-Synthase überträgt eine Methylgruppe von N^5-Methyl-THF auf Homocystein. Als weiterer Cofaktor dient Methylcobalamin (Vitamin B_{12}).

A-16.29

A-16.29 Umwandlung von Serin in Glycin und umgekehrt

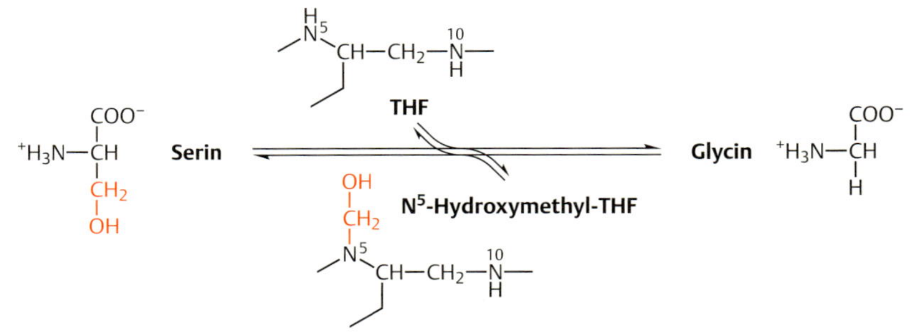

Das Serin überträgt seine Hydroxymethylgruppe auf THF und wird dabei zu Glycin. Die Reaktion ist reversibel, so dass die N^5-Hydroxymethyl-THF die Hydroxymethylgruppe wieder auf Glycin übertragen kann und dabei Serin entsteht.

A-16.30

A-16.30 Die Umwandlung von Formiminoglutamat in Glutamat

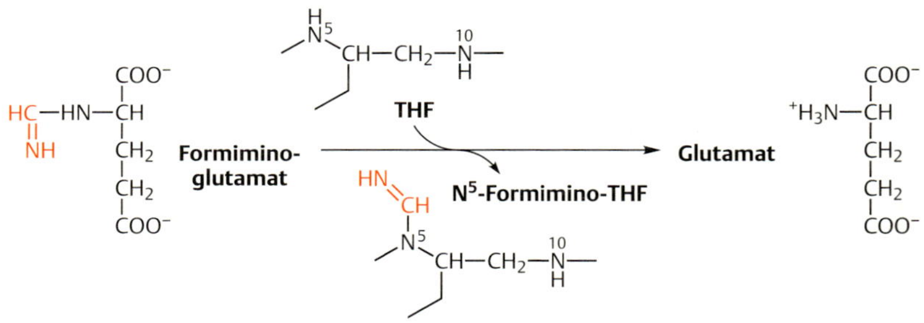

Formiminoglutamat entsteht beim Abbau von Histidin. Es überträgt seine Formiminogruppe auf THF und reagiert dabei zu Glutamat. Die THF wird zu N^5-Formimino-THF.

Bei Prokaryonten ist **N-Formylmethionin-tRNA** die Starter t-RNA bei der Translation. Die Formylgruppe stammt von N^{10}-Formyl-THF.

Im **Lipidstoffwechsel** entsteht bei der Synthese von Phosphatidylcholin Homocystein. Dieses wird mit Hilfe von N^5-Methyl-THF zu Methionin regenieriert.

Synthese von N-Formylmethionin-tRNA: Bei Prokaryonten startet die Proteinbiosynthese nicht wie bei Eukaryonten mit Methionin-tRNA als erster Aminosäure-tRNA, sondern mit N-Formylmethionin-tRNA. Die Formylgruppe zur Synthese des N-Formylmethionins aus Methionin stammt aus N^{10}-Formyl-THF.

Lipidstoffwechsel: Phosphatidylcholin kann durch dreifache Methylierung aus Ethanolamin entstehen (S. 338). Die Methylgruppen stammen von S-Adenosylmethionin, das nach Abspaltung der Methylgruppe in Adenosin und Homocystein zerfällt. Homocystein kann mithilfe von N^5-Methyl-THF wieder zu Methionin regenerieren (s.o.).

A-16.31 Reaktion von dUMP zu dTMP

A-16.31

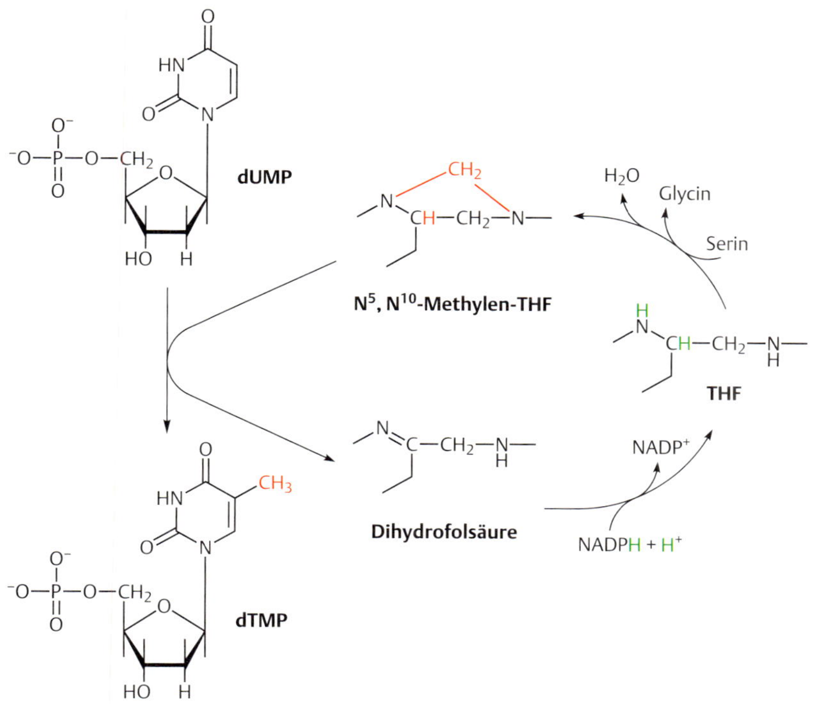

Bei der Reaktion von dUMP reagiert N^5,N^{10}-Methylen-THF zu Dihydrofolsäure, indem es eine Methylgruppe an dUMP abgibt. Dabei entsteht dTMP. Die Dihydrofolsäure wird durch die Dihydrofolsäure-Reduktase zu THF reduziert und dann mit Hilfe von Serin über N^5-Hydroxymethyl-THF wieder zu N^5,N^{10}-Methylen-THF regeneriert (vgl. auch Abb. **16.29**).

▶ **klinik.** Da Bakterien Folsäure selbst synthetisieren, können Substanzen, die die Folsäuresynthese hemmen, zur antibiotischen Therapie eingesetzt werden. **Sulfonamide** (wie z. B. Sulfanilamid) sind p-Aminobenzoesäure-Analoga (Abb. **A-16.32**), die die Folsäuresynthese hemmen, indem sie anstelle von p-Aminobenzoesäure in Folsäure eingebaut werden. Das dabei entstehende Produkt ist nicht funktionell.
So genannte Folsäureantagonisten werden zur zytostatischen Therapie eingesetzt. Zu diesen gehören z. B. **Dihydrofolat-Reduktase-Hemmer** wie Amethopterin = Methotrexat (Abb. **A-16.32**). Sie hemmen die Dihydrofolat-Reduktase kompetitiv und blockieren so die Purin- und Pyrimidinsynthese. Die DNA kann nicht mehr repliziert werden, und die Zellteilung kommt zum Erliegen.

◀ klinik

Vitaminosen

Hypovitaminose

Folsäuremangel äußert sich in einer **megaloblastären Anämie**. Die Erythrozyten-Vorstufen im Knochenmark und die Erythrozyten im peripheren Blut sind stark vergrößert (Abb. **A-16.33**).

Folsäure ist ein wichtiges Coenzym bei der Purin- und Pyrimidinsynthese. Es spielt also eine Rolle beim Zellwachstum. Bei einem Folsäuremangel sind demnach zuerst Gewebe mit einer hohen Mitoserate betroffen. Dazu gehören die Zellen des blutbildenden Systems im Knochenmark. Ein Mangel an Folsäure äußert sich in einer **megaloblastären Anämie**, d. h. die Erythrozyten-Vorstufen im Knochenmark und die Erythrozyten im peripheren Blut sind stark vergrößert (Abb. **A-16.33**). Bei länger andauerndem Folsäuremangel ist aber auch der Phospholipid- und der Aminosäurestoffwechsel beeinträchtigt.

A-16.32

A-16.32 Substanzen, die in den Folsäurestoffwechsel eingreifen

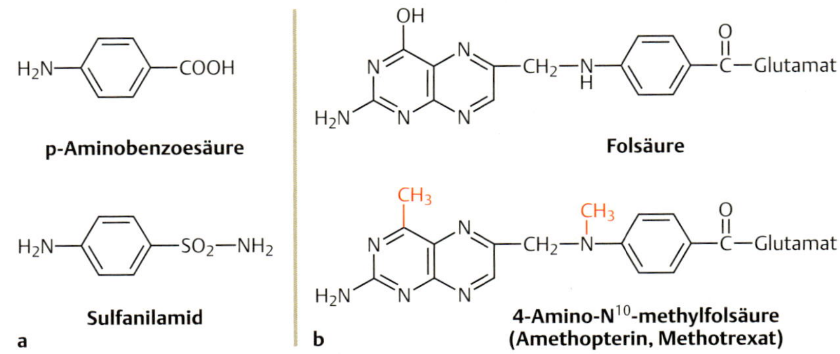

a Sulfanilamid ist ein Analoges der p-Aminobenzolsäure,
b 4-Amino-N^{10}-methylfolsäure ein Analoges der Folsäure.
Beide Substanzen hemmen den Folsäurestoffwechsel.

▶ klinik

▶ **klinik.** Auch ein Vitamin-B_{12}-Mangel (s. u.) äußert sich in einer megaloblastären Anämie. Dieser kann aber nur durch Gabe von Vitamin B_{12} (Cobalamin) behoben werden, nicht durch Gabe von Folsäure. Deshalb muss bei einer megaloblastären Anämie immer sowohl der Folsäure- als auch der Cobalaminspiegel im Blut bestimmt werden. Einen reinen Folsäuremangel kann man durch den **Histidinbelastungstest** nachweisen. Dabei wird eine gesteigerte Formiminoglutamat-Ausscheidung im Urin gemessen, die eine direkte Folge des Folsäuremangels ist.

A-16.33

A-16.33 Knochenmarkbefund bei Folsäuremangel

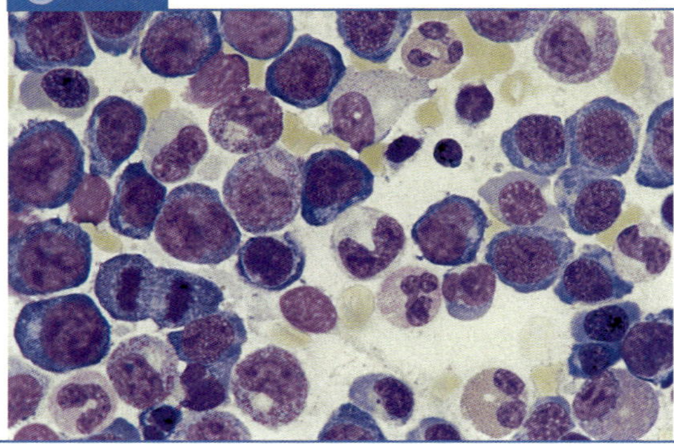

Zahlreiche vergrößerte Erythrozyten-Vorstufen mit großen, aufgrund des hohen RNA-Gehalts stark basophilen Zellkernen.

Hypervitaminose

Unbekannt.

Erkrankungen durch einen Folsäureüberschuss sind wie bei allen wasserlöslichen Vitaminen nicht bekannt.

16.3.7 Cobalamin – Vitamin B_{12}

Cobalamin kommt nur in tierischen Nahrungsmitteln vor, besonders in **Leber**, **Eiern** und **Milchprodukten**.
Es hat eine wichtige Funktion bei der **Remethylierung** von Homocystein und bei der **Umlagerung von Alkylresten**.

Cobalamin kann weder von Pflanzen noch von Tieren synthetisiert werden. Nur Mikroorganismen sind in der Lage, dieses Vitamin zu bilden. Deshalb kommt Cobalamin auch nur in tierischen Nahrungsmitteln vor, da die Darmflora der Tiere das Cobalamin bilden kann. Besonders reich an Vitamin B_{12} sind **Leber**, **Eier** und **Milchprodukte**.
Cobalamin hat eine wichtige Funktion bei der **Remethylierung** von Homocystein zu Methionin und bei der **Umlagerung von Alkylresten**.

Struktur

Das Cobalamin ist die einzige natürlich vorkommende Substanz, in der Cobalt enthalten ist. Daher kommt auch sein Name. Das **Cobalt-Ion** sitzt im Zentrum eines **Tetrapyrrolringsystems.** Im Gegensatz zum Tetrapyrrolringsystem in der Hämgruppe (S. 664) sind beim Cobalamin zwei der vier Pyrrolringe direkt miteinander verbunden (Corrin, Abb. **A-16.34**). Das Cobalt-Ion hat sechs freie Valenzen. Vier davon binden die vier Stickstoffatome des Tetrapyrrolsystems, die fünfte trägt ein 5,6-Dimethylbenzimidazolribosid. Die letzte Bindungsstelle kann mit verschiedenen Liganden besetzt sein:

- **5'-Desoxyadenosylcobalamin** trägt ein 5-Desoxyadenosin als Liganden.
- **Methylcobalamin** hat eine Methylgruppe als Rest.
- **Cyanocobalamin** hat einen Cyanidrest gebunden (in dieser Form kommt Cobalamin in der Natur allerdings nicht vor).

Struktur

Cobalamin besteht aus einem **Tetrapyrrolringsystem** (Corrin) mit einem zentralen **Cobalt-Ion** (Abb. **A-16.34**). Vier der freien Bindungen des Co^{2+} sind mit den Stickstoffatomen des Corrins verbunden, die fünfte trägt ein 5,6-Dimethylbenzimidazolribosid. Die sechste Bindungsstelle kann verschiedene Liganden tragen:

- **5'-Desoxyadenosin** (5-Desoxyadenosylcobalamin),
- **Methylgruppe** (Methylcobalamin),
- **Cyanidrest** (Cyanocobalamin).

A-16.34 **Struktur des Cobalamins**

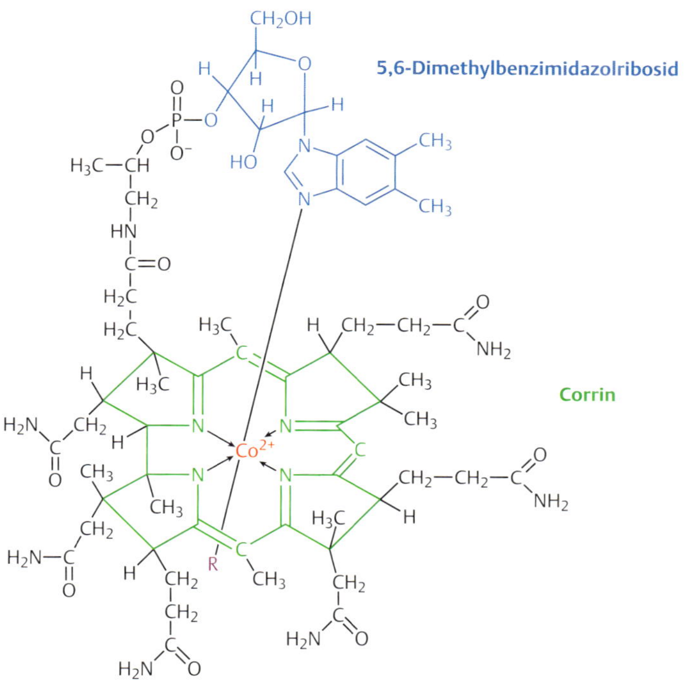

A-16.34

Aufnahme und Resorption

Cobalamin gelangt proteingebunden in den Körper. Im Magen und im Darm wird es vom Protein abgespalten. In dieser Form wird es auch als **Extrinsic Factor** bezeichnet. Um resorbiert werden zu können, muss es an den sog. **Intrinsic Factor**, ein kleines Glykoprotein, das von den Belegzellen des Magens gebildet wird, gebunden werden. Nur im Komplex mit dem Intrinsic Factor kann das Cobalamin resorbiert werden.

Die Resorption geschieht im **unteren Ileum**. Dort sitzt in der Zellmembran der Mukosazellen ein Rezeptor, über den der Komplex aus Cobalamin und Intrinsic Factor endozytotisch aufgenommen wird (rezeptorvermittelte Endozytose, S. 355). In den Lysosomen der Mukosazellen wird Cobalamin dann vom Intrinsic Factor getrennt. Das freie Cobalamin wird zum Transport im Blut an **Transcobalamin II** gebunden. Der Komplex aus Cobalamin und Transcobalamin II kann von allen Zellen im Körper über rezeptorvermittelte Endozytose aufgenommen werden.

Aufnahme und Resorption

Cobalamin wird im **unteren Ileum** mit Hilfe des **Intrinsic Factor**, der von den Belegzellen des Magens gebildet wird, resorbiert. Die Resorption erfolgt über rezeptorvermittelte Endozytose.

Nach Trennung des Cobalamins vom Intrinsic Factor wird dieses an **Transcobalamin II** im Blut transportiert. Der Cobalamin-Transcobalamin-II-Komplex wird ebenfalls durch rezeptorvermittelte Endozytode in die Zellen der Peripherie aufgenommen.

Im Zytosol wird **Methylcobalamin** gebildet, im Mitochondrium **5'-Desoxyadenosylcobalamin**.

Die Umwandlung des Cobalamins in **Methylcobalamin** erfolgt im Zytosol, da hier die Remethylierung des Homocysteins zu Methionin stattfindet. **5'-Desoxyadenosylcobalamin** wird im Mitochiondrium gebildet, denn dort wird es als Coenzym für die Umlagerung von Alkylresten benötigt.

▶ **Merke**

▶ **Merke.** Cobalamin wird im unteren Ileum resorbiert. Die Resorption erfolgt im Komplex mit dem Intrinsic Factor über rezeptorvermittelte Endozytose.

Funktion

Nur **5'-Desoxyadenosylcobalamin** und **Methylcobalamin** sind biologisch aktiv. **Cyanocobalamin** wird zur Vitamin-B_{12}-Supplementierung verwendet.

Funktion

Nur die beiden Vitamin-B_{12}-Formen **5'-Desoxyadenosylcobalamin** und **Methylcobalamin** sind biologisch aktiv. Das **Cyanocobalamin** wird therapeutisch zur Vitamin-B_{12}-Supplementierung verabreicht. Allerdings ist dabei der Cyanidrest, der weder im Tier- noch im Pflanzenreich natürlicherweise vorkommt, toxikologisch bedenklich, denn der Organismus muss sich dieses Giftes entledigen.

Remethylierung

Homocystein wird durch die **Methionin-Synthase** zu Methionin remethyliert. Sie benötigt dazu **Methylcobalamin** und **N^5-Methyl-Tetrahydrofolsäure**.

Remethylierung

Die **Methionin-Synthase** wandelt Homocystein in Methionin um (s. Abb. **A-16.28**). Sie benötigt **Methylcobalamin** als Cofaktor. Die Methylgruppe für die Methylierung des Homocysteins wird von **N^5- Methyl-Tetrahydrofolsäure** geliefert. Diese wird dabei wieder zur biologisch aktiven Tetrahydrofolsäure regeneriert (S. 296).

▶ **Merke**

▶ **Merke.** Bei der Remethylierung von Homocystein arbeitet Cobalamin eng mit dem Vitamin Folsäure zusammen.

Alkylumlagerung

5'-Desoxyadenosylcobalamin ist Cofaktor bei Alkylumlagerungen (Abb. **A-16.35**). Der Mechanismus läuft über die Bildung eines -CH˙-Radikals.

Alkylumlagerung

5'-Desoxyadenosylcobalamin ist Cofaktor bei Alkylumlagerungen, wie z. B. bei der β-Oxidation ungeradzahliger Fettsäuren. Dort wird L-Methylmalonyl-CoA durch die Methylmalonyl-CoA-Mutase cobalaminabhängig in Succinyl-CoA umgelagert (Abb. **A-16.35**). Der Mechanismus der Umlagerung läuft über eine -CH˙-Radikalbildung, die durch die starke Elektronegativität des Cobaltatoms begünstigt wird.

A-16.35 Umlagerung von Methylmalonyl-CoA in Succinyl-CoA

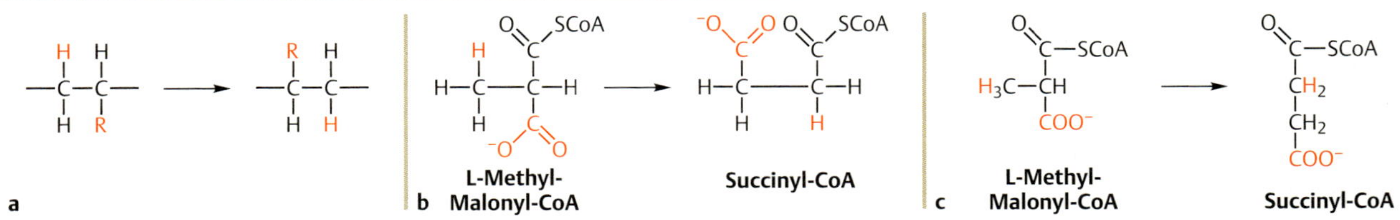

a Schematische Darstellung der cobalaminabhängigen intramolekularen Alkylumlagerung

b Umlagerung von L-Methylmalonyl-CoA zu Succinyl-CoA durch die Methylmalonyl-CoA-Mutase

c Reaktion b in übersichtlicherer (gewohnter) Schreibweise.

Vitaminosen

Hypovitaminose

Vitamin-B_{12}-Mangel ist entweder **resorptionsbedingt** oder entsteht durch einen **erhöhten Cobalaminverbrauch**, da dieses Vitamin in fast allen tierischen Nahrungsmitteln vorhanden ist. Außerdem kann die Leber eine erhebliche Menge Cobalamin speichern.

Vitaminosen

Hypovitaminose

Vitamin-B_{12}-Mangel ist entweder **resorptionsbedingt** (fehlender Intrinsic Factor bei chronisch atrophischer Gastritis, Entzündung des Ileums) oder entsteht durch einen **erhöhten Cobalaminverbrauch**. Ein ernährungsbedingter Mangel ist selten, da dieses Vitamin in praktisch allen tierischen Nahrungsprodukten einschließlich Eiern und Milch vorkommt.

Ein Mangel an Vitamin B_{12} aufgrund mangelnder Zufuhr tritt meist erst nach 1–2 Jahren auf, denn eine gesunde Leber ist in der Lage, etwa die tausendfache Menge des täglichen Bedarfs an Vitamin B_{12} zu speichern.
Ein Vitamin-B_{12}-Mangel äußert sich in einer **megaloblastären Anämie**. Sie entsteht, weil bei Mangel an Methylcobalamin die Regeneration von Tetrahydrofolsäure gestört und dadurch die Synthese der Purine und Pyrimidine beeinträchtigt ist. Deshalb kommt es insbesondere bei schnell proliferierenden Zellen wie den Blutzellen zu verzögerter Reifung und dadurch zur Größenzunahme der Zellen. Die Reifungsstörung betrifft bei der Vitamin-B_{12}-Mangelanämie, der sog. **perniziösen Anämie**, nicht nur Erythrozyten, sondern auch Granulo- und Thrombozyten (Abb. **A-16.36**). Auch die Epithelzellen des Verdauungstraktes proliferieren schnell, weshalb atrophische Schleimhautveränderungen (Zungenbrennen bei der sog. **Hunter-Glossitis**) auftreten. Vitamin-B_{12}-Mangel kann zum Zerfall der Markscheiden von Hinter- und Seitensträngen des Rückenmarks führen. Dies äußert sich in Sensibilitätsstörungen der distalen Extremitätenabschnitte und Reflexabschwächung bei spastischer Lähmung der Beine. Die neurologischen Symptome des Vitamin-B_{12}-Mangels werden als **funikuläre Myelose** zusammengefasst.

Cobalaminmangel führt zu
- **perniziöser Anämie** (Abb. **A-16.36**),
- **funikulärer Myelose**.

A-16.36 **Blutausstrich bei perniziöser Anämie (a) und zum Vergleich beim Gesunden (b)**

A-16.36

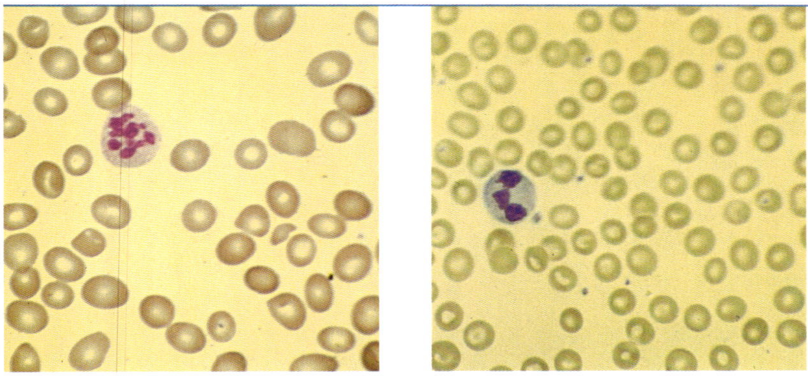

a Blutausstrich bei perniziöser Anämie: Typische große ovaläre Erythrozyten und ein übersegmentierter neutrophiler Granulozyt

b normales rotes Blutbild

Hypervitaminose

Eine Vitamin-B_{12}-Hypervitaminose ist wie bei allen wasserlöslichen Vitaminen nicht bekannt.

Hypervitaminose

Unbekannt.

16.3.8 Biotin

Biotin (früher Vitamin H) wird von der **Darmflora** des Menschen **produziert**. Es kommt außerdem in **Leber**, **Nüssen**, **Sojabohnen**, **Eigelb** und in **Schokolade** vor. Es ist das Coenzym bei **Carboxylierungsreaktionen**.

16.3.8 Biotin

Für Biotin gibt es tierische und pflanzliche Quellen, zudem wird es von der **Darmflora produziert**. Es ist das Coenzym bei **Carboxylierungsreaktionen**.

Struktur und Stoffwechsel

Biotin ist ein Derivat des Harnstoffs. Es ist als prosthetische Gruppe kovalent an sein Enzym gebunden. Die Bindung erfolgt dabei über die ε-Aminogruppe eines Lysinrests der Peptidkette (**Biotinyllysin**, Abb. **A-16.37**).

Struktur und Stoffwechsel

Biotin ist ein Harnstoffderivat. Es ist über die ε-Aminogruppe eines Lysinrests kovalent an sein Enzym gebunden (**Biotinyllysin**, Abb. **A-16.37**).

A-16.37

A-16.37 Struktur von Biotinyllysin

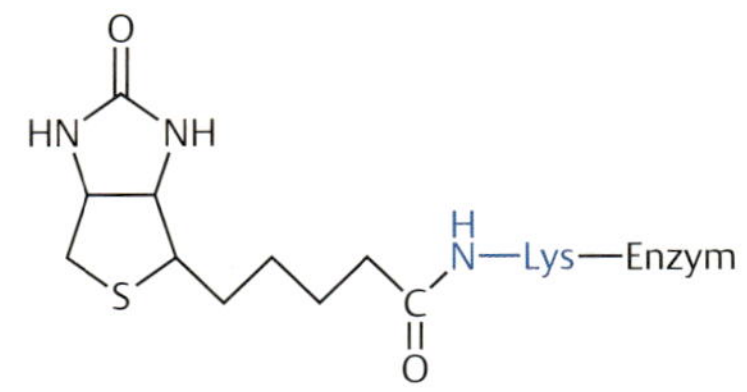

Funktion

▶ Merke

Funktion

▶ **Merke.** Biotin ist der Cofaktor für alle Carboxylierungsreaktionen, die nicht Vitamin-K-abhängig sind.

Biotin nimmt einen Carboxylrest auf (→ **Carboxy-Biotin**) und überträgt ihn auf das Substrat (Abb. **A-16.38**).

Unter ATP-Verbrauch nimmt Biotin an seinem N^1-Atom einen Carboxylrest auf und wird dabei zum **Carboxy-Biotin**. Das Carboxy-Biotin überträgt den Carboxylrest dann auf das jeweilige Substrat (Abb. **A-16.38**).

A-16.38

A-16.38 Funktion des Biotins

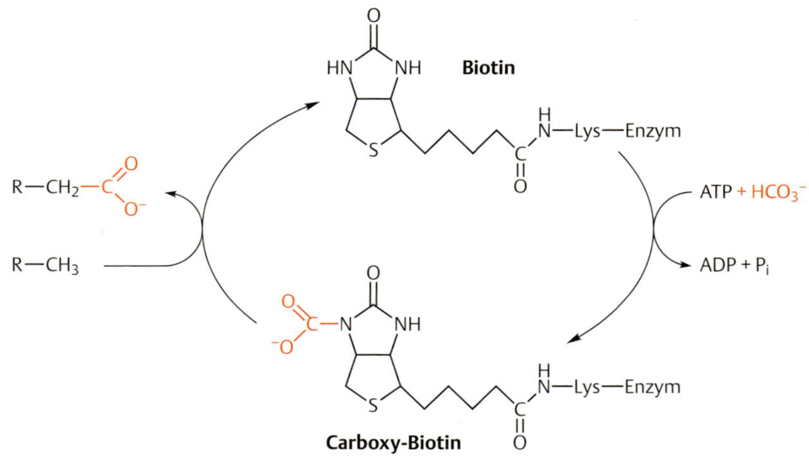

An seinem N^1-Atom nimmt Biotin unter ATP-Verbrauch einen Carboxylrest auf und überträgt diesen auf das Substrat seines Enzym.

Die wichtigsten **biotinabhängigen Enzyme** im Intermediärstoffwechsel sind:
- Acetyl-CoA-Carboxylase,
- Pyruvat-Carboxylase,
- Propionyl-CoA-Carboxylase.

Die wichtigsten **biotinabhängigen Enzyme** im Intermediärstoffwechsel sind:
- **Acetyl-CoA-Carboxylase:** In der ersten Reaktion der Fettsäurebiosynthese wird Acetyl-CoA durch Carboxylierung zu Malonyl-CoA aktiviert (S. 227).
- **Pyruvat-Carboxylase:** Im ersten Schritt der Gluconeogenese wird Pyruvat zu Oxalacetat carboxyliert (S. 213). Diese Reaktion dient auch als anaplerotische Reaktion zur Auffüllung des Citratzyklus mit Oxalacetat.
- **Propionyl-CoA-Carboxylase:** Beim Abbau ungeradzahliger Fettsäuren bleibt Propionyl-CoA übrig, das zu Succinyl-CoA carboxyliert und so in den Citratzyklus eingeschleust wird (S. 134).

Vitaminosen

Hypovitaminose

Da Biotin von der Darmflora synthetisiert wird, kommt es nur dann zu Mangelerscheinungen, wenn die Darmflora durch eine lang anhaltende Antibiotikatherapie zerstört wird. Auch beim Verzehr von übermäßig viel rohem Eiweiß kann es zu Biotinmangel kommen, da Eiweiß **Avidin** enthält, das Biotin bindet und somit an der Resorption hindert. Mangelerscheinungen können sich in schuppigen Hautveränderungen, Depressionen, Muskelschmerzen und Hyperästhesie äußern.

Vitaminosen

Hypovitaminose

Sie tritt bei Zerstörung der Darmflora auf und bei Verzehr von zuviel rohem Eiweiß (**Avidin** bindet Biotin und verhindert die Resorption). Symptome sind Dermatitis, Depression, Muskelschmerzen und Hyperästhesie.

Hypervitaminose

Eine Biotin-Hypervitaminose ist wie bei allen wasserlöslichen Vitaminen nicht bekannt.

Hypervitaminose

Unbekannt.

16.3.9 Ascorbinsäure – Vitamin C

Vitamin C kommt in großen Mengen in **Zitrusfrüchten** vor sowie in **Paprika**, **Tomaten**, **Spinat** und **Rosenkohl**. Der Name Ascorbinsäure kommt daher, dass Vitamin C die Krankheit Skorbut (s.u.) verhindern kann.
Vitamin C kann von allen Lebewesen außer Primaten und Meerschweinchen selbst hergestellt werden. Primaten und Meerschweinchen fehlt das Enzym L-Gluconolacton-Oxidase, welches Gluconolacton zu α-Ketogluconolacton oxidiert, aus dem dann spontan die Ascorbinsäure entsteht. Durch Kochen und Oxidation wird Ascorbinsäure leicht zerstört. Deshalb sollten Obst und Gemüse möglichst frisch verzehrt werden.
Vitamin C hat eine wichtige Funktion als **Antioxidationsmittel** und ist Cofaktor verschiedener enzymatischer Reaktionen.

16.3.9 Ascorbinsäure – Vitamin C

Vitamin C kommt in **Zitrusfrüchten**, **Paprika**, **Tomaten**, **Spinat** und **Rosenkohl** vor. Es kann von allen Lebewesen außer Primaten und Meerschweinchen synthetisiert werden. Vitamin C ist ein **Antioxidationsmittel**.

Struktur und Stoffwechsel

Chemisch gesehen handelt es sich bei Vitamin C um 2,3-Endiol-L-Gluconsäurelacton. Seine für die Funktion wichtige Struktur ist der **Lactonring** (Abb. **A-16.39**).
Die Aufnahme des Vitamin C erfolgt bereits im Mund, hauptsächlich aber im **Jejunum** und im **Ileum**, vermutlich über einen natriumabhängigen aktiven Transport. Im Blut wird es als **Dehydroascorbinsäure** vorwiegend in freier Form transportiert. Ein kleinerer Teil ist an Plasmaproteine gebunden. Im Gewebe wird die Dehydroascorbinsäure wieder zu Ascorbinsäure oxidiert.

Struktur und Stoffwechsel

Vitamin C enthält einen funktionell wichtigen **Lactonring** (Abb. **A-16.39**).
Die Aufnahme erfolgt bereits im Mund, v.a. aber im **Jejunum**. Der Transport im Blut erfolgt vorwiegend frei als **Dehydroascorbinsäure**. Im Gewebe wird diese zu **Ascorbinsäure** oxidiert.

A-16.39 **Struktur von Vitamin C**

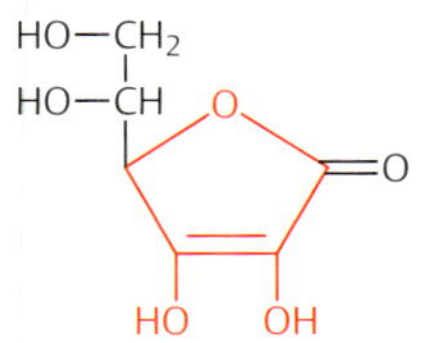

Der für die Funktion wichtige Lactonring des Vitamin C ist farbig hervorgehoben.

A-16.39

Funktion

▶ Merke

Funktion

▶ **Merke.** Ascorbinsäure kann Elektronen abgeben und wirkt dadurch als **Antioxidationsmittel**. Sie wird dabei zur Dehydroascorbinsäure oxidiert. Als Zwischenstufe entsteht das Ascorbyl-Radikal (Abb. **A-16.40**).
Bei Elektronen übertragenden Reaktionen oder Reaktionen, bei denen Radikale entstehen können, hat Ascorbinsäure **Schutzfunktion**, indem sie als Elektronenakzeptor bzw. -donor oder als Radikalfänger fungiert. Z. B. kann Ascorbinsäure Methämoglobin (Fe^{3+}-haltiges Hämoglobin) zu Hämoglobin (Fe^{2+}-haltig) reduzieren.

A-16.40

A-16.40 Die Funktion der Ascorbinsäure

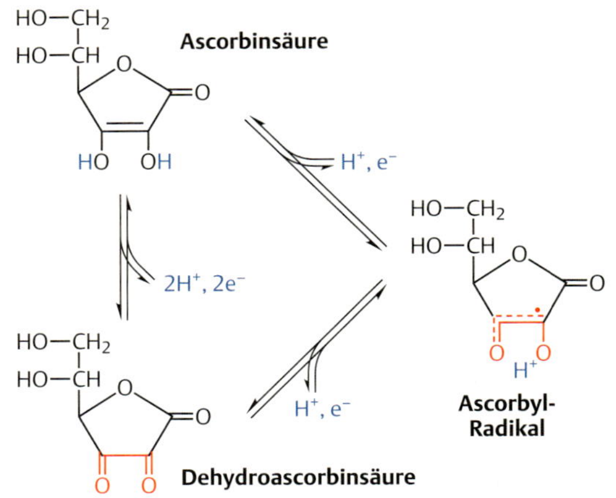

Ascorbinsäure kann durch zweimalige Elektronenabgabe zu Dehydroascorbinsäure oxidiert werden. Durch Elektronenaufnahme wird diese dann wieder zu Ascorbinsäure reduziert.

Als **Cofaktor von Hydroxylasen** ist Vitamin C beteiligt an:
- **Steroidhormonsynthese:** 11,18,21-Hydroxylase,
- **Serotoninbiosynthese:** Tryptophan-Hydroxylase,
- **Kollagenbiosynthese:** Prolyl- bzw. Lysyl-Hydroxylase.

Als **Cofaktor von Oxygenasen** ist es beteiligt an:
- **Carnitinbiosynthese**: Trimethyllysin-α-Ketoglutarat-Dioxygenase, γ-Butyrobetain-α-Ketoglutarat-Dioxygenase,
- **Noradrenalinsynthese:** Dopamin-β-Monooxygenase.

Als **Cofaktor von Hydroxylasen** ist Vitamin C beteiligt an:
- **Steroidhormonsynthese**, und zwar als Coenzym der 11,18,21-Hydroxylase (s. Abb. **B-20.16**, S. 595). In der Nebennierenrinde herrscht die höchste Konzentration an Vitamin C im Körper.
- **Serotoninbiosynthese** (Tryptophan-Hydroxylase): Hydroxylierung von Tryptophan zu 5-Hydroxytryptophan (S. 640),
- **Kollagenbiosynthese** (Prolyl- bzw. Lysyl-Hydroxylase): Hydroxylierung von Prolin- und Lysinresten im Kollagen (S. 399).

Als **Cofaktor von Oxygenasen** ist es beteiligt an:
- **Carnitinbiosynthese** (Trimethyllysin-α-Ketoglutarat-Dioxygenase, γ-Butyrobetain-α-Ketoglutarat-Dioxygenase): Hydroxylierung von Trimethyllysin und γ-Butyrobetain (Deoxycarnitin) zu L-Carnitin,
- **Noradrenalinsynthese** (Dopamin-β-Monooxygenase): Hydroxylierung von Dopamin zu Noradrenalin.

Als **Cofaktor anderer Reaktionen**:
- Regeneration des **Tocopheryl-Radikals**,
- Steigerung der **Eisenresorption** im Darm.

Als **Cofaktor anderer Reaktionen**:
- Regeneration des **Tocopheryl-Radikals** (S. 280),
- Steigerung der **Eisenresorption** im Darm.

Vitaminosen

Hypovitaminose

Lang anhaltender Vitamin-C-Mangel führt zu **Skorbut:**
- Zahnfleischbluten
- Haut- und Knochenveränderungen,

Vitaminosen

Hypovitaminose

Ein **lang anhaltender Vitamin-C-Mangel** führt zu **Skorbut**. Die ersten Symptome, die meist erst nach monatelanger Latenzzeit auftreten, sind Störungen des Bindegewebsstoffwechsels. Sie sind darauf zurückzuführen, dass Kollagen nicht mehr ausreichend hydroxyliert wird und dadurch seine Stabilität verliert. Infol-

gedessen verliert das Binde- bzw. Stützgewebe seine Festigkeit, es kommt zu Zahnfleischbluten, Haut- und Knochenveränderungen, Muskelschwäche und Gelenkschmerzen. Die lange Latenzzeit wird, da Vitamin C nur in geringen Mengen im Körper gespeichert wird, durch die lange Halbwertszeit des Kollagens erklärt.
Ein **leichter Vitamin C-Mangel** äußert sich in unspezifischen Symptomen wie Schwäche, Ermüdbarkeit, Zahnfleischschwellungen und verminderter Widerstandsfähigkeit gegen Infektionen.
Gefährdet sind mit Kuhmilch oder Sterilmilch ernährte Säuglinge. Bei ihnen kann durch Vitamin-C-Mangel die Knochenbildung gestört sein.

Hypervitaminose

Vitamin-C-Hypervitaminosen sind wie bei allen wasserlöslichen Vitaminen unbekannt.

- Muskelschwäche,
- Gelenkschmerzen.

Leichter Vitamin-C-Mangel:

- Schwäche, Ermüdbarkeit
- Zahnfleischschwellungen
- Infektanfälligkeit.

Bei mit Kuh- oder Sterilmilch ernährten Säuglingen kann durch Vitamin-C-Mangel die Knochenbildung gestört sein.

Hypervitaminose

Unbekannt.

17 Spurenelemente

17.1 Grundlagen

Spurenelemente sind fast alle **Metall-Ionen** und in der Regel Cofaktor von Enzymen.

17.1.1 Einteilung der Spurenelemente

Es gibt
- **essenzielle** Spurenelemente,
- **möglicherweise essenzielle** Spurenelemente,
- **nichtessenzielle** (oder toxische) Spurenelemente

(Tab. **A-17.1**).

17 Spurenelemente

17.1 Grundlagen

Spurenelemente sind fast alle **Metall-Ionen**. Sie kommen in äußerst geringen Mengen im Körper vor und haben in der Regel eine Funktion als Cofaktor von Enzymen.

17.1.1 Einteilung der Spurenelemente

Man teilt die Spurenelemente entsprechend ihrer biologischen Notwendigkeit in drei Gruppen ein:
- **essenzielle** Spurenelemente,
- **möglicherweise essenzielle** Spurenelemente,
- **nichtessenzielle** (oder toxische) Spurenelemente.

Ob ein Spurenelement essenziell ist oder nicht, ist experimentell schwierig nachzuweisen, da sie nur in den geringsten Mengen vorhanden sein müssen, um einen normalen Stoffwechsel zu ermöglichen. Oft reichen schon die Mengen aus, die z. B. im Plastik der Versuchskäfige enthalten sind, in denen die Versuchstiere gehalten werden. Es ist extrem aufwendig, eine komplett spurenelementfreie Umgebung für solche Untersuchungen zu schaffen.
Zu den mit Sicherheit essenziellen Spurenelementen gehören **Chrom**, **Cobalt**, **Eisen**, **Fluor**, **Iod**, **Kupfer**, **Mangan**, **Molybdän**, **Nickel**, **Selen**, **Vanadium**, **Zink** und **Zinn**. Sicherlich nicht essenziell sind Blei und Quecksilber (Tab. **A-17.1**).

A-17.1

A-17.1 Einteilung der Spurenelemente

essenziell	*Tagesbedarf Erwachsener**	*möglicherweise essenziell*	*nichtessenziell*
Chrom	30 – 100 µg	Aluminium	Antimon
Cobalt	k.A.	Arsen	Blei
Eisen	10 – 15 mg	Barium	Quecksilber
Fluor	3,1 – 3,8 mg	Brom	
Iod	200 µg	Cadmium	
Kupfer	1 – 1,5 mg	Silicium	
Mangan	2 – 5 mg	Strontium	
Molybdän	50 – 100 µg		
Nickel	k.A.		
Selen	30 – 70 µg		
Vanadium	k.A.		
Zink	7 – 10 mg		
Zinn	k.A.		

* Empfohlen von der Deutschen Gesellschaft für Ernährung (DGE); k.A. = keine Angabe

17.1.2 Bedarf an Spurenelementen

Der tägliche Bedarf an Spurenelementen liegt im **µg- bis mg-Bereich**. Während der Schwangerschaft und Stillzeit kann sich der Bedarf an Spurenelementen verdoppeln. **Mangel** an Spurenelementen kann zu erheblichen Stoffwechselstörungen (Iodmangelstruma, Eisenmangelanämie) führen.

17.1.2 Bedarf an Spurenelementen

Der tägliche Bedarf an Spurenelementen liegt im **µg- bis mg-Bereich**. Während der Schwangerschaft und Stillzeit kann sich der Bedarf an Spurenelementen verdoppeln. Für die meisten Spurenelemente gibt es Empfehlungen der DGE für die Menge, die dem Körper täglich zugeführt werden sollte (Tab. **A-17.1**).
Besonders bei älteren Menschen oder bei einer länger andauernden parenteralen Ernährung kann es aufgrund einer zu niedrigen Zufuhr zu **Mangelerscheinungen** kommen. Diese führen zu manchmal erheblichen Stoffwechselstörungen (Iodmangelstruma, Eisenmangelanämie). Auch eine gestörte Resorption oder eine vermehrte Ausscheidung kann zu Mangelzuständen führen.

17.2 Die einzelnen Spurenelemente

17.2.1 Eisen

Eisen ist das häufigste Übergangsmetall (d.h. es kann verschiedene stabile Oxidationsstufen bilden) auf der Erde und im menschlichen Körper. Der gesamte Pool an Eisen beträgt beim gesunden Menschen 45 – 60 mg/kg Körpergewicht. Davon sind etwa 65 % im **Hämoglobin** und 20 % als Depot (**Ferritin**, **Hämosiderin**) gebunden (Tab. **A-17.2**).
In der Nahrung kommt Eisen besonders in **Fleisch**, **Innereien**, **Getreide**, **Gemüse**, **Hülsenfrüchten**, **Nüssen** und **Eiern** vor.
Zur Deckung des Eisenbedarfs müssen täglich 10 mg Eisen oral aufgenommen werden.

17.2 Die einzelnen Spurenelemente

17.2.1 Eisen

Der Mensch enthält 45 – 60 mg Eisen/kg Körpergewicht. Davon sind etwa 65 % im **Hämoglobin** und 20 % als Depot (**Ferritin**, **Hämosiderin**) gebunden (Tab. **A-17.2**).
Eisen kommt u. a. in **Fleisch**, **Innereien**, **Getreide**, **Gemüse**, **Nüssen** und **Eiern** vor.

A-17.2 Verteilung von Eisen im Körper

Fraktion	*Anteil in %*
Hämoglobin-Eisen	65
Myoglobin-Eisen	4
Speicher-Eisen (Ferritin, Hämosiderin)	20
Nicht-Häm-Enzyme	10
Häm-Enzyme (Cytochrome, Katalasen, Peroxidasen)	< 1
Eisen-Schwefel-Cluster	< 1
Transport-Eisen (Transferrin)	< 1

A-17.2

Aufgaben

Eisen kann in verschiedenen Oxidationsstufen vorliegen (Fe^{2+}, Fe^{3+}) und stellt somit ein **Redoxsystem** dar. Es kommt in vielen Enzymen, die einen Elektronenübergang katalysieren, als Cofaktor vor. Seine wichtigste Aufgabe hat es als Fe^{2+} im **Hämoglobin** und **Myoglobin**. Dort dient es dem **Sauerstofftransport**.
Außerdem ist es **Cofaktor** folgender Enzyme:

- **Peroxidasen:** Entfernung von Sauerstoffradikalen (S. 379),
- **Katalasen:** Umwandlung von H_2O_2 in H_2O (S. 379),
- **Cytochrome:** Elektronentransport in der Atmungskette (S. 175),
- **Prolyl-Hydroxylase:** Hydroxylierung von Prolinresten im Kollagen (S. 398),
- **Monooxygenasen:** Biotransformation in der Leber (Cytochrom P_{450}, S. 757),
- **Dioxygenasen**: Aminosäurestoffwechsel (S. 158),
- **Xanthin-Oxidase**: Nukleotidstoffwechsel (S. 419).

Seine wichtigste Funktion hat Eisen (Fe^{2+}) im **Hämoglobin** und **Myoglobin: O_2-Transport**.

Das **Redoxsystem** Eisen (Fe^{2+}/Fe^{3+}) ist **Cofaktor** von

- Peroxidasen,
- Katalasen,
- Cytochromen,
- Prolyl-Hydroxylase,
- Dioxygenasen,
- Xanthin-Oxidase.

Resorption

In der Regel werden nur etwa 10 % des mit der Nahrung aufgenommenen Eisens resorbiert. Bei erhöhtem Bedarf, wie z. B. während einer Schwangerschaft (hierbei führt die Mutter dem Fetus über die Plazenta Eisen aus ihren eigenen Depots zu) oder bei Eisenmangel, kann dieser Wert bis auf 40 % steigen.
Zweiwertiges Eisen (Fe^{2+}), das in Fisch, Fleisch, Geflügel und Innereien vorliegt, wird leichter resorbiert als dreiwertiges Eisen (Fe^{3+}) aus Gemüse, Hülsenfrüchten, Getreide und Nüssen. Im sauren Milieu des Magens wird das Eisen aus der Nahrung freigesetzt. Im Magen-Darm-Trakt wird das Fe^{3+} dann zu Fe^{2+} reduziert. Dies geschieht durch reduzierende Agenzien, wie z. B. **SH-Gruppen** enthaltende Cysteine in der Nahrung, **Vitamin C** und eine **Ferrireduktase**, die an der Membran der Mukosazellen sitzt. Gerbsäure (im Tee), Phosphate (z. B. im Eigelb) und andere Substanzen wie z. B. Phytinsäure, Oxalsäure oder auch Calcium hemmen die Eisenresorption.
Das Fe^{2+} gelangt über den Transporter **DMT 1**, der auch andere zweiwertige Metalle (Cobalt, Kupfer, Mangan, Cadmium, Blei) transportiert, in das Zytosol der Mukosazelle (Abb. **A-17.1**). Dort wird das Fe^{2+} an **Mobilferrin** gebunden. Mobilferrin transportiert das Eisen auf die basolaterale Seite der Mukosazelle.

Nur etwa 10 % des aufgenommenen Eisens werden resorbiert.
Das Fe^{3+} aus der Nahrung wird im Magen-Darm-Trakt durch reduzierende Agenzien, wie z. B. **SH-Gruppen** enthaltende Cysteine in der Nahrung, **Vitamin C** und eine **Ferrireduktase**, zu Fe^{2+} reduziert und dann über den **DMT 1**-Transporter von den Mukosazellen aufgenommen (Abb. **A-17.1**). Die Aufnahme wird durch Gerbsäure, Phosphate, Phytinsäure, Oxalsäure oder Calcium gehemmt.
In der Mukosazelle wird das Eisen über **Mobiltransferrin** auf die basolaterale Seite transportiert und dort an **Apotransferrin,** das Eisentransportprotein im Blut, abgegeben.

Dort sitzt ein weiterer Metalltransporter (IREG), der mit **Hephaestin** assoziiert ist. Hephaestin oxidiert das Fe^{2+} zu Fe^{3+}, und das System Transporter/Hephaestin übergibt das Fe^{3+} an **Apotransferrin**, das als Transportportein des Eisens im Blut dient.

Überschüssiges Eisen wird in den Mukosazellen an **Ferritin** gebunden und im Zytosol gespeichert (sog. **Mukosablock**).

Ist der Eisenbedarf des Körpers gedeckt, wird das überschüssige Eisen in den Mukosazellen an **Ferritin** gebunden und dort im Zytosol gespeichert (sog. **Mukosablock**). Wird dieses Eisen nicht benötigt, geht es nach 2–3 Tagen bei der physiologischen Desquamation der Darmepithelzellen verloren.

A-17.1

A-17.1 Eisenresorption

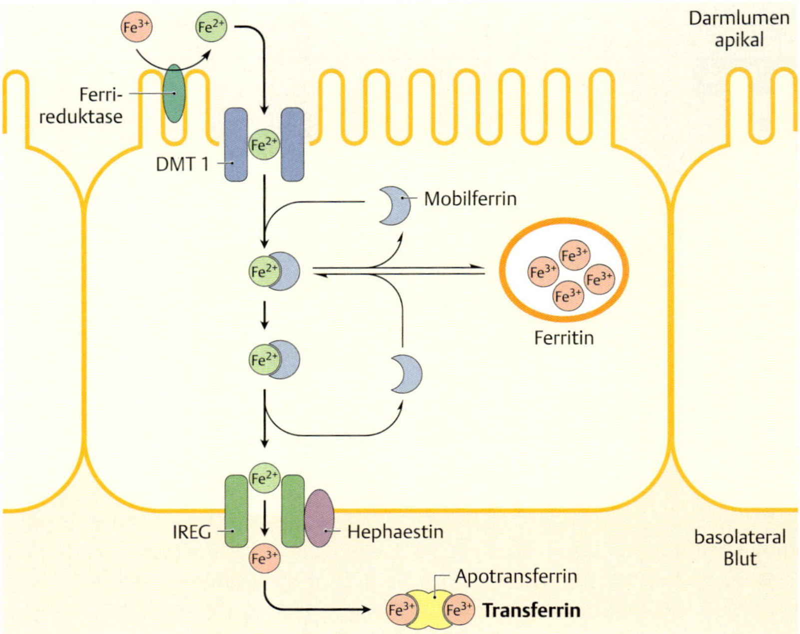

Fe^{3+} wird von einer Ferrireduktase zu Fe^{2+} reduziert. Dieses gelangt über den Transporter DMT 1 in die Mukosazelle. Fe^{2+} wird entweder an Mobilferrin gebunden oder in Ferritin gespeichert. Mobilferrin transportiert das Eisen auf die basolaterale Seite. Dort gelangt es über den Metalltransporter (IREG) ins Blut. Gleichzeitig wird es durch Hephaestin wieder zu Fe^{3+} oxidiert. Im Blut wird es als Transferrin transportiert.

Transport im Blut

Im Blut wird Eisen als **Transferrin**, einem Komplex aus **Apotransferrin** und Fe^{3+}, transportiert (Abb. **A-17.2**).

Transport im Blut

Das Fe^{3+} wird von der Mukosazelle an das sog. **Apotransferrin** im Blut übergeben. Apotransferrin ist ein Plasmaprotein aus der β_1-Globulinfraktion, das an seinen beiden Untereinheiten je ein Fe^{3+} binden kann. Es nimmt dabei gleichzeitig jeweils ein Bicarbonat-Ion (HCO_3^-) auf. Das Apotransferrin mit dem gebundenen Eisen heißt **Transferrin** (Abb. **A-17.2**).

▶ Definition

▶ **Definition.** In diesem Zusammenhang sind zwei Begriffe des klinischen Sprachgebrauchs von Bedeutung:
- **Totale Eisenbindungskapazität** (totale EBK) ist die Eisenbindungskapazität des gesamten Apotransferrins im Blut, also sowohl des Transferrins als auch des freien Apotransferrins. Transferrin macht etwa ein Drittel der totalen Eisenbindungskapazität aus.
- **Latente Eisenbindungskapazität** (latente EBK) ist die Eisenbindungskapazität des freien Apotransferrins (ca. zwei Drittel der totalen Eisenbindungskapazität).

A-17.2 Transport und Speicherung von Eisen

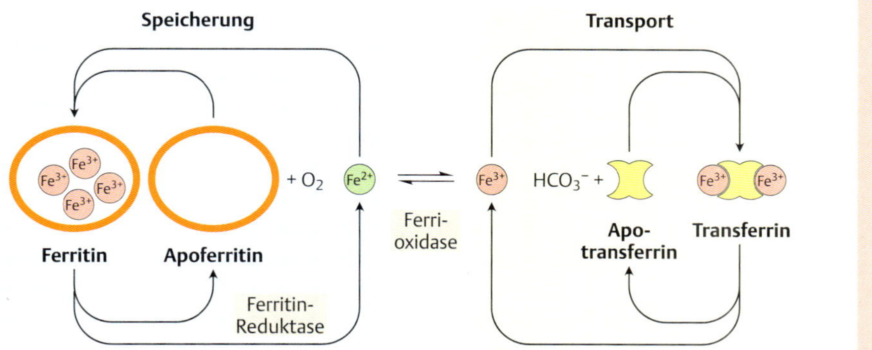

A-17.2

Transferrin schützt Gewebe vor Oxidation durch freie Eisen-Ionen und verhindert, dass Eisen mit dem Urin ausgeschieden wird, indem es das freie Eisen aus dem Blut an sich bindet.

Aufnahme in die Zellen

Das Eisen wird vor allem von den Vorstufen der Erythrozyten im Knochenmark für die **Hämoglobinsynthese** benötigt (ca. 70–90 % des aufgenommenen Eisens), außerdem von proliferierenden Zellen für die **Synthese** eisenhaltiger **Enzyme** und **Cofaktoren**.
Das nichtbenötigte Eisen wird gespeichert (s. u.).
Die Zellen, die Eisen aufnehmen müssen, besitzen in ihrer Membran den **Transferrinrezeptor (TfR)**. Er kann mit jeder seiner beiden Untereinheiten ein Transferrinmolekül binden. Durch rezeptorgekoppelte Endozytose gelangt der Komplex aus TfR und Transferrin in die Zelle. Das endozytotische Vesikel verschmilzt mit einem primären Lysosom. Im sauren Milieu der Lysosomen wird das Eisen freigesetzt. Es wird ins Zytosol entlassen und dort entweder in Ferritin gespeichert oder für Synthesen verwendet. Der Rezeptor und das Apotransferrin gelangen gemeinsam zurück an die Zelloberfläche und das Apotransferrin wird ins Blut abgegeben.

Aufnahme in die Zellen

Eisen wird für die **Hämoglobinsynthese** und die **Synthese** eisenhaltiger **Enzyme** und **Cofaktoren** benötigt.
Das Transferrin wird durch rezeptorgekoppelte Endozytose über den **Transferrinrezeptor (TfR)** in die Zellen aufgenommen.
Im sauren Milieu der Lysosomen wird das Eisen freigesetzt und der Rezeptor gelangt mit dem Apotransferrin wieder an die Zelloberfläche.

Speicherung

Eisen, das nicht benötigt wird, wird im Leberparenchym und in den retikuloendothelialen Zellen von Knochenmark, Leber und Milz gespeichert. Es wird in zwei verschiedenen Formen gespeichert:

- **gebunden an Apoferritin:** Apoferritin ist ein 440 kDa großes Protein mit 24 Untereinheiten, die bis zu 4500 Eisenatome aufnehmen können. Es hat die Form einer Hohlkugel. Das Fe^{2+} wird im Zytosol durch **Ferrioxidase I** (auch **Caeruloplasmin** genannt) zu Fe^{3+} oxidiert. In dieser Form bindet es an Apoferritin. Der lösliche Komplex aus Apoferritin und Fe^{3+} heißt **Ferritin** (Abb. **A-17.2**). Der Gewichtsanteil des Eisens im Ferritin beträgt etwa 25 %.
Durch eine FMN- und NAD^+-abhängige **Ferritin-Reduktase** wird das Fe^{3+} aus dem Ferritin freigesetzt. Es wird dabei zu Fe^{2+} reduziert.
- **Hämosiderin:** Hämosiderin ist die unlösliche Speicherform des Eisens. Es besteht wahrscheinlich aus abgebautem Ferritin, das mit Zellbestandteilen (Lipiden, Nukleotiden) assoziiert ist. Es enthält Eisen in Form von **Eisenhydroxid** ($Fe(OH)_3$). Der Eisenanteil kann bis zu 33 % erreichen. Er ist wesentlich schwerer zu mobilisieren als der des Ferritins.

Speicherung

Im Leberparenchym und in den retikuloendothelialen Zellen von Knochenmark, Leber und Milz wird Eisen gespeichert als

- **Ferritin:** Fe^{2+} wird im Zytosol durch **Ferrioxidase I** (**Caeruloplasmin**) zu Fe^{3+} oxidiert und an **Apoferritin** gebunden. Diesen Komplex nennt man Ferritin (Abb. **A-17.2**). Durch eine **Ferritin-Reduktase** wird Fe^{3+} wieder aus dem Ferritin freigesetzt.
- **Hämosiderin:** Diese unlösliche Speicherform des Eisens besteht wahrscheinlich aus Abbauprodukten des Ferritins. Im Hämosiderin ist das Eisen als **Eisenhydroxid** gespeichert.

Ausscheidung

Eine Besonderheit des Eisenstoffwechsels ist, dass der Körper keine großen Mengen an Eisen ausscheiden kann. Pro Tag verliert er etwa 1–2 mg. Ein großer Teil davon geht mit der **Desquamation des Darm- und Hautepithels** verloren, eine geringere Menge verlässt den Körper mit **Urin**, **Galle** und **Schweiß**. Größere

Ausscheidung

Eisen wird nur in geringen Mengen ausgeschieden.
Ein großer Teil geht mit der **Desquamation des Darm- und Hautepithels** verloren, der

Rest mit **Urin, Galle** und **Schweiß**. Frauen verlieren während der **Menstruation** ca. 12 – 30 mg Eisen.

Eisenverluste treten nur bei **Blutungen** auf. Bei der **Menstruation** verliert eine Frau etwa 25 – 60 ml Blut, was 12 – 30 mg Eisen entspricht.
Nicht zu unterschätzen ist auch der Blutverlust während der **Geburt**. Auch während der anschließenden **Stillzeit** werden etwa 0,5 mg Eisen pro Tag zusätzlich ausgeschieden. Allerdings wird der Eisenverlust während Geburt und Stillzeit annähernd dadurch ausgeglichen, dass die Menstruation nach der Schwangerschaft einige Monate ausbleibt.

Regulation des Eisenstoffwechsels

Die Regulation des Eisenstoffwechsels erfolgt über die Expression des **TfR**, des **Apoferritins** und der **δ-Aminolävulinsäure-Synthase**. Ein **eisensensorisches Protein (ES-BP)** reguliert deren Translation.
Bei niedriger Eisenkonzentration bindet es an eine als **Iron Response Element (IRE)** bezeichnete Region auf der mRNA der drei Proteine, bei hoher Eisenkonzentration verliert es diese Bindeaktivität.

Regulation des Eisenstoffwechsels

Die Resorption, Speicherung und Verwertung des Eisens wird über die Expression des **TfR**, des **Apoferritins** und der **δ-Aminolävulinsäure** (δ-ALA)**-Synthase** (Schlüsselenzym der Hämbiosynthese, S. 664) reguliert. Sensor für die intrazelluläre Eisenkonzentration ist dabei ein sog. **eisensensorisches Protein (ES-BP**, engl. IRE-BP, Iron Response Element-binding Protein), das die Translation dieser Proteine reguliert. Bei niedriger Eisenkonzentration bindet es an eine Region auf der mRNA der drei genannten Proteine, die als **Iron Response Element (IRE)** bezeichnet wird. Dadurch wird die Translation des TfR gesteigert, so dass mehr Eisen aufgenommen werden kann. Gleichzeitig wird aber auch die Translation des Apoferritins und der δ-ALA-Synthase sinnvollerweise gehemmt, da nicht genügend Eisen für die Synthese von Ferritin und Häm vorhanden ist. Steigt die Eisenkonzentration im Zytosol an, bindet das ES-BP Eisen in Form eines 4 Fe-4 S-Clusters und verliert dadurch seine mRNA-Bindeaktivität. Die Translation des TfR wird gebremst und die Synthese von Apoferritin und δ-ALA wird gesteigert. Das ES-BP mit dem gebundenen 4 Fe-4 S-Cluster entspricht interessanterweise der zytosolischen Isoform der **Aconitase**, die Citrat in Isocitrat umwandeln kann (Beachte: Die Aconitase des Citratzyklus befindet sich im Mitochondrium).

Störungen des Eisenstoffwechsels

Eisenüberdosierung

Bei Eisenübnerdosierung kommt es zu **Hämosiderose** und **Hämochromatose**.

- **Hämosiderose:** vermehrte Eisenablagerungen v. a. im Leberparenchym. Diese entstehen bei Leberzirrhose und auch durch häufige Bluttransfusionen, bei denen viel Eisen aufgenommen wird, das der Körper nicht mehr loswerden kann.
- **Hämochromatose:** Aufgrund eines Gendefekts ist der Mukosablock gestört, so dass kontinuierlich zu viel Eisen aufgenommen und u. a. in Leber (Abb. **A-17.3**), Pankreas und Herz abgelagert wird.

Störungen des Eisenstoffwechsels

Eisenüberdosierung

Eine Eisenüberdosierung kommt durch eine übermäßige Resorption zustande, da die Eisenausscheidung sowieso sehr gering ist. Bei einer vermehrten Eisenspeicherung ohne gleichzeitige Gewebeschäden spricht man von einer **Hämosiderose**. Wenn die Eisenablagerung einen Gewebeschaden verursacht, handelt es sich um eine **Hämochromatose**.

- **Hämosiderose:** Die vermehrten Eisenablagerungen treten vor allem im Leberparenchym auf. Sie kommen bei etwa $^1/_3$ aller **Leberzirrhosen** (besonders bei alkoholischen Zirrhosen) zustande. Auch häufige **Bluttransfusionen** können Ursache einer Hämosiderose sein, da mit 500 ml Erythrozytenkonzentrat dem Körper 250 mg Eisen zugeführt werden.
- **Hämochromatose:** Die Hämochromatose ist eine angeborene Krankheit. Durch eine Mutation im sog. HFE-Gen ist der Mukosablock gestört und der Körper nimmt während des ganzen Lebens kontinuierlich zu viel Eisen auf. Dabei kann die Gesamteisenmenge im Körper von 3 – 5 g auf bis zu 40 g erhöht sein. Das überschüssige Eisen wird vermehrt in Leber (Abb. **A-17.3**), Pankreas, Herzmuskel, Haut und Gelenken abgelagert. Es kommt zu Leberzirrhose, Diabetes mellitus, Kardiomyopathie und Gelenkbeschwerden. Behandelt werden diese Patienten durch Aderlässe.

Eisenmangelerscheinungen

Eisenmangel verursacht eine **mikrozytäre, hypochrome Anämie** (Abb. **A-17.4**).
Eisenmangel entsteht durch
- mangelnde Nahrungszufuhr,
- Resorptionsstörungen,
- Darmblutungen,

Eisenmangelerscheinungen

Ein Eisenmangel verursacht eine **mikrozytäre, hypochrome Anämie**. Aufgrund niedriger Eisenreserven verringert sich die Hämoglobinsynthese und die Größe und der Hämoglobingehalt des Erythrozyten nehmen ab (Abb. **A-17.4**).
Der Eisenmangel ist die wahrscheinlich häufigste Mangelerscheinung der Erde, da er auch in den Industrieländern weit verbreitet ist. Er wird verursacht durch
- mangelnde Nahrungszufuhr,
- Resorptionsstörungen,
- Darmblutungen bei Darmkrebs, -entzündungen oder bei Hämorrhoiden,

A-17.3 Pigmentzirrhose bei Hämochromatose

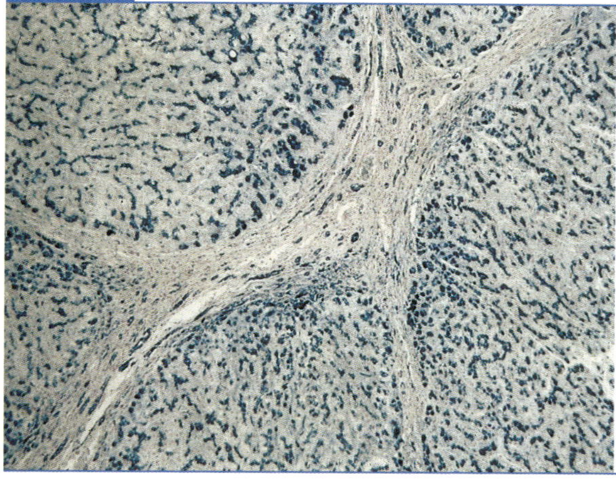

Eisenspeicherung in nahezu allen Hepatozyten und in den Gallengangsepithelien des Portalfeldes (Hämatoxylin-Eosin-Färbung, Vergr. 1:70).

A-17.3

A-17.4 Blutausstrich bei Eisenmangel (a) und zum Vergleich beim Gesunden (b)

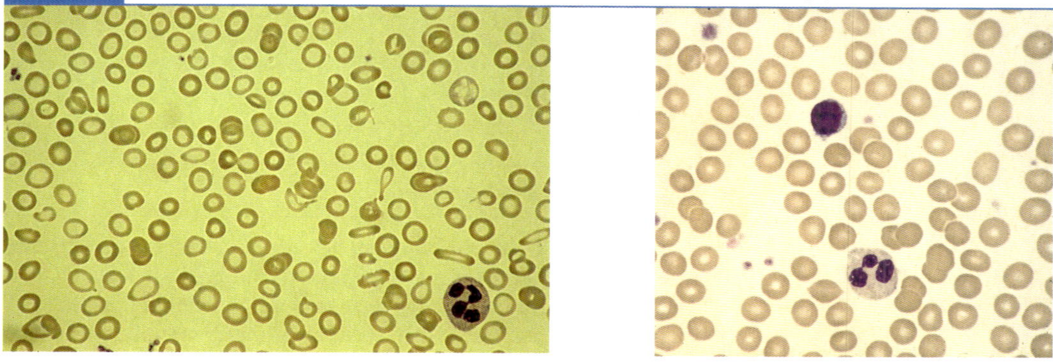

a Die Erythrozyten sind klein und weisen eine zentrale hämoglobinarme Zone auf (rechts unten ein Granulozyt).

b Die Erythrozyten sind normal groß (ca. $^{1}/_{3}$ kleiner als ein Lymphozyt, s. oben Mitte) und zeigen zentral nur eine geringe Aufhellung (unten ein Granulozyt).

- erhöhten Bedarf während der Schwangerschaft und Stillzeit und während Wachstumsperioden.

- erhöhten Bedarf während der Schwangerschaft und Stillzeit und während Wachstumsperioden.

17.2.2 Kupfer

Kupfer kommt in allen Geweben des menschlichen Körpers vor. Die höchste Konzentration findet sich in der Leber. Insgesamt enthält der Körper ca. 100 – 150 mg Kupfer. Die DGE empfiehlt eine tägliche Zufuhr von 1 – 1,5 mg.
Kupferreiche Lebensmittel sind **Innereien** (besonders Leber), **Fisch**, **Schalentiere**, **Nüsse**, **Kakao** und einige grüne Gemüsesorten.
Säurehaltige Speisen dürfen nicht in Kupfergeschirr aufbewahrt werden, da sich giftige Kupferverbindungen bilden können. Außerdem wird Vitamin C durch Kupfer-Ionen zerstört.

17.2.2 Kupfer

Kupfer kommt ubiquitär im Körper vor. Die höchste Konzentration findet sich in der Leber.
Kupferreiche Lebensmittel sind u. a. **Innereien**, **Fisch**, **Schalentiere**, **Nüsse** und **Kakao**.

Aufgaben

Cu^{2+} ist ein starkes Oxidationsmittel und kommt deshalb in zahlreichen **Oxidoreduktasen** als **Cofaktor** vor:
- **Cytochrom-c-Oxidase**: Komplex IV der Atmungskette (S. 174),
- **Superoxid-Dismutase**: Entgiftung des Superoxidradikals (S. 662),
- **Lysyl-Oxidase**: Quervernetzung der Kollagenmoleküle im Bindegewebe (S. 399),

Aufgaben

Cu^{2+} ist **Cofaktor** folgender **Oxidoreduktasen**:
- Cytochrom-c-Oxidase,
- Superoxid-Dismutase,
- Lysyl-Oxidase,

- Tyrosinase,
- Dopamin-β-Hydroxylase, Monoaminoxidase, Diaminoxidase,
- Ferrioxidase I.

- **Tyrosinase**: Melaninbiosynthese,
- **Dopamin-β-Hydroxylase, Monoaminoxidase, Diaminoxidase**: Die Dopamin-β-Hydroxylase ist an der Synthese der Katecholamine beteiligt (S. 577), die Monoaminoxidase an ihrem Abbau (S. 578). Die Diaminoxidase wirkt bei der Inaktivierung von Histamin mit (S. 638).
- **Ferrioxidase I** (Caeruloplasmin): Oxidation von Fe^{2+} zu Fe^{3+} (S. 309).

Resorption, Transport, Speicherung, Ausscheidung

Die Resorption erfolgt im **Magen** und **Duodenum** (ca. 10 % des Kupfers in der Nahrung).

Der Kupfertransport im Blut erfolgt über **Albumin** und **Transcuprein**.
In der Zelle wird Kupfer an **Apocaeruloplasmin** gebunden. Es entsteht **Caeruloplasmin** als Kupferspeicherform. Dieses wird bei Bedarf ans Blut abgegeben.
Überschüssiges Kupfer wird mit der Galle ausgeschieden.

Resorption, Transport, Speicherung, Ausscheidung

Etwa 10 % des mit der Nahrung aufgenommenen Kupfers werden resorbiert. Die Resorption erfolgt im **Magen** und **Duodenum** über einen noch unbekannten Mechanismus.
Das resorbierte Kupfer wird im Blut an **Albumin** und **Transcuprein** gebunden transportiert. Es erreicht die Leber, wo es über eine membranständige ATP-abhängige **Cu^{2+}-ATPase** (CTR1) in die Zellen aufgenommen wird. Spezifische Enzyme bauen dann das Kupfer in Proteine ein. Ein Teil des Kupfers gelangt in den Golgi-Apparat und wird dort an **Apocaeruloplasmin** gebunden. Das entstehende **Caeruloplasmin** (= Ferrioxidase I, S. 309) ist das intrazelluläre Kupferspeicherprotein. Es wird bei Bedarf ans Blut abgegeben. Bis zu 95 % des Plasmakupfers sind an Caeruloplasmin gebunden.
Überschüssiges Kupfer gelangt von der Leber in die Galle und wird über den Darm ausgeschieden.

Störungen des Kupferstoffwechsels

Morbus Wilson

▶ **Synonym**

Ursache ist ein autosomal-rezessiv vererbter genetischer Defekt in einem Kupfertransportprotein. Kupfer wird nicht mehr richtig in Caeruloplasmin eingebaut → **gestörte Ausscheidung** → Ablagerung in Leber, Niere, Kornea (Abb. **A-17.5**) und Gehirn.

Störungen des Kupferstoffwechsels

Morbus Wilson

▶ **Synonym.** Hepatolentikuläre Degeneration.

Ursache des Morbus Wilson ist ein autosomal-rezessiv vererbter genetischer Defekt in einem Kupfertransportprotein. Die Folge davon ist, dass Kupfer nicht mehr richtig in Caeruloplasmin eingebaut wird und die **Ausscheidung** des Kupfers über die Galle **gestört** ist. Dies führt zu Ablagerung des Kupfers in Leber, Niere, Kornea und später im Gehirn. Die Ablagerungen in der Kornea bilden einen grünbraunen Ring am Rand der Kornea (Kayser-Fleischer-Kornealring, Abb. **A-17.5**). Es kommt zu Leberfunktionsstörungen (im Endstadium Zirrhose), Koordinationsstörungen und Demenz.
Als Therapie wird eine kupferarme Kost gegeben und versucht, die Kupferausscheidung medikamentös zu erhöhen (z. B. mit Chelatbildnern).

A-17.5

A-17.5 Kayser-Fleischer-Kornealring (Pfeile) bei Morbus Wilson

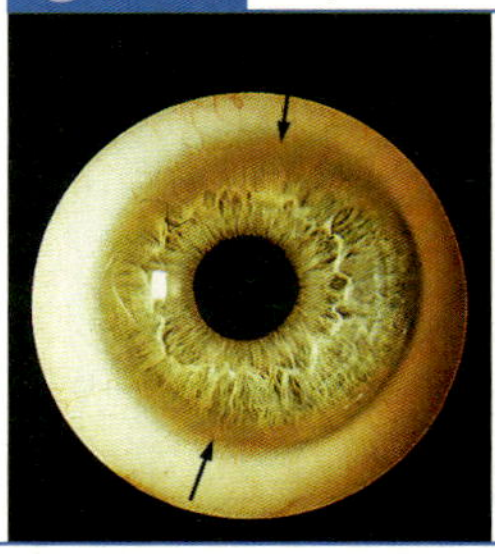

Menkes-Krankheit

Bei dieser geschlechtsgebunden vererbten **intrazellulären Kupferverteilungsstörung** wird Kupfer in Darmmukosazellen, Niere und Bindegewebe abgelagert → Bindegewebs-

Menkes-Krankheit

Die Menkes-Krankheit beruht auf einem X-chromosomal-rezessiv vererbten Defekt. Es handelt sich um eine **intrazelluläre Kupferverteilungsstörung**. Das Kupfer wird in den Darmmukosazellen, der Niere und dem Bindegewebe abgelagert, nicht aber in der Leber. Es kommt zu einem ungenügenden Einbau des Kupfers in Cu^{+}-abhängige Enzyme.

Die Folge davon sind fortschreitende Nervendegeneration, Entwicklungsstillstand, Bindegewebsdefekte, Hypopigmentierung und ein früher Tod in der Kindheit.

defekte, Nervendegeneration, Entwicklungsstillstand, früher Tod.

17.2.3 Zink

Zink ist – nach Eisen – das zweithäufigste Spurenelement im Körper. Der Gesamtbestand im Körper beträgt ca. 2 – 3 g. Die DGE empfiehlt eine tägliche Zufuhr von 7 – 10 mg.
Besonders viel Zink ist in Austern enthalten (100 bis 400 mg/100 g). **Tierische Nahrungsmittel** (Fleisch, Fisch, Milchprodukte) enthalten mehr Zink als pflanzliche (Roggen- und Weizenkeime, Weizenkleie, Haferflocken). Zudem ist die Bioverfügbarkeit des Zinks aus pflanzlichen Quellen weitaus geringer als die des Zinks aus tierischen Lebensmitteln.

17.2.3 Zink

Zink ist das zweithäufigste Spurenelement. Es kommt vor allem in **tierischer Nahrung** vor. Die Bioverfügbarkeit von Zink aus Pflanzen ist sehr schlecht.

Aufgaben

Zink hat im Körper vielfältige Funktionen:

- Es ist **Bestandteil von** ca. 80 Zink-**Metalloenzymen** und **Cofaktor** von ca. 200 körpereigenen **Enzymen**, die Zink für die Aufrechterhaltung ihrer Funktion benötigen. Dazu gehören z. B.
  - Dehydrogenasen: Alkohol-Dehydrogenase, Glutamat-Dehydrogenase, Malat-Dehydrogenase, Lactat-Dehydrogenase, Retinol-Dehydrogenase,
  - Carboanhydrase,
  - Superoxid-Dismutase,
  - alkalische Phosphatase,
  - Carboxypeptidasen,
  - Matrix-Metalloproteinasen.
- Es **stabilisiert biologische Membranen**.
- Es ist nötig für die Funktion von **Thymulin**, einem Nonapeptid, das die Aktivität von T-Lymphozyten fördert. Es unterstützt somit die **Immunabwehr**.
- Es ist am **Kollagenstoffwechsel** beteiligt.
- **Insulin** wird in Form eines Zn^{2+}-Insulin-Komplexes in den β-Zellen des Pankreas gespeichert (S. 566).
- Zink ist an der Testosteronbiosynthese beteiligt.
- Zink ist Bestandteil der sog. **Zinkfingerproteine** (Abb. **A-17.6**). Dies sind Transkriptionsfaktoren, die die Genexpression regulieren. Die charakteristische Struktur dieser Zinkfingerproteine besteht aus drei oder vier Cysteinen bzw. Histidinen, die eine unterschiedliche Anzahl von Zinkatomen binden können. Ein Beispiel für solche Zinkfingerproteine sind die **Steroidrezeptoren** (S. 564).
- Zink ist außerdem ein Gegenspieler im Körper für Kupfer, Quecksilber (Amalgam), Cadmium und Blei. Es sorgt über das Protein **Metallothionein** für deren Ausscheidung.

Aufgaben

- Bestandteil von Metalloenzymen,
- Cofaktor vieler Enzyme,
- Stabilisierung biologischer Membranen,
- Unterstützung der Immunabwehr,
- Beteiligung am Kollagenstoffwechsel,
- Speicherung des Insulins,
- Testosteronbiosynthese,
- Bestandteil von Zinkfingerproteinen (Abb. **A-17.6**),
- Ausscheidung von giftigen Schwermetallen (über Metallothionein).

A-17.6 Zinkfinger als DNA-Bindedomäne

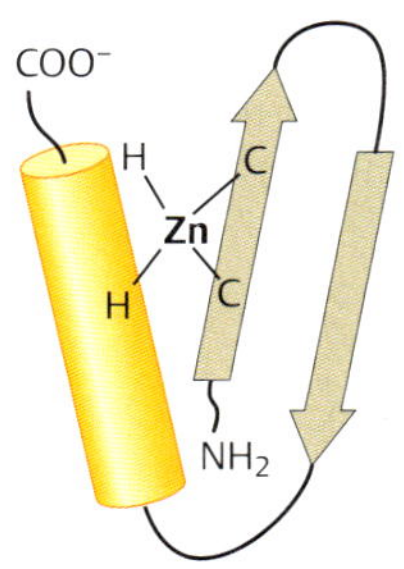

In diesem Beispiel ist das Zinkatom zwischen zwei Histidinen (H) und zwei Cysteinen (C) so gebunden, dass im Protein eine Schleife entsteht, die mit der DNA in Kontakt treten kann.

A-17.6

Resorption, Transport, Ausscheidung

Die Resorption erfolgt im **Jejunum** und **Ileum**, der Transport im Blut über **Albumin**. Zink wird über die **Galle** und den **Pankreassaft** sowie zu etwa 10 % über die Niere ausgeschieden.

Resorption, Transport, Ausscheidung

Zink wird im **Jejunum** und **Ileum** resorbiert. Der Mechanismus dieser energieabhängigen Resorption ist noch unbekannt. Etwa 10–40 % des aufgenommenen Zinks werden resorbiert.
Der Transport im Blut erfolgt an Plasmaproteine (vorwiegend **Albumin**) gebunden.
Die Ausscheidung des Zinks erfolgt über die **Galle** und den **Pankreassaft** hauptsächlich mit dem Stuhl. Etwa 10 % werden über die **Niere** ausgeschieden.

Störungen des Zinkstoffwechsels

Zinküberdosierung

Ist ungefährlich, führt zu Durchfall und Erbrechen.

Zinkmangelerscheinungen

Die Symptome eines Zinkmangels sind vielfältig, da dieses Spurenelement an sehr vielen Vorgängen im Körper beteiligt ist.
Eine seltene Erbkrankheit ist **Acrodermatitis enteropathica**, bei der die Zinkaufnahme in die Mukosazellen verhindert ist. Dies führt zu Hauteffloreszenzen und gastrointestinalen Symptomen.

Störungen des Zinkstoffwechsels

Zinküberdosierung

Zink ist nicht giftig, kann aber, sofern es in größeren Mengen im Organismus auftritt, zu Durchfall und Erbrechen führen.

Zinkmangelerscheinungen

Die Symptome eines Zinkmangels sind vielfältig, da dieses Spurenelement an sehr vielen Vorgängen im Körper beteiligt ist. Anzeichen für einen Zinkmangel sind Schwäche, Impotenz, Haarausfall, Blutbildungsstörungen, weiße Flecken auf den Fingernägeln, Geruchs- und Geschmacksstörungen, Störung der Anpassung an Dunkelheit, Störungen des Wachstums und der Wundheilung, vor allem aber Infektanfälligkeit durch Schwächung der Immunabwehr.
Eine seltene Erbkrankheit führt zu einem angeborenen Zinkmangel: Bei der **Acrodermatitis enteropathica** verhindert eine Mutation im Zinktransporter der Mukosazellen die Zinkaufnahme. Charakteristisch für diese Erkrankung sind Hauteffloreszenzen und gastrointestinale Symptome.

17.2.4 Mangan

Mangan kommt in **pflanzlichen Lebensmitteln** vor.
Es ist wichtig für das **Knochenwachstum**.
Außerdem ist es **Bestandteil von Enzymen**:
- Pyruvat-Carboxylase,
- PEP-Carboxykinase,
- Arginase,
- Mn-Superoxid-Dismutase.

17.2.4 Mangan

Mangan kommt in **pflanzlichen Lebensmitteln** vor (Nüsse, Hülsenfrüchte, Vollkornprodukte).
Es ist unerlässlich für das **Knochenwachstum**. Es hat dort eine Funktion bei der Proteoglykansynthese.
Außerdem ist es **Bestandteil von Enzymen**, z. B. der
- Pyruvat-Carboxylase (S. 121),
- PEP-Carboxykinase (S. 215),
- Arginase (S. 148),
- Mn-Superoxid-Dismutase.

Mangan wird im **Darm** resorbiert, an **β_1-Globulin** gebunden im Blut transportiert und dann im Gewebe vor allem von den **Mitochondrien** aufgenommen.
Wie Zink bewirkt auch Mangan im Körper eine vermehrte Ausscheidung von Kupfer mit dem Urin.

Störungen im Manganstoffwechsel

Manganüberdosierung

Sehr hohe, künstlich zugeführte Dosen führen zu Magen-Darm- und Nervenfunktionsstörungen und Lungenentzündung.

Manganmangelerscheinungen

- niedriger Cholesterinspiegel,
- anormale Skelettentwicklung.

Störungen im Manganstoffwechsel

Manganüberdosierung

Überhöhte Zufuhr mit der Nahrung ist nicht bekannt, da nur geringe Mengen resorbiert und Überschüsse ausgeschieden werden. Sehr hohe, künstlich zugeführte Mengen führen zu Magen-Darm-Störungen, Lungenentzündung und Nervenfunktionsstörungen.

Manganmangelerscheinungen

Bei Manganmangel ist der Cholesterinspiegel zu niedrig und die Skelettentwicklung gestört. Ein Mangel tritt unter normalen Ernährungsbedingungen jedoch nicht auf.

17.2.5 Cobalt

Die einzige bekannte Verbindung im menschlichen Körper, die Cobalt enthält, ist das **Cobalamin (Vitamin B_{12})**. Cobalt wird in Form von Cobalamin über **tierische Nahrungsmittel** aufgenommen.
Der menschliche Körper enthält ca. 1,1 mg Cobalt. 70 – 100 % des Cobalts in der Nahrung werden resorbiert, aber anschließend schnell wieder mit dem Urin ausgeschieden.

Aufgaben

Cobalamin ist an der **Remethylierung von Homocystein** und an **Alkylumlagerungen** beteiligt (S. 300).

Cobaltmangelerscheinungen

Die Symptome eines Cobaltmangels entsprechen denen eines Vitamin-B_{12}-Mangels (S. 300).

17.2.5 Cobalt

Cobalt kommt nur in **Cobalamin** (Vitamin B_{12}) vor und wird als solches über **tierische Nahrungsmittel** aufgenommen.

Aufgaben

- Remethylierung von Homocystein,
- Alkylumlagerungen.

Cobaltmangelerscheinungen

Siehe S. 300.

17.2.6 Fluor

Der Gesamtbestand an Fluor im Körper beträgt 2 – 6 g. Es wird besonders in den **Zähnen** und **Knochen** angereichert.
Nennenswerte Mengen an Fluor findet man in **Ölsardinen**, **Hühnerfleisch** und **schwarzem Tee**.

Aufgaben

Fluor ist zwar zum Überleben nicht notwendig, aber es trägt zur Festigkeit von Knochen und Zähnen bei und macht den Zahn widerstandsfähig gegen **Karies**. Fluor wird auch zur **Osteoporosebehandlung** eingesetzt, da es einen stimulierenden Einfluss auf die Osteoblasten hat und die **Bildung neuer Knochenmatrix** anregt.

Resorption, Speicherung, Ausscheidung

Fluor wird als Fluorid im Darm zu 80 – 100 % resorbiert.
Etwa 30 % des resorbierten Fluorids werden beim Erwachsenen in das Hydroxylapatit des **Skeletts** und des **Zahnschmelzes** eingebaut (durch Austausch eines Hydroxyl-Ions durch Fluor) Dabei entsteht **Fluorapatit**. Der Rest wird mit dem Urin ausgeschieden. Der Zahnschmelz wird durch die Einlagerung von Fluor widerstandfähiger gegen Säuren, so dass die Zerstörung des Zahnschmelzes durch Säuren (= Karies) zurückgeht.
Ca. 95 % des im Körper enthaltenen Fluors findet man im Skelett und in den Zähnen. Der Rest verteilt sich auf Haut, Haare, Fuß- und Fingernägel.

17.2.6 Fluor

Fluor wird besonders in den **Zähnen** und **Knochen** angereichert.
Quellen für Fluor sind **Ölsardinen**, **Hühnerfleisch** und **schwarzer Tee**.

Aufgaben

- Härtung des **Zahnschmelzes** (Schutz vor Karies),
- Stimulation der Bildung von **Knochenmatrix**.

Resorption, Speicherung, Ausscheidung

Fluor wird fast zu 100 % resorbiert, aber nur etwa zu 30 % gespeichert. Der Rest wird mit dem Urin ausgeschieden.
95 % des Körperfluors wird als **Fluorapatit** in **Skelett** und **Zahnschmelz** gespeichert.

Störungen im Fluorstoffwechsel

Fluormangelerscheinungen

Ein Mangel an Fluor führt bei Kindern zu **Karies** und so zu schlechten Zähnen. Niedrige Fluorgaben können gegen Karies vorbeugen. Deshalb wird in manchen Ländern dem Trinkwasser Fluor zugesetzt. Allerdings nicht in Deutschland, hier bleibt nur die Prophylaxe durch fluoridhaltige Zahnpasta oder Fluoridtabletten.

Fluoridüberdosierung

Bei einer Fluoridüberdosierung während der Zahnbildung (im 8.– 10. Lebensjahr) tritt eine **Zahnschmelzfluorose** auf. Dabei bilden sich weißliche bis bräunliche Flecken im Schmelz der bleibenden Zähne.

Störungen im Fluorstoffwechsel

Fluormangelerscheinungen

Fluormangel führt bei Kindern zu **Karies** und so zu schlechten Zähnen.

Fluoridüberdosierung

Fluoridüberdosierung während der Zahnbildung führt zu **Zahnschmelzfluorose**.

17.2.7 Iod

75 % des Iods im Körper findet sich in der **Schilddrüse**.
Gute Iodquellen sind **Meeresfrüchte** und **Seefische**.

17.2.7 Iod

Iod ist ein essenzielles Spurenelement. Im Körper sind etwa 10–20 mg enthalten. 75 % davon finden sich in der **Schilddrüse**. Gute Iodquellen sind **Meeresfrüchte** und **Seefische**.
Die DGE empfiehlt eine tägliche Iodzufuhr von 200 µg (in der Schwangerschaft und Stillzeit ist der Bedarf wesentlich höher). Die tatsächliche Zufuhr liegt in Deutschland zwischen 30 und 90 µg aus nicht iodierten Nahrungsmitteln. Eine Ergänzung mit iodiertem Speisesalz ist daher zu empfehlen.

Aufgaben

Iod ist ein essenzieller Bestandteil der **Schilddrüsenhormone** (S. 586).

Aufgaben

Iod ist ein essenzieller Bestandteil der **Schilddrüsenhormone**, die im Detail ab S. 586 beschrieben werden. Dies ist die einzige bekannte Funktion, die Iod im menschlichen Körper wahrnimmt.

Störungen im Iodstoffwechsel

Iodmangelerscheinungen

Iodmangel führt zu **Hypothyreose** (S. 590).

Störungen im Iodstoffwechsel

Iodmangelerscheinungen

Iodmangel ist in Deutschland weit verbreitet. Er führt zu einer **Hypothyreose** (S. 590).

Iodüberdosierung

Eine Überdosierung an Iod wird praktisch nicht erreicht, da man erst ab 500 µg/Tag von einer Überdosierung spricht.

Iodüberdosierung

Von einer Iodüberdosierung spricht man erst ab einer täglichen Iodaufnahme von 500 µg. Dann kann eine iodinduzierte Überfunktion der Schilddrüse auftreten. Aber selbst bei Verzehr von iodierten Nahrungsmitteln (z. B. iodiertes Speisesalz) wird dieser Wert nicht erreicht. Es besteht also keine Gefahr der Überdosierung.

17.2.8 Selen

Selen kommt als **Selenocystein** in der **Glutathion-Peroxidase** und der **Deiodase** vor.

17.2.8 Selen

Selen kommt als **Selenocystein** in der **Glutathion-Peroxidase** und der **Deiodase** vor, die das Schilddrüsenhormon T4 in das wesentlich aktivere T3 umwandelt (S. 588).
Selenocystein wird während der Translation aus Serin synthetisiert (S. 60, Abb. **A-4.28**). Das Serin ist dabei bereits an seine tRNA gebunden. Die mRNA des Proteins (z. B. der Glutathion-Peroxidase) faltet sich in einer bestimmten Weise, wodurch die tRNA mit dem Selenocystein das Stoppcodon UGA als Basentriplett für Selenocystein erkennt und daran bindet.

Störungen im Selenstoffwechsel

Selenmangelerscheinungen

Selenmangel führt zu einer **Unterfunktion der Schilddrüse**.

Störungen im Selenstoffwechsel

Selenmangelerscheinungen

Bei Selenmangel kommt es zu einer **Unterfunktion der Schilddrüse**, da die Deiodase funktionsunfähig ist und deshalb T4 nicht mehr in das aktivere T3 umwandeln kann.

Selenüberdosierung

Selen ist in der 10fachen Tagesdosis **toxisch**. Es kommt zu gastrointestinalen Störungen, Kopfschmerzen, Haarausfall sowie peripherer Polyneuropathie.

Selenüberdosierung

Die DGE empfiehlt eine tägliche Zufuhr an Selen von 30–70 µg. Ab einer etwa zehnfachen Tagesdosis treten **toxische** Wirkungen auf: Es kann zu gastrointestinalen Störungen, Kopfschmerzen, Haarausfall sowie zu peripherer Polyneuropathie kommen. Außerdem steht Selen in Verdacht, in größeren Mengen **krebserregend** zu sein.

17.2.9 Molybdän

Molybdän spielt eine Rolle beim **Elektronentransfer der Flavoproteine.**

17.2.9 Molybdän

Über den Molybdänstoffwechsel ist bisher wenig bekannt. Das Molybdän spielt eine Rolle beim **Elektronentransfer der Flavoproteine**. Dort ist es meist in einer Redoxkette zusammen mit Eisen zu finden.

17.2.10 Chrom

Über die Funktion des Chroms im Körper ist bisher wenig bekannt. Es scheint Einfluss auf die **Glucosetoleranz** und den Fettstoffwechsel zu haben.
Die DEG empfiehlt eine tägliche Mindestmenge von 30 – 100 µg Chrom. Gute Quellen für Chrom sind **Bierhefe**, **Fleisch** (Leber, Nieren und Muskelfleisch), **Käse** und **Vollkornprodukte**, aber auch **Austern**, Gewürze, darunter besonders der **Pfeffer**, **Nüsse** und brauner Zucker (**Melasse**). Arm an Chrom sind Obst und viele Gemüse.

17.2.10 Chrom

Chrom scheint Einfluss auf die **Glucosetoleranz** zu haben.
Gute Quellen an Chrom sind **Bierhefe**, **Fleisch**, **Käse**, **Vollkornprodukte**, **Austern**, **Pfeffer**, **Nüsse**, **Melasse**.

Störungen im Chromstoffwechsel

Chrommangelerscheinungen

Ein Chrommangel hat Einfluss auf die **Glucosetoleranz**. Vermutlich spielt dabei der sog. Glucose-Toleranz-Faktor (GTF) eine Rolle. Dies ist ein Komplex aus Chrom, Niacin und Glutathion. GTF fördert die Bindung von Insulin an die Zellmembranen, wodurch Glucose besser in die Zelle aufgenommen werden kann. Beim Mangel an Chrom bzw. an GTF erhöht sich das im Körper zirkulierende Insulin, da es nicht mehr an die Zellmembranen gebunden wird. Dadurch verringert sich die Toleranz gegenüber Glucose (im Spätstadium kann es zu **Diabetes mellitus** kommen).
Außerdem steigen die Werte von **Cholesterin** und **Triglyceriden**.

Störungen im Chromstoffwechsel

Chrommangelerscheinungen

Bei Chrommangel verringert sich die **Glucosetoleranz**. Dies kann bis zum **Diabetes mellitus** führen. Außerdem steigen die **Cholesterin**- und **Triglyceridwerte.**

Chromüberdosierung

Erhöhte Dosen von 3-wertigem Chrom (bis zu 1 mg täglich) zeigen bei Einnahme über mehrere Monate keine Nebenwirkungen. Allerdings kennt man unerwünschte Wirkungen durch übermäßige Zufuhr von 6-wertigem Chrom, die meist berufsbedingt, z. B. bei der Produktion von Lederwaren und Edelstahl, auftritt. Dabei kommt es zum **Chromekzem** oder **Chromasthma**.

Chromüberdosierung

Berufsbedingt kann es zur Überdosierung von Chrom kommen. Dies äußert sich im **Chromekzem** oder **Chromasthma**.

17.2.11 Cadmium, Blei, Quecksilber

Diese drei Spurenelemente werden vom Körper nicht benötigt. Da sie aber in der Umwelt vorhanden sind, werden sie vom Körper auch aufgenommen, gespeichert und nur in geringen Mengen wieder ausgeschieden. Bei Akkumulation wirken sie **toxisch**.

17.2.11 Cadmium, Blei, Quecksilber

Diese drei Spurenelemente werden vom Körper nicht benötigt, aber gespeichert. Bei Akkumulation wirken sie **toxisch**.

Cadmium

Cadmium wird im Gewebe an **Metallothionein** gebunden gespeichert. Metallothionein ist ein Protein, das vermehrt als Stressantwort produziert wird. Es dient wohl hauptsächlich zur Bindung von schädlichen Metall-Ionen wie Cadmium und Quecksilber und von überschüssigem Zink und Kupfer (S. 313).
Cadmium ist ein **Akkumulationsgift**, das erst nach jahrzentelanger Anhäufung vor allem in der Niere zu Gewebeschäden führt.

Cadmium

Cadmium wird im Gewebe an **Metallothionein** gebunden gespeichert und so unschädlich gemacht.
Es ein **Akkumulationsgift**, das v. a. in der Niere zu Gewebeschäden führt.

Blei

Blei wird über die Nahrung und die Atemluft (Industrieabgase) aufgenommen. In toxischen Konzentrationen hemmt Blei insbesondere die **Porphyrinbiosynthese**. Bei einer **akuten Bleivergiftung** kommt es zur Anämie, Koliken und Enzephalopathie. Eine **chronische Bleivergiftung** äußert sich durch Kopfschmerzen, blasse Haut und Appetitmangel.

Blei

Blei hemmt besonders die **Porphyrinbiosynthese**. Es gibt **akute** und **chronische Bleivergiftungen**.

Quecksilber

Quecksilber gelangt durch Industrieabwässer in die Umwelt, wo es durch Mikroorganismen in das hochtoxische **Dimethylquecksilber** umgebaut wird. Dieses kann aufgrund seiner guten Lipidlöslichkeit die Blut-Hirn-Schranke passieren und das ZNS schädigen.

Quecksilber

Quecksilber wird von Mikroorganismen in **Dimethylquecksilber** umgebaut, das die Blut-Hirn-Schranke passieren kann.

- **Akute Quecksilbervergiftung**: schwere Gastroenteritis und Nierenversagen.
- **Chronische Quecksilbervergiftung**: Persönlichkeitsveränderungen, Lähmungen und Zahnausfall.

Eine Quecksilbervergiftung ist heutzutage selten, kann aber durch Einatmen oder Verschlucken von Quecksilber (z. B. aus Quecksilberdampflampen oder defekten Fieberthermometern) auftreten.
Symptome einer **akuten Quecksilbervergiftung** sind eine schwere Gastroenteritis und Nierenversagen, bei einer **chronischen Quecksilbervergiftung** treten Persönlichkeitsveränderungen, Lähmungen und Zahnausfall auf. Die Behandlung erfolgt mit Quecksilber bindenden Medikamenten (Chelatbildner).

B

Molekulare Zellbiologie

1 Einführung in die Molekulare Zellbiologie ... 322

2 Überblick ... 326

3 Aufbau biologischer Membranen ... 331

4 Funktion biologischer Membranen ... 350

5 Zellorganellen ... 363

6 Zytoskelett ... 382

7 Extrazelluläre Matrix ... 396

8 Nukleotide ... 412

9 Nukleinsäuren (Polynukleotide) ... 428

10 Zentrales Dogma der Molekularbiologie ... 434

11 Replikation der DNA ... 436

12 Genexpression ... 443

13 Gentechnik und Nachweis bzw. Analyse von Nukleinsäuren ... 481

14 Mutationen und DNA-Reparatur ... 501

15 Der Zellzyklus ... 512

16 Die Apoptose ... 517

17 Molekulare Onkologie ... 522

18 Grundlagen ... 536

19 Mechanismen der Signaltransduktion ... 544

20 Hormone ... 566

21 Mediatoren ... 627

22 Zytokine ... 645

23 Biochemie des Blutes ... 652

24 Biochemie der Leber ... 669

25 Biochemie der Niere ... 676

26 Die Unterscheidung von Selbst und Fremd im Immunsystem ... 692

27 Reaktionen auf Verletzungen: Blutstillung und Blutgerinnung ... 736

28 Reaktion auf Fremdstoffe: Entgiftung ... 756

29 Neurochemie ... 763

30 Ausblick ... 806

B1 Einführung in die Molekulare Zellbiologie

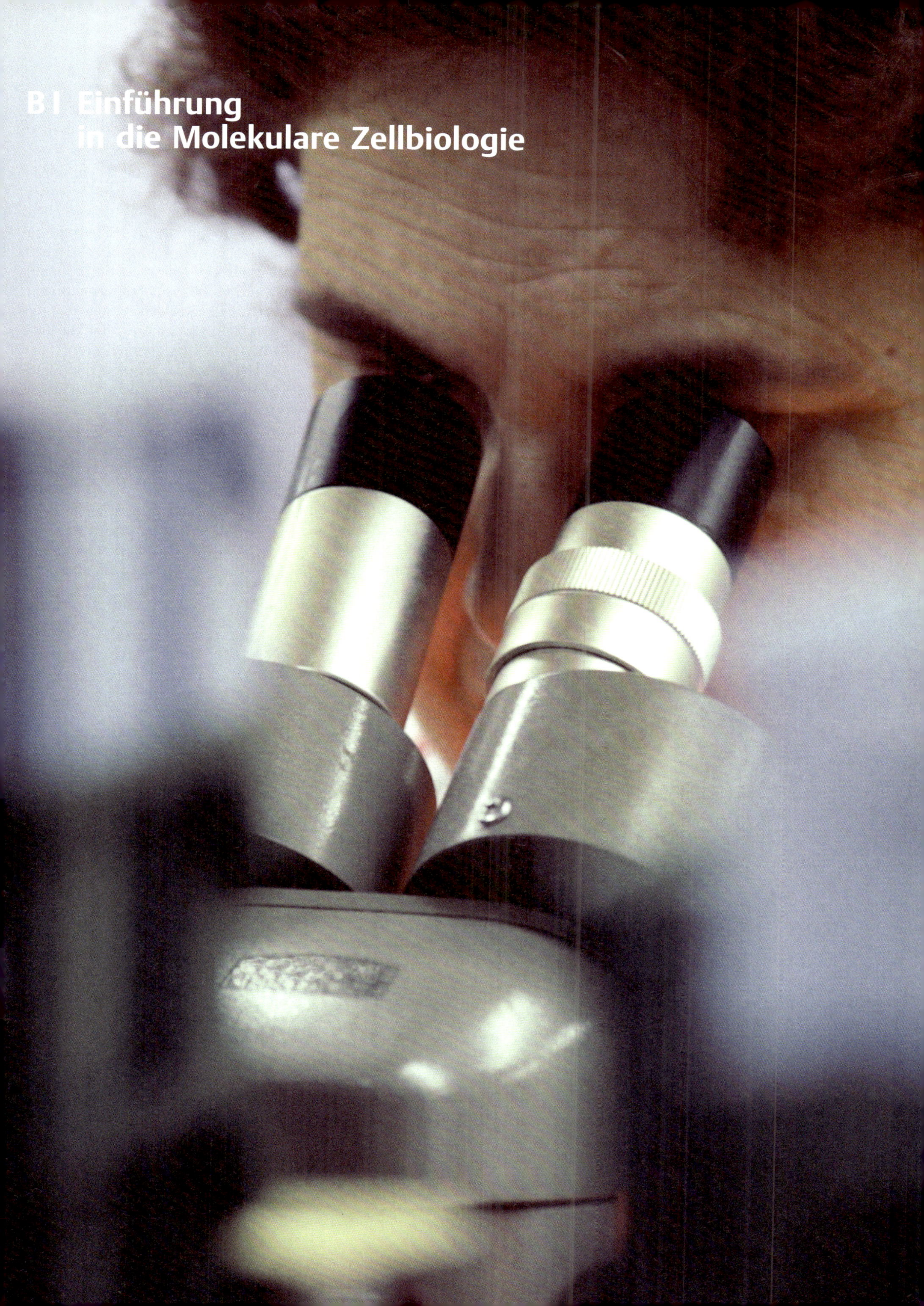

1 Einführung in die Molekulare Zellbiologie

1 Einführung in die Molekulare Zellbiologie

In Teil A dieses Lehrbuchs wurde erläutert, wie im Organismus Adenosintriphosphat (ATP) synthetisiert wird. Letztlich ging es dabei um die Frage, woher der Organismus seine Lebensenergie hat, also die Fähigkeit, im physikalischen Sinne Arbeit zu leisten. Im nun folgenden Teil B wird die nahe liegende Frage zu beantworten sein, wie der Organismus mit dieser Fähigkeit umgeht bzw. wozu das ATP im Organismus tatsächlich verwendet wird. Es wird nun also zu klären sein, wie der Organismus aufgebaut ist und welches die vielfältigen Funktionen der Organe und Gewebe sind, die von der Energie des ATP abhängig sind.
Die Molekulare Zellbiologie ist erst in jüngerer Zeit zum Inbegriff der Wissenschaft geworden, in der alle Biowissenschaften trotz aller Spezialisierung vereint sind. Der Botaniker Matthias Jacob Schleiden (Abb. **B-1.1 a**) und der Arzt und Physiologe Theodor Schwann (Abb. **B-1.1 b**) hatten zwar bereits 1839 gemeinsam postuliert, dass alle Organismen aus mehr oder weniger autonomen Zellen als den kleinsten Einheiten des Lebens aufgebaut sind. Aber erst im letzten Viertel des 20. Jahrhunderts wurde deutlich, welche Relevanz diesem Konzept zukommt. Erst jetzt wurde es möglich, auch die großen und komplexen Polymere der Organismen, also die Nukleinsäuren und die Proteine, genauso umfassend zu analysieren wie zuvor die einfachen Zucker, Aminosäuren und Lipide, die im ersten Teil dieses Lehrbuchs vorgestellt wurden. Bis zum Jahr 2005, als die erste Auflage dieses Lehrbuches vorbereitet wurde, waren bereits von ca. 30 000 Proteinen der verschiedensten Organismen die 3D-Strukturen in atomarer Auflösung bestimmt worden, von ca. 300 Organismen waren die Sequenzen des gesamten Genoms bekannt. Bis zur zweiten Auflage (2008) haben sich diese Zahlen innerhalb von nur drei Jahren auf über 45 000 Proteinstrukturen und über 700 Genomsequenzen erhöht.

B-1.1

B-1.1 Matthias Jacob Schleiden (1804–1881) (a) und Theodor Schwann (1810–1882) (b)

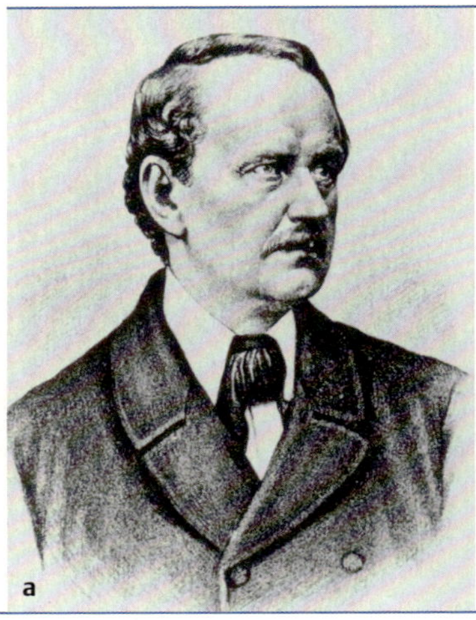

a

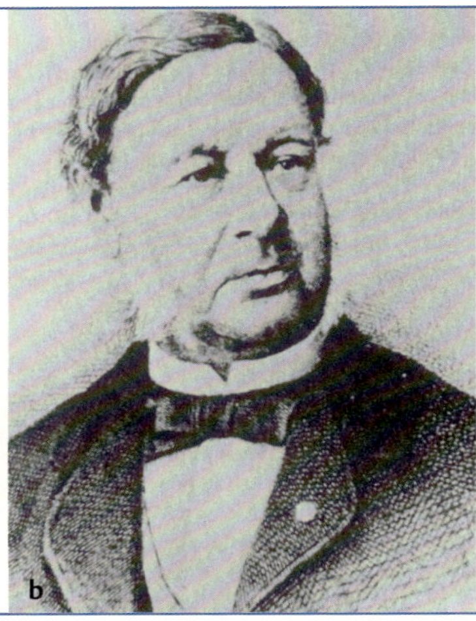

b

Diese Entdeckungen, zusammen mit der Entwicklung der molekularbiologischen Methoden und den enormen Fortschritten der elektronischen Datenverarbeitung, haben die gesamten Biowissenschaften revolutioniert. Eines der wichtigsten Ergebnisse dieser Revolution ist die Einsicht, dass sich sämtliche Organismen der Welt viel ähnlicher sind als man zuvor ahnen konnte. Im 19. Jahrhundert galt es noch als eine fragwürdige Entdeckung, dass Menschen mit Affen verwandt sein könnten. Inzwischen hat sich gezeigt, dass unsere Mitochondrien mit unseren eigenen Darmbakterien verwandt sind. Sogar die Kaliumkanäle unseres Gehirns sind verwandt mit Kaliumkanälen bakterieller Membranen. Kürzlich wurde zur Überraschung aller Zoologen nachgewiesen, dass die Entwicklung der eigentümlichen Komplexaugen der Insekten von ähnlichen Hox-Genen gesteuert wird wie die Entwicklung der Augen des Menschen. Alle Organismen zeigen auf molekularem Niveau durchweg überaus ähnliche Strukturen und Prozesse.

Dieses ist auch der Grund dafür, dass sich weltweit ein gemeinsamer Kanon molekularbiologischer Arbeitstechniken etabliert hat, der zu einer *Lingua franca* sämtlicher Biowissenschaften geworden ist. Vom Pflanzenphysiologen bis zum Neurowissenschaftler arbeiten unterschiedslos alle Biowissenschaftler mit Plasmiden und Restriktionsenzymen, mit Western-Blots und Antiseren, mit Nickel-NTA-Affinitätschromatographie und fluoreszierenden Markerproteinen. Von der Öffentlichkeit kaum wahrgenommen, hat sich so die Molekulare Zellbiologie als neuer gemeinsamer Bezugsrahmen, auch für die wissenschaftlich fundierte Medizin, etabliert.

Grundsätzlich ist die Molekulare Zellbiologie nach allen Seiten hin offen. Scharfe Grenzen, etwa der Biochemie gegenüber, lassen sich kaum definieren. Man könnte nun geneigt sein, die DNA als das Molekül anzusehen, um das die gesamte Zellbiologie kreist. Dabei würde man allerdings die ganze Vielfalt der Phänomene ausblenden, die ja gerade der Gegenstand dieser Wissenschaft sein sollen. Angemessener wäre es unter diesem Aspekt, den Zellzyklus zum zentralen Konzept zu erklären. Der Zellzyklus, definiert als die Entwicklung jeder Zelle im Wechsel von Wachstum, Differenzierung und Zellteilung, bestimmt letztlich die Funktionen der verschiedenen Zellen im Organismus. Krebs als die derzeit vielleicht größte Herausforderung der Molekularen Zellbiologie ist in allen seinen Formen eine unmittelbare Folge einer gestörten Zellzykluskontrolle.

Im Folgenden wird die Molekulare Zellbiologie in einigen wesentlichen Kapiteln vorgestellt werden. Die fundamentale Bedeutung der Molekularen Zellbiologie für die gesamte Medizin soll dabei zumindest angedeutet werden.

Die aktuelle Zahl der bekannten Proteinstrukturen ist im Internet zugänglich über die Seite: http://www.rcsb.org

Die aktuelle Zahl der sequenzierten Genome ist zugänglich über die Seite: http://www.ebi.ac.uk/genomes/

B II Die strukturelle Organisation der Zelle und ihre Umgebung

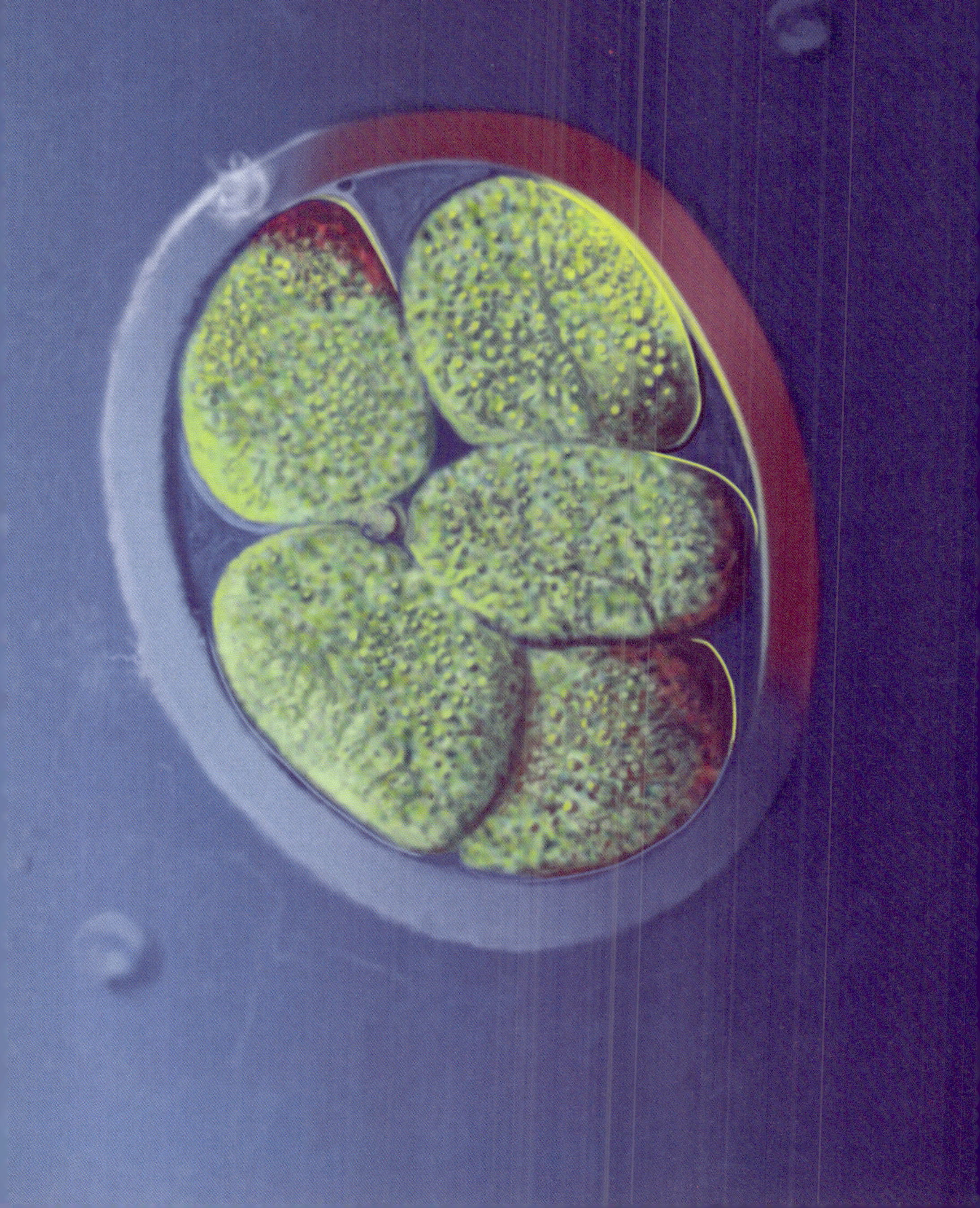

2 Überblick

Es gibt zwei Gruppen von Organismen: **Prokaryonten** und **Eukaryonten**.

Diese beiden Gruppen unterscheiden sich im Aufbau ihrer Zellen.

2 Überblick

Die uns heute bekannten Organismen lassen sich in zwei große Gruppen unterteilen: die **Prokaryonten** und die **Eukaryonten**. Zu den Prokaryonten gehören die Eubakterien (Bakterien und Blaualgen) und die Archaebakterien; zu den Eukaryonten gehören alle anderen Einzeller und die höheren, vielzelligen Lebewesen, also auch der Mensch.
Prokaryonten und Eukaryonten unterscheiden sich in der Größe ihrer Zellen: Eine typische Prokaryontenzelle ist etwa 0,1 – 1 µm groß, während eine Eukaryontenzelle 10 – 50 µm groß sein kann. Der entscheidende Unterschied aber besteht im Aufbau ihrer Zellen.

2.1 Aufbau der Prokaryontenzelle

Prokaryontenzellen bestehen aus einem **zytoplasmatischen Raum**, den eine Membran umgibt (Abb. **B-2.1**). Ist diese Zell- oder (Zyto)Plasmamembran von einer **Polysaccharidschicht** umgeben, entsteht ein **periplasmatischer Raum**.

2.1 Aufbau der Prokaryontenzelle

Prokaryontische Zellen bestehen aus einem einzigen **zytoplasmatischen Raum**, der eine Vielzahl von Molekülen in wässriger Lösung enthält und von einer Membran (Zellmembran, Plasmamembran oder Zytoplasmamembran genannt) nach außen abgegrenzt wird (Abb. **B-2.1**). Oft sind sie zusätzlich von einer stabilisierenden **Polysaccharidschicht** umgeben, die bei Bakterien zu deren Infektiosität beiträgt. Der Raum zwischen Polysaccharidschicht und Zellmembran wird **periplasmatischer Raum** genannt.

▶ Merke

▶ **Merke.** Prokaryonten haben **keinen Zellkern**. Sie besitzen auch keine anderen Zellkompartimente.

Das **ringförmige DNA-Molekül** liegt im Zytoplasma. Evtl. sind weitere kleinere DNA-Ringe, sog. **Plasmide**, vorhanden.

Ihr Genom besteht aus einem **ringförmigen DNA-Molekül**, das frei im Zytoplasma liegt. In manchen Fällen kann es auch an einer Stelle der Zellmembran befestigt sein. Neben dem Genom können auch kleinere ringförmige DNA-Moleküle, sog. **Plasmide**, vorhanden sein. Diese sind aber nicht essenziell. Auch Prokaryonten besitzten ein Zytoskelett. In ihrem Zytoplasma gibt es Proteine, die strukturell und funktionell den Aktin-, Myosin- und Intermediärfilamenten der Eukaryonten entsprechen.

B-2.1

B-2.1 Schematischer Aufbau einer Bakterienzelle

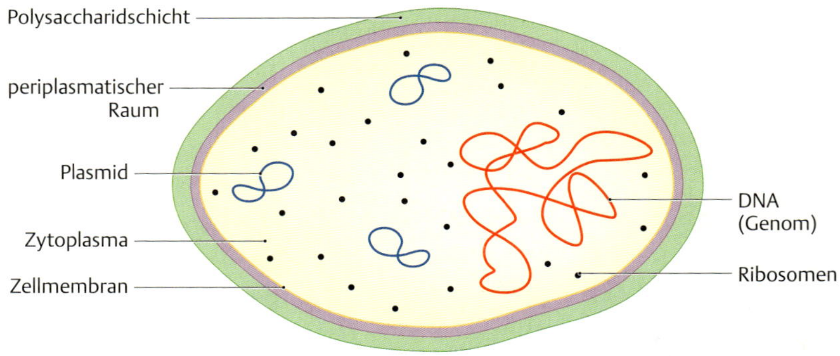

Hauptbestandteile einer Bakterienzelle sind die Zellmembran, das Zytoplasma, Ribosomen und ein ringförmiges DNA-Molekül, das Genom. Evtl. enthalten Bakterien weitere, kleinere ringförmige DNA-Moleküle, sog. Plasmide. Oft sind sie von einer stabilisierenden Polysaccharidschicht umgeben, wodurch zwischen Zellmembran und Polysaccharidschicht der periplasmatische Raum entsteht.

2.2 Aufbau der Eukaryontenzelle

Eukaryontenzellen zeigen einen komplexeren Aufbau als Prokaryontenzellen. Sie sind nach außen ebenfalls durch eine Plasmamembran abgegrenzt (Abb. **B-2.2**). Innerhalb dieser Membran befindet sich das Zytoplasma mit den Zellorganellen. Im Zytoplasma sind zahlreiche Moleküle in Wasser gelöst. Diese wässrige Lösung ohne die Zellorganellen bezeichnet man als Zytosol. **Zellorganellen** sind Kompartimente, die durch Membranen vom Zytosol abgetrennt sind und so in sich geschlossene Reaktionsräume bilden.

2.2 Aufbau der Eukaryontenzelle

Der Aufbau von Eukaryontenzellen ist komplexer. Sie enthalten neben **Ribosomen** membranumschlossene **Zellorganellen** (Abb. **B-2.2**).

▶ **Merke.** Das größte Zellorganell und gleichzeitig das charakteristische Merkmal der Eukaryontenzelle ist der **Zellkern**.

◀ Merke

In ihm ist das Erbgut in Form von DNA gespeichert. Er ist im Lichtmikroskop leicht zu erkennen. Manchmal sind im Zellkern auch ein oder mehrere **Nukleoli** (Kernkörperchen) zu sehen. Die äußere Membran der porenhaltigen **Kernhülle** geht in das **endoplasmatische Retikulum** (ER) über, das als geschlossenes System aus Röhren und Höhlen das ganze Zytosol durchzieht. Ist die Membran des ER von Ribosomen besetzt, bezeichnet man es als raues ER, sonst als glattes ER. Ein weiteres in sich geschlossenes Membransystem ist der **Golgi-Apparat**. Er spielt eine wichtige Rolle bei der Reifung und beim Transport von Proteinen. Dabei wird er von kleinen Membranvesikeln (**Endosomen**) unterstützt, die den Transport von Proteinen zwischen den einzelnen Kompartimenten und der Zellmembran übernehmen.

Der Zellkern enthält ein oder mehrere **Nukleoli**. Die porenhaltige **Kernhülle** geht in das **endoplasmatische Retikulum** über.

Golgi-Apparat und **Endosomen** spielen beim intrazellulären Transport von Proteinen eine wichtige Rolle.

Für den Stoffwechsel wichtige Organellen sind die **Mitochondrien**. Sie haben etwa Bakteriengröße und werden oft als die Kraftwerke der Zelle bezeichnet. In ihnen sind Atmungskette und ATP-Synthese lokalisiert. Manche Zellen enthalten 2000 oder mehr Mitochondrien.

Mitochondrien beherbergen die Atmungskette. In ihnen findet die ATP-Synthese statt.

B-2.2 **Schematischer Aufbau einer Eukaryontenzelle**

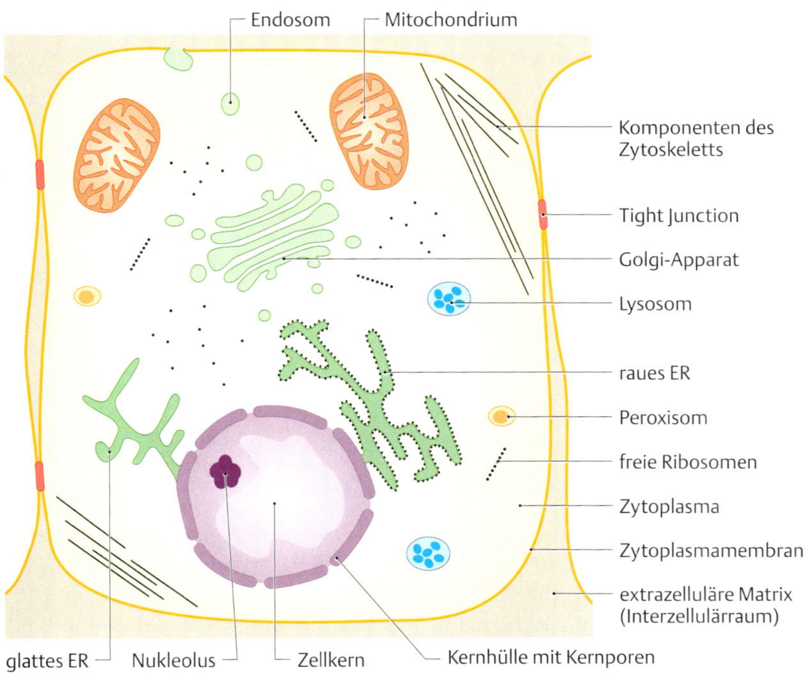

In dieser sehr schematischen Darstellung einer Eukaryontenzelle sind die wichtigsten Organellen dieser Zelle gezeigt. Anzahl, Größe und Anordnung der Organellen können von Zelltyp zu Zelltyp stark variieren.

B-2.2

Lysosomen und **Peroxisomen** enthalten Enzyme, die es ihnen ermöglichen, den Zellabfall zu entsorgen.

Ebenfalls wichtig für den Stoffwechsel sind die Lysosomen und die Peroxisomen.

- **Lysosomen** sind kleine Membranvesikel, die Hydrolasen, z. B. proteolytische Enzyme, enthalten. Mit Hilfe dieser Enzyme werden in Lysosomen Moleküle verdaut, die entweder von der Zelle aufgenommen wurden oder aus der Zelle selbst stammen.
- **Peroxisomen**, ebenfalls kleine Membranvesikel, enthalten als wichtigste Enzyme Peroxidasen und Katalase. Sie haben u. a. Entgiftungsfunktion.

Das **Zytoskelett** stabilisiert die Zelle. Es ist wichtig für intrazelluläre Bewegungsabläufe.

Im Zytoplasma der Eukaryontenzelle befindet sich ein Gerüst aus Proteinen, das **Zytoskelett**. Es verleiht der Zelle Stabilität und Struktur und spielt bei intrazellulären Bewegungsabläufen (z. B. Organellentransport, Zellteilung) ein Rolle.

2.2.1 Besonderheiten in mehrzelligen Organismen

Im vielzelligen Organismus stehen die Zellen über spezielle Strukturen miteinander in Verbindung.

2.2.1 Besonderheiten in mehrzelligen Organismen

In einem vielzelligen Organismus sind Zellen in Organen zusammengefasst. Um den Zusammenhalt und die Kommunikation zwischen den Zellen zu gewährleisten, stehen diese über unterschiedlichste Strukturen, z. B. Tight Junctions (S. 359) und die extrazelluläre Matrix (S. 396) miteinander in Verbindung.

Pflanzenzellen und viele Pilzzellen besitzen außerhalb der Plasmamembran eine Zellwand aus Proteinen und Polysacchariden, die diesen Organismen ihre äußere Struktur und Stabilität verleiht. Tierische Zellen haben grundsätzlich keine Zellwand. Ein tierischer Organismus erhält seine äußere Struktur z. B. durch ein Exoskelett (z. B. Chitinpanzer bei Insekten) oder durch ein Endoskelett (z. B. Skelett bei Wirbeltieren).

2.2.2 Vorteile der Kompartimentierung

Die Aufteilung der Zelle in Kompartimente ermöglicht

- die Regulation des Zellstoffwechsels,
- die Schaffung unterschiedlicher Reaktionsbedingungen,
- die Nutzung von Kompartimenten (ER, Mitochondrien) als Speicher.

2.2.2 Vorteile der Kompartimentierung

Durch die Kompartimentierung wird die Eukaryontenzelle in einzelne, in sich geschlossene Reaktionsräume aufgeteilt. Dies ermöglicht

- die **Regulation des Zellstoffwechsels:** In verschiedenen Kompartimenten kann ein und dieselbe Substanz auf unterschiedliche Weise metabolisiert werden. Fettsäuren in den Mitochondrien werden z. B. schnell mittels β-Oxidation (S. 128) abgebaut, während Fettsäuren im Zytosol hauptsächlich verestert oder ausgeschleust werden.
- die **Schaffung unterschiedlicher Reaktionsbedingungen:** Manche Enzyme brauchen bestimmte Reaktionsbedingungen, um aktiv zu werden. So arbeiten saure Hydrolasen nur bei einem pH-Wert von 5,0. Sie sind deshalb in Lysosomen lokalisiert, deren Lumen diesen pH-Wert hat. Der pH-Wert des Zytosols entspricht dem physiologischen pH-Wert von ca. 7,2.
- die **Nutzung von Kompartimenten als Speicher:** Das Lumen von ER und Mitochondrien enthält hohe Konzentrationen an Ca^{2+}-Ionen. Diese Ca^{2+}-Ionen werden bei Bedarf schnell freigesetzt (z. B. bei der Muskelkontraktion, S. 384) und auch schnell wieder aufgenommen. So kann die Zelle eine sehr schnelle Signalübertragung gewährleisten.

2.3 Fraktionierung von Zellen

Um Struktur und Funktion der einzelnen Zellbestandteile untersuchen zu können, bricht man Zellen mit verschiedenen Methoden auf (**Zellaufschluss**).

2.3 Fraktionierung von Zellen

Um die Struktur und die Funktionen der verschiedenen Zellbestandteile zu untersuchen, kann man Zellen in ihre Bestandteile zerlegen. Zunächst müssen die Zellen **aufgeschlossen** werden. Dafür gibt es verschiedene Methoden: Ultraschall, osmotischer Schock, Zermahlen in einem Mixer, Passagieren durch eine enge Öffnung oder Homogenisieren im Homogenisator. Geht man vorsichtig genug vor, bleiben die Organellen beim Zellaufschluss intakt und können anschließend voneinander getrennt werden.

Zur Trennung der Komponenten (**Zellfraktionierung**) schließen sich mehrere **Zentrifugationsschritte** mit zunehmend höheren Geschwindigkeiten an (Abb. **B-2.3**).

Die Trennung der einzelnen Zellbestandteile (**Zellfraktionierung**) erfolgt durch **Zentrifugation**. Der Zellaufschluss wird in mehreren Schritten bei zunehmend höheren Geschwindigkeiten zentrifugiert (Abb. **B-2.3**). Dabei werden die Zell-

B-2.3 Zellfraktionierung durch Zentrifugation

B-2.3

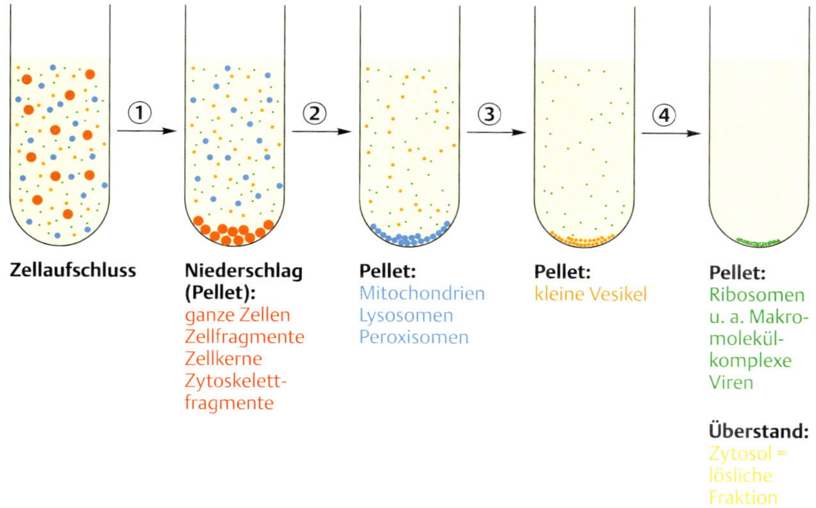

① niedertourige Zentrifugation bei 1000 g (5 Minuten)
② mitteltourige Zentrifugation bei 20.000 g (20 Minuten)
③ hochtourige Zentrifugation bei 50 – 80.000 g (1 – 2 Stunden)
④ Ultrazentrifugation bei 150.000 g (2 – 3 Stunden)
Der Überstand nach der Ultrazentrifugation wird lösliche Zellfraktion genannt und entspricht dem Zytosol.

komponenten nach ihrer Größe und Dichte getrennt. Große Partikel, wie Zellkerne, setzen sich bereits bei niedrigen Geschwindigkeiten am Boden des Zentrifugenröhrchens ab. Wird der Überstand dieser ersten Zentrifugation bei höherer Geschwindigkeit erneut zentrifugiert, sammeln sich Mitochondrien, Lysosomen und Peroxisomen im Niederschlag. Bei noch höheren Geschwindigkeiten gewinnt man schließlich kleine Vesikel, Ribosomen und andere Makromolekülkomplexe.

Durch Zugabe von löslichen Substanzen, wie z. B. KCl oder Saccharose, zu den einzelnen Fraktionen kann deren Dichte erhöht werden. Wählt man dann eine geeignete Zentrifugationsgeschwindigkeit, können die einzelnen Fraktionen noch weiter aufgetrennt werden.

Welche Zellorganellen in welcher Fraktion enthalten sind, wird mit Hilfe von Enzymtests bestimmt. Jedes Organell enthält ein charakteristisches Leitenzym, auf dessen Vorhandensein die Fraktionen untersucht werden. Enthält eine bestimmte Fraktion z. B. eine hohe Katalaseaktivität, ist in dieser Fraktion eine hohe Anzahl von Peroxisomen enthalten. Weitere Beispiele für Leitenzyme sind in Tabelle **B-2.1** aufgeführt.

▶ **klinik.** Leitenzyme spielen auch in der medizinischen Diagnostik eine wichtige Rolle. So kann das Vorhandensein bestimmter Enzyme im Blut Aufschluss über die Schwere eines Leberschadens geben. Bei einem leichten Leberschaden steigt im Serum zuerst die Aktivität der γ-GT (γ-Glutaryltransferase) und der ALT (Alanin-Aminotransferase), zweier Enzyme aus dem Zytosol der Hepatozyten. Bei schwereren Leberschäden steigt auch die Aktivität der AST (Aspartat-Aminotransferase) an, da diese sich sowohl im Zytosol als auch in den Mitochondrien befindet. Bei schwersten Leberschäden findet sich auch GLDH (Glutamat-Dehydrogenase) im Serum. Dieses Enzym ist rein mitochondrial und deutet deshalb auf stark zerstörte Hepatozyten hin.

◀ klinik

B-2.1

B-2.1 Leitenzyme verschiedener Zellorganellen

Zellorganell	***Leitenzym***
Zellkern	DNA-Polymerasen
endoplasmatisches Retikulum	Proteindisulfid-Isomerase (PDI)
Golgi-Apparat	spezifische Glykosyltransferasen
Peroxisomen	Katalase
Lysosomen	saure Phosphatase
Mitochondrien	Cytochrom-c-Oxidase

3 Aufbau biologischer Membranen

Alle Zellen und alle Zellorganellen sind von Membranen umgeben, deren Aufgabe darin besteht, eine **Barriere** zwischen außen und innen zu bilden und die Zelle oder das Organell als Einheit aufrechtzuerhalten. Gleichzeitig darf die Membran die Zelle oder das Organell aber nicht völlig abschotten, sondern muss einen kontrollierten **Stoffaustausch** und die **Kommunikation** mit der Außenwelt zulassen. Membranen sind deshalb grundsätzlich gleich aufgebaut: Sie bestehen aus einer **Lipiddoppelschicht**, die die eigentliche Membran bildet, und **Proteinen**, die für die Kommunikation und den Stoffaustausch zuständig sind (Abb. **B-3.1**). Sowohl die Lipide als auch die Proteine können glykosyliert sein, d. h. **Kohlenhydrate** enthalten. Die verschiedenen Membranen unterscheiden sich jedoch in der Zusammensetzung ihrer Komponenten. Die Zusammensetzung der Zellmembran einer Nervenzelle unterscheidet sich z. B. grundlegend von der Zusammensetzung der inneren Mitochondrienmembran.

3 Aufbau biologischer Membranen

Membranen **trennen** einen Innenraum von einem Außenraum und ermöglichen kontrollierten **Stoffaustausch** und **Kommunikation** zwischen diesen Räumen. Sie bestehen aus **Lipiden** und **Proteinen**, die glykosyliert sein, d. h. **Kohlenhydrate** enthalten können (Abb. **B-3.1**).

B-3.1 Schematischer Aufbau biologischer Membranen (hier am Beipiel der Zellmembran)

B-3.1

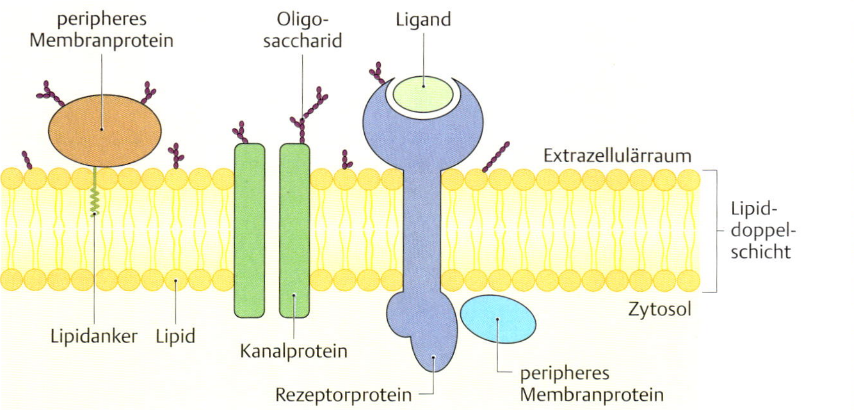

Biologische Membranen bestehen aus einer Lipiddoppelschicht. Die einzelnen Lipide zeigen mit ihren hydrophoben Schwänzen nach innen, während sich ihr hydrophiler Kopf nach außen wendet. Auf der Membran und in der Membran befinden sich Proteine, die verschiedene Funktionen ausüben. Hier sind nur drei dieser Funktionen beispielhaft aufgeführt: Kanalproteine sind für den Stoffaustausch über die Membran zuständig, Rezeptorproteine vermitteln Signale und periphere Membranproteine haben oft stabilisierende oder Erkennungsfunktion. Die Lipide und Proteine der Membran tragen auf der nichtzytosolischen Seite in der Regel kovalent gebundene Kohlenhydratreste.

3.1 Membranlipide

3.1.1 Das Grundprinzip: Die Lipiddoppelschicht

Der Lipidanteil aller biologischer Membranen besteht aus einer etwa 7 – 10 nm dicken Lipiddoppelschicht. Lipide haben einen polaren (hydrophilen) Kopf und einen unpolaren (hydrophoben) Schwanz. Diese Struktur macht sie zu **amphiphilen** („beides liebenden") **Molekülen**. In wässrigem Medium organisieren sie sich deshalb spontan zu charakteristischen Strukturen, indem sie ihren hydrophilen Kopf dem Wasser zuwenden und ihren hydrophoben Schwanz im Inneren der Struktur verbergen. Dabei entstehen entweder **Mizellen**, die aus einer einfachen Lipidschicht (Monoschicht = **Monolayer**) bestehen, oder eine **doppelte Lipidschicht (Bilayer)**, die auch spontan in **Vesikel** zerfallen kann (Abb. **B-3.2**). Vesikel sind kleine Membransäckchen mit einem wässrigen Innenraum, der nach außen von einer doppelten Lipidschicht begrenzt wird.

3.1 Membranlipide
3.1.1 Das Grundprinzip: Die Lipiddoppelschicht

Lipide sind **amphiphil** und ordnen sich daher im Wasser zu **Mizellen** (Monoschicht = **Monolayer**) oder zu einer 7 – 10 nm dicken **Doppelschicht** (**Bilayer**) an, die spontan in **Vesikel** zerfallen kann (Abb. **B-3.2**). Der polare Kopf eines Lipids ist stets dem Wasser zugewandt, der unpolare Schwanz befindet sich im Inneren der Lipidschicht.

B-3.2

B-3.2 Spontane Zusammenlagerung von Lipidmolekülen im wässrigen Medium

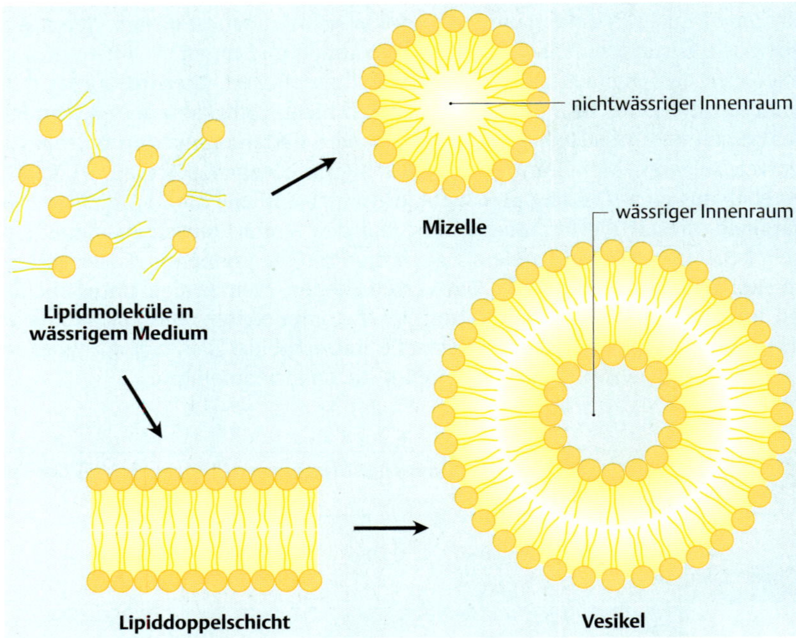

Aufgrund ihrer amphiphilen Eigenschaften lagern sich Lipidmoleküle in wässrigem Medium spontan zu Mizellen (kugelförmigen Lipidmonoschichten) oder Lipiddoppelschichten zusammen. In diesen Strukturen lagern sich die hydrophoben Anteile der Lipidmoleküle zusammen (weg vom Wasser), wodurch der energetische Zustand der Struktur günstiger ist als der der einzelnen Lipidmoleküle. Aus einer Lipiddoppelschicht können spontan Vesikel entstehen, die ein wässriges Milieu enthalten.

3.1.2 Struktur und Verteilung

Bausteine der Lipiddoppelschicht sind **Phospholipide**, **Glykolipide** und **Cholesterin**.

3.1.2 Struktur und Verteilung

Biologische Membranen enthalten drei verschiedene Lipidbausteine: **Phospholipide**, **Glykolipide** und **Cholesterin**. Im Folgenden wird ihre Struktur vorgestellt. Die Synthese der Membranlipide wird weiter unten besprochen (S. 337).

Phospholipide

▶ Definition

Phospholipide

▶ **Definition.** Phospholipide sind Lipide, die eine Phosphatgruppe enthalten.

Phospholipide sind die wichtigsten Membranlipide.

Phospholipide sind die wichtigsten Membranlipide. Sie stellen mit Abstand die größte Fraktion der Lipide einer Membran. Deshalb werden biologische Membranen manchmal auch als Phospholipidmembranen bezeichnet. Phospholipide haben in ihrem polaren Kopf eine negativ geladene Phosphatgruppe. Ihr Schwanz besteht in der Regel aus zwei langkettigen Acylresten (Fettsäuren), die sehr beweglich sind.

Sie lassen sich einteilen in **Glycerophospholipide** und **Sphingophospholipide** (Tab. **B-3.1**, S. 336).

Es lassen sich zwei Gruppen von Phospholipiden unterscheiden (Tab. **B-3.1**, S. 336):

- **Glycerophospholipide**, in älteren Lehrbüchern auch als Phosphoglyceride oder Glycerophosphatide bezeichnet,
- **Sphingophospholipide**.

Glycerophospholipide

Glycerophospholipide

▶ **Merke.** Der **Grundbaustein** von Glycerophospholipiden ist **Glycerin**. Das Glycerin ist

- an der OH-Gruppe des C-Atoms 1 über eine Phosphatgruppe mit einem Alkohol verknüpft (der namensgebend ist), am häufigsten mit Cholin, Ethanolamin, Serin oder Inositol, und
- an den OH-Gruppen der C-Atome 2 und 3 mit je einer langkettigen Fettsäure verestert

(Abb. **B-3.3**).

◀ Merke

Die häufigsten Glycerophospholipide sind demnach

- **Phosphatidylcholin** (Lecithin), **Phosphatidylethanolamin** und **Phosphatidylserin**, die zusammen den Hauptbestandteil biologischer Membranen ausmachen.
- **Phosphatidylinositol**, das in der Plasmamembran, vor allem im zytosolischen Monolayer, vorkommt. Es wird in Phosphatidylinositol-4,5-bisphosphat umgewandelt, aus dem der Second Messenger Inositoltrisphosphat (IP_3, S. 553) abgespalten wird.

Phosphatidylcholin (Lecithin), **Phosphatidylethanolamin** und **Phosphatidylserin** sind die Hauptbestandteile biologischer Membranen. **Phosphatidylinositol** ist Ausgangssubstanz des Second Messengers Inositoltrisphosphat (IP_3).

B-3.3 Chemische Struktur der Glycerophospholipide

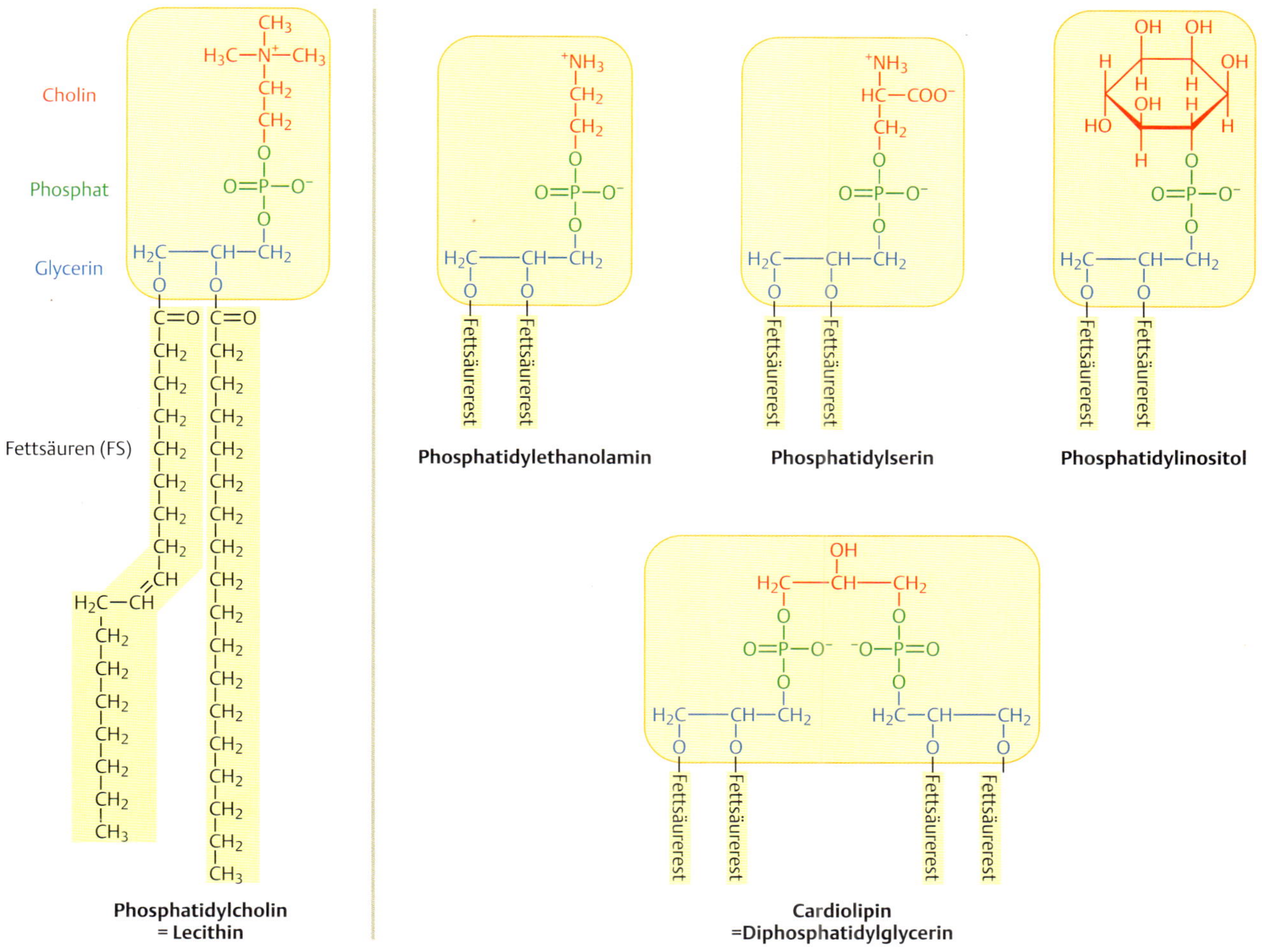

Glycerophospholipide leiten sich vom Glycerin ab. Die Alkoholgruppe am C-Atom 1 des Glycerins ist über eine Phosphatgruppe entweder mit einem Aminoalkohol oder einem zyklischen Alkohol verknüpft. Die beiden anderen Alkoholgruppen des Glycerins sind mit jeweils einer langkettigen Fettsäure verestert.

Cardiolipin kommt nur in der inneren Mitochondrienmembran vor.

Das Glycerophospholipid **Cardiolipin** (Diphosphatidylglycerin) kommt nur in der inneren Mitochondrienmembran vor.

Sphingophospholipide

▶ **Merke. Grundbaustein** der Sphingophospholipide ist **Ceramid** = Sphingosin + langkettige Fettsäure. Das einzige Sphingophospholipid von Bedeutung ist **Sphingomyelin** (Abb. **B-3.4**), das in fast allen Membranen vorkommt.

B-3.4 Chemische Struktur des Sphingomyelins

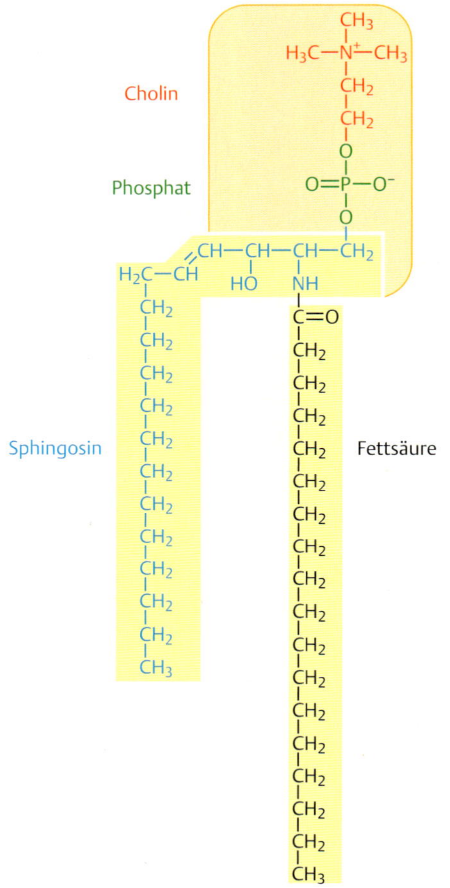

An die primäre Alkoholgruppe des Sphingosins ist über eine Phosphatgruppe ein Cholinrest gebunden. Die Fettsäure ist über eine Aminogruppe an das Sphingosin gebunden. Sphingosin und Fettsäure werden zusammen als Ceramid bezeichnet.

Glykolipide

▶ **Definition.** Glykolipide sind Lipide, die einen Kohlenhydratrest enthalten.

Glykolipide bestehen aus **Ceramid** und einem **Kohlenhydratrest** (Abb. **B-3.5**).

Sie leiten sich wie Sphingomyelin vom Sphingosin ab. Auch hier ist die Aminogruppe des Sphingosins mit einer langkettigen Fettsäure zum **Ceramid** verknüpft. Allerdings ist in den Glykolipiden die primäre Alkoholgruppe direkt mit einem **Kohlenhydratrest** verbunden, und die Phosphatgruppe fehlt (Abb. **B-3.5**).

Glykolipide werden eingeteilt in **Cerebroside** und **Ganglioside**.

Bei den Glykolipiden unterscheidet man **Cerebroside** und **Ganglioside**. Beide kommen hauptsächlich im ZNS vor und befinden sich dort auf der Außenseite der Plasmamembran. Mit ihren Kohlenhydratresten dienen sie der Zellerkennung.

B-3.5 Chemische Struktur der Glykolipide

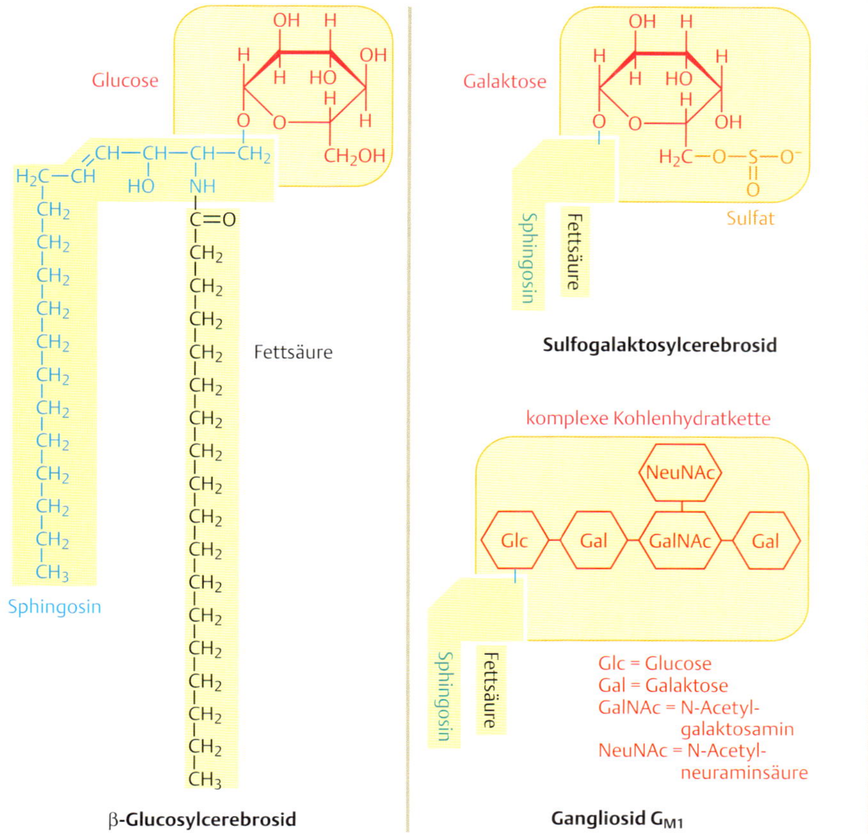

Grundbaustein der Glykolipide ist Ceramid (= Sphingosin + langkettige Fettsäure). Die primäre Alkoholgruppe des Sphingosins ist direkt mit einem Kohlenhydratrest verknüpft.

B-3.5

Cerebroside

Cerebroside haben ein **Monosaccharid als Kohlenhydratrest**. Die wichtigsten Cerebroside sind Galaktosylcerebrosid und Glucosylcerebrosid (Abb. **B-3.5**). Cerebroside, die am Kohlenhydratrest mit Schwefel verestert sind, heißen Sulfatide.

Cerebroside

Cerebroside enthalten ein **Monosaccharid als Kohlenhydratrest** (Abb. **B-3.5**), der mit Schwefel verestert sein kann.

Ganglioside

Ganglioside enthalten einen **komplexen Kohlenhydratrest** (Abb. **B-3.5**). Viele Ganglioside haben eine N-Acetylglucosaminsäure oder ein Derivat davon als charakteristischen Bestandteil.

Ganglioside

Ihr **Kohlenhydratrest** ist **komplex** (Abb. **B-3.5**) und enthält oft N-Acetylglucosaminsäure.

Cholesterin

▶ **Synonym.** Cholesterol.

Ein weiterer wichtiger Bestandteil der Lipiddoppelschicht ist das Steroid Cholesterin (Abb. **B-3.6**). Cholesterin hat eine Hydroxylgruppe als polare Kopfgruppe und ein starres unpolares Ringsystem mit einem kurzen beweglichen Kohlenwasserstoffschwanz. Im Vergleich zu Phospho- und Glycerolipiden ist Cholesterin ein relativ kleines Molekül. Es lagert sich mit seiner flachen Ringstruktur zwischen die langkettigen Fettsäuren der anderen Lipide und trägt so wesentlich zu den Fluiditätseigenschaften der Lipidmembran bei (s. u.).

Cholesterin

◀ **Synonym**

Das relativ kleine Molekül Cholesterin lagert sich mit seinen flachen Ringen (Abb. **B-3.6**) zwischen die Fettsäuren der Membranlipide.

▶ Merke

▶ **Merke.** Cholesterin kommt in allen biologischen Membranen vor, außer in der inneren Mitochondrienmembran. Dort wird es durch Cardiolipin ersetzt, das nur in der inneren Mitochondrienmembran vorkommt.

B-3.6

B-3.6 Chemische Struktur des Cholesterins

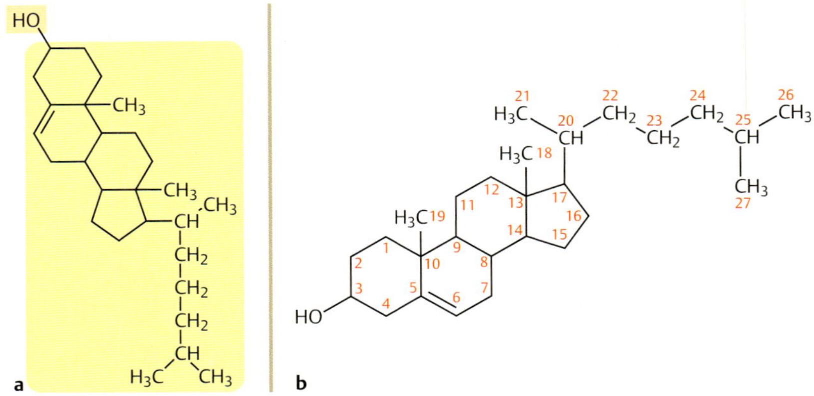

a Hydrophobe (gelb) und hydrophile (orange) Abschnitte des Cholesterins.

b Konventionelle Schreibweise der Formel von Cholesterin.

B-3.1 Überblick über die wichtigsten Membranlipide

	Membranlipid	***Substituent***	***Vorkommen***	
Glycerophospholipide	***Glycerophospholipide (Grundbausteine: Glycerin, 2 Fettsäuren, Phosphatgruppe)***			Phospholipide
	Phosphatidylcholin (Lecithin)	Cholin	überwiegend im äußeren Monolayer der Zellmembran	
	Phosphatidylethanolamin	Ethanolamin	überwiegend im inneren Monolayer der Zellmembran	
	Phosphatidylserin	Serin	überwiegend im inneren Monolayer der Zellmembran	
	Phosphatidylinositol	Inositol	innerer (zytosolischer) Monolayer der Zellmembran (Signaltransduktion)	
	Cardiolipin (= Diphosphatidylglycerin)	Glycerin	innere Mitochondrienmembran	
Sphingolipide	***Sphingophospholipide (Grundbausteine: Sphingosin, Fettsäure, Phosphatgruppe)***			
	Sphingomyelin	Cholin	überwiegend im äußeren Monolayer der Zellmembran	
	Glykolipide (Grundbausteine: Sphingosin, Fettsäure, keine Phosphatgruppe!)			Glykolipide
	Cerebroside	Monosaccharid	äußerer Monolayer der Zellmembranen des ZNS (Zellerkennung)	
	Ganglioside	komplexe Kohlenhydrate	äußerer Monolayer der Zellmembranen des ZNS (Zellerkennung)	
Cholesterin (Steroid)				
Cholesterin		–	beide Monolayer biologischer Membranen (Ausnahme: nicht in der inneren Mitochondrienmembran)	

3.1.3 Biosynthese

3.1.3 Biosynthese

▶ **Tipp.** Die Biosynthese der Phospholipide und Glykolipide lässt sich am besten erlernen, wenn man diese Lipide nicht nach ihrem Phosphat- bzw. Kohlenhydratrest, sondern nach ihrem Grundbaustein Glycerin bzw. Sphingosin in Glycerophospholipide und Sphingolipide einteilt.

◀ **Tipp**

Glycerophospholipide

Die Biosynthese der Glycerophospholipide geht vom **Glycerin-3-phosphat** aus (Abb. **B-3.7**). Glycerin-3-phosphat kann auf zwei Arten gebildet werden:

- Die Glycerin-3-phosphat-Dehydrogenase reduziert Dihydroxyacetonphosphat unter Verbrauch von NADH zu Glycerin-3-phosphat (1).
- Glycerin, das im Fettgewebe beim Abbau der Triglyceride entsteht (S. 126), wird durch die Glycerin-Kinase unter ATP-Verbrauch zu Glycerin-3-phosphat phosphoryliert (2).

Glycerophospholipide

Die Glycerophospholipidbiosynthese beginnt mit **Glycerin-3-phosphat** (Abb. **B-3.7**).

Ausgehend von Glycerin-3-phosphat werden zwei verschiedene Synthesewege eingeschlagen (Abb. **B-3.7**):

- Zur **Synthese von Cardiolipin** wird aktiviertes, d. h. mit einem energiereichen Nukleotid gekoppeltes **Diacylglycerin auf Glycerin-3-phosphat übertragen** (s. u.).
- Zur **Synthese von Phosphatidylcholin, -ethanolamin, -serin und -inositol** wird **Glycerin-3-phosphat in Phosphatidat umgewandelt**. Dazu überträgt das Enzym Glycerin-3-phosphat-Acyltransferase eine aktivierte Fettsäure (Acyl-CoA, S. 130) auf das C-Atom 1 des Glycerin-3-phosphats. Es entsteht **Lysophosphatidat** (3). Die 1-Acylglycerin-3-phosphat-Acyltransferase überträgt ein weiteres Acyl-CoA auf das C-Atom 2, so dass **Phosphatidat** entsteht (4). Beide Acyltransferasen sind in der Membran des endoplasmatischen Retikulums (ER) lokalisiert, wobei ihr aktives Zentrum zur zytosolischen Seite gerichtet ist. Phosphatidat gliedert sich mit seinen hydrophoben Fettsäureschwänzen schon während der Synthese in die Lipiddoppelschicht der ER-Membran ein. In der weiteren Synthese wird das Phosphatidat dann mit dem jeweiligen Alkohol versehen (s. u.). Die fertig synthetisierten Phospholipide werden über den regulären Membranfluss innerhalb der Zelle auf die anderen Membranen verteilt (S. 358).

Glycerin-3-phosphat wird

- zur **Synthese von Cardiolipin mit** aktiviertem **Diacylglycerin verknüpft** (s. u.).
- zur **Synthese von Phosphatidylcholin, -ethanolamin, -serin und -inositol in Phosphatidat umgewandelt**. Durch zweimalige Veresterung von Glycerin-3-phosphat mit Acyl-CoA entsteht zuerst **Lysophosphatidat**, dann **Phosphatidat**. Beide Reaktionen finden auf der zytosolischen Seite der ER-Membran statt. Phosphatidat verbleibt in der Membran und wird mit einem Alkohol verknüpft. Das fertige Phospholipid gelangt dann mittels Membranfluss in die anderen Membranen.

Phosphatidylinositol

Die Phosphatidat-Cytidyltransferase aktiviert das Phosphatidat durch Übertragung eines CTP zum **CDP-1,2-Diacylglycerin** (5). Der **CMP-Rest** wird dann **durch Inositol ersetzt** (Enzym: CDP-Diacylglycerin-Inositol-3-Phosphatidyltransferase, [6]). Es entsteht Phosphatidylinositol (PI). Dieses wird zweimal phosphoryliert (durch zwei verschiedene Kinasen), wodurch zunächst Phosphatidylinositol-4-phosphat (PIP, [7]), dann Phosphatidylinositol-4,5-bisphosphat (PIP_2, [8]) entsteht. PIP_2 ist die Vorstufe der Second Messenger 2,3-Diacylglycerin (DAG) und Inositol-1,4,5-trisphosphat (IP_3, S. 553).

Phosphatidylinositol

Phosphatidat wird mittels CTP zu **CDP-1,2-Diacylglycerin** aktiviert und der **CMP-Rest durch Inositol ersetzt**. Das entstandene Phosphatidylinositol wird durch zweimalige Phosphorylierung in Phosphatidylinositol-4,5-bisphosphat (PIP_2) umgewandelt.

Phosphatidylethanolamin und Phosphatidylcholin

Das Phosphatidat wird zum **1,2-Diacylglycerin** dephosphoryliert (Enzym: Phosphatidat-Phosphatase, [9]). Auf die freie OH-Gruppe wird entweder **CDP-Ethanolamin oder CDP-Cholin übertragen**. Dabei wird CMP freigesetzt. Es entsteht **Phosphatidylethanolamin bzw. Phosphatidylcholin.** Die katalysierenden Enzyme heißen 1,2-Diacylglycerin-Ethanolamin-Phosphotransferase (11) bzw. 1,2-Diacylglycerin-Cholin-Phosphotransferase (13). Die Aktivierung von Ethanolamin und Cholin zu CDP-Ethanolamin bzw. CDP-Cholin erfolgt jeweils in zwei Schritten: Zuerst wird die Verbindung durch eine Kinase unter ATP-Verbrauch phosphoryliert, dann wird durch eine Cytidyltransferase das CDP angehängt. Dabei wird ein PP_i freigesetzt (12 bzw. 14).

Phosphatidylethanolamin und Phosphatidylcholin

Zur Synthese dieser Substanzen wird Phosphatidat zu **1,2-Diacylglycerin** dephosphoryliert. Auf dessen freie OH-Gruppe wird **CDP-Ethanolamin bzw. CDP-Cholin übertragen**.

Alternativ kann **Phosphatidylethanolamin aus Phosphatidylserin** entstehen.

Phosphatidylcholin kann auch durch Methylierung aus **Phosphatidylserin** gebildet werden.

1,2-Diacylglycerin kann auch aus Monoacylglycerin, das mit der Nahrung aufgenommen wird, gebildet werden.

Phosphatidylethanolamin kann auch durch Decarboxylierung aus **Phosphatidylserin** gebildet werden (Enzym: Phosphatidylserin-Decarboxylase, [15]).
Ebenso kann **Phosphatidylcholin** auf einem Alternativweg durch Methylierung mit Hilfe einer Methyltransferase und des Cofaktors S-Adenosylmethionin (SAM, S. 161) aus **Phosphatidylserin** entstehen (16).
Das 1,2-Diacylglycerin, das als Ausgangsverbindung für die Biosynthese des Phosphatidylethanolamin und Phosphatidylcholin dient, kann auch aus 2-Monoacylglycerin, das mit der Nahrung aufgenommen wird, synthetisiert werden. Dabei wird eine der freien OH-Gruppen des 2-Monoacylglycerins mit einem Acyl-CoA verestert (10).

Phosphatidylserin

Phosphatidylserin entsteht aus **Phosphatidylethanolamin**, indem Ethanolamin gegen Serin ausgetauscht wird.

Phosphatidylserin entsteht aus **Phosphatidylethanolamin**, indem das Ethanolamin gegen Serin ausgetauscht wird. Das katalysierende Enzym Phosphatidylserin-Synthase (17) ist in den Mikrosomen lokalisiert. Es kann die Reaktion in beide Richtungen katalysieren, so dass aus Phosphatidylserin auch Phosphatidylethanolamin entstehen kann.

Cardiolipin

Cardiolipin entsteht durch Übertragung zweier Moleküle CDP-1,2-Diacylglycerin auf Glycerin-3-phosphat.

Die Biosynthese von Cardiolipin geht nicht vom Phosphatidat aus. Es entsteht vielmehr direkt aus Glycerin-3-phosphat durch Übertragung von zwei Molekülen CDP-1,2-Diacylglycerin (18, 19). Dabei werden zwei CMP und ein P_i freigesetzt.

Sphingolipide

Ceramid entsteht im ER aus **Sphingosin** und einer **Fettsäure** (Abb. **B-3.8 a**) und wird dann in den Golgi-Apparat gebracht.

Sphingolipide enthalten als Grundbaustein **Ceramid**. Ceramid wird durch Verknüpfung einer langkettigen **Fettsäure** mit der Aminogruppe des **Sphingosins** gebildet. Sphingosin selbst entsteht in mehreren Schritten aus **Serin** und **Palmitinsäure** (Abb. **B-3.8 a**). Die Biosynthese des Ceramids findet im ER statt. Von dort wandert es mittels Vesikeltransport (S. 358) zum Golgi-Apparat, wo die weiteren Sphingolipid-Syntheseschritte ablaufen.

Sphingomyelin

Sphingomyelin entsteht aus **Ceramid** und **Phosphocholin** (Abb. **B-3.8b**).

Sphingomyelin entsteht durch **Übertragung von Phosphocholin auf Ceramid** (Abb. **B-3.8 b**). Dabei wird 1,2-Diacylglycerin frei. Diese Reaktion läuft im Golgi-Apparat der Hepatozyten und in den Plasmamembranen des Nervensystems ab.

Cerebroside

Diese entstehen durch Übertragung eines UDP-Zuckers auf Ceramid (Abb. **B-3.8 b**).

Zur Synthese von Gluco- bzw. Galaktocerebrosid wird UDP-Glucose bzw. UDP-Galaktose auf Ceramid übertragen (Abb. **B-3.8 b**). Das UDP wird dabei freigesetzt.

Ganglioside

Diese werden wie Cerebroside synthetisiert. Im Golgi-Apparat hängen dann Glykosyltransferasen weitere Zuckerreste an.

Die Biosynthese der Ganglioside beginnt wie die der Cerebroside mit der Übertragung eines aktivierten Zuckerrestes (z. B. UDP-Glucose, Abb. **B-3.8 b**) auf Ceramid. Im Golgi-Apparat hängen dann dieselben Glykosyltransferasen, die auch für die Proteinglykosylierungen verantwortlich sind, weitere Zuckerreste an (S. 347).

Cholesterin

Cholesterin dient auch zur Biosynthese des Vitamins D, der Steroidhormone und der Gallensäuren.

Cholesterin ist nicht nur ein wichtiger Bestandteil von Membranen, sondern dient auch als Grundbaustein für die Biosynthese von Vitamin D (S. 624), den Steroidhormonen (S. 593) und der Gallensäuren (S. 198). Deshalb können viele Zellen Cholesterin synthetisieren. Der größte Teil des Cholesterins entsteht jedoch in der Leber.

Im Zytosol entsteht aus zwei Acetyl-CoA **Acetoacetyl-CoA**, das mit einem weiteren Acetyl-CoA zu **β-Hydroxy-β-Methyl-Glutaryl-CoA (HMG-CoA)** verknüpft wird (Abb. **B-3.9**).

Die ersten Schritte der Biosynthese finden im Zytosol statt. Dort verknüpft die **Thiolase** zwei Moleküle **Acetyl-CoA** zu **Acetoacetyl-CoA** (1), an das die **β-Hydroxy-β-Methyl-Glutaryl-CoA-Synthase** (HMG-CoA-Synthase) ein weiteres Acetyl-CoA anhängt. So entsteht **β-Hydroxy-β-Methylglutaryl-CoA** (**HMG-CoA**, Abb. **B-3.9**, [2]).

B-3.7 Biosynthese der Glycerophospholipide

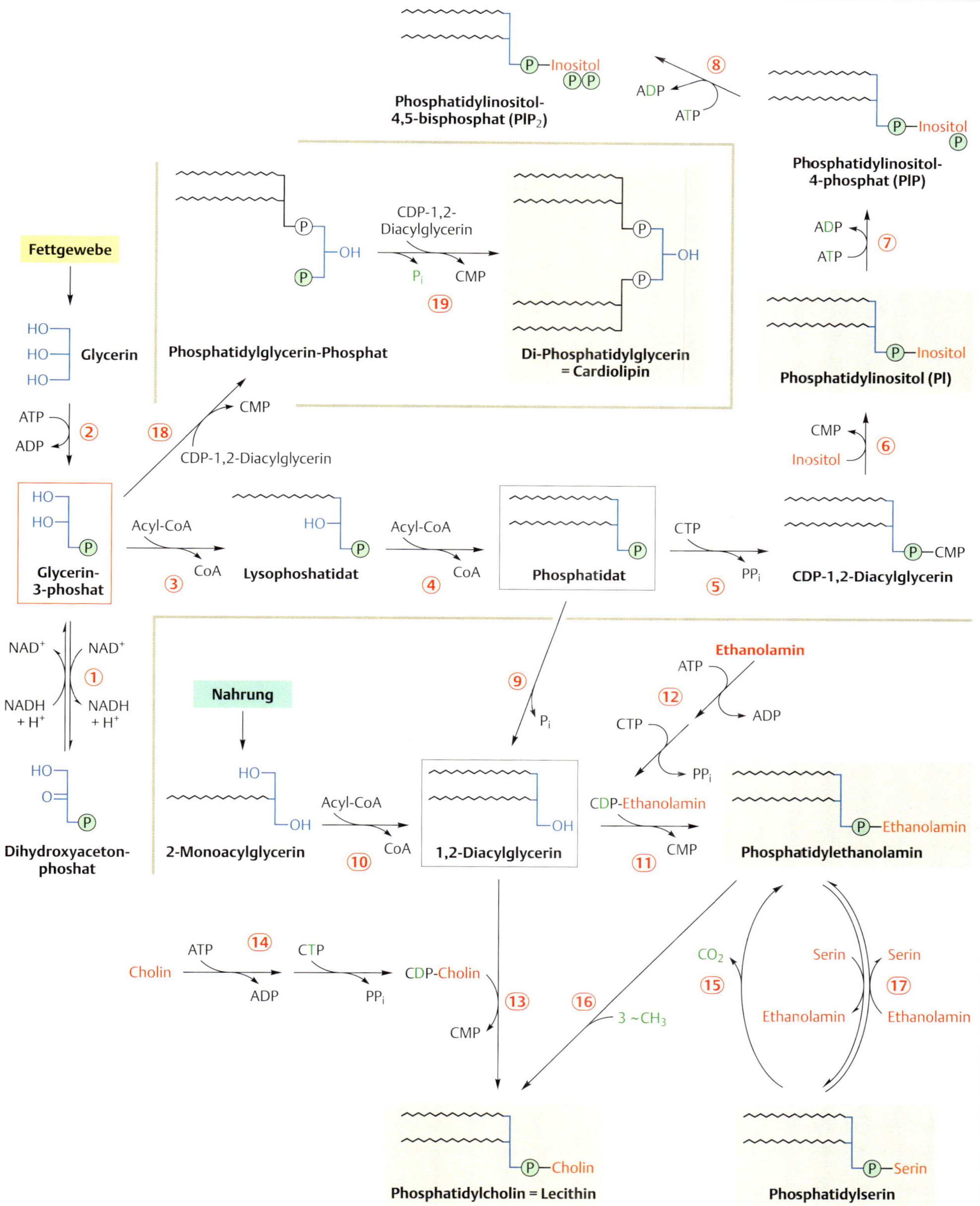

Die Biosynthese der Glycerophospholipide geht vom Glycerin aus (links). Zu den einzelnen Reaktionen siehe Text.

B-3.8 Biosynthese der Sphingolipide

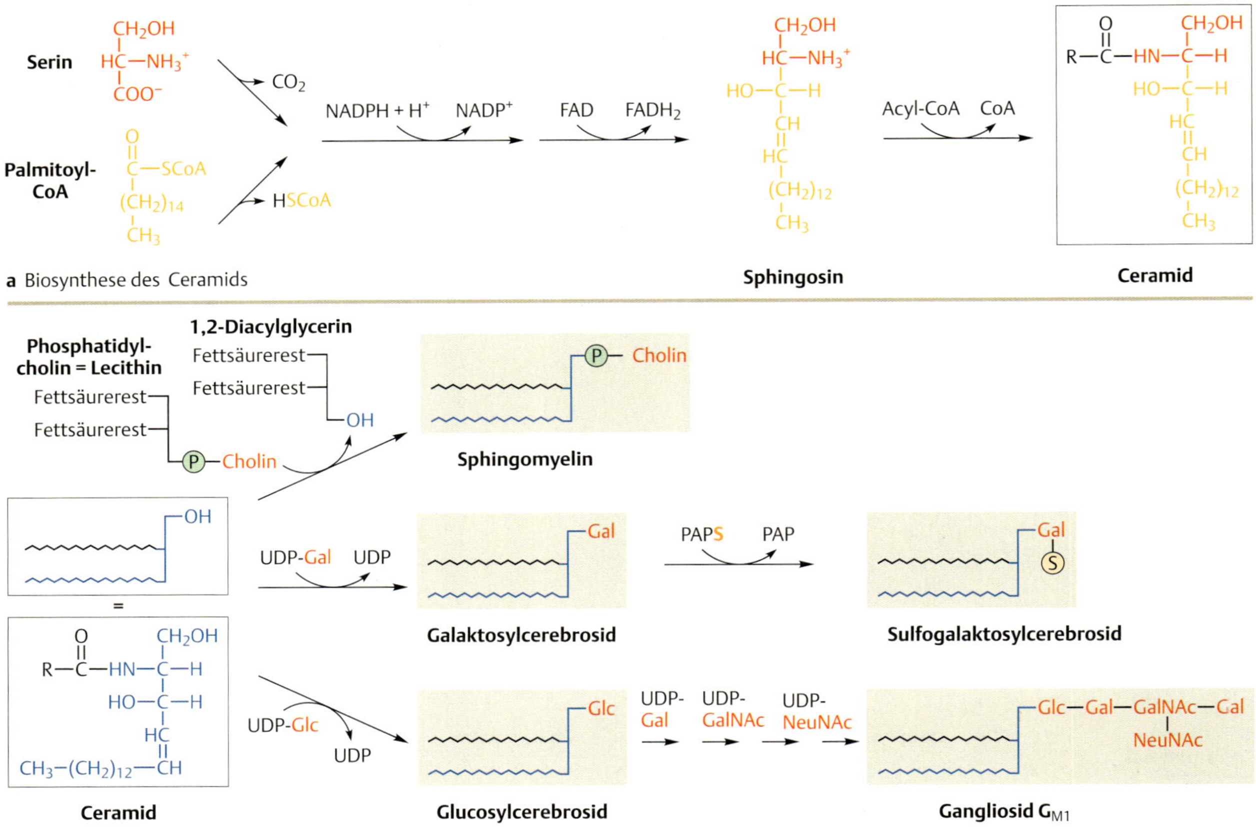

a Biosynthese des Ceramids

b Biosynthese der Sphingolipide (Einzelheiten siehe Text)

▶ **Merke**

▶ **Merke.** HMG-CoA ist auch ein Zwischenprodukt der Ketonkörpersynthese, die allerdings im *Mitochondrium* stattfindet (S. 243).

Die **HMG-CoA-Reduktase**, Schlüsselenzym der Cholesterinbiosynthese, reduziert HMG-CoA zu **Mevalonat**.

HMG-CoA wird durch die **HMG-CoA-Reduktase** zu **Mevalonat** reduziert (3). Dieser Schritt ist irreversibel. Enzyme, die irreversible Reaktionen katalysieren, sind häufig Schlüsselenzyme eines Stoffwechselweges. Dies gilt auch für die HMG-CoA-Reduktase (s. u.). In der Reaktion werden 2 NADPH verbraucht und das CoA freigesetzt.

Vor allem in den Peroxisomen, aber auch im Zytosol wird Mevalonat zu **5-Diphosphomevalonat** phosphoryliert und zu **5-Isopentenyldiphosphat** (= 5-Isopentenylpyrophosphat), der sog. aktiven Isopreneinheit, decarboxyliert.

Die weiteren Reaktionen der Cholesterinbiosynthese finden hauptsächlich in den Peroxisomen, aber auch im Zytosol statt. Mevalonat wird zu **5-Phosphomevalonat** (4a) und weiter zu **5-Diphosphomevalonat** (4b) phosphoryliert. Hierfür werden zwei ATP benötigt. Unter Verbrauch von einem weiteren ATP wird das 5-Diphosphomevalonat zum **5-Isopentenyldiphosphat** (= 5-Isopentenylpyrophosphat) decarboxyliert (5). Isopentenyldiphosphat ist die aktivierte Zwischenstufe der Cholesterinbiosynthese („aktive Isopreneinheit"). Es enthält 5 C-Atome.

5-Isopentenyldiphosphat isomerisiert zu **5-Dimethylallyldiphosphat** (Abb. **B-3.10**). Dieses kondensiert mit 2 Isopentenyldiphosphat über **Geranyldiphosphat** (C_{10}) zu **Farnesyldiphosphat** (C_{15}). 2 Farnesyldiphosphat kondensieren zu **Squalen** (C_{30}).

Die Synthese der Ringstruktur des Cholesterins beginnt mit der Isomerisierung von Isopentenyldiphosphat zu **5-Dimethylallyldiphosphat** (Abb. **B-3.10**, [6]). 5-Dimethylallyldiphosphat kondensiert mit einem weiteren Isopentenyldiphosphat zu **Geranyldiphosphat** (C_{10}, [7]). Geranyldiphosphat reagiert mit einem weiteren Isopentenyldiphosphat zu **Farnesyldiphosphat** (C_{15}, [8]). Aus zwei Molekülen Farnesyldiphosphat entsteht in einer „Kopf-Kopf"-Kondensation **Squalen** (9). Dabei wird ein NADPH verbraucht. Squalen ist ein C_{30}-Körper, der aus sechs aktiven Isopreneinheiten aufgebaut wurde. Diese Kondensation findet,

B-3.9 Die Cholesterinbiosynthese bis zu Isopentenyldiphosphat

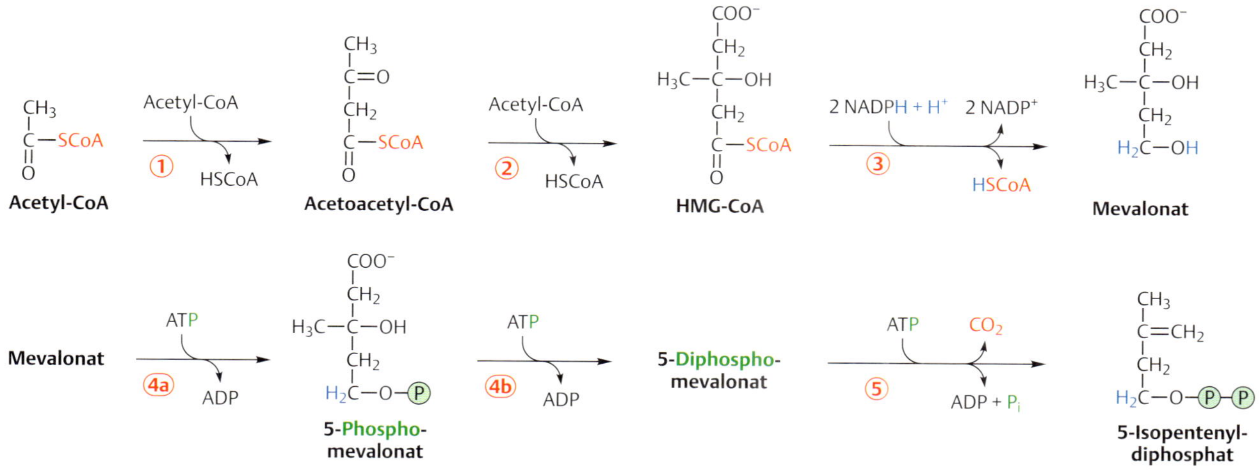

Drei Moleküle Acetyl-CoA werden zu β-Hydroxy-β-Methylglutaryl-CoA (HMG-CoA) verknüpft. Aus diesem wird in mehreren Schritten unter Abspaltung von CO_2 die aktive Isopreneinheit 5-Isopentenyldiphosphat, ein C_5-Körper, gebildet (Einzelheiten siehe Text).

wie auch alle weiteren Reaktionen der Biosynthese von Cholesterin, im glatten endoplasmatischen Retikulum statt.

B-3.10 Die Reaktion der aktiven Isopreneinheiten zum Squalen und die Umwandlung zu Cholesterin

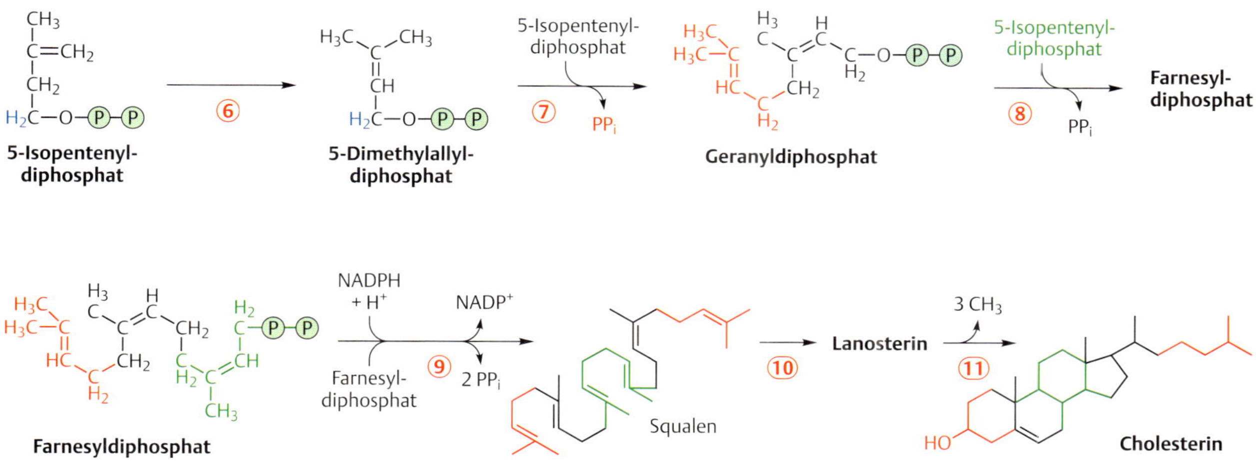

Aus sechs aktiven Isopreneinheiten (C_5) wird ein Cholesterinmolekül (C_{27}) gebildet. Dabei werden drei C-Atome als Methylgruppen abgespalten (Einzelheiten siehe Text).

Squalen zyklisiert über das reaktive Zwischenprodukt Squalenepoxid zum **Lanosterin** (10). Die Reaktion zum Squalenepoxid benötigt molekularen Sauerstoff und NADPH. Eine Zyklase wandelt das Squalenepoxid in Lanosterin um.

Squalen wird unter Verbrauch von molekularem Sauerstoff zu **Lanosterin** zyklisiert.

Die Umwandlung von Lanosterin in **Cholesterin** erfolgt in 19 aufeinanderfolgenden Reaktionen. Dabei werden drei Methylgruppen abgespalten (→ C_{27}, [11]), eine Doppelbindung unter Verbrauch eines NADPH reduziert und eine weitere Doppelbindung verschoben.

Aus Lanosterin entsteht durch dreimaliges Abspalten einer Methylgruppe das **Cholesterin**.

▶ Merke

▶ **Merke.** Die Biosynthese des Cholesterins lässt sich somit in fünf Abschnitte einteilen:
- $\mathbf{3 \times C_2 \rightarrow C_6}$: 3 Acetyl-CoA → HMG-CoA,
- $\mathbf{C_6 - CO_2 \rightarrow C_5}$: HMG-CoA → Isopentenyldiphosphat,
- $\mathbf{6 \times C_5 \rightarrow C_{30}}$: Isopentenyldiphosphat → Squalen,
- $\mathbf{C_{30} \rightarrow C_{30}}$: Squalen → Lanosterin,
- $\mathbf{C_{30} - 3 \times C_1 \rightarrow C_{27}}$: Lanosterin → Cholesterin.

Energiebilanz

Die Cholesterinbiosynthese kostet den Körper viel Energie: Pro synthetisiertem Cholesterinmolekül benötigt er 18 Moleküle Acetyl-CoA, die damit der Energiegewinnung nicht mehr zur Verfügung stehen.

Die Energiebilanz der Cholesterinbiosynthese zeigt, wie wichtig dieses Molekül für den Körper ist: Cholesterin wird aus sechs aktiven Isopreneinheiten aufgebaut, die wiederum aus je drei Molekülen Acetyl-CoA synthetisiert werden. Insgesamt werden also pro synthetisiertem Cholesterinmolekül 18 Moleküle Acetyl-CoA verbraucht. Diese 18 Moleküle Acetyl-CoA stehen dem Körper damit nicht mehr zur Energiegewinnung zur Verfügung: Über den Citratzyklus und die oxidative Phosphorylierung könnte er daraus bei vollständiger Verbrennung etwa 18×10 ATP = 180 ATP gewinnen.

Regulation

▶ Merke

▶ **Merke.** Schlüsselenzym der Cholesterinbiosynthese ist die HMG-CoA-Reduktase.

Das Enzym wird durch Nahrungscholesterin und Gallensäuren mittels **negativen Feedbacks** gehemmt.

Das Enzym wird durch Nahrungscholesterin und Gallensäuren über ein **negatives Feedback** gehemmt. Die Hemmung der HMG-CoA-Reduktase durch Cholesterin wird durch den Transkriptionsfaktor Sterol Response Element Binding Protein (SREBP) vermittelt (s. auch S. 571). SREBP ist bei hoher intrazellulärer Cholesterinkonzentration inaktiv (als Vorläufermolekül in die Membran des ER bzw. des Zellkerns eingelagert), so dass die Transkriptionsrate des HMG-CoA-Reduktase-Gens gering ist. Sinkt die Cholesterinkonzentration, wird das SREBP aus dem Vorläufer abgespalten. Es induziert dann innerhalb von 1 – 2 Stunden die Transkription der HMG-CoA-Reduktase.

Es wird auch durch **Interkonvertierung** reguliert: Insulin und Schilddrüsenhormone induzieren die Dephosphorylierung, d. h. Aktivierung, Glukagon induziert die Phosphorylierung (Inaktivierung).

Eine schnelle Anpassung an den momentanen Cholesterinbedarf ermöglicht die **Interkonvertierung** der HMG-CoA-Reduktase: Das Enzym wird durch Phosphorylierung inaktiviert, durch Dephosphorylierung aktiviert. Insulin und die Schilddrüsenhormone induzieren die Dephosphorylierung, d. h. Aktivierung der HMG-CoA-Reduktase, während Glukagon via cAMP die Phosphorylierung (Inaktivierung) induzieren. Entsprechend nimmt die Aktivität der HMG-CoA-Reduktase im Hungerzustand und bei Diabetes mellitus ab. Der Cholesterinspiegel im Blut kann aber trotzdem ansteigen, da insgesamt der Umsatz an Cholesterin sinkt.

Außerdem wird die HMG-CoA-Reduktase cholesterinabhängig vom Proteasom abgebaut.

Außerdem wird die HMG-CoA-Reduktase bei hoher Cholesterinkonzentration über den Ubiquitin-abhängigen Abbauweg vom 26S-Proteasom abgebaut (s. S. 380)

▶ Merke

▶ **Merke.** Die HMG-CoA-Reduktase unterliegt einer Feedback-Hemmung durch Cholesterin und Gallensäuren. Ihre Aktivität wird aber auch durch Interkonvertierung beeinflusst: Phosphorylierung inaktiviert, Dephosphorylierung aktiviert das Enzym. Außerdem erfolgt ein cholesterinabhängiger Abbau der HMG-CoA-Reduktase im Proteasom.

3.1.4 Abbau

Glycerophospholipide

Der Abbau der Glycerophospholipide erfolgt über die **Phospholipasen A_1** und **A_2**, je nachdem, an welcher Position des Glycerins (C-Atom 1 oder 2) die Fettsäure abgespalten wird. Die dabei entstehenden **Lysophospholipide** werden weiter von **Lysophospholipasen** hydrolysiert.

3.1.4 Abbau

Glycerophospholipide

Glycerophospholipide werden durch **Phospholipasen** und **Lysophospholipasen** abgebaut.

▶ **klinik.** Die Phospholipase A_2 spielt z.B. bei **Entzündungen** eine wichtige Rolle: Sie setzt **Arachidonsäure** aus Phosphatidylinositol frei, und Arachidonsäure wird zu **Prostaglandinen** und **Leukotrienen** metabolisiert (S. 629).

◀ klinik

Sphingolipide

Sphingolipide

Der Abbau des Sphingomyelins beginnt mit der Abspaltung der Kopfgruppe (als Cholin oder Phosphocholin) durch **Sphingomyelinasen**. Getriggert wird dieser Schritt z.B. durch TNF-R1 (Tumornekrosefaktor), Interferon-γ oder NGF (Nerven-Wachstumsfaktor, S. 646). Je nach Ort der Reaktion (im Lysosom oder an der Zellmembran) kann das entstehende Ceramid Signalkaskaden auslösen, die entweder zur **Apoptose** (im Lysosom) oder zu **Zellproliferation** bzw. **Entzündung** (an der Zellmembran) führen. Zum weiteren Abbau gehört auch die Deacylierung des Ceramids zum Sphingosin und dessen Aufspaltung. Viele Einzelheiten dazu sind bis heute noch nicht bekannt.

▶ **klinik.** Bei Morbus Niemann-Pick Typ A und B ist das Gen für die saure Sphingomyelinase defekt. Es kommt zu Fehlfunktionen im Lipidstoffwechsel und zur Akkumulation von Fetten in verschiedensten Organen (Milz, Leber [s. Abb.], Lunge, Knochenmark, Gehirn). Man zählt den Morbus Niemann-Pick daher auch zu den Fettspeicherkrankheiten (Lipidosen). Als Folge der exzessiven intrazellulären Lipidspeicherung wird die Zellfunktion so erheblich gestört, dass es zum Zelltod kommen kann. Je nach Auswirkungen auf die betroffenen Organe variieren Krankheitsbild und Krankheitsverlauf erheblich. Typ A manifestiert sich z.B. schon bald nach der Geburt. Die Kinder leiden unter einem raschen körperlichen und geistigen Verfall und sterben meistens innerhalb der ersten 2 Lebensjahre.

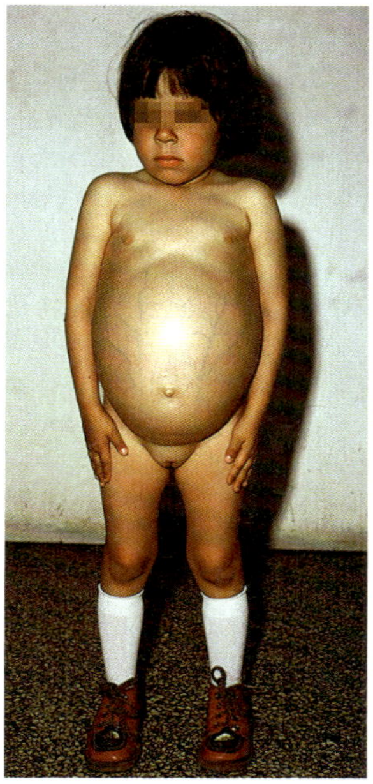

Morbus Niemann-Pick (Typ B): 4-jähriges Mädchen mit stark ausgeprägter Hepatosplenomegalie.

◀ klinik

Cholesterin

Cholesterin wird in der Leber in **Gallensäuren** und weiter in **Gallensalze** umgewandelt. Diese werden im **enterohepatischen Kreislauf** rückresorbiert. So bleibt Cholesterin dem Körper erhalten.

Cholesterin

Cholesterin kann im Körper nicht wieder in Acetyl-CoA abgebaut werden. Damit es dem Körper nicht verloren geht, wird es in der Leber in **Gallensäuren** umgewandelt und diese dann mit Aminosäuren zu **Gallensalzen** konjugiert. Die Gallensalze werden mit geringen Mengen freien Cholesterins mit der Gallenflüssigkeit ausgeschieden und im **enterohepatischen Kreislauf** (S. 199) wieder rückresorbiert. Freies Cholesterin, das nicht resorbiert werden kann, wird von der Darmflora zu **Koprosterin** reduziert und dann ausgeschieden.

3.1.5 Biosynthese von Membranen

Membranlipide werden auf der zytosolischen Seite des **ER** synthetisiert, in den zytosolischen Monolayer eingebaut und durch **Flippasen** in den anderen Monolayer transportiert.

Zwischen den einzelnen Membranen innerhalb der Zelle werden die Lipide über **Lipidtransferproteine** und **Membranvesikel** ausgetauscht.

3.1.5 Biosynthese von Membranen

Alle Enzyme für die Phospholipidbiosynthese sind am **ER** lokalisiert. Da die aktiven Zentren dieser Enzyme auf der zytosolischen Seite liegen, werden alle neu synthetisierten Phospholipide nur in den zytosolischen Monolayer der Lipiddoppelschicht eingebaut. Damit keine Membranasymmetrie entsteht, katalysieren sog. **Flippasen** den Transport der Phospholipide durch die Membran hindurch auf die andere Seite der Lipiddoppelschicht.
Da die Phospholipide nur am ER synthetisiert werden, muss es Mechanismen geben, die die anderen Membranen innerhalb der Zelle mit Phospholipiden versorgen. Zwischen ER und mitochondrialen Membranen wird der Lipidtransport durch **Lipidtransferproteine** vermittelt. Der Austausch von Lipiden und Membranen zwischen ER, Golgi-Apparat und Zytoplasmamembran erfolgt über **Membranvesikel** (vgl. S. 358). Der Lipidaustausch zwischen Membranen erfolgt auch mittels Diffusion, allerdings kommt dies aufgrund der schlechten Lipidlöslichkeit im wässrigen Milieu eher selten vor.

3.1.6 Membranfluidität

Lipide können sich innerhalb eines Monolayers **lateral bewegen**.

Ein **Flip-Flop** (Wechsel zwischen Monolayern) ist selten.

3.1.6 Membranfluidität

Einzelne Lipidmoleküle sind innerhalb der Lipidschicht beweglich. Sie können frei in **lateraler Richtung**, d. h. innerhalb eines Monolayers, **diffundieren**. Ein Lipidmolekül legt dabei bis zu 2 µm/s zurück. Das entspricht etwa der Länge eines großen Bakteriums.
Der Wechsel eines Lipidmoleküls von einem Monolayer in den anderen innerhalb der Doppelschicht (der sog. **Flip-Flop**) kommt sehr selten vor. Seine Häufigkeit ist abhängig von der Art des Phospholipids.
Außerdem drehen sich die einzelnen Lipidmoleküle sehr schnell um ihre eigene Achse.

▶ Definition

▶ Definition. Die Beweglichkeit der einzelnen Lipidmoleküle innerhalb der Membran macht die Membran zu einer zweidimensionalen Flüssigkeit. Diese Eigenschaft der Lipidmembran nennt man ihre **Fluidität**.

Die Fluidität einer Membran hängt von ihrer Zusammensetzung ab:
- hoher Gehalt an **gesättigten** Alkylresten: **fest**,
- hoher Gehalt an **ungesättigten** Alkylresten: **flüssig**.

Cholesterin kann je nach dem Anteil an gesättigten oder ungesättigten Alkylresten in der Membran deren **Fluidität herab- oder heraufsetzen**.

Die Fluidität der Membran hängt von ihrer **Zusammensetzung** ab. Je mehr **gesättigte Alkylreste** die Lipide einer Membran enthalten, desto „fester" ist die Membran, da die lang gestreckten gesättigten Alkylreste geordnet (**semikristallin**) gepackt werden können. Die Doppelbindungen der **ungesättigten Alkylreste** führen zu einem Knick in der langen Kohlenwasserstoffkette und stören so den semikristallinen Zustand. Die Membran **„verflüssigt"** sich.
Cholesterin hat eine starre Ringstruktur, die es relativ unbeweglich macht. Dadurch beeinflusst es die Fluidität einer Membran **je nach Zusammensetzung der Membran:** Es erhöht die Fluidität fest gepackter Membranen, indem es den semikristallinen Zustand stört. Membranen mit einem hohen Gehalt an ungesättigten Lipiden werden durch Cholesterin verfestigt, da Cholesterin mit seinem starren Ring den flexiblen ungesättigten Alkylresten eine geordnetere Struktur aufzwingt.
Einzeller, deren Temperatur von der Umgebung abhängt, reagieren auf Temperaturschwankungen, indem sie die Lipidzusammensetzung ihrer Membran ändern. Dadurch halten sie die Fluidität möglichst konstant. Sinkt z. B. die Temperatur, synthetisieren sie vermehrt ungesättigte Lipide, um eine Verminderung der Membranfluidität zu verhindern.

3.2 Membranproteine

Jede biologische Membran enthält ein bestimmtes Sortiment von Proteinen, das charakteristisch für ihre Struktur und ihre Funktion ist. Man unterscheidet dabei zwei Arten von Membranproteinen: **integrale** und **periphere Membranproteine**. Die peripheren Membranproteine werden auch membran-assoziierte Proteine genannt.

3.2 Membranproteine

Es gibt **integrale** und **periphere** Membranproteine.

3.2.1 Aufbau

Integrale Membranproteine

Integrale Membranproteine reichen durch die gesamte Lipiddoppelschicht hindurch und verbinden zwei zelluläre Kompartimente miteinander. Sie enthalten typischerweise eine oder mehrere membrandurchspannende α-Helices (sog. **Transmembranhelices**), deren ca. 20 hydrophobe Aminosäurereste mit den Lipiden der Membran in Wechselwirkung treten können.
Die integralen Membranproteine werden in verschiedene Gruppen eingeteilt (Abb. **B-3.11**):

- **Membranproteine vom Typ I und Typ II** enthalten eine einzelne Transmembranhelix. Der Unterschied zwischen ihnen besteht in der Orientierung: Typ I hat seinen N-Terminus auf der luminalen oder äußeren Seite der Membran, Typ II auf der zytosolischen Seite.
- **Typ-III-Membranproteine** enthalten mehrere Transmembranhelices.
- **Typ-IV-Membranproteine** bestehen aus mehreren Proteinen vom Typ I und II.
- **Typ-V- und Typ-VI-Membranproteine** enthalten einen **Lipidanker**, der kovalent mit der Aminosäurekette verbunden ist und das Protein in der Membran verankert. Solche Lipidanker sind langkettige Fettsäuren (z. B. Palmitinsäure), Isoprenoide (z. B. Farnesylreste) oder Glykosyl-Phosphatidylinositol (GPI). Typ-VI-Proteine enthalten keine Transmembranhelix.

3.2.1 Aufbau

Integrale Membranproteine

Diese enthalten in der Regel mindestens eine membrandurchspannende α-Helix aus ca. 20 hydrophoben Aminosäuren **(Transmembranhelix)**.

Die integralen Membranproteine werden in verschiedene Gruppen eingeteilt (Abb. **B-3.11**). **Typ-I- bis -IV**-Membranproteine enthalten eine oder mehrere Transmembranhelices. **Typ-V-** und **Typ-VI**-Membranproteine enthalten einen kovalent gebundenen **Lipidanker**.

Neben den Proteinen mit Transmembranhelices gibt es auch die sog. **β-barrel-Membranproteine** (barrel, engl. = Fass), die die Membran mit antiparallelen Faltblattstrukturen durchspannen (s. auch S. 68). Sie kommen bei Eukaryonten nur in der äußeren Mitochondrienmembran (und der äußeren Chloroplastenmembran) vor. Sie haben dort die Funktion eines unspezifischen Transporters (S. 352).

Neben Proteinen mit Transmembranhelices gibt es sog. **β-barrel-Membranproteine**. Sie durchspannen die Membran mit antiparallelen Faltblattstrukturen.

B-3.11 Membranproteine

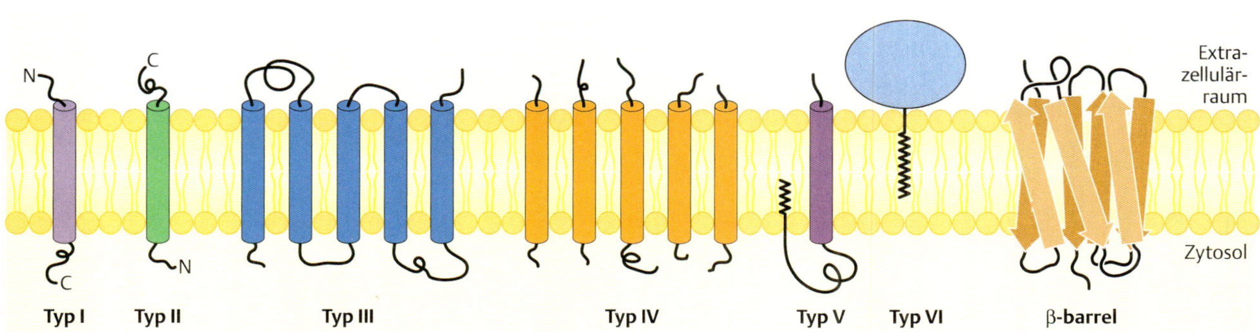

Membranproteine werden in verschiedene Klassen eingeteilt. Sie unterscheiden sich in ihrer Orientierung in der Membran, in ihrer Anzahl von α-helikalen Membrandurchgängen und in ihrer Art der Verankerung in der Membran.

Periphere Membranproteine

Diese gehen keine hydrophoben Wechselwirkungen mit der Lipddoppelschicht ein. Sie sind über den Kopf der Lipide oder über integrale Proteine **mit der Membran assoziiert**.

Periphere Membranproteine

Periphere Membranproteine sind **membran-assoziierte Proteine**, die mit der Membran keine hydrophoben Wechselwirkungen eingehen. Sie sind entweder über die polaren Kopfgruppen der Lipide oder über ein integrales Membranprotein an die Membran gebunden. Ein Beispiel für ein solches Protein ist das Cytochrom c, das an der inneren Mitochondrienmembran lokalisiert ist (S. 174).

3.2.2 Funktion

Membranproteine haben u. a. Funktionen als Transporter, Rezeptoren und in der Kommunikation.

3.2.2 Funktion

Membranproteine haben viele unterschiedliche Funktionen. Sie dienen u. a. als Transporter (S. 352), Rezeptoren (S. 545), zur Kommunikation zwischen den Zellen (S. 359) und zur Verankerung der Zellen und des Zytoskeletts (S. 382).

3.3 Kohlenhydrate

Kohlenhydrate sind immer kovalent an Membranproteine oder -lipde gebunden. Sie kommen nur auf der nichtzytoplasmatischen Seite von Membranen vor. Auf der Zellmembran bilden sie die **Glykokalix**.

Kohlenhydrate sind **O**- oder **N-glykosidisch** an Proteine gebunden.

3.3 Kohlenhydrate

Als Bausteine von Membranen sind Kohlenhydrate immer kovalent an Lipide oder Proteine gebunden. Die Kohlenhydratreste werden im Lumen des ER und des Golgi-Apparats auf die Proteine bzw. Lipide übertragen (S. 338). Diese werden dann in Vesikeln zu ihrem Bestimmungsort innerhalb der Zelle oder zur Zellmembran transportiert. Kohlenhydrate kommen deshalb nur auf der nichtzytosolischen Seite von Membranen vor. Auf der äußeren Seite der Zellmembran bilden sie die sog. **Glykokalix**.
Die Glykosylierung von Proteinen erfolgt cotranslational (S. 478). Die Zuckerreste werden entweder an einen Asparaginrest (**N-glykosidisch**) oder an einen Serin- oder Threoninrest (**O-glykosidisch**) gebunden.

3.3.1 Struktur

N-Glykosylierung

N-glykosidisch gebundene Kohlenhydrate sind vom **komplexen Typ** (Abb. **B-3.12 a**). Die N-Glykosylierung der Proteine erfolgt **cotranslational** in ER und Golgi-Apparat.

3.3.1 Struktur

N-Glykosylierung

Die meisten Zuckerketten, die N-glykosidisch über Asparagin an ein Protein gebunden werden, sind vom **komplexen Typ** (Abb. **B-3.12 a**). Darin vorkommende Zuckerreste sind Mannose, Glucose, Galaktose, Fucose, N-Acetylglucosamin und N-Acetylneuraminsäure. Die N-Glykosylierung der Proteine erfolgt **cotranslational** im ER bzw. im Golgi-Apparat.

B-3.12

B-3.12 Strukturen N- und O-glykosidisch gebundener Kohlenhydratketten

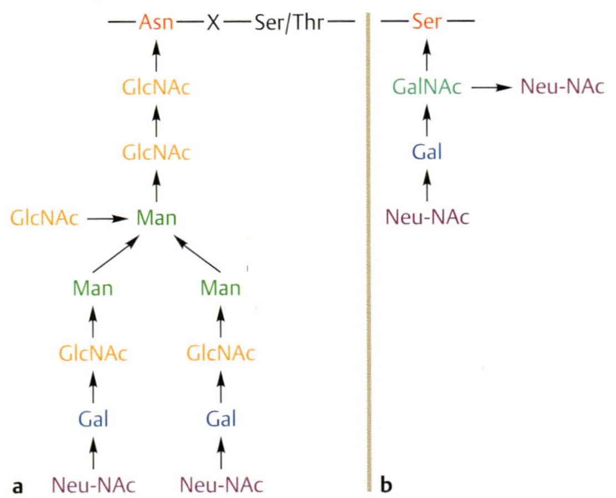

a N-gebundene Oligosaccharidkette vom Komplextyp, wie sie in vielen Glykoproteinen zu finden ist.
b O-glykosidisch gebundenes Oligosaccharid aus einem Sialoglykoprotein der Erythrozytenmembran.

▶ **Merke.** Zunächst wird das Grundgerüst des Oligosaccharids, die Kernregion = Core Glycosid, synthetisiert. Dieses wird anschließend modifiziert und in einem Schritt auf das Protein übertragen. Diese Reaktionen finden im **ER** statt. Am Protein wird die Oligosaccharidseitenkette nochmals modifiziert (sog. **Trimmen**), und zwar sowohl im **ER** als auch im **Golgi-Apparat**.

◀ **Merke**

Biosynthese des Core Glycosids

Das Core Glycosid wird an der Membran des ER zusammengebaut (Abb. **B-3.13**). Als Träger für das entstehende Oligosaccharid dient **Dolicholphosphat** (Dol-P), ein Isoprenderivat, das in der ER-Membran verankert ist. Der Phosphatrest des Dol-P ragt dabei ins Zytosol. Auf ihn übertragen spezifische **Glykosyltransferasen** zuerst zwei aktivierte Moleküle N-Acetylglucosamin (2 UDP-GlcNAc) und dann fünf aktivierte Mannosylreste (5 GDP-Man). Das so entstandene Oligosaccharid durchläuft zusammen mit dem Dol-PP eine **Translokation**, bei der es innerhalb der ER-Membran seine Orientierung wechselt, so dass jetzt der Oligosaccharylrest in das Lumen des ER ragt. Dort werden dann weitere vier Mannosylreste und drei Glucosylreste auf das Oligosaccharid übertragen. Die Monosaccharide werden zuerst als aktivierte Zuckerreste (GDP-Man, UDP-Glc) an Dol-P gebunden (dabei wird GMP bzw. UMP frei) und von dort weiter auf das Core Glycosid übertragen. Die fertige Oligosaccharidkette wird dann in einem Schritt auf eine **Asparaginseitenkette** eines wachsenden Polypeptids übertragen. Diese Asparaginseitenkette ist **Teil des Aminosäuresequenzmotivs Asn-X-Ser/Thr**, das von dem Enzym, das den Transfer bewerkstelligt, erkannt wird. X steht dabei für jede beliebige Aminosäure außer Prolin.

Biosynthese des Core Glycosids

Das Core Glycosid wird auf der zytosolischen Seite der ER-Membran zusammengebaut (Abb. **B-3.13**). Als Träger dient **Dolicholphosphat**. Hat die Kette eine Länge von 7 Einheiten (2 GlcNAc und 5 Man) erreicht, orientiert sich das Dol-PP mit dem Oligosaccharid um, so dass die Zuckerreste ins ER-Lumen ragen. Dort werden sie verlängert bis zur Struktur $(GlcNAc)_2$-$(Man)_9$-$(Glc)_3$. Dieses Oligosaccharid wird als Ganzes vom Dol-PP auf eine bestimmte **Asn-**Seitenkette im wachsenden Polypeptid übertragen. Als Erkennung für dieses Asn dient die Aminosäuresequenz **Asn-X-Ser/Thr**.

B-3.13 **Biosynthese der N-glykosidisch gebundenen Kohlenhydrate**

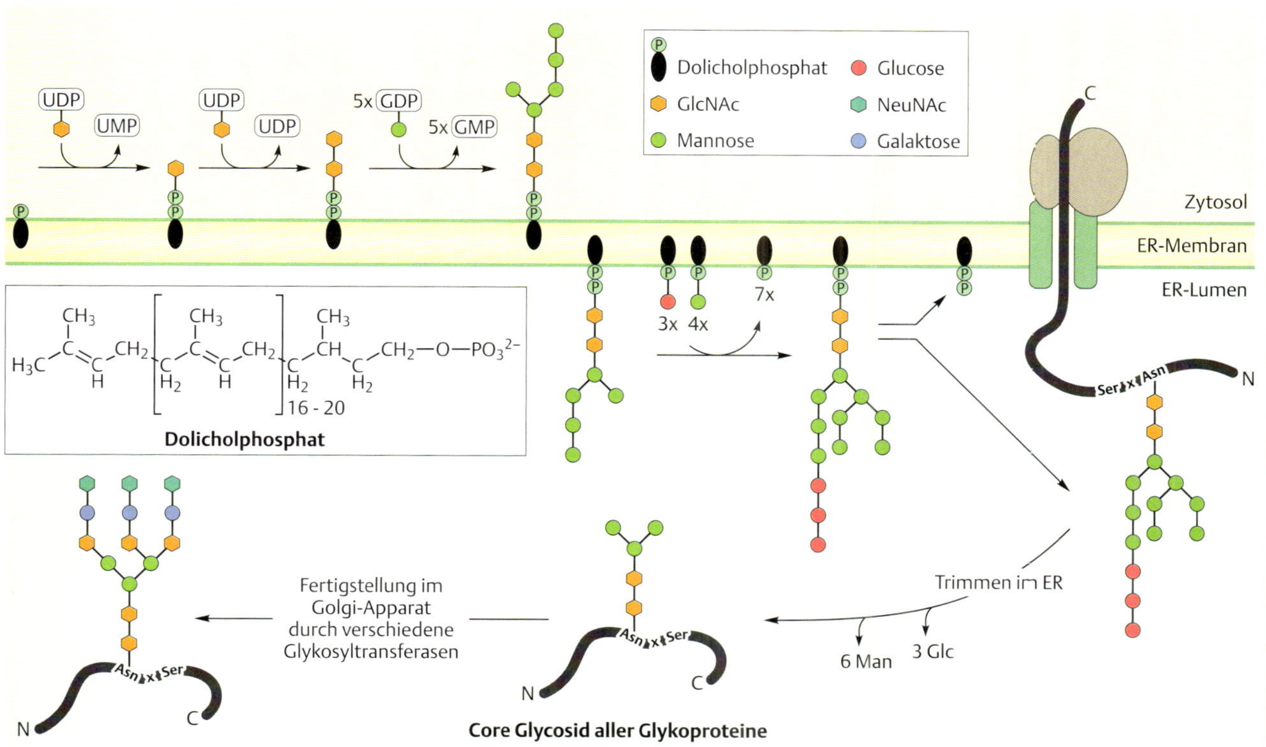

Die Biosynthese der N-glykosidisch gebundenen Kohlenhydrate beginnt auf der zytosolischen Seite der ER-Membran. Nachdem sich die wachsende Kohlenhydratkette nach innen umorientiert hat und im ER-Lumen vervollständigt wurde, wird sie in einem Schritt auf einen Asparaginrest der wachsenden Proteinkette übertragen. Im Anschluss daran werden die Kohlenhydratseitenketten im ER und im Golgi-Apparat getrimmt. Vgl. auch Einzelheiten im Text.

Trimmen des Glykoproteins

Im ER und **Golgi-Apparat** werden einige Zuckerreste abgespalten und andere angehängt – v. a. **Galaktosyl-**, **N-Acetylglucosamin-** oder **Mannosylreste**, bis das Oligosaccharid die für das jeweilige Protein charakteristische Struktur erreicht hat.

Trimmen des Glykoproteins

Beim sog. Trimmen (Trimming) werden **noch im ER** von der Oligosaccharidseitenkette des noch unfertigen Glykoproteins wieder schrittweise Glucosyl- und Mannosylreste entfernt, bis nur noch ein $(GlcNAc)_2$-$(Man)_3$-Rest übrig ist. Dann wandert das Glykoprotein weiter in den **Golgi-Apparat**. In den medialen und trans-Golgi-Zisternen (S. 373) wird die $(GlcNAc)_2$-$(Man)_3$-Seitenkette durch spezifische Glykosyltransferasen wieder verlängert. Dabei werden vor allem **Galaktosyl-**, **N-Acetylglucosamin-** oder **Mannosylreste** angehängt (Abb. **B-3.13**). Die verschiedenen Glykoproteine erhalten so im Golgi-Apparat ihre charakteristischen Kohlenhydratseitenketten.

O-Glykosylierung

Die Struktur der O-gebundenen Oligosaccharide ist weniger komplex als die der N-gebundenen (Abb. **B-3.12 b**).

O-Glykosylierung

Die Struktur der O-gebundenen Kohlenhydratseitenketten ist weniger komplex als die der N-gebundenen (Abb. **B-3.12 b**). Ihre Bausteine sind hauptsächlich N-Acetylgalaktosamin, Galaktose, N-Acetylglucosamin und N-Acetylneuraminsäure (Sialinsäure, Neu-NAc oder NANA).

▶ **Merke**

▶ **Merke.** Die O-Glykosylierung findet **posttranslational im Gogi-Apparat an Serin-** und **Threoninresten** des Proteins statt: Spezifische Glykosyltransferasen übertragen aktivierte Zuckerreste direkt auf das Protein. Ein Lipidcarrier wie das Dolicholphosphat bei der N-Glykosylierung wird hier nicht benötigt. Es findet auch kein nachträgliches Trimmen der Seitenkette statt.

3.3.2 Funktion

Kohlenhydrate auf der Zellmembran dienen u. a. der **Zellerkennung.**

Einige **Transportproteine** der **Lysosomenmembran** sind zum **Schutz vor** lysosmalen **Proteasen** glykosyliert.

Alte Plasmaproteine, die keine **endständige N-Acetylneuraminsäure (Sialinsäure)** mehr besitzen, werden in der Leber von **Asialoglykoproteinrezeptoren** erkannt, gebunden, internalisiert und in der Zelle abgebaut.

N-Acetylneuraminsäure (Neu-NAc) spielt eine Rolle bei der **Zelladhäsion: Je nach Länge der Neu-NAc-Ketten auf Zelladhäsionsmolekülen wie N-CAM** wird die Zelladhäsion erhöht oder vermindert.

3.3.2 Funktion

Über die Funktion der Kohlenhydrate auf Zellmembranen ist wenig bekannt. Unter anderem dienen sie zur **Zellerkennung**. So trägt jedes Blutgruppenantigen auf den Erythrozyten ein kurzes O-glykosidisch gebundenes Polysaccharid, das für die jeweilige Blutgruppe charakteristisch ist (S. 732).

Einige **Transportproteine** in der **Lysosomenmembran** sind auf der luminalen Seite (also im Inneren des Lysosoms) hoch glykosyliert. Diese **Glykosylierung** dient als **Schutz vor** den **Proteasen** im Lumen des Lysosoms (vgl. auch S. 377).

Bei vielen Plasmaproteinen ist die endständige Monosaccharid-Einheit eine **N-Acetylneuraminsäure** (Sialinsäure). Auf den Endothelzellen der Blutgefäße sitzen Neuraminidasen, die diese endständige Sialinsäure abspalten. Je länger ein Plasmaprotein im Blut zirkuliert, desto weniger endständige Sialinsäuren besitzt es. In der Leber werden diese Plasmaproteine vom sog. **Asialoglykoproteinrezeptor** erkannt und gebunden. Sie werden über rezeptorvermittelte Endozytose (S. 355) internalisiert und in der Zelle abgebaut. So wird erreicht, dass „alte" Proteine aus dem Blut entfernt werden.

Auch bei der **Zelladhäsion** spielen Kohlenhydrate eine wichtige Rolle. Ein gut untersuchtes Beispiel hierfür ist **N-CAM** (neurales Zelladhäsionsmolekül), das von den meisten Nervenzellen und vielen anderen Zellen auf der Zelloberfläche exprimiert wird. Es ist hoch glykosyliert und kann bis zu 30% **N-Acetylneuraminsäure** enthalten, die Ketten mit mehreren hundert Einheiten bildet. Diese langen Ketten sind negativ geladen und stoßen sich gegenseitig ab, was wiederum die Adhäsion von Zellen untereinander vermindert. Die hoch glykosylierten N-CAMs werden vor allem während der Embryonalzeit gebildet. Wenn der Embryo älter wird, werden die N-CAMs nicht mehr so stark glykosyliert und die Adhäsion der Zellen untereinander nimmt zu.

Ein anderes Beispiel sind die **Selektine**, die auf Endothelzellen exprimiert werden. Sie erkennen und binden charakteristische lipid- oder proteingebundene Zuckerstrukturen auf Lymphozyten und Leukozyten. Dadurch werden diese Zellen an die Endothelien gebunden, was z. B. eine wichtige Rolle bei Entzündungsreaktionen spielt (S. 728).

Selektine vemitteln über die Erkennung von lipid- oder proteingebundenen Zuckerstrukturen auf Leukozyten deren Bindung an Endothelien.

4 Funktion biologischer Membranen

4 Funktion biologischer Membranen

Zu den Funktionen biologischer Membranen zählen Abgrenzung, Transport, Signaltransduktion, Zellkommunikation, Aufbau von Gradienten und Verankerung von Zytoskelett und Zelle.

Die Funktion von Membranen ist sehr vielfältig. Membranen dienen der Zelle zur mechanischen Abgrenzung nach außen und zur Einteilung der Zelle in Kompartimente. Sie vermitteln alle Arten von Transport und Kommunikation innerhalb der Zelle, zwischen innen und außen und zwischen den Zellen. Sie erlauben die Weiterleitung von Signalen und beherbergen Enzyme, die zum Aufbau von Membranpotenzialen und chemischen Gradienten benötigt werden. Sie verankern das Zytoskelett innerhalb der Zelle und interagieren mit der extrazellulären Matrix.

4.1 Transport

4.1 Transport

Die meisten Moleküle können die hydrophoben Membranen nur mit Hilfe **spezieller Transportmechanismen** überwinden.

Einer Zelle stehen verschiedene Möglichkeiten des Molekültransports zur Verfügung. Innerhalb eines Kompartiments im wässrigen Millieu findet der Transport durch Diffusion statt. Sobald aber eine Membran überwunden werden muss, sind **spezielle Transportmechanismen** notwendig, denn Membranen sind hydrophob und deshalb ein unüberwindliches Hindernis für die meisten Moleküle. Nur sehr wenige Moleküle können durch Membranen diffundieren, z. B. Wasser, manche Ionen und fettlösliche Vitamine oder Hormone.

4.1.1 Passiver und aktiver Transport

4.1.1 Passiver und aktiver Transport

▶ Definition

▶ **Definition.**

- Von **passivem Transport** spricht man, wenn Moleküle entlang ihres Konzentrations- oder elektrochemischen Gradienten, d. h. **ohne Energieverbrauch** durch eine Membran gelangen. Passiver Transport findet demnach nur so lange statt, bis der Gradient ausgeglichen ist, und ist deshalb gleichbedeutend mit **Diffusion**. Diffundieren die Moleküle unmittelbar durch die Membran, spricht man von **einfacher**, **freier oder passiver Diffusion**. Beschleunigt ein Transportprotein (engl. Carrier) den Diffusionsvorgang, spricht man von **erleichterter Diffusion** (Abb. **B-4.1**).
- **Aktiver Transport** liegt vor, wenn Moleküle gegen ihren Konzentrations- oder elektrochemischen Gradienten, d. h. **unter Energieverbrauch** (Hydrolyse von ATP) durch eine Membran gelangen. Wird direkt beim Transportvorgang ATP hydrolysiert, bezeichnet man dies als **primär-aktiven Transport**. Ist der Transportvorgang mit einem Prozess gekoppelt, bei dem ATP hydrolysiert wird, spricht man von **sekundär-aktivem Transport**. Aktiver Transport erfolgt immer über Transportproteine (Abb. **B-4.1**).

Passiver Transport

Passiver Transport

Passiver Transport verbraucht keine Energie und erfolgt über Kanäle mit **Poren** oder über Transporter nach dem **Flip-Flop-Modell** (Abb. **B-4.2**).

Der passive Transport verbraucht keine Energie und entspricht einer **Diffusion**. Entweder erfolgt die Diffusion als freie Diffusion direkt durch die Membran (z. B. kleine ungeladene Moleküle wie Wasser oder lipophile Substanzen wie Steroide) oder als sog. **erleichterte Diffusion** über ein Protein, welches die Diffusion beschleunigt (z. B. Ionen oder Monosaccharide). Dabei gibt es verschiedene Mechanismen für diesen Transport. Kanäle funktionieren z. B. über eine zentrale **Pore**, andere Proteine arbeiten nach dem **Flip-Flop-Modell** (Abb. **B-4.2**).

▶ Merke

▶ **Merke.** Passiver Transport kann nur in die Richtung eines Gradienten erfolgen. Ist der Gradient ausgeglichen, kommt der Transport zum Stillstand.

B-4.1 Passiver und aktiver Transport

B-4.1

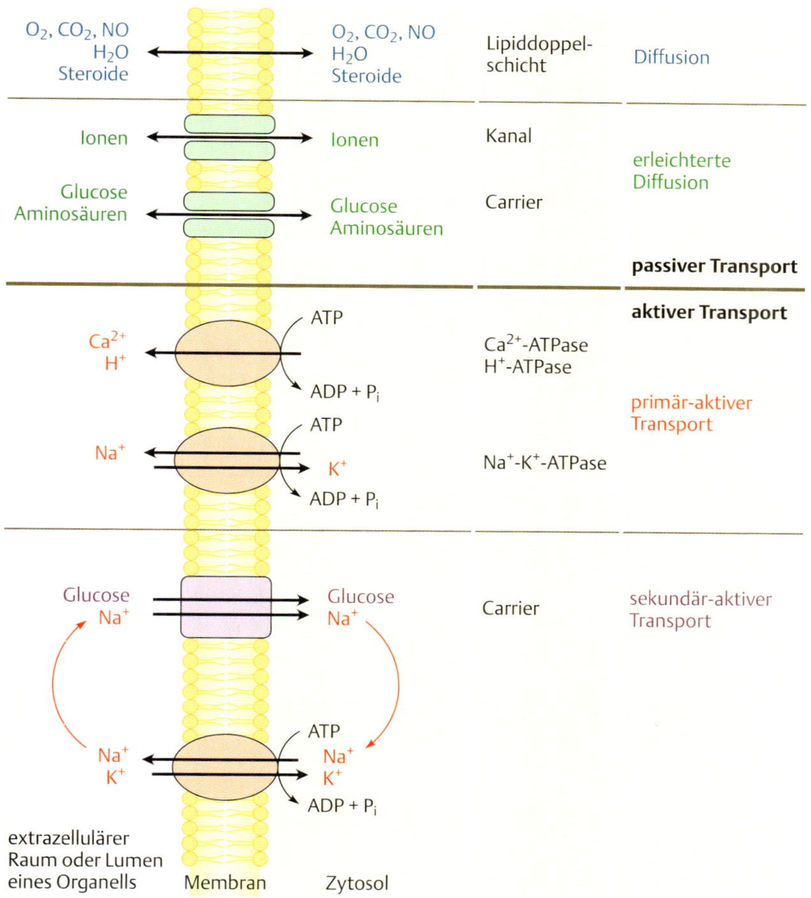

B-4.2 Passiver Transport

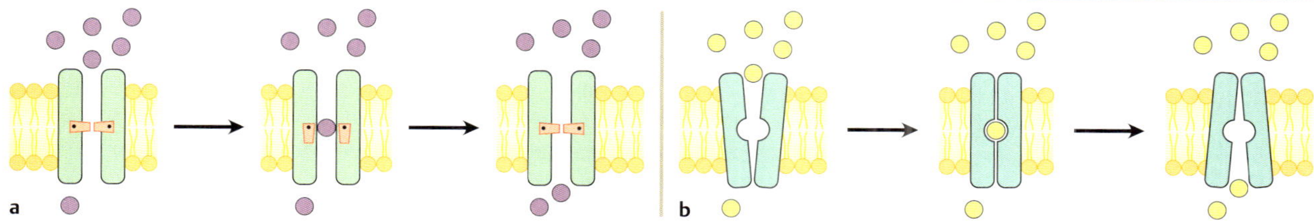

a Kanalproteine erkennen selektiv „ihr“ Ion und lassen es in Richtung des Konzentrationsgradienten durch die zentrale Pore passieren.

b Permeasen sind Transporter, die ihr Substrat binden und es über eine Konformationsänderung (Flip-Flop) ebenfalls in Richtung des Konzentrationsgradienten transportieren.

Aktiver Transport

Der aktive Transport lässt sich in primär-aktiven und sekundär-aktiven Transport unterteilen.

Primär-aktiver Transport

Beim primär-aktiven Transport wird direkt ATP verbraucht. Die Transporter sind **ATPasen**. Diese pumpen Ionen unter ATP-Spaltung gegen einen Konzentrationsgradienten über eine Membran. Beispiele sind die Ca^{2+}-ATPase und die Na^+-K^+-ATPase. Die Ca^{2+}-ATPase pumpt nach einer Muskelkontraktion das ausgeschüt-

Aktiver Transport

Primär-aktiver Transport

Beim primär-aktiven Transport wird direkt ATP verbraucht. Die Transporter sind **ATP-asen**. Sie pumpen unter ATP-Spaltung Ionen gegen einen Konzentrationsgradienten über die Membran. Man unterscheidet dabei **Uniport** und **Antiport**.

tete Ca^{2+} wieder in das sarkoplasmatische Retikulum zurück (S. 385). Hierbei handelt es sich um einen **Uniport**, denn es wird pro Transportvorgang nur ein Substrat in eine Richtung transportiert. Die Na^+-K^+-ATPase kommt in den Zytoplasmamembranen aller Zellen vor. In Nervenzellen z. B. stellt sie nach einem Aktionspotenzial die Ionenverteilung des Ruhepotenzials wieder her (S. 768). Sie transportiert gleichzeitig zwei verschiedene Ionen in entgegengesetzter Richtung. Dies bezeichnet man als **Antiport**.

Sekundär-aktiver Transport

Der sekundär-aktive Transport nutzt die Energie eines Ionengradienten, der vorher durch eine ATPase aufgebaut wurde. So wird in den Dünndarmzellen der Na^+-Gradient genutzt, um Glucose im **Symport** mit Na^+ in die Zelle zu transportieren (Abb. **B-4.1** unten).

Sekundär-aktiver Transport

Wird der beim primär-aktiven Transport aufgebaute Ionengradient genutzt, um daran einen zweiten Transport zu koppeln, spricht man vom sekundär-aktiven Transport. Ein Beispiel dafür ist die Aufnahme von Glucose in die Dünndarmepithelzellen. Hier wird durch die Na^+-K^+-ATPase die Na^+-Konzentration in der Zelle niedrig gehalten (s. u.), so dass über die Zellmembran ein Na^+-Gradient entsteht. Die Glucose wird in einem **Symport** zusammen mit einem Na^+-Ion unter Ausnutzung des Na^+-Gradienten in die Epithelzelle hineintransportiert (Abb. **B-4.1** unten).

▶ **Merke**

▶ **Merke.** Aktiver Transport erfolgt immer gegen einen Gradienten und benötigt deshalb Energie.

4.1.2 Transportproteine in Membranen

Wichtige Transportproteine sind **Ionenkanäle**, **Porine** und **Transporter**.

4.1.2 Transportproteine in Membranen

Zentraler Bestandteil der erleichterten Diffusion und jeglichen aktiven Transports ist ein Membranprotein, welches die Transportfunktion übernimmt. Solche Proteine sind z. B. **Ionenkanäle**, **Porine** oder **Transporter**.

Ionenkanäle

Ionenkanäle haben eine **zentrale Pore**, die **selektiv** Ionen passieren lässt. Die Passage der Ionen erfolgt in die Richtung des **elektrochemischen Gradienten**.

Die wichtigsten Ionenkanäle sind **spannungsgesteuert** (z. B. Na^+- oder K^+-Kanäle des Nervensystems, S. 768) oder **ligandengesteuert** (z. B. der nicotinische Acetylcholinrezeptor, S. 775).

Ionenkanäle

Ionenkanäle erlauben den Durchtritt von Ionen durch eine biologische Membran entlang eines Konzentrationsgradienten. Sie haben eine **zentrale Pore**, die **selektiv** ein bestimmtes Ion passieren lässt. Der Transport erfolgt immer in Richtung des elektrochemischen Gradienten des transportierten Ions. Dieser Gradient setzt sich aus dem Membranpotenzial und dem Konzentrationsgradienten zusammen.
Die meisten Ionenkanäle sind streng kontrolliert. Ihr Öffnungszustand wird reguliert durch

- das Membranpotenzial **(spannungsgesteuerte Kanäle)**: Beispiele sind die spannungsgesteuerten Na^+- bzw. K^+-Kanäle des Nervensystems (S. 769 bzw. 768),

oder

- einen spezifischen Liganden **(ligandengesteuerte Kanäle)**, wie beim nicotinischen Acetylcholinrezeptor (S. 775).

Porine

Porine sind Kanäle, die in der Regel **unspezifisch** Moleküle bis zu einer bestimmten Größe passieren lassen. Sie kommen in der **äußeren Mitochondrienmembran** und als sog. **Aquaporine** in der Niere vor. Abb. **B-4.3** zeigt die Struktur von Aquaporin-1.

Porine

Porine sind Kanäle in biologischen Membranen, die in der Regel **unspezifisch** Moleküle bis zu einer bestimmten Größe passieren lassen. Ein Beispiel sind die **Porine** in der **äußeren Mitochondrienmembran**, durch die z. B. Monosaccharide und Aminosäuren die Membran passieren. Ein weiteres Beispiel sind die – nur für H_2O spezifischen – **Aquaporine** in der Niere, die dort die Rückresorption von Wasser erleichtern. Das Aquaporin-1 des proximalen Tubulus der Henle-Schleife enthält acht membranspannende α-Helices, von denen zwei nur halb durch die Membran reichen. Diese beiden Helices sind kürzer als die anderen, da ein Prolin einen Helixbruch verursacht. Sie bilden eine enge hydrophile Pore (Abb. **B-4.3**), durch die nur kleine H_2O-Moleküle, aber keine hydratisierten Ionen gelangen können.

◎ B-4.3 Struktur von Aquaporin-1

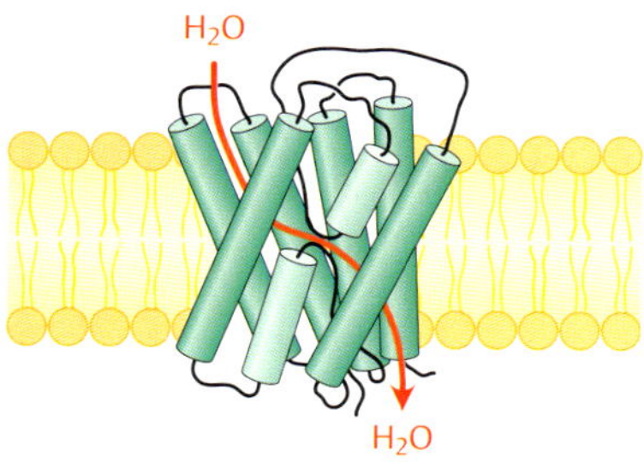

Zwei der acht Transmembranhelices des Aquaporin-1 sind verkürzt. Sie bilden eine enge hydrophile Pore, die nur Wassermoleküle hindurchlässt.

◎ B-4.3

Transporter

Transporter sind Proteine in biologischen Membranen, die **spezifisch** ihr Substrat erkennen, binden und durch die Membran schleusen. Zu den Transportern zählen z. B. die Glucosetransporter GLUT1 bis GLUT5 sowie Transport-ATPasen („Ionenpumpen") wie die Ca^{2+}-ATPase des sarkoplasmatischen Retikulums.

Transporter

Transporter sind Membranproteine, die **spezifisch** ihr Substrat erkennen, binden und durch die Membran schleusen.

Glucosetransporter

Man kennt bis jetzt 13 Glucosetransporter. Die wichtigsten sind GLUT1 bis GLUT4 (Tab. **B-4.1**). GLUT5 ist trotz seiner Bezeichnung kein Glucose-, sondern ein spezifischer Fructosetransporter. Alle GLUT bestehen aus einer langen Peptidkette mit 12 membranspannenden α-Helices. Auf beiden Seiten der Membran liegen Peptidschleifen, die das Substrat binden und den Transport durch die Membran unterstützen (Abb. **B-4.4**).

Glucosetransporter

Die wichtigsten Glucosetransporter sind GLUT1 bis GLUT4 (Tab. **B-4.1**). GLUT5 ist trotz seiner Bezeichnung ein spezifischer Fructosetransporter. Die Struktur der GLUT zeigt Abbildung **B-4.4**.

B-4.1 Vorkommen und Funktion der wichtigsten Glucosetransporter

Transporter	*Vorkommen*	*Eigenschaften*	*Funktion*
GLUT1	fast alle Zellen	▪ besonders niedriger K_m: ca. 1,5 mM → hohe Affinität → bei physiologischen Blutglucosekonzentrationen (> 3,5 mM) nahezu gesättigt ▪ insulinunabhängig	kontinuierliche Glucoseaufnahme in die Zelle → Sicherstellung der Energieversorgung (insbesondere der glucoseabhängigen Zellen = Erythrozyten und Nervenzellen des ZNS)
GLUT2	Leber, Pankreas	▪ besonders hoher K_m: Messwerte zwischen 17 und 66 mM → niedrige Affinität ▪ insulinunabhängig	Regulation der Blutglucosekonzentration, denn aufgrund seiner geringen Affinität nimmt dieser Transporter Glucose aus dem Blut in Abhängigkeit von der Blutglucosekonzentration auf
GLUT3	ZNS	▪ niedriger K_m: ca. 10 mM ▪ insulinunabhängig	basale Glucoseversorgung des ZNS
GLUT4	Skelettmuskulatur, Fettzellen	insulinabhängig: Insulin induziert den vermehrten Einbau von GLUT4 in die Zellmembran	bedarfsorientierte Glucoseversorgung der Skelettmuskel- und Fettzellen
GLUT5	Dünndarm, Niere, Spermatozoen	spezifisch für Fructose	Fructosetransport

Transport-ATPasen

▶ **Synonym.** Ionenpumpen.

Transport-ATPasen

◀ **Synonym**

Transport-ATPasen transportieren Kationen unter ATP-Verbrauch gegen einen elektrochemischen Gradienten über eine biologische Membran. Es gibt drei Typen von ATPasen:
- **F-Typ-ATPasen** synthetisieren ATP unter Ausnutzung eines Protonengradienten (z. B. die ATP-Synthase der inneren Mitochondrienmembran, S. 164).

Es gibt drei Typen von ATPasen:
- **F-Typ:** synthetisiert ATP unter Ausnutzung eines Protonengradienten,

B-4.4

B-4.4 Struktur der Glucosetransporter

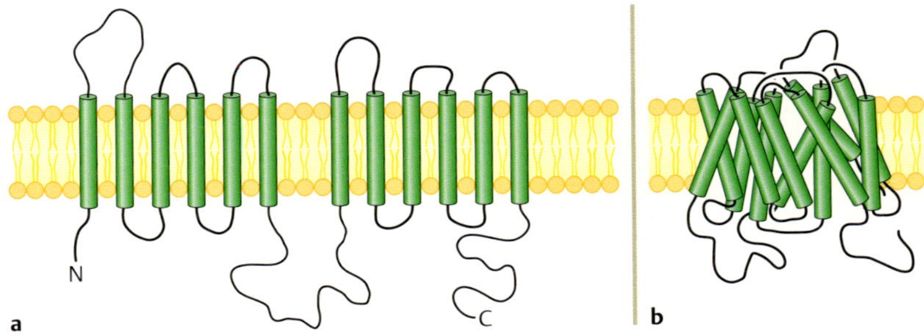

a Sekundärstruktur der Glucosetransporter: 12 membranspannende α-Helices sind über unterschiedlich lange Schleifen miteinander verbunden.
b Schematische Darstellung der dreidimensionalen Struktur der Glucosetransporter in der Membran.

B-4.5 Die Na^+-K^+-ATPase

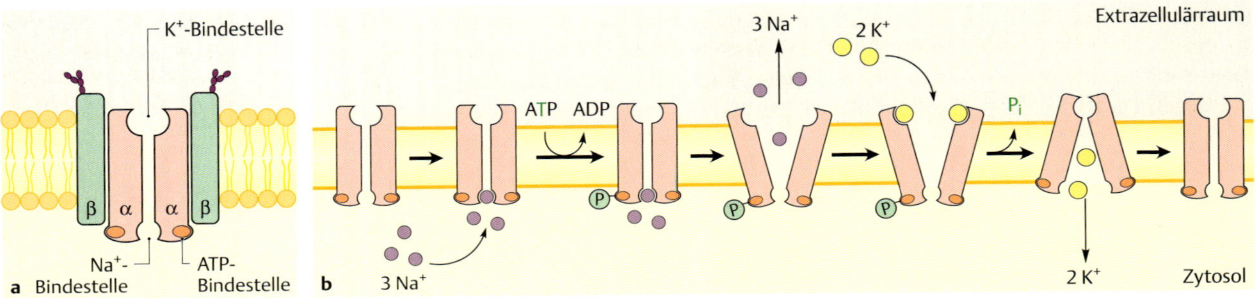

a Schematischer Aufbau der Na^+-K^+-ATPase. Sie besteht aus 2 α- und 2 β-Untereinheiten. An den α-Untereinheiten befinden sich die Bindungsstellen für Na^+ und K^+ und auch die Phosphorylierungsstelle.

b Der Transportzyklus der Na^+-K^+-ATPase (Details siehe Text). Pro Transportzyklus werden 3 Na^+-Ionen und 2 K^+-Ionen durch die Membran bewegt.

- **V-Typ:** pumpt Protonen in saure Kompartimente,
- **P-Typ:** pumpt alle Arten von Kationen gegen einen elektrochemischen Gradienten und wird dabei phosphoryliert.

- **V-Typ-ATPasen** transportieren Protonen in saure Kompartimente (z. B. die Protonenpumpe in der Lysosomenmembran, S. 376).
- Die meisten ATPasen gehören zu den **P-Typ-ATPasen**. Diese transportieren Kationen unter ATP-Spaltung und werden dabei vorübergehend phosphoryliert.

Ein Beispiel für eine ATPase vom P-Typ ist die **Na^+-K^+-ATPase**.

Sie besteht aus zwei α- und zwei β-Untereinheiten. Die Bindungsstellen der Ionen befinden sich an den α-Untereinheiten (Abb. **B-4.5 a**). Die Na^+-K^+-ATPase pumpt 3 Na^+-Ionen aus der Zelle hinaus und 2 K^+-Ionen hinein (Abb. **B-4.5 b**). Dabei spaltet sie ein ATP, dessen Phosphatgruppe vorübergehend an die ATPase gebunden wird. Die Phosphatgruppe induziert mit ihrem hohen Übertragungspotenzial die Konformationsänderung, die den Transport bewerkstelligt.

Ein Beispiel für eine ATPase vom P-Typ ist die **Na^+-K^+-ATPase**. Sie ist in Nervenzellen an der Wiederherstellung des Ruhepotenzials beteiligt. In den Enterozyten des Dünndarms und in den Zellen des proximalen Tubulus sorgt sie für den Aufbau des Na^+-Gradienten, der den Transport von Glucose und Aminosäuren in die Zelle ermöglicht.
Die Na^+-K^+-ATPase besteht aus vier Untereinheiten, von denen je zwei identisch sind (2α, 2β, Abb. **B-4.5 a**). Die α-Untereinheiten binden die zu transportierenden Ionen während des Transportzyklus. Die β-Untereinheiten scheinen nicht essenziell für die Funktion der ATPase zu sein. Die Ionenpumpe transportiert pro 3 Na^+-Ionen, die sie aus der Zelle hinaustransportiert, 2 K^+-Ionen in die Zelle hinein. Dabei spaltet sie ein ATP-Molekül und wird vorübergehend an der α-Untereinheit phosphoryliert. Abbildung **B-4.5 b** zeigt, wie der Transportzyklus abläuft. Auf der **Innenseite** der Membran **binden drei Na^+-Ionen** an ihre Bindungsstellen an der ATPase. Dann wird die **ATPase** unter Verbrauch eines ATP-Moleküls **phosphoryliert**. Das hohe Übertragungspotenzial der Phosphatgruppe

und die Bindung der Na^+-Ionen induzieren einen **Konformationswechsel** der ATPase, die dabei die **Na^+-Ionen in den extrazellulären Raum** entlässt. Anschließend **binden** auf der Außenseite der Membran **zwei K^+-Ionen** an die Bindungsstellen der ATPase, die **ATPase** wird **dephosphoryliert** und kehrt dadurch in ihre **Ausgangskonformation** zurück. Die **K^+-Ionen** werden **ins Zytosol** freigesetzt und ein neuer Transportzyklus kann beginnen.

4.1.3 Transport mit Hilfe von Membranvesikeln

Neben Transportproteinen gibt es eine weitere Möglichkeit des Transports: die Bildung von Membranvesikeln mit selektivem Inhalt (z. B. durch Abschnürung am ER), die dann durch Fusion mit anderen Membranen (z. B. einer Golgi-Membran) ihren Inhalt in ein anderes Kompartiment abgeben.
Beim vesikelvermittelten Transport von Substanzen durch die Zellmembran unterscheidet man zwischen Endo-, Exo- und Transzytose. Auch beim Abbau von Zellorganellen (Autophagozytose) und beim Transport von Substanzen innerhalb der Zelle sind Membranvesikel beteiligt.

4.1.3 Transport mit Hilfe von Membranvesikeln

Substanzen können auch transportiert werden, indem sie in Membranvesikel eingeschlossen und durch deren Fusion mit einer anderen Membran wieder freigesetzt werden.

Endozytose

Bei der Endozytose nimmt die Zelle **Substanzen von außen** auf, indem sie diese in Vesikel einschließt, die sich von der Zellmembran nach innen abschnüren. Es gibt verschiedene Formen der Endozytose:

- Phagozytose: Aufnahme größerer Partikel zwecks Inaktivierung; erfolgt ohne Mitwirkung eines Rezeptors,
- Pinozytose: Aufnahme löslicher Substanzen; erfolgt ebenfalls ohne Mitwirkung eines Rezeptors,
- rezeptorvermittelte Endo- oder Pinozytose: Aufnahme löslicher Substanzen mit Hilfe eines Rezeptors.

Endozytose

Bei der Endozytose nimmt die Zelle **Substanzen von außen** in Vesikel auf. Man unterscheidet:

- rezeptorunabhängig: Phagozytose und Pinozytose (Aufnahme größerer Partikel bzw. löslicher Substanzen),
- rezeptorvermittelte Endo- oder Pinozytose.

Phagozytose

Bei der Phagozytose werden **größerer Partikel** aufgenommen, die inaktiviert oder entsorgt werden müssen. Man findet diese Art der Aufnahme z. B. bei Makrophagen. Die Zelle umfließt das aufzunehmende Partikel (z. B. ein Bakterium oder ein Zellbruchstück) mit ihrer Zellmembran. Dabei bildet sich ein Vesikel, das sog. **Phagosom**, das dann nach innen abgeschnürt wird. Innerhalb der Zelle verschmilzt das Phagosom mit einem **primären Lysosom** (s. u.) und wird so zum **sekundären Lysosom** (Abb. **B-4.6**, [1]), in dem der Inhalt des ursprünglichen Phagosoms unschädlich gemacht wird (S. 378).

Phagozytose

Hierbei werden **größere Partikel** aufgenommen. Die Zellmembran umfließt das Partikel und bildet ein **Phagosom**. Durch Verschmelzung mit einem **primären Lysosom** entsteht ein **sekundäres Lysosom** (Abb. **B-4.6**, [1]), dessen Inhalt inaktiviert wird.

Pinozytose

Bei der Pinozytose werden **lösliche Substanzen** aufgenommen, indem unspezifisch Vesikel von der Zellmembran nach innen abgeschnürt werden (Abb. **B-4.6**, [2]). Der Inhalt dieser Vesikel ist eine mehr oder weniger zufällige Ansammlung extrazellulärer löslicher Moleküle. Zur Weiterverarbeitung dieses Inhalts verschmelzen diese sog. **frühen Endosomen** mit Transportvesikeln aus dem Golgi-Apparat, die lysosomale Enzyme (Hydrolasen) enthalten (sog. primäre Lysosomen) und werden dadurch zu **späten Endosomen**. Diese entwickeln sich zu **sekundären Lysosomen**, in denen der Vesikelinhalt abgebaut wird. Die Abbauprodukte werden ins Zytosol freigesetzt und weiterverwertet.

Pinozytose

Bei der Pinozytose nimmt die Zelle **lösliche Stoffe** auf, indem sie kleine Membranvesikel nach innen abschnürt (Abb. **B-4.6**, [2]). Diese als **frühe Endosomen** bezeichneten Vesikel entwickeln sich durch Aufnahme lysosomaler Enzyme zu **späten Endosomen** und weiter zu **sekundären Lysosomen**, in denen der Vesikelinhalt abgebaut wird.

Rezeptorvermittelte Endozytose

Rezeptorvermittelte Endozytose

▶ **Synonym.** Rezeptorvermittelte Pinozytose.

◀ **Synonym**

Hierbei werden gelöste Substanzen (z. B. LDL in Abb. **B-4.7**) an einen spezifischen Rezeptor auf der Zelloberfläche gebunden. Die beladenen Rezeptoren werden auf der zytosolischen Seite der Membran von sog. **Adaptinen** erkannt und gebunden. Die Adaptine wiederum werden von **Clathrin** gebunden, das mit seiner charakteristischen Struktur die Zellmembran zur Abschnürung zwingt. Es

Hierbei bindet die aufzunehmende gelöste Substanz (z. B. LDL in Abb. **B-4.7**) an einen spezifischen Rezeptor in der Zellmembran. Mit Hilfe des Proteins **Clathrin** schnüren sich sog. **Coated Vesicles** ab, die mit **primären**

B-4.6 **Überblick über die verschiedenen Vesikeltransportmöglichkeiten**

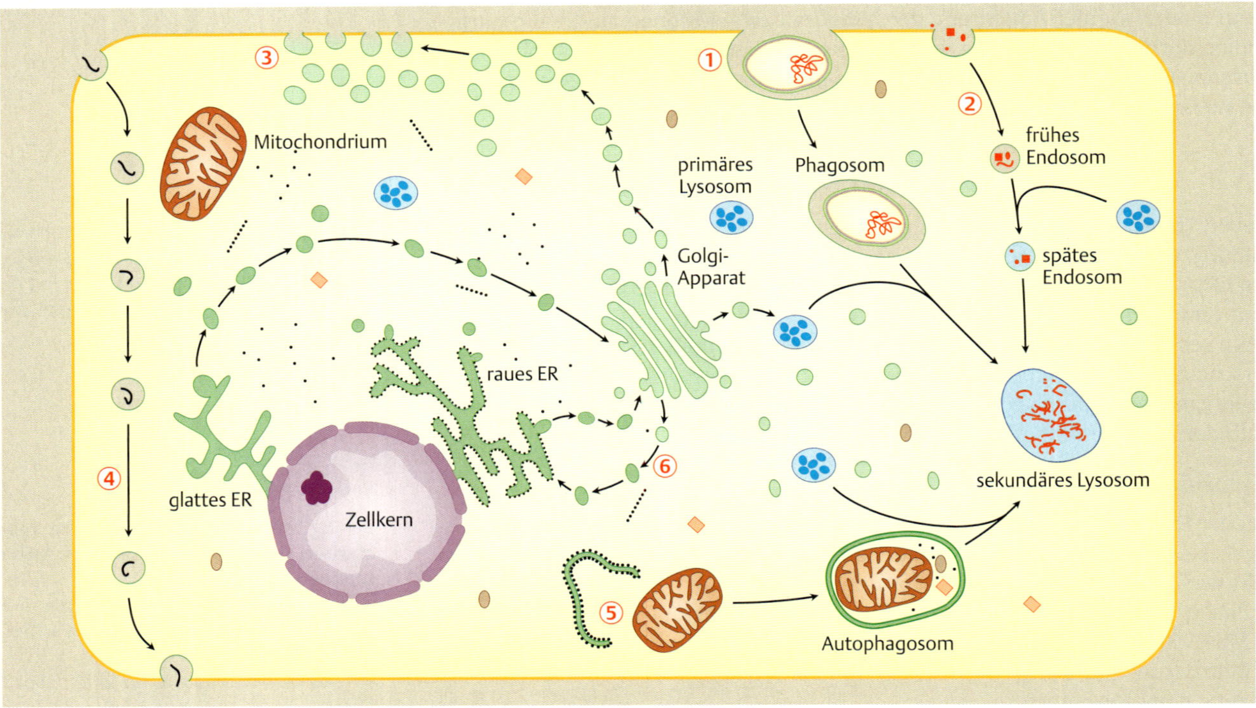

① **Phagozytose:** Die Zellmembran umfließt größere Partikel (z. B. Bakterien) und bildet ein Phagosom. Nach Fusion mit einem primären Lysosom (einem Vesikel, das Hydrolasen aus dem Golgi-Apparat enthält) entwickelt sich ein sekundäres Lysosom, in dem das Partikel abgebaut wird.
② **Pinozytose:** Die Zellmembran stülpt sich ein und bildet ein Vesikel, das gelöste Substanzen in zufälliger Zusammenstellung enthält. Dieses sog. frühe Endosom fusioniert mit einem primären Lysosom, einem Transportvesikel für Hydrolasen, zum späten Endosom und entwickelt sich zum sekundären Lysosom, in dem die gelösten Substanzen abgebaut werden. Diese Form der Aufnahme löslicher Substanzen erfolgt ohne Mitwirkung eines Rezeptors. Die rezeptorvermittelte Pinozytose (= rezeptorvermittelte Endozytose) ist in Abbildung **B-4.7** dargestellt.
③ **Exozytose** (konstitutiv oder getriggert): Vesikel kommen vom Golgi-Apparat und entleeren ihren Inhalt in den Extrazellulärraum.
④ **Transzytose:** Ein endozytotisch gebildetes Vesikel durchwandert die Zelle und gibt seinen Inhalt auf der anderen Seite der Zelle wieder in den extrazellulären Raum ab.
⑤ **Autophagozytose:** Im Zytoplasma bilden sich Phagosomen, wahrscheinlich indem Membranen des ER Zytosol umschließen und dabei Zellorganellen und anderen „Abfall" mit einschließen.
⑥ **Retrograder Transport** vom Golgi-Apparat zum ER (s. Abb. **B-5.9**, S. 376)

Lysosomen verschmelzen und so zu **späten Endosomen** werden. In deren saurem Milieu trennen sich Ligand und Rezeptor wieder. Der Rezeptor wird zur Zelloberfläche zurücktransportiert und das späte Endosom wird zum **sekundären Lysosom**, in dem der Ligand abgebaut wird.

entstehen zuerst Einbuchtungen in der Membran (**Coated Pits**), dann Vesikel (**Coated Vesicles**), deren Membranen dicht mit Substrat-Rezeptor-Komplexen gepackt sind. Sobald sich die Coated Vesicles von der Membran abgeschnürt haben, dissoziiert die Clathrinhülle ab und die Vesikel werden zu **frühen Endosomen**. Diese verschmelzen mit **primären Lysosomen** und werden so zu **späten Endosomen**. Im sauren Milieu der späten Endosomen diffundieren die Liganden vom Rezeptor ab. Die Rezeptoren werden als Vesikel abgeschnürt und kehren so zur Zelloberfläche zurück. Der Rest des Endosoms wird zum **sekundären Lysosom**, in dem die Liganden abgebaut werden.

Exozytose

Bei der Exozytose werden **Substanzen** von der Zelle **nach draußen** abgegeben. Dabei verschmelzen Vesikel mit der Plasmamembran und entleeren ihren Inhalt in den extrazellulären Raum. Dies geschieht kontinuierlich (**konstitutiv**) oder auf ein Signal hin (**getriggert**).

Exozytose

Bei der Exozytose verschmelzen Vesikel, die in der Zelle mit **Substraten** beladen wurden, mit der Plasmamembran und geben ihren Inhalt **in den extrazellulären Raum** ab (Abb. **B-4.6**, [3]). Dies kann kontinuierlich geschehen, wie z. B. in Drüsenzellen (**konstitutive Exozytose**), oder aber auf ein Signal hin, wie z. B. bei der Freisetzung von Neurotransmittern (**getriggerte Exozytose**). Die sekretorischen Proteine werden im Golgi-Apparat verpackt (S. 372) und in Vesikeln über das

B-4.7 **Rezeptorvermittelte Endozytose am Beispiel des LDL**

B-4.7

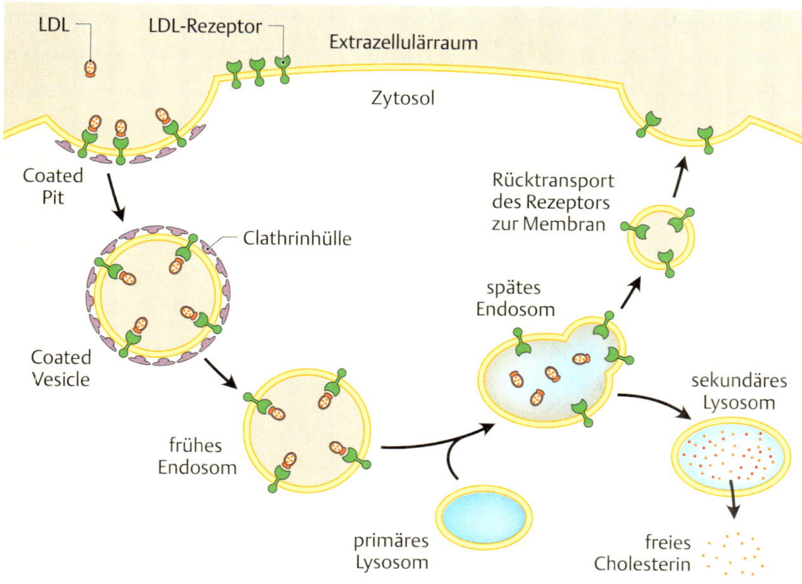

Einzelheiten siehe Text.

Trans-Golgi-Netzwerk zur Zellmembran transportiert. Dort fusionieren die Vesikel mit der Zellmembran und geben ihren Inhalt frei.

Die Fusion der Membranen wird durch eine Batterie verschiedener Proteine erreicht. Eine wichtige Rolle spielen die sog. **SNARE-Proteine**. Sie befinden sich sowohl in der Vesikelmembran (v-SNARE) als auch in der Zielmembran (target membrane, daher t-SNARE). v-SNARE und t-SNARE bilden einen Komplex, der zusammen mit dem kleinen G-Protein **Rab** und den Proteinen **SNAP** und **NSF** unter **GTP-Verbrauch** die Fusion der Membranen herbeiführt (Abb. **B-4.8**).

Wichtige Proteine, die die Fusion der Vesikel mit der Zellmembran vermitteln, sind **v-SNARE**, **t-SNARE**, **Rab**, **SNAP** und **NSF** (Abb. **B-4.8**). Bei der Fusion wird Energie in Form von **GTP verbraucht**.

▶ **klinik.** In den motorischen Endplatten der Neurone vermitteln die SNARE-Proteine die Fusion der synaptischen Vesikel mit der präsynaptischen Membran, damit Acetylcholin in den synaptischen Spalt abgegeben werden kann. Das Acetylcholin löst in der postsynaptischen Membran eine Depolarisierung aus, die zu einem Aktionspotenzial und damit zur Muskelkontraktion führt. Beim Menschen rufen die Toxine des Bakteriums *Clostridium botulinum* schwere, oft tödlich verlaufende Erkrankungen hervor. Das **Botulinumtoxin A** ist eine sog. Zinkprotease, die das Protein Synaptobrevin (das v-SNARE in der Membran des synaptischen Vesikels) spezifisch spaltet und so inaktiviert. Dadurch wird die Transmitterfreisetzung blockiert und die Patienten sterben letzten Endes an einer Atemlähmung.

◀ **klinik**

Transzytose

Bei der Transzytose werden Proteine in Vesikeln **unverändert durch die Zelle durchgeschleust** (Abb. **B-4.6**, [4]). Man findet die Transzytose z. B. in Epithelzellen der Darmwand, wo Substrate aus dem Darmlumen durch die Zelle hindurch von der apikalen zur basalen Seite transportiert und dort wieder in den extrazellulären Raum entlassen werden.

Transzytose

Bei der Transzytose werden Proteine in Vesikeln **unverändert durch die Zelle durchgeschleust** (Abb. **B-4.6**, [4]).

B-4.8

B-4.8 Vereinfachte Darstellung der Membranfusion zwischen Vesikel und Zielmembran

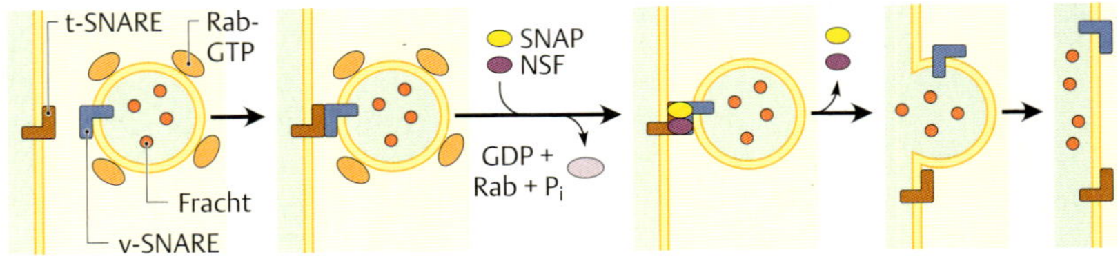

In der Vesikelmembran befindet sich das v-SNARE, das mit dem t-SNARE in der Zielmembran einen Komplex bildet. Das kleine G-Protein Rab hilft unter Spaltung von GTP, das Vesikel an die Membran zu docken. SNAP ist essenziell für die Fusion der beiden Membranen, während NSF (mit seiner ATPase-Aktivität) den Komplex aus den SNARE-Proteinen wieder trennt, damit die Vesikelmembran in die Zielmembran integriert werden kann. Das v-SNARE, das sich nun ebenfalls in der Zielmembran befindet, wird durch retrograden Transport (S. 376) zurück in die Vesikel gebracht.

Autophagozytose

▶ Synonym

Hierbei werden Membranvesikel **de novo** gebildet, die überflüssige Zellbestandteile einschließen. Dieses **Autophagosom** entwickelt sich zu einem sekundären Lysosom (Abb. **B-4.6**, [5]).

Autophagozytose

▶ **Synonym.** Autophagie.

Die Autophagozytose dient der Zelle dazu, überflüssige Zellbestandteile und alte Organellen zu beseitigen. Im Zytoplasma werden **de novo** Membranvesikel gebildet, die die zu beseitigenden Zellbestandteile einschließen. So entsteht ein **Autophagosom** (Abb. **B-4.6**, [5]). Dieses verschmilzt mit einem primären Lysosom zu einem sekundären Lysosom, in dem der Inhalt des Autophagosoms dann abgebaut wird.

Vesikelfluss innerhalb der Zelle

Die Membranen innerhalb der Zelle stehen untereinander und mit der Zellmembran über den sog. **Membranfluss** in ständigem **Lipid**- und **Proteinaustausch**. Ein Beispiel für Vesikelfluss innerhalb der Zelle zeigt Abb. **B-4.6** (6).

Vesikelfluss innerhalb der Zelle

Vesikel dienen auch innerhalb der Zelle zum Transport von **Proteinen** und **Lipiden**. Die Membranen des endoplasmatischen Retikulums, des Golgi-Apparates, der Lysosomen und die Zytoplasmamembran sind in ständigem Fluss und tauschen laufend Lipide und Proteine aus. Man spricht in diesem Zusammenhang auch von **Membranfluss**: Aus dem ER schnüren sich Vesikel ab, die zum Golgi-Apparat wandern und dort mit dessen Membranen verschmelzen und umgekehrt (Abb. **B-4.6**, [6]). Ebenso knospen aus dem Golgi-Apparat Vesikel ab, die weiter zur Zellmembran oder zu den Lysosomen wandern und sich dort durch Verschmelzung in die Zielmembran integrieren. Wie weiter oben bereits beschrieben, fusionieren auch die Lysosomen mit Membranvesikeln, die von der Zellmembran kommen. Wie diese Mechanismen funktionieren, wird auf S. 378 noch genauer beschrieben.

4.2 Signalvermittlung

In der Membran sitzen **Rezeptorproteine**, die **Signale aufnehmen** und **weiterleiten**. Wie dies geschieht, wird im Kapitel Hormone (S. 545 ff.) besprochen.

4.2 Signalvermittlung

Eine wichtige Funktion der biologischen Membranen, insbesondere der Zellmembran, ist die **Aufnahme** und **Weiterleitung** von Reizen und **Signalen**. Dazu sitzen in der Membran **Rezeptorproteine**, die Signalmoleküle (z. B. Hormone) erkennen und binden können und eine entsprechende Reaktion der Zelle auslösen. Welche Rezeptoren es gibt, wie sie aufgebaut sind und funktionieren und welche Reaktionen sie in der Zelle auslösen, wird im Kapitel Hormone (S. 545 ff.) besprochen.

4.3 Vermittlung von Zell-Zell-Kontakten

Damit Zellen in einem Verband mechanisch zusammenhalten und miteinander kommunizieren können, stehen sie über ihre Zellmembranen miteinander in Kontakt. Diese Kontaktstellen werden von speziellen Proteinen gebildet und haben verschiedene Aufgaben. Einige dienen der Stabilisierung des Zellverbandes (**Tight Junctions**, **Adhäsionsverbindungen** und **Desmosomen**), andere lassen einen kontrollierten Durchtritt von kleinen Molekülen zu (**Gap Junctions**) und wieder andere verankern die Zellen an Proteinen der extrazellulären Matrix (**Hemidesmosomen**, **Fokaladhäsionen**).

4.3 Vermittlung von Zell-Zell-Kontakten

Zellen halten mechanisch über **Tight Junctions**, **Adhäsionsverbindungen** und **Desmosomen** zusammen. **Hemidesmosomen** und **Fokaladhäsionen** verankern die Zellen an der extrazellulären Matrix. **Gap Junctions** sind Kommunikationskontakte.

4.3.1 Tight Junctions

Tight Junctions dienen als **Diffusionsbarriere** zwischen Körperinnerem und Körperäußerem. Sie kommen in Epithelien und Endothelien vor. Gebildet werden sie von dicht aneinanderliegenden Transmembranproteinen, sog. **Occludinen** und **Claudinen**, die mit den korrespondierenden Proteinen der Nachbarzelle in so engen Kontakt treten, dass kein Interzellularspalt mehr vorhanden ist (Abb. **B-4.9** und **4.11**). Diese Kontaktzone läuft als sog. **Zonula occludens** wie eine Schweißnaht um die ganze Epithel- bzw. Endothelzelle herum, so dass ein unkontrollierter Stoffaustausch mittels Diffusion zwischen benachbarten Zellen unmöglich ist. Deshalb müssen alle Stoffe, die z. B. aus dem Darmlumen ins Blut aufgenommen werden sollen, die Membran der Epithelzellen passieren. Nur so kann die Aufnahme über spezifische Transportmoleküle kontrolliert werden.

4.3.1 Tight Junctions

Tight Junctions dienen Epithel- und Endothelzellen als **Diffusionsbarriere** zwischen Körperinnerem und -äußerem. Transmembranproteine, sog. **Occludine** und **Claudine**, schaffen einen so engen Kontakt zwischen Nachbarzellen, dass kein Interzellularspalt mehr vorhanden ist (Abb. **B-4.9** und **4.11**). Diese Kontaktzone läuft als sog. **Zonula occludens** wie eine Schweißnaht um die ganze Zelle herum.

Eine weitere Funktion der Tight Junctions besteht darin, dass sie Membranproteine auf bestimmte Bereiche der Plasmamembran beschränken. Proteine, die auf der apikalen Seite ihre Funktion erfüllen, können nicht über die Tight Junctions diffundieren und in die basale Membran gelangen und umgekehrt.

Tight Junctions halten durch die Diffusionsbarriere auch Membranmoleküle in „ihrem" Bereich der Membran.

4.3.2 Adhäsionsverbindungen

Adhäsionsverbindungen gibt es in unterschiedlichen Formen. In nichtepithelialen Zellen sind sie meist punktförmige Verbindungen, in epithelialen Zellen bilden sie oft einen umlaufenden Gürtel, der direkt unter den Tight Junctions liegt (Abb. **B-4.9**). Dieser Gürtel wird auch **Zonula adhaerens** genannt.

4.3.2 Adhäsionsverbindungen

Adhäsionsverbindungen bilden oft einen umlaufenden Gürtel direkt unter den Tight Junctions (Abb. **B-4.9**). Dieser heißt auch **Zonula adhaerens**.

Adhäsionsverbindungen dienen der **Stabilisierung** der Zellen. Ein wesentlicher Bestandteil sind **Cadherine**. Dies sind Transmembranproteine, die innerhalb der Zelle über **Ankerproteine**, sog. Catenine, mit **Mikrofilamentbündeln** (S. 382) verbunden sind (Abb. **B-4.11**). Die Hauptdomäne der Cadherine liegt außerhalb der Plasmamembran. Mit dieser Domäne binden Cadherine einer Zelle an die Cadherine der gegenüberliegenden Zelle, so dass sich viele Cadherindimere bilden, die wie Reißverschlusszähne ineinander greifen.

Adhäsionsverbindungen **stabilisieren** Zellen. Transmembranproteine, sog. **Cadherine** sind intrazellulär über **Ankerproteine** an **Mikrofilamentbündel** gekoppelt. Ihre extrazelluläre Domäne bindet Cadherine der Nachbarzelle (Abb. **B-4.11**).

4.3.3 Desmosomen

Desmosomen sind knopfartige Verbindungen zwischen den Zellen (Abb. **B-4.9**), die die Zellmembranen wie Nieten zusammenhalten. Auch sie werden von Proteinen der **Cadherinfamilie** (Desmoglein, Desmocollin) gebildet. Hier sind die Cadherine über einen intrazellulären Komplex aus **Ankerproteinen** mit **Intermediärfilamenten** (z. B. Keratinfilamente in Epithelzellen, S. 392) verbunden (Abb. **B-4.11**). Die Intermediärfilamente durchziehen die Zelle von Desmosom zu Desmosom und bilden dadurch ein großes Netz über viele Zellen, das dem Zellverband **mechanische Zugfestigkeit** verleiht.

4.3.3 Desmosomen

Desmosomen sind knopfartige Zell-Zell-Verbindungen (Abb. **B-4.9**). Sie verbinden die **Intermediärfilamente** der Zellen über **Cadherine** und **Ankerproteine** miteinander (Abb. **B-4.11**) und verleihen dem Zellverband so **mechanische Zugfestigkeit**.

B-4.9

B-4.9 **Überblick über Zell-Zell-Kontakte am Beispiel einer Dünndarmepithelzelle**

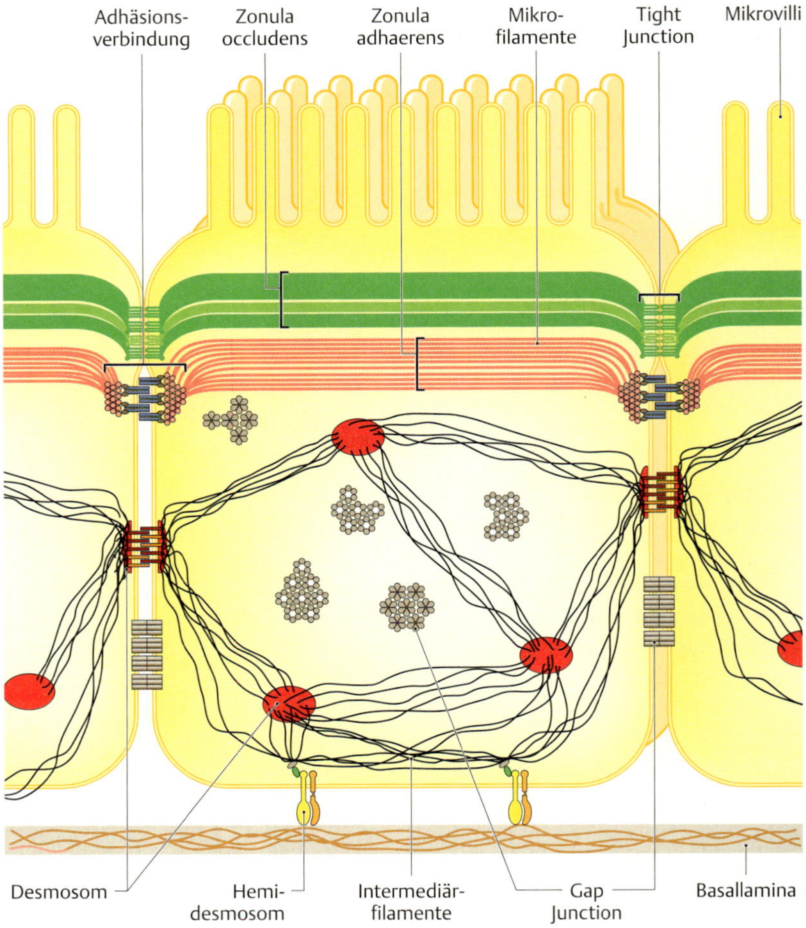

4.3.4 Hemidesmosomen

Hemidesmosomen **befestigen** die **Zellen in der extrazellulären Matrix** (Abb. **B-4.9**). Sie sind über **Integrine** und **Ankerproteine** an das **Intermediärfilamentnetz** der Zelle angeschlossen (Abb. **B-4.11**).

4.3.4 Hemidesmosomen

Im Gegensatz zu Desmosomen, die Zellen untereinander verbinden, **verankern** Hemidesmosomen **Zellen in der extrazellulären Matrix** (Abb. **B-4.9**) und halten sie so in Position. Sie sind ähnlich aufgebaut wie die Desmosomen: Die Adhäsionsmoleküle der Hemidesmosomen sind **Integrine**. Die intrazelluläre Domäne dieser Transmembranproteine ist über einen **Ankerproteinkomplex** an das Zytoskelettnetz aus **Intermediärfilamenten** angeschlossen (Abb. **B-4.11**).

▶ klinik

▶ **klinik.** Beim **bullösen Pemphigoid** finden sich Autoantikörper gegen zwei Strukturproteine der Hemidesmosomen der Haut. Diese Proteine, BPAG1 und BPAG2 (= Kollagen Typ XVII), sind mit Intermediärfilamenten assoziiert. Die Antigen-Antikörper-Reaktion führt durch Komplementaktivierung zur Auflösung der Hemidesmosomen der Haut. Als Folge lösen sich die basalen Epidermiszellen von der Basalmembran ab, die sie vom angrenzenden Bindegewebe (Dermis) trennt, und es bilden sich pralle, subepidermal gelegene Blasen. Sie treten auf gesunder oder auf entzündlich geröteter Haut auf (Abb. **B-4.10**) und jucken stark. Meist sind Personen über 60 Jahre betroffen. Die Therapie besteht in der systemischen Gabe von Glucocorticoiden.

B-4.10 **Pralle Blasen unterschiedlicher Größe auf entzündlich geröteter Haut bei bullösem Pemphigoid**

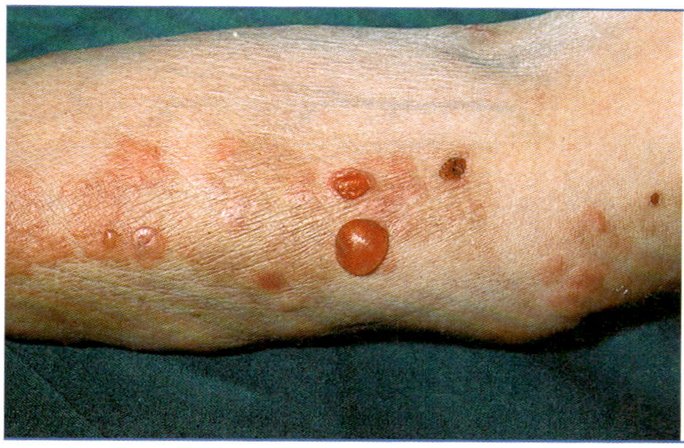

B-4.10

4.3.5 Fokaladhäsionen

Auch die Fokaladhäsionen sind punktförmige Kontaktstellen, die die Zellen mit der extrazellulären Matrix verbinden. In diesem Fall sind die **Integrine** über **Ankerproteine** aber nicht mit Intermediärfilamenten, sondern mit **Aktinfasern** (S. 382) verbunden (Abb. **B-4.11**). Aktinfasern können sich durch Polymerisation bzw. Depolymerisation verlängern bzw. verkürzen und damit die Zelle über eine Oberfläche **wandern** lassen. Fokaladhäsionen werden während der Fortbewegung der Zelle auf der Unterlage immer wieder gelöst und an anderer Stelle neu gebildet. Sie kommen hauptsächlich in Zellen vor, die sich aktiv fortbewegen müssen (z. B. Makrophagen), weniger in Epithelzellen.

4.3.5 Fokaladhäsionen

Dies sind (ähnlich wie Hemidesmosomen) Verbindungen zwischen Zelle und extrazellulärer Matrix. Ihre **Integrine** sind über **Ankerproteine** an **Aktinfasern** in der Zelle gekoppelt (Abb. **B-4.11**). Durch Polymerisation und Depolymerisation dieser Aktinfasern können die Zellen über eine Unterlage wandern.

4.3.6 Gap Junctions

Gap Junctions sind die einzigen Kontakte zwischen Zellen, die zur **Kommunikation** dienen. Sie werden durch Proteinkanäle, sog. **Connexone**, gebildet. Jedes Connexon besteht aus sechs **Connexin**-Untereinheiten, die eine zylindrische Pore bilden. Die Connexone zweier benachbarter Zellen lagern sich aneinander und verbinden so die beiden Zellen über einen durchgängigen Kanal (Abb. **B-4.11**). Jede Gap Junction kann Gruppen von einigen wenigen bis zu mehreren tausenden dieser Kanäle enthalten.

Über Gap Junctions sind z. B. Nervenzellen **elektrisch gekoppelt**. Über sie kann sich ein Aktionspotenzial schnell ausbreiten. In anderen Zellen werden durch Gap Junctions eventuelle **Schwankungen** in Metabolit- oder Ionenkonzentrationen **ausgeglichen**. Während der Embryonalentwicklung synchronisieren die Gap Junctions die Gewebedifferenzierung. Die Durchlässigkeit der Gap Junctions kann über intrazelluläre Signale (z. B. Ionenkonzentrationen) und extrazelluläre Signale (z. B. Neurotransmitter) reguliert werden. Eine wichtige Funktion der Gap Junctions ist, durch Verschluss außer Kontrolle geratene Zellen vom Zellverband abzutrennen und so die Ausbreitung eines möglichen Schadens zu verhindern.

4.3.6 Gap Junctions

Gap Junctions sind die einzigen Kontakte zwischen Zellen, die zur **Kommunikation** dienen. Sie stellen einen Kanal (**Connexon**) dar, der aus sechs **Connexinen** gebildet wird (Abb. **B-4.11**).

Gap Junctions **koppeln** erregbare Zellen **elektrisch** oder **gleichen Konzentrationsschwankungen** zwischen den verschiedenen Zellen innerhalb eines Zellverbandes aus. In der Embryonalentwicklung synchronisieren sie die Gewebedifferenzierung. Ihr Öffnungszustand kann reguliert werden.

B-4.11

B-4.11 Die einzelnen Zell-Zell-Kontakte

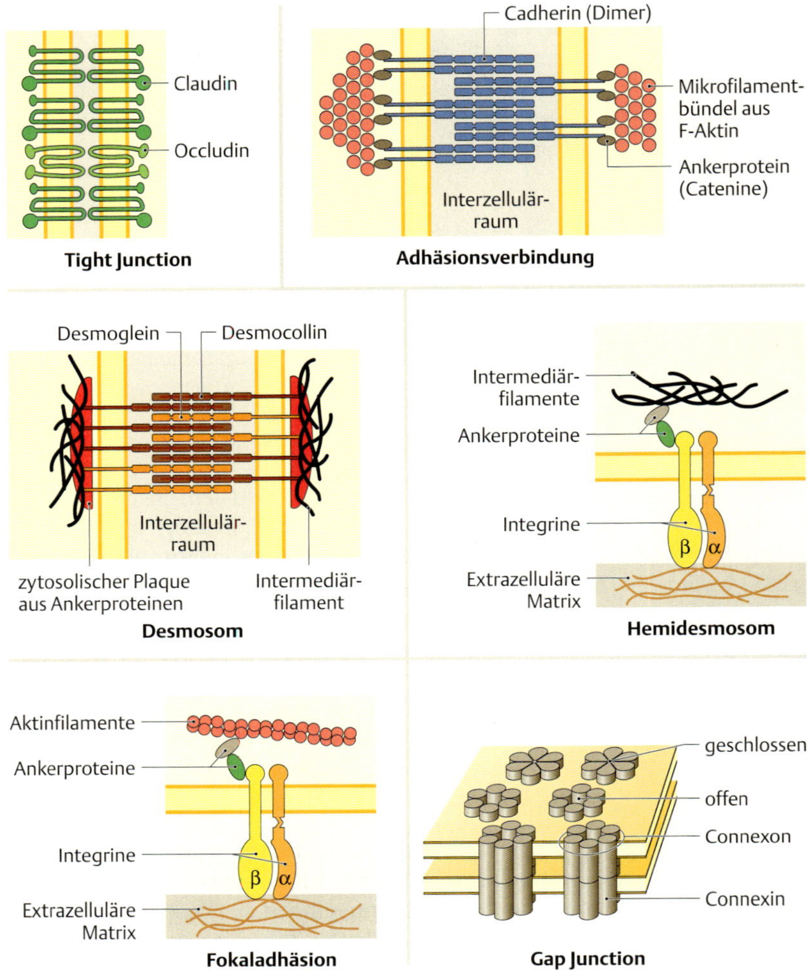

5 Zellorganellen

Wie auf S. 327 bereits beschrieben, sind Eukaryontenzellen nicht nur ein membranumhüllter Sack, sondern ein komplex organisiertes System, das verschiedene **Kompartimente** mit unterschiedlichen Funktionen besitzt. Die Grenze nach außen ist die Plasmamembran. Innerhalb dieser Membran befinden sich im **Zytoplasma** die **Zellorganellen**.
Die wichtigsten Zellorganellen der Eukaryontenzelle sind der Zellkern, die Mitochondrien, das endoplasmatische Retikulum (ER), der Golgi-Apparat, die Lysosomen und die Peroxisomen. Außerdem besitzen die Zellen ein Zytoskelett, das ihnen Stabilität und Form verleiht und bei Bewegungsvorgängen eine wichtige Rolle spielt (S. 382).
Je nach Funktion einer Zelle kann diese eine charakteristische Zusammenstellung von Organellen aufweisen. So enthalten Leberzellen viel endoplasmatisches Retikulum, da sie viele Proteine synthetisieren müssen und gleichzeitig auch die Biotransformation zu ihren Aufgaben gehört. Muskelzellen trainierter Sportler enthalten viele Mitochondrien, da sie viel Energie benötigen.

5 Zellorganellen

Zellorganellen sind **Kompartimente** im **Zytoplasma** der Zelle, die bestimmte Funktionen ausüben.

Am wichtigsten sind Zellkern, Mitochondrien, endoplasmatisches Retikulum (ER), Golgi-Apparat, Lysosomen und Peroxisomen.

Je nach Funktion einer Zelle kann das Verhältnis der Zellorganellen zueinander variieren.

5.1 Zytosol und Zytoplasma

▶ **Definition.** Als **Zytoplasma** bezeichnet man das gesamte Volumen einer Zelle außerhalb des Zellkerns. Dazu gehören auch die Organellen und das Zytoskelett. Die konzentrierte wässrige Lösung, in der die Organellen liegen, bezeichnet man als **Zytosol**.

Das **Zytosol** ist ein mit Molekülen dicht gepacktes Kompartiment. Nur wenige Wassermoleküle trennen die einzelnen Makromoleküle voneinander. Durch die Brown'sche Molekularbewegung stoßen die verschiedenen Moleküle ständig zusammen und kommen so miteinander in Berührung. Viele Moleküle liegen im Zytosol in **echter Lösung** vor und können sich durch Diffusion rasch von einem Ort zum anderen bewegen; andere dagegen haben eine stärker festgelegte Anordnung. Diese **geordneten Strukturen** verleihen dem Zytosol eine innere Organisation, die ein Gerüst für den Auf- und Abbau großer Moleküle darstellt, und dirigieren viele chemische Reaktionen der Zelle in bestimmte Richtungen.
Mit etwa 50% des Zellvolumens stellt das Zytosol den **zentralen Reaktionsraum** der Zelle dar und ist damit das größte Kompartiment. In ihm laufen die **Glykolyse**, der **Pentosephosphatweg**, die **Fettsäurebiosynthese** und ein großer Teil der **Gluconeogenese** ab. Auch die **Proteinbiosynthese** (Translation, S. 466) findet an den Ribosomen im Zytoplasma statt.

5.1 Zytosol und Zytoplasma

◀ Definition

Das **Zytosol** ist ein mit Molekülen dicht gepacktes Kompartiment. Die Moleküle liegen z. T. in **echter Lösung**, z. T. in **geordneten Strukturen** vor, die dem Zytosol eine innere Organisation verleihen.

Das Zytosol ist der **zentrale Reaktionsraum** der Zelle. Hier finden Glykolyse, Pentosephosphatweg, Fettsäuresynthese, Gluconeogenese (z. T.) und Translation statt.

5.2 Zellkern

Alle eukaryontischen Zellen besitzen mindestens einen Zellkern. Manche Zellen, z. B. die Hepatozyten, sind zweikernig. Andere, wie Muskelzellen, sind vielkernige Synzytien, d. h. durch Verschmelzung vieler Zellen entstanden. Erythrozyten allerdings haben keinen Zellkern. Aus diesen Zellen wurde der Kern während der Entwicklung vom Retikulozyten zum Erythrozyten ausgestoßen.

5.2 Zellkern

Jede eukaryontische Zelle besitzt im Laufe ihrer Entwicklung mindestens einen Zellkern.

5.2.1 Aufbau

Der Zellkern ist von einer **Kernhülle** umgeben, die das **Kernplasma** vom Zytoplasma trennt. Durch Poren in der Kernhülle, sog. **Kernporen**, findet ein streng kontrollierter Stoff- und Informationsaustausch zwischen diesen beiden Kompartimenten statt.

5.2.1 Aufbau

Der Zellkern besteht aus einer **Kernhülle** mit **Kernporen**, die das **Kernplasma** umschließt.

Die Kernhülle

Die Kernhülle besteht aus einer **äußeren** und einer **inneren Kernmembran** und dem **perinukleären Raum** (Abb. **B-5.1**). Die äußere Membran geht in das ER über, die innere grenzt an die **Kernlamina**. Diese dient zur Stabilisierung und zur Verankerung von Kernstrukturen.

Die Kernhülle

Die Kernhülle besteht aus einer **äußeren** und einer **inneren Kernmembran** und dem dazwischenliegenden **perinukleären Raum**. Die äußere Kernmembran geht in das ER über und ist teilweise mit Ribosomen besetzt (Abb. **B-5.1**). Der Innenseite der inneren Kernmembran ist die **Kernlamina** aufgelagert. Sie besteht aus **Laminfilamenten** (Intermediärfilamenten, S. 393), die über Transmembranproteine an der inneren Kernmembran befestigt sind. Die Kernlamina verleiht der Kernhülle Form und Festigkeit und dient als Verankerung für das Chromatin.

B-5.1

B-5.1 Schematischer Aufbau des Zellkerns

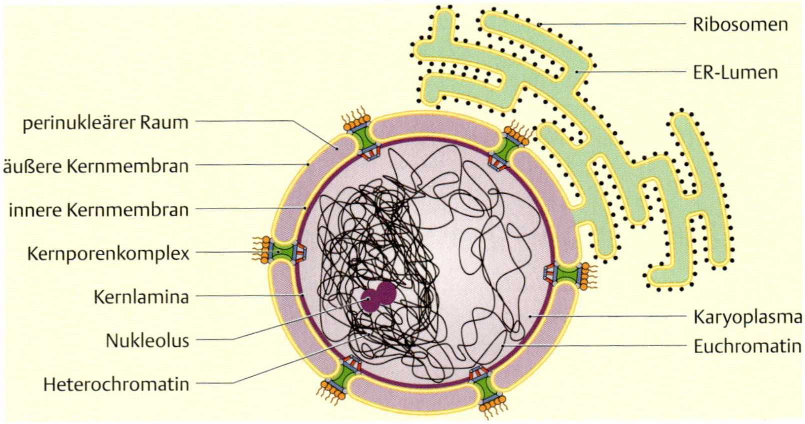

Die Kernporen

Kernporen sind große, in **zwei Ringen** angeordnete Proteinkomplexe. Auf der zytosolischen Seite der Kernpore befinden sich **Fibrillen**, auf der inneren Seite der **Kernporenkorb** (Abb. **B-5.2**).

Kernporen sind für die **Kommunikation** zwischen Kern und Zytoplasma zuständig.

Kernimport: Proteine, die in den Kern hineintransportiert werden müssen, besitzen eine **Kernlokalisierungssequenz (NLS)**, die von einem **Kernimportrezeptor** erkannt wird. Protein und Rezeptor gelangen zusamen in den Kern.

Kernexport: Proteine, die aus dem Kern hinaustransportiert werden müssen, besitzen eine **Kernexportsequenz (NES)**, die von einem **Kernexportrezeptor** gebunden wird. Der Protein-Rezeptorkomplex gelangt durch die Kernpore ins Zytsol.

Shuttleproteine pendeln zwischen Zytosol und Kernplasma. Sie besitzen sowohl eine NLS als auch eine NES.

Die Kernporen

Die Kernporen sind sehr große Komplexe aus etwa 100 verschiedenen Proteinen. Diese sind in einem **inneren** und einem **äußeren Ring** angeordnet, die miteinander verbunden sind. Auf der zytosolischen (äußeren) Seite der Kernpore befinden sich **Fibrillen**, die ins Zytosol hineinragen. An der inneren Seite hängt der **Kernporenkorb**, der durch einen **distalen Ring** nach innen abgeschlossen wird (Abb. **B-5.2**).
Über die Kernporen erfolgt die **Kommunikation** zwischen Kernplasma und Zytosol. Proteine und andere Moleküle bis zu einer Größe von ca. 40 kDa können ungehindert durch die Kernporen diffundieren. Für alle anderen Proteine, die in den Kern hinein- oder aus dem Kern hinaustransportiert werden müssen, stehen Import- und Exportmechanismen zur Verfügung.

Kernimport: Proteine, die ihre Aufgaben im Zellkern erfüllen (z. B. Histone, DNA-Polymerasen) und deshalb in den Kern hineintransportiert werden müssen, besitzen eine sog. **Kernlokalisierungssequenz** (**NLS**, engl. = nuclear localization sequence), eine kurze Aminosäuresequenz innerhalb des Polypeptids. Die NLS wird von einem **Kernimportrezeptor** (Importin) erkannt und gebunden und das Protein gelangt als Rezeptor-Protein-Komplex durch die Kernpore in den Zellkern.

Kernexport: Proteine, die aus dem Zellkern hinaustransportiert werden müssen, enthalten ein **Kernexportsignal** (**NES**, engl. = nuclear export sequence). Zu diesen Proteinen gehören z. B. die kleine und die große ribosomale Untereinheit, die im Nukleolus zusammengebaut werden (s. u.). Die NES wird, analog zur NLS, von einem **Kernexportrezeptor** erkannt und gebunden und der Rezeptor-Protein-Komplex wird durch die Kernpore ins Zytosol transportiert.
Es gibt auch sog. **Shuttleproteine**, die ständig zwischen Zytosol und Kernplasma hin- und herpendeln. Diese Proteine besitzen sowohl eine NLS als auch eine NES, denn ihr Transport muss in beide Richtungen funktionieren.

B-5.2 Schematischer Aufbau einer Kernpore

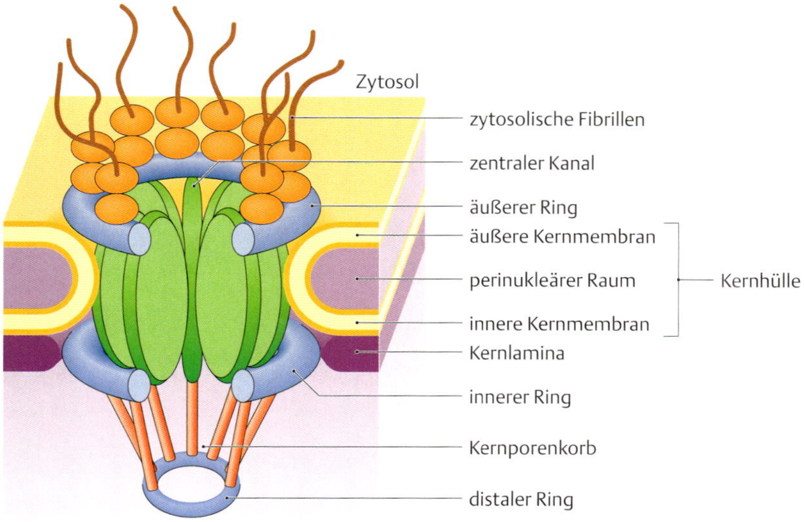

B-5.2

Mechanismus: Der Transport mit Hilfe der Import- und Exportrezeptoren benötigt **Energie** und wird von der kleinen **GTPase Ran** getrieben. Ran **zirkuliert** zwischen dem Kern und dem Zytosol. Wie jede GTPase ist es ein Schalter, der in zwei verschiedenen Konformationen vorliegt: aktiv, wenn es GTP gebunden hat, inaktiv, wenn es GDP gebunden hat (vgl. S. 560). Der Wechsel zwischen den beiden Konformationen wird im Zytosol vom Ran-GTPase aktivierenden Protein **(Ran-GAP)** kontrolliert, das Ran dazu aktiviert, GTP zu hydrolysieren, so dass Ran-GDP und P_i entstehen. Im Kern gibt es den Ran-Austauschfaktor **(Ran-GEF)**, der das GDP an Ran-GDP gegen GTP austauscht, so dass Ran-GTP entsteht.

Mechanismus: Die **Energie** für den Kernim- und -export wird in Form von **GTP** bereitgestellt, das von der **GTPase Ran** hydrolysiert wird. Ran **zirkuliert** zwischen Kern und Zytosol. Der Wechsel zwischen aktiver, GTP-gebundener und inaktiver, GDP-gebundener Konformation wird im Zytosol von **Ran-GAP**, im Kern von **Ran-GEF** kontrolliert.

Beim Import wandert ein beladener Importrezeptor mit seiner Fracht durch die Kernpore in den Kern. Dort bindet Ran-GTP an den Komplex und setzt dadurch die Fracht frei (Abb. **B-5.3**). Der leere Importrezeptor wandert mit dem gebundenen Ran-GTP wieder ins Zytosol. Dort hydrolysiert Ran-GAP das Ran-GTP zu Ran-GDP und P_i. Ran-GDP diffundiert vom Importrezeptor ab und dieser steht für eine weitere Transportrunde zur Verfügung. Das Ran-GDP wird in den Zellkern zurücktransportiert und dort durch Ran-GEF wieder in Ran-GTP überführt. Damit ist der Reaktionszyklus vollendet.

Beim Kernimport bindet Ran-GTP im Kern an den hereinkommenden Rezeptor-Protein-Komplex und setzt das Protein frei (Abb. **B-5.3**). Der Rezeptor-Ran-GTP-Komplex wandert zurück ins Zytosol. Nach Hydrolyse von GTP dissoziiert Ran-GDP vom Rezeptor ab.

Der Export erfolgt auf die gleiche Weise. Allerdings binden hier im Kern sowohl die Fracht als auch Ran-GTP an den Exportrezeptor. Der Komplex aus allen drei Komponenten wandert ins Zytosol, wo das Ran-GTP hydrolysiert wird. Dadurch werden sowohl die Fracht als auch das entstandene Ran-GDP vom Exportrezeptor entlassen. Dieser kehrt ebenso wie das Ran-GDP wieder in den Zellkern zurück. Dort wird das Ran-GDP durch Ran-GEF wieder in Ran-GTP umgewandelt und der Zyklus ist beendet.

Beim Kernexport bindet Ran-GTP im Kern an den Rezeptor-Protein-Komplex und der gesamte Komplex wandert ins Zytosol. Dort wird GTP hydrolysiert und GDP und das Protein dissoziieren vom Rezeptor ab.

Bei jedem Zyklus, bei dem ein Protein transportiert wird, wird ein GTP in GDP + P_i gespalten. Diese GTP-Hydrolyse liefert die Energie für den Transport.

Der Nukleolus

Der Nukleolus

▶ **Synonym.** Kernkörperchen.

◀ **Synonym**

Oft kann man im Mikroskop einen kleinen, besonders dunklen Bereich innerhalb des Zellkerns erkennen, den Nukleolus. Manche Kerne enthalten mehrere Nukleoli.

Der Nukleolus ist ein kleiner dunkler Bereich innerhalb des Kerns.

B-5.3

B-5.3 Kernimport und Kernexport

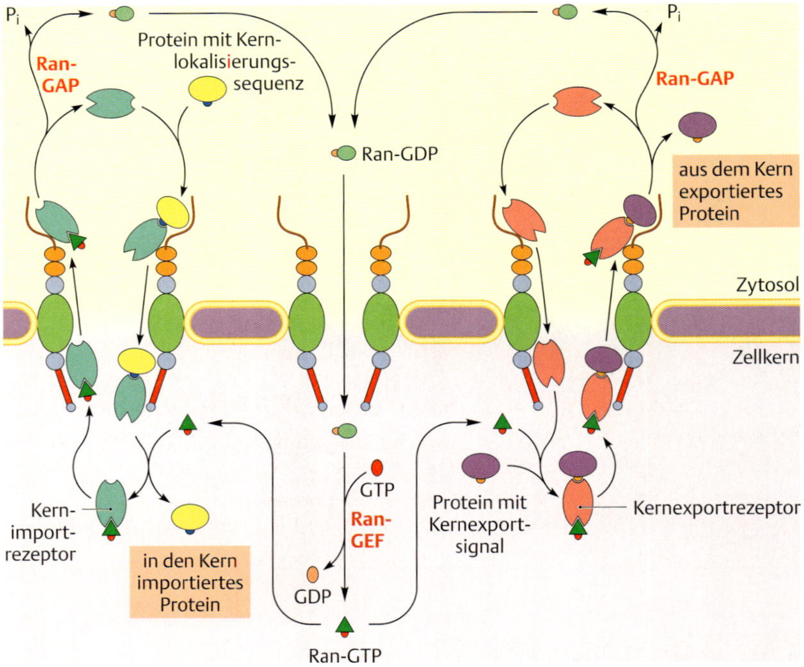

Links: Proteinimport in den Zellkern.
Rechts: Proteinexport aus dem Zellkern.
Mitte: Der Transport wird durch das kleine G-Protein Ran getrieben. Weitere Erklärungen siehe Text. Ran-GAP = Ran-GTPase activating Protein, Ran-GEF = Ran-GDP-Exchange Factor.

Der Nukleolus enthält die **rRNA-Gene**.

Der Nukleolus enthält die DNA mit den **rRNA-Genen**. Insgesamt sind an seinem Aufbau 10 Chromosomen beteiligt. Diese bilden mit den Abschnitten, die die rRNA-Gene enthalten, die Grundstruktur des Nukleolus. Die rRNA-Gene werden ständig transkribiert. Deshalb ist der Nukleolus auch der Teil des Kerns mit der höchsten RNA-Dichte.

5.2.2 Funktion
Informationsspeicherung und DNA-Synthese

Der Zellkern enthält das Erbgut in Form von **DNA**, verteilt auf 46 **Chromosomen**. Bei der Zellteilung wird die DNA verdoppelt und gleichmäßig auf die Tochterzellen verteilt.

Das **Chromatin** (= die Gesamtheit aller Chromosomen mit den daran assoziierten Proteinen) lässt sich in **Hetero-** und **Euchromatin** einteilen.

5.2.2 Funktion

Informationsspeicherung und DNA-Synthese

Der Zellkern enthält in Form von **DNA** praktisch das gesamte Erbgut. Nur einige wenige Gene sind in den Mitochondrien lokalisiert (S. 368). Die DNA im Zellkern ist auf 46 **Chromosomen** verteilt. Vor der Zellteilung wird das Erbgut im Kern verdoppelt (Replikation) und bei der Teilung zu gleichen Teilen auf die beiden Tochterzellen verteilt. So wird gewährleistet, dass alle Zellen des Körpers die gleiche Information enthalten.
Die DNA im Zellkern liegt als sog. **Chromatin** vor. Unter Chromatin versteht man die Gesamtheit der Chromosomen mit den daran assoziierten Proteinen. Man unterscheidet Heterochromatin und Euchromatin. Im **Heterochromatin**, das sich im Mikroskop dunkel anfärben lässt, ist die DNA dicht gepackt (Abb. **B-5.1**) und transkriptionell inaktiv. Auch der größte Teil des **Euchromatins**, das weniger gut anfärbbar ist, ist transkriptionell inaktiv. Allerdings ist es weniger dicht gepackt (Abb. **B-5.1**). Die Gene, die zu einem bestimmten Zeitpunkt transkribiert werden, befinden sich im Euchromatin.

RNA-Synthese

Auch die **Transkription** (S. 444) findet im Zellkern statt. Dabei werden die **mRNAs** der aktiven Gene synthetisiert und dann durch die Kernporen zur Translation ins Zytosol zu den Ribosomen transportiert. Auch alle anderen Arten der RNA, z. B. die zur Proteinbiosynthese benötigte **tRNA**, **rRNA**, **snRNA** oder **scRNA**, werden im Kern gebildet, die rRNA im Besonderen im Nukleolus.

RNA-Synthese

Im Zellkern findet die **RNA-Synthese (Transkription)** statt.

NAD^+-Synthese

Die direkte Vorstufe von Nicotinamidadenindinukleotid (NAD^+) ist das Nicotinsäuremononukleotid (NMN^+). Es wird im Zytosol synthetisiert und dann in den Nukleolus transportiert. Dort wird es in NAD^+ umgewandelt und anschließend wieder ins Zytosol befördert (vgl. S. 288).

NAD+-Synthese

Die NAD^+-Synthese findet im **Nukleolus** statt.

Zusammenbau der ribosomalen Untereinheiten

Im **Nukleolus** wird nicht nur rRNA gebildet, sondern die rRNA wird auch mit ribosomalen Proteinen zu **ribosomalen Untereinheiten zusammengesetzt**. Die ribosomalen Proteine werden im Zytosol synthetisiert, in den Nukleolus transportiert und dort mit der rRNA zur großen bzw. kleinen ribosomalen Untereinheit zusammengefügt. Die beiden Untereinheiten werden getrennt voneinander wieder ins Zytosol gebracht, wo sie sich bei der Proteinbiosynthese an der mRNA zu einem funktionsfähigen Ribosom zusammenlagern.

Zusammenbau der ribosomalen Untereinheiten

Im **Nukleolus** werden auch die beiden **ribosomalen Untereinheiten zusammengesetzt**.

5.3 Mitochondrien

Mitochondrien sind etwa 1 – 2 μm große Organellen, die in sehr variabler Zahl in fast allen eukaryontischen Zellen vorkommen. Sie sind der Hauptlieferant für ATP und werden deshalb auch als die Kraftwerke der Zelle bezeichnet. Eine typische Eukaryontenzelle enthält durchschnittlich ca. 2000 Mitochondrien, die zusammen etwa ein Viertel des Zellvolumens ausfüllen.

5.3 Mitochondrien

Mitochondrien sind ca. 1 – 2 μm groß. Sie werden auch als Kraftwerke der Zelle bezeichnet, da eine ihrer wichtigsten Aufgaben die ATP-Synthese ist.

5.3.1 Aufbau

Mitochondrien sind, wie auch der Zellkern, von einer **doppelten Membran** umgeben. Die äußere Membran ist glatt, die innere stark gefaltet oder röhrenförmig eingestülpt (Abb. **B-5.4**). Die Falten und Röhren der inneren Membran werden als **Cristae** bzw. **Tubuli** bezeichnet. Sie vergrößern die Oberfläche der inneren Membran um ein Vielfaches. Der Raum zwischen den Membranen ist der **Intermembranraum**, den Innenraum des Mitochondriums nennt man **Matrix**.
Die **äußere Membran** enthält viele **Porine**, die einen ungehinderten Austausch von Molekülen bis zu einer Größe von ca. 10 kDa zwischen Zytosol und Intermembranraum erlauben (S. 352). Die **innere Membran** hingegen ist auch für kleine Moleküle (außer CO_2, H_2O und O_2) undurchlässig. Sie enthält deshalb zahlreiche **Transportsysteme**, die den Stoffaustausch zwischen Matrix und Intermembranraum bzw. Zytosol kontrollieren (s. u.). Ein charakteristisches Merkmal der inneren Mitochondrienmembran ist der hohe Gehalt an **Cardiolipin** (vgl. auch S. 334), das nur hier vorkommt.
Die **Matrix** enthält die **mitochondriale DNA (mtDNA)** in Form eines kleinen zirkulären DNA-Moleküls. Auf dieser DNA sind einige Gene für mitochondriale Proteine lokalisiert (z. B. drei Untereinheiten der Cytochrom-c-Oxidase), außerdem einige Gene für rRNA und tRNA. Diese Gene werden durch eine eigene mitochondriale RNA-Polymerase transkribiert und an den **mitochondrialen Ribosomen** translatiert. Das Mitochondrium stellt also einen kleinen Teil seiner Proteinausstattung selbst her. Die DNA wird von der mitochondrieneigenen Replikationsmaschinerie repliziert und bei der Teilung zu gleichen Teilen an beide Tochtermitochondrien weitergegeben (s. u.).

5.3.1 Aufbau

Mitochondrien haben eine **Doppelmembran**. Die Oberfläche der inneren Membran ist in **Cristae** oder **Tubuli** gefaltet (Abb. **B-5.4**). Die Membranen teilen das Mitochondrium in **Intermembranraum** und **Matrix** ein.

Die **äußere Membran** ist durchlässig für alle Moleküle (sie enthält **Porine**), während die **innere Membran** den Molekültransport über zahlreiche **Transportsysteme** streng kontrolliert. Die innere Membran enthält (beim Menschen) als einzige Biomembran **Cardiolipin**.

Die **Matrix** enthält **mitochondriale DNA (mtDNA)**, auf der sich einige Gene für mitochondriale Proteine, r- und tRNA befinden, und **mitochondriale Ribosomen**, an denen diese Proteine synthetisiert werden.

▶ klinik

▶ **klinik.** Mutationen der mitochondrialen DNA führen zu Störungen der mitochondrialen ATP-Synthese. Diese treten in der Regel nach normaler frühkindlicher Entwicklung auf (s. auch S. 181) und äußern sich als neurologische Störungen oder Muskelschwäche. Die Krankheitsbilder werden als **mitochondriale Erkrankungen oder mitochondriale Enzephalo(myo)pathien** zusammengefasst.

B-5.4

B-5.4 Aufbau eines Mitochondriums

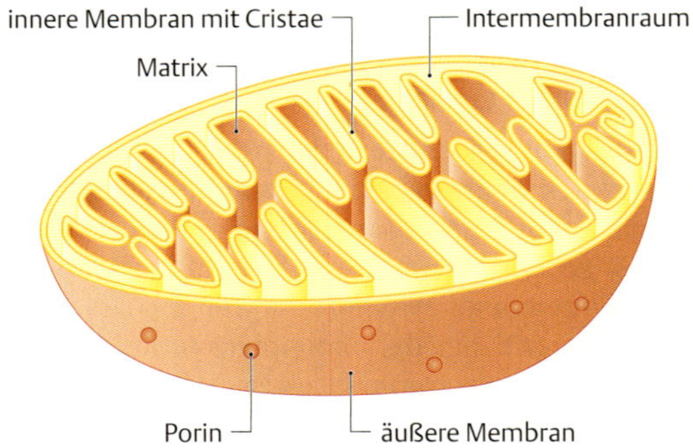

Querschnitt durch ein Mitochondrium. Die innere Membran zeigt die charakteristische Faltung in Cristae.

Endosymbiontentheorie

Die Endosymbiontentheorie besagt, dass **Mitochondrien** (und Chloroplasten) durch **Endosymbiose entstanden** sind: Ein urtümlicher Eukaryont hat ein Bakterium phagozytiert (eine Form der **Endozytose**) und ist eine **Symbiose** mit ihm eingegangen. Im Laufe der Zeit haben die beiden Partner dieser Symbiose ihre Eigenständigkeit verloren und haben sich zum „modernen" Eukaryonten entwickelt. Unterstützt wird die Theorie durch die Tatsache, dass Mitochondrien eine **Doppelmembran**, **eigene DNA** und **prokaryontenähnliche Ribosomen** besitzen. Außerdem vermehren sie sich durch **Teilung**.

Endosymbiontentheorie

Betrachtet man die Mitochondrien genauer, fällt auf, dass sie einige Eigenschaften besitzen, die eher auf Prokaryonten zutreffen als auf Eukaryonten. Dazu gehört z. B. das **Cardiolipin** der inneren Membran, das sonst nur noch bei Bakterien vorkommt. Außerdem enthalten Mitochondrien typische **Prokaryonten-Ribosomen** mit 30S- und 50S-Untereinheiten. Sie besitzen ihre **eigene DNA** (mtDNA) und vermehren sich durch **Teilung**, wobei die DNA und die Ribosomen zu gleichen Teilen auf die Tochtermitochondrien verteilt werden. Man geht deshalb davon aus, dass Mitochondrien (ebenso wie die Chloroplasten der Pflanzenzellen) durch sog. **Endosymbiose** entstanden sind. Dabei sind ein urtümlicher anaerob lebender Eukaryont und ein Bakterium eine **Symbiose** eingegangen, indem der Eukaryont den Prokaryonten durch Endozytose aufgenommen hat. Der Prokaryont erhielt so eine zweite, äußere Membran, während die innere Membran seine eigene ist. Im Laufe der Evolution ging die Eigenständigkeit der beiden Partner verloren und sie entwickelten sich zum „modernen" Eukaryonten. Dabei wurde das Genom des eingewanderten Bakteriums immer kleiner. Heute enthält die mtDNA nur noch zwei rRNA-Gene, 22 tRNA-Gene und 13 Gene, die fast ausschließlich für Untereinheiten der Komplexe der Atmungskette kodieren. Alle anderen Proteine in den Mitochondrien werden von Genen im Zellkern kodiert und müssen nach ihrer Synthese im Zytoplasma in das Mitochondrium importiert werden.

Neuere Erkenntnisse deuten darauf hin, dass die urtümlichen Eukaryonten selbst durch Verschmelzung eines Archaebakteriums mit einem Eubakterium entstanden sind. Dies steht im Einklang mit der schon länger bekannten Tatsache, dass die für das Vervielfältigen, Ablesen und Umsetzen der Erbinformation zuständigen Gene große Ähnlichkeit mit DNA-Sequenzen der Archaebakterien haben. Gene für den Stoffwechsel scheinen hingegen jüngeren bakteriellen Ursprungs zu sein.

5.3.2 Funktion

Innere Mitochondrienmembran

Eine der wichtigsten Aufgaben der Mitochondrien ist die Synthese und Bereitstellung von ATP durch die Atmungskette. Die **Komplexe der Atmungskette** sind in der inneren Mitochondrienmembran lokalisiert. Hier befinden sich auch die beiden Enzymkomplexe **ETF-Ubichinon-Oxidoreduktase** und **Glycerin-3-phosphat-Dehydrogenase**, die Elektronen über $FADH_2$ in die Atmungskette einspeisen, deren Funktion also mit der des Komplexes II (= Succinat-Dehydrogenase) vergleichbar ist (S. 171). Außerdem sitzt in der inneren Mitochondrienmembran der **Malat-Aspartat-Shuttle**, der die von NADH gebundenen Elektronen aus dem Zytosol ins Mitochondrium transportiert, damit sie dort in die Atmungskette eingespeist werden können.

Weitere Transporter der inneren Mitochondrienmembran sind (Abb. **B-5.5**):

- der **Malat-Citrat-Shuttle**, der aus Acetyl-CoA gebildetes Citrat aus der Matrix ins Zytosol transportiert. Dort wird Citrat wieder zu Acetyl-CoA umgesetzt, das zur Fettsäuresynthese eingesetzt wird (S. 225). Im Austausch gegen Citrat wird Malat aus dem Zytosol in die Matrix transportiert und dort im Citratzyklus zu Oxalacetat umgesetzt (S. 118). Malat kann im Austausch gegen Phosphat die Matrix auch wieder verlassen (Abb. **B-5.5**).
- der **Pyruvat-Translokator** und der **Phosphat-Translokator**, die ihre Substrate beide im Austausch gegen OH^--Ionen in die mitochondriale Matrix transportieren.
- der **ADP/ATP-Translokator**, der ADP, das Substrat der ATP-Synthase, in die Matrix importiert und das Reaktionsprodukt ATP exportiert,
- die **Carnitin-Acylcarnitin-Translokase**, die aktivierte Fettsäuren in Form von Acylcarnitin aus dem Zytosol ins Mitochondrium schafft (S. 130),
- der **Ornithin/Citrullin-Translokator**, der Ornithin in das Mitochondrium hinein und Citrullin aus dem Mitochondrium hinaustransportiert (S. 147),
- **Calciumkanäle**, durch die Ca^{2+}-Ionen entlang des elektrochemischen Gradienten in die Matrix fließen. Die Transportrate ist von der Ca^{2+}-Konzentration im Zytosol abhängig. Bei Stimulation der Zelle (hohe Ca^{2+}-Konzentration im Zytosol) fließt durch diese Kanäle Ca^{2+} ins Mitochondrium.
- **Ca^{2+}-Na^+- oder H^+-Antiporter**, der mit konstanter Geschwindigkeit Ca^{2+} im Austausch gegen zwei Na^+ oder H^+ aus der Matrix ins Zytosol pumpt. Wenn die Ca^{2+}-Konzentration im Zytosol abfällt, trägt dieser Antiporter zur Wiederherstellung des Soll-Werts der zytosolischen Ca^{2+}-Konzentration bei.

Die Energie für die verschiedenen Transportvorgänge über die innere Mitochondrienmembran stammt aus dem **elektrochemischen Gradienten**, der über die Atmungskette aufrechterhalten wird. Dieser Gradient setzt sich aus einem Protonengradienten und dem Membranpotenzial über der inneren Mitochondrienmembran zusammen.

Mitochondriale Matrix

In der Matrix der Mitochondrien befinden sich der **Pyruvat-Dehydrogenase-Komplex**, die Enzyme des **Citratzyklus** und der **β-Oxidation** sowie die meisten Enzyme des **Harnstoffzyklus** und der **Hämbiosynthese**. Die Lokalisierung dieser Stoffwechselreaktionen in einem Kompartiment ist sinnvoll, da die dabei entstehenden Reduktionsäquivalente direkt in die Atmungskette an der inneren Mitochondrienmembran eingeschleust werden können. Die Succinatdehydrogenase, die $FADH_2$ synthetisiert, ist sogar Bestandteil des Komplexes II der Atmungskette.

Zudem ist die mitochondriale Matrix, ähnlich wie das Lumen des endoplasmatischen Retikulums, ein wichtiger **Calciumspeicher** der Zelle, der auf ein Signal schnell große Mengen Ca^{2+}-Ionen ins Zytosol abgeben kann (s.o.).

5.3.2 Funktion

Innere Mitochondrienmembran

In der inneren Mitochondrienmembran sitzen die **Komplexe der Atmungskette** sowie weitere Enzymkomplexe, die über $FADH_2$ Elektronen in die Atmungskette einspeisen:
- **ETF-Ubichinon-Oxidoreduktase** und
- **Glycerin-3-phosphat-Dehydrogenase**.

Der **Malat-Aspartat-Shuttle** transportiert die von NADH gebundenen Elektronen ins Mitochondrium, damit sie dort in die Atmungskette eingespeist werden können.
Weitere Transporter der inneren Mitochondrienmembran sind (Abb. **B-5.5**):
- Malat-Citrat-Shuttle,
- Pyruvat-Translokator,
- Phosphat-Translokator,
- ADP/ATP-Translokator,
- Carnitin-Acylcarnitin-Translokase,
- Ornithin/Citrullin-Translokator,
- Calciumkanäle und Calciumtransporter.

Diese Transporter kontrollieren den **Substrataustausch** zwischen mitochondrialer Matrix und dem Zytosol.

Die Energie für den Transport stammt aus dem **elektrochemischen Gradienten**, der durch die Atmungskette aufgebaut wird.

Mitochondriale Matrix

In der mitochondrialen Matrix laufen die Reaktionen der **Pyruvat-Dehydrogenase**, der **Citratzyklus**, die **β-Oxidation** sowie der Großteil des **Harnstoffzyklus** und der **Hämbiosynthese** ab.

Außerdem ist die mitochondriale Matrix ein **Calciumspeicher**.

B-5.5

B-5.5 **Transportsysteme in der inneren Mitochondrienmembran**

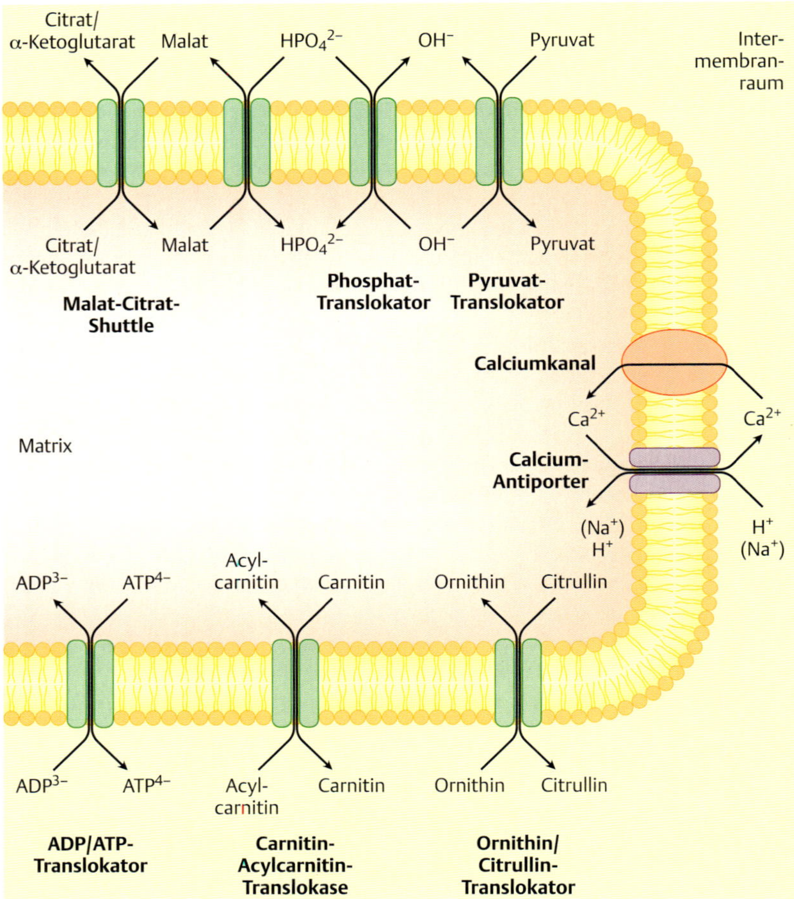

Erklärung siehe Text. Transportsysteme für Reduktionsäquivalente sind nicht dargestellt.

5.3.3 Proteintransport ins Mitochondrium

Für den Transport von Proteinen über die Mitochondrienmembranen gibt es die Transportsysteme **TOM** (äußere Membran) und **TIM** (innere Membran). Diese transportieren die mitochondrialen Proteine in ungefaltetem Zustand unter ATP-Verbrauch. In der Matrix falten sie sich dann zu ihrer nativen Form (Abb. **B-5.6**).

5.3.3 Proteintransport ins Mitochondrium

Die meisten Proteine, die im Mitochondrium ihre Aufgabe erfüllen (z.B. die Enzyme des Citratzyklus), werden von Genen im Zellkern kodiert und im Zytosol synthetisiert. Da diese Proteine die beiden Membranen des Mitochondriums nicht einfach durchqueren können, gibt es für sie komplexe, aus mehreren Untereinheiten bestehende Transportsysteme. In der äußeren Membran sitzt **TOM** (translocase of the outer membrane), in der inneren Membran **TIM** (translocase of the inner membrane) (Abb. **B-5.6**). Die Proteine mit dem Bestimmungsort Mitochondrium erhalten bei der Proteinbiosynthese eine N-terminale Signalsequenz und werden von sog. **Chaperonen** (Hilfsproteinen) namens Hsp70 daran gehindert, sich zu falten. Die N-terminale Aminosäuresequenz faltet sich zu einer **amphiphilen Helix** (auch amphipathische Helix genannt). Diese amphiphile Helix wird von Rezeptorproteinen erkannt, die dann die Translokation über TOM und TIM einleiten. Die Translokation findet unter ATP-Verbrauch statt. Das negative Membranpotenzial über der inneren Mitochondrienmembran unterstützt zusammen mit den positiven Ladungen der Signalsequenz den Transport. Mitochondriale Chaperone (Hsp70) helfen dabei, das Protein in die Matrix zu transportieren. Anschließend spaltet eine Signalpeptidase die Signalsequenz ab, Hsp70 dissoziiert vom Protein ab und das Protein faltet sich zu seiner nativen Form (Abb. **B-5.6**).

B-5.6 Mitochondrialer Proteinimport

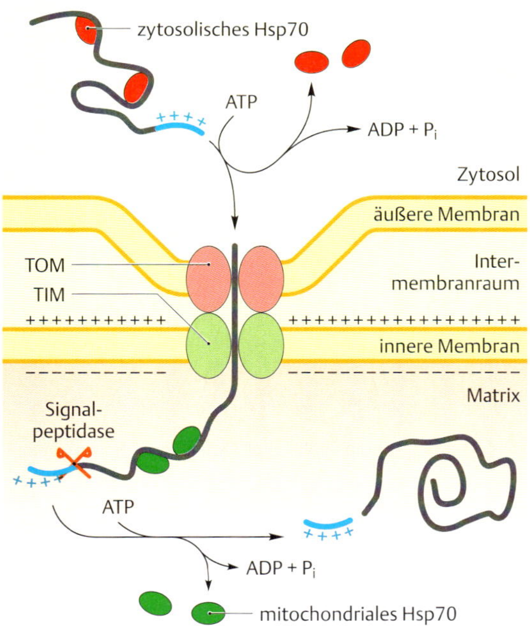

Mitochondriale Proteine, die aus dem Zytosol ins Mitochondrium gelangen müssen, werden mit Hilfe von Chaperonen (Hsp70) im entfalteten Zustand gehalten. Unter ATP-Verbrauch werden die Proteine dann über TOM (translocase of the outer membrane) und TIM (translocase of the inner membrane) in die mitochondriale Matrix geschleust. Mitochondriale Chaperone (Hsp70) helfen dabei, das Protein in die Matrix zu transportieren. Eine Signalpeptidase spaltet die Signalsequenz ab. Das Hsp70 dissoziiert vom Protein ab und dieses faltet sich in seinen nativen Zustand. Getrieben wird der Transport über die Potenzialdifferenz an der inneren Mitochondrienmembran.

B-5.6

5.4 Endoplasmatisches Retikulum

5.4.1 Aufbau

Das endoplasmatische Retikulum (ER) ist ein Membransystem, das wie ein Netzwerk aus Röhren und Zisternen die gesamte Zelle durchzieht. Es hat seine größte Dichte um den Zellkern herum. Dort steht es mit der Kernhülle in direkter Verbindung (S. 364). Vom ER werden Vesikel abgeschnürt, die zum Golgi-Apparat wandern und mit dessen Zisternen fusionieren. Auf diese Weise stehen ER und Golgi-Apparat miteinander in Verbindung und bilden eine funktionelle Einheit, die den „Proteinverkehr" in der Zelle regelt (Abb. **B-5.7**): Proteine, die ihre Aufgabe nicht im Zytosol erfüllen, werden zu ihrer Synthese ins ER transloziert und modifiziert (s. u.). Anschließend gelangen sie in Vesikeln, die sich vom ER abschnüren, zum Golgi-Apparat, indem die Vesikel mit den Zisternen des *cis*-Golgi verschmelzen. Vom *cis*-Golgi wandern die Proteine wiederum in Vesikeln zum *trans*-Golgi. Von dort gelangen sie dann über das Trans-Golgi-Netzwerk (TGN) an ihren endgültigen Bestimmungsort. Den Transport von Vesikeln des Golgi-Apparats zurück zum ER nennt man retrograden Transport (S. 376).

Lagern sich an der zytoplasmatischen Seite des ER Ribosomen an, spricht man vom **rauen ER** (rER). Ribosomenfreies ER nennt man **glattes ER** (gER). Die beiden Formen des ER haben unterschiedliche Funktionen, lassen sich aber ineinander überführen.

5.4 Endoplasmatisches Retikulum

5.4.1 Aufbau

Das ER ist ein Membransystem, das die gesamte Zelle durchzieht. Es steht mit der Kernhülle in direkter Verbindung und bildet mit dem Golgi-Apparat eine funktionelle Einheit, die den „Proteinverkehr" in der Zelle regelt (Abb. **B-5.7**).

Es gibt das **raue ER** (rER) und das **glatte ER** (gER). Sie haben unterschiedliche Funktionen.

B-5.7

B-5.7 **Aufbau des ER und des Golgi-Apparats**

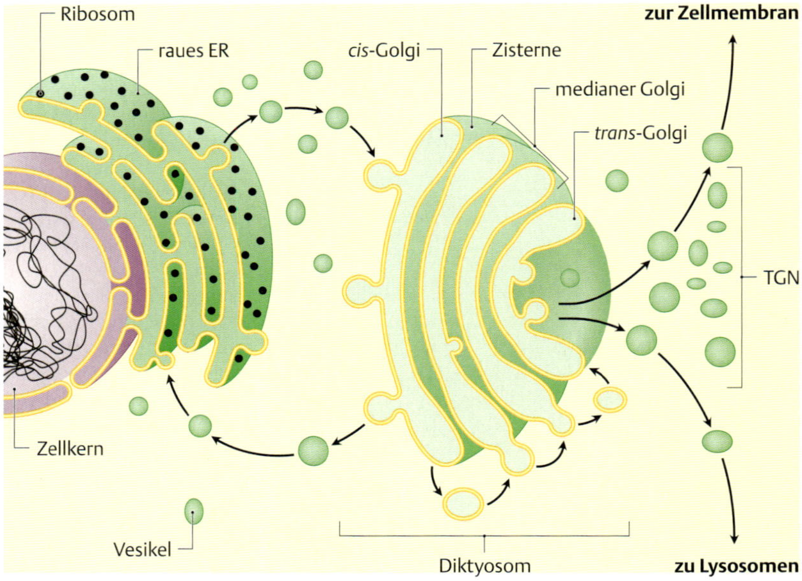

Proteine, die ihre Aufgabe nicht im Zytosol erfüllen, werden im ER synthetisiert und dort und im Golgi-Apparat modifiziert. Der Transport der Proteine zum Golgi-Apparat, zwischen den verschiedenen Bereichen des Golgi-Apparats und vom Golgi-Apparat zum Bestimmungsort erfolgt in Vesikeln. Den Transport von Vesikeln des Golgi-Apparats zurück zum ER nennt man retrograden Transport.

5.4.2 Funktion

Raues ER

Das raue ER dient der Biosynthese **sekretorischer** (= nicht für das Zytosol bestimmter) **Proteine**. Sie werden **in das Lumen des ER** hineinsynthetisiert, dort glykosyliert und dann über Vesikel zum Golgi-Apparat weitertransportiert. Die Abschnürung der Vesikel aus dem ER erfolgt mit Hilfe der kleinen G-Proteine **Sar1** und **Rab** und des **Coating Protein II** (**COPII**, Abb. **B-5.8**).

Funktionsunfähige Proteine werden wieder aus dem ER ins Zytosol hinaustransportiert, **ubiquitiniert** und dann vom **Proteasom** abgebaut.

5.4.2 Funktion

Raues ER

Am rauen ER werden die sog. **sekretorischen Proteine** synthetisiert. Sekretorische Proteine sind Proteine, die *nicht* für das Zytosol bestimmt sind. Sie durchlaufen den im Folgenden beschriebenen Weg, über den sie in die verschiedenen Kompartimente verteilt werden. Der Name „sekretorisch“ kommt daher, dass die ersten beschriebenen Proteine dieser Art extrazellulär lokalisierte Proteine waren, also von der Zelle „sekretiert“ wurden.
Sekretorische Proteine haben an ihrem N-Terminus eine Signalsequenz, die von einem Signal Recognition Particle (SRP, S. 478) erkannt und gebunden wird. Das SRP dirigiert dann den Komplex aus mRNA, Ribosom und naszierender Proteinkette zum ER, wo sich das Ribosom über den SRP-Rezeptor an das ER anlagert. Das ER wird dadurch zum rauen ER. Die naszierende Proteinkette wird über einen Proteinkomplex durch die ER-Membran hindurch **in das Lumen des ER** hineinsynthetisiert (S. 478). Dort wird die Signalsequenz abgespalten und das Protein noch während der Synthese mit einem Kohlenhydratgrundgerüst versehen (S. 346). Nach Beendigung der Synthese und nach korrekter Faltung wird das Protein in Vesikel verpackt, die sich vom ER abschnüren und zum Golgi-Apparat wandern. Die Abschnürung der Vesikel aus dem ER erfolgt mit Hilfe der kleinen G-Proteine **Sar1** und **Rab** und des **Coating Proteins II** (**COPII**, Abb. **B-5.8**), das wie das Clathrin der endozytotischen Vesikel (S. 355) eine Hülle um das Vesikel bildet. Kurz nach Abschnürung der Membran fällt das COPII wieder vom Vesikel ab.
Die Proteinbiosynthese unterliegt einer strengen **Qualitätskontrolle**. Proteine, die nicht richtig gefaltet sind oder die ihre Funktion nicht erfüllen, werden wieder aus dem ER-Lumen ins Zytosol zurücktransportiert und mit dem kleinen Protein Ubiquitin konjugiert. Die so markierten Proteine werden dann zum **Proteasom** transportiert und dort abgebaut (S. 379).

B-5.8 Bildung von COPII-Vesikeln am ER

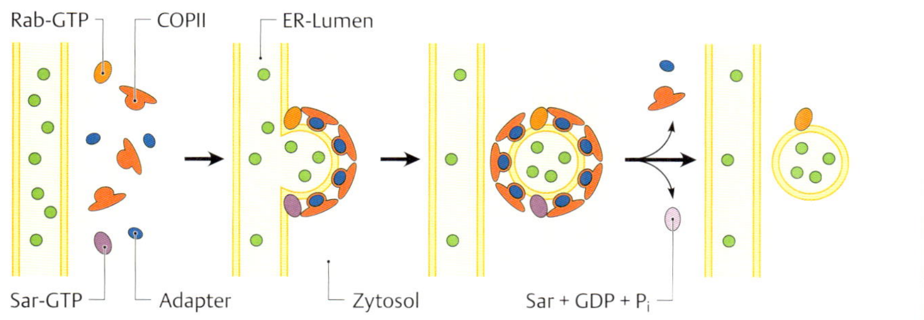

Die Abschnürung der Vesikel von der ER-Membran erfolgt über COPII-Moleküle, die zusammen mit Adapterproteinen die Membran zur Ausstülpung zwingen. Als weiteres Protein ist daran das kleine G-Protein Sar beteiligt. Sobald sich das Vesikel abgeschnürt hat, fällt die COPII-Hülle wieder ab und das Vesikel wandert zum Golgi-Apparat, wo es mit Hilfe des kleinen G-Proteins Rab mit den Membranen der *cis*-Zisternen fusioniert. v-SNARE und t-SNARE (s. Abb. **B-4.8**, S. 358) sind hier der Einfachheit halber nicht eingezeichnet.

B-5.8

Glattes ER

Das glatte ER unterscheidet sich vom rauen ER dadurch, dass an ihm keine Ribosomen angelagert sind. Es dient demzufolge auch nicht der Proteinbiosynthese. Die Funktionen des glatten ER sind Folgende:

- Auf der zytosolischen Seite des glatten ER findet die **Phospholipidbiosynthese** statt. Hier werden Membranen neu synthetisiert und über verschiedene Mechanismen zu ihren Zielmembranen transportiert (S. 344 und 355).
- Die **Synthese der Prostaglandine** aus Arachidonsäure findet ebenfalls auf der zytosolischen Seite der Membran des glatten ER statt.
- Einige Schritte der **Cholesterinbiosynthese** (S. 338) und die meisten Schritte der **Steroidhormonbiosynthese** laufen im Lumen des glatten ER ab.
- In der Leber findet im glatten ER auch die **Biotransformation** statt (S. 756).
- Der letzte Schritt der Gluconeogenese, die **Glucose-6-Phosphatase-Reaktion**, findet ebenfalls im glatten ER statt.
- Das glatte ER dient als **Ca^{2+}-Speicher** der Zelle (wie auch die Mitochondrien, s. o.). In Muskelzellen wird das ER auch sarkoplasmatisches Retikulum (SR) genannt. Die Calciumspeicherung ist dort seine wichtigste Funktion.

Glattes ER

Im glatten ER finden unterschiedliche **Reaktionen** statt:
- Phospholipidbiosynthese (Membranbiosynthese),
- Prostaglandinsynthese,
- Cholesterinbiosynthese,
- Steroidhormonbiosynthese,
- Biotransformation,
- Glucose-6-Phosphatase-Reaktion.

Außerdem dient es als **Ca^{2+}-Speicher**.

5.5 Golgi-Apparat

Wie im vorangegangenen Abschnitt bereits erwähnt, bilden das ER und der Golgi-Apparat eine funktionelle Einheit: Im ER werden Proteine und Membranlipide synthetisiert und modifiziert, dann in Vesikeln zum Golgi-Apparat transportiert und dort weiter modifiziert. Vom Golgi-Apparat aus erreichen sie dann ihren endgültigen Bestimmungsort innerhalb oder außerhalb der Zelle.

5.5 Golgi-Apparat

Der Golgi-Apparat und das ER bilden eine funktionelle Einheit, die Proteine und Membranlipide synthetisiert und modifiziert.

5.5.1 Aufbau

Der Golgi-Apparat besteht aus Stapeln von **flachen Zisternen**, also membranumgebenen Scheibchen, die von zahlreichen kleinen **Membranvesikeln** umgeben sind (Abb. **B-5.7**). Eine solche Einheit aus Zisternenstapel und Vesikeln nennt man auch Diktyosom.

5.5.1 Aufbau

Der Golgi-Apparat besteht aus **flachen**, übereinandergestapelten **Zisternen** und umgebenden **Membranvesikeln**.

▶ **Definition.** Ein **Diktyosom** besteht aus einem Stapel von Golgi-Zisternen und den umgebenden Vesikeln. Der **Golgi-Apparat** einer Zelle dagegen ist die Gesamtheit aller in dieser Zelle enthaltenen Diktyosomen.

◀ **Definition**

Der Golgi-Apparat hat drei Kompartimente: ***cis*-**, **medianer** und ***trans*-Golgi**. Die *cis*-Seite ist immer dem ER zugewandt. Zwischen *trans*-Golgi und Zellmembran befindet sich das **Trans-Golgi-Netzwerk**.

In den meisten Zellen schließt sich der Golgi-Apparat an das ER an. Seine dem ER zugewandte Seite wird als ***cis*-Golgi** bezeichnet. Dort kommen die Vesikel aus dem ER an und fusionieren mit den Zisternen. Die der Zellmembran zugewandte Seite ist der ***trans*-Golgi**. Auf dieser Seite werden die Proteine in Vesikel verpackt und über das **Trans-Golgi-Netzwerk** (TGN) an ihre Zielorte verschickt. Zwischen *cis*- und *trans*-Seite des Golgi-Apparats befindet sich der **mediane Golgi**. Der Golgi-Apparat besteht also aus drei verschiedenen Kompartimenten.

5.5.2 Funktion

Im Golgi-Apparat werden **Proteine und Membranlipide glykosyliert** und **Proteine sortiert**.

Der Golgi-Apparat hat zwei wichtige Funktionen: Zum einen wird dort die **Glykosylierung der Proteine und Membranlipide** beendet, die im ER bereits begonnen hat (S. 346). Zum anderen ist der Golgi-Apparat eine Art **Relaisstation**, die die verschiedenen **Proteine sortiert**, ihnen eine Adresse verpasst und sie dann an ihren Bestimmungsort schickt.

Glykosylierung von Proteinen und Membranlipiden

In den Golgi-Kompartimenten sitzen spezifische **Glykosyltransferasen**, die kovalent Monosaccharidreste auf die Kohlenhydratketten der Proteine und Membranlipide übertragen. Dazu gehören:
- N-Acetylglucosamintransferasen,
- Galaktosyltransferasen,
- Sialinsäuretransferasen.

Im ER erhalten sekretorische Proteine bereits während ihrer Synthese an bestimmten Aminosäureresten eine Glykosylierung (S. 346). Erreichen diese glykosylierten Proteine über Membranvesikel den Golgi-Apparat, wandern sie vom *cis*-Golgi über den medianen Golgi zum *trans*-Golgi, wobei ihnen **Glykosyltransferasen** weitere Kohlenhydratreste übertragen. Jedes Kompartiment enthält Transferasen, die für bestimmte Zucker spezifisch sind. Auf der *cis*-Seite des Golgi-Apparats sind z. B. **N-Acetylglucosamintransferasen** lokalisiert. Im medianen Golgi sitzen **Galaktosyltransferasen** und im *trans*-Golgi sind es **Sialinsäuretransferasen**. Diese Enzyme sind gleichzeitig die Leitenzyme für die verschiedenen Golgi-Kompartimente. Da die einzelnen Zisternen des Golgi-Apparates nicht direkt miteinander in Verbindung stehen, wandern die Proteine in Vesikeln von Zisterne zu Zisterne.
Auch Membranlipide erhalten auf diese Weise ihre endgültige Glykosylierung.

Proteinsortierung

Der Golgi-Apparat ist die **Relaisstation** in der Zelle, die den **Proteinverkehr** regelt.

Alle Proteine, die ihre Aufgabe nicht im Zytosol erfüllen, erreichen während ihrer Synthese den Golgi-Apparat. Der Golgi-Apparat ist eine Art **Relaisstation** in der Zelle, der den **Proteinverkehr** (engl. protein trafficking) regelt. Im Golgi-Apparat werden Proteine an spezifischen Signalen erkannt oder mit spezifischen Signalen versehen, anhand derer sie entsprechend ihrer Bestimmung in der Zelle verteilt werden.

Sekretorische Proteine

Sekretorische Proteine werden zur **Zellmembran** dirigiert. Dort werden sie durch Exozytose sezerniert.

Alle sekretorischen Proteine, die kein spezifisches Signal enthalten, werden in Vesikel verpackt, vom *trans*-Golgi abgeschnürt und über das TGN zur **Zellmembran** transportiert. Dabei helfen das kleine G-Protein **Arf** und **Clathrin**, die Vesikel zu bilden und abzuschnüren. Nach der Abschnürung fällt die Clathrinhülle wieder von den Vesikeln ab. Die Vesikel fusionieren mit der Zellmembran und geben ihren Inhalt nach außen ab. Viele Vesikel fusionieren nicht sofort mit der Zellmembran, wenn sie dort ankommen, sondern warten auf ein Signal von außen, das sie dann mit der Membran fusionieren und ihren Inhalt ausschütten lässt (getriggerte Exozytose, S. 356). Zum Beispiel wird Insulin so ins Blut abgegeben.

Integrale Membranproteine

Diese werden cotranslational in die ER-Membran eingebaut und bleiben in der Vesikel- bzw. Golgi-Membran, bis sie ihre Zielmembran erreichen.

Integrale Membranproteine werden bereits bei der Synthese im ER in die Membran eingebaut und bleiben während ihrer gesamten Reifung im Golgi-Apparat und beim Transport zur Zielmembran in der jeweiligen Membran integriert. Bei der Fusion der Vesikel mit der Zielmembran werden die integralen Proteine in die Membran entlassen.

Lysosomale Proteine

Lysosomale Proteine (wie z. B. die saure Phosphatase, s. u.) erhalten im *trans*-Golgi einen spezifischen **Mannose-6-Phosphatrest**, der vom membrangebundenen **Mannose-6-Phosphat-Rezeptor** auf der luminalen Seite des *trans*-Golgi erkannt und gebunden wird. Gebunden an den Mannose-6-phosphat-Rezeptor werden die Proteine in Vesikeln vom *trans*-Golgi abgeschnürt (primäre Lysosomen) und fusionieren im Zytoplasma mit Endosomen zu sekundären Lysosomen (s. Abb. **B-5.10**).

Lysosomale Proteine

Diese erhalten im Golgi-Apparat einen **Mannose-6-Phosphatrest**, der vom **Mannose-6-Phosphat-Rezeptor** gebunden wird. In Vesikeln gelangen sie dann zu Endosomen, mit denen sie fusionieren.

ER-residente Proteine

Proteine, die ihre Funktion im ER ausüben, sog. **ER-residente Proteine**, gelangen ebenfalls in den Golgi-Apparat, da es keinen Mechanismus gibt, der sie im ER zurückhält. Allerdings enthalten diese Proteine an ihrem C-terminalen Ende die Aminosäuresequenz Lys-Asp-Glu-Leu (im Einbuchstaben-Code: KDEL). Diese Sequenz wird vom **KDEL-Rezeptor**, der in der Membran aller drei Golgi-Kompartimente sitzt, erkannt und gebunden. Die Rezeptoren schnüren sich mit ihrem gebundenen Substrat in Vesikeln ab, die zum ER wandern und dort mit der ER-Membran fusionieren (retrograder Transport). Die Rezeptoren entlassen ihre Fracht in das ER-Lumen und werden wiederum in Vesikeln zum Golgi-Apparat zurücktransportiert.

Im Gegensatz zu den Vesikeln, die vom ER abgeschnürt werden und COPII als Hülle tragen, wird die Bildung der Vesikel, die die ER-residenten Proteine aus dem Golgi-Apparat zum ER zurücktransportieren, von **Coating Protein I (COPI)** vermittelt (Abb. **B-5.9**). Der Mechanismus ist derselbe wie bei den COPII-Vesikeln. Die Energie für das Abschnüren der COPI-Vesikel und für ihre Fusion mit der Zielmembran wird durch die beiden kleinen G-Proteine **Sar1** und **Arf** zur Verfügung gestellt. Auch das COPI-Protein fällt kurz nach Abschnürung der Vesikel wieder von diesen ab. Tabelle **B-5.1** gibt einen Überblick über die Proteine, die an der Bildung der verschiedenen Vesikel beteiligt sind.

ER-residente Proteine

ER-residente Proteine, die das ER verlassen haben, werden über den **KDEL-Rezeptor** vom Golgi-Apparat in Vesikeln zurück zum ER gebracht.

Der Mechanismus der Vesikelbildung ist in Abbildung **B-5.9** dargestellt. Tabelle **B-5.1** zeigt die Proteine, die an der Vesikelbildung beteiligt sind.

▶ **Merke.** ER und Golgi-Apparat sind die beiden wichtigsten Stationen des Membranfluss-Systems in der Zelle. Jedes Protein, das nicht im Zytosol lokalisiert ist, durchläuft diese Stationen und wird von dort aus an seinen Bestimmungsort gebracht.

◀ **Merke**

B-5.1 Überblick über die Cofaktoren bei der Vesikelbildung

Weg des Vesikels	*Hilfsproteine*	*Coating-Protein*
ER → Golgi-Apparat	Rab, Sar1	COPII
Golgi-Apparat → ER (= retrograder Transport)	Sar1, Arf	COPI
Golgi-Apparat → Zellmembran	Arf, Adaptine	Clathrin
Golgi-Apparat → Lysosom	Arf, Adaptine	Clathrin
Zellmembran → Endosom (= rezeptorvermittelte Endozytose)	Arf, Adaptine	Clathrin

B-5.1

B-5.9

B-5.9 **Rückführung ER-residenter Proteine aus dem Golgi-Apparat**

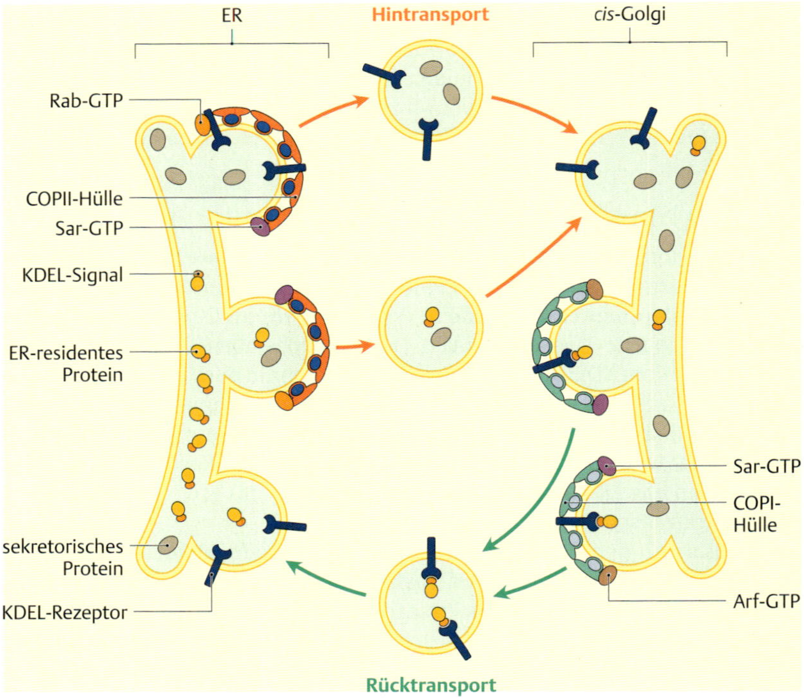

KDEL-Rezeptoren in den Membranen des Golgi-Apparates erkennen und binden die Aminosäuresequenz KDEL am C-Terminus ER-residenter Proteine. Die Rezeptoren werden zusammen mit ihrer Fracht und mit Hilfe von COPI vom Golgi-Apparat abgeschnürt und zum ER transportiert. Im Lumen des ER herrscht ein neutralerer pH-Wert als im Golgi-Apparat und die Proteine dissoziieren vom Rezeptor ab. Der Rezeptor gelangt über COPII-Vesikel wieder zurück zum Golgi-Apparat.

5.6 Lysosomen

Lysosomen sind die **Recycling-Stationen** der Zelle.

5.6.1 Aufbau

Lysosomen haben eine **einfache Membran** mit einer **H^+-ATPase**, die Protonen in das Innere des Lysosoms pumpt. Dadurch herrscht in seinem Lumen ein **pH-Wert von 5**.

Das Lumen des Lysosoms enthält **saure Hdrolasen**:
- Proteasen,
- Glykosidasen,
- DNAsen und RNAsen,
- Lipasen,
- Phosphatasen,
- Sulfatasen,
- Lysozym.

5.6 Lysosomen

Lysosomen sind die **Recycling-Stationen** der Zelle. In ihnen findet die Verdauung von Makromolekülen und Partikeln statt, die entweder aus der Zelle selbst stammen oder die durch Endozytose aufgenommen wurden.

5.6.1 Aufbau

Lysosomen sind kleine Vesikel, die von einer **einfachen Membran** umgeben sind. Ihre Größe ist variabel und liegt zwischen 0,1 und 1 µm. Sie besitzen in ihrer Membran eine **H^+-ATPase**, die unter ATP-Verbrauch Protonen in das Innere des Lysosoms pumpt. Dadurch erreicht das innere Milieu des Lysosoms einen **pH-Wert von 5**. Dieser niedrige pH-Wert ist nötig, da die im Lysosom lokalisierten Enzyme erst bei diesem pH-Wert optimal arbeiten.
Bei den lysosomalen Enzymen handelt es sich durchweg um **saure Hydrolasen**:
- Proteasen,
- Glykosidasen,
- DNAsen und RNAsen,
- Lipasen,
- Phosphatasen (die saure Phosphatase ist das Leitenzym des Lysosoms),
- Sulfatasen,
- Lysozym.

Diese Enzyme durchwandern während ihrer Synthese (wie alle nichtzytosolischen Proteine) das ER und den Golgi-Apparat. Im Golgi-Apparat erhalten sie einen Mannose-6-Phosphatrest, der für ihre Sortierung in die Lysosomen zuständig ist (S. 375).

5.6.2 Funktion

Die Lysosomen dienen dem **enzymatischen Abbau von Makromolekülen und anderer größerer Partikel**, die die Zelle entweder von außen über Endozytose aufgenommen (S. 355) oder die sie den Lysosomen über Vesikel angeliefert hat. Mit den sauren Hydrolasen ist im Lysosom der Abbau aller Stoffgruppen möglich. Insbesondere das Lysozym erlaubt den Abbau des Peptidoglykans der Zellwand von Bakterien, die z. B. von Makrophagen aufgenommen worden sind. Die molekularen Abbauprodukte werden ins Zytosol abgegeben und dort weiterverwertet.

5.6.2 Funktion

Im Lysosom werden **Makromoleküle und größere Partikel**, die entweder von außen aufgenommen oder von der Zelle angeliefert wurden, **enzymatisch gespalten** und die Abbauprodukte ins Zytosol abgegeben.

▶ **klinik.** Bei **lysosomalen Speicherkrankheiten** besteht aufgrund eines Gendefekts ein Mangel an lysosomalen Enzymen, so dass deren Substrate in den Lysosomen akkumulieren. Zu dieser Gruppe von Erkrankungen gehören u. a.

- **Sphingolipidosen** wie der **Morbus Tay-Sachs** oder der **Morbus Niemann-Pick** (S. 343). Beim Morbus Tay-Sachs kann das Gangliosid GM2, ein Bestandteil der Plasmamembran von Nervenzellen im ZNS, wegen Mangels an Hexosaminidase A nicht abgebaut werden. Die Akkumulation des Gangliosids führt zu Zelluntergang und Demyelinisierung, die sich in Muskelschwäche und Sehverlust infolge Optikusatrophie äußern. Häufig findet sich, wie auch bei Morbus Nieman-Pick, ein kirschroter Fleck der Makula (des Gebiets um die Fovea centralis).
- **Mukopolysaccharidosen**, also Störungen des Abbaus von Glykosaminoglykanen: Ein Beispiel ist der **Morbus Pfaundler-Hurler**. Hier führt der Mangel an lysosomaler α-L-Iduronidase zur Akkumulation von Heparan- und Dermatansulfat in Nervenzellen des ZNS und in Mesenchymzellen. Symptome sind Wachstums- und geistige Retardierung sowie Veränderungen des Gesichtsschädels und des Skeletts (s. Abb.).
- Glykogenosen wie der **Morbus Pompe**, **Morbus Cori** (S. 95) oder **Morbus von Gierke** (S. 217).

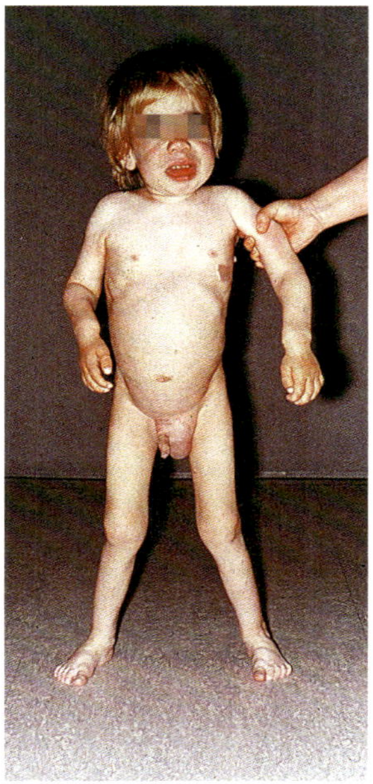

6-jähriges Kind mit typischen Merkmalen des Morbus Pfaundler-Hurler. Diese Merkmale sind Wachstumsretardierung, ein vergrößerter Gesichtsschädel (Makrozephalus) mit vergröberten Gesichtszügen und großer Zunge, Leistenhernie und X-Beine.

◀ klinik

In **Antigen präsentierenden Zellen** werden in späten Endosomen die **MHC-II-Antigen-Komplexe** gebildet und dann an die Zelloberfläche transportiert. Nicht präsentierte Antigenfragmente werden in Lysosomen abgebaut.

Späte Endosomen und Lysosomen spielen auch eine Rolle bei der **Präsentation von Antigenen** zusammen mit dem **MHC-II-Protein** (S. 718). Phagozytierte Antigene werden in späten Endosomen fragmentiert. Diese Fragmente bilden mit dem MHC-II-Protein in der Membran des Endosoms einen Komplex. Die Membran mit dem MHC-II-Antigen-Komplex wird vom Rest des Endosoms abgeschnürt und wandert zur Zelloberfläche, wo der MHC-II-Antigen-Komplex durch Fusion in die Zellmembran eingebaut wird. Die Antigenfragmente, die nicht zur Präsentation verwendet werden, werden in den Lysosomen weiter abgebaut und die einzelnen Aminosäuren ins Zytosol abgegeben.

5.6.3 Biogenese

Vom Golgi-Apparat werden **primäre Lysosomen** abgeschnürt, die mit einem **Endosom** verschmelzen (Abb. **B-5.10**). Sie werden dabei zum **reifen sekundären Lysosom**. Die Mannose-6-phosphat-Rezeptoren in der Membran des Lysosoms werden zum Golgi-Apparat zurückgeführt.

5.6.3 Biogenese

Lysosomen entstehen als **primäre Lysosomen**, die direkt vom Golgi-Apparat abgeschnürt werden (Abb. **B-5.10**). Sie enthalten lysosomale Enzyme, die am Mannose-6-phosphat-Rezeptor in der Membran des primären Lysosoms gebunden sind. Während der Reifung des primären Lysosoms fällt der pH-Wert im Lumen durch die Aktivität der H^+-ATPase in der Lysosomenmembran. Dadurch diffundieren die Enzyme vom Rezeptor ab. Das primäre Lysosom fusioniert mit einem **Endosom**, das z. B. aus einem Endozytosevesikel entstanden ist. Die Mannose-6-phosphat-Rezeptoren werden durch Abknospung wieder dem Golgi-Apparat zugeführt. Im jetzt **reifen sekundären Lysosom** kann der Abbau stattfinden.

B-5.10

B-5.10 Biogenese von Lysosomen

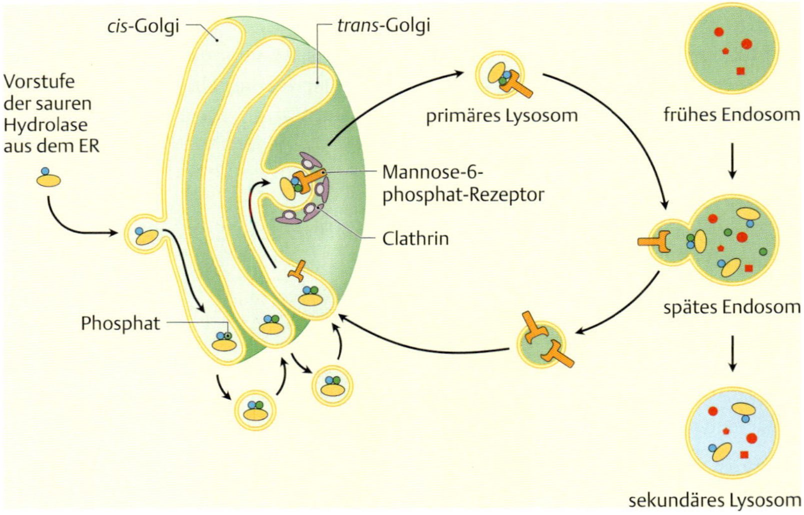

Der Mannose-6-Phosphat-Rezeptor in den Membranen des *trans*-Golgi erkennt und bindet Mannose-6-Phosphat, das lysosomale Enzyme (hier die saure Hydrolase) als Marker tragen. Vesikel mit diesen Rezeptoren und ihrer Fracht schnüren sich ab (mit Hilfe von Clathrin, vgl. S. 355) und werden zum primären Lysosom. Das primäre Lysosom fusioniert mit einem frühen Endosom (das z. B. durch Endozytose entstanden ist, S. 356) zum späten Endosom. Im sauren Milieu des späten Endosoms dissoziiert die saure Hydrolase vom Mannose-6-Phosphat-Rezeptor ab und wird zur reifen Hydrolase prozessiert. Der Mannose-6-Phosphat-Rezeptor wandert in Vesikeln zum Golgi-Apparat zurück.

5.7 Peroxisomen

Peroxisomen sind die **Entgiftungsstationen** der Zelle. In ihnen finden **oxidative Vorgänge** statt, bei denen oft Wasserstoffperoxid (H_2O_2) entsteht.

5.7.1 Aufbau

Peroxisomen sind kleine Vesikel, die von einer **einfachen Membran** umgeben sind. Sie haben die gleiche Größe wie Lysosomen (ca. 0,1 – 1 µm). Sie enthalten **Oxidasen** und eine **Katalase**, beides Enzyme, die eine Hämgruppe enthalten. Diese beiden Enzyme sind auch Leitenzyme der Peroxisomen.

5.7.2 Funktion

Die peroxisomalen Oxidasen oxidieren verschiedene organische Reste nach folgendem Reaktionsschema:

$R{-}H_2 + O_2 \rightarrow R + H_2O_2$

H_2O_2 ist ein starkes Zellgift und wird deshalb sofort von der **Katalase** (einer Peroxidase) in Wasser umgewandelt:

$2\ H_2O_2 \rightarrow 2\ H_2O + O_2$

Außerdem enthalten Peroxisomen die Enzyme für die **β-Oxidation** der Fettsäuren. Deshalb findet der Fettsäureabbau zu einem geringen Teil auch in den Peroxisomen statt. Vor allem Fettsäuren, die mehr als 18 C-Atome enthalten, werden hier abgebaut.

Eine wichtige biosynthetische Funktion der Peroxisomen ist der erste Schritt bei der **Biosynthese der Plasmalogene**. Plasmalogene sind die häufigsten Phospholipide in den Myelinscheiden der Nervenzellen.

5.7.3 Biogenese

Peroxisomen entstehen nicht neu, sondern bilden sich durch **Vergrößerung** und anschließende **Teilung**. Die Vergrößerung wird dadurch erreicht, dass **Lipide** als Einzelmoleküle in die Peroxisomenmembran **eingebaut** werden. Im Gegensatz zu sekretorischen Vesikeln oder Lysosomen sind sie also kein Teil des Membranfluss-Systems und entstehen deshalb auch nicht durch Vesikelfluss.

Die peroxisomalen Proteine werden an freien Ribosomen im Zytosol synthetisiert und enthalten eine Aminosäuresequenz, die als Importsignal fungiert. Die Proteine werden aus dem Zytosol über spezifische Transportmechanismen direkt in die Peroxisomen aufgenommen. Auch die Hämgruppen für die Katalase und die Oxidasen werden aus dem Zytosol importiert. Die Enzyme werden erst im Peroxisom fertig gestellt.

▶ klinik. Beim **Zellweger-Syndrom** ist die Bildung der Peroxisomen gestört, so dass sämtliche peroxisomalen Stoffwechselwege ausfallen. Die betroffenen Kinder fallen frühzeitig durch eine generalisierte Muskelschwäche auf.

5.8 Proteasom

Das Proteasom ist kein Zellorganell, sondern ein **Proteinkomplex**, der frei im Zytosol vorkommt. Er dient dem Abbau falsch gefalteter, nicht funktionsfähiger oder alter Proteine. Auch virale Proteine werden dort abgebaut und für die Präsentation mit MHC-I-Protein vorbereitet (S. 136).

Im Elektronenmikroskop ist das Proteasom als distinkte Einheit zu erkennen. Seine Größe wird, ähnlich wie bei den Ribosomen, in Svedberg-Einheiten (S, Sedimentationskonstante) angegeben.

5.7 Peroxisomen

Peroxisomen sind die **Entgiftungsstationen** der Zelle.

5.7.1 Aufbau

Peroxisomen sind von einer **einfachen Membran** umgeben und enthalten **oxidative Enzyme**.

5.7.2 Funktion

Peroxisomen entgiften die Zelle durch **Oxidasen** und die **Katalasereaktion**. Außerdem findet in ihnen **die β-Oxidation** der **längerkettigen** Fettsäuren und der erste Schritt der **Plasmalogenbiosynthese** statt.

5.7.3 Biogenese

Peroxisomen wachsen durch **Einbau von Lipiden** in ihre Membran. Sie gehen durch **Teilung** auseinander hervor, entstehen also nicht durch Vesikelfluss.

Peroxisomale Proteine werden im Zytosol synthetisiert. Eine Signalsequenz dirigiert sie zu den Peroxisomen. Hier nehmen spezifische Transporter Proteine und Hämgruppen auf.

◀ klinik

5.8 Proteasom

Das Proteasom ist eine **Proteinkomplex**, der **frei im Zytosol** vorkommt und Proteine, die nicht mehr benötigt werden, abbaut.

5.8.1 Aufbau

Das **26S-Proteasom** besteht aus zwei **regulatorischen 19S-Cap-Komplexen** und einem zentralen **katalytischen 20S-Kernkomplex** (Abb. **B-5.11**).

5.8.1 Aufbau

Das Proteasom besteht aus **zwei regulatorischen 19S-Komplexen** und **einem katalytischen 20S-Komplex**. Zusammen bilden diese Komplexe das **26S-Proteasom**, das für Eukaryonten charakteristisch ist.
Der Aufbau des Proteasoms ist in Abb. **B-5.11** gezeigt. Die beiden 19S-Komplexe sitzen jeweils wie eine Kappe (Cap) auf den beiden Seiten des 20S-Kernkomplexes (Core). Der 20S-Kernkomplex ist eine hohlzylindrische Struktur, die sich aus 4 übereinander gelagerten Ringen mit jeweils 7 Untereinheiten aufbaut. Die äußeren Ringe bestehen aus 7 verschiedenen α-Untereinheiten, die inneren Ringe aus jeweils 7 verschiedenen β-Untereinheiten. Im Zentrum des Kanals, der die Längsachse des Komplexes durchspannt, liegen die proteolytisch aktiven Zentren.

B-5.11

B-5.11 Aufbau des Proteasoms

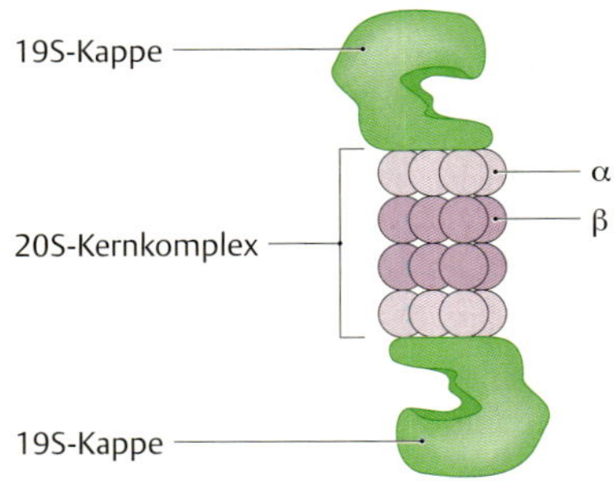

Das 26S-Proteasom ist ein Proteinkomplex, dessen katalytischer 20S-Kernkomplex einen Kanal aus 4 Ringen zu je 7 Untereinheiten darstellt. Die äußeren Ringe enthalten α-Untereinheiten, die inneren Ringe β-Untereinheiten. Auf jeder Seite des Kanals sitzt eine regulatorische Untereinheit, die 19S-Kappe.

5.8.2 Funktion

Das Proteasom ist eine **ATP-abhängige Protease**, die Proteine abbaut, die in der Zelle nicht mehr gebraucht werden, wie z. B.
- regulatorische Proteine,
- falsch gefaltete Proteine,
- nicht funktionsfähige Proteine,
- virale Proteine.

5.8.2 Funktion

Das Proteasom kommt sowohl im Zytoplasma als auch im Kern vor. Es ist eine **ATP-abhängige Protease**. Diese baut Proteine ab, die in der Zelle nicht mehr gebraucht werden. Dazu gehören z. B. folgende Proteine:

- **Regulatorische Proteine**, die inaktiviert werden müssen: So werden die G_1- und S-Zykline am Ende der G_1- bzw. S-Phase des Zellzyklus (S. 512) durch das Proteasom abgebaut und so aus dem Verkehr gezogen.
- **Falsch gefaltete Proteine**: Proteine, die sich während ihrer Synthese und cotranslationalen Modifikation im ER nicht in ihre richtige Konformation falten, werden von Chaperonen (Hilfsproteinen) gebunden, ins Zytosol transportiert und dort vom Proteasom abgebaut.
- **Nicht funktionsfähige Proteine:** Proteine können trotz richtiger Faltung funktionsunfähig sein. So kann eine Punktmutation im aktiven Zentrum eines Enzyms seine Funktion zunichte machen. Diese defekten Enzyme sammeln sich in der Zelle an und werden schließlich vom Proteasom abgebaut.
- Infolge einer Virusinfektion in der Zelle vorhandene **virale Proteine** werden vom Proteasom in kleinere Fragmente zerlegt. Diese werden dann ins ER transportiert, dort mit MHC-I-Komplexen verknüpft und zur Zelloberfläche transportiert. Dort werden sie präsentiert, damit die infizierte Zelle vom Immunsystem erkannt und eliminiert werden kann (S. 711).

5.8.3 Das Ubiquitinsystem

Fast alle vom Proteasom abzubauenden Proteine werden durch Anhängen von **Polyubiquitinketten** „markiert“, damit sie vom Proteasom als Substrat erkannt werden.

5.8.3 Das Ubiquitinsystem

Fast alle Proteine, die durch das Proteasom abgebaut werden, werden vorher entsprechend „markiert“, damit sie vom Proteasom als Substrat erkannt werden. Diese Markierung erfolgt durch das Anhängen von **Polyubiquitinketten** an das Substrat. **Ubiquitin** ist ein kleines, in Eukaryontenzellen evolutionär hoch konserviertes Protein mit 76 Aminosäuren, das überall vorkommt (daher der Name).

Die Ubiquitinierung von Substratproteinen wird von einem komplexen Enzymsystem, dem **Ubiquitinsystem**, durchgeführt: Dieses besteht aus Ubiquitin aktivierenden Enzymen **(E1)**, Ubiquitin konjugierenden Enzymen **(E2)** und Substraterkennungsproteinen **(E3-Enzymen)**. Jede dieser drei Enzymklassen hat mehrere Vertreter, so dass eine spezifische Substraterkennung gewährleistet wird.

Das **Ubiquitinsystem** ist ein System aus **drei Enzymklassen (E1 bis E3)**, die das kleine Protein **Ubiquitin** auf das Proteasomsubstrat übertragen.

Zuerst wird Ubiquitin durch das E1-Enzym unter ATP-Verbrauch aktiviert (Abb. **B-5.12**). Dabei wird das Ubiquitin über eine **Thioesterbindung** (ähnlich wie im Acetyl-CoA) kovalent an **E1** gebunden. Vom E1-Enzym wird das Ubiquitin auf eine SH-Gruppe an einem **E2**-Enzym übertragen. Dieses E2-Enzym bildet einen Komplex mit einem **E3**-Enzym, das für die **Erkennung** des abzubauenden Proteins (des Substrats) verantwortlich ist. Das Substrat bindet an E3 und E2 überträgt das Ubiquitin auf das Substrat. Diese Reaktionen laufen mehrmals hintereinander ab. Dabei wird das nächste Ubiquitin auf das vorhergehende übertragen, so dass schließlich eine **Polyubiquitinkette** entsteht. Diese Polyubiquitinkette wird spezifisch von den regulatorischen 19S-Cap-Komplexen des 26S-Proteasoms erkannt und gebunden. Anschließend wird das Substrat entfaltet, zu den aktiven Zentren des 20S-Kernkomplexes transportiert und dort proteolytisch abgebaut.

Den Mechanismus der Ubiquitinierung zeigt Abb. **B-5.12**. Die resultierende Polyubiquitinkette wird von den 19S-Komplexen des 26S-Proteasoms gebunden. Anschließend wird das Substrat entfaltet, zu den aktiven Zentren des 20S-Kernkomplexes transportiert und proteolytisch abgebaut.

B-5.12 Das Ubiquitinsystem

B-5.12

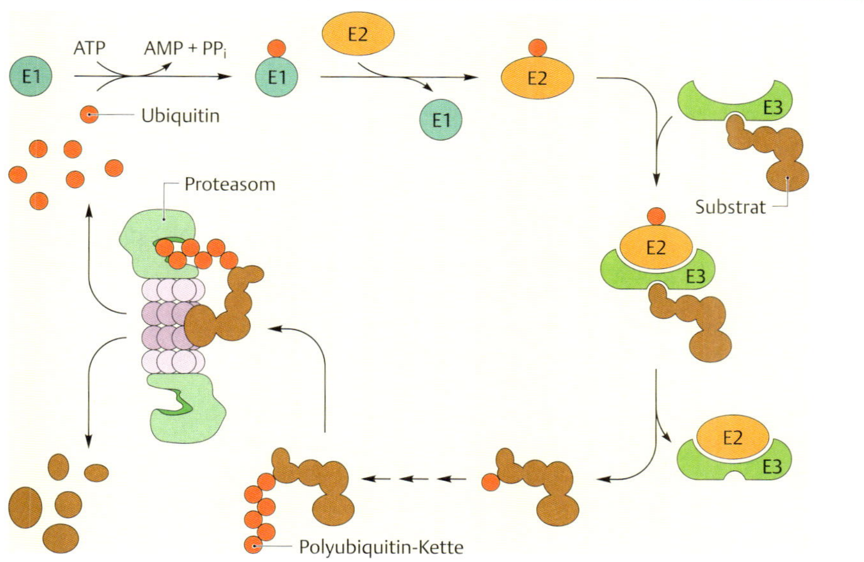

Das Ubiquitinsystem dient zur Markierung von Proteinen, die in der Zelle nicht mehr benötigt werden und vom Proteasom abgebaut werden sollen. Erklärung siehe Text.

6 Zytoskelett

Die Eukaryontenzelle durchzieht ein **Gerüst verschiedener Proteine**, das Zytoskelett. Es verleiht der Zelle ihre Stabilität und ist auch für Zellbewegungen zuständig. Folgende drei Filamente bilden das Zytoskelett:
- **Mikrofilamente** bilden das mechanische Gerüst.
- **Mikrotubuli** sind für Bewegungen innerhalb der Zelle verantwortlich.
- **Intermediärfilamente** dienen hauptsächlich der Verankerung der anderen beiden Filamente.

6 Zytoskelett

Das Zytoplasma einer Eukaryontenzelle ist von einem **Gerüst aus verschiedenen Proteinen** durchzogen, das der Zelle ihre mechanische Stabilität verleiht und ihr ihre Form gibt. Außerdem ist es auch für Zellbewegung, Kontraktion und Transport größerer Partikel (wie Vesikel oder Organellen) innerhalb der Zelle zuständig. Die Gesamtheit dieser Proteine bezeichnet man als das Zytoskelett. Im Zytoskelett kommen drei verschiedene Proteinpolymere vor, die in der Zelle unterschiedliche Aufgaben wahrnehmen:
- **Mikrofilamente** bestehen aus globulären Aktinmonomeren und sind hauptsächlich für die Stabilität der Zelle verantwortlich. In Muskelzellen dienen sie auch zur Kontraktion (S. 384).
- **Mikrotubuli** sind lange Röhren, die aus dem globulären Protein Tubulin bestehen. Sie spielen eine wichtige Rolle bei der Zellbewegung und beim Transport von Vesikeln und Organellen.
- **Intermediärfilamente** sind aus langen Faserproteinen unterschiedlicher Monomere aufgebaut, die verschiedene Aufgaben haben. So dienen die Lamine der Kernlamina im Zellkern (S. 364) der Verankerung der Chromosomen, während die Keratinfasern in Epithelzellen (S. 392) u. a. für die Verhornung der obersten Epidermisschicht zuständig sind. Die Hauptaufgabe aller Intermediärfilamente ist die Verankerung des Zytoskeletts.

6.1 Mikrofilamente

6.1 Mikrofilamente

▶ Synonym

▶ **Synonym.** Aktinfilamente.

6.1.1 Aufbau

Mikrofilamente bestehen aus **G-Aktin-Monomeren**, die sich zum **filamentösen F-Aktin** zusammenlagern (Abb. **B-6.1 a**). Durch die Asymmetrie der Monomere erhält das F-Aktin eine **Polarität**: Am **Plus-Ende** polymerisiert das Filament, am **Minus-Ende** zerfällt es in seine Monomere (Abb. **B-6.1 b**). Durch diesen dynamischen Auf- und Abbau der Mikrofilamente kann die Zelle ihre Form schnell ändern.

6.1.1 Aufbau

Mikrofilamente bestehen aus **Aktin**. Aktin ist ein kleines Molekül mit einem Molekulargewicht von 42 kDa. Es ist das häufigste Protein in eukaryontischen Zellen und kommt in zwei Formen vor:
- als globuläres **monomeres G-Aktin**, das ein Molekül ATP gebunden hat, und
- als **filamentöses F-Aktin** (Polymer aus G-Aktin).

Unter normalen Bedingungen herrscht im Zytosol ein dynamisches Gleichgewicht zwischen G- und F-Aktin. Monomeres G-Aktin polymerisiert dabei zu einem helikalen zweisträngigen Polymer aus F-Aktin (Abb. **B-6.1 a**). Sobald sich ein Monomer an das Ende des F-Aktins angelagert hat, wird das ATP zu ADP hydrolysiert. Dadurch vermindert sich die Bindungsaffinität des Aktinmonomers zu seinem Nachbarmolekül und kann von diesem abdiffundieren. Da G-Aktin ein asymmetrisches Protein ist, weist das polymere F-Aktin eine **Polarität** auf. Am **Plus-Ende** überwiegt die Polymerisation, am **Minus-Ende** die Depolymerisation (Abb. **B-6.1 b**). Diesen ständigen Auf- und Abbau des Aktinfilaments durch Polymerisation und Depolymerisation nennt man auch **Tretmühlenmechanismus**. Dank dieses Mechanismus kann die Zelle ihre Form schnell ändern.

▶ klinik

▶ **klinik. Phalloidin**, das Gift des Knollenblätterpilzes, hemmt die Polymerisation der Mikrofilamente. Die **Cytochalasine** aus Schimmelpilzen hemmen die Depolymerisation. Durch diese Gifte wird das Zytoskelett zerstört bzw. stabilisiert, so dass viele Bewegungsvorgänge nicht mehr stattfinden können. Dadurch wird Apoptose induziert und die Zelle stirbt ab. Patienten mit einer Knollenblätterpilzvergiftung sterben letztlich an Leberversagen.

Das zweisträngige F-Aktin hat einen Durchmesser von 5–10 nm und bildet lineare Bündel oder flächige Netze. Seine größte Dichte hat es an der Peripherie der Zelle (Zellkortex).

Der Mensch besitzt sechs Aktin-Gene. Sie kodieren für drei unterschiedliche Aktine, die sich in ihrer Sequenz nur geringfügig unterscheiden. **α-Aktine** kommen ausschließlich in Muskelzellen vor, während **β- und γ-Aktine** nur in Nicht-Muskelzellen exprimiert werden.

F-Aktin hat einen Durchmesser von 5–10 nm. Seine größte Dichte besitzt es am Zellkortex.

Es gibt drei verschiedene Aktine:
- **α-Aktin** in Muskelzellen,
- **β- und γ-Aktin** in Nicht-Muskelzellen.

B-6.1 Der Aufbau und die Dynamik des Aktins

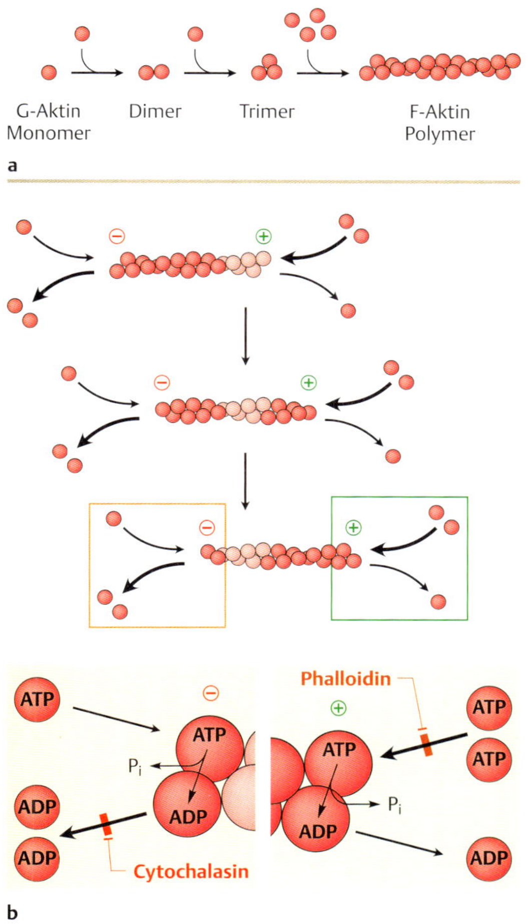

a Polymerisation von G-Aktin zu F-Aktin.
b Tretmühlenmechanismus: Am Plus-Ende des F-Aktins überwiegt die Polymerisation, am Minus-Ende die Depolymerisation. Dadurch verlängert sich das F-Aktin-Filament am Plus-Ende und verkürzt sich am Minus-Ende. Die vergrößerten Ausschnitte zeigen die Hydrolyse von ATP, die für die Abdissoziation der G-Aktin-Monomere vom F-Aktin verantwortlich ist. Die beiden Zellgifte Phalloidin und Cytochalasin hemmen die Polymerisation bzw. die Depolymerisation des Aktins und bringen damit z. B. Zellwanderungen zum Erliegen. Die hell eingefärbten G-Aktin-Monomere sollen verdeutlichen, wie dieser Aktinfilamentbereich in die Richtung des Minus-Endes „wandert".

B-6.1

6.1.2 Funktion

Zusammen mit verschiedenen akzessorischen Proteinen sind die Mikrofilamente am Aufbau unterschiedlicher **Strukturen** und an **Bewegungsvorgängen** beteiligt:
- Zusammen mit Myosin vermitteln sie in **Muskelzellen** die **Kontraktion** (siehe Exkurs).
- Makrophagen verändern bei der **Wanderung** durch das Gewebe und während der **Phagozytose** ihre Form durch Polymerisation und Depolymerisation von Mikrofilamenten.
- Auch die **Formveränderung** von Blutplättchen erfolgt auf diese Weise.
- Bei der Zellteilung bildet Aktin zusammen mit Myosin den sog. **kontraktilen Ring** und erlaubt so die Abschnürung der Tochterzelle.

6.1.2 Funktion

Mikrofilamente spielen eine Rolle bei **Bewegungen** und als **Strukturelemente**. Sie sind u. a. an folgenden Vorgängen beteiligt:
- Muskelkontraktion,
- Zellwanderung,
- Phagozytose,
- Formveränderung von Blutplättchen,
- Zellteilung (kontraktiler Ring),

- Vermittlung von Zell-Zell-Kontakten, Verankerung von Zellen untereinander und auf der extrazellulären Matrix,
- Formgebung und Funktion der Mikrovilli im Darm (Abb. **B-6.2**) und der Stereozilien im Ohr.

- In Epithelzellen bilden Mikrofilamente zusammen mit Cadherinen und anderen Proteinen die **Adhäsionsverbindungen**. In Fibroblasten bilden sie mit Integrinen **Fokaladhäsionen** aus (S. 361).
- Die **Mikrovilli** der Darmepithelzellen (Details s. Abb. **B-6.2**) und die **Stereozilien** der Haarzellen im Ohr erhalten ihre Form durch parallel verlaufende Mikrofilamente, die untereinander quervernetzt und mit der Zellmembran verbunden sind.

▶ klinik

▶ **klinik.** Die Stereozilien der Haarzellen im Ohr übersetzen den mechanischen Reiz des Schalls in ein elektrisches Signal. Das Zytoskelett dieser Zilien wird durch Mikrofilamente und das Protein Otocadherin gebildet. Das Otocadherin verbindet die Mikrofilamente mit der Zellmembran. Bei dem autosomal-rezessiv vererbten **Usher-Syndrom Typ 1D** ist das Gen für dieses Protein defekt. Patienten, die an diesem Syndrom leiden, sind taub.

B-6.2

B-6.2 Mikrofilamente geben Mikrovilli ihre Struktur

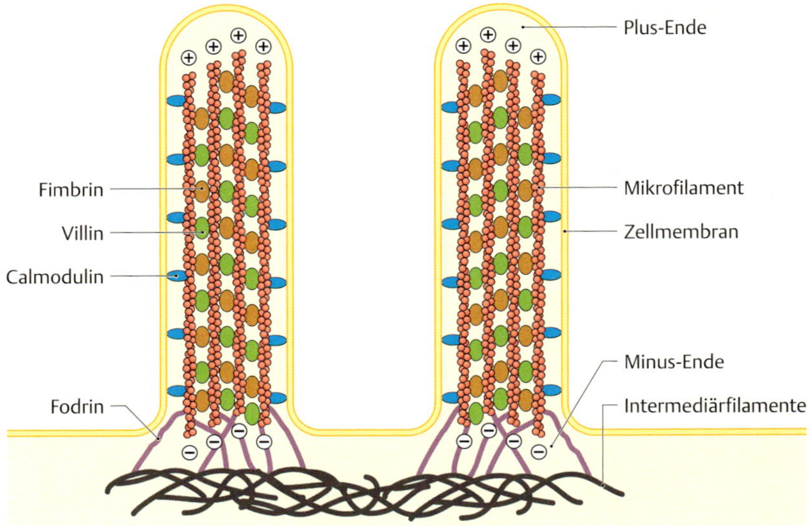

In den Mikrovilli der Darmepithelzellen verlaufen Mikrofilamente parallel zur Oberfläche. Sie sind untereinander durch die Proteine Fimbrin und Villin verbunden. Calmodulin verbindet sie mit der Zellmembran. Außerdem sind sie über Fodrin an Intermediärfilamenten verankert.

▶ **Exkurs. Die Muskelkontraktion**

Die Verkürzung glatter und quer gestreifter Muskeln resultiert aus dem Zusammenspiel der oben beschriebenen Aktinfilamente mit **Myosinfilamenten**. Deren Grundbaustein, das Protein **Myosin II**, besteht aus zwei schweren und vier leichten Ketten. Der N-terminale Abschnitt jeder schweren Kette bildet einen globulären Kopf, der eine Aktinbindungsdomäne und eine Domäne mit ATPase-Aktivität aufweist. Zwischen diesem Myosinkopf und dem C-terminalen, α-helikalen Kettenabschnitt befindet sich eine Scharnierregion, die Bewegungen des Kopfes ermöglicht und in der zwei unterschiedliche leichte Ketten binden. Die sog. regulatorische leichte Kette hemmt im aktiven, d. h. nichtphosphorylierten Zustand die ATPase-Funktion des Myosinkopfes. Das zweiköpfige Myosin-II-Molekül entsteht, indem sich die α-Helices zweier schwerer Ketten umeinander winden (Abb. **B-6.3 a**). Die Schaft-Enden von Myosin-II-Molekülen lagern sich aneinander, so dass ein bipolarer Komplex entsteht, dessen Enden je zwei Myosinköpfe bilden. Ca. 150 parallel gelagerte bipolare Komplexe ergeben ein Myosinfilament, aus dem die Myosinköpfe seitlich herausragen (Abb. **B-6.3 b**).

In quer gestreiften wie in glatten Muskelzellen wird ein Myosinfilament von mehreren Aktinfilamenten flankiert. Die Enden der Aktinfilamente sind an Strukturen der Zelle (Z-Scheibe in quer gestreiftem Muskel, Dense Bodies in glattem Muskel) fixiert, so dass eine Polymerisation bzw. Depolymerisation unmöglich ist und ein Ineinandergleiten der beiden Filament-Arten zur Verkürzung der Muskelzelle führt. In quer gestreiften Muskelzellen sind Aktin- und Myosinfilamente sehr regelmäßig angeordnet, in glatten Muskelzellen bilden sie ungeordnete Bündel. Stets stellen die Myosinköpfe die Verbindung zu den Aktinfilamenten her („Querbrücken"). Im **ruhenden Muskel verdeckt** ein **Proteinkomplex** die **Bindungsstellen** für Myosinköpfe am Aktinfilament. Dieser Proteinkomplex besteht aus

- dem fadenförmigen **Tropomyosin**, das in quergestreiftem wie in glattem Muskel in der Rinne zwischen den beiden Strängen eines Aktinfilaments liegt,
- dem trimeren **Troponin in quergestreiftem** und dem Monomer **Caldesmon in glattem Muskel**.

Ein **Anstieg der zytosolischen Ca^{2+}-Konzentration** führt

- in **quergestreiften Muskelzellen** zur Bindung von Ca^{2+} an die **Untereinheit C des Troponins**. Dies löst eine **Konformationsänderung** des Tropomyosin-Troponin-Komplexes aus, die die ATPase der Myosinköpfe aktiviert und die Bindungsstellen für Myosinköpfe am Aktinfilament freilegt. Damit beginnt der in Abbildung **B-6.4** dargestellte **Kontraktionszyklus**.
- in **glatten Muskelzellen** zur Bindung von Ca^{2+} an **Calmodulin**. Der Ca^{2+}-Calmodulin-Komplex **bindet Caldesmon**, das sich von Tropomyosin löst und damit die Bindungsstellen der Myosinköpfe am Aktinfilament freigibt. Außerdem **aktiviert** er die **Myosin Light Chain Kinase** (MLCK), die die **regulatorischen leichten Myosinketten phosphoryliert** (s. Abb. **B-20.8** b, S. 582). Dadurch wird die Hemmung der ATPase-Funktion des Myosinkopfes aufgehoben. Beides zusammen leitet den **Kontraktionszyklus** ein, der wie im quer gestreiften Muskel abläuft (Abb. **B-6.4**).

Entscheidend für die **Relaxation** von Muskelzellen ist die Senkung der zytosolischen Ca^{2+}-Konzentration durch

- Ca^{2+}-ATPasen, die Ca^{2+} in das sarkoplasmatische Retikulum pumpen,
- einen Na^+/Ca^{2+}-Antiport, der Ca^{2+} aus der Zelle entfernt.

► **klinik.** In quer gestreiften Muskelzellen verankert das fadenförmige Protein **Dystrophin** die in der Peripherie lokalisierten Aktinfilamente an der Zellmembran. Dystrophin ist Bestandteil des Membranskeletts der quergestreiften Muskelzelle, das der Zellmembran innen anliegt und sie stabilisiert. Zusammen mit weiteren Proteinen (Dystroglykan, Sarkoglykane) verbindet es die Zellmembran mit der ihr außen anliegenden Basallamina und schützt die Membran so vor mechanischer Schädigung. Den **Muskeldystrophien vom Typ Duchenne bzw. Becker** liegen unterschiedliche **Defekte des Dystrophin-Gens** zugrunde mit entsprechenden klinischen Folgen. Bei der **Duchenne-Muskeldystrophie** fehlt Dystrophin; die Folge sind Risse in der Zellmembran quer gestreifter Muskelzellen, die die Signaltransduktion beeinträchtigen und letztlich zum Zellverlust führen. Klinische Folge ist eine (ausgeprägte) Muskelschwäche bereits im Kindesalter, die meist im Bereich der Muskulatur des Beckengürtels beginnt und sich dann ausbreitet. Siehe auch den klinischen Fall auf S. 394.

Bei der **Becker-Muskeldystrophie** ist Dystrophin noch teilweise funktionstüchtig, die Muskelschwäche ist deshalb in den meisten Fällen weniger stark ausgeprägt als bei der Duchenne-Muskeldystrophie.

◄ **klinik**

B-6.3 Aufbau des Myosin II (a) und eines Myosinfilaments (b)

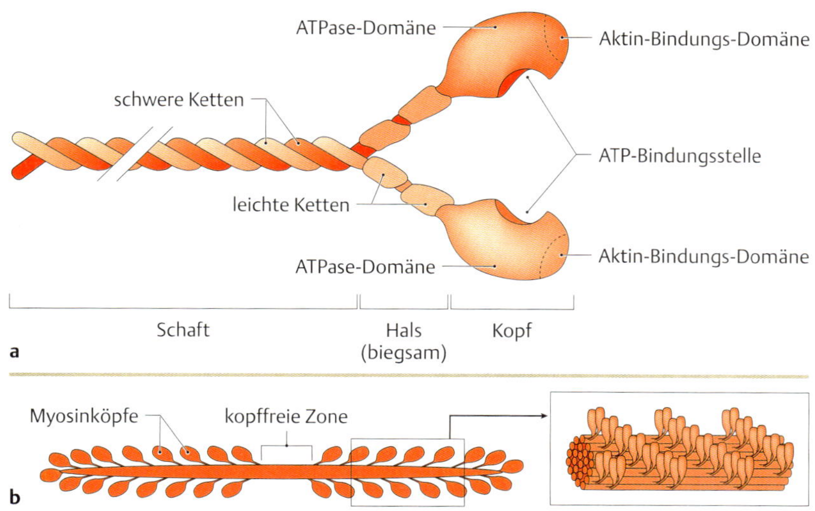

B-6.3

B-6.4

B-6.4 **Der Kontraktionszyklus am Beispiel einer quergestreiften Muskelzelle**

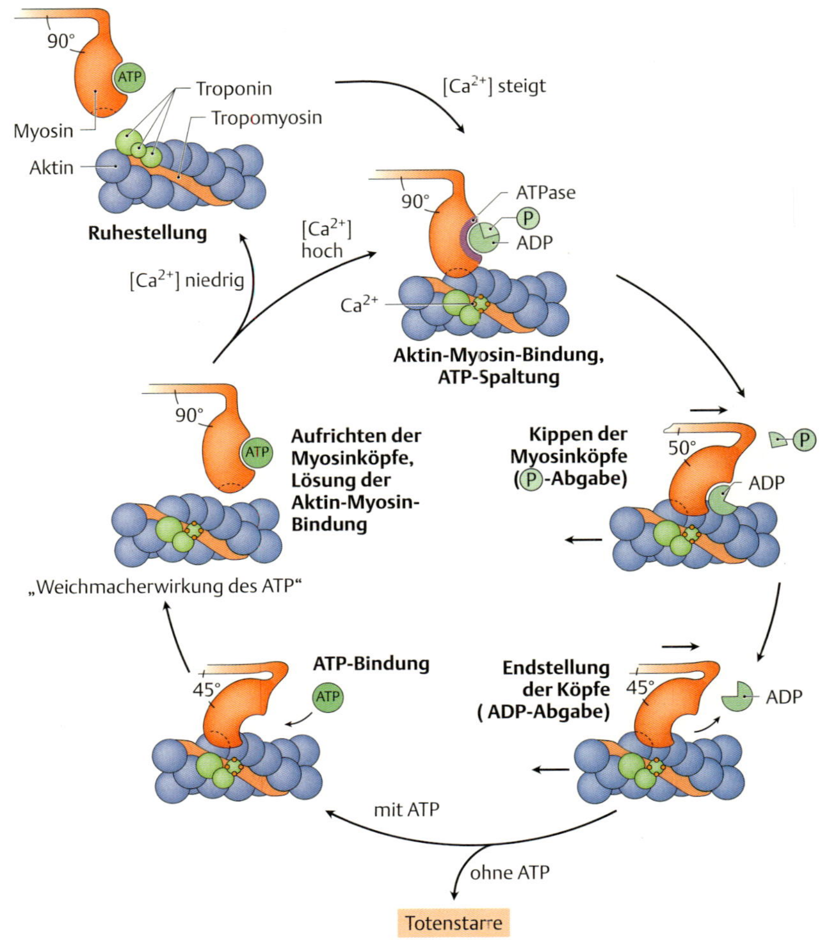

6.2 Mikrotubuli

6.2.1 Aufbau

Mikrotubuli bestehen aus **α- und β-Tubulin**. Diese Proteine bilden **Heterodimere**, die sich zu **Protofilamenten** zusammenlagern. Je 13 Protofilamente bilden einen **Mikrotubulus** (Abb. **B-6.5 a**).

Mikrotubuli haben ein **Plus-** und ein **Minus-Ende**. Das Plus-Ende besitzt **dynamische Instabilität**: An ihm wächst oder schrumpft der Mikrotubulus durch Polymerisation oder Depolymerisation. Bei der Polymerisation wird GTP hydrolysiert (Abb. **B-6.5 b**). Das **Minus-Ende** ist in der Regel am **Mikrotubuli-Organisations-Zentrum** (MTOC) = **Zentrosom** befestigt (Abb. **B-6.5 c**).

6.2 Mikrotubuli

6.2.1 Aufbau

Mikrotubuli sind lange Röhren, die aus den monomeren Untereinheiten **α- und β-Tubulin** aufgebaut sind. α- und β-Tubulin sind kleine globuläre Proteine mit einem Molekulargewicht von 53 und 55 kDa. Sie bilden **Heterodimere**, die sich zu polymeren **Protofilamenten** zusammenlagern (Abb. **B-6.5 a**). 13 dieser Protofilamente lagern sich zu einem Tubulus zusammen, an dessen Enden weitere Heterodimere anpolymerisieren.
Wie die Mikrofilamente haben die Mikrotubuli ein Plus-Ende und ein Minus-Ende. Am **Plus-Ende** zeigen Mikrotubuli eine sog. **dynamische Instabilität**, d. h. dort wachsen oder schrumpfen sie durch Polymerisation bzw. Depolymerisation. Bei der Polymerisation wird GTP hydrolysiert (Abb. **B-6.5 b**), analog zur ATP-Hydrolyse bei der Polymerisation von F-Aktin. In tierischen Zellen entspringt das **Minus-Ende** in der Regel dem **Mikrotubuli-Organisations-Zentrum** (MTOC), das auch **Zentrosom** genannt wird (Abb. **B-6.5 c**). Das Zentrosom liegt zentral in der Zelle und besteht aus einer Matrix, deren ca. 50 verschiedene Proteine zum großen Teil noch unbekannt sind. Im Inneren des Zentrosoms befinden sich zwei **Zentriolen** (s. u.). Während der Zellteilung verdoppelt sich das Zentrosom. Die beiden Tochterzentrosomen wandern an die gegenüberliegenden Pole der Zelle und bilden dort die Zellteilungsspindel (s. u.).

▶ **klinik.** Die Polymerisation und Depolymerisation der Mikrotubuli kann von Toxinen beeinflusst werden. **Taxol**, das Gift der Eibe, verhindert die Depolymerisation und wirkt dadurch mikrotubulistabilisierend. Die pflanzlichen Alkaloide **Colchicin**, **Vinblastin** und **Vincristin** verhindern die Polymerisation der Mikrotubuli. **Taxol, Vinblastin und Vincristin** werden in der **Krebstherapie** eingesetzt, da sie den Auf- und Abbau einer Zellteilungsspindel verhindern und deshalb eine Zellteilung nicht richtig durchgeführt werden kann. **Colchicin** wird zur Therapie des **akuten Gichtanfalls** eingesetzt. Bei einem akuten Gichtanfall wandern neutrophile Granulozyten in die Gelenke ein. Dort phagozytieren sie die ausgefallenen Natriumuratkristalle und werden dadurch zerstört. Bei ihrer Zerstörung werden Entzündungsmediatoren freigesetzt, die dann den Gichtanfall auslösen. Colchicin hemmt die Einwanderung der Granulozyten, indem es die Polymerisation der Mikrotubuli stört.

◀ klinik

B-6.5 Aufbau eines Mikrotubulus (a, b) und eines Zentrosoms (c)

B-6.5

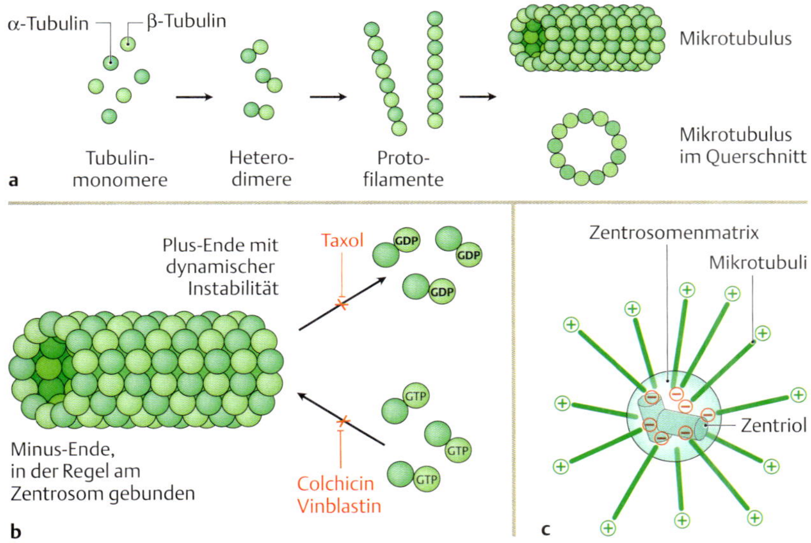

a Der Grundbaustein eines Mikrotubulus ist ein Heterodimer aus α- und β-Tubulin. Die Heterodimere lagern sich zu Protofilamenten zusammen. 13 Protofilamente bilden einen röhrenförmigen Mikrotubulus, an den dann weitere Heterodimere anpolymerisieren.
b An seinem Plus-Ende zeigt der Mikrotubulus dynamische Instabilität, d. h. die Heterodimere assoziieren und dissoziieren, je nachdem, ob sie GTP oder GDP gebunden haben. Die Polymerisation wird durch Colchicin und Vinblastin gehemmt. Taxol hemmt die Depolymerisation.
c Aufbau eines Zentrosoms. Die Zentrosomenmatrix besteht aus einer Vielzahl noch relativ wenig bekannter Proteine. Im Inneren des Zentrosoms befindet sich ein Zentriolenpaar (Aufbau s. Abb. **B-6.7 a**). Die Mikrotubuli sind an der Zentrosomenmatrix mit ihren Minus-Enden verankert.

6.2.2 Funktion

Mikrotubuli geben der Zelle ihre Form und dienen als Transportschienen.

Formgebung

Parallel zur Längsachse der Zelle ausgerichtete Mikrotubuli halten lange Zellausläufer in ihrer Form.

Transport

Mit Hilfe der **Motorproteine Dynein** und **Kinesin** werden Vesikel oder Organellen entlang der Mikrotubuli transportiert (Abb. **B-6.6 a**). Dynein wandert vom Plus- zum Minus-Ende, Kinesin vom Minus- zum Plus-Ende.

Transportmechanismus

Dynein und Kinesin bestehen aus zwei schweren und zwei leichten Ketten. Die schweren Ketten besitzen eine Tubulin bindende, **myosinähnliche Domäne mit ATPase-Aktivität** (Abb. **B-6.6 b**), die leichten Ketten binden das Transportgut. **ATP-Spaltung** bewirkt eine **Konformationsänderung** des Motorproteins, die zu seiner Verschiebung gegenüber dem Filament führt (Abb. **B-6.6 c**).

6.2.2 Funktion

Mikrotubuli haben zwei wichtige Funktionen in der Zelle: Sie helfen der Zelle, ihre äußere Form aufrechtzuerhalten, und dienen als Schienensystem, auf dem Transportvorgänge stattfinden.

Formgebung

Fibroblasten und Motoneurone, die sehr lang gestreckte Zellabschnitte haben, werden durch Mikrotubuli in ihrer Form gehalten. Axone enthalten z. B. Mikrotubuli, die parallel zu ihrer Längsachse ausgerichtet sind.

Transport

Mikrotubuli sind am Zentrosom verankert und durchspannen die gesamte Zelle. Sie werden als Schienen benutzt, an denen Vesikel oder Zellorganellen entlangtransportiert werden (Abb. **B-6.6 a**). Der Transport erfolgt mit Hilfe der **Motorproteine Dynein** und **Kinesin**. Diese Proteine sitzen auf der Oberfläche der Vesikel und treten mit den Mikrotubuli in Wechselwirkung. Vesikel, die mit Dynein besetzt sind, werden vom Plus- zum Minus-Ende des Mikrotubulus transportiert. Kinesin ist für den Transport in der Gegenrichtung zuständig.

Transportmechanismus

Dynein und Kinesin bestehen aus zwei schweren und zwei leichten Ketten. Die schweren Ketten haben eine α-helikale Struktur und an einem Ende eine **myosinähnliche Domäne**, die Tubulin binden kann und eine **ATPase-Aktivität** besitzt. Am anderen Ende binden sie die leichte Kette, die die spezifische Bindung an das Transportgut vermittelt. Die α-Helices der schweren Ketten bilden eine Doppelhelix (Abb. **B-6.6 b**), die auf der einen Seite an Tubulin bindet und auf der anderen Seite über die leichte Kette das Transportgut gebunden hat. Die **Spaltung von ATP** durch die myosinähnliche Domäne führt zu einer **Konformationsänderung** des Motorproteins gegenüber dem Filament (ähnlich wie bei der Muskelkontraktion). Dadurch wird die helikale Domäne mitsamt dem Transportgut nach vorne geschwenkt (Abb. **B-6.6 c**).

B-6.6 Schienentransport

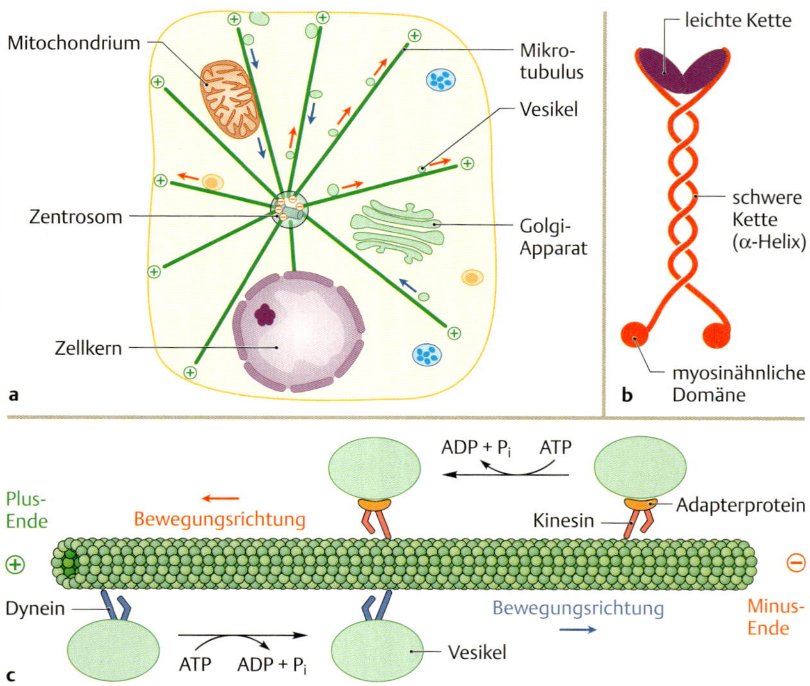

a Mikrotubuli strahlen vom Zentrosom im Zentrum der Zelle in die Peripherie. Sie dienen Zellorganellen und Vesikeln als Schienen, an denen diese entlangwandern können.
b Schematische Darstellung eines Kinesinmoleküls.
c Kinesin und Dynein sind Motorproteine, die Vesikel und Adapterproteine und gleichzeitig Tubulin binden können. Unter ATP-Verbrauch bewegen sie so Organellen und Vesikel an Mikrotubuli entlang. Kinesin transportiert seine Ladung in Richtung Plus-Ende, Dynein in Richtung Minus-Ende.

6.2.3 Komplexe Mikrotubulistrukturen

Einzelne Mikrotubuli können sich zu komplexeren Strukturen zusammenlagern. Dazu gehören die bereits oben erwähnten **Zentriolen** und die mit ihnen nahe verwandten **Basalkörper**. Auch **Kinozilien** und **Flagellen** enthalten durch eine charakteristische Mikrotubulistruktur ihre Form. Die **Kernteilungsspindel** wird ebenfalls von Mikrotubuli gebildet.

6.2.3 Komplexe Mikrotubulistrukturen

Durch Zusammenlagerung einzelner Mikrotubuli entstehen komplexe Strukturen.

Zentriolen und Basalkörper

Zentriolen sind Bestandteile des Zentrosoms (des Organisationszentrums für die Mikrotubulipolymerisation, S. 387): Jedes Zentrosom enthält zwei senkrecht aufeinander stehende Zentriolen. Diese bestehen aus **9 Mikrotubulitripletts** (**9×3-Anordnung**, Abb. **B-6.7 a**). Jedes Triplett ist aus einem kompletten Tubulus (A-Tubulus) und zwei inkompletten Tubuli (B- und C-Tubuli) zusammengesetzt. **Basalkörper** sind genauso aufgebaut wie Zentriolen. Sie liegen unterhalb der Zelloberfläche und dienen dort der Verankerung von Kinozilien und Flagellen (s. u.). Von ihnen geht auch die Synthese der Kinozilien und Flagellen aus. An ihnen können aber auch einzelne Mikrotubuli entspringen, die in das Zytosol hineinwachsen. Im Experiment sind Zentriolen und Basalkörper austauschbar. Werden diese Strukturen isoliert und in andere Zellen transferiert, können Basalkörper dort die Funktion eines Zentriols übernehmen und umgekehrt.

Zentriolen und Basalkörper

Zentriolen und **Basalkörper** bestehen aus **9 Mikrotubulitripletts**, die aus einem vollständigen und 2 unvollständigen Mikrotubuli zusammengesetzt sind (**9×3-Anordnung**, Abb. **B-6.7 a**).
Sie sind die Mikrotubuli-Organisationszentren, an denen die Mikrotubuli zu polymerisieren beginnen.

Kinozilien und Flagellen

Kinozilien sind etwa 10 μm lange Fortsätze auf der Zelloberfläche. Sie kommen vor allem auf Epithelzellen vor. In den Atemwegen sorgen sie mit ihrem Schlag

Kinozilien und Flagellen

Kinozilien sind Zellfortsätze, die v. a. auf Epithelzellen vorkommen und dem Transport kleiner Partikel auf der Zelloberfläche dienen.

B-6.7 Aufbau von Zentriolen und Basalkörpern, Kinozilien und Flagellen

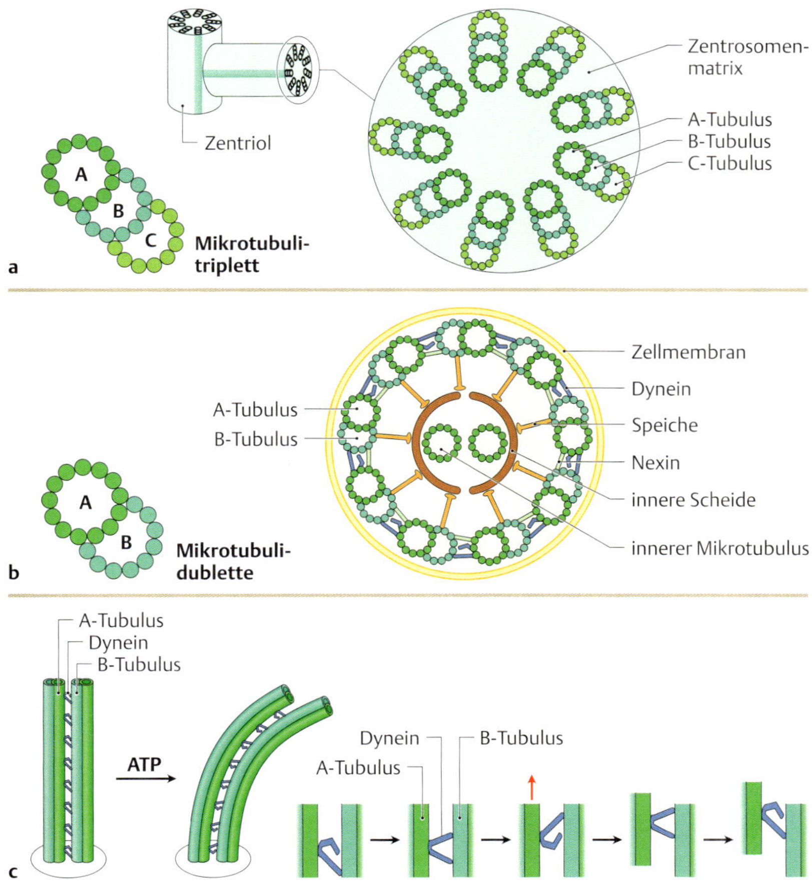

a Jedes Zentrosom besitzt zwei Zentriolen. Diese sind (ebenso wie Basalkörper) aus einem charakteristischen Muster aus 9×3 Mikrotubuli aufgebaut. Jeder Mikrotubulus besteht aus einem kompletten A-Tubulus aus 13 Tubulinmonomeren und je zwei inkompletten Tubuli (B- und C-Tubulus).
b Kinozilien und Flagellen bestehen aus (9×2)+2 Mikrotubuli. Jede Mikrotubulidublette enthält einen kompletten A-Tubulus und einen inkompletten B-Tubulus. Weitere Proteine wie Nexin und die Speichenproteine geben der Struktur Stabilität.
c Dynein dient als Motorprotein, welches unter ATP-Verbrauch mit einem ähnlichen Mechanismus wie das Myosin bei der Muskelkontraktion (S. 384) den Kinozilien- bzw. Flagellenschlag ermöglicht.

Sie bestehen aus **9 Mikotubulidubletten** und einem **zentralen Mikrotubuluspaar** (**(9×2) + 2-Anordnung**, Abb. **B-6.7 b**). Sie bewegen sich, indem die Mikrotubulidubletten aneinander vorbeigleiten. Die Energie dazu liefert die ATPase **Dynein** (Abb. **B-6.7 c**).

dafür, dass Bronchialschleim zusammen mit Schmutzpartikeln oralwärts transportiert wird. Im Eileiter transportieren sie die Eizelle in den Uterus.

Jedes Kinozilium enthält **9 Mikrotubulidubletten** und ein **zentrales Mikrotubuluspaar** (**(9×2) + 2-Anordnung**, Abb. **B-6.7 b**). Die Mikrotubulidubletten bestehen aus einem kompletten A-Tubulus und einem inkompletten B-Tubulus. Sie enthalten außerdem die ATPase **Dynein** und weitere Hilfsproteine wie Nexin und die Speichenproteine, die die Struktur stabilisieren. Das Dynein ist das Motorprotein der Zilien, das unter ATP-Spaltung den Zilienschlag ermöglicht. Dabei gleiten die benachbarten Mikrotubulidubletten mit einem ähnlichen Mechanismus aneinander vorbei wie das Aktin und Myosin in den Muskelzellen (Abb. **B-6.7 c**).

Flagellen sind identisch aufgebaut wie Kinozilien, aber sehr viel länger. Sie dienen der aktiven Fortbewegung der Zelle.

Flagellen sind genauso aufgebaut wie Kinozilien. Sie sind allerdings sehr viel länger (bis zu 150 nm) und kommen meist nur einzeln oder in einem Bündel zu wenigen vor. Sie dienen der aktiven Fortbewegung einzelner Zellen (z. B. der Spermien).

Kinozilien und Flagellen sind über Basalkörper in der Zelle verankert (s. o.).

▶ Merke

▶ **Merke.** Zentriolen und Basalkörper sind aus 9×3 Mikrotubuli aufgebaut, Kinozilien und Flagellen aus (9×2)+2 Mikrotubuli.

▶ klinik

▶ **klinik.** Bei **primärer ziliärer Dysplasie** ist der Aufbau der Kinozilien fehlerhaft. Meist ist die Zahl der Dynein-Moleküle vermindert. Die Kinozilienbewegung ist unkoordiniert oder fehlt. Deshalb sind u. a. der Transport von Schmutzpartikeln mit dem Bronchialschleim in Richtung Mund und der Abtransport von Sekret der Nasennebenhöhlen gestört. Dies führt zu chronischer Bronchitis, irreversiblen Erweiterungen der Bronchien (Bronchiektasen, s. Abb.) und chronischer Sinusitis. Bei Männern besteht aufgrund des gestörten Flagellenschlags der Spermien Infertilität. Beim **Kartagener-Syndrom** (Immotile-Cilia-Syndrom), einer Form der primären ziliären Dysplasie, findet sich außerdem ein Situs inversus.

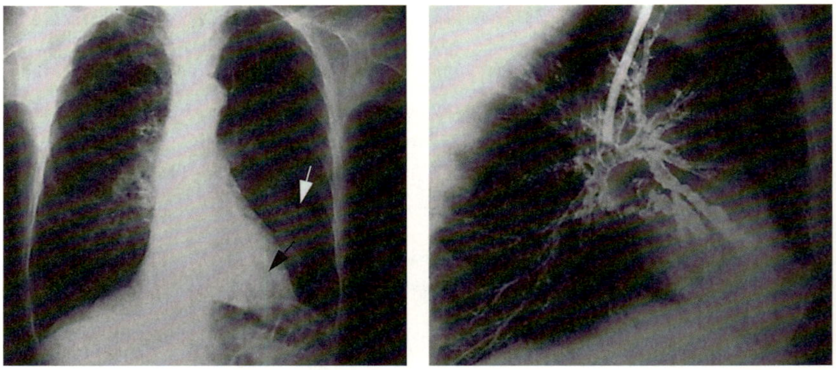

Bronchiektasen. Die Nativaufnahme zeigt zahlreiche sekretgefüllte Bronchiektasen im linken Unterfeld (weißer Pfeil) und im rechten Ober- und Mittelfeld. Rundherde in Projektion auf den Herzschatten (schwarzer Pfeil) entsprechen ebenfalls sekretgefüllten Bronchiektasen. Die rechte Abbildung im seitlichen Strahlengang zeigt die mit Kontrastmittel (KM) gefüllten Bronchiektasen (das KM wurde im Rahmen einer Bronchoskopie eingebracht = Bronchographie).

Kernteilungsspindel

Die Kernteilungsspindel bildet sich während der Mitose und besteht aus

Kernteilungsspindel

Die Kernteilungsspindel differenziert sich während des Zellzyklus in der Mitosephase. Das Zentrosom verdoppelt sich und die Tochterzentrosomen wandern an die beiden Zellpole. Von dort aus strahlen von jedem Zentrosom drei Populationen von Mikrotubuli aus, die mit ihren Minus-Enden am Zentrosom fixiert sind und mit ihren Plus-Enden aufeinander zuwachsen:

- Die sog. **Pol-Mikrotubuli** treffen sich in der Äquatorialebene der Zelle und treten über kinesinähnliche Motorproteine miteinander in Verbindung.
- Die **Kinetochor-Mikrotubuli** binden mit ihrem Plus-Ende an das Kinetochor eines Chromosoms.
- Die dritte Population der Mikrotubuli sind die **Astral-Mikrotubuli**, die nach außen abstrahlen.

Während der Metaphase verkürzen sich die Kinetochor-Mikrotubuli durch Depolymerisation an ihrem Plus-Ende und ziehen so die Schwesterchromatiden auseinander, die dabei zum Zellpol wandern (Abb. **B-6.8**). Gleichzeitig schieben sich die Pol-Mikrotubuli mit Hilfe der Motorproteine auseinander und verlängern sich durch Polymerisation. Dadurch werden die Spindelpole auseinander getrieben und es entsteht genügend Platz für die beiden Tochterkerne. Nach vollendeter Zellteilung wird die Kernteilungsspindel durch Depolymerisation wieder vollständig abgebaut.

- **Pol-Mikrotubuli**, die die Spindelpole durch Polymerisation und mit Hilfe eines Motorproteins auseinander treiben (Abb. **B-6.8**),
- **Kinetochor-Mikrotubuli**, die an den Chromatiden ansetzen und diese durch Depolarisation zu den Zellpolen ziehen,
- **Astral-Mikrotubuli**, die nach außen abstrahlen.

Nach der Zellteilung löst sich die Kernteilungsspindel wieder auf.

B-6.8 Die Funktion der Kernteilungsspindel

B-6.8

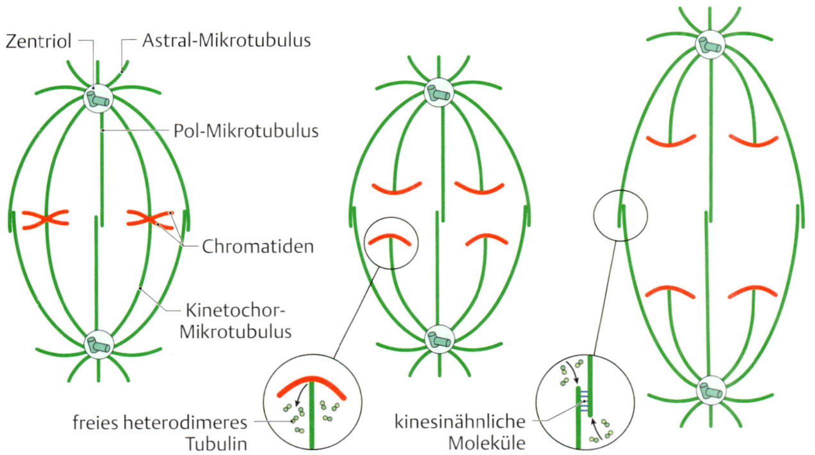

Erklärung siehe Text.

6.3 Intermediärfilamente

6.3.1 Aufbau

Die Bausteine der Intermediärfilamente sind keine globulären Proteine, sondern lange **Faserproteine** mit einer zentralen α-Helixstruktur, die sich zu **tetrameren Untereinheiten** zusammenlagern. Aus diesen Untereinheiten entstehen über Oktamere Protofilamente, die wiederum die Intermediärfilamenten aufbauen (Abb. **B-6.9**). Diese können untereinander durch weitere Proteine **quervernetzt** sein. Dadurch entstehen stabile Netzwerke, die einer Zelle mechanische Festigkeit geben.
Die Grundbausteine der Intermediärfilamente sind sehr **variabel** und werden **gewebsspezifisch** exprimiert.

6.3 Intermediärfilamente

6.3.1 Aufbau

Intermediärfilamente sind aus **Faserproteinen** aufgebaut, die sich zu **Tetrameren** und dann über Oktamere zu Protofilamenten zusammenlagern (Abb. **B-6.9**). Sie sind oft untereinander **quervernetzt** und bilden so ein stabiles Netz.

Intermediärfilamente sind **gewebsspezifisch**.

B-6.9

B-6.9 Aufbau von Intermediärfilamenten

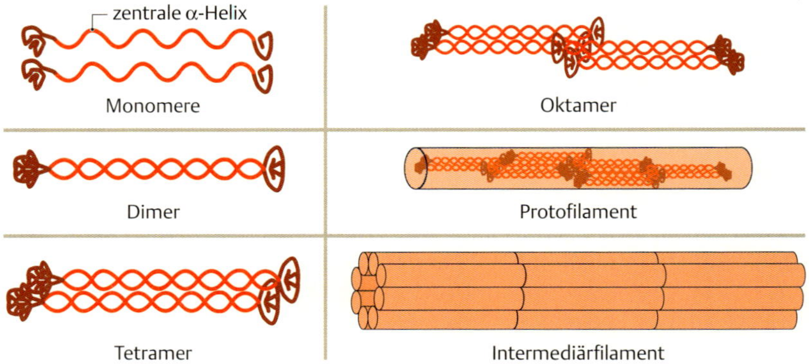

Monomere α-helikale Untereinheiten der Intermediärfilamente lagern sich zu Dimeren, dann zu Tetrameren zusammen. Je zwei Tetramere bilden Kopf an Kopf ein Oktamer, aus denen dann Protofilamente entstehen. Jeweils 8 Protofilamente lagern sich dann zu Intermediärfilamenten zusammen.

▶ klinik

▶ **klinik.** Die Gewebespezifität der Intermediärfilamente macht man sich in der Tumordiagnostik zu Nutze. Dort werden durch immunhistochemische Methoden die Bausteine der Intermediärfilamente einer Metastase charakterisiert. Aus den Ergebnissen lassen sich dann Rückschlüsse auf den Primärtumor ziehen (s. Abb.).

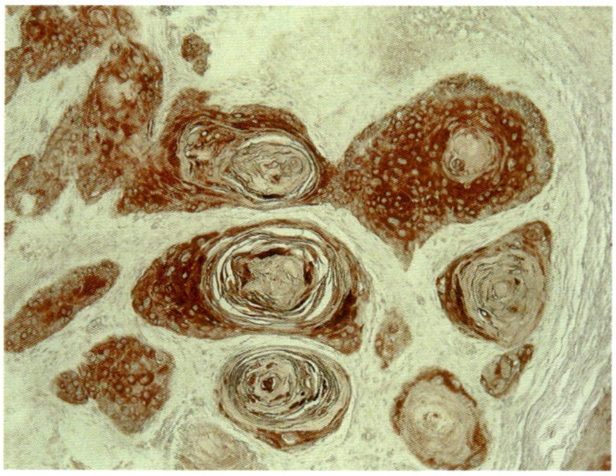

Immunhistochemische Darstellung von Keratin in Zellen und Hornkugeln einer Plattenepithelkarzinom-Metastase. Keratin ist der Grundbaustein der Keratinfilamente, also der Intermediärfilamente von Epithelzellen (s. u.). Die Tumorzellen der Metastase leiten sich folglich von Epithelzellen, in diesem Fall von verhornendem Plattenepithel (Hornkugeln!) ab. Vergr. 1:200

6.3.2 Funktion

Es gibt vier wichtige Typen von Intermediärfilamenten. Sie erfüllen gewebsspezifische Aufgaben.

6.3.2 Funktion

Beim Menschen gibt es vier wichtige Typen von Intermediärfilamenten. Sie erfüllen gewebsspezifische Aufgaben (s. u.). Drei dieser Intermediärfilamenttypen, **Keratinfilamente**, **Vimentinfilamente** und **Neurofilamente**, sind im Zytoplasma lokalisiert, während **Laminfilamente** in der Kernlamina innerhalb der Kernhülle vorkommen.

Keratinfilamente

Keratin (= Zytokeratin) bildet Keratinfilamente, die in **Epidermiszellen** vorkommen. Sie bilden **Horn**, **Haare** und **Nägel**. Außerdem

Keratinfilamente

Keratinfilamente bestehen aus **Keratin** (auch **Zytokeratin** genannt). Sie kommen in den basalen Zellen der **Epidermis** vor und füllen fast deren ganzes Zytoplasma aus. Auf ihrer Wanderung zur Hautoberfläche exprimieren die Zellen unterschiedliche Subtypen von Keratin, trocknen immer mehr aus und sterben schließlich ab, in einem Zustand, in dem sie fast nur noch aus Keratin bestehen (**Verhornung**). Keratinfilamente sind also für die mechanische Widerstandsfähigkeit der Epidermis verantwortlich. Auf ähnliche Art und Weise wie die Hornschicht der Epidermis entstehen **Nägel** und **Haare**. Keratinfilamente dienen auch der **Verankerung** von Zellen über Desmosomen und Hemidesmosomen (S. 359).

dienen sie der **Zellverankerung** über Desmosomen und Hemidesmosomen.

▶ **klinik.** Mutationen der Gene für Keratin 5 und 14 (Keratin-Subtypen, die vor allem in den basalen Zellen der Epidermis vorkommen) haben zur Folge, dass diese Zellen nicht mehr aneinander haften. Bereits bei geringer mechanischer Beanspruchung der Epidermis kommt es zu Spaltbildung innerhalb der Basalzellschicht, die sich als Blase äußert (s. Abb.). Das Krankheitsbild wird als **Epidermolysis bullosa simplex** bezeichnet. Es gibt mehrere Subtypen.

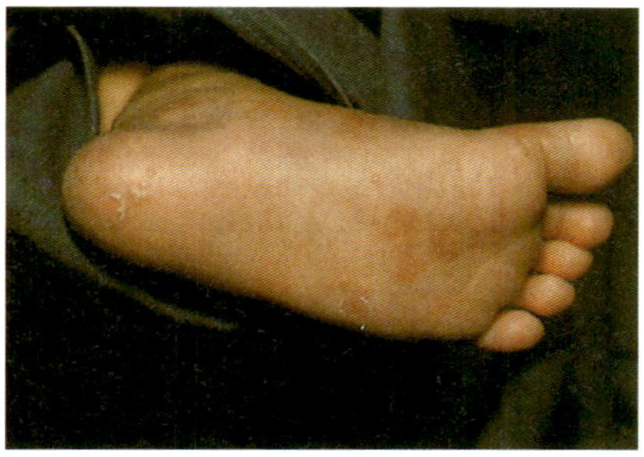

Reizlose Blasen und Erosionen an der linken Fußsohle nach mechanischer Belastung bei Epidermolysis bullosa simplex Typ Köbner

◀ klinik

Neurofilamente

Neurofilamente treten vor allem in den **Axonen** von Nervenzellen auf. Sie **stabilisieren** das Axon und **unterstützen den axonalen Transport**. Als Bausteine kommen drei Neurofilamentproteine vor: NF-L, NF-M und NF-H.

Neurofilamente

Neurofilamente **stabilisieren Axone** und **unterstützen den axonalen Transport**.

Vimentinfilamente

Vimentinfilamente sind die Intermediärfilamente in Zellen mesenchymaler Herkunft, z. B. Endothelzellen oder Fibroblasten. Sie bestehen aus **Vimentin** oder **vimentinähnlichen Proteinen**. Das vimentinähnliche Protein **Desmin** bildet Desminfilamente im Muskel. In quergestreiften Muskelzellen verbinden Desminfilamente benachbarte Z-Scheiben und stellen so die korrekte Ausrichtung der Zellen sicher. Weitere vimentinähnliche Proteine sind die **sauren Gliafaserproteine**, die stabilisierende Filamente in Gliazellen bilden, und **Peripherine**, die in einigen Neuronen Filamentbausteine sind.

Vimentinfilamente

Vimentinfilamente findet man in Zellen **mesenchymalen** Ursprungs (Endothelzellen, Fibroblasten). Sie bestehen aus **Vimentin** oder vimentinähnlichen Proteinen, z. B. **Desmin**, sauren **Gliafaserproteinen** und **Peripherinen**.

Laminfilamente

Laminfilamente bestehen aus Laminen. Sie bilden die Kernlamina. Diese befindet sich direkt innerhalb der Kernhülle des Zellkerns und ist für die Festigkeit der Kernhülle und die Verankerung des Chromatins verantwortlich (S. 364). Über verschiedene Membranproteine ist sie an der Kernhülle befestigt. Bei der Zellteilung wird durch Phosphorylierung der Lamine der Zerfall der Kernlamina induziert.

Laminfilamente

Laminfilamente bilden die Kernlamina, die die Kernhülle stabilisiert und das Chromatin verankert. Durch Phosphorylierung der Lamine zerfällt die Kernlamina während der Zellteilung.

▸ verklinikte Vorklinik: Muskeldystrophie

Anamnese: Sebastian Neugebauer, ein 7-jähriger Junge, kommt mit seiner 35-jährigen Mutter in die Sprechstunde der Abteilung für Neuropädiatrie einer Kinderklinik. Sie stellen sich vor wegen nachlassender Leistung im Schulsport und zunehmenden Schwierigkeiten beim Treppensteigen, so dass Sebastian die elterliche Wohnung in der 2. Etage nur noch mit großer Mühe erreichen kann. Schmerzen hat Sebastian nicht. Die Beschwerden haben schleichend begonnen und sich über mehrere Jahre verstärkt, sind jedoch bisher nie ärztlich abgeklärt worden.

Schwangerschafts- und Geburtsverlauf beschreibt die Mutter als unauffällig, wesentliche Vorerkrankungen sind nicht bekannt. Bei den bisherigen kinderärztlichen Vorsorgeuntersuchungen, von denen die letzte kurz vor Sebastians 2. Geburtstag stattgefunden hat (U7), war lediglich eine leichte motorische Entwicklungsverzögerung aufgefallen. Die vorgesehenen Untersuchungen im Alter von 4 und 6 Jahren (U8 und U9) wurden nicht wahrgenommen. Die Dokumentation der Entwicklung von Körperlänge und -gewicht zeigt einen Verlauf knapp unterhalb der 50. Perzentile mit geringen Schwankungen. Der Mutter ist aufgefallen, dass Sebastian – im Gegensatz zu seiner gesunden 6-jährigen Schwester – erst mit 2 Jahren Laufen gelernt hat. Noch heute fällt er häufiger hin. Zudem beschreibt sie ein ungewöhnliches Gangbild („Entengang“). Im Schulsport war Sebastian von Anfang an schlechter als die anderen Jungen der Klasse, jedoch war der Sportlehrerin die zunehmende Verschlechterung so auffällig vorgekommen, dass sie Frau Neugebauer zu einem Gespräch gebeten und ihr einen Besuch beim Kinderarzt empfohlen hatte.

Körperliche Untersuchung: (Pseudo-)Hypertrophie der Wadenmuskulatur beidseits mit Verhärtung (Induration, Abb. **c**). Atrophie der Muskulatur im Bereich des Schulter- und Beckengürtels. Beim Aufstehen aus der Rückenlage dreht sich Sebastian zunächst auf den Bauch, nimmt eine Vierfüßlerstellung ein und stützt sich während des Aufrichtens mit den Händen an den Beinen ab (Gowers-Zeichen, Abb. **a**). Das Besteigen eines Hockers (in Höhe einer Treppenstufe) bereitet ihm große Mühe und ist nur mit Hilfestellung zum Abstützen möglich. Das Gangbild erscheint watschelnd und mühevoll. Die Wirbelsäule zeigt eine verstärkte Lendenlordose (Abb. **b**).

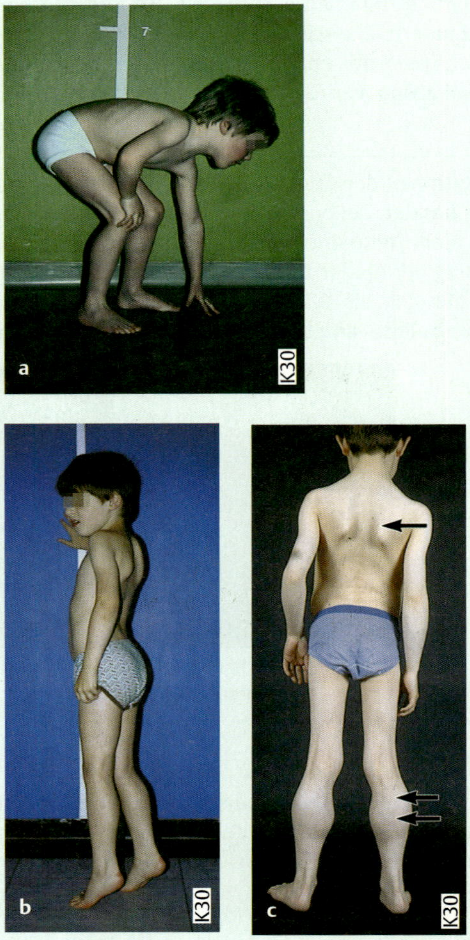

Beispiele für klinische Befunde bei Duchenne-Muskeldystrophie

Laboruntersuchungen (Angaben der jeweiligen Normwerte in Klammern): Kreatinkinase (CK) 12180 U/l (Normalbereich 31 – 152), entsprechend 203 µkatal/l; Aspartat-Aminotransferase (AST = GOT) 942 U/l (Normalbereich < 50), entsprechend 15,7 µkatal/l; Alanin-Aminotransferase (ALT = GPT) 138 U/l (Normalbereich < 40), entsprechend 2,3 µkatal/l; Lactat-Dehydrogenase (LDH) 780 U/l (141 – 237) bzw. 13 µkatal/l.

Elektromyographie (EMG): Verkürzte und erniedrigte, teils polyphasische Einzelpotenziale mit deutlicher Spontanaktivität auch in Ruhe, bereits bei leichter Anspannung dichtes Aktivitätsmuster. Bei maximaler Anspannung deutlich verminderte Amplitude des Summenpotenzials.
Muskelbiopsie: Die einzelnen Muskelfasern unterscheiden sich deutlich in ihrem Kaliber. Ihre Form ist abgerundet, teilweise sind Kerne in Zellmitte zu sehen. Insgesamt sind relativ wenige Muskelfasern vorhanden, dafür deutlich verbreiterter Interzellularraum, teils mit Fettgewebseinsprengseln. Immunhistochemisch ist kein Dystrophin nachweisbar (s. Abb. **b**).

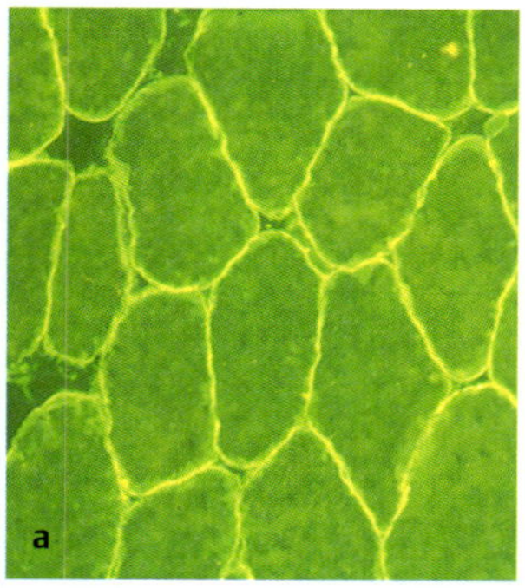

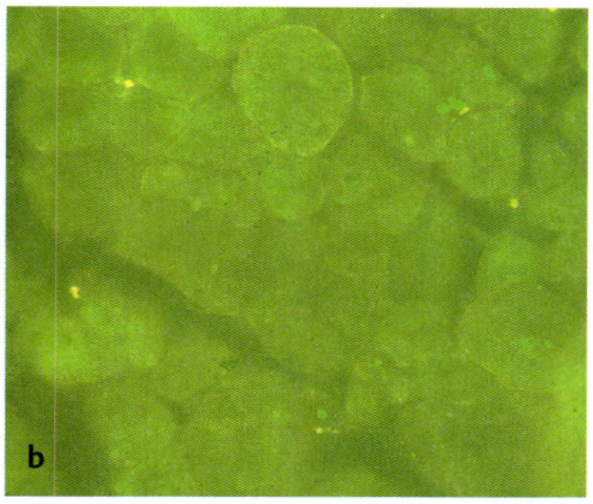

Immunhistochemischer Dystrophinnachweis (Immunfluoreszenz): **a**) bei normalen Muskelfasern ist Dystrophin als heller Randsaum nachweisbar; **b**) fehlend bei Duchenne-Muskeldystrophie

Fragen mit biochemischem Schwerpunkt:

1. Wie lautet Sebastians genaue Diagnose?
2. Wie wird diese Krankheit vererbt?
3. Können auch Mädchen an einer Dystrophinopathie erkranken?
4. Inwiefern lassen die Laborwerte vermuten, dass es sich um eine Skelettmuskelerkrankung handelt?

Antwortkommentare:

zu 1. Die Krankheit, an der Sebastian leidet, nennt man Muskeldystrophie Typ Duchenne. Es handelt sich um eine Mutation im Dystrophin-Gen, die dazu führt, dass kein oder nur noch sehr wenig Dystrophin in den Muskelzellen gebildet wird. Davon zu unterscheiden ist die Muskeldystrophie Typ Becker, die durch einen wesentlich milderen Verlauf, einen späteren Erkrankungsbeginn und eine höhere Rest-Expression von Dystrophin in den Muskelzellen gekennzeichnet ist. Da beide Krankheiten durch Mutationen im Dystrophin-Gen verursacht sind, fasst man sie auch als Dystrophinopathien zusammen.

zu 2. Das Dystrophin-Gen ist auf dem X-Chromosom lokalisiert. Zum Ausbruch der Krankheit kommt es nur, wenn kein intaktes Dystrophin-Allel mehr vorhanden ist. Dies ist bei Söhnen einer Konduktorin mit einer Wahrscheinlichkeit von etwa 50% der Fall (X-chromosomal-rezessiver Erbgang).

zu 3. Dies ist praktisch nahezu unmöglich. Es müssten dafür ein erkrankter männlicher Jugendlicher und eine Konduktorin eine Tochter zeugen, die dann mit einer Wahrscheinlichkeit von etwa 50% erkrankt wäre. Aufgrund der geringen Lebenserwartung der betroffenen Jungen (Tod meist im 2. Lebensjahrzehnt) haben diese meist keine Nachkommen.

zu 4. Einen wichtigen Hinweis gibt bereits die stark erhöhte CK-Aktivität. Diese kann durch einen Herzmuskelschaden wegen der geringen Masse nicht erzeugt werden. Zu erwarten ist bei Sebastian, dass fast die gesamte CK-Aktivität dem Isoenzym MM (für Muskel) zuzuordnen ist. Die LDH und GOT sind bei Skelettmuskelerkrankungen ebenfalls erhöht, jedoch typischerweise in geringerem Ausmaß als die CK. Besonders starke CK-Erhöhungen kommen neben der Muskeldystrophie bei anderen Erkrankungen mit starker Muskelfaserschädigung oder -untergang (Rhabdomyolyse, Krampfanfall, Polytrauma) sowie bei Muskelentzündungen (Myositiden) vor.

7 Extrazelluläre Matrix

Die extrazelluläre Matrix (EZM) ist die Substanz, die den Zwischenraum zwischen den Zellen ausfüllt.

Die EZM wird von Fibroblasten, Osteoblasten, Chondroblasten, Epithel-, Endothel- und anderen Zellen gebildet.

7 Extrazelluläre Matrix

Die extrazelluläre Matrix (EZM) ist die Substanz, die den Zwischenraum zwischen den Zellen ausfüllt. Sie wird von den Zellen selbst gebildet und in den extrazellulären Raum abgegeben. Welche Struktur und Funktion die extrazelluläre Matrix übernimmt, hängt von den Zellen ab, von denen sie synthetisiert wird.
Der größte Teil der extrazellulären Matrix wird von den **Fibroblasten** geliefert. Diese Zellen synthetisieren alle Komponenten des Bindegewebes. Zur gleichen Gruppe von Zellen gehören auch die **Osteoblasten**, die den Knochen bilden, und die **Chondroblasten**, die Knorpel synthetisieren. Auch die Basallamina ist eine Struktur der extrazellulären Matrix (S. 407). Sie wird von **Epithel-** und **Endothelzellen** gebildet. Ebenso bilden die glatten Muskelzellen der großen Gefäße extrazelluläre Matrixmoleküle, die den Gefäßen Zug- und Reißfestigkeit verleihen.

7.1 Komponenten der extrazellulären Matrix

Die wichtigsten Komponenten der EZM sind
- das Protein **Kollagen** in Form zahlreicher Subtypen (Beispiele s. Tab. **B-7.1**),
- das Protein **Elastin**,
- **Proteoglykane** und
- **nichtkollagene Glykoproteine**.

7.1 Komponenten der extrazellulären Matrix

Die extrazelluläre Matrix besteht aus einer kaum überschaubaren Vielfalt an verschiedenen **Proteinen** und **Kohlenhydraten**. Das wichtigste Protein ist das **Kollagen**, von dem es ca. 20 verschiedene Typen gibt (Beispiele s. Tab. **B-7.1**). Sie gehören zu den Glykoproteinen und sind die Strukturproteine des Bindegewebes (z. B. des Organstromas, aber auch der Bänder und Sehnen) und der Stützgewebe (Knochen, Knorpel) sowie der Basallamina. Weitere Komponenten sind:
- **Elastin**, das, wie sein Name schon sagt, den großen Blutgefäßen ihre Elastizität verleiht.
- **Proteoglykane**, die mit ihrer Eigenschaft, Wasser zu binden, z. B. Knorpel seine Stoßfestigkeit geben.
- **Nichtkollagene Glykoproteine**, von denen viele wichtig für verschiedene Zellfunktionen sind. Fibronektin z. B. ist ein Adhäsionsmolekül, das zwischen Kollagen und anderen extrazellulären Proteinen Brücken bildet und Zellen an sich binden kann.

B-7.1 Funktion und Zusammensetzung der extrazellulären Matrix

Vorkommen	*Funktion*	*Hauptprotein*	*Hauptkohlenhydrat*
Knochen	enthält Calciumphosphatsalze (Hydroxylapatit) und verleiht dem Knochen dadurch Druck- und Zugfestigkeit	Kollagen Typ I	Chondroitinsulfat, Hyaluronsäure
Knorpel	verleiht dem Knorpel Druckfestigkeit und mäßige Elastizität	Kollagen Typ II	Aggrecan: Kette aus Chondroitinsulfat und Keratansulfat, assoziiert mit Hyaluronsäure
Synovia	Stoßdämpfung	Kollagen Typ II	Hyaluronsäure
Basallamina	trennt basale Epithel- und Endothelzellen vom angrenzenden Bindegewebe, reguliert den Stofftransport (Filterfunktion)	Kollagen Typ IV	Heparansulfat
große Blutgfäße	verleiht den großen Blutgefäßen Dehnbarkeit und Reißfestigkeit	Elastin, Kollagen Typ I und III	Chondroitinsulfat
Haut	verleiht der Haut Festigkeit (bei Bewegung und Dehnung)	Kollagen Typ I, III und VII	Dermatansulfat

nach Königshoff, M., Brandenburger T. (2007): Kurzlehrbuch Biochemie, Thieme, Stuttgart

7.1.1 Kollagen

Kollagen ist das häufigste Protein im menschlichen Körper.

Struktur

Alle Kollagene haben den gleichen Grundaufbau. Sie bestehen aus einer **rechtsgängigen Tripelhelix**, die durch Zusammenlagerung von drei **linksgängigen Kollagen-α-Ketten** gebildet wird (**Tropokollagen**, Abb. **B-7.1 a**). Bis heute kennt man ca. 25 verschiedene Kollagen-α-Ketten, die alle von einem eigenen Gen kodiert werden. Aus diesen könnten etwa 10.000 verschiedene Kombinationen gebildet werden. Man findet aber nur etwa 20, die man mit römischen Ziffern durchnummeriert hat (vgl. Tab. **B-7.1**). Die charakteristische Aminosäuresequenz der Kollagen-α-Ketten besteht aus der sich wiederholenden Einheit **Glycin-X-Y**, wobei an Position X meist Prolin steht, an Position Y meist Hydroxyprolin, Lysin oder Hydroxylysin. Die drei Peptidketten werden durch Wasserstoffbrücken zusammengehalten. Die Peptidbindung im Prolin ist durch die Ringbildung fixiert und erleichtert so die Ausbildung der Tripelhelix. Über die OH-Gruppe am Hydroxylysin können Mono- oder Disaccharide (O-glykosidisch) an das Polypeptid gebunden sein (Abb. **B-7.1 b**).

> **7.1.1 Kollagen**
>
> **Struktur**
>
> Kollagen besteht aus einer **rechtsgängigen Tripelhelix**, die von drei **linksgängigen Kollagen-α-Ketten** gebildet wird (**Tropokollagen**, Abb. **B-7.1 a**). Es gibt etwa 20 verschiedene Kollagene, die durch die Kombination unterschiedlicher Kollagen-α-Ketten gebildet werden. Die Aminosäuresequenz der Kollagene besteht aus einem sich wiederholenden Triplett **Glycin-X-Y** (X = meist Prolin, Y = meist Hydroxyprolin, Lysin oder Hydroxylysin). Das Hydroxylysin kann glykosyliert sein (Abb. **B-7.1 b**).

Fibrilläre Kollagene

Fibrilläre Kollagene bilden die größte Gruppe innerhalb der Kollagene. Zu dieser Gruppe gehören die Kollagene Typ I, II, III, V und XI. Sie zeichnen sich durch die Ausbildung verschieden dicker und verschieden langer **Fibrillen** aus. Die Fibrillen entstehen durch gestaffelte parallele Aneinanderlagerung der Tropokollagenmoleküle (Abb. **B-7.1 c**). Dabei bleibt zwischen dem C-Terminus des einen Tropokollagens und dem N-Terminus des folgenden eine Lücke von 40 nm. Benachbarte Reihen von Tropokollagenen sind gegeneinander versetzt. Dadurch entsteht eine regelmäßige, sich stets wiederholende Anordnung, die nach entsprechender Färbung im Elektronenmikroskop als **gestreifte Struktur** sichtbar wird. Die Streifen haben einen Abstand von jeweils 67 nm (Abb. **B-7.1 c**). Die Reihen von Tropokollagenmolekülen werden untereinander über **Schiff-Basen** vernetzt (s. u.). Mehrere Fibrillen lagern sich dann zur Kollagenfaser zusammen.

> **Fibrilläre Kollagene**
>
> Die Kollagene Typ I, II, III, V und XI bilden lange **Fibrillen**, die durch gestaffelte Aneinanderlagerung der **Tripelhelices** entstehen (Abb. **B-7.1 c**). Die Tripelhelices sind durch **Schiff-Basen** quer vernetzt.

Fibrillen-assoziierte Kollagene

Diese Kollagene unterscheiden sich von fibrillären Kollagenen dadurch, dass ihre tripelhelikale Struktur immer wieder durch nichthelikale Abschnitte unterbrochen wird. Sie werden dadurch **beweglicher**. Außerdem behalten sie ihre Propeptide (s. u.). Sie bilden **keine Fibrillen**, sondern binden in regelmäßigen Abständen an Fibrillen fibrillärer Kollagene. Auf diese Art können sie die Eigenschaften des fibrillären Kollagens beeinflussen. So bindet Kollagen Typ IX an Kollagen Typ II im Knorpel und verleiht ihm dadurch seinen hydrophilen Charakter.

> **Fibrillen-assoziierte Kollagene**
>
> Die anderen Kollagene bilden **keine Fibrillen**. Ihre tripelhelikale Struktur wird immer wieder durchbrochen, wodurch sie **beweglicher** werden. Sie binden an die Fibrillen der fibrillären Kollagene und modifizieren dadurch deren Eigenschaften.

▶ **Merke.** Alle fibrillären Kollagene haben die gleiche Grundstruktur: Drei Kollagen-α-Ketten mit der sich wiederholenden Aminosäuresequenz Gly-X-Y lagern sich zu einer rechtsgewundenen Tripelhelix zusammen. Diese wird durch Wasserstoffbrücken zusammengehalten.

◀ Merke

B-7.1 Struktur von Kollagen

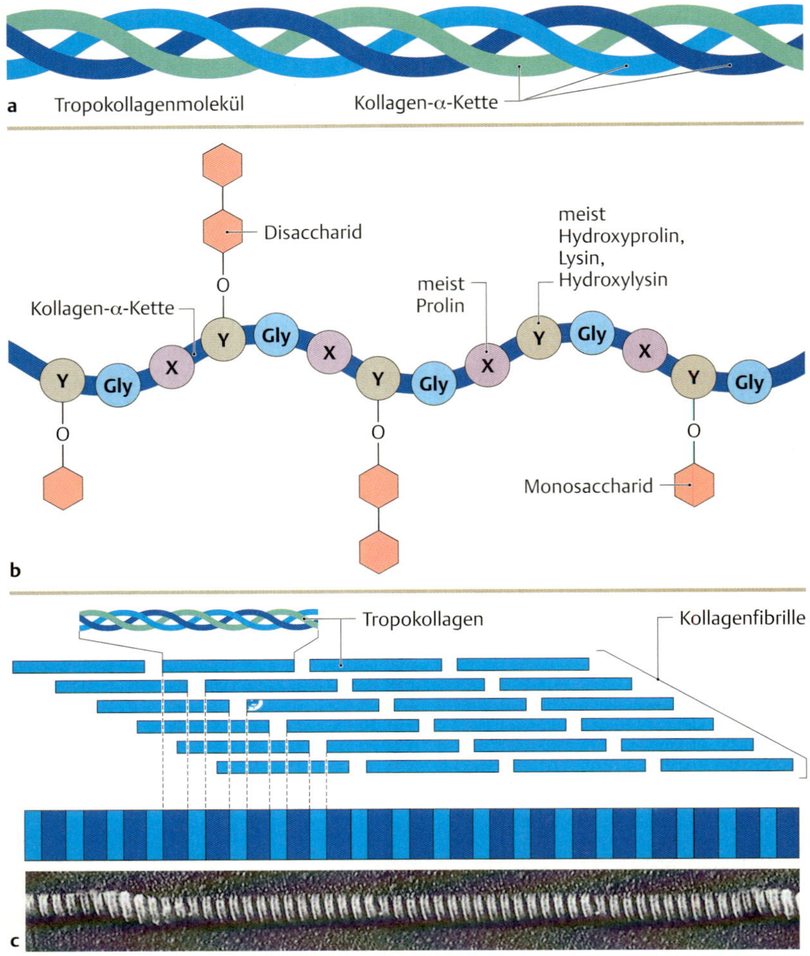

a Drei Kollagen-α-Ketten winden sich umeinander und bilden ein Tropokollagenmolekül.
b Die Aminosäuresequenz der Kollagen-α-Kette ist eine Abfolge aus Glycin, X und Y. X steht meist für Prolin, Y meist für Hydroxyprolin, Lysin oder Hydroxylysin. An der Hydroxygruppe des Y können Mono- oder Disaccharide O-glykosidisch gebunden sein.
c Fibrilläres Kollagen erhält seine charakteristische Streifung durch die Anordnung der Tropokollagenmoleküle.

Biosynthese

Biosynthese der Kollagen-α-Kette

Am rauen ER wird das Vorläufermolekül **Prokollagen** synthetisiert (Abb. **B-7.2**). Es enthält an N- und C-Terminus je ein **Telopeptid** und ein **Propeptid (= Registerpeptid)**.

Die Biosynthese der Kollagen-α-Kette beginnt wie bei jedem sekretorischen Protein – vermittelt durch ein Signalpeptid – am rauen endoplasmatischen Retikulum (ER, Abb. **B-7.2**). Noch während der Synthese wird das Signalpeptid im ER abgespalten. Dadurch entsteht das **Prokollagen**. Das Prokollagen enthält sowohl am N-Terminus als auch am C-Terminus ein kurzes **Telopeptid**, an das sich jeweils ein **Propeptid (= Registerpeptid)** anschließt.

Hydroxylierung und Glykosylierung

Das Prokollagen wird im ER und Golgi-Apparat modifiziert:
- **Vitamin-C-abhängige Hydroxylierung** verschiedener **Prolin-** und **Lysinreste** durch Prolyl- bzw. Lysyl-Hydroxylase,
- **Glykosylierung** mit **Galaktose** oder **Glucosylgalaktose**.

Je stärker die Proline hydroxyliert werden, desto stabiler wird das Kollagen.

Das Prokollagen wandert vom ER zum Golgi-Apparat. Dabei werden etwa die Hälfte der Proline und einige Lysine an den Y-Positionen der Gly-X-Y-Einheiten hydroxyliert. Die Hydroxylierung erfolgt durch die **Prolyl-** bzw. **Lysyl-Hydroxylase** und ist **Vitamin-C-abhängig**. Die hydroxylierten Lysine werden dann O-glykosidisch mit Galaktose oder Glucosylgalaktose **glykosyliert**. Am C-terminalen Propeptid werden zusätzlich N-glykosidische Verbindungen mit Zuckerresten geknüpft.
Die Anzahl der hydroxylierten Proline bestimmt den Schmelzpunkt des Kollagens. Je mehr OH-Gruppen vorhanden sind, desto mehr Wasserstoffbrücken können bei der Assemblierung der Tripelhelix ausgebildet werden und umso stabiler ist das Kollagenmolekül.

B-7.2 Kollagenbiosynthese

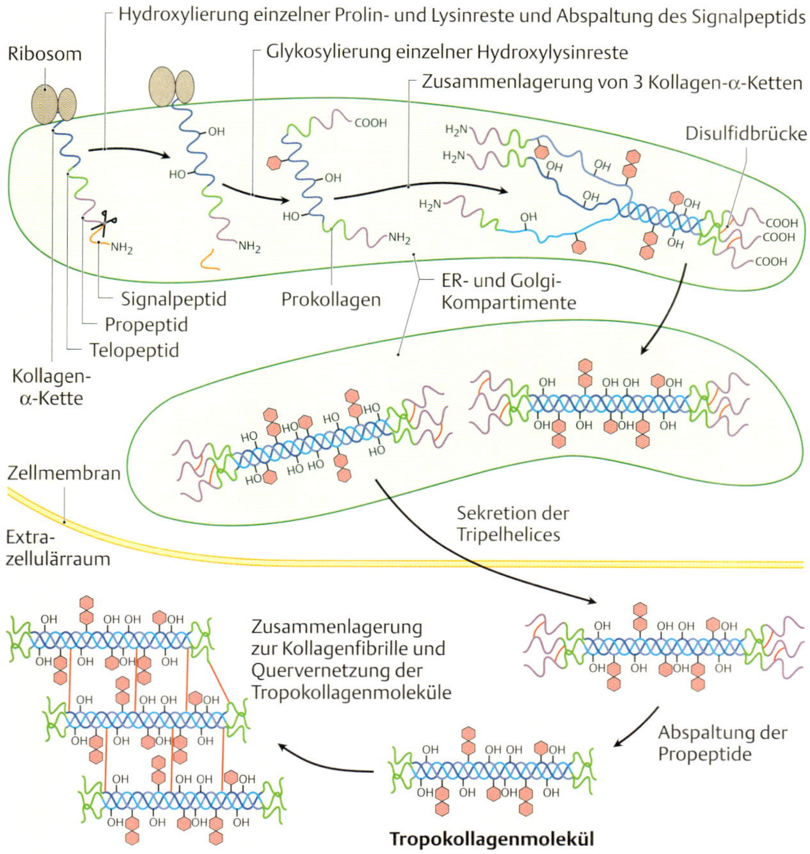

Erklärung siehe Text.

B-7.2

Assemblierung zur Tripelhelix

Die Zusammenlagerung der Tripelhelix beginnt bei den C-terminalen Propeptiden. Diese lagern sich aneinander und bilden untereinander **Disulfidbrücken** aus. Dann beginnen die drei α-Ketten sich sukzessive umeinander zu winden, bis das N-terminale Ende erreicht ist. Auch das N-terminale Ende wird durch die Bildung von Disulfidbrücken stabilisiert. Damit ist die intrazelluläre Synthese des Prokollagens abgeschlossen und das Kollagenmonomer wird in den Extrazellulärraum sezerniert.

Assemblierung zur Tripelhelix

Zuerst bilden sich **Disulfidbrücken** zwischen den C-terminalen Propeptiden. Dann winden sich die drei α-Ketten umeinander und die N-terminalen Propeptide bilden Disulfidbrücken aus. Die fertige Tripelhelix verlässt die Zelle.

Ausbildung der Fibrillen

Im **extrazellulären Raum** spaltet eine Peptidase die Propeptide vom N- und C-Terminus ab, wodurch **Tropokollagen** entsteht. Die Tropokollagenmoleküle fibrillärer Kollagene lagern sich in der oben beschriebenen charakteristischen Weise zu **Kollagenfibrillen** zusammen (Abb. **B-7.1 c**). Die **Quervernetzung** der Tropokollagenmoleküle erfolgt in zwei Schritten:

- Zunächst oxidiert das Enzym **Lysyl-Oxidase** Lysinreste zu Aldehydgruppen.
- Diese bilden mit freien Aminogruppen **Schiff-Basen** aus (Abb. **B-7.3 a**).

Vorwiegend werden intermolekulare Schiff-Basen gebildet, und zwar über die Telopeptide der Tropokollagenmoleküle (Abb. **B-7.3 b**).

Ausbildung der Fibrillen

Im **extrazellulären Raum** werden die Propeptide abgespalten, wodurch **Tropokollagen** entsteht. Tropokollagenmoleküle fibrillärer Kollagene lagern sich zu **Fibrillen** zusammen (Abb. **B-7.1 c**). Die Quervernetzung der Tropokollagenmoleküle erfolgt mit Hilfe der **Lysyl-Oxidase**. Die **Schiff-Basen** (v. a. intermolekular) werden über Aldehydgruppen gebildet (Abb. **B-7.3**).

B-7.3 Quervernetzung der Tropokollagenmoleküle

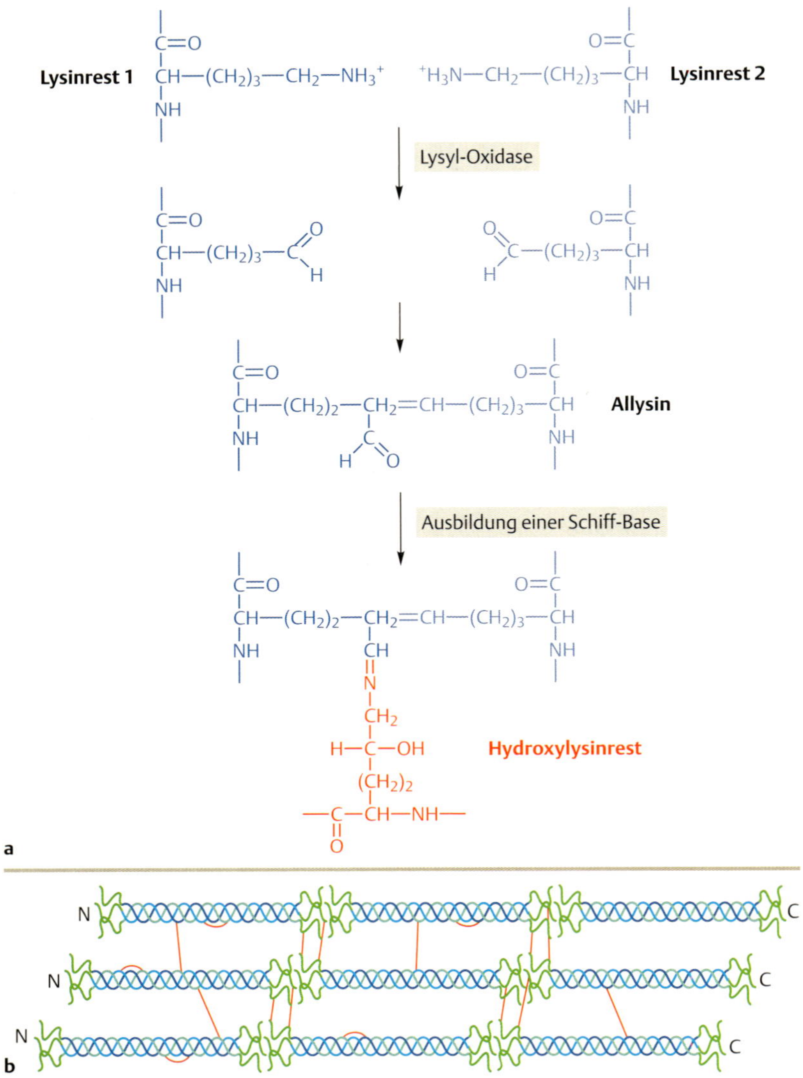

a Die Reaktion der Lysyl-Oxidase und Ausbildung einer Schiff-Base zwischen der Aminogruppe eines Hydroxylysinrests und der Aldehydgruppe eines Allysinrests.
b Die Quervernetzung der einzelnen Tropokollagenmoleküle untereinander erfolgt hauptsächlich über die Telopeptide, seltener zwischen den α-Helices und intramolekular.

► klinik. Bereits die Mutation eines einzigen Glycins in der Kollagen-α-Kette kann letale Folgen haben. Bei einer Form der **Osteogenesis imperfecta** ist ein Glycin nahe des C-Terminus zu einem Cystin mutiert. Dies hat zur Folge, dass sich die Tripelhelix nicht mehr richtig ausbilden kann und die einzelnen Ketten einer exzessiven Hydroxylierung und Glykosylierung ausgesetzt werden. Das Kollagen kann keine geordneten Strukturen mehr ausbilden oder es schmilzt bereits bei Körpertemperatur auf. Charakteristisch für diese Krankheit sind frakturbedingte Skelettdeformationen (s. Abb.), die bereits bei der Geburt bestehen. Ursache der Frakturen ist die Porosität der Knochen.

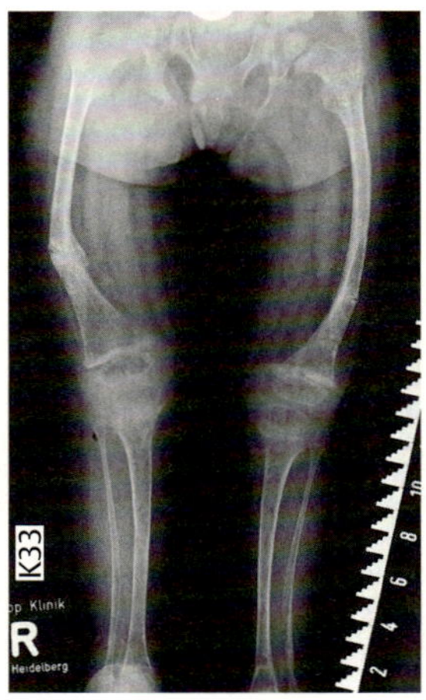

Deformation beider Oberschenkel durch Ermüdungsbrüche bei einem 14 Monate alten Mädchen mit Osteogenesis imperfecta

Ausbildung von Kollagenfasern

Mehrere Kollagenfibrillen lagern sich dann zu Kollagenfasern oder Kollagenbündeln zusammen.

Die Kollagenfibrillen lagern sich zu Kollagenfasern oder -bündeln zusammen.

7.1.2 Elastin

Elastin ist das Hauptprotein in den **elastischen Fasern**, die in den Wänden der größeren Blutgefäße und in der Lunge vorkommen. Diese Fasern sind enorm dehnbar, etwa 5-mal stärker als ein Gummiband. Zwischen diesen elastischen Fasern sind nichtelastische Kollagenfasern eingelagert, die verhindern, dass die elastischen Fasern überdehnt werden und reißen.

Elastin ist ein **hydrophobes Protein**, das viel **Prolin** und **Glycin**, aber nur wenig Hydroxyprolin und kein Hydroxylysin enthält. Es wird nicht glykosyliert. Seine Biosynthese erfolgt ähnlich wie beim Kollagen: **Tropoelastin** wird in den extrazellulären Raum sezerniert, wo es sich an **Mikrofibrillen**, bestehend aus dem Protein Fibrillin, anlagert. Ähnlich wie Tropokollagenmoleküle werden Tropoelastinmoleküle über Lysin – mit Hilfe der Lysyl-Oxidase – stark quervernetzt, wodurch **Elastin** entsteht. Elastin und Mikrofibrillen bilden ein großes **Geflecht aus elastischen Fasern**. Wie diese Fasern die gummiartigen Eigenschaften bekommen, ist nicht bekannt. Eine Modellvorstellung ist in Abbildung **B-7.4** gezeigt. Die einzelnen Elastinmoleküle bestehen aus zwei Domänen, die sich abwechseln. Ein hydrophober Abschnitt ist für die Elastizität verantwortlich, über einen α-helikalen Abschnitt geschieht die Vernetzung. Man nimmt an, dass die elastische Faser im wenig belasteten Zustand eine Zufallsstruktur annimmt, die sich dann bei Belastung in eine geordnete Struktur dehnt.

7.1.2 Elastin

Elastin ist das Hauptprotein in den **elastischen Fasern** der größeren Blutgefäße und der Lunge.

Das **hydrophobe Protein** enthält viel **Prolin** und **Glycin**, nur wenig Hydroxyprolin und kein Hydroxylysin. Seine Biosynthese erfolgt ähnlich wie beim Kollagen: **Tropoelastin** wird aus der Zelle ausgeschleust und lagert sich an Mikrofibrillen (aus Fibrillin) an. Dann werden Tropoelastinmoleküle über Lysin quervernetzt, wodurch **Elastin** entsteht. Elastin und Mikrofibrillen bilden ein **Geflecht aus elastischen Fasern**. Zur Struktur dieser Fasern s. Abb. **B-7.4**.

B-7.4 Struktur elastischer Fasern (Modellvorstellung)

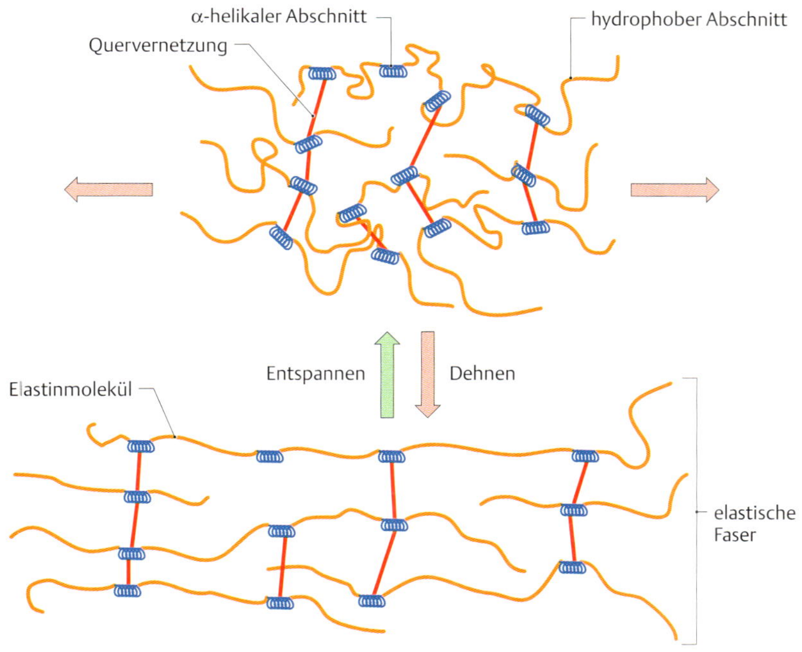

Die einzelnen Elastinmoleküle bestehen aus hydrophoben und α-helikalen Abschnitten, die sich abwechseln. Die α-helikalen Abschnitte sind untereinander quervernetzt. Unter Belastung dehnen sich die hydrophoben Abschnitte und die Faser nimmt eine geordnete Struktur an.

B-7.4

▶ klinik

▶ **klinik.** Beim **Marfan-Syndrom** führt ein Defekt des Fibrillin-1-Gens dazu, dass Mikrofibrillen ihre Funktion als Gerüst für Elastin nicht erfüllen können. Gewebe, die elastische Fasern enthalten, wie die Aorta und die Haut, sind abnorm dehnbar. Dadurch kann es u. a. zu einer Erweiterung der Aorta (Aortenektasie) und durch Einreißen der Intima zur Ausbildung eines falschen Lumens in der Media der Aorta (Aortendissektion, s. Abb.) kommen.

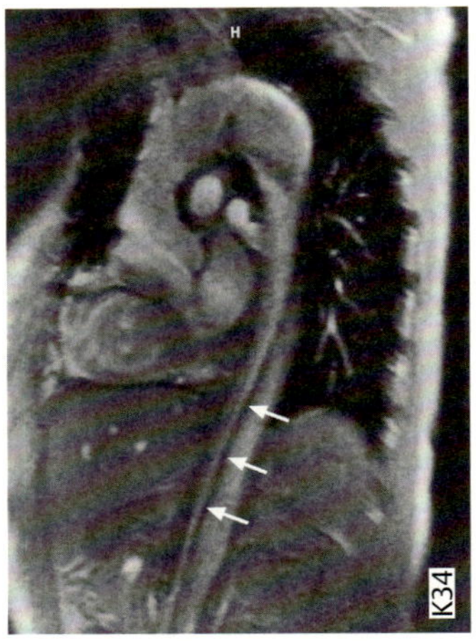

Aortendissektion. Das Magnetresonanztomogramm zeigt ein wahres und ein falsches Lumen im Bereich der thorakalen und abdominalen Aorta, die durch eine Dissektionsmembran (Pfeile) aus Intima und Media voneinander abgegrenzt sind.

7.1.3 Glykosaminoglykane

7.1.3 Glykosaminoglykane

▶ Synonym

▶ **Synonym.** Saure Mukopolysaccharide.

Sie sind die Hauptkomponente der EZM.

Glykosaminoglykane haben den weitaus größten Anteil an der extrazellulären Matrix.

▶ Definition

▶ **Definition.** Glykosaminoglykane (GAG) sind lange Kohlenhydratketten, die keinen Proteinanteil besitzen. Moleküle, in denen GAG an einen Proteinkern gebunden sind, bezeichnet man als Proteoglykane (s. u.). Trotz dieser eigentlich klaren Definition werden die Begriffe „Glykosaminoglykan" und „Proteoglykan" in der Literatur oft synonym verwendet, da die beiden Molekülarten nahe miteinander verwandt sind und die gleichen Funktionen haben. Dies gilt vor allem für die unten genannten GAG Chondroitinsulfat, Heparansulfat und Keratansulfat.

Aufbau

GAG bestehen aus einer sich wiederholenden **Disaccharideinheit**, die aus einer **Uronsäure** und einem **Aminozucker** besteht. Der Aminozucker trägt oft eine **Sulfatgruppe** (Abb. **B-7.5**, Tab. **B-7.2**).
Die **vier Hauptgruppen** der GAG sind:
- Hyaluronat,
- Chondroitinsulfate,
- Heparansulfat,
- Keratansulfat.

Die drei Letzteren sind stets Teil eines **Proteoglykans**.

Aufbau

GAG bestehen aus einer sich stets wiederholenden **Disaccharideinheit**, die aus einer **Uronsäure** (Glucuronsäure oder Iduronsäure) und einem **Aminozucker** (N-Acetylglucosamin oder N-Acetylgalaktosamin) aufgebaut ist (Abb. **B-7.5**). Viele der Aminozucker tragen zusätzlich eine **Sulfatgruppe** (Abb. **B-7.5 b**, Tab. **B-7.2**). Die Monosaccharide sind über α- und β-glykosidische Bindungen miteinander verbunden.
Die **vier Hauptgruppen** der GAG sind:
- Hyaluronat,
- Chondroitinsulfate,
- Heparansulfat,
- Keratansulfat.

Hyaluronat kommt nur als reines **Glykan** vor, es ist also nie an ein Protein gebunden, während die drei anderen genannten GAG immer an einen Proteinkern gebunden sind. Sie sind die Hauptbestandteile der **Proteoglykane** (s. u.).

Hyaluronat

Hyaluronat ist das einfachste und wichtigste GAG. Seine Disaccharideinheit enthält **Glucuronsäure** und **N-Acetylglucosamin** (Abb. **B-7.5 a**), die über eine β-glykosidische Bindung miteinander verbunden sind. Es kann Ketten aus bis zu 25.000 Disaccharideinheiten bilden. Hyaluronat enthält als einziges GAG keine Sulfatgruppen.

Hyaluronat

Hyaluronat besteht aus **Glucuronsäure** und **N-Acetylglucosamin** (Abb. **B-7.5 a**). Es enthält als einziges GAG keine Sulfatgruppen.

Chondroitinsulfate

Die Disaccharideinheiten der Chondroitinsulfate bestehen aus **Glucuronsäure oder Iduronsäure** und **N-Acetylgalaktosamin** mit einer β-glykosidischen Bindung dazwischen (Abb. **B-7.5 b**). Es gibt mehrere Chondroitinsulfate, die sich in der Stellung der Sulfatgruppe und der Abfolge der Disaccharideinheiten unterscheiden (s. Tab. **B-7.2**).

Chondroitinsulfate

Ihre Disaccharideinheiten bestehen aus **Glucuronsäure oder Iduronsäure** und **N-Acetylgalaktosamin** (Abb. **B-7.5 b** und Tab. **B-7.2**).

B-7.2 Überblick über die verschiedenen Glykosaminoglykane

Glykosaminoglykan	*Bestandteile der Disaccharideinheit*	*Vorkommen*
Hyaluronat	Glucuronsäure, N-Acetylglucosamin	Synovialflüssigkeit, Glaskörper, Nabelschnur
Chondroitin-4-sulfat (Chondroitinsulfat A)	Glucuronsäure, N-Acetylgalaktosamin mit einer Sulfatgruppe an C4	Knorpel, Aorta
Chondroitin-6-sulfat (Chondroitinsulfat C)	Glucuronsäure, N-Acetylgalaktosamin mit einer Sulfatgruppe an C6	Herzklappen
Dermatansulfat (Chondroitinsulfat B)	Glucuronsäure oder Iduronsäure, N-Acetylgalaktosamin mit einer Sulfatgruppe an C4	Haut, Blutgefäße, Herzklappen
Heparin	Glucuronsäure oder Iduronsäure, Glucosamin, mit Sulfatgruppen an der Uronsäure und dem Aminozucker	Lunge, Mastzellen
Heparansulfat	Glucuronsäure oder Iduronsäure, Glucosamin oder N-Acetylglucosamin mit Sulfatgruppen an den Uronsäuren und den Aminozuckern	Basallamina, Epithelienoberflächen
Keratansulfat	Galaktose, N-Acetylglucosamin mit Sulfatgruppen an der Galaktose und dem N-Acetylglucosamin	Kornea, Nucleus pulposus, Knorpel

B-7.5 Struktur von Glykosaminoglykanen

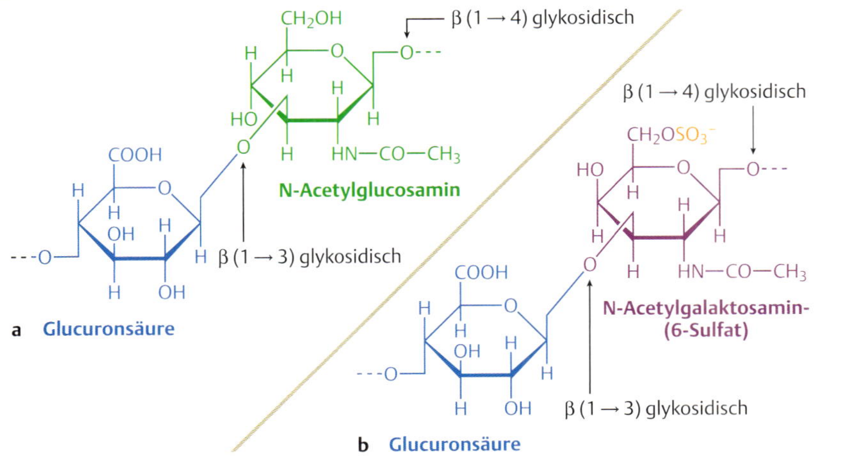

a Struktur von Hyaluronat.
b Struktur von Chondroitin-6-sulfat.

B-7.5

Heparin und Heparansulfat

Diese Moleküle enthalten auch α-glykosidische Bindungen. Heparin ist wichtig für die Blutgerinnung, Heparansulfat ist u. a. Bestandteil der Basallamina.

Heparin und Heparansulfat

Heparin und Heparansulfat enthalten Glucuronsäure oder Iduronsäure und Glucosamin. Das Glucosamin ist oft mehrfach sulfatiert. Neben β-glykosidischen Bindungen kommen hier auch α-glykosidische Bindungen zwischen den Monosacchariden vor. Heparin hat eine wichtige Funktion bei der Blutgerinnung (S. 749). Heparansulfat kommt in Epithelienoberflächen und in der Basallamina vor.

Keratansulfat

Keratansulfat besteht aus **N-Acetylglucosamin** und **Galaktose**.

Keratansulfat

Keratansulfat enthält keine Uronsäure. Es besteht aus **N-Acetylglucosamin** und **Galaktose**. Es kommt außer in Knochen und Knorpel hauptsächlich in der Kornea vor.

Biosynthese

Hyaluronat wird direkt in die extrazelluläre Matrix synthetisiert.

Die **anderen GAG** werden im **Golgi-Apparat** durch verschiedene spezifische **Glykosyltransferasen** auf ihre Proteinkerne übertragen und dort verlängert und modifiziert.

Biosynthese

Hyaluronat, das nicht an ein Protein gebunden ist, wird direkt von einem Enzymkomplex, der in der Plasmamembran sitzt, in die extrazelluläre Matrix synthetisiert.
Die **anderen GAG** sind kovalent an einen Proteinkern gebunden, der wie alle sekretorischen Proteine im ER synthetisiert wird. Die Zuckerreste werden durch spezifische **Glykosyltransferasen** im Golgi-Apparat angehängt. Dabei wird zuerst ein spezielles **Kopplungstetrasaccharid** an ein Serin angehängt. Auf dieses Kopplungstetrasaccharid werden dann die einzelnen nukleosidaktivierten Monosaccharide übertragen. Während der Passage durch den Golgi-Apparat werden diese Kohlenhydrate dann weiter modifiziert (z. B. durch Sulfatierung).

Abbau

Der Abbau der GAG findet in den **Lysosomen** statt.

Abbau

Der Abbau der GAG findet in den **Lysosomen** statt (S. 377). Lysosomen enthalten saure Hydrolasen wie die Hyaluronidasen und andere Uronidasen.

Hyaluronat

Hyaluronat wird durch **Hyaluronidasen** in kleinere Fragmente zerlegt und dann weiter zu Monosacchariden abgebaut. Dieser Abbau spielt eine wichtige Rolle in der **Embryonalentwicklung**, bei der Hyaluronat vorübergehend Raum für einwandernde Zellen schafft.

Hyaluronat

Hyaluronat wird von verschiedenen **Hyaluronidasen** abgebaut, die die langen Kohlenhydratketten in kleinere Fragmente zerlegen. Diese werden dann weiter zu Monosacchariden abgebaut. Dieser Abbau spielt eine wichtige Rolle bei der Zellwanderung in der **Embryonalentwicklung**. Dort lässt Hyaluronat (z. B. bei der Entstehung des Herzens oder der Hornhaut des Auges) einen zellfreien Raum entstehen, in den Zellen einwandern können. Sobald die Zellen eingewandert sind, wird überschüssiges Hyaluronat wieder abgebaut.
Auch manche Bakterien (z. B. Streptokokken) produzieren Hyaluronidasen. Sie helfen dem Bakterium, in das Bindegewebe einzudringen und sich dort auszubreiten.

Andere Glykosaminoglykane

Sie werden durch spezifische **Uronidasen** gespalten und in ihre Monosaccharide zerlegt.

Andere Glykosaminoglykane

Zum Abbau der anderen GAG werden weitere **Uronidasen** benötigt, die auch Bindungen zu anderen Uronsäuren (wie. z.B Iduronsäure) spalten können.

▶ **klinik**

▶ **klinik.** Bei den **Mukopolysaccharidosen** ist die Konzentration jeweils einer spezifischen lysosomalen Uronidase aufgrund eines Gendefekts herabgesetzt. Das zugehörige GAG kann nicht abgebaut werden und reichert sich in der Zelle an. Zur Mukopolysaccharidose Typ I (Morbus Pfaundler-Hurler) s. S. 377).

Funktion

GAG haben eine hohe **Wasserbindungskapazität**, die durch ihre vielen **negativen Ladungen** bedingt ist. Sie bilden dadurch **Gele**, die **stoßfest** sind (Funktion im Knorpel) und ein **wässriges Milieu** für die Diffusion

Funktion

Die negativ geladenen Carboxyl- und Sulfatgruppen der GAG binden Kationen wie z. B. Na^+. Durch die hohe Ionendichte, die dadurch in den Glykosaminoglykanen herrscht, werden osmotisch große Mengen Wasser eingelagert. Im Knorpel bilden so Chondroitinsulfate **Gele**, die die Stoßdämpferwirkung des Knorpels

gewährleisten. Im Glaskörper des Auges werden die großen Wassermengen durch **Hyaluronat** gebunden. In Gelenken fungiert Hyaluronat als Gleitmittel, in der Haut ist es die wichtigste Matrixkomponente und hat außerdem Wundheilungsfunktion.
Die wässrige Umgebung in den GAG stellt extrazellulär ein Milieu zur Verfügung, in dem eine schnelle Diffusion von wasserlöslichen Stoffen ermöglicht wird.
GAG haben außerdem als Bestandteile von **Proteoglykanen** viele weitere wichtige Funktionen (s. u.).

wasserlöslicher Substanzen zur Verfügung stellen.

Sie haben weitere wichtige Funktionen in **Proteoglykanen**.

7.1.4 Proteoglykane

7.1.4 Proteoglykane

▶ **Definition.** Proteoglykane sind Proteine, die kovalent (glykosidisch) gebundene Glykosaminoglykane (GAG) als Kohlenhydratseitenketten enthalten.

◀ **Definition**

▶ **Merke.** Proteoglykane dürfen nicht mit Glykoproteinen verwechselt werden. Proteoglykane bestehen zum größten Teil aus Kohlenhydrat (bis zu 95%) und haben nur einen kleinen Proteinkern, während Glykoproteine hauptsächlich aus einer Polypeptidkette bestehen, die kurze Kohlenhydratseitenketten trägt.

◀ **Merke**

Proteoglykane können aus praktisch unbegrenzt vielen Kombinationen von GAG und Proteinen aufgebaut sein (Tab. **B-7.3**). Ein einzelnes Kernprotein kann viele verschiedene GAG-Ketten tragen, die wiederum durch Sulfatgruppen unterschiedlich modifiziert sein können. Sie können auch in sehr unterschiedlichen Größen vorkommen.

Die Proteoglykane sind eine sehr heterogene Gruppe aus Proteinen und Kohlenhydraten (Tab. **B-7.3**).

B-7.3 Die häufigsten Proteoglykane (Übersicht)

Proteoglykan	*Molmasse des Proteinanteils (ca.)*	*Anzahl der Kohlenhydrat-ketten*	*Glykosaminoglykan*	*Vorkommen*	*Funktion*
Aggrecan	210 kDa*	über 130	Chondroitinsulfat und Keratansulfat	Knorpel	mechanische Stütze, Stoßdämpferwirkung zusammen mit Hyaluronat
Betaglykan	36 kDa	1	Chondroitinsulfat oder Keratansulfat	Zelloberfläche	bindet TGFβ
Decorin	40 kDa	1	Chondroitinsulfat oder Keratansulfat	weit verbreitet im Bindegewebe	bindet Typ-I-Kollagen (Faserbildung) und TGFβ
Perlecan	600 kDa	2–15	Heparansulfat	Basallamina	Ausbildung eines Netzes mit Filterfunktion

* kDa = Kilodalton = 1000 Dalton
nach Alberts et al. (2004): Molekularbiologie der Zelle, Wiley-VCH Verlag GmbH Co. KGaA, Weinheim

Aufgrund der Heterogenität dieser Molekülgruppe ist es nicht verwunderlich, dass ihre Mitglieder viele **verschiedene Aufgaben** haben. Sie bilden, wie bereits bei den GAG erwähnt, den **wasserhaltigen Zwischenraum** zwischen den Zellen. Des Weiteren haben sie **Stütz-** und **Dämpfungsfunktion** im Knochen und Knorpel. Sie vermitteln außerdem **Zell-Zell-** und **Zell-Matrix-Kontakte**, indem sie Glykoproteine wie z. B. Integrine (S. 360) oder auch an Kollagen binden. Auch spielen sie eine Rolle in der **Signalübertragung:** Sie binden sezernierte Signalmoleküle wie z. B. TGFβ und regulieren dadurch das Zellwachstum. Ebenso können sie die **Aktivität extrazellulärer Enzyme** (z. B. Proteasen) beeinflussen, indem sie sie binden und damit „aus dem Verkehr" ziehen. Sie vermitteln **Entzündungsreaktionen**, indem sie Chemokine binden und so am Entzündungsherd

Proteogklykane haben **vielfältige Funktionen**:
- Bildung des wässrigen Milieus zwischen Zellen,
- Stütz- und Dämpfungsfunktion in Knochen und Knorpel,
- Vermittlung von Zell-Zell- und Zell-Matrix-Kontakten,
- Signalübertragung,
- Regulation der Aktivität extrazellulärer Enzyme,
- Vermittlung von Entzündungsreaktionen.

konzentrieren. Dadurch werden Leukozyten veranlasst, das Blut zu verlassen und in das entzündete Gewebe einzudringen (S. 728).
Drei Beispiele sollen diese Vielfalt der verschiedenen Aufgaben etwas verdeutlichen.

Aggrecan

Aggrecan kommt im **Knorpel** vor und ist dort für die **Stoßdämpferwirkung** verantwortlich. Es bildet große **Komplexe mit Hyaluronat** (Abb. **B-7.6**), die Bakteriengröße erreichen können.

Aggrecan

Das Aggrecan des **Knorpels** ist ein sehr großes Protein von über 3000 kDa mit bis zu 130 Chondroitinsulfat- und Keratansulfat-Seitenketten. Im Knorpel liegt es als **Aggregat mit Hyaluronsäure** vor (Abb. **B-7.6**). Dabei bildet die Hyaluronsäure das Rückgrat des Komplexes, an das sich über Verbindungsproteine bis zu 100 Aggrecanmoleküle anlagern. Das Gesamtvolumen eines solchen Komplexes kann die Größe eines Bakteriums erreichen. Das Aggrecan verleiht dem Knorpel seine **Stoßdämpferwirkung** dadurch, dass es große Mengen Wasser binden und gleichzeitig geordnete Strukturen ausbilden kann.

B-7.6 Aggrecankomplex

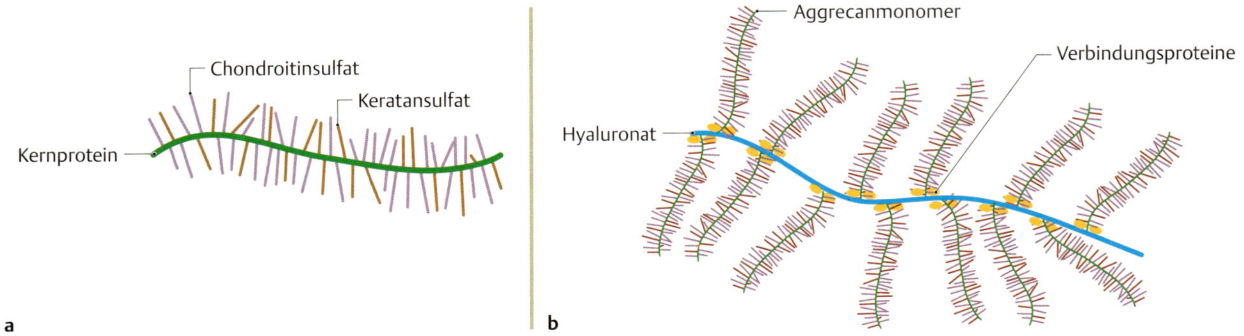

a Das Aggrecanmonomer besteht aus einem Proteinkern mit Chondroitinsulfat und Keratansulfat als Seitenketten.

b Im Knorpel liegt das Aggrecan im Komplex mit Hyaluronat vor. Über Verbindungsproteine sind die Aggrecanmonomere an einem langen zentralen Hyaluronatmolekül angelagert.

Decorin

Decorin kommt in Fibroblasten vor. Dort hilft es bei der **Bildung der Kollagenfasern**.

Decorin

Decorin, das in den Fibroblasten gebildet wird, hat nur eine Molmasse von ca. 40 kDa und enthält nur eine GAG-Kette (entweder Chondroitinsulfat oder Dermatansulfat). Decorin ist ein Kollagen bindendes Protein und ist wichtig für die **Bildung der Kollagenfasern**.

Perlecan

Perlecan übt in der **Basallamina** eine **Filterfunktion** aus, indem es eine netzartige Struktur mit **Poren** bildet (s. Abb. **B-7.8**).

Perlecan

Perlecan ist ein größeres Protein mit weniger Kohlenhydratketten. Es kommt in der **Basallamina** vor und hat dort eine **Filterfunktion**: Es bildet ein Netzwerk mit Poren aus, durch die ein selektiver Transport von Molekülen aufgrund ihrer Ladung und Größe stattfinden kann (s. Abb. **B-7.8**, S. 408).

7.1.5 Nichtkollagene Glykoproteine

Die nichtkollagenen Glykoproteine vermitteln den **Kontakt zwischen** den **Komponenten der extrazellulären Matrix** und stellen **Zell-Zell-** und **Zell-Matrix-Kontakte** her.

7.1.5 Nichtkollagene Glykoproteine

Außer Kollagen gibt es noch weitere Glykoproteine in der extrazellulären Matrix. Eine ihrer Aufgaben ist, den **Kontakt zwischen** den einzelnen **Komponenten der extrazellulären Matrix** herzustellen und diese so zusammenzuhalten. Außerdem vermitteln sie den Kontakt zwischen den **Zellen** und der **extrazellulären Matrix** und helfen den Zellen, bei der Wanderung ihren Weg zu finden (z. B. beim Axonwachstum).
Zwei wichtige Glykoproteine der extrazellulären Matrix sind das Fibronektin des Bindegewebes und das Laminin in der Basallamina.

Fibronektin

Fibronektin ist ein langes **dimeres Protein**, dessen Untereinheiten am C-Terminus über Disulfidbrücken miteinander verbunden sind. Es kommt in unterschiedlichen Isoformen vor, die aber alle von einem Gen kodiert werden. Die Isoformen entstehen durch alternatives Splicing (S. 463).
Jedes Monomer besteht aus **mehreren Domänen**, die verschiedene Funktionen haben (Abb. **B-7.7**). Eine der Domänen **bindet** an **Integrine** und damit an Zelloberflächen. Die Bindungsstelle dieser Domäne enthält die charakteristischen drei Aminosäuren R, G und D (Arginin, Glycin und Asparaginsäure, sog. **RGD-Regel**), mit denen sie an Integrin bindet. Man findet diese Sequenz auch in anderen Integrin bindenden Glykoproteinen. Eine weitere Domäne des Fibronektins **bindet** an **Kollagen**. Auf diese Weise verankert das Fibronektin als Brücke zwischen Integrin und Kollagen die Zellen in der extrazellulären Matrix.
Während der **Embryonalentwicklung** spielt Fibronektin eine wichtige Rolle in der Wegefindung der Zellen bei der Zellwanderung. Z. B. findet man während der Gastrulation große Mengen Fibronektin auf dem Weg, den zukünftige Mesodermzellen entlangwandern.

Fibronektin

Fibronektin ist ein **dimeres Protein**, dessen Monomere **mehrere Domänen** mit verschiedenen Funktionen enthalten (Abb. **B-7.7**). Eine Domäne **bindet Integrine**, d. h. Zelloberflächen, mit Hilfe der Aminosäuren Arginin, Glycin und Asparaginsäure (**RGD**). Eine andere Domäne bindet **Kollagen**. Fibronektin stellt somit eine Brücke dar, die Zellen mit der extrazellulären Matrix verbindet.
Während der **Embryonalentwicklung** spielt Fibronektin eine wichtige Rolle bei der Zellwanderung.

Fibrilläres Fibronektin

Auf Zelloberflächen lagert sich Fibronektin zu stark gespannten, **unlöslichen Fibrillen** zusammen. Diese Zusammenlagerung wird durch die Bindung an Integrin getriggert. Über die Integrinbindung sind diese Fibronektinfibrillen an das **Zytoskelett** innerhalb der Zelle angeschlossen (S. 360).

Fibrilläres Fibronektin

Fibronektin bildet außerhalb der Zellen **unlösliche Fibrillen**, die in engem Kontakt mit dem intrazellulären **Zytoskelett** stehen.

Lösliches Fibronektin

Es gibt eine Isoform des Fibronektins, das keine Fibrillen ausbildet. Dieses Fibronektin zirkuliert in löslicher Form im **Blut** und beeinflusst dort die **Blutgerinnung** (S. 738), indem es die Bindung von Thrombozyten und Fibroblasten an Fibrin vermittelt. Außerdem nimmt man an, dass es eine Funktion in der Wundheilung und der Phagozytose hat.

Lösliches Fibronektin

Die einzige lösliche Isoform des Fibronektins spielt eine Rolle bei der **Blutgerinnung**, wo es die Bindung von Thrombozyten und Fibroblasten an Fibrin vermittelt.

B-7.7 Die Struktur von Fibronektin

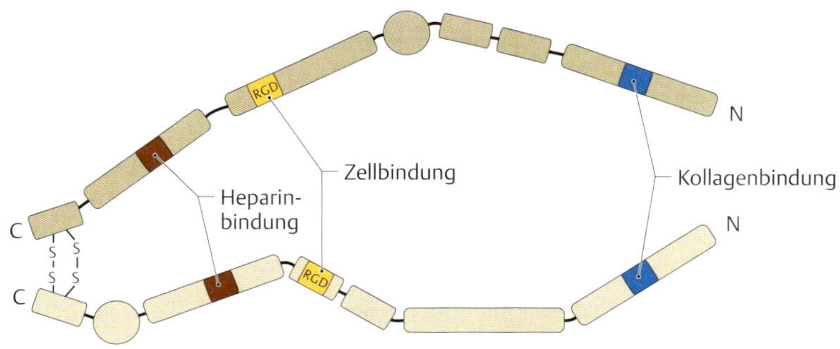

Die beiden Monomere des Fibronektins sind über Disulfidbrücken am C-Terminus miteinander verbunden. Die einzelnen Domänen haben verschiedene Funktionen, wie z. B. Heparinbindung, Kollagenbindung und Zellbindung über die Aminosäuresequenz RGD.

B-7.7

Laminin

Laminin ist ein wichtiger Bestandteil der **Basallamina**. Es übernimmt dort sozusagen die Funktion des Fibronektins im Bindegewebe. Es ist ein großes bewegliches Protein aus drei Untereinheiten (α, β und γ), die ein asymmetrisches Kreuz bilden (Abb. **B-7.8**). Durch Kombination verschiedener Isoformen der Untereinheiten entsteht eine große Lamininfamilie. Die einzelnen Domänen haben wie beim Fibronektin unterschiedliche Bindungseigenschaften. Eine der Domänen **bindet** an **Kollagen Typ IV**, eine andere an das Proteoglykan **Perlecan** (s. o.),

Laminin

Laminin ist ein wichtiger Bestandteil der **Basallamina**. Es hat dort dieselbe Funktion wie Fibronektin: Es verbindet über **Bindung an Integrin**, an **Kollagen** und an **Perlecan** (Abb. **B-7.8**) die Zelle mit der Basallamina und der extrazellulären Matrix.

B-7.8

B-7.8 Aufbau der Basallamina

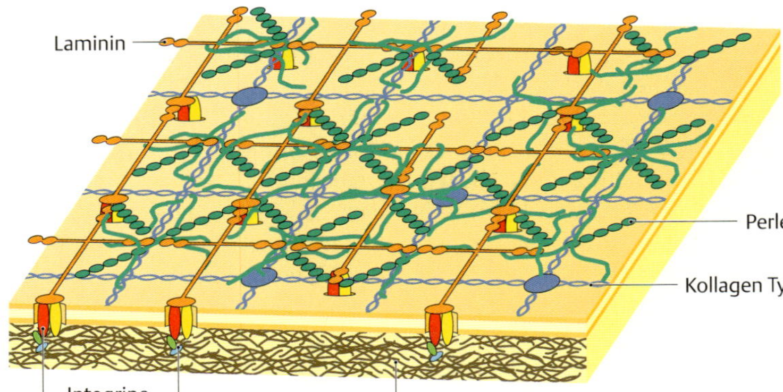

Laminin verankert Zellen an der Basallamina, indem es an Kollagen und Perlecan bindet. Beide Moleküle sind Bestandteile der Basallamina. Außerdem bindet Laminin an Integrin, das in der Zellmembran sitzt und über Ankerproteine im Zellinneren am Zytoskelett verankert ist (vgl. Abb. **B-4.11**, S. 362).

eine weitere kann **Integrine** binden. Damit fungiert Laminin als Ankerprotein, das die Zelle mit der Basallamina und diese wiederum mit der restlichen extrazellulären Matrix verbindet.

7.2 Abbau der extrazellulären Matrix

Die extrazelluläre Matrix unterliegt einem ständigen Auf- und Abbau.

Der Abbau erfolgt über **extrazelluläre Proteasen**. Die wichtigsten Proteasen sind **Matrix-Metalloproteasen** und **Serin-Proteasen**. Kollagen wird von spezifischen **Kollagenasen** abgebaut.

Regulation des Abbaus: Sie erfolgt über Mechanismen wie
- räumlich begrenzte Aktivierung der Proteasen,
- Inhibitoren, die die Aktivität der Proteasen auf einen bestimmten Bereich einschränken.

7.2 Abbau der extrazellulären Matrix

Die extrazelluläre Matrix unterliegt einem ständigen Auf- und Abbau. Diese Dynamik ist wichtig für viele biologische Vorgänge. Es kommt z. B. zu einem schnellen Abbau, wenn sich der Uterus nach der Geburt eines Kindes zurückbildet. Ein örtlich begrenzter Abbau findet statt, wenn weiße Blutkörperchen aus den Blutgefäßen durch die Basallamina hindurch ins Gewebe wandern.
Der Abbau erfolgt über **extrazelluläre Proteasen**, die von den Zellen abgegeben werden. Die meisten dieser Proteasen gehören zu den **Matrix-Metalloproteasen** (metallabhängigen Proteasen, S. 257), die Zink im aktiven Zentrum besitzen und Ca^{2+}-abhängig sind, oder zu den **Serin-Proteasen**, die einen Serinrest in ihrem aktiven Zentrum haben (S. 256). Das Kollagen wird dabei von spezifischen **Kollagenasen** abgebaut, die nur an wenigen spezifischen Stellen spalten. Dadurch bleibt die Struktur der Matrix weitgehend erhalten, die Zellwanderung aber wird möglich gemacht.

Regulation des Abbaus: Der Abbau der extrazellulären Matrix wird u. a. dadurch reguliert, dass die **Proteasen** nur **räumlich begrenzt aktiviert** werden. Z. B. aktiviert der Plasminogenaktivator das inaktive Plasminogen, das überall im Blut vorkommt, nur an den Stellen, an denen ein Blutgerinnsel aufgelöst werden muss (S. 748).
Eine andere Möglichkeit der Regulation ist die Ausscheidung von **Inhibitoren**, die die Aktivität der Proteasen auf einen begrenzten Bereich einschränken.

7.3 Extrazelluläre Matrix des Knochens

Die extrazelluläre Matrix des Knochens besteht aus anorganischen und organischen Substanzen, wobei der anorganische Teil zusammen mit H_2O etwa 80% ausmacht.

7.3.1 Anorganische Matrix

Die anorganische Matrix besteht aus **Calciumverbindungen**, z. B. Hydroxylapatit [$Ca_{10}(PO_3)_6(OH)_2$]. Sie dienen vor allem dem Aufbau des Skeletts und der **Speicherung von Ca^{2+} und PO_4^{3-}**, deren Aufnahme und Freisetzung einer strengen hormonellen Kontrolle unterliegen (S. 622).

7.3.2 Organische Matrix

Die organische Matrix des Knochens wird von Osteoblasten bzw. Osteozyten gebildet, die sich dabei völlig einmauern und untereinander nur noch über kurze Fortsätze in Verbindung stehen. Hauptbestandteil der organischen Matrix ist mit einem Anteil von ca. 90% das **Kollagen Typ I**. Es verleiht dem Knochen seine Festigkeit, da die anorganische Matrix allein zu brüchig wäre. Die restlichen 10% bestehen u. a. aus **Proteoglykanen**, **Matrix-GLA-Protein** und **Osteocalcin**.
Zur Regulation des Knochenauf- und -abbaus s. S. 622.

7.4 Extrazelluläre Matrix des Knorpels

Knorpel hat die Aufgabe, mäßig verformbar und druckresistent zu sein. Außerdem ist er die Vorstufe für die Knochenbildung bei der indirekten Ossifikation. Die extrazelluläre Matrix des Knorpels wird von Chondrozyten gebildet und umgibt diese von allen Seiten, so dass sie nur durch Diffusion ernährt werden können. Die Diffusion wird durch die Wasser bindenden Glykosaminoglykane bzw. Proteoglykane **Hyaluronat** bzw. **Aggrecan** sichergestellt. Die extrazelluläre Matrix des Knorpels stellt ein **hydratisiertes Gel** mit einem Wasseranteil von ca. 70% dar.
Das wichtigste Kollagen im Knorpel ist das **Kollagen Typ II**. Es durchzieht die Gelmatrix mit langen Fibrillen und verleiht ihr so ihre Form. Weitere Kollagene sind **Kollagen Typ IX und XI**. Im Perichondrium, der Knorpelhaut, finden sich auch die Kollagene **Typ I, II und V**.

7.3 Extrazelluläre Matrix des Knochens

Der Knochen besteht zu 80% aus anorganischem Material, der Rest ist organisch.

7.3.1 Anorganische Matrix

Die anorganische Matrix besteht aus **Calciumverbindungen** (z. B. Hydroxylapatit) und dient zum Aufbau des Skeletts und als **Ca^{2+}- und PO_4^{3-}-Speicher**.

7.3.2 Organische Matrix

Die organische Matrix besteht aus **Kollagen Typ I** (ca. 90%) sowie **Proteoglykanen**, **Matrix-GLA-Protein** und **Osteocalcin**.

7.4 Extrazelluläre Matrix des Knorpels

Knorpel enthält **Hyaluronat** und **Aggrecan**, die durch ihre **Hydratisierung** die mäßige Verformbarkeit und Stoßfestigkeit des Knorpels bedingen. Das wichtigste Kollagen im Knorpel ist **Kollagen Typ II**. Außerdem kommen Kollagen **Typ I, V, IX und XI** vor.

B III Molekulare Genetik

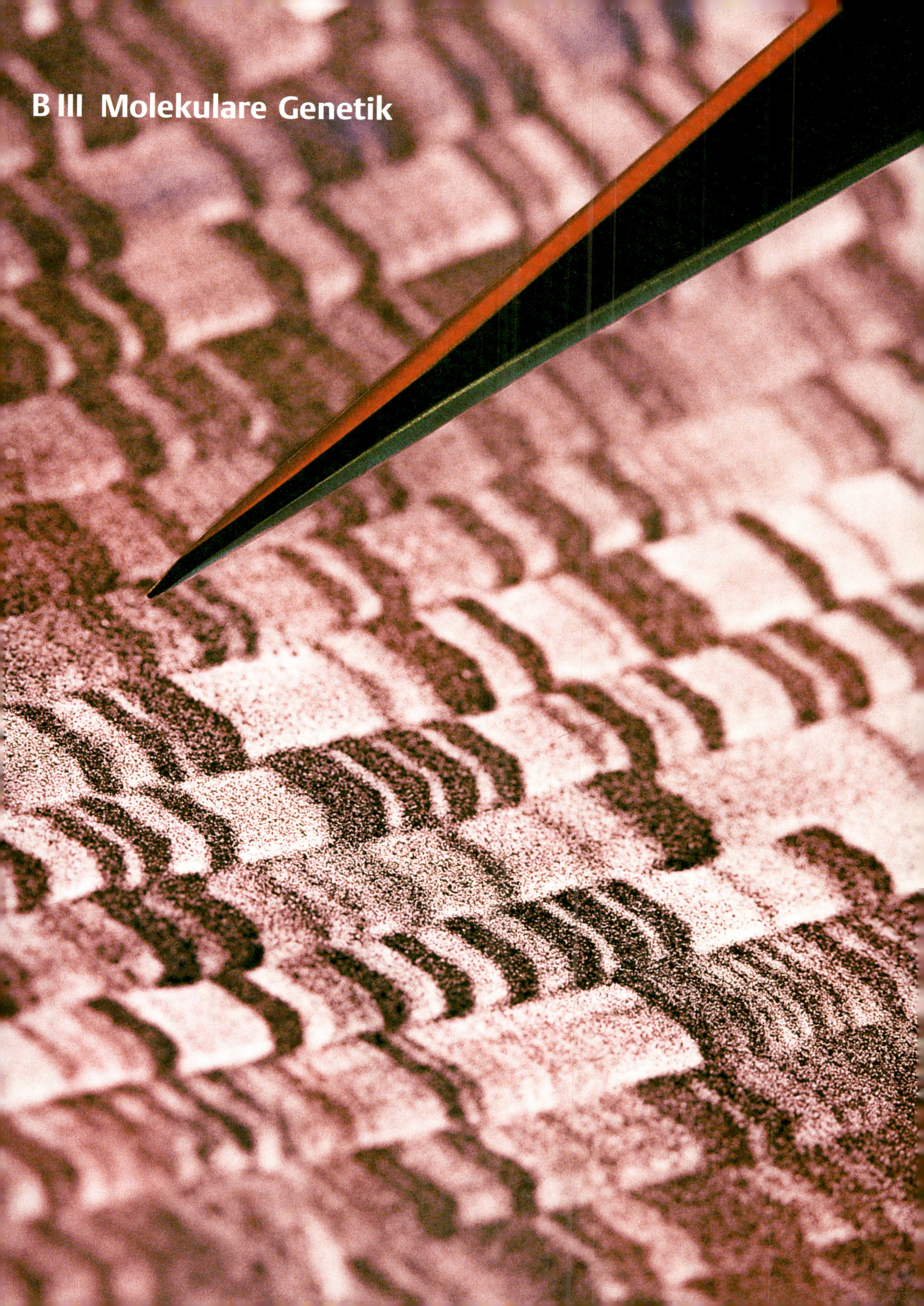

8 Nukleotide

Nukleotide erfüllen zentrale Funktionen in Stoffwechsel und Signaltransduktion und sind die Bausteine der Nukleinsäuren.

Nukleotide und ihre Derivate erfüllen eine Reihe zentraler Funktionen im Stoffwechsel und in der Signaltransduktion. Außerdem sind sie die Bausteine der Nukleinsäuren, welche die Erbinformation tragen (Desoxyribonukleinsäure = DNS = DNA [*A* wie *a*cid]) bzw. an der Genexpression beteiligt sind (Ribonukleinsäure = RNS = RNA) (S. 428).
Die Wichtigkeit der Nukleotide wird durch die Tatsache verdeutlicht, dass fast alle Zellen in der Lage sind, Nukleotide zu synthetisieren.

8.1 Aufbau der Nukleotide

Nukleotide bestehen aus drei Komponenten (Abb. **B-8.1**):
- **organische Base**,
- **Kohlenhydrat** (Pentose),
- **Phosphat**.

Nukleotide sind aus drei Komponenten aufgebaut (Abb. **B-8.1**):
- einer **organischen Base**, die aus einem aromatischen heterozyklischen Ring bzw. Ringsystem besteht,
- einem **Kohlenhydrat** mit fünf Kohlenstoffatomen (Pentose): D-Ribose oder 2-Desoxy-D-Ribose,
- mindestens einem **Phosphat**.

B-8.1

B-8.1 Aufbau eines Nukleotids

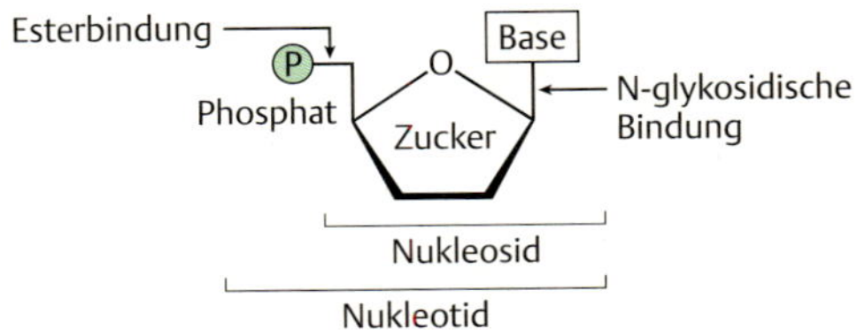

Organische Base: Sie ist ein Purin- oder Pyrimidinderivat:
- **Purine**: Adenin (A) und Guanin (G),
- **Pyrimidine**: Cytosin (C), Thymin (T) und Uracil (U).

Diese wichtigsten organischen Basen zeigt Abbildung **B-8.2**.

Organische Base: Die organische Base ist ein Purin- oder Pyrimidinderivat:
- **Purine:** Die beiden wichtigsten sind **Adenin** (A) und **Guanin** (G).
- **Pyrimidine:** Die drei wichtigsten sind **Cytosin** (C), **Thymin** (T) und **Uracil** (U).

Neben diesen in Abbildung **B-8.2** dargestellten Molekülen gibt es noch eine Reihe weiterer Basen, die Bedeutung als Stoffwechselzwischenprodukte oder Endprodukte haben (S. 217) oder Bestandteile von Nukleinsäuren (z. B. tRNA, S. 446) sind.

B-8.2

B-8.2 Purin- und Pyrimidinbasen

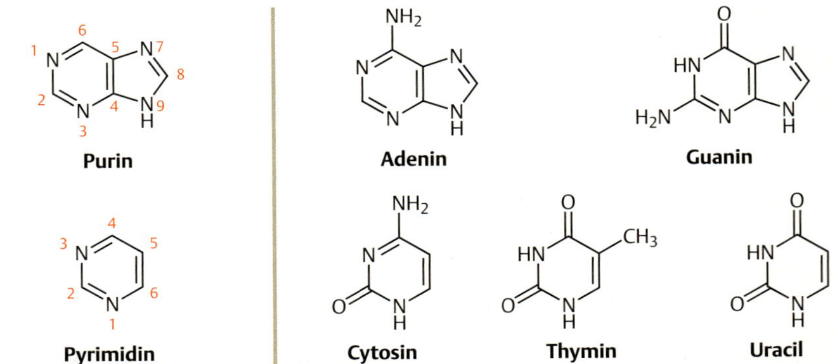

a Grundstruktur **b** Die wichtigsten Vertreter

Kohlenhydrat: Die Kohlenhydratkomponente besteht **entweder** aus **D-Ribose oder 2-Desoxy-D-Ribose**. Beide Pentosen liegen in Ringform, d. h. als Furanosen vor (Abb. **B-8.3**).

Kohlenhydrat: Es handelt sich um **D-Ribose oder 2-Desoxy-D-Ribose** (Abb. **B-8.3**).

B-8.3 D-Ribose und 2-Desoxy-D-Ribose

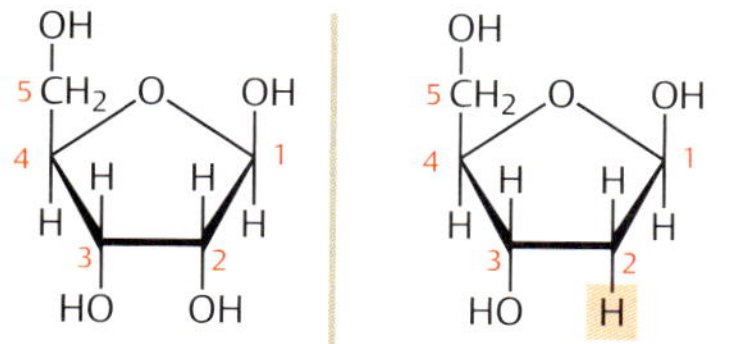

β-D-Ribose | 2-Desoxy-β-D-Ribose

B-8.3

▶ **Definition.** Als **Nukleosid** bezeichnet man die Verbindung einer organischen Base mit einer Pentose (D-Ribose oder 2-Desoxy-D-Ribose). Tabelle **B-8.1** zeigt die häufigsten Nukleoside. Die Verknüpfung erfolgt über eine β-N-glykosidische Bindung:
- bei einer Pyrimidinbase über N1 (s. Abb. **B-8.2 a**),
- bei einer Purinbase über N9 (Abb. **B-8.2 a**).

Als **Nukleotid** bezeichnet man die Verbindung aus organischer Base, Pentose (D-Ribose oder 2-Desoxy-D-Ribose) und einem oder mehreren Phosphatresten:
- **Nukleosidmonophosphat:** organische Base + Pentose + 1 Phosphatrest,
- **Nukleosiddiphosphat:** organische Base + Pentose + 2 Phosphatreste,
- **Nukleosidtriphosphat:** organische Base + Pentose + 3 Phosphatreste.

◀ **Definition**

Pentose und Phosphatrest 1 sind über eine **Esterbindung** verbunden. Die Veresterung erfolgt bei den biologisch bedeutsamen Nukleotiden am fünften C-Atom der D-Ribose bzw. der 2-Desoxy-D-Ribose. Um die Atome im heterozyklischen Ring(system) der Base von denen der Pentose unterscheiden zu können, wird die Ziffer der Pentose-C-Atome mit einem Strich versehen. Die biologisch bedeutsamen Nukleotide sind also am 5'-C-Atom verestert.
Phosphatrest 1 bis 3 sind durch **Säureanhydridbindungen** verknüpft, wie Abbildung **B-8.4** am Beispiel von Adenosintriphosphat (ATP) zeigt.

Pentose und Phosphatrest 1 sind über eine **Esterbindung** verbunden.
Phosphatrest 1 bis 3 sind durch **Säureanhydridbindungen** verknüpft.

B-8.1 Nomenklatur der häufigsten Nukleoside

organische Base	*zugehöriges Nukleosid (=Base + Pentose)*
Adenin	Adenosin
Guanin	Guanosin
Hypoxanthin	Inosin
Xanthin	Xanthosin
Cytosin	Cytidin
Thymin	Thymidin
Uracil	Uridin

B-8.1

Schreibweisen: Für die **Nukleotide** sind **Kurzschreibweisen** üblich. Stets wird der Name des Nukleosides mit einem Buchstaben abgekürzt (A, G, C, T oder U). Enthält es anstatt der D-Ribose die 2-Desoxy-D-Ribose, so wird ein d vorangestellt.

Schreibweisen: Für die **Nukleotide** sind **Kurzschreibweisen** üblich. Stets gilt: Nukleosid = A, G, C, T oder U. Enthält es 2-Desoxy-D-Ribose, wird ein d vorangestellt.

B-8.4

B-8.4 Adenosintriphosphat (ATP)

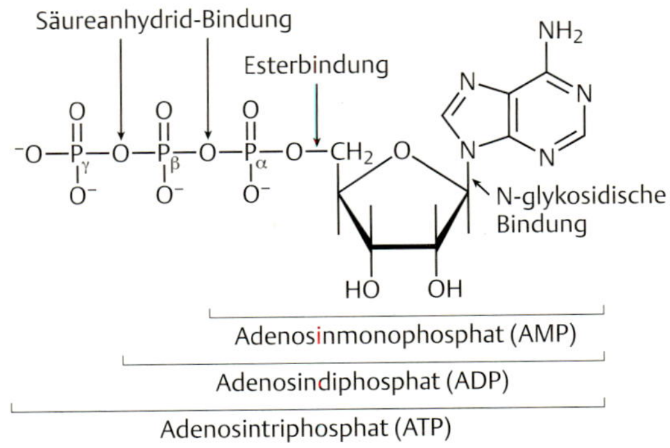

- Steht der Buchstabe allein oder steht vor dem Buchstaben ein p (z. B. pA), hängt der Phosphatrest am 5'-C-Atom, steht hinter dem Buchstaben ein p (z. B. Ap), hängt der Phosphatrest am 3'-C-Atom.
- Buchstabe + MP (Monophosphat), DP (Diphosphat) oder TP (Triphosphat). Keine weitere Angabe (z. B. AMP) → Phosphatrest(e) am 5'-C-Atom.

- Steht der Buchstabe allein (z. B. A) oder steht *vor* dem Buchstaben ein p (z. B. pA), bedeutet dies, dass ein Phosphatrest vorliegt, der mit dem 5'-C-Atom verestert ist. Steht *hinter* dem Buchstaben ein p (z. B. Ap), ist der einzelne Phosphatrest mit dem 3'-C-Atom verestert. Zwei p stehen für zwei, drei p für drei Phosphatreste.
  Beispiele: A = pA = 5'-Adenosinmonophosphat; Gpp = Guanosin-3'-diphosphat; pppGpp = Guanosin-5'-triphosphat-3'-diphosphat; pppdA = 5'-Desoxyadenosintriphosphat.
- Die Zahl der Phosphatreste wird durch MP (Monophosphat), DP (Diphosphat) oder TP (Triphosphat) angegeben. Fehlen weitere Angaben, ist/sind der/die Phosphatrest(e) mit dem 5'-C-Atom verestert.
  Beispiele: AMP = 5'-AMP = 5'-Adenosinmonophosphat; ATP = 5'-ATP = 5'-Adenosintriphosphat; dATP = 5'-Desoxyadenosintriphosphat.

Adenosinmonophosphat z. B. kann also folgendermaßen geschrieben werden: 5'-AMP, AMP oder pA. Die Schreibweisen für Adenosintriphosphat lauten 5'-ATP, ATP oder pppA.

8.2 Funktionen der Nukleotide

Nukleotide sind
- Energieträger,
- Synthesevorstufen,
- Bestandteil von Coenzymen,
- Signalmoleküle,
- allosterische Effektoren.

8.2 Funktionen der Nukleotide

Alle Zellen enthalten eine Vielzahl von Nukleotiden und Nukleotidderivaten, teilweise in recht hoher Konzentration. Diese erfüllen zahlreiche Funktionen. Sie sind
- Energieträger (z. B. ATP),
- Synthesevorstufen (z. B. DNA- oder RNA-Bausteine),
- Bestandteil von Coenzymen (z. B. von NAD^+),
- Signalmoleküle (z. B. cAMP),
- allosterische Effektoren.

8.2.1 Energieträger

Nukleosidtriphosphate sind intrazelluläre Energieträger. Der wichtigste ist ATP (s. u.).

Die **Säureanhydridbindungen** zwischen den Phosphatgruppen sind **energiereich**: Ihre Hydrolyse liefert die Energie für die Übertragung der Phosphatgruppe auf ein anderes Molekül in einer gekoppelten Reaktion. Je mehr Energie unter Standardbedingungen bei der Hydrolyse freigesetzt wird, desto höher ist das **Phosphatgruppen-Übertra-**

8.2.1 Energieträger

In Form von Nukleosidtriphosphaten (ATP, GTP, CTP, UTP) werden Nukleotide als intrazelluläre Energieträger genutzt. Der wichtigste dieser Energieträger ist ATP (s.u).
Entscheidend für die Funktion als Energieträger sind die beiden **Säureanhydridbindungen**, durch die die endständigen β- und γ-Phosphatgruppen am Molekül gebunden sind, denn sie sind **energiereich**: Bei der hydrolytischen Abspaltung einer dieser Phosphatgruppen wird unter Standardbedingungen so viel Energie freigesetzt, dass in einer energetisch gekoppelten Reaktion genügend Energie vorhanden ist, um die Phosphatgruppe auf ein anderes Molekül zu übertragen (S. 4). Je mehr Energie bei der Hydrolyse einer Säureanhydridbindung freigesetzt wird, je negativer also das $\Delta G^{0'}$, desto höher ist das **Phosphatgruppen-Über-**

tragungspotenzial der phosphorylierten Verbindung. In Tabelle **B-8.2** sind die Phosphatgruppenübertragungspotenziale einiger wichtiger phosphorylierter Verbindungen aufgeführt.

gungspotenzial der phosphorylierten Verbindung (Tab. **B-8.2**).

B-8.2 Phosphatgruppen-Übertragungspotenziale wichtiger phosphorylierter Verbindungen

phosphorylierte Verbindung	*Phosphatgruppen-Übertragungspotenzial ($\Delta G^{0\prime}$ [kJ/Mol])**
Phosphoenolpyruvat	−61,9
1,3-Bisphosphoglycerat	−49,3
Kreatinphosphat	−43,1
ATP	−30,5
Glucose-1-phosphat	−20,9
Fructose-6-phosphat	−15,9
Glucose-6-phosphat	−13,8
Glycerin-1-phosphat	−9,2

* Die aufgelisteten Werte gelten nur unter Standardbedingungen. Da in der Zelle keine Standardbedingungen vorliegen, müssen für thermodynamische Berechnungen der Stoffwechselreaktionen die aktuellen intrazellulären Konzentrationen sämtlicher beteiligter Metabolite berücksichtigt werden.

B-8.2

Mit −30,5 kJ/mol ist das Phosphatgruppen-Übertragungspotenzial von **ATP** verhältnismäßig hoch, so dass ATP gut als Phosphatgruppendonor genutzt werden kann.

Mit seinem relativ hohen Potenzial eignet sich ATP als Phosphatgruppendonor.

▶ **Merke.** Bei den meisten Phosphorylierungsreaktionen in der Zelle ist ATP Phosphatgruppendonor.

◀ **Merke**

In einigen Fällen werden jedoch Verbindungen mit noch höherem Potenzial verwendet (Tab. **B-8.2**):
- Phosphoenolpyruvat und 1,3-Bisphosphoglycerat sind Zwischenprodukte der Glykolyse (S. 77) und ermöglichen in diesem Stoffwechselweg die ATP-Synthese.
- Kreatinphosphat schließlich ist ein Energieträger im Stoffwechsel der Skelettmuskulatur, der eine schnelle Regeneration von verbrauchtem ATP über einen kurzen Zeitraum ermöglicht (S. 260).

Manchmal werden Verbindungen mit noch höherem Potenzial verwendet (Tab. **B-8.2**):
- Phosphoenolpyruvat und 1,3-Bisphosphoglycerat ermöglichen die ATP-Synthese in der Glykolyse.
- Kreatinphosphat dient der Regeneration von ATP im Skelettmuskel.

ATP ist der Phosphatgruppendonor zur Synthese der anderen Nukleosidtriphosphate. Nukleosidmonophosphate (NMP) können durch spezifische **Nukleosidmonophosphat-Kinasen** zu entsprechenden Nukleosiddiphosphaten (NDP) phosphoryliert werden. Die verhältnismäßig unspezifische **Nukleosiddiphosphat-Kinase** wiederum katalysiert die Übertragung der Phosphatreste von ATP auf Nukleosiddiphosphate:

$$ATP + NDP \rightarrow ADP + NTP$$

Da die Säureanhydridbindungen sich energetisch gesehen sehr ähnlich verhalten, ist diese Reaktion prinzipiell in beiden Richtungen möglich, allein die Konzentrationsverhältnisse der Metabolite und damit der Bedarf an Nukleosidtriphosphaten im Stoffwechsel bestimmen die Richtung.

ATP ist der Phosphatgruppendonor zur Synthese der anderen Nukleosidtriphosphate. An dieser sind spezifische **Nukleosidmonophosphat-Kinasen** und die verhältnismäßig unspezifische **Nukleosiddiphosphat-Kinase** beteiligt.

8.2.2 Synthesevorstufen

Bausteine von DNA und RNA

Nukleosid- bzw. Desoxynukleosidtriphosphate dienen als Bausteine der Nukleinsäuren (= Polynukleotide) RNA bzw. DNA. Die Energie für die Synthese liefern die beiden Säureanhydridbindungen: Von den (d)NTP wird Pyrophosphat abgespalten und dieses durch die **Pyrophosphatase** in zwei Phosphate gespalten. Die Nukleosidtriphosphate stellen also aktivierte (= energiehaltige) Synthesevorstufen dar.

Vorstufen weiterer Synthesen

Nukleotide sind Teil aktivierter Vorstufen bei der Synthese von Glykogen, Glykoproteinen und Glykolipiden (UDP, GDP) sowie von Phospholipiden (CDP).

▶ **Merke**

8.2.3 Bestandteil von Coenzymen

Coenzyme, die Nukleotide enthalten, z. B. NAD^+, $NADP^+$, FAD, FMN und Coenzym A, sind insbesondere bei Redox-Reaktionen, aber auch bei Gruppenübertragungen essenziell.

8.2.4 Signalmoleküle

Intrazellulär fungieren Nukleotide wie die zyklischen Nukleosidmonophosphate cAMP und cGMP als Botenstoffe in Signaltransduktionsketten (S. 548). Komponenten einiger Signaltransduktionswege müssen GTP binden, um im aktiven Zustand zu verbleiben (G-Proteine, S. 546).
Auch extrazellulär haben Nukleotide Signalfunktion, z. B. ADP bei der Thrombozytenaggregation.

8.2.2 Synthesevorstufen

Bausteine von DNA und RNA

Nukleosidtriphosphate bzw. Desoxynukleosidtriphosphate dienen als Bausteinmoleküle der Nukleinsäuren (= Polynukleotide) RNA bzw. DNA. Die zur Synthese dieser Makromoleküle erforderliche Energie liefern die beiden Säureanhydridbindungen der endständigen Phosphatreste. Die Nukleosidtriphosphate stellen hier also die aktivierten (= energiehaltigen) Synthesevorstufen dar. Unter Freisetzung von Pyrophosphat (= Diphosphatgruppe) werden die NMP über 3',5'-Phosphorsäurediesterbindungen miteinander verbunden (S. 429). Die Bildung einer Esterbindung auf Kosten einer Säureanhydridbindung ist exergon, so dass die Synthese des Makromoleküls ermöglicht wird. Die anschließende hydrolytische Spaltung des Pyrophosphates durch die **Pyrophosphatase** in zwei Phosphate

Pyrophosphat + $H_2O \rightarrow$ 2 Phosphat

verschiebt das gesamte Gleichgewicht der Reaktionsfolge weiter in Richtung der Nukleinsäuresynthese.

Vorstufen weiterer Synthesen

Bei anderen Synthesen können Nukleotide Bestandteile der aktivierten Vorstufen sein. Beispiele sind UDP-Glucose bei der Synthese von Glykogen oder Glykoproteinen sowie UDP-Galaktose, GDP-Mannose und GDP-Fucose bei der Glykoprotein- und Glykolipidsynthese. Bei der Synthese der Phospholipide sind CDP-Cholin, CDP-Ethanolamin und CDP-Diacylglycerol bedeutsam.

▶ **Merke.** Das Wirkprinzip der Verwendung dieser aktivierten Verbindungen liegt darin, dass bei der produktbildenden Reaktion nicht Wasser, sondern das Nukleosiddiphosphat die Abgangsgruppe ist, was in wässrigem Milieu energetisch weitaus günstiger ist.

8.2.3 Bestandteil von Coenzymen

Zahlreiche Coenzyme – sowohl lösliche als auch fest gebundene – enthalten Nukleotide als Strukturelemente. Beispiele sind NAD^+, $NADP^+$, FAD, FMN und Coenzym A. Diese Coenzyme sind essenziell für den Ablauf einer Vielzahl enzymatisch katalysierter Reaktionen, insbesondere von Redox-Reaktionen (S. 167 und 132), aber auch von Gruppenübertragungen.

8.2.4 Signalmoleküle

Intrazellulär fungieren Nukleotide als Botenstoffe (Second Messenger) innerhalb von Signaltransduktionsketten, wie z. B. die zyklischen Nukleosidmonophosphate cAMP und cGMP (S. 548). Komponenten einiger Signaltransduktionswege benötigen die Bindung von GTP, um im aktiven Zustand zu verbleiben (Guaninnukleotid-bindende Proteine = G-Proteine, S. 546). Dies gilt auch für einige Faktoren der Proteinbiosynthese (S. 470). Bei Prokaryonten sind pppGpp und ppGpp Signale zur Drosselung der Synthese ribosomaler RNA bei Aminosäuremangel (Alarmone). Auch bei Eukaryonten gibt es einige weitere Nukleotide mit regulatorischen Funktionen, z. B. die Diadenosinoligophosphate Ap_nA (n = 2 bis 6), deren genaue Wirkungen noch nicht in allen Einzelheiten bekannt sind.
Extrazellulär können Nukleotide ebenfalls Signalfunktionen erfüllen, z. B. beeinflusst ADP die Thrombozytenaggregation.

8.2.5 Allosterische Effektoren

Nukleotide regulieren allosterisch die Aktivität von Schlüsselenzymen der eigenen Synthese, und zwar im Sinne einer Endprodukthemmung: Bei genügend hoher Konzentration der Endprodukte des Stoffwechselweges hemmen diese die Schlüsselenzyme (S. 34).

Auch im Energiestoffwechsel wirken Nukleotide als allosterische Effektoren: Das ATP-ADP-AMP-System zeigt den Energiezustand der Zelle an. Als Index wurde die **Energieladung** definiert:

Energieladung = (1/2[ADP] + [ATP]) /([AMP] + [ADP] + [ATP])

Die Energieladung kann Werte zwischen 0 und 1 annehmen. Gäbe es nur AMP in der Zelle, wäre die Energieladung 0, gäbe es nur ATP, wäre die Energieladung 1. In den meisten Zellen liegt die Energieladung zwischen 0,80 und 0,95. Zur Aufrechterhaltung dieses Wertes müssen bei hoher Energieladung katabole Stoffwechselwege gehemmt und anabole Stoffwechselwege gefördert werden. Dies geschieht durch allosterische Regulation einiger Schlüsselenzyme. Betroffen sind z. B.

- die Phosphofructokinase-1 der Leber, das zentrale Schlüsselenzym der Glykolyse: Sie wird durch ATP allosterisch gehemmt und durch AMP und ADP stimuliert.
- die Pyruvat-Kinase der Leber (Glykolyse): Sie wird durch ATP gehemmt.
- die Glykogen-Phosphorylase der Skelettmuskulatur (Glykogenabbau): Sie wird durch AMP stimuliert.

8.2.5 Allosterische Effektoren

Nukleotide hemmen allosterisch die Aktivität der Schlüsselenzyme ihrer eigenen Synthese (Endprodukthemmung).

Das ATP-ADP-AMP-System zeigt den Energiezustand = die **Energieladung** der Zelle an. Um diese bei 0,80 – 0,95 zu halten, werden bei hoher Energieladung katabole Stoffwechselwege gehemmt, anabole Stoffwechselwege gefördert. Dies geschieht durch allosterische Regulation einiger Schlüsselenzyme, z. B. der

- Phosphofructokinase-1 der Leber (Hemmung durch ATP, Stimulation durch AMP und ADP),
- Glykogen-Phosphorylase der Skelettmuskulatur (Stimulation durch AMP).

8.3 Stoffwechsel der Nukleotide

8.3.1 Stoffwechsel der Purinnukleotide

Der Bedarf der Zellen an Purinnukleotiden kann gedeckt werden durch

- komplette Neusynthese (De-novo-Synthese)

oder

- Wiederverwertung von Purinnukleotid-Abbauprodukten.

8.3 Stoffwechsel der Nukleotide

8.3.1 Stoffwechsel der Purinnukleotide

Der Bedarf an Purinnukleotiden lässt sich decken durch

- De-novo-Synthese,
- Wiederverwertung von Abbauprodukten.

De-novo-Synthese der Purinnukleotide

Ausgangssubstanz für die De-novo-Synthese der Purinnukleotide ist Ribose-5-phosphat. Dieses wird bei Nukleotidbedarf im Pentosephosphatweg (S. 234) gebildet und durch die Ribosephosphat-Pyrophosphokinase (= Phosphoribosyl-pyrophosphat-Synthetase) in eine aktivierte Form, das **5-Phosphoribosyl-α-pyrophosphat (PRPP)**, überführt (Abb. **B-8.5**).

De-novo-Synthese der Purinnukleotide

Ausgangssubstanz ist Ribose-5-phosphat. Es stammt aus dem Pentosephosphatweg und wird zu **5-Phosphoribosyl-α-pyrophosphat (PRPP)** aktiviert (Abb. **B-8.5**).

B-8.5 Aktivierung von Ribose-5-phosphat zu PRPP

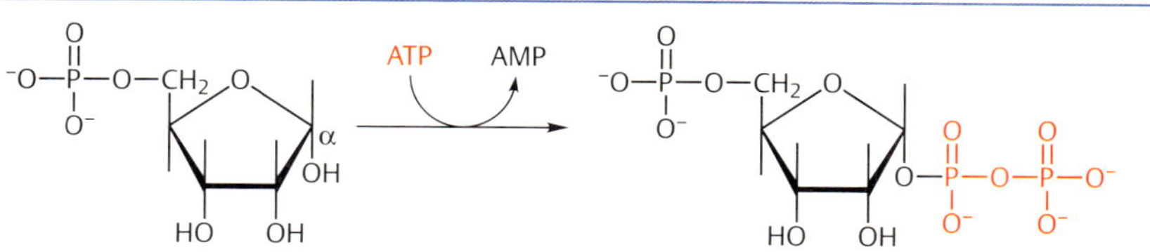

α-D-Ribose-5-phosphat — 5-Phosphoribosyl-α-pyrophosphat (PRPP)

B-8.5

▶ **Merke.** Das Purinringsystem wird an der aktivierten Ribose PRPP zusammengesetzt.

◀ Merke

Hierzu sind erforderlich (s. Abb. **B-8.6**):
- 1 Aspartat,
- 1 Hydrogencarbonat (HCO_3^-),
- 1 Glycin,
- 2 Glutamin,
- 2 Formylgruppen (übertragen durch Tetrahydrofolsäure).

Für die Synthese des Purinringsystems werden abgesehen von PRPP benötigt:
- 2 Glutamin als Stickstoffdonator,
- 1 Glycin als Stickstoff- und Kohlenstoffdonator,
- 1 Aspartat als Stickstoffdonator,
- 1 Hydrogencarbonat (HCO_3^-) und
- 2 Formylgruppen (übertragen durch Tetrahydrofolsäure) als Kohlenstoffdonatoren (Abb. **B-8.6**).

B-8.6

B-8.6 Herkunft der Bestandteile des Purinringsystems

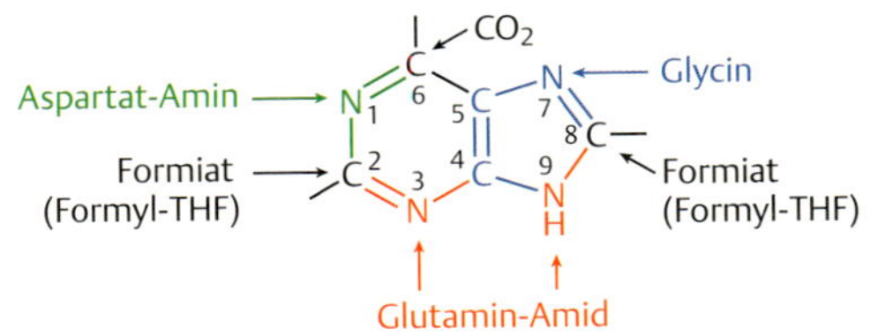

Die Schritte bis zum fertigen Ringsystem, d. h. bis zu **Inosinmonophosphat (IMP)**, zeigt Abbildung **B-8.7**.

Von PRPP bis zur Fertigstellung des Ringsystems sind zehn Reaktionsschritte erforderlich. Die Reaktionen und die zugehörigen Enzyme zeigt Abbildung **B-8.7**. Das erste Purinnukleotid mit komplettem Ringsystem ist **Inosinmonophosphat (IMP)**.

Aus IMP entstehen **AMP** und **GMP** (Abb. **B-8.8**). Diese werden zu Di- bzw. Triphosphaten phosphoryliert.

Hinter IMP verzweigt sich der Syntheseweg in Richtung **AMP** einerseits und **GMP** andererseits (Abb. **B-8.8**). Abschließend müssen die Monophosphate noch zu den Di- und Triphosphaten phosphoryliert werden.

Energiebilanz und Regulation der De-novo-Synthese

Die Synthese von GMP „kostet" 7, die von AMP 6 Säureanhydridbindungen (aus ATP oder GTP).

Da die Synthese so viel Energie verbraucht, wird sie strikt reguliert (Abb. **B-8.9**). Zum einen wird die Gesamtmenge der Purinnukleotide kontrolliert: Die Synthese von PRPP und von Phosphoribosylamin kann durch **Rückkopplungshemmung** gedrosselt werden:
- Die **Ribosephosphat-Pyrophosphokinase** wird durch ADP und GDP gehemmt.
- Die **Glutamin-Phosphoribosyl-Amidotransferase** wird durch Adenin- und Guaninnukleotide gehemmt.

Energiebilanz und Regulation der De-novo-Synthese

Der gesamte Syntheseweg ist sehr energieaufwendig: Zur Synthese von GMP werden sieben, zur Synthese von AMP sechs energiereiche Säureanhydridbindungen aus ATP oder GTP verbraucht. Dies entspricht etwa 180 bzw. 210 kJ/mol. Da diese Synthese mit einem hohen Aufwand verbunden ist, ist es ökonomisch, sie strikt zu regulieren. Sowohl die Gesamtmenge an produzierten Purinnukleotiden als auch die relativen Mengen an AMP und GMP werden kontrolliert (Abb. **B-8.9**). Die Regulation der Gesamtmenge greift an der Synthese von PRPP aus Ribose-5-phosphat und der Bildung von Phosphoribosylamin aus PRPP an. Beide Reaktionen können durch **Rückkopplungshemmung** gedrosselt werden: Die **Ribosephosphat-Pyrophosphokinase** wird durch ADP und GDP gehemmt. Das für die Purinnukleotidsynthese wichtigste Enzym ist jedoch die **Glutamin-Phosphoribosyl-Amidotransferase**. Es besteht ein Gleichgewicht zwischen der dimeren inaktiven und der monomeren aktiven Form des Enzyms. Die Lage dieses Gleichgewichts wird durch allosterische Effektoren beeinflusst. Es gibt eine Bindungsstelle für **AMP**, **ADP** und **ATP** und eine andere für **GMP**, **GDP** und **GTP**. Die Bindung der Adenin- und Guaninnukleotide erfolgt unabhängig voneinander, sie wirken aber synergistisch inhibitorisch. Zusätzlich zu dieser Rückkopplungshemmung gibt es noch eine **Vorwärtsaktivierung** durch **PRPP**, das das Enzym allosterisch stimulieren kann.

▶ Merke

▶ **Merke.** Die Glutamin-Phosphoribosyl-Amidotransferase ist das Schlüsselenzym der Purinnukleotidsynthese. Sie wird allosterisch
- gehemmt durch Adenin- und Guaninnukleotide,
- stimuliert durch PRPP.

Adenylsuccinat-Synthase und **IMP-Dehydrogenase** werden **kompetitiv durch AMP bzw. GMP gehemmt**. Durch wechselseitige Förderung der AMP- und GMP-Synthese durch GTP bzw. ATP werden AMP und GMP in ausgewogenem Verhältnis hergestellt.

Weitere Regulationen erfolgen hinter dem Verzweigungspunkt (IMP). Auch an dieser Stelle gibt es Rückkopplungshemmungen: Die **Adenylsuccinat-Synthase** wird **kompetitiv durch AMP**, die **IMP-Dehydrogenase** wird **kompetitiv durch GMP gehemmt**. Darüber hinaus sorgen die Reaktionsmechanismen für eine ausgewogen balancierte Produktion von GMP und AMP durch wechselseitige Abhängigkeiten: Die Adenylsuccinat-Synthase-Reaktion und damit letztlich die

B-8.7 Die Synthese des Purinringsystems

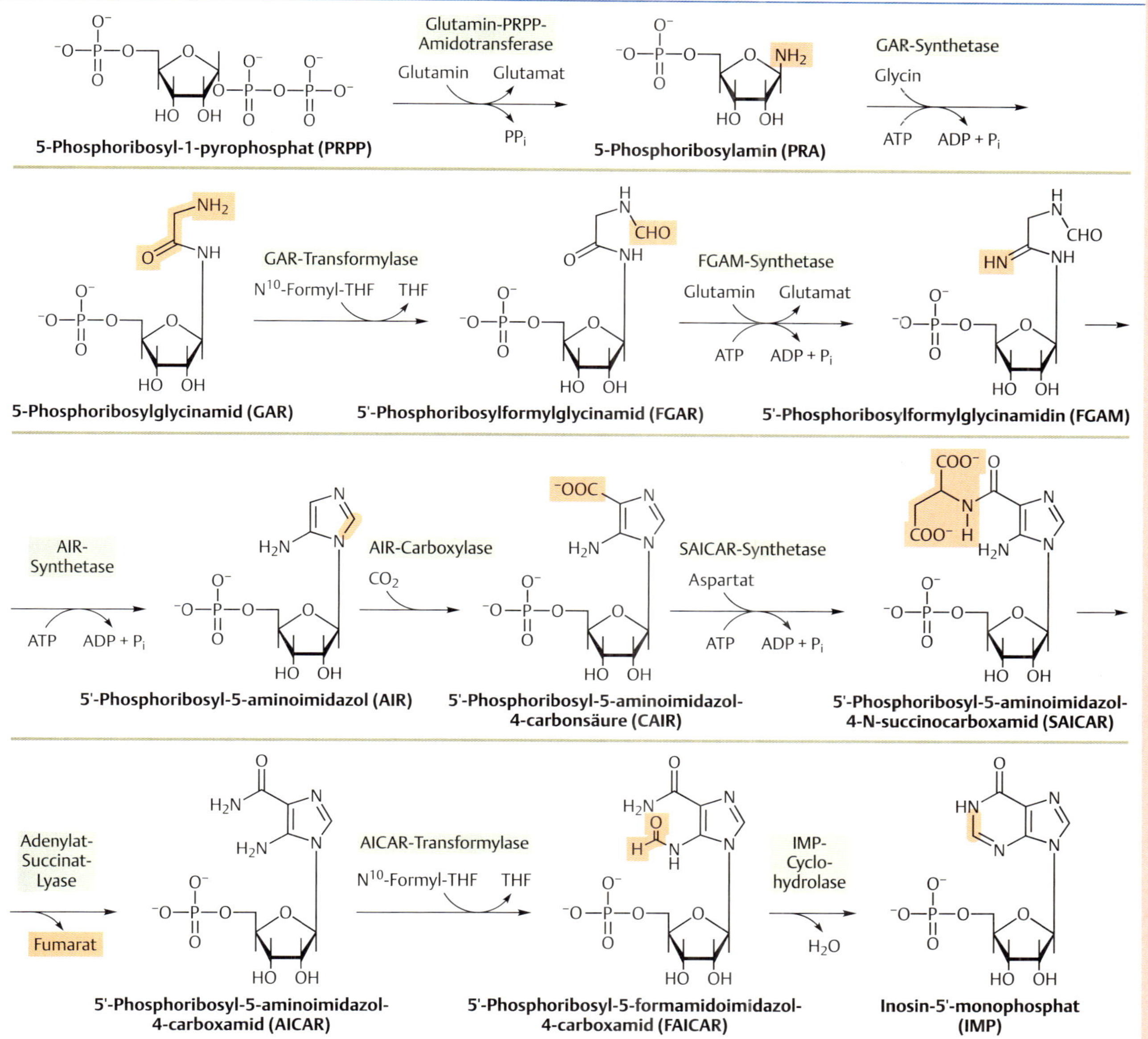

AMP-Produktion ist GTP-abhängig, während die GMP-Synthase-Reaktion ATP-abhängig ist.

Abbau der Purinnukleotide

Zunächst werden die **Phosphatreste** der Nukleotide hydrolytisch durch Nukleotidasen **abgespalten**. **Adenosin** wird durch die Adenosin-Desaminase zu Inosin **desaminiert** (Abb. **B-8.10**). AMP kann durch die AMP-Desaminase zu IMP abgebaut werden. **Inosin und Guanosin** werden durch Nukleosid-Phosphorylasen **phosphorolytisch** zu Ribose-1-phosphat und den freien Purinbasen Hypoxanthin bzw. Guanin **gespalten**. Ribose-1-phosphat wird durch die Phosphoribomutase zu Ribose-5-phosphat isomerisiert und kann dann entweder in den Pentosephosphatweg eingeschleust oder zu PRPP umgesetzt werden. Die Basen **Hypoxanthin und Guanin** werden in **Xanthin** umgewandelt. Hypoxanthin wird dabei durch die **Xanthin-Oxidase** oxidiert. Diese oxidiert auch Xanthin zum Endprodukt **Harnsäure**. Beim Abbau der Purinnukleotide bleibt das Puringerüst also intakt. Bei einem pK von 5,4 liegt die Harnsäure im Blut als Urat vor und wird über die Niere ausgeschieden.

Abbau der Purinnukleotide

Nach **Abspaltung der Phosphatreste** durch Nukleotidasen wird **Adenosin** zu Inosin **desaminiert. Inosin und Guanosin** werden **phosphorolytisch** in Zucker und freie Base (Hypoxanthin bzw. Guanin) **gespalten**. Die freien Basen werden zu **Xanthin** umgesetzt, das durch die **Xanthin-Oxidase** zu **Harnsäure** oxidiert wird (Abb. **B-8.10**). Diese liegt im Blut als Urat vor. Urat wird über die Niere ausgeschieden.

B-8.8

B-8.8 Synthese von AMP und GMP aus IMP

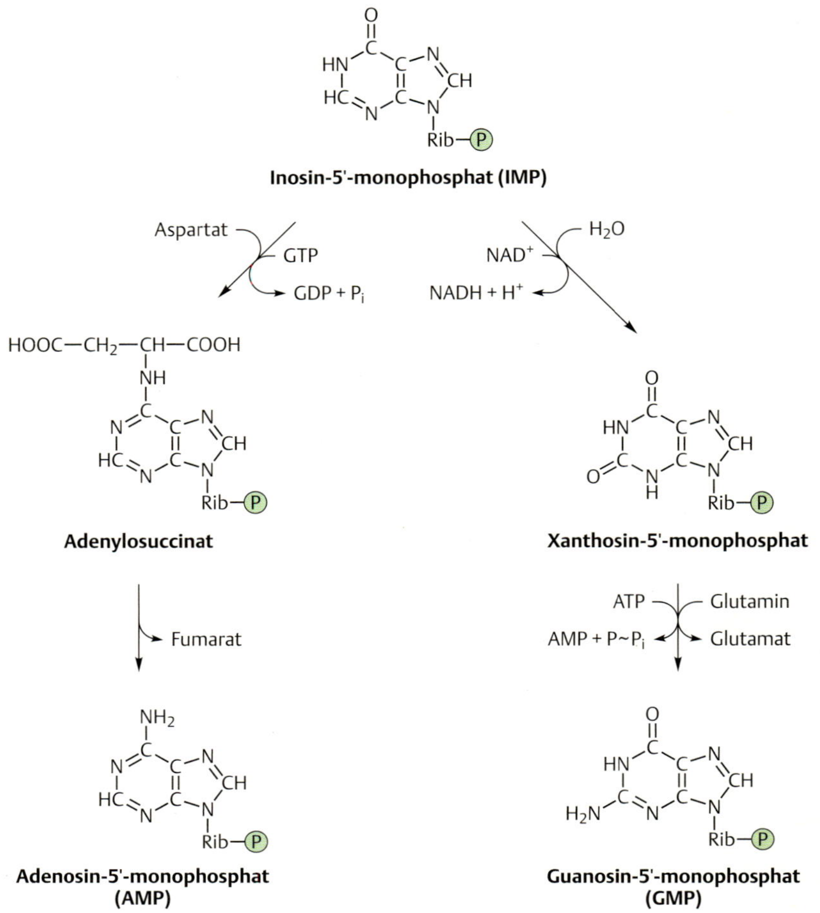

B-8.9

B-8.9 Regulation der Purinnukleotidsynthese

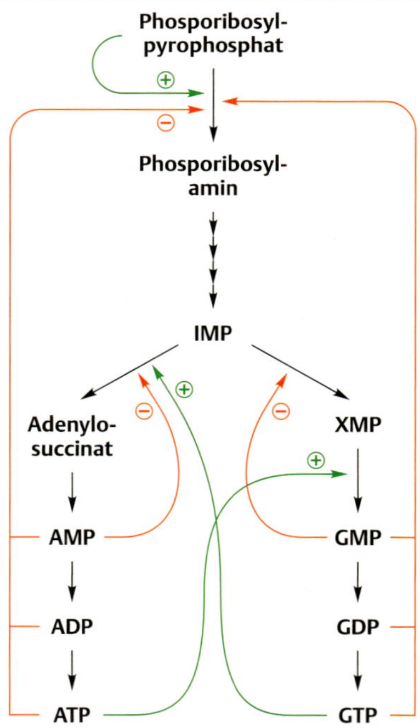

1. Allosterische Regulation der **Glutamin-Phosphoribosyl-Amidotransferase**:
   – Hemmung durch Adenin- und Guanin-nukleotide
   – Stimulierung durch PRPP
2. Kompetitive Hemmung der Adenylsuccinat-Synthase durch AMP und der IMP-Dehydrogenase durch GMP
3. Isosterische Stimulierung der Adenylsuccinat-Synthase durch GTP und der GMP-Synthase durch ATP

B-8.10 Abbau der Purinnukleotide

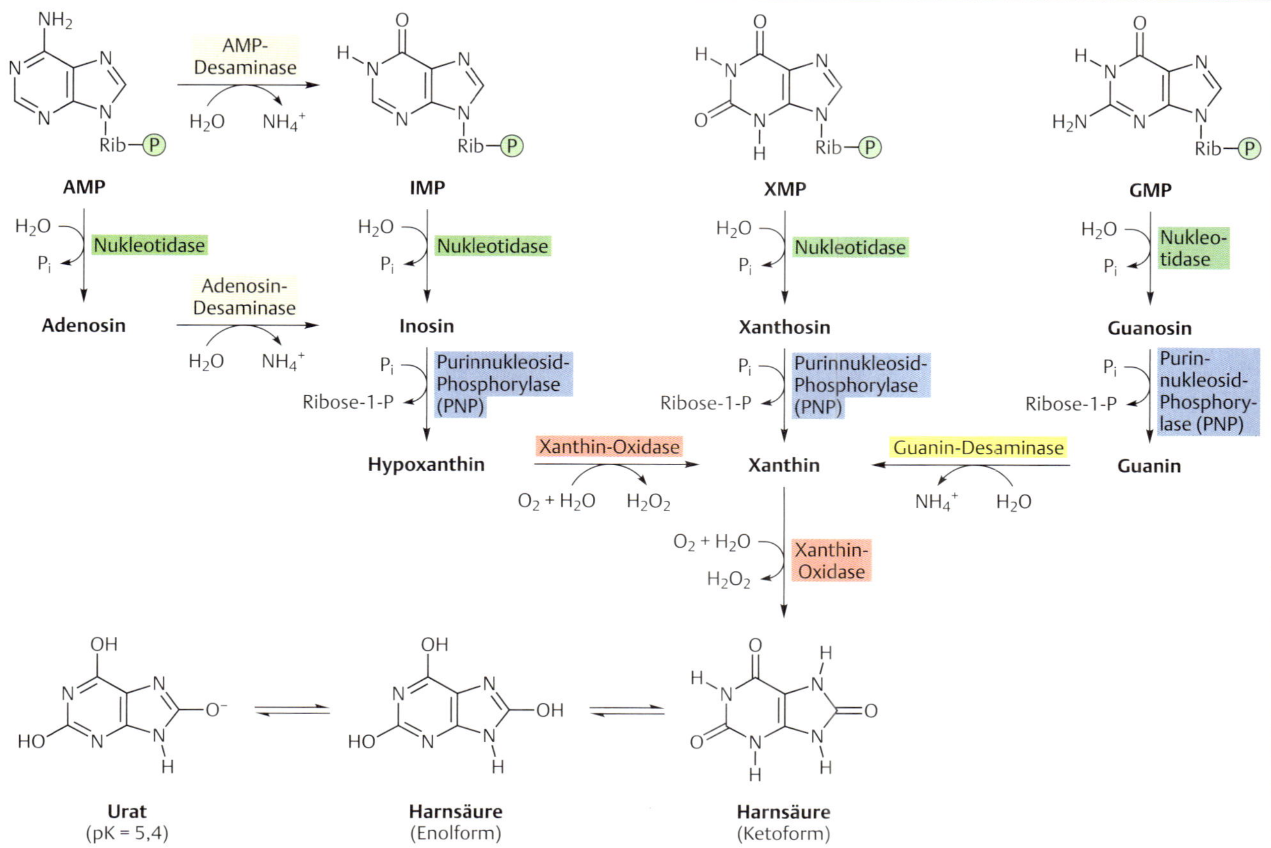

▶ **Merke.** Harnsäure ist das Endprodukt des Purinabbaus beim Menschen.

◀ Merke

▶ **klinik.** Im Vergleich zu anderen Primaten hat der Mensch eine recht hohe Urat-Serumkonzentration, bei der die Grenze der Urat-Löslichkeit fast erreicht ist. Bei pathologischer Erhöhung der Urat-Serumkonzentration **(Hyperurikämie)** kann diese Grenze überschritten werden. Dann lagern sich Natrium-Monouratkristalle im Gewebe ab und lösen eine Entzündung aus. Zunächst kommt es wiederholt zu akuten Gelenkentzündungen (**Arthritis urica=Gicht**), typischerweise im Grundgelenk der großen Zehe (s. Abb. **a**). Bei länger andauernder, unbehandelter Hyperurikämie lagern sich Uratkristalle auch in Schleimbeuteln, Sehnenscheiden, Subkutis und im Nierenmark ab und lösen dort eine chronische Entzündung aus (sog. Gichtknoten = Gichttophi, Abb. **b**, bzw. Uratnephropathie).

Es lassen sich zwei Formen der Hyperurikämie unterscheiden:

- Die häufigere, genetisch bedingte **primäre Hyperurikämie**: **Ursache** ist **meist** (in 75–80 % aller Gichtfälle) ein Enzymdefekt in Nierentubuluszellen, der zu einer **verminderten Harnsäureausscheidung** in den Urin führt. Selten ist die endogene Purinsynthese gesteigert, z. B. aufgrund einer vermehrten Aktivität der PRPP-Synthetase oder der Xanthin-Oxidase, einer Störung der Rückkopplungshemmung der Glutamin-PRPP-Amidotransferase oder einer Störung der Purin-Wiederverwertung (S. 422).
- Die durch eine Grunderkrankung bedingte **sekundäre Hyperurikämie**: Bei Krankheiten, die mit vermehrtem Zellzerfall einhergehen (z. B. Psoriasis, lymphatische oder myeloische Leukämie), wird der Organismus mit Nuk-

◀ klinik

leinsäureabbauprodukten überschwemmt. Auch chronische Nierenerkrankungen oder Bleivergiftung führen über eine Verminderung der renalen Harnsäureausscheidung zu einer erhöhten Urat-Serumkonzentration.

Bei beiden Erkrankungsformen ist purinarme (= fleisch- und alkoholarme) Ernährung sinnvoll. Zusätzlich verabreicht man **Allopurinol**, einen **Hemmstoff der Xanthin-Oxidase**. In Gegenwart von Allopurinol stoppt der Purinnukleotidabbau bei Hypoxanthin (Adenin-Abbau) bzw. Xanthin (Guanin-Abbau), so dass der Harnsäurespiegel sinkt. Hypoxanthin und Xanthin sind besser wasserlöslich als Harnsäure und können deshalb leichter ausgeschieden werden. Bei primärer Hyperurikämie und Unverträglichkeit von Allopurinol verabreicht man Urikosurika, z.B. Benzbromaron. Diese hemmen die tubuläre Reabsorption von Urat.

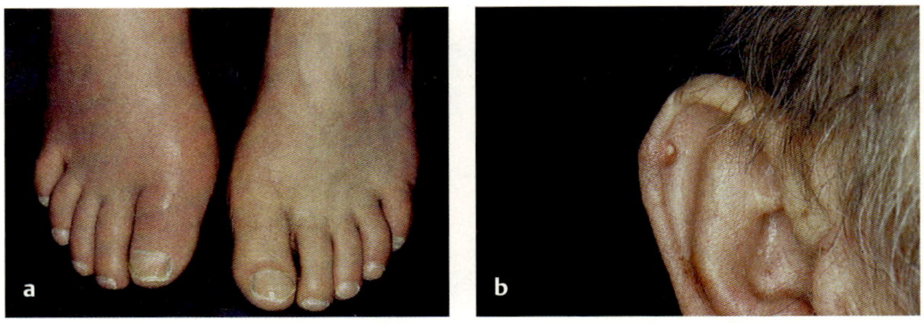

Klinische Zeichen der Gicht
a Akute Entzündung des Grundgelenks der rechten großen Zehe.
b Gichttophus in der rechten Ohrmuschel.

Wiederverwertung der Purine (Salvage-Pathway)

Adenin, Hypoxanthin und Guanin können wieder zu Nukleotiden aufgebaut werden:
- Die **Adenin-Phosphoribosyltransferase (APRT)** setzt Adenin und PRPP zu AMP um.
- Die **Hypoxanthin-Guanin-Phosphoribosyltransferase (HGPRT)** setzt Hypoxanthin bzw. Guanin und PRPP zu IMP bzw. GMP um.

Für beide Enzyme existiert eine **Produkthemmung**.

Die Wiederverwertung der Purinbasen spielt insbesondere im ZNS eine große Rolle.

▶ klinik

Wiederverwertung der Purine (Salvage-Pathway)

Ein großer Teil der beim Abbau entstehenden freien Purinbasen Adenin, Hypoxanthin und Guanin wird unter Verwendung von PRPP wieder zu Nukleotiden umgesetzt. Die beiden wichtigen Enzyme hierbei sind:
- Die **Adenin-Phosphoribosyltransferase (APRT)** setzt Adenin in einer PRPP-abhängigen Reaktion zu AMP um:
  Adenin + PRPP → AMP + Pyrophosphat
  Das Enzym wird durch AMP gehemmt (**Produkthemmung**).
- Die **Hypoxanthin-Guanin-Phosphoribosyltransferase (HGPRT)** wandelt Hypoxanthin bzw. Guanin in einer PRPP-abhängigen Reaktion in IMP bzw. GMP um:
  Hypoxanthin + PRPP → IMP + Pyrophosphat
  Guanin + PRPP → GMP + Pyrophosphat
  Auch hier gibt es eine **Produkthemmung** durch IMP bzw. GMP.

Bedenkt man den hohen Energiebedarf einer De-novo-Synthese, so sind diese Wiederverwertungsreaktionen sehr sinnvoll. Für das ZNS hat der Salvage-Pathway eine besondere Bedeutung. Dort ist die Aktivität der Enzyme der De-novo-Synthese nur gering, die Aktivität der APRT und HGPRT aber verhältnismäßig hoch.

▶ **klinik.** Beim X-chromosomal-rezessiv vererbten **Lesch-Nyhan-Syndrom** liegt ein **Defekt der Hypoxanthin-Guanin-Phosphoribosyltransferase** vor. Die Resynthese von Hypoxanthin zu IMP bzw. von Guanin zu GMP ist gestört. Die intrazellulären Konzentrationen von IMP und GMP sinken bei gleichzeitigem Anstieg der PRPP-Konzentration. Dadurch kommt es zu einer Vorwärtsaktivierung der Glutamin-Phosphoribosyl-Amidotransferase und zu einer **Steigerung der Purinsynthese** auf das 20fache. Der verstärkte Anfall von Harnsäure beim Abbau der Purine führt zu Hyperurikämie. Die betroffenen Kinder, meist Jungen, zeigen als Symptome Gicht, eine verzögerte geistige Entwicklung, aggressives Verhalten und eine Neigung zur Selbstverstümmelung.

8.3.2 Stoffwechsel der Pyrimidinnukleotide

Synthese der Pyrimidinnukleotide

▶ **Merke.** Im Gegensatz zur Purinnukleotidsynthese wird bei der Synthese der Pyrimidinnukleotide zuerst der Ring synthetisiert und dann der Ring mit der Ribose verbunden.

Der Pyrimidinring wird zusammengesetzt aus
- Ammoniak (aus Glutamin),
- Hydrogencarbonat (HCO_3^-),
- Aspartat.

Die Synthese des Rings erfolgt durch den sog. CAD-Multienzymkomplex, der aus den folgenden Komponenten besteht:
- Glutamin-abhängige Carbamoylphosphat-Synthetase 2 (CPS 2),
- *A*spartat-Carbamoyltransferase,
- *D*ihydroorotase.

Die ersten drei Reaktionsschritte werden durch die **zytoplasmatische Carbamylphosphat-Synthetase 2 (CPS 2)** katalysiert. Sie besitzt drei katalytische Zentren, die eng zusammenarbeiten:
- ein Zentrum der Glutaminhydrolyse, in dem Glutamin zu Glutamat und **Ammoniak** hydrolysiert wird.
- ein Zentrum der Hydrogencarbonatphosphorylierung: Hier wird $\mathbf{HCO_3^-}$ unter ATP-Verbrauch zu Carboxyphosphat phosphoryliert. Carboxyphosphat reagiert sofort mit Ammoniak zu Phosphat und Carbaminsäure.
- ein Zentrum der Carbaminsäurephosphorylierung, in dem Carbaminsäure unter ATP-Verbrauch zu **Carbamoylphosphat** phosphoryliert wird.

Die CPS 2 darf nicht mit der mitochondrialen Carbamylphosphat-Synthetase 1 (CPS 1) verwechselt werden: Die CPS 1 ist Bestandteil des Harnstoffzyklus und benutzt Ammoniak als Substrat (S. 147), die CPS 2 dagegen setzt Ammoniak aus Glutamin frei.
Die Summengleichung der CPS-2-Reaktion lautet:
Glutamin + H_2O + HCO_3^- + 2 ATP → Glutamat + 2 ADP + Phosphat + Carbamoylphosphat.
Schon in den nächsten beiden Reaktionsschritten wird der komplette heterozyklische Ring gebildet (Abb. **B-8.11**):
- Unter Katalyse der **Aspartat-Carbamoyltransferase** entsteht aus Aspartat und Carbamoylphosphat unter Phosphatfreisetzung **Carbamoylaspartat**.
- Dieses zyklisiert unter Katalyse der **Dihydroorotase** zu **Dihydroorotat**.

Die Summengleichung lautet:
Carbamylphosphat + Aspartat → Phosphat + H_2O + Dihydroorotat.
Damit ist die Arbeit des CAD-Multienzymkomplexes beendet. Die Synthese wird durch die NAD^+-abhängige **Dihydroorotat-Dehydrogenase** fortgesetzt:
Dihydroorotat + NAD^+ → **Orotat** + NADH + H^+.
Unter Verwendung von PRPP, das ja schon von der Purinnukleotidsynthese her bekannt ist, wird das erste Pyrimidinnukleotid gebildet, das **Orotidin-5'-monophosphat** (**OMP** = Orotidylat). Das freigesetzte Pyrophosphat, das zu zwei Phosphaten hydrolysiert wird, treibt die Reaktion in Richtung OMP. Durch Decarboxylierung entsteht **Uridin-5'-monophosphat (UMP)**. UDP und UTP können aus UMP durch Phosphorylierung gebildet werden.
Cytidin-5'-triphosphat (CTP) entsteht durch Aminierung aus UTP: Das Sauerstoffatom in Position 4 (O4) wird unter Verbrauch von ATP zu einem reaktiven Zwischenprodukt phosphoryliert. Die Phosphatgruppe wird durch hydrolytisch aus Glutamin freigesetztes Ammoniak ersetzt:
UTP + Gln + H_2O + ATP → CTP + Glu + ADP + Phosphat.

8.3.2 Stoffwechsel der Pyrimidinnukleotide

Synthese der Pyrimidinnukleotide

◀ Merke

Der Pyrimidinring entsteht aus
- Ammoniak (aus Glutamin),
- HCO_3^-,
- Aspartat.

Die Synthese des Rings erfolgt durch den CAD-Multienzymkomplex: Glutamin-abhängige Carbamoylphosphat-Synthetase 2 (CPS 2), *A*spartat-Carbamoyltransferase und *D*ihydroorotase.

Die **zytoplasmatische Carbamylphosphat-Synthetase 2 (CPS 2)**
- setzt **Ammoniak** aus Glutamin frei,
- phosphoryliert $\mathbf{HCO_3^-}$ zu Carboxyphosphat, das mit Ammoniak zu Carbaminsäure reagiert,
- phosphoryliert Carbaminsäure zu **Carbamoylphosphat**.

Die **Aspartat-Carbamoyltransferase** setzt Aspartat und Carbamoylphosphat zu **Carbamoylaspartat** um. Dieses zyklisiert unter Katalyse der **Dihydroorotase** zu **Dihydroorotat**. Nun ist der Ring komplett (Abb. **B-8.11**).

Die NAD^+-abhängige **Dihydroorotat-Dehydrogenase** oxidiert Dihydroorotat zu **Orotat**.

Orotat reagiert mit PRPP zu **Orotidin-5'-monophosphat (OMP)**. Decarboxylierung führt zu **Uridin-5'-monophosphat (UMP)**.

Cytidin-5'-triphosphat (CTP) wird aus UTP durch Aminierung gebildet.

B-8.11 **Synthese der Pyrimidinnukleotide**

Enzymkomplexe sind farblich einheitlich gekennzeichnet.

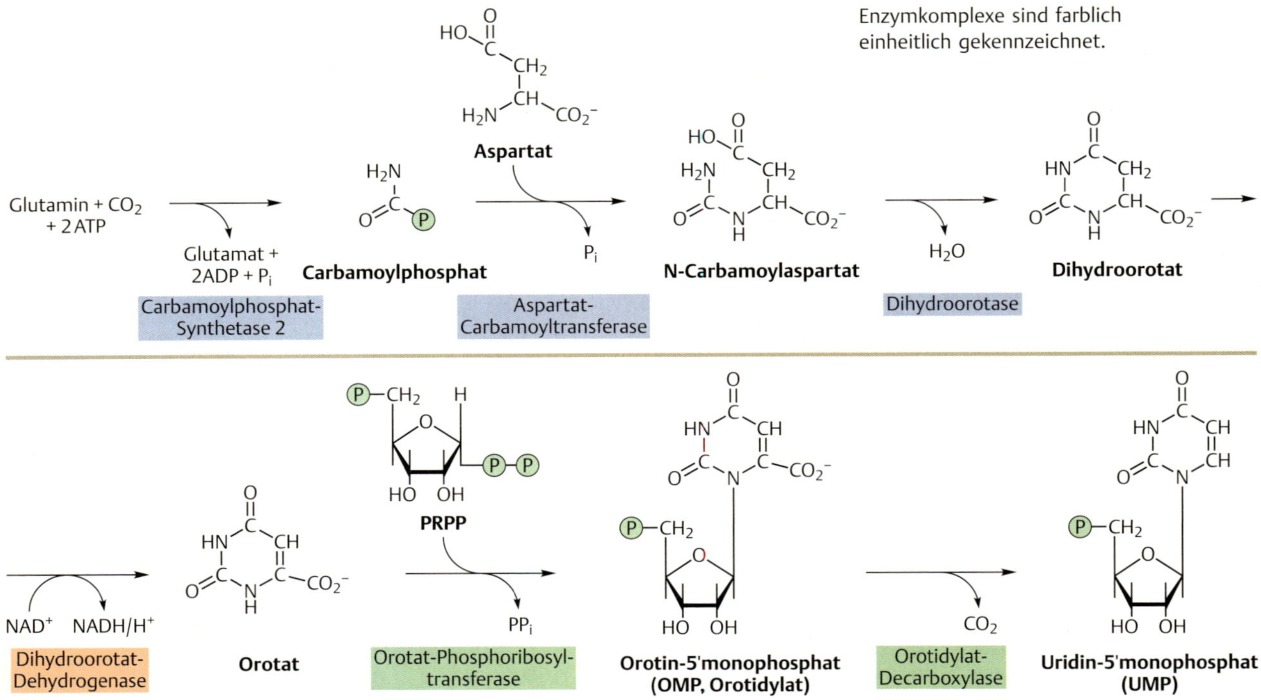

Abbau der Pyrimidinnukleotide

Pyrimidinnukleotide können über β-Alanin und β-Aminoisobutyrat zu Malonyl-CoA und Methylmalonyl-CoA abgebaut werden (Abb. **B-8.12**).

Abbau der Pyrimidinnukleotide

Im Gegensatz zu den Purinnukleotiden führt der Abbau der Pyrimidinnukleotide im menschlichen Organismus zu Produkten, die leicht verwertet werden können. Aus CMP, UMP und dTMP entstehen durch Dephosphorylierung, Desaminierung und phosphorolytische Spaltung der glykosidischen Bindung Uracil und Thymin. Nach Reduktion und hydrolytischer Ringspaltung entstehen β-Alanin und β-Aminoisobutyrat (Abb. **B-8.12**). Durch Transaminierung, Oxidation mit NAD^+ und Aktivierung entstehen schließlich Malonyl-CoA und Methylmalonyl-CoA.

8.3.3 Synthese von Desoxyribonukleotiden aus Ribonukleotiden

Für die DNA-Synthese werden Desoxyribonukleotide benötigt.

8.3.3 Synthese von Desoxyribonukleotiden aus Ribonukleotiden

Für die Synthese der DNA werden Desoxyribonukleotide als Substrat benötigt. Die Desoxyribonukleotide mit den Basen Adenin, Guanin und Cytosin können durch Reduktion der entsprechenden Ribonukleotide gebildet werden. Die Synthese des Desoxyribonukleotids mit der Base Thymin ist komplizierter.

Desoxyribonukleotide mit den Basen Adenin, Guanin und Cytosin

▶ **Merke**

Desoxyribonukleotide mit den Basen Adenin, Guanin und Cytosin

▶ **Merke.** Diese entstehen durch Reduktion der entsprechenden Ribonukleotiddiphosphate, katalysiert von der **Ribonukleotid-Reduktase**. Dieses Enzym kann alle vier Ribonukleotide umsetzen.

Zwei Cysteinreste des Enzyms geben zwei Protonen und zwei Elektronen ab, so dass das Sauerstoffatom an C2' des NDPs das Molekül als H_2O verlässt, und bilden dabei eine Disulfidbrücke (Abb. **B-8.13 a**). Diese wird anschließend durch das SH-Gruppen-haltige Protein **Thioredoxin** reduziert. Thio-

Im aktiven Zentrum der Ribonukleotid-Reduktase befindet sich ein Tyrosylradikal, das zunächst ein H-Atom vom C3'des NDPs abzieht (Abb. **B-8.13 a**). Ein Cysteinrest des Enzyms protoniert die 2'-Hydroxidgruppe, die als Wasser das Molekül verlässt. Somit ergibt sich ein Radikalkation als Zwischenprodukt. Ein Hydrid-Ion wird von einem weiteren Cysteinrest des Enzyms auf C2' übertragen, wobei eine Disulfidbindung entsteht. Das H-Atom, dessen Abspaltung die Reaktionsfolge eingeleitet hatte, wird wieder auf das C3'-Radikal übertragen und

B-8.12 Abbau der Pyrimidinnukleotide

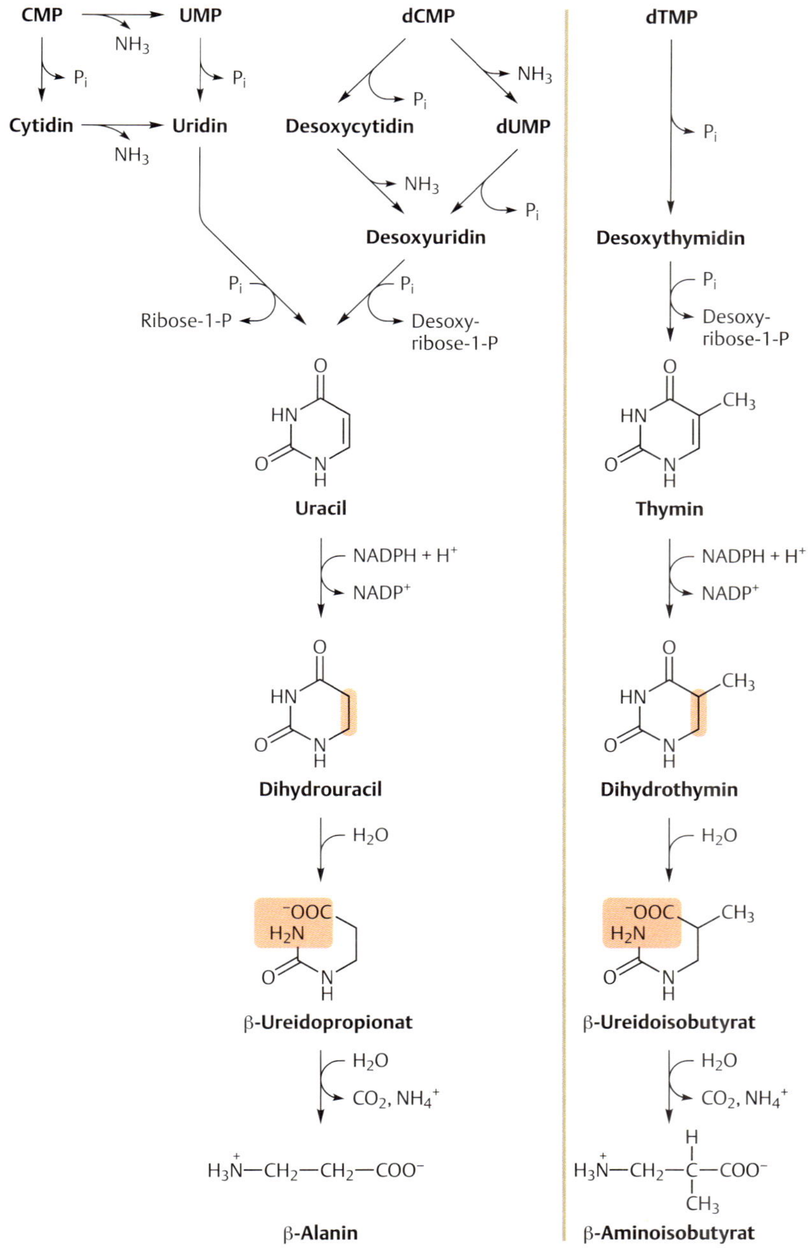

Die Reduktion und die hydrolytische Ringspaltung sind farbig hervorgehoben.

B-8.12

das fertige Desoxynukleotid kann das Enzym verlassen. Die Reduktionsäquivalente stammen also primär aus zwei SH-Gruppen der Reduktase, die zunächst als Disulfid zurückbleiben. Diese Disulfidbrücke wird dann durch ein kleines SH-Gruppen-haltiges Protein, das **Thioredoxin**, reduziert. Zum Abschluss wird das oxidierte Thioredoxin **durch** die **Thioredoxin-Reduktase regeneriert** (Abb. **B-8.13 b**): Sie überträgt zwei Protonen und zwei Elektronen von **$FADH_2$** auf Thioredoxin. Die Protonen und Elektronen stammen letztlich von **NADPH** (= Kurzschreibweise für NADPH + H^+), das im Pentosephosphatweg synthetisiert werden kann. Die Summengleichung der Reduktionsreaktion lautet also:

$$NDP + NADPH + H^+ \rightarrow dNDP + NADP^+ + H_2O$$

redoxin wird dann mit Hilfe von **$FADH_2$ durch** die **Thioredoxin-Reduktase regeneriert** (Abb. **B-8.13 b**). Die Protonen und Elektronen des $FADH_2$ stammen von **NADPH**.

B-8.13 **Mechanismus der Ribonukleotid-Reduktase-Reaktion (a) und Regeneration von Thioredoxin (b)**

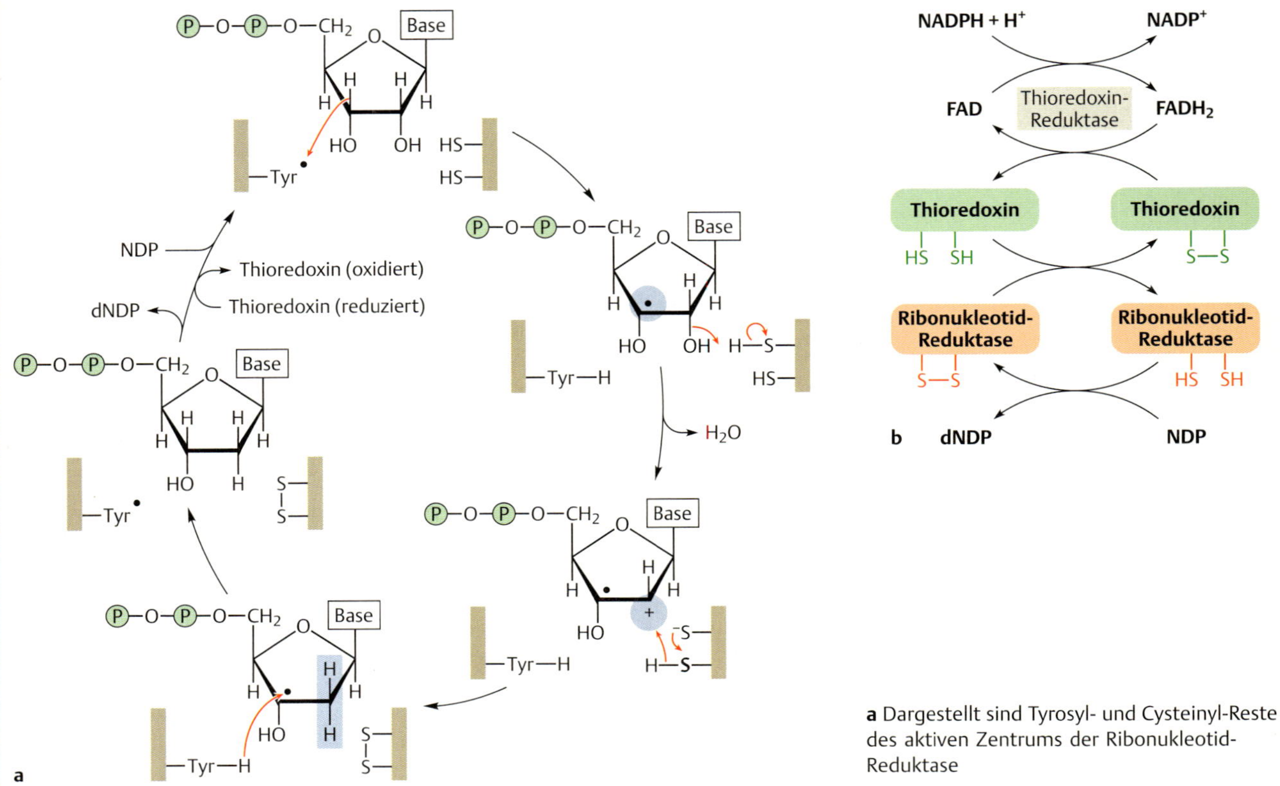

a Dargestellt sind Tyrosyl- und Cysteinyl-Reste des aktiven Zentrums der Ribonukleotid-Reduktase

ATP stimuliert, dATP hemmt die Ribonukleotid-Reduktase.

Die Ribonukleotid-Reduktase wird allosterisch reguliert: ATP stimuliert, dATP hemmt das Enzym.

▶ klinik

▶ **klinik.** Beim **hereditären Adenosin-Desaminase-Mangel** ist die **Synthese von dADP, dGDP und dCDP gehemmt.** Die Adenosin-Desaminase desaminiert Adenosin zu Inosin (S. 413) und 2'-Desoxyadenosin zu 2'-Desoxyinosin. Bei Enzymmangel akkumulieren Adenosin und 2'-Desoxyadenosin. Letzteres wird phosphoryliert, so dass die Konzentration an dATP um das 50fache steigt. Da dATP die Ribonukleotid-Reduktase hemmt, ist der Nachschub an Desoxyribonukleotiden gedrosselt und es kommt zu einer Störung der DNA-Synthese und Hemmung der Zellproliferation. Die **Proliferationshemmung der Lymphozyten** führt zu **schweren Immundefekten** (severe combined imunodeficiency disease, SCID).

Desoxyribonukleotide mit der Base Thymin

Thyminhaltige Desoxyribonukleotide entstehen aus uracilhaltigen Desoxyribonukleotiden durch Methylierung:
- UDP → dUDP (**Ribonukleotid-Reduktase**),
- dUDP → dUTP,
- dUTP + H_2O → dUMP + Pyrophosphat (**dUTP-Diphosphohydrolase**),
- **Methylierung** von dUMP mit Hilfe von N^5,N^{10}-Methylen-Tetrahydrofolat (THF) durch die **Thymidylat-Synthase**. Dabei entsteht Dihydrofolat (DHF).

Desoxyribonukleotide mit der Base Thymin

Thyminhaltige Desoxyribonukleotide entstehen aus uracilhaltigen Desoxyribonukleotiden durch Methylierung (der einzige Unterschied zwischen Uracil und Thymin besteht in einer Methylgruppe, s. Abb. **B-8.2**):
- In einem ersten Syntheseschritt wird **UDP** durch die **Ribonukleotid-Reduktase** zu **dUDP** reduziert.
- Dieses wird zu **dUTP** phosphoryliert.
- Die Methylierung läuft auf der Stufe der Monophosphate ab. dUTP wird durch die **dUTP-Diphosphohydrolase** in **dUMP** umgewandelt:
  dUTP + H_2O → dUMP + Pyrophosphat.
- Die **Methylierung** wird durch die **Thymidylat-Synthase** katalysiert. Als Methylgruppendonor dient N^5,N^{10}-Methylen-Tetrahydrofolat (THF). Es wird bei der

Reaktion zu Dihydrofolat (DHF) umgesetzt:
dUMP + N^5,N^{10}-Methylen-THF → dTMP + DHF.

Die Regeneration von THF aus DHF katalysiert die **Dihydrofolat-Reduktase**.

DHF wird in zwei Schritten zum N^5,N^{10}-Methylen-THF regeneriert:

- Die **Dihydrofolat-Reduktase** reduziert DHF unter Verbrauch von NADPH:
  DHF + NADPH + H^+ → THF + $NADP^+$.
- Die Serin-Hydroxymethyltransferase katalysiert die Übertragung eines -CH_2OH-Restes auf THF, das nach Wasserabspaltung zum N^5,N^{10}-Methylen-THF wird:
  Serin + THF → Glycin + N^5,N^{10}-Methylen-THF + H_2O.

▶ klinik. **Folsäuremangel** führt zu einem Mangel an N^5,N^{10}-Methylen-THF. Somit kommt es zu einer Störung der Synthese von dTMP, d. h. der DNA-Synthese. Insbesondere Zellen, die sich normalerweise schnell teilen, wie die Vorläufer der Erythrozyten, zeigen eine Proliferationshemmung. Deshalb ist bei Folsäuremangel die Gesamtzahl der Erythrozyten stark erniedrigt, und mit ihr die Hämoglobinkonzentration im Blut. Die Erythrozyten sind sehr groß und zeigen einen erhöhten Hämoglobingehalt: Es besteht eine **megaloblastäre, hyperchrome Anämie**.

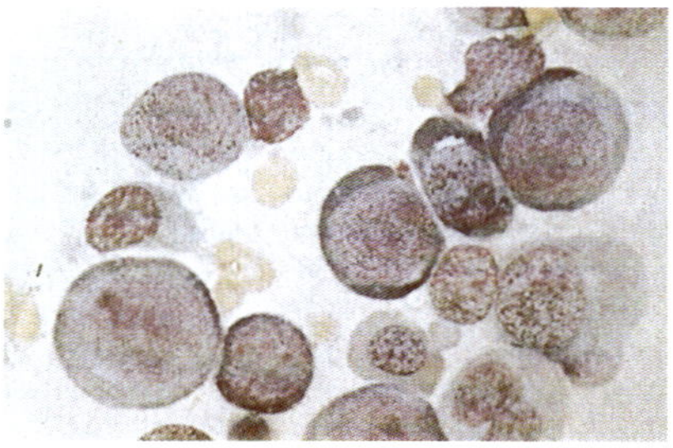

Megaloblastäre Reifestörung der Erythropoese bei einem Patienten mit Folsäuremangel

Auch Tumorzellen teilen sich schnell und sind deshalb durch Eingriffe in die Thyminnukleotidsynthese verwundbar. Aus diesem Grund werden **Hemmstoffe der Thymidylat-Synthase und der Dihydrofolat-Reduktase** bei der **Krebstherapie** genutzt:

- **Fluoruracil** wird in vivo zu Fluordesoxyuridylat (F-dUMP) umgewandelt, das von der **Thymidylat-Synthase** als normales Substrat akzeptiert wird. Die Katalyse bleibt dann jedoch auf der Stufe eines kovalenten Adduktes aus F-dUMP, Methylen-THF und einer Sulfhydrylgruppe des Enzyms stecken, d. h. das Enzym wurde irreversibel inaktiviert. Einen Hemmstoff, der erst durch die enzymatische Katalyse wirksam wird und das Enzym dann irreversibel schädigt, nennt man **Suizid-Substrat**.
- **Kompetitive Hemmstoffe der Dihydrofolat-Reduktase** sind z. B. **Aminopterin** und **Methotrexat (Amethopterin**, S. 297**)**.

◀ klinik

9 Nukleinsäuren (Polynukleotide)

9.1 Grundlagen

▶ Definition

Einteilung und Funktion: Es gibt zwei Nukleinsäuretypen:
- **Desoxyribonukleinsäure (DNA)**, die beim Menschen die Erbinformation trägt. Die Informationseinheiten sind die **Gene**.
- **Ribonukleinsäure (RNA)**, die beim Menschen in verschiedenen Formen an der Genexpression beteiligt ist.

▶ Exkurs

B-9.1

Zusammensetzung: DNA enthält **2'-Desoxy-D-Ribose, RNA** enthält **D-Ribose**. Außerdem gilt:

▶ Merke

9 Nukleinsäuren (Polynukleotide)

9.1 Grundlagen

▶ **Definition.** Nukleinsäuren sind aus Nukleotiden (S. 412) zusammengesetzte Makromoleküle (Polynukleotide).

Einteilung und Funktion: Nukleinsäuren werden in zwei Typen eingeteilt:
- **Desoxyribonukleinsäure (DNS**; Syn. **DNA**; das „A" kommt von engl. „acid"): Sie ist beim Menschen und den meisten anderen Spezies Träger der Erbinformation. Die informationstragenden Einheiten der DNA werden als **Gene** bezeichnet. Die meisten Gene enthalten Information über die Aminosäuresequenz eines Proteins, sind also Protein-kodierende (= Struktur-)Gene.
- **Ribonukleinsäure** (RNS; Syn. **RNA**): Sie ist bei einigen Viren Träger der Erbinformation. Beim Menschen kommt sie in verschiedenen Formen vor, die alle an der Genexpression beteiligt sind. Sie übernehmen dabei die Funktion eines Informationsträgers, einer Strukturkomponente, eines Katalysators oder eines Regulators.

▶ **Exkurs. Die Entschlüsselung der Funktion der DNA**
Zunächst wurde die Bedeutung der Nukleinsäuren unterschätzt. Niemand kam auf die Idee, in der DNA den Träger der Erbinformation zu sehen, da sie im Vergleich zu den Proteinen aus verhältnismäßig wenigen Komponenten zusammengesetzt ist. Auch als durch Färbung von Zellen mit Anilinfarbstoffen gezeigt wurde, dass sich die DNA im Zellkern befindet und dort wiederum in den Chromosomen lokalisiert ist, von denen schon bekannt war, dass sie die Gene tragen, wurde der DNA bestenfalls eine unterstützende Funktion bei der Vererbung zugeschrieben. Schon 1928 hat Frederick Griffith Experimente durchgeführt, die einen ersten Hinweis hätten liefern können.
Er „infizierte" einen nicht krankheitserregenden Pneumokokkenstamm mit einem Gemisch aus den Zelltrümmern eines durch Hitze inaktivierten krankheitserregenden (= virulenten) Pneumokokkenstamms. Dabei entstanden virulente Bakterienkolonien. Eine Erklärung für die Transformation wurde damals nicht gefunden. Das Problem wurde erst 1944 wieder aufgegriffen, als Oswald T. Avery (Abb. **B-9.1**) zeigte, dass die DNA das verantwortliche Agens ist. Weitere Versuche mit Viren, die Bakterien befallen (sog. Bakteriophagen), untermauerten den Befund, dass die DNA Träger der Erbinformation ist.

B-9.1 Oswald T. Avery (1877–1955)

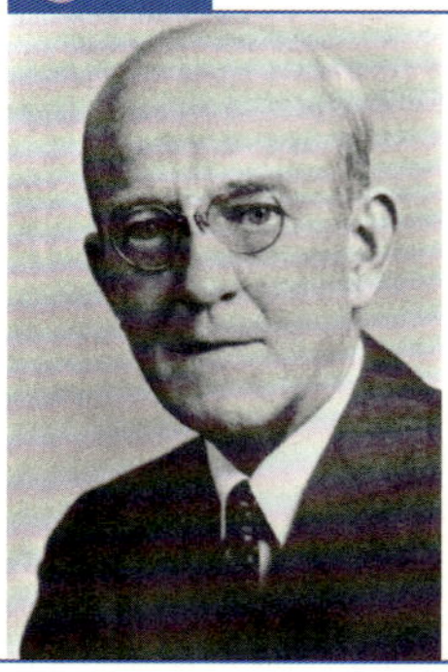

Oswald T. Avery hatte in Versuchen zeigen können, dass die DNA und nicht – wie man bis zu diesem Zeitpunkt vermutete – die Proteine die Träger der Erbinformation sind. Er ist damit einer der Begründer der modernen Molekulargenetik.

Zusammensetzung: Schon von der Bezeichnung der Nukleinsäuretypen her ist ersichtlich, dass die **DNA 2'-Desoxy-D-Ribose**, die **RNA D-Ribose** enthält. Ein weiterer Unterschied besteht in der Basenzusammensetzung:

▶ **Merke.** DNA enthält Thymin an Stelle von Uracil. Thymin unterscheidet sich von Uracil lediglich durch eine Methylgruppe in Position 5 (s. Abb. **B-8.2**, S. 412).

RNA enthält vor allem Uracil, aber auch Thymin. So findet man in fast allen Transfer-RNA (tRNA)-Molekülen an einer bestimmten Stelle einen Thyminrest.

RNA enthält vor allem Uracil.

Verknüpfung der Nukleotide: Zwei Mononukleotide können über eine **Phosphorsäurediester-Brücke** miteinander verknüpft werden. Dabei ist ein Phosphatrest mit der Position 5' der Ribose oder Desoxyribose des einen Mononukleotids und mit der Position 3' der Ribose oder Desoxyribose des anderen Mononukleotids verknüpft (Abb. **B-9.2**).

Verknüpfung der Nukleotide: Sie erfolgt durch **Phosphorsäurediester-Brücken** (Abb. **B-9.2**).

B-9.2 Dinukleotid

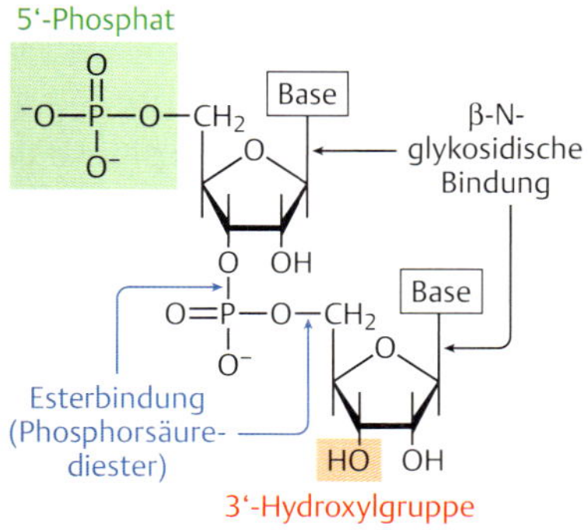

B-9.2

Das erste Nukleotid in dieser Verbindung weist eine freie 5'-Phosphatgruppe, das zweite Nukleotid eine freie 3'-Hydroxylgruppe auf. Durch Anhängen weiterer Nukleotide an die 3'-Hydroxylgruppe entsteht ein Oligonukleotid (bis etwa 30 Mononukleotide) oder ein Polynukleotid (ab 30 Mononukleotiden). Die Abgrenzung zwischen Oligo- und Polynukleotiden ist allerdings eher willkürlich und nicht einheitlich definiert.
Abgekürzte Schreibweisen für ein Oligonukleotid sehen wie folgt aus: pApGpGpCpCpT oder AGGCCT.
Laut Konvention beginnt die Basensequenz mit dem 5'-Ende, wenn nichts anderes vermerkt ist.

Die Verknüpfung von bis etwa 30 Mononukleotiden ergibt ein Oligonukleotid, von mehr als 30 Mononukleotiden ein Polynukleotid (die Grenze zwischen Oligo- und Polynukleotid ist nicht genau definiert). Laut Konvention bildet das 5'-Ende den Anfang des Oligo/Polynukleotids.

▶ **Merke.** Polynukleotide besitzen ein 5'-Phosphat- und ein 3'-Hydroxyl-Ende.

◀ **Merke**

Chemische Eigenschaften: Bei physiologischem pH sind die Basen immer neutral. Eine Protonierung der ionisierbaren Stickstoffe im Ring erfolgt bei pH 3,3 – 4,3, eine Deprotonierung der NH-Gruppen im Ring bei pH 9,3 – 10,3. Die NH_2-Gruppen sind nicht basisch, da das freie Elektronenpaar ins aromatische Ringsystem delokalisiert ist. Die Phosphatgruppe der Phosphorsäurediester hat einen pK von 1, trägt also unter physiologischen Bedingungen ständig eine negative Ladung.

Chemische Eigenschaften: Unter physiologischen Bedingungen sind in einem Polynukleotid die Basen neutral und die Phosphorsäurediester negativ geladen.

9.2 DNA

9.2.1 Die DNA-Doppelhelix

Die DNA besteht in der Regel aus zwei Polynukleotidsträngen.

Die DNA in Zellen existiert nicht als einzelner Polynukleotidstrang, sondern besteht aus zwei Polynukleotidmolekülen, die sich nach bestimmten Gesetzmäßigkeiten aneinander lagern. Einzelstränge gibt es nur kurzfristig und über kurze Abschnitte während der Replikation (S. 436) oder der Transkription (S. 444). Ausnahmen sind wieder einmal einige Viren, deren Genom aus einzelsträngiger DNA besteht.

Die Basenzusammensetzung der DNA folgt der **Chargaff-Regel**:
A=T und G=C
oder
A + G=T + C.

Bei Analysen der Basenzusammensetzungen der DNA aus verschiedenen Organismen ergab sich folgende als **Chargaff-Regel** bekannte Tatsache: Die Anzahl der Adenine ist gleich der Anzahl der Thymine (A=T) und die Anzahl der Guanine ist gleich der Anzahl der Cytosine (G=C).
Oder anders formuliert: Die Summe der Purine (A + G) entspricht der Summe der Pyrimidine (T + C). Dies gilt für alle untersuchten Organismen, während der GC-Gehalt sehr davon abhängt, aus welcher Quelle die DNA stammt.

▶ Merke

▶ **Merke.** Doppelsträngige DNA enthält äquivalente Mengen Adenin und Thymin bzw. Guanin und Cytosin.

Hieraus entwickelten Watson und Crick (Abb. **B-9.3**) das **Doppelhelix**-Modell, in dem Wasserstoffbrücken zwischen bestimmten Basen die DNA-Stränge zusammenhalten.

Aus diesen Hinweisen und weiteren experimentellen Daten, vor allem Röntgenstrukturanalysen, entwickelten Watson und Crick (Abb. **B-9.3**) das Modell der **Doppelhelix** (s. u.). In diesem Modell erklärt sich die Chargaff-Regel dadurch, dass immer eine Base des einen Einzelstrangs mit einer bestimmten Base des anderen Strangs Wasserstoffbrücken ausbildet.

B-9.3

B-9.3 James Dewey Watson (geboren 1928) und Francis Harry Compton Crick (1916–2004)

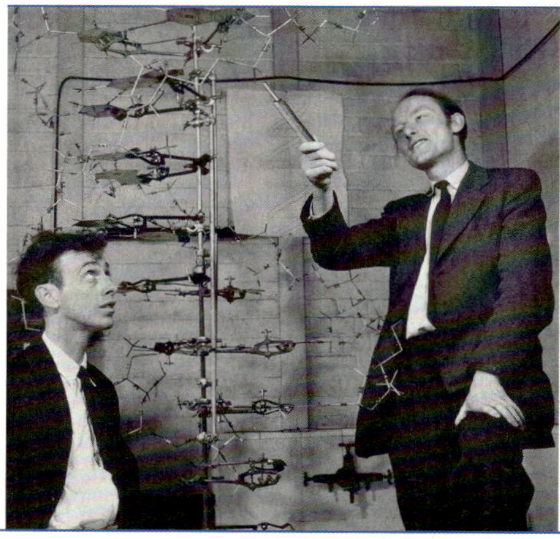

Am 28. Februar 1953 hatten beide ein räumliches Modell der DNA-Doppelhelix vorgestellt, das bis heute Gültigkeit hat. Für dieses räumliche Modell der DNA erhielten sie (zusammen mit Wilkins) 1962 den Nobelpreis für Medizin.

▶ Merke

▶ **Merke.** Die Basen, die sich in den beiden Einzelsträngen gegenüberliegen und miteinander Wasserstoffbrücken ausbilden, nennt man **komplementäre Basen**. Es sind
- Adenin und Thymin (zwei Wasserstoffbrücken),
- Guanin und Cytosin (drei Wasserstoffbrücken)

(Abb. **B-9.4**). Aufgrund der festen Basenpaarung ergibt sich die Basensequenz des einen DNA-Strangs aus der des anderen: Die **DNA-Einzelstränge** sind **komplementär**. Die Basenpaarung spielt außerdem eine wichtige Rolle bei der Replikation (S. 436) und der Transkription (S. 444).

Die Einzelstränge sind **antiparallel** angeordnet.

Die Einzelstränge sind **antiparallel** angeordnet, d. h. das 5'-Ende des einen Strangs liegt dem 3'-Ende des anderen gegenüber und umgekehrt.

B-9.4 Basenpaarung

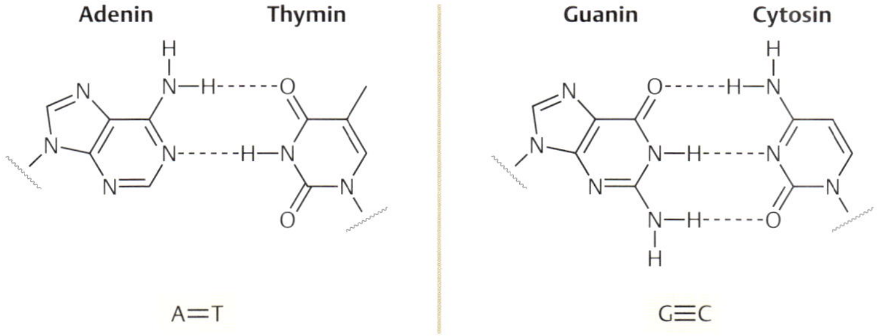

B-9.4

Die Einzelstränge liegen nicht einfach in einer Ebene, sondern verdrillen sich schraubenartig zu einer **Doppelhelix**, wobei die hydrophoben Basen innen, die Zuckerringe und die negativ geladenen Phosphodiesterbrücken als „Rückgrat" hingegen außen liegen. DNA-Doppelhelices können verschiedene Konformationen einnehmen, von denen die **B-Konformation** die häufigste und wichtigste ist. In dieser Konformation dreht die DNA-Doppelhelix nach rechts und hat einen Durchmesser von etwa 2 nm. Der Abstand zwischen zwei benachbarten Basen beträgt 0,34 nm, der Drehungswinkel der benachbarten Basenpaare 36°. Das ergibt pro Umdrehung 10 Basenpaare und eine Hubhöhe von 3,4 nm. Die planaren Basen liegen horizontal übereinander und können durch diese Stapelung („stacking energy") die Konformation der Doppelhelix zusätzlich stabilisieren. Annähernd sieht die DNA wie eine verdrillte Strickleiter mit den Basen als Sprossen aus. Die vertikalen Abstände zwischen den beiden Einzelsträngen der DNA sind nicht gleich groß, so dass eine kleine und eine große Furche entstehen (Abb. **B-9.5**).

Die Einzelstränge verdrillen sich schraubenartig zu einer **Doppelhelix**, wobei die hydrophoben Basen innen, die Zuckerringe und die negativ geladenen Phosphodiesterbrücken außen liegen. Die DNA-Doppelhelix liegt meist in **B-Konformation** (Rechtsdrehung, pro Umdrehung 10 Basenpaare) vor. Durch die unterschiedlichen vertikalen Abstände zwischen den Einzelsträngen weist die Doppelhelix eine kleine und eine große Furche auf (Abb. **B-9.5**).

B-9.5 DNA-Doppelhelix (B-Konformation)

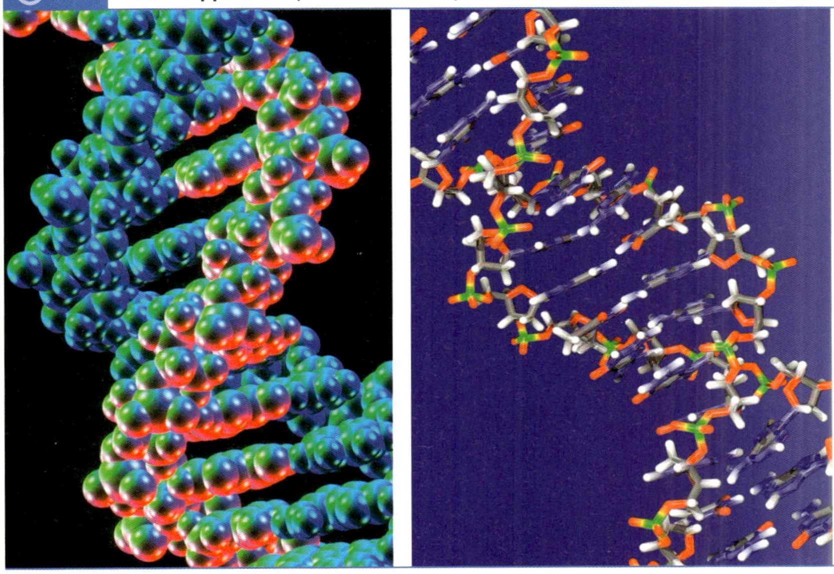

B-9.5

9.2.2 Die Verpackung der DNA

Die DNA im Zellkern einer menschlichen diploiden Zelle besteht aus ca. $6{,}4\times10^9$ Basenpaaren (bp), verteilt auf 46 lineare Moleküle, die Chromosomen. Die Mitochondrien enthalten zirkuläre DNA-Moleküle. Die DNA im Zellkern von Eukaryonten wird komprimiert, indem sie mit Proteinen Komplexe bildet.

9.2.2 Die Verpackung der DNA

Die DNA im Zellkern einer menschlichen diploiden Zelle besteht aus ungefähr $6{,}4\times10^9$ Basenpaaren (bp). Diese sind auf 46 lineare Moleküle unterschiedlicher Größe, die Chromosomen, verteilt. Darüber hinaus enthält die Zelle noch zirkuläre mitochondriale DNA mit einer Länge von 16.569 bp (S. 368), so dass die Gesamtlänge der DNA einer diploiden Zelle 2 Meter beträgt. In irgendeiner Weise muss die DNA der Eukaryonten verpackt werden, damit sie im Zellkern untergebracht werden kann. Dies dient auch dem Schutz vor Scherkräften, denn ein 2 nm dickes Molekül von mehreren Zentimetern Länge ist sehr empfindlich gegenüber mechanischen Beanspruchungen. Aus diesen Gründen binden bestimmte Proteine an die DNA und verformen diese zu stabilen Superstrukturen.

▶ Merke

▶ **Merke.** Die DNA-Proteinkomplexe im Zellkern von Eukaryonten nennt man **Chromatin**. Dieses besteht etwa zur Hälfte aus Proteinen, welche in **Histone** und **Nicht-Histon-Proteine** unterteilt werden können. Die **Histone**, die sich im Laufe der Evolution nur wenig verändert haben, weisen einen **hohen Anteil an** den positiv geladenen basischen Aminosäuren **Arginin und Lysin** auf. Sie lagern sich an die negativ geladenen Phosphatgruppen des DNA-Rückgrats an, so dass die negativen Ladungen kompensiert werden.

Je zwei Histone der Klassen H2A, H2B, H3 und H4 bilden ein **Histon-Oktamer**. Dieses wird linksgängig von DNA umwunden. So entsteht ein **Nukleosom** (Abb. **B-9.6**). Nukleosomen, die zwischen ihnen liegende Linker-DNA und Histone der Klasse H1 bilden eine 30 nm dicke Faser, das **Solenoid**. Über die höheren Organisationsstufen des Chromatins ist noch wenig bekannt.

Die Histone spielen die Hauptrolle bei der Verpackung der DNA. Es gibt insgesamt fünf verschiedene Klassen von Histonen: H1, H2A, H2B, H3 und H4. Je zwei Moleküle H2A, H2B, H3 und H4 verbinden sich zu einem **Histon-Oktamer**. Um dieses windet sich ein 146 bp langes Stück der DNA-Doppelhelix in $1^2/_3$ Linkswindungen. Die dadurch entstandene Struktur ist das **Nukleosom** (Abb. **B-9.6**); es hat einen Durchmesser von 11 nm. Die DNA zwischen den einzelnen Nukleosomen, die sog. Linker-DNA, ist unterschiedlich lang, sie kann aus bis zu 80 bp bestehen. Im Durchschnitt kommt ein Nukleosom auf ca. 200 bp der DNA. Linker-DNA und Histonmoleküle der Klasse H1 verbinden benachbarte Nukleosomen zu einer 30 nm dicken Faser, dem **Solenoid**. Das Solenoid ist noch nicht die höchste Organisationsstufe des Chromatins. Jedoch sind die weiteren Details noch nicht gut bekannt.

B-9.6

B-9.6 Nukleosom

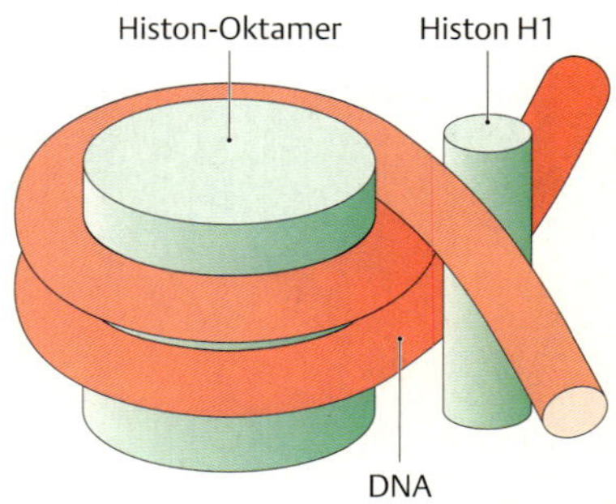

Der **N-Terminus der Histone eines Oktamers** ragt aus diesem heraus und **kann kovalent modifiziert werden**. So lässt sich die **Chromatinstruktur regulieren**.

Die **N-terminalen Aminosäuren der Histone eines Oktamers** ragen aus dem Oktamer heraus und **können** daher **kovalent modifiziert werden**, z. B. durch Acetylierung, Methylierung oder Phosphorylierung. Dadurch bietet sich die Möglichkeit, die **Chromatinstruktur** zu **regulieren**. Reversible Veränderungen des Chromatins sind im Rahmen der Genexpression, der Replikation oder der Zellteilung notwendig.

9.3 RNA

9.3.1 Struktur

Im Gegensatz zur DNA liegt RNA **in der Regel** als **einzelsträngiges Polynukleotid** vor. Allerdings sind intramolekulare Basenpaarungen möglich und kommen bei einigen RNA-Typen in hohem Maße vor. Bereiche **intramolekularer Basenpaarungen** bilden eine **Doppelhelix in A-Konformation**. Diese weist geringe Unterschiede zur üblichen B-Konformation der DNA-Doppelhelix auf. Die Ausbildung ausgeprägter Sekundärstrukturen ist möglich. Durch **zusätzliche Modifikationen der Basen**, z.B. Methylierungen, wird die Variationsbreite der chemischen und physikalischen Eigenschaften der RNA-Moleküle weiter erhöht, so dass sich komplexe dreidimensionale Strukturen analog zu den Tertiärstrukturen der Proteine entwickeln können.

9.3 RNA

9.3.1 Struktur

RNA liegt **in der Regel** als **einzelsträngiges Polynukleotid** vor. Bereiche **intramolekularer Basenpaarungen** liegen als **Doppelhelix in A-Konformation** vor. Die **Basen** der RNA können **zusätzliche Modifikationen**, z.B. Methylierungen, aufweisen.

9.3.2 Typen der RNA

Die RNA kann nach Struktur und Funktion in verschiedene Typen eingeteilt werden, die in Häufigkeit, Größe und Stabilität stark variieren. Die RNA-Typen sind auf verschiedene Art und Weise an der Genexpression beteiligt (Tab. **B-9.1**): Sie erfüllen Aufgaben als Informationsträger, Strukturkomponente, als Adapter zwischen Nukleinsäuren und Proteinen oder als Regulator. Sogar katalytische Aktivitäten wurden für einige RNA-Typen beschrieben.

9.3.2 Typen der RNA

Die verschiedenen RNA-Typen sind an der Genexpression als Informationsträger, Strukturkomponente, Adapter, Regulator oder Katalysator beteiligt (Tab. **B-9.1**).

▶ **Merke.** Die drei Haupttypen der RNA sind:
- Messenger-RNA (mRNA),
- ribosomale RNA (rRNA),
- Transfer-RNA (tRNA).

◀ Merke

B-9.1 Die verschiedenen Typen der RNA

Typ	*Funktion*	*Details*
heterogene nukleäre RNA (hnRNA)	1:1-Abschrift eukaryontischer Protein-kodierender (= Struktur-) Gene	S. 443
Messenger-RNA (mRNA)	modifizierte, endgültige Abschrift eukaryontischer Strukturgene bei Prokaryonten Abschrift der Strukturgene	S. 460
ribosomale RNA (rRNA)	Bestandteil der Ribosomen, z.T. mit katalytischer Aktivität	S. 445
Transfer-RNA (tRNA)	Adapter zwischen der Basensequenz der mRNA und der Aminosäuresequenz der Polypeptide bei der Proteinsynthese	S. 446
Small nuclear RNA (snRNA)	Bestandteil der Small nuclear Ribonucleoproteins (snRNP). Diese spielen beim Spleißen (Splicing), einem Vorgang im Rahmen der Umwandlung von hnRNA in mRNA, eine Rolle.	S. 447
Small nucleolar RNA (snoRNA)	hilft bei der Erkennung von Nukleotiden in rRNA, snRNA und wahrscheinlich noch weiteren RNA-Typen, die modifiziert werden sollen	S. 447
Small cytoplasmic RNA (scRNA= 7SL-RNA)	Bestandteil der Signal Recognition Particles (SRP). Diese leiten neu synthetisierte, für die Zelloberfläche oder den Extrazellulärraum bestimmte Proteine während des Synthesevorgangs in das endoplasmatische Retikulum, wo die Proteine modifiziert werden.	S. 447
Micro-RNA (miRNA)	erkennt durch spezifische Basenpaarungen mRNA und bewirkt eine Hemmung der Translation → regulatorische Funktion	S. 447
Short interfering RNA (siRNA)	erkennt durch spezifische Basenpaarungen mRNA und bewirkt deren Abbau → regulatorische Funktion	S. 447
mitochondriale RNA (mt RNA)	setzt sich zusammen aus mitochondrialer rRNA, tRNA und mRNA mit entsprechender Funktion	

10 Zentrales Dogma der Molekularbiologie

10 Zentrales Dogma der Molekularbiologie

Teilt sich eine Zelle, muss die gesamte in der DNA gespeicherte Information an die Tochterzellen weitergegeben werden. Daher wird vor der Teilung eine Kopie der *gesamten DNA* (= des Genoms) erstellt.

Die DNA enthält die Information über die Aminosäuresequenz sämtlicher Proteine einer Zelle und zusätzlich noch weitere Information, die eine geregelte Genexpression (= Umsetzung der genetischen Information in RNA und Proteine) ermöglicht. Teilt sich eine Zelle, so muss die gesamte in der DNA gespeicherte Information an die Tochterzellen weitergegeben werden. Dies wird sichergestellt, indem vor der Zellteilung eine Kopie der *gesamten DNA* (= des Genoms) erstellt wird.

▶ Definition

▶ **Definition.** Den Vorgang der identischen Verdopplung der DNA nennt man **Replikation.**

Zur Proteinsynthese wird nur die Information über die Aminosäuresequenz der benötigten Proteine auf der DNA abgerufen.

Eine Zelle benötigt nicht alle Proteine zur gleichen Zeit in gleicher Menge. Deshalb ist es sinnvoll, nur die benötigten Proteine zu synthetisieren. Zur Proteinsynthese wird also *nicht* die gesamte Information auf der DNA abgerufen, sondern gezielt die Information über die Aminosäuresequenz der benötigten Proteine.

Es gibt also zwei Informationsflüsse:
1. DNA → DNA (Replikation),
2. DNA → RNA → Protein (Proteinsynthese).

Der Fluss der genetischen Information läuft also in zwei Richtungen:
1. bei der Replikation von DNA zu DNA,
2. bei der Proteinsynthese von der DNA zum Protein, und zwar via RNA als Vermittler.

▶ Definition

▶ **Definition.**
- Die Erstellung einer RNA-Kopie von DNA nennt man **Transkription.** Es wird stets nur ein Ausschnitt der DNA, nie die gesamte DNA transkribiert.
- Die Übersetzung der Basensequenz der RNA in die Aminosäuresequenz eines Polypeptids nennt man **Translation.**

Laut **zentralem Dogma der Molekularbiologie** fließt die genetische Information bei der Genexpression ausschließlich von DNA zu RNA (Abb. **B-10.1**). Eine Ausnahme bilden die **Retroviren**: RNA → DNA (**reverse Transkription**).

Bis in die 70er-Jahre des 20. Jahrhunderts glaubte man, dass bei allen Organismen die genetische Information bei der Genexpression ausschließlich in eine Richtung fließt: DNA → RNA → Protein (sog. **zentrales Dogma der Molekularbiologie**, Abb. **B-10.1**). Seit den 70er-Jahren weiß man, dass es eine Ausnahme gibt: Die **Retroviren**, deren Genom aus RNA besteht, stellen eine DNA-Kopie ihres Genoms her (sog. **reverse Transkription**) und integrieren diese DNA-Kopie in das Wirtsgenom.

B-10.1

B-10.1 Zentrales Dogma der Molekularbiologie

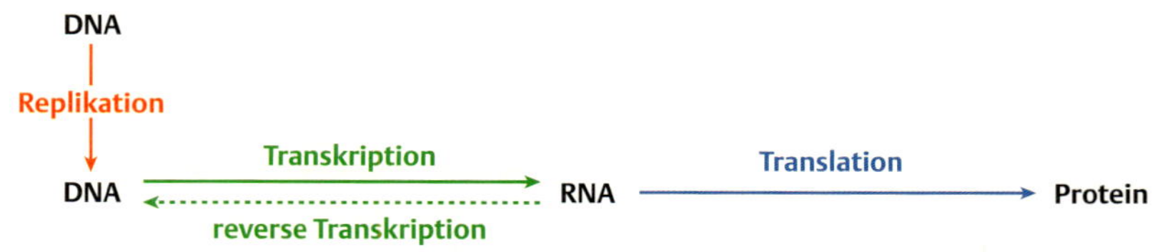

Aufgrund der Basenpaarungsregeln sind die beiden DNA-Einzelstränge komplementär. Jeder der Stränge kann als Vorlage für die Synthese des komplementären Strangs dienen. Dies ist das Prinzip der Replikation.

Schon Watson und Crick bemerkten, als sie das Modell der Doppelhelix für die Struktur der DNA entwickelt hatten, dass diese Struktur wichtige Konsequenzen für die Funktion der Nukleinsäuren hatte: Aufgrund der Basenpaarungsregeln (Adenin paart sich mit Thymin, Guanin mit Cytosin) ergibt sich die Basensequenz eines DNA-Einzelstrangs aus der des anderen: Die DNA-Stränge sind komplementär. Trennt man also eine DNA-Doppelhelix in die beiden Einzelstränge, so ist keine Information verloren gegangen, jeder der beiden Stränge kann als Vorlage für die Synthese des komplementären Strangs dienen. Dies ist das Prinzip der Replikation.

Die Basenpaarungsregeln gelten auch für RNA, da sich Uracil von Thymin nur durch Fehlen einer Methylgruppe unterscheidet, die nicht an der Bildung der Wasserstoffbrücken beteiligt ist. Wird die DNA-Doppelhelix in einem kleinen Teilbereich in die Einzelstränge getrennt, werden die an der Bildung der Wasserstoffbrücken beteiligten funktionellen Gruppen exponiert und einer der Stränge kann als Vorlage für die Synthese eines komplementären RNA-Moleküls dienen. Damit ist das Grundprinzip der Transkription erklärt.

Die Basenpaarungsregeln gelten auch für RNA. Deshalb kann ein DNA-Einzelstrang als Vorlage für die Synthese eines komplementären RNA-Moleküls dienen. Dies ist das Prinzip der Transkription.

Nicht ganz so einfach ist die Translation, hierzu wird ein Adapter benötigt, die tRNA (S. 446). Die Basenpaarungsregeln kommen nur auf der einen Seite des Adapters zum Zuge.

Bei der Translation kommen die Basenpaarungsregeln nur auf einer Seite des Adapters tRNA zum Zuge.

▶ **Fazit.** Die Grundlagen der Replikation und der Genexpression sind sehr einfach. Allein durch die Basenpaarungsregeln wird schon vieles verständlich. Jedoch ist der Aufwand, der nötig ist, um Replikation und Genexpression kontrolliert und mit genügender Genauigkeit durchzuführen, sehr groß. Dies wird in den folgenden Kapiteln erläutert.

◀ **Fazit**

11 Replikation der DNA

▶ **Definition**

Die Replikation findert in der S-Phase des Zellzyklus statt und läuft bei Pro- und Eukaryonten nach dem gleichen **Prinzip** ab:
- **semikonservativ**,
- **Syntheserichtung** von **5'nach 3'**,
- Die beteiligten Enzyme, die **DNA-Polymerasen**, **benötigen**
  - einen DNA-**Matrizenstrang**,
  - **dNTPs** als Substrate,
  - einen **Primer**, um an dessen freies 3'-OH-Ende das erste dNTP anhängen zu können.

Unterschiede ergeben sich durch
- die Größe des Genoms,
- die Form der DNA (Prokaryonten: zirkulär, Eukaryonten: linear),
- die Verpackung der eukaryonten DNA.

11 Replikation der DNA

▶ **Definition.** Die Replikation ist der Vorgang der identischen Verdopplung der DNA.

Die Replikation findet in der S-Phase des Zellzyklus (S. 512), d.h. vor der Zellteilung, statt und läuft bei Pro- und Eukaryonten grundsätzlich nach dem gleichen **Prinzip** ab:
- Der Mechanismus der Replikation ist in allen Organismen **semikonservativ**. Das bedeutet, dass die Tochter-DNA jeweils aus einem Strang der alten DNA und einem neu synthetisierten Strang besteht.
- Die **Syntheserichtung** ist immer von **5' nach 3'**.
- Die Enzyme, die die Replikation katalysieren, die **DNA-Polymerasen**, **benötigen**
  - einen DNA-**Matrizenstrang**,
  - Desoxyribonukleosidtriphosphate (**dNTPs**) als Substrate,
  - ein kurzes RNA-Stück mit freiem 3'-OH-Ende, den sog. **Primer**, um an die freie 3'-OH-Gruppe das erste dNTP anhängen zu können.

Unterschiede in der Replikation bei Eu- und Prokaryonten ergeben sich aufgrund
- der Größe des Genoms: Das Genom von *Escherichia coli* enthält $4{,}6 \times 10^6$ Basenpaare (bp), das menschliche Genom umfasst $3{,}2 \times 10^9$ bp.
- der Form der DNA: Die DNA-Moleküle der Prokaryonten sind zirkulär, die der Eukaryonten linear.
- der Verpackung der eukaryonten DNA durch Komplexbildung mit Proteinen (Chromatinstruktur, s. S. 432).

11.1 Ablauf der Replikation

11.1.1 Überblick

Die Replikation beginnt bei Eu- und bei Prokaryonten an einem durch die DNA-Sequenz definierten Startpunkt, dem **Origin of Replication (ori)**. Durch die Trennung der DNA-Stränge am ori entsteht eine sog. **Replikationsgabel**, die sich während der Replikation vom ori wegbewegt. Die Replikation erfolgt bei Eukaryonten und im Regelfall bei Prokaryonten bidirektional.

11.1 Ablauf der Replikation

11.1.1 Überblick

Die Replikation beginnt bei Eu- und bei Prokaryonten an einem durch die DNA-Sequenz definierten Startpunkt, dem **Origin of Replication (ori)**. Hier werden die beiden DNA-Stränge voneinander getrennt, wodurch eine sog. **Replikationsgabel** entsteht. An den beiden Zinken der Gabel, den Einzelsträngen, beginnt die Replikation, in deren Verlauf sich die Replikationsgabel vom ori wegbewegt. Je nachdem, ob sich von einem ori eine Replikationsgabel oder zwei Replikationsgabeln wegbewegen, erfolgt die Replikation uni- oder bidirektional. Die unidirektionale Replikation ist ein Sonderfall bei Prokaryonten (z.B. Rolling-Circle-Replikation, S. 482). Bei Eukaryonten und im Regelfall bei Prokaryonten findet die Replikation bidirektional statt. Dabei bewegen sich die beiden Replikationsgabeln in entgegengesetzter Richtung. Sie erreichen bei einem eukarontischen linearen DNA-Molekül den Rand des Moleküls, beim prokaryontischen zirkulären DNA-Molekül treffen sie sich.

Ein DNA-Abschnitt, der von *einem* ori aus repliziert wird, heißt **Replikon**. Das prokaryontische Chromosom besteht aus einem, **eukaryontische Chromosomen** dagegen bestehen aus **mehreren Replikons**. Dies verkürzt die Dauer der Replikation.

Ein DNA-Abschnitt, der von *einem* ori aus repliziert wird, heißt **Replikon**. Das prokaryontische Chromosom besitzt nur einen ori, **eukaryontische Chromosomen** dagegen weisen mehrere oris, d.h. **mehrere Replikons** auf. Die Replikation des Genoms einer menschlichen Zelle erfordert ca. 30.000 Replikons. Die Existenz zahlreicher Replikons verkürzt die Dauer der Replikation: Gäbe es nur einen ori pro Chromosom, würde eine bidirektionale Replikation bei einer durchschnittlichen Chromosomenlänge von $1{,}4 \times 10^8$ bp und einer Synthesegeschwindigkeit von ca. 50 Nukleotiden pro Sekunde 16 Tage dauern. Tatsächlich dauert die S-Phase 8 – 12 Stunden.

Den **Ablauf der Replikation** kann man in folgende Phasen einteilen:
- Erkennung des/der ori,
- Strangtrennung,

Den **Ablauf der Replikation** kann man in folgende Phasen einteilen:
- Erkennung des ori (Prokaryonten) bzw. der oris (Eukaryonten),
- Trennung der DNA-Stränge,
- Synthese der Primer,

- Synthese der DNA-Tochterstränge. Hierbei entstehen an einem der beiden Elternstränge DNA-Fragmente, sog. Okazaki-Fragmente.
- Die Primer werden entfernt und die Lücken zwischen den Okazaki-Fragmenten aufgefüllt.
- Verknüpfung (Ligation der Einzelstrangbrüche) der Okazaki-Fragmente.

An den Enden eukaryontischer, d. h. linearer Chromosomen entsteht am 5'-Ende jedes neu synthetisierten Tochterstrangs durch Entfernen des Primers ein Problem: Für die DNA-Polymerasen steht kein freies 3'-OH-Ende zur Verfügung, so dass die vom Primer hinterlassene Lücke nicht gefüllt, das Chromosomen-Ende also nicht repliziert werden kann. Die Lösung dieses Problems ist im Abschnitt „Replikation eukaryontischer Chromosomen-Enden" abgehandelt.

- Synthese der Primer,
- Synthese der DNA-Tochterstränge (an einem Elternstrang in Form sog. Okazaki-Fragmente), Entfernen der Primer und Auffüllung der Primer-Lücken,
- Verknüpfung (Ligation) der Okazaki-Fragmente.

Die Primer-Lücke am 5'-Ende jedes fertigen Tochterstrangs lässt sich nicht füllen. Dennoch kann die DNA am Chromosomen-Ende komplett repliziert werden (S. 441).

11.1.2 Erkennung der Replikationsstartstelle(n) und Strangtrennung

Diese Vorgänge sind im Folgenden für Prokaryonten beschrieben.
Das **Initiationsprotein DnaA** bindet an die DNA-Sequenz des ori. Dann wird die Doppelhelix durch die **ATP-abhängige Helikase DnaB** entwunden. Anschließend trennt das Enzym die DNA-Stränge, indem es an einem Strang entlangwandert und dabei den Komplementärstrang verdrängt. So entsteht die Replikationsgabel (Abb. **B-11.1**).
Eine sofortige Reassoziation der Einzelstränge und die Bildung intramolekularer Haarnadelschleifen werden durch die Anlagerung von Einzelstrangbindeproteinen **(single strand binding proteins, ssb)** verhindert (Abb. **B-11.1**).
Um sich zu entwinden, rotiert der vor der Replikationsgabel liegende Abschnitt der Doppelhelix. Die notwendige Umdrehungsgeschwindigkeit hängt von der Syntheserate ab. Da die DNA-Syntheserate bei Eukaryonten 50, bei Prokaryonten 500 Nukleotide pro Sekunde beträgt, rotiert die Doppelhelix bei Eukaryonten mit 5, bei Prokaryonten sogar mit 50 Umdrehungen pro Sekunde. Wenn das gesamte Chromosom rotieren müsste, wäre der Energiebedarf erheblich und es käme zu bedeutenden Torsionsspannungen. Dies verhindern bei Pro- und Eukaryonten spezifische Enzyme, die **Topoisomerasen** indem sie superspiralisierte DNA entspiralisieren oder die räumliche Struktur der superspiralisierten DNA verändern. Topoisomerasen sind bei allen Vorgängen wichtig, bei denen es zu Verdrillungen der DNA kommen kann. Dazu zählen Replikation, Transkription, Rekombination (Austausch genetischen Materials zwischen zwei DNA-Molekülen) und Chromatinumordnungen. Die Topoisomerasen werden in zwei Klassen eingeteilt:

- **Typ-I-Topoisomerasen** (Topoisomerase I) **entspiralisieren superspiralisierte DNA.** Da dieser Vorgang thermodynamisch günstig verläuft, muss kein ATP aufgewendet werden. Typ-I-Topoisomerasen **spalten** einen DNA-**Einzelstrang**, indem die OH-Gruppe eines Tyrosinrestes des Enzyms eine Phosphatgruppe des DNA-Rückgrates nukleophil angreift. Dadurch entsteht am DNA-Strang eine 3'-OH-Gruppe, am Enzym ein Phosphotyrosylrest, und das Enzym wird kovalent an den DNA-Strang gebunden. Dieser DNA-Strang kann nun um den zweiten Strang rotieren, wobei Torsionsspannungen abgebaut werden. Abschließend greift die 3'-OH-Gruppe der DNA den Phosphotyrosylrest des Enzyms an. Der Strangbruch wird wieder geschlossen, und das Enzym wird freigesetzt.
- **Typ-II-Topoisomerasen** (Topoisomerase II) **verändern die räumliche Struktur der DNA-Doppelhelix**. Dazu **spalten** sie unter ATP-Verbrauch vorübergehend **beide DNA-Stränge**. Durch die entstandene Lücke wird ein anderer Abschnitt der Doppelhelix hindurchgefädelt.

11.1.2 Erkennung der Replikationsstartstelle(n) und Strangtrennung

Das **Initiationsprotein DnaA** erkennt den ori. Die **ATP-abhängige Helikase DnaB** entwindet die Doppelhelix und trennt die DNA-Stränge (Abb. **B-11.1**).

Single strand binding proteins (ssb) verhindern die Reassoziation der Stränge (Abb. **B-11.1**).

Um sich zu entwinden, rotiert der vor der Replikationsgabel liegende Abschnitt der Doppelhelix. **Topoisomerasen** verhindern bei Pro- und Eukaryonten Torsionsspannungen im DNA-Molekül, indem sie superspiralisierte DNA entspiralisieren oder die räumliche Struktur der superspiralisierten DNA verändern. Sie tun dies bei allen Vorgängen, die zu einer Verdrillung der DNA führen können, also auch bei der Transkription und bei Chromatinumordnungen. Es gibt zwei Typen von Topoisomerasen:

- **Typ-I-Topoisomerasen** (Topoisomerase I) **entspiralisieren superspiralisierte DNA**, indem sie (ohne ATP-Verbrauch) einen DNA-Strang spalten.
- **Typ-II-Topoisomerasen** (Topoisomerase II) **verändern die räumliche Struktur der DNA-Doppelhelix**. Dazu spalten sie unter ATP-Verbrauch vorübergehend **beide DNA-Stränge**.

B-11.1 Entwindung der DNA-Doppelhelix

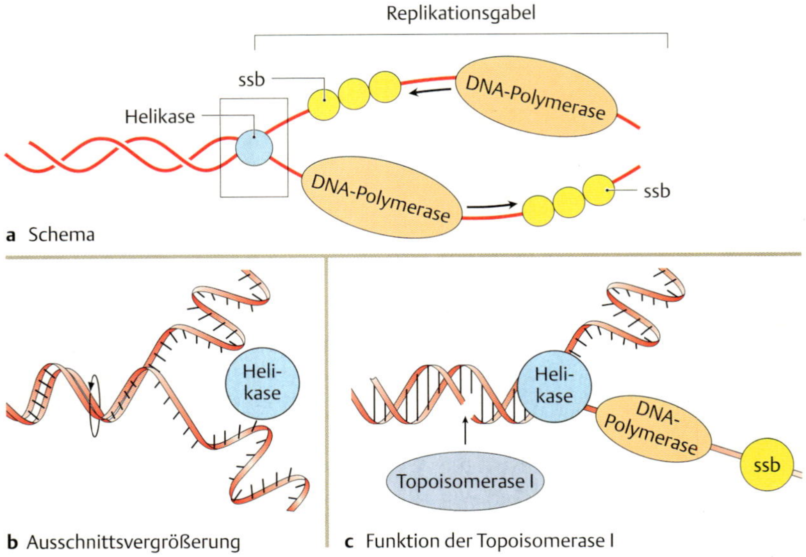

a Schema
b Ausschnittsvergrößerung
c Funktion der Topoisomerase

11.1.3 Synthese des Primers

An jedem DNA-Einzelstrang synthetisiert eine DNA-abhängige RNA-Polymerase ein RNA-Oligonukleotid, den Primer. Diese sog. **Primase** ist bei **Prokaryonten** ein eigenes Enzym, das **DnaG**-Protein, bei **Eukaryonten** eine **Untereinheit der DNA-Polymerase** α.

11.1.3 Synthese des Primers

Die DNA-Polymerasen benötigen ein Nukleinsäurestück mit freiem 3'-OH-Ende, um mit der DNA-Synthese beginnen zu können. DNA-abhängige RNA-Polymerasen dagegen können ohne dieses Hilfsmittel anhand einer DNA-Matrize RNA synthetisieren. Deshalb synthetisiert an jedem der freigelegten DNA-Einzelstränge eine DNA-abhängige RNA-Polymerase unter Verwendung von Ribonukleosidtriphosphaten ein RNA-Oligonukleotid, den Primer. Es ergibt sich also eine DNA-RNA-Hybriddoppelhelix. Die DNA-abhängige RNA-Polymerase wird als **Primase** bezeichnet. Bei **Prokaryonten** handelt es sich dabei um das **DnaG**-Protein, bei **Eukaryonten** um eine **Untereinheit der DNA-Polymerase** α.

11.1.4 DNA-Synthese

Prinzip

DNA-Polymerasen hängen dNTPs an das 3'-OH-Ende der Primer an.

11.1.4 DNA-Synthese

Prinzip

DNA-Polymerasen synthetisieren jeweils einen zum Elternstrang komplementären DNA-Tochterstrang, indem sie dNTPs an das freie 3'-OH-Ende der Primer anhängen.

▶ Merke

▶ **Merke.** Alle Polymerasen, also auch DNA-Polymerasen, synthetisieren Nukleinsäuren vom 5'-Ende beginnend in Richtung 3'-Ende (=von 5' nach 3'), d. h. sie lesen die Matrize von 3' nach 5'.

Die Elternstränge sind antiparallel angeordnet. Ein Tochterstrang, der sog. **Leitstrang** (5'→3'), wächst in Wanderungsrichtung der Replikationsgabel (Abb. **B-11.2**), d. h. kontinuierlich. Der andere Tochterstrang (**Folgestrang**, 3'→5') wächst entgegen der Wanderungsrichtung der Replikationsgabel und wird daher diskontinuierlich in **Okazaki-Fragmenten** synthetisiert (Abb. **B-11.2**).

Die beiden Elternstränge sind antiparallel angeordnet: Der eine Strang weist eine 3'-5'-Orientierung auf, der andere eine 5'-3'-Orientierung. Am 3'-5'-Elternstrang entspricht die DNA-Syntheserichtung der Wanderungsrichtung der Replikationsgabel, so dass er in einem Stück repliziert werden kann (Abb. **B-11.2**). Der kontinuierlich wachsende Tochterstrang wird als **Leitstrang** bezeichnet. Am 5'-3'-Elternstrang dagegen ist die DNA-Syntheserichtung der Wanderungsrichtung der Replikationsgabel entgegengesetzt. Der zugehörige Tochterstrang, der sog. **Folgestrang**, wird diskontinuierlich in kurzen Stücken synthetisiert (Abb. **B-11.2**), die nach ihrem Entdecker **Okazaki-Fragmente** genannt werden. Die Länge dieser Fragmente hängt vom Zelltyp ab und beträgt bei Eukaryonten einige hundert Nukleotide, bei Prokaryonten bis zu zweitausend Nukleotide.

▶ **Merke.** Der Leitstrang wird kontinuierlich synthetisiert (→ ein Primer), der Folgestrang diskontinuierlich (→ viele Primer).

◀ **Merke**

Bei **Prokaryonten** erfolgt die DNA-Synthese bis hierher ausschließlich durch die **DNA-Polymerase III**. Bei **Eukaryonten** beginnt die **DNA-Polymerase** α mit der DNA-Synthese (nachdem die Untereinheit mit der Primase-Funktion den Primer synthetisiert hat). Weist der Tochterstrang ca. 20 Desoxynukleotide auf, verdrängt der Proteinreplikationsfaktor C (RFC) zusammen mit dem Kernantigen proliferierender Zellen (proliferating cell nuclear antigen, PCNA) die DNA-Polymerase α und bindet anschließend die **DNA-Polymerase** δ, die die DNA-Synthese fortsetzt. Die Synthesegeschwindigkeit ist im Vergleich zu der der Prokaryonten etwa um den Faktor 10 geringer; wahrscheinlich wird die Bewegung der DNA-Polymerasen durch die Nukleosomen behindert.

Bei **Prokaryonten** ist bis hierher ausschließlich die **DNA-Polymerase III** tätig. Bei **Eukaryonten** wird die **DNA-Polymerase** α nach 20 Desoxynukleotiden von der **DNA-Polymerase** δ abgelöst.

Die RNA-Primer müssen schließlich noch entfernt und durch DNA ersetzt werden (Abb. **B-11.2**). Beide Aufgaben erledigt ein Enzym, das neben seiner **DNA-Polymerase**-Aktivität **5'-3'-Exonuklease**-Aktivität besitzt. Dies ist bei Prokaryonten die DNA-Polymerase I (bei Eukaryonten ist die DNA-Polymerase noch unbekannt). Anschließend füllt diese Polymerase die Primer-Lücken auf. Die einzelnen Okazaki-Fragmente sind dann allerdings noch nicht kovalent miteinander verbunden.

Die RNA-Primer müssen schließlich noch entfernt und durch DNA ersetzt werden (Abb. **B-11.2**) durch eine **DNA-Polymerase mit 5'-3'-Exonuklease-Aktivität** (Prokaryonten: DNA-Polymerase I). Sie füllt auch die Primer-Lücken.

Bei Eukaryonten werden die Primer durch eine Ribonuklease H abgebaut.

Eine Ribonuklease H baut die Primer bei Eukaryonten ab.

B-11.2 Prinzip der Synthese der DNA-Tochterstränge

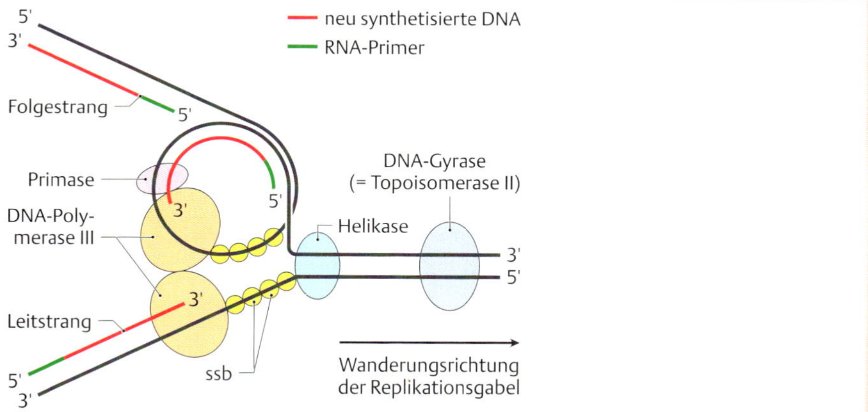

B-11.2

Reaktionsmechanismus

Der Mechanismus der Synthesereaktion ist bei der RNA- und der DNA-Synthese gleich: Durch einen **nukleophilen Angriff** der 3'-OH-Gruppe am Ende des zu verlängernden Nukleinsäurestrangs auf das α-Phosphoratom des anzuhängenden NTPs (ATP, GTP, CTP, UTP) bzw. dNTPs (dATP, dGTP, dCTP, dTTP) wird **Pyrophosphat freigesetzt** und es entsteht eine **Phosphorsäure-Esterbindung** (Abb. **B-11.3**). Da diese Esterbindung energieärmer ist als die gelöste Säureanhydridbindung, wird die Polymerisation der NTPs bzw. dNTPs thermodynamisch begünstigt. Weitere begünstigende Faktoren sind

- die Bildung der Wasserstoffbrücken zwischen den Basen,
- die zusätzliche Stabilisierung des Nukleinsäurestrangs durch die Basenstapelung,
- die hydrolytische Spaltung des Pyrophosphats durch die **Pyrophosphatase**, denn sie entfernt Pyrophosphat aus dem Gleichgewicht.

Reaktionsmechanismus

Bei der Synthesereaktion erfolgt ein **nukleophiler Angriff** der 3'-OH-Gruppe am Ende des Nukleinsäurestrangs auf das α-Phosphoratom des neu einzubauenden Nukleotids. Dabei wird **Pyrophosphat** freigesetzt und es entsteht eine **Phosphorsäure-Esterbindung** (Abb. **B-11.3**). Die Nukleinsäurebildung wird u. a. durch hydrolytische Spaltung des Pyrophosphats durch die **Pyrophosphatase** begünstigt.

B-11.3

B-11.3 Reaktionsmechanismus der Nukleinsäuresynthese

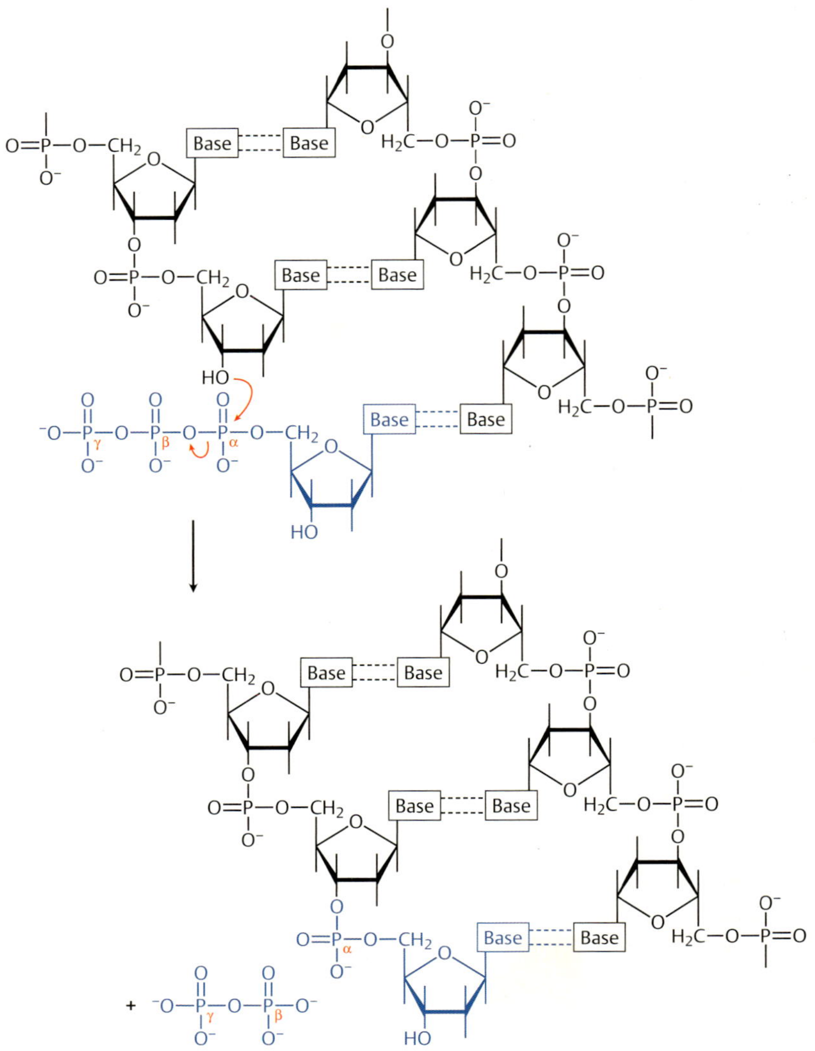

11.1.5 Ligation der Okazaki-Fragmente

Die **DNA-Ligase** verknüpft die Okazaki-Fragmente durch eine **Esterbindung**:

Zunächst wird ein Enzym-AMP-Komplex gebildet. Das AMP stammt bei Bakterien aus NAD^+, bei Eukaryonten aus ATP. Der AMP-Rest wird auf die 5'-Phosphatgruppe am Ende eines Fragments übertragen und durch einen nukleophilen Angriff der 3'-OH-Gruppe am Ende eines anderen Fragments verdrängt (Abb. **B-11.4**). Dadurch entsteht eine Esterbindung zwischen den beiden Fragmenten.

11.1.5 Ligation der Okazaki-Fragmente

In einem letzten Reaktionsschritt müssen die Okazaki-Fragmente noch kovalent miteinander verbunden werden. Diese Reaktion wird von der **DNA-Ligase** katalysiert. Das Enzym bildet zwischen der 3'-OH-Gruppe am Ende eines DNA-Fragments und der 5'-Phosphatgruppe am Ende eines anderen DNA-Fragments eine **Esterbindung**.

Hierzu wird zunächst ein kovalenter Enzym-AMP-Komplex gebildet. Das AMP stammt bei Bakterien aus NAD^+, bei Archaea und Eukaryonten aus ATP. ATP bzw. NAD^+ wird mit der ε-Aminogruppe eines Lysinrestes der Ligase verknüpft, wobei Pyrophosphat bzw. Nicotinamidmononukleotid (NMN) freigesetzt wird (1). Danach wird der AMP-Rest auf die 5'-Phosphatgruppe am Ende eines DNA-Fragments übertragen (2) und schließlich durch einen nukleophilen Angriff der 3'-OH-Gruppe am Ende eines anderen Fragments verdrängt (3) (Abb. **B-11.4**). Dadurch entsteht eine Esterbindung zwischen den beiden Fragmenten:

(1) Enzym + ATP (oder NAD^+) → Enzym-AMP + PP_i (oder NMN)

(2) Enzym-AMP + pNpN... → Enzym + AppNpN...

(3) ...pNpN-OH + AppNpN... → AMP + ...pNpNpNpN...

B-11.4 Mechanismus der Ligation

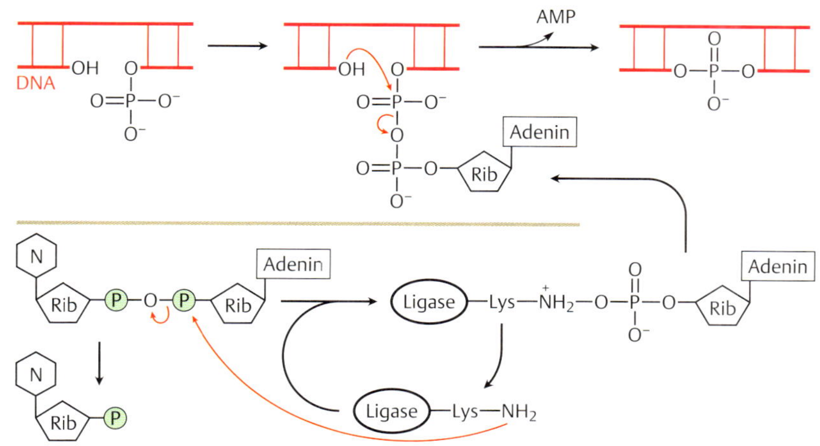

B-11.4

11.1.6 Replikation eukaryontischer Chromosomen-Enden

Eukaryontische Chromosomen sind linear. Dies verursacht ein Problem bei der Replikaton der 3'-Enden: Nach Entfernen des Primers am komplementären 5'-Ende jedes Tochterstrangs steht für die DNA-Polymerase δ kein freies 3'-OH-Ende zur Verfügung, so dass die vom Primer hinterlassene Lücke nicht gefüllt werden kann. Bei jeder Replikationsrunde gehen also einige Nukleotide verloren.

Eukaryontische Chromosomen-Enden, die sog. **Telomere**, weisen jedoch eine besondere Struktur auf: In einem 10000 Nukleotide umfassenden Abschnitt findet sich eine **repetitive** (sich wiederholende), kurze, **nichtkodierende**, also keine genetische Information enthaltende **Basensequenz**; beim Menschen ist dies die Sequenz GGGTTA. Zudem ist jeder DNA-Strang **am 3'-Ende** um einige Nukleotide länger als sein komplementärer Strang, weist also einen **Einzelstrang-Überhang** auf. Obwohl das 5'-Ende jedes Tochterstrangs mit jeder Replikationsrunde kürzer wird, gehen also zunächst keine kodierenden Sequenzen verloren. Nach 30–50 Zellteilungen jedoch sind kodierende Sequenzen (= Gene) betroffen und die Erbinformation im Tochter-DNA-Molekül ist nicht mehr komplett. Dies begrenzt die Zellteilungsfähigkeit der meisten somatischen Zellen.

Nur die **Zellen stark proliferierender Gewebe sowie Tumorzellen** können diesen Verlust ausgleichen und sich folglich häufiger teilen: Sie enthalten das Enzym **Telomerase**, das die Telomere verlängert. Die Telomerase ist eine RNA-abhängige DNA-Polymerase (= **reverse Transkriptase**), sie katalysiert also die Synthese eines DNA-Strangs anhand einer RNA-Matrize. Diese RNA-Matrize ist Teil des Enzyms. Sie lagert sich an den 3'-Überhang der Telomere an, weil ein Teil der Basensequenz der RNA-Matrize zum 3'-Überhang komplementär ist und es zu Basenpaarung kommt. Der andere Teil der Basensequenz der Matrize enthält beim Menschen die repetitive Sequenz UAACCC und dient als Vorlage bei der Verlängerung des 3'-Endes des Telomers (Abb. **B-11.5**). Der korrespondierende Abschnitt des komplementären DNA-Strangs wird dann durch eine DNA-Polymerase synthetisiert.

Auf- und Abbau der Telomere befinden sich in einem Gleichgewicht. Bei Zellen, die nur eine geringe Telomerase-Aktivität aufweisen, werden die Telomere sukzessive verkürzt, bis schließlich kodierende DNA betroffen ist.

11.1.6 Replikation eukaryontischer Chromosomen-Enden

Die Primer-Lücke am 5'-Ende jedes fertigen Tochterstrangs lässt sich nicht füllen, weil ein freies 3'-OH-Ende fehlt. So gehen bei jeder Replikation einige Nukleotide verloren.

Eukaryontische Chromosomen-Enden, die **Telomere**, weisen jedoch **repetitive nichtkodierende Basensequenzen** und **am 3'-Ende** jedes DNA-Strangs einen **Einzelstrang-Überhang** auf. Obwohl die Tochterstränge (am 5'-Ende) bei jeder Replikation kürzer werden, gehen kodierende Sequenzen erst nach 30–50 Zellteilungen verloren. Dann können sich die meisten somatischen Zellen nicht mehr teilen.

Anders die **Zellen stark proliferierender Gewebe und Tumorzellen**: Ihr Enzym **Telomerase**, eine **reverse Transkriptase** mit eigener RNA-Matrize, verlängert die Telomere. Dazu lagert sich ein Teil der RNA-Matrize an den 3'-Überhang der Telomere an, der andere Teil dient als Vorlage bei der Verlängerung des 3'-Endes des Telomers (Abb. **B-11.5**). Der korrespondierende Abschnitt des komplementären DNA-Strangs entsteht durch eine DNA-Polymerase.

B-11.5

B-11.5 Telomerasereaktion

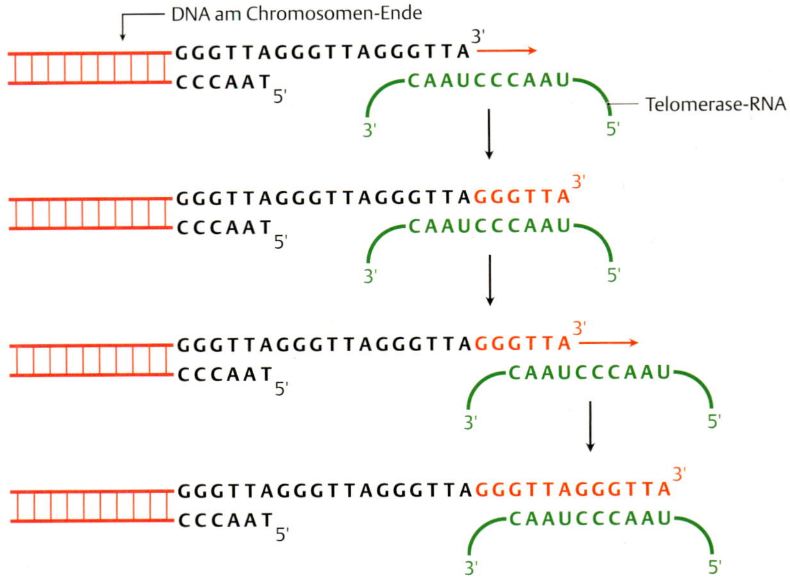

11.2 Hemmstoffe der Replikation

s. Tabelle **B-11.1**.

11.2 Hemmstoffe der Replikation

Die wichtigsten Hemmstoffe der DNA-Replikation zeigt Tabelle **B-11.1**. Je nachdem, ob sie die Replikation prokaryontischer oder eukaryontischer DNA hemmen, werden sie zur Hemmung der Zellteilung, d.h. der Vermehrung von Bakterien (= als Antibiotika) oder von Tumorzellen (= als Zytostatika) eingesetzt.

B-11.1

B-11.1 Hemmstoffe der DNA-Replikation

Substanzklasse	***Substanz***	***Wirkungsmechanismus***	***Einsatzgebiet***
Gyrasehemmer	Ciprofloxacin, Nalidixinsäure, Novobiocin	Hemmung der bakteriellen Topoisomerase Typ II (= Gyrase)	Antibiotikum
Topoisomerase-Typ-I-Hemmer	Camptothecin, Topotecan, Irinotecan	stabilisieren die DNA-gebunden Form der menschlichen Topoisomerase Typ I	Zytostatikum
Nukleosidanaloga	Cytosinarabinosid	Hemmung der DNA-Polymerase	Zytostatikum
Nukleinsäure-quervernetzende Substanzen	Mitomycin C	kovalente Bindung an DNA, DNA-Strangtrennung wird verhindert, führt zu Strangbrüchen	Zytostatikum
Nukleinsäure-bindende Substanzen	Actinomycin D	interkalieren in GC-reiche Abschnitte der DNA (s. auch Transkriptionshemmstoffe, S. 459)	Zytostatikum

12 Genexpression

12 Genexpression

▶ **Definition.** Genexpression ist die Umsetzung der genetischen Information in RNA und Proteine.

◀ **Definition**

12.1 Überblick

12.1 Überblick

Die DNA trägt die Information für die Aminosäuresequenzen sämtlicher Proteine einer Zelle. Diese Information ist auf einzelne Einheiten, die **Strukturgene**, verteilt. Zusätzlich enthält sie in Form von **Kontrollelementen** weitere Information, die eine Steuerung der Expression der Strukturgene ermöglicht. Dies ist notwendig, damit die Zelle sich an die äußeren Bedingungen und an die jeweilige Stoffwechselsituation anpassen kann und die Proteinsynthese ökonomisch abläuft, denn die Zelle benötigt nicht alle Proteine zur gleichen Zeit in gleicher Menge. In mehrzelligen Organismen gibt es darüber hinaus viele spezialisierte Zelltypen, die spezielle Aufgaben erfüllen. Es ist sinnvoll und notwendig, dass diese spezialisierten Zellen nur einen bestimmten Anteil des Genoms exprimieren.

Die Information für die Aminosäuresequenzen sämtlicher Proteine einer Zelle ist auf der DNA auf **Strukturgene** verteilt. Zudem enthält die DNA in Form von **Kontrollelementen** Information, die eine Steuerung der Expression der Strukturgene ermöglicht.

Die **Genexpression** läuft in **Teilschritten** ab. Bei Eukaryonten sind es drei Schritte, bei Prokaryonten zwei:
- **Transkription:** Erstellung einer RNA-Abschrift des Gens,
- bei Eukaryonten: Modifikation dieser RNA-Abschrift (= **Prozessierung**),
- **Translation:** Übersetzung der Basensequenz der (bei Eukaryonten modifizierten) RNA in die Aminosäuresequenz eines Polypeptids.

Die **Teilschritte der Genexpression** sind:
- Transkription,
- bei Eukaryonten: Prozessierung,
- Translation.

Bei der **Transkription** dienen die Gene, deren Produkte gerade benötigt werden, als Vorlage zur Synthese komplementärer einzelsträngiger RNA.

Bei der **Transkription** werden die benötigten Gene in einzelsträngige RNA umgeschrieben.

▶ **Merke.** Die Transkription der Strukturgene ist der erste Schritt der Proteinsynthese.

◀ **Merke**

Produkt der Transkription von Strukturgenen:
- bei **Prokaryonten** die sog. **Messenger-RNA (mRNA)**, die als Vorlage zur Synthese der Proteine eingesetzt wird,
- bei **Eukaryonten** die sog. **heterogene nukleäre RNA (hnRNA)**, eine Vorstufe der mRNA. Sie wird deshalb auch als **Primärtranskript** bezeichnet.

Strukturgene werden bei **Prokaryonten** direkt in **mRNA**, bei Eukaryonten in die Vorstufe **hnRNA**, das **Primärtranskript**, umgeschrieben.

Die Umwandlung der hnRNA in „reife" mRNA (**Prozessierung**) findet im Zellkern statt und vollzieht sich in drei Schritten:
- Das 5'-Ende wird modifiziert (**Capping**).
- Nichtkodierende Basensequenzen (Introns) werden herausgeschnitten und die Basensequenzen, die sich später in der mRNA wiederfinden (Exons), miteinander verknüpft (**Splicing**).
- Am 3'-Ende wird eine Kette von Adenosinmonophosphaten angehängt (**Polyadenylierung**).

Die **Prozessierung** der hnRNA zu „reifer" mRNA erfolgt im Zellkern in drei Schritten:
- **Capping,**
- **Splicing,**
- **Polyadenylierung.**

Ggf. werden einzelne Basen der hnRNA oder mRNA verändert (**RNA-Editing**).

In einigen Fällen werden gezielt einzelne Basen der hnRNA oder der mRNA verändert (**RNA-Editing**).

Die mRNA gelangt vom Zellkern in das Zytoplasma und wird dort von den Ribosomen als Vorlage zur Synthese der Proteine genutzt. Diesen letzten Teilschritt der Genexpression nennt man **Translation**. Dabei dienen sog. **Transfer-RNAs (tRNAs) als Adapter** zwischen der Basensequenz der mRNA und der Aminosäuresequenz der Proteine, denn sie besitzen sowohl eine Bindungsstelle für die mRNA als auch für die entsprechende Aminosäure.

Die mRNA dient im Zytoplasma als Vorlage zur Synthese der Proteine (**Translation**). Dabei dienen **tRNAs als Adapter** zwischen Basen- und Aminosäuresequenz.

Transkription und Translation laufen also bei Eukaryonten in verschiedenen Zellkompartimenten ab.

Transkription und Translation laufen also bei Eukaryonten in verschiedenen Zellkompartimenten ab: Die Transkription findet im Zellkern, die Translation im Zytoplasma statt. Zusätzlich gibt es in den Mitochondrien noch einen kompletten Proteinsyntheseapparat, der aus der mitochondrialen DNA, den mitochondrialen Ribosomen und tRNAs und den notwendigen Enzymen besteht.

12.2 Transkription

12.2 Transkription

▶ Definition

▶ **Definition.** Als Transkription wird jede Form von RNA-Synthese anhand einer DNA-Matrize bezeichnet. Das Produkt der Transkription, das Transkript, ist ein zu einem DNA-Strang komplementäres, im Wesentlichen einzelsträngiges RNA-Molekül.

12.2.1 Die Transkriptionsprodukte: die verschiedenen RNA-Typen

12.2.1 Die Transkriptionsprodukte: die verschiedenen RNA-Typen

Kodierende RNA-Typen

Heterogene nukleäre RNA (hnRNA) und **Messenger-RNA (mRNA)** sind Abschriften der Strukturgene.

Kodierende RNA-Typen

Kodierende RNA-Typen – **heterogene nukleäre RNA (hnRNA)** und **Messenger-RNA (mRNA)** – sind Abschriften der Strukturgene. Sie enthalten die Information zur Synthese der Proteine, die in einer bestimmten Zelle oder in bestimmten Stoffwechselsituationen gebraucht werden. Da die Zahl der zellulären Proteine sehr groß ist, können tausende unterschiedlicher hnRNA- oder mRNA-Moleküle in der Zelle vorkommen. Ihr Anteil an der Gesamt-RNA liegt bei 2–5%. Ihre Halbwertszeit ist im Vergleich zu der der meisten nichtkodierenden RNA-Typen sehr kurz, sie liegt bei Prokaryonten im Bereich weniger Minuten und bei Eukaryonten zwischen 10 Minuten und 10 Stunden.

Heterogene nukleäre RNA (hnRNA)

hnRNA ist die **Vorstufe der mRNA** in den Zellkernen der **Eukaryonten**. Sie enthält **Exons** und **Introns** (Abb. **B-12.1**).

Heterogene nukleäre RNA (hnRNA)

hnRNA ist das primäre Transkript eukaryontischer Strukturgene, die **Vorstufe der mRNA**. Sie kommt nur in den Zellkernen der **Eukaryonten** vor. Eukaryontische Strukturgene sind mosaikartig organisiert: Sie bestehen aus **Exons**, d.h. Basensequenzen, die sich in der mRNA wiederfinden, und zwischen den Exons liegenden nichtkodierenden Sequenzen, den **Introns**. Dementsprechend enthält auch die hnRNA Exons und Introns (Abb. **B-12.1**).

B-12.1

B-12.1 Heterogene nukleäre RNA (hnRNA)

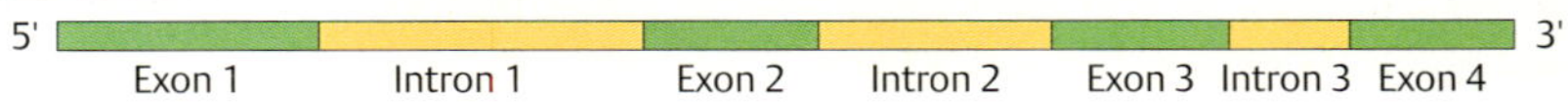

Messenger-RNA (mRNA)

Die mRNA dient als **Vorlage zur Synthese der Proteine**.

Eukaryontische mRNA entsteht im Zellkern durch Prozessierung aus hnRNA:

- Am **5'-Ende** wird die **Cap** (m^7Gppp) angehängt.
- **Introns** werden **entfernt** und die Exons verknüpft.
- Am **3'-Ende** wird ein **poly(A)-Schwanz** angehängt.

Die Struktur der fertigen mRNA zeigt Abbildung **B-12.2 a**.

Messenger-RNA (mRNA)

Die mRNA **trägt** die **Information zur Synthese der Proteine** von der DNA **zum Ribosom.**

Die **eukaryontische mRNA** entsteht im Zellkern im Rahmen der Prozessierung aus hnRNA. Dabei

- wird am **5'-Ende** die sog. **Cap**-Struktur angehängt. Sie besteht aus einem methylierten Guanosin, das über eine 5'-5'-Triphosphat-Brücke mit dem Transkript verknüpft ist (Kurzschreibweise: m^7Gppp).
- werden **Introns entfernt** und die Exons miteinander verknüpft,
- wird am **3'-Ende** ein **poly(A)-Schwanz** aus 50–200 AMP (=Adenylat)-Resten angehängt.

In der fertigen mRNA befindet sich hinter dem Cap eine 5'-untranslatierte Region (5'-UTR). An diese schließt sich der kodierende Bereich an, markiert durch ein Start- und ein Stoppcodon (S. 466). Auf ihn folgt eine 3'-UTR und auf diese der poly(A)-Schwanz (Abb. **B-12.2 a**).
Eukaryontische mRNA kodiert nur für ein Protein.

Eukaryontische mRNA kodiert nur für ein Protein.

Prokaryontische mRNA besitzt kein Cap und keinen poly(A)-Schwanz. Am 5'-Ende befindet sich ein Triphosphat. Prokaryontische mRNA kodiert häufig für mehrere Proteine. Zwischen den einzelnen kodierenden Bereichen befinden sich jeweils nichtkodierende Sequenzen (Abb. **B-12.2 b**).

Prokaryontische mRNA enthält weder Cap noch poly(A)-Schwanz, aber nichtkodierende Sequenzen (Abb. **B-12.2 b**).

▶ **Merke.** **Eukaryontische mRNA** kodiert nur für ein Protein; sie wird als **monocistronisch** bezeichnet. **Prokaryontische mRNA** kodiert häufig für mehrere Proteine; sie ist **polycistronisch** (Abb. **B-12.2**).

◀ Merke

B-12.2 **Eukaryontische monocistronische mRNA und prokaryontische polycistronische mRNA**

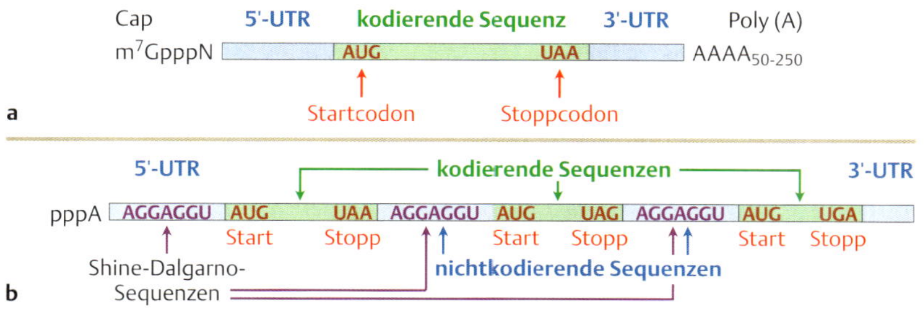

a Eukaryontische mRNA (monocistronisch)

b Prokaryontische mRNA (polycistronisch) Shine-Dalgarno-Sequenzen sind Ribosomenbindungsstellen

B-12.2

Nichtkodierende RNA-Typen

Die beiden häufigsten nichtkodierenden RNA-Typen sind die ribosomale RNA (rRNA) und die Transfer-RNA (tRNA). In den letzten Jahren wurden weitere RNA-Typen entdeckt, die als **Strukturkomponente**, **Regulator** oder **Katalysator** dienen.

Nichtkodierende RNA-Typen

Diese dienen als **Strukturkomponente**, **Regulator** oder **Katalysator**.

▶ **Definition.** RNA-Moleküle mit katalytischer Aktivität werden als **Ribozyme** bezeichnet.

◀ Definition

Zu den Ribozymen zählen z.B:

- Die große rRNA (s. u.): Sie hat Peptidyltransferase-Aktivität.
- Die RNase P, die an der Synthese von tRNA aus Vorläufermolekülen beteiligt ist.
- Die Telomerase, die in schnell proliferierenden eukaryontischen Zellen die Chromosomen-Enden, die Telomere, verlängert. Dabei dient eine in das Enzym integrierte RNA-Matrize als Vorlage (S. 441).

Ribosomale RNA (rRNA)

rRNA ist der **wichtigste Bestandteil der Ribosomen**, also der Organellen, an denen die Translation stattfindet. Ribosomen bestehen zu $^2/_3$ aus rRNA und zu $^1/_3$ aus Proteinen. Sowohl eukaryontische als auch prokaryontische Ribosomen setzen sich aus einer großen und einer kleinen Untereinheit zusammen, die jeweils aus verschiedenen rRNA-Molekülen (Tab. **B-12.1**) und Proteinen auf-

Ribosomale RNA (rRNA)

rRNA ist der **wichtigste Bestandteil der Ribosomen**. Diese setzen sich aus einer großen und einer kleinen Untereinheit zusammen, die jeweils aus verschiedenen rRNA-Molekülen (Tab. **B-12.1**) und Proteinen aufgebaut sind. In eukaryontischen Zellen kommen Ribosomen im Zytoplasma und in Mitochondrien vor. Mitochondriale Ribosomen ähneln prokaryontischen Ribosomen (Tab. **B-12.1**).

gebaut sind. Die rRNA-Moleküle der großen bzw. kleinen Untereinheit werden als große bzw. kleine rRNA zusammengefasst. Ribosomen und rRNAs werden durch die Svedberg-Einheit (S) charakterisiert, ein Maß für die Sedimentationsgeschwindigkeit bei der Zellfraktionierung durch Zentrifugation (S. 518). In eukaryontischen Zellen kommen Ribosomen im Zytoplasma und in Mitochondrien vor. Mitochondriale Ribosomen ähneln prokaryontischen Ribosomen, auch wenn sich durch die hohe Mutationsrate mitochondrialer Gene insbesondere die Ribosomen der Säugermitochondrien stark verändert haben (Tab. **B-12.1**).

rRNA ist der häufigste RNA-Typ.

rRNA stellt mit ca. 80% den größten Anteil an der gesamten RNA. Sie ist im Gegensatz zur mRNA sehr stabil, und es gibt nur wenige unterschiedliche Moleküle (Tab. **B-12.1**).

B-12.1

B-12.1 Charakteristika pro- und eukaryontischer Ribosomen

Charakteristikum	*prokaryontische Ribosomen*	*eukaryontische Ribosomen* mitochondrial	*eukaryontische Ribosomen* zytoplasmatisch
Sedimentationskonstante	70 S	55 S	80 S
Sedimentationskonstante der großen Untereinheit	50 S	39 S	60 S
Sedimentationskonstante der kleinen Untereinheit	30 S	28 S	40 S
rRNA-Typen in der großen Untereinheit	▪ 23 S ▪ 5 S	16 S	▪ 28 S ▪ 5,8 S ▪ 5 S
rRNA-Typen in der kleinen Untereinheit	16 S	12 S	18 S

rRNA hat eine ausgeprägte Sekundär- und Tertiärstruktur. Einige Basen sind methyliert.

Alle rRNA-Moleküle weisen zahlreiche intramolekulare Wasserstoffbrücken und somit eine **ausgeprägte Sekundär- und Tertiärstruktur** auf. **Einige Basen** sind **methyliert**, wodurch sie hydrophober werden, was vermutlich für die Ausbildung der Tertiärstruktur wichtig ist. Diese wiederum ist für die Aufgabe der rRNA-Moleküle als Strukturkomponente der Ribosomen essenziell. rRNA-Moleküle sind allerdings keine starren Gebilde, sondern führen im Verlauf der Translation Konformationsänderungen durch.

▶ Merke

▶ **Merke.** Die große rRNA (28 S bei Eukaryonten und 23 S bei Prokaryonten) ist darüber hinaus ein Ribozym mit Peptidyltransferase-Aktivität: Sie katalysiert die Reaktion, die im Verlauf der Translation aus Aminosäuren ein Polypeptid zusammensetzt.

Transfer-RNA (tRNA)

Transfer-RNA (tRNA)

Die tRNA, der zweithäufigste RNA-Typ, enthält **viele modifizierte Basen**.

Mit einem Anteil von 15% ist die tRNA der zweithäufigste RNA-Typ. Sie ist ähnlich wie rRNA verhältnismäßig stabil. Sie enthält **viele modifizierte Basen**, z. B. Inosin, Pseudouridin und methylierte Derivate von A, C, U und G. Im Pseudouridin ist Uracil über C5 an die Ribose gebunden.

Die Sekundärstruktur der tRNA bezeichnet man als **Kleeblattstruktur**. Sie besteht aus vier doppelhelikalen Bereichen und drei Schleifen (**Dihydrouridin-**, **TΨC-** und **Anticodon-Schleife,** Abb. **B-12.3 a**). Die Tertiärstruktur ist **L-förmig** (Abb. **B-12.3 b**). Das eine Ende des L bindet über das Anticodon an mRNA. Das andere Ende bindet die zum Codon der mRNA passende Aminosäure.

Alle tRNA-Moleküle besitzen einen gemeinsamen Bauplan. Sie bestehen aus ca. 70–90 Nukleotiden und bilden durch intramolekulare Basenpaarungen eine Sekundärstruktur, die **Kleeblattstruktur**, bestehend aus vier doppelhelikalen Bereichen und drei Schleifen (**Dihydrouridin-Schleife**, **TΨC-Schleife** und **Anticodon-Schleife**, Abb. **B-12.3 a**). Weitere Wechselwirkungen zwischen Basen der Dihydrouridin- und der TΨC-Schleife stabilisieren die Tertiärstruktur, die **L-Form** besitzt (Abb. **B-12.3 b**). An dem einen Ende des L-förmigen Moleküls befindet sich das Anticodon, also das Basentriplett, das Basenpaarungen mit der mRNA ausbildet. Am 3'-Ende wird die zum Basentriplett der mRNA (Codon) passende Aminosäure gebunden. Dieses Ende zeigt stets die Basensequenz CCA. Die Aminosäure wird über eine Esterbindung an eine Hydroxylgruppe der Ribose des Adenosinrests gebunden.

B-12.3 Sekundär- und Tertiärstruktur der tRNA

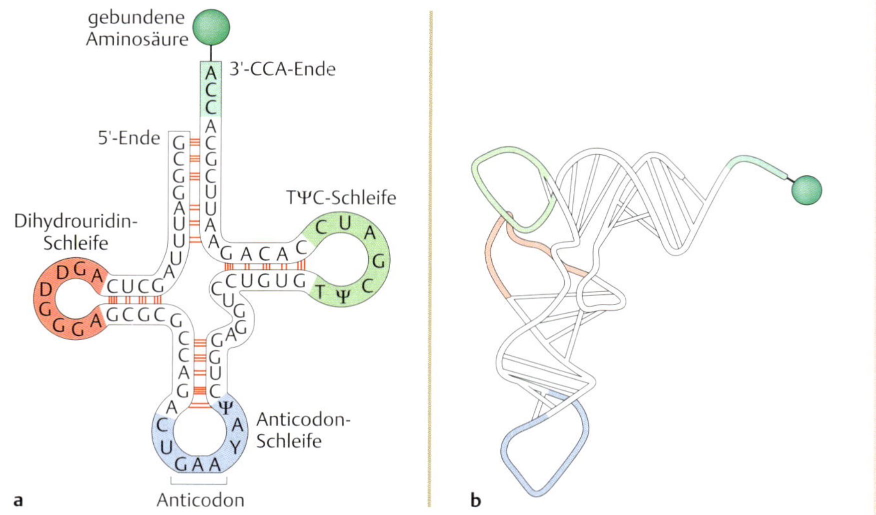

a Kleeblattstruktur. **b** L-Struktur.

B-12.3

▶ **Merke.** Die tRNA bildet bei der Proteinsynthese die Brücke zwischen der mRNA und dem Polypeptid. Das Anticodon bindet am Codon der mRNA, die Aminosäure ist kovalent am CCA-Ende gebunden.

◀ Merke

Small nuclear RNA (snRNA)

Diese kleinen RNAs besitzen zwischen 106 und 185 Nukleotide und bilden im Zellkern mit Proteinen Komplexe, die Small nuclear Ribonucleoproteins (snRNPs). Diese Partikel sind wichtig beim Spleißvorgang (Splicing), bei dem die Introns aus der hnRNA entfernt und die Exons zur mRNA zusammengefügt werden.

Small nuclear RNA (snRNA)

Die snRNA spielt als Teil der Small nuclear Ribonucleoproteins (snRNPs) eine wichtige Rolle beim Splicing der hnRNA.

Small nucleolar RNA (snoRNA)

snoRNAs sind wichtig für die Modifikation von Nukleotiden in rRNA, snRNA und wahrscheinlich weiteren RNA-Typen. Sie helfen bei der Erkennung des zu modifizierenden Nukleotids. Sie werden in zwei Klassen unterteilt; eine ermöglicht die 2'-O-Ribose-Methylierung, die andere die Pseudouridinylierung.

Small nucleolar RNA (snoRNA)

snoRNA helfen bei der Modifikation von Nukleotiden der rRNA und snRNA.

Small cytoplasmic RNA

Small cytoplasmic RNA

▶ **Synonym.** 7SL RNA.

◀ Synonym

Die scRNA ist ein ca. 300 Nukleotide langes RNA-Molekül, das zusammen mit sechs Proteinen das Signal Recognition Particle (SRP) bildet, das den cotranslationalen Transport neu synthetisierter Proteine in das endoplasmatische Retikulum (ER) einleitet.

scRNA ist wichtig für den cotranslationalen Transport von Proteinen in das ER.

Micro-RNA (miRNA) und Short interfering RNA (siRNA)

Micro-RNA (miRNA) und Short interfering RNA (siRNA)

Diese sehr kleinen RNA-Moleküle sind für die Regulation der Genexpression wichtig: miRNA hemmt die Translation, siRNA führt zum Abbau der mRNA (sog. RNA-Interferenz, RNAi).

Durch die Entdeckung mehrerer hundert kleiner, ca. 18–25 Nukleotide langer RNAs ergaben sich ganz neue Aspekte der Regulation der Genexpression. miRNAs und siRNAs entstehen aus Vorläufermolekülen, die durch RNasen klein geschnitten werden. Die dadurch gebildeten Oligonukleotide erkennen durch spezifische Basenpaarungen mRNA. miRNA hemmt die Translation, siRNA führt zum Abbau der mRNA (sog. RNA-Interferenz, RNAi). Die sich daraus erge-

benden Regulationsmechanismen wurden für einige Prozesse der Zelldifferenzierung und Zellproliferation bei Pflanzen, Nematoden und Säugetieren nachgewiesen. Beim Menschen wurden mehr als 200 solcher kleinen, potenziell regulatorischen RNAs gefunden, deren Wirkung noch weitgehend unbekannt ist.
Die RNA-Interferenz wird schon intensiv in der Forschung als Methode genutzt, da dieser Mechanismus ein Werkzeug liefert, gezielt Genexpression zu unterdrücken. Therapeutische Einsatzmöglichkeiten bei der Behandlung von Infektionskrankheiten, Krebs und entzündlichen Prozessen sind denkbar.

12.2.2 Die Transkriptionsenzyme: RNA-Polymerasen

Die Transkriptionsenzyme sind **DNA-abhängige RNA-Polymerasen**. Sie **synthetisieren** RNA **von 5' nach 3'**. Anders als DNA-Polymerasen benötigen sie **keinen Primer**. Als **Markierung für den Startpunkt** der Transkription dient ihnen eine spezifische DNA-Sequenz, der **Promotor**.

12.2.2 Die Transkriptionsenzyme: RNA-Polymerasen

Die Enzyme, die die Transkription durchführen, sind **DNA-abhängige RNA-Polymerasen**. Sie stellen unter Verwendung der Substrate ATP, GTP, CTP und UTP eine RNA-Kopie eines DNA-Matrizenstrangs – eines Gens – her. Wie DNA-Polymerasen **synthetisieren sie den Nukleinsäurestrang von 5' nach 3'**, lesen also den DNA-Strang von 3' nach 5' ab. Anders als DNA-Polymerasen benötigen RNA-Polymerasen jedoch **keinen Primer**. Als **Markierung für den Startpunkt** der Transkription dient ihnen eine spezifische, der Gensequenz vorgelagerte DNA-Sequenz, der sog. **Promotor**. Prokaryontische RNA-Polymerasen binden den Promotor direkt, eukaryontische benötigen dazu spezielle Proteine (s. u.).

▶ **Merke**

▶ **Merke.** Für die Transkription werden benötigt:
- DNA-abhängige RNA-Polymerase,
- Substrate: ATP, GTP, CTP, UTP,
- DNA-Matrize.

Ein Primer ist nicht notwendig.

Prokaryonten besitzen eine, Eukaryonten vier RNA-Polymerasen.

Prokaryonten besitzen eine, Eukaryonten vier RNA-Polymerasen. Zwischen prokaryontischen und eukaryontischen RNA-Polymerasen gibt es große Unterschiede.

Prokaryontische RNA-Polymerase

Dies ist ein Komplex aus vier Untereinheiten (**$\alpha_2\beta\beta'$ = Core-Enzym**), der zur Promotor-Erkennung die σ-Untereinheit (= σ-Faktor) benötigt (**$\alpha_2\beta\beta'\sigma$ = Holoenzym**). Es gibt mehrere σ-Untereinheiten unterschiedlicher Spezifität, die Promotorgruppen erkennen.

Prokaryontische RNA-Polymerase

Die RNA-Polymerase aus Escherichia coli (E. coli) setzt sich aus zwei größeren Untereinheiten namens β und β' und zwei kleineren α-Untereinheiten zusammen. Dieses **Core-Enzym ($\alpha_2\beta\beta'$)** ist in der Lage, RNA zu synthetisieren, kann aber den Promotor nicht erkennen und somit den Startpunkt nicht finden. Um den Promotor zu erkennen, ist zusätzlich die σ-Untereinheit (= σ-Faktor) notwendig. Der Komplex $\alpha_2\beta\beta'\sigma$ wird auch als **Holoenzym** bezeichnet. ββ' bildet das katalytische Zentrum, das ein Mg^{2+} und ein Zn^{2+} enthält. Mg^{2+} kann durch Fe^{2+} ersetzt werden, und die Enzyme mancher Spezies enthalten ein zweites Zn^{2+}.
Es gibt mehrere σ-Untereinheiten mit unterschiedlicher Spezifität. Für E. coli sind inzwischen sieben bekannt (σ^{70}, σ^{32}, σ^{54}, σ^{S}, σ^{F}, σ^{E}, σ^{FecI}). Sie erkennen jeweils Promotorgruppen, deren Gene für gemeinsame Aufgaben im Stoffwechsel genutzt werden. σ^{32} z. B. erkennt die Promotoren von Genen, deren Produkte eine Hitzeschock-Antwort auslösen, d. h. zur verstärkten Synthese von Proteinfaltungshelfern (Hitzeschockproteinen = Chaperone, S. 476) führen. σ^{54} erkennt die Promotoren von Genen, die für den Stickstoffmetabolismus zuständig sind, und σ^{70} ist die Untereinheit, die die Promotoren der meisten Gene von *E. coli* erkennt.

Eukaryontische RNA-Polymerasen

Sie unterscheiden sich in ihrer Promotor- und somit in ihrer Genspezifität (Tab. **B-12.2**).

Eukaryontische RNA-Polymerasen

Im Gegensatz zu den Prokaryonten besitzen Eukaryonten im Zellkern drei RNA-Polymerasen und eine weitere in den Mitochondrien. Diese erkennen unterschiedliche Promotortypen und transkribieren deshalb verschiedene Arten von Genen (Tab. **B-12.2**).

▶ klinik. Sie unterscheiden sich auch in ihrer Empfindlichkeit gegenüber dem Toxin des Knollenblätterpilzes, α-**Amanitin** (Tab. **B-12.2**). Dieses ist für die Symptome der **Knollenblätterpilz-Vergiftung** verantwortlich. Es hemmt vor allem die RNA-Polymerase II, die Strukturgene transkribiert, und führt durch Erliegen der Proteinbiosynthese zum Zelltod. Besonders betroffen sind die Epithelzellen des Darms und die Hepatozyten: 8 – 12 Stunden nach Verzehr der Pilze kommt es zu kolikartigen Bauchschmerzen mit Übelkeit, Erbrechen und Durchfall. 2 – 3 Tage später zeigen sich Anzeichen einer Leberfunktionsstörung, deren Schweregrad von der zugeführten Menge an Amanitin abhängt (bereits ein Pilzhut kann tödlich sein!): Die Konzentration der „Leberenzyme“ (ALAT = GPT und ASAT = GOT, S. 151) im Plasma steigt. Die Konzentrationserhöhung des Bilirubins im Plasma führt zu Gelbsucht (Ikterus), die mangelnde Entgiftung toxischer Substanzen zu Flatter-Tremor und Bewusstseinstrübung bis hin zum sog. Leberzerfallskoma. Der Synthesestopp der Gerinnungsfaktoren äußert sich durch Blutungen in den Magen-Darm-Trakt. Bei ausgeprägter Vergiftung kommt es zu Nierenversagen.

◀ klinik

B-12.2 Eukaryontische RNA-Polymerasen

Polymerase	*Transkripte*	*Hemmwirkung von α-Amanitin*
RNA-Polymerase I (Zellkern)	rRNA (18S, 5,8S, 28S)	–
RNA-Polymerase II (Zellkern)	▪ hnRNA ▪ snRNA* (U1, U2, U4, U5) ▪ snoRNA	++ (Amanitinkonzentration 10^{-9} – 10^{-8} M)
RNA-Polymerase III (Zellkern)	▪ tRNA ▪ rRNA (5S) ▪ snRNA* (U6) ▪ snoRNA* (U3)	+ (Amanitinkonzentration 10^{-5} – 10^{-4} M)
mitochondriale RNA-Polymerase	mitochondriale RNA	–

* uracilreich, daher das Kürzel U

B-12.2

Eukaryontische RNA-Polymerasen bestehen aus zwei großen Untereinheiten, die homolog zu den prokaryontischen β- und β'-Untereinheiten sind, und weiteren 12 – 15 kleineren Polypeptiden.

Eukaryontische RNA-Polymerasen enthalten zahlreiche Polypeptide.

Eukaryontische RNA-Polymerasen sind nicht in der Lage, den Promotor selbständig zu erkennen und zu finden. Zur **Bindung an den Promotor** benötigen sie eine große Anzahl an Hilfsproteinen, sog. **allgemeine Transkriptionsfaktoren**. Jede der RNA-Polymerasen benötigt spezielle Transkriptionsfaktoren, die RNA-Polymerase II z. B. TFIIA, TFIIB usw.

Zur **Bindung an den Promotor** benötigen sie spezifische Hilfsproteine, die **allgemeinen Transkriptionsfaktoren**.

12.2.3 Ablauf der Transkription

Die Transkription kann in drei Phasen eingeteilt werden:

- **Initiation:** Vorbereitung des Ablesevorgangs für den benötigten Abschnitt der DNA,
- **Elongation:** eigentliche RNA-Synthese. Nur einer der beiden Stränge wird als Matrize benutzt; er wird als **Matrizen-, kodogener Strang oder Minusstrang** bezeichnet. Der Gegenstrang (**kodierender Strang oder Plusstrang**) hat aufgrund der Komplementarität der Basen dieselbe Sequenz wie die RNA, wobei in der RNA natürlich T gegen U ausgetauscht ist.
- **Termination:** Beenden der Transkription, wenn das Ende des benötigten Abschnittes erreicht ist.

12.2.3 Ablauf der Transkription

Die Transkription vollzieht sich in drei Phasen:

- **Initiation** (Vorbereitung der RNA-Synthese),
- **Elongation** (RNA-Synthese) am Matrizen- (= kodogenen = Minus-)Strang. Die RNA hat dieselbe Sequenz wie der Gegenstrang (kodierender oder Plusstrang).
- **Termination** (Beendigung der RNA-Synthese).

Die zugehörigen Vorgänge unterscheiden sich bei Pro- und Eukaryonten.

Die Vorgänge bei Pro- und Eukaryonten unterscheiden sich zum Teil erheblich aufgrund unterschiedlicher Strukturen der Promotoren, RNA-Polymerasen und der nötigen Transkriptionsfaktoren.

Ablauf der Transkription bei Prokaryonten

Initiation

Als Erstes muss der Promotor erkannt werden. Viele Promotoren enthalten zwei charakteristische Sequenzen in den Positionen –35 und –10. Die Sequenz bei Position –10 wird **TATA- oder Pribnow-Box** genannt. Beide Sequenzen erkennt die Untereinheit σ^{70}.

Als Erstes muss der Promotor erkannt werden. Viele Promotoren prokaryontischer Gene sind durch zwei charakteristische Sequenzmotive gekennzeichnet, die sich 35 Basen (Position –35) bzw. 10 Basen (Position –10) vor dem Startpunkt der Transkription befinden:
- –35 TTGACA,
- –10 TATAAT; diese Sequenz wird auch **TATA- oder Pribnow-Box** genannt.

Nach Erkennung des Promotors bindet die RNA-Polymerase fest an ihn (**geschlossener Promotorkomplex**) und entwindet die DNA-Doppelhelix (**offener Promotorkomplex**), so dass eine **Transkriptionsblase** entsteht. Nach Synthese eines kurzen RNA-Stücks verlässt die σ-Untereinheit die Polymerase. Durch Topoisomerasen werden entstehende Torsionsspannungen beseitigt.

Promotoren, die diese beiden Sequenzen enthalten, werden durch σ^{70} erkannt. Die RNA-Polymerase gleitet am DNA-Strang entlang, ohne sonderlich fest zu binden. Eine σ-Untereinheit erhöht die Affinität des Enzyms für die Promotorsequenzen und verringert gleichzeitig die Affinität für andere DNA-Sequenzen. Wird der Promotor erkannt, bindet sich die RNA-Polymerase fest an diesen Bereich (**geschlossener Promotorkomplex**) und entwindet die DNA-Doppelhelix über einen Abschnitt von 11–12 Basen (**offener Promotorkomplex**), so dass eine **Transkriptionsblase** entsteht. In dieser beginnt – zunächst noch sehr ineffizient – die RNA-Synthese unter Verwendung eines der beiden Einzelstränge als Matrize. Nachdem ein etwa 10 Basen langes Oligonukleotid gebildet wurde, löst sich die σ-Untereinheit und die Elongation beginnt. Topoisomerasen verhindern die durch die Entwindung der Doppelhelix entstehenden Torsionsspannungen im DNA-Molekül.

Elongation

Hierbei bildet sich **ein DNA-RNA-Hybrid** (Abb. **B-12.4**).

Der Matrizenstrang wird von 3' nach 5' abgelesen, die Synthese des RNA-Strangs erfolgt von 5' nach 3'. Während der Elongation bildet sich also ein 8–9 bp langes **DNA-RNA-Hybrid** (Abb. **B-12.4**). Als Substrate benötigen die RNA-Polymerasen die Nukleosidtriphosphate ATP, GTP, UTP und CTP. Die Auswahl des passenden NTPs erfolgt gemäß den Basenpaarungsregeln.

Synthesemechanismus ist ein **nukleophiler Angriff** des O-Atoms der 3'-OH-Gruppe am Ende des RNA-Strangs auf das α-Phosphoratom des neu einzubauenden NTPs. Hierbei wird **Pyrophosphat freigesetzt** und es entsteht eine **Phosphorsäure-Esterbindung**.

Der **Synthesemechanismus** ist bei RNA und DNA gleich: Der Sauerstoff der 3'-OH-Gruppe am Ende des wachsenden RNA-Strangs führt einen **nukleophilen Angriff** auf das α-Phosphoratom des anzuhängenden NTPs durch, wodurch **Pyrophosphat freigesetzt** wird und eine **Phosphorsäure-Esterbindung** entsteht (S. 440). Die hydrolytische Spaltung des Pyrophosphates durch eine Pyrophosphatase begünstigt die Produktbildung thermodynamisch. Da RNA-Polymerasen im Gegensatz zu DNA-Polymerasen keinen Primer benötigen, enthält die neu synthetisierte RNA ein 5'-Triphosphat, entweder ein pppG oder ein pppA:

pppG + pppN → pppGpN + Pyrophosphat

pppGpN + pppN → pppGpNpN + Pyrophosphat usw.

B-12.4

B-12.4 Synthese eines RNA-Strangs durch eine prokaryontische RNA-Polymerase

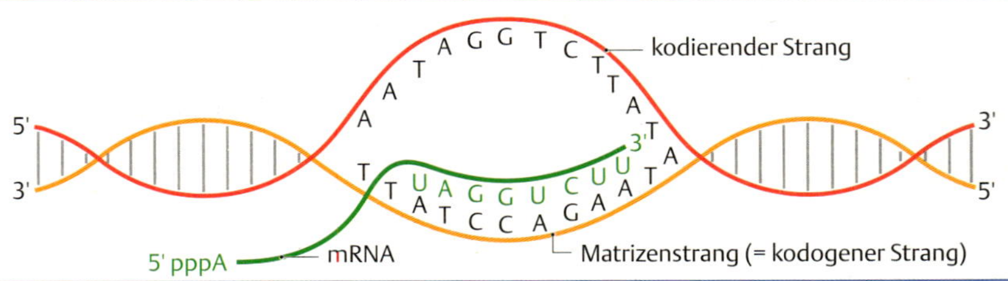

Termination

Man unterscheidet zwei Terminationsmechanismen:
- Der erste bedient sich einer **Signalsequenz auf der DNA**, die das Ende des zu transkribierenden Abschnitts anzeigt. Da außer dieser als **Terminator** bezeichneten Signalsequenz kein weiteres Hilfsmittel, wie z. B. das Rho(ϱ)-Protein (s. u.), zum Abbruch der Transkription erforderlich ist, heißt dieser Mechanismus **intrinsisch oder ϱ-unabhängig**. Der Terminator und somit auch sein Transkript ist ein Palindrom. Bei einer Palindromsequenz sind die Basen auf den komplementären Nukleinsäuresträngen spiegelbildlich angeordnet, so dass sich, in 5'→3'-Richtung gelesen, auf beiden Strängen dieselbe Basenreihenfolge ergibt (z. B. 5' CCATGG 3'). Da sich die Basen an Anfang und Ende des **GC-reichen Palindroms** des Transkripts paaren können (in dem Beispiel im vorigen Satz also C und G), bildet sich im Transkript spontan eine **Haarnadelschleife**. Auf diese folgen unmittelbar mehrere U-Reste. Dadurch ist die Basenpaarung des DNA-RNA-Hybrids instabiler als die im Bereich der RNA-Schleife. Deshalb löst sich die RNA von der DNA-Matrize (und anschließend von der RNA-Polymerase).
- Bei der sog. **ϱ-abhängigen Termination** spielen außer dem Terminator noch weitere Terminationssignale eine Rolle. Signaldetektor ist das hexamere **Protein Rho** (ϱ), das die RNA umschließt und sich in Richtung RNA-Polymerase bewegt. Es kann mit der RNA-Polymerase in Wechselwirkung treten und unter ATP-Hydrolyse eine Trennung des Enzyms von der DNA bewirken.

Termination

Es gibt zwei Terminationsmechanismen:
- **intrinsisch = ϱ-unabhängig**: Das **Signal** zur Beendigung der Transkription gibt eine palindromische **DNA-Sequenz**, der **Terminator**. Das **GC-reiche Palindrom** des Transkripts bildet eine **Haarnadelschleife**. Da auf diese mehrere U-Reste folgen, wird das DNA-RNA-Hybrid instabil und die RNA löst sich von der DNA.
- **ϱ-abhängig**: Das **Protein** ϱ erkennt weitere Terminationssignale, tritt mit der RNA-Polymerase in Wechselwirkung und bewirkt ihre Ablösung von der DNA.

Bei Prokaryonten kann die Translation schon gestartet werden, bevor die Transkription beendet wurde, denn die Transkription liefert „reife" mRNA und Transkription und Translation laufen im selben Zellkompartiment ab.

Bei Prokaryonten kann die Translation schon vor Ende der Transkription beginnen.

Ablauf der Transkription bei Eukaryonten

Bei den Eukaryonten findet die Transkription im Zellkern statt. Als Beispiel für ihren Ablauf dient im Folgenden die RNA-Polymerase II, die Strukturgene transkribiert, d. h. hnRNA synthetisiert (Tab. **B-12.2**).

Ablauf der Transkription bei Eukaryonten

Bei Eukaryonten findet die Transkription im Zellkern statt.

Wesentliche Unterschiede zu Prokaryonten

Bei Eukaryonten sind die an der Transkription beteiligten Elemente und die Vorgänge während der drei Phasen der Transkription komplizierter als bei Prokaryonten:

Struktur eukaryontischer Promotoren: Sie ist komplexer als die prokaryontischer Promotoren, denn es lassen sich vier Abschnitte (Elemente) unterschiedlicher Funktion unterscheiden (Abb. **B-12.5**):
- Elemente, die in einiger Entfernung vom Startpunkt der Transkription liegen, modulieren die Transkriptionsrate des Gens. Man unterscheidet **proximale** (bis etwa 200 Basen vor dem Startpunkt liegende) bzw. **distale** (1000–2000 Basen jenseits des Startpunktes liegende) **Promotorelemente** (S. 458).
- **Basale Promotorelemente** befinden sich in unmittelbarer Nähe des Startpunktes (von 30 Basen vor bis etwa 4 Basen hinter dem Startpunkt) und dienen als Andockstelle für die RNA-Polymerase. Zu diesen Elementen zählen:
  - BRE **(TFIIB Recognition Element),**
  - TATA-Box,
  - Inr (Initiator),
  - DPE (Downstream Promoter Element[s]) (hinter dem Startpunkt gelegen) unterstützen die korrekte Positionierung der RNA-Polymerase.
- Die basalen Promotorelemente können wie in Abbildung **B-12.6** gezeigt angeordnet sein. Es müssen nicht alle diese Elemente in einem Promotor vorhanden sein, verschiedene Kombinationen mit unterschiedlicher Promotorstärke sind möglich (Abb. **B-12.7**). Insbesondere Promotoren für „Housekeeping Genes", d. h. ständig exprimierte Gene, enthalten häufig keine TATA-Box, sondern stattdessen proximale Promotorelemente wie die CAAT-Box und GC-Boxen (S. 458).

Wesentliche Unterschiede zu Prokaryonten

Elemente und Vorgänge der Transkription sind komplizierter als bei Prokaryonten:

Struktur eukaryontischer Promotoren: Sie ist komplexer als die prokaryontischer Promotoren, denn es gibt vier Abschnitte (Elemente, Abb. **B-12.5**):
- **Proximale** bzw. **distale Promotorelemente** modulieren die Transkriptionsrate des Gens (S. 458).
- **Basale Promotorelemente** dienen als Andockstelle für die RNA-Polymerase. Ein Beispiel für die Anordnung wichtiger basaler Elemente gibt Abbildung **B-12.6**. Verschiedene Kombinationen mit unterschiedlicher Promotorstärke sind möglich (Abb. **B-12.7**).

B-12.5 Promotorelemente für die RNA-Polymerase II

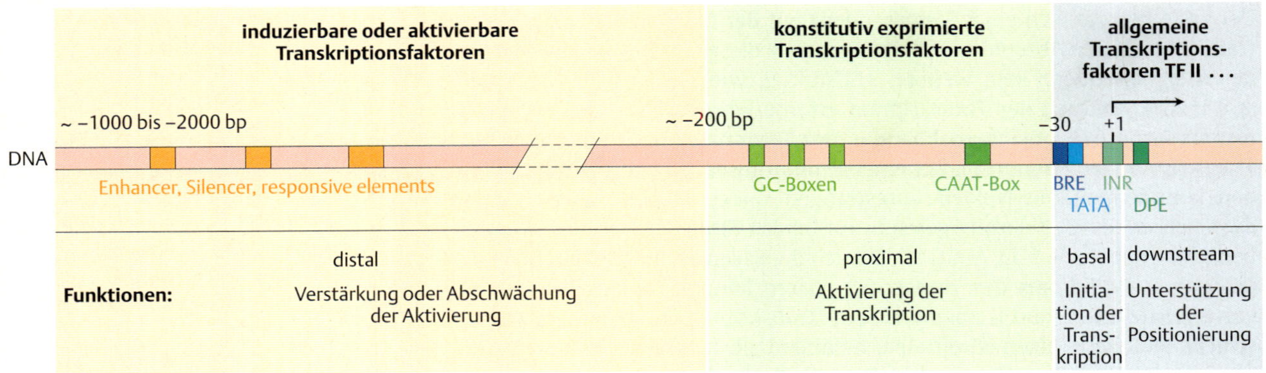

B-12.6

B-12.6 Basale Promotorelemente für die RNA-Polymerase II

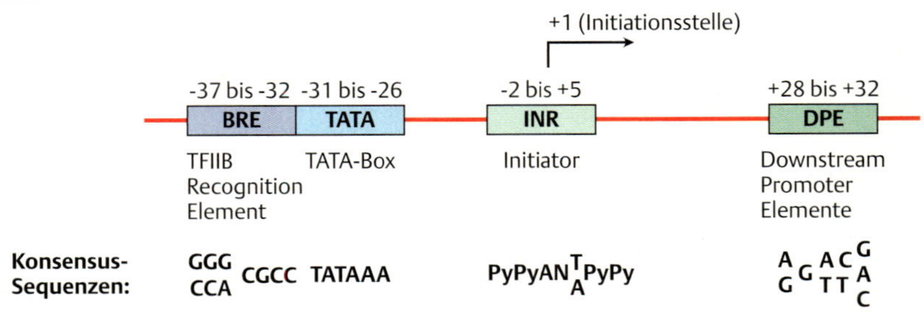

B-12.7

B-12.7 Kombinationen basaler Promotorelemente

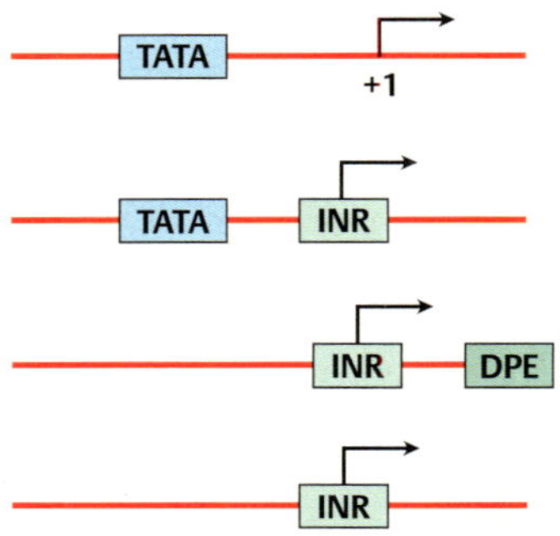

Transkriptionsfaktoren: Eukaryontische RNA-Polymerasen benötigen zahlreiche Hilfsproteine (Transkriptionsfaktoren):
- allgemeine zur Bindung an basale Promotorelemente,
- spezifische zur Bindung an distale Promotorelemente.

Transkriptionsfaktoren: Eukaryontische RNA-Polymerasen benötigen Hilfsproteine, um an die basalen Promotorelemente binden und RNA synthetisieren zu können. So benötigt die RNA-Polymerase II
- allgemeine Transkriptionsfaktoren, die die Bindung der Polymerase an die basalen Promotorelemente ermöglichen,
- spezifische Transkriptionsfaktoren, die durch Bindung an distale Promotorelemente (S. 458) die Transkriptionsrate vielfältig modulieren.

Chromatin: Veränderungen der Chromatinstruktur durch ATP-abhängige **Chromatin-Remodellierungskomplexe** und **kovalente Modifikation der Histone** beeinflussen die Transkriptionsrate der Gene.

Chromatin: Die Verpackungsdichte der DNA, also die Chromatinstruktur hat Einfluss auf die Transkriptionsrate der Gene. Die Verpackungsdichte lässt sich durch ATP-abhängige **Chromatin-Remodellierungskomplexe** und **kovalente Modifikation der Histone** verändern. Insbesondere die Acetylierung von Lysin-Seitenketten in den N-terminalen Enden der Histone H3 und H4 durch Histon-

Acetyltransferasen führt zur Auflockerung des Chromatins, wodurch die Transkriptionsrate der Gene steigt. Histon-Deacetylasen können diese Modifikation wieder rückgängig machen.

Initiation

Erster Schritt ist die **Bindung des** allgemeinen Transkriptionsfaktors **TFIID**, bestehend aus dem TATA-binding Protein (TBP) und mehr als 12 TBP-associated Factors (TAFs), **an die TATA-Box**. Anschließend binden sukzessive fünf weitere allgemeine Transkriptionsfaktoren und die RNA-Polymerase II an die basalen Promotorelemente. Transkriptionsfaktoren und RNA-Polymerase II bilden den **Präinitiationskomplex** (PIK, Abb. **B-12.8**).
TFIIH, ein aus neun Untereinheiten zusammengesetzter Bestandteil des PIK, entwindet durch seine **Helikaseaktivität** die DNA-Doppelhelix unter Hydrolyse von ATP. So entsteht der **offene Initiationskomplex**.

Initiation

Nach **Bindung von TFIID** an **die TATA-Box** bilden weitere allgemeine Transkriptionsfaktoren und die RNA-Polymerase II mit TFIID den **Präinitiationskomplex** (PIK, Abb. **B-12.8**).

TFIIH entwindet mittels seiner **Helikaseaktivität** die Doppelhelix (**offener Initiationskomplex**).

B-12.8 Bildung des Präinitiationskomplexes

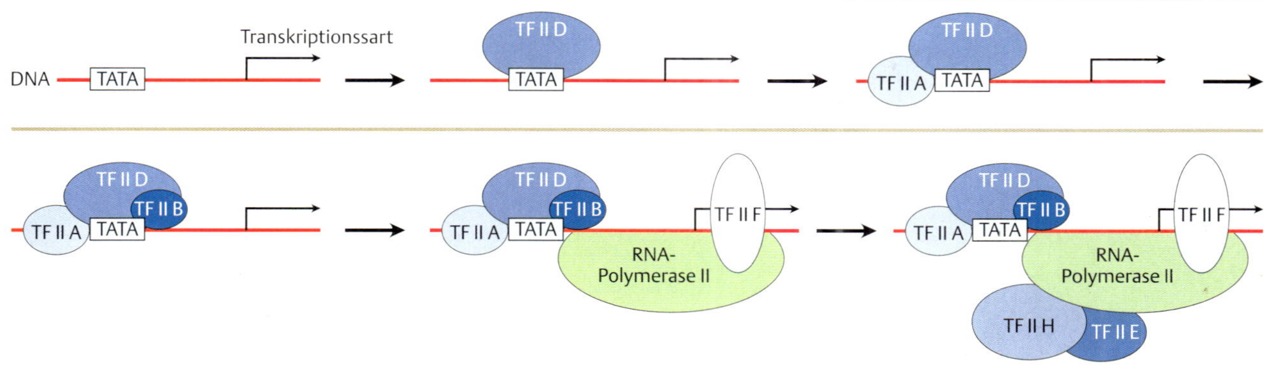

Elongation

Neben der Helikaseaktivität besitzt **TFIIH** durch seine **Untereinheit Cdk7** auch eine **Proteinkinaseaktivität**. Diese Proteinkinase ist für die „Promoter Clearance", den Übergang von der Initiation zur Elongation, notwendig. Sie **phosphoryliert** die carboxyterminale Domäne (CTD) der **RNA-Polymerase II** an spezifischen Serinresten. Durch die Phosphorylierung geht die Bindung der RNA-Polymerase II an den TFIID verloren, der **Initiationskomplex zerfällt**, **Elongationsfaktoren** binden sich an die Polymerase und die Elongation beginnt. (Später entfernt eine CTD-Phosphatase [Fcp1] die Phosphatreste von den Serinen der CTD.) Der RNA-Synthesemechanismus entspricht dem bei Prokaryonten (S. 450).

Elongation

Die **Proteinkinase des TFIIH (Cdk7) phosphoryliert** die carboxyterminale Domäne (CTD) der **RNA-Polymerase II**. Dadurch löst sich die Bindung der Polymerase an TFIID, der **Initiationskomplex zerfällt**, **Elongationsfaktoren** binden sich an die Polymerase und die Elongation beginnt.

Termination

Über die Termination der eukaryontischen Transkription ist wenig bekannt. Wahrscheinlich gibt es einen Zusammenhang mit der Polyadenylierung.

Termination

Sie hängt wahrscheinlich mit der Polyadenylierung zusammen.

12.2.4 Regulation der Transkription

12.2.4 Regulation der Transkription

▶ **Exkurs. Regulation der Genexpression von Proteinen**
Die zelluläre Konzentration eines Proteins kann prinzipiell auf jeder Stufe der Proteinsynthese und des -abbaus reguliert werden:
- durch Steuerung der Transkriptionsrate,
- posttranskriptional durch Veränderung der Stabilität der mRNA oder durch alternatives Splicing, das aus einem Gen unterschiedliche Genprodukte entstehen lässt (S. 463),
- auf der Ebene der Translation,
- durch beschleunigten oder verzögerten Abbau des Proteins.

◀ Exkurs

Da der gesamte Ablauf der Proteinsynthese von der Transkription bis zur Translation sehr energieaufwendig ist, ist es sinnvoll, in einer frühen Phase, also bei der Transkription regulatorisch einzugreifen. Deshalb ist die häufigste Form der Regulation der Genexpression die transkriptionelle Regulation.

Grundsätzlich können drei **Typen der Genexpression** unterschieden werden:

- **konstitutiv:** Die betroffenen Gene werden ständig exprimiert. Dies trifft auf die Gene von Enzymen des Basis-Stoffwechsels (housekeeping genes), von Repressoren (s.u.) sowie RNA- und DNA-Polymerasen zu.
- **induzierbar:** Diese Form der Genexpression betrifft Enzyme des katabolen Stoffwechsels. Die Enzymsynthese erfolgt nur, wenn die entsprechenden Nahrungsstoffe vorhanden sind; in ihrer Abwesenheit wird die Synthese durch einen Repressor gehemmt (Abb. **B-12.9**). Das Substrat oder ein Derivat des Substrates wirkt als Induktor und inaktiviert den Repressor.
- **reprimierbar:** Diese Form der Genexpression betrifft Enzyme des anabolen Stoffwechsels. Der Repressor allein ist unwirksam und wird erst zusammen mit einem Co-Repressor zum aktiven Holo-Repressor (Abb. **B-12.10**). Der Co-Repressor ist ein Produkt des anabolen Stoffwechselweges, der im Sinne einer Rückkopplungshemmung wirkt.

B-12.9

B-12.9 **Induktion**

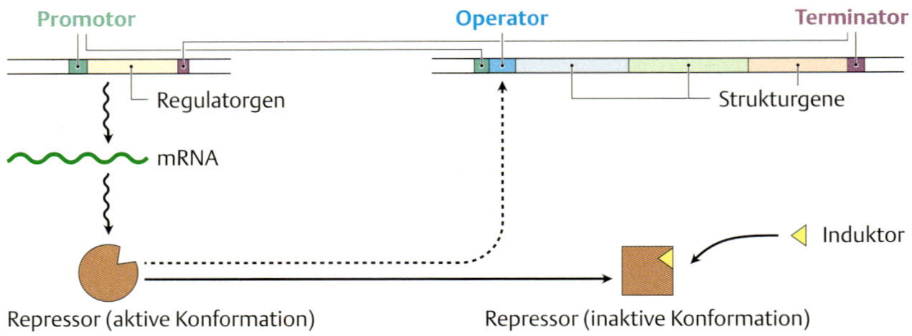

B-12.10

B-12.10 **Repression**

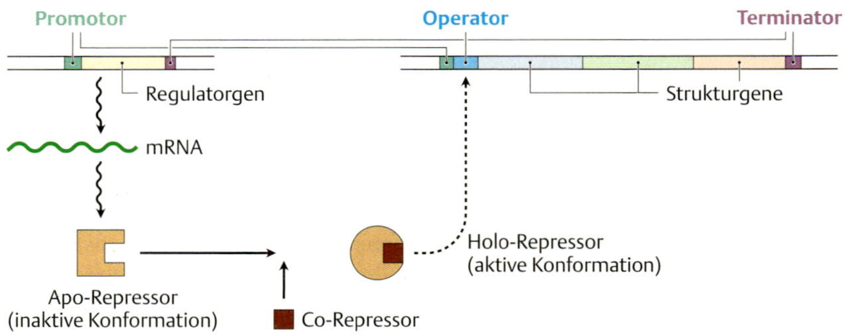

Regulation der Transkription prokaryontischer Gene

Prokaryontische Gene sind oft in einem **Operon** organisiert. Hier regulieren gemeinsame Kontrollelemente die Expression mehrerer, für Enzyme eines Stoffwechselweges zuständiger Strukturgene.

Den Aufbau des Lactose (lac)-Operons von *E. coli* zeigt Abbildung **B-12.11**a. Seine Strukturgene kodieren Proteine (β-Galaktosidase, β-Galaktosid-Permease und Transacetylase), die für die Lactoseverwertung zuständig sind.

Regulation der Transkription prokaryontischer Gene

Viele prokaryontische Gene sind in einer **Operon**struktur organisiert. Dabei wird die Expression mehrerer Strukturgene durch gemeinsame Kontrollelemente reguliert, die sich im 5'-Bereich vor den Genen befinden. Die Strukturgene kodieren Enzyme, die an ein und demselben Stoffwechselweg beteiligt sind. Die Strukturgene des Lactose(lac)-Operons von *E. coli* z.B. kodieren Enzyme, die für die Lactoseverwertung zuständig sind. Die Operonstruktur gewährleistet eine koordinierte Expression dieser Enzyme.

Das lac-Operon von *E. coli* ist wie folgt aufgebaut (Abb. **B-12.11**):

- Im 5'-Bereich befindet sich der **Promotor** mit **Bindungstellen für** das **Katabolit-Aktivator-Protein** (**C**atabolite **a**ctivating **P**rotein, **CAP**) und für die RNA-Polymerase.
- Überlappend mit der 3'-Region des Promotors folgt der **Operator**.

- Auf ihn folgen die drei **Strukturgene** des Operons: das Gen der β-Galaktosidase (z), das der β-Galaktosid-Permease (y) und das der Transacetylase (a). Die β-Galaktosid-Permease sorgt für den Transport der Lactose in das Innere der Zelle, die β-Galaktosidase spaltet die Lactose in die monomeren Zucker Galaktose und Glucose und die Transacetylase katalysiert einen Stoffwechselnebenweg. Für den weiteren Abbau sorgen die glykolytischen Enzyme und die Enzyme des gal-Operons.
- Beendet wird das Operon durch den **Terminator**.

Der **Promotor** des lac-Operons von *E. coli* besitzt **Bindungstellen für** die RNA-Polymerase und das **Katabolit-Aktivator-Protein (CAP)** (Abb. **B-12.11 b**).

B-12.11 Das lac-Operon von E. coli

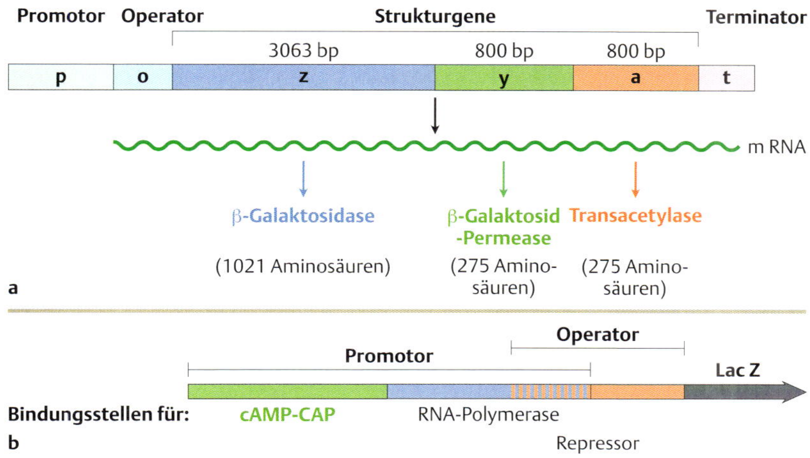

a Aufbau des lac-Operons. **b** Bindungsstellen am lac-Operon.

B-12.11

Die Transkription beginnt kurz hinter der Bindungsstelle der RNA-Polymerase und endet hinter dem Terminator. Wird die Terminatorsequenz transkribiert, so bildet sich in der mRNA durch intramolekulare Basenpaarungen eine Haarnadelstruktur heraus, die für die RNA-Polymerase ein Signal für den Transkriptionsstopp bedeutet. Das Produkt ist eine **polycistronische mRNA**, d.h. eine mRNA, die die Information für mehrere Proteine trägt.

Als Transkriptionsprodukt bildet sich eine **polycistronische mRNA**, also eine mRNA, die mehrere Proteine kodiert.

▶ **Merke.** Es gibt zwei Arten der Transkriptionskontrolle:
- **Positive Transkriptionskontrolle** bedeutet, dass ein Aktivatorprotein an die DNA bindet und die Transkription stimuliert.
- **Negative Transkriptionskontrolle** bedeutet, dass ein Repressorprotein an die DNA bindet und die Transkription unterdrückt.

◀ Merke

Am lac-Operon sind beide Prinzipien verwirklicht: CAP übt eine positive Kontrolle aus. Ein außerhalb des Operons gelegenes Regulatorgen i (Lac i) exprimiert ständig eine kleine Menge eines Repressorproteins, das eine negative Kontrolle ausübt.
Zwei Bedingungen müssen erfüllt werden, damit das lac-Operon effektiv transkribiert wird:
- Lactose muss vorhanden sein.
- Glucose darf nicht vorhanden sein.

Am lac-Operon sind beide Prinzipien verwirklicht.

Die erste Bedingung ist sinnvoll, da die Enzyme in Abwesenheit des Substrats überflüssig wären.
Die zweite Bedingung zeigt, dass Glucose die bevorzugte Kohlenstoffquelle für *E. coli* darstellt. Glucose blockiert die Expression aller Operons, die für die Verwertung anderer Zucker zuständig sind (**Katabolit-Repression**).

Zur effektiven Transkription des lac-Operons
- muss Lactose vorhanden sein, denn sonst wäre die Expression der Enzymgene unökonomisch,
- darf keine Glucose vorhanden sein, denn sie blockiert die Expression aller Operons, die für die Verwertung anderer Zucker zuständig sind (**Katabolit-Repression**).

Enthält das Nährmedium beide Zucker, verwertet E. coli zunächst Glucose und induziert anschließend die Enzyme des Lactoseabbaus.

Enthält das Nährmedium ein Gemisch aus Lactose und Glucose, verwertet *E. coli* zunächst Glucose und induziert anschließend die Enzyme des Lactoseabbaus. Es ergibt sich eine zweistufige Wachstumskurve (Diauxie): In der ersten exponenziellen Wachstumsphase wird Glucose verwertet, dann kommt es zu einer Abflachung der Wachstumskurve (Induktionsphase) und schließlich zu einer zweiten exponentiellen Wachstumsphase (Lactoseverwertung).

Die Funktionsweise des lac-Operons soll anhand von vier Situationen erläutert werden:

Die Funktionsweise des lac-Operons soll anhand von vier Situationen erläutert werden:
- Glucose vorhanden, Lactose nicht vorhanden,
- weder Glucose noch Lactose vorhanden,
- Glucose und Lactose vorhanden,
- Glucose nicht vorhanden, Lactose vorhanden.

Glucose vorhanden, Lactose nicht vorhanden: Der Repressor bindet an den Operator, so dass der Promotor blockiert ist (Abb. **B-12.12**).

Glucose vorhanden, Lactose nicht vorhanden: CAP bindet nicht an die CAP-Bindungstelle des Promotors und kann deshalb die Transkription nicht aktivieren. Der Repressor wird ständig in kleiner Menge gebildet, bindet als tetrameres Protein an den Operator und blockiert dadurch die RNA-Polymerase (Abb. **B-12.12**). Die Strukturgene werden nicht exprimiert.

B-12.12 Negative Transkriptionskontrolle des lac-Operons in Anwesenheit von Glucose und Abwesenheit von Lactose

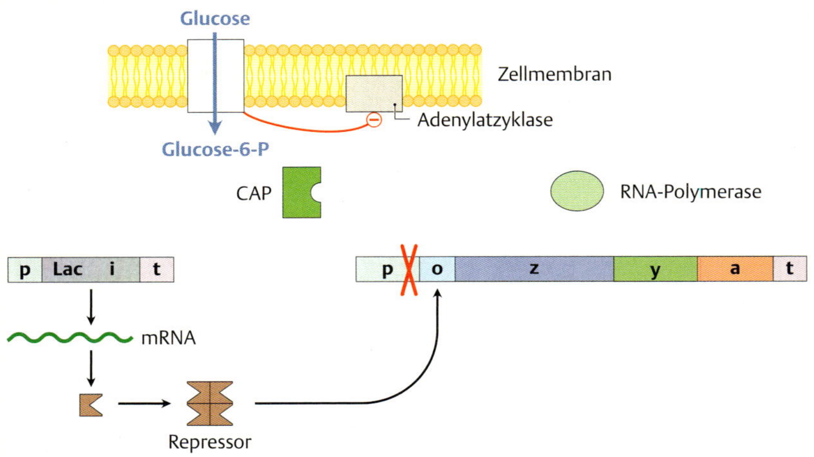

Durch das Glucose-Transportsystem erfolgt eine Hemmung der Adenylatzyklase: der cAMP-Spiegel ist niedrig, CAP ist inaktiv.

Weder Glucose noch Lactose vorhanden: Da Glucose fehlt, wird cAMP gebildet. cAMP-CAP bindet an den Promotor, aber der Operator ist noch vom Repressor besetzt (Abb. **B-12.13**).

Weder Glucose noch Lactose vorhanden: In Abwesenheit exogener Glucose wird eine membranständige Adenylatzyklase aktiviert, die aus ATP cAMP synthetisiert. Die Konformation des CAP wird durch die Bindung von cAMP verändert. Der CAP-cAMP-Komplex bindet an den Promotor. Da aber der Repressor immer noch an den Operator bindet, wird die RNA-Polymerase behindert (Abb. **B-12.13**). Die Strukturgene werden nicht exprimiert.

Glucose und Lactose vorhanden: Aufgrund der geringfügigen Basisaktivität der β-Galaktosidase wird Lactose zu Allolactose umgesetzt. Allolactose ist ein Induktor des Operons: Sie bindet an den Repressor und bewirkt dessen Konformationänderung; er dissoziiert vom Operator ab. Da aber Glucose im Nährmedium vorhanden ist, ist der cAMP-Spiegel gering und CAP inaktiv, so dass keine Expression erfolgt (Abb. **B-12.14**).

Glucose und Lactose vorhanden: Lactose wird aufgrund der geringfügigen Basisaktivität der β-Galaktosidase zu Allolactose (Gal-β1→6-Glc) umgesetzt. Dies ist möglich, da das lac-Operon niemals komplett ausgeschaltet wird, sondern stets – allerdings mit kaum nennenswerter Rate (ca. 0,1 % des induzierten Niveaus) – transkribiert wird. Als Nebenreaktion katalysiert die β-Galaktosidase eine Umglykosidierung der β1→4-glykosidischen Bindung der Lactose in die β1→6-glykosidische Bindung der Allolactose. Allolactose wiederum ist der Induktor des lac-Operons. Auf diese Weise wird erreicht, dass eine Induktion erst dann erfolgt, wenn eine gewisse Schwellen-Lactosekonzentration überschritten wird. Durch Bindung der Allolactose an den Repressor ändert sich dessen Konformation, so dass er nicht mehr an den Operator bindet. Nun kann die RNA-Polymerase an den Promotor binden. Da aber Glucose im Nährmedium vorhanden ist, ist der intrazelluläre cAMP-Spiegel gering und CAP inaktiv (Abb. **B-12.14**). Deshalb werden die Strukturgene nicht exprimiert.

B-12.13 Negative Transkriptionskontrolle des lac-Operons in Abwesenheit von Glucose und Lactose

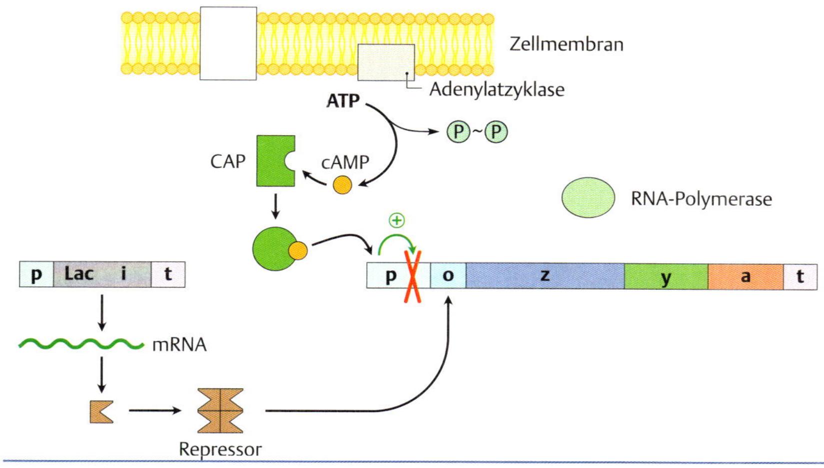

B-12.13

B-12.14 Transkriptionskontrolle des lac-Operons in Anwesenheit von Glucose und Lactose (Katabolit-Repression)

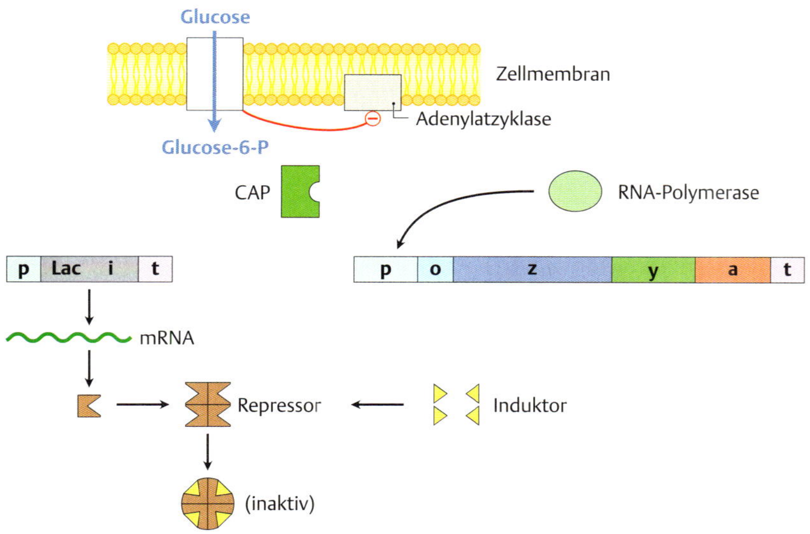

B-12.14

Glucose nicht vorhanden, Lactose vorhanden: In diesem Fall sind alle Bedingungen erfüllt. Durch Lactose bzw. Allolactose wird der Repressor inaktiviert und der Operator frei. Gleichzeitig wird cAMP gebildet und durch Bindung des cAMP-CAP-Komplexes an den Promotor die Transkription stimuliert (Abb. **B-12.15**). Die Folge ist eine maximale Expression der Strukturgene.

Glucose nicht vorhanden, Lactose vorhanden: Der Repressor wird inaktiviert und der cAMP-CAP-Komplex bindet an den Promotor: Die Transkription wird stimuliert (Abb. **B-12.15**).

Regulation der Transkription eukaryontischer Gene

Die Regulation der Transkription eukaryontischer Gene unterscheidet sich in einigen Punkten von der Regulation bei Prokaryonten:
- Es gibt keine Operons und die mRNA ist monocistronisch.
- Die Struktur eukaryontischer Promotoren ist komplexer, der Promotor enthält regulatorische (= proximale und distale) Elemente.
- Die Transkription lässt sich durch Umbau der Chromatinstruktur und Modifikation der DNA modulieren.

Regulation der Transkription eukaryontischer Gene

B-12.15

B-12.15 Positive Transkriptionskontrolle des lac-Operons in Abwesenheit von Glucose und Anwesenheit von Lactose

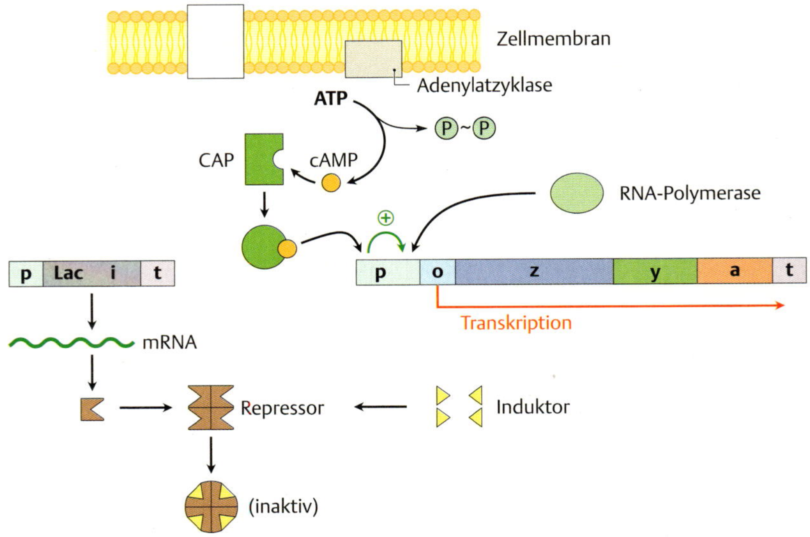

Regulation durch proximale und distale Promotorelemente

An **proximale Promotorelemente** wie die **CAAT-Box** und die **GC-Boxen** (s. Abb. **B-12.5**) binden spezifische Transkriptionsfaktoren. Dadurch wird die **Transkription aktiviert**.

Distale Promotorelemente bewirken in der Regel eine **Verstärkung der Transkription (Enhancer)**, gelegentlich **drosseln** sie sie **(Silencer)**. Position und Orientierung sind variabel.

Die zugehörigen **Transkriptionsfaktoren** sind **oft induzierbar**. Sie können die Wirkung von Wachstumsfaktoren oder Hormonen auf die Genexpression vermitteln.

Die Wirkung der Enhancer wird nach Loop-Bildung der DNA durch Protein-Protein-Interaktionen zwischen den Transkriptionsfaktoren und Bestandteilen des Initiationskomplexes vermittelt (Abb. **B-12.16**).

Regulation durch proximale und distale Promotorelemente

Proximale Promotorelemente wie die **CAAT-Box** und die **GC-Boxen** befinden sich vom Startpunkt der Transkription gesehen stromaufwärts in einer Entfernung von bis zu ca. 200 bp (s. Abb. **B-12.5**). An die CAAT-Box bindet eine ganze Reihe spezifischer Transkriptionsfaktoren, z. B. CTF, CBF, CP1, CP2, C/EBP. An die GC-Box bindet hauptsächlich Sp1. Die Bindung dieser Faktoren führt zu einer **Aktivierung der Transkription**. Die Orientierung der Erkennungssequenzen ist belanglos, sie funktionieren in beiden Richtungen.

In Abständen von bis zu 1 – 2 kbp vom Startpunkt der Transkription können sich **distale Promotorelemente** befinden. Diese Elemente bewirken in der Regel eine **Verstärkung der Transkription (Enhancer)**, können aber auch zu einer **Abschwächung** führen **(Silencer)**. Position und Orientierung sind variabel. Enhancer müssen nicht unbedingt vor dem Promotor liegen, sie können auch im oder hinter dem Gen positioniert sein.

Während die Transkriptionsfaktoren, die im basalen und proximalen Promotorbereich binden, meistens konstitutiv und ubiquitär exprimiert werden, sind die **Enhancer/Silencer-bindenden Transkriptionsfaktoren oft induzierbar**. Sie werden erst auf ein bestimmtes Wachstums- oder hormonelles Signal hin synthetisiert oder aktiviert. Auch liegen sie oft gewebe- oder zelltypspezifisch vor. Da diese Faktoren am Ende von Signaltransduktionsketten liegen, kann auf diese Weise die hormonelle Regulation in die Genexpression eingreifen.

Die Wirkungsweise der Enhancer wird durch Protein-Protein-Interaktionen vermittelt. Trotz großer Entfernungen zwischen Enhancer und Transkriptionsstartpunkt kann durch Biegung und Loop-Bildung der DNA eine räumliche Nähe geschaffen werden (Abb. **B-12.16**). Zur Steigerung der Transkriptionsrate führt

- eine direkte Wechselwirkung der Transkriptionsfaktoren mit TATA-binding Protein-associated Factors (TAFs) des Initiationskomplexes

oder

- ein indirekter Kontakt, der durch den Mediator, einen aus 20 Proteinen bestehendem Komplex, vermittelt wird.

B-12.16 DNA-Looping

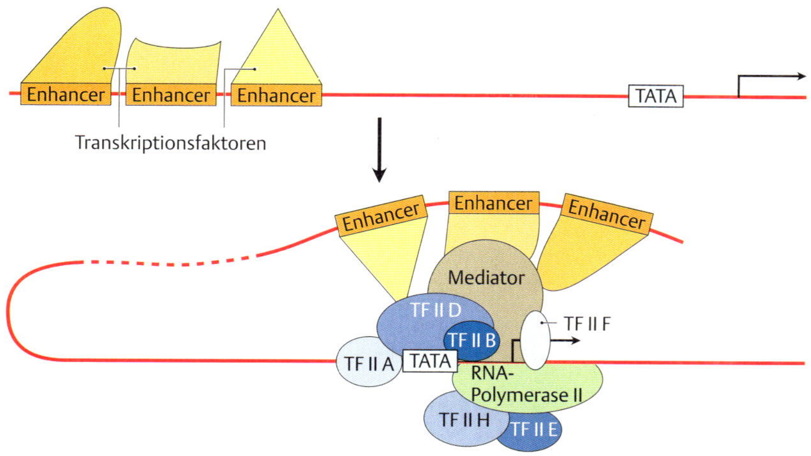

Verstärung der Transkription durch Protein/Protein-Wechselwirkungen. Bindung von Transkriptionsfaktoren an Enhancer → Wechselwirkung mit dem Initiationskomplex oder dem Mediator → Stimulierung der Transkription

Regulation durch kovalente Modifikation der DNA

Eine weitere Art der Transkriptionsregulation ist die **Methylierung der DNA**. Sie spielt eine Rolle bei

- monoallelischer Expression: Die Expression mancher Allele hängt davon ab, ob es sich um ein paternales oder maternales Allel handelt. Hier besteht ein Zusammenhang mit dem Methylierungsstatus der Allele. Dieses Phänomen hat man **Imprinting** genannt.
- manchen Tumorzellen: In den Zellen einiger Tumoren sind Teile der DNA hypo- oder hypermethyliert. Dadurch kommt es zur Fehlregulierung einiger Gene und zur Entartung der Zellen.

Regulation durch kovalente Modifikation der DNA

Methylierung der DNA kann sich auf die Genexpression auswirken. Beispiele hierfür sind **Imprinting** und Hypo- und Hypermethylierung der DNA in Tumorzellen.

Chemische Grundlage ist die Methylierung von Cytosin zu **5-Methylcytosin** durch DNA-Methyltransferasen. Die Methylierung hat keinen Einfluss auf die Basenpaarung. Die Methylierungsstellen sind nicht statistisch im Genom verteilt, sondern häufen sich an **CpG-Inseln**.

DNA-Methyltransferasen methylieren an **CpG-Inseln** Cytosin zu **5-Methylcytosin**.

Zumindest zwei Effekte dieser Methylierungen auf die Transkription sind bekannt:

- Methylierungen in Promotorbereichen können zu einer Beeinträchtigung der Bindung von Transkriptionsfaktoren führen.
- Methylierte CpG-Inseln rekrutieren Methylbindungsproteine, die wiederum Histon-Deacetylasen binden. Durch deren Wirkung nimmt das Chromatin eine stärker kondensierte Form an, die schlechter transkribiert werden kann.

Die Methylierungen können die Bindung von Transkriptionsfaktoren und indirekt die Chromatinstruktur beeinflussen.

12.2.5 Hemmstoffe der Transkription

Ein sehr wirksamer Hemmstoff der Transkription ist α-Amanitin, das Gift des Knollenblätterpilzes (S. 449).

Die wichtigsten in der Medizin eingesetzten Hemmstoffe der Transkription zeigt Tabelle **B-12.3**. Je nachdem, ob sie die Transkription prokaryontischer oder eukaryontischer DNA hemmen, werden sie zur Hemmung der Zellteilung, d. h. der Vermehrung von Bakterien (= als Antibiotika) oder von Tumorzellen (= als Zytostatika) eingesetzt.

12.2.5 Hemmstoffe der Transkription

Ein sehr wirksamer Hemmstoff ist α-Amanitin, das Gift des Knollenblätterpilzes (S. 449). Die wichtigsten in der Medizin eingesetzten Hemmstoffe der Transkription zeigt Tabelle **B-12.3**.

B-12.3 Hemmstoffe der Transkription

Substanzklasse	*Substanz (Beispiel)*	*Wirkungsmechanismus*	*Einsatzgebiet*
Gyrasehemmer	Floxazine	Hemmung der bakteriellen Topoisomerase Typ II (=Gyrase)	Antibiotikum
Polymerasehemmer	Rifampicin	Hemmung der bakteriellen RNA-Polymerase	Antibiotikum
Nukleinsäure-quervernetzende Substanzen	Mitomycin C	kovalente Bindung an DNA, DNA-Strangtrennung wird verhindert, führt zu Strangbrüchen	Zytostatikum
Nukleinsäure-bindende Substanzen	Actinomycin D	interkaliert in GC-reiche Abschnitte der DNA, (s. auch Replikationshemmstoffe, S. 168) hemmt die Transkription bei niedrigen Konzentrationen und die Replikation bei hohen Konzentrationen	 Zytostatikum

12.3 Entstehung und Nachbearbeitung der mRNA

mRNA entsteht durch **Prozessierung** der hnRNA. Diese umfasst
- Capping,
- Splicing,
- Polyadenylierung.

Einzelne Basen der hnRNA oder mRNA werden ggf. noch gezielt verändert (**RNA-Editing**).

12.3 Entstehung und Nachbearbeitung der mRNA

mRNA entsteht durch Modifikation (**Prozessierung**) der hnRNA. Die Modifikation umfasst drei Schritte:
- Modifikation des 5'-Endes (**Capping**),
- Herausschneiden der Introns und Verknüpfung der Exons (**Splicing**),
- Anhängen einer Kette von Adenosinmonophosphaten am 3'-Ende (**Polyadenylierung)**.

Evtl. werden darüber hinaus gezielt einzelne Basen der hnRNA oder mRNA verändert (**RNA-Editing**).

12.3.1 Prozessierung der hnRNA

Die Prozessierung der hnRNA beginnt schon vor Beendigung der Transkription.

12.3.1 Prozessierung der hnRNA

Die Prozessierung der hnRNA beginnt schon vor Beendigung der Transkription. Durch die Phosphorylierung der CTD der RNA-Polymerase II wird nicht nur die Elongation eingeleitet, sondern es werden auch die für das Capping, Splicing und die Polyadenylierung notwendigen Faktoren rekrutiert.

Capping

Capping

▶ Definition

▶ **Definition.** Eukaryontische hnRNA wird am 5'-Ende mit einer besonderen Kopfgruppe, dem „Cap", versehen. Diesen Vorgang bezeichnet man als Capping.

Das Cap
- schützt vor Abbau,
- ermöglicht die Initiation der Translation.

Die Kopfgruppe
- schützt die mRNA vor dem Abbau durch Exonukleasen,
- ist wichtig bei der Initiation der Translation, weil die mRNA am Cap durch Translationsfaktoren erkannt wird.

▶ Merke

▶ **Merke.** Die Kopfgruppe besteht aus einem **in Position 7 methylierten Guanylrest (Cap 0)**, der über eine **5'-5'-Triphosphat-Brücke** mit dem Transkript verbunden ist. Evtl. ist zusätzlich der **Riboserest** nur der ersten Base oder der ersten beiden Basen des Transkriptes in Position 2' **methyliert (Cap 1** bzw. **Cap 2)**.

Die hnRNA trägt am 5'-Ende ein Triphosphat, dessen endständigen Phosphatrest eine **5'-Triphosphatase** abspaltet. Eine **Guanylyltransferase** überträgt GMP auf das 5'-Diphosphat. Durch **Methylierung(en)** mit Hilfe von **S-Adenosylmethionin** entsteht Cap 0, evtl. zusätzlich Cap 1 bzw. 2.

Unmittelbar nach der Transkription enthält die hnRNA am 5'-Ende ein Triphosphat. Der endständige Phosphatrest wird durch eine **5'-Triphosphatase** abgespalten. Dann überträgt eine **Guanylyltransferase** einen GMP-Rest von GTP (unter Freisetzung von Pyrophosphat) auf das entstandene 5'-Diphosphat. Anschließend erfolgen noch ein bis drei **Methylierungsschritte**, bei denen **S-Adenosylmethionin** der Methylgruppendonor ist: Zunächst wird Guanin in Position 7 durch die Guanin-7-methyltransferase methyliert (Cap 0). Evtl. methylieren

2'-O-Methyltransferasen darüber hinaus die Ribosereste nur der ersten Base oder der ersten beiden Basen des Transkriptes in Position 2' (Cap 1 bzw. Cap 2).

◀ Merke

▶ **Merke.** Capping verläuft in drei Schritten (Abb. **B-12.17**):
1. Abspaltung des 5'-terminalen Phosphatrests,
2. Übertragung eines GMP-Rests,
3. ein bis drei Methylierungen.

B-12.17 Capping

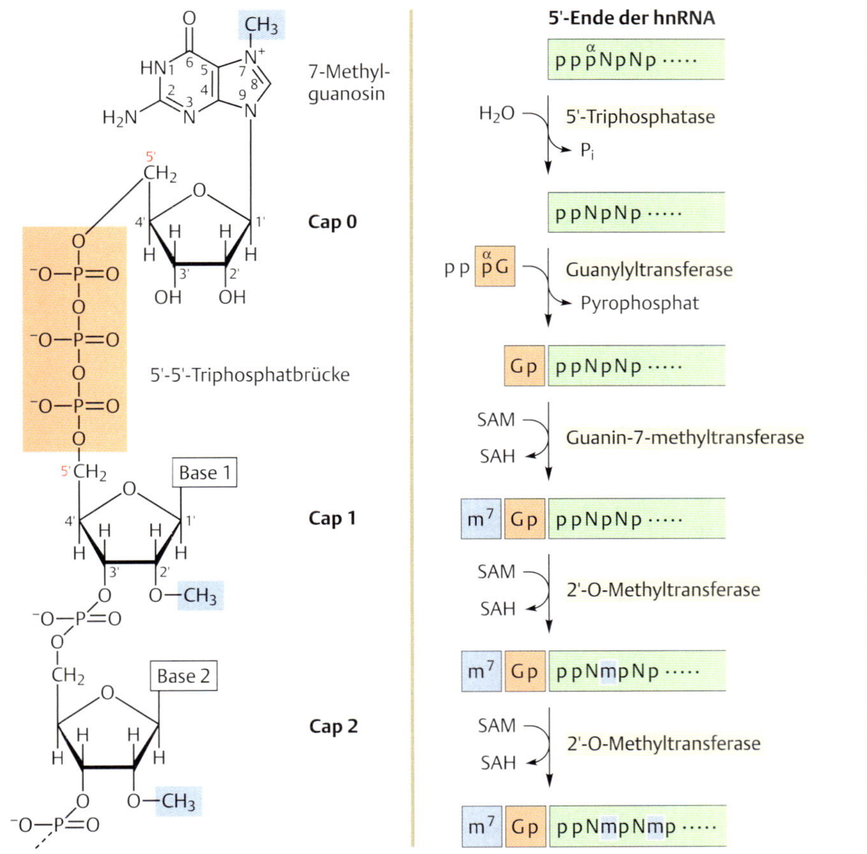

SAM: S-Adenosylmethionin, SAH: S-Adenosylhomocystein.

Splicing

◀ Synonym

▶ **Synonym.** Spleißen.

hnRNA enthält **Exons** (kodierende Sequenzen, 5'-UTR und 3'-UTR) und **Introns** (nichtkodierende Sequenzen).

Die meisten eukaryontischen Strukturgene besitzen eine Mosaikstruktur aus Exons und Introns. Die **Exons** enthalten die kodierenden Sequenzen, aber auch die in der „reifen" mRNA vorhandenen 5'- und 3'-untranslatierten Regionen (5'-UTR und 3'-UTR, S. 445). Die **Introns** enthalten nichtkodierende Sequenzen. Sie werden gemeinsam mit den Exons transkribiert und sind somit in der hnRNA noch vorhanden.

◀ Definition

▶ **Definition.** Unter Splicing versteht man das Herausschneiden der Introns aus der hnRNA bei gleichzeitigem Zusammenfügen der Exons.

Das Splicing muss mit hoher Präzision erfolgen.

Dieser Vorgang muss mit hoher Präzision erfolgen, da eine Verschiebung um eine Base eine vollständige Änderung des Leserasters ergäbe.

Die Spleißstellen sind durch **Konsensussequenzen** an den Exon-Intron-Grenzen und durch eine **Verzweigungsstelle** im Intron erkennbar.

Die Exon-Intron-Verbindungen sind durch **Konsensussequenzen** gekennzeichnet, also Sequenzen, die sich im Verlauf der Evolution wenig verändert haben und individuell nur geringfügig variieren. Meistens beginnt die Sequenz des Introns mit GU und endet mit AG; nur ungefähr 0,1 % aller humanen Introns werden durch AU und AC begrenzt. Innerhalb des Introns ist noch eine weitere Sequenz für den Spleißvorgang wichtig, die **Verzweigungsstelle**.

Ort des Splicings ist das **Spleißosom**. Es besteht aus **Small nuclear Ribonucleoproteins (snRNPs** aus snRNAs und Proteinen), weiteren Spleißfaktoren und hnRNA (Abb. **B-12.18**).

An der Durchführung des Splicings sind die **snRNAs** U1, U2, U4, U5 und U6 und etwa 50 **Proteine** beteiligt, die zusammen die **Small nuclear Ribonucleoproteins** (**snRNPs**, „snurps") bilden. Der gesamte Komplex aus snRNPs, weiteren Spleißfaktoren und hnRNA wird **Spleißosom** genannt. Die Bildung des Spleißosoms beginnt, indem das U1-snRNP aufgrund einer spezifischen Basenpaarung an die 5'-Spleißstelle der hnRNA bindet. Die Verzweigungsstelle wird durch U2-snRNP erkannt. Dann assoziiert ein vorgebildeter Komplex aus U4-, U5- und U6-snRNP und vervollständigt das Spleißosom (Abb. **B-12.18**). U2 und U6 bilden das katalytische Zentrum für die folgenden Reaktionen.

Das Splicing erfordert **zwei Umesterungen** (Abb. **B-12.18**). Dabei nehmen Introns eine lassoähnliche Form (Lariat) an, weil sich innerhalb des Introns mit Hilfe der Verzweigungsstelle ein Phosphodiester bildet.

Der chemische Vorgang des Splicings besteht aus **zwei Umesterungen** (Abb. **B-12.18**). Die 2'-OH-Gruppe eines Adenylats der Verzweigungsstelle greift das 5'-Phosphat des Introns an und bildet eine 2'-5'-Phosphodiesterbrücke. Gleichzeitig wird dabei die 3'-OH-Gruppe des stromaufwärts liegenden Exons frei. Diese Gruppe greift dann das 5'-Phosphat des stromabwärts liegenden Exons an. Durch Bildung eines Phosphorsäurediesters werden die beiden Exons miteinander verknüpft. Das Intron wurde durch diese beiden Umesterungen freigesetzt und hat eine lassoähnliche Struktur (Lariat) angenommen, weil eine Ribose drei Phosporsäureesterbindungen an den 2'-, 3'- und 5'-OH-Gruppen ausgebildet hat.

B-12.18

B-12.18 Splicing

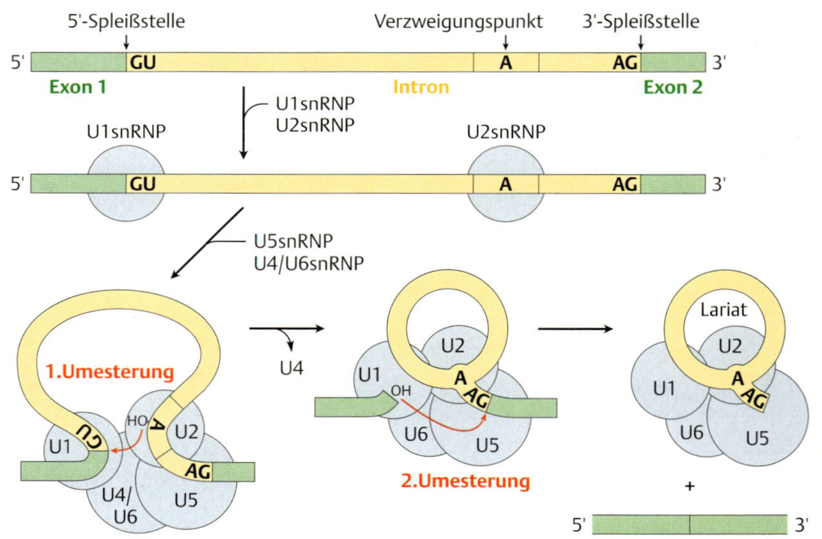

Für die Umesterung wird keine Energie benötigt.

Für die Umesterung wird keine Energie benötigt, da die Anzahl der Esterbindungen gleich bleibt. Allerdings sind für die Durchführung der Reaktionen mehrere Umordnungen der snRNAs nötig, die durch ATP-abhängige RNA-Helikasen katalysiert werden.

Bei einigen Eukaryonten, z.B bei dem Protozoon Tetrahymena, nicht aber beim Menschen gibt es snRNA-unabhängige Spleißmechanismen, bei denen sich die Introns autokatalytisch herausschneiden können.

Alternatives Splicing

Alternatives Splicing

▶ **Definition.** Beim alternativen Splicing werden beim Herausschneiden der Introns aus der hnRNA unterschiedliche Exons ausgewählt und zusammengefügt, so dass aus einem Gen unterschiedliche Proteine entstehen.

◀ Definition

Alternatives Splicing erhöht also die Anzahl der möglichen Genprodukte eines Genes. Dieser Mechanismus ist z. B. bei der Pyruvat-Kinase verwirklicht: Die vier Isoenzyme der Pyruvat-Kinase (L, R, M1, M2) werden entwicklungs- und gewebespezifisch exprimiert. Die Isoenzyme M1 und M2 werden durch ein Gen kodiert (Abb. **B-12.19**). M1 wird in der Skelettmuskulatur und im Gehirn, M2 in den meisten anderen Organen mit Ausnahme der Leber und der Erythrozyten exprimiert. Die Aminosäuresequenz von M1 und M2 unterscheidet sich lediglich in einem kleinen Bereich, der entweder durch ein M1- oder ein M2-spezifisches Exon kodiert wird.

Alternatives Splicing erhöht also die Anzahl der möglichen Genprodukte eines Genes. Ein Beispiel sind die Isoenzyme M1 und M2 der Pyruvat-Kinase, die durch ein Gen kodiert werden (Abb. **B-12.19**).

B-12.19 **Entstehung der Pyruvat-Kinase-Isoenzyme M1 und M2 durch alternatives Splicing des Pyruvat-Kinase-M-Gens**

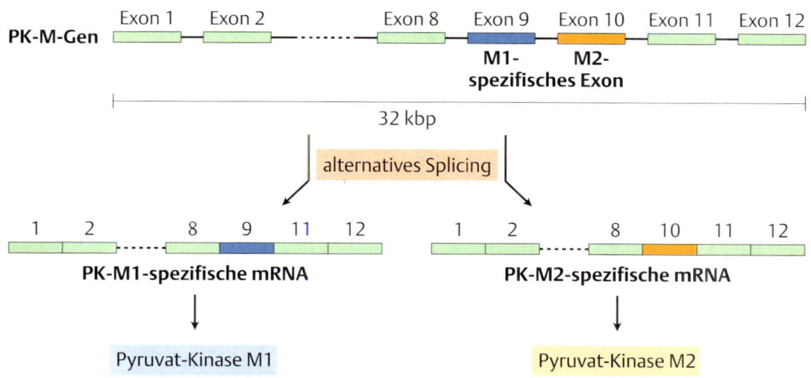

B-12.19

Polyadenylierung

Polyadenylierung

▶ **Definition.** Unter Polyadenylierung versteht man das Anhängen einer Kette von Adenosinmonophosphaten (= Adenylylresten) an das 3'-Ende der hnRNA.

◀ Definition

Fast allen eukaryontischen hnRNAs wird posttranskriptional ein poly(A)-Schwanz, bestehend aus etwa 50 – 200 Adenylylresten, angehängt. Das Polyadenylierungssignal ist die Sequenz AAUAAA, auf die eine GU- oder U-reiche Sequenz folgt. Beide liegen in der 3'-untranslatierten Region (3'-UTR) der hnRNA. Zwischen diesen beiden Sequenzen, ungefähr 12 – 16 Basen stromabwärts des Polyadenylierungssignals, befindet sich die Polyadenylierungsstelle CA. Nach Bindung des *C*leavage and *P*olyadenylation *S*pecificity *F*actor (CPSF) an das Polyadenylierungssignal und Bindung des *C*leavage *St*imulation *F*actor (CstF) an die GU/U-Sequenz wird die RNA hinter der Polyadenylierungsstelle CA durch die *C*leavage-*F*aktoren CF I und CF II gespalten. Die **Poly(A)-Polymerase** hängt dann unter ATP-Verbrauch 50 – 200 Adenylylreste matrizenunabhängig an die RNA an (Abb. **B-12.20**).

Fast allen eukaryontischen hnRNAs wird posttranskriptional durch die **Poly(A)-Polymerase** ein poly(A)-Schwanz aus 50 – 200 Adenylylresten angehängt (Abb. **B-12.20**). Dabei fungieren Sequenzen in der 3'-untranslatierten Region der hnRNA als Polyadenylierungssignale.

B-12.20 **Polyadenylierung**

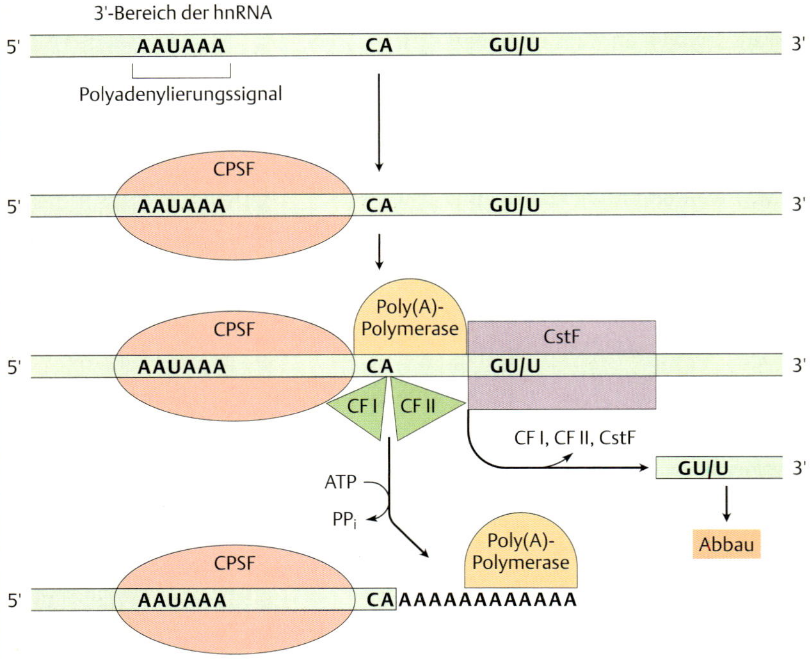

Schritte der Polyadenylierung:
- Erkennung des Polyadenylierungssignals
- Abspaltung und Abbau des 3'-Endes der hnRNA
- Synthese des Poly(A)-Schwanzes

12.3.2 RNA-Editing

12.3.2 RNA-Editing

▶ **Definition**

▶ **Definition.** Als RNA-Editing bezeichnet man die Veränderung der Basensequenz der hnRNA oder mRNA durch Insertion oder Deletion von Basen (bei niederen Organismen) oder Modifikation von Basen (bei höheren Organismen).

Bei höheren Organismen unterscheidet man
- A-zu-I-RNA-Editing,
- C-zu-U-RNA-Editing.

Bei höheren Organismen gibt es zwei Mechanismen des RNA-Editings:
- A-zu-I-RNA-Editing,
- C-zu-U-RNA-Editing.

Beide Mechanismen beruhen auf der Desaminierung genau definierter Basen der hnRNA bzw. mRNA.

A-zu-I-RNA-Editing

Hier wird Adenosin durch die Enzyme **ADAR 1–3** zu Inosin desaminiert, das sich mit Cytosin paart.

A-zu-I-RNA-Editing

Beim A-zu-I-RNA-Editing wird Adenosin zu Inosin desaminiert. Inosin geht eine Basenpaarung mit Cytosin ein. Die Enzyme, die diese Reaktion katalysieren – **ADAR** (*A*denosin-*D*esaminase *a*n *R*NA) **1 bis 3** – kommen in unterschiedlichen Geweben vor. Sie sind an doppelsträngiger RNA aktiv.

▶ **Merke**

▶ **Merke.** Voraussetzung für das A-zu-I-RNA-Editing ist eine Basenpaarung zwischen Exon- und Intronsequenzen zur Markierung der Editingstelle. Das A-zu-I-RNA-Editing muss also vor dem Splicing oder synchron mit dem Splicing ablaufen. Es findet also an **hnRNA** statt.

Die hnRNA einer Untereinheit des Glutamatrezeptors GluR-B wird auf diese Weise modifiziert.

Beispiele für diese Art der Veränderung von Genprodukten sind die Untereinheit eines Glutamatrezeptors (GluR-B) und eine Untereinheit des Serotoninrezeptors 2C (5-HT_{2C}R). Das Editing beim Glutamatrezeptor erfolgt an drei Positionen, beim Serotoninrezeptor an fünf Positionen.

C-zu-U-Editing

▶ **Merke.** Diese Form des Editings findet an **mRNA** statt.

Sie wurde für die Expression der Apolipoproteine (Apo) B 48 und B 100 (Abb. **B-12.21**) beschrieben. Apo B 100 ist die leberspezifische Variante, Apo B 48 wird in den Enterozyten der Dünndarmschleimhaut exprimiert (zu ihrer Funktion s. S. 245). Beide Apolipoproteine werden vom gleichen Gen kodiert, und in Leber und Dünndarm wird die gleiche mRNA gebildet. Die Dünndarmschleimhaut enthält jedoch die gewebespezifische Cytidin-Desaminase Apobec-1 (*apoB* mRNA editing enzyme catalytic subunit 1). Unterstützt vom Kompetenzfaktor ACF desaminiert sie das Cytidin in Nukleotidposition 6666 der mRNA, wodurch das Codon CAA, das Glutamin kodiert, zum Stoppcodon UAA wird. Das ursprüngliche Genprodukt einer Länge von 4536 Aminosäuren wird dadurch auf 2152 Aminosäuren verkürzt. Dies erklärt, warum die Aminosäuresequenz des Apo B 48 mit den 48 % N-terminalen Aminosäuren des Apo B 100 identisch ist. Die Bezeichnungen B 48 und B 100 spielen auf diesen Sachverhalt an.
Ungefähr 30 Nukleotide in der Umgebung der Editingstelle sind entscheidend für die richtige Positionierung des Enzyms. Ohne ACF kann Apobec-1 nicht richtig positioniert werden, denn ACF erkennt die spezifischen RNA-Sequenzen.

C-zu-U-Editing

◀ Merke

C-zu-U-Editing wurde für die Expression der Apolipoproteine (Apo) B 48 und B 100 (Abb. **B-12.21**) beschrieben. Für das dünndarmspezifische Apo B 48 und das leberspezifische Apo B 100 wird dieselbe mRNA gebildet. Eine dünndarmspezifische Cytidin-Desaminase desaminiert das Cytidin in Position 6666, wodurch das zugehörige Codon zum Stoppcodon und das Genprodukt verkürzt wird.

B-12.21 Apo B 48 und Apo B 100

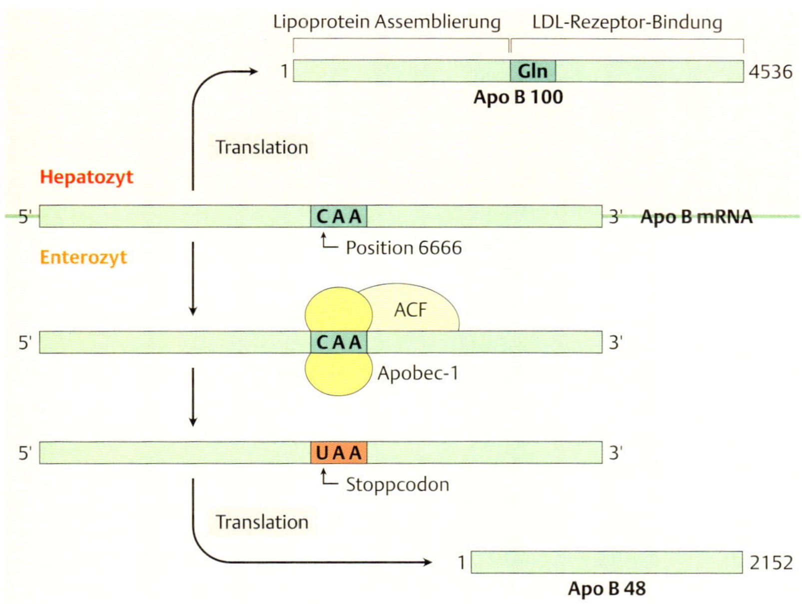

Nach dem Editing enthält das in den Enterozyten gebildete Apo B 48 keine Domäne, die an den LDL-Rezeptor binden kann.

12.4 Translation

▶ Definition

12.4 Translation

▶ **Definition.** Unter Translation versteht man die Übersetzung der Basensequenz der mRNA in eine Aminosäuresequenz. Die Translation bildet nach der Transkription (und bei Eukaryonten nach Prozessierung der hnRNA) die letzte Stufe auf dem Weg der Expression eines Gens in ein Protein.

Die Translation findet unter Vermittlung von **tRNA**s an den **Ribosomen** statt. Die Regeln für die Übersetzung der Basen- in die Aminosäuresequenz enthält der genetische Code.

Während der Translation wird die Basensequenz einer mRNA nach den Regeln des genetischen Codes in eine Aminosäuresequenz übersetzt: Jeweils drei aufeinander folgende Basen bestimmen, welche Aminosäure in die wachsende Polypeptidkette eingebaut wird. Der Einbau geschieht unter Vermittlung von **tRNA**s, welche die nötigen Aminosäuren transportieren, und **Ribosomen**, den biochemischen Translationsmaschinen.

12.4.1 Der genetische Code

12.4.1 Der genetische Code

Die Reihenfolge der Aminosäuren eines Proteins ist im zugehörigen Strukturgen durch die Basenabfolge der DNA festgelegt. Da es aber 20 proteinogene Aminosäuren und nur vier Basen gibt, ist klar, dass eine 1:1-Entsprechung nicht möglich ist, sondern nur eine Kombination verschiedener Basen in Frage kommt. Eine Zweierfolge von Basen ergibt nur $4^2 = 16$ Möglichkeiten, reicht also noch nicht aus. Erst das **Basentriplett**, auch **Codon** genannt, ergibt $4^3 = 64$ Möglichkeiten, also sogar mehr, als notwendig sind, um alle 20 Aminosäuren zu kodieren. Diese 64 Codons bilden den genetischen Code. Für diesen gilt:

▶ Merke

▶ **Merke.**
- Drei der 64 Codons (UAA, UAG und UGA) sind Signale für den Translationsstopp.
- Die übrigen 61 Codons stehen für Aminosäuren. Dabei werden die meisten Aminosäuren – Ausnahmen sind Methionin und Tryptophan – durch mehrere (bis zu sechs) synonyme Codons repräsentiert.
- Der genetische Code ist nahezu universell. Es gibt nur wenige geringfügige Abweichungen (bislang sind 16 bekannt), z. B. in der mitochondrialen DNA.

Unter bestimmten Bedingungen kodiert das Stoppcodon UGA den sehr seltenen Proteinbaustein **Selenocystein**.

Unter bestimmten Bedingungen steht das Stoppcodon UGA für den sehr seltenen Proteinbaustein **Selenocystein**: In diesen Fällen nimmt eine bestimmte Nukleotidsequenz der mRNA eine definierte Sekundärstruktur an. Dadurch erkennt die mit Selenocystein beladene tRNA, unterstützt von einem spezifischen Translationsfaktor, das Codon UGA als Codon für Selenocystein, woraufhin dieses in das wachsende Peptid eingebaut wird.

Zwischen der ersten Base des Anticodons und der dritten Base des Codons sind nach der **Wobble-Theorie** ungewöhnliche Basenpaarungen möglich (Tab. **B-12.4**). Dadurch vermindert sich die Anzahl der notwendigen tRNAs.

Bei der Translation tritt das Codon der mRNA in Wechselwirkung mit dem komplementären Anticodon einer tRNA. Dabei definieren in vielen Fällen die ersten beiden Basen des Codons, welche Aminosäure kodiert wird: Zwischen ihnen und den beiden letzten Basen des Anticodons bilden sich die üblichen Basenpaarungen (AU bzw. GC). Nach der **Wobble-Theorie** sind zwischen der ersten Base des Anticodons und der dritten Base des Codons weitere Basenpaarungen möglich (Tab. **B-12.4**). So paart sich Inosin (I), das in der tRNA relativ häufig vertreten ist, mit verschiedenen Basen der mRNA. Dadurch kann eine einzige tRNA in der Lage sein, mehrere Codons zu erkennen, was die Anzahl der notwendigen tRNAs reduziert.

Der genetische Code ist verhältnismäßig tolerant gegenüber Fehlern: In der Regel haben nur Mutationen oder Lesefehler, die die mittlere Codonposition betreffen, gravierende Konsequenzen, da vor allem diese Codonposition mit den Eigenschaften der kodierten Aminosäure korreliert (Tab. **B-12.5**).

Der genetische Code ist verhältnismäßig tolerant gegenüber Fehlern: Mutationen oder Lesefehler, die die dritte Codonposition betreffen, machen meist nichts aus, da sie synonyme Codons hervorrufen. Auch ein Fehler in der ersten Codonposition muss keine allzu großen Konsequenzen haben, da vor allem die mittlere Position mit den Eigenschaften der kodierten Aminosäure korreliert: Alle Codons mit einem U in der Mitte kodieren hydrophobe Aminosäuren, alle Codons mit einem A in der Mitte kodieren hydrophile Aminosäuren (Tab. **B-12.5**). Der Austausch einer hydrophoben Aminosäure gegen eine andere

B-12.4 **Basenpaarungen nach der Wobble-Theorie**

erste Base des Anticodons (tRNA)	*dritte Base des Codons (mRNA)*
C	G
A	U
U	A oder G
G	U oder C
I	U, C oder A

B-12.5 **Die Standardcodons des genetischen Codes und was sie kodieren***

1. Base	2. Base			
	U	C	A	G
U	UUU Phe	UCU Ser	UAU Tyr	UGU Cys
	UUC Phe	UCC Ser	UAC Tyr	UGC Cys
	UUA Phe	UCA Ser	UAA Stopp	UGA Stopp
	UUG Phe	UCG Ser	UAG Stopp	UGG Trp
C	CUU Leu	CCU Pro	CAU His	CGU Arg
	CUC Leu	CCC Pro	CAC His	CGC Arg
	CUA Leu	CCA Pro	CAA Gln	CGA Arg
	CUG Leu	CCG Pro	CAG Gln	CGG Arg
A	AUU Ile	ACU Thr	AAU Asn	AGU Ser
	AUC Ile	ACC Thr	AAC Asn	AGC Ser
	AUA Ile	ACA Thr	AAA Lys	AGA Arg
	AUG Met Start	ACG Thr	AAG Lys	AGG Arg
G	GUU Val	GCU Ala	GAU Asp	GGU Gly
	GUC Val	GCC Ala	GAC Asp	GGC Gly
	GUA Val	GCA Ala	GAA Glu	GGA Gly
	GUG Val	GCG Ala	GAG Glu	GGG Gly

* Eigenschaften der kodierten Aminosäuren:

hydrophob, unpolar	hydrophil, polar	hydrophil, basisch	hydrophil, sauer

hydrophobe Aminosäure hat sicher keine so starken Auswirkungen auf die dreidimensionale Struktur des Proteins wie der Austausch einer hydrophoben, also unpolaren Aminosäure gegen eine polare hydrophile Aminosäure.

12.4.2 Beladung der tRNAs mit Aminosäuren

Damit die tRNAs ihre Funktion als Adapter zwischen Nukleinsäuren und Proteinen erfüllen können, müssen die Aminosäuren mit hoher Spezifität an die tRNA mit dem zum Codon passenden Anticodon angekoppelt werden. Diese Aufgabe erfüllen aminosäurespezifische **Aminoacyl-tRNA-Synthetasen**, von denen es mindestens 20 gibt.

Die Bindung der Aminosäure an die tRNA erfolgt in zwei Stufen (Abb. **B-12.22**):

- Zunächst wird die **Aminosäure aktiviert**, indem sie mit einem AMP-Rest aus ATP verknüpft wird. Die Aminosäure wird dabei an die α-ständige Phosphatgruppe des ATP geknüpft, wodurch eine gemischte Säureanhydridbindung entsteht, und Pyrophosphat wird freigesetzt:
  ATP + Aminosäure → Aminoacyl-AMP + Pyrophosphat
  Auf diese Weise wird der Aminosäure die Energie zugeführt, die bei der Translation für die Bildung der Peptidbindung aufgebracht werden muss.
- Anschließend wird die **Aminosäure** auf die 2'-OH-Gruppe oder die 3'-OH-Gruppe der endständigen Ribose des (3'-)CCA-Endes der tRNA **übertragen**:
  tRNA + Aminoacyl-AMP → AMP + Aminoacyl-tRNA

Fehler bei der Zuordnung von tRNA und Aminosäure würden zu einer mehr oder weniger hohen Konzentration an Proteinen mit falscher Aminosäuresequenz

12.4.2 Beladung der tRNAs mit Aminosäuren

Aminosäurespezifische **Aminoacyl-tRNA-Synthetasen** verknüpfen hochspezifisch eine Aminosäure mit der passenden tRNA.

Diese Reaktion verläuft in zwei Stufen (Abb. **B-12.22**):

- **Aktivierung der Aminosäure** durch Verknüpfung mit einem AMP-Rest (aus ATP),
- **Übertragung der Aminosäure** auf die 2'- oder 3'-OH-Gruppe der endständigen Ribose des (3'-)CCA-Endes der tRNA.

Die Genauigkeit der Beladung wird durch einen Korrekturlesemechanismus erhöht.

B-12.22 **Reaktionsschritte bei der Verknüpfung von Aminosäure und tRNA**

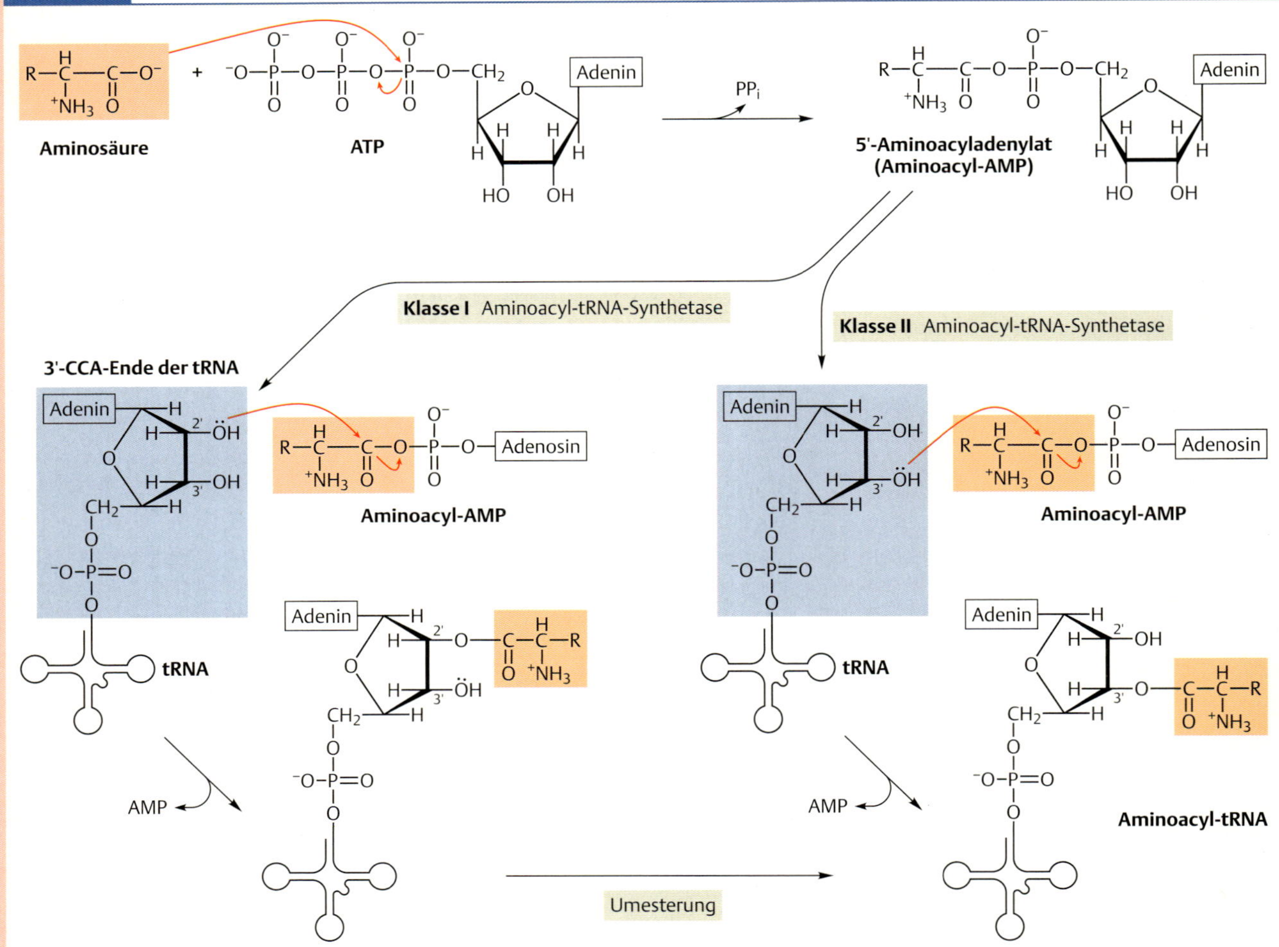

Fehlbeladene Aminoacyl-tRNAs können wieder hydrolytisch gespalten werden.

führen, deren Funktion wahrscheinlich gestört wäre. Solche Fehler sind bei Molekülen ähnlicher Struktur möglich, z. B. bei den aliphatischen Aminosäuren Leucin, Isoleucin und Valin. Um die Fehlerrate der Aminoacyl-tRNA-Synthetasen möglichst gering zu halten, besitzen die meisten dieser Enzyme neben der Acylierungsstelle noch eine Korrekturlesestelle. Dort kann eine falsch eingebaute Aminosäure hydrolytisch abgespalten werden.

12.4.3 Ablauf der Translation

12.4.3 Ablauf der Translation

▶ Überblick

▶ **Überblick.** Die Translation verläuft bei Pro- und bei Eukaryonten sehr ähnlich. Da sich die Prüfungsfragen des schriftlichen 1. Staatsexamens auf den Ablauf bei Eukaryonten konzentrieren, ist lediglich dieser im Folgenden beschrieben.

Die Translation ist in die drei Phasen Initiation, Elongation und Termination gegliedert:

- Die **Initiation** umfasst alle Prozesse, die zur Assemblierung des 80S-Ribosoms führen, wobei die Initiator-Methionyl-tRNA am Startcodon der mRNA lokalisiert ist.
- Die **Elongation** ist die eigentliche Proteinsynthese.
- Sobald das Ribosom ein Stoppcodon auf der mRNA erreicht hat, wird die **Termination** eingeleitet. Das neue Protein und die mRNA werden freigesetzt, das Ribosom dissoziiert.

Initiation

Zur Einleitung der Initiation bildet sich ein ternärer Komplex (= ein Komplex aus drei Komponenten) aus der Initiator-Methionyl-tRNA, dem Initiationsfaktor eIF2 (e für eukaryontisch) und GTP. Dieser Komplex bindet zusammen mit den Initiationsfaktoren eIF1A und eIF3 an die 40S-Untereinheit des Ribosoms und bildet den 43S-**Präinitiationskomplex**.

Initiation

Initiationsfaktoren, Initiator-Methionyl-tRNA und die ribosomale 40S-Untereinheit bilden einen **Präinitiationskomplex**.

▶ **Merke.** **Aminoacyl-tRNAs** gelangen immer als ternärer Komplex mit **GTP** und einem **Hilfsprotein** – bei der Initiation einem **Initiationsfaktor** (eIF2), bei der Elongation einem **Elongationsfaktor** (eEF1-α) – zum Ribosom.

◀ **Merke**

Für die **Erkennung der mRNA** ist der **heterotrimere Initiationsfaktor eIF4F** notwendig. Er besteht aus den drei Proteinen eIF4E, eIF4A und eIF4G:
- **eIF4E**, das **Cap-bindende Protein**, bindet an die Cap-Struktur (m^7Gppp) am 5'-Ende der mRNA.
- **eIF4A** ist eine ATP-abhängige **RNA-Helikase**, die zusammen mit eIF4B Sekundärstrukturen in der mRNA auflösen kann.
- **eIF4G** ist ein multivalentes **Adaptermolekül** (Abb. **B-12.23**). Es besitzt Proteinbindungsstellen für
  - das Cap-bindende Protein,
  - das poly(A)-Bindeprotein (PABP), das an den poly(A)-Schwanz der mRNA bindet,
  - den Initiationsfaktor eIF3, der Teil des Präinitiationskomplexes ist.

Nach Bindung des Caps der mRNA an eIF4E verknüpft eIF4G durch seine Bindung an eIF3 die mRNA mit dem 43 S-Präinitiationskomplex zum **48S-Initiationskomplex**.

Für die **Erkennung der mRNA** ist der **heterotrimere Initiationsfaktor eIF4F** notwendig. Er besteht aus
- eIF4E (Cap-bindendes Protein),
- eIF4A, einer RNA-Helikase,
- eIF4G, einem multivalenten Adaptermolekül (Abb. **B-12.23**).

eIF4G fügt mRNA und Präinitiationskomplex zum **48S-Initiationskomplex** zusammen.

B-12.23 **eIF4F = eIF4G + eIF4E + eIF4A**

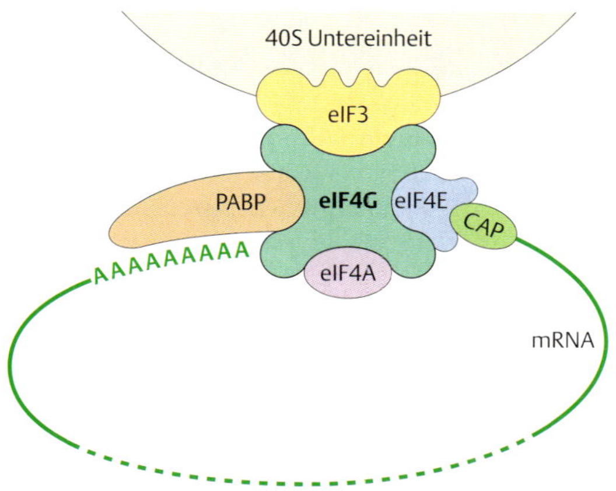

Bindung der mRNA an das Ribosom: Initiationsfaktoren binden an das 5'-Ende (CAP) und an das 3'-Ende (polyA) und vermitteln den Kontakt zur 40S Untereinheit des Ribosoms.

B-12.23

Der 48S-Initiationskomplex bewegt sich entlang der 5'-untranslatierten Region (5'-UTR) der mRNA, bis das erste AUG-Triplett erreicht und als Startcodon erkannt wird (Scanning). Das Startcodon AUG geht eine Basenpaarung mit dem Anticodon der Initiator-tRNA ein (Abb. **B-12.24**). Nach Hydrolyse des GTP lösen sich eIF2 und andere Initiationsfaktoren vom Komplex ab. eIF2 gehört zu den G-Proteinen, die im aktiven Zustand GTP und im inaktiven Zustand GDP gebunden haben. Um den eIF2-GDP-Komplex wieder in den aktiven Zustand zu überführen, wird der Guaninnukleotid-Austauschfaktor eIF2B benötigt, der die Freisetzung des GDP bewirkt, so dass ein GTP binden und eIF2 erneut zur Initiation verwendet werden kann (Abb. **B-12.24**).

Erreicht der 48S-Initiationskomplex das erste AUG-Triplett (Startcodon), hydrolysiert eIF2 GTP und löst sich mit anderen Initiationsfaktoren vom Komplex (Abb. **B-12.24**).

Erstaunlicherweise ist auch der poly(A)-Schwanz, obwohl er am 3'-Ende der mRNA lokalisiert ist, wichtig für die Effizienz der Translationsinitiation. Eine

Auch der poly(A)-Schwanz ist für eine effiziente Translationsinitiation wichtig. An ihn

B-12.24 Der eIF2-GTP/eIF2-GDP-Zyklus

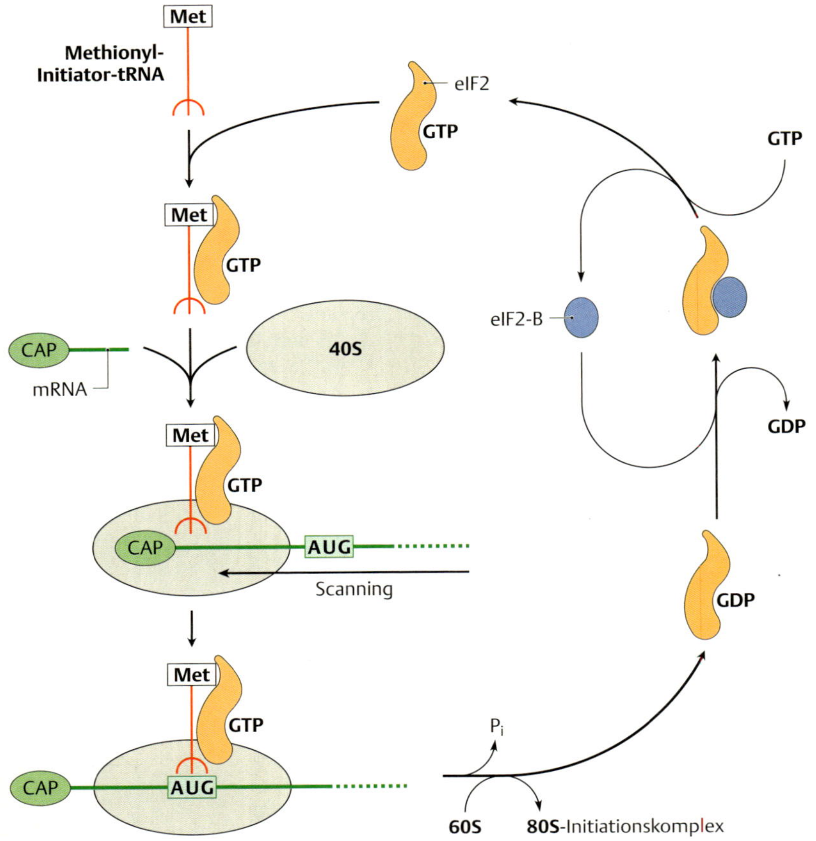

Die Met-Initiator-tRNA gelangt als ternärer Komplex zusammen mit eIF2 und GTP zum 48S-Initiationskomplex. Das Anticodon bindet an das Startcodon. Nach GTP-Hydrolyse wird eIF2 freigesetzt.

bindet das **poly(A)-Bindeprotein (PABP)**, das auch an eIF4G bindet (Abb. **B-12.23**).

intakte Cap-Struktur und ein poly(A)-Schwanz steigern synergistisch die Effizienz der Translation. Das **poly(A)-Bindeprotein (PABP)**, das an den poly(A)-Schwanz der mRNA bindet, bindet ebenfalls an eIF4G (Abb. **B-12.23**), wodurch eine zirkuläre Struktur aus eIF4E, eIF4G, PABP und mRNA entsteht. Eine genaue Erklärung dafür, warum ein poly(A)-Schwanz die Translationseffizienz erhöht, wurde noch nicht gefunden.

Nach der Basenpaarung von Anticodon und Startcodon bindet die 60S-Untereinheit an den Initiationskomplex.

Das nunmehr **komplette 80S-Ribosom** besitzt drei Bindungsstellen für tRNAs:
- A (Aminoacyl)-Stelle,
- P (Peptidyl)-Stelle,
- E (Exit)-Stelle.

Nach der Basenpaarung der Initiator-tRNA mit dem Startcodon bindet die ribosomale 60S-Untereinheit unter Mitwirkung von eIF5B an den 48S-Initiationskomplex. Jetzt ist das **komplette 80S-Ribosom** bereit für die Proteinsynthese. Das komplette 80S-Ribosom besitzt drei Bindungsstellen für tRNAs:
- A (Aminoacyl)-Stelle,
- P (Peptidyl)-Stelle,
- E (Exit)-Stelle.

An die A-Stelle wird während der Elongation Aminoacyl-tRNA gebunden. Die P-Stelle bindet die Peptidyl-tRNA oder im Initiationskomplex die Initiator-Methionyl-tRNA. An der E-Stelle wird die deacylierte tRNA vor ihrer Freisetzung gebunden.

Im 80S-Initiationskomplex ist die P-Stelle des Ribosoms mit der Initiator-tRNA belegt (Abb. **B-12.25**).

Im 80S-Initiationskomplex ist die P-Stelle belegt, die A- und E-Stellen sind noch frei (Abb. **B-12.25**).

B-12.25 Der 80S-Initiationskomplex

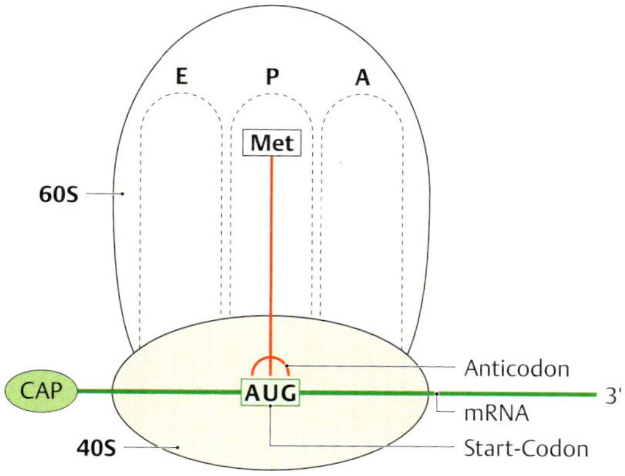

E: Exit-Stelle, P: Peptidyl-Stelle, A: Aminoacyl-Stelle.

B-12.25

Elongation

Elongation

▶ **Merke.** Die Elongation kann man als zyklischen Vorgang mit drei klar voneinander unterscheidbaren Schritten betrachten:

1. Bindung einer Aminoacyl-tRNA an die A-Stelle,
2. Bildung der Peptidbindung,
3. Fortbewegung des Ribosoms auf der mRNA um ein Triplett (Translokation) und Freisetzung der tRNA.

◀ Merke

Bindung einer Aminoacyl-tRNA an die A-Stelle

Für diesen Schritt ist der Elongationsfaktor eEF1-α – ein G-Protein wie eIF2 – erforderlich: Ein ternärer Komplex aus eEF1-α, GTP und Aminoacyl-tRNA findet die leere A-Stelle neben der besetzten P-Stelle am Ribosom (Abb. **B-12.26 a**). Die Auswahl der richtigen Aminoacyl-tRNA erfolgt durch die Basenpaarung zwischen dem Codon der mRNA und dem Anticodon der tRNA. Der Einbau einer falschen Aminosäure in die wachsende Peptidkette ließe sich nicht mehr korrigieren. Eine kinetische Kontrolle verhindert dies: Solange eEF1-α GTP enthält, bindet eEF1-α die Aminoacyl-tRNA und blockiert die Ausbildung einer Peptidbindung. Durch seine endogene GTPase-Aktivität spaltet eEF1-α GTP hydrolytisch zu Phosphat und GDP und kann erst dann das Ribosom verlassen. Die Dissoziationsgeschwindigkeit der Aminoacyl-tRNA wird durch die Qualität der Wasserstoffbrücken zwischen Codon und Anticodon bestimmt. Passen die Tripletts gut zueinander, so ist die Bindung fest und die Dissoziationsgeschwindigkeit niedrig, andernfalls dissoziiert die Aminoacyl-tRNA wieder vom Ribosom ab, bevor die Peptidbindung gebildet wird.

Bindung einer Aminoacyl-tRNA an die A-Stelle

Ein ternärer Komplex aus dem Elongationsfaktor eEF1-α (einem G-Protein), GTP und Aminoacyl-tRNA findet die leere A-Stelle am Ribosom (Abb. **B-12.26 a**). Nur bei korrekter Basenpaarung zwischen Codon und Anticodon bleibt die Aminoacyl-tRNA genügend lange an der mRNA gebunden, bis die Peptidbindung gebildet wurde.

Bildung der Peptidbindung

Im zweiten Schritt greift die Aminogruppe der Aminosäure, deren tRNA an die A-Stelle gebunden ist, das Carbonyl-C-Atom der Aminosäure, deren tRNA an die P-Stelle gebunden ist, nukleophil an (Abb. **B-12.26 b**). Die Bindung zwischen der tRNA auf der P-Stelle und ihrer Aminosäure wird gespalten, woraufhin die Aminosäure eine Peptidbindung zur folgenden Aminosäure bildet. Diese Peptidyltransferase-Reaktion wird von der 28S-rRNA in der großen ribosomalen Untereinheit katalysiert. Die 28S-rRNA ist also ein Ribozym, eine RNA mit katalytischer Funktion.

Bildung der Peptidbindung

Die Aminogruppe der Aminosäure auf der A-Stelle greift das Carbonyl-C-Atom der Aminosäure auf der P-Stelle nukleophil an (Abb. **B-12.26 b**). Katalysator ist die 28S-rRNA.

Translokation und Freisetzung der tRNA

Im dritten Schritt schließlich wird die Peptidyl-tRNA von der A-Stelle auf die P-Stelle verschoben. Dieser Schritt wird durch den Elongationsfaktor eEF2 (= Translokase; ein G-Protein) und GTP katalysiert. Dabei bewegt sich das Ribo-

Translokation und Freisetzung der tRNA

Die Peptidyl-tRNA wird von der A- auf die P-Stelle verschoben. Unter Hydrolyse von GTP durch eEF2 (= Translokase) bewegt sich das Ribosom um drei Nukleotide auf der mRNA weiter.

B-12.26

B-12.26 **Die ersten beiden Schritte der Elongation**

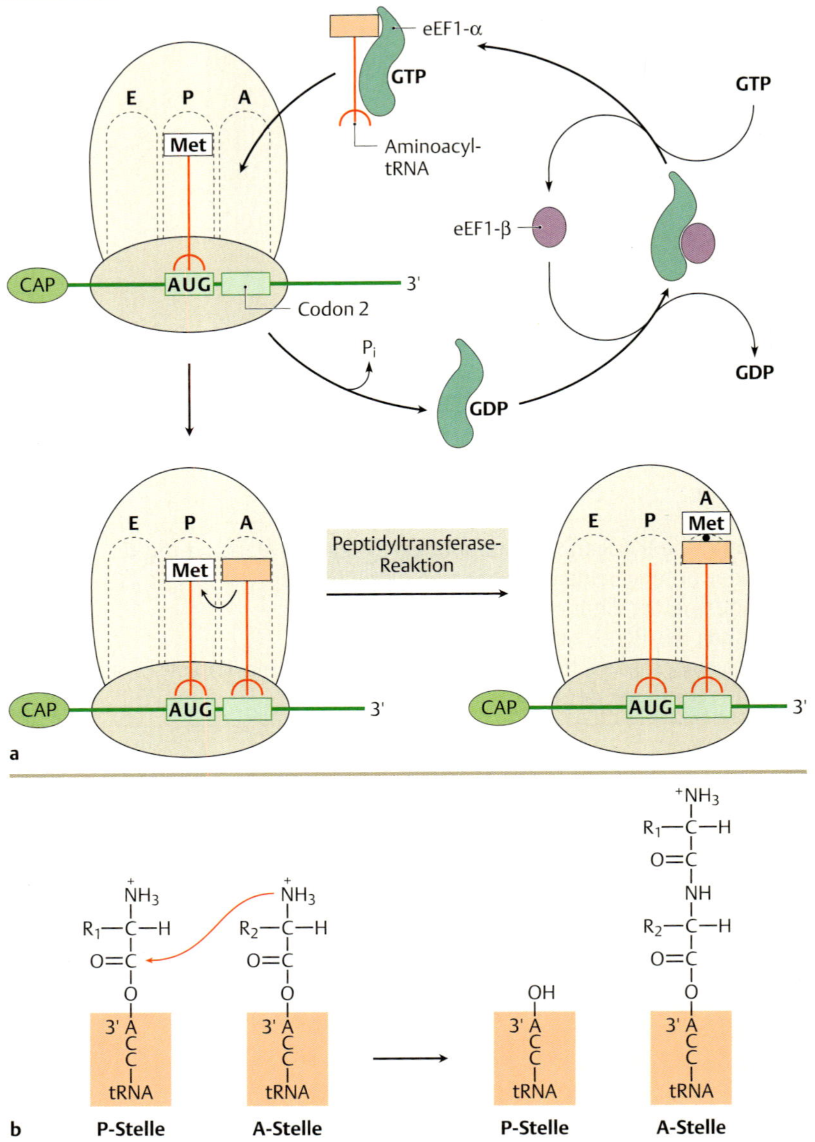

a Bindung einer Aminoacyl-tRNA an die A-Stelle des Ribosoms und Bildung der Peptidbindung (Peptidyltransferase-Reaktion). eEF1-β: Guaninnukleotid-Austauschfaktor.
b Mechanismus der Peptidyltransferase-Reaktion

Die freie tRNA auf der P-Stelle wandert auf die E-Stelle und dissoziiert ab.

som um genau drei Nukleotide auf der mRNA weiter und GTP wird hydrolysiert. Während des Translokationsvorgangs wandert die in Schritt 2 an der P-Stelle gebildete freie tRNA zur E-Stelle (Abb. **B-12.27**), kann dann vom Ribosom abdissoziieren und kehrt in den zytoplasmatischen tRNA-Vorrat zurück. Daher ist am Ende des dritten Schrittes die A-Stelle wieder frei und kann eine neue Aminoacyl-tRNA aufnehmen. Damit beginnt der Zyklus von neuem.

Termination

Erscheint ein Stoppcodon in der A-Stelle, bewirken **Terminationsfaktoren**, dass das fertige Protein hydrolytisch von der tRNA abgespalten wird. Das Ribosom zerfällt nach

Termination

Sobald ein Stoppcodon (UAA, UAG oder UGA) in die A-Stelle gelangt, wird die Translation beendet. Es gibt keine tRNA, deren Anticodon mit einem der Stoppcodons eine Basenpaarung eingehen könnte. Stattdessen besetzt einer von zwei **Terminationsfaktoren** (eRF1 oder eRF2) die A-Stelle des Ribosoms. Dabei erkennt eRF1 nur die Stoppcodons UAG und UAA, eRF2 dafür UGA und UAA. Ein

B-12.27 **Schritt 3 der Elongation: Die Translokation**

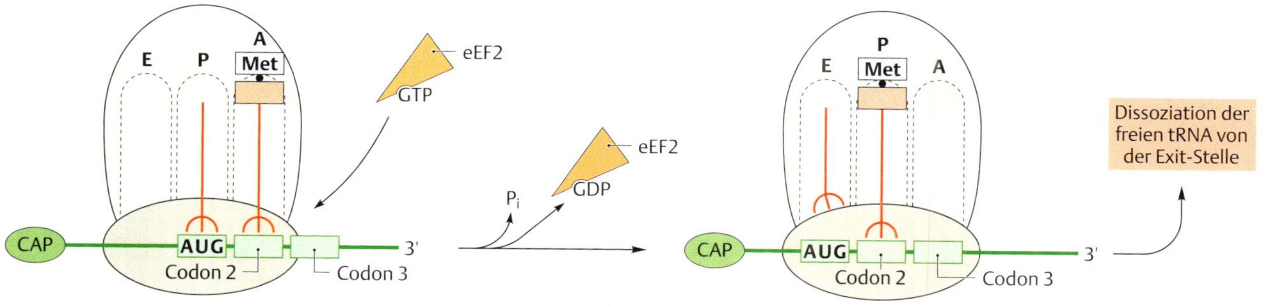

dritter Terminationsfaktor (eRF3) erfüllt bei diesem Vorgang eine Hilfsfunktion. Die Bindung von eRF an die A-Stelle ändert die Aktivität der Peptidyltransferase so, dass diese ein Wassermolekül anstelle einer Aminosäure an die Peptidyl-tRNA anhängt. Dadurch wird das Carboxyl-Ende der Polypeptidkette aus der Bindung an das tRNA-Molekül gelöst. Da die wachsende Polypeptidkette ausschließlich durch diese Bindung mit dem Ribosom verknüpft ist, wird die fertige Proteinkette ins Zytoplasma entlassen. Anschließend setzt das Ribosom auch die mRNA und die tRNA der zuletzt eingebauten Aminosäure frei und zerfällt in seine beiden Untereinheiten. Diese können sich sogleich wieder an eine mRNA anlagern.

abgeschlossener Proteinsynthese in seine Untereinheiten.

▶ **Merke.**
- Die mRNA wird von 5' nach 3' translatiert.
- Die Proteinsynthese erfolgt vom Aminoterminus zum Carboxyterminus.

◀ **Merke**

Eine mRNA kann synchron von mehreren Ribosomen gleichzeitig für die Translation genutzt werden. Diese Struktur nennt man **Polysom**.

Binden mehrere Ribosomen zugleich an einer mRNA, entsteht ein **Polysom**.

12.4.4 Hemmstoffe der Translation

Die wichtigsten in der Medizin oder Forschung eingesetzten Hemmstoffe der Translation zeigt Tabelle **B-12.6**. Je nachdem, ob sie die Translation prokaryontischer oder eukaryontischer RNA hemmen, werden sie zur Hemmung der Zellteilung, d. h. der Vermehrung von Bakterien (= als Antibiotika) oder von Tumorzellen (= als Zytostatika) eingesetzt.

12.4.4 Hemmstoffe der Translation

Die wichtigsten in der Medizin oder Forschung eingesetzten Hemmstoffe der Translation zeigt Tabelle **B-12.6**.

▶ **Klinik.** Ein Hemmstoff der Translation ist auch das **Diphtherietoxin**. Dieses von Corynebacterium diphtheriae produzierte Toxin überträgt ADP-Ribose auf die α-Untereinheit des Elongationsfaktors eEF2 (der Translokase). Dadurch wird die Translokation gehemmt. Die Translation stoppt und die betroffene Zelle stirbt ab. Bei Befall des Rachenraums bilden sich weißliche, aus abgestorbenen Zellen und Fibrin bestehende Beläge auf den Tonsillen (s. Abb.). Typisch für Diphtherie ist, dass diese Beläge keine Schmerzen verursachen und fest auf den Tonsillen haften, so dass es blutet, wenn man versucht, sie zu entfernen. Infolge Resorption des Toxins aus dem Rachenraum werden Herzmuskel- und Nervenzellen geschädigt, so dass Herzrhythmusstörungen, Herzversagen und Lähmungen der motorischen Hirnnerven auftreten können.

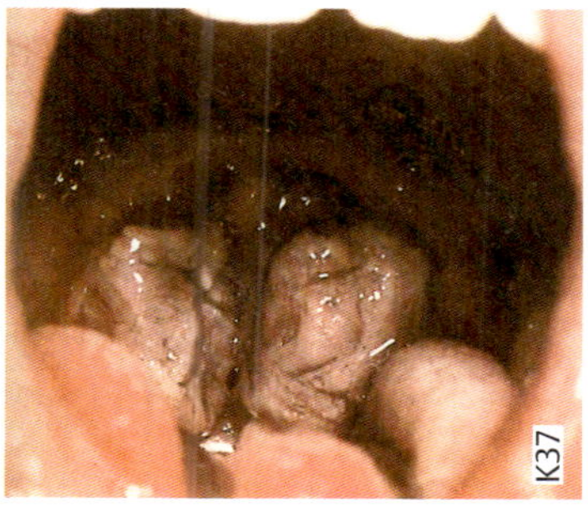

Dicke, weißliche, fest haftende Beläge auf den Tonsillen bei Rachendiphtherie

B-12.6 Hemmstoffe der Translation

Substanzklasse	*Substanz*	*Wirkungsmechanismus*	*Einsatzgebiet*
Ribosomenbindende Substanzen	Tetracyclin	blockiert die Bindung der Aminoacyl-tRNA an die A-Stelle prokaryontischer Ribosomen	Antibiotikum
	Streptomycin	Hemmung der Initiation an prokaryontischen Ribosomen	Antibiotikum
	Chloramphenicol	Hemmung der Peptidyltransferase prokaryontischer Ribosomen	Antibiotikum
	Erythromycin	Hemmung der Translokation	Antibiotikum
	Cycloheximid	Hemmung der Peptidyltransferase eukaryontischer Ribosomen	Forschung
Aminoacyl-tRNA-Analogon	Puromycin	bewirkt vorzeitigen Abbruch der Peptidkettenverlängerung	Forschung

12.5 Proteinfaltung

▶ Definition

12.5 Proteinfaltung

▶ **Definition.** Proteinfaltung ist der Prozess, der zur Ausbildung einer funktionellen dreidimensionalen Struktur, d.h. der nativen Struktur eines Proteins führt.

12.5.1 Motor und Ablauf der Proteinfaltung

Die Information zur Ausbildung der dreidimensionalen Proteinstruktur enthält die Aminosäuresequenz. Aus den **bindenden Kräften**, die **zwischen** bestimmten **Abschnitten der Polypeptidkette** bestehen, ergibt sich eine **thermodynamisch stabile Konformation**, die native Struktur dieses Proteins.

Eine **begrenzte Anzahl von Faltungsschrittfolgen** führt zur nativen Struktur. Hierbei entstehende Zwischenprodukte können unlösliche Aggregate bilden und die Zelle gefährden.

Unter Stressbedingungen ist die Proteinfaltung erschwert. Auch hier besteht die Gefahr der Aggregatbildung.

12.5.1 Motor und Ablauf der Proteinfaltung

Die korrekte Tertiär- und Quartärstruktur eines Proteins ist entscheidend für dessen Funktion. Durch die Gene ist zunächst einmal nur die Primärstruktur des Proteins, die Aminosäuresequenz, festgelegt. Diese enthält grundsätzlich die gesamte notwendige Information zur Faltung eines Proteins in die funktionelle dreidimensionale Struktur. Aus den **bindenden Kräften**, die **zwischen** bestimmten **Abschnitten der Polypeptidkette** bestehen (Wasserstoffbrücken, Ionenbindungen, Disulfidbrücken und hydrophobe Wechselwirkungen, S. 70), ergibt sich eine **thermodynamisch stabile**, d.h. mit einem Minimum an Freier Energie verbundene **Konformation**, die native Struktur dieses Proteins. Diese nimmt das Protein an.
Aus theoretischen Erwägungen lässt sich ableiten, dass es sehr lange dauern würde, wenn die Faltung rein nach dem Zufallsprinzip erfolgt, da es eine Vielzahl von möglichen Konformationen gibt. Die Faltung erfolgt stattdessen über eine **begrenzte Anzahl geordneter Folgen von Faltungsschritten**, bis das Energieminimum des nativen Zustandes erreicht wird. Dabei kann es passieren, dass einige Intermediärprodukte hydrophobe Bereiche exponieren, die zu einer Aggregation der einzelnen Polypeptidketten führen.
Unter Bedingungen wie z.B. erhöhter Temperatur, osmotischem, oxidativem oder ischämischem Stress kann die Proteinfaltung stärker gestört sein, oder es kommt sogar wieder zu einer Entfaltung. Auch hier besteht die Gefahr einer Aggregatbildung.

▶ klinik. Derartige Aggregatbildungen oder Fehlfaltungen beobachtet man bei einer Reihe von neurodegenerativen Erkrankungen, wie z. B. bei Morbus Alzheimer (S. 789), Morbus Parkinson (S. 792), Chorea Huntington (S. 794) und den Prionenkrankheiten. Bei den **Prionenkrankheiten** (=übertragbare spongiforme Enzephalopathien) scheint eine **fehlerhafte Faltung des Prion-Proteins (PrP)** vorzuliegen. Das PrP übt an der Außenseite der Zellen des ZNS eine bislang unbekannte Funktion aus. Für Prionenkrankheiten typisch sind **PrP-Komplexe**, die mit dem Elektronenmikroskop als eigentümliche Fibrillen bzw. mit dem Lichtmikroskop als aus Fibrillen bestehenden Plaques („Kuru-Plaques") sichtbar gemacht werden können (s. Abb.).

Zu den **Prionenkrankheiten** zählen:

- Die bereits 1920 beschriebene **Creutzfeld-Jakob-Krankheit**. Sie tritt sporadisch mit einer Inzidenz von etwa 1:1 Million auf und äußert sich durch eine rasch fortschreitende Demenz. Bei vielen der Patienten findet sich in Position 129 des PrP die Aminosäure Methionin anstelle von Valin. Diese genetische Variation hat offenbar eine erhöhte Neigung des PrP zur Komplexbildung zur Folge.
- **Kuru:** Diese Erkrankung, die mit psychischen und neurologischen Symptomen (z. B. Wahnvorstellungen, Lähmungen, Muskelzuckungen) einhergeht, wurde Anfang des 20. Jahrhunderts bei einer Bevölkerungsgruppe in Papua-Neuguinea beobachtet, die bei Bestattungen einen rituellen Kannibalismus praktizierte. 1957 wurde dieser Kannibalismus verboten, und in neuerer Zeit sind kaum noch Krankheitsfälle aufgetreten. Inzwischen wird Kuru auf die Aufnahme von PrP-Partikeln über den Verdauungstrakt zurückgeführt. Prionenkrankheiten sind also grundsätzlich übertragbar, die mittlere Inkubationszeit beträgt bei Kuru ca. 25 Jahre.
- Die **Traberkrankheit (engl. Scrapie)**, die bei Ziegen und Schafen auftritt und schon seit Jahrhunderten bekannt ist.
- Ende des 20. Jahrhunderts löste die Verfütterung von Tiermehl in Europa unter Rindern eine **BSE-Epidemie** aus. BSE (bovine spongiforme Enzephalopathie) wurde dabei vermutlich durch PrP-Partikel hervorgerufen, die aus Kadavern erkrankter Schafe stammten. Bis 2002 wurden in Großbritannien, dem Zentrum der Epidemie, über 180.000 Fälle gezählt, in Deutschland 220. Seitdem wurden in Großbritannien wiederholt Fälle einer neuen Variante von Creutzfeld-Jakob-Erkrankungen bei Menschen (vCJD) auf den Genuss von Fleisch erkrankter Rinder zurückgeführt. Bis 2006 wurden 160 derartige Fälle gemeldet, 152 der Patienten sind an der Krankheit gestorben. Die BSE-Epidemie konnte inzwischen durch Änderungen der Zusammensetzung des Tierfutters und durch Tötung aller infizierten Rinder weitgehend eingedämmt werden. Glücklicherweise ist auch die Zahl der Fälle von vCJD seit 2000 deutlich rückläufig. 2005 wurde in Großbritannien nur noch bei 5 Patienten vCJD diagnostiziert. Aufgrund der langen Latenzzeit, die bei Kuru beobachtet wurde, lassen sich die Folgen der BSE-Epidemie für den Menschen allerdings noch nicht abschließend beurteilen.

Während der Weg der PrP-Partikel von der Nahrung zu den Zellen des Gehirns weiterhin unklar ist, konnten die strukturellen Änderungen im PrP, die den Erkrankungen zugrunde liegen, grundsätzlich geklärt werden: In den Zellen des ZNS liegt PrP normalerweise in einer Struktur vor, deren Kern im Wesentlichen aus drei α-Helices und zwei β-Faltblattbereichen besteht. Diese Form des Proteins wird als **PrP^c** (prion protein, cellular) bezeichnet. **PrP^{sc}** (prion protein, Scrapie) ist die **pathologische Form des** gleichen **Proteins**. Der entscheidende Unterschied zwischen beiden Formen besteht in einem dramatischen Wechsel in einem Teil der Tertiärstruktur. Im PrP^{sc} findet man nämlich einen **erheblich erhöhten Anteil an β-Faltblattstrukturen**. PrP^{sc} enthält nur noch zwei α-Helices und stattdessen vier β-Faltblattbereiche.

PrP^{sc}-Faltungen können zwei **unterschiedliche Ursachen** haben:

- Sporadischen Erkrankungen liegt oft eine **Mutation im PrP-Gen** zugrunde, die zunächst einen Unterschied in der Primärstruktur des Proteins zur Folge hat. Der Unterschied der Primärstruktur zieht dann den Unterschied in der Tertiärstruktur nach sich.
- Bei Epidemien, wie z. B. bei der BSE-Epidemie, liegen die PrP-Moleküle zunächst in ihrer korrekten PrP^c-Konformation vor. Erst durch Wechselwirkungen mit PrP^{sc}-Molekülen aus der Nahrung kommt es zu einer **induzierten Umfaltung**, und aus den PrP^c-Molekülen gehen die pathogenen PrP^{sc}-Moleküle hervor.

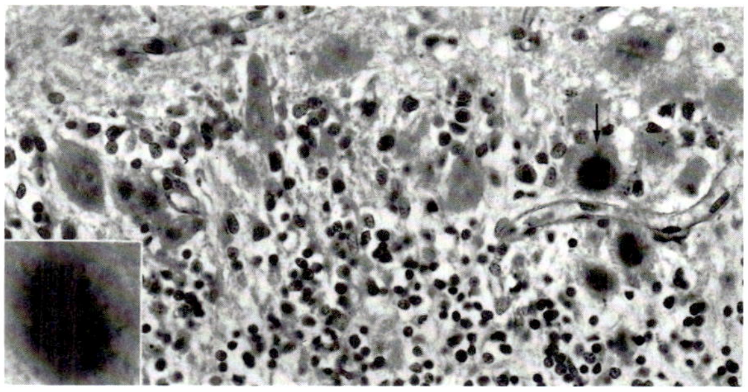

„Kuru"-Plaques (Pfeil) in der Kleinhirnrinde bei Creutzfeld-Jakob-Krankheit (Vergr. 1:200; Einschub: Vergr. 1:400)

12.5.2 An der Proteinfaltung beteiligte Proteine

Die Zelle besitzt ein Aggregatbildungs-Schutzsystem. Wichtigster Bestandteil sind die Chaperone.

12.5.2 An der Proteinfaltung beteiligte Proteine

Bei allen Lebewesen haben sich Schutzmechanismen entwickelt, die Fehlfaltungen und gefährliche Aggregatbildungen verhindern sollen. Wichtigste Bestandteile dieses Schutzsystems sind die Chaperone.

Chaperone

Chaperone

▶ Definition

▶ **Definition.** Molekulare Chaperone sind Proteine, die andere Proteine bei der Faltung unterstützen oder die Aggregatbildung fehlgefalteter oder noch nicht komplett gefalteter Proteine verhindern.

Die meisten Chaperone werden auch als **Hitzeschockproteine (Hsp)** bezeichnet, da sie bei erhöhter Temperatur vermehrt exprimiert werden.

Die meisten Chaperone werden auch als **Hitzeschockproteine (Hsp)** bezeichnet, da sie bei erhöhter Temperatur vermehrt exprimiert werden. Dies ist sinnvoll, da Stressbedingungen die Effizienz der Proteinfaltung mindern. Ebenfalls zu den Hitzeschockproteinen zählt man die Co-Chaperone, die unterstützend auf einige Chaperone wirken.

Sie sind Teil eines intrazellulären Qualitätskontrollsystems.

Chaperone sind Teil eines Systems der intrazellulären Qualitätskontrolle. Misslingt eine korrekte Proteinfaltung, so werden die unbrauchbaren Proteine am Proteasom (S. 379) einem proteolytischen Abbau zugeführt.

Funktionen

- Kontrolle der Proteinfaltung,
- Verhinderung der Proteinaggregation,
- Unterstützung der Assemblierung von Proteinuntereinheiten und der Translokation von Proteinen durch Membranen,
- Signaltransduktion.

Funktionen

Chaperone
- kontrollieren Faltungsprozesse und verhindern eine inkorrekte Faltung,
- verhindern die Proteinaggregation,
- unterstützen die Assemblierung von Proteinuntereinheiten,
- unterstützen die Translokation von Proteinen durch Membranen (z. B. Proteinimport in Mitochondrien, S. 369),
- sind an der Signaltransduktion (z. B. der Steroidhormone) beteiligt (S. 564).

Einteilung

Einteilung

Die Chaperone werden in verschiedene Familien eingeteilt, die sich durch ihre molekularen Massen unterscheiden. Die wichtigsten dieser Familien und ihre Funktionen werden im Folgenden beschrieben.

Hsp70/Hsp40-Familie: Die **Proteinfaltung** erfolgt schon **während der Translation**. **Hsp70 unterstützt** die **Faltung**, indem es an exponierte hydrophobe Bereiche der wachsenden Polypeptidkette bindet und die Aggregation verhindert.
Hsp40-Proteine haben unterstützende Funktion (**Co-Chaperone**).

Hsp70/Hsp40-Familie: Die **Faltung** der neu synthetisierten Polypeptide erfolgt schon **während der Translation**. Werden in der wachsenden Polypeptidkette kleine hydrophobe Bereiche exponiert, so besteht die Gefahr der Aggregation. Molekulare Chaperone des **Hsp70**-Typs **unterstützen** die **Proteinfaltung**, indem sie diese Bereiche binden und eine Aggregation verhindern. Durch eine Folge von Zyklen der Bindung von Hsp70, Konformationsänderung mittels ATP-Hydrolyse und Freisetzung des Proteins wird ein korrekt gefaltetes Protein hervorgebracht. Dabei wirken **Hsp40**-Proteine unterstützend. Hsp40-Proteine sind eine sehr heterogene Gruppe von **Co-Chaperonen**. Einige stimulieren die durch Hsp70 katalysierte ATP-Hydrolyse, andere binden ungefaltete Proteine und dirigieren diese zu den Hsp70-Chaperonen.

Hsp70 unterstützt außerdem den **Proteinimport in Mitochondrien**.

Eine weitere wichtige Funktion von **Hsp70** liegt im **Transport von Proteinen in das Innere der Mitochondrien** (S. 371). Nur ungefaltete Proteine können durch Membranen gelangen. Durch Bindung an Hsp70 wird eine frühzeitige Faltung verhindert, bis das Protein transloziert werden kann.

Hsp60/Hsp10-Familie: Hsp60 kann **falsche Proteinfaltungen** nach der vollständigen Synthese des Proteins **korrigieren** (Abb. **B-12.28**).
Hsp10 ist ein **Co-Chaperon**.

Hsp60/Hsp10-Familie: Nach vollständiger Synthese des Proteins kann eine **Fehlfaltung** durch **Hsp60 korrigiert** werden. Ähnlich wie bei Hsp70 erfolgt die Erkennung und Bindung an das Protein über exponierte hydrophobe Oberflächen. Das komplette Chaperon ist aus 14 identischen Untereinheiten mit der jeweiligen molekularen Masse von 60 kDa aufgebaut, die zwei heptamere, übereinander gestapelte Ringe bilden. Diese fassartige Struktur wird durch einen „Deckel" aus einem weiteren heptameren Ring aus dem **Co-Chaperon Hsp10** abgeschlossen.

Fehlgefaltete Proteine gelangen in das Innere des „Fasses“ und erhalten dort unter ATP-Verbrauch eine andere Konformation (Abb. **B-12.28**).

Hsp90-Familie: Hsp90-Chaperone **scheinen** die **letzten Schritte der Faltung aufzuhalten**. Sie haben einen weiten Wirkungsbereich und **beeinflussen Signaltransduktionswege**, z. B. durch Bindung an Steroidhormonrezeptoren (S. 564) oder Proteinkinasen. Sie wirken auch als Teil eines größeren Komplexes, der Hsp70, eine Peptidyl-Prolyl-Isomerase und andere Bestandteile enthält.

Hsp90-Familie: Hsp90 scheint die **letzten Schritte der Faltung aufzuhalten** und ist **an Signaltransduktionswegen beteiligt**.

Faltungshelferenzyme

Neben den Chaperonen gibt es weitere Enzyme, die dazu beitragen, dass Proteine ihre native Konformation annehmen. Dazu zählen die Proteindisulfid-Isomerasen und die Peptidyl-Prolyl-*cis*/*trans*-Isomerasen.

Faltungshelferenzyme

Proteindisulfid-Isomerasen

Enthält ein Protein mehr als zwei Cysteinreste, so gibt es verschiedene Möglichkeiten der Ausbildung von Disulfidbrücken. **Falsche Disulfidbrücken** müssen **aufgelöst** und zwischen anderen Paaren von Cysteinresten **neu geknüpft** werden. Diese **Thiol-Disulfid-Austauschreaktionen** werden bei Eukaryonten im Lumen des ER durch Proteindisulfid-Isomerasen katalysiert. Im Verlauf dieser Reaktion werden Disulfide zwischen Cysteinresten im aktiven Zentrum des Enzyms und dem Protein gebildet. Dabei werden im Protein Thiolgruppen frei, die wiederum eine Disulfidbrücke ausbilden können (Abb. **B-12.29**). Im Laufe der Austauschreaktionen wird das Protein die thermodynamisch günstigste Form annehmen.

Proteindisulfid-Isomerasen

Proteindisulfid-Isomerasen katalysieren **Thiol-Disulfid-Austauschreaktionen** zwischen verschiedenen Cysteinresten eines Proteins und sorgen so für die **Auflösung und Neuknüpfung von Disulfidbrücken** (Abb. **B-12.29**).

B-12.28 Funktion von Hsp60 bzw. Hsp10

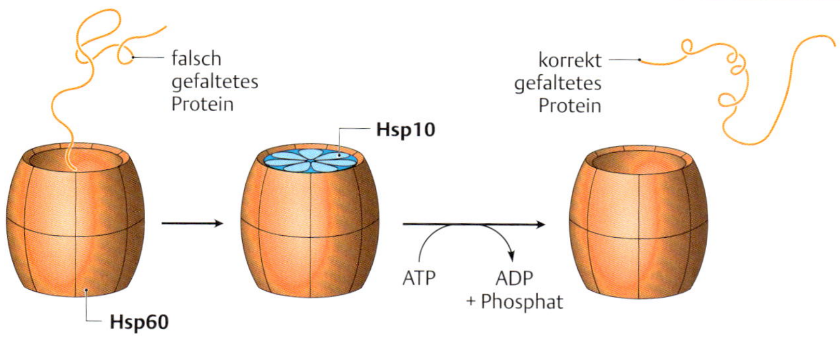

B-12.28

B-12.29 Mechanismus der Proteindisulfid-Isomerase(PDI)-Reaktion

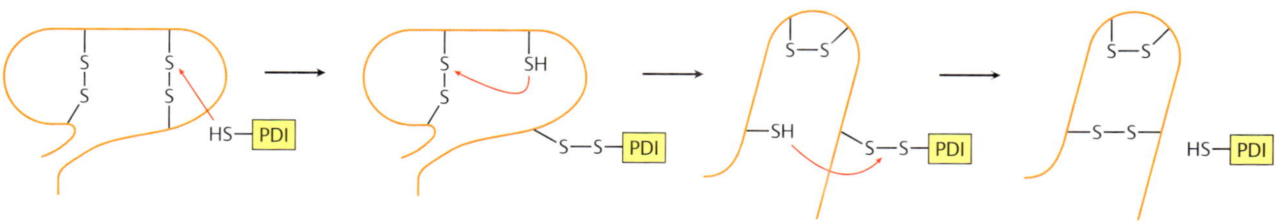

Peptidyl-Prolyl-cis/trans-Isomerasen

Peptidyl-Prolyl-*cis*/*trans*-Isomerasen **beschleunigen** die **Einstellung des Gleichgewichts zwischen cis- und trans-Konfiguration von Peptidbindungen**, an denen **Prolin** beteiligt ist (Abb. **B-12.30**).

Peptidyl-Prolyl-cis/trans-Isomerasen

Nahezu alle Peptidbindungen liegen in der *trans*-Konfiguration vor. Eine Ausnahme bilden Peptidbindungen, an denen der Iminostickstoff des Prolins beteiligt ist. Hier ist der Anteil der *cis*-Konfiguration (Abb. **B-12.30**) deutlich erhöht und liegt in Abhängigkeit von der zum Prolin benachbarten Aminosäure zwischen 5 und 45 %. Dadurch wird eine korrekte Faltung behindert, da nur eine der beiden Konfigurationen im nativen Protein vorkommen soll, bei den meisten Proteinen ist es *trans*, bei einigen kann es auch *cis* sein. Peptidyl-Prolyl-*cis*/*trans*-Isomerasen **beschleunigen** die **Einstellung des Gleichgewichts zwischen cis- und trans-Konfiguration von Peptidbindungen**, an denen **Prolin** beteiligt ist. Dadurch wird der Prozess der Faltung beschleunigt.

B-12.30

B-12.30 Peptidyl-Prolyl-cis/trans-Konfiguration

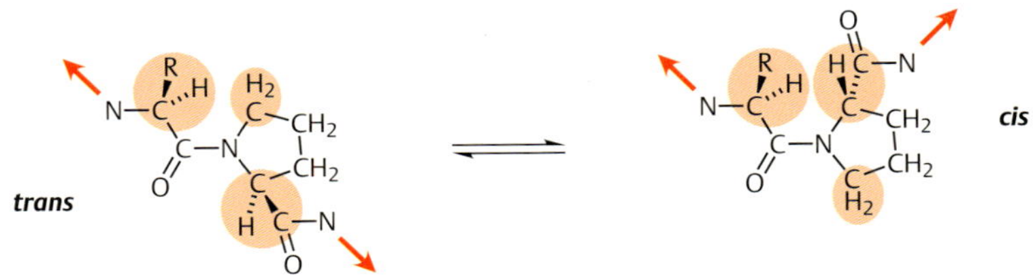

12.6 Cotranslationaler Proteintransport in das endoplasmatische Retikulum

12.6 Cotranslationaler Proteintransport in das endoplasmatische Retikulum

Der Import neu synthetisierter Proteine in das endoplasmatische Retikulum (ER) verläuft cotranslational.

Eukaryontische Zellen sind stark kompartimentiert. Neu synthetisierte Proteine müssen entsprechend ihrer Funktion sortiert werden. Dies ist mit Transportvorgängen verbunden, die meistens posttranslational verlaufen. Der Proteinimport in das endoplasmatische Retikulum (ER) jedoch beginnt schon während der Translation, erfolgt also cotranslational.

Die betroffenen Proteine werden an Ribosomen des **rauen ER** synthetisiert.

Ribosomen können sich entweder frei im Zytosol bewegen, oder sie sind an der Membran des ER verankert. Bereiche des ER, die mit Ribosomen überzogen sind, werden als **raues ER** bezeichnet, im Gegensatz zum glatten ER, das keine Ribosomen trägt. Die Ribosomen, die am rauen ER lokalisiert sind, produzieren die Proteine, die in das ER hineintransportiert werden.

Sie tragen am N-Terminus eine Signalsequenz. An diese bindet ein **Signalerkennungspartikel (Signal Recogition Particle, SRP)**, das via SRP-Rezeptor an der ER-Mem-

Die betroffenen Proteine tragen an ihrem N-Terminus eine Signalsequenz. Sobald die Synthese dieser Sequenz erfolgt ist, kann ein **Signalerkennungspartikel (Signal Recognition Particle, SRP)** an die Sequenz binden (Abb. **B-12.31**) und die

B-12.31 Proteinimport

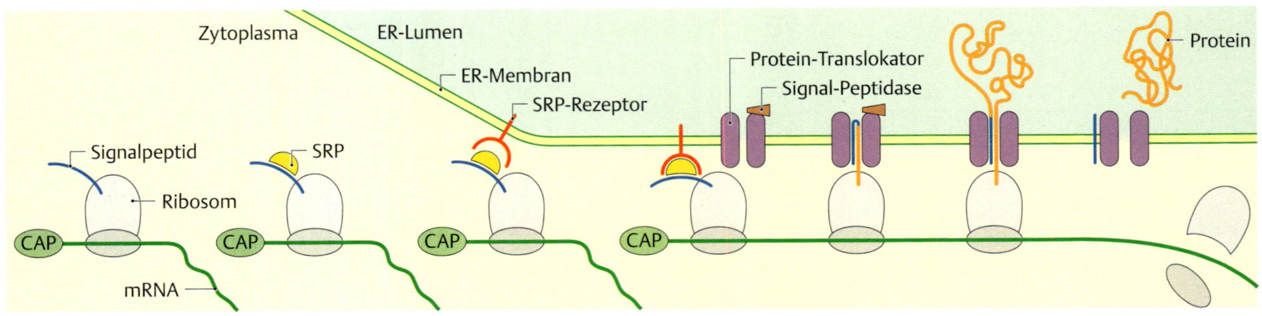

weitere Translation unterbrechen. Dadurch wird gewährleistet, dass dieses Protein nicht in das Zytosol gelangen kann. Das SRP besteht aus sechs Proteinen und einer RNA. An der Membran des ER befinden sich SRP-Rezeptoren, die den SRP-Ribosomen-Komplex binden. Der Rezeptor überträgt den Komplex auf einen Protein-Translokator, der die ER-Membran durchdringt. Sobald das Ribosom am Protein-Translokator andockt, werden SRP und SRP-Rezeptor freigesetzt. Die Translation wird fortgesetzt und der Protein-Translokator fädelt das entstehende Polypeptid durch die ER-Membran. An der luminalen Seite der Membran befindet sich eine Signalpeptidase, die das Signalpeptid abspaltet, wobei das Signalpeptid in der Membran verbleibt und das Protein in das Lumen des ER gelangt. Dort wird die Glykosylierung eingeleitet. Die entstandenen Glykoproteine werden zu anderen Zellkompartimenten (Golgi-Apparat, Lysosomen, Zytoplasmamembran) weitertransportiert. Die Details dieser Vorgänge sind auf S. 372) beschrieben.

bran andockt (Abb. **B-12.31**). Der Rezeptor überträgt den Komplex auf einen Protein-Translokator. Dort wird die Translation fortgesetzt, wobei der Protein-Translokator das entstehende Polypeptid durch die ER-Membran fädelt. Nach Abspaltung des Signalpeptids wird im Lumen des ER die Glykosylierung eingeleitet.

12.7 Co- und posttranslationale Modifikation von Proteinen

12.7 Co- und posttranslationale Modifikation von Proteinen

▶ **Definition.** Enzymatisch katalysierte Veränderungen der Proteine während oder nach der Translation nennt man co- oder posttranslationale Modifikationen.

◀ **Definition**

Viele Proteine müssen während oder nach der Translation modifiziert werden, um funktionsfähig zu werden. Einige Beispiele sind im Folgenden aufgeführt.

Beispiele für co- und posttranslationale Modifikationen sind:

Proteolytische Prozessierung und limitierte Proteolyse: Alle Proteine enthalten unmittelbar nach der Translation ein aminoterminales Methionin aufgrund der Verwendung des Codons AUG als Translationsstart. Diese Aminosäure wird bei den meisten Proteinen durch eine Methionin-spezifische Aminopeptidase entfernt.

Peptidhormone wie z. B. Insulin werden aus Vorläufermolekülen durch proteolytische Schnitte hergestellt (s. auch Abb. **B-20.1**). Vom Präproinsulin wird beim cotranslationalen Transport in das endoplasmatische Retikulum die Signalsequenz entfernt, wodurch das Proinsulin entsteht. Zwei weitere Schnitte teilen dieses Polypeptid in drei Ketten (A, B und C), von denen die Ketten A und B durch Disulfidbrücken miteinander verbunden sind und das fertige Insulin darstellen.

Inaktive Enzyme (Zymogene) können durch Abspaltung kurzer Peptide in ihre aktive Form überführt werden. Extrazellulär betrifft dies die Verdauungspeptidasen (z. B. Trypsinogen → Trypsin) und die Blutgerinnungskaskade, intrazellulär spielt dies bei der Auslösung der Apoptose durch Caspasen eine Rolle.

Proteolytische Prozessierung und limitierte Proteolyse:
- posttranslationale Abspaltung des aminoterminalen Methionins,
- Bildung von Peptidhormonen (z. B. Insulin) aus Vorläufermolekülen durch Proteolyse,
- Aktivierung von Protease-Vorstufen zu Proteasen durch Proteolyse.

Hydroxylierung: Lysin- und Prolinreste des Kollagens werden Vitamin-C-abhängig hydroxyliert. Nur so kann die Tripelhelix des Kollagens durch Wasserstoffbrückenbindungen stabilisiert werden.

Hydroxylierung, z. B. von Lysin und Prolin im Kollagen → Stabilisierung der Tripelhelix.

▶ **klinik.** Massiver Vitamin-C-Mangel führt deshalb zu Bindegewebsschwäche (Skorbut).

◀ **klinik**

Carboxylierung: Bei einigen Calcium-bindenden Proteinen, z. B. den Blutgerinnungsfaktoren IX, X, VII, Prothrombin, Protein C und Protein S, dem Osteocalcin (Bestandteil der organischen Knochenmatrix) und dem Nephrocalcin (hemmt die Bildung von Calciumoxalatkristallen in den Nierentubuli) werden Glutamatreste Vitamin-K-abhängig carboxyliert. Das entstandene γ-Carboxyglutamat kann Ca^{2+} gut chelatartig binden und gewährleistet so die Funktion der genannten Proteine.

Die **Carboxylierung** von Glutamatresten ist für die Funktion einiger Calcium-bindender Proteine (z. B. die Blutgerinnungsfaktoren IX, X, VII, Prothrombin, Proteine C und S) essenziell.

▶ klinik

▶ klinik. Der therapeutische Einsatz von Vitamin-K-Antagonisten führt zu einer Minderung der Blutgerinnungsneigung und dadurch zu einer Verringerung des Thromboserisikos (s. auch S. 282).

Phosphorylierung: Viele Enzyme werden durch reversible Phosphorylierung reguliert.

Phosphorylierung: Die reversible Phosphorylierung der Aminosäuren Serin, Threonin und Tyrosin zählt zu den wichtigsten Mechanismen zur Regulation der Enzymaktivität.

Glykosylierung: Membranständige und sezernierte Proteine werden mit Oligosacchariden verknüpft.

Glykosylierung: Kohlenhydratreste können im ER oder im Golgi-Apparat an die Aminosäuren Serin oder Threonin (O-glykosidisch) oder an Asparagin (N-glykosidisch) geknüpft werden (S. 346). Zu diesen Glykoproteinen zählen membranständige und sezernierte Proteine.

Acetylierung am N-Terminus schützt ein Protein vermutlich vor Abbau. Acetylierung von Histonen dient der Regulation der Chromatinstruktur.

Acetylierung: Acetylierungen am aminoterminalen Ende eines Proteins schützen vermutlich das Protein vor Abbau. Darüber hinaus gibt es aber auch reversible Acetylierungen an ε-Aminogruppen von Lysinresten (z. B. bei Histonen), die regulatorische Funktionen (Regulation der Chromatinstruktur) erfüllen.

Acylierung: Kopplung mit Myristin- oder Palmitinsäure ermöglicht dem Protein die Bindung an die Zellmembran.

Acylierung: Kopplung der Fettsäuren Myristinsäure oder Palmitinsäure führt zur Bindung der acylierten Proteine an die Zellmembran. Dies kann für die Funktion entscheidend sein:

▶ klinik

▶ klinik. Bei einigen Formen des **Kolonkarzinoms** ist die Aktivität der Tyrosinkinase **Src** erhöht. Src ist nur in der myristoylierten Form aktiv. Als Teil einer intrazellulären Signaltransduktionskette steigert Src u. a. die Expression eines Urokinaserezeptors, der die Protease Urokinase aus der Umgebung binden kann und so die lokale Urokinasekonzentration stark erhöht. Dies führt zur proteolytischen Aktivierung von Plasminogen zu Plasmin und damit zum Abbau von Matrixelementen und zur Aktivierung von Kollagenasen. Dies trägt entscheidend zur Invasivität und Metastasierung des Tumors bei.

Die Myristoylierung erfolgt am N-Terminus des Proteins, wobei die N-terminale Aminosäure Glycin sein muss.
Palmitinsäure wird durch eine Thioesterbindung an Cysteinreste gebunden.

Isoprenylierung ermöglicht die Bindung des Proteins an jegliche Art von Membran.

Isoprenylierung: Eine weitere Möglichkeit, Proteine an Membranen zu verankern, ist die Bindung von Isopren-Derivaten. Farnesylreste (C15) oder Geranylgeranylreste (C20) werden durch eine Thioetherbindung an carboxyterminale Cysteinreste gekoppelt.

▶ klinik

▶ klinik. Medizinisch besonders interessant ist die Farnesylierung des Onkogen-Produkts Ras, das nur in seiner farnesylierten membranständigen Form Wachstumssignale an die Zelle vermittelt. Ras ist ein kleines G-Protein, das als Teil einer intrazellulären Signaltransduktionskette Wachstumssignale von Rezeptortyrosinkinasen über weitere Proteinkinasen an Transkriptionsfaktoren weiterleitet. Es gibt mutierte Formen von Ras, die unabhängig vom Vorhandensein eines Wachstumsfaktors ständig aktiv sind und so der Zelle Wachstumssignale vortäuschen. Man schätzt, dass Ras an der Entstehung von etwa 30 % aller Tumoren beteiligt ist. Inhibitoren der Farnesyltransferase könnten die Farnesylierung unterbinden und so bei vielen Tumorerkrankungen therapeutisch eingesetzt werden. Derartige Präparate befinden sich schon in klinischer Erprobung.

Glykosylphosphatidylinositol-(GPI)-Anker befestigen zelluläre Oberflächenproteine an der Zellmembran.

Glykosylphosphatidylinositol(GPI)-Anker: Viele zelluläre Oberflächenproteine werden durch GPI-Anker an der Zellmembran befestigt. Der Phosphatidylinositol-Anteil befindet sich in der äußeren Schicht der Membran. Inositol ist über einige Oligosaccharide und Phosphoethanolamin mit dem Carboxyterminus des Proteins verbunden.

13 Gentechnik und Nachweis bzw. Analyse von Nukleinsäuren

13 Gentechnik und Nachweis bzw. Analyse von Nukleinsäuren

▶ **Definition.** Unter Gentechnik versteht man die Gesamtheit der Methoden zur Charakterisierung und Isolierung von genetischem Material, zur Bildung neuer Kombinationen genetischen Materials sowie zur Wiedereinführung und Vermehrung des neu kombinierten Erbmaterials in anderer biologischer Umgebung (Definition nach der Gentechnik-Enquete-Kommission des Deutschen Bundestages, 1987).

◀ **Definition**

Anwendung: Gentechnik wird eingesetzt zur
- Aufklärung der Struktur und Funktion genetischer Information (DNA-Sequenzierung, Humangenomprojekt, Promotoranalysen),
- Analyse der DNA und der RNA zur medizinischen Diagnostik und in der forensischen Medizin,
- Herstellung von therapeutisch wichtigen Substanzen,
- somatischen Gentherapie.

Anwendung:
- Aufklärung von Struktur und Funktion der DNA,
- Analyse von DNA und RNA zu Diagnosezwecken,
- Herstellung von Therapeutika,
- somatische Gentherapie.

Die Techniken zur **DNA-Sequenzierung** sind inzwischen so weit entwickelt, dass es möglich geworden ist, ganze Genome zu analysieren. Das menschliche Genom wurde inzwischen vollständig sequenziert (Humangenomprojekt). Die daraus gewonnenen Kenntnisse sollen zum Verständnis der Funktion des menschlichen Organismus beitragen. Die detaillierte Analyse molekularer Mechanismen der Krankheitsentstehung könnte zur Verbesserung von Diagnose und Therapie beitragen. Die reinen Sequenzdaten sind natürlich noch nicht ausreichend, um die Funktion der Genprodukte und die Regulation der Genexpression zu verstehen, sind aber eine wertvolle Grundlage für weitergehende Forschungen. Auch aus der Aufklärung der Genomstruktur pathogener Organismen kann nützliche Information für medizinische Fragestellungen erwartet werden.

Die Techniken zur **DNA-Sequenzierung** sind so weit entwickelt, dass ganze Genome analysiert werden können. So ist das menschliche Genom inzwischen vollständig sequenziert. Die Sequenzdaten sollen zum Verständnis der Körperfunktionen und der Krankheitsentstehung beitragen.

Unabhängig von der Analyse kompletter Genome gibt es sehr sensitive Nachweismethoden für Nukleinsäuren, die eine Rolle in der Virus- und Krebsdiagnostik spielen. Bei der HIV-Infektion nimmt z. B. die **Polymerasekettenreaktion** (s. u.) neben den immunologischen Verfahren wie ELISA und Western-Blot einen hohen Stellenwert ein, da schon geringste Mengen von Virusnukleinsäure nachgewiesen werden können. Die gleiche Methode kann auch zum Nachweis maligner Zellen eingesetzt werden. Bei chronisch myeloischer Leukämie wird z. B. ein charakteristisches Fusionsprotein (Bcr-Abl) gebildet, dessen mRNA mit einer Sensitivität von 1: 100.000 nachgewiesen werden kann.

Nachweismethoden von Nukleinsäuren wie die **Polymerasekettenreaktion** spielen eine wichtige Rolle bei der Diagnose von Virusinfektionen und Krebserkrankungen.

In der forensischen Medizin genügt kleinstes Probenmaterial wie Hautschuppen oder Haarfollikel, um daraus Nukleinsäuren zu isolieren, diese zu analysieren und so Personen zu identifizieren (**genetischer Fingerabdruck**).

In der Forensik genügt kleinstes Probenmaterial zur Identifizierung von Personen mittels **genetischem Fingerabdruck**.

Therapeutika wie Peptidhormone, Zytokine, Impfstoffe u. Ä. lassen sich durch chemische Synthese nur sehr schwer in genügend hoher Ausbeute herstellen oder können nur in geringen Mengen aus natürlichen Ressourcen isoliert werden. Hier bietet die **gentechnische Produktion** (s. u. Klonierung) eine Alternative. Zurzeit sind 46 verschiedene gentechnisch hergestellte Proteine als Wirkstoffe in rund 60 Medikamenten in Deutschland zugelassen.

Gentechnische Produktionsmethoden sind geeignet, Medikamente in ausreichenden Mengen und hohem Reinheitsgrad herzustellen.

Unter **somatischer Gentherapie** versteht man die gezielte Einführung genetischen Materials in Körperzellen von Patienten mit dem Ziel der Heilung. Bei monogenen Erbkrankheiten, also solchen, die auf den Funktionsausfall eines Gens bzw. dessen Produkts zurückzuführen sind, wird das benötigte Protein bisher substituiert. Durch somatische Gentherapie sollen die Körperzellen dazu veranlasst werden, das benötigte Protein selbst zu produzieren. Die somatische Gentherapie von Virusinfektionen und polygenen Erkrankungen, z. B. Krebserkrankungen, wird angestrebt. Weltweit wurden bislang etwa 300 Gentherapiestudien mit mehr als 4000 Patienten durchgeführt. Es zeigte sich, dass die Einbringung von Fremdgenen in menschliche Körperzellen prinzipiell möglich ist, aber noch sehr viele Probleme gelöst werden müssen.

Die Einbringung von Fremdgenen in menschliche Körperzellen (**somatische Gentherapie**) eröffnet neue therapeutische Perspektiven, steckt jedoch noch in den Anfängen.

13.1 Die Werkzeuge

13.1.1 Plasmide

13.1 Die Werkzeuge

13.1.1 Plasmide

▶ Definition

▶ **Definition.** Plasmide sind ringförmige, doppelsträngige, extrachromosomale DNA-Moleküle (Abb. **B-13.1**) in Bakterien, die autonom replizieren.

Natürliche Funktion

Die Gene auf Plasmiden sind nichtessenziell, verschaffen Bakterien aber Selektionsvorteile. Nach der Funktion der Gene unterscheidet man
- Fertilitätsplasmide,
- Resistenzplasmide,
- Virulenzplasmide,
- metabolische Plasmide.

Natürliche Funktion

Plasmide tragen Gene, die nicht unmittelbar für die Stoffwechselfunktionen der Bakterien erforderlich sind, die aber unter bestimmten Bedingungen einen Selektionsvorteil bieten können. Nach der Funktion dieser Gene lassen sich Plasmide einteilen in
- Fertilitätsplasmide,
- Resistenzplasmide,
- Virulenzplasmide,
- metabolische Plasmide.

B-13.1

B-13.1 Plasmid

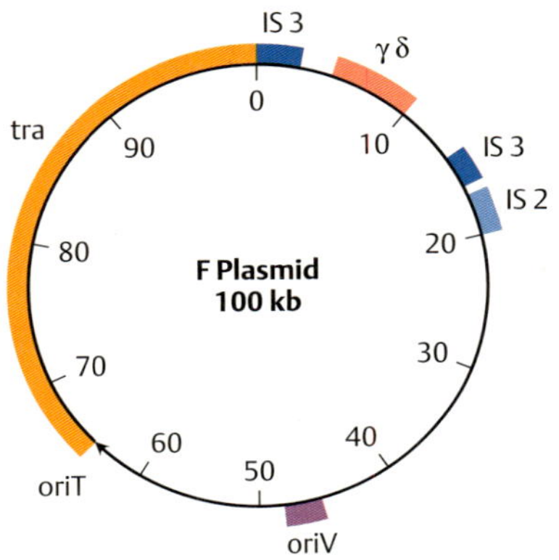

IS 2 und IS 3: Insertionssequenzen, γδ: Transposon Tn1000, oriV: Origin of Replication, oriT: Origin of Conjugal Transfer, tra: Transfer-Gene.

Fertilitätsplasmide

Fertilitäts(F)-Plasmide vermitteln die **Konjugation**, bei der ein Bakterium über eine Plasmabrücke die Kopie eines F-Plasmids auf ein anderes Bakterium überträgt.
Die Kopie des F-Plasmids entsteht durch Rolling-Circle-Replikation.
Die für den Gentransfer verantwortlichen Proteine kodieren Transfer(tra)-Gene des F-Plasmids (Abb. **B-13.1**).

Fertilitätsplasmide

Fertilitäts(F)-Plasmide vermitteln die **Konjugation**, eine Form der Genübertragung zwischen Bakterien. Dabei nimmt der Donor (F^+-Stamm) über eine Plasmabrücke (Sexpilus) Kontakt zu einem Rezipienten (F^--Stamm) auf und übergibt ihm die Kopie eines F-Plasmids. Der Rezipient wird dadurch zum F^+-Stamm.
Die Kopie des F-Plasmids entsteht durch eine besondere Form der Replikation, die Rolling-Circle-Replikation. Sie geht von einem eigenen Replikationsstartpunkt, oriT, aus, und wird durch die Produkte spezieller Gene (mob-Gene, kodieren Relaxasen) vorbereitet.
Die für den Gentransfer verantwortlichen Proteine kodieren 19 Transfer(tra)-Gene in der tra-Region des F-Plasmids (Abb. **B-13.1**). Ein F-Plasmid umfasst ca. 100 kbp.

Nach Integration eines F-Plasmids in das bakterielle Chromosom kann auch chromosomale DNA übertragen werden.

Gelegentlich integriert sich ein F-Plasmid in das bakterielle Chromosom. Dann überträgt der Donor, ein sog. Hfr(High Frequency of Recombination)-Stamm, neben den Plasmidsequenzen auch chromosomale DNA auf den Rezipienten. Welche Gene übertragen werden, hängt vom Integrationsort des F-Plasmids ab.

Die Integration ist umkehrbar. Durch „Mitnahme" chromosomaler DNA entstehen F'-Plasmide.

Die Integration des F-Plasmids in das Genom ist umkehrbar, wobei manchmal Fehler vorkommen und ein Teil der chromosomalen DNA auf dem wiederhergestellten F-Plasmid erscheint. Ein derart modifiziertes Plasmid nennt man F'-Plasmid.

Transfergene tragende Plasmide (z. B. F- und Resistenzplasmide) sind **konjugativ**. Manche

Neben F-Plasmiden, die außer der Vermittlung der Konjugation keine Funktion haben, können auch andere Plasmide (z. B. Resistenzplasmide) Transfergene tragen und dadurch eine Konjugation bewirken, d. h. **konjugativ** sein. Da die Transfergene viel Platz (30 kbp) benötigen, sind kleinere Plasmide nicht konjugativ. Allerdings können manche dieser Plasmide in Gegenwart eines F-Plasmids auf andere Bakterien übertragen werden, sind also **mobilisierbar**. Voraussetzung sind ein oriT und Gene, die die Rolling-Circle-Replikation vorbereiten.

Plasmide ohne Transfergene können in Gegenwart eines F-Plasmids auf andere Bakterien übertragen werden, sind also **mobilisierbar**.

▶ **Merke.** Konjugative und mobilisierbare Plasmide vermitteln den **horizontalen Gentransfer**, also die Übertragung von (z. B. Resistenz- oder Virulenz-)Genen zwischen einzelnen, manchmal nicht eng verwandten Bakterien.

◀ **Merke**

Resistenzplasmide

Resistenzplasmide (R-Plasmide) tragen Gene, deren Produkte Bakterien unempfindlich gegenüber der Wirkung von Antibiotika machen.
Antibiotika sind Stoffe, die das Wachstum anderer Mikroorganismen hemmen oder sie abtöten. Streng genommen gelten nur von Pilzen oder Bakterien gebildete Substanzen mit dieser Wirkung als Antibiotika, im weiteren Sinn jedoch auch synthetische Substanzen. Die richtige und rechtzeitige Anwendung von Antibiotika in der Humanmedizin macht viele schwere Infektionskrankheiten wie bakterielle Hirnhautentzündungen, Lungenentzündungen oder Tuberkulose einer Behandlung zugänglich.
R-Plasmide kodieren
- **Enzyme**, die bestimmte **Antibiotika spalten** (z. B. β-Lactamasen) oder **modifizieren** (z. B. Chloramphenicol-Acetyltransferase) und dadurch unwirksam machen,
- **spezifische Transportsysteme**, die das in die Zelle eingedrungene **Antibiotikum ausschleusen**, bevor es Schaden anrichten kann (z. B. Tetrazyklin-Resistenz).

Resistenzplasmide

Die Genprodukte dieser Plasmide schützen Bakterien vor der Wirkung von Antibiotika.

Antibiotika sind Stoffe, die das Wachstum anderer Mikroorganismen hemmen oder sie abtöten.

R-Plasmide kodieren
- **Enzyme**, die bestimmte **Antibiotika spalten oder modifizieren** und so inaktivieren,
- **spezifische Transportsysteme**, die das in die Zelle eingedrungene **Antibiotikum** sofort wieder **ausschleusen**.

Durch genetische Veränderungen (Mutationen) der Angriffspunkte des Antibiotikums (Beispiel s. „klinik") wird das Antibiotikum unwirksam.
Die Anwendung des jeweiligen Antibiotikums führt zu einem Selektionsvorteil der resistenten Bakterien und somit zu deren Anreicherung, insbesondere in Kliniken, da Antibiotika hier häufig eingesetzt werden. Durch horizontalen Gentransfer mit Hilfe konjugativer oder mobilisierbarer Plasmide kann die Resistenz verbreitet werden. Da R-Plasmide oft verschiedene Resistenzgene tragen, kommt es zur Verbreitung von Multi-Drug-Resistenz.

Resistenz wird durch horizontalen Gentransfer weitergegeben. R-Plasmide tragen oft verschiedene Resistenzgene, so dass es zu Multi-Drug-Resistenz kommt.

▶ **klinik.** Das Antibiotikum Penicillin hemmt das Enzym Transpeptidase, das in Bakterien an der Zellwandsynthese beteiligt ist (S. 44). **Penicillinresistente Staphylococcus** *(S.)***-aureus**-Stämme enthalten auf einem R-Plasmid ein Resistenzgen, das eine **β-Lactamase**, genauer: eine Penicillinase, kodiert. Dieses Enzym spaltet den β-Lactamring des Penicillins und inaktiviert es dadurch. *S. aureus* besiedelt bei ca. 30 % aller Menschen Haut und Schleimhaut insbesondere des Nasenvorhofs und ruft bei Abwehrgeschwächten Wund-, Katheter-, Hautinfektionen wie Furunkel (s. Abb.) oder Pneumonien hervor. Da heute fast alle *S.-aureus*-Stämme penicillinresistent sind, verabreicht man bei diesen Erkrankungen penicillinasefeste Isoxazolylpenicilline („Staphylokokkenpenicilline", z. B. Flucloxacillin). Diese besitzen eine längere, polare Seitenkette, die den Zugriff der Penicillinase auf den β-Lactamring verhindert. Allerdings hat sich bei ca. 25 % der in Kliniken vorkommenden *S.-aureus*-Stämme die Struktur der Transpeptidase aufgrund einer Mutation verändert, sodass Isoxazolylpenicilline ebenso wie alle anderen β-Lactam-Antibiotika (z. B. Cephalosporine) bei diesen Stämmen nicht mehr wirken. Die Stämme werden nach einem heute nur noch als Testsubstanz eingesetzten Isoxazolylpenicillin als **methicillinresistente S. aureus (MRSA)** bezeichnet. MRSA weisen **häufig Multi-Drug-Resistenz** auf, sind also zusätzlich gegen andere Antibiotikaklassen, z. B. Aminoglykoside oder Gyrasehemmer (S. 442), resistent. Dies

◀ **klinik**

schränkt die Möglichkeiten der Antibiotikatherapie stark ein. Die Ausbreitung von MRSA in Kliniken kann nur durch sorgfältige Hygienemaßnahmen verhindert werden.
Um Resistenzentwicklung gegen Antibiotika zu minimieren, ist es wichtig, Antibiotika gezielt, in genügend hoher Dosis (zu niedrige Dosen führen über „Gewöhnungseffekte“ zu Resistenz) und über einen genügend langen Zeitraum einzusetzen (bei zu kurzer Anwendungsdauer werden nicht alle Keime abgetötet und resistente Keime so selektioniert).

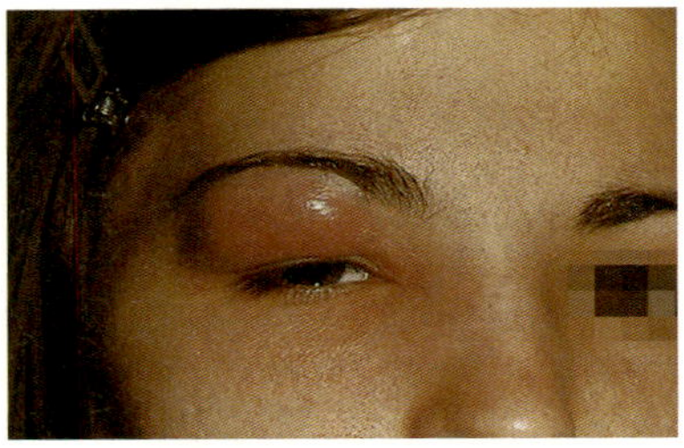

Furunkel am rechten Oberlid. Ein Furunkel ist eine von einem Haarfollikel ausgehende eitrige Entzündung. Bei Gesichtsfurunkeln sind ein penicillinasefestes Penicillin sowie, um die Ausbreitung von S. aureus zu minimieren, Bettruhe und weiche Kost angezeigt.

Virulenzplasmide

Virulenz-Plasmide tragen Gene, deren Genprodukte die Pathogenität von Bakterien hervorrufen oder beeinflussen. Solche Genprodukte sind
- Adhäsine,
- Exotoxine,
- Exoenzyme.

Virulenzplasmide

Virulenzplasmide tragen Gene, deren Genprodukte für die krankheitserzeugenden (pathogenen) Eigenschaften von Bakterien verantwortlich sind oder sie beeinflussen. Solche Genprodukte sind
- Adhäsine: Moleküle auf der Bakterienoberfläche, die das Anheften an Zellen des Wirtsorganismus ermöglichen,
- Exotoxine: Enterotoxine, Neurotoxine, Zytotoxine (z. B. Tetanustoxin), Hämolysine,
- Exoenzyme (z. B. Hyaluronidasen): Invasionsfaktoren, die das Eindringen und die Verbreitung im Wirt vereinfachen.

Metabolische Plasmide

Fremdstoffabbau kann durch Enzyme ermöglicht werden, die auf Plasmiden kodiert sind.

Metabolische Plasmide

Einige Bakterien sind in der Lage, Stoffe abzubauen, die von anderen Organismen nicht verwertet werden können, wie z. B. halogenierte Aromaten. Die dafür notwendigen Enzyme sind oft auf Plasmiden kodiert. Derartige Plasmide sind medizinisch nicht bedeutsam, können aber bei biotechnologischen Verfahren genutzt werden.

Anwendung

In der Gentechnik dienen Plasmide als DNA-Transportvehikel.

Anwendung

In der Gentechnik dienen Plasmide als Transportvehikel für DNA (Klonierungsvektor, S. 487), die in Bakterien eingeschleust und von diesen repliziert werden soll (Klonierung, s. u.).

13.1.2 Restriktionsendonukleasen

13.1.2 Restriktionsendonukleasen

▶ Synonym

▶ **Synonym.** Restriktionsenzyme.

▶ Definition

▶ **Definition.** Restriktionsendonukleasen sind bakterielle Enzyme, die Phosphodiesterbindungen an spezifischen Stellen inmitten eines DNA-Moleküls hydrolysieren. Die so entstandenen DNA-Fragmente bezeichnet man als Restriktionsfragmente.

Natürliche Funktion und Eigenschaften

Natürliche Funktion: Diese besteht im Abbau bakterienfremder DNA. Wird ein Bakterium von einem Bakterienvirus (= [Bakterio-]Phagen) befallen, kann es mit Hilfe der Restriktionsendonukleasen dessen DNA weitgehend abbauen, bevor sich neue Phagenpartikel bilden können und die Bakterienzelle lysiert wird. Die zelleigene DNA wird vor dem Abbau geschützt, indem Methyltransferasen Cytosine oder Adenine innerhalb der spezifischen Erkennungssequenzen der Restriktionsendonukleasen methylieren, so dass die Enzyme die Sequenzen nicht mehr erkennen.

Bezeichnung und Eigenschaften: Die Bezeichnung einer Restriktionsendonuklease ergibt sich aus dem Namen des Bakteriums, aus dem das Enzym isoliert wurde. So bedeutet Eco RI, dass es sich um das erste aus dem Stamm **R** von **E***scherichia* **co***li* handelt. Man kennt inzwischen mehrere hundert Restriktionsendonukleasen.
Von den drei Typen von Restriktionsendonukleasen ist für die Gentechnik lediglich Typ II bedeutsam, da nur Enzyme dieses Typs die DNA an spezifischen Stellen innerhalb ihrer Erkennungssequenz spalten. Diese Eigenschaft ermöglicht es, DNA in definierte Fragmente zu schneiden.
Die Erkennungssequenzen von Restriktionsendonukleasen sind meist palindromisch, d. h. beide DNA-Stränge weisen, in 5'-3'-Richtung gelesen, die gleiche Sequenz auf. Sie sind je nach Enzym vier, sechs oder acht Nukleotide lang.
Die Restriktionsfragmente weisen je nach Enzym glatte DNA-Strang-Enden (Blunt Ends) oder am 5'- oder 3'-Ende überhängende Einzelstränge (5'-Sticky End oder 3'-Sticky End) auf (Abb. **B-13.2**).

Natürliche Funktion und Eigenschaften

Natürliche Funktion: Bei Befall eines Bakteriums mit einem Virus (= [Bakterio-]Phagen) bauen Restriktionsendonukleasen die Phagen-DNA ab.

Bezeichnung und Eigenschaften: Namensgebend ist das Bakterium, aus dem das Enzym isoliert wurde.
Nur Typ II von drei Enzymtypen wird in der Gentechnik eingesetzt, da dieser die DNA innerhalb seiner Erkennungssequenz spaltet.

Diese Erkennungssequenzen sind 4–8 bp lang und meist Palindrome.

Je nach Enzym sind die Restriktionsfragment-Enden glatt oder überhängend (Abb. **B-13.2**).

B-13.2 **Beispiele für Schnittstellen und Produkte (Restriktionsfragmente) von Restriktionsendonukleasen**

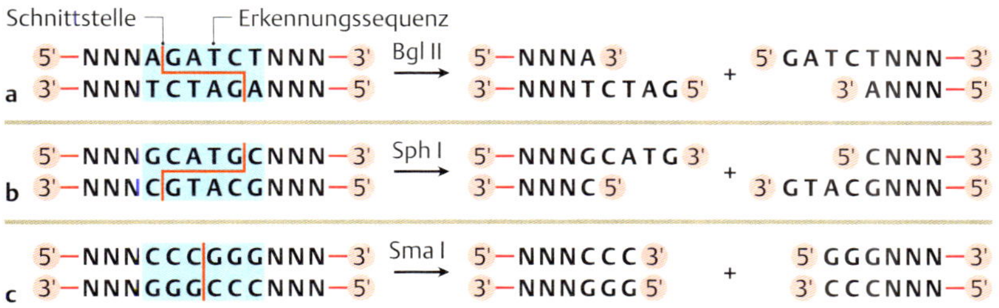

a 5'-Überhang (5'-Sticky End) **b** 3'-Überhang (3'-Sticky End) **c** Stumpfes Ende (Blunt End) N: beliebiges Nukleotid.

B-13.2

Anwendung in der Gentechnik

Restriktionsendonukleasen werden eingesetzt zur
- Kartierung von DNA-Abschnitten,
- Klonierung von DNA und Herstellung rekombinanter DNA (= mit gentechnischen Methoden neu kombinierte DNA),
- Restriktionsfragment-Längen-Polymorphismus(RFLP)-Analyse.

Anwendung in der Gentechnik

Anwendung zur
- Kartierung von DNA-Abschnitten,
- Klonierung von DNA und Herstellung rekombinanter DNA,
- RFLP-Analyse.

13.1.3 Reverse Transkriptase

13.1.3 Reverse Transkriptase

▶ Definition

▶ **Definition.** Reverse Transkriptase ist eine von Retroviren exprimierte RNA- und DNA-abhängige DNA-Polymerase, die einzelsträngige RNA in doppelsträngige DNA transkribiert.

Natürliche Funktion und Eigenschaften

Die reverse Transkriptase schreibt das retrovirale RNA-Genom, das auch ihr Gen umfasst, in doppelsträngige DNA um. Sie besitzt
- **DNA-Polymerase-Aktivität**, die an einem Primer mittels dNTPs einen zur Vorlage komplementären DNA-Strang synthetisiert,
- **Ribonuklease (RNAse)-H-Aktivität**, die RNA zu Oligonukleotiden abbaut.

Natürliche Funktion und Eigenschaften

Das Gen der reversen Transkriptase ist Teil des retroviralen Genoms. Dieses Genom besteht aus zwei identischen, einzelsträngigen, plusstrangorientierten RNA-Molekülen, die ein Cap am 5'-Ende und einen Poly(A)-Schwanz am 3'-Ende besitzen. Die reverse Transkriptase wird im Viruskapsid mitgeführt und schreibt in infizierten Wirtszellen die retrovirale RNA in doppelsträngige DNA um. Um diese Funktion erfüllen zu können, besitzt sie zwei Aktivitäten:
- Die **DNA-Polymerase-Aktivität** synthetisiert an einem Primer mit Hilfe von Desoxyribonukleotiden (dNTPs) einen zur Vorlage komplementären DNA-Strang.
- Die **Ribonuklease (RNAse)-H-Aktivität** baut RNA zu Oligonukleotiden ab.

Die Doppelstrang-DNA wird dann in das Wirtsgenom integriert und mit ihm repliziert.

Der natürliche Primer ist eine tRNA der Wirtszelle, die an eine bestimmte Bindungsstelle auf der viralen RNA bindet. An diesem Primer synthetisiert die DNA-Polymerase-Aktivität eine zur viralen RNA komplementäre einzelsträngige DNA, sodass sich ein RNA-DNA-Hybrid bildet. Die RNAse-H-Aktivität baut den RNA-Strang des RNA-DNA-Hybrids zu Oligonukleotiden ab, die wiederum der DNA-Polymerase-Aktivität als Primer zur Synthese des DNA-Zweitstranges dienen, wobei hier der DNA-Erststrang als Matrize dient. So entsteht als Produkt eine doppelsträngige DNA. Diese wird anschließend mit Hilfe anderer Enzyme in das Wirtsgenom integriert und mit ihm repliziert.

Anwendung in der Gentechnik

In der Gentechnik wird das Enzym zur Herstellung **komplementärer DNA** (**cDNA**) aus RNA eingesetzt.

Anwendung in der Gentechnik

In der Gentechnik wird die reverse Transkriptase eingesetzt, um aus einer beliebigen RNA (meistens mRNA) in vitro **komplementäre DNA** (**cDNA**) zwecks Klonierung herzustellen. Als Primer kann man z. B. für eine eukaryontische mRNA mit Poly(A)-Ende ein Oligo(T) verwenden.

13.1.4 Weitere Enzyme

Neben Restriktionsendonukleasen werden weitere Enzyme zur DNA-Modifikation eingesetzt (Tab. **B-13.1**).

13.1.4 Weitere Enzyme

In der Gentechnik werden neben den oben beschriebenen Restriktionsendonukleasen noch weitere Enzyme eingesetzt, um DNA gezielt zu verändern. In Tabelle **B-13.1** sind einige Beispiele aufgeführt.

B-13.1

B-13.1 DNA-modifizierende Enzyme (Auswahl)

Enzym	*Funktion*
DNA-Ligasen	Verknüpfung von Restriktionsfragment und Transportvehikel (z. B. Plasmid) zwecks Klonierung des Restriktionsfragments
DNA-Polymerasen	DNA-Sequenzierung, Auffüllen von 5'-Sticky Ends mit dNTPs
Phosphatasen	Abspaltung von 5'-Phosphaten
Polynukleotidkinasen	Phosphorylierung synthetischer DNA-Fragmente zwecks Klonierung oder jeglicher DNA-Fragmente zwecks radioaktiver Markierung

13.2 Methodik der Gentechnik: Klonierung

13.2 Methodik der Gentechnik: Klonierung

▶ **Definition.** Unter molekularer Klonierung versteht man die Vermehrung bestimmter DNA-Moleküle in Wirtszellen. Von einem Ausgangsmolekül sollen beliebig viele Kopien erstellt werden.

◀ Definition

13.2.1 Werkzeuge

Für eine Klonierung werden benötigt:
- Spender-DNA = das zu vervielfältigende DNA-Molekül,
- Klonierungsvektoren = Transportvehikel für die Spender-DNA,
- Restriktionsendonukleasen und DNA-Ligasen, um die Spender-DNA in den Klonierungsvektor einzubauen,
- Empfängerzellen, in die man die rekombinante DNA (= den Klonierungsvektor mit der eingebauten Spender-DNA) mittels DNA-Transfermethoden einbringt.

13.2.1 Werkzeuge

Für eine Klonierung werden benötigt:
- Spender-DNA,
- Klonierungsvektoren,
- Restriktionsendonukleasen und DNA-Ligasen,
- Empfängerzellen.

Spender-DNA

Die Spender-DNA kann aus genomischer DNA beliebiger Organismen, definierten einzelnen Restriktionsfragmenten, synthetischen Oligonukleotiden oder cDNA bestehen.

Spender-DNA

Das Ausgangsmolekül kann natürlicher Herkunft oder synthetisch sein.

Klonierungsvektoren

Klonierungsvektoren

▶ **Definition.** Ein Klonierungsvektor (kurz: Vektor) ist ein DNA-Molekül, das sich in einer Wirtszelle selbständig vermehren kann und das als Transportvehikel zur Übertragung eines beliebigen DNA-Abschnittes in eine Empfängerzelle dient.

◀ Definition

Sind Bakterienzellen als Empfänger vorgesehen, leiten sich Vektoren häufig von Plasmiden oder der DNA von bakterienspezifischen Viren = (Bakterio-)Phagen (Lambda, M13, P1) ab. Auch für Zellen höherer Organismen werden Vektoren eingesetzt, die sich von viraler DNA ableiten, z. B. der DNA von Adenoviren oder Retroviren bei Säugerzellen bzw. von Baculoviren bei Insektenzellen. Mit gentechnischen Methoden werden aus Teilen der Plasmide oder viraler DNA und aus synthetischer DNA Vektoren mit den für den jeweiligen Verwendungszweck erforderlichen DNA-Sequenzen zusammengestellt.

Klonierungsvektoren werden aus Plasmiden, viraler DNA und synthetischer DNA so zusammengesetzt, dass sie die für den Verwendungszweck passenden DNA-Sequenzen enthalten.

Klonierungsvektoren enthalten mindestens folgende **Bestandteile** (Abb. **B-13.3**):
- einen Startpunkt der Replikation,
- eine Schnittstelle für Restriktionsendonukleasen,
- Selektionsmarker.

Mindestbestandteile sind (Abb. **B-13.3**):
- Replikationsstartpunkt,
- Schnittstelle für Restriktionsendonukleasen,
- Selektionsmarker.

Ein **Startpunkt der Replikation (ori)** ist notwendig, damit der Vektor in der Empfängerzelle autonom replizieren kann und nicht während der Zellteilung verloren geht. Dieser ori muss für die Wirtszelle geeignet sein, denn die Replikation wird in unterschiedlichen Zellen unterschiedlich gesteuert. So kann z. B. ein Plasmid, das für *E. coli* geeignet ist, sich nicht in Hefen oder Säugerzellen replizieren. Vektoren, die mehrere oris tragen und in verschiedenartigen Wirtszellen eingesetzt werden können, nennt man **Shuttle-Vektoren**. Es gibt auch **integrative Vektoren**, die z. B. in *E. coli* replizieren können, die sich aber in Hefe oder Säugerzellen in das Genom durch homologe Rekombination integrieren müssen, um sich im Laufe der Zellvermehrung zu halten.

Ein für die jeweilige Empfängerzelle geeigneter **Startpunkt der Replikation (ori)** ist für die autonome Replikation in der Empfängerzelle essenziell.

Um rekombinante DNA herzustellen, braucht man **Angriffspunkte für Restriktionsendonukleasen**. Die für die Klonierung geplante Schnittstelle soll nur einmal im Vektor vorhanden sein. Damit verschiedenartige Restriktionsfragmente in einen Vektor eingebaut werden können, versieht man ihn mit einem synthetischen Polylinker (Multiple Cloning Site), der eine ganze Reihe von Schnittstellen verschiedener Restriktionsendonukleasen enthält.

Die für die Klonierung geplante **Schnittstelle für Restriktionsendonukleasen** soll nur einmal im Vektor vorhanden sein.

Selektionsmarker ermöglichen die Anzucht vektorhaltiger Zellen.

Vektoren enthalten **Selektionsmarker**, meistens Resistenzgene, um Zellen, die den Vektor enthalten, von vektorfreien Zellen unterscheiden zu können. Bei Anzucht der Zellen in einem antibiotikahaltigen Medium überleben nur die resistenten Zellen.

Ein **fakultativer Bestandteil** sind **Promotoren**.

Ein **fakultativer Bestandteil** von Klonierungsvektoren sind **Promotoren**. Sie steuern die Genexpression in der Wirtszelle.

B-13.3

B-13.3 Beispiel eines Klonierungsvektors

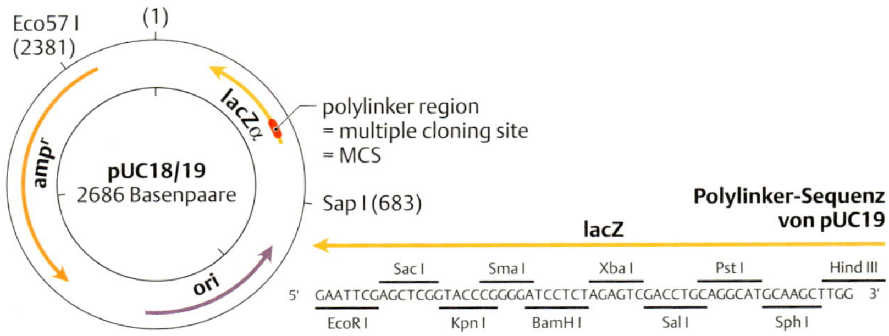

pUC18 enthält neben einem Replikationsstartpunkt (ori) und einem Resistenzgen für Ampicillin (amp^R) ein Gen für das Peptid LacZα. Dieses Peptid ergänzt in Empfängerstämmen mit einer bestimmten defekten β-Galaktosidase (lacZΔM15) die Fehlfunktion dieses Enzyms, so dass der Empfänger wieder β-Galaktosidaseaktivität erhält. Die Enzymaktivität lässt sich durch eine Farbreaktion auf Agarplatten nachweisen. Eine Ligation von Fremd-DNA in die MCS stört das Leseraster des LacZα-Peptides, so dass die Empfängerbakterien keine β-Galaktosidaseaktivität erhalten. Bakterien, die das Plasmid ohne Fremd-DNA-Insertion tragen, färben sich blau, mit Insertion bleiben die Bakterien weiß.

Restriktionsendonukleasen und DNA-Ligasen

Spender-DNA und Vektor werden mit identischen Restriktionsendonukleasen behandelt. Das Restriktionsfragment der Spender-DNA wird mit Hilfe einer DNA-Ligase mit dem zugeschnittenen Vektor verknüpft.

Restriktionsendonukleasen und DNA-Ligasen

Spender-DNA und Vektor werden mit identischen Restriktionsendonukleasen behandelt, so dass die Restriktionsfragmente beider zueinander passen. Anschließend wird das Restriktionsfragment der Spender-DNA mit Hilfe einer DNA-Ligase mit dem zugeschnittenen Vektor verknüpft. DNA-Ligasen knüpfen unter ATP-Verbrauch eine Esterbindung zwischen dem 5'-P-Ende eines und dem 3'-OH-Ende eines anderen DNA-Fragments. Deshalb muss man der Reaktion ATP zusetzen. Die in der Gentechnik gebräuchlichste DNA-Ligase ist die T4-DNA-Ligase aus dem Bakteriophagen T4. Die Ligase kann Restriktionsfragmente mit glatten Enden (S. 485) zusammenfügen, effizienter wird die Ligation allerdings, wenn man kompatible 5'- oder 3'-Sticky Ends wählt, da dann die Fragmente schon durch die Wasserstoffbrücken zwischen den Basen „zusammenkleben".

Empfängerzellen

Meist dienen Bakterien (v. a. *E. coli*), seltener Hefen oder Säugerzellen als Empfängerzellen.

Empfängerzellen

Als Empfängerzellen dienen meist Bakterien, am häufigsten *E. coli*. Bei manchen Fragestellungen, für die Bakterien weniger geeignet sind, werden Hefen (*Saccharomyces cerevisiae*, *Pichia pastoris*) oder Säugerzellen als Empfänger der rekombinanten DNA eingesetzt.

13.2.2 DNA-Transfermethoden

DNA-Transfer in Bakterien

Es gibt drei Möglichkeiten, Fremd-DNA in Bakterien einzuführen:
- Konjugation (S. 482),
- Transformation,
- Transduktion.

Transformation

▶ **Definition.** Unter Transformation versteht man die Aufnahme „nackter" DNA durch Bakterienzellen. Bakterien, die dazu in der Lage sind, nennt man kompetent.

Es gibt bei manchen Bakterien eine natürliche Kompetenz. Sie sind in der Lage, in manchen Wachstumsphasen exogene DNA aufzunehmen und in das eigene Genom einzubauen. Wichtiger für die Gentechnik ist die experimentell erzielte Kompetenz. Die einfachste Möglichkeit, *E. coli* kompetent zu machen, ist, die Zellen in der exponenziellen Wachstumsphase abzuzentrifugieren und in eiskalter $CaCl_2$-Lösung zu suspendieren. Eine wesentlich effizientere Methode ist die Elektroporation. Diese Methode beruht auf der Beobachtung, dass kurze Hochspannungspulse „Löcher" in der Zellhülle verursachen, durch welche dann exogene DNA in die Zelle aufgenommen werden kann.

Transduktion

▶ **Definition.** Unter Transduktion versteht man die Einführung von bakterieller DNA zusammen mit Phagen-DNA in Bakterienzellen bei der Infektion von Bakterien mit Bakteriophagen.

Bakteriophagen infizieren Bakterienzellen, indem sie sich an deren Oberfläche anheften und ihre DNA in die Zellen „injizieren". Manche Phagen, die ihr Genom in die Wirts-DNA integrieren können, nehmen bei der Umkehrung dieses Vorgangs Teile der Wirts-DNA mit und können dann diese bakterielle DNA in neu infizierte Zellen einführen. Dieses Prinzip macht man sich in der Gentechnik bei der Verwendung von modifizierten Phagen als Klonierungsvektoren zu Nutze. Die Spender-DNA wird in die Phagen-DNA ligiert. Die Ligationsansätze werden mit einem Extrakt aus Bakterienlysat versetzt, der aus mit Phagen infizierten Bakterien gewonnen wurde. In diesem Extrakt sind alle Phagenproteine vorhanden, die notwendig sind, neue Phagenpartikel zu bilden und die Phagen-DNA in diese Partikel zu verpacken. Auf diese Weise wird die rekombinante DNA in vitro in Phagenpartikel verpackt. Mit diesen Partikeln können Bakterien mit sehr guter Effizienz infiziert werden.

Die Größe der transduzierten DNA wird durch die Größe der Phagenköpfe begrenzt. Bei Verwendung von Lambdavektoren kann man ca. 20 kbp Fremd-DNA klonieren. In den Phagenköpfen befindet sich noch sehr viel Phagen-DNA. Deshalb kann man sich, um die Transportkapazität des Vektors zu erhöhen, bei der Vektor-DNA auf das Nötigste beschränken, nämlich auf die oben (S. 487) erwähnten Mindestbestandteile und die für die Verpackungsproteine notwendige Signalsequenz. Beim Phagen Lambda nennt man diese Signalsequenz die cos-Sequenz. Plasmide, die die cos-Sequenz enthalten, sind **Cosmide**. Sie können in Lambda-Phagenköpfe verpackt werden und haben eine Transportkapazität von etwa 40 kbp.

13.2.2 DNA-Transfermethoden

DNA-Transfer in Bakterien

In Bakterien lässt sich Fremd-DNA einführen durch
- Konjugation (S. 482),
- Transformation,
- Transduktion.

Transformation

◀ Definition

Kompetenz wird z. B. erzeugt, indem kurze Hochspannungspulse „Löcher" in der Zellhülle verursachen, durch die exogene DNA in die Zelle aufgenommen werden kann (Elektroporation).

Transduktion

◀ Definition

In der Gentechnik macht man sich die Transduktion zu Nutze, indem man Spender-DNA in die Phagen-DNA einbaut, die rekombinante DNA in vitro in Phagenpartikel verpackt und Bakterien mit den Phagenpartikeln infiziert.

Um die Transportkapazität des Vektors zu erhöhen, begrenzt man die Vektor-DNA auf die oben erwähnten Mindestbestandteile und die für die Verpackungsproteine notwendige Signalsequenz. Plasmidvektoren, die die entsprechende Signalsequenz des Phagen Lambda enthalten, heißen **Cosmide**.

DNA-Transfer in Eukaryonten: Transfektion

▶ Definition

DNA-Transfer in Eukaryonten: Transfektion

▶ **Definition.** Unter Transfektion versteht man die Aufnahme „nackter" DNA durch eukaryontische Zellen.

Es gibt eine Vielzahl von Methoden zur Transfektion. Drei Beispiele sind:
- Calciumphosphat-Kopräzipitationsmethode,
- Lipofektion,
- Elektroporation.

Es gibt eine Vielzahl von Methoden zur Transfektion eukaryontischer Zellen. Da jeder Zelltyp sich anders verhält, müssen die Bedingungen, unter denen eine effiziente Aufnahme der DNA erfolgt, immer wieder neu getestet werden.
Drei Methoden sollen hier erwähnt werden:
- die Calciumphosphat-Kopräzipitationsmethode,
- die Lipofektion und
- die Elektroporation.

Bei der **Calciumphosphat-Kopräzipitationsmethode** wird DNA ausgefällt und vermutlich durch unspezifische Endozytose von der Zelle aufgenommen.

Bei der **Lipofektion** wird die DNA von einem synthetischen Lipid umhüllt, das mit der Zellmembran fusioniert.

Elektroporation ezeugt „Löcher" in der Zellmembran (S. 489).

Bei der **Calciumphosphat-Kopräzipitationsmethode** wird durch Mischung einer Calciumchloridlösung mit einer Natriumphosphatlösung das schlechter lösliche Calciumphosphat gefällt, wobei die ebenfalls in dieser Lösung enthaltene DNA kopräzipitiert. Die Aufnahme des Präzipitates in die Zelle erfolgt vermutlich durch eine unspezifische Endozytose.
Bei der **Lipofektion** wird die DNA von einem synthetischen kationischen Lipid (z. B. DOTMA = N-[1-(2,3-dioleyloxy)propyl]-N,N,N-trimethylammonium chloride) umhüllt, das mit der Zellmembran fusioniert und dabei die DNA in das Zellinnere überführt.
Wie oben für Bakterienzellen beschrieben (S. 489), können die Zellmembranen eukaryontischer Zellen auch durch **Elektroporation** für DNA durchlässig gemacht werden.

13.2.3 Ablauf einer Klonierung

Eine Klonierung läuft in folgenden Schritten ab:
- DNA-Isolierung,
- Restriktionsschnitt von Spender- und Vektor-DNA,
- Dephosphorylierung des linearisierten Vektors (fakultativ),
- Ligation von Spender- und Vektor-DNA,
- Transformation von Bakterienzellen,
- Selektion von Bakterienklonen, die einen Vektor aufgenommen haben.

13.2.3 Ablauf einer Klonierung

Eine Klonierung läuft in folgenden Schritten ab:
- Zunächst wird die DNA aus Zellen des Spender-Organismus aufgereinigt.
- Spender-DNA und Vektor-DNA werden mit einer Restriktionsendonuklease geschnitten, um lineare DNA-Fragmente mit kompatiblen überhängenden Enden für die Ligation zu erhalten.
- Die Vektor-DNA kann im Anschluss daran noch dephosporyliert werden, damit während der Ligation eine Rezirkularisierung des Vektors unmöglich wird.
- Spender- und Vektor-DNA werden mit Hilfe einer DNA-Ligase verknüpft (ligiert). Hierbei entstehen auch einige unerwünschte Nebenprodukte.
- Der Ligationsansatz wird zur Transformation von Bakterien verwendet.
- Die Bakterien werden auf Agarplatten mit Selektionsmedium so dünn ausgestrichen, dass einzelne vektortragende Bakterien zu Kolonien heranwachsen.

13.2.4 Einsatzgebiete

13.2.4 Einsatzgebiete

Die Methodik der Gentechnik wird eingesetzt, um im Rahmen der Forschung genomische oder cDNA-Banken zu erstellen oder um Therapeutika herzustellen.

▶ Definition

▶ **Definition.**
- Unter einer **genomischen Genbank (Genbibliothek)** versteht man eine Population klonierter DNA-Fragmente, die in ihrer Gesamtheit das Genom eines Organismus repräsentieren.
- Eine **cDNA-Bank** repräsentiert sämtliche in einem Zelltyp oder Gewebe vorkommende mRNA. Im Gegensatz zur genomischen Bank enthält sie keine Promotor- und Intronsequenzen und ist gewebespezifisch.

▶ klinik. Ein **Beispiel eines gentechnisch** in Bakterien **hergestellten Medikaments** ist **menschliches Wachstumshormon** (hGH, Human Growth Hormone), das bei Minderwuchs infolge Wachstumshormonmangels eingesetzt wird. Früher wurde hGH aus menschlichen Hirnanhangdrüsen verstorbener Personen gewonnen. Für die Behandlung eines Patienten über die Dauer eines Jahres wurden 70 Hypophysen benötigt. Dadurch standen nur sehr kleine Hormonmengen zur Verfügung und es bestand die Gefahr der Verunreinigung mit Prionen und der Übertragung der Creutzfeldt-Jakob-Erkrankung. Tatsächlich erkrankten in den USA zwischen 1985 und 2003 26 von 7700 mit derartigen Präparaten behandelten Patienten an Creutzfeldt-Jakob-Erkrankung. Durch gentechnische Herstellung können praktisch beliebige Mengen des Medikaments in einem höheren Reinheitsgrad produziert werden.

Will man hGH von Bakterien produzieren lassen (s. Abb.), muss man folgende Faktoren berücksichtigen:

- Bakterien können das Primärtranskript eukaryontischer DNA nicht spleißen, weshalb klonierte *genomische* menschliche DNA als Spender-DNA nicht verwendet werden kann. Als **Spender-DNA** kommt **cDNA oder synthetische DNA** in Frage. cDNA leitet sich von mRNA her (s.o.), enthält also nur noch Exons. Die Verwendung synthetischer DNA hat den Vorteil, dass man als synonymes Codon (die meisten Aminosäuren werden durch mehrere, sog. synonyme Codons repräsentiert, S. 466) dasjenige einsetzen kann, das von dem Bakterium häufig benutzt wird. So lässt sich die Ausbeute an Produkt steigern.
- Die Regulation der Transkription in Eukaryonten unterscheidet sich sehr von der transkriptionellen Regulation in Bakterien. Deshalb muss man anstelle des in der eukaryontischen Spenderzelle vorhandenen Promotors einen bakteriellen oder einen Phagen-Promotor in den Klonierungsvektor einsetzen.
- Eukaryontische Proteine werden bei der Expression in Bakterienzellen häufig nicht korrekt gefaltet und nehmen eine inaktive Konformation an. Dieses Problem lässt sich umgehen, indem hGH cotranslational in das Periplasma transportiert und dort gefaltet wird. Hierzu konstruiert man ein Fusionsgen aus der Signalsequenz eines Proteins, das in das Periplasma der Bakterien sezerniert wird, und dem hGH-Gen. Das neu synthetisierte Fusionsprotein wird in das Periplasma sezerniert, wo die Signalsequenz durch eine Signalpeptidase abgespalten wird und hGH entsteht.

Menschliches Wachstumshormon wird inzwischen von mehreren Herstellern mit unterschiedlichen gentechnischen Verfahren produziert. Bei einem dieser Verfahren wurde z. B. ein synthetisches hGH-Gen mit der Signalsequenz für ein Enterotoxin (STII) fusioniert und unter die Kontrolle des Lambda P_L-Promotors gestellt.

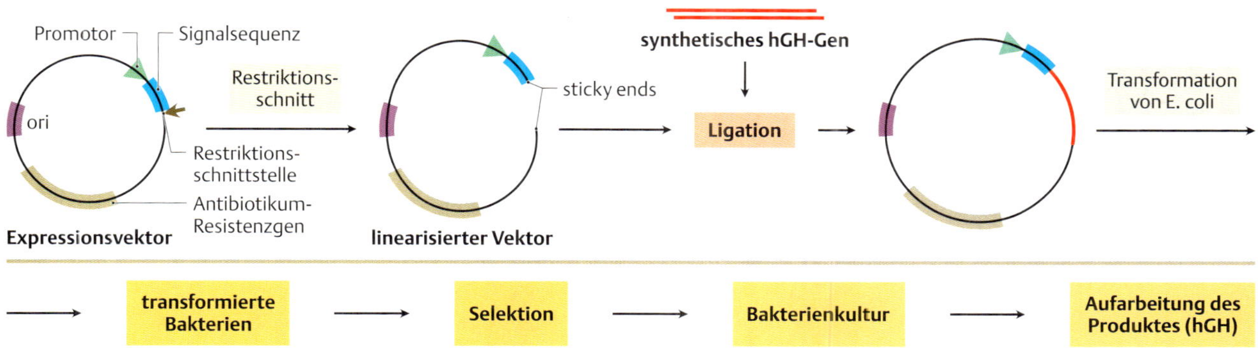

Herstellung von Wachstumshormon in Bakterien

13.3 Nachweis und Analyse von Nukleinsäuren

13.3.1 Polymerasekettenreaktion (PCR)

13.3 Nachweis und Analyse von Nukleinsäuren

13.3.1 Polymerasekettenreaktion (PCR)

▶ Definition

▶ **Definition.** Die Polymerasekettenreaktion (Polymerase Chain Reaction, PCR) ist eine Methode zur Vervielfältigung (= Amplifizierung) spezifischer DNA-Sequenzen durch eine in vitro durchgeführte DNA-Replikation. Anhand dieser Methode lassen sich kleinste Mengen von DNA eindeutig nachweisen.

Werkzeuge: Benötigt werden
- eine DNA-Matrize (Template),
- eine thermostabile DNA-Polymerase,
- zwei verschiedene Primer,
- dNTPs,
- Puffer,
- $MgCl_2$.

Werkzeuge: Für die in vitro stattfindende DNA-Replikation sind erforderlich
- eine DNA-Matrize (Template),
- eine thermostabile DNA-Polymerase,
- zwei verschiedene Primer: Es handelt sich um 15 – 30 Basen lange, synthetische Oligodesoxyribonukleotide. Ihre Sequenz wurde so gewählt, dass sie komplementär zu der Sequenz jeweils eines Einzelstrangs der zu vervielfältigenden DNA ist und dass die Primer nach Anlagerung an die komplementäre DNA-Sequenz die zu vermehrende DNA-Sequenz zwischen sich einschließen.
- dNTPs,
- Puffer,
- $MgCl_2$.

Ablauf: Die PCR umfasst 20 – 40 Zyklen. Jeder Zyklus besteht aus drei Schritten, die bei unterschiedlichen Temperaturen ablaufen (Abb. **B-13.4**):
- **Denaturierung:** Die DNA-Matrize wird durch Hitze (95 °C) in Einzelstränge aufgespalten.
- **Annealing (= Hybridisierung der Primer):** Die Temperatur, bei der die Primer sich an die komplementäre Sequenz des jeweiligen Einzelstrangs anlagern, ist primerspezifisch und liegt bei 40 – 70 °C.
- **DNA-Synthese:** Eine thermostabile DNA-Polymerase verlängert die Primer am freien 3'-OH-Ende mit Hilfe von dNTPs bei ca. 70 °C.

Ablauf: Die PCR umfasst 20 – 40 Zyklen. Jeder Zyklus besteht aus drei Schritten, die bei unterschiedlichen Temperaturen ablaufen (Abb. **B-13.4**):
- **Denaturierung:** Die Matrizen-DNA wird durch Erhitzen auf etwa 95 °C in Einzelstränge aufgetrennt.
- **Annealing (= Hybridisierung der Primer):** Jeder der beiden Primer lagert sich an den komplementären Bereich „seines" DNA-Einzelstrangs an. Die Annealing-Temperatur hängt von der Basenzusammensetzung und der Länge der Primer ab: Je höher der GC-Gehalt (= höhere Anzahl an Wasserstoffbrücken), desto höher ist die günstigste Annealing-Temperatur. Sie liegt in der Regel zwischen 40 und 70 °C. Für jedes Primerpaar müssen die Bedingungen optimiert werden.
- **DNA-Synthese:** Die Primer werden an ihrem freien 3'-OH-Ende mit Hilfe einer thermostabilen DNA-Polymerase und der Substrate dATP, dGTP, dCTP und dTTP verlängert. Die Arbeitstemperatur thermostabiler DNA-Polymerasen liegt meist bei 70 – 72 °C. Diese Enzyme wurden aus thermophilen Bakterien isoliert (z. B. stammt Taq-Polymerase aus *Thermus aquaticus*, Pfu-Polymerase aus *Pyrococcus furiosus*). Sie haben den entscheidenden Vorteil, dass sie nur einmal, zu Beginn der PCR, zugegeben werden müssen, da sie bei Erhitzung auf 95 °C nicht so leicht denaturieren. Darüber hinaus steigert ihre Hitzestabilität auch die Spezifität der PCR, denn bei Unterschreitung der Annealing-Temperatur käme es bei der Hybridisierung der Primer zu Basenfehlpaarungen und folglich zu unerwünschten Nebenprodukten.

Unter optimalen Bedingungen verdoppelt sich die Menge der gewünschten DNA pro Zyklus. Bei 20 – 40 PCR-Zyklen nimmt ihre Menge folglich um den Faktor 10^6 – 10^{12} zu.

Nachdem durch Verlängerung der Primer neue DNA-Doppelstränge entstanden sind, folgt ein neuer Zyklus, wobei unter optimalen Bedingungen jeweils mit einer Verdopplung der gewünschten DNA-Sequenz zu rechnen ist. Bei 20 – 40 Zyklen vervielfältigt sich die gewünschte DNA also um den Faktor 2^{20} – 2^{40} (= 10^6 – 10^{12}). Demnach ist die DNA weniger Zellen als Ausgangsmenge für eine PCR ausreichend.

Der **Nachweis der amplifizierten DNA** erfolgt durch **Gel-Elektrophorese**.

Nachweis der amplifizierten DNA: Er erfolgt durch **Gel-Elektrophorese** (s. u.). Bei einer optimal verlaufenen PCR ist nur eine Bande sichtbar, die die erwartete Größe besitzt.

▶ klinik

▶ **klinik.** Die Immunschwächekrankheit **AIDS** (Acquired Immunodeficiency Syndrome) wird durch eine Infektion mit Human Immunodeficiency Virus (HIV) verursacht. Für die Diagnose dieser Krankheit werden serologische Verfahren und die RT-PCR eingesetzt. Innerhalb von 3 – 12 Wochen nach der Infektion können Antikörper gegen HIV im Serum durch ELISA (enzyme-

linked immunosorbent Assay) nachgewiesen werden. Positive Ergebnisse werden dann mit Western-Blots bestätigt.
Mit der RT-PCR ist virale RNA im Serum direkt detektierbar. Die Nachweisgrenze liegt bei 25 – 50 Kopien/ml. Indikationen für die RT-PCR sind:
- Erkennung von HIV-Infektionen in der Frühphase,
- Abklärung unklarer serologischer Befunde,
- Untersuchung von Neugeborenen HIV-positiver Mütter. Antikörpernachweise ergeben hier wegen der Plazentagängigkeit der IgG falsch-positive Resultate.
- Verlaufskontrollen der Therapie.

Die RT-PCR ist ein Diagnoseverfahren mit hoher Sensitivität und Spezifität.

B-13.4 Vervielfältigung einer spezifischen DNA-Sequenz mittels PCR

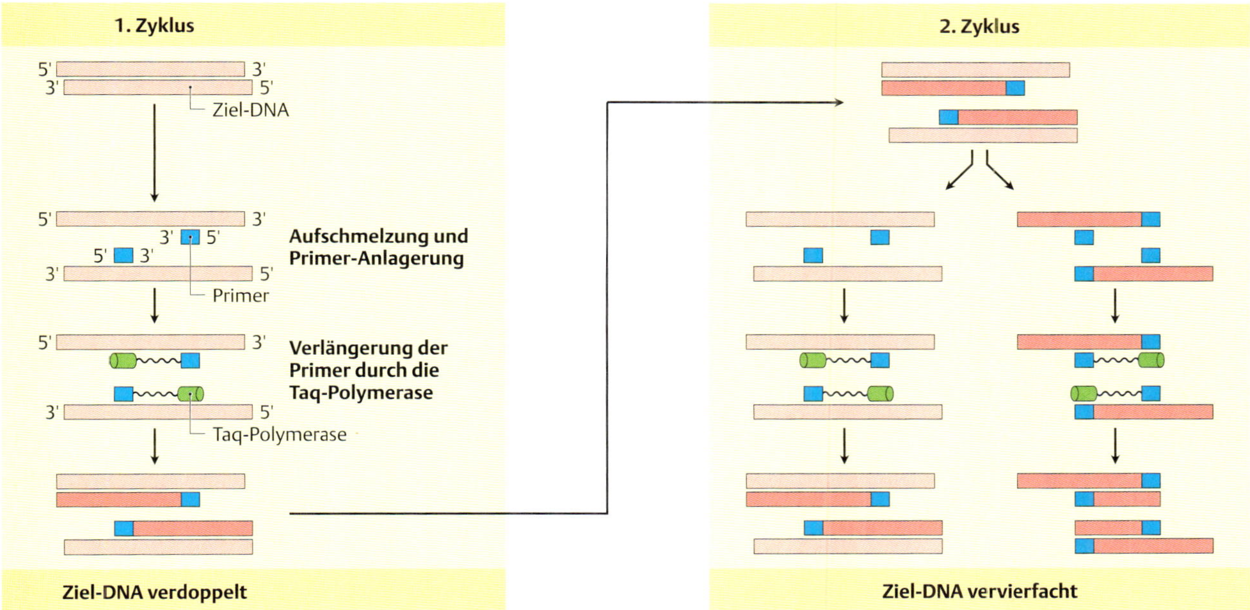

13.3.2 Reverse Transkriptions-Polymerasekettenreaktion (RT-PCR)

Die RT-PCR weist RNA nach, indem reverse Transkription und PCR gekoppelt werden. Zu diesem Zweck ist einer der beiden Primer auch für die reverse Transkriptase geeignet. An diesem Primer erstellt die reverse Transkriptase eine einzelsträngige, zur gewünschten RNA komplementäre DNA. An diese cDNA lagert sich der zweite Primer an und die reverse Transkriptase synthetisiert den zweiten DNA-Strang. Anschließend wird die doppelsträngige cDNA durch PCR mittels einer thermostabilen DNA-Polymerase wie oben beschrieben amplifiziert.

13.3.2 Reverse Transkriptions-Polymerasekettenreaktion (RT-PCR)

Die RT-PCR ist eine Variante der PCR, durch die RNA nachgewiesen werden kann. Die RNA wird mittels reverser Transkriptase in cDNA umgeschrieben. Dann wird die cDNA durch PCR amplifiziert.

13.3.3 Agarose- und Polyacrylamid-Gelelektrophorese

13.3.3 Agarose- und Polyacrylamid-Gelelektrophorese

▶ **Definition**

▶ **Definition.** Die Gelelektrophorese ist eine Methode zur Trennung geladener Teilchen, z. B. von DNA-Fragmenten, nach ihrer Ladung und Größe.

Prinzip: DNA-Fragmente sind negativ geladen, wandern also in einem elektrischen Feld zur Anode und werden dabei durch die Gelmatrix (Agarose oder Polyacrylamid) nach Größe getrennt (Abb. **B-13.5**). Enthält die Probe DNA-Fragmente unbekannter Länge, lässt man DNA-Fragmente bekannter Länge im elektrischen Feld als sog. Standard mitwandern.

Prinzip: Die Elektrophorese beruht auf der Wanderung geladener Teilchen in einem elektrischen Feld. DNA ist aufgrund der negativen Ladungen der Phosphatreste ein Polyanion, wandert also zur Anode. Die Gelmatrix, bestehend aus Agarose oder Polyacrylamid in verschiedenen Konzentrationen, sorgt für die Auftrennung der Moleküle nach Größe. Je kleiner die zu trennenden Fragmente sind, desto höher muss die Agarose- bzw. Polyacrylamidkonzentration sein. Agarosegele sind für größere Fragmente besser geeignet. Für kleinere Fragmente benutzt man bevorzugt Polyacrylamidgele, die eine Auflösung bis hinunter auf eine Base Fragmentlängenunterschied haben können. Die Laufstrecke linearer DNA-Fragmente ist umgekehrt proportional zum Logarithmus ihrer Länge (Abb. **B-13.5**). DNA-Fragmente trennen sich deshalb in Banden auf. Diese bestehen aus Fragmenten ähnlicher Länge. Enthält die Probe DNA-Fragmente unbekannter Länge, lässt man DNA-Fragmente bekannter Länge im elektrischen Feld als sog. Standard mitwandern.

Der **Nachweis der getrennten Fragmente** im Gel erfolgt durch Fluoreszenzfarbstoffe. Die Länge von Fragmenten unbekannter Zusammensetzung wird durch Vergleich mit dem Standard bestimmt.

Nachweis der getrennten Fragmente: Nach Beendigung der Trennung werden die Banden durch Anfärbung mit Fluoreszenzfarbstoffen erkennbar gemacht. Der am häufigsten verwendete Fluoreszenzfarbstoff ist Ethidiumbromid. Dieser Farbstoff interkaliert zwischen die Basen der DNA und wird unter UV-Licht durch seine orangerote Fluoreszenz sichtbar. Die Länge von DNA-Fragmenten unbekannter Zusammensetzung lässt sich durch Vergleich ihrer Laufstrecke mit der des Standards bestimmen.

B-13.5 Agarose-Gelelektrophorese

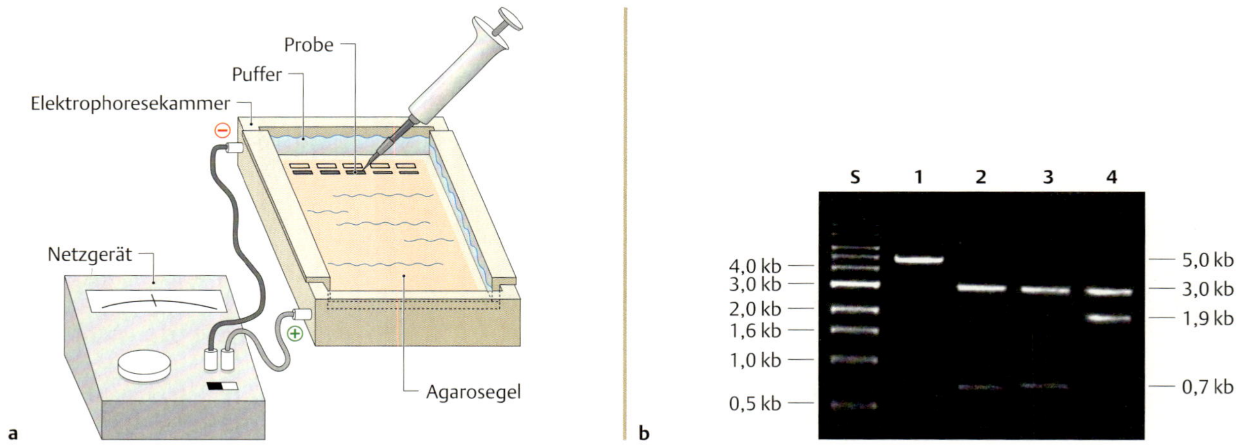

a Apparatur.

b Beispiel einer Agarose-Gelelektrophorese.

13.3.4 Blot-Hybridisierung

13.3.4 Blot-Hybridisierung

▶ **Definition.**

- Unter **„Blotting"** versteht man die Übertragung von DNA („Southern Blot"), RNA („Northern Blot") oder Proteinen („Western Blot") von einem Elektrophorese-Gel auf eine Membran, um dann bestimmte Moleküle nachweisen zu können (Abb. **B-13.6 a**).
- Als **Hybridisierung** bezeichnet man die Zusammenlagerung komplementärer Nukleinsäurefragmente unter Bildung von Wasserstoffbrücken. Sie wird eingesetzt, um bestimmte Nukleinsäurefragmente auf der Membran nachzuweisen (Abb. **B-13.6 a**).

◀ **Definition**

Southern-Blot

Beim Southern-Blot wird **DNA** von Agarosegelen auf Nitrocellulose- oder Nylonmembranen **übertragen**. Zunächst legt man das Gel in eine alkalische Lösung, um die DNA zu denaturieren, da man später für die spezifischen Nachweisreaktionen Einzelstrang-DNA benötigt. Dann neutralisiert man es durch Einlegen in einen entsprechenden Puffer. Zum Transfer der DNA legt man das Gel auf ein Filterpapier, das in einem Transferpuffer-Reservoir liegt, legt die Membran auf das Gel und überschichtet die Membran mit einigen Lagen trockenen Filterpapiers (Abb. **B-13.6 b**). Der Transferpuffer wird in das trockene Filterpapier gesaugt und nimmt dabei die DNA mit, die an der Membran haften bleibt. Die DNA wird nach dem Transfer entweder durch Erhitzen auf 80 °C oder durch UV-Bestrahlung an der Membran fixiert.

Southern-Blot

Beim Southern-Blot wird **DNA** aus einem Agarosegel auf eine Membran (Nitrocellulose oder Nylon) **übertragen** (Abb. **B-13.6 b**) und auf der Membran fixiert.

Der **Nachweis gesuchter DNA-Fragmente** erfolgt durch Hybridisierung mit spezifischen, radioaktiv (mit ^{32}P) oder nichtradioaktiv (z. B. mit Biotin oder Digoxigenin) markierten Sonden.

Der **Nachweis gesuchter DNA-Fragmente** erfolgt mit markierten Sonden.

▶ **Definition. Sonden** sind DNA-Restriktionsfragmente, synthetische Oligonukleotide oder RNA-Moleküle, die komplementär zu den gesuchten Sequenzen sind und deshalb unter geeigneten Temperatur- und Salzbedingungen Wasserstoffbrücken ausbilden, d. h. hybridisieren.

◀ **Definition**

Überschüssige Sonden werden abgewaschen und die spezifisch gebundenen Sonden je nach Art der Markierung durch Autoradiographie oder Antikörperbindung und enzymatisch katalysierte Farbreaktionen nachgewiesen.

Spezifisch gebundene Sonden werden anhand ihrer Markierung nachgewiesen.

B-13.6 Blotting

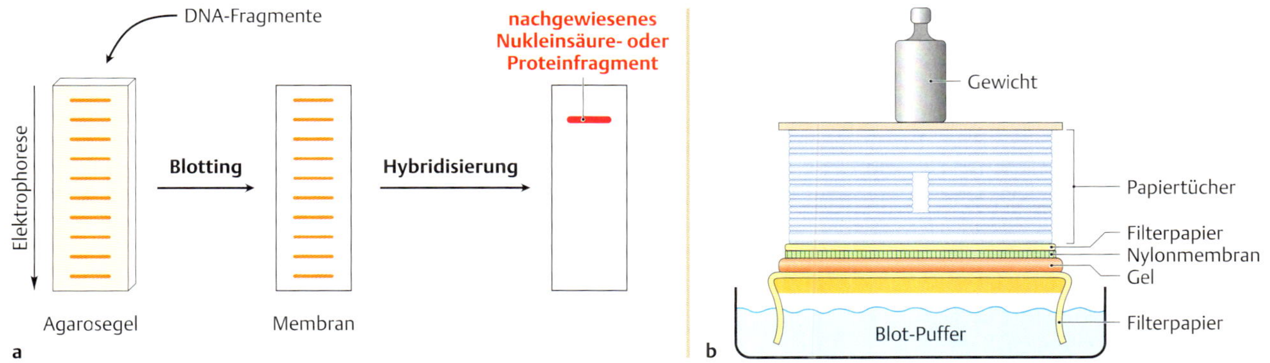

a Prinzip der Blot-Hybridisierung.

b Transfer der DNA vom Gel zur Membran beim Southern-Blot.

Northern-Blot

Beim Northern-Blot wird **RNA** von einem Agarosegel auf eine Membran **übertragen und dort nachgewiesen**.

Northern-Blot

Beim Northern-Blot wird **RNA** von einem Agarosegel auf eine Membran **übertragen und dort nachgewiesen**. Einige RNA-Typen weisen zahlreiche intramolekulare Wasserstoffbrücken und somit ausgeprägte Sekundärstrukturen auf, die das Laufverhalten von RNA-Molekülen beeinflussen. Deshalb wird dem Gel Formaldehyd in hoher Konzentration zugefügt, um die Sekundärstrukturen aufzulösen. Alle weiteren Schritte erfolgen ähnlich wie beim Southern-Blot.

13.3.5 Restriktions-Fragment-Längen-Polymorphismus (RFLP)

Änderungen der DNA-Sequenz können bei größeren Deletionen oder Insertionen oder Punktmutationen, die eine Restriktionsschnittstelle betreffen, durch einen Restriktionstest nachgewiesen werden.

13.3.5 Restriktions-Fragment-Längen-Polymorphismus (RFLP)

Erbkrankheiten beruhen auf Änderungen der DNA-Sequenz in kodierenden oder regulatorischen Bereichen oder an Spleißstellen. In manchen Fällen kann eine solche Krankheit durch Behandlung der genomischen DNA mit geeigneten Restriktionsendonukleasen (Restriktionstest) nachgewiesen werden. Bei größeren Deletionen oder Insertionen oder Punktmutationen, die eine Restriktionsschnittstelle betreffen, ergibt sich nach Spaltung mit geeigneten Restriktionsenzymen ein verändertes Bandenmuster bei der Gelelektrophorese.

▶ **klinik.** Ein Beispiel dafür ist die **Sichelzellanämie**. Der hauptsächliche Hämoglobintyp (HbA) eines gesunden Erwachsenen setzt sich aus zwei α- und zwei β-Ketten zusammen. Die Ursache der Sichelzellanämie liegt in einer Punktmutation im Globin-Gen der β-Kette (Globin ist der Proteinanteil des Hämoglobins, Globin + Häm = Hämoglobin) (s. Abb. **a**). Durch diese Mutation wird die Glutaminsäure in Position 6 durch Valin ersetzt (HbA → HbS = Sichelzellhämoglobin). Die Mutation betrifft eine Schnittstelle für MstII. Dieses Enzym besitzt im normalen Globin-Gen drei Schnittstellen in der Region, die bei Sichelzellanämie verändert ist. Die mittlere Schnittstelle entfällt bei der Sichelzellanämie. Für das normale Globin-Gen ergeben sich zwei MstII-Fragmente von 1150 bp und 200 bp, für die Sichelzellenanämie ein Fragment mit 1350 bp (s. Abb. **b**).
Der Austausch einer polaren, hydrophilen Aminosäure (Glu) durch eine hydrophobe Aminosäure (Val) bewirkt eine drastische Herabsetzung der Löslichkeit des Globins. Im desoxygenierten Zustand hat HbS ca. 2 % der Löslichkeit des HbA. Dies führt zur Aggregatbildung des Hämoglobins im Erythrozyten und somit zur Verformung der Zellen (Sichelzellenphänotyp, S. 660) und zu erhöhter Rigidität der Zellen. Die mangelnde Fähigkeit der Gestaltveränderung führt bei der Passage enger Kapillarsysteme zur Hämolyse, also zu einer hämolytischen Anämie.

a

Codon	5	6	7
Hämoglobin A β	CCT	GAG	GAG
Hämoglobin S	CCT	GTG	GAG
Mst II-Schnittstelle	CCT	NAG	G

b

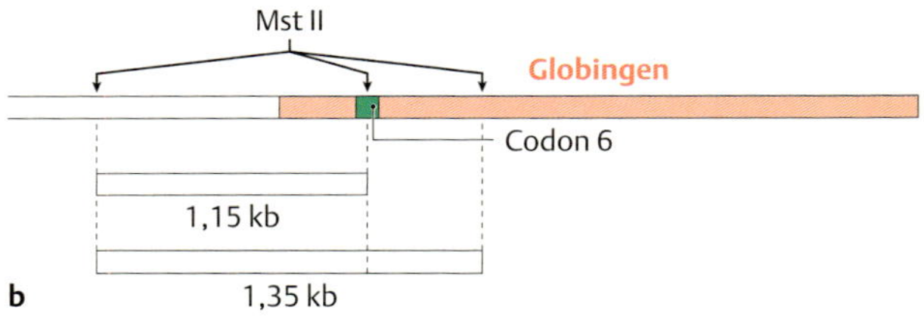

RFLP bei der Sichelzellanämie
a Sequenzvergleich zwischen HbA β und HbS.
b Schnittstellen für Mst II im HbA-β- und im HbS-Globin-Gen und Restriktionsmuster.

Die DNA-Banden werden durch Southern-Blot nachgewiesen.

Nach Behandlung der genomischen DNA mit der passenden Restriktionsendonuklease und Auftrennung der Fragmente auf einem Agarosegel erfolgt der Nachweis der Banden durch Southern-Blot-Hybridisierung (s.o.).
Eine weitere Anwendung der RFLP-Analyse ist auf S. 497 beschrieben.

13.3.6 DNA-Profilanalyse (Genetischer Fingerabdruck)

Einige nichtkodierende Bereiche der menschlichen DNA weisen vielfache, aneinandergereihte Wiederholungen eines Sequenzmotivs (Tandem Repeats) auf. Diese werden individuell unterschiedlich häufig wiederholt (Polymorphismus) und sind des-

13.3.6 DNA-Profilanalyse (Genetischer Fingerabdruck)

Für einige nichtkodierende Bereiche des menschlichen Genoms ist charakteristisch, dass ein Sequenzmotiv sich vielfach wiederholt, wobei sich die Kopien des Motivs lückenlos aneinanderreihen. Repetitive Sequenzen in dieser Anordnung bezeichnet man als Tandem Repeats. Die Anzahl der Wiederholungen des Sequenzmotivs ist innerhalb der Bevölkerung sehr variabel (Polymorphismus). Deshalb sind Tandem Repeats geeignet, um zwischen Individuen zu unterscheiden, d. h. Personen zu identifizieren. Sie können in der forensischen Medizin zur

Ermittlung eines Täters, aber auch zur Klärung von Verwandtschaftsverhältnissen eingesetzt werden.

halb geeignete Marker zur Identifizierung von Personen.

Grundlagen

Die **repetitiven Sequenzen** im Genom des Menschen werden nach der Länge des wiederholten Sequenzmotivs in **drei Klassen** untergliedert:

- Bei **Makrosatelliten=Satelliten-DNA** besteht das Sequenzmotiv aus Hunderten bis Tausenden von Basenpaaren. Der Bereich, über den sich das Tandem Repeat erstreckt, kann mehrere hunderttausend Basenpaare lang sein.
- Bei **Minisatelliten** ist das Sequenzmotiv 9 – 100 bp lang, das gesamte Tandem Repeat nicht länger als 100 – 15.000 bp. Sie bilden Polymorphismen in der Population, die **Variable Number of Tandem Repeats (VNTR)** genannt werden.
- Bei **Mikrosatelliten (Short Tandem Repeats, STR)** ist das Sequenzmotiv noch kürzer, meist nur 2 – 6 bp lang. Das gesamte Tandem Repeat erreicht eine Länge von 100 – 400 bp. STR liegen weit verstreut im Genom, machen aber insgesamt etwa 0,5 % des Genoms aus. Ihre Funktion ist unbekannt. Die Anzahl der Motivwiederholungen kann sich bei der Zellteilung ändern, weil die gepaarten DNA-Stränge während der Replikation leicht verrutschen können. Dadurch sind sie auch in der Population hoch polymorph, d. h. praktisch jedes Individuum ist an diesen Orten heterozygot. Kurze Fragmentlängen und die daraus resultierende relativ hohe Unempfindlichkeit gegen Abbau durch Nukleasen ermöglichen es, dass minimale Mengen gealterten Spurenmaterials für die Analyse verwendet werden können. Aus diesen Gründen sind die STR momentan die wichtigsten Marker in der Forensik.

Grundlagen

Die **repetitiven Sequenzen** im menschlichen Genom werden nach der Länge des wiederholten Sequenzmotivs **untergliedert in**

- **Makrosatelliten = Satelliten-DNA**,
- **Minisatelliten**. Sie bilden Polymorphismen, die **Variable Number of Tandem Repeats (VNTR)** genannt werden.
- **Mikrosatelliten (Short Tandem Repeats, STR)**. Sie sind wie VNTR hoch polymorph und dabei relativ unempfindlich gegen Nukleasen. Deshalb sind sie zurzeit die wichtigsten Marker in der Forensik.

Verfahren zur DNA-Profilanalyse

Es gibt zwei Verfahren zur DNA-Profilanalyse:

- die RFLP-Analyse von VNTR mittels Southern-Blot,
- die STR-Typisierung mittels PCR.

Verfahren zur DNA-Profilanalyse

Die **RFLP-Analyse von VNTR** ist das ältere Verfahren. Die Restriktionsendonukleasen, mit denen die genomische DNA verdaut wird, besitzen Schnittstellen in Bereichen, die VNTR flankieren. Die Länge der Restriktionsfragmente hängt folglich davon ab, wie häufig das Sequenzmotiv bei diesem Individuum wiederholt wird. Deshalb ergeben sich individuell unterschiedlich lange Restriktionsfragmente (Abb. **B-13.7**). Ein Nachteil dieser Methode ist, dass relativ viel DNA (ca. 5 – 10 μg) benötigt wird.

In der **RFLP-Analyse von VNTR** werden Restriktionsendonukleasen eingesetzt, deren Schnittstellen VNTR flankieren, so dass man bei verschiedenen Personen unterschiedlich lange Restriktionsfragmente erhält (Abb. **B-13.7**).

Die **STR-Typisierung mittels PCR** eignet sich noch besser zur Identifizierung von Personen. Die PCR wird mit Primern durchgeführt, die komplementär zu flankierenden Sequenzen der STR-Loci sind (Abb. **B-13.7**). Es ergeben sich individuell unterschiedlich lange PCR-Produkte.

Bei der **STR-Typisierung mittels PCR** rahmen die Primer STR ein (Abb. **B-13.7**), so dass man individuell unterschiedlich lange PCR-Produkte erhält.

Um eine möglichst sichere Aussage machen zu können, werden mit beiden Methoden jeweils eine ganze Reihe von VNTR- bzw. STR-Loci getestet.

Mit beiden Methoden testet man mehrere Genloci.

13.3.7 DNA-Sequenzierung

13.3.7 DNA-Sequenzierung

▶ **Definition.** Unter DNA-Sequenzierung versteht man die Bestimmung der Basenabfolge in einem bestimmten DNA-Molekül.

◀ **Definition**

Es wurden unabhängig voneinander zwei Methoden der DNA-Sequenzierung entwickelt: die chemische Methode nach Maxam und Gilbert und die Didesoxymethode nach Sanger.

Die **Didesoxymethode nach Sanger (= Kettenabbruchmethode)** wurde technisch weiterentwickelt und hat sich allgemein durchgesetzt, da sie schneller und leichter automatisierbar ist. Sie beruht auf einer In-vitro-Replikation des interessierenden DNA-Moleküls, wobei ein Sequenzbereich des Moleküls bereits bekannt sein muss. Ausgehend von einem markierten Oligonukleotid-Primer, der an diesen Sequenzbereich des Moleküls hybridisiert, katalysiert eine DNA-

Das wichtigste Verfahren zur DNA-Sequenzierung ist die **Didesoxymethode nach Sanger (= Kettenabbruchmethode)**. Unter Verwendung von 2'-3'-Didesoxynukleotiden (ddNTP) wird in vitro eine DNA-Replikation des interessierenden DNA-Moleküls durch-

B-13.7

B-13.7 VNTR-Typisierung

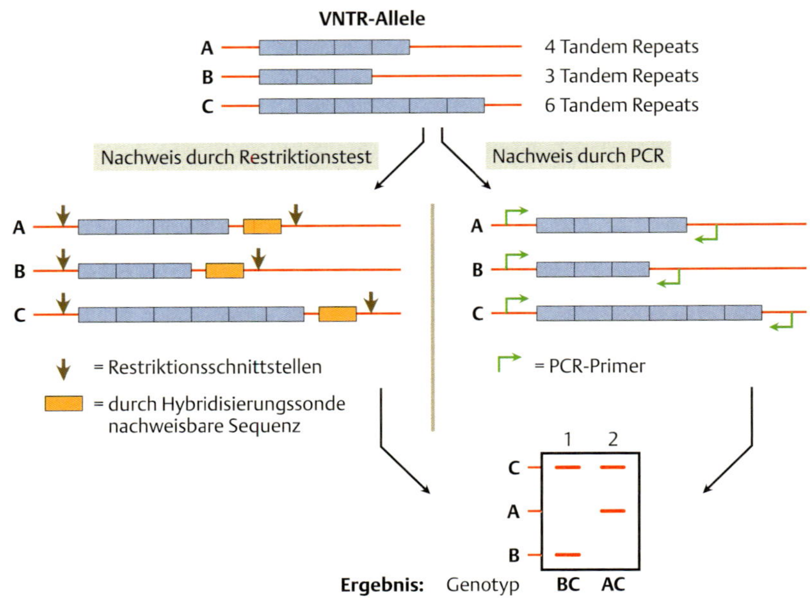

geführt. Vier parallele Ansätze enthalten je eine der vier in der DNA vorkommenden Basen als ddNTP. In jedem Ansatz werden nach dem Zufallsprinzip ddNTPs in den komplementären DNA-Strang eingebaut, wodurch die DNA-Synthese zum Stillstand kommt. Die Syntheseprodukte unterschiedlicher Länge jedes Ansatzes werden gelelektrophoretisch analysiert, und aus dem Bandenmuster ergibt sich die Basensequenz (Abb. **B-13.8**).

Polymerase in vier parallelen Ansätzen die Synthese des komplementären DNA-Strangs. In den vier sonst gleichen Ansätzen befindet sich neben den dNTPs je eine unterschiedliche Base als 2'-3'-Didesoxynukleotid (ddNTP, Abb. **B-13.8**) in geringer Konzentration. Da eine Kettenverlängerung nur an dem 3'-OH-Ende eines Nukleotids erfolgen kann, wird die Synthese zum Stillstand kommen, sobald ein ddNTP eingebaut wurde. Da das jeweilige ddNTP mit dem entsprechenden dNTP konkurriert, erfolgt der Kettenabbruch nach dem Zufallsprinzip an verschiedenen Stellen. Dadurch ergibt sich eine Serie an Syntheseprodukten unterschiedlicher Länge. Die Syntheseprodukte werden mittels Polyacrylamid-Harnstoff-Gelelektrophorese getrennt. Die Basensequenz lässt sich aus dem Bandenmuster ablesen, weil die Laufstrecke eines Fragments umgekehrt proportional zum Logarithmus seiner Länge ist und die Länge des Fragments die Position der jeweiligen Base in der Basensequenz widerspiegelt (Abb. **B-13.8**).

Temperaturstabile DNA-Polymerasen ermöglichen die zyklische Sequenzierung.

Ähnlich wie bei der PCR ist es mittels temperaturstabiler DNA-Polymerasen möglich, die Sequenzierungsreaktionen in Zyklen ablaufen zu lassen (Cycle-Sequencing), und dadurch die notwendige Menge an Probenmaterial zu reduzieren.

Bei Einsatz von ddNTPs, die mit verschiedenen Fluoreszenzfarbstoffen markiert sind, ist nur noch ein Reaktionsansatz notwendig.

Der Einsatz von ddNTPs, die mit verschiedenen Fluoreszenzfarbstoffen markiert sind, vereinfacht die Methode zusätzlich. Dadurch kann die Sequenzierung in einem einzigen Reaktionsansatz statt in vier getrennten Ansätzen durchgeführt werden. Der Nachweis der Syntheseprodukte erfolgt während der Elektrophorese: Die Marker werden durch einen Laserstrahl angeregt und senden daraufhin Licht verschiedener Farbe aus, das in einem Detektor registriert wird.

13.3.8 Knock-out-Tiere und transgene Tiere

13.3.8 Knock-out-Tiere und transgene Tiere

Bei der Aufklärung der Funktion der Gene in einem Organismus oder einem Gewebe genügt es nicht, die Sequenz zu kennen oder Expressionsanalysen in einer Zellkultur durchzuführen. Gene wirken meistens in einer koordinierten Weise zusammen und bestimmen somit gemeinsam die Eigenschaften eines Organismus. Deshalb sind Tiermodelle von großer Bedeutung.

B-13.8 **DNA-Sequenzierung mittels Didesoxymethode nach Sanger: Cycle-Sequencing mit fluoreszenzmarkierten Didesoxynukleotiden**

B-13.8

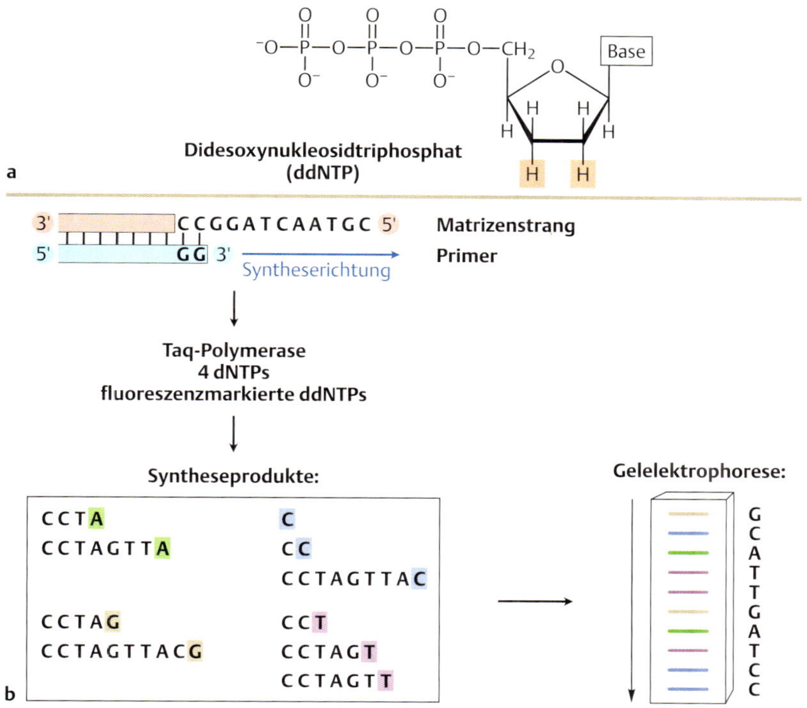

a Didesoxynukleosidtriphosphat (ddNTP) **b** Prinzip des Cycle-Sequencing mit fluoreszenzmarkierten Didesoxynukleotiden

▶ **Definition.**

◀ Definition

- **Knock-out** bedeutet die gezielte Ausschaltung eines Gens in einem Tier durch Insertion von Fremd-DNA, so dass kein vollständiges Transkript gebildet werden kann. Im Knock-out-Tier kann man die Auswirkungen des Verlusts des Genprodukts auf den gesamten Organismus untersuchen.
- Als **transgen** bezeichnet man ein Tier, dem ein artfremdes Gen eingefügt wurde. Im transgenen Tier lassen sich die Auswirkungen des zusätzlichen Gens auf den gesamten Organismus untersuchen.

Mit Hilfe dieser Tiermodelle sollen die molekularen Ursachen menschlicher Krankheiten erfasst werden, mit dem Ziel, verbesserte Diagnose- und Therapieformen zu entwickeln.

▶ **Exkurs. Die Erzeugung von Knock-out-Mäusen**

◀ Exkurs

Die Methoden des Knock-outs sind an der Maus am besten etabliert. Eine dieser Methoden soll hier näher erläutert werden. Um die biochemischen Unterschiede nach dem Knock-out auch wirklich ausschließlich einem einzigen Gen zuordnen zu können, muss man Inzucht-Stämme verwenden, bei denen alle Individuen den gleichen genetischen Hintergrund besitzen.
Da man in einer erwachsenen Maus natürlich nicht sämtliche Körperzellen verändern kann, geht man von embryonalen Stammzellen aus, denn sie sind undifferenziert und können sich potenziell in alle Richtungen hin entwickeln. Diese Stammzellen werden aus Blastozysten entnommen und können durch Zugabe von Wachstumsfaktoren in einem Nährmedium kultiviert werden.
Die Stammzellen werden mit Rekombinationsvektoren transfiziert. Diese Vektoren enthalten Selektionsmarker zur Identifizierung der Zellen mit verändertem Erbgut. Als Marker wird häufig das bakterielle Gen für Neomycin-Phosphotransferase benutzt, das die Resistenz gegen Neomycin bzw. G418 (beides Aminoglykoside) vermittelt (neo^R). Dieser Marker wird

zur positiven Selektion genutzt. Ein weiterer Marker ist das Thymidinkinase-Gen (tk-Gen) des Herpes-simplex-Virus (HSV). Die Thymidinkinase (HSV-TK) kann das Nukleosidanalogon Ganciclovir phosphorylieren. Ganciclovir-P kann nach weiteren Phosphorylierungsschritten durch zelleigene Enzyme zum Triphosphat in die DNA eingebaut werden, was einen Kettenabbruch während der DNA-Synthese hervorruft. Zellen, die die HSV-TK exprimieren, werden durch Ganciclovir geschädigt, was eine negative Selektion ermöglicht.

Das neo^R-Gen wird im Rekombinationsvektor von Sequenzen flankiert, die homolog zum Zielgen sind. Diese homologen Sequenzen sollen zielgerichtet eine homologe Rekombination mit der genomischen DNA ermöglichen. Das tk-Gen befindet sich außerhalb der homologen Sequenzen.

Nach der Transfektion der embryonalen Stammzellen können folgende Ereignisse eintreten:

- Die Fremd-DNA wird nicht in das Genom eingebaut.
- Der Einbau erfolgt an zufälligen Positionen.
- Es erfolgt ein gezielter Einbau durch homologe Rekombination. Dabei wird das Zielgen inaktiviert und gleichzeitig das neo^R-Gen in das Genom integriert. Das tk-Gen wird nicht in das Genom integriert.

Diese drei Ereignisse sind durch die beiden Marker voneinander unterscheidbar: Stammzellen, die keine Fremd-DNA im Genom enthalten, können in Neomycin-haltigem Medium nicht überleben. Bei einem Einbau an zufälliger Position ist das tk-Gen ebenfalls in das Genom integriert. Solche Zellen lassen sich mit Ganciclovir selektiv abtöten, da sie die HSV-TK exprimieren. Damit verbleiben nur noch Stammzellen, die an der gewünschten Stelle des Erbguts mutiert sind.

Das Ergebnis der beiden Selektionsschritte wird z. B. durch PCR und RT-PCR überprüft.

Die genetisch veränderten embryonalen Stammzellen werden nun in Blastozysten eingeführt, die scheinschwangeren Mäusen implantiert werden. Aus derartigen Blastozysten entstehen chimäre Tiere. Ihre Körper sind mosaikartig aus Zellen mit zwei verschiedenen Genomen aufgebaut, nämlich dem ursprünglichen Erbgut der Blastozystenzellen und dem Erbgut der eingesetzten Stammzellen.

Über genetisch veränderte embryonale Stammzellen, die zu Keimzellen differenzieren, kann das veränderte Gen an die Nachkommen weitergegeben werden. Das chimäre Tier wird mit einem normalen Tier gekreuzt. Einige der Nachkommen tragen das veränderte Gen, weil die Ei- oder Samenzelle von der eingesetzten Stammzelle abstammt. Die DNA dieser F1-Tiere wird analysiert. Hat man jeweils ein männliches und ein weibliches heterozygotes Tier erhalten, so werden diese miteinander gekreuzt. Nach den Mendel-Vererbungsregeln ist zu erwarten, dass 25 % der F2-Tiere homozygote Knock-out-Mäuse sind.

14 Mutationen und DNA-Reparatur

14 Mutationen und DNA-Reparatur

14.1 Mutationen

14.1 Mutationen

▶ **Definition.** Eine Mutation ist jede Veränderung im Genom einer Zelle oder eines Organismus, die nicht durch die Trennung von Allelenpaaren (Segregation) oder durch Rekombination vorhandener Gene zustande kommt. Die in der DNA gespeicherte Information wird verändert, wodurch Änderungen einzelner Merkmale (des Phänotyps) eintreten können.

◀ **Definition**

14.1.1 Mutationsformen

Je nachdem, ob die Veränderung den Chromosomensatz oder Abschnitte von Chromosomen oder Genen betrifft, unterscheidet man
- **Genommutation**,
- **Chromosomenmutation**,
- **Genmutation**. Hierzu zählt auch die **Punktmutation**, bei der einzelne Basen eines Gens verändert sind.

14.1.1 Mutationsformen

Nach dem betroffenen Erbgut-Abschnitt unterscheidet man
- Genommutation,
- Chromosomenmutation,
- Genmutation mit Punktmutation.

Diese Mutationsformen können in Keimzellen oder somatischen Zellen auftreten:
- **Keimbahnmutationen** betreffen Eizellen oder Spermien und werden im Rahmen der Ontogenese an alle anderen Zellen weitergegeben. Die Veränderungen des Genoms werden an die Nachkommen vererbt und können somit hereditäre Erkrankungen auslösen.
- **Somatische Mutationen** betreffen alle Körperzellen mit Ausnahme der Keimzellen. Sie werden nicht vererbt, sondern haben zunächst nur Auswirkungen auf die Zellen, in denen sie auftreten. Oft haben sie keine oder nur geringe Folgen, jedoch können sie die Entstehung von gutartigen oder bösartigen Tumoren begünstigen.

Je nachdem, ob diese Mutationsformen Keimzellen oder somatische Zellen betreffen, unterscheidet man
- **Keimbahnmutationen:** Sie werden an die Nachkommen vererbt.
- **Somatische Mutationen:** Sie werden nicht vererbt. Oft sind ihre Folgen gering, jedoch können sie die Tumorentstehung begünstigen.

Genommutation

Genommutation

▶ **Definition.** Unter einer Genommutation versteht man eine Veränderung der Chromosomenzahl einer Zelle. Sie ist die Folge meiotischer oder mitotischer Teilungsfehler.

◀ **Definition**

Formen:
- **Aneuploidie:** *Ein* Chromosom liegt einfach (Monosomie, führt meist zum Absterben der Zelle) oder dreifach vor (z.B. Trisomie 21 = Down-Syndrom).
- **Polyploidie:** *Alle* Chromosomen liegen mindestens dreifach vor.

Formen:
- **Aneuploidie:** Mono- oder Trisomie, betrifft ein Chromosom
- **Polyploidie:** Chromosomensatz $\geq 3n$.

Chromosomenmutation

Chromosomenmutation

▶ **Definition.** Eine Chromosomenmutation ist eine Änderung der Struktur einzelner Chromosomen aufgrund inter- oder intrachromosomaler Umbauvorgänge.

◀ **Definition**

Formen:
- Eine **Deletion** ist der Verlust eines Chromosomensegments.
- Bei einer **Insertion** wurde ein Chromosomensegment in ein Chromosom eingebaut.
- Bei der **Duplikation** wurde ein Chromosomenabschnitt verdoppelt.
- Eine **Inversion** entsteht durch Drehung eines Chromosomensegments um 180 Grad.
- Bei einer **Translokation** hat sich die Position eines Chromosomensegments geändert.

Formen: Ein Chromosomensegment
- geht verloren: **Deletion**,
- wird eingefügt: **Insertion**,
- wird verdoppelt: **Duplikation**,
- dreht sich um 180°: **Inversion**,
- wird verschoben: **Translokation**.

Gen- und Punktmutation

▶ Definition

Gen- und Punktmutation

▶ **Definition.** Eine **Genmutation** ist eine Änderung der Struktur eines einzelnen Gens. Prinzipiell unterscheidet sie sich nicht von einer Chromosomenmutation, es ist lediglich ein kleineres Segment der DNA betroffen. Betrifft die Mutation einzelne Basen eines Gens, so spricht man von einer **Punktmutation**.

Formen:
- **Substitution:** Austausch einer Base (**Transition** oder **Transversion**),
- **Insertion:** Einfügen einer/mehrerer Base(n),
- **Deletion:** Verlust einer/mehrerer Base(n).

Formen:
- **Substitution:** Austausch einer Base. Dies ist die häufigste Form der Genmutation.
  - Wird ein Pyrimidin gegen ein Pyrimidin oder ein Purin gegen ein Purin ausgetauscht, so nennt man dies **Transition**. Diese Form des Austausches kommt am häufigsten vor.
  - Bei Austausch eines Pyrimidins gegen ein Purin oder umgekehrt spricht man von **Transversion**.
- **Insertion:** Einfügen einer oder mehrerer Basen,
- **Deletion:** Verlust einer oder mehrerer Basen.

Auswirkungen von Mutationen innerhalb kodierender Sequenzen

Auswirkungen von Substitutionen: Das Leseraster bleibt unverändert.

Die Auswirkungen auf den Phänotyp richten sich nach dem Ort der Substitution.

Mutationen an Position 3 des Codons sind häufig **stille (= neutrale = synonyme) Mutationen**, haben also keinen Einfluss auf die Aminosäuresequenz.

Wird eine Aminosäure verändert (**Missense-Mutation**), so hängt der Effekt auf die Funktion des betroffenen Proteins u. a. davon ab,
- ob sich die Eigenschaften dieser Aminosäure sehr von denen der ursprünglichen Aminosäure unterscheiden,
- wo sich die Aminosäure im Protein befindet.

Bei Umwandlung eines Codons in ein Stoppcodon **(Nonsense-Mutation)** wird ein unvollständiges Protein produziert.

Auswirkungen von Mutationen innerhalb kodierender Sequenzen

Auswirkungen von Substitutionen: Da die Anzahl der Basen gleich bleibt, hat eine Substitution keinerlei Auswirkung auf das Leseraster.
Der Einfluss von Mutationen auf den Phänotyp kann sehr unterschiedlich sein und hängt davon ab, wo diese Mutation aufgetreten ist. Aufgrund der Degeneration des genetischen Codes muss sich der Phänotyp nicht zwangsläufig ändern.
In vielen Fällen, in denen die dritte Position eines Codons betroffen ist, hat die Mutation keinen Effekt auf die Aminosäuresequenz eines Proteins, da oft die beiden ersten Positionen eines Codons entscheiden, welche Aminosäure kodiert wird (S. 466), und deshalb die gleiche Aminosäure wie vorher eingebaut wird (**stille = neutrale = synonyme Mutation, silent mutation**).
Wird eine Aminosäure verändert (**Missense-Mutation**), so hängt der Effekt auf die Funktion des betroffenen Proteins u. a. davon ab, ob sich die Eigenschaften dieser Aminosäure sehr von denen der ursprünglichen Aminosäure unterscheiden. Der Austausch einer aliphatischen Aminosäure gegen eine andere aliphatische Aminosäure hat wahrscheinlich geringere Wirkungen als der Austausch einer hydrophoben gegen eine geladene hydrophile Aminosäure. Darüber hinaus ist die Position der Aminosäure im Protein ausschlaggebend. Eine Änderung im aktiven Zentrum eines Enzyms könnte das Enzym inaktivieren, die Mutation einer Phosphorylierungsstelle könnte die Regulation verändern. Die Einfügung eines Prolins in eine α-Helix würde die helikale Struktur und damit die gesamte dreidimensionale Struktur des Proteins stören, während viele Mutationen für die Funktion eines Proteins eher von untergeordneter Bedeutung sind.
Wird ein Codon in ein Stoppcodon umgewandelt, so spricht man von einer **Nonsense-Mutation**. Das Leseraster bricht ab und es kann nur noch ein unvollständiges Protein produziert werden, da die Translation an dieser Stelle gestoppt wird.
Es ist auch möglich, dass durch Mutation des ursprünglichen Stoppcodons die Polypeptidkette verlängert wird.

Auswirkungen von Deletionen und Insertionen: Sie verändern stets die Aminosäuresequenz. Durch Insertion oder Deletion einzelner Basen kommt es zu **Leserasterverschiebungen (Rasterschubmutation)**. Es entsteht ein völlig falsches Polypeptid.

Auswirkungen von Deletionen und Insertionen: Bei diesen Mutationen kommt es im Gegensatz zu den Substitutionen immer zu Änderungen der Aminosäuresequenz des zugehörigen Proteins. Wird eine *einzelne Base* inseriert oder deletiert, führt dies zu einer **Leserasterverschiebung (Rasterschubmutation, frame shift mutation)**. Es entstehen völlig neue Tripletts, wodurch sich der Informationsgehalt des gesamten Gens bzw. des Anteils, der sich an die Deletion oder Insertion anschließt, grundlegend verändert. Als Folge kommt es überproportional oft zur Entstehung von Stoppcodons und zum Abbruch der Translation. Es wird ein völlig falsches Protein bzw. Enzym synthetisiert, das keinerlei Aktivität

besitzt und auch keine immunologische Ähnlichkeit mit dem normalen Protein bzw. Enzym aufweist.
Nicht ganz so stark sind die Auswirkungen beim Einfügen oder Entfernen einer Anzahl von Basen, die einem *ganzzahligen Vielfachen von drei* entspricht. Hier wird die Polypeptidkette verlängert oder verkürzt, ohne dass es zu einer Verschiebung des Leserasters kommt.

Durch Einfügen/Entfernen einer Anzahl von Basen, die einem *ganzzahligen Vielfachen von drei* entspricht, bleibt das Leseraster unverändert.

Auswirkungen von Mutationen außerhalb kodierender Sequenzen

Auch außerhalb der kodierenden Sequenzen können Mutationen starke Effekte hervorrufen. Mutationen regulatorischer Regionen (Promotoren, Enhancer) können die Expression des Gens beeinflussen. Dies kann entweder zu einem Mangel oder zu einem Überschuss des Proteins führen.
Die meisten Mutationen innerhalb der Introns werden keinen Effekt haben, aber wenn die Exon/Intron-Grenzen oder der Verzweigungspunkt betroffen sind, kann es zu falschen Spleißprodukten, also auch falschen Genprodukten kommen. Dies ist z. B. bei der β-Thalassämie der Fall (S. 660).

Auswirkungen von Mutationen außerhalb kodierender Sequenzen

Mutationen in Promotoren oder Enhancern können die Genexpression unterdrücken oder stimulieren.

Mutationen in Introns können zu falschen Spleißprodukten führen.

14.1.2 Entstehung von Mutationen

Mutationen können durch endogene oder exogene Faktoren verursacht werden.

14.1.2 Entstehung von Mutationen

Mechanismen endogener DNA-Schäden

Spontane chemische Reaktionen (Spontanmutationen) oder Fehler im Verlauf der Replikation können die DNA verändern. Folgende Mechanismen sind bekannt:
- Thermische Depurinierung,
- Desaminierung,
- Tautomerisierung.

Mechanismen endogener DNA-Schäden

- Thermische Depurinierung,
- Desaminierung,
- Tautomerisierung

können spontan oder bei der Replikation Mutationen auslösen.

Thermische Depurinierung: Die relativ labile N-glykosidische Bindung zwischen dem N^8 einer Purinbase und der Desoxyribose lässt sich schon bei normaler Körpertemperatur hydrolytisch spalten. Dies führt zu sog. Apurinstellen in der DNA.

Thermische Depurinierung: Die glykosidische Bindung zwischen Base und Zucker wird gespalten.

Desaminierung: Sehr häufig wird Cytosin spontan oxidativ desaminiert. Auch bei anderen Basen wird eine Desaminierung beobachtet. Die Desaminierungsprodukte gehen andere Basenpaarungen ein als die ursprüngliche Base (Tab. **B-14.1**).

Desaminierung bringt Basen hervor, die andere Basenpaarungen eingehen (Tab. **B-14.1**).

► **Merke.** Eine durch eine chemische Reaktion veränderte Base, die eine andere Basenpaarung eingeht, führt in der folgenden Replikation zu einer Substitution.

◄ Merke

B-14.1 Produkte der oxidativen Desaminierung von Basen und ihre komplementären Basen

Base	*Desaminierungsprodukt*	*komplementäre Base des Desaminierungsprodukts*
Cytosin	Uracil	Adenin
Adenin	Hypoxanthin	Cytosin
5-Methylcytosin	Thymin	Adenin
Guanin	Xanthin	Cytosin

B-14.1

Tautomerisierung: Basen liegen in einem Gleichgewicht zwischen Keto- und Enolform (Keto-Enol-Tautomerie) bzw. Amino- und Iminoform vor. Der Anteil der Keto- bzw. Iminoform liegt bei 10^{-4} bis 10^{-5}. Diese Tautomere können unübliche Basenpaarungen bilden (z. B. T-G- oder A-C-Paarung) und sind

Tautomerisierung: Durch die Keto-Enol-Tautomerie kann es zu unüblichen Basenpaarungen kommen. Diese können bei der nächsten Replikation Substitutionen verursachen.

damit Ursache von Replikationsfehlern. Adenin bildet in der Iminoform mit Cytosin anstatt mit Thymin ein korrespondierendes Basenpaar. Durch diese atypische AC-Basenpaarung wird bei der folgenden Replikation eine AT- und eine GC-Paarung in den Tochtersträngen entstehen. Tautomere Formen können also Substitutionen verursachen.

Mechanismen exogener DNA-Schäden

Mechanismen exogener DNA-Schäden

Die DNA kann durch physikalische Faktoren oder chemische Reaktionen verändert werden.

Schädigung durch physikalische Faktoren

Treffen energiereiche Strahlen auf Moleküle, entstehen Kationen, die chemische Folgereaktionen auslösen.

UV-Strahlung kann eine Dimerisierung von benachbarten Thyminresten verursachen (Abb. **B-14.1**) und so Genexpression und Replikation stören.

Schädigung durch physikalische Faktoren

Energiereiche elektromagnetische Strahlen (UV-, Röntgen- und γ-Strahlung) und Teilchenstrahlen (α-, β-, Protonen- und Neutronenstrahlung) lösen Elektronen aus dem Molekülverband, wobei Kationen entstehen, die chemische Folgereaktionen auslösen.
UV-Strahlung wird von den Nukleinsäuren absorbiert (DNA hat ein Absorptionsmaximum bei 260 nm) und führt zur Dimerisierung benachbarter Pyrimidinreste. In einem Strang benachbarte Thyminreste können kovalent verknüpft werden und bilden ein Cyclobutan-Addukt. Die entstandenen Thymindimere (Abb. **B-14.1**) passen sterisch nicht in die Doppelhelix und behindern die Genexpression und Replikation.

B-14.1

B-14.1 Thymindimer

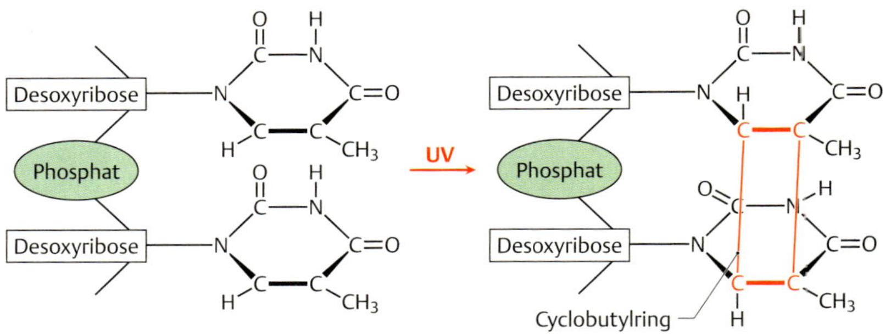

Radioaktive Strahlung schädigt DNA direkt (Strangbrüche) und indirekt (über Sauerstoffradikale).

Radioaktive Strahlung schädigt die DNA
- direkt, indem sie Einzel- oder Doppelstrangbrüche hervorruft,
- indirekt, indem sie die Bildung freier Sauerstoffradikale induziert, die DNA-Schäden auslösen.

Schädigung durch chemische Reaktionen

Mutagen sind
- Desaminierung,
- Alkylierung,
- Einbau von Basenanaloga,
- Interkalierung,
- Oxidation.

Schädigung durch chemische Reaktionen

Folgende chemische Reaktionen sind mutagen:
- Desaminierung,
- Alkylierung,
- Einbau von Basenanaloga,
- Interkalierung,
- Oxidation.

Desaminierung: wird durch Nitrit oder salpetrige Säure begünstigt.

Alkylierung, z. B. durch Stickstoff-Lost-Derivate, führt zu einer veränderten Basenpaarung und somit in der folgenden Replikation zu einer Substitution.

Desaminierung (S. 503) wird durch Nitrit oder salpetrige Säure begünstigt.

Alkylierung: Methyl- oder Ethylgruppenübertragungen, die z. B. durch Dimethylsulfat, Dimethylphosphat, Dimethylnitrosamin oder Stickstoff-Lost-Derivate verursacht werden, führen zu einer Veränderung der Basenpaarung in den resultierenden Produkten. 6-O-Methylguanin paart beispielsweise nicht mit Cytosin, sondern mit Thymin. Dies führt in der folgenden Replikation zu einer Substitution, ein GC-Paar wird durch ein AT-Paar ersetzt.

Einbau von Basenanaloga: Werden Basenanaloga in die DNA eingebaut, so steigt die Wahrscheinlichkeit von Replikationsfehlern. Beim 5-Bromuracil ist die Methylgruppe des Thymins durch ein Bromatom ersetzt. Das Gleichgewicht der Keto-Enol-Tautomerie wird zu Gunsten der Enolform verschoben, die eine dritte H-Brücke ausbildet und somit statt mit Adenin mit Guanin paart. Dies führt dann in folgenden Replikationen zu Basensubstitutionen.

Einbau von Basenanaloga (z. B. Bromuracil) erhöht die Wahrscheinlichkeit von Basenfehlpaarung und somit von Substitution in der folgenden Replikation.

Interkalierung: Zu den interkalierenden Substanzen zählen z. B. Acridinfarbstoffe, die große planare Ringsysteme besitzen. Diese Strukturen können sich zwischen zwei benachbarte Basen in die DNA drängen und verlängern so das Molekül. Bei der Replikation kommt es dann zu einer Insertion einer Base. Dadurch entstehen Leserasterverschiebungen.

Interkalierende Substanzen (z. B. Acridinfarbstoffe) drängen sich zwischen benachbarte Basen. Die Folge ist eine Insertion bei der Replikation.

Oxidation: „Reaktive Sauerstoffspezies“ (reactive Oxygen Species, ROS), die entweder endogen durch Nebenreaktionen der Atmungskette oder durch radioaktive Strahlung (s.o.) entstehen, können neben anderen Makromolekülen (Lipide, Proteine) auch die DNA angreifen. Ein mögliches Produkt ist 8-Oxo-Guanin, das eine Basenpaarung mit Adenin eingehen kann.

Oxidation: „Reaktive Sauerstoffspezies“ oxidieren Basen. Die Oxidationsprodukte gehen andere Basenpaarungen ein.

14.2 Reparatur der DNA-Schäden

Im Genom ereignen sich innerhalb von 24 Stunden mehrere 1000 DNA-Schädigungen, ohne dass Mutationen entstehen. Grund dafür sind die vielseitigen, sehr effizienten DNA-Reparatursysteme. In der Regel wird nur ein kleiner Anteil aller eintretenden Schäden von den DNA-Reparatursystemen nicht erfasst und bewirkt eine Mutation.

Die meisten DNA-Schädigungen können durch DNA-Reparatursysteme behoben werden.

Die Behebung einer Schädigung ist dann unproblematisch, wenn sich dieser auf einen der beiden Einzelstränge der Doppelhelix beschränkt. An einer Einzelstrang-DNA ist keine Reparatur möglich, da die Reparaturenzyme eine intakte Matrize benötigen. Der unversehrte Komplementärstrang dient als Matrize.
Einige Reparaturmechanismen werden im Folgenden beschrieben.

Voraussetzung ist, dass ein Komplementärstrang zum defekten Strang vorhanden ist.

14.2.1 Direkte Reparatur

Bei einer direkten Reparatur erfolgt eine Schadensumkehrung durch ein Enzym, das den Defekt erkennt und eine Reaktion katalysiert, die den Ausgangszustand wiederherstellt. Man kennt zwei Typen dieses Reparaturmechanismus: einen für Photoprodukte und einen für alkylierte Basen.

Hierbei erkennt ein Enzym den Defekt und beseitigt ihn. Es gibt zwei Typen direkter Reparatur.

Photoreaktivierung

DNA-Photolyasen (photoreaktivierende Enzyme) sind in der Lage, die durch UV-Strahlung verursachte Bildung von Thymindimeren (Thymin-Cyclobutan-Dimer, s. Abb. **B-14.1**) in zwei einzelne Thymine zu spalten. Das Enzym wird durch Absorption eines Photons (Wellenlänge: 300–400 nm) aktiviert, wenn es sich an die gestörte DNA-Region bindet. Durch die Absorption des Photons wird dann ein angeregter Zustand erzeugt, der zur Spaltung des Dimers in die ursprünglichen Basen führt.

DNA-Photolyasen können Thymindimere wieder in einzelne Thymine umwandeln.

Dieses Reparatursystem ist in Bakterien und niederen Eukaryonten vorhanden, nicht jedoch in Säugern.

Dieses Reparatursystem kommt beim Menschen nicht vor.

Reparatur von Alkylschäden

6-O-Methylguanin wird z. B. über eine O6-Alkylguanin-DNA-Alkyltransferase (AGT) in Guanin überführt, wobei die Methylgruppe auf eine Cysteinseitenkette des Enzyms übertragen wird. Dabei wird die Transferase inaktiviert, d. h. das Protein begeht „Selbstmord“ und wird einem proteolytischen Abbau zugeführt. Dieses Enzym hat eine deutliche Schutzfunktion gegen die mutagenen Effekte von Alkylierungsmitteln.

Die O6-Alkylguanin-DNA-Alkyltransferase kann alkyliertes Guanin in Guanin überführen, wobei das Enzym inaktiviert wird.

14.2.2 Basen-Exzisionsreparatur

Dieser Reparaturtyp eignet sich für desaminierte oder oxidierte Basen. Er umfasst mehrere Schritte (Abb. **B-14.2**):

14.2.2 Basen-Exzisionsreparatur

Die Basen-Exzisionsreparatur ist für modifizierte Basen (desaminierte oder oxidierte Basen) geeignet. Sie umfasst folgende Schritte (Abb. **B-14.2**):

- Erkennung der beschädigten Base,
- Ausschneiden dieser Base unter Bildung einer abasischen Stelle,
- Hydrolyse der Phosphodiesterbindungen der abasischen Stelle,
- Einfügung eines neuen Nukleotids,
- Schließung des verbleibenden Einzelstrangbruches durch eine DNA-Ligase.

Spezifische **DNA-Glykosylasen** erkennen und entfernen modifizierte Basen. Hierdurch entsteht eine abasische Stelle (AP-Stelle).

Die ersten beiden Schritte erfolgen durch spezifische **DNA-Glykosylasen**. Es sind neun menschliche DNA-Glykosylasen bekannt, die unterschiedlich modifizierte Basen erkennen können. Die Uracil-DNA-Glykosylase z. B. erkennt Uracil, das durch Desaminierung aus Cytidin entstanden ist und kein natürlicher Bestandteil der DNA ist. Das Enzym spaltet die glykosidische Bindung zwischen Uracil und der Desoxyribose, wodurch eine abasische Stelle (AP-Stelle, AP = apurin, apyrimidin) entsteht.

Hier spaltet die **AP-Endonuklease** eine Phosphorsäure-Esterbindung.

Die Neusynthese erfolgt durch die **DNA-Polymerase** β **(Short Patch Repair)** oder die **DNA-Polymerasen** δ **und** ε **(Long Patch Repair)**.

Die **AP-Endonuklease** hydrolysiert dann die 5' gelegene Phosphorsäure-Esterbindung, wodurch ein Einzelstrangbruch der DNA entsteht.
Die weitere Reparatur verläuft in zwei Varianten:

- Beim **Short Patch Repair** fügt die **DNA-Polymerase** β ein passendes Nukleotid ein und spaltet gleichzeitig die 3' gelegene Phosphorsäure-Esterbindung der AP-Stelle durch ihre AP-Lyase-Aktivität.
- Beim **Long Patch Repair** fügen die **DNA-Polymerasen** δ **und** ε unter Mitwirkung der Proteine PCNA und RFC 2 6 Nukleotide unter Verdrängung der vorhandenen Basen an. Das kurze überhängende Oligonukleotid wird durch die Endonuklease FEN1 abgetrennt.

Eine **DNA-Ligase** beseitigt den Einzelstrangbruch.

Der letzte Schritt der Reparatur ist die Schließung des Einzelstrangbruches durch eine **DNA-Ligase**.

14.2.3 Nukleotid-Exzisionsreparatur

Dieser Reparaturtyp behebt größere Basenveränderungen (z. B. sperrige Basenaddukte).

14.2.3 Nukleotid-Exzisionsreparatur

Treten größere Basenveränderungen wie Pyrimidindimerisierungen oder sperrige Basenaddukte auf, die zu starken Verzerrungen der Doppelhelixstruktur führen, können diese Schäden durch die Nukleotid-Exzisionsreparatur behoben werden. Beim Menschen sind etwa 30 Polypeptide an dieser Reparatur beteiligt.

Er umfasst mehrere Schritte (Abb. **B-14.3**):

- Lokalisation des Defekts,
- Entwindung der Doppelhelix durch TFIIH,
- Exzision des defekten Bereichs (Oligonukleotid),
- Reparatursynthese durch die DNA-Polymerasen δ und ε,
- Reparatur des letzten Einzelstrangbruchs durch DNA-Ligase.

Die Nukleotid-Exzisionsreparatur umfasst folgende Schritte (Abb. **B-14.3**):

- Ein Multiproteinkomplex, in dem auch der Transkriptionsfaktor TFIIH enthalten ist, lokalisiert die Schädigung.
- Durch die Helikaseaktivität von TFIIH wird ein Bereich von etwa 25 Basenpaaren entwunden.
- Zwei Endonukleasen schneiden ein 25 – 32 Nukleotide langes Oligonukleotid, das den Defekt enthält, heraus.
- Die Reparatursynthese erfolgt durch die DNA-Polymerasen δ und ε zusammen mit PCNA und RFC.
- Durch eine DNA-Ligase wird der verbleibende Einzelstrangbruch kovalent geschlossen.

Man unterscheidet zwischen **globaler Genomreparatur** (nichttranskribierte DNA) und **transkriptionsgekoppelter Reparatur** (transkribierte DNA).

Man kennt beim Menschen zwei Varianten der Nukleotid-Exzisionsreparatur, die **globale Genomreparatur (GGR)** und die **transkriptionsgekoppelte Reparatur (TCR)**. Sie unterscheiden sich vor allem durch den Mechanismus der Erkennung des Defekts. Die GGR ist für die Reparatur nichttranskribierter DNA zuständig, während die TCR transkribierte DNA repariert. Die Erkennung des Schadens erfolgt bei der TCR vermutlich durch eine blockierte RNA-Polymerase.

B-14.2 Basen-Exzisionsreparatur

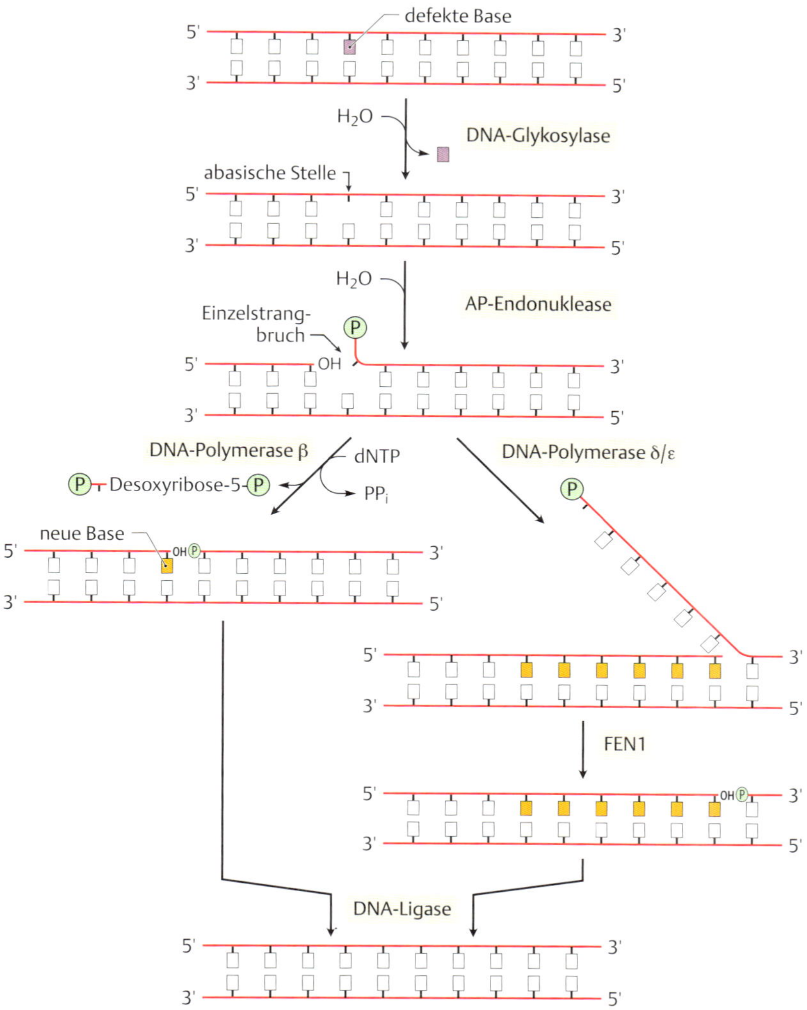

Links unten:
Short Patch Repair
rechts unten:
Long Patch Repair
FEN1: Endonuklease

▶ **klinik.** Drei autosomal-rezessiv vererbte, sehr seltene Erbkrankheiten sind durch Defekte im Nukleotid-Exzisionsreparatursystem bedingt:

- Xeroderma pigmentosum,
- Cockayne-Syndrom,
- Trichothiodystrophie.

Die Defekte finden sich bei Xeroderma pigmentosum in der GGR, bei den beiden anderen Krankheiten in der TCR.
Bei **Xeroderma pigmentosum** können aufgrund des Defekts durch Sonnenbestrahlung (UVB!) entstandene DNA-Schäden in Hautzellen nicht beseitigt werden. Deshalb treten auf lichtexponierter Haut Pigmentverschiebungen und Tumoren auf (s. Abb.). Da es keine kausale Therapie gibt, müssen die Betroffenen Sonnenlicht meiden („Mondscheinkinder").
Auch beim **Cockayne-Syndrom** sind Hautzellen betroffen: Auf lichtexponierter Haut finden sich rote, schuppende Areale. Pigmentläsionen und Hauttumore treten jedoch nicht auf. Die körperliche und geistige Entwicklung der Betroffenen ist verlangsamt und sie altern vorzeitig. In schweren Fällen tritt der Tod um das 6. Lebensjahr ein.

Bei der **Trichothiodystrophie** besteht ebenfalls eine erhöhte Lichtempfindlichkeit, aber kein Risiko für Hauttumoren. Leitsymptom sind kurze, brüchige Haare und Nägel aufgrund eines Schwefelmangels.

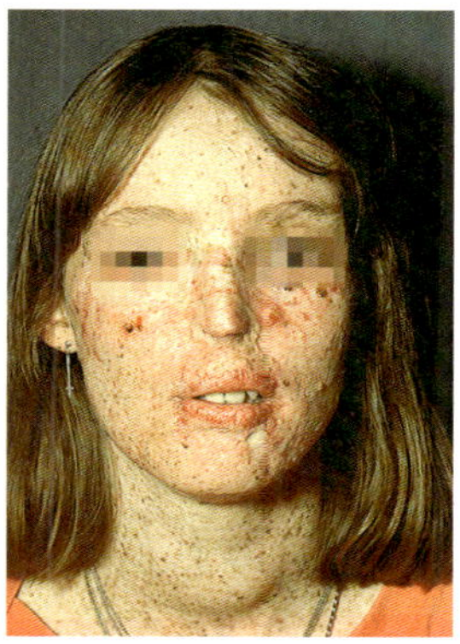

Patientin mit Xeroderma pigmentosum. Es finden sich Pigmentverschiebungen im Gesicht und am Hals, im Gesicht außerdem multiple Basaliome, Melanomvorstufen, Narben früherer Tumorexzisionen und eine Entzündung der Lippen (Cheilitis).

B-14.3

B-14.3 Nukleotid-Exzisionsreparatur

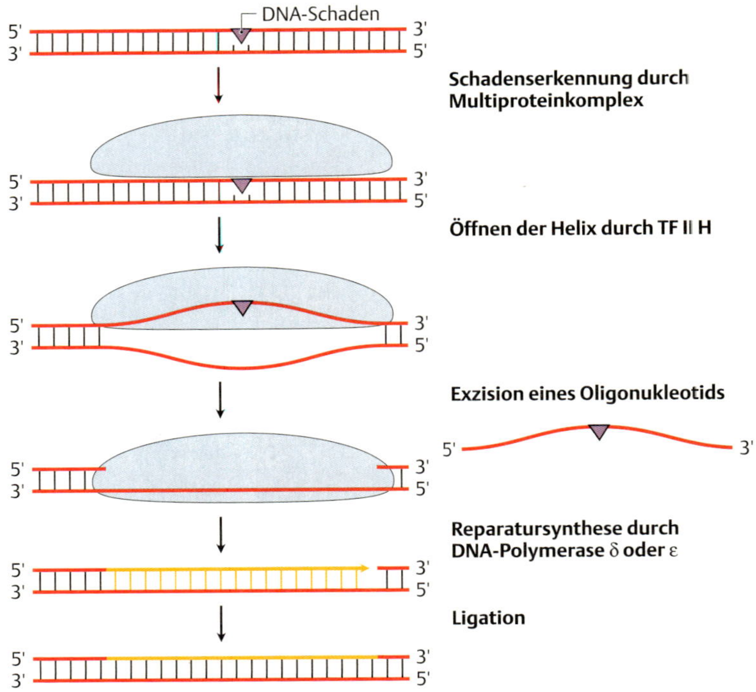

14.3 Kontrolle der Replikationsgenauigkeit und Fehlpaarungsreparatur (Mismatch-Reparatur)

Die Replikation muss ein sehr genauer Prozess sein, damit das Erbmaterial über viele Generationen erhalten bleibt.

Die Genauigkeit der Replikation wird durch drei Prozesse kontrolliert:

- **Erkennung der korrekten dNTPs:** DNA-Polymerasen bauen nur zum Matrizenstrang komplementäre dNTPs in den Tochterstrang ein.
- **unmittelbare Produktkontrolle:** Korrekturlesen und Entfernen falsch eingebauter Basen durch die 3'-5'-Exonuklease-Aktivität der DNA-Polymerasen I und III (Prokaryonten) bzw. γ, δ und ε (Eukaryonten).
- **Fehlpaarungs-Korrekturlesemechanismus:** Er besteht bei E. coli aus drei Proteinen: **MutS** erkennt Fehlpaarungen. **MutH** fügt dort Einzelstrangbrüche in den Tochterstrang ein. **MutL** baut den Tochterstrang bis zur Fehlpaarungsstelle ab.

14.3 Kontrolle der Replikationsgenauigkeit und Fehlpaarungsreparatur (Mismatch-Reparatur)

Die Replikation muss ein sehr genauer Prozess sein, damit das Erbmaterial über viele Generationen erhalten bleibt. Man schätzt die Fehlerrate auf $1{:}10^9$. Zum Vergleich dazu ist die Fehlerrate der RNA-Synthese um den Faktor 100.000 höher, liegt also bei $1{:}10^4$. Hier ist es auch nicht ganz so wichtig, fehlerfrei zu arbeiten, da die Fehler sich in der RNA nicht über Generationen hin fortpflanzen und anhäufen. Eine höhere Fehlerrate der DNA-Synthese würde die Rate der Keimbahnmutationen oder der somatischen Mutationen erhöhen.

Die Genauigkeit der Replikation wird durch drei Prozesse kontrolliert:

- **Erkennung der korrekten dNTPs:** DNA-Polymerasen bauen nur die dNTPs in den Tochterstrang ein, deren Basen eine korrekte Basenpaarung mit der entsprechenden Base des Matrizenstrangs eingehen.
- **unmittelbare Produktkontrolle:** Die prokaryontischen DNA-Polymerasen I und III bzw. die eukaryontischen DNA-Polymerasen γ, δ und ε überprüfen nach Einbau eines Nukleotids, ob die eingebaute Base auch wirklich eine Basenpaarung eingeht. Ist dies nicht der Fall, so stoppt die Synthese und die falsch eingebaute Base wird durch die 3'-5'-Exonuklease-Aktivität der DNA-Polymerase hydrolytisch herausgeschnitten. Erst wenn das 3'-OH-Ende eines Nukleotids erkannt wird, das eine Basenpaarung mit dem Matrizenstrang eingeht, kann die DNA-Synthese fortgesetzt werden. Damit lässt sich auch erklären, warum DNA-Polymerasen im Gegensatz zu RNA-Polymerasen einen Primer benötigen.
- **Fehlpaarungs-Korrekturlesemechanismus:** Bei dem Bakterium *Escherichia coli (E. coli)* erkennt das Protein **MutS** Fehlpaarungen in der Doppelhelix. Daraufhin fügt das Protein **MutH** Einzelstrangbrüche in den Tochterstrang ein. Das Protein **MutL** sucht Einzelstrangbrüche und bewirkt den Abbau des Strangs

bis zur Fehlpaarungsstelle. Entsprechungen von MutS und MutL sind auch beim Menschen bekannt.

▶ **klinik.** Defekte in den Genen, die beim Menschen die MutS und MutL entsprechenden Proteine kodieren, führen zu einem erhöhten Risiko, am **erblichen nichtpolypösen Dickdarmkrebs (hereditary nonpolyposis colorectal carcinoma, HNPCC)** zu erkranken.

◀ klinik

B IV Zellzyklus, Apoptose und molekulare Onkologie

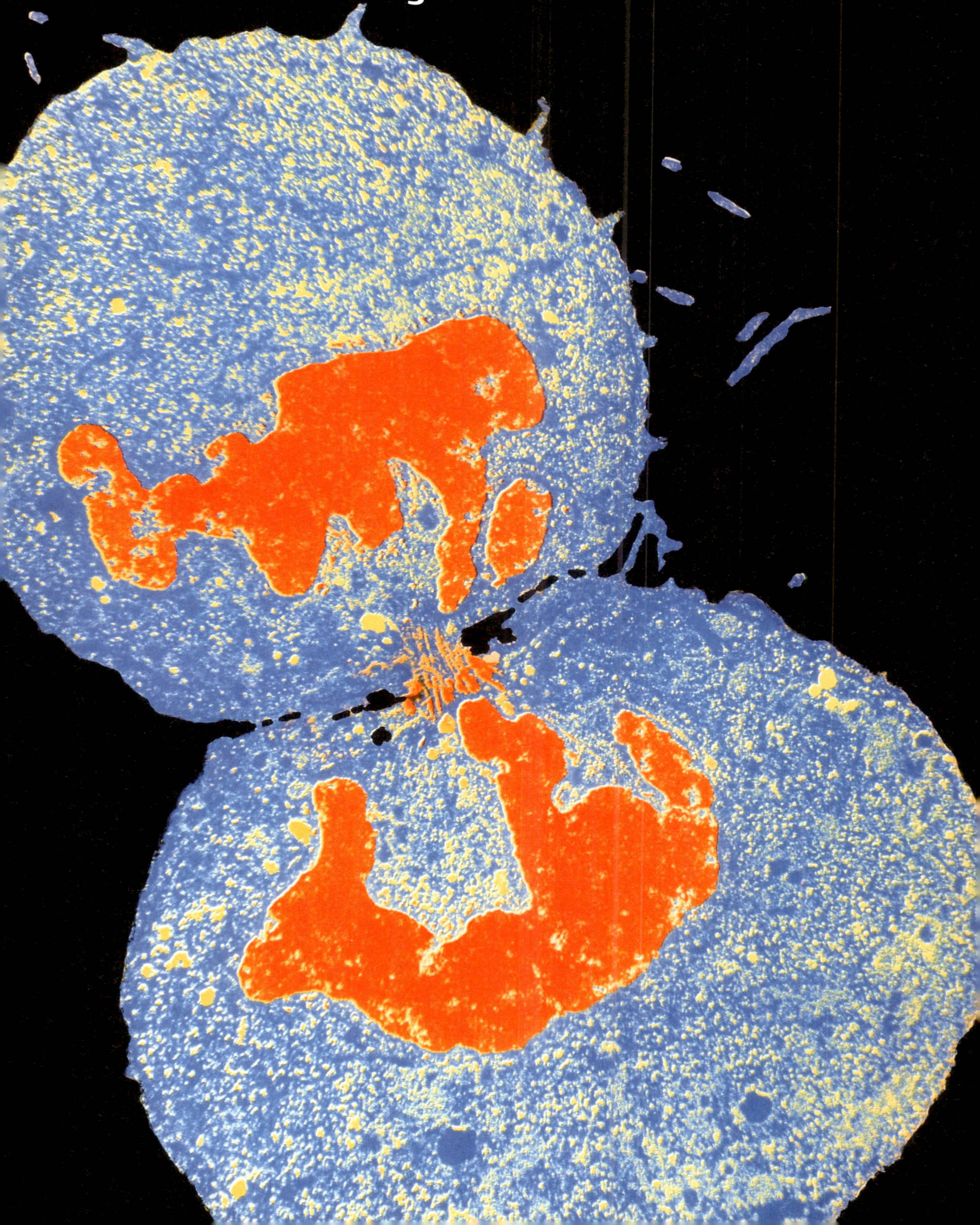

15 Der Zellzyklus

▶ Definition

15 Der Zellzyklus

▶ **Definition.** Der Zellzyklus ist der geregelte Ablauf von Ereignissen in eukaryontischen Zellen zwischen den einzelnen Zellteilungen mit dem Ziel, die genetische Information der Zelle identisch zu verdoppeln und auf zwei Tochterzellen zu verteilen.

15.1 Ablauf

Man unterscheidet
- G1-Phase,
- S-Phase,
- G2-Phase,
- Mitose (M-Phase) (Abb. **B-15.1**).

G1-, S- und G2-Phase fasst man als **Interphase** zusammen.

15.1 Ablauf

Der Zellzyklus wird in vier Phasen eingeteilt (Abb. **B-15.1**):
- G1-Phase,
- S-Phase,
- G2-Phase,
- Mitose (M-Phase).

G1-, S- und G2-Phase werden auch als **Interphase** zusammengefasst.

B-15.1

B-15.1 **Der Zellzyklus**

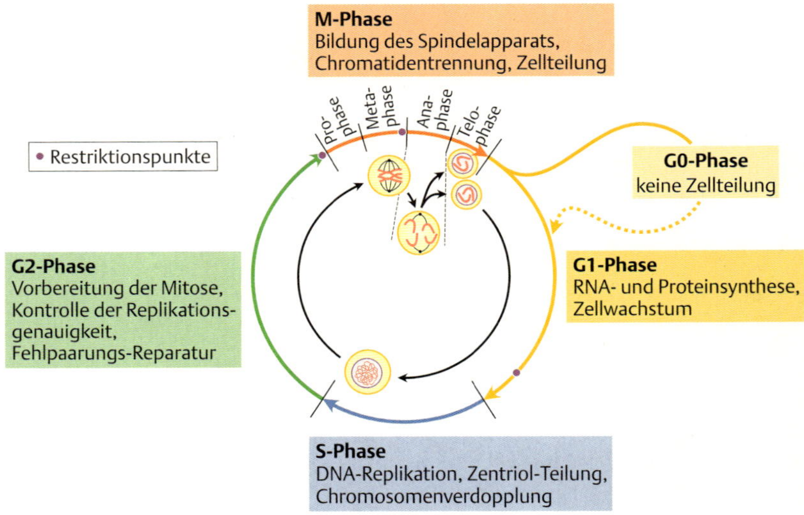

Manche Zellen treten im Anschluss an die Mitose in die **G0-Phase** ein. Dies ist ein **Ruhezustand**, in dem keine Zellteilung stattfindet.

Manche Zellen treten im Anschluss an die Mitose in die **G0-Phase (Ruhezustand)** ein. Auslöser für den Eintritt in die G0-Phase ist das Erreichen eines bestimmten Differenzierungsgrades, eine niedrige Konzentration von Wachstumsfaktoren oder eine hohe Populationsdichte. In der G0-Phase findet keine Neubildung von Zellen mehr statt, die Zellen haben jedoch einen aktiven Stoffwechsel. Dieser Zustand kann sehr lange anhalten oder auch dauerhaft sein. Manche dieser Zellen können auf bestimmte Wachstumssignale hin wieder in die G1-Phase eintreten.

Die **G1-Phase** ist eine **Wachstumsphase**.

In der **G1-Phase** (von gap [engl.] = Lücke) **wächst** die **Zelle** und synthetisiert die Proteine, die für die Verdoppelung des Genoms in der nächsten Phase erforderlich sind, z. B. die Bausteine der Mikrotubuli der Mitose(= Kernteilungs)spindel, α- und β-Tubulin (s. 386). Dies dauert im Mittel zwischen 3 und 12 Stunden.

In der **S-Phase** findet die **DNA-Replikation** statt.

In der nachfolgenden **S-Phase** (S = Synthese) wird die **DNA repliziert**. Es wird also eine komplette Kopie des Genoms hergestellt. Jedes Chromosom besteht nun aus zwei Schwesterchromatiden, die am Kinetochor zusammenhängen. Das

Zentriol, der Ausgangspunkt der Mitosespindel, teilt sich. Diese Phase dauert etwa 8 – 12 Stunden.

Die **G2-Phase** dient der **Vorbereitung der Mitose**. Es werden verstärkt RNA-Moleküle und zellteilungsspezifische Proteine synthetisiert. Außerdem werden die neu synthetisierten DNA-Stränge auf Fehlpaarungen kontrolliert und ggf. repariert. Die mittlere Dauer der G2-Phase beträgt 1,5 – 3 Stunden.

In der **G2-Phase** wird die **Mitose vorbereitet**.

Die **Mitose** ist die eigentliche Zellteilung. Sie wird aufgeteilt in

- Prophase,
- Metaphase,
- Anaphase,
- Telophase.

Die **Mitose (Zellteilung)** wird in folgende Stadien unterteilt:

- Prophase,
- Metaphase,
- Anaphase,
- Telophase.

In der **Prophase** kondensiert sich das Chromatin, so dass die Chromosomen sichtbar werden. Der Spindelapparat beginnt sich ausgehend von den Zentriolen her auszubilden, die sich an den entgegengesetzten Polen der Zelle befinden (s. Abb. **B-6.8**, S. 391). Der Nukleolus ist nicht mehr erkennbar und die Kernmembran beginnt sich aufzulösen.

In der **Prophase** kondensiert sich das Chromatin zu den Chromosomen und der Spindelapparat entsteht.

In der **Metaphase** heften sich die Mikrotubuli der Mitosespindel an die Kinetochoren der Chromosomen an. Die Chromosomen richten sich an der Äquatorialebene aus. Die Kernmembran hat sich komplett aufgelöst.

In der **Metaphase** ist die Mitosespindel ausgebildet und die Chromosomen befinden sich in der Äquatorialebene der Zelle.

In der **Anaphase** teilen sich die Zwei-Chromatiden-Chromosomen in Ein-Chromatid-Chromosomen, die wiederum durch den Spindelapparat zu den entgegen gesetzten Polen der Zelle transportiert werden. Es gelangt also jeweils eine Kopie des Genoms in eine der Zellhälften.

In der **Anaphase** trennen sich die Chromatiden und werden auf die entgegen gesetzten Pole der Zelle verteilt.

In der **Telophase** entwickeln sich neue Kernmembranen um die Chromosomen in den beiden Zellhälften. Die Chromosomen dekondensieren und die Nukleoli bilden sich neu. Der Spindelapparat löst sich auf. Die Zelle wird nun durch eine Zytoplasmamembran in zwei Tochterzellen geteilt (Zytokinese).

Die Mitose dauert etwa 0,5 – 1 Stunde.

In der **Telophase** bilden sich neue Kernmembranen, die Chromosomen dekondensieren, die Zelle teilt sich.

15.2 Regulation

Zellteilungen müssen strikt kontrolliert werden, Fehler in der Regulation können lebensbedrohliche Erkrankungen wie Krebs zur Folge haben.

Der Ablauf des Zellzyklus wird durch ein Kontrollsystem geregelt, das sicherstellt, dass alle Vorgänge zur richtigen Zeit und in der richtigen Reihenfolge ablaufen. Störungen der Zellzyklusregulation könnten zum Zelltod oder zur Entartung der Zellen führen.

15.2 Regulation

Fehler in der Zellzyklusregulation können zu Tumorerkrankungen führen.

15.2.1 Kontrollpunkte im Zellzyklus

Es gibt im Zellzyklus mehrere **Restriktionspunkte**, an denen überprüft wird, ob alle Kriterien für den Eintritt in die nächste Phase erfüllt sind. Ist dies nicht der Fall, dann wird der Zellzyklus an diesen Stellen arretiert. Dabei werden endogene und exogene Informationen berücksichtigt.

15.2.1 Kontrollpunkte im Zellzyklus

An bestimmten **Restriktionspunkten** im Zellzyklus wird der geregelte Ablauf überprüft.

Restriktionspunkte befinden sich (Abb. **B-15.1**)

- in der späten G1-Phase,
- am Ende der G2-Phase,
- in der Metaphase.

Restriktionspunkte befinden sich in der späten G1-Phase, am Ende der G2-Phase und in der Metaphase (Abb. **B-15.1**).

Am **Restriktionspunkt in der späten G1-Phase** wird entschieden, ob sich die Zelle überhaupt teilt. Voraussetzung für den **Start des Zellzyklus** ist, dass die Zelle eine gewisse Größe erreicht hat, dass die Ernährungsbedingungen ausreichend sind und dass eine zusätzliche Stimulierung durch Wachstumsfaktoren bei gleichzeitigem Fehlen antimitogener Signale erfolgt. Sind diese Bedingungen erfüllt, werden alle Vorgänge bis zum Erreichen des nächsten Kontrollpunktes unumkehrbar durchgeführt.

Am **Restriktionspunkt in der späten G1-Phase** entscheidet sich, ob der **Zellzyklus startet**, d. h. ob sich die Zelle überhaupt teilt.

Am **Restriktionspunkt am Ende der G2-Phase** werden die **Umweltbedingungen** und der **Status der Replikation** überprüft.

Am **Restriktionspunkt am Ende der G2-Phase** werden nochmals die **Umweltbedingungen** überprüft und wird sichergestellt, dass die **DNA-Replikation vollständig abgelaufen** ist, bevor die Zelle in die Mitose eintreten kann. Andernfalls würden die Tochterzellen ein unvollständiges Genom erhalten, was den Zelltod zur Folge hätte.

Am **Metaphase-Restriktionspunkt** wird geprüft, ob alle Chromosomen am Spindelapparat hängen.

Zusätzlich gibt es in der **G1- und G2-Phase DNA-Schadens-Kontrollpunkte**. Liegen DNA-Schäden vor, wird der Zellzyklus aufgehalten, bis die DNA repariert ist. Ist keine Reparatur möglich, wird die Apoptose eingeleitet.

Am **Metaphase-Restriktionspunkt** wird schließlich überprüft, ob alle Chromosomen an die Mikrotubuli des Spindelapparates angeheftet sind, bevor sie in der Anaphase auf die beiden Zellhälften verteilt werden.
Außer den Restriktionspunkten gibt es in der **G1- und G2-Phase DNA-Schadens-Kontrollpunkte**, an denen DNA-Schäden, die z. B. durch ionisierende Strahlung oder chemische Agenzien entstanden sind, registriert werden. Treten derartige Schäden auf, dann wird der Zellzyklus aufgehalten, bis die DNA-Reparatur-Systeme die Schäden beheben konnten. Ist dies unmöglich, dann wird der programmierte Zelltod (Apoptose, S. 517) eingeleitet, damit sich keine Mutationen in den weiteren Zellgenerationen anhäufen können, die möglicherweise zu einer Entartung der Zellen und somit zur Tumorbildung führen.

15.2.2 Komponenten des Zellzyklus-Kontrollsystems

Die Regulation des Zellzyklus erfolgt durch **Zyklin-abhängige Kinasen (CDKs)**, die durch
- Bindung von Zyklinen,
- Phosphorylierung/Dephosphorylierung,
- CDK-Inhibitorproteine

gesteuert werden (Abb. **B-15.2**).

15.2.2 Komponenten des Zellzyklus-Kontrollsystems

Zu den wichtigsten Komponenten des Kontrollsystems gehören periodisch aktivierbare Proteinkinasen, die **Zyklin-abhängigen Kinasen (cyclin-dependent kinases, CDKs)**. Die Aktivität dieser CDKs wird durch
- Bindung von Zyklinen,
- Phosphorylierung/Dephosphorylierung,
- CDK-Inhibitorproteine (CKI)

reguliert (Abb. **B-15.2**).

B-15.2

B-15.2 Regulation der CDKs

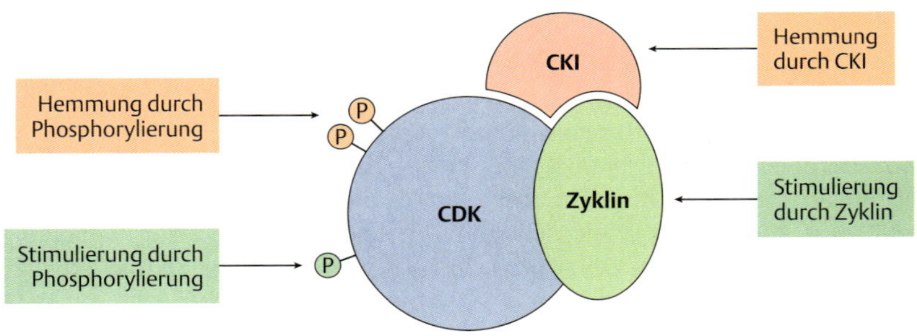

CDKs sind nur als Heterodimer mit einem **Zyklin** aktiv. Die phasenspezifisch wechselnde Konzentration dieser Proteine ist für die Steuerung der Zellzyklusphasen entscheidend (Abb. **B-15.3**). Durch die **Kernlokalisierungssequenz (NLS)** gelangt der Komplex in den Zellkern, wo er z. B. Transkriptionsfaktoren aktiviert.

Die CDKs sind nur als heterodimerer Komplex mit einem **Zyklin** aktiv. Zykline sind eine Klasse phasenspezifisch exprimierter Proteine, deren wechselnde Konzentrationen für die Steuerung der Zellzyklusphasen entscheidend sind. Unterschiedliche Kombinationen von CDKs und Zyklinen können an den Restriktionspunkten durch Phosphorylierung weiterer Enzyme und Transkriptionsfaktoren den nächsten Schritt im Zellzyklus einleiten (Abb. **B-15.3**). Zykline besitzen eine **Kernlokalisierungssequenz** (**NLS**, engl. = nuclear localization sequence), durch die die Dimere zum Zellkern dirigiert werden können. Aktivierung und Deaktivierung dieser CDK-Zyklin-Dimere können u. a. von Wachstumsfaktoren beeinflusst werden.

Die Aktivität der CDK-Zyklin-Dimere kann durch **Proteinkinasen** und **Proteinphosphatasen** gesteuert werden. So wird die CDK1 durch die drei Proteinkinasen **CAK**, **Wee1**- und **Myt1**-Kinase und die **Cdc25-Phosphatase** reguliert.

Die Aktivität der CDK-Zyklin-Dimere kann durch **Proteinkinasen** und **Proteinphosphatasen** gesteuert werden. Bei der CDK1 z. B. wirkt eine Phosphorylierung am Thr 161 stimulierend, während eine Phosphorylierung am Thr 14 und Tyr 15 im aktiven Zentrum des Enzyms hemmend wirkt. Die Stimulierung erfolgt durch die **CAK** (*C*DK-*a*ctivating *K*inase), ein konstitutiv exprimiertes Dimer aus CDK7 und Zyklin H. Die Hemmung wird durch die **Wee1**- und **Myt1**-Kinase verursacht. Ihr Gegenspieler, die **Cdc25-Phosphatase**, bewirkt

durch Abspaltung der entsprechenden Phosphatreste wiederum eine Stimulierung der CDK1.
Die **CDK-Inhibitor-Proteine (CKIs)** teilt man in zwei Familien ein:

- die Ink4-Familie aus $p16^{Ink4a}$, $p15^{Ink4b}$, $p18^{Ink4c}$ und $p19^{Ink4d}$,
- die Cip/Kip-Familie aus $p21^{Cip1}$, $p27^{Kip1}$ und $p57^{Kip2}$.

Die CKIs der **Ink4-Familie** binden und **hemmen spezifisch** die **CDK4 und 6** und induzieren eine Arretierung in der G1-Phase, während die CKIs der **Cip/Kip-Familie** eine wesentlich **breitere Spezifität** für Zyklin D-, E- und A-abhängige Kinasen zeigen (Abb. **B-15.3**). Einige CKI-Gene gelten als Tumosuppressorgene, deren Fehlfunktionen zu einer Entartung der Zelle und zur Tumorbildung beitragen können (z. B. $p16^{Ink4a}$ bei der Entstehung von Pankreaskarzinom).

CDK-Inhibitor-Proteine (CKIs) der **Ink4-Familie** binden und **hemmen spezifisch** die **CDK4 und 6** und induzieren eine Arretierung in der G1-Phase. CKI der **Cip/Kip-Familie** zeigen eine **breitere Spezifität** für Zyklin D-, E- und A-abhängige Kinasen (Abb. **B-15.3**).

B-15.3 **Funktion der verschiedenen CDK-Zyklin-Dimere bzw. CKIs im Zellzyklus**

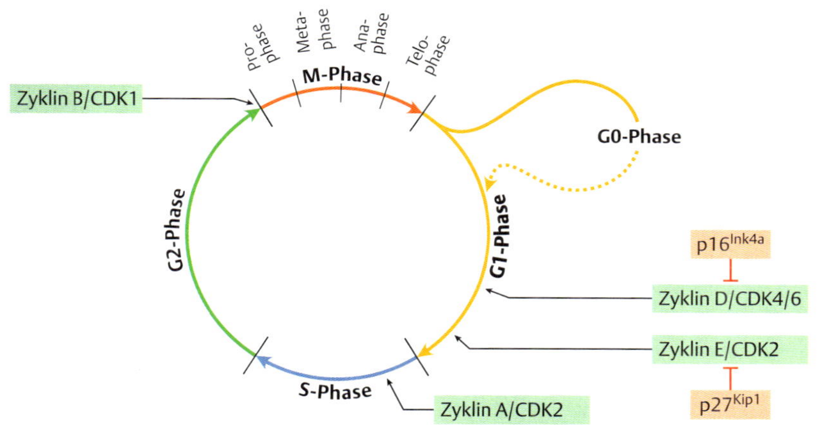

B-15.3

15.2.3 Steuerung der Phasenübergänge bzw. der S-Phase

Steuerung des G1/S-Übergangs

Am Restriktionspunkt in der späten G1-Phase muss die Zelle sich entscheiden, ob sie in einen Ruhezustand (G0-Phase) übergeht oder sich teilen wird. Durch mitogene Stimulierung wird zelltypspezifisch Zyklin D1, D2 oder D3 induziert, das ein Heterodimer mit CDK4 oder CDK6 bildet. Dieses Heterodimer gelangt in den Zellkern, wo es durch die **CAK** phosphoryliert wird. Eine Schlüsselstellung in der weiteren Regulation nimmt das **Retinoblastoma-Protein Rb** ein (Abb. **B-15.4**). Der Name dieses Proteins beruht auf dessen entscheidender Rolle bei der Entstehung von Tumorerkrankungen. Defektmutationen im Rb-Gen wurden zuerst beim Retinoblastom gefunden (S. 526). Im **nichtphosphorylierten Zustand** bindet Rb an die Transaktivierungsdomäne des Transkriptionsfaktors E2F und rekrutiert die Histon-Deacetylase (HDAC). Dadurch wird die **Transkription** einer ganzen Reihe von Genen **blockiert**. Wird Rb durch das Heterodimer aus Zyklin D und CDK4 oder CDK 6 **phosphoryliert**, dann wird HDAC freigesetzt und das **Chromatin** wird **umstrukturiert**. Dies hat zur Folge, dass Zyklin E verstärkt exprimiert wird, das wiederum in der späten G1-Phase die CDK2 aktiviert. Zyklin E/CDK2 überführt Rb in einen **hyperphosphorylierten** Status. E2F bindet dann nicht mehr und **stimuliert** die **Transkription** verschiedener für die S-Phase notwendiger Gene.
Durch CKI kann der G1/S-Übergang verhindert werden. Zyklin D/CDK4 wird durch $p16^{Ink4a}$ gehemmt, Zyklin E/CDK2 kann durch $p27^{Kip1}$ gehemmt werden (s. Abb. **B-15.3**). Dessen Expression wiederum wird durch mitogene und antiproliferative Signale gesteuert.

15.2.3 Steuerung der Phasenübergänge bzw. der S-Phase

Steuerung des G1/S-Übergangs

Eine Schlüsselstellung nimmt das **Retinoblastoma-Protein Rb** ein (Abb. **B-15.4**): Wird Rb durch spezifische Zyklin/CDK-Dimere **hyperphosporyliert**, so setzt es den Transkriptionsfaktor E2F frei, der die **Transkription** verschiedener für die S-Phase notwendiger Gene **stimuliert**.

CKI können den G1/S-Übergang verhindern (s. Abb. **B-15.3**).

B-15.4 Steuerung des G1/S-Übergangs

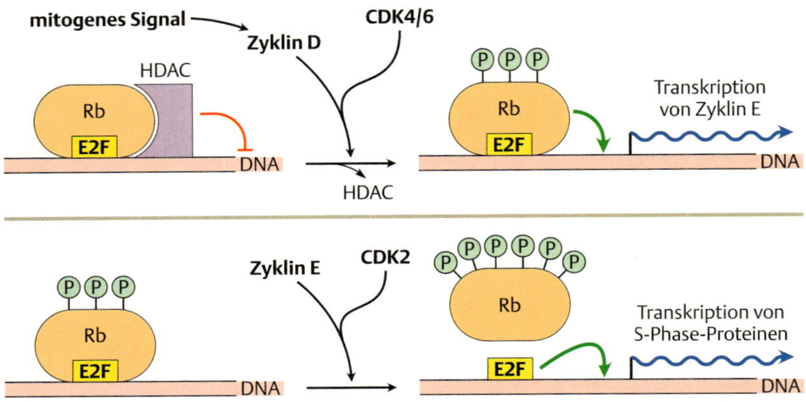

HDAC: Histondeacetylase
E2F: Transkriptionsfaktor

Kontrolle der S-Phase

Bei Eukaryonten werden die oris während des Übergangs M → G1 des vorhergehenden Zellzyklus markiert **(Origin Recognition Complex, ORC)**. In der folgenden G1-Phase entsteht hier der **Präreplikationskomplex** aus sechs ORC-Proteinen, Cdt1, Cdc6 und zwei heterohexameren Ringen aus mcm2 – 7. Die **Phosphorylierung von Cdc6 und ORC-Proteinen durch Zyklin A/CDK2** stimuliert die Helikaseaktivität der mcm-Ringe (Abb. **B-15.5**). Hiermit **beginnt** die **Replikation**.

Kontrolle der S-Phase

Die Replikation der DNA startet an bestimmten Sequenzen auf der DNA, den Origins of Replication (ori) (S. 436). Bei Eukaryonten werden diese Stellen schon sehr frühzeitig während des Übergangs von der M- zur G1-Phase des vorhergehenden Zellzyklus mit Proteinen markiert. Dieser **Origin Recognition Complex (ORC)** bildet sich aus sechs verschiedenen Proteinen und bleibt unverändert bis zur Einleitung der S-Phase. Zwei weitere Proteine, Cdt1 und Cdc6, deren Transkription E2F-abhängig erfolgt, binden in der G1-Phase an den ORC. Dies ist wiederum nötig, um rund um den angrenzenden DNA-Strang jeweils einen heterohexameren Ring aus mcm2 – 7 aufzubauen (Abb. **B-15.5**). Der gesamte Komplex wird jetzt **Präreplikationskomplex** genannt. Die mcm-Proteine haben Helikaseaktivität und verbleiben solange im Präreplikationskomplex, bis **Cdc6 und ORC-Proteine durch Zyklin A/CDK2 phosphoryliert** werden. Damit wird das **Startsignal für die Replikation** gegeben: Das phosphorylierte Cdc6 wird in das Zytoplasma transloziert und dort proteolytisch abgebaut, die mcm-Ringe entfernen sich rechts und links vom ORC und entwinden die Doppelhelix (Abb. **B-15.5**). Die DNA-Synthese beginnt.

B-15.5 Kontrolle der S-Phase

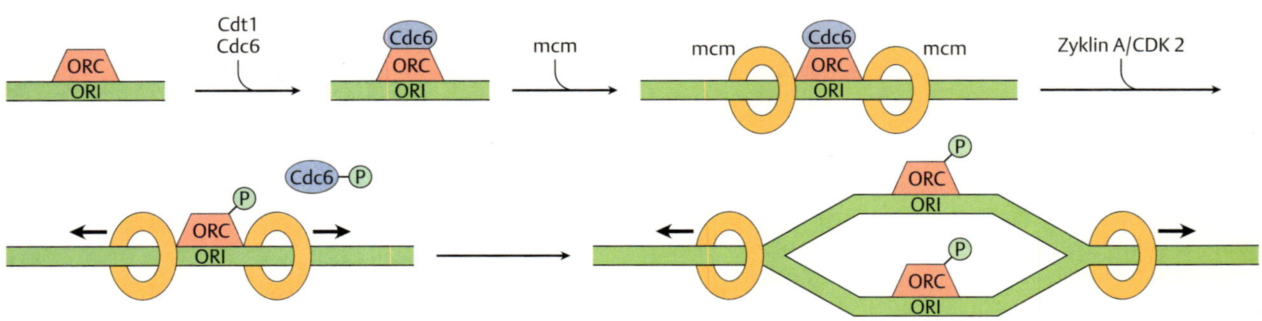

Steuerung des G2/M-Übergangs

Die Aktivierung des **M-Phase-stimulierenden Faktors (MPF)** durch die Cdc25-Phosphatase löst den Eintritt in die Mitose aus.

Steuerung des G2/M-Übergangs

Nach Anhäufung von Zyklin B bildet sich der **M-Phase-stimulierende Faktor** (**Maturation promoting Factor, MPF** = Zyklin B/CDK1). Nach Translokation vom Zytoplasma in den Zellkern wird MPF durch die Cdc25-Phosphatase aktiviert (S. 514) und der Eintritt in die Mitose wird ausgelöst.

16 Die Apoptose

16 Die Apoptose

▶ **Definition.** Die Apoptose ist ein durch innere oder äußere Auslöser hervorgerufener, von der Zelle kontrollierter *aktiver* Prozess, der zum Absterben der Zelle führt. Da die Zelle diesen Prozess selbst in Gang setzt, bezeichnet man die Apoptose auch als **programmierten Zelltod**.

◀ Definition

Bei der *Nekrose* dagegen, der zweiten Form des Zelltodes, ist das Absterben der Zelle die *Reaktion* auf eine von außen einwirkende irreversible Schädigung.
Auch mikroskopisch gibt es deutliche Unterschiede zwischen Nekrose und Apoptose:

- Bei der **Nekrose** schwillt die Zelle an, bis die Plasmamembran undicht wird oder platzt und der Zellinhalt in den Interzellulärraum ausfließt. Eine Entzündungsreaktion ist die Folge.
- Bei der **Apoptose** dagegen läuft ohne Entzündungsreaktion eine Folge typischer morphologischer Veränderungen und molekularer Ereignisse ab: Die Zelle schrumpft, verformt sich und verliert den Kontakt zu den Nachbarzellen. Das Chromatin kondensiert, die DNA wird durch Endonukleasen in definierte Stücke von etwa 200 bp zerlegt. Schließlich fragmentiert die Zelle in eine Anzahl von Membranvesikeln, die sog. Apoptosekörper (Abb. **B-16.1**), die durch Makrophagen phagozytiert werden.

Bei der *Nekrose* dagegen ist der Zelltod eine *Reaktion* auf irreversible Schädigung von außen.
Auch mikroskopisch unterscheiden sich Nekrose und Apoptose:

- Die **Nekrose** geht mit Zellschwellung und Entzündungsreaktion einher.
- Die **Apoptose** verläuft ohne Entzündungsreaktion: Die Zelle schrumpft, verlässt den Zellverband und zerfällt nach Fragmentation der DNA in Vesikel (Apoptosekörper, Abb. **B-16.1**), die phagozytiert werden.

B-16.1 Apoptosekörper in einem Lymphknoten

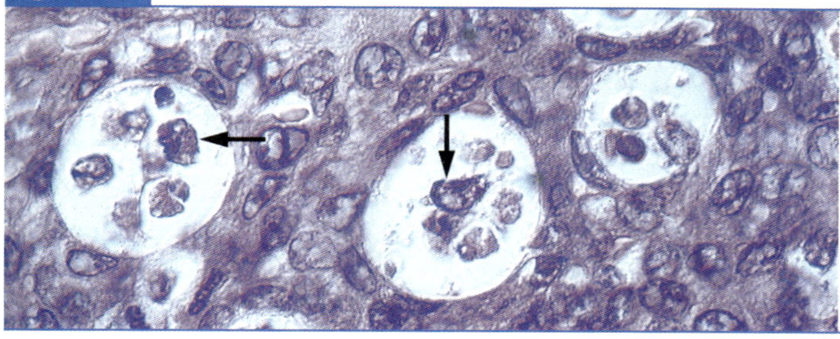

B-16.1

16.1 Bedeutung der Apoptose

Genau wie eine kontrollierte Proliferation ist auch die kontrollierte Beseitigung überflüssiger oder sogar gefährlicher Zellen für einen mehrzelligen Organismus unerlässlich.
In vier Bereichen ist die Apoptose bedeutsam:

- Differenzierung des Organismus,
- Entwicklung der Immuntoleranz,
- Homöostase der Zellzahl,
- Beseitigung defekter oder infizierter Zellen.

16.1 Bedeutung der Apoptose

Die Apoptose spielt eine Rolle in der

- Differenzierung des Organismus,
- Entwicklung der Immuntoleranz,
- Homöostase der Zellzahl,
- Beseitigung defekter oder infizierter Zellen.

Differenzierung des Organismus: Die Apoptose ist äußerst wichtig für die korrekte Differenzierung eines Organismus. So wird durch die Apoptose bestimmter Zellen die **Körpergestalt geformt**: Zwischen den Fingern bzw. Zehen des Embryos z. B. befindet sich zunächst noch Gewebe, das sich jedoch durch Apoptose seiner Zellen auflöst.
Während der **Entwicklung des Nervensystems** herrscht zunächst ein Überschuss an Nervenzellen, der durch Apoptose beseitigt wird. Auch fehlverschaltete Nervenzellen oder solche, deren synaptische Verbindung nur während der Entwicklung eine Rolle spielt, werden zur Apoptose gezwungen.

Differenzierung des Organismus: Zellen, die für die weitere Entwicklung des Organismus nicht notwendig sind, werden zur Apoptose gezwungen. Dies gilt für die **Entstehung der Körpergestalt** wie für die **Entwicklung des Nervensystems**.

Entwicklung der Immuntoleranz: Autoreaktive sowie nicht reagierende Immunzellen werden zur Apoptose gezwungen.

Entwicklung der Immuntoleranz: Auch im Immunsystem spielt die Apoptose eine entscheidende Rolle. Sie ist ein Bestandteil der Entwicklung der Immuntoleranz. Immunzellen werden im Rahmen ihrer Differenzierung getestet. Richten sie sich gegen körpereigenes Gewebe oder erkennen sie keinen MHC-Komplex (S. 711), werden sie zur Apoptose gezwungen. Ca. 90% der reifenden Lymphozyten sterben auf diese Weise.

Homöostase der Zellzahl: In proliferierenden Geweben sorgt Apoptose für ein Gleichgewicht zwischen Neubildung und Absterben von Zellen.

Homöostase der Zellzahl: In proliferierenden Geweben (v.a. Haut, Schleimhaut, Knochenmark) oder Geweben, in denen ein Umbau stattfindet, führt Apoptose zu einem Gleichgewicht zwischen Neubildung und Absterben von Zellen. Wird dieses Gleichgewicht gestört, d.h. werden zu viele Zellen neu gebildet oder sterben zu wenige, so kann dies zur Entwicklung eines Tumors beitragen.

Beseitigung defekter oder infizierter Zellen: Zellen, deren DNA irreparabel geschädigt ist oder die virusinfiziert sind, leiten ihre Apoptose ein und werden so beseitigt.

Beseitigung defekter oder infizierter Zellen: Geschädigte Zellen können eine Gefahr für den gesamten Organismus sein. Diese Gefahr wird durch Apoptose beseitigt. So löst eine Schädigung der DNA, die nicht mehr durch Reparatur behoben werden kann, Apoptose aus. Auf diese Weise wird verhindert, dass durch eine Anhäufung von Mutationen Tumorzellen entstehen.
Zytotoxische T-Lymphozyten können u.a. die Apoptose virusinfizierter Zellen veranlassen. Dies dämmt, da Viren zu ihrer Vermehrung den Metabolismus der Wirtszelle benötigen, die Ausbreitung der Viren im Organismus ein.

16.2 Komponenten des Apoptose-Apparates

16.2 Komponenten des Apoptose-Apparates

Die meisten der an Ablauf und Regulation der Apoptose beteiligten Proteine lassen sich in folgende Gruppen einordnen:
- Caspasen,
- Proteine der Bcl-2-Familie,
- Inhibitors of Apoptosis Proteins (IAPs).

16.2.1 Caspasen

Caspasen sind Proteasen, die ihre Substrate hinter Aspartatresten spalten und deren aktives Zentrum ein Cystein enthält.
- Die **Initiator-Caspasen** 2, 8, 9 und 10 wirken bei der Auslösung der Apoptose mit.
- Die **Effektor (Exekutor)-Caspasen** 3, 6 und 7 führen den Zelltod herbei.

16.2.1 Caspasen

Caspasen (Cysteine-dependent aspartate-specific Proteases) sind Proteasen, die ein Cystein im aktiven Zentrum enthalten und Proteine spezifisch hinter Aspartatresten schneiden. Sie sind die Hauptmediatoren der Apoptose. Man unterscheidet zwei Gruppen von Caspasen:
- **Initiator-Caspasen:** Die Caspasen 2, 8, 9 und 10 sind an der Auslösung der Apoptose beteiligt und stehen somit am Anfang der Signalkaskade.
- **Effektor (Exekutor)-Caspasen:** Die Caspasen 3, 6 und 7 führen durch die proteolytische Spaltung ihrer Substrate zum Zelltod.

Sie liegen als **inaktive Vorstufen, Procaspasen**, im Zytoplasma vor und werden **kaskadenartig durch Proteolyse** zu Caspasen **aktiviert**.

Alle Caspasen liegen in gesunden Zellen ständig in Form von **inaktiven Vorstufen**, den **Procaspasen**, im Zytoplasma vor. Diese Procaspasen, die aus einer N-terminalen Prodomäne, einer großen und einer kleinen Untereinheit bestehen, werden im Verlauf der Apoptose **kaskadenartig durch proteolytische Schnitte aktiviert**. Dabei werden die große und die kleine Untereinheit freigesetzt und lagern sich mit einer weiteren großen bzw. kleinen Untereinheit zu einem Heterotetramer, der aktiven Caspase, zusammen.

16.2.2 Proteine der Bcl-2-Familie

Einige mitochondriale Proteine wirken nach ihrer Freisetzung aus den Mitochondrien an der Apoptose mit. Proteine der **Bcl-2-Familie beeinflussen** den Zustand der **Mitochondrien** und **regulieren** so die **Apoptose**.

16.2.2 Proteine der Bcl-2-Familie

Proteine der Bcl-2-Familie sind wichtig für die **Regulation der Apoptose**. Sie werden in pro-apoptotische und anti-apoptotische Subfamilien untergliedert. Der **Wirkort** dieser Proteine sind die **Mitochondrien**, deren Zustand bei der Apoptose-Signalkaskade von entscheidender Bedeutung sein kann. Durch Freisetzung bestimmter mitochondrialer Proteine wird die Caspasekaskade ausgelöst oder verstärkt.

16.2.3 Inhibitors of Apoptosis Proteins (IAPs)

IAPs sind anti-apoptotisch wirkende Proteine, deren Expression durch Wachstumsfaktoren stimuliert wird und die durch mitochondriale Proteine (z. B. Smac/Diablo) gehemmt werden. IAPs **hemmen** die **Caspasen** 3, 7 und 9 und **vermitteln** die Ubiquitinylierung (S. 380) der Caspasen 3 und 7 und damit deren **Abbau** durch Proteasomen.

16.2.3 Inhibitors of Apoptosis Proteins (IAPs)

IAPs **hemmen Caspasen** und/oder **vermitteln** ihre Ubiquitinylierung und damit ihren **Abbau**.

16.3 Auslösung der Apoptose

Die Apoptose kann auf zwei Arten aktiviert werden: via extrinsischen (= rezeptor-abhängigen) oder via intrinsischen (= mitochondrien-abhängigen) Signalweg. Beide Wege haben eine gemeinsame Endstrecke: die Effektor-Caspasen. Bei manchen Zellen liefert der extrinsische Signalweg ein zu schwaches Signal, so dass der intrinsische Weg zusätzlich aktiviert wird.

16.3 Auslösung der Apoptose

Die Apoptose kann auf dem extrinsischen oder dem intrinsischen Signalweg ausgelöst werden.

16.3.1 Extrinsischer Signalweg

Der extrinsische Signalweg wird durch **Bindung von Liganden an** sog. **Todesrezeptoren** eingeleitet (**rezeptor-vermittelte Apoptose**). Zu diesen Rezeptoren, die Mitglieder der Tumornekrosefaktor-Rezeptor (TNFR)-Superfamilie sind, zählen u. a. TNFR-1, Fas (= CD95 = APO-1) und die TRAIL-Rezeptoren.
Zytotoxische T-Lymphozyten z. B. lösen in ihren Zielzellen die Apoptose aus, indem sie den Fas-Liganden in ihrer Membran exponieren. **Binden** Fas-Moleküle auf der Oberfläche der Zielzelle den Fas-**Liganden**, **trimerisieren** sie, werden aktiviert und **binden** mit ihrer zytosolischen Domäne **Adaptermoleküle** (FADD = Fas-associated Death Domain Protein). Dieser Proteinkomplex wird auch **DISC** (Death-inducing signalling Complex) genannt. Die Adaptermoleküle wiederum **binden Procaspase 8** (Abb. **B-16.2**), die geringfügige proteolytische Aktivität besitzt. Durch Bindung an DISC ist die lokale Konzentration der Procaspase 8 so hoch, dass es zu einer **autokatalytischen Spaltung** kommt und **Caspase 8** freigesetzt wird. Dadurch kommt es zur kaskadenartigen proteolytischen **Aktivierung** der Caspasen 3, 6 und 7, d. h. **der Effektor-Caspasen** (Abb. **B-16.2**).

16.3.1 Extrinsischer Signalweg

Dieser Signalweg wird durch **Bindung von Liganden an** sog. **Todesrezeptoren** aktiviert (**rezeptor-vermittelte Apoptose**).

Die einzelnen Schritte sind (Abb. **B-16.2**):
- Ligandenbindung,
- Trimerisierung der Rezeptoren,
- intrazelluläre Bindung eines Adaptermoleküls an das Rezeptor-Trimer = Bildung des DISC,
- Rekrutierung von Procaspase 8 → autokatalytische Aktivierung zu Caspase 8,
- Aktivierung der Effektor-Caspasen 3, 6 und 7.

B-16.2 Extrinsischer Signalweg der Apoptose

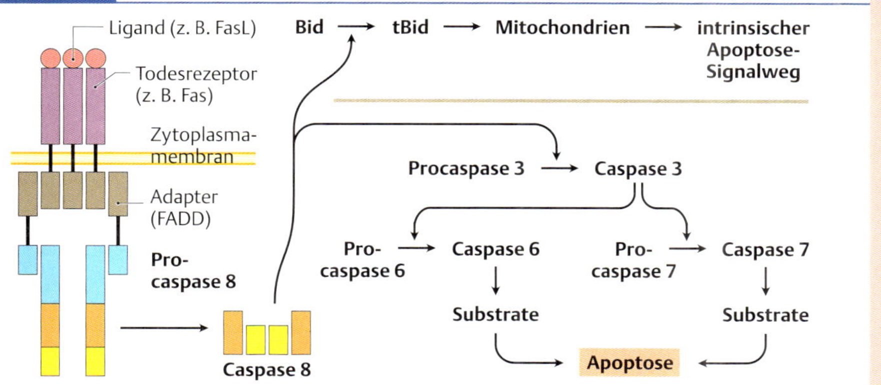

B-16.2

Zwischen extrinsischem und intrinsischem Apoptoseweg besteht eine Verbindung (Abb. **B-16.2**): Caspase 8 spaltet das pro-apoptotische Bcl-2-Protein Bid, dessen Spaltprodukt tBid sich in die äußere Mitochondrienmembran einlagert und dort zusammen mit anderen pro-apoptotischen Bcl-2-Proteinen den intrinsischen Signalweg (s. u.) einleitet. Zellen mit geringer Caspase 8-Aktivität können auf diese Weise eine Verstärkung der Signale erreichen.

Caspase 8 kann zusätzlich das pro-apoptotische Bcl-2-Protein Bid spalten und so den intrinsischen Signalweg aktivieren (Abb. **B-16.2**). Dies führt zur Verstärkung der Signale.

16.3.2 Intrinsischer Signalweg

Intrazelluläre Stress-Signale führen zur Freisetzung von Apoptosemediatoren aus permeabilisierten **Mitochondrien**.

In **Abwesenheit von Stress** wird die Integrität der Mitochondrien durch eine **Balance** zwischen dem **anti-apoptotischen** Protein **Bcl-2** und den **pro-apoptotischen** Proteinen **Bax, Bak** oder **Bid** aufrechterhalten.
Stress-Signale führen zu einem **Überwiegen pro-apoptotischer Proteine**. Daraufhin werden **Permeabilitäts-Transitions-Poren** gebildet und **mitochondriale Apoptose-Mediatorproteine** in das Zytoplasma **freigesetzt** (Abb. **B-16.3**).

Der wichtigste Mediator ist **Cytochrom c**, das an **Apaf-1** bindet, wodurch sich das **Apoptosom** bildet (Abb. **B-16.3**). Durch Bindung an das Apoptosom wird die **Procaspase 9** zur aktiven **Caspase 9**, die wiederum die **Effektor-Caspasen** aktiviert.
Smac/Diablo hemmt IAPs.
Endonuklease G trägt zur Spaltung der Zellkern-DNA bei.

16.3.2 Intrinsischer Signalweg

Intrazelluläre Signale wie DNA-Schäden (genotoxischer Stress) oder oxidativer Stress können unabhängig von Membranrezeptoren die Apoptose auslösen. Dabei spielen die **Mitochondrien** eine zentrale Rolle: Aus permeabilisierten Mitochondrien werden verschiedene Mediatoren der Apoptose freigesetzt.
In **Abwesenheit von Stress** wird die Integrität der Mitochondrien durch eine **Balance** zwischen dem **anti-apoptotischen** Protein **Bcl-2** und **pro-apoptotischen** Proteinen wie **Bax, Bak** oder **Bid** aufrechterhalten. Bcl-2 ist in der äußeren mitochondrialen Membran lokalisiert und verhindert, dass sich Bax oder Bak in dieser Membran oligomerisieren.
Stress-Signale führen zur proteolytischen **Aktivierung von Bid** durch Caspase 8 (s.o.) **oder** zu **verstärkter Expression von Bax** und stören so die Balance. Dann reicht die Schutzfunktion von Bcl-2 nicht mehr aus und Bax und Bak bilden zusammen mit weiteren mitochondrialen Proteinen (Porine = VDAC = Voltage-dependent Anion Channel in der äußeren Membran und der ADP/ATP-Translokator in der inneren Membran) sog. **Permeabilitäts-Transitions-Poren**. Das Membranpotenzial der inneren Mitochondrienmembran bricht zusammen und die **mitochondrialen Apoptose-Mediatorproteine** Cytochrom c, Smac/Diablo und Endonuklease G werden in das Zytoplasma **freigesetzt** (Abb. **B-16.3**).
Cytochrom c, der wichtigste Mediator, bindet an den monomeren Apoptotic Protease activating Factor 1, **Apaf-1**. Daraufhin ändert sich dessen Konformation und es bildet sich ein Apaf1-Heptamer, das **Apoptosom** (Abb. **B-16.3**). An dieses **bindet** die **Procaspase 9** und bildet aktive Caspase-9-Dimere. **Caspase 9** wiederum **aktiviert** proteolytisch die **Effektor-Caspasen** 3, 6 und 7, analog zur Caspase 8 des extrinsischen Weges (s. Abb. **B-16.2**).
Smac/Diablo verhindert die durch IAPs (S. 519) vermittelte Hemmung der Caspasen 3, 7 und 9 und den Abbau der Caspasen 3 und 7.
Endonuklease G (in Abb. **B-16.3** nicht dargestellt) trägt dazu bei, die DNA des Zellkerns zu fragmentieren.

B-16.3

B-16.3 Intrinsischer Signalweg der Apoptose

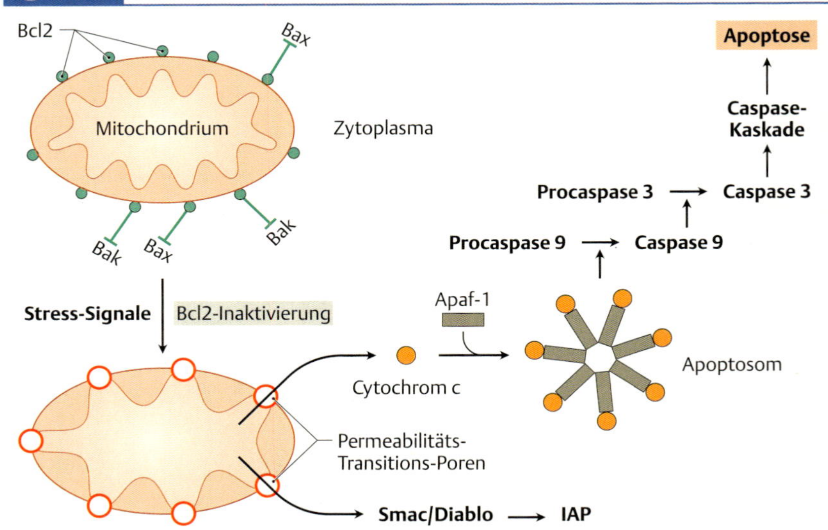

16.4 Wirkung der Effektor-Caspasen

Die Effektor-Caspasen 3, 6 und 7 **zerstören** zahlreiche zelluläre Proteine, die für die Zelle **lebenswichtig** sind, und führen so zum Tod der Zelle. Zu den **Substraten** der Effektor-Caspasen gehören u. a.

- **Proteine des Zytoskeletts:** Die Spaltung der Lamine, der Bausteine der Kernlamina, führt zur Auflösung der Kernlamina und damit zur Freisetzung der DNA aus dem Zellkern.
- **Endonuklease-Inhibitoren:** Die Effektor-Caspasen spalten das Protein ICAD, das die Caspase-aktivierte DNase (CAD) bindet und dadurch inaktiviert. Durch die Spaltung von ICAD wird CAD freigesetzt und fragmentiert zusammen mit der Endonuklease G aus Mitochondrien die DNA. Beide Endonukleasen wirken zwischen den Nukleosomen. Da ein Nukleosom im Durchschnitt ca. 200 bp DNA enthält, haben die entstehenden DNA-Fragmente eine Größe von ca. 200 bp oder einem Vielfachen davon.
- Proteinkinasen,
- Transkriptionsfaktoren,
- hnRNPs (Komplexe aus hnRNA und Proteinen).

16.4 Wirkung der Effektor-Caspasen

Effektor-Caspasen **zerstören** zahlreiche **lebenswichtige** zelluläre **Proteine**, z. B.

- **Proteine des Zytoskeletts** wie die Lamine → Auflösung der Kernlamina → Freisetzung der DNA aus dem Zellkern,
- **Endonuklease-Inhibitoren** wie das ICAD-Protein → Aktivierung der Caspase-aktivierten DNase (CAD) → Fragmentierung der aus dem Zellkern freigesetzten DNA (zusammen mit Endonuklease G),
- Proteinkinasen,
- Transkriptionsfaktoren,
- hnRNPs.

16.5 Fehlregulationen der Apoptose

Krankheiten können mit Fehlregulationen der Apoptose verbunden sein oder dadurch verursacht werden.

Bei einigen neurodegenerativen Erkrankungen wie Morbus Alzheimer, Morbus Parkinson, Chorea Huntington und der amyotrophen lateralen Sklerose beobachtet man **übermäßige Apoptose**.

Bei Erkrankungen wie Hirn- oder Herzinfarkt, die zunächst mit Ischämie und Nekrose verbunden sind, wird das betroffene Organ durch verstärkte Apoptose zusätzlich geschädigt.

Auf der anderen Seite kann eine **Hemmung der Apoptose** zur Tumorbildung führen (S. 522).

16.5 Fehlregulationen der Apoptose

Mit **gesteigerter Apoptose** verbunden sind einige neurodegenerative Erkrankungen (z. B. Alzheimer, Parkinson, Chorea Huntington) sowie Hirn- oder Herzinfarkt.

Hemmung der Apoptose kann zur Tumorbildung führen (S. 522).

17 Molekulare Onkologie

17.1 Einführung

Dieses Kapitel beschreibt die molekularen Ereignisse, die zur Entstehung und Ausbreitung eines malignen Tumors führen.

▶ Definition

Maligne Tumorzellen (Krebszellen) umgehen die normalen Kontrollmechanismen des Zellwachstums und der Zellvermehrung.

Wie wichtig die Erforschung der Umgehungsmechanismen ist, zeigt die Tatsache, dass maligne Tumoren in Deutschland die zweithäufigste Todesursache sind.

17.2 Tumorentstehung (Kanzerogenese)

Die unkontrollierte Zellproliferation maligner Tumoren beruht auf **somatischen Mutationen** oder der Infektion mit **Tumorviren**. Diese Viren induzieren die **Expression von Virusproteinen**, die die Proliferations-**Kontrollmechanismen der Zelle** oder die **Apoptose stören**.

Zu Mutationsursachen s. S. 503.

17 Molekulare Onkologie

17.1 Einführung

Die Onkologie („Geschwulstlehre") beschäftigt sich mit der Entstehung, Entwicklung und der Therapie vor allem maligner Tumoren. Dieses Kapitel beschreibt in erster Linie die Vorgänge auf molekularer Ebene, die zur Entstehung und Ausbreitung eines malignen Tumors führen.

▶ **Definition.** Unter **Tumor** im weiteren Sinne versteht man jede Schwellung. Im engeren Sinn beruht ein Tumor auf einer Wucherung von Zellen, die der normalen Wachstumskontrolle entzogen sind.

- **Benigne Tumoren** sind von den umliegenden Geweben gut abgegrenzt und bilden keine Absiedlungen.
- **Maligne Tumoren („Krebs")** wachsen in das umgebende Gewebe ein (= wachsen infiltrierend) und können **Metastasen** bilden. Diese Tochtertumoren sind aus einzelnen Zellen des ursprünglichen Tumors entstanden, die sich aus dem Tumorzellverband gelöst und an anderer Stelle im Körper angesiedelt haben.

Maligne Tumorzellen (Krebszellen) unterscheiden sich in vielen Aspekten von normalen Zellen: Krebszellen
- proliferieren unkontrolliert, auch in Abwesenheit von Wachstumsfaktoren,
- sind immortalisiert, d. h. sie können eine unbegrenzte Anzahl von Zellteilungen durchführen,
- zeigen keine Kontakthemmung durch benachbarte Zellen und sind unempfindlich gegenüber antiproliferativen Signalen,
- sind unempfindlich gegenüber Apoptose,
- wachsen invasiv,
- dedifferenzieren,
- exprimieren Faktoren zur Stimulation der Angiogenese im Tumor,
- werden beweglich und gelangen über das Blut- und Lymphsystem in andere Organe/Gewebe, um dort Metastasen zu bilden.

Die Mechanismen, die zu dieser ungehemmten Zellproliferation führen, sind nicht nur von rein wissenschaftlichem Interesse, sondern auch von wirtschaftlicher Bedeutung. Krebs ist die zweithäufigste Todesursache in Deutschland (an erster Stelle stehen die Herz-Kreislauf-Erkrankungen). Jährlich erkranken in Deutschland 350.000 Menschen neu an Krebs und im Jahr 2001 starben rund 210.000 an den Folgen einer Krebserkrankung. Weltweit wurden im Jahr 2000 zehn Millionen neue Fälle von Krebserkrankungen diagnostiziert.
In den letzten 20 Jahren gab es große Fortschritte im Verständnis der Tumorbiologie. Diese Erkenntnisse werden praktisch umgesetzt, um die Methoden der Krebsdiagnostik und -therapie zu verbessern (S. 532).

17.2 Tumorentstehung (Kanzerogenese)

Die für maligne Tumoren charakteristische unkontrollierte Zellproliferation beruht auf
- Mutationen des Erbgutes somatischer Zellen, d. h. **somatischen Mutationen**,

oder
- der Infektion mit **Tumorviren.** Diese Viren induzieren die **Expression von Virusproteinen**, die die normalen Wachstums- und Vermehrungs-**Kontrollmechanismen der Zelle** oder die **Apoptose stören**.

Zu den Ursachen von Mutationen s. S. 503.

▶ **Definition.** Die Umwandlung einer normalen Zelle in eine Tumorzelle bezeichnet man als **Transformation**.

◀ Definition

Die Entstehung von Tumorzellen ist ein Prozess, der viele Schritte erfordert und sich deshalb in der Regel über einen langen Zeitraum erstreckt. So entsteht eine Tumorzelle nicht infolge **einer** somatischen Mutation, sondern als Ergebnis einer **Serie von Mutationen unterschiedlicher Gene**, die über mehrere Jahre hinweg akkumulieren. Dabei kommt es nicht auf die Reihenfolge der Mutationen an. Durch jede dieser diskreten zellulären Veränderungen kann eine Zelle weitere Wachstumsvorteile gegenüber ihren Nachbarn erlangen. Im Allgemeinen sind 4–7 somatische Mutationen zur Transformation notwendig. Betreffen die Mutationen Zellen, deren Erbgut bereits Veränderungen aufweist (genetische Prädisposition), ist die Zahl der notwendigen Mutationen geringer.
Auch vom Zeitpunkt der Infektion mit einem Tumorvirus bis zum Auftreten eines Tumors vergehen viele Jahre.

Die Entstehung von Tumorzellen ist ein Mehrschrittprozess. So entsteht eine Tumorzelle als Ergebnis einer **Serie von Mutationen unterschiedlicher Gene**, die über mehrere Jahre hinweg akkumulieren. Die Reihenfolge der Mutationen ist irrelevant.
Auch vom Zeitpunkt der Infektion mit einem Tumorvirus bis zum Auftreten eines Tumors vergehen viele Jahre.

▶ **Merke.** Die Kanzerogenese ist ein Vielschrittprozess, der durch
- somatische Mutationen,
- genetische Prädisposition,
- Tumorviren

verursacht werden kann.

◀ Merke

17.2.1 Somatische Mutationen als Auslöser der Transformation

Solche Mutationen betreffen vor allem Gene, die zuständig sind für die
- Regulation des Zellwachstums und der Zellproliferation: Hierzu zählen Gene, die den Zellzyklus regulieren oder die Apoptose auslösen.
- **DNA-Reparatur:** Defekte der DNA-Reparatur können die Häufigkeit somatischer Mutationen drastisch heraufsetzen und dadurch das Krebsrisiko erheblich steigern (S. 509).

17.2.1 Somatische Mutationen als Auslöser der Transformation

Solche Mutationen betreffen v.a. Gene, die nötig sind zur
- Regulation von Zellwachstum und -proliferation,
- DNA-Reparatur (S. 505).

Zwei Gen-Gruppen kontrollieren Zellwachstum und Zellproliferation:
- Protoonkogene und
- Tumorsuppressorgene (auch Anti-Onkogene genannt).

Zellwachstum und -proliferation werden kontrolliert von
- Protoonkogenen,
- Tumorsuppressorgenen.

▶ **Definition.**
- **Protoonkogene** sind Gene, die die Wachstums- und Differenzierungsprozesse der Zelle stimulieren.
- **Tumorsuppressorgene (Anti-Onkogene)** sind Gene, die die Wachstums- und Differenzierungsprozesse der Zelle hemmen, deren Inaktivierung also die Entstehung von Tumorzellen fördern kann.

◀ Definition

Protoonkogene

Die Genprodukte der meisten Protoonkogene sind Bestandteile mitogener (die Zellteilung stimulierender) Signaltransduktionswege (Tab. **B-17.1**). Ein besonders wichtiger Signaltransduktionsweg ist die Ras-Raf-MAP-Kinase-Signalkaskade (s. Abb. **B-17.1** und S. 561). Zu Beginn einer solchen Signalkaskade wird der Wachstumsfaktor (z.B. ein Peptidhormon) an einen Rezeptor gebunden. Das dadurch ausgelöste Signal wird in das Innere der Zelle weitergeleitet, bis schließlich im Zellkern Transkriptionsfaktoren an regulatorische Elemente der DNA binden. Hierdurch wird die Transkription von Genen stimuliert, deren Genprodukte für die Zellteilung erforderlich sind. Die Genprodukte von Protoonkogenen vermitteln also die Wirkung von Wachstumsfaktoren auf die Expression spezifischer für die Proliferation notwendiger Gene.

Protoonkogene

Die Genprodukte der meisten Protoonkogene sind Bestandteil mitogener Signaltransduktionswege (Tab. **B-17.1**). Am Ende solcher Signalkaskaden steht die Stimulation der Transkription von Genen, deren Genprodukte für die Zellteilung erforderlich sind. Eine besonders wichtige solche Signalkaskade ist die Ras-Raf-MAP-Kinase-Kaskade (s. Abb. **B-17.1** und S. 561).

B-17.1

B-17.1 Genprodukte wichtiger Protoonkogene und ihre Funktion

Protoonkogen	*Genprodukt des Protoonkogens*	*Funktion des Genprodukts*
sis	PDGF-B-Kette	Wachstumsfaktor (Ligand)
int-2	FGF-related growth factor	
erbB	EGF-Rezeptor	Rezeptortyrosinkinase
fms	MCSF-Rezeptor	
flg	FGF-Rezeptor	
neu (her2)	EGFR-ähnlicher Wachstumsfaktor-Rezeptor	
trk	NGF-ähnlicher Wachstumsfaktor-Rezeptor	
met	HGF-Rezeptor	
erbA	Schilddrüsenhormonrezeptor	nukleärer Hormonrezeptor
src	pp60^{src}	rezeptorassoziierte Tyrosinkinase
abl	Abl	
mas	Angiotensin-Rezeptor	G-Protein-gekoppelter Rezeptor
N-ras	N-Ras	monomeres (kleines) G-Protein
H-ras	H-Ras	
K-ras	K-Ras	
fes	Fes	zytoplasmatische Tyrosinkinase
raf	Raf	zytoplasmatische Serin/Threoninkinase
myc	Myc	Transkriptionsfaktor
myb	Myb	
rel	Rel	
jun	Jun	
fos	Fos	
β-Catenin	β-Catenin	
bcl-2	Bcl-2	Apoptosefaktor

Mutation von Protoonkogenen zu Onkogenen

Somatische Mutationen können die Aktivität oder die Expressionsrate der Genprodukte von Protoonkogenen steigern.

Mutation von Protoonkogenen zu Onkogenen

Somatische Mutationen können dazu führen, dass die Genprodukte von Protoonkogenen eine ständige Aktivitätssteigerung erfahren oder ihre Expressionsrate zunimmt, d. h. dass die Protoonkogene zu Onkogenen werden.

▶ Definition

▶ **Definition. Onkogene** sind Protoonkogene, deren Genprodukte (Onkoproteine) aufgrund somatischer Mutationen ständig erhöhte Aktivität zeigen oder übermäßig exprimiert werden, wodurch die Kontrolle normaler Wachstums- und Differenzierungsprozesse gestört wird und Tumorzellen entstehen.

Onkogene können überall im mitogenen Signaltransduktionsweg „angesiedelt" sein (Abb. **B-17.1**). Sie täuschen ein nicht vorhandenes Wachstumssignal vor und bringen auf diese Weise die Zelle zur Proliferation.

Die Mutation von Protoonkogenen zu Onkogenen kann an nahezu jeder Stelle des oben skizzierten mitogenen Signaltransduktionsweges zu Fehlfunktionen führen (Abb. **B-17.1**). Onkogene können aktivierte Komponenten der mitogenen Signalkette vortäuschen, ohne dass tatsächlich ein Wachstumssignal vorliegt. Damit entsteht eine Unabhängigkeit der Zellen gegenüber externen Wachstumssignalen. Auf diese Weise kommt es zu einer ständigen Stimulation der Zellteilung.

▶ Merke

▶ **Merke. Onkogene** sind **dominant**, d. h. bereits ein Allel ist ausreichend für die Stimulation der Zellteilung.

Mutationsmechanismen

Ein Onkogen entsteht durch
- Punktmutation, Deletion oder Insertion,
- chromosomale Translokation → Bildung eines Fusionsproteins oder Assoziation mit starkem Promotor,

Mutationsmechanismen

Folgende Mutationsformen führen zur Umwandlung eines Protoonkogens in ein Onkogen:
- Punktmutationen, Deletionen oder Insertionen, wobei ständig aktive Genprodukte entstehen,
- chromosomale Translokation unter Bildung eines Fusionsproteins,

B-17.1 Onkogen-Kandidaten in der Ras-Raf-MAP-Kinase-Signalkaskade

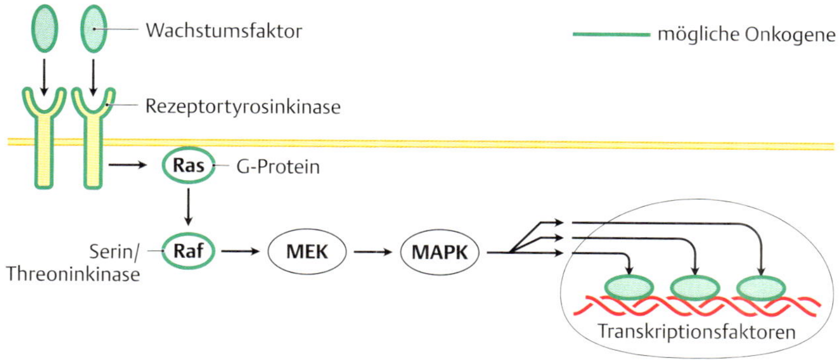

B-17.1

- chromosomale Translokation des Gens in die Nähe eines starken Promotors,
- Genamplifikation (selektive Vervielfachung eines Gens).

- Genamplifikation (selektive Vervielfachung eines Gens).

Punktmutation: Eine Deletion oder Insertion verändert die Aminosäuresequenz und damit die Eigenschaften des kodierten Proteins. Punktmutationen des Codons 12, 59 oder 61 des ras-Gens führen zur **Inaktivierung der GTPase-Aktivität von Ras**, einem monomeren G-Protein, das Wachstumsprozesse vermittelt (S. 560) und S. 561). Fehlt die GTPase-Aktivität, wird Ras zu einem **konstitutiven Signalgeber**, der ständig eigentlich nicht vorhandene Wachstumssignale weitergibt.

Punktmutation: Eine Deletion oder Insertion verändert die Eigenschaften des kodierten Proteins. So führen Punktmutationen bestimmter Codons des ras-Gens zum **Verlust der GTPase-Aktivität** des G-Proteins **Ras**. Ras **sendet** dann **ständig Wachstumssignale**.

Translokation unter Bildung eines Fusionsproteins: Charakteristisch für die **chronische myeloische Leukämie** ist das **Philadelphia-Chromosom t(9, 22)**, das durch eine Translokation von Teilen der Chromosomen 9 und 22 entsteht. Dabei bildet sich ein Hybrid-Gen aus **bcr** (breakpoint cluster region) und dem Protoonkogen **abl**, das eine rezeptorassoziierte Tyrosinkinase kodiert. Das durch dieses Gen kodierte Fusionsprotein **Bcr-Abl** hat eine höhere Tyrosinkinase-Aktivität als die ursprüngliche Abl-Tyrosinkinase. Die Kinaseaktivität des Fusionsproteins lässt sich nicht regulieren.

Translokation → Bildung eines Fusionsproteins: Durch Translokation entsteht z. B. das Fusionsprotein **Bcr-Abl**. Die nicht regelbare gesteigerte Tyrosinkinase-Aktivität dieses Proteins ist ein wesentlicher Faktor bei der Entstehung der **chronischen myeloischen Leukämie**.

Translokation in die Nähe eines starken Promotors: Beim **Burkitt-Lymphom** werden Teile des Chromosoms 8 auf Chromosom 14 transloziert. Dabei gerät das **c-myc-Gen** unter die Kontrolle eines Promotors der schweren Immunglobulinkette, was die Expression erheblich steigert.
Ein ähnlicher Vorgang findet bei der Entstehung von **ca. 85 % aller B-Zell-Lymphome** statt. Durch eine Translokation wird das bcl-2-Gen von Chromosom 18 in den IgH-Locus des Chromosoms 14 übertragen, was zu einer Überproduktion des antiapoptotischen Proteins **Bcl-2** führt (S. 520). Damit wird die Apoptose unterdrückt und eine Vermehrung der Zellen kann stattfinden.

Translokation → Assoziation mit starkem Promotor: Beim **Burkitt-Lymphom** gerät das **c-myc-Gen** durch Translokation unter die Kontrolle eines Immunglobulin-Promotors und wird daher sehr stark exprimiert. In ähnlicher Weise wird bei **ca. 85 % der B-Zell-Lymphome** die Expression von **Bcl-2** gesteigert → Hemmung der Apoptose → Zellvermehrung.

Genamplifikation: Gene der **myc-Familie** (c-myc, N-myc, L-myc) kodieren Transkriptionsfaktoren, die es der Zelle ermöglichen, die Zellteilung einzuleiten. Die Zykline D1, D2, E, die CDK4 und die cdc25-Phosphatase (S. 514) werden c-myc-abhängig exprimiert. Beim **Neuroblastom** finden sich nicht eine, sondern 200 Kopien des N-myc-Gens, beim **kleinzelligen Bronchialkarzinom** 50 Kopien des c-myc-, L-myc- oder N-myc-Gens, was zu einer entsprechend höheren Transkriptionsrate führt.

Genamplifikation: U. a. beim **Neuroblastom** liegen mehrfache identische Kopien von Genen der **myc-Familie** vor. Das vermehrt transkribierte Genprodukt stimuliert die Transkription von Genen, die für die Einleitung der Mitose nötig sind.

▶ **Merke.** Bei Genamplifikation beruht die Onkogenwirkung also nicht auf veränderten Eigenschaften der Onkoproteine, sondern auf deren **Überexpression**.

◀ Merke

Tumorsuppressorgene

Tumorsuppressoren wirken als Teil von Signalkaskaden oder Regulatoren von Zellzyklus und Apoptose **wachstumsverhindernd**.

Die Genprodukte von Tumorsuppressorgenen, Tumorsuppressoren, sind Bestandteile von Signaltransduktionsketten oder sind direkt an der Regulation von Zellzyklus und Apoptose beteiligt. Sie wirken **wachstumsverhindernd**.

▶ Merke

▶ **Merke. Tumorsuppressoren** sind **rezessiv**. Es müssen also beide Allele ausfallen, damit die Wachstumshemmung der Zelle aufgehoben wird.

Wichtige Tumorsuppressoren sind:

Einige wichtige Tumorsuppressoren werden im Folgenden beschrieben.

Retinoblastomprotein Rb

Dieses Protein ist ein zentraler Regulator des Zellzyklus. Ist es defekt, werden für die S-Phase notwendige Proteine verstärkt produziert.

Dieses Protein war der erste Tumorsuppressor, der entdeckt wurde. Es spielt eine zentrale Rolle im Zellzykus bei der Kontrolle des Eintritts der Zelle in die S-Phase. Ist Rb defekt, so werden Proteine, die für die S-Phase notwendig sind, verstärkt produziert.

▶ **klinik.** Das **Retinoblastom** ist ein maligner Netzhauttumor, der durch Entartung unreifer Netzhautzellen (unterschiedlicher Reifungsstufen) entsteht. Es ist der häufigste Augentumor bei Säuglingen und Kleinkindern (Häufigkeit 1:15.000 – 1:20.000). Ursache der Entartung ist die Mutation beider Allele des Retinoblastom-Gens.
Man unterscheidet eine hereditäre und eine sporadische (nicht erbliche) Form.

- Bei der **hereditären Form** (ca. 40% aller Fälle) wird eine Mutation ererbt (Keimbahnmutation) und die zweite Mutation tritt in einer Körperzelle auf (somatische Mutation). In der Regel sind beide Augen (evtl. an mehreren Netzhautstellen) von dem Tumor betroffen, und weitere Familienangehörige können ebenfalls an dem Tumor erkranken (familiäres Retinoblastom). Es besteht auch ein erhöhtes Risiko, bestimmte Tumoren außerhalb des Auges zu entwickeln, insbesondere Sarkome und maligne Melanome.
- Bei der **sporadischen Form** (ca. 60% aller Fälle) sind beide Mutationen somatischer Herkunft. Hier ist nur ein Auge (an einer Netzhautstelle) betroffen.

Der Tumor breitet sich zunächst innerhalb des Augapfels, später in der Augenhöhle aus und kann über die Sehnerven ins Gehirn einwachsen. Da er bei Kleinkindern auftritt, wird er meist erst bemerkt, wenn das betroffene Auge plötzlich nach innen schielt oder eine Leukokorie (s. Abb.) auffällt.
Wird der Tumor rechtzeitig erkannt und behandelt, können nahezu 95% der Patienten geheilt werden.

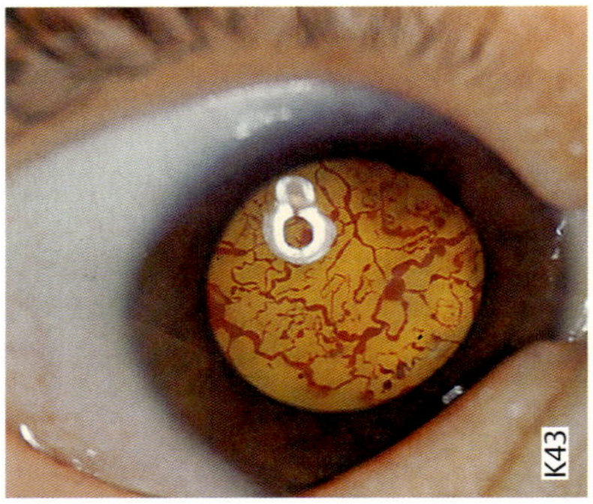

Leukokorie bei Retinoblastom: Helle Pupille mit Gefäßzeichnung aufgrund eines den Glaskörperraum ausfüllenden Retinoblastoms.

p53, der „Wächter des Genoms"

▶ Merke

▶ **Merke.** Das Protein p53 ist der wahrscheinlich bedeutendste Tumorsuppressor. An etwa 50% aller Tumorerkrankungen ist ein Defekt des p53 beteiligt.

Funktion: p53 **überwacht** die **Intaktheit der DNA**. Bei gravierenden DNA-Schäden blockiert p53 den Zellzyklus, bis die Schäden repariert sind. Bei irreparablen Schäden wird die Apoptose eingeleitet.

Funktion: p53 **überwacht** die **Intaktheit der DNA**. Treten gravierende DNA-Schäden auf, blockiert p53 den Zellzyklus. Haben die DNA-Reparatursysteme die Schäden repariert, wird der Zellzyklus fortgesetzt. Sind die Schäden so schwerwiegend, dass keine Reparatur mehr möglich ist, wird die Apoptose eingeleitet. Damit wird die Gefahr abgewendet, dass sich geschädigte Zellen vermehren und entarten.

Wirkungsmechanismus: Die Menge an p53 in der Zelle wird durch Ubiquitinylierung und proteolytischen Abbau niedrig gehalten.
Bei **DNA-Schäden** werden **Proteinkinasen aktiviert**, die p53 phosphorylieren (Abb. **B-17.2**). Phosphoryliertes **p53** wird

Wirkungsmechanismus: p53 ist in jeder wachsenden Zelle in geringen Mengen vorhanden. Der p53-Spiegel wird durch die Mdm2-Ubiquitin-Ligase niedrig gehalten: Neusynthetisiertes p53 wird ständig ubiquitinyliert (S. 380) und damit für den Abbau durch das 26S-Proteasom markiert. **DNA-Schäden** (genotoxischer Stress) führen über verschiedene Sensormechanismen zu einer **Aktivierung der Proteinkinase ATM** (Ataxia telangiectasia mutated), **ATR** (ATM- and Rad3-related) oder **DNA-PK** (DNA-abhängige Proteinkinase), die alle drei **p53** phosphorylieren können. In phosphorylierter Form wird p53 nicht mehr als Substrat von Mdm2 erkannt, also auch **nicht mehr abgebaut**, so dass der p53-Spiegel steigt. p53 **stimuliert** als Transkriptionsfaktor die **Expression** einer Reihe von Genen (Abb. **B-17.2**). Zu diesen zählt das Gen

- des **CDK-Inhibitors p21^{Cip1}**, der durch Hemmung der CDK4 und CDK6 die Phosphorylierung von Rb und damit den Eintritt der Zelle in die S-Phase verhindert (S. 515).
- von **Bax**, **weiteren pro-apoptotischen Proteinen** der Bcl-2-Familie und anderen an der Apoptose beteiligten Faktoren (z. B. Apaf-1). Durch die verstärkte Expression wird die Apoptose eingeleitet.

nicht mehr abgebaut und **stimuliert** u. a. die **Transkription**

- des **CDK-Inhibitors p21^{Cip1}** (→ Zellzyklusarrest),
- von **Bax** und **anderen pro-apoptotischen Proteinen** (→ Apoptose).

Liegt ein Defekt in beiden Allelen des p53-Gens vor, können Mutationen sehr viel leichter weitervererbt werden. Dadurch steigt die Wahrscheinlichkeit, dass die für eine Kanzerogenese notwendigen Mutationen akkumulieren.

Ein Defekt beider Allele des p53-Gens erleichtert die Vererbung von Mutationen erheblich.

B-17.2 Regulation und Wirkung von p53

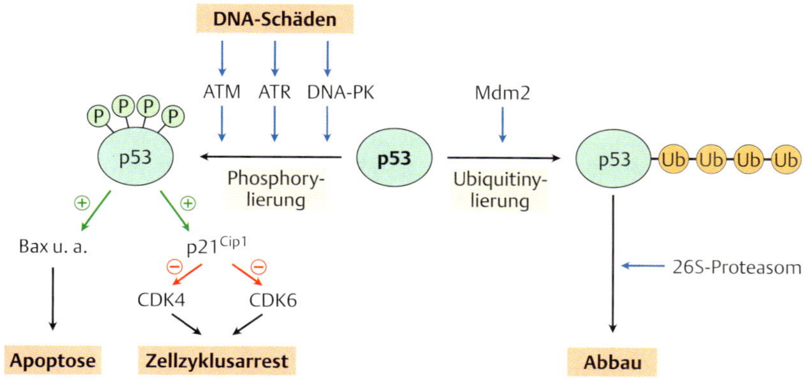

Proteinkinasen:
ATM
ATR
DNA-PK
Apoptosefaktor: Bax
CKI: p21^{cip1}
Ubiquitinligase: Mdm2

B-17.2

APC

Ein Defekt dieses Tumorsuppressors spielt bei der Entstehung von **Dickdarmtumoren** eine Rolle: In 90 % der Fälle entwickelt sich aus einer normalen Dickdarm-Epithelzelle zuerst ein gutartiger Tumor, ein Adenom, dessen Zellen anschließend maligne entarten (Adenom-Karzinom-Sequenz). Bei 70 – 80 % aller Adenome tritt im Frühstadium der Entwicklung eine APC-Mutation auf.

APC

Eine APC-Mutation ist ein frühes Ereignis in der Entwicklung von **Dickdarm-Adenomen**, der gutartigen Vorstufe des kolorektalen Karzinoms.

▶ **klinik.** Bei der **familiären adenomatösen Polyposis coli (FAP)** entwickeln sich aufgrund einer APC-Mutation in einer Eizelle oder einem Spermium (Keimbahnmutation) bereits im Kindesalter hunderte bis tausende Adenome im Dickdarm (s. Abb.) (evtl. entstehen zusätzlich andere Tumorformen an anderer Stelle). Die Dickdarm-Adenome entarten mit mehr als 95 %iger Wahrscheinlichkeit maligne (im Mittel im 36. Lebensjahr), wenn sie nicht entfernt werden. Deshalb wird den Patienten prophylaktisch der Dickdarm entfernt.

◀ klinik

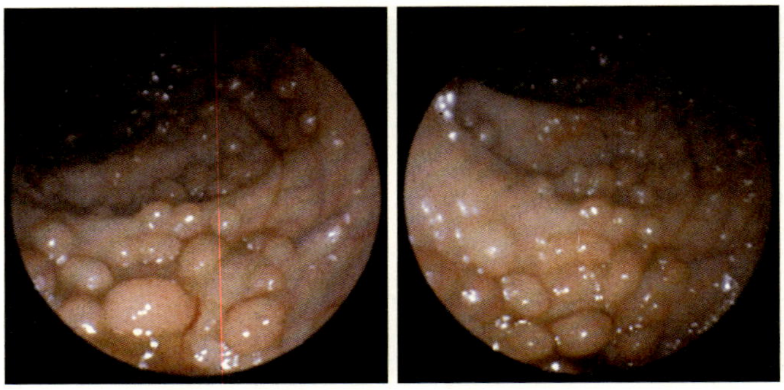

Familiäre adenomatöse Polyposis coli (endoskopisches Bild)

APC ist Teil des **Wnt-Signalweges**, der u. a. für die Proliferation der Stammzellen der Dickdarmmukosa essenziell ist.

APC ist ein **Bestandteil des Wnt-Signalweges**. Dieser Signalweg ist während der Embryonalentwicklung wichtig für die Steuerung der Differenzierung, bei Erwachsenen kann er bei manchen Zellen die Proliferation auslösen. In der Dickdarmschleimhaut ist er zur Aufrechterhaltung der Stammzellpopulation essenziell.

Zentrale Komponente dieses Signalweges ist **β-Catenin**, das an der Zell-Zell-Adhäsion beteiligt und ein Transkriptionsfaktor ist.

Wnt sind cysteinreiche Glykoproteine, die z. B. von Epithelzellen sezerniert werden und als interzelluläre Signalmoleküle dienen. Beim Menschen sind 19 wnt-Gene bekannt. Zentrale Komponente des Wnt-Signalweges ist **β-Catenin.** β-Catenin hat eine Doppelfunktion: Es ist an der Zell-Zell-Adhäsion beteiligt und ist ein Transkriptionsfaktor.

In **Abwesenheit von Wnt** beschränkt sich die Rolle des β-Catenins auf die **Zell-Zell-Adhäsion**. Ein Komplex aus **Axin**, **Glykogen-Synthase-Kinase 3β (GSK-3β)** und **APC** bindet zytoplasmatisches β-Catenin und sorgt durch Phosphorylierung für seinen Abbau (Abb. **B-17.3 a**).

In **Abwesenheit von Wnt** beschränkt sich die Rolle des β-Catenins auf die **Zell-Zell-Adhäsion**: Der überwiegende Anteil des β-Catenins bindet an das membranständige Zelladhäsionsmolekül E-Cadherin und vermittelt zusammen mit α-Catenin dessen Bindung an die Aktinfilamente des Zytoskeletts. Die Konzentration des β-Catenins im Zytoplasma wird gering gehalten (Abb. **B-17.3 a**): Ein Komplex aus **Axin**, **Glykogen-Synthase-Kinase 3β (GSK-3β)** und **APC** bindet an β-Catenin und die GSK-3β phosphoryliert das β-Catenin. Phosphoryliertes β-Catenin wird durch eine Komponente einer Ubiquitin-Ligase erkannt, ubiquitinyliert und durch 26 S-Proteasomen abgebaut. APC ist für die Phosphorylierung unerlässlich, wobei der genaue molekulare Mechanismus noch unbekannt ist.

In **Anwesenheit von Wnt** wird die **Phosphorylierung von β-Catenin verhindert** (Abb. **B-17.3 b**). β-Catenin wirkt als **Koaktivator** für die **Transkriptionsfaktoren der TCF/LEF-Familie** → Stimulation der Transkription mitogen wirkender Gene.

Wnt bindet an den **Frizzled-Rezeptor** und den **LRP-Korezeptor**, wodurch das Protein **Dishevelled** durch einen unbekannten Mechanismus phosphoryliert wird (Abb. **B-17.3 b**). Dishevelled **verhindert** dann die **Phosphorylierung von β-Catenin**. β-Catenin gelangt in den Zellkern und wirkt als **Koaktivator** für die **Transkriptionsfaktoren der TCF/LEF-Familie**. Zu den Zielgenen dieser Transkriptionsfaktoren zählen die Gene für

- c-Myc und Zyklin D1, die für die Einleitung der Zellteilung von Bedeutung sind,
- MMP7 (Matrix-Metalloproteinase 7), die eine Rolle bei der Angiogenese und Metastasierung spielt.

Ist APC defekt, dann ist der Wnt-Signalweg ständig aktiv.

Bei einem APC-Defekt steigt die Konzentration an β-Catenin, so dass die Transkription mitogen wirkender Gene ständig stimuliert wird.

B-17.3 Der Wnt-Signalweg

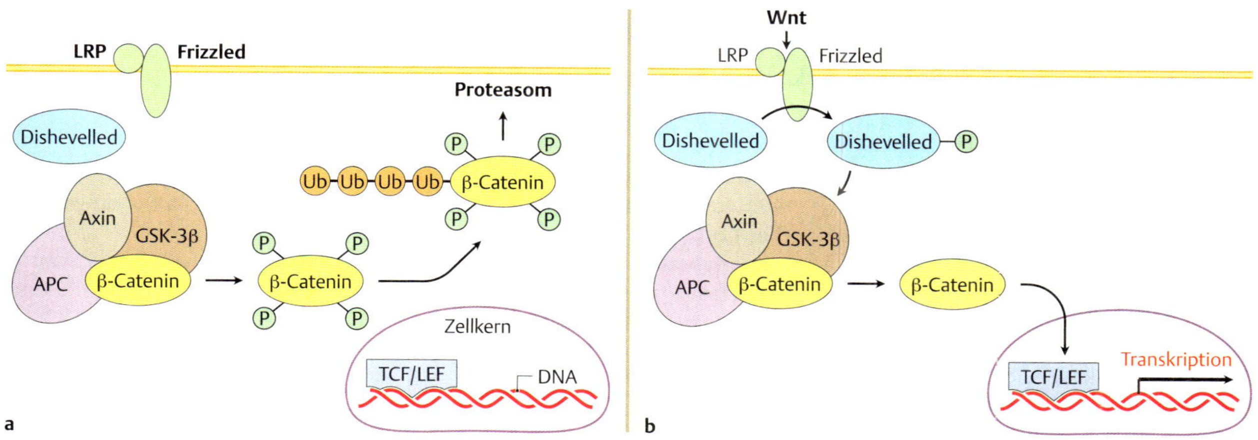

a Signalweg in Abwesenheit von Wnt
GSK-3β: Glykogen-Synthase-Kinase 3β

b Signalweg in Anwesenheit von Wnt

17.2.2 Tumorviren als Auslöser der Transformation

15–20% der Krebserkrankungen sind eine Spätfolge von Virusinfektionen. Tumorerzeugende Viren sind in Tabelle **B-17.2** aufgelistet.

Grundsätzlich ist die Entstehung von Tumorzellen durch Virusinfektionen nur möglich, wenn die infizierte Zelle durch die Virusvermehrung nicht zerstört wird. Ruhende Zellen haben nicht immer alle zellulären Enzyme in ausreichendem Maße zur Verfügung, um die Virusvermehrung sicherzustellen. Einige Viren haben deshalb Mechanismen entwickelt, Zellen zur Proliferation anzuregen. Eine weitere Möglichkeit, die Virusvermehrung zu ermöglichen, besteht in der Hemmung der Apoptose.

17.2.2 Tumorviren als Auslöser der Transformation

15–20% der Krebserkrankungen sind Spätfolge einer Virusinfektion (Tab. **B-17.2**).

Um ihre Vermehrung sicherzustellen, haben einige Viren Mechanismen entwickelt, Zellen zur Proliferation anzuregen oder die Apoptose zu hemmen.

B-17.2 Tumorviren

Familie	*Wichtige Art, Beispiel*	*Genom*	*Tumorerkrankung*
Retroviren (*Retroviridae*)	HTLV-1	RNA	adulte T-Zell-Leukämie
Flaviviren (*Flaviviridae*)	Hepatitis-C-Virus	RNA	Leberzellkarzinom
Hepadnaviren (*Hepadnaviridae*)	Hepatitis-B-Virus	DNA	Leberzellkarzinom
Papillomaviren (*Papillomaviridae*)	HPV 16, HPV 18	DNA	Zervixkarzinom
Herpesviren (*Herpesviridae*)	▪ Epstein-Barr-Virus	DNA	Burkitt-Lymphom, Nasopharynxkarzinom
	▪ humanes Herpesvirus 8	DNA	Kaposi-Sarkom
Adenoviren (*Adenoviridae*)	–	DNA	nicht im Menschen

B-17.2

Retroviren

Viele Kenntnisse über Onkogene stammen aus Untersuchungen retroviraler Gene. Die zellulären Protoonkogene haben Gegenstücke im retroviralen Genom, die **viralen Onkogene**. Zur Unterscheidung werden zelluläre Protoonkogene mit dem Buchstaben c gekennzeichnet (z. B. c-ras), virale Onkogene mit dem Buchstaben v (z. B. v-ras). Im Laufe der Evolution haben Retroviren vermutlich diese zellulären Gene in ihr Genom integriert.

Retroviren

Retroviren tragen **virale Onkogene**, die wie die zellulären Onkogene mitogene Signaltransduktionswege stimulieren und so zur Entartung der Zelle führen können.

Bei einer Infektion mit Retroviren werden die im jeweiligen Virus kodierten Onkogene exprimiert und stören z. B. mitogene Signaltransduktionswege, was zu einer Entartung der Zelle führen kann.

Papillomaviren

Papillomaviren produzieren
- das Protein **E7**, das **Rb hemmt**. Dies ermöglicht der Zelle den Eintritt in die S-Phase.
- das Protein **E6**, das den **Abbau von p53 stimuliert**. Dies steigert die Mutationshäufigkeit.

Papillomaviren

Papillomaviren produzieren zwei Proteine, die den Zellzyklus und die Apoptose beeinflussen:
- **E7 hemmt Rb**. Dadurch wird der Transkriptionsfaktor E2F aktiv (S. 515) und stimuliert die Transkription verschiedener für die S-Phase notwendiger Gene. Dies ermöglicht den Eintritt der Zelle in die S-Phase.
- **E6 stimuliert** die Ubiquitinylierung und damit den proteolytischen **Abbau von p53**. Damit wird ein durch p53 erzwungener Zellzyklusarrest und die durch p53 gesteuerte Apoptose (S. 526) verhindert. Als Konsequenz steigt die Mutationsrate in den infizierten Zellen, wodurch wiederum die Entstehung eines Tumors wahrscheinlicher wird.

▶ **klinik.** Eine Infektion mit Papillomaviren vor allem des Typs 16 und 18 zählt zu den Ursachen des **Zervixkarzinoms**. Die häufigste Form, das Plattenepithelkarzinom, entwickelt sich aus Vorstufen, die lediglich das Epithel betreffen (zervikale interepitheliale Neoplasien, CIN), deren schwerste Form das Carcinoma in situ (s. Abb. a) ist. Es weist alle Charakteristika des Karzinoms auf (z. B. aufgehobene Differenzierung und Polarisierung des Epithels, s. Abb. b) und hat lediglich noch nicht die Basalmembran durchbrochen. CIN werden bei Frauen im Alter zwischen 25 und 35 Jahren häufig diagnostiziert.

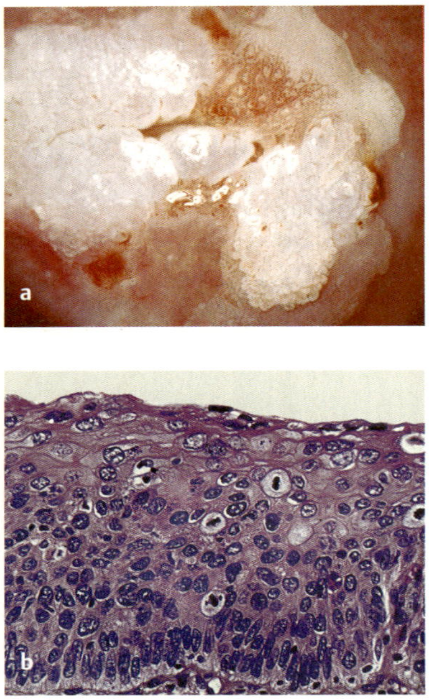

Carcinoma in situ der Portio.
a Makroskopischer Befund (Spekulumuntersuchung): Epithelverdickung und Gefäßneubildung auf der Portio.
b Histologischer Befund: Die normale horizontale Schichtung des Plattenepithels ist aufgehoben (vertikale Schichtung, die Zellen sind undifferenziert und zytoplasmaarm [HE, Vergr. 1:200]).

Ende 2006 kam unter dem Handelsnamen Gardasil® erstmals ein Impfstoff auf den Markt, der eine **Impfung gegen die krebserregenden HPV-Typen 16 und 18** ermöglicht, 2007 folgte für den gleichen Zweck der Impfstoff Cervarix®. In beiden Fällen handelt es sich um virale Proteine, die auf biotechnischem Wege gewonnen werden. In Deutschland wurde Gardasil® im Jahr 2007 zum umsatzstärksten Produkt des gesamten Pharmamarktes. Studien haben gezeigt, dass die Impfung tatsächlich einen weitgehenden Schutz vor Neuinfektionen durch die genannten HPV-Typen vermittelt. Wenn eine Infektion bereits erfolgt ist, hat die Impfung keinen Effekt. Eine Impfung sollte deshalb möglichst vor den ersten Sexualkontakten durchgeführt werden. Da die beiden HPV-Typen 16 und 18 in den letzten Jahren für ca. 70 % aller Fälle von Zervixkarzinom verantwortlich gemacht wurden, sah sich die Ständige Impfkommission am Robert Koch-Institut in Berlin (STIKO) Anfang 2007 veranlasst, eine Impfung aller Mädchen zwischen 12 und 17 Jahren zu empfehlen. Die gesetzlichen Krankenkassen sind seitdem verpflichtet, trotz der erheblichen Kosten die Impfung zu finanzieren. Es ist allerdings darauf hinzuweisen, dass der Impfschutz nicht alle relevanten HPV-Typen abdeckt, dieses gilt auch für Gardasil®, das immerhin gegen HPV 6, 11, 16, und 18 immunisiert. In welchem Umfang die Impfung langfristig tatsächlich vor einer Entstehung von Zervixkarzinomen schützt, ist derzeit noch nicht abzusehen. Leider weisen erste Beobachtungen darauf hin, dass die Häufigkeit, mit der sich neue Zervixdysplasien bilden, nach der HPV-Impfung nicht in dem Maße abnimmt, wie ursprünglich erwartet worden war. Vermutlich ist die Rolle anderer HPV-Typen bislang unterschätzt worden. In Österreich wurde deshalb 2008 entschieden, die HPV-Impfung nicht in die kostenlosen Impfprogramme aufzunehmen. Generell wird empfohlen, auch nach einer Impfung die Angebote zur Früherkennung wahrzunehmen.

17.3 Tumorentwicklung: Die Bildung von Tumorgefäßen und Tochterkolonien

Hat sich ein Tumor entwickelt, ermöglichen Mutationen
- die Bildung von Tumorgefäßen = **Angiogenese**,
- die Verbreitung der Tumorzellen im Organismus = **Metastasierung**.

Diese Mutationen betreffen die Protoonkogene c-jun und c-fos. Die entsprechenden Onkogene stimulieren ständig die Transkription zahlreicher **Matrix-Metalloproteinasen (MMP)**. Dies sind extrazelluläre Zink-abhängige Endopeptidasen, die den **Abbau der extrazellulären Matrix** (EZM) katalysieren. Ihre physiologischen Funktionen liegen in der Embryonalentwicklung, Angiogenese und Wundheilung. Sie werden als inaktive Zymogene synthetisiert, die durch proteolytische Abspaltung des 10 kDa großen aminoterminalen Bereichs aktiviert werden. Die Aktivierung erfolgt entweder autokatalytisch oder durch Plasmin.
Man unterscheidet vier Untergruppen, die unterschiedliche Bestandteile der extrazellulären Matrix angreifen:
- interstitielle Kollagenasen,
- Gelatinasen,
- Stromyelysine,
- Membran-MMPs.

Der Abbau der EZM ermöglicht es Tumorzellen, sich aus dem Zellverband und der EZM zu lösen und schafft so die Voraussetzung für die Angiogenese und die Metastasierung.

17.3.1 Angiogenese

Erreichen Tumoren einen Durchmesser von etwa 0,5 – 3 mm, so werden die Nährstoffversorgung und der Transport von Stoffwechselprodukten durch Diffusion ineffektiv. Im Zentrum des Tumors entwickelt sich eine Hypoxie. Die hypoxischen Zellen sezernieren Stimulatoren der Angiogenese (z. B. VEGF, S. 646), die an Rezeptoren der Endothelzellen der Blutgefäße binden. Die Endothelzellen werden zur Sekretion von **Matrix-Metalloproteinasen** angeregt, die lokal die Endothelzell-Basalmembran und die EZM abbauen. Endothelzellen wandern in Richtung des angiogenen Stimulus und beginnen zu proliferieren und differenzieren. So entstehen neue, den Tumor versorgende Kapillaren.
Für den Tumor ergeben sich durch die Angiogenese
- eine verbesserte Sauerstoff- und Nährstoffversorgung,
- ein verbesserter Abtransport von Stoffwechselprodukten,
- gesteigertes Wachstum, weil die Endothelzellen mitogene und antiapoptotische Signalmoleküle freisetzen.

Die Hemmung der Angiogenese wird als möglicher Ansatz zur Tumortherapie angesehen. Durch Einsatz von Angiogenese-Inhibitoren erhofft man sich, das Tumorwachstum und die Metastasierung zu mindern.

17.3.2 Metastasierung

Zur Metastasenbildung müssen Tumorzellen sich
- aus ihrer Umgebung lösen,
- in die Blut- oder Lymphgefäße gelangen,
- an anderer Stelle in das Gewebe einwandern und sich festsetzen,
- sich teilen und einen Sekundärtumor bilden.

Normalerweise haften Zellen mit Hilfe von **Adhäsionsmolekülen** auf ihrer Zelloberfläche fest an benachbarten Strukturen. **E-Cadherine** sorgen für Zell-Zell-Kontakte, Proteine aus der Gruppe der **Integrine** heften die Zelle an die EZM.

17.3 Tumorentwicklung: Die Bildung von Tumorgefäßen und Tochterkolonien

Hat sich ein Tumor entwickelt, ermöglichen Mutationen die **Angiogenese** und die **Metastasierung**.

Die Onkogene c-jun und c-fos stimulieren ständig die Transkription zahlreicher **Matrix-Metalloproteinasen (MMP)**. Dies sind extrazelluläre Zink-abhängige Endoproteinasen, die Komponenten der extrazellulären Matrix (EZM) abbauen.

Der Abbau der EZM ist Voraussetzung für die Angiogenese und Metastasierung.

17.3.1 Angiogenese

Hypoxische Tumorzellen sezernieren Stimulatoren der Angiogenese (z. B. VEGF). Diese regen Endothelzellen zur Sekretion von **Matrix-Metalloproteasen** und zur Proliferation und Differenzierung an, so dass Kapillaren entstehen.

Dies verbessert die Nährstoffversorgung des Tumors erheblich und fördert sein Wachstum.

Die Hemmung der Angiogenese wird als möglicher Ansatz zur Tumortherapie angesehen.

17.3.2 Metastasierung

Hierzu müssen sich Tumorzellen vom Primärtumor lösen, erst in Lymph- oder Blutgefäße und dann in andere Gewebe einwandern und sich teilen.

Normalerweise haften Zellen mit Hilfe von **Adhäsionsmolekülen** (z. B. E-Cadherinen, Integrinen) auf ihrer Zelloberfläche fest an benachbarten Strukturen.

Bei **metastasierenden Tumorzellen** ist die **Expression der Zelladhäsionsmoleküle vermindert**. Sie gelangen **in den Blutstrom**, indem sie Blutgefäße lokalisiert **mit Hilfe von MMPs** auflösen. Im Zielgewebe heftet sich die Tumorzelle an das Endothel an, durchdringt die Basalmembran und besiedelt das Gewebe (Abb. **B-17.4**).

Bei **metastasierenden Tumorzellen** ist die **Expression der Zelladhäsionsmoleküle vermindert**, E-Cadherin z. B. fehlt bei manchen Krebserkrankungen. Tumorzellen gelangen **in den Blutstrom**, indem sie Blutgefäße lokalisiert **mit Hilfe von MMPs** auflösen. Wie die Tumorzelle das Gewebe auswählt, in dem sie sich ansiedelt, ist im Einzelnen nicht bekannt. Wahrscheinlich spielt die Affinität spezifischer membranständiger Adhäsionsmoleküle zur Wand der entsprechenden Blutgefäße eine Rolle. Nach Anheftung an das Endothel durchdringt die Tumorzelle die Basalmembran und besiedelt das darunter liegende Gewebe (Abb. **B-17.4**). Der gesamte Vorgang der Metastasierung ist sehr ineffektiv: Man schätzt, dass etwa eine von 10.000 Tumorzellen, die in den Blutstrom geraten sind, eine Metastase bilden kann.

B-17.4 Metastasierung

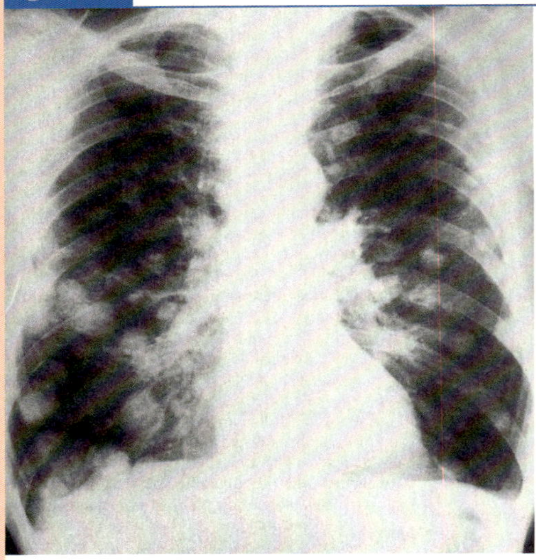

a Multiple Metastasen in beiden Lungen bei Hodentumor (dorsoventrale Thoraxaufnahme)

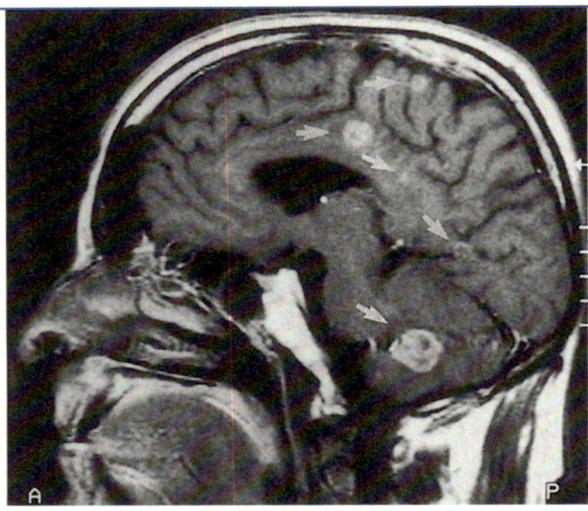

b Multiple zerebelläre und zerebrale, ringförmig Kontrastmittel aufnehmende Metastasen eines Bronchialkarzinoms (Pfeile) (MRT)

17.4 Tumortherapie

17.4.1 Zytostatika

Zytostatika hemmen die Zellteilung. Zu den Wirkungsmechanismen s. Tabelle **B-17.3**.

Tumorzellen können gegen Zytostatika resistent werden, z. B. durch Expression von Transportern, die die Medikamente aus der Zelle befördern.

17.4 Tumortherapie

17.4.1 Zytostatika

Zytostatika hemmen die Zellteilung (Wirkungsmechanismen s. Tab. **B-17.3**). Sich häufig teilende Zellen sind am stärksten betroffen. Zu diesen Zellen zählen Tumorzellen, aber auch hämatopoetische Zellen im Knochenmark und die Epithelzellen der Mukosa des Verdauungstraktes, was die Nebenwirkungen von Zytostatika erklärt (z. B. Verminderung der Zellen im peripheren Blut, Entzündung der Mundschleimhaut, Durchfall, Haarausfall).
Ein weiterer Nachteil der Zytostatikatherapie ist die Entwicklung von resistenten Tumorzellen, wodurch die Therapie unwirksam wird. Einer der wichtigsten Resistenzmechanismen beruht auf ABC (ATP-binding-cassette)-Transportern, z. B. P-Glykoprotein und MRP (Multidrug Resistance-associated Protein), die die Medikamente aus der Zelle heraustransportieren.

B-17.3 Angriffspunkte und Wirkungsmechanismen wichtiger Zytostatika

Angriffspunkt	*zytostatische Substanz(klasse)*	*Wirkungsmechanismus*
DNA-Synthese		
▪ Substrate der DNA-Synthese	▪ Purinanaloga (z. B. Mercaptopurin, Thioguanin)	hemmen die Umsetzung von IMP zu AMP und GMP → Hemmung der Purinsynthese
	▪ Fluoruracil	hemmt die Thymidylat-Synthase irreversibel = hemmt die dTMP-Synthese
▪ Coenzyme der DNA-Synthese	Methotrexat	hemmt die Dihydrofolat-Reduktase kompetitiv → kein C1-Transfer → Hemmung der Purin- und Pyrimidinsynthese → Hemmung der DNA-Synthese
▪ Trennung der Elternstränge	▪ Etoposid, Teniposid	Hemmung der Topoisomerase Typ II → Hemmung der Entwindung der Elternstränge
	▪ Alkylanzien (z. B. Cyclophosphamid, Busulfan, Mitomycin C)	Alkylanzien mit ≥2 funktionellen Gruppen: Quervernetzung der DNA-Stränge → Hemmung der Strangtrennung → Strangbrüche
		Alkylanzien mit 1 funktionellen Gruppe: Übertragung von Methyl- oder Ethylgruppen auf einen DNA-Strang → veränderte Basenpaarung → Punktmutation (→ kanzerogene Wirkung!)
	▪ Platinverbindungen (Cisplatin, Carboplatin)	Quervernetzung der DNA-Stränge → Hemmung der Strangtrennung
▪ Elongation	▪ Purinanaloga (z. B. Mercaptopurin, Thioguanin), ▪ Pyrimidinanaloga (z. B. Cytosin-arabinosid)	werden als falsche Bausteine in die DNA eingebaut → Hemmung der DNA-Synthese
	▪ Daunorubicin, Doxorubicin, Dactinomycin, Mitoxantron u. a. Antibiotika	drängen sich zwischen benachbarte Basen der DNA → Störung der DNA-Synthese (Leserasterverschiebung), Strangbrüche
Spindelapparat		
▪ Aufbau	Vinca-Alkaloide (Vinblastin, Vincristin)	verhindern die Polymerisation der Mikrotubuli → hemmen den Aufbau des Spindelapparates und damit die Zellteilung
▪ Abbau	Taxane (Paclitaxel, Docetaxel)	stabilisieren Mikrotubuli → hemmen den Abbau des Spindelapparates und damit den Abschluss der Zellteilung

17.4.2 Neuere Entwicklungen in der Tumortherapie

Aus den Erkenntnissen der Molekularen Onkologie haben sich neue Therapiestrategien entwickelt, die sich zielgerichteter einsetzen lassen als dies mit Zytostatika möglich ist. Dadurch zeigen sie weniger unerwünschte Wirkungen als Zytostatika.

Hormonantagonisten

Ein Beispiel ist **Tamoxifen**, das an den Östrogenrezeptor bindet und ihn dadurch unzugänglich für Östrogen macht. Das Wachstum mancher Brustkrebszellen ist Östrogen-abhängig und kann deshalb durch Tamoxifen verhindert oder zumindest verlangsamt werden. Tamoxifen wird zusammen mit einer Chemotherapie angewandt.

Monoklonale Antikörper

Herceptin (Trastuzumab): Das Onkoprotein Her2 ist bei 30% aller Brustkrebspatientinnen überexprimiert. Als EGFR-ähnlicher Wachstumsfaktor-Rezeptor stimuliert es das Tumorwachstum, was zu einem prognostisch ungünstigeren Krankheitsverlauf führt. Dies kann durch den monoklonalen Antikörper Herceptin verhindert werden, der den Rezeptor blockiert.

Erbitux (Cetuximab): Bei EGFR-positivem metastasiertem kolorektalem Karzinom wird der gegen den EGF-Rezeptor gerichtete monoklonale Antikörper Erbitux in Kombination mit dem Zytostatikum Irinotecan erfolgreich eingesetzt.

17.4.2 Neuere Entwicklungen in der Tumortherapie

Aus den Erkenntnissen der Molekularen Onkologie haben sich neue, zielgerichtetere Therapiestrategien entwickelt.

Hormonantagonisten

Ein Beispiel ist **Tamoxifen**, ein Östrogenrezeptor-Antagonist, der bei Östrogen-abhängigem Brustkrebs eingesetzt wird.

Monoklonale Antikörper

Herceptin (Trastuzumab) blockiert den EGFR-ähnlichen Wachstumsfaktor-Rezeptor, der bei 30% aller Brustkrebspatientinnen überexprimiert wird.

Erbitux (Cetuximab) blockiert den EGF-Rezeptor (Einsatz bei EGFR-positivem metastasiertem kolorektalem Karzinom).

Tyrosinkinase-Hemmer

Imatinib (Glivec®) ist ein Hemmstoff der Bcr-Abl-Tyrosinkinase ($p210^{BCR-ABL}$) und wird bei der chronisch myeloischen Leukämie (CML) eingesetzt.

Tyrosinkinase-Hemmer

Imatinib (Glivec®) ist ein Hemmstoff der Bcr-Abl-Tyrosinkinase ($p210^{BCR-ABL}$), die bei chronischer myeloischer Leukämie (CML) vom Bcr-Abl-Fusionsgen des Philadelphia-Chromosoms kodiert wird (vgl. S. 525 und S. 809).
Das Philadelphia-Chromosom hat nur dann eine CML zur Folge, wenn es in bestimmten Stammzellen des Knochenmarks auftritt. Die Zellen, die das Philadelphia-Chromosom enthalten, vermehren sich dann unkontrolliert. Charakteristisch für die CML ist eine extrem erhöhte Zahl von Granulozyten und ihren Vorstufen im Blut. Eine CML liegt bei ca. 20 % aller Leukämien vor. Die Patienten sind zum Zeitpunkt der Diagnosestellung meistens älter als 50 Jahre.

▶ klinik

▶ **klinik.** Imatinib (Glivec®), seit 2001 auf dem Markt, zählt zu den innovativsten Medikamenten des neuen Jahrhunderts. Da die Bcr-Abl-Tyrosinkinase ausschließlich in den Zellen gebildet wird, die das Philadelphia-Chromosom enthalten, konnte mit Imatinib ein Hemmstoff entwickelt werden, der hochselektiv in den Zellen wirkt, die für die Leukämie verantwortlich sind. Da sich eine Hemmung anderer Tyrosinkinasen nicht ganz vermeiden lässt, ist eine Glivec-Therapie nicht gänzlich nebenwirkungsfrei, Nebenwirkungen wie bei den klassischen Zytostatika treten aber nicht auf. Bei einer Dosis von 400 mg pro Tag kommt es bei fast allen Patienten zu einer vollständigen Normalisierung des Blutbildes. Sofern die Therapie rechtzeitig aufgenommen wird, ist die Prognose sehr gut. Die Patienten müssen das Medikament allerdings ihr Leben lang täglich einnehmen. Langfristig besteht die Gefahr, dass es im Gen der Bcr-Abl-Tyrosinkinase zu Punktmutationen kommt und die Tyrosinkinaseaktivität nicht mehr hinreichend gehemmt wird. Es wurden deshalb bereits neuere Hemmstoffe entwickelt, die auch bei Imatinib/Glivec®-Resistenz noch wirksam sind (Dasatinib/Sprycel®, seit 2006, und Nilotinib/Tasigna®, seit 2007 auf dem Markt).

Angiogenese-Hemmer

Die Angiogenese ist von großer Bedeutung für das Tumorwachstum und eine Hemmung der Angiogenese ist deshalb von therapeutischem Interesse.

Angiogenese-Hemmer

Die Relevanz der Angiogenese für das Tumorwachstum ist schon seit vielen Jahren bekannt (vgl. S. 531), aber erst seit 2004 ist mit **Bevacizumab** ein Angiogenesehemmer auf dem Markt, der in größerem Umfang eingesetzt wird.

▶ klinik

▶ **klinik.** Bevacizumab (Avastin®) ist ein monoklonaler Antikörper, der gegen den vascular endothelial growth factor (VEGF) gerichtet ist. Der Antikörper kann ergänzend zu einer Chemotherapie eingesetzt werden. Bevacizumab wird zunehmend in der Therapie des Kolonkarzinoms verwendet. Auch in bestimmten Fällen von Lungen-, Brust- und Nierenkrebs wurden positive Effekte beobachtet.

Manche Medikamente wirken auch hemmend auf die Angiogenese obwohl sie ursprünglich nicht zu diesem Zweck entwickelt wurden, z. B. Trastuzumab (Herceptin®) und Thalidomid.

Manche Medikamente wirken auch hemmend auf die Angiogenese, obwohl sie ursprünglich nicht zu diesem Zweck entwickelt wurden. So beruht die **Wirkung von Trastuzumab** (Herceptin®; s. S. 533) nicht nur auf einer unmittelbaren Hemmung des Wachstums der Tumorzellen, sondern auch auf einer Hemmung der Angiogenese in den Tumormetastasen. Ein spektakuläres Beispiel für die unerwartete Renaissance eines Medikamentes ist der Angiogenesehemmer **Thalidomid**.

▶ klinik

▶ **klinik. Thalidomid** wurde 1956 unter dem Namen **Contergan**® als Schlafmittel eingeführt und löste damals eine der größten Arzneimittelkatastrophen des 20. Jahrhunderts aus. Das Thalidomid zeigte eine massive **Teratogenität**, indem es bei den Föten die Entwicklung der Extremitäten behinderte. Vermutlich wurde dieser Effekt u. a. durch eine Hemmung der Angiogenese in den sich entwickelnden Extremitäten verursacht. Neuerdings hat sich gezeigt, dass sich bestimmte Lymphome (multiple Myelome/B-Zell-Non-Hodgkin-Lymphome) bei Therapie mit Thalidomid zumindest teilweise zurück bilden. Möglicherweise wird Thalidomid in Zukunft als Angiogenesehemmer vermehrt eingesetzt werden.

B V Zelluläre Kommunikation

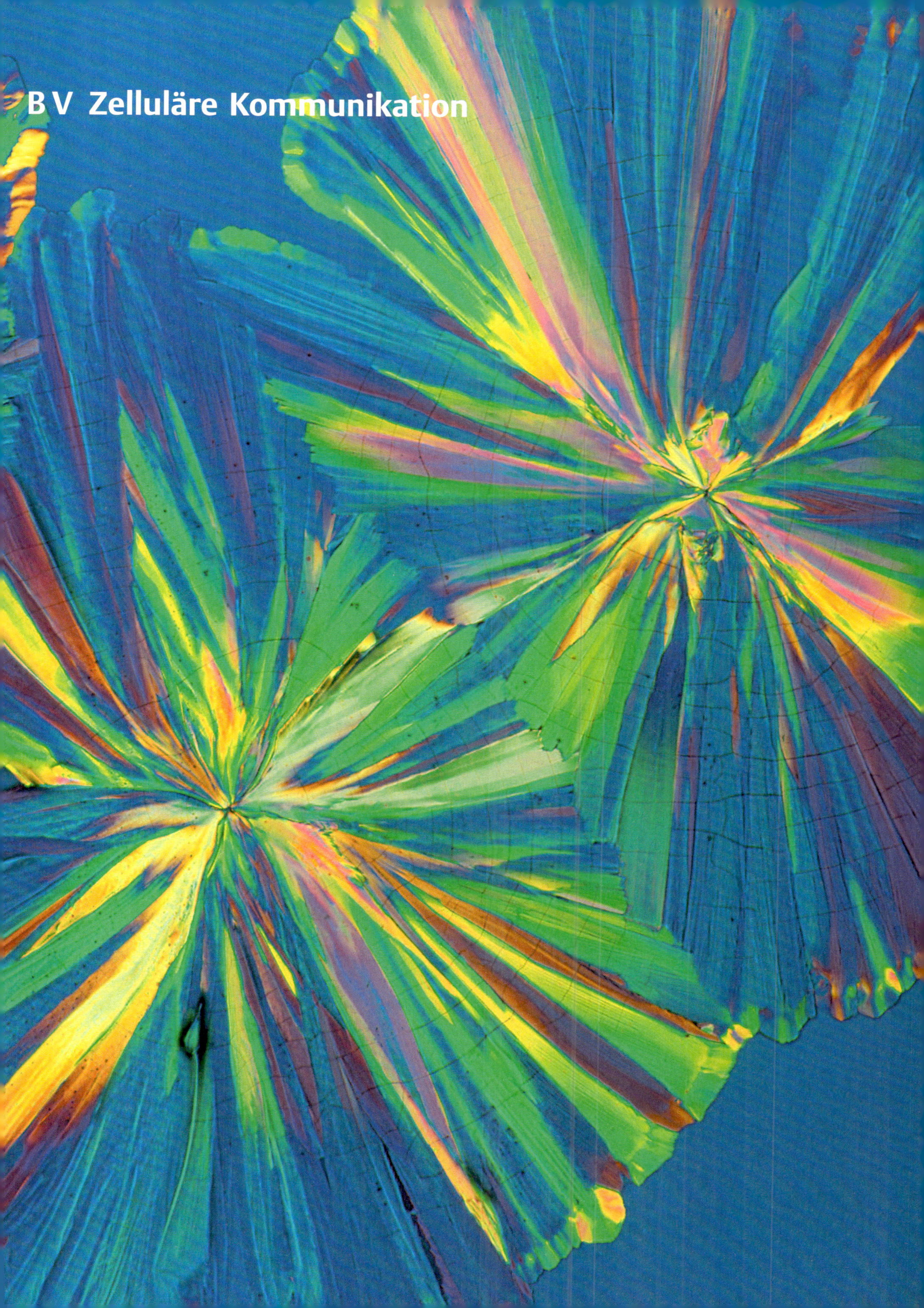

18 Grundlagen

Bei vielzelligen Organismen haben sich die einzelnen Zellen weitgehend **spezialisiert**. Dies erforrdert ein exakt reguliertes **Zusammenspiel** zwischen Zellen und Organen. Um dies zu gewährleisten, ist ein **aufwendiger Informationsaustausch** zwischen den Zellen erforderlich.

18 Grundlagen

Einzellige Organismen müssen alle lebensnotwendigen Entscheidungen autonom treffen.
Ganz anders ist die Situation bei Vielzellern. Die einzelnen Zellen höherer Organismen haben sich weitgehend **spezialisiert**. Dies ermöglicht zwar komplexe Leistungen wie die Informationsverarbeitung im Gehirn, erfordert aber auch ein exakt reguliertes **Zusammenspiel** zwischen Zellen und Organen. Um dies zu gewährleisten, ist ein **aufwendiger Informationsaustausch** zwischen den Zellen erforderlich:

- Viele metabolische und biosynthetische Leistungen sind spezialisierten Organen vorbehalten. So ist die Synthese von Glucose beim Menschen auf Leber (und Niere) beschränkt, obwohl auch andere Organe auf Glucose als Energielieferant angewiesen sind. Die Versorgung mit lebensnotwendigen Metaboliten muss daher organisiert werden.
- Nach außen kann sich der Organismus an unterschiedliche Bedingungen von Temperatur und Feuchtigkeit anpassen. Im Inneren ist er jedoch auf ein exaktes Gleichgewicht der physiologischen Bedingungen wie z. B. Osmolarität und Ionenzusammensetzung angewiesen.
- Biochemische und physiologische Prozesse müssen an veränderte Umweltbedingungen (z. B. Stress) angepasst werden.
- Auch Wachstum und Differenzierung des Organismus müssen reguliert werden.

18.1 Prinzipien der Signalübertragung zwischen Zellen

Es gibt verschiedene Möglichkeiten der Signalübertragung (Abb. **B-18.1**).

18.1 Prinzipien der Signalübertragung zwischen Zellen

Für den Informationsaustausch zwischen den Zellen wurde ein komplexes Kommunikationssystem entwickelt. Dabei gibt es verschiedene Möglichkeiten der Signalübertragung (Abb. **B-18.1**).

B-18.1

B-18.1 Prinzipien der Signalübertragung zwischen Zellen

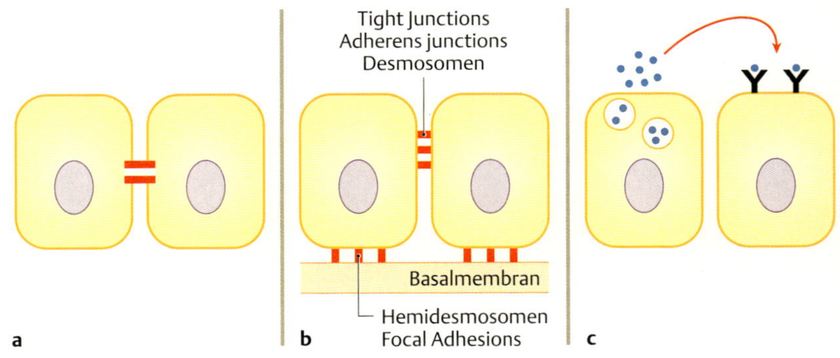

a Gap Junctions verbinden Zellen direkt miteinander.

b Der Zell-Zell- oder Zell-Matrix-Kontakt wird durch Zelladhäsionsmoleküle vermittelt.

c Extrazelluläre Signalmoleküle sind Faktoren, die von einer Zelle sezerniert und von einer anderen (oder auch derselben) Zelle erkannt werden.

18.1.1 Gap Junctions (S. 361)

18.1.2 Zell-Zell- und Zell-Matrix-Interaktion (S. 360)

18.1.3 Extrazelluläre Signalübertragung

Die signalgebende Zelle sezerniert Faktoren, die an Rezeptoren der Empfängerzelle binden. Je nach Reichweite des Signals können so lokal begrenzte Effekte erzeugt werden oder auch Signale an weit entfernte Orte übermittelt werden. Dieser Mechanismus ist für die Signalgebung am vielseitigsten einsetzbar. Man unterscheidet drei unterschiedliche Formen der Signalübermittlung:

- endokrin,
- parakrin,
- autokrin.

Es lassen sich
- endokrine,
- parakrine und
- autokrine

Signalübermittlung unterscheiden.

Endokrine Signalübermittlung

Hierbei wird ein Botenstoff an die **Blutbahn** abgegeben (Abb. **B-18.2 a**) und kann mit dem Blutkreislauf entfernte Zielgewebe erreichen. Dies ist z. B. bei den „klassischen Hormonen" der Fall.

Der Botenstoff wird an die **Blutbahn** abgegeben (Abb. **B-18.2 a**).

Parakrine Signalübermittlung

Hierbei besitzt das sezernierte Signalmolekül nur eine Reichweite von einigen Zelldurchmessern, die Wirkung ist also **lokal begrenzt** (Abb. **B-18.2 b**). Dies lässt sich u. a. durch eine **kurze Halbwertszeit** des Signaltransduktionsmoleküls erreichen. Häufig ist das Signaltransduktionsmolekül aber auch **nicht frei diffusibel**, sondern wird von extrazellulären Molekülen gebunden, so dass es bei der Diffusion durch das Gewebe stark behindert ist. Dies ist bei vielen **Wachstumsfaktoren** (S. 645) der Fall, die an Proteoglykane der Zelloberfläche oder der extrazellulären Matrix binden.

Das Signalmolekül besitzt aufgrund von **Diffusionsbarrieren** oder einer **kurzen Halbwertszeit** nur eine **lokal begrenzte Wirkung** (Abb. **B-18.2 b**).

Als einen Spezialfall der parakrinen Signalübertragung kann man die Signalübertragung durch **Neurotransmitter** im Nervensystem auffassen. Dabei werden Moleküle vom präsynaptischen Nervenende in den synaptischen Spalt sezerniert und binden vorzugsweise an postsynaptische Rezeptoren einer weiteren Nervenzelle (oder der neuromuskulären Endplatte).

Ein Spezialfall der parakrinen Signalübertragung ist die Bindung von **Neurotransmittern** an postsynaptische Rezeptoren.

Autokrine Signalübermittlung

Hierbei besitzt die sezernierende Zelle selbst auch den Rezeptor für den sezernierten Faktor. So kann das Signal (z. B. ein Zytokin wie Interleukin-2, S. 731) auf die Zelle selbst oder auch innerhalb einer Gruppe gleichartiger, räumlich eng benachbarter Zellen (z. B. Lymphozyten in Lymphknoten) zurückwirken (Abb. **B-18.2 c**).

Das Signal wirkt auf die sezernierende Zelle selbst oder auf eine Gruppe gleichartiger, räumlich eng benachbarter Zellen (Abb. **B-18.2 c**).

B-18.2 Möglichkeiten der Signalübermittlung durch extrazelluläre Signalmoleküle

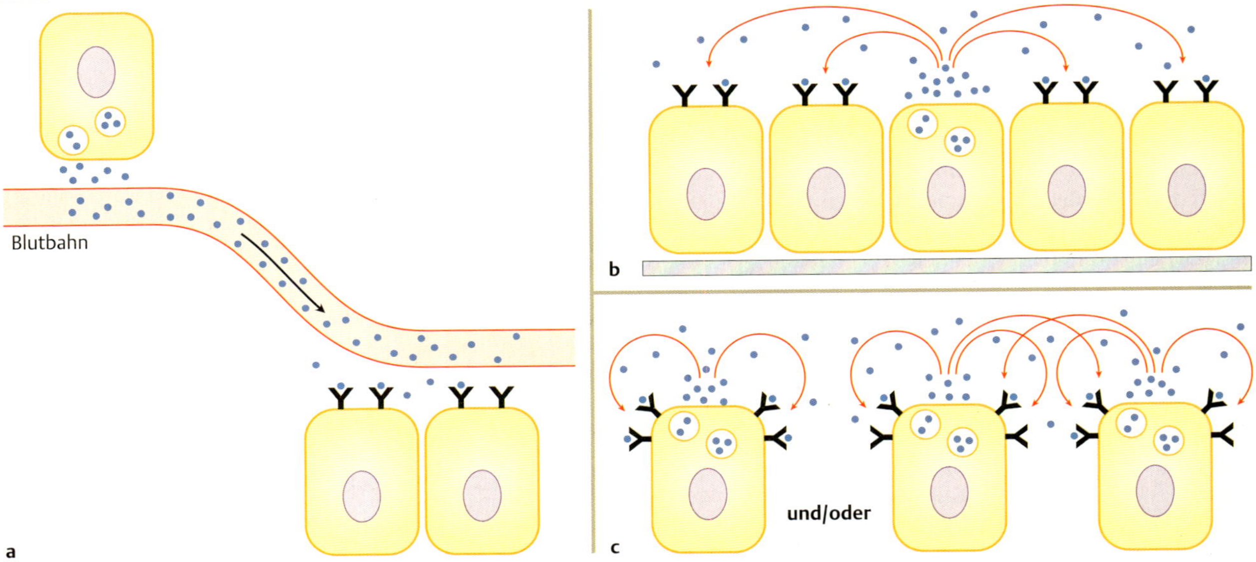

a Endokrine Sekretion: Der Botenstoff wird an die Blutbahn abgegeben und erreicht so entfernte Zielgewebe.

b Parakrine Sekretion: Aufgrund von Diffusionsbarrieren im Extrazellulärraum oder seiner kurzen Halbwertszeit hat das Signalmolekül nur eine begrenzte Reichweite.

c Autokrine Sekretion: Die sezernierende Zelle besitzt selbst einen Rezeptor für das Signalmolekül.

18.2 Hormone und Zytokine

Hormone regulieren vor allem Stoffwechselprozesse und die Anpassung des Organismus an veränderte Umweltbedingungen.

Zytokine regulieren vor allem Zellwachstum, Zellproliferation und Zelldifferenzierung.

18.2.1 Einteilung der Hormone

Glanduläre Hormone

Glanduläre Hormone werden in endokrinen Drüsen gebildet und erreichen die Zielzelle auf dem Blutweg.

Aglanduläre Hormone

Aglanduläre Hormone werden in nichtendokrinen Drüsen gebildet. Hierzu zählen:

- **Hormone**, die **in endokrinen Zellen oder Zellgruppen gebildet** und in die Blutbahn abgegeben werden,

18.2 Hormone und Zytokine

Entsprechend ihrer unterschiedlichen Wirkungsschwerpunkte können die extrazellulären Signalmoleküle in zwei große Gruppen unterteilt werden, wobei allerdings Überschneidungen auftreten.
Die eine Gruppe umfasst die **Hormone**, umgangssprachlich auch Botenstoffe genannt. Der Schwerpunkt der Hormonwirkungen umfasst vor allem folgende Vorgänge:

- Regulation des Stoffwechsels und der physiologischen Parameter (z. B. Glucosespiegel im Blut),
- Anpassung des Organismus an Änderungen der Umwelt,
- Regulation des Sexualverhaltens,
- Koordination des Wachstums.

Die andere Gruppe umfasst die **Zytokine**, die grundlegende Funktionen wie Zellwachstum, Zellproliferation, Zelldifferenzierung regulieren.

18.2.1 Einteilung der Hormone

Glanduläre Hormone

Zu dieser Gruppe gehören die **„klassischen Hormone“**. Sie werden in endokrinen Drüsen gebildet und erreichen die Zielzelle auf dem Blutweg. Klassische endokrine Drüsen sind z. B. die Adenohypophyse, Schilddrüse, Nebennierenrinde und -mark.

Aglanduläre Hormone

In dieser Gruppe werden die nicht in endokrinen Drüsen gebildeten Hormone zusammengefasst. Darunter fallen

- **Hormone**, die **in endokrinen Zellen oder Zellgruppen gebildet** und in die Blutbahn abgegeben werden. Hierzu zählen z.B. die Releasing- und Inhibiting-Hormone sowie Oxytocin und antidiuretisches Hormon (ADH, Vasopressin), die von Zellen oder Zellgruppen im Hypothalamus synthetisiert werden.

- **Gewebshormone,** auch **Mediatoren** genannt: Sie werden parakrin sezerniert und wirken vorwiegend lokal. Nur bei starker Stimulation gelangen nennenswerte Mengen in den Blutkreislauf. Zu den Mediatoren gehören Peptide wie die **Kinine**, Fettsäurederivate wie die **Prostaglandine** und selbst so exotisch wirkende Substanzen wie **Stickstoffmonoxid (NO)**.

- **Gewebshormone**, auch **Mediatoren** genannt.

18.2.2 Eigenschaften und Wirkprinzip von Hormonen

Hormone gehören unterschiedlichen Substanzklassen an (Tab. **B-18.1**) und weisen deshalb **substanzklassenspezifische Eigenschaften** auf. Im Folgenden sind die Charakteristika der drei wichtigsten Substanzklassen aufgeführt. Das **Wirkprinzip** jedoch ist klassenübergreifend: Die Wirkung aller Hormone wird durch **Bindung an einen Hormonrezeptor** vermittelt.

18.2.2 Eigenschaften und Wirkprinzip von Hormonen

Hormone gehören unterschiedlichen Substanzklassen an (Tab. **B-18.1**). Klassenübergreifendes **Wirkprinzip** ist die **Bindung an einen Hormonrezeptor**.

B-18.1 Wichtige Hormon-Substanzklassen

Substanzklasse	***Beispiele***
Peptidhormone	Insulin, Glukagon
Aminosäurederivate	Katecholamine (Dopamin, Adrenalin, Noradrenalin), Thyroxin, Histamin, Serotonin
Steroide	Cortisol, Aldosteron, Östradiol, Testosteron
Lipidderivate	Retinsäure, Prostaglandine

B-18.1

Eigenschaften

Eigenschaften der Peptidhormone

Peptidhormone werden am **rauen endoplasmatischen Retikulum** synthetisiert und nach Transport durch den Golgi-Apparat, wo sie häufig noch modifiziert werden, in **sekretorischen Vesikeln** gespeichert. Auf einen extrazellulären Stimulus hin **fusionieren** die Vesikel **mit der Plasmamembran** und setzen ihren Inhalt frei. Peptidhormone werden in der Regel **frei im Blut** transportiert. Die Halbwertszeit im Blut liegt zwischen einigen Minuten bis zu einigen Stunden (Insulin ca. 5 min, Wachstumshormon < 1 h). Der Abbau erfolgt durch Proteolyse, vor allem in der Leber.

Eigenschaften

Eigenschaften der Peptidhormone

Peptidhormone werden am **rauen endoplasmatischen Retikulum** gebildet, in **sekretorischen Vesikeln** gespeichert und auf einen Stimulus hin sezerniert.

Eigenschaften der Aminosäurederivate

Die Biosynthese der Aminosäurederivate erfolgt aus den entsprechenden **Aminosäurevorstufen**. Die Hormone werden wie die Peptidhormone **in Vesikeln gespeichert** und bei Bedarf freigesetzt. Eine Ausnahme stellen die Schilddrüsenhormone dar, die in Form des Vorläuferproteins Thyreoglobulin gespeichert und bei Bedarf direkt sezerniert werden (S. 587). Mit Ausnahme der Schilddrüsenhormone sind die Aminosäurederivate **hydrophil** und benötigen daher **keine Transportvehikel**. Die **Schilddrüsenhormone** jedoch werden im Komplex mit **Albumin** oder speziellen Transportproteinen transportiert. Die Halbwertszeiten sind recht unterschiedlich. Bei den schnelle Stoffwechselprozesse vermittelnden Katecholaminen liegt sie im Minutenbereich. Bei den langfristig wirkenden Schilddrüsenhormonen beträgt sie ca.1 – 3 Tage, durch Bindung an Plasmaproteine sind sie weitgehend vor Abbau geschützt.

Eigenschaften der Aminosäurederivate

Die Biosynthese erfolgt aus den entsprechenden **Aminosäurevorstufen**. Die meisten Hormone dieser Gruppe sind **hydrophil**, werden **in Vesikeln gespeichert** und frei im Blut transportiert.

Eigenschaften der Steroidhormone

Diese Hormongruppe leitet sich vom **Cholesterin** ab. Die Steroidhormone (Glucocorticoide, Mineralocorticoide, Sexualhormone) sind sehr **lipophil** und können daher nicht in Vesikeln gespeichert werden. Deshalb werden diese Hormone **direkt bei Bedarf synthetisiert** und diffundieren durch die Plasmamembran in

Eigenschaften der Steroidhormone

Diese Hormongruppe leitet sich vom **Cholesterin** ab. Sie sind **hydrophob**, können nicht gespeichert werden und werden im

Blut **an Plasmaproteine gebunden** transportiert.

den Extrazellulärraum und ins Blut. Als lipophile Hormone werden auch sie im **Komplex mit Plasmaproteinen** transportiert. Die Halbwertszeit liegt im Stundenbereich.

Wirkprinzip

Hormone binden an zelluläre Rezeptoren:
- **Hydrophile Hormone** binden an **Rezeptoren der Plasmamembran**.
- **Hydrophobe Hormone** binden an **intrazelluläre Rezeptoren**.

Alle Hormone entfalten ihre Wirkung durch Bindung an Rezeptoren, die die Signale in die Zelle weiterleiten. **Hydrophile Hormone**, wie die Peptidhormone, Aminosäurederivate und Prostaglandine, können die hydrophobe Doppelschicht der Plasmamembran nicht durchdringen und binden daher an **Rezeptoren** auf der **Zelloberfläche**. **Hydrophobe Hormone** wie die Steroid- und Schilddrüsenhormone hingegen können durch die Zellmembran diffundieren oder Rezeptor-vermittelt in die Zelle gelangen. Hier binden sie an **intrazelluläre Rezeptoren**. Der Komplex aus Hormon und intrazellulärem Rezeptor stimuliert die Transkription von Genen im Zellkern. Daher setzt die Wirkung der Hormone auch mit einer Verzögerung von 1 – 2 Stunden ein. Die meisten hydrophoben Hormone können auch schnelle Effekte auslösen, die durch noch unzureichend charakterisierte Zelloberflächenrezeptoren oder durch Aktivierung zytoplasmatischer Proteine vermittelt werden.

18.2.3 Hormonelle Regelkreise

Zur Regulation der Hormonkonzentration gibt es verschiedene Regelkreise:

Die Hormonkonzentration im Blut muss den metabolischen und physiologischen Anforderungen des Organismus entsprechend eingestellt werden. Zur Regulation der Hormonkonzentration gibt es verschiedene Regelkreise, je nachdem, ob ein Parameter konstant gehalten oder verändert werden muss.

Einfache Rückkopplung (biologischer Regelkreis)

▶ **Definition.** Hier wird die Hormonkonzentration unabhängig vom ZNS durch den metabolischen oder physiologischen Parameter reguliert.

Beispiel Glucosekonzentration: Bei Anstieg des Blutglucosespiegels wird Insulin aus dem Pankreas freigesetzt, das die Glucoseaufnahme in insulinempfindliche Organe steigert. Dies senkt den Blutglucosespiegel und hemmt so die Insulinsekretion (Abb. **B-18.3 a**).

Beispiel Glucosekonzentration: Ein Anstieg der Glucosekonzentration im Blut führt zur Ausschüttung von Insulin aus den B(β)-Zellen des Pankreas (Abb. **B-18.3 a**). Insulin stimuliert dann an den insulinempfindlichen Organen (Leber, Muskel, Fettgewebe) die Glucoseaufnahme bzw. -verwertung. Die Abnahme der Glucosekonzentration im Blut führt zur Hemmung der Insulinausschüttung, so dass der Kreis geschlossen ist. Umgekehrt verstärkt eine sinkende Glucosekonzentration die Sekretion von Glukagon, das die Glucosefreisetzung aus der Leber stimuliert. Das Zusammenspiel beider Hormone ermöglicht, den Blutglucosespiegel in engen Grenzen konstant zu halten.

B-18.3

B-18.3 Hormonelle Regelkreise

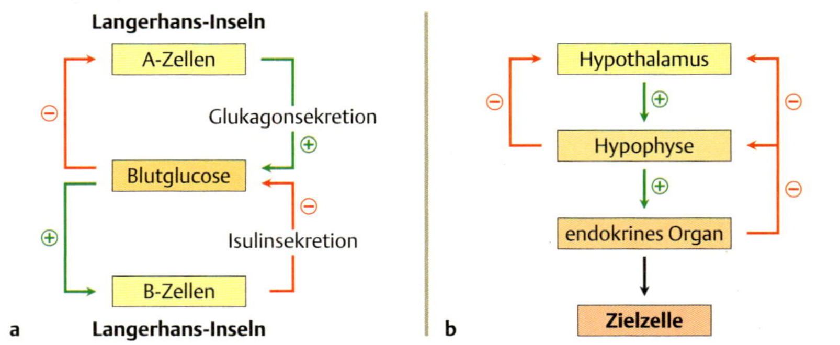

a Einfache Rückkopplung am Beispiel der Regulation des Blutzuckerspiegels durch Insulin und Glukagon

b Hypothalamisch-hypophysäres System (vereinfacht)

Auch die Rückmeldung peripherer Rezeptoren kann eine einfache Rückkopplung bewirken. So wird die Ausschüttung von antidiuretischem Hormon (ADH, Vasopressin) aus der Hypophyse gehemmt durch neuronale Impulse, die von Osmo- und Pressorezeptoren ausgehen.

Auch die Rückmeldung peripherer Rezeptoren kann eine einfache Rückkopplung bewirken.

Steuerung über das ZNS (neuroendokrine Systeme)

Steuerung über das ZNS (neuroendokrine Systeme)

▶ **Definition.** Hier verarbeitet das ZNS humorale und nervale Afferenzen und passt die Hormonsekretion endokriner Drüsen an.

◀ Definition

Beispiel hypothalamisch-hypophysäres System:

- In diesem wichtigsten Beispiel eines neuroendokrinen Systems sezerniert der **Hypothalamus Releasing-Hormone**, die an Rezeptoren der **Adenohypophyse** binden und die Ausschüttung **glandotroper Hormone** stimulieren (Abb. **B-18.3 b**). So stimuliert Corticotropin-Releasing-Hormon (CRH) aus dem Hypothalamus die Sekretion von adrenocorticotropem Hormon (ACTH, auch Corticotropin genannt) aus der Adenohypophyse.
- Glandotrope Hormone wirken auf periphere endokrine Organe und lösen dort die Abgabe **effektorischer (Effektor-)Hormone** aus, die schließlich den eigentlichen Effekt bewirken. So stimuliert ACTH die Sekretion von Cortisol aus der Nebennierenrinde.
- Die effektorischen Hormone hemmen ihrerseits über eine **negative Rückkopplung** an Hypothalamus und Hypophyse ihre Synthese und schließen dadurch den Regelkreis. So inhibiert Cortisol die Freisetzung von CRH und ACTH.

Beispiel hypothalamisch-hypophysäres System:

- Der **Hypothalamus** sezerniert **Releasing-Hormone**, die in der **Adenohypophyse** die Sekretion **glandotroper Hormone** stimulieren (Abb. **B-18.3 b**).
- Glandotrope Hormone lösen in peripheren endokrinen Organen die Sekretion **effektorischer (Effektor-)Hormone** aus, die den eigentlichen Effekt bewirken.
- Effektorhormone hemmen an Hypothalamus und Hypophyse ihre Synthese (**negative Rückkopplung**).

18.2.4 Zytokine

18.2.4 Zytokine

▶ **Definition.** Zytokine sind überwiegend parakrin oder autokrin wirkende Proteine, die grundlegende Prozesse wie Wachstum, Differenzierung und Zellfunktion regulieren. Zytokine, deren Wirkungen den **gesamten Organismus** betreffen, werden meist unter dem Begriff **Wachstumsfaktoren** zusammengefasst. Zytokine, die Wachstum und Differenzierung der hämatopoetischen Zellen regulieren, werden auch als **Hämatopoetine** bezeichnet (S. 647). Eine weitere Gruppe von Zytokinen reguliert Proliferation, Differenzierung und Funktion von **Zellen des Immunsystems** im Rahmen der Immunabwehr (S. 650), wobei durchaus Überschneidungen mit der Gruppe der Hämatopoetine auftreten.

◀ Definition

18.3 Nachweismethoden

Wichtige Nachweismethoden sind:
- Radioimmonoassay,
- Enzyme-linked immunosorbent Assay (ELISA).

18.3.1 Radioimmunoassay (RIA)

Prinzip des Radioimmunoassays ist die **Kompetition** zwischen einem **radioaktiv markierten Hormon** und dem entsprechenden **Hormon aus der Probe um** eine limitierte **Antikörpermenge** (Abb. **B-18.4**).

B-18.4

18.3 Nachweismethoden

Hormone liegen nur in äußerst geringen Konzentrationen im Blut vor, so dass sehr empfindliche Nachweismethoden erforderlich sind. In der Klinik sind vor allem zwei universell anwendbare immunchemische Methoden von Bedeutung:
- der Radioimmunoassay (RIA) als älteres, sehr empfindliches Verfahren,
- der Enzyme-linked immunosorbent Assay (ELISA) als neueres Verfahren.

18.3.1 Radioimmunoassay (RIA)

Prinzip des Radioimmunoassays ist die **Kompetition** zwischen einem **radioaktiv markierten Hormon** (oder Zytokin) und dem entsprechenden **Hormon** (oder Zytokin) **aus der Probe um** eine limitierte **Antikörpermenge** (Abb. **B-18.4**). Die verwendete Antikörpermenge reicht gerade zur Bindung des radioaktiv markierten Hormons aus. In Gegenwart der hormonhaltigen Probe (Blutprobe) können daher nicht mehr alle radioaktiv markierten Moleküle binden, sondern werden kompetitiv verdrängt. Je höher die Konzentration des Hormons im Blut ist, desto mehr radioaktiv markiertes Hormon bleibt ungebunden. Nach Entfernung der ungebundenen Hormonmoleküle kann anhand einer Eichkurve die Hormonkonzentration in der Probe bestimmt werden.

B-18.4 Radioimmunoassay (RIA)

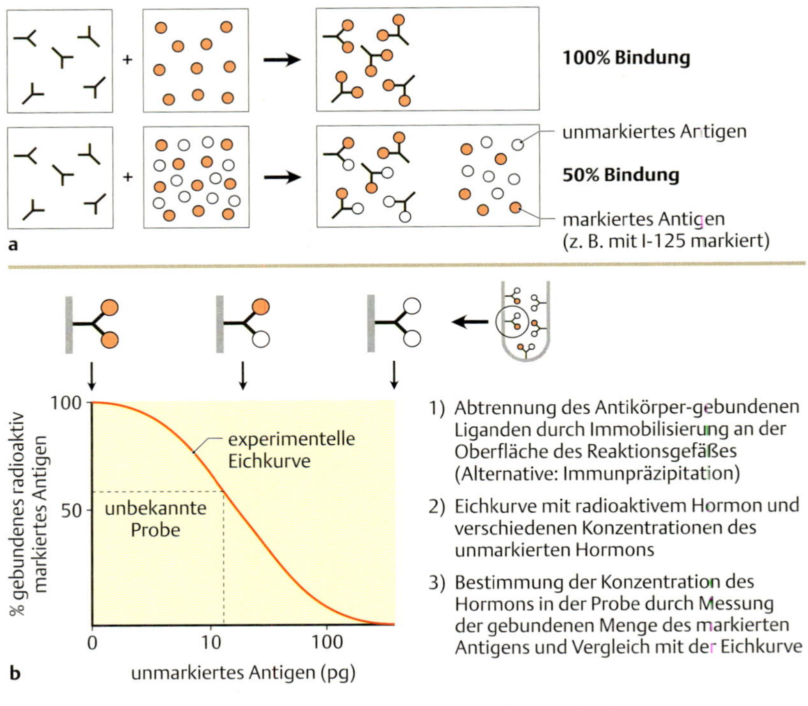

a Prinzip: Kompetition zwischen radioaktiv markiertem Hormon (= markiertes Antigen) und unmarkiertem Hormon (= unmarkiertes Antigen) in der Probe um eine limitierte Antikörpermenge

b Praktische Durchführung

18.3.2 Enzyme-linked immunosorbent Assay (ELISA)

Hierbei wird das Hormon (oder Zytokin) in der Probe mit Hilfe von **Antikörpern** nachgewiesen. Das Prinzip eines ELISA-Tests ist in Abbildung **B-18.5** dargestellt. Die zu bestimmende Substanz wird an der Oberfläche eines Plastikgefäßes (Mikrotiterplatte) immobilisiert (bei Proteinen z. B., indem die Oberfläche diese unspezifisch bindet). Anschließend wird es mit einem **spezifischen Antikörper** (primärer Antikörper) inkubiert. Dann wird ein **zweiter Antikörper** (sekundärer Antikörper) zugegeben, der gegen den konstanten Teil des ersten Antikörpers gerichtet ist und zudem mit dem **Indikatorenzym** gekoppelt ist. Nach Entfernung überschüssiger Reagenzien ist die gebundene Enzymmenge der gebundenen Proteinprobenmenge proportional, so dass die Konzentration des Peptidhormons durch eine geeignete **Enzymreaktion** bestimmt werden kann.
Zur Bestimmung von Hormonen und Zytokinen ist der ELISA-Test in dieser einfachen Form nicht anwendbar. Diese müssen vor allem aufgrund ihrer niedrigen Konzentration in Körperflüssigkeiten erst aufkonzentriert werden (z. B. durch Bindung an einen zweiten spezifischen Antikörper, der gegen ein anderes Epitop als der primäre Antikörper gerichtet und an der Oberfläche der Mikrotiterplatte immobilisiert ist). Für den klinischen Einsatz sind geeignete Varianten des ELISA-Tests für alle relevanten Hormone kommerziell verfügbar.

18.3.2 Enzyme-linked immunosorbent Assay (ELISA)

Das Hormon wird mit Hilfe von **Antikörpern** nachgewiesen (Abb. **B-18.5**).

B-18.5 **Prinzip des Enzyme-linked immunosorbent Assay (ELISA)**

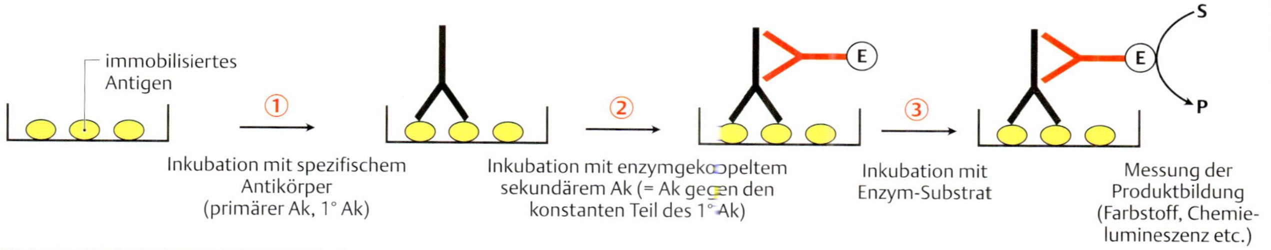

19 Mechanismen der Signaltransduktion

19 Mechanismen der Signaltransduktion

▶ Definition

▶ **Definition.** Als **Signaltransduktion** bezeichnet man die Weiterleitung einer von einem Hormon kodierten Information über die Zellmembran hinweg in die Zielzelle. In dieser werden entsprechende **metabolische und physiologische Antworten** (Aktivierung bzw. Inaktivierung von Enzymen und Ionenkanälen) ausgelöst oder die **Transkription von Zielgenen** aktiviert oder reprimiert.

Eine **Vielzahl** spezifischer Hormon- und Zytokin**rezeptoren** aktiviert eine **limitierte Anzahl** von **Signalwegen**.

Zellen besitzen spezifische Rezeptoren für Hormone und Zytokine, die Signale in die Zelle übertragen. Der **Vielzahl** an extrazellulären Signalmolekülen steht eine große Anzahl von **spezifischen Rezeptoren** gegenüber. In der Zelle hingegen werden die Informationen über eine **überschaubare Anzahl von Signaltransduktionswegen** weitergeleitet, viele Hormone aktivieren identische intrazelluläre Signalmoleküle.

Spezifische Reaktionen resultieren aus der zellspezifischen Interpretation der Signale.

Trotzdem werden **spezifische Reaktionen** ausgelöst, denn die Zielzellen sind unterschiedlich mit Enzymen und anderen Proteinen ausgestattet und die Signaltransduktionswege häufig untereinander vernetzt, so dass die Antwort von der Summe der beteiligten Signale abhängt.

Extrazelluläre Signale werden übermittelt durch
- **Rezeptoren in der Zellmembran** bei hydrophilen Hormonen,
- **intrazelluläre Rezeptoren** bei hydrophoben, membrangängigen Hormonen.

(Siehe Abb. **B-19.1**)

Extrazelluläre Signale werden durch zwei Arten von Rezeptoren vermittelt (Abb. **B-19.1**):
- **Rezeptoren in der Zellmembran:** Der weitaus größte Teil der Hormone (oder Zytokine) ist nicht membrangängig und bindet an Rezeptoren in der Zellmembran. Diese stellen meist Transmembranproteine dar. Durch Bindung des Hormons wird die zytosolische Domäne des Rezeptors aktiviert und das Signal weitergeleitet.
- **intrazelluläre Rezeptoren:** Eine begrenzte Anzahl von Hormonen (Steroidhormone, Schilddrüsenhormone) gelangt in die Zelle. Sie können aufgrund ihres lipophilen Charakters durch die Lipiddoppelschicht diffundieren oder auch durch Rezeptor-vermittelte Prozesse aufgenommen werden. In der Zelle binden sie an intrazelluläre Rezeptoren. Der Komplex aus intrazellulärem Rezeptor und Hormon fungiert in der Regel als Transkriptionsfaktor, d. h. er stimuliert die Transkription hormonabhängiger Gene.

B-19.1

B-19.1 Signaltransduktion über zellmembranständige und intrazelluläre Rezeptoren

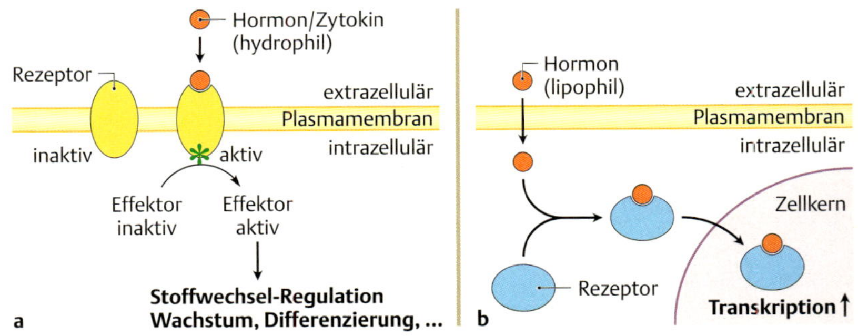

a Signaltransduktion über **Rezeptoren in der Plasmamembran** (alle hydrophilen Hormone; Zytokine)

b Signaltransduktion über **intrazelluläre Rezeptoren** bei membrangängigen (lipophilen) Hormonen

19.1 Rezeptoren in der Zellmembran

Die meisten Hormone binden an Rezeptoren der Plasmamembran, wobei drei Grundtypen unterschieden werden können:

- **G-Protein-gekoppelte Rezeptoren**, die die wichtigsten Hormonrezeptoren darstellen und eine Vielzahl unterschiedlicher Signalwege, darunter Proteinkinasen, aktivieren,
- **ligandenaktivierte Ionenkanäle**, die am häufigsten durch Neurotransmitter aktiviert werden,
- **enzymgekoppelte Rezeptoren**, deren Aktivierung zur Aktivierung von Guanylatzyklasen, Tyrosinkinasen und Serin-/Threoninkinasen führt. Im Gegensatz zu den G-Protein-gekoppelten Rezeptoren sind die Tyrosinkinasen Bestandteil eines Rezeptors (Rezeptortyrosinkinase) oder mit einem Rezeptor assoziiert (rezeptorassoziierte Tyrosinkinase). Serin/Threoninkinasen sind Bestandteil eines Rezeptors (Rezeptor-Serin/Threoninkinase).

19.1 Rezeptoren in der Zellmembran

Man unterscheidet drei Grundtypen von Rezeptoren:

- **G-Protein-gekoppelte Rezeptoren**, die vielfältigsten Hormonrezeptoren,
- **ligandenaktivierte Ionenkanäle**, meist durch Neurotransmitter aktiviert,
- **enzymgekoppelte Rezeptoren:** Transmembranproteine, die zytoplasmatische Domänen mit einer aktivierbaren Enzymaktivität besitzen oder fest mit einer Tyrosinkinase assoziiert sind.

▶ **Merke.** Die membranständigen Hormonrezeptoren binden ihr Hormon außerhalb der Zelle und leiten das Signal über die Membran in die Zelle weiter. Alle hydrophilen Hormone wirken über diesen Mechanismus.

◀ **Merke**

19.1.1 G-Protein-gekoppelte Rezeptoren

Der Mensch besitzt mehr als tausend verschiedene solcher Rezeptoren, darunter Rezeptoren für

- Hormone: z. B. glandotrope Hypophysenhormone (ACTH, LH, FSH, TSH), Katecholamine, Glukagon, Angiotensin, Parathormon, Calcitonin, Prostaglandine, Histamin,
- Neurotransmitter: z. B. GABA ($GABA_B$-Rezeptor), Serotonin (5HT1-, 5HT2-, 5HT4-, nicht aber 5HT3-Rezeptor),
- Sinnesreize: Licht, Geruchs- und Geschmacksstoffe.

19.1.1 G-Protein-gekoppelte Rezeptoren

G-Protein-gekoppelte Rezeptoren werden durch eine Vielzahl von Stimuli aktiviert (Hormone, Neurotransmitter, Licht, Geruchs- und Geschmacksstoffe).

Mechanismus der Signaltransduktion

Die Signalkette G-Protein-gekoppelter Rezeptoren ist aus drei Modulen aufgebaut (Abb. **B-19.2**):

- Rezeptor,
- heterotrimeres, d. h. aus drei unterschiedlichen Komponenten bestehendes G-Protein (es gibt auch anders aufgebaute, sog. kleine G-Proteine, S. 560),
- Effektormolekül (Enzym oder Ionenkanal).

Nach Bindung des Liganden aktiviert der Rezeptor das G-Protein, welches wiederum ein Effektormolekül aktiviert.

Mechanismus der Signaltransduktion

Die Signalkette G-Protein-gekoppelter Rezeptoren ist aus drei Modulen aufgebaut (Abb. **B-19.2**):

- Rezeptor,
- heterotrimeres G-Protein,
- Effektormolekül.

Aufbau des Rezeptors

Alle G-Protein-gekoppelten Rezeptoren enthalten **sieben Transmembranhelices (sog. 7-TM-Rezeptoren)**. Der N-Terminus des Proteins liegt extrazellulär, der C-Terminus auf der zytosolischen Seite. Die Helices sind durch unterschiedlich große **Schleifen** miteinander verbunden. Die Liganden binden an extrazelluläre Bereiche, teilweise aber auch in einer Tasche zwischen den Helices (z. B. Adrenalin). Durch die Bindung der Liganden kommt es vermutlich zu einer **Konformationsänderung** der Helices (Abb. **B-19.2**), die sich auf die Schleifen der zytosolischen Seite überträgt, so dass eine hochaffine Bindungsstelle für das heterotrimere G-Protein geschaffen wird.

Aufbau des Rezeptors

Alle G-Protein-gekoppelten Rezeptoren enthalten **sieben Transmembranhelices**. Ligandenbindung bewirkt eine **Konformationsänderung** (Abb. **B-19.2**), so dass auf der zytosolischen Seite eine hochaffine Bindungsstelle für ein heterotrimeres G-Protein entsteht.

Aufbau der heterotrimeren G-Proteine

Die heterotrimeren G-Proteine sind aus drei mit α, β und γ bezeichneten Untereinheiten aufgebaut. Die **α-Untereinheit (Gα)** hat ein Guaninnukleotid – je nach Aktivitätszustand GDP oder GTP (s. u.) – gebunden (daher auch der Name G-Protein). Die **β- und die γ- Untereinheit** (Gβ **bzw. Gγ**) bilden einen stabilen Komplex

Aufbau der heterotrimeren G-Proteine

Heterotrimere G-Proteine sind aus einer mit GDP oder GTP beladenen **α-Untereinheit (Gα)**, einer **β-** und einer **γ- Untereinheit** (**Gβ bzw. Gγ**) aufgebaut. **G**β und **G**γ bilden einen stabilen Komplex (**β/γ-Untereinheit**).

B-19.2

B-19.2 **Schematische Darstellung der G-Protein-vermittelten Signaltransduktion**

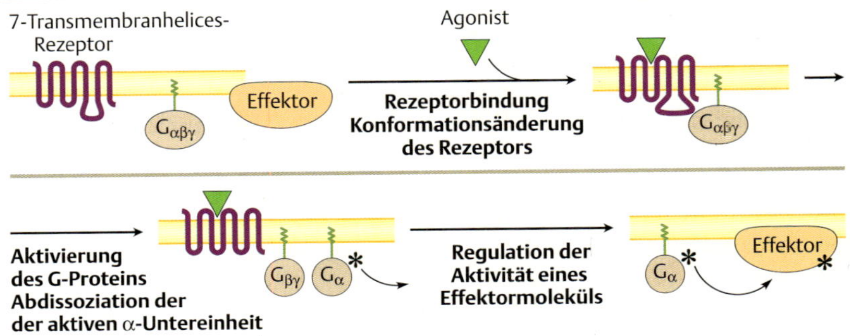

Bindet ein Agonist (z. B. Hormon) an den 7-TM-Rezeptor, ändert sich die Konformation des Rezeptors, so dass das G-Protein aktiviert wird. Seine α-Untereinheit dissoziiert ab und kann weitere Effektoren in ihrer Aktivität beeinflussen.

In der nicht stimulierten Zelle bilden alle drei Untereinheiten einen **inaktiven Komplex**.

und sind über einen **Lipidanker** der γ-Untereinheit in der Membran verankert. Die α-Untereinheit ist ebenfalls in der Membran verankert und kann regulierbar mit der β/γ-Untereinheit und dem 7-TM-Rezeptor interagieren.
In der nicht stimulierten Zelle bilden alle drei Untereinheiten einen **inaktiven Komplex**, der aber nur stabil ist, solange die α-Untereinheit GDP gebunden hat.

Reaktionszyklus der heterotrimeren G-Proteine

Aktivierung des G-Proteins: Ligandenbindung an einen G-Protein-gekoppelten Rezeptor führt zur Bindung von Gα an den Rezeptor und zum **Austausch von GDP gegen GTP an Gα**, die dadurch aktiviert wird.

Die aktive Gα löst sich vom Rezeptor und von der β/γ-Untereinheit (Abb. **B-19.3**) und aktiviert ein Effektormolekül.

Aktivierung des G-Proteins: Die Bindung eines extrazellulären Signalmoleküls an den Rezeptor führt zur Konformationsänderung (= Aktivierung) des Rezeptors. Erst jetzt kann der Rezeptor die **α-Untereinheit** des G-Proteins binden und das G-Protein so aktivieren: Durch die Bindung wird eine Konformationsänderung der α-Untereinheit ausgelöst, die zur **Abdissoziation von GDP** führt. Die freie Bindungsstelle wird sofort von einem **GTP**-Molekül eingenommen, das an die neue Konformation **bindet** und sie stabilisiert.
Die Konformationsänderung der α-Untereinheit nach Bindung durch den Rezeptor hat zwei wichtige Konsequenzen (Abb. **B-19.3**):

1. Die **α-Untereinheit löst sich** sowohl vom **Rezeptor** als auch von der **β/γ-Untereinheit** und kann sich frei in der Membran bewegen, aufgrund des Lipidankers aber nicht von der Membran abdissoziieren.
2. In der neuen Konformation der α-Untereinheit sind **Peptidschleifen** exponiert, die mit dem **Effektormolekül interagieren** und dieses so **aktivieren** können (vergleichbar mit einer allosterischen Aktivierung, S. 34).

B-19.3

B-19.3 **Aktivierung eines G-Proteins**

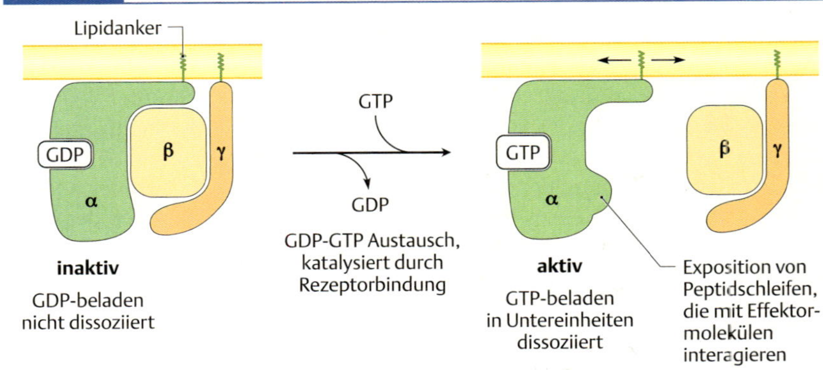

Da die aktivierte α-Untereinheit vom Rezeptor abdissoziiert und die freigesetzte β/γ-Untereinheit für sich alleine keine Affinität zum Rezeptor hat, kann ein noch nicht aktiviertes heterotrimeres G-Protein an den Rezeptor binden, so dass mehrere G-Proteine während der Lebensdauer des aktivierten Rezeptors aktiviert werden können. Die Gα-Untereinheiten selbst bleiben aktiv, solange sie in der GTP-gebundenen Form vorliegen, also auch noch nach Inaktivierung des Rezeptors **(Verstärkungseffekt)**.

Gα bleibt solange aktiv, wie sie in der GTP-gebundenen Form vorliegt, also auch noch nach Inaktivierung des Rezeptors **(Verstärkungseffekt)**.

Inaktivierung des G-Proteins: Sie erfolgt durch die **intrinsische GTPase-Aktivität** der aktivierten Gα-Untereinheit: Gα hydrolysiert GTP langsam zu GDP und Phosphat. Die Hydrolyse kann durch Bindung sog. GTPase-aktivierender Proteine (**GAPs**) beschleunigt werden. In der GDP-gebundenen Form assoziiert die α-Untereinheit wieder mit der β/γ-Untereinheit.

Inaktivierung des G-Proteins: Durch die intrinsische GTPase-Aktivität von Gα wird GTP zu GDP hydrolysiert, und Gα reassoziiert mit der β/γ-Untereinheit.

▶ **Exkurs. Adaptationsmechanismen G-Protein-gekoppelter Rezeptoren**
Häufig ist bei länger dauernder Stimulation von G-Protein-gekoppelten Rezeptoren eine **Verringerung der Empfindlichkeit** zu beobachten (**Adaptation**, gut bekannt z. B. beim Sehvorgang). Dafür verantwortlich sind **Kinasen**, die im Zuge der Signaltransduktion aktiviert werden und Aminosäuren in den zytoplasmatischen Schleifen des Rezeptors phosphorylieren, so dass eine **verringerte Affinität** zum heterotrimeren G-Protein resultiert. Darüber hinaus können Proteine wie das **Arrestin** an den phosphorylierten Rezeptor binden und ihn so blockieren.

◀ **Exkurs**

Effektormoleküle der heterotrimeren G-Proteine

G-Proteine vermitteln eine Vielzahl von zellulären Effekten als Antwort auf externe Signale. Dies ist nur möglich, weil eine Reihe von G-Proteinen mit verschiedenen α-, β- und γ-Untereinheiten existiert, die sich in Rezeptorbindungsaktivität und Affinität zu Targetproteinen unterscheiden. Die meisten Reaktionen werden von den **aktivierten α-Untereinheiten** vermittelt, nur selten aktivieren auch die freigesetzten β/γ-Untereinheiten Zielproteine (Tab. **B-19.1**).
Hormone vermitteln die zellulären Effekte meist durch G-Proteine, die die **Adenylatzyklase** stimulieren oder inhibieren oder die **Phospholipase Cβ** aktivieren. Die Stimulierung dieser Enzyme führt zur Bildung der sog. **Second Messenger cAMP, IP_3** und **Diacylglycerin**, die das Signal weiterleiten und den Zellstoffwechsel beeinflussen (das Hormon ist der primäre Messenger, die niedermolekularen Signalmoleküle auf der intrazellulären Seite die sekundären Messenger).
Die wichtigsten Effektormoleküle der G-Proteine und die durch sie angestoßenen Vorgänge sind im Folgenden besprochen.

Effektormoleküle der heterotrimeren G-Proteine

Es gibt verschiedene G-Proteine mit unterschiedlicher Rezeptorbindungsaktivität und Affinität zu Targetproteinen. Meist aktivieren die **aktivierten α-Untereinheiten** dieTargetproteine (Tab. **B-19.1**).

Die wichtigsten Wirkungen werden durch Aktivierung der **Adenylatzyklase** und der **Phospholipase Cβ vermittelt, die die Bildung der Second Messenger cAMP** bzw. **IP_3** und **Diacylglycerin** stimulieren.

B-19.1 Durch G-Proteine regulierte Effektoren (Beispiele)

Stimulus	*Signalmolekül*	*Effektor bzw. Wirkung*
z. B. Bindung von Katecholaminen an β-Adrenozeptoren	$G\alpha_s$	Adenylatzyklase ↑
z. B. Bindung von Katecholaminen an α_2-Adrenozeptoren	$G\alpha_i$	Adenylatzyklase ↓
z. B. Bindung von Katecholaminen an α_1-Adrenozeptoren	G_q	Phospholipase Cβ ↑
Lichtquanten	G_T (Transducin)	cGMP-Phosphodiesterase (bei Vertebraten) ↑
Geruchsstoffe	G_{olf}	Adenylatzyklase ↑ (olfaktorisches Epithel)
Geschmacksstoffe (bitter)	$G\alpha_{gust}$	Phospholipase C ↑ cAMP-Diesterase ↑
z. B. Bindung von Acetylcholin an Muscarin-M2,4-Rezeptoren	Gβγ	K^+-Kanäle (Zunahme der Offenwahrscheinlichkeit)

B-19.1

Die Adenylatzyklase

▶ Definition

Die Adenylatzyklase

▶ **Definition.** Adenylatzyklasen sind **Transmembranenzyme** in der Plasmamembran, die den **Second Messenger cAMP** synthetisieren. Alle Isoformen werden durch die **α-Untereinheit stimulatorischer G-Proteine (Gα_s) aktiviert**, einige können zusätzlich durch Ca^{2+} und andere Faktoren reguliert werden.

Synthese des Second Messengers cAMP (Abb. B-19.4)

Synthese des Second Messengers cAMP (Abb. B-19.4)

B-19.4

B-19.4 Synthese von cAMP

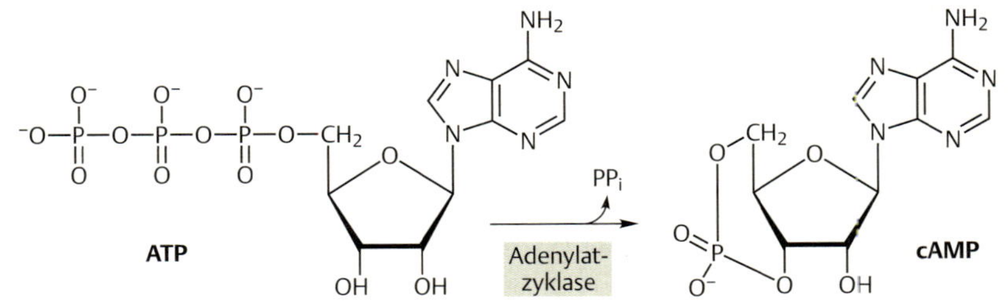

Die Adenylatzyklase wandelt ATP unter Abspaltung von Pyrophosphat in cAMP um.

Wirkungen von cAMP

Aktivierung der Proteinkinase A (PKA): Bindung von cAMP führt zur Dissoziation der **regulatorischen** Untereinheiten und zur Freisetzung der aktiven **katalytischen Untereinheiten** (Abb. **B-19.5**).

Wirkungen von cAMP

Aktivierung der Proteinkinase A (PKA): Diese Kinase ist eine Serin-/Threoninkinase, die in der inaktiven Form einen Komplex aus zwei **regulatorischen** und zwei **katalytischen Untereinheiten** bildet. Jede regulatorische Untereinheit besitzt zwei allosterische Bindungstellen für cAMP.
Die Bindung von cAMP bewirkt eine Konformationsänderung, wodurch die katalytischen Untereinheiten als aktive Monomere freigesetzt werden (Abb. **B-19.5**).

B-19.5

B-19.5 Aktivierung der Proteinkinase A durch cAMP

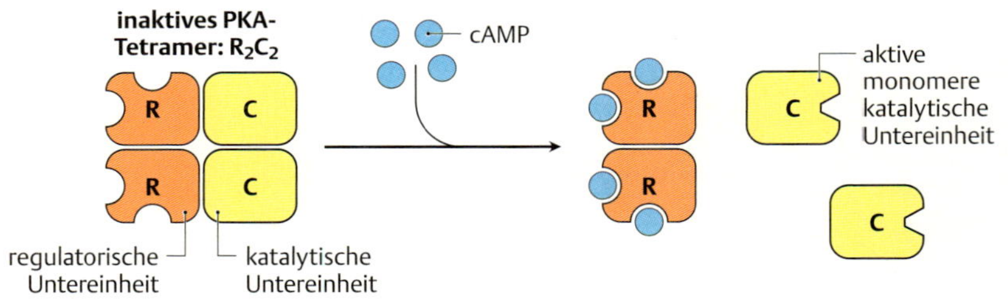

Die Bindung von vier cAMP-Molekülen an die beiden regulatorischen Untereinheiten (R) der Proteinkinase A führt zur Dissoziation in einen Komplex aus den beiden regulatorischen Untereinheiten und zwei monomere, aktive katalytische Untereinheiten (C).

Das **Einsatzgebiet der PKA** umfasst u. a. die **Regulation**
- **von Schlüsselenzymen des Intermediärstoffwechsels** (Beispiele s. Abb. **B-19.6**),

Das Einsatzgebiet der PKA umfasst u. a. die Regulation
- **der Aktivität von Schlüsselenzymen des Intermediärstoffwechsels:** Zur Regulation der in Abbildung **B-19.6** dargestellten Enzyme s. auch S. 97 und S. 126. Die PKA phosphoryliert außerdem das bifunktionelle Enzym der Hepatozyten, so dass die Fructose-2,6-bisphosphat-Konzentration im Hepatozyten sinkt. Dadurch wird die Glykolyse gehemmt (S. 87), die Gluconeogenese durch Enthemmung der Fructose-1,6-Bisphosphatase stimuliert (S. 219).

- **der Hormonbiosynthese:** Die PKA reguliert z. B. die Aktivität der **Cholesterinesterase (Cholesterinester-Hydrolase)**. Dieses Enzym setzt das für die Biosynthese der Steroidhormone benötigte Cholesterin aus Cholesterinestern frei. In der Nebennierenrinde wird die PKA durch ACTH, in den Gonaden durch LH und FSH dazu angeregt, das Enzym zu phosphorylieren und so zu aktivieren.
- **der Aktivität von Ionenkanälen:** Die PKA phosphoryliert Ionenkanäle in der Plasmamembran und in der Membran des sarkoplasmatischen Retikulums (SR) (Abb. **B-19.6**). Am Herzen z. B. führt die Adrenalin-stimulierte, PKA-abhängige Phosphorylierung von **L-Typ-Ca^{2+}-Kanälen** zu einer Steigerung des Ca^{2+}-Einstroms. Dieser triggert durch Aktivierung des **Ryanodinrezeptors** die Freisetzung von Ca^{2+} aus dem SR. Zusätzlich wird die Aktivität des Ryanodinrezeptors durch PKA-abhängige Phosphorylierung gesteigert (= Erhöhung der Offenwahrscheinlichkeit und gesteigerter Ca^{2+}-Ausstrom), so dass insgesamt die Kontraktionskraft des Myokards erhöht wird. Analog führt die Phosphorylierung des **CFTR-(Chlorid-)Kanals** zu einem verstärkten Chloridausstrom, z. B. als Folge der Aktivierung von Sekretinrezeptoren in der Darmmukosa.
- **der Transkription cAMP-abhängiger Gene:** Die PKA phosphoryliert im Zellkern den Transkriptionsfaktor CREB (cAMP-responsive Element Binding Protein, Abb. **B-19.7**). CREB bindet an CREs (cAMP-responsive elements) in den Promotorregionen der cAMP-regulierten Gene, kann jedoch nur in der **phosphorylierten** Form Coaktivatoren rekrutieren und so die Transkription stimulieren. cAMP-abhängige Gene sind sehr zahlreich und regulieren vielfältige Funktionen, u. a. in Metabolismus, Wachstum, Differenzierung, Immunreaktionen.

- **von Schlüsselenzymen der Hormonbiosynthese** (z. B. Cholesterinester-Hydrolase bei der Steroidhormon-Biosynthese),
- **von Ionenkanälen** (Beispiele s. Abb. **B-19.6**),
- **der Transkription cAMP-abhängiger Gene** (Aktivierung des Transkriptionsfaktors CREB durch Phosphorylierung, Abb. **B-19.7**).

B-19.6 Wichtige Funktionen der Proteinkinase A

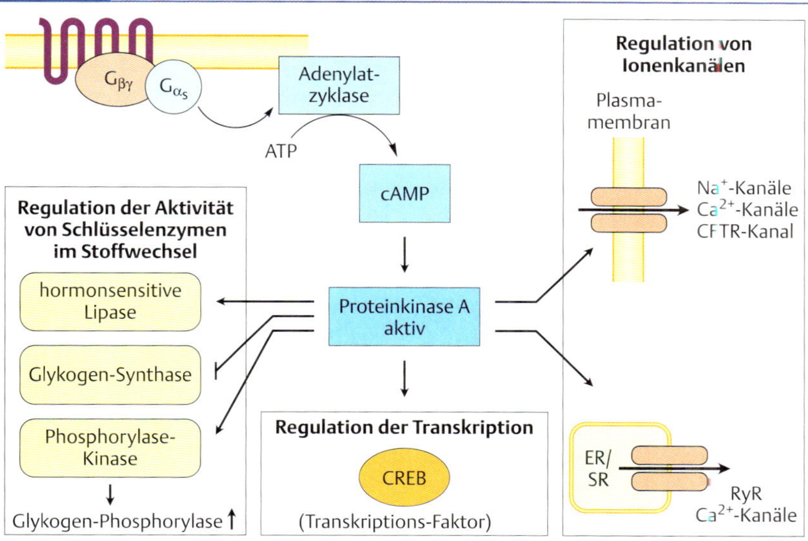

RyR: Ryanodinrezeptor, ER/SR: endoplasmatisches/sarkoplasmatisches Retikulum, CFTR-Kanal: Cystic Fibrosis Transmembrane Conductance Regulator-Kanal (Chlorid-Kanal)

B-19.6

Aktivierung cAMP-regulierter Ionenkanäle: In einigen Fällen reguliert cAMP selbst Targetproteine – Ionenkanäle –, z. B. bei der Verarbeitung olfaktorischer Signale: Geruchsstoffe binden an G-Protein-gekoppelte Rezeptoren, durch Adenylatzyklase gebildetes cAMP bindet auf der zytosolischen Seite von Natriumkanälen, die dadurch geöffnet werden, so dass die Zelle depolarisiert und ein Aktionspotenzial ausgelöst wird.

Aktivierung cAMP-regulierter Ionenkanäle: cAMP-Bindung reguliert die Offenwahrscheinlichkeit von Ionenkanälen.

B-19.7

B-19.7 Aktivierung der Transkription durch die Proteinkinase A

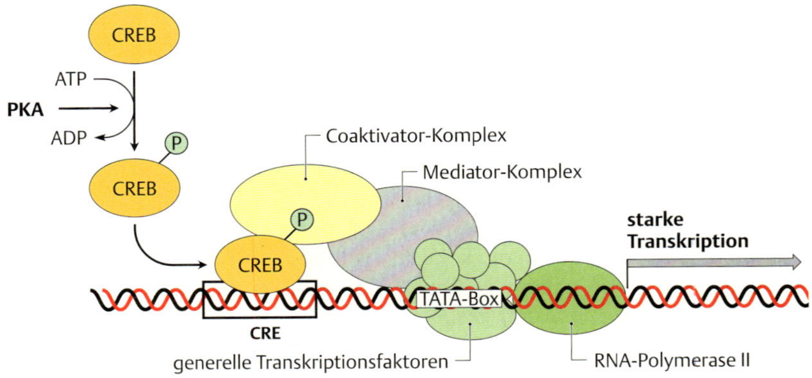

CREB: cAMP-responsive Element Binding Protein, CRE: cAMP-responsive Element

Inaktivierung von cAMP

Sie erfolgt durch Phosphodiesterasen (S. 557).

Hemmung der Adenylatzyklase

Die α-**Untereinheit inhibitorischer G-Proteine (Gα$_i$)** hemmt die Adenylatzyklase.

Inaktivierung von cAMP

Die Inaktivierung von cAMP nach einem Signal erfolgt durch Phosphodiesterasen. Sie werden ausführlich bei der Inaktivierung des cGMP besprochen (S. 557).

Hemmung der Adenylatzyklase

Durch Interaktion mit **inhibitorischen G-Proteinen (G$_i$-Proteine)** kann die Adenylatzyklase gehemmt werden: Die Konformationsänderung des Rezeptors (z. B. des α_2-adrenergen Rezeptors) nach Bindung seines Liganden (Noradrenalin beim α_2-adrenergen Rezeptor) führt zur Bindung des heterotrimeren G$_i$-Proteins, zum Austausch von GDP gegen GTP an Gα_i und zur Freisetzung von Gα_i. Gα_i bindet an die Adenylatzyklase und fixiert sie in der inaktiven Konformation (wie ein allosterischer Inhibitor bei Stoffwechselreaktionen).

▶ klinik

▶ **klinik.** Die Erreger der **Cholera** bzw. des **Keuchhustens**, *Vibrio cholerae* bzw. *Bordetella pertussis*, sezernieren jeweils ein spezifisches Enzym, welches in die Wirtszelle gelangt und dort ADP-Ribose auf die α-Untereinheit von G-Proteinen überträgt (**ADP-Ribosylierung**).
Das **Choleratoxin** ADP-ribosyliert die α-**Untereinheit stimulatorischer G-Proteine** (Abb. **B-19.8**). Dadurch wird die intrinsische GTPase-Aktivität von Gα_s gehemmt, GTP kann nicht mehr hydrolysiert werden und das G-Protein bleibt ständig aktiv. Durch PKA-abhängige Phosphorylierung werden Chloridkanäle der Darmmukosazellen ständig aktiviert, so dass diese große Mengen von Cl^--Ionen und als Folge davon Wasser ausscheiden. Dies führt zu schweren Durchfällen und Erbrechen. Wird der massive Wasserverlust nicht rasch durch Ersatz von Wasser und Elektrolyten behandelt, kommt es zum hypovolämischen Schock mit Nierenversagen, der zum Tode führt.
Das **Pertussistoxin (PT)** ADP-ribosyliert die α-**Untereinheit inhibitorischer G-Proteine**, die dadurch in der inaktiven GDP-Form fixiert werden. So kommt es indirekt zur Aktivierung der Adenylatzyklase. PT besteht aus mehreren Untereinheiten (S1 bis S5). Einige davon dienen zur Adhäsion an Zellen (z. B. Makrophagen und Zilien-tragende Zellen). Die S1-Einheit besitzt die ADP-Ribosyltransferaseaktivität, die nach Endozytose/Phagozytose ihre Wirkung entfaltet. Die molekularen Mechanismen, die zu den Hustenanfällen führen, sind noch nicht gut verstanden.

B-19.8 Wirkungsweise von Choleratoxin

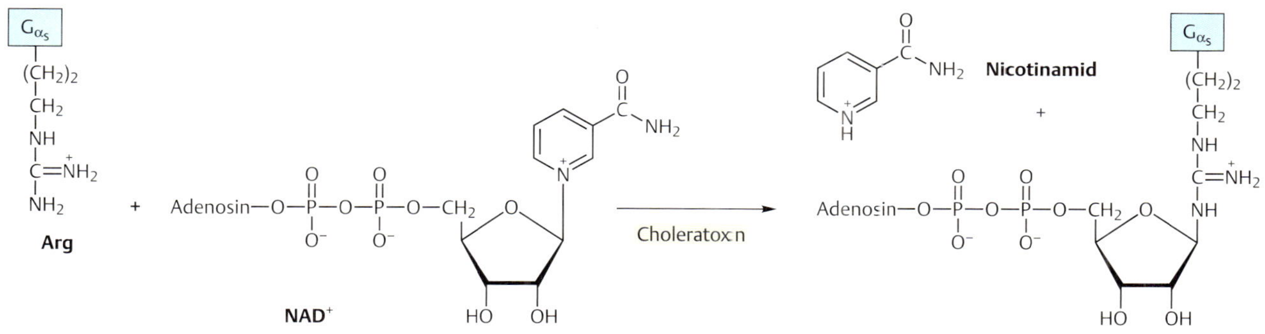

Das Choleratoxin katalysiert die Übertragung des ADP-Riboserestes von NAD^+ auf einen Argininrest der α-Untereinheit des stimulatorischen G-Proteins, die dadurch konstitutiv (ständig) aktiviert wird.

Die Phospholipase Cβ

Die Phospholipase Cβ

◀ Definition

▶ **Definition.** Das β-Isoenzym der Phospholipase C, die Phospholipase Cβ, katalysiert nach Aktivierung durch die α-Untereinheit des G-Proteins G_q die **Hydrolyse des Plasmamembran-Phospholipids Phosphatidylinositol-4,5-bisphosphat (PIP_2)** (Abb. **B-19.9**). Die **Reaktionsprodukte Diacylglycerin (DAG)** und **Inositol-1,4,5-trisphosphat (IP_3)** fungieren als **Second Messenger**: IP_3 stimuliert die Freisetzung von Calcium aus dem endoplasmatischen Retikulum und führt so zur Zunahme der zytosolischen Calciumkonzentration, DAG aktiviert die Proteinkinase C.

B-19.9 Aktivierung der Phospholipase Cβ durch die α-Untereinheit von G_q

B-19.9

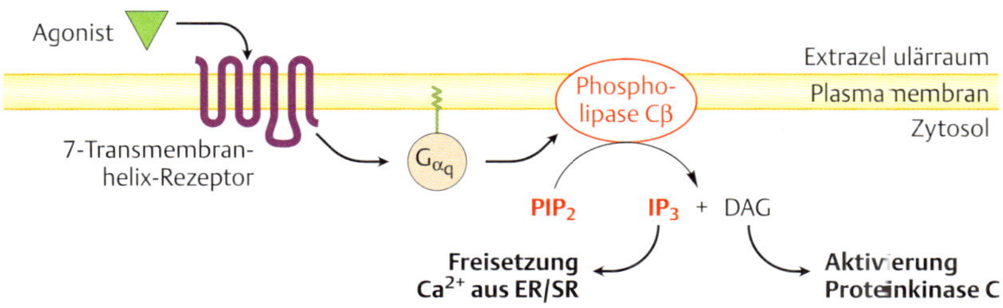

Die aktivierte Phospholipase Cβ hydrolysiert das Membranlipid Phosphatidylinositol-4,5-bisphosphat (PIP_2), wodurch die beiden Second Messenger Inositol-1,4,5-trisphosphat (IP_3) und Diacylglycerin (DAG) entstehen.

Synthese der Second Messenger IP_3 und DAG

IP_3 und DAG entstehen durch Hydrolyse von PIP_2 (Abb. **B-19.10**), das in geringen Mengen auf der Innenseite der Plasmamembran vorkommt. Es entsteht durch zweifache Phosphorylierung von Phosphatidylinositol, einer Verbindung aus Phosphatidsäure und dem zyklischen Polyalkohol Inositol (S. 337). Nach Hydrolyse des PIP_2 durch die Phospholipase Cβ bleibt DAG in der Membran zurück, während das hydrophile IP_3 ins Zytosol diffundiert.

Synthese der Second Messenger IP_3 und DAG

IP_3 und DAG entstehen durch Hydrolyse des auf der Innenseite der Plasmamembran gelegenen Phospholipids PIP_2 (Abb. **B-19.10**). DAG bleibt in der Membran zurück, IP_3 diffundiert ins Zytosol.

B-19.10

B-19.10 Hydrolyse von Phosphatidylinositol-4,5-bisphosphat (PIP_2) zu Diacylglycerin (DAG) und Inositol-1,4,5-trisphosphat (IP_3)

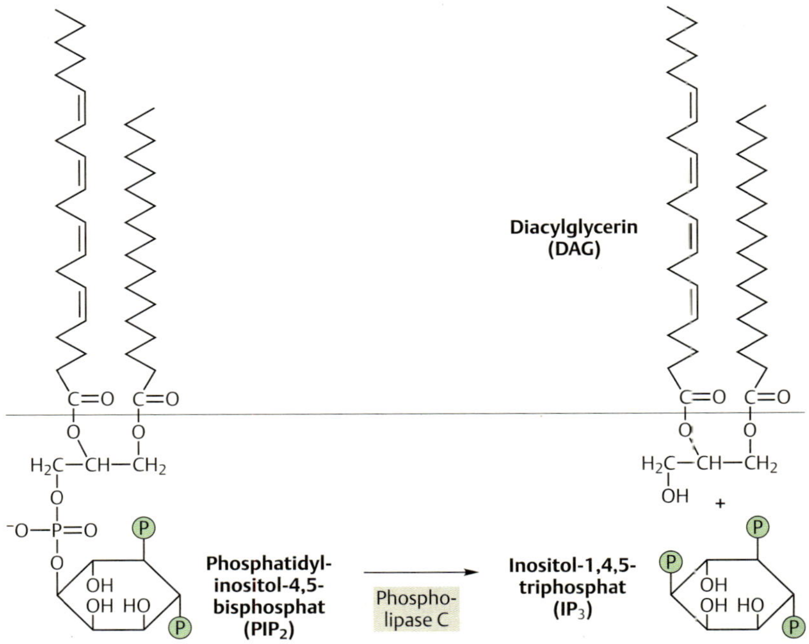

Die Wirkung von DAG

▶ Merke

Die Proteinkinase C (PKC) liegt in Abwesenheit eines Stimulus in **inaktiver Konformation** im **Zytosol** vor. **Bindung von DAG** an die **regulatorische Domäne** der PKC führt zur teilweisen Aktivierung, zur vollen Aktivierung sind zusätzlich **Ca^{2+}** und **Phospholipide** erforderlich. Die aktive PKC ist **an der Zellmembran** lokalisiert (Abb. **B-19.11**).

Die PKC ist wie die PKA eine Serin-/Threoninkinase. Sie phosphoryliert und aktiviert vor allem Proteine, die bei **Genexpression**, **Zellwachstum und Differenzierung** eine Rolle spielen.

Die Wirkung von DAG

▶ **Merke.** DAG aktiviert die Proteinkinase C (PKC).

Die PKC liegt in Abwesenheit eines Stimulus in einer **inaktiven Konformation** im **Zytosol** vor. Sie besteht aus einer **katalytischen** und einer **regulatorischen Untereinheit**. Letztere enthält ein Sequenzmotiv, das den Phosphorylierungsstellen der Substrate der PKC ähnelt, aber keine phosphorylierbaren Serin- oder Threoninreste enthält (Pseudosubstrat). Durch Bindung der Pseudosubstratstelle an das katalytische Zentrum wird daher die Kinaseaktivität blockiert (Abb. **B-19.11**). Die **Bindung von DAG** an die regulatorische Domäne führt zur teilweisen Aktivierung, zur vollen Aktivierung sind zusätzlich noch **Ca^{2+}** und **Phospholipide** (die aber reichlich in der Membran vorhanden sind) erforderlich. In der aktiven Form ist die Inhibition durch die Pseudosubstratstruktur aufgehoben und die **PKC** ist **an der Zellmembran** lokalisiert (Abb. **B-19.11**).
Dieser Mechanismus der Aktivierung gilt für viele Formen der PKC, man kennt inzwischen aber andere Isoformen, die auch medizinisch relevant sind und andere Aktivierungsmechanismen besitzen.
Die PKC ist wie die PKA eine Serin-/Threoninkinase. Sie phosphoryliert und aktiviert vor allem Proteine, die bei **Genexpression**, **Zellwachstum und Differenzierung** eine Rolle spielen, z. B.

- Proteine, die an der Regulation des Aktinzytoskeletts beteiligt sind (wichtig u. a. bei der Zellteilung),
- Ionenkanäle,
- Rezeptoren für Signaltransduktionsprozesse (z. B. EGF-Rezeptor),
- Transkriptionsfaktoren.

B-19.11 Aktivierung der Proteinkinase C durch DAG und Calcium

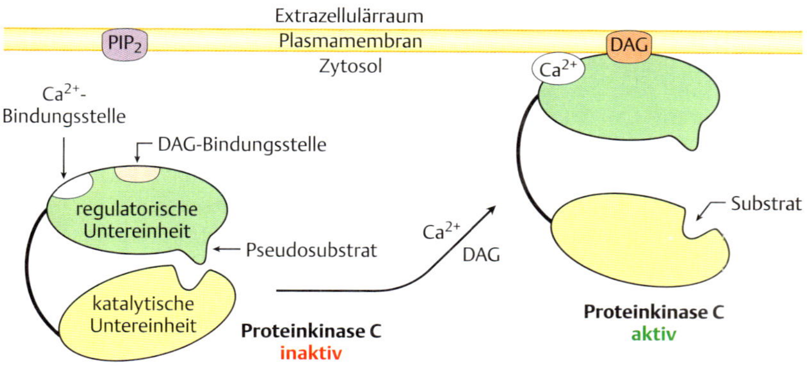

Im inaktiven Zustand bindet das Pseudosubstrat der regulatorischen Untereinheit an die katalytische Untereinheit. Durch Bindung von DAG und Ca^{2+} an die regulatorische Untereinheit wird die Substratbindestelle an der katalytischen Untereinheit frei und die Proteinkinase C aktiviert.

B-19.11

► **klinik. Phorbolester** aktivieren die Proteinkinase C, vermutlich indem sie sich an die DAG-Bindungsstelle anlagern, und aktivieren somit die o.g. Targetproteine. Hierauf beruht ihre Wirkung als **Tumorpromotoren**: Sie lösen zwar keine Tumorbildung aus, beschleunigen aber das Tumorwachstum.

◄ klinik

Die Wirkung von IP_3

Die Wirkung von IP_3

► **Merke.** IP_3 diffundiert von der Plasmamembran ab und aktiviert Rezeptoren im endoplasmatischen Retikulum. Diese IP_3-Rezeptoren stellen **Calciumkanäle** dar, die durch Bindung von IP_3 geöffnet werden, so dass es zu einer **Zunahme der zytosolischen Ca^{2+}-Konzentration** (von ca. 10^{-7} mol/l in der nichtstimulierten Zelle auf maximal etwa das Hundertfache) kommt (Abb. **B-19.12**).

◄ Merke

B-19.12 Steigerung der zytosolischen Ca^{2+}-Konzentration durch Öffnung IP_3-gesteuerter Ca^{2+}-Kanäle

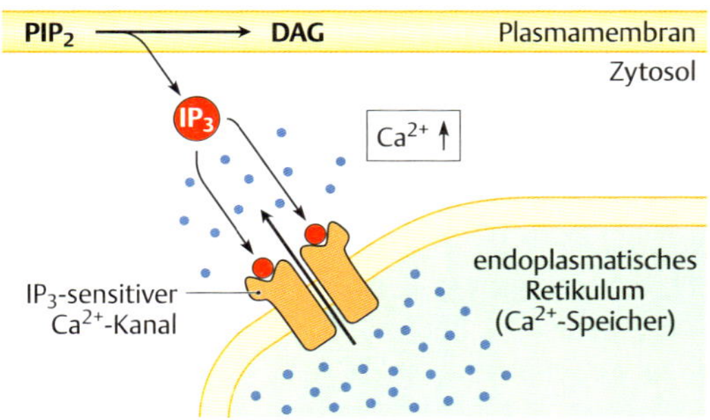

B-19.12

Ca^{2+} als Second Messenger

Signaltransduktionsmechanismus: Durch Komplexbildung mit Ca^{2+} können viele Proteine in eine aktive Konformation überführt werden.

Die bekannteste Ca^{2+}-bindende Struktur in Proteinen ist das **EF-Motiv** (**EF-Hand**). Das wichtigste Ca^{2+}-bindende regulatorische Protein ist **Calmodulin** (**CaM**), das vier EF-Motive besitzt (Abb. **B-19.13**).

B-19.13

Ca^{2+} als Second Messenger

Signaltransduktionsmechanismus: Ca^{2+} entfaltet seine Wirkung, indem es mit Proteinen Komplexe bildet. Es kann Ionenbindungen mit COOH-Gruppen der Seitenketten von Asparaginsäure und Glutaminsäure, aber auch polare Wechselwirkungen mit den C=O-Gruppen der Peptidbindung eingehen. Durch die Komplexbildung mit Ca^{2+} ändert das Protein seine Konformation. Die hierfür benötigte Energie wird durch die Komplexbildung aufgebracht.
Die bekannteste Ca^{2+}-bindende Struktur in Proteinen ist das **EF-Motiv** (= **EF-Hand**), das aus den drei Abschnitten Helix-Schleife-Helix besteht.
Das wichtigste Ca^{2+}-bindende Protein ist **Calmodulin** (**CaM**). CaM besitzt vier EF-Motive und kann damit vier Ca^{2+}-Ionen binden (Abb. **B-19.13 a**). Bei den niedrigen Ca^{2+}-Konzentrationen in der nichtstimulierten Zelle liegt CaM in einer weitgehend Ca^{2+}-freien und damit inaktiven Form vor. Nach Ca^{2+}-Einstrom in das Zytosol auf ein Signal hin bindet CaM Ca^{2+} und nimmt eine aktive Konformation ein, die mit Targetproteinen interagieren und diese aktivieren kann (Abb. **B-19.13 b**, allosterischer Aktivator).

B-19.13 Struktur von Calmodulin vor und nach der Ca^{2+}-induzierten Konformationsänderung

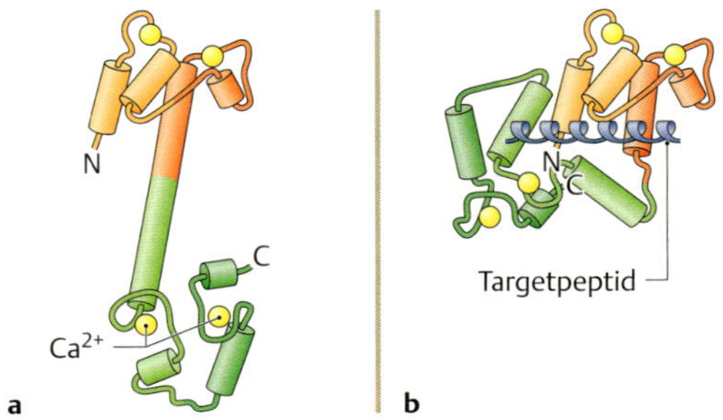

a Die Bindung von Ca^{2+} überführt Calmodulin in eine aktive, hantelförmige Konformation, in der zwei globuläre, je zwei Ca^{2+}-Ionen enthaltende Domänen über eine α-Helix (symbolisiert durch ein rot-grünes Stäbchen) miteinander verbunden sind.

b Der Ca^{2+}-Calmodulin-Komplex faltet sich um exponierte Peptidsegmente von Targetproteinen und aktiviert so die Proteine. Bei der Bindung ändert sich lediglich die Struktur der α-Helix von Calmodulin, die Konformation der globulären Domänen bleibt im Wesentlichen gleich.

Ca^{2+}-abhängige, Calmodulin-regulierte Prozesse: Beispiele sind
- die Aktivierung der Glykogen-Phosphorylase-Kinase,
- die Aktivierung der Ca^{2+}-ATPase in der Plasmamembran,
- die Aktivierung von **CaM-Kinasen**. Diese phosphorylieren eine Vielzahl unterschiedlicher zellulärer Targetproteine, die daduch aktiviert oder inaktiviert werden.

Ca^{2+}-abhängige, Calmodulin-regulierte Prozesse: Beispiele sind
- die Aktivierung der Glykogen-Phosphorylase-Kinase,
- die Aktivierung der Ca^{2+}-ATPase in der Plasmamembran, die Ca^{2+} in den Extrazellulärraum pumpt,
- die Aktivierung Calmodulin-abhängiger sog. **CaM-Kinasen**. Diese phosphorylieren und beeinflussen so die Aktivität einer Reihe unterschiedlicher Substrate, z. B.
  - Schlüsselenzyme von Stoffwechselwegen (z. B. Glykogensynthase → Glykogensynthese ↓, HMG-CoA-Reduktase → Cholesterinbiosynthese ↓, Phenylalanin-Hydroxylase→ Abbau von Phenylalanin ↑),
  - den Rezeptor für den epidermalen Wachstumsfaktor (→ Desensitisierung) und Rezeptoren für andere Wachstumsfaktoren,
  - Proteine des synaptischen Apparates (z. B. AMPA-Rezeptoren) → Effizienz der synaptischen Signalübertragung ↑ (sehr wichtig!),
  - Phospholamban (Aktivierung der Ca^{2+}-ATPase im SR).

Inaktivierung von Ca^{2+}

Für die Rückkehr zur zytosolischen Ca^{2+}-Konzentration der nichtstimulierten Zelle sorgen vor allem
- **Ca^{2+}-ATPasen:** Sie pumpen Ca^{2+} zurück ins SR/ER (SERCAs) oder über die Plasmamembran in den Extrazellulärraum (PMCAs).
- **Na^{+}-Ca^{2+}-Antiporter:** Sie transportieren Ca^{2+} über die Plasmamembran in den Extrazellulärraum.
- **Uniporter:** Sie transportieren Ca^{2+} energieunabhängig über die innere Mitochondrienmembran in die mitochondriale Matrix.

Auch die Inaktivierung der IP_3-sensitiven Calciumkanäle durch hohe Ca^{2+}-Konzentrationen trägt zur Beendigung des Ca^{2+}-Signals bei.

Inaktivierung von Ca^{2+}

Für die Rückkehr zur zytosolischen Ca^{2+}-Konzentration der nichtstimulierten Zelle sorgen v. a.
- **Ca^{2+}-ATPasen** im ER und SR,
- **Na^{+}-Ca^{2+}-Antiporter** der Plasmamembran,
- **Uniporter** der Mitochondrien.

19.1.2 Ligandenaktivierte Ionenkanäle

19.1.2 Ligandenaktivierte Ionenkanäle

▶ **Synonym.** Ionotrope Rezeptoren.

◀ Synonym

▶ **Definition.** Ligandenaktivierte Ionenkanäle sind **Membranrezeptoren**, die **gleichzeitig** einen **Ionenkanal** darstellen (Abb. **B-19.14**). Die Mehrzahl findet sich in Plasmamembran, einige Mitglieder aber auch im ER/SR.

◀ Definition

Prinzip: Die Bindung des Liganden bewirkt eine **Konformationsänderung** des Rezeptors. Diese löst die **Öffnung einer Pore** aus, durch die Ionen einströmen, die das Membranpotenzial verändern (Na^{+}, K^{+}, Ca^{2+}, Cl^{-}) oder – im Fall von Ca^{2+}– Proteine aktivieren (S. 549). Ligandenaktivierte Ionenkanäle ermöglichen deshalb eine äußerst schnelle Antwort.

Prinzip: Ligandenbindung führt zu einer **Konformationsänderung**, die die **Öffnung einer Pore** in der Membran bewirkt.

Beispiele:
- Der **nicotinische Acetylcholinrezeptor**, der Prototyp des ligandenaktivierten Ionenkanals, findet sich auf Skelettmuskelzellen. Der Einstrom von Na^{+} und anderen Kationen löst die Depolarisation und damit die Kontraktion der Zelle aus (S. 775).
- Die **Rezeptoren für γ-Aminobuttersäure (GABA) und Glycin** sind Chloridkanäle. Sie spielen eine wichtige Rolle bei der Signalübertragung an inhibitorischen Synapsen im Gehirn (S. 784).
- Die Glutamat bindenden **AMPA**- und **NMDA-Rezeptoren** lösen den Einstrom von Na^{+} bzw. Na^{+} und Ca^{2+} aus. Sie spielen eine wichtige Rolle bei der Signalübertragung an exzitatorischen Synapsen im Gehirn (S. 779).
- Die **IP_3-Rezeptoren** binden den Second Messenger IP_3 und führen so zur Freisetzung von Ca^{2+} aus dem ER/SR.

Beispiele:
- **nicotinischer Acteylcholinrezeptor:** Muskelkontraktion (S. 775),
- **GABA- und Glycinrezeptoren:** inhibitorische Synapsen (S. 784),
- **AMPA- und NMDA-Rezeptoren:** exzitatorische Synapsen (S. 779),
- **IP_3-Rezeptor:** Ca^{2+}-Freisetzung aus intrazellulären Speichern.

B-19.14 Schema eines ligandenaktivierten Ionenkanals

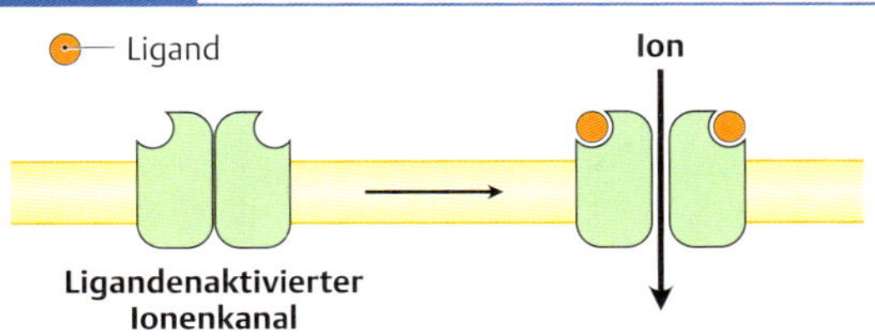

B-19.14

19.1.3 Enzymgekoppelte Rezeptoren

Guanylatzyklasen

▶ Definition

Es gibt zwei Klassen von Guanylatzyklasen (Abb. **B-19.15**):

- **(Plasma-)membrangebundene Guanylatzyklasen:** Aktivierung durch extrazelluläre Liganden,
- **zytosolische Guanylatzyklasen:** Aktivierung durch Stickstoffmonoxid (NO).

▶ klinik

19.1.3 Enzymgekoppelte Rezeptoren

Guanylatzyklasen

▶ **Definition.** Guanylatzyklasen sind Hormonrezeptoren, die bei Aktivierung den **Second Messenger cGMP synthetisieren**.

Es gibt zwei Klassen von Guanylatzyklasen, die sich in subzellulärer Lokalisation, Liganden und Aufbau – und damit in der Art ihrer Aktivierung – unterscheiden (Abb. **B-19.15**):

- **(Plasma-)membrangebundene Guanylatzyklasen** werden von **extrazellulären Liganden** aktiviert. Zu dieser Gruppe gehören z. B. der Rezeptor für das atriale natriuretische Peptid (ANP), Rezeptoren für Guanyline (vorwiegend im Intestinaltrakt gebildete Peptide) und die Guanylatzyklase, die das für den Sehvorgang wichtige cGMP bildet (S. 799).
- **Zytosolische (lösliche) Guanylatzyklasen** werden durch **Stickstoffmonoxid** (**NO**, S. 634) aktiviert.

▶ **klinik.** Das hitzestabile Enterotoxin der Enterobakterien aktiviert Guanylinrezeptoren der Darmmukosa und führt so zur Bildung von cGMP. Die cGMP-vermittelte Sekretion von Ionen und somit auch von Wasser in das Darmlumen ist für den Großteil der Fälle von Reisediarrhö verantwortlich.

B-19.15

B-19.15 Guanylatzyklase-Klassen

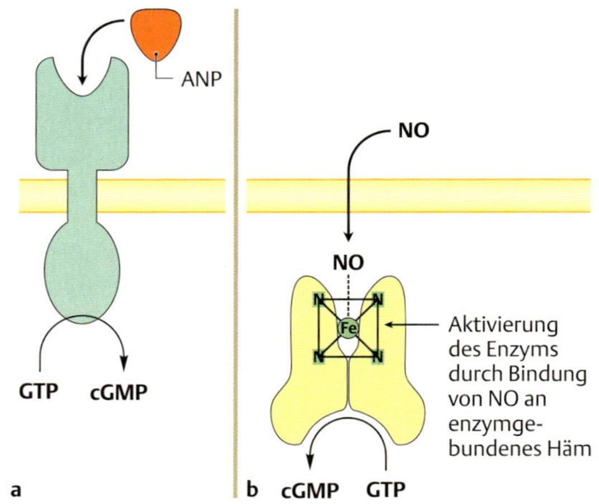

a (Plasma-)membrangebundene Guanylatzyklasen, aktivierbar durch extrazelluläre Liganden, am Beispiel des Rezeptors für ANP (atriales natriuretisches Peptid)

b zytosolische (lösliche) Guanylatzyklasen, aktivierbar durch NO

Synthese des Second Messengers cGMP

Die Synthese von cGMP zeigt Abbildung **B-19.16**.

Synthese des Second Messengers cGMP

cGMP wird in einer ähnlichen Reaktion wie cAMP gebildet: Es entsteht aus GTP unter Abspaltung von Pyrophosphat (Abb. **B-19.16**).

Wirkungen von cGMP

Die wichtigsten Wirkungen sind:

- Regulation der Offenwahrscheinlichkeit von Ionenkanälen,

Wirkungen von cGMP

Die Rolle von cGMP wird im Vergleich zu cAMP, das in bedeutend höheren Konzentrationen in der Zelle vorkommt, häufig unterschätzt. Die wesentlichen Wirkungen von cGMP sind:

B-19.16 Synthese von cGMP

B-19.16

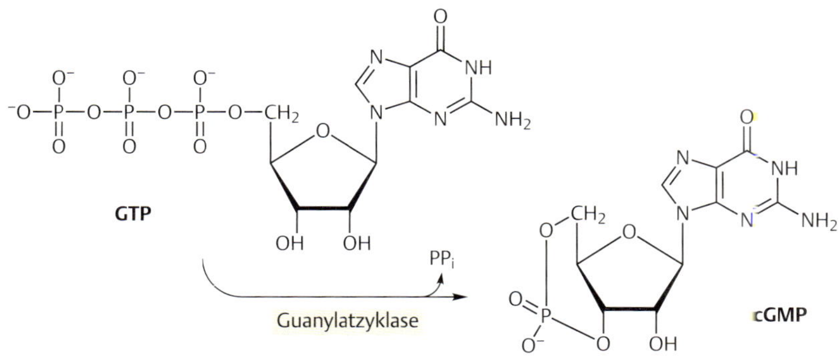

Guanylatzyklasen wandeln GTP unter Abspaltung von Pyrophosphat in cGMP um.

- **Bindung an Ionenkanäle und Regulation ihrer Offenwahrscheinlichkeit:** So hält cGMP die cGMP-abhängigen Natriumkanäle der Photorezeptoren in der Retina im Dunkeln offen, so dass diese Zellen depolarisiert werden und durch Freisetzung von Glutamat ein Dunkelsignal auslösen (S. 799).
- **Aktivierung** löslicher oder membrangebundener **cGMP-abhängiger Proteinkinasen (PKG):** In der glatten Muskulatur z. B. führt die Phosphorylierung des IP_3-Rezeptors durch PKG zu einer Hemmung des Ca^{2+}-Ausstroms und damit zur Relaxation.
- **Regulation der Aktivität von Phosphodiesterasen (s. u.).**

- Aktivierung cGMP-abhängiger Proteinkinasen (PKG),
- Regulation der Aktivität von Phosphodiesterasen.

Inaktivierung von cGMP und cAMP durch Phosphodiesterasen

Ebenso wichtig wie die Bildung der beiden Second Messenger cGMP und cAMP ist deren Inaktivierung: Phosphodiesterasen bauen cGMP zu GMP und cAMP zu AMP ab (Abb. **B-19.17**).

Inaktivierung von cGMP und cAMP durch Phosphodiesterasen

Phosphodiesterasen bauen cGMP zu GMP und cAMP zu AMP ab (Abb. **B-19.17**).

B-19.17 Inaktivierung von cGMP und cAMP durch Phosphodiesterasen

B-19.17

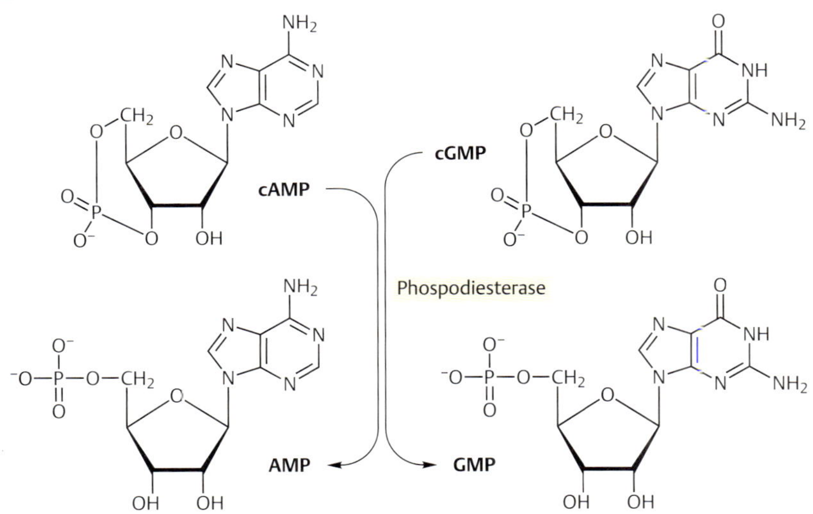

Inzwischen sind elf verschiedene Familien von Phosphodiesterasen bekannt, die einschließlich von Splicevarianten mehr als 50 verschiedene Proteine umfassen. Die bekannteren Familien sind in Tabelle **B-19.2** aufgelistet.

Beim Menschen gibt es elf Phosphodiesterase-Typen (Tab. **B-19.2**).

B-19.2

B-19.2 Überblick über die verschiedenen Phosphodiesterasen (PDE)

PDE-Typ	*Eigenschaft*	*Affinität zu cAMP bzw. cGMP (K_m [µM])*
Typ I	Calmodulin-abhängig	1–30 bzw. 3
Typ II	cGMP-stimuliert	jeweils 50
Typ III	cGMP-inhibiert	0,2 bzw. 0,3 (cAMP wird sehr viel schneller hydrolysiert als cGMP)
Typ IV	cAMP-spezifisch (cGMP-insensitiv)	4 bzw. > 3000
Typ V	cGMP-spezifisch	150 bzw. 1
Typ VI	Photorezeptor-Enzyme	2000 bzw. 60

Aktivierung von PDE **Typ I** führt zu einer **Ca^{2+}-vermittelten Senkung des cAMP-Spiegels**.

Bindung von cGMP an PDE Typ III führt zur **Hemmung des cAMP-Abbaus** und so indirekt zu einer Erhöhung des cAMP-Spiegels, **Phosphorylierung** bewirkt eine **Steigerung des cAMP-Abbaus**.

Wie Tabelle **B-19.2** zeigt, bewirken die Phosphodiesterasen unterschiedliche, z. T. sogar entgegengesetzte Effekte.
Phosphodiesterasen vom **Typ I** (Tab. **B-19.2**) werden durch Ca^{2+} aktiviert, so dass ein **Antagonismus** zwischen **Calcium** und **cAMP** bzw. **cGMP** resultiert. Z. B. führt Aktivierung von G-Protein-gekoppelten Rezeptoren des Riechepithels über eine cAMP-vermittelte Aktivierung von Ionenkanälen zum Ca^{2+}-Einstrom. Über Aktivierung von PDEI kann der cAMP-Spiegel wieder normalisiert werden.
Phosphodiesterasen vom **Typ III binden** sowohl **cAMP** als auch **cGMP** mit **hoher Affinität**. **cGMP** wird jedoch nur sehr **langsam umgesetzt**, wirkt also praktisch als **Inhibitor**. Daher führt eine Erhöhung der cGMP-Konzentration zu einer verstärkten Hemmung der PDE III und als Folge zu einer Erhöhung der cAMP-Konzentration. **Phosphorylierung** von PDE III hingegen führt zur Aktivierung und **beschleunigtem cAMP-Abbau** (wichtiger Mechanismus der Insulinwirkung, S. 568).

▶ klinik

▶ **klinik.** Bekannte **Phosphodiesterase-Hemmstoffe** sind **Coffein** und **Sildenafil** (Viagra). Letzteres ist ein Hemmstoff der Phosphodiesterase Typ V. cGMP bewirkt eine Relaxation der glatten Muskulatur des Corpus cavernosum penis, d. h. eine vermehrte Blutzufuhr und damit eine Erektion. Deshalb wirkt die Einnahme von Viagra erektionsfördernd. Sie führt allerdings generell zu Gefäßerweiterung, so dass der Blutdruck bei Gesunden um ca. 10 mm Hg fällt. Bei gleichzeitiger Einnahme anderer gefäßerweiternder Medikamente (z. B. Herzmedikamente) kann die Blutdrucksenkung lebensgefährlich sein.

Rezeptortyrosinkinasen

Rezeptortyrosinkinasen

▶ Definition

▶ **Definition.** Rezeptortyrosinkinasen sind Transmembranrezeptoren, deren intrazellulärer Teil eine **Tyrosinkinaseaktivität** besitzt. Durch die Bindung des Liganden auf der extrazellulären Seite des Rezeptors wird die Tyrosinkinaseaktivität einer zytosolischen Domäne des Rezeptors aktiviert. In der Folge werden Tyrosinreste von Targetproteinen, vor allem aber des Rezeptors selbst phosphoryliert und so eine Reihe von Signalwegen aktiviert.

Rezeptortyrosinkinasen sind die typischen Rezeptoren für **Wachstumsfaktoren**.

Rezeptortyrosinkinasen sind die typischen Rezeptoren für **Wachstumsfaktoren** (z. B. Epidermal Growth Factor, EGF, S. 646), aber auch **Insulin** und die **insulinähnlichen Wachstumsfaktoren** benutzen diesen Signaltransduktionsweg.

Aktivierung des Rezeptors

Aktivierung des Rezeptors

Ligandenbindung führt zur **Dimerisierung** des Rezeptors (Abb. **B-19.18**).

Die Bindung des Liganden führt zur **Dimerisierung** des Rezeptors. Diese kann z. B. dadurch erfolgen, dass ein Ligand zwei Rezeptorbindungsstellen besitzt und gleichzeitig an zwei Rezeptormoleküle bindet, oder dass der Ligand als Dimer vorliegt und zwei Rezeptoren miteinander verbindet, wie in Abbildung **B-19.18** dargestellt.

Die Dimerisierung führt zur **gegenseitigen Phosphorylierung** (sog. **Autophosphorylie-**

Die Bildung von Dimeren ist absolut essenziell für die weitere Signaltransduktion, denn durch die Dimerisierung kommen die **Tyrosinkinasedomänen** benachbart zu liegen und können **sich gegenseitig phosphorylieren**. Dieser Prozess ist in der Literatur als **Autophosphorylierung** bekannt, obwohl dies sachlich nicht ganz richtig ist, da die Phosphorylierung in *trans*-Stellung erfolgt (Abb. **B-19.18**).

Durch die Phosphorylierung wird die **Kinaseaktivität gesteigert**, mit zwei wesentlichen Konsequenzen:

- Die Kinase kann andere Substrate in der Zelle phosphorylieren.
- Die Kinase **phosphoryliert Tyrosinreste der zytosolischen Domäne des Rezeptors** (Abb. **B-19.18**). Die neu gebildeten Phosphotyrosinreste dienen als Andockstelle für weitere Signaltransduktionsmoleküle (s. u.).

rung) und so zur **Aktivierung** der zytosolischen **Tyrosinkinasedomänen**.

Durch die Tyrosinkinaseaktivität gebildete **Phospho-Tyrosinreste** der zytosolischen Rezeptordomäne bilden Andockstellen für Signaltransduktionsmoleküle.

B-19.18 Signaltransduktion durch Rezeptortyrosinkinasen

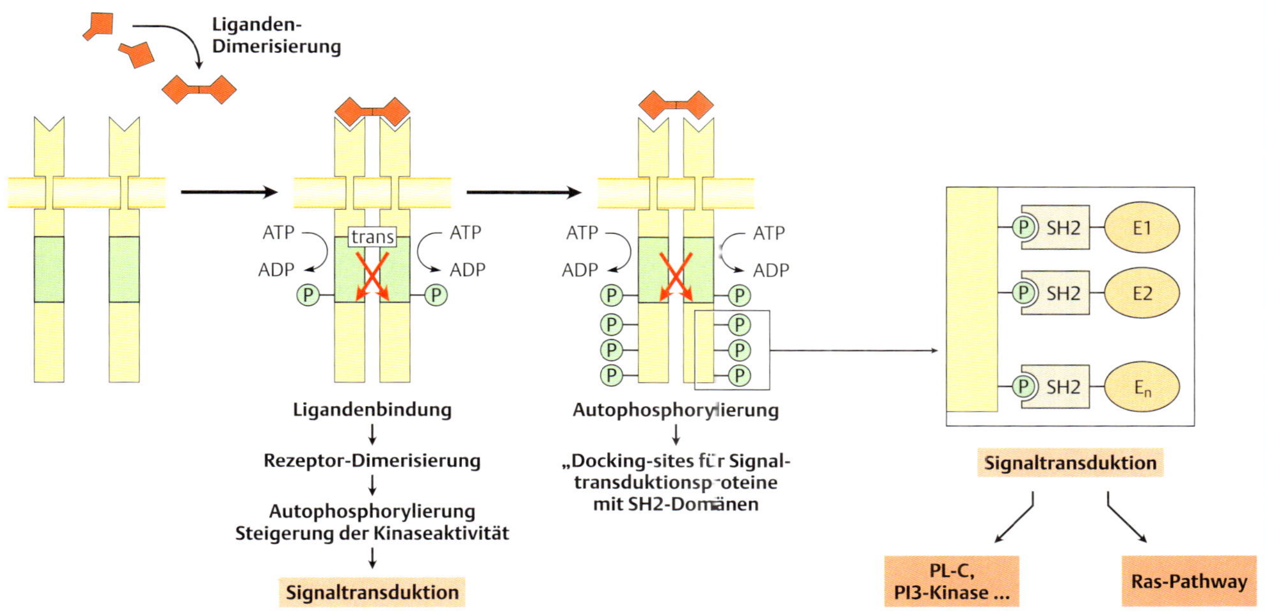

Zur Rezeptor-Dimerisierung führt die Bindung eines Liganden mit zwei Rezeptorbindungsstellen oder, wie hier dargestellt, die Bindung eines Liganden-Dimers. E1, E2, En: Signaltransduktionsmoleküle.

Rekrutierung und Aktivierung von Signaltransduktionsmolekülen

Das **Andocken der Signaltransduktionsmoleküle an Phosphotyrosinreste** der zytosolischen Rezeptordomäne erfolgt mit Hilfe sog. **SH2-Domänen**. SH2-Domänen besitzen eine mit positiven Aminosäureresten ausgekleidete Bindungstasche für die Bindung des Phosphotyrosinrests (Abb. **B-19.18**). Variationen der die Bindungstasche umgebenden Aminosäuresequenzen ermöglichen die spezifische Erkennung eines Rezeptors.

Die Aktivierung der gebundenen Signaltransduktionsmoleküle erfolgt mittels verschiedener Mechanismen:

- Die Kinasedomäne des Rezeptors phosphoryliert das Molekül und aktiviert es dadurch.
- Durch die Rezeptorbindung wird das Molekül in eine aktive Konformation überführt.
- Das Signaltransduktionsmolekül wird zur Zellmembran rekrutiert und interagiert mit hier befindlichen Targetmolekülen, wie z. B. bei der Ras-Signaltransduktion (s. u.).

Rekrutierung und Aktivierung von Signaltransduktionsmolekülen

Signaltransduktionsmoleküle docken mit Hilfe sog. **SH2-Domänen** an Phosphotyrosinreste des aktivierten Rezeptors an (Abb. **B-19.18**).

Über die Bindung von SH2-Domänen enthaltenden Proteine wird eine ganze **Plattform von Signalmolekülen aktiviert**.

Über die SH2-Domänen kann **eine ganze Plattform von Signalmolekülen aktiviert** werden. Dies ist biologisch sinnvoll, da Wachstumsfaktoren komplexe Prozesse wie Wachstum und Differenzierung stimulieren, die eine Koordination verschiedener Signalprozesse erfordern. Hormone hingegen müssen oft nur einzelne Stoffwechselparameter regulieren. Interessanterweise fehlen Rezeptortyrosinkinasen bei einzelligen Eukaryonten wie Hefe.

Wichtige Effektormoleküle

Die Phospholipase Cγ (PLCγ) hydrolysiert PIP_2 zu DAG und IP_3 (genau wie die PLCβ-Isoform).

Phospholipase Cγ (PLCγ): Dieses Enzym wird durch die Kinasedomäne des Rezeptors phosphoryliert und aktiviert. Es hydrolysiert Phosphatidylinositol-4,5-bisphosphat (PIP_2) zu Diacylglycerin (DAG) und Inositol-1,4,5-trisphosphat (IP_3), wie die G-Protein-aktivierte Phospholipase Cβ. Zu den Folgereaktionen s. S. 551 ff.

Die PI3-Kinase bildet Phosphatidylinositol-4,5-trisphosphat (PIP_3) aus Phosphatidylinositol-3,4,5-trisphosphat (PIP_2). PIP_3 ist für die Aktivierung der **Proteinkinase B (→ Insulinwirkung)** wichtig.

PI3-Kinase: Diese Kinase bildet Phosphatidylinositol-3,4,5-trisphosphat (PIP_3) aus Phosphatidylinositol-4,5-bisphosphat (PIP_2). PIP_3 ist u. a. für die Aktivierung der **Proteinkinase B** essenziell. Die Proteinkinase B (PKB) fördert das Zellwachstum und verhindert Apoptose, reguliert aber auch metabolische Reaktionen, z. B. werden die meisten Stoffwechselwirkungen des **Insulins** durch PKB vermittelt. (S. 568).

Das Ras-Protein ist Produkt eines Protoonkogens, d. h. eines Gens, das die **Zellproliferation** und **Zelldifferenzierungsprozesse** kontrolliert.

Ras-Protein: Das Ras-Protein ist das Produkt eines sog. Protoonkogens (zellulären Onkogens), d. h. eines Gens, das die **Zellproliferation** und **Zelldifferenzierungsprozesse** kontrolliert. Ist das ras-Gen konstitutiv aktiv und kann es nicht abgeschaltet werden, kann es zur Bildung von Tumoren kommen.

Das Ras-Protein gehört zur Familie der **monomeren oder kleinen G-Proteine**. Wie alle G-Proteine ist es mit **GTP beladen aktiv**, mit **GDP beladen** hingegen **inaktiv**. Guaninnukleotid-Austauschfaktoren (**GEFs**) katalysieren den GDP/GTP-Austausch, GTPase activating Factors=**GAPs** beschleunigen die Hydrolyse von GTP.

Das Ras-Protein gehört zu einer Familie von G-Proteinen, die im Gegensatz zu den heterotrimeren G-Proteinen (S. 546) nur monomer vorkommen und daher auch als **monomere oder kleine G-Proteine** bezeichnet werden. Weitere Mitglieder der Familie sind die Ran-Proteine des Kerntransports (S. 365) und die Rab- und Arf-Proteine des Vesikeltransports (S. 375). Wie alle G-Proteine sind mit **GTP beladene** monomere G-Proteine **aktiv** und können Targetproteine aktivieren, mit **GDP beladen** sind sie hingegen **inaktiv**. Zur Aktivierung muss GDP gegen GTP ausgetauscht werden. Dies übernehmen sog. Guaninnukleotid-Austauschfaktoren (Guanine Nucleotide Exchange Factor, **GEF**). Bei den heterotrimeren G-Proteinen übernimmt der aktivierte Rezeptor die GEF-Funktion. Zur Inaktivierung muss GTP zu GDP hydrolysiert werden. Dieser Prozess wird durch **GAPs** (GTPase activating Factors) beschleunigt.

Ras wird über den SH2-Adapter GRB2 und den GTP-Austauschfaktor SOS an den Tyrosinkinaserezeptor gebunden und aktiviert (Abb. **B-19.19**).

Das inaktive **Ras**-GDP ist über einen Lipidanker an die Plasmamembran gebunden. Es wird durch aktivierte Rezeptortyrosinkinasen **rekrutiert**, indem bestimmte Phosphotyrosine der zytosolischen Rezeptordomänen das Protein **GRB2** (über dessen SH2-Domäne) bindet. GRB2 liegt im Komplex mit dem Protein **SOS** vor, einem GTP-Austauschfaktor, der die Bildung von Ras-GTP induziert und **Ras** so **aktiviert** (Abb. **B-19.19**).

Aktivierung der **MAP-Kinase-Kaskade** resultiert in der **Aktivierung der Transkription** von Zielgenen (Abb. **B-19.20**).

Das aktivierte Ras-Protein kann jetzt weitere Signaltransduktionsprozesse anwerfen. Besonders wichtig ist die Aktivierung der **MAP-Kinase-Kaskade** (Abb. **B-19.20**). Die **Targets der aktivierten MAP-Kinase** sind vor allem **Transkriptionsfaktoren**, die nach Phosphorylierung die Transkription von Genen im Zellkern stimulieren. Über Ras werden vor allem die MAP-Kinasen Erk1 und Erk2 (= Extracellular Signal-Regulated Kinase 1, 2) aktiviert. Die MAP-Kinase-Module sind von der Hefe bis zum Menschen konserviert und es gibt in jedem Organismus mehrere Module mit unterschiedlichen biologische Funktionen (Reaktion z. B. auf Wachstumsfaktoren, verschiedene Stressoren oder Entzündungen).

B-19.19 Aktivierung von Ras durch Rezeptortyrosinkinasen

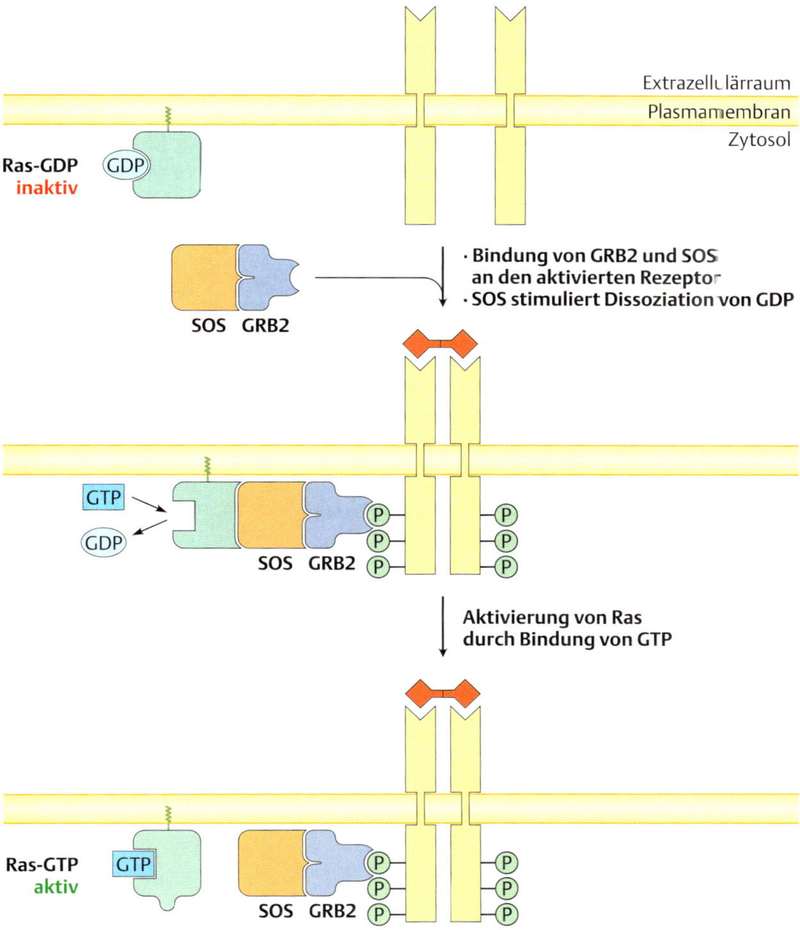

B-19.19

B-19.20 Aktivierung der Transkription durch Ras

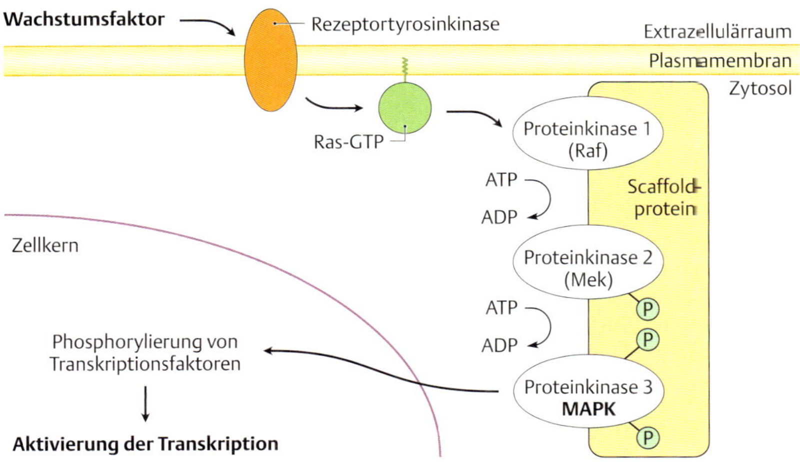

Ras aktiviert eine Kaskade aus drei Proteinkinasen (MAP-Kinase-Kaskade), die durch Scaffoldproteine in einem Komplex zusammengehalten werden. Die letzte Kinase, die MAP-Kinase (Mitogen-activated Protein Kinase, MAPK) ist die eigentliche Effektorkinase, die nach Aktivierung in den Kern gelangt und die Transkription aktiviert.

B-19.20

Rezeptoren mit assoziierten Tyrosinkinasen

▶ Definition

Einteilung: Man unterscheidet Typ-I- und Typ-II-Zytokinrezeptoren.

Signaltransduktionsweg: Ligandenbindung führt zur **Rezeptor-Dimerisierung** (Abb. **B-19.21**). Die JAK-Kinasen werden durch **Autophosphorylierung** aktiviert und phosphorylieren Tyrosinreste des Rezeptors. **STAT-Proteine** binden über ihre SH2-Domänen an die Phosphotyrosinreste, **dimerisieren** nach Phosphorylierung, diffundieren in den Kern und **stimulieren** die **Transkription** von Zielgenen.

Rezeptoren mit assoziierten Tyrosinkinasen

▶ **Definition.** Diese Rezeptoren besitzen *keine eigene* Tyrosinkinaseaktivität, sondern sind über ihre zytosolischen Domänen **konstitutiv** (ständig) mit Tyrosinkinasen aus der Familie der **Janus-Kinasen** (JAKs) assoziiert.

Einteilung: Die Rezeptoren lassen sich aufgrund konservierter Strukturmerkmale in zwei Gruppen, Typ-I- und Typ-II-Zytokinrezeptoren unterteilen, die z. T. aus mehreren Untereinheiten aufgebaut sind.

Signaltransduktionsweg: Er ähnelt in vielen Punkten dem der Rezeptortyrosinkinasen: Die Ligandenbindung führt zur **Rezeptor-Dimerisierung** (Abb. **B-19.21**). Die JAK-Kinasen werden durch **Autophosphorylierung** aktiviert, phosphorylieren Tyrosinreste des Rezeptors und erzeugen so Bindungsstellen für Proteine mit SH2-Domänen. Insbesondere die **STAT** (Signal Transducer and Activator of Transcription)**-Proteine**, die im inaktiven Zustand als Monomere im Zytosol vorliegen. STAT-Proteine binden über ihre SH2-Domänen an die zytosolische Rezeptordomäne und werden durch die JAK-Kinasen an einem Tyrosinrest phosphoryliert. Durch Wechselwirkung zwischen dem Phosphotyrosinrest eines STAT-Proteins und der SH2-Domäne des zweiten STAT-Proteins entsteht ein **STAT-Dimer**, das in den Kern diffundiert, wo es als **Transkriptionsaktivator** für JAK-STAT-regulierte Gene dient (Abb. **B-19.21**).

B-19.21 Signaltransduktion durch rezeptorassoziierte Tyrosinkinasen (JAK-STAT-Signaltransduktionsweg)

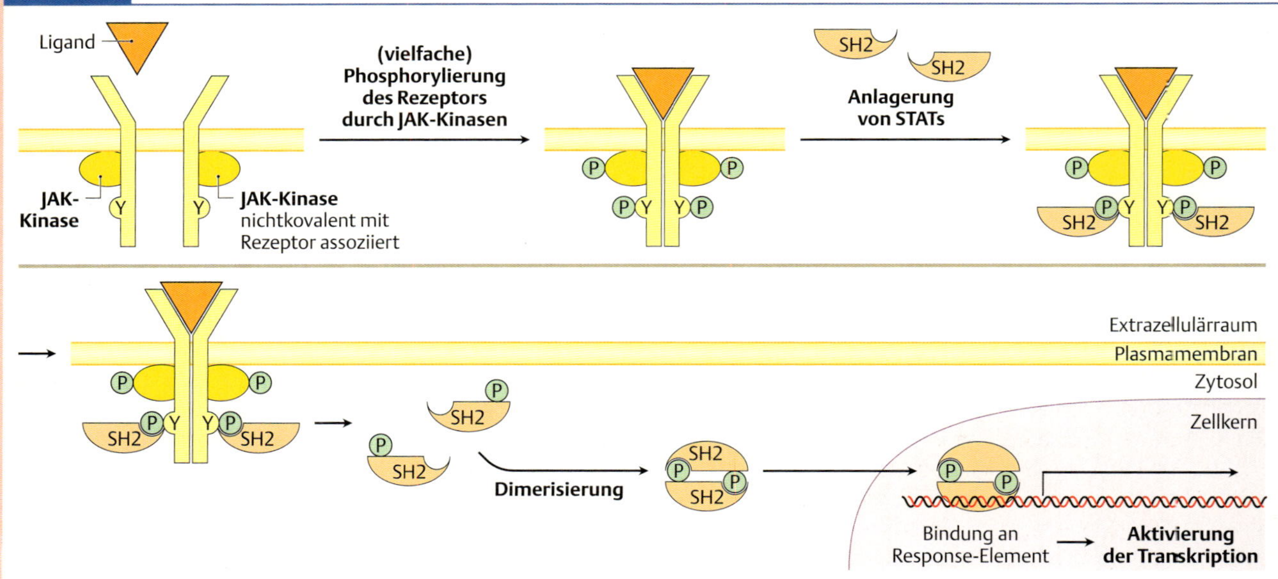

Der Jak-STAT-Signalweg wird von vielen **Zytokinen**, aber auch von **Hormonen** benutzt.

Der Signaltransduktionsweg über JAK-STAT-Proteine wird von vielen **Zytokinen** verwendet, darunter die meisten Interleukine, die Interferone und Erythropoetin (S. 648). Aber auch das **Wachstumshormon** (S. 608), **Prolaktin** (S. 611) und **Leptin** (S. 269) leiten Signale auf diesem Wege weiter.

Rezeptor-Serin/Threoninkinasen

▶ Definition

Rezeptor-Serin/Threoninkinasen

▶ **Definition.** Dies sind Rezeptoren mit **intrinsischer Serin-/Threoninkinaseaktivität.** Sie vermitteln die Wirkungen des Zytokins Transforming Growth Factor β (TGFβ) und verwandter Proteine.

Aufbau: Eine Rezeptor-Serin/Threoninkinase besteht aus **zwei Untereinheiten**, dem Typ-I- und dem Typ-II-Rezeptor, die beide Serin-/Threoninkinaseaktivität besitzen.

Aufbau: Der Rezeptor hat **zwei Untereinheiten namens Typ-I- und Typ-II-Rezeptor.**

Signaltransduktionsweg: Ligandenbindung führt zur **Oligomerisierung der Rezeptoren**. In diesem Komplex kann der Typ-II-Rezeptor den Typ-I-Rezeptor phosphorylieren und dadurch aktivieren. Der aktivierte Typ-I-Rezeptor phosphoryliert sog. **Receptor-regulated Smad-Proteine** (R-Smads), die nun Heterodimere mit dem Protein Smad 4 bilden. Die Heterodimere treten in den Kern über und **stimulieren** zusammen mit weiteren Cofaktoren die **Transkription** der TGFβ-regulierten Gene.
Trotz seines Namens fördert TGFβ in der Regel nicht die Bildung von Tumoren. Vielmehr sind Proteine aus der TGFβ-Familie, vor allem die „bone morphogenetic proteins" (BMPs) an fast allen Schritten der Morphogenese, Organentwicklung und Zelldifferenzierung während der Embryonalentwicklung beteiligt, sind aber auch im adulten Organismus von Bedeutung (Regeneration, Immunsuppression, Bindegewebsproduktion, Follikelreifung [S. 605]).

Signaltransduktionsweg: Ligandenbindung führt zur **Oligomerisierung der Rezeptoren** und Phosphorylierung = Aktivierung des Typ-I-Rezeptors. Dieser aktiviert **Smad-Proteine**, die die **Transkription** von Zielgenen **stimulieren**.

Liganden der TGFβ-Familie sind an vielen Differenzierungsprozessen während der Embryonalentwicklung und im adulten Organismus beteiligt.

19.2 Intrazelluläre Rezeptoren

19.2 Intrazelluläre Rezeptoren

▶ **Definition.** Dies sind **ligandenabhängige Transkriptionsfaktoren.** Ihre **Liganden** sind **lipophile**, systemisch oder lokal wirkende **Hormone**: Steroidhormone, Schilddrüsenhormone, Vitamin D, Retinsäure (das Oxidationsprodukt von Vitamin A) sowie Prostaglandine und deren Derivate. Das Hormon diffundiert durch die Plasmamembran in die Zelle und bindet im Zytosol oder im Zellkern seinen Rezeptor. Der Hormon-Rezeptor-Komplex bindet im Zellkern an regulatorische Promotorelemente der hormonabhängigen Gene und aktiviert oder hemmt so die Transkription dieser Gene.

◀ **Definition**

Mechanismus der Transkriptionsregulation: Der **hormonbeladene Rezeptor** bildet je nach Typ einen Komplex mit einem gleichartigen oder einem anderen hormonbeladenen Rezeptor (**Homo- bzw. Heterodimerisierung**). Das **Homo- oder Heterodimer bindet** im Zellkern spezifisch an distale Promotorelemente (Enhancer oder Silencer, S. 458), sog. **Hormone-responsive Elements (HRE)**, und interagieren mit sequenzunspezifischen, generellen Coaktivatorproteinen sowie Mediatoren, die die Brücke zu der basalen Transkriptionsmaschinerie aus RNA-Poymerase und polymerasespezifischen, sog. generellen Transkriptionsfaktoren bilden. Auf diese Weise können sie die Transkription um ein Vielfaches aktivieren (Abb. **B-19.22 a** und **b**). In vielen Fällen können sie auch den entgegengesetzten Effekt auslösen und die Transkription hemmen, je nachdem, mit welchen weiteren Faktoren sie an der Promotorregion interagieren.
Da die Transkription und die anschließende Translation eine gewisse Zeit benötigen, setzt die Hormonwirkung mit einer Verzögerung von 1 – 2 Stunden ein. Daher ist es nicht verwunderlich, dass lipophile Hormone längerfristige Prozesse regulieren.

Mechanismus der Transkriptionsregulation: Der Hormon-Rezeptor-Komplex dimerisiert je nach Typ mit einem identischen oder einem anderen hormonbeladenen Rezeptor (**Homo- bzw. Heterodimerisierung**). Das **Dimer bindet** im Zellkern an **Hormone-responsive Elements (HRE)** und aktiviert oder hemmt so die Transkription der Zielgene (Abb. **B-19.22 a** und **b**).

Da Transkription und Translation Zeit benötigen, setzt die Hormonwirkung mit Verzögerung ein.

Struktur intrazellulärer Rezeptoren: Um ihre Funktion erfüllen zu können, müssen die intrazellulären Hormonrezeptoren bestimmte strukturelle Voraussetzungen besitzen (Abb. **B-19.22 c**):
- eine **Ligandenbindungsdomäne**,
- Peptidsegmente, die mit der Transkriptionsmaschinerie wechselwirken (**Transaktivierungsdomänen**),
- Domänen, die Homo- bzw. Heterodimerisierung hormonbeladener Rezeptoren erlauben und so eine spezifische Bindung an die HRE gewährleisten (**Dimerisierungsdomänen**).

Struktur intrazellulärer Rezeptoren: Die Rezeptoren sind nach dem gleichen Prinzip aufgebaut. Essenzielle Strukturelemente sind (Abb. **B-19.22 c**):
- Ligandenbindungsdomäne,
- Transaktivierungsdomäne,
- Dimerisierungsdomäne,

B-19.22 Aktivierung der Transkription durch Hormon-Rezeptor-Komplexe

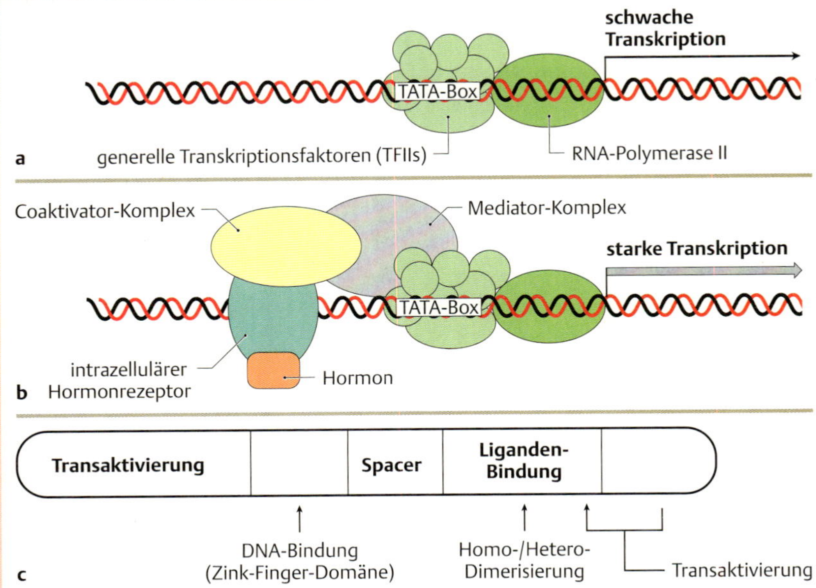

a Die basale Transkriptionsmaschinerie aus generellen Transkriptionsfaktoren und RNA-Polymerase II: nur geringe Transkription
b Verstärkung der basalen Transkriptionsmaschinerie durch Bindung des Hormon-Rezeptor-Komplexes an das Hormone-responsive Element auf der DNA: Die Transkriptionsmaschinerie kann sich effektiver assemblieren und wird stark stimuliert.
c Schematischer Aufbau eines intrazellulären Hormonrezeptors

- DNA-Bindungsdomäne.

Spacer-Aminosäuresequenzen gewährleisten den für die Funktion des Rezeptors optimalen Abstand der Domänen.

- Domänen, die sequenzspezifisch an HRE auf der DNA binden. Die **DNA-Bindungsdomänen** der verschiedenen Hormonrezeptoren sind sich strukturell sehr ähnlich: Sie enthalten zwei sog. Zinkfingermotive. Charakteristisch für diese Motive sind je vier Cysteinreste, die an ein Zink-Ion binden und so die Peptidkette in einer für die DNA-Bindung optimalen Konformation fixieren.
- **Spacer**-Aminosäuresequenzen gewährleisten den für die Funktion des Rezeptors optimalen Abstand der Domänen.

19.2.1 Steroidhormonrezeptoren

In der **nichtstimulierten Zelle** liegen diese Rezeptoren als **Monomere** im **Zytosol** vor und werden durch Bindung an **Hitzeschockproteine** (Hsp90) stabilisiert. **Hormonbeladene Rezeptoren** bilden **Homodimere**, die im Zellkern über Zinkfingermotive an **palindromische DNA-Sequenzen** der Enhancer-Elemente binden (Abb. **B-19.23 a**).

19.2.1 Steroidhormonrezeptoren

Die Rezeptoren für die Steroidhormone liegen in der **nichtstimulierten Zelle** als **Monomere** im **Zytosol** vor. Solange die Hormonbindungsdomäne nicht besetzt ist, ist die Struktur des Rezeptors labil und wird durch Bindung an **Hitzeschockproteine** (Hsp90) stabilisiert. Bindung des Steroidhormons ergibt einen stabilen Hormon-Rezeptor-Komplex, die Hitzeschockproteine dissoziieren ab. Die **hormonbeladenen Rezeptoren** dimerisieren zu **Homodimeren** und werden in dieser Form in den Kern transportiert. Dort **binden** sie mittels ihrer Zinkfingermotive an die DNA, und zwar an **palindromische DNA-Sequenzen**. Im Bereich dieser Sequenzen findet sich auf beiden komplementären Strängen, jeweils in 5'→3'-Richtung gelesen, dieselbe Basenreihenfolge (Abb. **B-19.23 a**). Dies ist notwendig, weil sich die Homodimere so zusammenlagern, dass die N-terminalen Domänen in entgegengesetzte Richtungen zeigen und deshalb gegenläufige DNA-Erkennungssequenzen benötigen.

19.2.2 Rezeptoren für Schilddrüsenhormone, Vitamin D und Retinsäure

Diese Rezeptoren sind **im Zellkern an die DNA gebunden**. Die Hormone diffundieren in den Zellkern und binden erst dort an die Rezeptoren.

Die hormonbeladenen Rezeptoren binden als **Heterodimere** mit dem Rezeptor für 9-*cis*-Retinsäure an DNA-Sequenzen, die aus **di-**

19.2.2 Rezeptoren für Schilddrüsenhormone, Vitamin D und Retinsäure

Im Gegensatz zu den Steroidhormonrezeptoren befinden sich die Rezeptoren für die Schilddrüsenhormone, Vitamin D und Retinsäure **im Zellkern** und sind bereits **an die DNA gebunden**. Die Hormone diffundieren durch das Zytosol in den Zellkern und binden erst dort an die Rezeptoren.

Die Rezeptoren für Retinsäure (RAR = der Rezeptor für all-*trans*-Retinsäure, RXR = der Rezeptor für 9-*cis*-Retinsäure), die Schilddrüsenhormone (TR) und für Vitamin D (VDR) haben alle dieselbe Erkennungssequenz auf der DNA (5'-AGGTCA-3'). Die hormonbeladenen Rezeptoren bilden **Heterodimere** (RXR-

B-19.23 **DNA-Bindung von Hormon-Rezeptor-Komplexen**

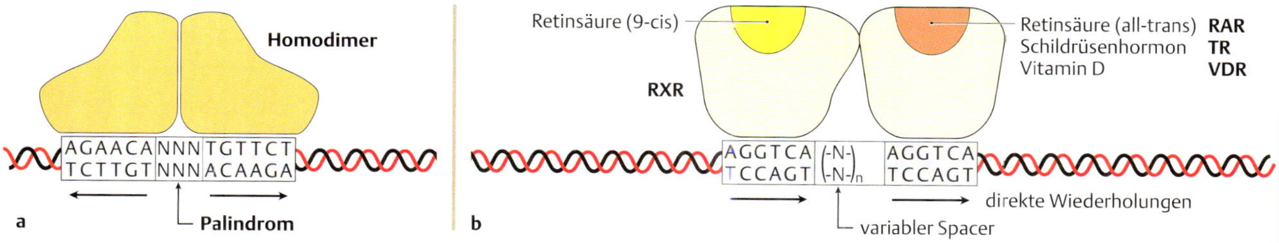

a Steroidhormonrezeptoren binden als Homodimere an palindromische DNA-Sequenzen. Dargestellt ist die Bindungssequenz des Cortisolrezeptors.

b Rezeptoren für Schilddrüsenhormone, Vitamin D oder Retinsäure binden als Heterodimere mit RXR an direkte Wiederholungen der gleichen Erkennungssequenz. Je nach Rezeptorkombination liegen 1 – 5 Nukleotide zwischen den Repeats.

TR, RXR-VDR oder RXR-RAR, Abb. **B-19.23 b**), die an **direkte Wiederholungen dieser Erkennungssequenzen** binden. Die Spezifität für das jeweilige Hormon kommt durch die unterschiedliche Anzahl an Spacer-Nukleotiden – bedingt durch die unterschiedlichen Größen von TR, VDR und RAR – zwischen den beiden Halbelementen zustande.

rekten Wiederholungen der gleichen Halbelemente bestehen (Abb. **B-19.23 b**).

19.2.3 Rezeptoren der PPAR-Familie

In den letzten Jahren wurde entdeckt, dass auch in der Zelle gebildete **Mediatoren** (z. B. Fettsäure- und Prostaglandinderivate) über den RXR-Rezeptor (den Rezeptor für 9-*cis*-Retinsäure, s.o.) die Genexpression metabolischer Enzyme regulieren können. Sie **binden an Rezeptoren der PPAR** (peroxisome proliferator-activated receptor**)-Familie** (PPARα, -γ und -δ). PPAR binden als Heterodimere mit RXR an DNA-Response-Elemente.

- **PPARα** wird in Leber, Herz und Skelettmuskel exprimiert und fördert die Expression von Enzymen der Fettsäure (β-)-Oxidation und der Ketonkörpersynthese.
- **PPARδ** wird ubiquitär exprimiert und scheint die Fettsäureoxidation in Geweben mit niedriger PPARα-Aktivität zu stimulieren.
- **PPARγ** wird hauptsächlich im Fettgewebe exprimiert. Es induziert Gene, die die Differenzierung von Fibroblasten zu Adipozyten regulieren und stimuliert die Transkription von Genen für den intrazellulären Fettsäuretransport und für die Lipidsynthese. Agonisten (= Aktivatoren) von PPARγ (s. u.) fördern zudem die Transkription von GLUT4 und steigern somit den Glukoseeinstrom in die Zellen.

19.2.3 Rezeptoren der PPAR-Familie

In der Zelle gebildete **Mediatoren** (z. B. Fettsäure- und Prostaglandinderivate) können an Rezeptoren der PPAR-Familie (**PPARα, PPARδ, PPARγ**) binden und die Expression von Genen des Fettstoffwechsels regulieren.

▶ klinik. **Fibrate** werden **bei** hohem Triglyceridgehalt des Blutes (**Hypertriglyceridämie**) zur Senkung der Blutlipidspiegel **verabreicht**. Sie sind **Liganden für PPARα** und induzieren die Fettverbrennung.
Bei Typ-2-Diabetes (S. 569) werden **Thiazolidindione** (z. B. Pioglitazon) in Kombination mit anderen oralen Antidiabetika **eingesetzt**. Sie **aktivieren PPARγ** und senken so die Konzentration an freien Fettsäuren und Glukose im Blut (s. o.). Die Empfindlichkeit der Zellen für Insulin nimmt zu. Thiazolidindione werden daher als Insulinsensitizer bezeichnet.

◀ klinik

20 Hormone

20.1 Pankreashormone

Neben den Verdauungssekreten sezerniert das Pankeas als endokrine Drüse auch die beiden wichtigsten Regulatoren des Glucosestoffwechsels, **Insulin** und **Glukagon**.

Die Langerhansschen Inseln des Pankreas bilden und sezernieren die beiden Hauptregulatoren des Glucosestoffwechsels, **Insulin** und **Glucagon**. Der Glucosespiegel wird normalerweise zwischen 80 und 120 mg/dl konstant gehalten, um eine ausreichende Versorgung der glucoseabhängigen Organe wie Gehirn und Erythrozyten zu gewährleisten. Andererseits darf der Glucosespiegel nicht zu hoch sein, da sonst pathologische Effekte auftreten (Diabetes mellitus). Neben Insulin und Glucagon werden in den Langerhansschen Inseln noch **Somatostatin** (in den D-Zellen) und das **Pankreatische Polypeptid** (in den P-Zellen) gebildet.

20.1.1 Insulin

▶ **Definition.** Insulin ist ein Peptidhormon, das in den B-Zellen des Pankreas gebildet wird. Es senkt die Blutglucosekonzentration und fördert die Bildung von Energiespeichern (Glykogen, Triacylglycerine) und das Zellwachstum.

Struktur und Biosynthese

Insulin besteht aus einer **A- und** einer **B-Kette**, die über **Disulfidbrücken** zusammenhängen (Abb. **B-20.1**).

Am rauen ER entsteht **Präproinsulin**, aus dem durch Abspaltung des Signalpeptids **Proinsulin** wird. Aus Proinsulin entsteht durch **Abspaltung des C-Peptids** das reife Hormon **Insulin** (Abb. **B-20.1**).
Insulin wird zusammen mit dem abgespaltenen C-Peptid **in Form von kompakten Zink-Komplexen gespeichert** und bei Bedarf sezerniert.

Insulin besteht aus **zwei Peptidketten**, einer A-Kette mit 21 Aminosäuren und einer B-Kette mit 30 Aminosäuren. Beide Peptidketten werden über **zwei Disulfidbrücken** zusammengehalten (Abb. **B-20.1**).
Die Synthese erfolgt wie bei allen Peptidhormonen am rauen endoplasmatischen Retikulum. Zunächst wird ein einkettiges Vorläufermolekül **(Präproinsulin)** gebildet, das unter Abspaltung des Signalpeptids in das Lumen des endoplasmatischen Retikulums transportiert wird **(Proinsulin)**. Es durchläuft den Golgi-Apparat und wird in sekretorischen Vesikeln gespeichert. Auf dem Weg wird die Vorstufe proteolytisch prozessiert: Ein Teil des Peptids, das sog. **C-Peptid,** wird **abgespalten**, so dass das reife Hormon **Insulin** entsteht (Abb. **B-20.1**). Die Prozessierung ist für die biologische Aktivität essenziell und wird von einer Protease aus der Familie der **Prohormon-Konvertasen** durchgeführt.
Das Hormon wird zusammen mit dem abgespaltenen C-Peptid in Form von kompakten Zink-Komplexen gespeichert.

B-20.1 **Biosynthese von Insulin**

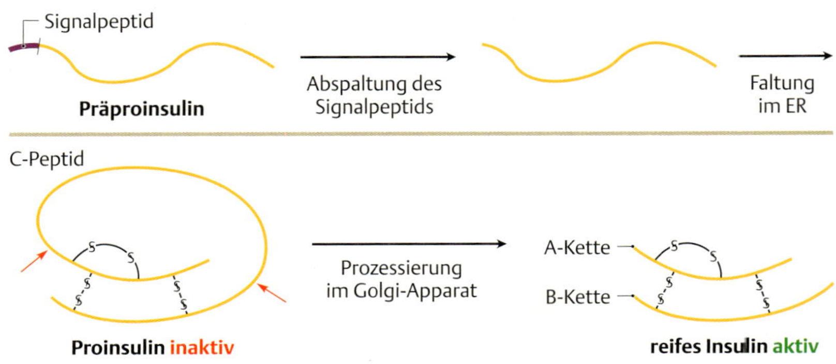

Ein kritischer Schritt ist die proteolytische Abspaltung des C-Peptids: Durch sie entsteht aus dem einkettigen, inaktiven Proinsulin das aktive, zweikettige Insulin. ER: endoplasmatisches Retikulum.

► klinik. Bei der Sekretion von Insulin gelangt auch C-Peptid ins Blut und kann somit in der klinischen Diagnostik als Maß für die Insulin-Syntheseleistung des Pankreas dienen.

◄ klinik

Sekretion

Der **primäre Stimulus** für die Sekretion von Insulin ist ein **hoher Glucosespiegel** im Blut. Die Sekretion wird aber durch Enterohormone (z. B. gastroinhibitorisches Peptid, GIP) gesteigert: Eine orale Gabe derselben Glucosemenge führt zu einer stärkeren Insulinausschüttung als eine parenterale Verabreichung. Sekretionsfördernd sind ferner **Aminosäuren, Fettsäuren** sowie der **Parasympathikus**, hemmend hingegen **Somatostatin** und **Adrenalin**.

Der **Mechanismus** der glucoseinduzierten Insulinsekretion ist gut untersucht (Abb. **B-20.2**). Eine Schlüsselstellung besitzt ein **ATP-abhängiger K^+-Kanal**. Der Kanal wird durch ATP gehemmt. Dies führt zur Depolarisation der Zellmembran, wodurch **Ca^{2+}-Kanäle** geöffnet werden, so dass Ca^{2+} einströmen und die **Exozytose** der **gespeicherten Granula** auslösen kann. Bei niedrigem ATP-Spiegel in der Zelle ist der K^+-Kanal offen, so dass die Zelle hyperpolarisiert und die Exozytose gehemmt wird.

Ein hoher ATP-Spiegel in der B-Zelle stimuliert also die Freisetzung von Insulin, ein niedriger ATP-Spiegel hemmt sie. Die **Korrelation zwischen extrazellulärem Glucoseangebot und ATP-Spiegel in der B-Zelle** wird wie folgt erreicht: Glucose gelangt mittels des **GLUT2-Transporterproteins** in die B-Zelle (wie auch in die Hepatozyten, S. 670) und wird durch die **Glucokinase** phosphoryliert.

Beide Proteine haben **hohe K_m-Werte (Michaelis-Menten-Konstanten)**, also eine geringe Affinität, so dass sie bei einem erhöhten Angebot an Glucose unmittelbar mit einer Steigerung der Transportaktivität reagieren und Glucose so der Plasmaglucosekonzentration entsprechend umsetzen können. Anschließend wird die Glucose über Glykolyse, Citratzyklus und Atmungskette unter ATP-Gewinnung vollständig abgebaut, so dass die **ATP-Bildung dem Glucosespiegel proportional** ist.

Sekretion

Der **primäre Stimulus** für die Sekretion von Insulin ist ein **hoher Glucosespiegel** im Blut, die Sekretion wird aber durch Enterohormone gesteigert.

Eine Schlüsselstellung im **Mechanismus** der glucoseinduzierten Insulinsekretion besitzt ein durch ATP gehemmter **K^+-Kanal** (Abb. **B-20.2**).

Die Aufnahme der Glucose über **GLUT2**, die Phosphorylierung durch die **Glucokinase** und der aerobe Abbau zu CO_2 und Wasser sind so reguliert, dass die **ATP-Bildung dem Blutglucosespiegel proportional** ist. Die Folgen bei hohem Blutglucosespiegel sind:
- Hemmung des K_{ATP}-Kanals,
- Depolarisation der Plasmamembran,
- Exozytose von Speichergranula mit Insulin.

B-20.2 Mechanismus der glucoseinduzierten Insulinsekretion

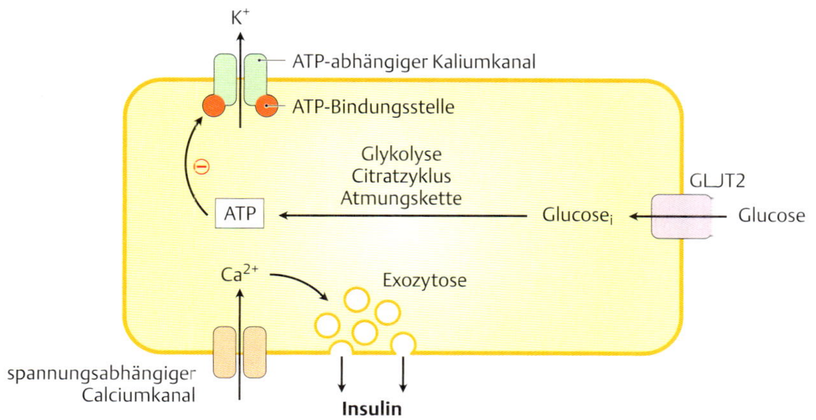

B-20.2

Abbau

Insulin hat im Blut nur eine Halbwertszeit von einigen Minuten. Der Abbau erfolgt vor allem durch **Endozytose des Insulin-Rezeptor-Komplexes** und seine Zerlegung in den Lysosomen.

Abbau

Er erfolgt durch Endozytose des Insulin-Rezeptor-Komplexes.

Molekulare Mechanismen der Insulinwirkung

Der Insulinrezeptor ist eine **Rezeptortyrosinkinase.** Er ist ein **Tetramer** aus zwei **α-Untereinheiten** (binden Insulin) und zwei **β-Untereinheiten** mit Tyrosinkinaseaktivität (Abb. **B-20.3**).

Nach Bindung von Insulin an den Rezeptor werden am Rezeptor Tyrosinreste phosphoryliert, die als **Andockstellen für Phosphotyrosin bindende Proteine** dienen. So wird **Ras** stimuliert, das **Wachstumsprozesse** induziert.

Die **metabolischen Wirkungen** werden durch die Signaltransduktionskaskade **Insulinrezeptorsubstrat (IRS) → PI3-Kinase → Proteinkinase B (PKB)** (Abb. **B-20.4**) vermittelt.

Die PKB vermittelt zahlreiche Schlüsselreaktionen der Insulinwirkung (Abb. **B-20.4 b**).

Molekulare Mechanismen der Insulinwirkung

Insulin wirkt über einen Rezeptor, der zur Familie der **Rezeptortyrosinkinasen** gehört. Der Insulinrezeptor besteht aus **vier Untereinheiten**:

- zwei extrazellulär gelegenen **α-Untereinheiten**, die zusammen ein Insulinmolekül binden,
- zwei membranspannenden **β-Untereinheiten**, die Tyrosinkinaseaktivität besitzen (Abb. **B-20.3**).

Die Bindung von Insulin an den Insulinrezeptor führt zur **Aktivierung der Kinasedomänen durch Autophosphorylierung** (S. 559) und zur Phosphorylierung von Tyrosinresten außerhalb der Kinasedomänen, die als **Andockstellen für Phosphotyrosin bindende Proteine** dienen. Ein solches Protein ist der „Adapter" GRB2, dessen Bindung an die Andockstelle zur Aktivierung von **Ras** (S. 560) und so zur Induktion von **Wachstumsprozessen** führt.
Für die **metabolischen Funktionen** des Insulins hingegen ist die **Bindung des Insulinrezeptorsubstrats (IRS)** an ein Phosphotyrosin essenziell.
Nach Phosphorylierung von Tyrosinresten des IRS durch die Kinasedomänen des Rezeptors binden weitere Signaltransduktionsmoleküle an das IRS und werden aktiviert (Abb. **B-20.3**); das für den Metabolismus wichtigste ist die **PI3-Kinase.** Diese Kinase phosphoryliert das Membranphospholipid Phosphatidylinositol-4,5-bisphosphat (PIP_2) in Position 3, so dass **Phosphatidylinositol-3,4,5-trisphosphat (PIP_3)** entsteht (Abb. **B-20.4 a**). Zahlreiche Proteine besitzen Bindedomänen für PIP_3, so auch die für die Insulinsignaltransduktion wichtige **Proteinkinase B** (PKB = Akt-Kinase). Diese Kinase wird an der Zellmembran durch zwei weitere Kinasen (PDKs, PIP_3-dependent kinases), die ebenfalls durch PIP_3 zur Zellmembran rekrutiert werden, an zwei Stellen phosphoryliert und dadurch **aktiviert** (Abb. **B-20.4 b**).
Die an der Plasmamembran lokalisierte aktive PKB phosphoryliert zahlreiche Proteine. So wird die **Phosphodiesterase 3B** durch Phosphorylierung **aktiviert** und **senkt** den **cAMP-Spiegel** in der Zelle, die **Glykogen-Synthase-Kinase 3** (GSK 3) wird **inaktiviert**, so dass die **Inhibition der Glykogen-Synthase entfällt.** Die PKB ist auch, zusammen mit anderen Faktoren, an der **Fusion der GLUT4-Vesikel mit der Plasmamembran** (Translokation, s. u.) und der **Stimulation der Proteinbiosynthese** beteiligt (Abb. **B-20.4 b**).

B-20.3

B-20.3 Signaltransduktion durch Insulin

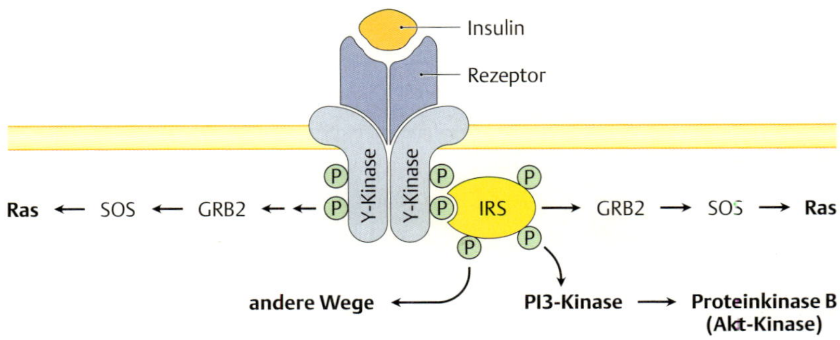

IRS = Insulin-Rezeptor-Substrat, Y-Kinase = Tyrosinkinase.

B-20.4 Signaltransduktion des aktivierten Insulinrezeptors

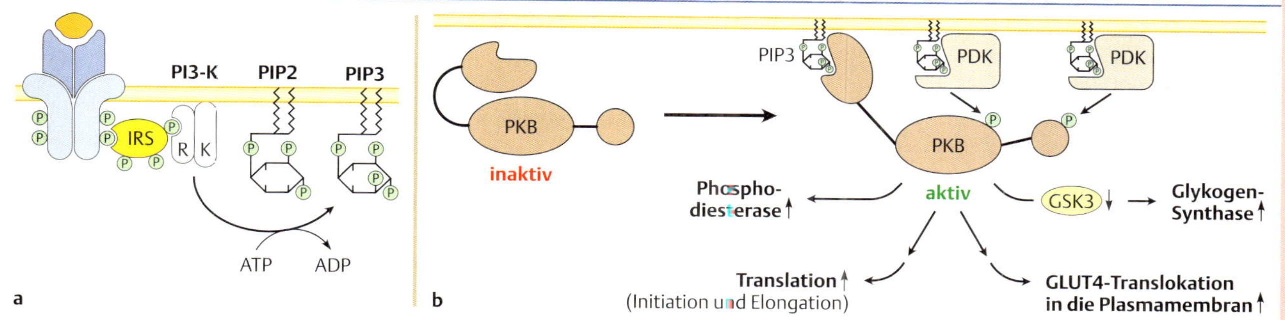

a Aktivierung der PI3-Kinase. R: regulatorische Untereinheit, K: katalytische Untereinheit der PI3-Kinase.

b Aktivierung der Proteinkinase B (PKB) mit Hilfe zweier PIP_3-abhängiger Kinasen (PDK) sowie wichtige Folgereaktionen

▶ **klinik. Insulinmangel** erzeugt das Krankheitsbild des **Diabetes mellitus**. Beim **Typ-1-Diabetes** liegt eine **verminderte Insulinsekretion** vor, da die B-Zellen aufgrund einer Autoimmunerkrankung zerstört sind. Er lässt sich nur durch **Insulinsubstitution** behandeln (in der Regel wird rekombinant hergestelltes Humaninsulin verwendet). Bei **Typ-2-Diabetes** ist die **Insulinwirkung** auf die Zielzellen **vermindert**. Erblich bedingte oder häufiger erworbene Ursachen sind:

- eine Resistenz der normalerweise Insulin-empfindlichen Gewebe gegen die Insulinwirkung aufgrund von Störungen der Signaltransduktion (z. B. verringerte Aktivität oder Expression des Insulinrezeptors oder des IRS, gestörte Translokation von GLUT4)
- und/oder eine Funktionsstörung der B-Zellen (z. B. abnorme Ansprechbarkeit des ATP-abhängigen K^+-Kanals, Defekte der Prozessierung und Sekretion von Insulin, Degeneration von B-Zellen).

Sehr oft liegt eine Kombination beider Faktoren vor: Zunächst besteht eine Insulinresistenz, die durch gesteigerte Insulinsekretion **(Hyperinsulinämie)** und eine **Vergrößerung der B-Zellmasse** kompensiert wird. Im Laufe der Jahre **degenerieren die B-Zellen** dann. Pathogenetisch bedeutsam ist ein hohes Übergewicht, insbesondere vermehrtes viszerales Fettgewebe. Damit verbunden sind **erhöhte Spiegel an freien Fettsäuren,** die neben Dysregulation des Glucose- und Fettstoffwechsels (z. B. Hemmung der Glucoseaufnahme im Muskel, Stimulation der Gluconeogenese, abnorme Deposition von Triglyceriden in vielen Geweben) **die Insulinresistenz verstärken** und auf Dauer sogar zur Apoptose von B-Zellen des Pankreas führen können („**Lipotoxizität**"). Der Diabetes mellitus Typ 2 ist im typischen Fall mit Adipositas, Bluthochdruck, Arteriosklerose und Hypertriglyceridämie verbunden, die gemeinsam als **metabolisches Syndrom** bezeichnet werden. Im Frühstadium ist eine **Umstellung der Ernährungs-/Lebensgewohnheiten** als Therapie häufig ausreichend. Später lässt sich in leichteren Erkrankungsfällen die Insulinsekretion durch **Sulfonylharnstoffe** steigern. Diese **stimulieren** die **Insulinsekretion**, indem sie den ATP-abhängigen K^+-Kanal der B-Zelle hemmen. **Thiazolidindione** aktivieren PPARγ (S. 565) und senken so die Blut-Konzentration an freien Fettsäuren und Glucose. Bereits seit Jahrzehnten sind **Metformine** Medikamente der ersten Wahl. Die Mechanismen seiner Glucosespiegel-senkenden, Insulin-sensitivierenden Wirkung sind erst teilweise bekannt. Die Empfindlichkeit der Zellen für Insulin nimmt zu.

Zelluläre Wirkungen von Insulin

Zelluläre Wirkungen von Insulin

Die wichtigsten **Insulin-abhängigen** Organe sind **Leber**, **Muskel** und **Fettgewebe**.

Insulin beeinflusst den Stoffwechsel fast aller Gewebe. **Insulinunabhängig** sind im Wesentlichen **Erythrozyten**, **Niere** und **Darmmukosa**. Die wichtigsten **Insulin-abhängigen** Organe sind **Leber**, **Muskel** und **Fettgewebe**. Bei der Wirkung von Insulin lassen sich schnelle, durch Aktivierung bereits vorhandener Proteine verursachte, und langsame, durch Enzyminduktion oder -repression verursachte Effekte unterscheiden.

Schnelle Stoffwechselwirkungen

Senkung des Blutzuckerspiegels:

Schnelle Stoffwechselwirkungen

Senkung des Blutzuckerspiegels:

▶ **Merke.** Insulin **steigert** die **Glucoseaufnahme in Skelettmuskel- und Fettzellen** um ein Vielfaches, indem es den **Einbau von GLUT4 in die Plasmamembran** stimuliert. Auf diese Weise sinkt der Blutzuckerspiegel innerhalb von Minuten.

◀ Merke

Insulin bewirkt die Fusion der zytoplasmatischen GLUT4-Vesikel mit der Plasmamembran (Translokation).
Die Erhöhung des Substratangebots in der Zelle trägt ganz wesentlich zur Aktivierung der Glucose-verwertenden Reaktionen bei.

Bei niedrigen Insulinspiegeln ist die Mehrzahl der GLUT4 in zytoplasmatischen Vesikeln gespeichert. Insulin bewirkt die Fusion der Vesikel mit der Plasmamembran (Translokation, S. 205).
GLUT4 haben eine wesentlich höhere Affinität zu Glucose als GLUT2, arbeiten also mit nahezu maximaler Geschwindigkeit und transportieren Glucose somit unabhängig von deren Plasmakonzentration.
Die Erhöhung des Substratangebots in der Zelle trägt ganz wesentlich zur Aktivierung der Glucose-verwertenden Reaktionen bei.

Stimulation der Glucoseverwertung:

▶ **Merke**

Stimulation der Glucoseverwertung:

▶ **Merke.** Insulin **fördert in Leber** und **Skelettmuskulatur** die **Glykolyse** und die **Glykogensynthese** und **hemmt** die **Glykogenolyse** sowie in der Leber die **Gluconeogenese**, indem es die Aktivität der Schlüsselenzyme verändert.

Aktivierung der Phosphodiesterase 3B (in der Leber) **senkt den cAMP-Spiegel** und hemmt so PKA-stimulierte Reaktionen, d. h. die Glykogenolyse wird inhibiert, die Glykogensynthese aktiviert.

Wichtige Mechanismen der Aktivierung der Glykogensynthese sind **Inhibition von GSK3** und **Aktivierung von PP-1**.

Die Enzymaktivität wird durch mehrere, sich in der Wirkung ergänzende Mechanismen beeinflusst:

- Ein wichtiger Mechanismus ist die **Abnahme des cAMP-Spiegels durch Phosphorylierung (= Aktivierung) der Phosphodiesterase 3B** (S. 568). Diese Isoform ist stark in der Leber (und im Fettgewebe), aber kaum im Muskel exprimiert. Abnahme des cAMP-Spiegels drosselt die Aktivität der Proteinkinase A (PKA) und reduziert so z. B. die Phosphorylierung von Glykogen-Synthase und Phosphorylase-Kinase. Infolgedessen nimmt die Aktivität der Glykogen-Synthase zu, die der Glykogen-Phosphorylase ab. Zusätzlich steigt die Aktivität der PFK-2, wodurch die Glykolyse aktiviert wird (S. 88).
- Die **Inaktivierung der Glykogen-Synthase-Kinase 3 (GSK 3)** durch Phosphorylierung (vermittelt durch die Proteinkinase B, S. 210) führt ebenfalls zu verminderter Phosphorylierung der Glykogen-Synthase, so dass deren Aktivität zunimmt.
- Insulin **aktiviert** die **Phosphoprotein-Phosphatase 1 (PP-1)**, die u. a. die Glykogen-Synthase dephosphoryliert, d. h. aktiviert. Insulin stimuliert PP-1 nicht generell, sondern bevorzugt eine an Glykogen bindende Population (Mechanismus noch unklar).

Die **Aktivität der Pyruvat-Dehydrogenase** wird **gesteigert**.

Da Insulin die Glykolyse stimuliert, **steigt** die Konzentration des Endprodukts Pyruvat und mit ihm die **Aktivität der Pyruvat-Dehydrogenase**, denn Pyruvat hemmt die Phosphorylierung, d. h. die Inaktivierung des Enzyms (S. 109).

Stimulation der Fettsäuresynthese: Erhöhung des Glucoseangebots und Beschleunigung der Glucoseverwertung stellen **vermehrt Acetyl-CoA und NADPH** für die Fettsäuresynthese bereit.
Die **Lipolyse** im Fettgewebe wird **gehemmt**. Durch **Senkung des cAMP-Spiegels** wird die hormonsensitive Lipase inhibiert.

Stimulation der Fettsäuresynthese: Im Fettgewebe, in geringerem Umfang auch in der Leber, verstärkt Insulin die Fettsäuresynthese: Durch Steigerung der Glucoseaufnahme, Steigerung der Glykolyse und Aktivierung der Pyruvat-Dehydrogenase wird **vermehrt Acetyl-CoA** für die Fettsäuresynthese und über den Pentosephosphatweg (S. 239) **vermehrt NADPH** für die Reduktionsschritte **bereitgestellt**. Zusätzlich wird das Schlüsselenzym der Fettsäuresynthese, die **Acetyl-CoA-Carboxylase durch Dephosphorylierung**, **aktiviert**. Die **Lipolyse** im Fettgewebe hingegen wird **gehemmt**. Dies ist wiederum auf eine **Senkung des cAMP-Spiegels** (Aktivierung der PDE3, s.o.) zurückzuführen, die zu einer Abnahme der Aktivität der hormonsensitiven Lipase führt (S. 126).

Unter Wirkung von Insulin wird in der Leber die **β-Oxidation** der Fettsäuren **gehemmt**.

In der **Leber hemmt** Insulin die **β-Oxidation der Fettsäuren**, damit diese für die Triacylglycerinsynthese zur Verfügung stehen. Das durch die Acetyl-CoA-Carboxylase gebildete **Malonyl-CoA hemmt** das Enzym **Carnitin-Acyltransferase 1** (S. 232) und blockiert so den Eintritt von Fettsäuren ins Mitochondrium.

Am Gefäßendothel wird die **Lipoproteinlipase aktiviert**.

Am Gefäßendothel wird die **Lipoproteinlipase aktiviert**, so dass aus den Lipoproteinen Fettsäuren freigesetzt und im Fettgewebe mit Glycerin zu Triacylglycerinen verestert werden. Das benötigte Glycerin wird aus dem in der Glykolyse gebildeten Dihydroxyacetonphosphat durch Reduktion synthetisiert.

Stimulation der Aminosäureaufnahme und Regulation des Kaliumhaushalts: Insulin fördert die Aufnahme von Aminosäuren in

Stimulation der Aminosäureaufnahme und Regulation des Kaliumhaushalts: Insulin fördert die Aufnahme von Aminosäuren und damit die Proteinbiosynthese in Skelettmuskelzellen. Als Mechanismus des Transmembrantransports werden

Insulin-stimulierter Einbau von zytoplasmatischen Vesikeln in die Plasmamembran und vor allem Inhibierung der Ubiquitinierung und des anschließenden Abbaus der Transporter im Proteasom (S. 379) diskutiert.
Insulin stimuliert die Na^+-K^+-ATPase, z. T. durch Phosphorylierung der α-Untereinheit, so dass vermehrt Kalium in die Zelle aufgenommen wird. Vor kurzem konnte gezeigt werden, dass auch das bei der Prozessierung des Proinsulins freigesetzte C-Peptid die Aktivität der Na^+-K^+-ATPase steigern kann.

den Skelettmuskel und stimuliert die Na^+-K^+-ATPase, so dass vermehrt Kalium in die Zelle aufgenommen wird.

Langsame Stoffwechselwirkungen

Die schnellen Stoffwechseleffekte des Insulins werden durch längerfristige Regulationsmechanismen auf **Transkriptionsebene** ergänzt. Eine Reihe von Genen besitzt Insulin-sensitive Elemente in ihrer Promotorregion. Ein wichtiger Transkriptionsfaktor, der Insulinwirkungen auf Transkriptionsebene vermittelt, ist **SREBP1c** (Sterol Response Element Binding Protein1c, so genannt, da die zuerst gefundenen Transkriptionsfaktoren dieser Gruppe die Cholesterinbiosynthese aktivieren), dessen Biosynthese und Aktivierung durch Insulin gesteigert wird. In der Regel **stimuliert** Insulin die **Transkription nur zusammen mit anderen Faktoren**, z. B. werden viele Enzyme der Glucoseverwertung und der Fettsäuresynthese nur in Gegenwart eines durch Glucose aktivierten Transkriptionsfaktors (ChREBP) effizient transkribiert.
Insulin kann die Transkription einiger Schlüsselenzyme auch **reprimieren**. Es vermag, z. T. durch eine PKB-abhängige Phosphorylierung, Transkriptionsfaktoren zu inaktiveren, die unter Kontrolle von Glukagon und Adrenalin exprimiert werden.

Langsame Stoffwechselwirkungen

Diese werden durch Regulation auf **Transkriptionsebene** vermittelt, z. B. durch den Transkriptionsfaktor **SREBP1c**. Eine Reihe von Genen besitzt Insulin-sensitive Elemente in der Promotorregion. In der Regel **stimuliert** Insulin die **Transkription nur zusammen mit anderen Faktoren**.

Insulin **reprimiert** die Transkription einiger Schlüsselenzyme.

▶ **Merke.** In Übereinstimmung mit der Rolle des Insulins als anaboles Hormon wird die Expression von Enzymen für die Anlage von Energiespeichern verstärkt, die Expression von Enzymen für den Abbau von Energiespeichern hingegen gehemmt (Tab. **B-20.1**).

◀ Merke

B-20.1 Proteine, deren Expression durch Insulin reguliert wird (Beispiele)

Fettgewebe	*Leber*	*Skelettmuskel*
GLUT4 ↑ Phosphofructokinase-1 ↑	Glucokinase ↑ Phosphofructokinase-1 ↑	GLUT4 ↑ Aminosäuretransporter ↑
Pyruvat-Dehydrogenase (PDH) ↑	Pyruvat-Kinase ↑	Hexokinase II ↑
Acetyl-CoA-Carboxylase ↑ Fettsäure-Synthase ↑ Lipoproteinlipase ↑	Pyruvat-Carboxylase ↓ PEP-Carboxykinase ↓ Fructose-1,6-Bisphosphatase ↓ Glucose-6-Phosphatase ↓	PDH-Kinase 2 – 4 ↓*

* Die PDH-Kinase phosphoryliert, d. h. inaktiviert die Pyruvat-Dehydrogenase (PDH).

B-20.1

Effekte von Insulin auf die Proteinbiosynthese

Als anaboles Hormon stimuliert Insulin nicht nur die Expression von Enzymen für die Anlage von Energiespeichern, sondern **fördert** darüber hinaus ganz allgemein die **Proteinbiosynthese** und besitzt so einen wachstumsfördernden Effekt. Bei ausreichendem Nahrungsangebot stimuliert Insulin die Proteinbiosynthese u. a. durch Phosphorylierung (= Inaktivierung) eines Proteins (eIF-4E-Bindeprotein), das den Initiationsfaktor eIF4E der Translation (S. 469) hemmt.

Effekte von Insulin auf die Proteinbiosynthese

Insulin ist ein wichtiger **Stimulator der Proteinbiosynthese**, indem es Initiationsfaktoren der Translation durch Phosphorylierung aktiviert.

▶ klinik. Die **Symptome des Diabetes mellitus** (v. a. Typ-1-Diabetes) lassen sich leicht aus der fehlenden Wirkung des Insulins ableiten:

- **Hyperglykämie:** Der GLUT4-vermittelte Glucosetransport in Skelettmuskel und Fettgewebe findet nur in geringem Umfang statt, so dass die Glucosekonzentration im Blut hoch bleibt; sie kann bis zu 800 mg/dl (44 mmol/l; Normwert: 55 – 110 mg/dl = 3,1 – 6,1 mmol/l) betragen. Zusätzlich wird die normalerweise durch Insulin reprimierte **Gluconeogenese enthemmt**, so dass noch zusätzlich Glucose gebildet wird. Dieser Umstand ist wesentlich für den **hohen Glucosespiegel im Nüchternzustand** verantwortlich.
- **verstärkte Lipolyse bei Hemmung der Triacylglycerinsynthese:** Da Insulin die Lipolyse hemmt, ist bei Insulinmangel die Lipolyse gesteigert. Hierdurch nimmt die Plasmakonzentration der Ketonkörper (Acetoacetat, β-Hydroxybutyrat und Aceton) zu, so dass es zur **metabolischen Azidose** kommen kann (Actetat und β-Hydroxybutyrat sind Säuren). Die gesteigerte Lipolyse bei verminderter Fetteinlagerung ist ein Grund für den Gewichtsverlust, der bei Patienten mit Typ-1-Diabetes trotz erhöhter Nahrungsaufnahme auftritt.
- **Glucosurie, Ketonurie:** Lipolyse und Hemmung der Glucoseverwertung führen zur Ausscheidung von **Glucose** und **Ketonkörpern** im **Urin**, da die Niere nicht in der Lage ist, die anfallenden Mengen vollständig rückzuresorbieren (ab einer Plasmaglucosekonzentration von 180 mg/dl [10 mmol/l] wird die „Nierenschwelle überschritten“). Da beide Substanzen osmotisch wirksam sind, werden große Mengen an Wasser mit ausgeschieden. Da die Ketonkörper als Salze vorliegen, kommt ein starker **Verlust von Natrium** und **Kalium** hinzu. Pro Tag können bis zu 8 l Wasser und bis zu etwa 400 mmol/l Natrium und Kalium ausgeschieden werden.
- **verstärkte Proteolyse:** Dieser Effekt ist durch Wegfall der Stimulation der Proteinbiosynthese durch Insulin, d. h. ein Überwiegen des Proteinabbaus zu erklären. Er trägt zur Magerkeit von Patienten mit Typ-1-Diabetes bei.
- **Hyperkaliämie:** Bei Insulinmangel entfällt die Stimulation der Na^+-K^+-ATPase, so dass weniger K^+ in die Zelle aufgenommen wird und die Plasmakaliumkonzentration steigt.
- **Coma diabeticum:** Bei **akutem Insulinmangel** können die o. g. Fehlregulationen bis zum lebensbedrohlichen Coma diabeticum führen. Der Flüssigkeitsverlust führt zu einer Verringerung des Blutvolumens mit zerebraler und renaler **Minderdurchblutung**. Intrazelluläre **Dehydratation**, begleitet von **Elektrolytverschiebungen** (Kaliumverlust der Zelle) und **Sauerstoffmangel** sind wesentlich für die Ausfallserscheinungen des Gehirns (Bewusstseinstrübung, nur in 10 % der Fälle Bewusstlosigkeit).

Wird Diabetes mellitus nicht richtig behandelt oder hält sich ein Patient nicht an die erforderlichen Maßnahmen, können **irreversible Spätfolgen** auftreten. Die häufige **Mikroangiopathie** ist z. T. bedingt durch Überfließen des hohen Glucoseangebots in normalerweise untergeordnete Reaktionswege:

- vermehrte Bildung der osmotisch wirksamen Substanzen Sorbit und Fructose mit nachfolgender **osmotischer Schädigung der Zelle**. Dies trägt z. B. zur Entstehung der Endothelschäden der Kapillaren am Augenhintergrund (diabetische Retinopathie, kann zur Erblindung führen), im Gehirn und in den Vasa vasorum der peripheren Nerven (→ Sensibilitätsstörungen = diabetische Polyneuropathie) bei. Zusätzlich verbraucht die Reduktion von Glucose zu Sorbitol große Mengen an NADPH, so dass die NADPH-Konzentration sinkt und andere NADPH-abhängige Reaktionen, z. B. die für die Entgiftung erforderliche Gluthathion-Peroxidase-Reaktion, behindert werden. So können vermehrt Zellschäden entstehen.
- nichtenzymatische Glykierung von Proteinen. Deren Endprodukte, die **Advanced Glycation End Products (AGE)**, können die Funktion von Proteinen beeinträchtigen. So verursacht die Glykierung von Basalmembranproteinen eine Verdickung und eine **Funktionsstörung der Basalmembranen in den Nierenglomeruli** (→ vermehrte Ausscheidung von Albumin im Urin).
- Neben diesen seit langem bekannten Mechanismen sind in den letzten Jahren noch weitere Mechanismen bekannt geworden, die pathogenetisch bedeutsam sind. Dazu gehören
  - die Aktivierung der Proteinkinase C durch vermehrt gebildetes Diacylglycerin (Ausgangssubstanz Glycerinaldehyd-3-phosphat der Glykolyse oder freie Fettsäuren), die die Insulin-Signaltransduktion negativ beeinflusst,
  - die Gewebsschädigung durch reaktive Sauerstoffspezies. Diese werden vermehrt gebildet, wenn Glucose verstärkt aerob abgebaut wird. Durch das hohe ATP/ADP-Verhältnis wird der Substratfluss durch die Atmungskette verlangsamt, was zu einer längeren Lebensdauer von reaktiven Zwischenprodukten wie dem Ubichinonradial ($U^{\cdot-}$) führt, das mit O_2 zu $O_2^{\cdot-}$ reagieren kann.

Die **Ansammlung von Sorbit und Fructose in der Augenlinse** mit nachfolgender Wassereinlagerung führt zur **Trübung** der Linse (**diabetische Katarakt**, s. Abb.).

Diabetiker besitzen ein hohes Risiko, an **Arteriosklerose** (sog. **Makroangiopathie** des Diabetikers) zu erkranken. Folgen der Arteriosklerose (Herzinfarkt, Schlaganfall) sind für ca. 80 % der Todesfälle infolge von Diabetes mellitus verantwortlich. Die Arteriosklerose ist z. T. auf die Hemmung der Lipoproteinlipase und dem daraus resultierenden verlangsamten Abbau der Lipoproteine zu erklären. Zusätzlich spielt die osmotische Schädigung der Endothelzellen (s. o.) eine Rolle.

Da bei längerfristig erhöhter Plasmaglucosekonzentration auch Hämoglobin nichtenzymatisch glykiert wird (**HbA_{1c}**), lässt sich durch Konzentrationsbestimmung des HbA_{1c} messen, ob sich der Patient mit Diabetes mellitus Typ 2 an die Verhaltensregeln hält bzw. ob die Therapie anschlägt.

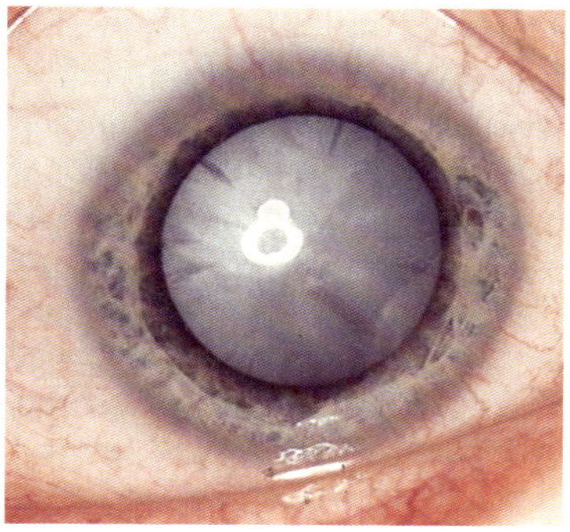

Cataracta intumescens (rasche Vergößerung der Linse aufgrund von Wassereinlagerung) mit seidig glänzender Linse bei Diabetes mellitus Typ 2

20.1.2 Glukagon

Definition. Glukagon ist ein Peptidhormon aus 29 Aminosäuren, das in den A-Zellen des Pankreas gebildet wird. Es erhöht die Blutglucosekonzentration und ist somit der direkte Antagonist des Insulins.

Biosynthese

Glukagon wird als 160 Aminosäuren langes Vorläufermolekül (**Präproglukagon**) synthetisiert, das neben der Sequenz von Glukagon noch die Sequenzen der Glukagon-ähnlichen Peptide enthält. Durch gewebsspezifische Prozessierung können verschiedene Produkte entstehen: Im **Pankreas** schneiden spezifische Proteasen fast ausschließlich das **Glukagonpeptid**, im **Darm** dagegen die **Glukagon-ähnlichen Peptide** heraus.

Sekretion

Glukagon wird in Vesikeln gespeichert und bei Bedarf sezerniert. Der **primäre Stimulus** für die Glukagonausschüttung ist eine **Abnahme des Glucosespiegels**, der Mechanismus ist noch nicht geklärt. Zusätzliche Stimuli sind eine proteinreiche Mahlzeit, einige gastrointestinale Hormone und Katecholamine. Glukagon kann also die Wirkung der Katecholamine auf die Erhöhung der Glucosekonzentration im Blut verstärken. Somatostatin (aus den D-Zellen des Pankreas) hemmt die Glukagonsekretion.

Abbau

Glukagon hat wie Insulin eine Halbwertszeit von wenigen Minuten. Es wird überwiegend in der Leber durch Proteolyse abgebaut, z. T. aber auch über die Niere ausgeschieden.

Molekulare und zelluläre Wirkungen

Glukagon wirkt vor allem an der **Leber**. Dort bindet es an einen **G-Protein-gekoppelten Rezeptor**. Die Stimulation der Adenylatzyklase führt durch Zunahme der intrazellulären cAMP-Konzentration zur **Aktivierung der Proteinkinase A**. Phosphorylierung aktiviert die Glykogen-Phosphorylase-Kinase und somit die Glykogen-Phosphorylase und inaktiviert die Glykogen-Synthase. Somit **stimuliert** Glukagon den **Glykogenabbau** und **hemmt** die **Glykogensynthese**.
Durch den erhöhten cAMP-Gehalt wird Fructose-2,6-bisphosphat, der allosterische Aktivator der Phosphofructokinase-1 (des Schrittmacherenzyms der Glykolyse) vermehrt abgebaut. Dadurch sinkt die Aktivität der Phosphofructokinase-1 (S. 86), die **Glykolyse** wird **gehemmt**. Die aus Glykogen freigesetzte Glucose wird daher nicht in der Leber verstoffwechselt, sondern nach Dephosphorylierung durch die Glucose-6-Phosphatase ausgeschleust, um den Blutglucosespiegel zu erhöhen.

20.1.2 Glukagon

◀ Definition

Biosynthese

Spezifische Proteasen prozessieren das Vorläufermolekül **Präproglukagon** im **Pankreas** zu **Glukagon**, im **Darm** zu **Glukagon-ähnlichen Peptiden**.

Sekretion

Der **primäre Stimulus** für die Sekretion des in Vesikeln gespeicherten Glukagons ist eine **Abnahme des Glucosespiegels**.

Abbau

Glukagon wird schnell proteolytisch abgebaut.

Molekulare und zelluläre Wirkungen

Glukagon bindet an **hepatische G-Protein-gekoppelte Rezeptoren** und aktiviert die Proteinkinase A. Die **Glykogensynthese** wird **gehemmt**, der **Abbau gefördert**.

Die **Glykolyse** wird durch Abbau des allosterischen Aktivators Fructose-2,6-bisphosphat **gehemmt**.

Glukagon **stimuliert** die **Gluconeogenese**.

Glukagon stimuliert in der Leber die **cAMP-abhängige Transkription**, vor allem von Enzymen der **Gluconeogenese**. Es wirkt so **antagonistisch zu Insulin**.

Fructose-2,6-bisphosphat ist gleichzeitig allosterischer Inhibitor der Fructose-1,6-Bisphosphatase, eines der Schlüsselenzyme der Gluconeogenese. Deshalb führt sein Abbau zur **Stimulation der Gluconeogenese**.
Glukagon moduliert nicht nur die Aktivität von Enzymen, sondern kann auch deren **Transkription** regulieren. Die **Erhöhung des cAMP-Spiegels** führt zur **Aktivierung des Transkriptionsfaktors CREB** (S. 549). Durch cAMP-abhängige Transkription werden u.a. Transkriptionsfaktoren/Cofaktoren exprimiert, die für die Transkription der Schlüsselenzyme der Gluconeogenese notwendig sind. Die gleichen Faktoren werden z.T. durch Insulin negativ reguliert, d.h. die **Glukagonwirkung** ist **der Insulinwirkung** (Tab. **B-20.1**) in diesen Fällen **entgegengesetzt**.
Im Fettgewebe sind ebenfalls Glukagon-Rezeptoren nachweisbar. Bei Nagern bewirkt Glukagon eine deutliche Steigerung der Lipolyse, beim Menschen hingegen scheint der lipolytische Effekt nicht besonders start ausgeprägt zu sein.

Glukagon-ähnliche Peptide

GLP-1 stimuliert die **Insulinfreisetzung** und die Proliferation von Langerhans-Inseln und löst ein Sättigungsgefühl aus.
GLP-2 begünstigt die Proliferation des Darmepithels.
Beide Hormone sind an der Regulation der Magen-Darm-Tätigkeit beteiligt.

Glukagon-ähnliche Peptide

Die Glukagon-ähnlichen Peptide werden bei Nahrungsaufnahme vor allem im **distalen Ileum** und **Kolon** gebildet. **GLP-1** (Glucagon-like Peptide 1) verstärkt die **Freisetzung von Insulin** nach oraler Glucoseaufnahme und hemmt so indirekt die Glukagonausschüttung aus dem Pankreas. Auf diese Weise trägt GLP-1 zu einer **Verminderung des Glucosespiegels** im Blut bei (auch bei Diabetes mellitus). GLP-1 stimuliert auch die Proliferation der Langerhans-Inseln. Außerdem hemmt es die Magenentleerung und Magensaftsekretion und löst im Gehirn ein Sättigungsgefühl aus. **GLP-2** hemmt die Magensaftsekretion und die Kontraktionswellen des Darms, begünstigt aber vor allem die Proliferation des Darmepithels.

▶ **klinik.** In der Therapie des Diabetes mellitus werden inzwischen fast nur noch Insuline eingesetzt, die in großer Menge auf biotechnologischem Wege über eine Expression in *Escherichia coli* oder in Hefen gewonnen werden. Auch das **normale Humaninsulin**, das für therapeutische Zwecke auf dem Markt ist, wird auf diese Weise produziert. Nach Injektion in das Unterhautfettgewebe liegt Insulin zunächst in Form von Hexameren vor. Diese dissoziieren mit der Zeit zunächst in Dimere und schließlich in Monomere, die in das Blut und zu den Zielorganen gelangen. Die Wirkung tritt nach etwa 15–30 Minuten ein, erreicht nach etwa einer Stunde ein Maximum und endet nach 4 bis 6 Stunden. Grundsätzliches Ziel jeder Insulintherapie ist die Vermeidung der Komplikationen sowohl eines überhöhten Glucosespiegels (vgl. S. 572) als auch einer gefährlichen Hypoglykämie. Um dieses Ziel zu erreichen werden heute in der Regel verschiedenen Insuline in Kombination eingesetzt.
Im Pankreas wird Insulin unter physiologischen Bedingungen kontinuierlich in geringer Menge sezerniert, die Sekretion bei Bedarf aber erheblich gesteigert. In der modernen Diabetes-Therapie wird versucht, dieses Muster im Rahmen der sog. **Basis-Bolus-Therapie** zu imitieren. Für die Basistherapie wird der Körper einmal täglich mit einem lange wirkenden **Basalinsulin** versorgt. Dabei werden Analoga des Insulins eingesetzt, die nur sehr langsam in Monomere dissoziieren und entsprechend langsam in das Blut gelangen. Bereits seit 2000 ist als Basalinsulin das Analogon Glargin (Lantus®) zugelassen. In der A-Kette dieses Analogons ist das Aspartat der Position 21 gegen Glycin ausgetauscht, die B-Kette ist um zwei Arginine verlängert. Ein neueres lang wirkendes Analogon ist das Detemir (Levemir®). Seine längere Wirkungsdauer ist bedingt durch die kovalente Bindung einer Fettsäure (Myristinsäure) an die Aminosäure Lysin in Position 29 der B-Kette. Zum anderen gibt es für diesen Einsatzzweck intermediär wirkende NPH-Verzögerungsinsuline (Neutrales Protamin-Insulin Hagedorn), die allerdings mindestens zweimal am Tag injiziert werden müssen. In Ergänzung zum Basalinsulin wird vor Mahlzeiten zudem – je nach Bedarf – ein Bolus aus normalem Humaninsulin oder ein besonders **schnell wirkendes Insulin-Analogon** injiziert, dessen Hexamere aufgrund geringfügiger Änderungen in der Aminosäuresequenz besonders leicht dissoziieren. So sind in dem Lispro (Humalog®) genannten Insulin die Aminosäuren Prolin und Lysin der Position 28 und 29 der B-Kette gegeneinander ausgetauscht. Schnell wirksame Insulin-Analoga sind auch Aspart (NovaRapid®) und Glulisin (Apidra®).

▸ verklinikte Vorklinik: Diabetes mellitus Typ 1 (Insulintherapie)

Anamnese: Die 14-jährige Julia Hentschel stellt sich mit ihrer Mutter in der internistischen Ambulanz vor, nachdem bei Julia in einer Apotheke ein erhöhter Nüchtern-Blutzucker von 289 mg/dl gemessen worden war.

Seit etwa acht Wochen beobachte sie, dass sie ständig unter großem Durst leide und häufig Wasser lassen müsse. Sogar nachts müsse sie auf die Toilette. Außerdem habe sie ohne Diät 4 kg an Gewicht verloren. Dabei würde sie in letzter Zeit oft das Hockey-Training schwänzen, weil sie sich so müde und schlapp fühle. Im letzten halben Jahr habe sie viermal wegen leichter Infekte in der Schule gefehlt. Sie habe gelesen, dass solche Beschwerden auf einen Diabetes hinweisen können und deshalb in der Apotheke einen Blutzucker-Test machen lassen.

Julia nimmt keine Medikamente, in der Familie sind keine Diabetes-Erkrankungen bekannt.

Körperliche Untersuchung: Schlanke, aber normgewichtige Patientin (158 cm, 46 kg) in gutem Allgemeinzustand. Blutdruck 105/60 mmHg (< 130/85 mmHg), Puls 64/min (50–100/min). Vollkommen unauffälliger körperlicher Befund.

Laboruntersuchungen:

- Nüchtern-Blutzucker 247 mg/dl (55–110 mg/dl), HbA1c 10,1 % (< 6 %), alle anderen Laborparameter, einschließlich der Elektrolyte, im Normbereich.
- Arterielle Blutgasanalyse: pO_2 99 mmHg (71–104 mmHg), pCO_2 36 mm Hg (32 – 43 mmHg), pH 7,39 (7,37–7,45), Standardbikarbonat 24 mmol/l (22–26 mmol/l), Basenexzess +1 mmol/l (–3 bis + 3 mmol/l).

12-Kanal-EKG: Normofrequenter Sinusrhythmus, Indifferenz- bis Steiltyp, keine Erregungsrückbildungsstörungen.

Verlauf: Julia wird stationär zur Einstellung des neu diagnostizierten Diabetes mellitus Typ 1 aufgenommen. In der Blutgasanalyse kann eine Ketoazidose ausgeschlossen werden. Am Aufnahmetag kann ihr Blutzucker mit zweimal 6 IE eines schnell wirkenden Insulins subkutan so gesenkt werden, dass er am nächsten Morgen unter 200mg/dl liegt. Dann beginnt die Einstellung mit einem langsam und lang wirkenden Basalinsulin morgens und abends und zusätzlich schnell und kurz wirkendem Insulin unmittelbar vor den Mahlzeiten. Julia bekommt eine ausführliche Diabetiker-Schulung, in der sie lernt, ihren Blutzucker-Wert selbst zu bestimmen (s. Abb.) und auch selbst Insulin zu spritzen. Außerdem muss sie ihre Insulin-Dosen anhand ihres Blutzucker-Wertes und der Kohlenhydrat-Einheiten ihrer Mahlzeiten bestimmen. Ihr Therapieplan sieht zum Beispiel so aus (s. Abb.): Verzögert wirkendes Basalinsulin 8 IE morgens – 12 IE nachts. Morgens 8 IE schnell wirkendes Insulin für 4 Kohlenhydrateinheiten (KE), mittags 4 IE für 4 KE, abends 8 IE für 6 KE. Ambulant bespricht sie ihre Werte zunächst wöchentlich mit dem Arzt einer Diabetes-Schwerpunkt-Praxis. Viermal täglich macht sie jetzt einen Blutzucker-Sticks und spritzt außer dem Basalinsulin noch mindestens drei Mal schnell wirkendes Insulin vor den Mahlzeiten. Das glykolisierte Hämoglobin (HbA1c) als Maß für die Blutzuckereinstellung der letzten zwei Monate liegt bei ihren Kontrollen fast immer unter 7%. Julia kommt gut damit zurecht, für ihre Therapie selbst verantwortlich zu sein und trainiert wieder gern mit ihrer Hockey-Mannschaft.

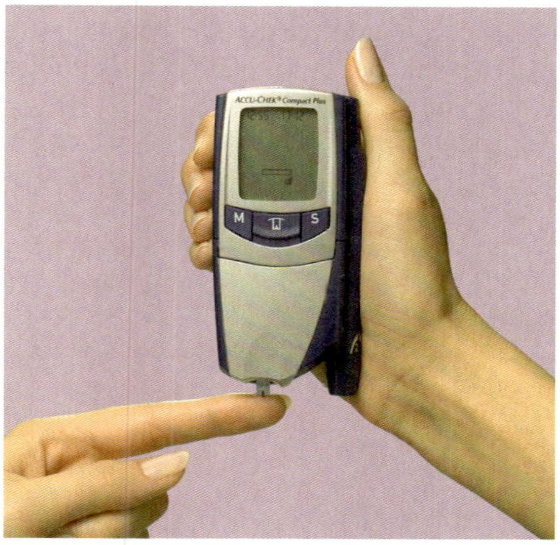

Blutzucker-Selbstmessung mit entsprechendem Gerät. Nach Stich in die Fingerbeere wird ein Tropfen Blut auf spezielle Teststreifen gegeben und dieser dann zur Messung in das Gerät eingeführt (mit freundlicher Genehmigung von Roche Diagnostics)

Beispiel Insulintherapie bei Typ-1 Diabetes:

Zeiten:	morgens	mittags	abends	nachts
Mahlzeiten				
KE (10g Kohlenhydrate):	4	4	6	-
Schnelles Insulin:	8	4	8	-
Verzögertes Insulin:	8			12
Insulin-KE-Verhältnis	2:1	1:1	1,5:1	

Essen:	Summe 20 IE
Basal:	Summe 20 IE
Tagesmenge:	Summe 40 IE

Beispiel Insulintherapie bei Typ-1-Diabetes; 4 KE sind übrigens zwei Brötchen oder 4 (hühnereigroße) Kartoffeln, 6 KE sind z.B. ein Fisch-Mäc und 2 große Kugeln Eis

Fragen mit biochemischem Schwerpunkt:

1. Wenn Julia fasten würde, müsste sie dann trotzdem Insulin spritzen?
2. Wie wurde eine Ketoazidose ausgeschlossen?
3. Warum spritzt Julia morgens für 4 KE 8 IE Insulin und mittags nur 4 IE?
4. Warum ist das glykosilierte Hämoglobin ein Maß für die Blutzuckereinstellung der letzten zwei Monate?

Antwortkommentare:

Zu 1. Ja, auch beim Fasten braucht der Körper Insulin, etwa 20 IE in 24 Stunden. Der Insulinspiegel im Blut ist dabei zwar sehr niedrig, hat aber die wichtige Aufgabe, in der Leber die Glucose-Freisetzung zu hemmen. Ein Typ-1-Diabetiker hat deshalb auch während er fastet zu hohe Glucose-Werte im Blut.

Zu 2. Mit der Blutgasanalyse: Das Standardbikarbonat und der pH-Wert waren normal. Keton-Körper werden nur in Spezial-Labors bestimmt. Auch Julias Blutzucker war nicht hoch genug für eine Ketoazidose – er beträgt dabei mehr als 350mg/dl.

Zu 3. Die Insulinsensitivität der Zellen schwankt mit der Tageszeit. Morgens werden für 1 KE 2 IE Insulin benötigt, mittags 1 IE und abends 1,5 IE. Eine Zeit mit hoher Insulinsensitivität ist auch während der Nacht von 0 Uhr bis 3 Uhr, hier besteht die Gefahr von nächtlichen Hypoglykämien.

Zu 4. Ein Teil des Hämoglobins ist an seinem N-terminalen Ende der β-Kette glykosiliert (HbA1 oder HbA1c). Wie hoch dieser Anteil ist, ist abhängig vom Glucose-Spiegel im Blut und deshalb gilt der HbA1-Wert als Blutzuckergedächtnis der letzten acht Wochen. Bei verkürzter Lebensdauer der Erythrozyten, etwa bei hämolytischer Anämie, kann der HbA1-Wert falsch zu niedrig, bei chronischer Niereninsuffizienz falsch zu hoch gemessen werden.

20.2 Hormone des Nebennierenmarks: Die Katecholamine Adrenalin und Noradrenalin

20.2 Hormone des Nebennierenmarks: Die Katecholamine Adrenalin und Noradrenalin

◀ Definition

▶ **Definition.** Katecholamine sind Aminogruppen enthaltende Derivate des 1,2-Dihydroxybenzols (=engl. Catechol). Zu den Katecholaminen zählen der Neurotransmitter Dopamin, das Hormon Adrenalin und Noradrenalin, das sowohl Neurotransmitter als auch Hormon ist.

Die Katecholamine Adrenalin und Noradrenalin passen den Stoffwechsel an **Belastungssituationen** an.

Bei körperlicher Ruhe oder geringer Beanspruchung sind Insulin und Glukagon recht gut in der Lage, den Glucosespiegel und Glucosestoffwechsel zu regulieren. Bei Belastung müssen jedoch weitere Mechanismen eingeschaltet werden, um die Stoffwechsellage und physiologische Parameter wie die Durchblutung den Erfordernissen anzupassen. Hierbei spielen die Katecholamine **Adrenalin** und **Noradrenalin**, zusammen mit den **Glucocorticoiden** (S. 594) eine wichtige Rolle. Die Freisetzung von Katecholaminen ist zur Bewältigung von **Stress-Situationen** und **schwerer körperlicher Arbeit** essenziell.

20.2.1 Biosynthese und Sekretion

20.2.1 Biosynthese und Sekretion

Biosynthese

Biosynthese

Die Katecholamine leiten sich von **Tyrosin** ab (Abb. **B-20.5**). Die **Tyrosin-Hydroxylase** benötigt zur Synthese von Dopa als Cofaktoren **molekularen Sauerstoff** und **Tetrahydrobiopterin**. Die **Dopa-Decarboxylase** wandelt Dopa mit Hilfe von **Pyridoxalphosphat** in Dopamin um.

Dopamin, Adrenalin und Noradrenalin leiten sich von der Aminosäure **Tyrosin** ab (Abb. **B-20.5**). Tyrosin wird durch die **Tyrosin-Hydroxylase**, eine Monooxygenase, zu 3,4-Dihydroxyphenylalanin (**Dopa)** umgewandelt. Für die Reaktion, den geschwindigkeitsbestimmenden Schritt der Synthese, ist **molekularer Sauerstoff** als Cosubstrat notwendig: Ein Sauerstoffatom des O_2-Moleküls wird in den aromatischen Ring eingeführt, das zweite zu Wasser reduziert. Als Cofaktor wird **Tetrahydrobiopterin** benötigt, das in der Reaktion zu Dihydrobiopterin oxidiert und anschließend durch Reduktion mit NAD(P)H (NADH bevorzugt) regeneriert wird. Durch das Enzym **Dopa-Decarboxylase** wird anschließend das biogene Amin **Dopamin** gebildet. Die Dopa-Decarboxylase benötigt als Cofaktor **Pyridoxalphosphat**. Sie besitzt eine breite Substratspezifität für aromatische Aminosäuren und ist auch an der Biosynthese von Serotonin, Histamin und Tyramin beteiligt. In den dopaminergen Neuronen des ZNS stellt Dopamin das Endprodukt dar.

In noradrenergen Neuronen und im Nebennierenmark setzt die **Dopamin-β-Hydroxylase** in einer **O_2-**, **Vitamin-C-** und **Cu^{2+}**-abhängigen Reaktion Dopamin zu Noradrenalin um. Im Nebennierenmark wird dieses zu ca. 80% durch die **Phenylethanolamin-N-Methyltransferase** mit Hilfe von SAM zu Adrenalin umgesetzt.

In den noradrenergen Neuronen und im Nebennierenmark dagegen geht die Synthese weiter: Die **Dopamin-β-Hydroxylase** führt eine weitere OH-Gruppe ein, wodurch **Noradrenalin** entsteht. Für diese Reaktion werden molekularer Sauerstoff **(O_2)**, **Ascorbinsäure** (**Vitamin C)** und **Cu^{2+}** benötigt. Noradrenalin ist das Hauptprodukt in noradrenergen Neuronen. Im Nebennierenmark werden jedoch ca. 80% des Noradrenalins durch das Enzym **Phenylethanolamin-N-Methyltransferase** zu **Adrenalin** umgesetzt (beim Menschen). Dabei dient **S-Adenosylmethionin** (SAM, S. 161) als Methylgruppendonor. Beide Hormone werden zusammen in Sekretgranula gespeichert.

◀ Merke

▶ **Merke.** Dopamin und Noradrenalin werden überwiegend in dopaminergen und noradrenergen Neuronen synthetisiert. Noradrenalin wird auch im Nebennierenmark gebildet, allerdings werden ca. 80% des Noradrenalins in Adrenalin umgewandelt.

Regulation der Biosynthese

Regulation der Biosynthese

Die Katecholaminbiosynthese ist von zwei Faktoren abhängig:

1. Stimulierung des Nebenierenmarks durch den **Sympathikus**,

Die Katecholaminbiosynthese ist von zwei Faktoren abhängig, die sich gegenseitig ergänzen (Abb. **B-20.6**):

1. Sie erfordert eine Stimulierung des Nebenierenmarks durch den **Sympathikus**. Unter nervaler Kontrolle stehen vor allem die Tyrosin-Hydroxylase und die Dopamin-β-Hydroxylase (Steigerung der Enzymsynthese = Induktion).

B-20.5 Biosynthese der Katecholamine

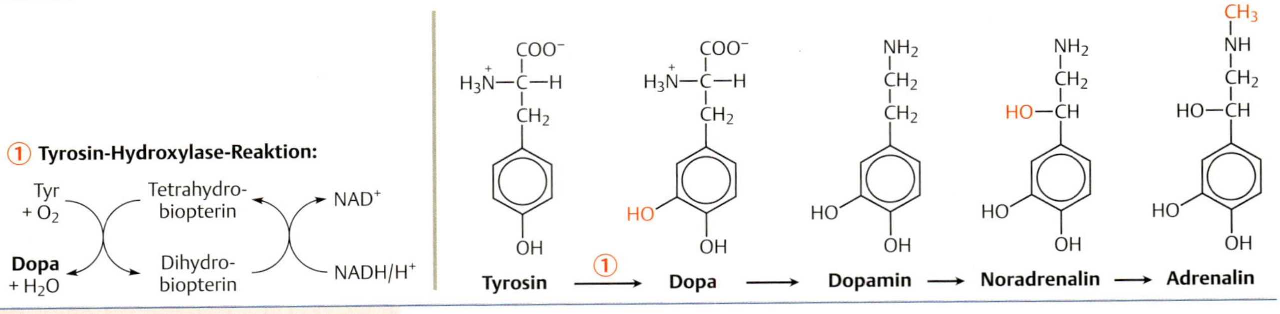

B-20.6

B-20.6 Regulation der Biosynthese von Adrenalin durch Sympathikus und Glucocorticoide

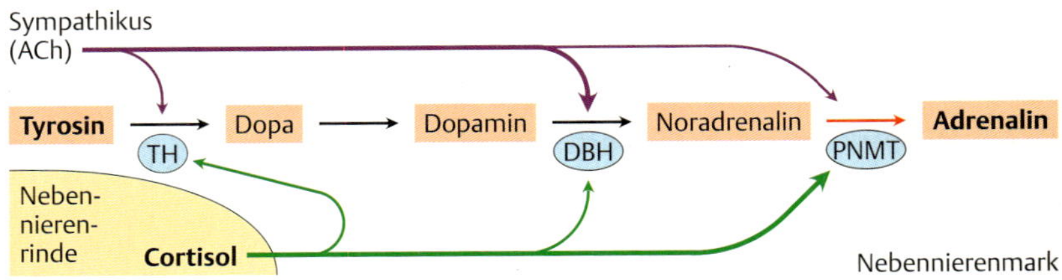

ACh: Acetylcholin, TH: Tyrosin-Hydroxylase, DBH: Dopamin-β-Hydroxylase, PNMT: Phenylethanolamin-N-Methyltransferase.

2. **Glucocorticoide** (Cortisol) aus der Nebennierenrinde (Abb. **B-20.6**).

2. **Glucocorticoide** (Cortisol) aus der benachbarten Nebennierenrinde induzieren die Bildung der Phenylethanolamin-N-Methyltransferase und tragen auch zur gesteigerten Transkription der Tyrosin-Hydroxylase bei.

Erhöhte Cortisolspiegel (Stress!) fördern die Biosynthese der Katecholamine und ermöglichen so eine schnellere Auffüllung entleerter Speichergranula.

Die Regulation durch Glucocorticoide ist leicht zu verstehen, da in Stress-Situationen sowohl der Sympathikus aktiviert wird als auch über Hypothalamus und Hypophyse die Synthese von Glucocorticoiden gesteigert wird (S. 596) und die Glucocorticoide so zur Wiederauffüllung der Katecholaminspeicher im Nebennierenmark dienen.

Sekretion

Die Ausschüttung von Noradrenalin bzw. Adrenalin erfolgt durch **Sympathikusaktivierung**.

Sekretion

Die Ausschüttung von Noradrenalin bzw. Adrenalin erfolgt durch **Sympathikusaktivierung**. Die Halbwertszeit der Hormone liegt im **Minutenbereich**, so dass eine schnelle Rückkehr zum Ruhezustand (z. B. nach Fluchtreaktionen) möglich ist.

20.2.2 Abbau

Noradrenalin und Adrenalin werden durch **Methylierung** am aromatischen Ring und **Oxidation** der Aminogruppe in **Vanillinmandelsäure** umgewandelt (Abb. **B-20.7**).

20.2.2 Abbau

Der Abbau von Noradrenalin und Adrenalin beginnt mit einer **Methylierung** (Abb. **B-20.7**) durch die Catechol-O-Methyltransferase (COMT). Anschließend **oxidiert** die Monoaminoxidase (MAO) die Aminogruppe zur Aldehydgruppe, die leicht zur Carbonsäure weiter oxidiert werden kann. Das Produkt dieser Reaktion ist **Vanillinmandelsäure** (3-Methoxy-4-hydroxymandelsäure), die auch das Ausscheidungsprodukt von Adrenalin und Noradrenalin darstellt. Aus den Nervenenden sympathischer Fasern frei gesetztes Noradrenalin wird zum großen Teil wieder in das Axon aufgenommen (Reuptake).

B-20.7 Abbau von Adrenalin zu Vanillinmandelsäure

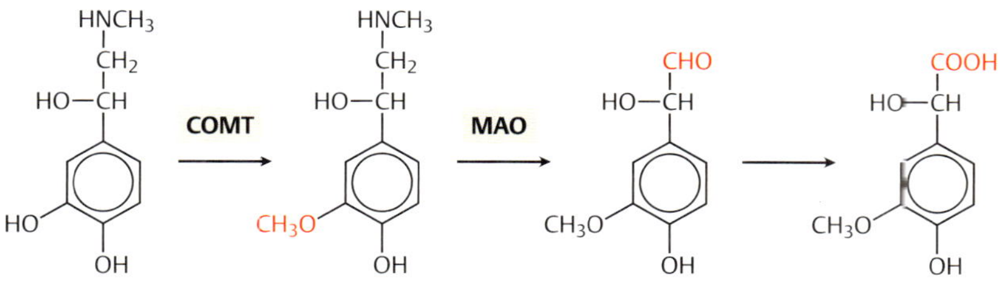

Adrenalin → **3-Methoxy-adrenalin** → **3-Methoxy-4-hydroxymandel-säurealdehyd** → **3-Methoxy-4-hydroxy-mandelsäure (Vanillin-mandelsäure)**

COMT: Catechol-O-Methyltransferase (Methylgruppendonor: S-Adenosylmethionin)
MAO: Monoaminoxidase (Cu-abhängig)

Noradrenalin wird analog abgebaut. COMT: Catechol-O-Methyltransferase (Methylgruppen-donor: S-Adenosylmethionin), MAO:=Monoaminoxidase (Cu^{2+}-abhängig).

B-20.7

20.2.3 Molekulare Mechanismen

Adrenalin und Noradrenalin binden an drei verschiedene **G-Protein-gekoppelte Rezeptortypen**, die **adrenergen Rezeptoren** (**Adrenozeptoren**), wobei sich die β-Rezeptoren in drei Subtypen unterteilen lassen (Tab. **B-20.2**). Adrenalin und Noradrenalin aktivieren α_1- und α_2-Rezeptoren sehr gut und haben in etwa die gleiche Affinität zu β_1-Rezeptoren. β_2-Rezeptoren hingegen werden durch Adrenalin viel stärker aktiviert als durch Noradrenalin.

20.2.3 Molekulare Mechanismen

Adrenalin und Noradrenalin binden an **adrenerge Rezeptoren** (**Adrenozeptoren**), die drei verschiedene, **G-Protein-gekoppelte Rezeptortypen** umfassen (Tab. **B-20.2**).

B-20.2 Adrenerge Rezeptoren (Adrenozeptoren), ihre Signaltransduktionswege und die durch sie vermittelten Wirkungen

Rezeptor	*G-Protein*	*Second Messenger*	*Effektormolekül des G-Proteins*	*rezeptorvermittelte Wirkung*
α_1-Adrenozeptor	G_q	DAG und IP_3 → Ca^{2+}↑	Phospholipase Cβ (Aktivierung)	Kontraktion der glatten Muskulatur (z. B. der Gefäße und der Bronchien), Stimulation der Glykogenolyse in der Leber
α_2-Adrenozeptor	G_i (Adenylatzyklase-inhibierendes G-Protein)	cAMP↓	Adenylatzyklase (Hemmung)	Hemmung der Lipolyse im weißen Fettgewebe, Hemmung der Insulinfreisetzung
β-Adrenozeptor ▪ β_1 ▪ β_2 ▪ β_3	G_s (Adenylatzyklase-stimulierendes G-Protein)	cAMP↑	Proteinkinase A (Aktivierung)	▪ β_1: Steigerung der Herzfrequenz, der Reizleitungsgeschwindigkeit und der Kontraktionskraft des Herzens ▪ β_2: Relaxation der glatten Muskulatur (z. B. der Gefäße und der Bronchien), Stimulation der Glykogenolyse in Leber und Skelettmuskel, Stimulation der Lipolyse im weißen Fettgewebe ▪ β_3: Stimulation der Lipolyse im braunen Fettgewebe

20.2.4 Zelluläre Wirkungen

Die zellulären Wirkungen der Katecholamine lassen sich grob in zwei Gruppen einteilen:

- **Wirkungen auf den Stoffwechsel:** Mobilisierung von Energiespeichern,
- **Wirkungen auf Organsysteme:** Regulation des Herz-Kreislaufsystems und der Kontraktion der glatten Muskulatur von Organen.

20.2.4 Zelluläre Wirkungen

Diese lassen sich einteilen in
- Wirkungen auf den Stoffwechsel,
- Wirkungen auf Organsysteme.

Wirkungen auf den Stoffwechsel

Die Stoffwechselwirkungen werden durch Katecholamine aus dem Nebennierenmark und durch Noradrenalin, das aus noradrenergen Fasern stammt, vermittelt.

Adrenalin stimuliert Reaktionen, die zur **Energiebereitstellung** dienen, v. a. **Glykogeno- und Lipolyse**.

Glucosestoffwechsel: Aktivierung von β_2-Rezeptoren durch Adrenalin **stimuliert** den cAMP-abhängigen **Glykogenabbau** in Leber und Skelettmuskel und **hemmt** die **Glykogensynthese**.

▶ **Merke**

Unterschiedlich regulierte, gewebsspezifisch exprimierte Isoenzyme des bifunktionellen Enzyms PFK-2/FBPase-2 bewirken eine **Hemmung der Glykolyse** in der **Leber**, eine **Aktivierung** im **Herzmuskel** und haben **keinen Effekt** auf den **Skelettmuskel**.

Fettstoffwechsel: Aktivierung β-adrenerger Rezeptoren durch (Nor-)adrenalin **steigert** die **Lipolyse** durch cAMP-abhängige Phosphorylierung der **hormonsensitiven Lipase**.

Die **Insulinsekretion** wird **gehemmt**, um eine Wiederauffüllung der Fettdepots zu verhindern.

Steigerung der Wärmeproduktion (Thermogenese): Katecholamine **stimulieren** die **Lipolyse im braunen Fettgewebe** und induzieren das Entkopplerprotein **Thermogenin (UCP1)**. Dieser Mechanismus ist nur beim **Neugeborenen** von Bedeutung.
Beim **Erwachsenen** stimulieren Katecholamine die **zitterfreie Wärmeproduktion** und das **Kältezittern**.

Transkriptionsaktivierung: Katecholamine können über cAMP-abhängige **Aktivierung von CREB** die Transkription von Genen stimulieren.

Wirkungen auf den Stoffwechsel

Die Stoffwechselwirkungen werden sowohl durch Katecholamine aus dem Nebennierenmark als auch durch Noradrenalin aus noradrenergen Fasern vermittelt (Letzteres insbesondere dann, wenn das Organ stark sympathisch innerviert ist, wie z. B. das Fettgewebe). Wirkungen auf den Glukosestoffwechsel werden vor allem durch Adrenalin (über β_2-Rezeptoren) verursacht.
Adrenalin bereitet den Körper auf die Bewältigung von Belastungen vor und stimuliert daher Reaktionen, die zur **Energiebereitstellung** dienen, vor allem **auf Kosten der Glykogenspeicher** und **Fettdepots**.

Glucosestoffwechsel: Bindung von Adrenalin an β_2-Rezeptoren **stimuliert** den **Glykogenabbau in Leber und Skelettmuskel** durch cAMP-abhängige Phosphorylierung der **Glykogen-Phosphorylase** bei gleichzeitiger **Hemmung der Glykogen-Synthase**. Der Mechanismus ist der gleiche wie bei Glukagon (S. 573), das allerdings nur an der Leber wirkt.

▶ **Merke.** Der Muskel verwendet die freigesetzte Glucose nur für den Eigenbedarf.

In der **Leber** wird (wie bei Glukagon) durch cAMP-abhängigen Abbau des allosterischen Aktivators Fructose-2,6-bisphosphat (durch das bifunktionelle Enzym Phosphofructokinase-2/Fructose-Bisphosphatase-2 der Hepatozyten) die Aktivität der Phosphofructokinase-1 reduziert und die **Glykolyse** somit **gehemmt**. Die Aktivität der Fructose-1,6-Bisphosphatase dagegen wird hierdurch gesteigert, d. h. die **Gluconeogenese stimuliert**.
Im Unterschied zur Leber wird im **Herzmuskel** die **Glykolyse stimuliert**, da hier eine Isoform des bifunktionellen Enzyms exprimiert wird, deren Kinasedomäne durch cAMP-abhängige Phosphorylierung aktiviert wird. Im **Skelettmuskel** dominiert eine dritte Isoform, der die PKA-Phosphorylierungsstellen fehlen, so dass Adrenalin an diesem Enzym **keinen Effekt** besitzt.

Fettstoffwechsel: Im Fettgewebe **steigert** (Nor-)adrenalin über β-adrenerge Rezeptoren die **Lipolyse**: Durch cAMP-abhängige Phosphorylierung wird die **hormonsensitive Lipase** aktiviert (S. 126). Im Blut an Albumin gebunden erreichen die freien Fettsäuren die Zielzelle, wo sie durch die β-Oxidation zur Energiegewinnung abgebaut werden.
Parallel zum Abbau der Fettdepots wird durch Stimulation von α_2-Rezeptoren die **Insulinausschüttung inhibiert**, um eine Wiederauffüllung der Energiedepots durch Insulin-stimulierte Reaktionen zu verhindern.

Steigerung der Wärmeproduktion (Thermogenese): Katecholamine **stimulieren** β_1-, β_2- und β_3-Rezeptoren die **Lipolyse im braunen Fettgewebe der Neugeborenen und Säuglinge** und induzieren dort das Protein **Thermogenin = UCP1** (uncoupling protein 1), das die Atmungskette entkoppelt (S. 180), sodass anstelle von ATP Wärme produziert wird.
Der **Erwachsene** benutzt andere Mechanismen der Thermogenese. Unkoordinierte Muskelkontraktionen (**Kältezittern**) und Kontraktion peripherer Gefäße können zur Wärmeproduktion beitragen und momentane Wärmeverluste verhindern, wichtiger ist jedoch die **zitterfreie Wärmeproduktion**, die durch Regulation einer Reihe metabolischer und physiologischer Reaktionen zustande kommt. Diese Prozesse werden bei den Schilddrüsenhormonen, die die langfristige Regulation übernehmen, behandelt (S. 589).

Transkriptionsaktivierung: Die Katecholamine regulieren nicht nur Enzymaktivitäten, sondern können auch die Transkription regulieren. Besonders gut bekannt ist die bereits bei Glukagon angesprochene cAMP-abhängige **Aktivierung von CREB** (S. 549). Da Adrenalin im Gegensatz zu Glukagon nicht nur auf die Leber, sondern auf viele Organe wirkt, wird eine Vielzahl von Genen unter Beteiligung von CREB exprimiert. Die cAMP-abhängige Stimulation der Transkription beschränkt sich nicht auf Enzyme, die Stoffwechselwege katalysieren

(z. B. die Enzyme der Gluconeogenese), sondern moduliert auch eine Reihe physiologischer Prozesse: Beispielsweise steigern Katecholamine in der Niere die Expression von Renin, im Gehirn die Expression von Genen, die für Lernprozesse von Bedeutung sind. Erhöhte Plasma-Katecholaminspiegel führen zu veränderter Genexpression im Herzen, die die Funktionsfähigkeit bei Herzversagen noch weiter einschränkt.

Wirkungen auf Organsysteme

Wirkungen auf Organsysteme

In erster Linie sind die Wirkungen des sympathischen Nervensystems auf den Herzmuskel und auf die glatte Muskulatur von Organen und Gefäßen zu nennen. Je nach Rezeptortyp treten unterschiedliche, z. T. sogar antagonistische Effekte auf.

Herzmuskel: Hier steigern Katecholamine über β_1-Rezeptoren die Herzfrequenz (**positiv chronotrope Wirkung**), die Reizleitungsgeschwindigkeit (**positiv dromotrope Wirkung**) und die Kontraktionskraft (**positiv inotrope Wirkung**) und führen so zu einer Zunahme des Herzzeitvolumens. Diese Effekte werden ergänzt, indem Katecholamine die Reninsekretion stimulieren und so den Blutdruck anheben.

Die **positiv chrono- und dromotrope Wirkung** beruht auf der Stimulierung des langsamen Ca^{2+}-Einstroms in die Schrittmacherzellen des Sinus- bzw. AV-Knotens durch Phosphorylierung des Ca^{2+}-Kanalproteins sowie auf der Steigerung des Schrittmacherstroms, die wahrscheinlich auf eine Aktivitätssteigerung eines Na^+-K^+-Kanals durch Bindung von cAMP zurückzuführen ist. Beide Effekte bewirken eine **Zunahme der Steilheit des Aktionspotenzials**.

Die **positiv inotrope Wirkung** wird durch **cAMP-abhängige Phosphorylierung von Ca^{2+}-Kanälen** erreicht. Dadurch wird die Offenwahrscheinlichkeit der Kanäle erhöht, so dass mehr Ca^{2+}-Ionen in die Zelle einströmen. Zusätzlich führt die **Phosphorylierung** des Proteins **Phospholamban** zu einer **Verkürzung der Relaxationszeit**. Phospholamban inhibiert im nichtphosphorylierten Zustand die Ca^{2+}-ATPase des sarkoplasmatischen Retikulums, so dass die Ca^{2+}-Ionen nicht aus dem Zytosol ins sarkoplasmatische Retikulum zurückgepumpt werden können. Phosphorylierung hebt die inhibierende Wirkung auf, so dass der Ca^{2+}-Rücktransport beschleunigt wird und eine schnellere Kontraktionsfolge möglich ist.

Herzmuskel: Katecholamine führen zu einer Zunahme des Herzzeitvolumens (β_1-Rezeptor-Wirkung): Sie wirken **positiv chrono-, dromo- und inotrop**.

Die **positiv chrono- und dromotrope** Wirkung beruht auf der **Zunahme der Steilheit des Aktionspotenzials** der Schrittmacherzellen des Sinus- bzw. AV-Knotens.

cAMP-abhängige Phosphorylierung von Ca^{2+}-Kanälen ist für die **positiv inotrope** Wirkung verantwortlich. Die **Phosphorylierung** des Proteins **Phospholamban** beschleunigt den Ca^{2+}-Rücktransport in das sarkoplasmatische Retikulum und **verkürzt** so die **Relaxationszeit**.

Glatte Gefäßmuskulatur: Noradrenalin (und Adrenalin) und lösen Vasokonstriktion oder Vasodilatation aus, je nachdem, welche Rezeptoren aktiviert werden:

- Aktivierung von **α_1-Rezeptoren** führt zur **Vasokonstriktion:** Aktivierung der Phospholipase Cβ führt zur Bildung von IP_3, das Ca^{2+} aus dem sarkoplasmatischen Retikulum freisetzt (S. 385). Ca^{2+} aktiviert nach Bindung an Calmodulin die Myosin Light Chain Kinase (MLCK), die die regulatorische Untereinheit der leichten Myosinketten phosphoryliert. Im nichtphosphorylierten Zustand hemmen die leichten Myosinketten die Aktin-aktivierte ATPase-Aktivität der Myosinköpfchen (vermutlich wird die Freisetzung von Phosphat-Ionen nach Hydrolyse von ATP behindert), so dass der normale Brückenzyklus nicht funktioniert. Durch Phosphorylierung wird diese Hemmung aufgehoben, so dass es zur Kontraktion kommt (Abb. **B-20.8**).
- Aktivierung von **β_2-Rezeptoren** führt zur **Vasodilatation** (Abb. **B-20.8**).

Glatte Gefäßmuskulatur:

- Aktivierung von **α_1-Rezeptoren** führt zur **Vasokonstriktion** (Abb. **B-20.8**).
- Aktivierung von **β_2-Rezeptoren** führt zur **Vasodilatation** (Abb. **B-20.8**).

Durch die Katecholamine werden die Herzkranzgefäße und die Gefäße der Skelettmuskulatur erweitert, die meisten Gefäße (z. B. in Haut und Darm) werden jedoch verengt. Insgesamt wird die Blutversorgung also **zugunsten der arbeitenden Muskulatur** verschoben.

Die Katecholamine verschieben die Blutversorgung **zugunsten der arbeitenden Muskulatur**.

Glatte Organmuskulatur: Die Bronchien werden durch Aktivierung β_2-adrenerger Rezeptoren erweitert, um eine bessere Sauerstoffversorgung zu gewährleisten. Verdauungsprozesse jedoch werden gehemmt: Die glatte Muskulatur von Darm und Harnblase relaxiert, Schließmuskeln hingegen kontrahieren sich.

Glatte Organmuskulatur: Aktivierung β_2-adrenerger Rezeptoren erweitert die **Bronchien**. Verdauungsprozesse werden gehemmt.

B-20.8

B-20.8 Kontraktion bzw. Relaxation der glatten Muskulatur durch α_1- bzw. β_2-adrenerge Rezeptoren

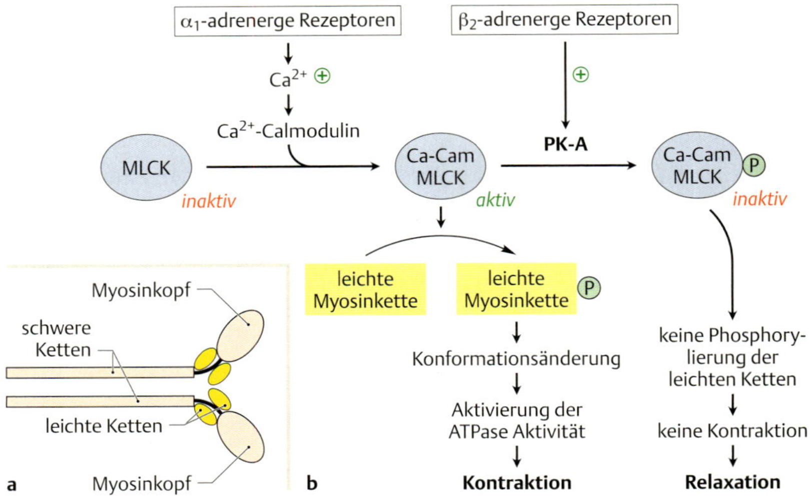

a Aufbau von Myosin

b Kontraktion bzw. Relaxation der glatten Muskulatur durch Regulation der Aktivität der Myosin Light Chain Kinase (MLCK). Ca-Cam = Ca^{2+}-Calmodulin.

▶ klinik

▶ **klinik.** Bei **Asthma bronchiale** und einigen anderen Lungenerkrankungen ist eine Erweiterung der Bronchien indiziert, dies kann durch β_2-Rezeptor-Agonisten erfolgen.
Bei **Koronarer Herzkrankheit** hingegen darf der Herzmuskel nicht überanstrengt werden, da die ohnehin schon schlechte Sauerstoffversorgung noch schlechter würde. Spezifische β_1-Rezeptor-Antagonisten schützen den Herzmuskel vor Überanstrengung, ohne eine Kontraktion der Bronchialmuskulatur auszulösen.

20.3 Hormone des hypothalamisch-hypophysären Systems

20.3 Hormone des hypothalamisch-hypophysären Systems

Der **Hypothalamus** stellt den wichtigsten **Verknüpfungspunkt zwischen Nervensystem und endokrinem System** dar.

Viele vegetative Funktionen, z. B. die Konstanthaltung des inneren Milieus, erfordern die Verarbeitung multipler Signale (z. B. Füllungszustand der Energiespeicher, Vorliegen von Stressoren) und ein strikt koordiniertes Zusammenwirken neuronaler und endokriner Systeme, um adäquat auf diese Signale zu reagieren. Der **Hypothalamus** stellt den wichtigsten **Verknüpfungspunkt zwischen Nervensystem und endokrinem System** dar und kommuniziert über die Hypophyse mit den peripheren endokrinen Organen.

20.3.1 Hypothalamus

Neurosekretorische Zellen des Hypothalamus **sezernieren**
- die **Effektorhormone** ADH und Oxytocin,
- **Releasing- bzw. (Release-)Inhibiting-Hormone**, die Bildung und Sekretion von Hormonen aus dem Hypophysenvorderlappen steuern (Abb. **B-20.9**).

20.3.1 Hypothalamus

Der Hypothalamus empfängt Informationen aus übergeordneten Hirnzentren wie Kortex, limbisches System und Thalamus. Diese Informationen werden verarbeitet und beeinflussen einerseits die Aktivität von Sympathikus und Parasympathikus und andererseits die Aktivität von **neurosekretorischen Zellen** des Hypothalamus.

Diese **sezernieren** nach Stimulation durch Neurotransmitter

- die **Effektorhormone** (=direkt auf das Zielgewebe wirkende Hormone) ADH und Oxytocin. Beide werden in der Neurohypophyse gespeichert (S. 585).

oder

- **Releasing- bzw. (Release-)Inhibiting-Hormone**, die über ein verzweigtes Gefäßsystem in die Hypophyse gelangen und die Bildung und Sekretion von Hormonen aus dem Hypophysenvorderlappen steuern. Die Releasing-Hormone überwiegen (Abb. **B-20.9**). Die Hauptaktivität des Inhibiting-Hormons PIH (Prolactin Release inhibiting Hormone) ist mit Dopamin identisch.

B-20.9 Die hypothalamischen Releasing- bzw. (Release-)Inhibiting-Hormone und ihre Funktion

Hypothalamus			Adenohypophyse			Zielorgane
Corticotropin-Releasing-Hormon (Corticoliberin)	CRH	⊕ →	Adrenocorticotropes Hormon	ACTH	→	Nebennierenrinde (Glucocorticoide)
Gonadotropin-Releasing-Hormon (Gonadoliberin)	GnRH	⊕ →	Luteotropin Follikel-stimulierendes Hormon	LH FSH	→	Gonaden (Sexualhormone)
Thryeotropin-Releasing-Hormon (Thryeoliberin)	TRH	⊕ →	Thyreoidea-stimulierendes Hormon	TH	→	Schilddrüse (T3, T4)
Somatostatin	SS	⊖ (→ TH) ⊖ (→ GH)				
Growth-Hormone-Releasing-Hormon (Somatoliberin)	GRH (GHRH)	⊕ →	Wachstumshormon (Growth Hormone, Somatotropin)	GH (STH)	→	periphere Zielorgane
Prolactin Releasing inhibiting-Hormone (Corticoliberin)	PIF	⊖ →	Prolaktin	PL	→	periphere Zielorgane
			Neurohypophyse			
Antidiuretisches Hormon	ADH	→			→	periphere Zielorgane
Oxytocin		→			→	periphere Zielorgane

Struktur der Releasing-Hormone: Es handelt sich um **kurze Peptidhormone**, die durch proteolytische Prozessierung längerer Vorläufermoleküle entstehen. So ist das Thyreotropin-Releasing-Hormon (TRH) ein Tripeptid ([zyklisiertes] Glutamat–Histidin–Prolinamid), der Vorläufer dagegen ist 255 Aminosäuren lang und enthält fünf Kopien des Tripeptids. Ein Charakteristikum der Releasing-Hormone ist die C-terminale **Amidierung**. Es liegen also nicht die freien COOH-Gruppen vor, sondern $CONH_2$-Amidgruppen, die einen Schutz vor Exopeptidasen darstellen.

Struktur der Releasing-Hormone: Es handelt sich um **kurze Peptidhormone**, die durch Proteolyse aus längeren Vorläufermolekülen gebildet werden.
Am C-Terminus findet sich eine **Amidgruppe**.

Sekretion der Releasing-Hormone: Releasing-Hormone werden **diskontinuierlich** (**pulsatil**) sezerniert, mit einer für das jeweilige Hormon charakteristischen **Rhythmik**. So unterliegt die CRH- Sekretion und damit die nachfolgende Sekretion von ACTH und die Cortisolbildung (S. 596) einer tageszeitlichen Rhythmik, und Wachstumshormon-Releasing-Hormon wird nach dem Einschlafen vermehrt ausgeschüttet. Besonders komplex ist die Sekretion der Gonadoliberine bei der Frau: Sie unterliegt zyklischen Veränderungen während des Menstruationszyklus (S. 607). Wie diese Rhythmen zustande kommen, ist noch nicht geklärt, jedoch ist die **stoßweise Freisetzung für die biologische Funktion absolut notwendig**.

Die Sekretion der Releasing-Hormone erfolgt **diskontinuierlich (pulsatil)**. Die stoßweise Freisetzung ist **für die biologische Funktion absolut notwendig**.

20.3.2 Hypophyse

Die Hypophyse besteht aus zwei Anteilen:

- Der Hypophysenvorderlappen (**Adenohypophyse**) synthetisiert und sezerniert **glandotrope** und **nichtglandotrope Hormone** unter Kontrolle von Releasing-Hormonen des Hypothalamus.
- Der Hypophysenhinterlappen (**Neurohypophyse**) stellt den Speicherort für die im Hypothalamus gebildeten Hormone **Oxytocin** und **ADH** dar. Diese gelangen

20.3.2 Hypophyse

Die **Adenohypophyse** bildet **glandotrope** und **nichtglandotrope Hormone**.
Die **Neurohypophyse** stellt den Speicherort für die im Hypothalamus gebildeten Hormone **Oxytocin** und **ADH** dar.

durch axonalen Transport in die Neurohypophyse und werden bei Bedarf von ihr in die Blutbahn abgegeben.

Hormone der Adenohypophyse

Hormone der Adenohypophyse

Wachstumshormon und **Prolaktin** sind nichtglandotrope **Effektorhormone**.
LH, FSH, TSH und ACTH sind **glandotrope Hormone**.

Die Adenohypophyse bildet sechs verschiedene Peptidhormone. Zwei davon, **Wachstumshormon** und **Prolaktin**, sind **Effektorhormone**. Sie sind auf S. 608 bzw. 611 abgehandelt. **LH, FSH, TSH und ACTH** sind **glandotrope Hormone**. Sie gelangen über die Blutbahn zu endokrinen Drüsen und regen diese zur Bildung von Effektorhormonen an.

Struktur der glandotropen Hormone: LH, FSH und **TSH** sind **Dimere**.

ACTH ist ein **Monomer** aus 39 Aminosäuren, das durch Proteolyse aus **Proopiomelanocortin (POMC)** entsteht, wie auch z. B. **β-LPH** (Abb. **B-20.10**). **ACTH** und **β-LPH** haben eine **7 Aminosäuren lange Sequenz gemeinsam**, die an der Bindung an die sog. **MC-Rezeptoren** beteiligt und so für gemeinsame Funktionen wie Stimulation der Melaninbildung und der Lipolyse verantwortlich ist.
Im Hypothalamus entstehen aus POMC durch andere proteolytische Prozessierung u. a. das Melanozyten-stimulierende Hormon (α-MSH), Endorphine und Enkephaline (Abb. **B-20.10**).

Struktur der glandotropen Hormone: LH, FSH und **TSH** sind **dimere Proteine** aus einer gemeinsamen 92 Aminosäuren langen α- Untereinheit und einer für jedes Hormon spezifischen β-Untereinheit einer Länge von 110 – 198 Aminosäuren.
ACTH ist ein **Monomer** aus 39 Aminosäuren. Es entsteht in den kortikotropen Zellen der Hypophyse durch proteolytische Prozessierung (katalysiert durch die Prohormon-Konvertase **PC1**) aus einem **Vorläuferprotein**, dem **Proopiomelanocortin (POMC)**. Dabei entstehen neben ACTH einige weitere Peptide (Abb. **B-20.10**), z. B. **β- Lipotropin (β-LPH)**. Die Hauptwirkung von ACTH ist die Stimulierung der Glucocorticoidbiosynthese in der Nebennierenrinde (S. 596). Daneben fördert es –wie auch β-LPH– die Melaninbildung in den Melanozyten (s. auch S. 598, Morbus Addison) und die Lipolyse in den Adipozyten. Diese überlappenden Funktionen von **ACTH** und **β-LPH** kommen durch eine **gemeinsame 7 Aminosäuren lange Sequenz** zustande, die an der Bindung an die sog. **MC-Rezeptoren** beteiligt ist. Die Melaninbildung wird auch durch ein Bruchstück von ACTH, das Melanozyten-stimulierende Hormon (α-MSH), gefördert. α-MSH, das auch an der Regulation des Essverhaltens beteiligt ist, wird beim Menschen jedoch nur in geringen Mengen in der *Hypophyse* gebildet. Vor allem entsteht es im *Hypothalamus* aus POMC: POMC wird im Hypothalamus durch die Prohormon-Konvertasen **PC1 und PC2** in andere Peptidhormone gespalten als in der Hypophyse (Abb. **B-20.10**). Im Hypothalamus entstehen neben αMSH auch β- und γ-MSH, sowie Endorphine und Enkephaline, die beide Liganden endogener Opiatrezeptoren sind.

B-20.10

B-20.10 Proteolytische Prozessierung von Proopiomelanocortin (POMC)

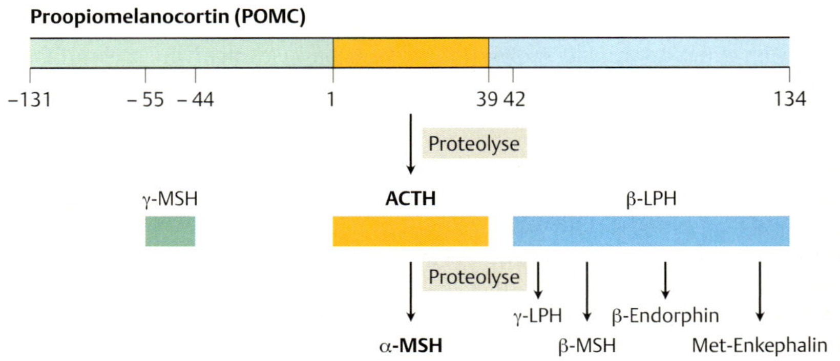

Funktion der glandotropen Hormone:
ACTH steuert v. a. die Biosynthese und Sekretion von Glucocorticoiden.

LH und FSH wirken auf die Gonaden: Beim Mann stimulieren sie die Biosynthese von Androgenen und die Spermatogenese. Bei der Frau stimulieren die Biosynthese von Östrogenen und Gestagenen und sind an Follikelentwicklung und Ovulation beteiligt.

Funktion der glandotropen Hormone: Hauptfunktion von **ACTH** ist die Regulation der Biosynthese und Sekretion von Glucocorticoiden in der Nebennierenrinde (S. 596).
LH und FSH werden auch als **Gonadotropine** bezeichnet, da sie auf die Gonaden wirken: Beim Mann stimuliert LH die Biosynthese von Androgenen in den Leydig-Zwischenzellen, FSH ist für die Spermatogenese wichtig. Bei der Frau spielen beide Hormone eine Rolle bei der Biosynthese von Östrogenen und Gestagenen, bei der Follikelentwicklung und der Ovulation (S. 606).

TSH stimuliert in der Schilddrüse die Biosynthese der Schilddrüsenhormone Thyroxin (T4) und Triiodthyronin (T3) sowie die Proliferation der Epithelzellen (S. 588).
Alle vier **glandotropen Hormone** erhöhen durch **Aktivierung stimulierender G-Proteine** den cAMP-Gehalt der Zellen und aktivieren die PKA (S. 543). Durch Phosphorylierung von Targetproteinen können sie innerhalb von Minuten die Bildung von Hormonen stimulieren, über **Aktivierung der Transkription**, an der u. a. **CREB** beteiligt ist (S. 549), induzieren sie praktisch alle Enzyme für die Hormonbiosynthesen. Darüber hinaus fördern sie die Transkription von Genen, die für das exakt regulierte Zusammenspiel von **Proliferation und Differenzierung der Effektororgane** (Schilddrüse, Gonaden, Nebennierenrinde) erforderlich sind.

TSH stimuliert die Biosynthese der Schilddrüsenhormone.

Alle glandotropen Hormone aktivieren über stimulierende G-Proteine den **cAMP-Weg** in den Zielzellen der Effektordrüsen: Sie **fördern** die **Transkription** der Gene für die **Hormonbiosynthesen** und für die **Proliferation** und **Differenzierung** der Zellen.

Hormone der Neurohypophyse

Aus der Neurohypophyse werden die im Hypothalamus gebildeten Hormone **ADH (antidiuretisches Hormon, Vasopressin)** und **Oxytocin** freigesetzt.

Struktur: Beide Peptide werden aus verwandten Vorläuferpeptiden herausgeschnitten, und auch die beiden nur neun Aminsäuren langen Peptide sind ähnlich aufgebaut, einschließlich einer internen Disulfidbrücke (Abb. **B-20.11**).

Hormone der Neurohypophyse

ADH (antidiuretisches Hormon, Vasopressin) und **Oxytocin**.

Struktur: Beide Peptide sind neun Aminosäuren lang und besitzen eine interne Disulfidbrücke (Abb. **B-20.11**).

B-20.11 **Struktur von ADH und Oxytocin**

ADH: Cys – Tyr – Phe – Gln – Asn – Cys – Pro – Arg – Gly – NH_2 (S–S zwischen Cys 1 und Cys 6)

Oxytoxin: Cys – Tyr — Ile — Gln – Asn – Cys – Pro – Leu – Gly – NH_2 (S–S zwischen Cys 1 und Cys 6)

B-20.11

Funktion: Oxytocin ist das wichtigste Hormon für die **Uteruskontraktion bei der Geburt** und wird daher auch bei der Geburtshilfe eingesetzt. Außerdem führt es zur Kontraktion der glatten Muskulatur der Milchdrüse (**Milchejektion**).
ADH verstärkt die **Wasserresorption** in der Niere und verringert so die Harnausscheidung (S. 682).

Funktion: Oxytocin stimuliert die **Uteruskontraktion** bei der Geburt und die **Milchejektion.**
ADH verstärkt die **Wasserresorption** in der Niere.

20.3.3 Rückkopplungsmechanismen

Das Hypothalamus-Hypophyse-Zielorgan-System ist vielfachen Feedback-Regulationen unterworfen: Die glandotropen Hormone sowie Prolaktin und Wachstumshormon hemmen durch ein „Short Feedback-Loop" die neurosekretorischen Zellen des Hypothalamus. Die Effektorhormone der Zielorgane (Schilddrüsenhormone, Glucocorticoide, Sexualhormone) hemmen durch ein „Long Feedback-Loop" die Hormonsekretion aus Hypothalamus und Hypophyse (Abb. **B-20.12**). In beiden Fällen resultiert eine **negative Rückkopplung**, die für die Aufrechterhaltung eines stabilen Systems, dh. einer adäquaten Hormonkonzentration unbedingt erforderlich ist. Der **„Sollwert"** der Hormonkonzentration kann allerdings innerhalb des rückgekoppelten Sytems durch Signale höherer Hirnzentren verändert und so den physiologischen Erfordernissen **angepasst** werden.
Überwinden die Effektorhormone die Blut-Hirn-Schranke (wie z. B. die Glucocorticoide), können sie auch direkt die Aktivität höherer Gehirnzentren beeinflussen. Diese verarbeiten diese Information und beeinflussen die neurosekretorischen Zellen des Hypothalamus. Parallel können auch durch die Effektorhormone bedingte Stoffwechselantworten (metabolische Parameter wie Glucose und Fettsäuren) Hypophyse und Hypothalamus stimulieren oder hemmen.

20.3.3 Rückkopplungsmechanismen

Das Hypothalamus-Hypophyse-Zielorgan-System ist **negativen Feedback**-Regulationen unterworfen (Abb. **B-20.12**), die für die Aufrechterhaltung einer adäquaten Hormonkonzentration erforderlich sind. Durch Signale höherer Hirnzentren kann der **„Sollwert"** der Hormonkonzentration den jeweiligen Erfordernissen **angepasst** werden.

Überwinden die Effektorhormone die Blut-Hirn-Schranke, können sie die Aktivität höherer Gehirnzentren beeinflussen.

B-20.12

B-20.12 **Regulation des hypothalamisch-hypophysären Systems durch negative Rückkopplung**

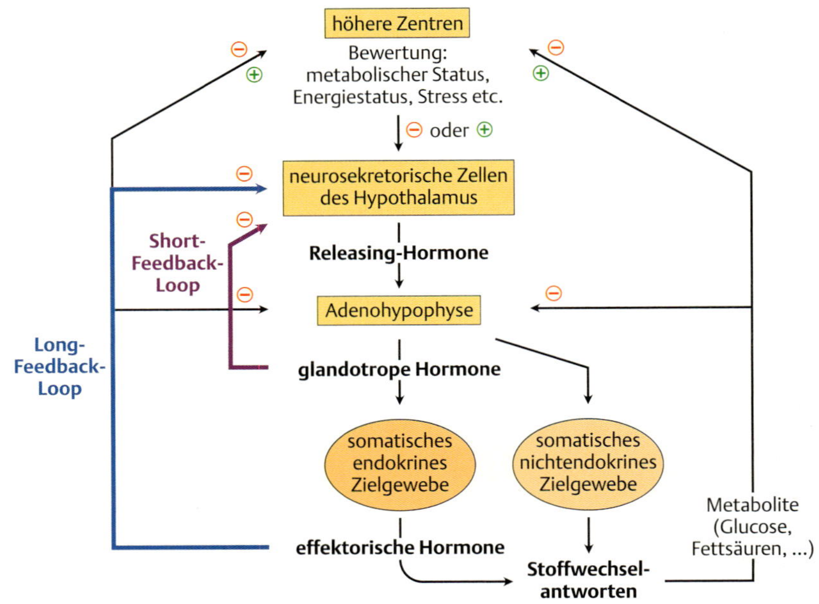

20.4 Schilddrüsenhormone (Thyroxin und Triiodthyronin)

20.4 Schilddrüsenhormone (Thyroxin und Triiodthyronin)

▶ Definition

▶ **Definition.** Als Schilddrüsenhormone bezeichnet man in erster Linie die beiden iodhaltigen Hormone **3,3',5,5'-Tetraiodthyronin (Thyroxin, T4)** und **3,3',5-Triiodthyronin (T3)** (Abb. **B-20.13**). Diese sind für das Wachstum und die Entwicklung des Körpers während der Embryonalentwicklung und in der frühen Kindheit notwendig und regulieren eine Reihe homöostatischer Funktionen wie Energie- und Wärmeproduktion.

Das in den parafollikulären Zellen der Schilddrüse gebildete Peptidhormon **Calcitonin** ist an der Regulation des Ca^{2+}-Haushalts beteiligt (S. 624).

B-20.13

B-20.13 **Struktur der Schilddrüsenhormone T3 und T4**

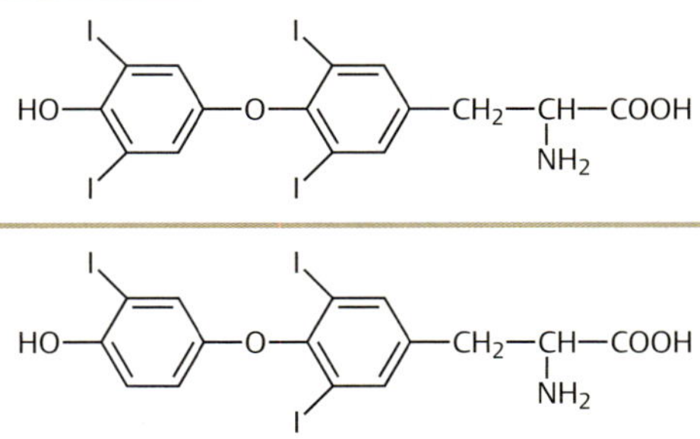

20.4.1 Biosynthese, Speicherung, Transport und Abbau

Biosynthese

Die Schilddrüsenhormone werden von den **Epithelzellen** der **Schilddrüsenfollikel** gebildet und in einer **proteingebundenen Form** im Follikellumen als sog. Kolloid gespeichert und bei Bedarf freigesetzt.

Die **Biosynthese** läuft **an der Außenseite der Plasmamembran** ab. Obwohl die Hormone Derivate der Aminosäure Tyrosin darstellen, erfolgen die Modifikationen nicht an der Aminosäure selbst, wie dies etwa bei der Biosynthese der Katecholamine geschieht, sondern an Tyrosinresten des **Thyreoglobulins**, einem 660 kDa großen Protein, das von den Epithelzellen in das Follikellumen sezerniert wird. Der Grund ist vermutlich, dass die Schilddrüsenhormone hydrophob sind und deshalb nicht in Vesikeln gespeichert werden können. Als Bestandteil des Proteins Thyreoglobulin ist eine Speicherung jedoch ohne Probleme möglich.

Die Biosynthese umfasst mehrere Schritte (Abb. **B-20.14 a**):

- **Aufnahme von Iodid:** Iodid wird basolateral durch einen spezifischen Na^+/I^--Symporter in die Zelle aufgenommen und dort angereichert. Es gelangt auf der apikalen Seite durch **Pendrin**, einen I^-/Cl^--spezifischen Ionenkanal, ins Follikellumen, wo die weiteren Reaktionen stattfinden. Die Beteiligung am Aufbau der Schilddrüsenhormone ist die bisher **einzige bekannte Funktion von Iod**.

20.4.1 Biosynthese, Speicherung, Transport und Abbau

Biosynthese

Die Schilddrüsenhormone werden in einer **proteingebundenen** Form im Follikellumen **gespeichert**.

Die **Biosynthese** erfolgt **an** Tyrosinresten des in das **Follikellumen** sezernierten Proteins **Thyreoglobulin**.

Biosyntheseschritte (Abb. **B-20.14 a**):

- **aktiver Transport von Iodid** in die Zelle, passiver Transport durch **Pendrin**, einen I^--Kanal, ins Lumen,
- Bildung von H_2O_2 durch eine **NADPH-Oxidase, Iodierung von Tyrosinresten** zu Mono- und Diiodtyrosin durch **Thyreoperoxidase**,

B-20.14 Biosynthese der Schilddrüsenhormone

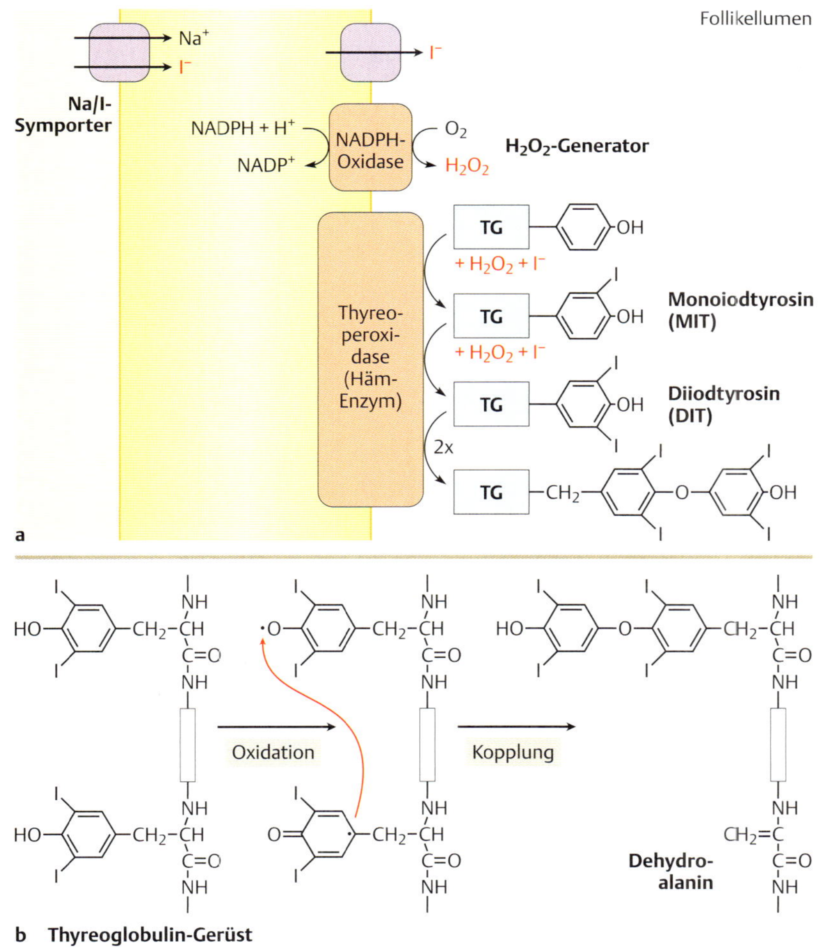

a Reaktionsschritte; TG: Thyreoglobulin
b Mechanismus der Kopplungsreaktion: Zwei iodierte Tyrosinreste werden zu Radikalen oxidiert, die miteinander unter Ausbildung einer Etherbindung reagieren. Nach Übertragung des Iodtyrosylrestes bleibt der Aminosäurerest als Dehydroalanin zurück.

- **Kopplung zweier iodierter Tyrosylreste** zu peptidgebundenem T3 bzw. T4 (Abb. **B-20.14 b**), ebenfalls durch Thyreoperoxidase,
- **Pinozytose** und vollständiger **lysosomaler Abbau von Thyreoglobulin → Freisetzung von T3/T4**,
- Iod wird durch **Deiodasen** zurückgewonnen.

- **Iodierung:** Hierzu muss eine positiv polarisierte Iod-Spezies erzeugt werden, die man formal als ein I^+-Ion darstellen kann:
  I^+ + Phenol → *o*-Iodphenol + H^+
  Die reaktive Iod-Spezies wird durch Oxidation von Iodid durch $\mathbf{H_2O_2}$, das durch eine **NADPH-Oxidase** gebildet wird, erzeugt. Das Häm-Enzym **Thyreoperoxidase** katalysiert dann die Substitution von Tyrosinresten des Thyreoglobulins zu **Monoiod**- und **Diiodtyrosin** (MIT, DIT). Auch angesichts des starken Zellgifts H_2O_2 ist es von Vorteil, dass die Biosynthese im Extrazellulärraum stattfindet.
- **Kopplung von MIT und/oder DIT:** Die Verknüpfung von MIT und DIT zu T3 bzw. von zwei DIT zu T4 (Abb. **B-20.14 b**) wird ebenfalls von der Thyreoperoxidase katalysiert.
- Bei Bedarf wird **Thyreoglobulin** durch **Pinozytose** wieder aufgenommen und in den Lysosomen vollständig **proteolytisch abgebaut**, wobei die **freien** Aminosäuren des Thyreoglobulins und die Schilddrüsenhormone **T3** (ca. 20 %) und T4 (ca. 80 %) entstehen. Dabei werden auch die Zwischenprodukte MIT und DIT frei gesetzt, aus denen das wertvolle Iod durch Deiodasen (s. u.) zurückgewonnen wird. Wie die Hormone durch die Zelle transportiert werden, ist noch unbekannt.

Regulation der Biosynthese

TRH aus dem Hypothalamus stimuliert, **Somatostatin** inhibiert die Bildung bzw. Sekretion von TSH in bzw. aus der Hypophyse. TSH stimuliert die Transkription der für die Hormonbiosynthese erforderlichen Proteine und fördert das Wachstum der Epithelzellen. Schildrüsenhormone hemmen die Biosynthese von TRH und TSH (**negative Rückkopplung**).

Die Synthese der Schilddrüsenhormone wird durch Hypothalamus und Hypophyse reguliert: Der Hypothalamus integriert humorale und nervale Afferenzen. Bei Mangel an Schildrüsenhormonen wird **TRH** von neurosekretorischen Zellen des Hypothalamus sezerniert und **stimuliert** in der Adenohypophyse die Biosynthese und Sekretion von TSH. **Somatostatin hemmt** die **Bildung** und **Freisetzung von TSH** (und auch von Wachstumshormon). TSH bindet an einen G-Protein-gekoppelten Rezeptor an den Epithelzellen der Schilddrüse. Es stimuliert die Transkription und z. T. auch die Aktivität der für die Hormonbiosynthese erforderlichen Enzyme und Transporter und fördert das Wachstum der Epithelzellen. Die Schildrüsenhormone hemmen die Biosynthese von TRH und TSH auf Transkriptionsebene (**negative Rückkopplung**), so dass der Regelkreis geschlossen wird.

Transport im Blut

Schilddrüsenhormone werden an **Trägerproteine** gebunden im Blut transportiert.

Weniger als 1 % der Schilddrüsenhormone liegen frei im Blut vor. Vorherrschend ist die Bindung an Trägerproteine. Die wichtigsten Transportproteine sind das **Thyroxin-bindende Globulin (TBG)**, das **Thyroxin-bindende Präalbumin (TBPA)** und **Albumin**.

Aktivierung und Abbau

▶ Merke

▶ **Merke.** T3 ist um ein Vielfaches aktiver als T4. Ein großer Teil des **T4** wird **durch** eine **Deiodase** durch Abspaltung eines Iodatoms am *äußeren* Ring **in T3 umgewandelt** (z. T. in der Schilddrüse selbst, z. T. in peripheren Organen wie Leber und Niere).

Abspaltung des Iodatoms vom *inneren* Ring führt zum **inaktiven rT3**.

Die Abspaltung des Iodatoms vom *inneren* Ring, ebenfalls durch eine Deiodase, führt zum **inaktiven rT3**. Zur Elimination (über die Galle) können die Abbauprodukte durch Sulfatierung oder Glucuronidierung in eine besser lösliche Form umgewandelt werden.

Deiodasen enthalten **Selenocystein** im aktiven Zentrum.

Deiodasen gehören zu den wenigen **Selen-abhängigen** Enzymen (ein weiteres wichtiges Beispiel ist die **Glutathion-Peroxidase**). Das katalytische Zentrum enthält ein Selenocystein.

20.4.2 Wirkungen

Molekulare Wirkungen

Schilddrüsenhormone gehören zu den Hormonen, die durch Bindung an ligandenaktivierte Transkriptionsfaktoren (TRα und TRβ) die **Transkription** hormonabhängiger Gene **stimulieren** (S. 563). **Praktisch alle Organe** besitzen Rezeptoren für Schilddrüsenhormone und eine Vielzahl von Genen wird nur in Gegenwart von Schilddrüsenhormonen exprimiert (**permissiver Effekt**).

20.4.2 Wirkungen

Molekulare Wirkungen

Schilddrüsenhormone aktivieren ligandenaktivierte Transkriptionsfaktoren (TRα und TRβ).

Zelluläre Wirkungen

Die Wirkungen der Schilddrüsenhormone lassen sich grob in zwei Gruppen einteilen:

- Regulation von Wachstumsprozessen,
- Anpassung des Stoffwechsels an Umweltbedingungen.

Zelluläre Wirkungen

Regulation von Wachstumsprozessen

Die Schilddrüsenhormone sind essenziell für das Körperwachstum. Sie **regulieren die Synthese und Sekretion des Wachstumshormons**, sind aber auch **direkt** an der Wachstumsregulation beteiligt. Beim Knochenwachstum sind sie an z. B. an der **Differenzierung von Chondrozyten** (z. B. in der Epiphysenfuge), **Osteoblasten** und **Osteoklasten** beteiligt und stimulieren die Vaskularisierung der Epiphysenfuge.
Die **Entwicklung des Gehirns** ist ebenfalls von der Aktivität der Schilddrüsenhormone abhängig. Axonwachstum, Verzweigung von Dendriten und die Bildung der Myelinscheiden gehören zu den kritischen Prozessen.
Auch viele andere Organe (z. B. innere Organe, Auge, Ohr, Reproduktionstrakt, Immunsystem) werden z. T. durch T3/T4 reguliert.

Regulation von Wachstumsprozessen

Schilddrüsenhormone regulieren u. a.

- die Synthese und Sekretion des Wachstumshormons,
- Skelettwachstum,
- Gehirnentwicklung.

Anpassung des Stoffwechsels an Umweltbedingungen

Steigerung des Herzzeitvolumens: Sie kommt durch Verminderung des Gefäßwiderstands und Steigerung von Herzfrequenz und Kontraktionskraft zustande. Grundlage ist u. a. eine **Verstärkung der Wirkung von Katecholaminen**: Schilddrüsenhormone steigern die Expression β-adrenerger Rezeptoren bei gleichzeitiger Hemmung der Expression von α-Rezeptoren. Steigerung der Expression der **Ca^{2+}-ATPase** im sarkoplasmatischen Retikulum führt zu einer schnelleren Wiederaufnahme des Ca^{2+} in das sarkoplasmatische Retikulum und so zu einer schnelleren Relaxation der glatten Gefäßmuskulatur.
Die Steigerung des Herzzeitvolumens wird durch eine **Stimulation des Atemzentrums** ergänzt.

Anpassung des Stoffwechsels an Umweltbedingungen

Steigerung des Herzzeitvolumens v. a. durch Abnahme des Gefäßwiderstands und Zunahme von Herzfrequenz und Kontraktionskraft (u. a. erhöhte Expression von β-Rezeptoren und der Ca^{2+}-ATPase im sarkoplasmatischen Retikulum).
Zusätzlich **stimulieren** Schilddrüsenhormone das **Atemzentrum**.

Steigerung des Grundumsatzes: Schilddrüsenhormone **steigern** die **Expression metabolischer Enzyme:** Sie induzieren sowohl Enzyme für die **Energiespeicherung** als auch Enzyme für die **Energieverwertung**, z. B. Enzyme der Fettsäuresynthese und der Lipolyse, Enzyme der Gluconeogenese und der Glykogenolyse, Steigerung der Glucoseresorption im Darm.
Aufgrund des erhöhten Metabolismus muss noch mehr Energie aufgewendet werden, um den Na^{+}-Gradienten über die Zellmembran aufrechtzuerhalten, denn er wird zum Transport vieler Metabolite in die Zelle benötigt. Ebenso muss aufgrund der erhöhten Herzfrequenz der Ca^{2+}-Gradient zwischen sarkoplasmatischem Retikulum und Zytosol der Herzmuskelzellen aufrechterhalten werden, was eine erhöhte Pumpleistung der Ca^{2+}-ATPase erfordert. Daher ist es nicht verwunderlich, dass die Schilddrüsenhormone die **Transkription der Na^{+}-ATPase** und der **Ca^{2+}-ATPase steigern**.

Steigerung des Grundumsatzes durch Induktion von Enzymen für **Energiespeicherung** und für **Energieverwertung**.

Der erhöhte Metabolismus erfordert die **Steigerung der Transkription der Na^{+}-K^{+}-ATPase** und der **Ca^{2+}-ATPase**.

Steigerung der Wärmeproduktion (Thermogenese): Die **kurzfristige** Wärmeproduktion wird überwiegend durch die **Katecholaminen** reguliert, die **langfristige** Wärmeproduktion durch die **Schilddrüsenhormone in Kooperation mit Katecholaminen** durch Regulation der Transkription relevanter Gene. Die Wärmeproduktion wird durch verschiedene Mechanismen gesteigert:

Steigerung der Wärmeproduktion (Thermogenese): Schilddrüsenhormone regulieren zusammen mit den Katecholaminen die Thermogenese durch **Induktion relevanter Enzyme/Proteine**.

Die Thermogenese wird nicht durch einen einzigen Mechanismus, sondern durch eine **Reihe von Reaktionen** reguliert:

- **Entkopplung der Atmungskette** durch Thermogenin (UCP1),
- **Einstrom von Ionen durch „Leck-Kanäle"** in der Plasmamembran und **Rückpumpen** durch die **Na^+-K^+-ATPase**,
- **Ca^{2+}-Cycling** im Skelettmuskel,
- vermehrte **Expression** einer **„ineffizienteren"** Isoform der **Ca^{2+}-ATPase** im sarkoplasmatischen Retikulum,
- **gleichzeitige Aktivierung kataboler und anaboler Wege** → „sinnlose Zyklen".

- Beim Neugeborenen ist die Thermogenese durch das **braune Fettgewebe** von großer Bedeutung. Entkopplung der Atmungskette durch das von T3 zusammen mit Katecholaminen induzierte **Thermogenin** (**UCP1**) führt zur vermehrten Wärmeproduktion. Beim Erwachsenen spielt das braune Fettgewebe nur eine untergeordnete Rolle. Eine partielle Entkopplung deren Atmungskette trägt auch in anderen Geweben zur Thermogenese bei, der Mechanismen ist jedoch noch unklar (Beteiligung von UCP1-homologen Proteinen?).
- Wärme kann auch durch **Einstrom von Ionen durch „Leck-Kanäle"** in der Plasmamembran und **Rückpumpen durch die Na^+-K^+-ATPase** erzeugt werden. Allerdings ist der eindeutige Nachweis für diesen häufig zitierten Mechanismus bisher noch nicht gelungen.
- Eine große Bedeutung wird dem **Ca^{2+}-Cycling** im Skelettmuskel zugeschrieben: Freisetzung von Ca^{2+} aus dem sarkoplasmatischen Retikulum, Aktivierung metabolischer Reaktionen durch Ca^{2+} und Rückpumpen ins sarkoplasmatische Retikulum durch die Ca^{2+}-ATPase können einen erheblichen Beitrag zur Thermogenese leisten. Für einen solchen Mechanismus spricht auch das klinische Bild der **malignen Hyperthermie**: Unter Narkose steigt bei genetisch disponierten Patienten der zytosolische Ca^{2+}-Gehalt, und die Körpertemperatur nimmt lebensbedrohliche Werte an. Der Grund ist häufig ein mutierter Ryanodinrezeptor, der bei leichter Senkung des Membranpotenzials (Narkose) vermehrt Ca^{2+} freisetzt.
- Darüber hinaus **induzieren** Schilddrüsenhormone die Expression einer Isoform der **Ca^{2+}-ATPase, die** mehr ATP für einen Transportvorgang verbraucht, also **weniger effizient ist**, dafür aber mehr Wärme produziert.
- Die **gleichzeitige Aktivierung kataboler und anaboler Wege** führt z.T. zu **„sinnlosen Zyklen"** (futile cycles), indem z.B. Glucose durch Gluconeogenese gebildet und gleich wieder abgebaut wird. Auf diese Weise kann jedoch Energie in Form von Wärme gewonnen werden, allerdings macht ihr Beitrag zur Wärmeproduktion insgesamt nicht mehr als 15% aus.

Folge:
Zunahme des basalen O_2-Verbrauchs.

Die Steigerung des Grundumsatzes und der Wärmeproduktion hat eine **Zunahme des basalen Sauerstoffverbrauchs** zur Folge.

▶ **klinik.** Eine **Unterfunktion der Schilddrüse** (**Hypothyreose**) kann genetisch bedingt oder erworben sein.
Genetische Defekte können im Bereich der Biosynthese und/oder der Signaltransduktion vorkommen. Wird der Defekt nicht rechtzeitig erkannt, sind Minderwuchs und geistiger Entwicklungsrückstand die Folge **(Kretinismus)**.
Häufige Ursachen einer erworbenen Hypothyreose sind **Iodmangel** und **Autoantikörper**, die zur Zerstörung der Thyreozyten führen. Das Fehlen der negativen Rückkopplung durch die Schilddrüsenhormone führt zur verstärkten TSH-Synthese. Durch die erhöhte TSH-Konzentration wird das Wachstum der Schilddrüse stimuliert und es bildet sich ein Kropf (Struma). Der Mangel an Schilddrüsenhormonen ruft eine Vielzahl wenig charakteristischer Symptome hervor: leichte Ermüdbarkeit, Konzentrationsschwäche, Muskelschwäche, verringerte Herzleistung, Anämie und Nierenfunktionsstörung.
Eine **Überfunktion der Schilddrüse** (**Hyperthyreose**) ist häufig durch eine **Autoimmunerkrankung** bedingt. Es lassen sich Autoantikörper nachweisen, die u.a. gegen den **TSH-Rezeptor** gerichtet sind (**Morbus Basedow**). Diese Antikörper binden an den TSH-Rezeptor, aktivieren ihn und führen so zu Struma und erhöhter Produktion von Schilddrüsenhormonen. Eine charakteristische, aber nicht immer vorhandene Begleiterscheinung ist das Hervortreten des Augapfels (**Exophthalmus**, s. Abb.). Es ist durch Kreuzreaktion von Antikörpern mit Epitopen auf den Augenmuskeln und dem Bindegewebe des Auges bedingt, was zum Einwandern von Leukozyten und vermehrter Synthese von Proteoglykanen durch Orbita-Fibroblasten führt. Die sonstigen, durch die Hormon-Überproduktion bedingten Symptome sind wiederum eher uncharakteristisch: Tachykardie, Nervosität, Schlaflosigkeit, Neigung zu Schwitzen, Wärmeintoleranz und Gewichtsverlust.

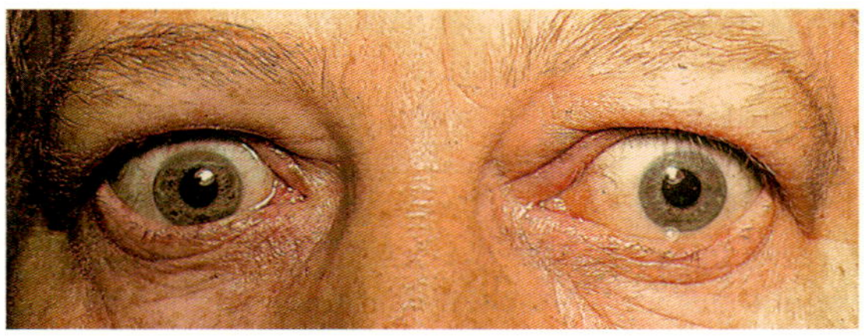

Exophthalmus bei Morbus Basedow: Durch die Lidretraktion ist am oberen Hornhautrand ein Teil der weißen Sklera sichtbar (Dalrymple-Zeichen)

▸ verklinikte Vorklinik: Hyperthyreose

Anamnese: Seit Wochen plagen Andrea Wohlmeier eine innere Unruhe und Schlafstörungen, die sie schließlich zum Hausarzt führen. Manchmal sei sie so nervös, dass ihr Herz schlagen würde wie wild und ihre Hände anfingen leicht zu zittern. In ihrer Wohnung müsse sie ständig die Fenster aufreißen, weil ihr sonst zu warm sei. Auf Nachfragen bestätigt sie, dass sie in letzter Zeit häufiger Stuhlgang hat, ungefähr vier Mal am Tag. Obwohl sie viel isst, hat sie 3 kg Gewicht verloren. Frau Wohlmeier nimmt keinerlei Medikamente und ihre Familienanmnese ist leer.

Körperliche Untersuchung (Angabe der jeweiligen Normwerte in Klammern): 39jährige, normalgewichtige Patientin (168 cm, 61 kg) in gutem Allgemeinzustand. Blutdruck 155/65 mmHg (< 130/85 mmHg), Puls 104/min (50–100/min), Körperkerntemperatur 37,9 °C (36–38 °C). Die Haut ist warm und leicht feucht, auffällig ist ein feinschlägiger Tremor beider Hände. Die Schilddrüse ist vergrößert tastbar und beim Zurückneigen des Kopfes der Patientin auch sichtbar vergrößert, bei der Auskultation hört man über allen Abschnitten ein leises Schirren. Bei der Auskultation des Herzens fallen vereinzelte Extrasystolen auf. Der übrige körperliche Befund ist unauffällig.

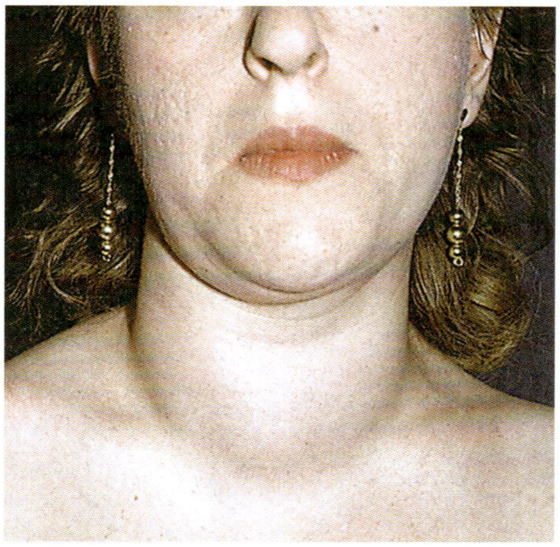

Deutlich erkennbare Struma

Laboruntersuchungen (Angabe der jeweiligen Normwerte in Klammern): TSH < 0,02 mU/l (0,4–4 mU/l), Thyroxin T4 23 µg/dl (5–12 µg/dl), Trijodthyronin T3 260 ng/dl (70–190 ng/dl), freies Thyroxin 3,2 ng/dl (1–2,3 ng/dl). Alle anderen Laborparameter im Normbereich. Autoantikörper gegen TSH-Rezeptoren und gegen Schilddrüsenperoxidase negativ.

12-Kanal-EKG: Sinustachykardie (103/min), Indifferenztyp, vereinzelt supraventrikuläre Extrasystolen, keine Erregungsrückbildungsstörungen.

Sonographie der Schilddrüse: Multifokale echoarme, wenige auch echoreiche Knoten verteilt über die gesamte Schilddrüse, Schilddrüse insgesamt vergrößert.

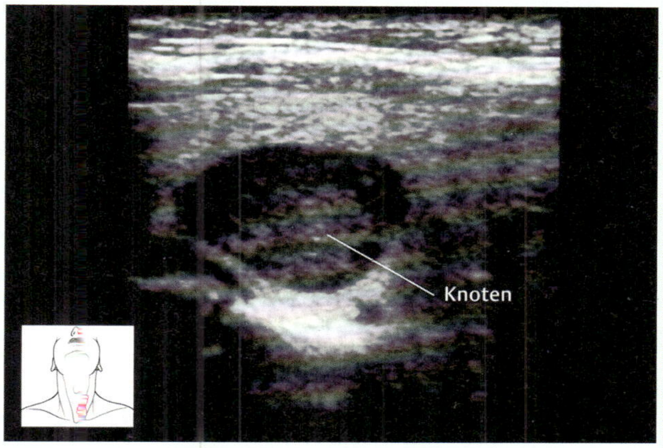

Sonographisch echoarmer Schilddrüsenknoten

Technetium-Schilddrüsenszintigraphie: Autonomes Adenom mit vermehrter Nuklidaufnahme und Suppression des umliegenden Schilddrüsengewebes.

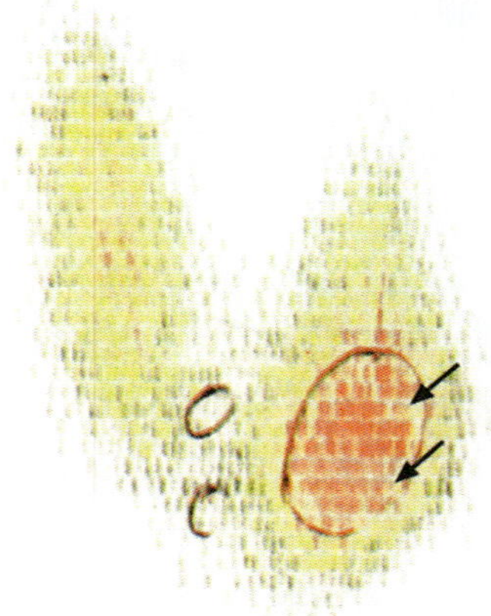

Schilddrüsenszintigraphie: Autonomes Adenom (Pfeile) mit supprimierter Darstellung des restlichen Drüsengewebes

Verlauf: Durch die Laborwerte und die Technetium-Schilddrüsenszintigraphie kann bei Frau Wohlmeier eine Struma mit funktioneller Autonomie der Schilddrüse nachgewiesen werden. Die gesamte Diagnostik und die Therapie wird ambulant bei einer Internistin durchgeführt. Sie stellt die Patientin mit einem Thyreostatikum auf eine euthyreote Stoffwechsellage ein – es reichen als Erhaltungstherapie 20mg Carbimazol pro Tag, damit die Werte für T3, T4 und fT3, fT4 wieder im Normbereich liegen. Da Frau Wohlmeier durch das Thyreostatikum stark unter Hautreaktion und Haarausfall leidet, entscheidet sie sich nach einem Jahr Therapie zur Operation. Es wird eine subtotale Schilddrüsenresektion durchgeführt, ohne dass Komplikationen auftreten. Nach der Strumektomie ist Frau Wohlmeier nun mit einer Hormonsubstitution von 75 µg Levothyroxin pro Tag vollkommen beschwerdefrei.

Fragen mit biochemischem Schwerpunkt:

1. Was ist der Unterschied zwischen T3, T4 und fT3, fT4 und warum werden oft auch fT3 und fT4 bestimmt?
2. Kann ein Patient eine Hyperthyreose haben, obwohl sein TSH-Spiegel normal ist?
3. Durch welche Mechanismen können Thyreostatika den Schilddrüsenhormonwert senken?
4. Was ist die häufigste Ursache für eine Struma?

Antwortkommentare:

Zu 1. T3 und T4-Wert geben die Gesamthöhe der Schilddrüsenhormone an - das an Transportproteine gebundene und das freie Trijodthyronin und Thyroxin. Da die Transportproteine, wie Thyreoglobulin oder Albumin, aber von verschiedenen Größen beeinflusst werden und schwanken - zum Beispiel in der Schwangerschaft oder unter Östrogengabe - können T3 und T4 falsch zu hoch oder falsch zu niedrig eingeschätzt werden. Aus diesem Grund werden oft die freien, ungebundenen zirkulierenden Schilddrüsenhormone (fT3 und fT4) bestimmt.

Zu 2. In der Regel schließt eine normale TSH-Konzentration eine Hyperthyreose aus. Nur in ganz seltenen Fällen gibt es Ausnahmen: beim TSH-produzierenden Hypophysenadenom und bei Schilddrüsenhormonresistenz. Diese Fälle sind so rar, dass zur ersten Abklärung normalerweise nur die TSH-Konzentration bestimmt wird.

Zu 3. Schwefelhaltige Thyreostatika wie Carbimazol hemmen die Übertragung von Jod auf Thyreoglobulin. Die Tyrosine werden im Thyreoglobulin einmal gar nicht mehr jodiert und auch die schon jodierten Tyrosine werden nicht mehr zu T3 und T4 verbunden. Die Ausschüttung und die Wirkung von einmal sezernierten Schilddrüsenhormonen verhindern die Thyreostatika nicht. Weil T4 eine Halbwertszeit von einer Woche hat, setzt die Wirkung dieser Thyreostatika erst in dieser Zeit dann ein. Einen anderen Ansatz hat das Thyreostatikum Perchlorat: Es hemmt die Jodidaufnahme in die Schilddrüse. Wegen der Gefahr einer Agranulozytose wird Perchlorat aber kaum noch verwendet.

Zu 4. In Deutschland ist die häufigste Ursache für eine Struma der Jodmangel. In vielen Gebieten Zentraleuropas kann der tägliche Jodbedarf nicht über die Nahrung gedeckt werden. Um diesen Mangel auszugleichen, wächst die Schilddrüse. In dem vergrößerten Organ können Areale entstehen, die funktionell autonom sind und unkontrolliert Schilddrüsenhormone sezernieren. Ist die Schilddrüse zwar vergrößert, die Funktion jedoch noch normal, kann eine Struma auch mit der Gabe von Jodid therapiert werden, besonders gut klappt das bei jungen Patienten. In Ländern ohne Jodmangel ist der M. Basedow der häufigste Grund für eine Struma.

20.5 Hormone der Nebennierenrinde

20.5.1 Überblick

In der Nebennierenrinde werden produziert:
- **Mineralocorticoide** (in der Zona glomerulosa): Sie spielen eine wichtige Rolle in der Regulation des Salzhaushalts und sind dort (S. 617) besprochen. Ihre Synthese steht unter Kontrolle des Renin-Angiotensin-Systems.
- **Glucocorticoide** (vor allem in der Zona fasciculata): Sie mobilisieren Energiespeicher und heben die Blutglucosekonzentration an.
- **Androgene** (vor allem in der Zona reticularis): Sie beeinflussen beim Mann Bildung und Reifung der Geschlechtsorgane und- merkmale und regulieren bei beiden Geschlechtern zusammen mit Östrogenen das Skelettwachstum.

Die Synthese der Glucocorticoide und Androgene wird durch das glandotrope Hypophysenhormon **ACTH** stimuliert, das auch für die Lebensfähigkeit der Zellen notwendig ist. Die Zonae fasciculata und reticularis atrophieren ohne Stimulation durch ACTH und hypertrophieren bei zu hohen ACTH-Spiegeln.
Ausgangssubstanz aller Hormone der Nebennierenrinde ist **Cholesterin**, das ein Sterangerüst besitzt. Die Hormone der Nebennierenrinde werden daher als **Steroidhormone** bezeichnet. Ein Steroidhormon ist häufig die Vorstufe eines weiteren Steroidhormons, wie der folgende Überblick über die Biosynthese der Stroidhormone zeigt.

Biosynthese der Steroidhormone

Das **Cholesterin** der steroidhormonproduzierenden Zellen stammt zu etwa 80 % **aus LDL**, das über den LDL-Rezeptor endozytiert wird (S. 247), ein kleiner Teil wird auch de novo synthetisiert. Die hormonproduzierenden Zellen **speichern Cholesterin in Form von Cholesterinestern** (= mit Fettsäuren verestertes Cholesterin). Im Gegensatz zu dem freien Cholesterin, das durch die Membran aus der Zelle abdiffundieren würde, können die Ester als **Lipidtröpfchen in der Zelle gelagert** werden.
Bei Bedarf wird Cholesterin zur Hormonbiosynthese **durch** die **Cholesterin-Esterase (Cholesterinester-Hydrolase)** aus Cholesterinestern wieder **freigesetzt**. Die Aktivität der Cholesterin-Esterase steht unter hormoneller Kontrolle: In der Nebennierenrinde wird das Enzym durch **ACTH**, in den Gonaden durch **LH** (Leydig-Zellen, Theca- und Granulosazellen) und **FSH** (Granulosazellen) aktiviert, indem es durch die **Proteinkinase A** phosphoryliert wird (Abb. **B-20.15**).
Cholesterin wird an ein Trägerprotein (sterol carrier protein, **SCP**) gebunden zur äußeren Mitochondrienmembran transportiert und von einem weiteren Protein (steroidogenic acute regulatory protein, **StAR**) durch die äußere zur inneren Mitochondrienmembran transportiert. Hier spaltet die **Cholesterin-Desmolase** die Seitenkette zwischen den Kohlenstoffatomen 20 und 22. Dabei entsteht – bei der Biosynthese *aller* Steroidhormone – neben Isocapronaldehyd das **Pregnenolon** (Abb. **B-20.15**). Die weitere Biosynthese findet teils am glatten endoplasmatischen Retikulum, teils im Mitochondrium statt.
Trotz der Vielfalt der Steroidhormone sind für die Synthese nur **wenige Reaktionstypen** erforderlich (Abb. **B-20.16**). Bis auf wenigeAusnahmen sind die beteiligten Enzyme Mitglieder der **Cytochrom-P450-Enzyme**, die eine Vielfalt von Hydroxylierungen und Oxidationen katalysieren. Sie verbrauchen **molekularen Sauerstoff** (O_2; ein O-Atom wird für die Bildung der C-O-H-Gruppe benötigt, das zweite O-Atom wird zu Wasser reduziert, die **Reduktionsäquivalente** werden von **NADPH** geliefert). Bei der Steroidbiosynthese katalysieren sie die in Abb. **B-20.16** gezeigten
- **Hydroxylierungen** an C-11, C-17, C-19, C-21 (Reaktionen 1a, 3, 4, 5),
- **17,20-Lyase-Reaktion** (Reaktion 1b) und
- **Aromatase-Reaktion** (Reaktion 8). Sie wandelt Testosteron in Östradiol um und ist die einzige Reaktion in unserem Körper, die einen aromatischen Ring aufbauen kann.

20.5 Hormone der Nebennierenrinde

20.5.1 Überblick

In der Nebennierenrinde werden produziert:
- **Mineralocorticoide** (in der Zona glomerulosa),
- **Glucocorticoide** (v. a. in der Zona fasciculata),
- **Androgene** (v. a. in der Zona reticularis).

Die Synthese der Glucocorticoide und Androgene wird durch **ACTH** stimuliert.

Alle Hormone der Nebennierenrinde leiten sich vom **Cholesterin** ab und werden daher als **Steroidhormone** bezeichnet.

Biosynthese der Steroidhormone

Das **Cholesterin** der steroidhormonproduzierenden Zellen stammt zu etwa 80 % **aus LDL**, nur ein geringer Teil wird de novo synthetisiert. Cholesterin wird in Form von **Cholesterinestern gespeichert** und bei Bedarf durch die **Cholesterin-Esterase (Cholesterinester-Hydrolase)** wieder **freigesetzt**. In der Nebennierenrinde wird die Cholesterin-Esterase durch **ACTH**, in den Gonaden durch **LH** und **FSH aktiviert**.

Der erste Schritt der Steroidhormonbiosynthese ist die Verkürzung der Seitenkette durch die **Cholesterin-Desmolase** unter Bildung von **Pregnenolon** (Abb. **B-20.15**).

Die meisten Schritte der Steroidhormonbiosynthese (Hydroxylierungen und Folgereaktionen, Abb. **B-20.16**) werden durch **Cytochrom-P450-Enzyme** katalysiert. Sie verbrauchen **molekularen Sauerstoff** (O_2; ein O-Atom wird für die Bildung der C-O-H-Gruppe benötigt, das zweite wird zu Wasser reduziert, die Reduktionsäquivalente werden von **NADPH** geliefert).
Die **Aromatase** wandelt Testosteron in Östradiol um, die einzige Reaktion in unserem Körper, bei der ein aromatischer Ring aufgebaut wird.

B-20.15 **Bildung von Pregnenolon, dem ersten Zwischenprodukt der Steroidhormonbiosynthese**

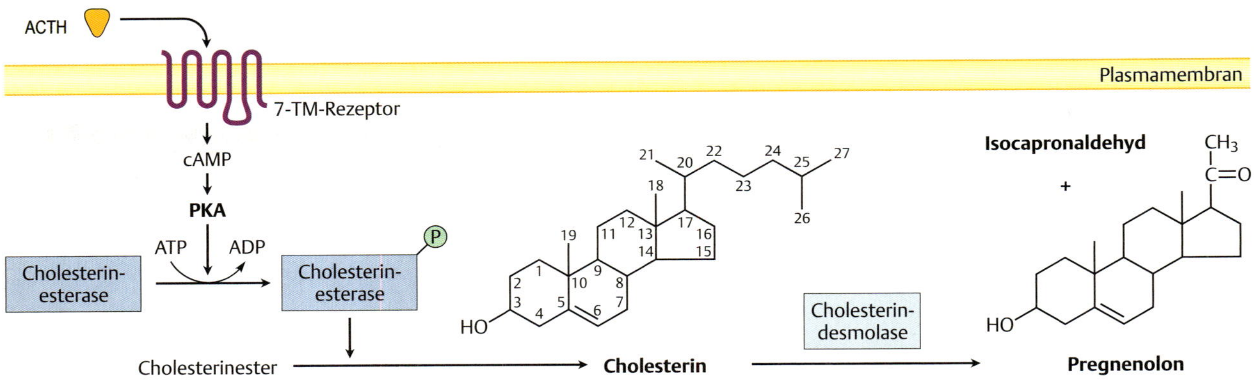

Hier ist der G-Protein-gekoppelte ACTH-Rezeptor gezeigt (Cortisolbiosynthese), in den Gonaden erfolgt die Aktivierung der Cholesterin-Esterase durch G-Protein-gekoppelte FSH- oder LH-Rezeptoren.

Auch die oben bereits genannte **Desmolase** ist ein Cytochrom-P450-Enzym (Hydroxylierung an C-20 und C-22, gefolgt von der Spaltung der C20–C22-Bindung).
Ein weiteres Enzym der Biosynthese ist die **3β-Hydroxysteroid-Dehydrogenase**, die sowohl die OH-Gruppe an C-3 **zur Ketogruppe oxidiert** als auch die Doppelbindung zwischen Ring A und B verschiebt (**Isomerase-Aktivität**, Reaktion 2).
Durch kompartimentspezifische (ER bzw. Mitochondrium) und **gewebsspezifische** (NNR, Gonaden, Plazenta) **Expression der** verschiedenen **Enzyme** werden die **zelltypspezifischen** Hormone gebildet.

Die zelltypspezifischen Hormone entstehen durch **kompartiment- und gewebsspezifische Enzymexpression**.

Freisetzung, Transport und Inaktivierung der Steroidhormone

Die Steroidhormone werden als lipophile Hormone **nicht gespeichert**, sondern nach der Biosynthese in die Blutbahn abgegeben. Sie werden an **Plasmaproteine** gebunden transportiert.
Die Hormone werden in der Leber inaktiviert und die Abbauprodukte über Leber und Niere ausgeschieden.

Die Steroidhormone werden als lipophile, membrangängige Hormone nicht gespeichert, sondern **diffundieren** nach der Biosynthese aus der Zelle **in die Blutbahn**, wo sie im **Komplex mit Plasmaproteinen transportiert** werden. So wird Cortisol vor allem an das Protein Transcortin gebunden transportiert. Die **Inaktivierung** der Hormone erfolgt zum großen Teil durch Hydrierung der Doppelbindung, Reduktion der Carbonylgruppe an C-3 zum Alkohol, Veresterung mit Glucuronsäure oder Sulfat. Diese Reaktionen finden vor allem in der **Leber** statt, so dass bei therapeutischer, oraler Gabe von Steroidhormonen ein großer Teil nach der Resorption schon im ersten Durchgang (**„first pass effect"**) inaktiviert wird. Die Ausscheidung der Abbauprodukte erfolgt über Leber und Niere (konjugierte Verbindungen). So werden Androgene als 17-Ketosteroide im Urin ausgeschieden.

20.5.2 Glucocorticoide

▶ **Definition.** Glucocorticoide sind Steroidhormone der Nebenierenrinde, deren primäre Stoffwechselwirkung die Glucoseversorgung und Mobilisierung von Energiespeichern ist.

Sie sind bekannt als „Stresshormone", sind jedoch auch in Ruhe lebensnotwendig (z. B. für die Regulation des Immunsystems). **Wichtigster Vertreter** ist **Cortisol** (Abb. **B-20.17**).

Sie sind bekannt als „Stresshormone", sind jedoch auch in Ruhe lebensnotwendig, denn sie sind für die Regulation vieler Körperfunktionen (z. B. Immunsystem) und die Embryonalentwicklung wichtig. Mäuse, deren Cortisolrezeptor inaktiviert wurde, können keine Gluconeogenese durchführen, besitzen multiple Organdefekte und sterben unmittelbar nach der Geburt. **Wichtigster Vertreter** ist das **Cortisol** (Abb. **B-20.17**), bzw. Corticosteron bei Nagern.

B-20.16 Übersicht über die Biosynthese wichtiger Steroidhormone

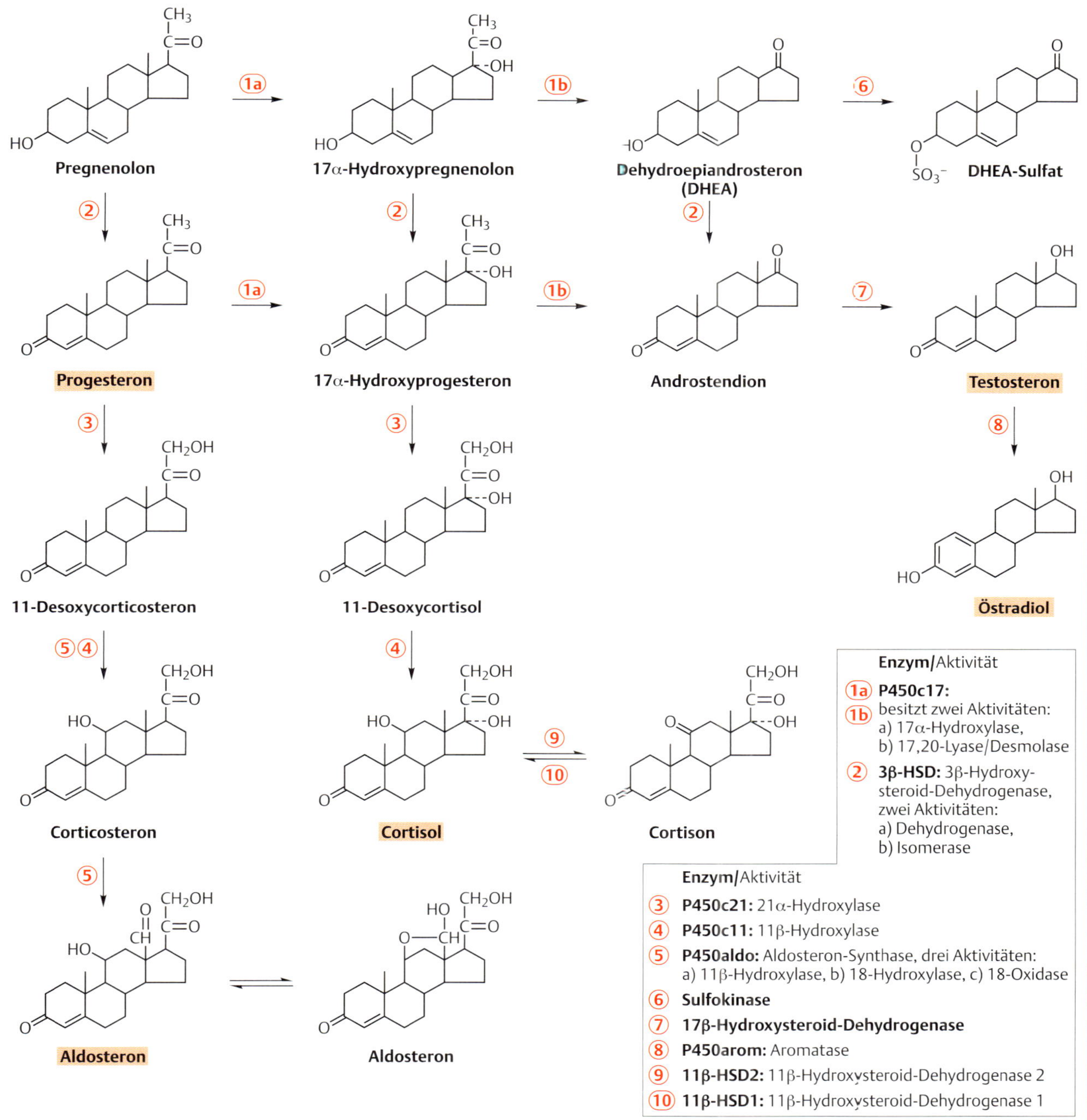

Zur Nummerierung der C-Atome s. Abb. **B-20.15**.

B-20.17 Struktur von Cortisol

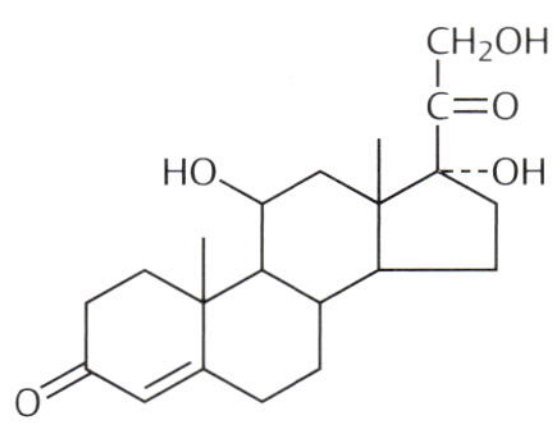

B-20.17

Regulation der Biosynthese

Die Biosynthese der Glucocorticoide steht unter Kontrolle von **CRH** und **ACTH**.
ACTH stimuliert die **Expression der erforderlichen Enzyme** und die Bildung des als Cofaktor erforderlichen **NADPH**.

Cortisol hemmt durch **negative Rückkopplung** über Hypothalamus und Hypophyse seine eigene Biosynthese.

Die Cortisolbildung unterliegt einem **zirkadianen Rhythmus**.

Molekulare Wirkungen

Glucocorticoide wirken – wie alle Steroidhormone – durch **Aktivierung** (oder **Repression**) der **Transkription**.

Zelluläre Wirkungen

Wirkungen auf den Stoffwechsel

Glucocorticoide ermöglichen es, Belastungssituationen wie Nahrungskarenz zu bewältigen: Sie
- induzieren Enzyme der **Gluconeogenese** und der **Glykogensynthese**. Sie heben den Blutzuckerspiegel,
- fördern den **Abbau der Proteinspeicher** zugunsten der Gluconeogenese,
- fördern den Abbau der **Lipidspeicher** durch Catecholamine.

Glucocorticoide **hemmen** die **Prostaglandinbiosynthese**. Diese Wirkung beruht z.T. auf der Induktion des Lipocortins, das die Phospholipase A_2 hemmt, z.T. auf Hemmung der Transkription von Phospholipase A_2 und COX-2.

Regulation der Biosynthese

Die Biosynthese der Glucocorticoide steht unter Kontrolle von Hypothalamus und Hypophyse: Durch verschiedene Stimuli (z.B. Hypoglykämie, emotionale Faktoren) wird im Hypothalamus die Sekretion von Corticotropin-Releasing-Hormon (**CRH**) gesteigert. CRH stimuliert über einen G-Protein-gekoppelten Rezeptor in der Adenohypophyse die Biosynthese und Sekretion von adrenocorticotropem Hormon (**ACTH**). Dieses induziert die **Biosynthese von Cortisol** in der Nebennierenrinde, so dass nach wenigen Minuten der Cortisolspiegel im Blut ansteigt. ACTH reguliert die Cortisolbiosynthese praktisch auf allen Ebenen. Es stimuliert die **Expression der erforderlichen Enzyme** und die Bildung des für die verschiedenen P450-Cytochrome als Cofaktor erforderlichen **NADPH** (s.o).
Cortisol hemmt durch **negative Rückkopplung** über Hypothalamus und Hypophyse seine eigene Biosynthese. **Aktivatoren der Biosynthese** sind u.a. **Katecholamine**, die die Produktion und Sekretion von ACTH stimulieren.
Die Cortisolbildung unterliegt einem ausgesprochenen **zirkadianen Rhythmus**, der auf die Rhythmik der CRH-Sekretion zurückzuführen ist. Im Normalfall sind die Cortisol-Blutspiegel am Morgen am höchsten und nehmen zum Abend hin ab.

Molekulare Wirkungen

Glucocorticoide wirken – wie alle Steroidhormone – auf der Ebene der **Transkription** (S. 444). In der Regel aktivieren sie sie. Bei einigen Genen hemmen sie sie, indem die Hormon-Rezeptor-Komplexe aktive Transkriptionsfaktoren binden und diese so inaktivieren.

Zelluläre Wirkungen

Die zellulären Wirkungen der Glucocorticoide lassen sich grob in zwei Gruppen einteilen:
- **Wirkungen auf den Stoffwechsel:** Mobilisierung von Energiespeichern, Energieversorgung bei Nahrungskarenz,
- **Wirkungen auf Organsysteme:** Die meisten Organe besitzen Rezeptoren für Glucocorticoide, am bekanntesten sind die Wirkungen auf das Immunsystem, das ZNS und das Herz-Kreislaufsystem.

Wirkungen auf den Stoffwechsel

Glucocorticoide versetzen den Organismus in die Lage, Belastungen wie **Nahrungskarenz** und länger andauernde **körperliche Arbeit** zu **bewältigen**. Sie stimulieren (zusammen mit Glucagon und Adrenalin) die Transkription von Schlüsselenzymen für die **Gluconeogenese** und heben so den **Blutzuckerspiegel**. Glucocorticoide **steigern** auch die **Expression von Enzymen der Glykogensynthese**, so dass die gebildete Glucose zwischengespeichert werden kann. Diese Maßnahmen ermöglichen es, den Organismus auch im Hungerzustand ausreichend mit Glucose zu versorgen.
Ein Problem stellt die Bereitstellung der Substrate für die Gluconeogenese dar. Der einzige Speicher, der bei Nahrungskarenz für längere Zeit die Glucosehomöostase sichern kann, sind die Proteine (nicht die Fettdepots!). Glucocorticoide **fördern** den **Abbau der Proteinspeicher**.
Damit die freigesetzten Aminosäuren in die Gluconeogenese eingespeist werden können, induzieren Glucocorticoide Aminotransferasen in der Leber. Der Aminstickstoff wird für die Gluconeogenese nicht benötigt und in Form von Harnstoff ausgeschieden, wodurch eine negative Stickstoffbilanz entsteht.
Cortisol induziert auch für den **Abbau der Lipidspeicher** benötigte Enzyme. Die Lipolyse selbst wird jedoch durch Catecholamine vermittelt.
Die **Verstärkung des Hungergefühls** (durch Wirkung auf das ZNS) und **Stimulierung der Magensaftsekretion** (durch Hemmung der Prostaglandinbiosynthese) dient wohl der Anregung zur Nahrungsaufnahme. Die Hemmung der Prostaglandinbiosynthese beruht z.T. auf der Induktion der Synthese des Proteins Lipocortin, das die **Phospholipase A_2 hemmt**. Dadurch wird die Freisetzung der Arachidonsäure (Ausgangssubstanz der Prostaglandinsynthese) aus biologi-

schen Membranen unterbunden (S. 627). Auch wird die **Transkription der Phospholipase A_2** und der induzierbaren **Zyklooxygenase 2** (COX-2) **gehemmt**.
Glucocorticoide wirken **synergistisch** mit den **Katecholaminen**. Während Cortisol die Expression von Enzymen für Gluconeogenese und Lipolyse steigert und Gewebe für die Wirkung der Catecholamine sensitiviert, fördern Letztere den Glykogenabbau und stimulieren die Lipolyse durch Aktivierung der hormonsensitiven Lipase. Im Einklang mit diesem Synergismus steigert ein erhöhter Sympathikotonus die Cortisolbiosynthese indirekt (via Stimulation der CRH-Sekretion), Katecholamine steigern sie direkt (s.o.), und Cortisol ist notwendig für die Biosynthese von Adrenalin (S. 577).

Glucocorticoide wirken **synergistisch mit Katecholaminen**.
Erhöhter Sympathikotonus und Katecholamine steigern die Cortisolbiosynthese indirekt bzw. direkt, und Cortisol ist notwendig für die Biosynthese von Adrenalin.

Wirkungen auf Organsysteme, physiologische und pathophysiologische Wirkungen

Immunsystem: Die physiologische Funktion der Glucocorticoide besteht vor allem darin, ein **Überschießen der Immunreaktion** zu **verhindern**. Während der Immunabwehr wird die Expression von Interleukinen (S. 731) hochreguliert, die ihrerseits die Cortisolbiosynthese durch indirekte Wirkung auf den Hypothalamus und direkte Wirkung auf die Hypophyse stimulieren. Cortisol hemmt dann die Biosynthese der Interleukine, so dass die **Immunantwort begrenzt** wird. Wie wichtig diese negative Rückkopplung ist, zeigt sich z. B. im Tierversuch: In Abwesenheit von Glucocorticoiden kommt es zu einer Überreaktion auf bakterielle Toxine (z. B. das Lipopolysaccharid gramnegativer Bakterien) bis hin zum septischen Schock.
Bekannter als die normalen physiologischen Funktionen sind jedoch die bei **hohen therapeutischen Dosen** auftretenden **immunsuppressiven** Wirkungen, die zur Verhinderung der Gewebeabstoßung nach Transplantationen und bei der Behandlung von Autoimmunerkrankungen ausgenutzt werden.

Wirkungen auf Organsysteme, physiologische und pathophysiologische Wirkungen

Immunsystem: Glucocorticoide verhindern ein **Überschießen der Immunreaktion,** z. T. durch Hemmung der Biosynthese von Interleukinen.

Hohe therapeutische Dosen haben **immunsuppressive** Wirkungen.

ZNS: Als hydrophobe Moleküle passieren Glucocorticoide die Blut-Hirn-Schranke und binden im ZNS an zwei verschiedene Rezeptortypen auf Nervenzellen. Aktivierung der Typ-I-Rezeptoren steigert **Aufmerksamkeit** und **Lernbereitschaft**. Bei **hohen Glucocorticoiddosen** werden auch Typ-II-Rezeptoren belegt, was vermutlich für das Auftreten von **Missstimmung** (Dysphorie), **Depression** und **Lernschwierigkeiten** verantwortlich ist.

ZNS: Bindung an Typ-I-Rezeptoren bei **niedrigen Dosen** steigert **Aufmerksamkeit** und **Lernbereitschaft**. **Hohe Dosen** (Bindung an Typ-II-Rezeptoren) haben **negative Wirkungen** auf das ZNS.

Knochen: Glucocorticoide **verzögern** das **Längenwachstum von Röhrenknochen**, da sie die Differenzierung von Knorpelzellen in der Epiphysenfuge und die Proliferation von Osteoblasten hemmen. Die physiologische Bedeutung dieser Prozesse beim normalen Knochenwachstum ist noch nicht geklärt.
Hohe Cortisoldosen führen zur **Osteoporose** und hemmen die Produktion von Bindegewebe, worauf auch die Verringerung der Körpergröße bei langfristig immunsupprimierten Patienten beruht (z. B. nach einer Herztransplantation).

Knochen: Glucocorticoide sind an der normalen Regulation des Wachstums von Röhrenknochen beteiligt.

Hohe Dosen führen zum Knochenabbau (Osteoporose).

Entzündung und Schmerz: An beiden Prozessen sind Prostaglandine maßgeblich beteiligt (S. 631). Ihre Bildung wird durch Glucocorticoide inhibiert (s.o.). Darüber hinaus wird aber eine Reihe weiterer entzündungsfördernder Prozesse inhibiert, z. B. werden die NO-Synthase (S. 633) und die Freisetzung von Histamin (S. 638) gehemmt.

Entzündung und Schmerz: Glucocorticoide hemmen entzündungsfördernde Prozesse, z. B. Prostaglandinbiosynthese, NO-Synthese und Histaminfreisetzung.

Herz-Kreislaufsystem: Cortisol erhöht die Kontraktionskraft des Herzens und steigert den Blutdruck. Dies beruht auf einer Steigerung der Wirkung von Katecholaminen und Angiotensin II.

Herz-Kreislaufsystem: Cortisol steigert den Blutdruck.

Andere Organe: Glucocorticoide verstärken z. B. die Expression von β_2-Rezeptoren in der Lunge und induzieren die Surfactantproduktion. Sie führen zur Erhöhung der Expression der Na^+-K^+-ATPase in vielen Geweben.

Andere Organe: gesteigerte Expression z. B. von β_2-Rezeptoren und Surfactant in der Lunge.

Stress: Bei Stress kann der Cortisolspiegel weit über normale physiologische Werte hinaus erhöht sein. Dies hilft, **Stresssituationen einer limitierten Dauer zu bewältigen**, z. B. durch Förderung der Gluconeogenese bei Hunger oder Unterstützung des Sympathikus bei Anspannung. **Langanhaltend zu hohe Cortisolspiegel** führen jedoch zum Überwiegen kataboler Reaktionen (z. B.

Stress: Glucocorticoide helfen **Stresssituationen** zu **bewältigen**. **Langanhaltend erhöhte Werte schädigen** jedoch den Organismus durch Überwiegen kataboler Stoffwechsel- und negativer Organwirkungen. Erhöhte Spiegel fördern Typ-2-Diabetes.

Proteolyse) und negativer Organwirkungen (Osteoporose, Hemmung des Immunsystems, Depressionen), die den Körper massiv **schädigen** und durch Erschöpfung zum Tode führen können. Hohe Cortisolspiegel begünstigen zudem durch die Steigerung von Gluconeogenese und Lipolyse (= Erhöhung der Konzentration an Glukose und Fettsäuren im Blut) die Bildung eines Typ-2-Diabetes.

▶ klinik

▶ **klinik.** Stark **erhöhte Cortisolspiegel** sind für das **Cushing-Syndrom** verantwortlich. Ursache kann ein **Tumor** der Hypophyse oder der Nebenniere oder (häufiger) eine **lang anhaltende Cortisoltherapie** sein. Einige der Symptome (Tab. **B-20.3**) sind dadurch zu erklären, dass Cortisol in hohen Konzentrationen auch Rezeptoren für Mineralocorticoide und Androgene besetzt. Tumore der Hypophyse können aufgrund der hohen ACTH-Spiegel auch die Androgensynthese stimulieren.

B-20.3

B-20.3 Cushing-Syndrom

Symptome	*Ursache*
viszerale Fettpolster, Mondgesicht, Büffelnacken	verstärkte Lipolyse, Fett-Umverteilung (in Gegenwart von Insulin)
Hochdruck, Ödeme	Aldosteron-Effekte
Hirsutismus, Amenorrhoe, Virilismus	Androgen-Effekte
transparente Haut, Muskelschwäche	verstärkte Proteolyse
Osteoporose	Stimulation der Apoptose von Osteoblasten → Aktivierung des Knochenabbaus
verminderte Glucosetoleranz, Typ-2-Diabetes	verstärkte Gluconeogenese + verstärkte Lipolyse

▶ klinik

▶ **klinik.** Die **primäre Nebennierenrindeninsuffizienz (Morbus Addison)** betrifft alle Schichten der Nebennierenrinde. Somit ist die Plasmakonzentration aller Nebennierenrindenhormone vermindert. Die häufigste Ursache ist eine lang anhaltende Cortisoltherapie (→ Abnahme der ACTH-Sekretion → Atrophie der Zonae fasciculata und reticularis). Die Symptome sind unspezifisch. Müdigkeit und Leistungsabfall sind zum großen Teil durch Na^+- und damit verbundenen Flüssigkeitsverlust infolge des Fehlens von Aldosteron bedingt (niedriger Blutdruck). Eine Hyperpigmentierung vor allem sonnenlichtexponierter Haut beruht auf der enthemmten ACTH-Produktion (fehlende negative Rückkopplung durch die Steroidhormone). ACTH bindet an und aktiviert Rezeptoren für MSH und stimuliert so die Melaninbiosynthese.
In Stress-Situationen (z.B. Infektion, Trauma, Operation) kann es zu einer lebensbedrohlichen **Addison-Krise** kommen. Sie äußert sich durch Blutdruckabfall bis hin zum Kreislaufschock, Erbrechen, Fieber und eine durch Hypoglykämie bedingte Bewusstseinseintrübung bis hin zum Koma.

20.5.3 Androgene

Die wichtigsten Androgene der Nebennierenrinde sind **Dehydroepiandrosteron** (DHEA), sein **Sulfatester** (DHEAS) sowie **Androstendion** (Abb. **B-20.16**).

DHEA und DHEAS sind bei beiden Geschlechtern die häufigsten Sexualhormone im Blutserum.

20.5.3 Androgene

Die Androgene werden im folgenden Unterkapitel behandelt, hier werden nur einige die Nebennierenrinde betreffende Aspekte angesprochen. In der Nebennierenrinde werden im Wesentlichen **Dehydroepiandrosteron (DHEA)**, sein **Sulfatester (DHEAS)** sowie **Androstendion** (Abb. **B-20.16**) gebildet und nur geringe Megen an Testosteron. DHEAS dient als Reservoir für DHEA und wird durch zelluläre Sulfatasen wieder in DHEA umgewandelt.
Beim Mann ist der Beitrag der Nebennierenrinde zur Testosteronproduktion gegenüber den Hoden vernachlässigbar, bei der Frau macht er ca. 50% des Testosterons aus. Demgegenüber werden mehr als 90% von DHEA/DHEAS in

der Nebennierenrinde gebildet. DHEA und DHEAS sind bei beiden Geschlechtern mit Blutserumkonzentrationen bis zu etwa 38 nmol/l (DHEA) bzw. 10 µmol/l (DHEAS, beide Angaben für > 20-Jährige) die häufigsten Geschlechtshormone überhaupt. Die Produktion der Sexualhormone in der Nebennierenrinde steigt von der Kindheit bis etwa zum 25. Lebensjahr an und nimmt dann wieder ab. DHEA, DHEAS und Androstendion besitzen nur **geringe biologische Aktivität**, können aber in peripheren Geweben mit der entsprechenden Enzymausstattung in die biologisch weit aktiveren Hormone Testosteron und Östrogene umgewandelt werden und so zur Versorgung dieser Gewebe beitragen. Allerdings kann die Androgenproduktion der Nebennierenrinde die der Gonaden nicht ersetzen, die den gößten Anteil des zirkulierenden Testosterons und Östrogens bilden (s.u).

DHEA, DHEAS und Androstendion besitzen nur **geringe biologische Aktivität**.
Die Androgenproduktion der Nebennierenrinde kann die der Gonaden nicht ersetzen.

▸ ver$_k$lin$_i$kte Vorklinik: Cushing-Syndrom (Morbus Cushing)

Anamnese: Annemarie Hartmann kommt mit Beschwerden zum Hausarzt, die seit Monaten langsam schlimmer wurden und deren Beginn sie gar nicht mehr genau angeben kann. Obwohl sie regelmäßig schwimmen und spazieren gehe, habe sie acht Kilogramm zugenommen – sie habe ständig Appetit. Besonders am Bauch habe sie zugenommen, sogar Schwangerschaftsstreifen hätten sich dort gebildet. Auch ihr Gesicht werde immer runder. Die Wechseljahre seien bei ihr vorbei, aber in letzter Zeit sei sie ständig gereizt und schnell erschöpft und könne nur schlecht schlafen. Sie habe schon überlegt, ob sie jetzt eine „Midlife-Crisis" bekomme. Aber eigentlich sei sie immer ein ausgeglichener Mensch gewesen und psychische Belastungen habe sie auch jetzt nicht.

In der Vorgeschichte ist nur eine Entfernung der Gallenblase wegen Gallensteinen bekannt.

Medikamentenanmnese: Frau Hartmann nimmt keinerlei Medikamente, nur ab und zu Acetylsalicylsäure 500 mg gegen Kopfschmerzen. In letzter Zeit muss sie diese öfter nehmen, ungefähr einmal pro Woche.

Familienanmnese: Ihre Mutter, die mit 78 Jahren gestorben ist, litt an Diabetes mellitus Typ 2.

Körperliche Untersuchung: 57-jährige, adipöse Patientin (162 cm/74 kg) in gutem Allgemeinzustand. Blutdruck 165/100 mmHg, Puls 84/min, Körpertemperatur 37 °C. Das Gesicht ist aufgedunsen und rund, auf der Oberlippe sieht man den Ansatz eines Schnurrbartes. Auffällig sind einige „Schwangerschaftsstreifen" (Striae distensae) auf der Bauchhaut, außerdem imponieren Bauch und Oberkörper dick und kräftig im Vergleich zu den eher dünnen Extremitäten. Die weitere körperliche Untersuchung ist unauffällig.

Laboruntersuchungen (Angabe der jeweiligen Normwerte in Klammern): Nüchternblutzucker 128 mg/dl (60 – 100 mg/dl), Cholesterin 289 mg/dl (< 200 mg/dl), Triglyceride 179 mg/dl (< 150 mg/dl), Leukozyten 11,4 Mio/ml (4 – 11 Mio/ml), Natrium 144 mmol/l (135 – 145 mmol/l), Kalium 3,6 mmol/l (3,5 – 5 mmol/l), Harnstoff und Kreatinin und alle anderen Parameter im Normbereich.

12-Kanal-EKG: Normofrequenter Sinusrhythmus, Linkstyp, keine Erregungsrückbildungsstörungen.

Röntgenaufnahme des Thorax in zwei Ebenen: Altersentsprechend unauffälliger Befund.

Sonographie des Abdomens: Beidseitige Hyperplasie der Nebennierenrinde, fehlende Gallenblase (nach Cholezystektomie), ansonsten unauffälliger Befund.

24-Stunden-Urin: Freies Cortisol 267 µg/d (< 100 µg/d).

Zusätzliche Laboruntersuchung nach dem 24-Stunden-Urin-Test: Plasma-ACTH 96 ng/l (9 – 52 ng/l); MRT der Sellaregion: Scharf begrenzte, homogene Raumforderung im Hypophysenvorderlappen, etwa 0,9 cm. Verdacht auf ein Mikroadenom der Hypophyse. Ansonsten unauffälliger Befund.

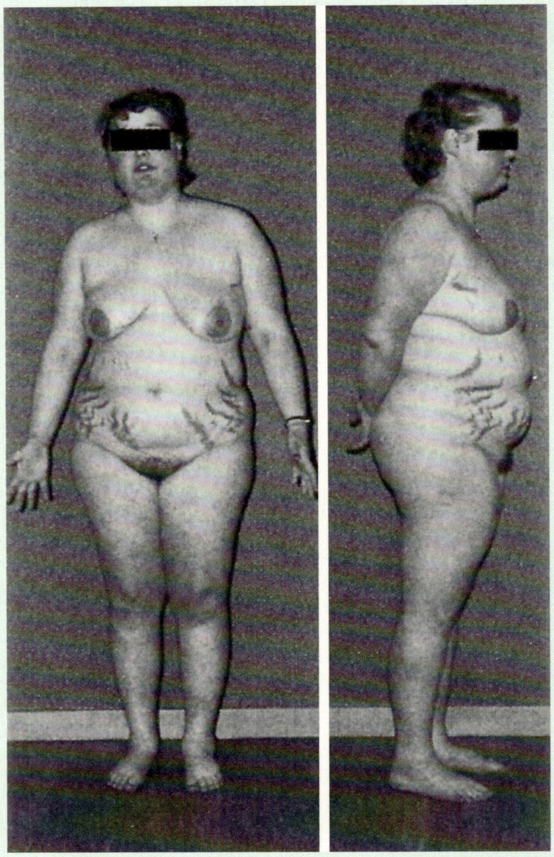

Patientin mit Cushing-Syndrom. Typisch sind das aufgedunsene Gesicht, die „Stammfettsucht" und die Striae distensae

Verlauf: Wegen der neu aufgetretenen Hypertonie macht der Hausarzt zunächst eine 24-Stunden-Blutdruckmessung und eine Ultraschalluntersuchung des Abdomens, um die Nieren zu kontrollieren. Als er dort die Hyperplasie der Nebennierenrinde sieht und sich in der Langzeit-Blutdruckmessung eine durchgehende Hypertonie mit Spitzen bis zu 190/110 mmHg zeigt, weist er die Patientin mit Verdacht auf ein Cushing-Syndrom ins Krankenhaus ein. Der erhöhte Cortisol-Wert im 24-Stunden-Urin bestätigt die Diagnose. Als man auch einen erhöhten ACTH-Wert im Plasme feststellt wird Frau Hartmanns Hypophyse kernspintomographisch untersucht und hier findet sich der Verursacher ihrer Beschwerden: ein Mikroadenom, das ACTH bildet. Frau Hartmann hat ein zentrales Cushing-Syndrom (Morbus Cushing). Nach mikrochirurgischer transsphenoidaler Operation mit Entfernung des Mikroadenoms bilden sich sämtliche Symptome wieder zurück.

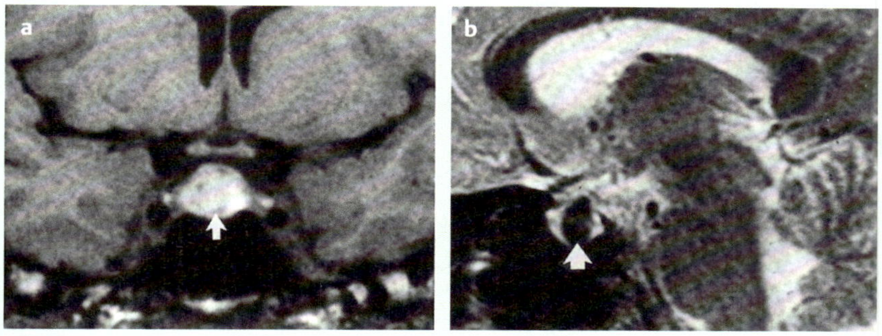

ACTH-produzierendes Mikroadenom der Hypophyse: links im Koronarschnitt (a), rechts im Sagittalschnitt (b)

Fragen mit biochemischem Schwerpunkt:

1. Warum bestimmt man bei dem Verdacht auf ein Cushing-Syndrom den Cortisol-Wert im 24-Stunden-Urin und nicht einfach bei der Blutabnahme?
2. Nach welcher Zeit kann man mit einer Wirkung rechnen, wenn Cortisol als Medikament gegeben wird?
3. Welche Wirkung ist dafür verantwortlich, dass Cortisol so häufig als Medikament verwendet wird?
4. Was gibt es für Therapiemöglichkeiten des Cushing-Syndroms, wenn eine Operation nicht möglich ist – etwa bei einem fortgeschrittenen ACTH-produzierenden Tumor?
5. Welche Wirkung des Cortisols wird in Biochemie-Lehrbüchern oft nicht erwähnt, kann für Patienten aber sehr belastend sein?

Antwortkommentare:

Zu 1. Der Cortisolspiegel hängt stark von der Tageszeit ab. Im Hypothalamus wird das CRH nach einem zirkadianen Rhythmus ausgeschüttet und dementsprechend schwankt die Bildung von ACTH und Cortisol – zum Beispiel ist der Spiegel morgens deutlich höher als um Mitternacht. Deshalb ist eine 24-Stunden-Messung im Urin genauer als die einmalige Bestimmung im Serum.

Zu 2. Mit einer Wirkung kann man nicht sofort, sondern erst nach Stunden rechnen, da der Wirkmechanismus des Cortisols Zeit braucht: Als lipophiles Molekül diffundiert es durch die Zellmembran in das Zytoplasma und bindet dort an Rezeptoren. Als Hormon-Rezeptor-Komplex gelangt es so in den Zellkern und dockt dort an spezifischer Gensequenzen. Mit der Hemmung oder Steigerung der Expression dieser Gene wird die Entstehung bestimmter mRNAs gehemmt oder gesteigert und auf diesem Wege die Bildung bestimmter Proteine reguliert. Diese Vorgänge dauern, Cortisol ist kein Medikament, was innerhalb von Minuten wirkt!

Zu 3. Wegen seiner immunsuppressiven und antiphlogistischen Wirkung. Bei vielen allergischen Krankheiten, Autoimmunerkrankungen oder nach Transplantationen ist Cortisol fast ein „Wundermittel". Diese positiven Wirkungen müssen die Patienten jedoch oft mit schweren Nebenwirkungen erkaufen.

Zu 4. Mit Ketoconazol, eigentlich ein Antimykotikum, kann die Cortisolproduktion in der Nebennierenrinde medikamentös blockiert werden. Dazu gibt man das Somatostatin-Analogon Octreotid.

Zu 5. Der Einfluss auf die Psyche: Bei Patienten, die mit Cortisol behandelt werden, kann es zu Gereiztheit, Verstimmungen, aber oft auch zur Euphorie kommen. Wenn das Cortisol abgesetzt werden soll, tritt manchmal eine solche Dysphorie auf, dass es schwer wird, die Cortisol-Dosis zu reduzieren.
Die psychischen Verstimmungen bei Patienten mit Cushing-Syndrom verschwinden normalerweise, wenn der Cortisolspiegel im Blut wieder normal ist. Während der Normalisierung kann sich das Psychosyndrom aber auch kurzzeitig verschlechtern.

20.6 Hormone der Gonaden

Die **Hoden** produzieren über 95 % des **Testosterons** und geringe Menge an **Östrogenen.**
Die **Ovarien** produzieren **Östrogene** und **Gestagene**.

In den Gonaden werden männliche Sexualhormone (Androgene) und/oder weibliche Sexualhormone (Östrogene, Gestagene) gebildet:

- Die **Hoden** produzieren
  - über **95 %** des wichtigsten Androgens, des **Testosterons** und geringe Mengen **anderer Androgene**,
  - **Östrogene** (in geringem Umfang).
- Die **Ovarien** produzieren **Östrogene** und **Gestagene**.

Im Embryo sind Testosteron und Östrogene in Kombination mit geschlechtsspezifischen Transkriptionsfaktoren für die Bildung der männlichen und weiblichen Geschlechtsorgane erforderlich.

Die Sexualhormone beeinflussen beim Embryo die Entwicklung der indifferent angelegten Gonade: Auf dem Y-Chromosom kodierte Transkriptionsfaktoren (SRY, SOX9) induzieren das zur TGFβ-Familie gehörende anti-Müller-Hormon (AMH), das die Entwicklung der Müller-Gänge zu Eileiter und Uterus hemmt. Im fetalen Hoden gebildetes Testosteron induziert die Differenzierung der inneren und äußeren männlichen Geschlechtsorgane. In Abwesenheit der o.g. Transkriptionsfaktoren (X-Chromosom!) und in Gegenwart von Östrogenen dagegen bilden sich weibliche Geschlechtsorgane.

Später fördern die Reifung der Geschlechtsorgane bzw. -merkmale (bedingt durch die Unterschiede in der Hormonkonzentration bei Mann und Frau).

Später stimulieren die Sexualhormone die Reifung der Geschlechtsorgane und bestimmen die geschlechtsspezifischen Körpermerkmale und das Sexualverhalten.
Die unterschiedlichen Wirkungen bei Mann und Frau sind auf Konzentrationsunterschiede der Sexualhormone zurückzuführen.

20.6.1 Androgene

▶ Definition

▶ **Definition.** Androgene sind von Mann und Frau in Nebennierenrinde und Gonaden synthetisierte Steroidhormone, die beim Mann Bildung und Entwicklung der Geschlechtsorgane und- merkmale sowie das geschlechtspezifische Verhalten beeinflussen und bei beiden Geschlechtern zusammen mit Östrogenen das Skelettwachstum regulieren.

Biosynthese und Transport

Die Androgene werden von den **Leydig-Zwischenzellen** des Hodens gebildet (Synthesereaktionen s. Abb. **B-20.16**). Die wichtigsten Vertreter sind **Testosteron** und **Dihydrotestosteron** (Abb. **B-20.18**).

Die Androgene werden von den **Leydig-Zwischenzellen** des Hodens gebildet. Zu den Reaktionen der Biosynthese s. Abb. **B-20.16** (S. 595). Die wichtigsten Androgene des Hodens sind **Testosteron** und **Dihydrotestosteron**. Letzteres wird durch Reduktion der Doppelbindung im Ring A gebildet (Abb. **B-20.18**). Daneben werden noch geringere Mengen der schwach wirkenden Androgene DHEA und Androstendion gebildet.

B-20.18

B-20.18 Struktur von Testosteron und Dihydrotestosteron

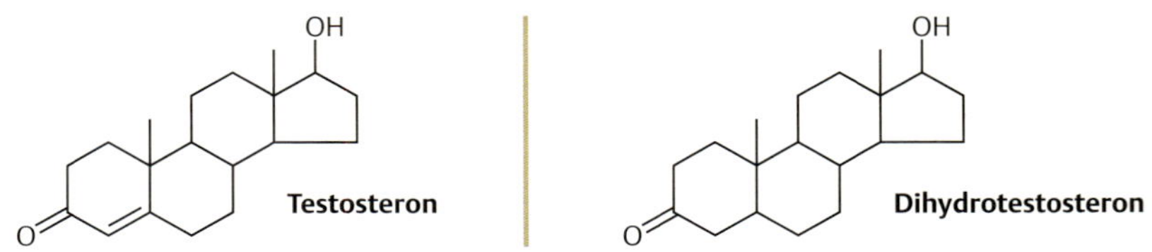

Sie werden im **Blut** im Komplex mit **Albumin** oder **SHBG** transportiert.

Im **Blut** werden Androgene **im Komplex mit Albumin** und dem spezifischen **Sexualhormon-bindenden Protein (SHBG)** transportiert. In den Zielzellen wird ein großer Teil des Testosterons in das aktivere Dihydrotestosteron oder auch durch die Aromatase-Reaktion in Östrogen umgewandelt (S. 606).

Regulation der Biosynthese

Die stoßweise Sekretion von Gonadotropin-Releasing-Hormon (**GnRH**) bewirkt in der Adenohypophyse die Sekretion der Gonadotropine **LH** und **FSH**.

- **LH** bindet an G-Protein-gekoppelte Rezeptoren der **Leydig-Zwischenzellen** und bewirkt so die Biosynthese und Ausschüttung der Androgene (analog zur Wirkung von ACTH auf die Cortisolbiosynthese, Abb. **B-20.15**).
- **FSH** bindet an einen G-Protein-gekoppelten Rezeptor der **Sertoli-Zellen** und unterstützt so die Spermatogenese, aber nur in Anwesenheit von Testosteron (s. u.).

Regulation der Biosynthese

GnRH bewirkt die Sekretion der Gonadotropine **LH** und **FSH**.

- **LH** stimuliert die Testosteronbildung in den **Leydig-Zwischenzellen**.
- **FSH** aktiviert die **Sertoli-Zellen** und unterstützt so die Spermatogenese.

Testosteron und Dihydrotestosteron hemmen die Testosteronbildung (**negative Rückkopplung**), indem sie die Synthese und Sekretion von **GnRH** und **LH** hemmen. Sie sind allerdings nur schwache Inhibitoren der **FSH-Bildung**. Diese wird effizient durch **Inhibin** gehemmt, ein im Hoden (Sertolizellen) gebildetes Mitglied der TGFβ-Familie.

Die Sekretion von GnRH, LH und FSH wird durch **negative Rückkopplungsmechanismen** gehemmt.

Molekulare Wirkungen

Androgene wirken wie alle Steroidhormone auf der Ebene der **Transkription** (S. 444). Meist aktivieren sie sie. Dihydrotestosteron bindet an die gleichen Rezeptorproteine wie Testosteron, jedoch mit höherer Affinität und ist deshalb erheblich wirksamer.

Molekulare Wirkungen

Androgene wirken wie alle Steroidhormone auf der Ebene der **Transkription**.

Zelluläre Wirkungen

Androgene stimulieren die Bildung und Reifung der Geschlechtsorgane sowie der akzessorischen Drüsen (Prostata) in der Embryonalentwicklung und der Pubertät. Sie regulieren **Spermatogenese**, **Sexualverhalten** und **Potenz**. Ob Testosteron eine direkte Wirkung auf die Spermatogonien/Spermatozyten hat, ist fraglich, unbestritten ist jedoch die **indirekte Wirkung** über die **Sertoli-Zellen**. Diese stehen in Kontakt mit den Keimzellen und ernähren die sich entwickelnden Spermatozoen. Durch Testosteron werden die Sertoli-Zellen befähigt, die Spermatogenese zu unterstützen, ohne funktionelle Androgenrezeptoren in Sertoli-Zellen wird die Spermatogenese inhibiert. Die Mechanismen der Regulation der Spermatozytenentwicklung durch die Sertoli-Zellen sind erst teilweise bekannt, u. a. bilden sie parakrin/juxtakrin wirkende Proteine, die Wachstum und Überleben der Spermatogonien/Spermatozyten fördern (z. B. aktiviert der Stammzell-Faktor die Rezeptor-Tyrosinkinase c-kit auf den Spermatogonien). Weiterhin sind von den Sertoli-Zellen in das Lumen der Samenkanälchen sezernierte Proteine für die Spermatogenese wichtig, darunter das **Androgen-bindende Protein (ABP)**, dessen Expression durch FSH stimuliert wird. ABP bindet Testosteron und ermöglicht es so, eine hohe, lange verfügbare Konzentration des von den Leydig-Zellen sezernierten Testosterons in den Samenkanälchen aufzubauen. ABP kann in einem Rezeptor-vermittelten Prozess von den Epithelzellen aufgenommen werden.

Zelluläre Wirkungen

Androgene stimulieren die Bildung/Reifung der Geschlechtsorgane sowie der akzessorischen Drüsen und regulieren **Spermatogenese**, **Sexualverhalten** und **Potenz**. Testosteron **fördert** die **Spermatogenese indirekt** durch Aktivierung von Rezeptoren in den **Sertoli-Zellen**. Diese bilden Proteine, die Wachstum und Überleben der Spermatogonien/-zyten fördern und sezernieren z. B. das **Androgen-bindende Protein (ABP)**, das Testosteron bindet und so für eine hohe Testosteronkonzentration in den Samenkanälchen sorgt.

Testosteron bewirkt die Ausbildung der **sekundären Geschlechtsmerkmale** wie Bartwuchs, männliche Körperbehaarung und Vergrößerung des Kehlkopfs in der Pubertät. Es ist für die Ausbildung des typisch männlichen **Knochenbaus** und der **Muskulatur** verantwortlich, und für das im Vergleich zu Frauen höhere Verhältnis von Muskel zu Fettmasse. Es besitzt eine **anabole Wirkung**, weswegen Testosteronderivate trotz der schweren Nebenwirkungen oft zur Leistungssteigerung im Hochleistungssport eingenommen werden (Doping).

Testosteron bewirkt die Ausbildung der **sekundären Geschlechtsmerkmale** und des typisch männlichen **Körperbaus**.
Es besitzt **anabole Wirkung**.

Testosteron reguliert das **Skelettwachstum** und den Wachstumssprung vor der Pubertät, allerdings nur zusammen mit Östrogen. Letzteres ist sehr wahrscheinlich auch für das Schließen der Epiphysenfuge verantwortlich, wie z. B. bei Männern festgestellt wurde, die aufgrund eines Aromatasemangels keine Östrogene bilden konnten.

Testosteron reguliert das **Skelettwachstum**, allerdings nur zusammen mit Östrogen, das auch für das Schließen der Epiphysenfuge verantwortlich ist.

20.6.2 Östrogene und Gestagene

▶ Definition

20.6.2 Östrogene und Gestagene

▶ **Definition.**

- **Östrogene** sind von Mann und Frau synthetisierte Steroidhormone, die bei der Frau Bildung und Entwicklung der Geschlechtsorgane und- merkmale beeinflussen und bei beiden Geschlechtern zusammen mit Testosteron das Skelettwachstum regulieren. Sie werden vor allem im Ovar (in den Granulosazellen der Ovarialfollikel) bzw. in der Plazenta gebildet, aber auch in Nebennierenrinde und Hoden sowie in geringem Umfang in anderen Organen, die Aromataseaktivität besitzen (Muskel, Fettgewebe und Nerven). Die wichtigsten Östrogene sind Östradiol, Östratriol und Östron (Abb. **B-20.19**).
- **Gestagene** werden im Corpus luteum (Gelbkörper) des Ovars und in der Plazenta gebildet. Sie sind für die Vorbereitung und Aufrechterhaltung der Schwangerschaft essenziell. Wichtigster Vertreter ist Progesteron (Abb. **B-20.19**).

B-20.19 **Struktur der wichtigsten Östrogene und Gestagene**

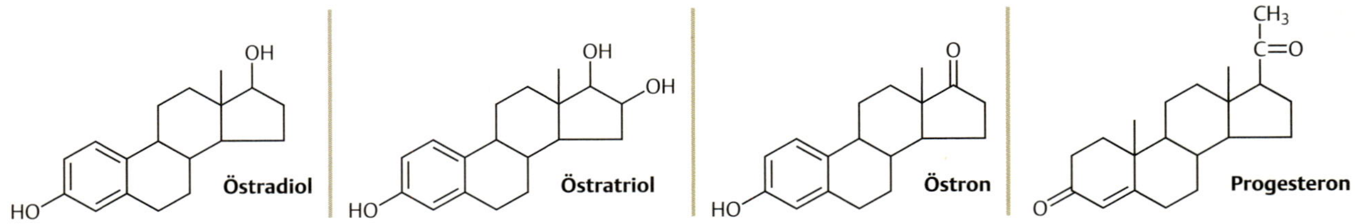

Biosynthese und Transport

Die **Östrogene** entstehen durch die Aromatase-Reaktion aus Androgenen (Abb. **B-20.16**).

Progesteron ist Zwischenprodukt der Synthese der meisten Steroidhormone.

Östrogene und Progesteron werden im Blut an **Plasmaproteine gebunden** transportiert.

Biosynthese und Transport

Die **Östrogene** entstehen durch die Aromatase-Reaktion aus Androgenen. **Östradiol**, das wirksamste Östrogen, entsteht unter Katalyse der Aromatase aus Testosteron (Abb. **B-20.16**, S. 595). Geht die Biosynthese von Androstendion aus, entsteht **Östron**, das $^1/_3$ der Aktivität von Östradiol besitzt. Einführung einer zusätzlichen Hydroxylgruppe führt zur Bildung von **Östratriol** (16-Hydroxyöstradiol), das das häufigste Derivat im Urin darstellt und $^1/_{10}$ der Aktivität von Östradiol besitzt.
Progesteron wird als Zwischenstufe bei der Biosynthese der meisten Steroidhormone gebildet (Abb. **B-20.16**, S. 595).
Östrogene werden **im Blut** wie Testosteron an **SHBG** (s.o.) und **Albumin** gebunden transportiert. **Progesteron** bindet an **Transcortin**.

Regulation der Biosynthese

Die Bildung der Sexualhormone wird durch **GnRH** aus dem Hypothalamus und **FSH** und **LH** aus der Hypophyse reguliert. Zu den Rückkopplungsmechanismen im Verlauf des Menstruationszyklus s. S. 606.

Regulation der Biosynthese

Wie beim Mann wird auch bei der Frau die Bildung der Sexualhormone durch **GnRH** bzw. **FSH** und **LH** reguliert. Die Regulation ist jedoch erheblich komplexer. Die **pulsatile** Sekretion von GnRH bzw. FSH und LH beginnt mit der Pubertät und dauert bis zur Menopause. Danach nimmt die Östrogenproduktion ab, was wegen der fehlenden Rückkopplung auf Hypothalamus und Hypophyse zu einem starken Anstieg von FSH und LH führt. Wichtige Rückkopplungsmechanismen im Verlauf des Menstruationszyklus sind auf S. 606 besprochen.

Molekulare Wirkungen

Östogene und Progesteron aktivieren **ligandenaktivierte Transkriptionsfaktoren**.

Molekulare Wirkungen

Die Wirkung wird durch **ligandenaktivierte Transkriptionsfaktoren** vermittelt (S. 563). Es gibt zwei verschiedene Östrogenrezeptoren, ERα und ERβ, die unterschiedliche Gewebeverteilung und Bindungsaffinitäten für Östrogene besitzen. Für Progesteron scheint nur ein Rezeptor zu existieren.

Zelluläre Wirkungen

Östrogene sind für Wachstum und Reifung der **weiblichen Geschlechtsorgane** und Entwicklung der **sekundären Geschlechtsmerkmale** verantwortlich. Bis zur Menopause stimulieren sie die **Proliferation der Uterusschleimhaut** und sind für die **Follikelreifung** wichtig (s. u.). Weitere genitale und extragenitale Wirkungen auf den weiblichen Körper zeigt Abb. **B-20.20**. Östrogene besitzen eine **anti-Arteriosklerose-Wirkung** und spielen bei Mann und Frau, wie bei den zellulären Wirkungen der Androgene bereits erwähnt, eine wichtige Rolle beim **Knochenwachstum** und Schließen der Epiphysenfuge. Aufgrund ihrer höheren Konzentration im weiblichen Körper **schützen** sie Frauen außerdem **vor Osteoporose**, indem sie die Biosynthese Osteoklasten aktiverender Interleukine teilweise hemmen. Dieser Effekt fällt nach der Menopause weg, so dass das Osteoporoserisiko und damit die Gefahr, Knochenbrüche zu erleiden, stark zunimmt.

Progesteron bereitet die Uterusschleimhaut auf die **Einnistung** des befruchteten Eis (Nidation) vor und ist für die **Aufrechterhaltung der Schwangerschaft** notwendig. Absinken des Progesteronspiegels führt zum Schwangerschaftsabbruch. Weitere genitale und extragenitale Wirkungen zeigt Abb. **B-20.21**.

Zelluläre Wirkungen

Östrogene regulieren Wachstum und Reifung der **weiblichen Geschlechtsorgane** und die Entwicklung der **sekundären Geschlechtsmerkmale** (Abb. **B-20.20**).
Sie schützen vor **Arteriosklerose** und **Osteoporose**.
Außerdem führen sie (bei beiden Geschlechtern) zum **Schließen der Epiphysenfuge**.

Progesteron ist für die **Nidation** und die **Aufrechterhaltung der Schwangerschaft** notwendig. Weitere Wirkungen s. Abb. **B-20.21**.

B-20.20 Wirkungen der Östrogene auf den weiblichen Körper

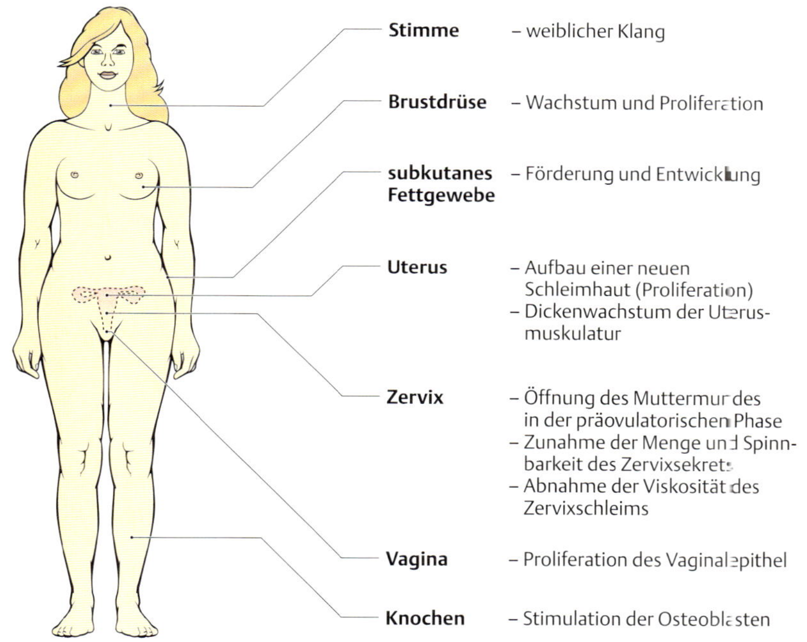

B-20.20

Wirkungen von Östrogenen und Progesteron während des Menstruationszyklus: Der Menstruationszyklus lässt sich in drei Phasen gliedern:
- Follikelphase,
- Ovulation,
- Lutealphase.

In der **Follikelphase**, die definitionsgemäß mit dem 1. Tag der Regelblutung beginnt, erfolgt die **Follikelreifung**. Hierfür sind **FSH** und **Östrogene** verantwortlich: Mit dem Abklingen der hohen Östrogen- und Progesteronspiegel am Ende des vorherigen Zyklus (Abb. **B-20.22**) steigt aufgrund des Wegfalls der Hemmwirkung dieser Hormone der FSH-Spiegel für wenige Tage an. **FSH** stimuliert die Proliferation und Reifung von **Tertiärfollikeln** (Primär- und Sekundärfollikel werden praktisch nicht beeinflusst, sondern durch andere, noch wenig verstandene

Wirkungen von Östrogenen und Progesteron während des Menstruationszyklus:

In der **Follikelphase** (Abb. **B-20.22**) erfolgt unter Kontrolle von **FSH** und **Östrogenen** die Follikelreifung.
FSH stimuliert die Proliferation und Reifung von **Tertiärfollikeln**, indem es die Aromatase in den Granulosazellen induziert. Diese können nun die aus den Thekazellen stammenden Androgene in **Östrogene** umwandeln

B-20.21

B-20.21 **Wirkungen von Progesteron auf den weiblichen Körper**

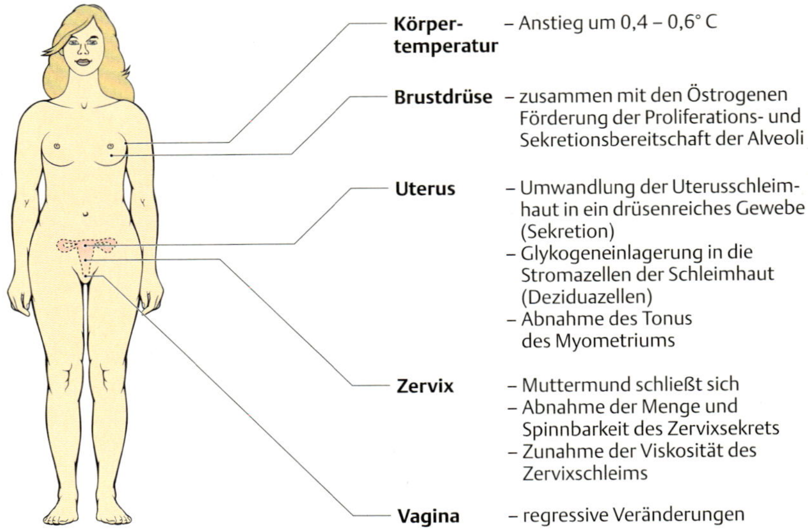

(Abb. **B-20.23**), die die Follikelreifung und die Proliferation der Uterusschleimhaut fördern. **LH** stimuliert die Bildung von Androgenen in den Thekazellen (Abb. **B-20.23**).

Faktoren reguliert). FSH induziert indirekt über die Induktion des autokrin wirkenden TGFβ-Proteins **Aktivin** seinen eigenen **FSH-Rezeptor** auf Granulosazellen. Weiterhin induziert FSH das Enzym **Aromatase** (Abb. **B-20.23**), wodurch die **Östrogenbildung** aus Androgenen möglich ist. Östrogene unterstützen die weitere Entwicklung des Follikels und fördern die Proliferation der Uterusschleimhaut. Parallel stimuliert **LH** durch Bindung an **Rezeptoren auf den Thekazellen** der Ovarialfollikel die Bildung von **Androgenen**, den Ausgangssubstanzen für die Östrogensynthese (Abb. **B-20.23**).

Der starke Anstieg der Plasmaöstrogenkonzentration und vom Follikel sezerniertes Inhibin hemmen die Synthese/Sekretion von FSH (**negative Rückkopplung**, Abb. **B-20.23**) und führen so zu **Follikelatresie**. Nur der **dominante (= Graaf-)Follikel** vollendet den Reifungsprozess.

Östrogene unterstützen die Wirkung von FSH am Follikel, u. a. fördern sie die Bildung von FSH- und LH-Rezeptoren auf den Granulosazellen. Östrogene gelangen auch ins Blut. Der starke Anstieg der Plasmaöstrogenkonzentration hemmt die FSH-Synthese und -Sekretion in der Hypophyse. Die gleiche Wirkung hat vom Follikel sezerniertes Inhibin (Abb. **B-20.23**), ein kompetitiver Aktivinrezeptor-Antagonist. Die Abnahme der FSH-Sekretion führt dazu, dass alle reifenden Tertiärfollkel mit einer Ausnahme zugrunde gehen (**Atresie**). Dieser eine Follikel besitzt genügend Granulosazellen mit genügend FSH- und LH-Rezeptoren, um überleben zu können. Er wird als **dominanter (= Graaf-)Follikel** bezeichnet. Er **vollendet** den **Reifungsprozess.**

Die in der **Zyklusmitte** stark erhöhte Östrogenkonzentration stimuliert die GnRH-Sekretion (**positive Rückkopplung)**. Der **steile Anstieg von LH** führt zur **Ovulation**.

In der **Zyklusmitte** wird eine Schwellen-Plasmaöstrogenkonzentration überschritten, oberhalb derer Östrogene die GnRH-Sekretion stimulieren (**positive Rückkopplung**). Neben einer Zunahme der FSH-Konzentration kommt es zu einem **steilen Anstieg von LH** (Abb. **B-20.22**), der die **Ovulation** induziert. Dabei wird aus dem Graaf-Follikel die befruchtungsfähige **Oozyte freigesetzt**.

Ein Umschlagen von einer negativen zu einer positiven Rückkopplung ist möglich, weil die Rückkopplung zu den GnRH-produzierenden Neuronen überwiegend *indirekt* durch Östrogen-sensitive Neurone erfolgt, die zu den GnRH-Neuronen ziehen. Neben solchen Östrogen-sensitiven Neuronen, die die Ausschüttung von Releasing-Faktoren inhibieren, existieren auch solche, die die Sekretion stimulieren und unterschiedlich hormonell und nerval reguliert werden (z. B. erst bei höheren Östrogenkonzentrationen aktiviert werden). Ob zusätzlich eine *direkte* Wirkung von Östrogenen auf GnRH-Neurone eine Rolle spielt, ist noch unklar.

In der **Lutealphase** bildet sich aus dem Rest des Graaf-Follikels das **Corpus luteum**, das unter Einfluss von LH **Östrogene** und **Progesteron** produziert.

In der **Lutealphase** bildet sich aus dem Rest des Graaf-Follikels das **Corpus luteum** (Gelbkörper), das unter Einfluss von LH **Östrogene** und **Progesteron** produziert. Progesteron bereitet die Uterusschleimhaut auf die Einnistung der befruchteten Eizelle vor, indem es die Durchblutung fördert, das Drüsenwachs-

tum und die Einlagerung von Glykogen in die Stromazellen stimuliert. Unter Wirkung von Progesteron nimmt die Frequenz der GnRH-Sekretion dramatisch ab, so dass auch die FSH- und LH-Spiegel sinken.
Wird die **Eizelle befruchtet**, erfolgt die Einnistung in den Uterus (Nidation). Nun **stimuliert** das von der Blastozyste und später von der Plazenta (Synzytiotrophoblast) gebildete **humane Choriogonadotropin (hCG)** die **Synthese von Östrogenen und Progesteron**.
Erfolgt **keine Befruchtung**, **degeneriert** das **Corpus luteum** und die Östrogen- und Progesteronspiegel sinken. Die **Abnahme der Progesteronspiegel** führt am Stratum functionale der Uterusschleimhaut zu Durchblutungsstörungen und degenerativen Veränderungen, die zur **Menstruation** führen.

Wird die **Eizelle befruchtet**, kommt es zur Nidation und das von der Blastozyste produzierte **hCG** stimuliert die **Bildung von Östrogenen** und **Progesteron**.
Erfolgt **keine Befruchtung**, degeneriert das Corpus luteum und die **Abnahme der Progesteronspiegel** führt zur **Menstruation**.

B-20.22 **Hormonaktivitäten während des Menstruationszyklus und ihre Wirkungen auf Ovar und Endometrium**

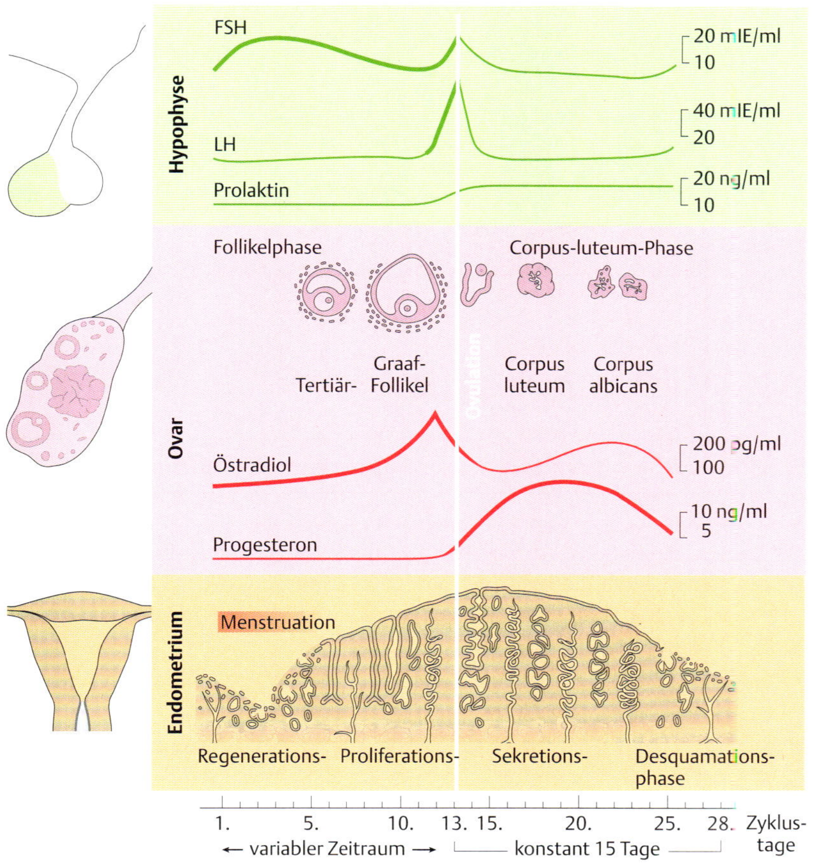

B-20.22

▶ **klinik.** hCG ist homolog zu LH und bindet an den gleichen Rezeptor. Es besteht aus einer α-Untereinheit, die mit der von LH und FSH identisch ist, und einer β-Untereinheit. Zum **Schwangerschaftsnachweis** werden Antikörper gegen die β-Untereinheit eingesetzt, um Kreuzreaktionen mit LH zu verhindern. Hoch empfindliche β-hCG-Tests sind bereits um den 8. Tag post conceptionem positiv.
Zur **hormonellen Kontrazeption**, dem wirksamsten Verfahren der Empfängnisverhütung, werden in der Regel **Kombinationspräparate aus Östrogen- und Progesteronderivaten** verwendet. Sie bewirken eine **Verminderung der Gonadotropinsekretion**. Insbesondere der LH-Peak bleibt aus, so dass es nicht zum Eisprung kommt. Am Endometrium tritt keine volle sekretorische Transformation der Schleimhaut ein, so dass zusätzlich die Nidation erschwert würde.
Progesteronrezeptor-Antagonisten wie Mifepriston (RU 486) binden an den Progesteronrezeptor, entfalten aber keine Wirkung. Dies führt zum **Abbruch der Schwangerschaft**.

B-20.23

B-20.23 Beeinflussung der Steroidhormonsynthese im Ovar durch positive und negative regulatorische Faktoren der Hypophyse

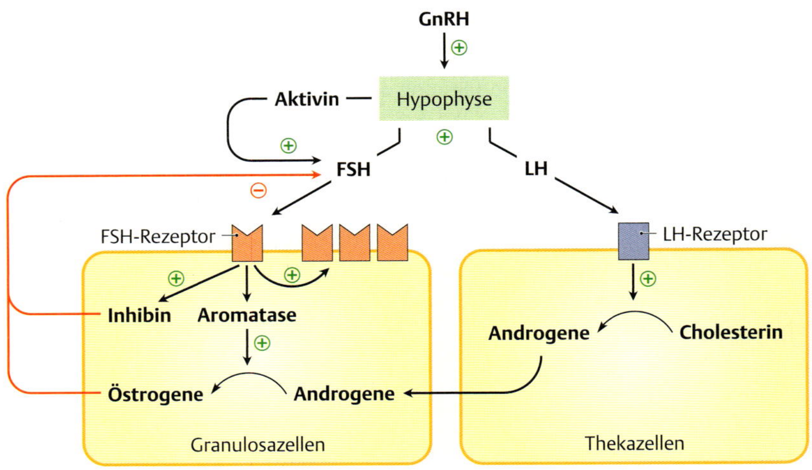

Die Thekazellen des Ovarialfollikels bilden und sezernieren unter dem Einfluss von LH Androgene. Diese diffundieren in die Granulosazellen. Dort stimuliert FSH die Synthese von Aromatase, so dass Androgene in Östrogene umgewandelt werden. FSH stimuliert ferner die Expression von FSH-Rezeptoren und des TGFβ-Proteins Inhibin, das wie Östrogen die Sekretion von FSH aus der Hypophyse inhibiert. Aktivin, ein weiteres TGFβ-Protein, steigert die FSH-Produktion mittels eines autokrinen Mechanismus.

20.7 Wachstumshormon

20.7 Wachstumshormon

▶ Synonym

▶ **Synonym.** Growth Hormone, Somatotropin, somatotropes Hormon (STH).

▶ Definition

▶ **Definition.** Wachstumshormon (GH) ist ein 22 kDa großes Protein, das in der Adenohypophyse gebildet wird. Es fördert und koordiniert das Körperwachstum und besitzt auch metabolische Wirkungen. Es wirkt hauptsächlich über Insulinähnliche Wachstumsfaktoren (IGF).

20.7.1 Regulation der Biosynthese

Biosynthese und Sekretion werden **gefördert** durch
- GHRH aus dem Hypothalamus,
- Ghrelin,
- Schilddrüsenhormone,
- Steroidhormone,
- niedrige Glucosespiegel.

Hemmend wirken
- Somatostatin,
- GH/IGF,
- freie Fettsäuren.

20.7.1 Struktur und Regulation der Biosynthese

Biosynthese und Sekretion von GH stehen unter Kontrolle von Hypothalamus, Hypophyse und metabolischen Faktoren:

- **Fördernd** wirken
  - das Growth-Hormone-Releasing-Hormon (**GHRH**, **Somatoliberin**) des Hypothalamus: Es bindet an einen G-Protein-gekoppelten Rezeptor, fördert die Transkription und Sekretion von GH und stimuliert das Zellwachstum der somatotropen Zellen.
  - das Peptid **Ghrelin**: Seine Wirkung wird durch einen spezifischen G-Protein-gekoppelten Rezeptor auf den somatotropen Zellen vermittelt.
  - **Schilddrüsenhormone:** Hierauf beruht ein großer Teil ihrer entwicklungsfördernden Effekte.
  - in der Pubertät **Östrogene** und **Testosteron**,
  - Aminosäuren, eine Abnahme des Blutglucosespiegels, körperliche Aktivität und Tiefschlaf.
- **Hemmend** wirken
  - das im Hypothalamus und in den D-Zellen des Pankreas gebildete **Somatostatin,** sowie längerfristig erhöhte Cortisolspiegel

- **GH** selbst und die durch GH induzierten **Insulin-ähnlichen Wachstumsfaktoren** (negative Rückkopplung),
- **Fettsäuren:** Sie werden durch GH vermehrt freigesetzt, wodurch sich ein weiterer negativer Rückkopplungsmechanismus ergibt.

20.7.2 Molekulare und zelluläre Wirkungen

Molekulare Wirkungen

GH übt seine Wirkung über einen **Rezeptor mit assoziierter Tyrosinkinase** aus (S. 562).
Eine der wichtigsten Wirkungen besteht in der Induktion der **Insulin-ähnlichen Wachstumsfaktoren (IGFs)**, die früher auch als **Somatomedine** bezeichnet wurden. Die **IGFs vermitteln die Mehrzahl der GH-Effekte,** nur ein **Teil** der Wirkungen ist auf **GH** selbst zurückzuführen (d. h. bei Ausfall von GH kann der Defekt nicht durch Gabe von IGFs kompensiert werden). In einigen Fällen, wie bei der Regulation des Wachstums der Röhrenknochen sind sowohl durch GH selbst als auch durch IGFs vermittelte Reaktionen beteiligt (s. u.).

Insulin-ähnliche Wachstumsfaktoren (IGF): Diese werden in zwei Varianten, **IGF-I** und **IGF-II**, gebildet. Wie der Name sagt, sind die IGFs homolog zu Insulin, d. h. sie sind strukturell ähnlich aufgebaut und leiten sich in der Evolution von einem gemeinsamen Vorläufer-Gen ab. Im Unterschied zu Insulin wird das C-Peptid jedoch nicht abgespalten, so dass IGFs aus einer einzigen Peptidkette bestehen. Beim Menschen werden IGF-I und IGF-II pränatal und postnatal exprimiert, während bei Nagern IGF-II vor allem in der Embryonalentwicklung gebildet wird.
Die IGFs werden zum größten Teil in der **Leber** gebildet, die ca. 75 % des IGFs im Blutplasma synthetisiert und **endokrin** sezerniert. So kommt der Leber eine bedeutende Rolle bei der Versorgung peripherer Organe mit dem Wachstumsfaktor zu (s. u.). Beim **Knochenwachstum** dominiert jedoch die **parakrine** Wirkung von **lokal in der Wachstumsfuge** gebildetem IGF.
Im **Blut** liegen IGFs im Komplex mit Plasmaproteinen, den **IGF-Bindungsproteinen**, vor, deren Expression ebenfalls durch GH kontrolliert wird. So wird die Bioverfügbarkeit reguliert und die Halbwertszeit im Blut von einigen Minuten auf mehrere Stunden erhöht.
Beide IGFs binden an den gleichen **IGF-I-Rezeptor**, eine **Rezeptortyrosinkinase**. Der Rezeptor ist homolog zum Insulinrezeptor, in hohen Konzentrationen kann auch Insulin selbst an den IGF-I-Rezeptor binden. Neben dem IGF-I-Rezeptor gibt es den (strukturell nicht verwandten) **IGF-II-Rezeptor**, der IGF-II bindet, so dass es nach Endozytose abgebaut wird. Er dient also nicht der Signaltransduktion, sondern als **Clearance-Rezeptor**.
Pränatal werden IGF-I und IGF-II weitgehend unabhängig von GH exprimiert, postnatal jedoch wird die Synthese (vor allem von IGF-I) im Wesentlichen durch GH reguliert.

Zelluläre Wirkungen

Die Wirkungen des GH/IGF-Systems können grob in zwei Kategorien eingeteilt werden:

- Förderung des postnatalen Wachstums durch GH/IGF,
- metabolische Wirkungen, vor allem durch GH vermittelt.

Förderung des postnatalen Wachstums

Skelett: Während des Längenwachstums werden in der Wachstumszone der Röhrenknochen **Proliferation und Reifung von Chondrozyten** stimuliert, in erster Linie durch lokal von GH induzierte IGF, daneben auch durch direkte Förderung der Chondrozytenproliferation durch GH. Weiterhin werden Proliferation und Differenzierung von **Osteoblasten** und die Differenzierung und Aktivierung von

20.7.2 Molekulare und zelluläre Wirkungen

Molekulare Wirkungen

GH aktiviert eine **rezeptorassoziierte Tyrosinkinase.**

Dies bewirkt die Induktion insbesondere der **Insulin-ähnlichen Wachstumsfaktoren (IGFs)**, die die **Mehrzahl der GH-Effekte** vermitteln.

Insulin-ähnliche Wachstumsfaktoren (IGF): Es werden zwei Varianten (IGF-I, IGF-II) gebildet, die beide homolog zu Insulin sind. IGF-I und IGF-II sind beim Menschen für das pränatale und postnatale Wachstum wichtig.

Die IGFs werden zum größten Teil in der **Leber** gebildet und **endokrin** sezerniert. Beim Knochenwachstum dominiert die **parakrine** Wirkung von IGF in der Wachstumsfuge.
Im **Blut** liegen IGFs im Komplex mit **IGF-Bindungsproteinen** vor.

Beide IGFs binden an den gleichen **IGF-I-Rezeptor**, eine zum Insulinrezeptor homologe **Rezeptortyrosinkinase**.

IGF-I und IGF-II werden **postnatal** im Wesentlichen **GH-abhängig**, **pränatal GH-unabhängig** exprimiert.

Zelluläre Wirkungen

- Förderung des postnatalen Wachstums durch GH/IGF,
- metabolische Wirkungen, v. a. GH-vermittelt.

Förderung des postnatalen Wachstums

Skelett: Bis zum Epiphysenfugenschluss fördern v. a. IGF, z. T. aber auch GH die **Proliferation und Reifung von Chondrozyten** und damit das **Skelettwachstum. Auch nach diesem Zeitpunkt** fördern IGF/GH die Differenzierung von Osteoblasten und Osteoklasten dahingehend, dass die **Knochendichte positiv reguliert** wird.

Osteoklasten stimuliert. Die Tätigkeit der beiden Zelltypen wird so koordiniert, dass eine positive Knochenbilanz entsteht bei gleichzeitigem Umbau des Knochens zur Anpassung an veränderte mechanische Belastungen. Das Längenwachstum der Röhrenknochen endet mit der Pubertät, die **positive Regulation der Knochendichte** ist aber praktisch **lebenslang** zu beobachten.

Die Muskelmasse nimmt durch IGF/GH zu.

Muskel: GH bewirkt in jedem Lebensalter eine überwiegend IGF-vermittelte **Vergrößerung der Muskelmasse.**

Innere Organe: IGF/GH fördern das **Wachstum** innerer Organe und wirken bei der **Gewebehomöostase** und **Regenerationsprozessen** mit.

Innere Organe: IGF/GH fördern das **Wachstum innerer Organe**. Erhöhte GH-Spiegel führen zu Splanchnomegalie (Vergrößerung von Leber, Niere, Milz und anderen Organen). IGF/GH sind im adulten Organismus an der **Gewebehomöostase** und **Regenerationsprozessen** involviert, z. B. konnte für IGF-I eine neuroprotekive Funktion nachgewiesen werden.

▶ **Merke**

▶ **Merke.** Das **pränatale Wachstum** wird durch **IGF-I** und **IGF-II** kontrolliert (gefördert), das Wachstumshormon selbst besitzt hier keine große Bedeutung. **Das postnatalae Wachstum wird durch GH** kontrolliert (gefördert), es ist das wichtigste wachstumsregulierende Hormon. Seine Hauptwirkung ist die Induktion der IGFs, GH-Mangel führt zu Zwergwuchs (s. u.).

Metabolische Wirkungen

GH **steigert** direkt, ohne Vermittlung durch IGF, die **Lipolyse**.

Metabolische Wirkungen

GH **steigert** –IGF-unabhängig– die **Lipolyse**. Fettdepots werden abgebaut, u. a. um die Energie für Wachstumsprozesse bereitzustellen. Die stärkste GH-Ausschüttung erfolgt nachts. In dieser Ruhephase ohne Nahrungsaufnahme wird die Energieversorgung vermehrt durch Fettsäureoxidation gedeckt. Ausreichende Fettreserven (aber kein Übergewicht!) sind für ein gesundes Wachstum im Kindesalter wichtig. Der Einfluss des Wachtumshormon auf den Lipidstoffwechsel besteht auch beim Erwachsenen.

Langfristig erhöhte GH-Spiegel führen zur **Insulinresistenz.**

Langfristig erhöhte GH-Spiegel führen zur **Insulinresistenz** und können so die Bildung von Diabetes fördern. Dies ist sehr wahrscheinlich auf die erhöhten Fettsäurespiegel zurückzuführen, und spielt vermutlich **bei normalen physiologischen Konzentrationen keine Rolle**.

▶ **Klinik. Zwergwuchs** entsteht durch Mangel an GH. Er ist relativ häufig (1:4000). Die häufigste Ursache ist eine GHRH-Synthesestörung. Das Geburtsgewicht ist normal, nach der Geburt jedoch verlangsamt sich das Wachstum deutlich, begleitet von Übergewicht (aufgrund der fehlenden lipolytischen Wirkung, s.o.). Die Therapie besteht in der Gabe von GH. Früher wurde GH aus menschlichen Spenderhypophysen gewonnen; nach Einnahme des Hormons traten einige Fälle von Creutzfeld-Jakob-Erkrankung auf, die auf Kontamination des Hormons mit Prionen zurückzuführen ist. Heute verabreicht man daher gentechnisch hergestelltes GH.

Bei **Akromegalie** wird zu viel GH produziert, Ursache ist meist ein Adenom der Hypophyse. Adenome im Jugendalter führen zum Riesenwuchs (Gigantismus). Nach der Pubertät sind die Epiphysenfugen geschlossen, so dass lediglich Knorpel, Weichteile und Knochen, z. B. Schädelknochen, Hand- und Fußknochen, weiter wachsen, was den Patienten das charakteristische Aussehen verleiht (s. Abb.; außerdem: große Hände und Füße!).

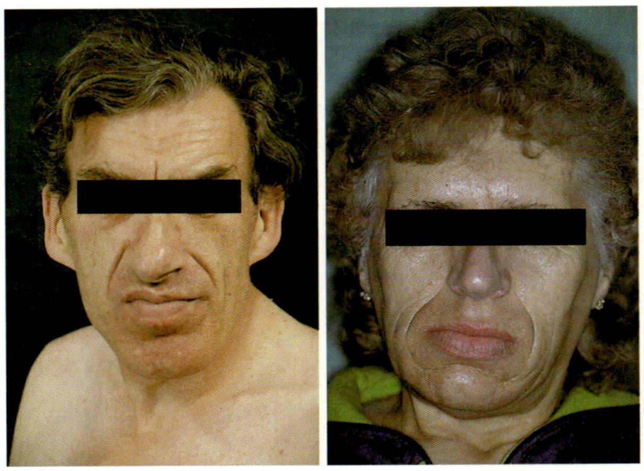

Vergrößerung und Vergröberung des Gesichtsschädels bei Akromegalie. Auffallend sind die prominenten Supraorbitalwülste und der vergrößerte Unterkiefer

20.8 Prolaktin

20.8 Prolaktin

▶ **Definition.** Prolaktin ist ein 23 kDa großes Protein, das in den laktotropen Zellen der Adenohypophyse gebildet wird. Es induziert bei Schwangeren die Differenzierung der Brustdrüse zur Milchdrüse und ist für die Milchproduktion essenziell.

◀ Definition

20.8.1 Regulation der Biosynthese

Die Biosynthese wird vor allem durch aus dem Hypothalamus freigesetztes **Dopamin** (= PIH, Abb. **B-20.9**) **gehemmt**. Prolaktin hemmt seine eigene Biosynthese durch Bindung an Rezeptoren im Hypothalamus und Stimulation der Dopaminbiosynthese. Ein eigentlicher Releasing-Faktor scheint nicht zu existieren. **Östrogene stimulieren** die Prolaktinbiosynthese und -sekretion.

20.8.1 Regulation der Biosynthese

Die Biosynthese wird durch **Dopamin gehemmt**, durch **Östrogene stimuliert**. Ein Releasing-Faktor scheint nicht zu existieren.

20.8.2 Molekulare und zelluläre Wirkungen

Die Prolaktinwirkung wird durch einen **Rezeptor mit assoziierter Tyrosinkinase** vermittelt.

Prolaktin induziert (zusammen mit anderen Faktoren) **in der Schwangerschaft** das **Wachstum** und **terminale Differenzierung der Brustdrüse** und ist für die **Milchproduktion** unentbehrlich. Stillen steigert die Milchproduktion durch Erhöhung der Prolaktin-Ausschüttung, zusätzlich wird vermehrt Oxytocin aus dem Hypophysenhinterlappen ausgeschüttet, das die Kontraktion der Myoepithelzellen stimuliert und so den Milchaustritt fördert.

20.8.2 Molekulare und zelluläre Wirkungen

Prolaktin **aktiviert eine rezeptorassoziierte Tyrosinkinase.**

Prolaktin induziert in der Schwangerschaft **Wachstum** und **terminale Differenzierung der Brustdrüse** sowie die **Milchproduktion**.

▶ **klinik. Erhöhte Prolaktinspiegel** (**Hyperprolaktinämie**) sind in ca. 50% der Fälle durch Tumoren der laktotropen Zellen **(Prolaktinome)** bedingt. Andere Ursachen sind die Einnahme zentral wirkender Dopaminrezeptor-Antagonisten (Neuroleptika) und chronische Nierenerkrankungen. Bei Frauen verursacht die Hyperprolaktinämie häufig **Zyklusstörungen** (zunächst Verkürzung der Lutealphase, schließlich Ausbleiben der Ovulation = Amenorrhoe). Beim Mann führt sie zu **Impotenz** und Inhibition der Gonadenfunktion, die Testosteronspiegel sind erniedrigt. Die genauen Ursachen für diese Wirkungen sind nicht bekannt, sie liegen aber vermutlich in der Störung der pulsatilen Sekretion von LH und FSH durch hohe Prolaktinspiegel.

◀ klinik

20.9 Gastrointestinale Hormone

20.9 Gastrointestinale Hormone

▶ **Definition.** Hierunter versteht man Hormone, die im Gastrointestinaltrakt gebildet werden und dessen Motorik, die Sekretion von Verdauungssekreten, Verwertung der Nährstoffe, Feedback zum ZNS und auch Regeneration der Epithelien beeinflussen. Den vielfältigen Wirkungen entsprechend gibt es eine Vielzahl unterschiedlicher Gastrointestinalhormone mit teilweise überlappenden Funktionen. Die Hormone – fast ausschließlich Peptide – werden von Zellen sezerniert, die diffus über den gesamten Gastrointestinaltrakt verteilt sind, und wirken endokrin oder parakrin. Zum Teil werden die Hormone aber auch nach Stimulation von Nervenenden des enterischen (darmeigenen) Nervensystems ausgeschüttet.

◀ Definition

▶ Exkurs

▶ **Exkurs. Regulation von Magen-Darm-Motilität und Verdauungssekretproduktion**
Die Aufarbeitung und Resorption der Nahrung erfordert die Regulation und Koordination der funktionellen Abschnitte des Magen-Darm-Trakts hinsichtlich der Motorik und der Sekretion von Verdauungsenzymen. Daran sind mehrere Faktoren beteiligt:
- **Hormone** (s.o.),
- **vegetatives**, insbesondere **parasympathisches Nervensystem:** Aus parasympathischen Neuronen freigesetztes Acetylcholin beeinflusst praktisch alle Aspekte der Verdauung, z. B. die Salzsäureproduktion im Magen und die Sekretion von Verdauungsenzymen.
- **enterisches (darmeigenes) Nervensystem (Plexus myentericus und submucosus):** Die Darmmotorik u. a. Prozesse werden in Antwort auf lokale Stimuli von diesem spezialisierten Nervensystem weitgehend autonom reguliert.

Gastrointestinale Peptide werden in endokrinen Zellen und/oder Nervenzellen gebildet.

Einige der gastrointestinalen Peptidhormone werden ausschließlich von endokrinen Zellen gebildet (z. B. Gastrin), andere in endokrinen Zellen und Nervenzellen (z. B. Cholecystokinin, Somatostatin).
Eine dritte Gruppe findet sich ausschließlich in Nervenzellen (z. B. GRP [Gastrin-releasing Peptide] und VIP [vasoaktives intestinales Peptid]). Viele der Peptidhormone werden sowohl in Nerven des Gastrointestinaltrakts als auch im ZNS angetroffen.

20.9.1 Gastrin

20.9.1 Gastrin

▶ Definition

▶ **Definition.** Gastrin ist ein Peptidhormon, das in den G-Zellen (Gastrin produzierenden Zellen) des Antrums und proximalen Duodenums gebildet wird. Es wird endokrin sezerniert und stimuliert die Produktion und Abgabe von Magensäure und Pankreassekret.

Struktur

Gastrin und Cholecystokinin besitzen die **gleichen C-terminalen Aminosäuren**, die für die **Rezeptorbindung** essenziell sind.

Struktur

Gastrin kommt in mehreren, unterschiedlich langen Varianten vor (G-17 und G-34 mit 17 bzw. 34 Aminosäuren), die aber das gleiche C-terminale Ende besitzen. Für die biologische Aktivität (**Rezeptorbindung**) sind die letzten sechs Aminosäuren essenziell. Die C-terminalen fünf Aminosäuren sind mit dem C-terminalen Ende von Cholecystokinin identisch.

Molekulare und zelluläre Wirkungen

Gastrin bindet wie Cholecystokinin an den G-Protein-gekoppelten **CCK_B-Rezeptor**. Der ähnlich aufgebaute **CCK_A**-Rezeptor besitzt eine **1000fach höhere Affinität zu Cholecystokinin**.

Gastrin **stimuliert** die **Salzsäureproduktion**
- direkt durch Bindung an CCK_B-Rezeptoren der Belegzellen,
- indirekt durch Freisetzung von Histamin aus den ECL-Zellen des Magens.

Molekulare und zelluläre Wirkungen

Gastrin bindet an einen spezifischen Rezeptor der Belegzellen des Magens, den **Gastrin-Cholecystokinin-B (CCK_B)-Rezeptor**. Neben CCK_B existiert noch der homologe Rezeptor **CCK_A**. Beide sind G-Protein-gekoppelt. Während **CCK_B** Gastrin und Cholecystokinin **gleich gut** bindet, besitzt **CCK_A** eine **1000fach höhere Affinität zu Cholecystokinin**.
Gastrin **stimuliert** die **Ausschüttung von Salzsäure** aus den Belegzellen des Magens
- *direkt* durch Aktivierung des CCK_B-Rezeptors und den G_q-Protein-Phospholipase-C-Signaltransduktionsweg (S. 551).
- *indirekt* durch Stimulation der Freisetzung von Histamin aus den Enterochromaffin-like (ECL)-Zellen des Magens. Histamin bindet an H_2-Rezptoren der Belegzellen und aktiviert die Adenylatzyklase. Durch PKA-vermittelte Phosphorylierung verschiedener Proteine der Belegzellen, u. a. der K^+-H^+-ATPase, wird die HCl-Sekretion gefördert.

Der pH-Wert des Magens im Nüchternzustand wird auf Werte etwa zwischen **pH 4 und pH 6** einreguliert, kann aber nach Stimulierung der HCl-Ausschüttung auf **unter pH 1** sinken.

Gastrin **stimuliert** außerdem die Freisetzung von **Pepsinogen** (Magen) und **Verdauungssekreten** (Pankreas).

Gastrin **stimuliert** außerdem die **Freisetzung von**
- **Pepsinogenen** aus den Hauptzellen der Magendrüsen,
- **Verdauungsenzymen** aus den Azinuszellen sowie **HCO_3^-** und **Wasser** aus den Epithelzellen der Schaltstücke des **Pankreas**.

Weitere Funktionen sind Anregung des Blutflusses zum Magen und der Magen-Darm-Motorik, Stimulation der Kontraktion der Gallenblase und des unteren Ösophagus-Sphinkters und Relaxation des Pylorus. Gastrin wirkt zudem als **trophischer Faktor** auf die Mukosa des Magen-Darm-Trakts.

Gastrin **stimuliert** u. a. die Magendurchblutung und Magen-Darm-Motorik und ist ein **trophischer Faktor** des Magen-Darm-Trakts.

Regulation der Sekretion

Die Gastrinsekretion wird durch nervale, metabolische und hormonelle Faktoren reguliert:

- **Fördernd wirken**
  - **Stimulation des N. vagus** und **Dehnung der Magenwand**: In beiden Fällen setzen peptiderge Nervenenden (postganglionärer parasympathischer Fasern bzw. Fasern des enterischen Nervensystems) das Gastrin-releasing Peptide (GRP) frei, das über einen G-Protein-gekoppelten Rezeptor die Gastrinausschüttung anregt (Abb. **B-20.24**).
  - **Peptidfragmente**,
  - Alkohol und **Coffein**,
  - ein **Anstieg des pH-Werts**
- **Hemmend** wirken
  - **Somatostatin** aus den D-Zellen des Pankreas und den enteroendokrinen D-Zellen des Magen-Darm-Trakts: Über ein G_i-Protein hemmt es die Sekretion von zahlreichen Enterohormonen und von Verdauungsekreten: Im Magen hemmt es die Ausschüttung von Gastrin, Histamin und HCl, im Pankreas die Ausschüttung von Insulin und Glukagon sowie von Pankreasenzymen.
  - gastroinhibitorisches Peptid (GIP) aus endokrinen Zellen der Duodenal- und Jejunalmukosa,
  - vasoaktives intestinales Peptid (VIP) aus Nervenenden des enterischen Nervensystems,
  - **niedrige pH-Werte** (negative Rückkopplung).

Regulation der Sekretion

Fördernd wirken
- Stimulation des N. vagus und Magenwanddehnung (jeweils via Gastrin-releasing Peptide, Abb. **B-20.24**),
- Peptidfragmente,
- Alkohol und Coffein,
- pH-Anstieg.

Hemmend wirken
- Somatostatin,
- GIP,
- VIP,
- niedrige pH-Werte.

B-20.24 Regulation der Gastrinsekretion und Wirkungen des Gastrins

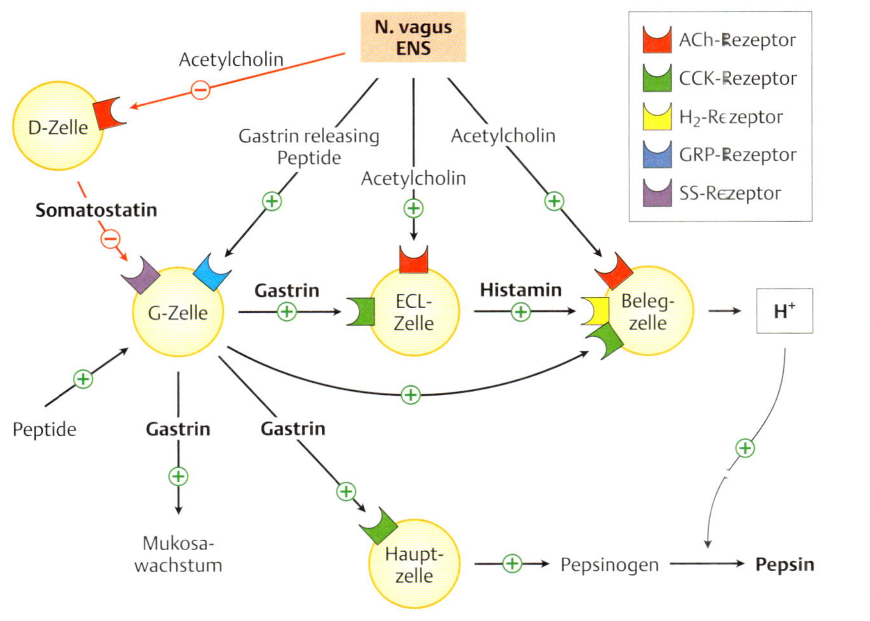

Neben den gezeigten Reaktionen inhibiert Somatostatin zusätzlich noch die HCl-, Histamin- und Pepsinsekretion durch direkte Bindung an Rezeptoren der jeweiligen Zellen. ENS: enterisches Nervensystem.

B-20.24

▶ klinik

▶ klinik. Beim **Zollinger-Ellison-Syndrom** führen Gastrin produzierende Tumoren (**Gastrinome**) der Bauchspeicheldrüse oder des Duodenums zu einer übermäßigen HCl-Sekretion, die die Schutzmechanismen der Magenschleimhaut (Mucinschicht, regenerationsfreudiges Epithel, starke Durchblutung, S. 191) überfordert. Die Folge sind Magen- und Duodenalgeschwüre (Ulzera).

20.9.2 Sekretin

20.9.2 Sekretin

▶ Definition

▶ **Definition.** Sekretin ist ein 27 Aminosäuren langes Peptidhormon, das in endokrinen Zellen (S-Zellen) der Mukosa des Duodenums und Jejunums gebildet wird. Es sorgt dafür, dass der ins Duodenum eintretende saure Speisebrei neutralisiert wird, damit die Pankreasenzyme wirken können.

Regulation der Sekretion: Stimulation durch pH-Wert < 4, Hemmung durch alkalische pH-Werte.

Wirkungen:
- **Hemmung** der Sekretion von **Magensäure** und **Gastrin**,
- **Stimulation** der Sekretion von **HCO_3^-** und **Wasser** durch das **Pankreas**, **Gallengangzellen** und Brunner-Drüsen des **Dünndarms**.

Regulation der Sekretion: Der primäre Sekretionsstimulus ist ein niedriger pH-Wert (< 4) im Duodenum. Alkalische pH-Werte hemmen die Sekretinausschüttung.

Wirkungen: Sekretin bindet an einen G-Protein-gekoppelten Rezeptor und aktiviert die Adenylatzyklase. Sekretin
- **hemmt** die **Sekretion von Magensäure** und die **Gastrinsekretion** und relaxiert die Magenmuskulatur, wodurch die weitere Abgabe des Speisebreis in den Darm zunächst gestoppt wird. Der Mechanismus der Hemmung der HCl-Bildung ist noch nicht genau bekannt, diskutiert wird u. a. eine Aktivierung der Somatostatinsekretion durch Sekretin.
- **stimuliert** im **Pankreas** die Sekretion von **HCO_3^-** und **Wasser** aus den Epithelzellen der Schaltstücke, so dass der pH-Wert des ins Duodenum eintretenden sauren Speisebreis steigt. Der Mechanismus besteht in einer cAMP-abhängigen Aktivierung des **apikalen CFTR-Chlorid-Kanals** (S. 695). Die austretenden Cl^--Ionen werden durch den Cl^-/HCO_3^--Antiporter im Austausch gegen HCO_3^- wieder resorbiert. HCO_3^- kommt über den **basolateralen** Na/HCO_3^--Cotransporter in die Zelle oder wird über die Carboanhydrase gebildet (Ausscheidung der entstehenden Protonen basolateral über einen Na^+/H^+-Antiporter). Sekretin-abhängig ist auch die **HCO_3^-- und Wassersekretion** durch **Gallengangzellen** und **Dünndarm** (Brunner-Drüsen).

20.9.3 Cholecystokinin (CCK)

20.9.3 Cholecystokinin (CCK)

▶ Definition

▶ **Definition.** Cholecystokinin (früher auch Cholecystokinin-Pankreozymin genannt) ist ein Peptidhormon, das in den endokrinen Zellen (I-Zellen) der Duodenal- und Jejunalmukosa gebildet wird. Es induziert die Sekretion der zur Emulgierung der Lipide notwendigen Pankreasenzyme und Gallensäuren.

Struktur: Es gibt mehrere Varianten mit unterschiedlichen N-, aber identischen C-Termini. Letztere binden an die G-Protein-gekoppelten Rezeptoren CCK_A und CCK_B.

Positive Regulation der Sekretion durch Lipide und Proteinabbauprodukte.

Wirkungen: CCK fördert die Sekretion von **Verdauungsenzymen** aus dem **Pankreas** und die **Kontraktion** der **Gallenblase** und übermittelt ein **Sättigungssignal** an das ZNS.

Struktur: Das in der Regel sulfatierte Peptid kommt in mehreren Varianten vor, die sich in der Länge der N-terminalen Region unterscheiden. Die fünf C-terminalen Aminosäuren sind mit Gastrin identisch, so dass CCK über sie an die G-Protein-gekoppelten Rezeptoren CCK_A und CCK_B binden kann. Die Rezeptorbindung führt über Aktivierung eines **G_q-Proteins** zur Erhöhung von zytosolischem **Ca^{2+}** und zur **Exozytose der Speichervesikel**.

Regulation der Sekretion: Die Ausschüttung von CCK wird durch **Lipide** und **Produkte des Proteinabbaus** aus dem Chymus stimuliert.

Wirkungen: Die primäre Aufgabe von CCK ist die über CCK_A-Rezeptoren vermittelte **Stimulation der Sekretion von Verdauungsenzymen** aus dem **Pankreas** sowie die **Kontraktion** der glatten Muskulatur der **Gallenblase**. Ferner wirkt es als **trophischer Faktor** für das Pankreas. Eine weitere wichtige und gut charakterisierte Funktion ist die Übermittlung eines **Sättigungssignals** an das ZNS (s. Exkurs).

◀ Exkurs

▶ **Exkurs. Regulation von Hunger und Appetit**
Angesichts der zunehmenden Zahl der Übergewichtigen in den westlichen Ländern sind Mechanismen, die Essenshäufigkeit und Menge der aufgenommenen Nahrung regulieren, von großem Interesse.
Die **kurzfristige Regulation der Nahrungsaufnahme** erfolgt durch Moleküle aus dem Gastrointestinaltrakt, u. a. durch

- das Peptid **Ghrelin**, das einzige bekannte periphere Hormon, das Hunger auslöst. Es stimuliert außerdem die Sekretion von Wachstumshormon (S. 608).
- **Moleküle der PP- (=NPY)Familie:** Zu dieser Familie gehören die strukturell verwandten Peptide **Pankreas-Polypeptid (PP)** und **Peptid YY (PYY)** aus endokrinen Zellen vor allem in Ileum und Kolon sowie das im ZNS exprimierte **Neuropeptid Y**. Alle drei Peptide binden mit unterschiedlichen Affinitäten an G-Protein-gekoppelte Rezeptoren, die sog. **Y-Rezeptoren.** Während **Neuropeptid Y im Hypothalamus wirkt** und den **Appetit anregt**, **hemmen peripher exprimiertes PP und PPY den Appetit,** zusätzlich zu ihren Wirkungen im Gastrointestinaltrakt.
- **Cholecystokinin:** Sulfatiertes Cholecystokinin bindet an den CCK_A-Rezeptor (s.o.) und vermittelt Sättigungsgefühl.
- **Enteroglukagonpeptide**: Zwei aus dem Glukagon-Vorläufermolekül gebildete Hormone, **GLP-1** (S. 574) und **Oxyntomodulin**, lösen ebenfalls Sättigungsgefühl aus.

Die **langfristige Regulation der Nahrungsaufnahme** erfolgt über Hormone, die in Abhängigkeit der **Füllung der Energiespeicher** synthetisiert werden. Am bekanntesten ist das **Leptin** (S. 269). Auch Insulin ist beteiligt.
Die genannten Moleküle lösen ihre Wirkung direkt im ZNS aus (endokrine Signalübermittlung, z. B. Leptin) oder stimulieren afferente Fasern im N. vagus (z. B. Cholecystokinin). In beiden Fällen werden die Signale im Hypothalamus durch zwei funktionell entgegengesetzte Neuronentypen weiterverarbeitet. **Appetitfördernde** Signale aktivieren Neuronen, die **Neuropeptid Y (NPY)** und **Agouti-related Peptid (AgRP)** synthetisieren, und hemmen Neuronen, die **α-MSH** und **Cocain- und Amphetamin-reguliertes Transkript (CART)** enthalten. **Appetithemmende** Signale wirken genau entgegengesetzt.

20.10 Hormone mit Wirkung auf den Wasser- und Elektrolythaushalt

20.10 Hormone mit Wirkung auf den Wasser- und Elektrolythaushalt

Die Regulation des Wasser- und Elektrolythaushalts ist notwendig, da
- das intravasale Volumen oberhalb einer kritischen Größe gehalten werden muss,
- die Zellen unseres Körpers eine isoosmotische Umgebung benötigen,
- die Konzentration zahlreicher Elektrolyte (Na^+, K^+, Ca^{2+}) für die Funktion der Zellen von Bedeutung ist.

Die Regulation des Wasser- und Elektrolythaushalts ist von großer Bedeutung, da

- das intravasale Volumen oberhalb einer kritischen Größe gehalten werden muss, um die Durchblutung und somit die Versorgung der Gewebe mit Nährstoffen und Sauerstoff zu gewährleisten,
- die Zellen unseres Körpers eine isoosmotische Umgebung benötigen. Ist diese nicht gegeben, schwellen oder schrumpfen sie und ihre Funktionsfähigkeit wird beeinträchtigt.
- die Konzentration zahlreicher Elektrolyte für die Funktion der Zellen von Bedeutung ist. So sind insbesondere Na^+- und K^+-Gradienten für den Aufbau des Membranpotenzials, Ca^{2+}-Gradienten für Signaltransduktionsprozesse wichtig. Weiterhin bestehen Wechselbeziehungen zwischen dem K^+-Haushalt und dem Säure-Base-Haushalt. Eine extrazelluläre Azidose ist in der Regel mit einer Hyperkaliämie und umgekehrt eine Alkalose mit einer Hypokaliämie verbunden.

20.10.1 Regulation des Wasserhaushalts: Antidiuretisches Hormon

20.10.1 Regulation des Wasserhaushalts: Antidiuretisches Hormon

◀ Synonym

▶ **Synonym.** Adiuretin, Vasopressin, ADH.

◀ Definition

▶ **Definition.** Antidiuretisches Hormon (ADH) ist ein Peptidhormon, das im Hypothalamus synthetisiert und in der Neurohypophyse gespeichert wird. Wesentliche Funktion ist die Regulation des Wasserhaushalts und der Osmolarität (=Anzahl der gelösten Teilchen pro Flüssigkeitsvolumen) durch Steigerung der Wasserrückresorption in der Niere.

Biosynthese und Sekretion

Das **Nonapeptid** ADH (Abb. **B-20.11**) wird aus einem Vorläuferpeptid des Hypothalamus gebildet.

Biosynthese und Sekretion

In den neurosekretorischen Zellen des Hypothalamus wird ein Vorläuferpeptid gebildet, aus dem das biologisch aktive, durch eine Disulfidbrücke zyklisierte **Nonapeptid** ADH (Abb. **B-20.11**) proteolytisch freigesetzt wird. Es gelangt durch axonalen Transport in die Neurohypophyse, die es bei Bedarf sezerniert.

Regulation der Sekretion

Primärer Stimulus der ADH-Sekretion ist eine **Zunahme der Osmolarität**, die durch **mechanosensitive Kationenkanäle** in Zellen des Hypothalamus registriert wird. **Andere Osmorezeptoren** lösen Durstgefühl aus (Abb. **B-20.25 a**).

Weitere, **nichtosmotische Stimuli** der ADH-Sekretion sind:

- **Abnahme des effektiven zirkulierenden Volumens** (Abb. **B-20.25 b**, besonders bei plötzlich auftretender Hypovolämie von Bedeutung),
- **Blutdruckabfall**,
- **Angiotensin II**,
- **Acetylcholin** und **Nicotin**.

Regulation der Sekretion

Primärer Stimulus der ADH-Sekretion ist eine **Zunahme der Osmolarität** (bereits um 1 %!). Die Osmolarität wird im Hypothalamus über **mechanosensitive Kationenkanäle** registriert. Bei Hyperosmolarität schrumpft die Zelle, die Kanäle werden aktiviert, die Frequenz der Aktionspotenziale steigt, und die **ADH-Sekretion** wird stimuliert (Abb. **B-20.25 a**). Hypoosmolarität führt zur Hemmung der Kanäle, so dass die Aktionspotenzialfrequenz abnimmt und die ADH-Sekretion gehemmt wird. Die Aktivierung **anderer Osmorezeptoren** löst **Durstgefühl** aus (Abb. **B-20.25 a**), über das die orale Wasserzufuhr reguliert wird.
Weitere, **nichtosmotische Stimuli** der ADH-Sekretion sind:

- **Abnahme des effektiven zirkulierenden Volumens** (Abb. **B-20.25 b**) um 5 – 10 %, registriert durch Volumenrezeptoren der Hohlvenen und Vorhöfe des Herzens. Bei **weiterer Abnahme** des Blutvolumens (> 10 %) steigt die ADH-Sekretion *drastisch* an. Dadurch ist es möglich, unabhängig von der Plasmaosmolarität eine ADH-Ausschüttung bei signifikantem Volumenverlust/Blutdruckabfall auszulösen. Dies ist klinisch z. B. beim hämorrhagischen Schock und beim hypovolämischen Schock von Bedeutung.
- **Blutdruckabfall** (Abb. **B-20.25 b**), registriert durch Pressorezeptoren im Hochdrucksystem,
- **Angiotensin II**, das bei niedrigem effektiven zirkulierenden Volumen über das Renin-Angiotensin-System gebildet wird (S. 617), stimuliert über Rezeptoren im Hypothalamus die ADH-Sekretion. Daraus resultiert ein **Synergismus** beider Systeme bei der Regulation des Blutdrucks bzw. des extrazellulären Volumens.
- **Acetylcholin** und **Nicotin**.

Ethanol hemmt die ADH-Sekretion („Bier treibt").

B-20.25

B-20.25 Regulation der ADH-Sekretion

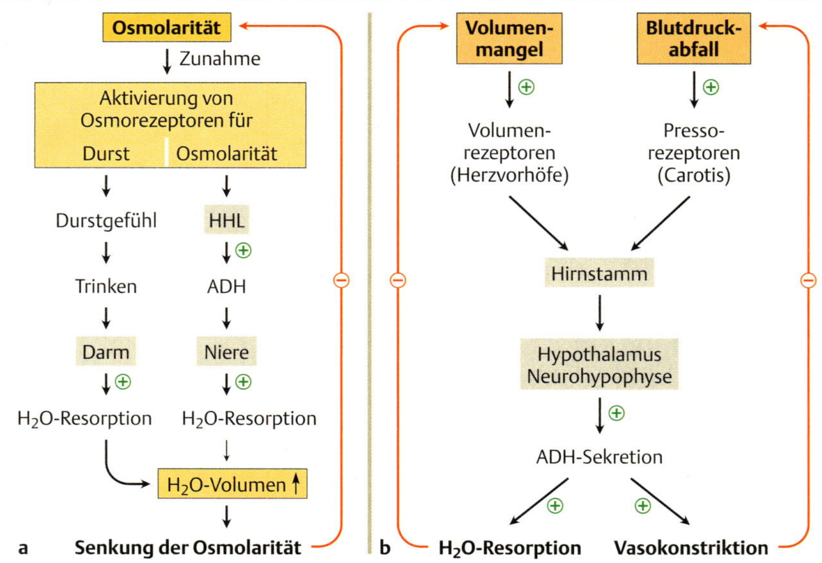

a Regulation durch Änderung der Osmolarität

b Regulaton durch die nichtosmotischen Faktoren Volumenmangel und Blutdruckabfall

Molekulare und zelluläre Wirkungen

ADH wirkt an der Niere und der Gefäßmuskulatur.

Renale Wirkungen: ADH aktiviert G_s-Protein-gekoppelte **V2-Rezeptoren** auf den Epithelzellen der Sammelrohre der Niere. Die Aktivierung der Adenylatzyklase führt zu vermehrtem Einbau von Wasserkanälen, sog. **Aquaporinen (AQP2)**, in die luminale Plasmamembran der Epithelzellen (Abb. **B-20.26**). Dadurch wird die **Wasserrückresorption in den Sammelrohren der Niere gesteigert**.

Gefäßwirkungen: ADH aktiviert **V1-Rezeptoren** auf der glatten Gefäßmuskulatur. Durch Stimulation der Phospholipase Cβ nimmt via IP_3 die intrazelluläre Ca^{2+}-Konzentration zu (S. 551), so dass sich die Gefäßmuskulatur kontrahiert. Als Folge steigt der Blutdruck.

Molekulare und zelluläre Wirkungen

Renale Wirkungen: Verstärkter Einbau von Wasserkanälen, **Aquaporinen (AQP2)**, in das Sammelrohrepithel (via **V2-Rezeptoren**, Abb. **B-20.26**) fördert die **Wasserrückresorption**.

Gefäßwirkungen: Aktivierung von **V1-Rezeptoren** bewirkt eine Kontraktion der Gefäßmuskulatur.

▶ **klinik.** Wird zuwenig ADH gebildet oder sind die Rezeptoren der Niere defekt, ist die Wasserrückresorption gestört und es werden große Mengen hypotonen Harns ausgeschieden (**Diabetes insipidus**). Der Wasserverlust kann bis zu 20 l pro Tag betragen.

◀ klinik

B-20.26 **Mechanismus der ADH-induzierten Steigerung der Wasserrückresorption in den Sammelrohren der Niere**

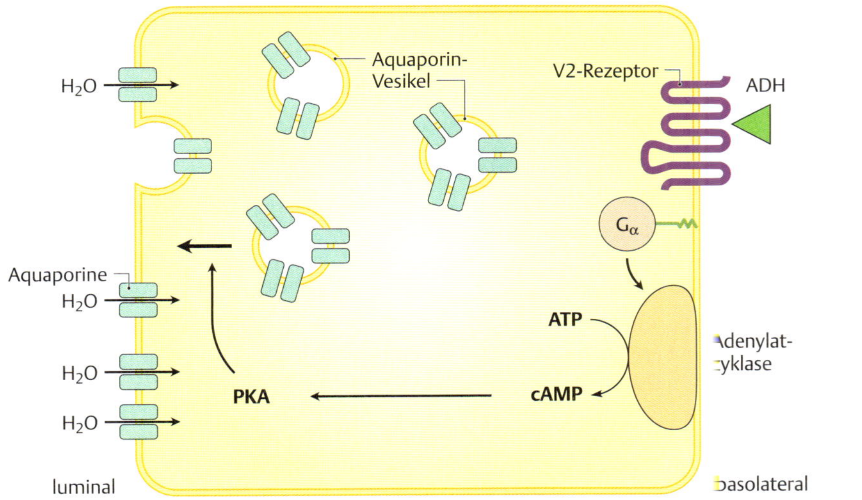

B-20.26

20.10.2 Hormonelle Regulation des Natriumhaushalts

Die Natriumkonzentration im Extrazellulärraum wird hormonell in erster Linie durch das renale **Renin-Angiotensin-Aldosteron-System** (RAAS) geregelt, unterstützt durch das **atriale natriuretische Peptid** (ANP) aus dem Herzvorhof.

20.10.2 Hormonelle Regulation des Natriumhaushalts

Hauptregulator ist das **Renin-Angiotensin-Aldosteron-System**, untersützt vom **atrialen natriuretischen Peptid**.

Renin-Angiotensin-Aldosteron-System (RAAS)

Bildung von Angiotensin II

Die Protease Renin spaltet aus dem Plasmaprotein **Angiotensinogen** das Peptid **Angiotensin I** ab, das an der Oberfläche von Endothelzellen durch ein weiteres Enzym, das Angiotensin converting Enzyme (**ACE**) in das biologisch aktive **Angiotensin II** umgewandelt wird (Abb. **B-20.27**). ACE findet sich an der Oberfläche von Endothelien im ganzen Körper, besonders hohe Konzentrationen finden sich in Lunge und Niere. In der Niere gebildetes Angiotensin II dürfte überwiegend

Renin-Angiotensin-Aldosteron-System (RAAS)

Bildung von Angiotensin II

Die Protease Renin spaltet aus **Angiotensinogen** das Peptid **Angiotensin I** ab, das durch ACE zu **Angiotensin II** prozessiert wird (Abb. **B-20.27**).

B-20.27 **Bildung von Angiotensin I und II**

Angiotensinogen Asp – Arg – Val – Tyr – Ile – His – Pro – Phe – His – Leu ↓– Protein

↓ **Renin**

Angiotensin I Asp – Arg – Val – Tyr – Ile – His – Pro – Phe ↓– His – Leu

↓ **ACE**

Angiotensin II Asp – Arg – Val – Tyr – Ile – His – Pro – Phe

lokale Effekte haben, Angiotensin II aus der Lunge dagegen besitzt auch systemische Wirkungen.

Regulation der Reninsekretion

Renin wird in den juxtaglomerulären Zellen der Niere als **Prorenin** synthetisiert und in sekretorischen Vesikeln gespeichert und zur aktiven Protease prozessiert. Wichtige **Sekretionsstimuli** sind

- Blutdruckabfall,
- erhöhter Sympatikustonus,
- erhöhte Na^+-Konzentration an der Macula densa.

Renin ist das regulatorische Molekül der Reaktionsfolge, da es die Kaskade in Gang setzt. Renin, eine Aspartat-Protease, wird in den juxtaglomerulären Zellen der Niere als **Prorenin** synthetisiert und in sekretorischen Vesikeln gespeichert. In den Vesikeln erfolgt auch die proteolytische Prozessierung zur aktiven Protease **Renin**. **Sekretionsstimuli** sind vor allem:

- **Blutdruckabfall:** Er wird durch Pressorezeptoren in den afferenten Arteriolen der Glomeruli registriert.
- **erhöhter Sympatikustonus**: Er steigert die Reninsekretion über einen cAMP-abhängigen Mechanismus. Daher steigern auch andere Mediatoren, die den cAMP-Spiegel der Zelle erhöhen, die Reninausschüttung. β-Blocker hemmen die Reninsekretion.
- Prostaglandine E und I.

Hemmend wirkt Angiotensin II (negative Rückkopplung).

Gehemmt wird die Reninsekretion durch **Angiotensin II**, hohen Blutdruck, Salz und hohe Volumenbelastung (negative Rückkopplung).
Eine Reihe von Experimenten zeigen, dass die Renin-Sekretion auch durch die Zellen der Macula densa beeinflusst wird. Registrieren diese einen erhöhten Fluss und eine erhöhte NaCl-Konzentration (über den $Na^+/K^+/2Cl^-$-Cotransporter), wird die Reninsekretion gedrosselt.
Die physiologische Bedeutung dieses Mechanismus für die Renin-Sekretion wird inzwischen allerdings in Frage gestellt.

Wirkungen von Angiotensin II

Aktivierung von **AT_1-Rezeptoren** durch Angiotensin II führt über Ca^{2+}-Freisetzung/ Proteinkinase C zu

- Stimulation der **Aldosteronbiosynthese**,
- **Kontraktion** glatter **Gefäßmuskelzellen**,
- Steigerung der **Natriumresorption**,
- Stimulation der **ADH-Sekretion** und Auslösung von **Durstgefühl** und **Salzappetit** (→Zunahme des extrazellulären Volumens).

Angiotensin II besitzt **zwei** verschiedene **Rezeptoren: AT_1** und **AT_2**. Die meisten Effekte scheinen über den G-Protein-gekoppelten Rezeptor AT_1 vermittelt zu werden: Aktivierung der Phospholipase C führt zur Ca^{2+}-Freisetzung und Stimulierung der Proteinkinase C. Die wichtigsten durch Angiotensin II ausgelösten Effekte sind:

- **Stimulation der Aldosteronbiosynthese**,
- **Kontraktion glatter Gefäßmuskelzellen**: Wichtigster Effekt ist eine Blutdrucksteigerung.
- **Steigerung der Natriumresorption** vor allem am proximalen Tubulus,
- **Stimulation der ADH-Sekretion** und Auslösung von **Durstgefühl** und **Salzappetit**. Angiotensin II führt somit zu einer **Zunahme des extrazellulären Volumens**.

▶ **Merke**

▶ **Merke.**

- Angiotensin II steigert die Natriumresorption *direkt* durch Bindung an spezifische Rezeptoren und *indirekt* über Aldosteron.
- Die wesentliche physiologische Funktion des RAAS besteht in der Erhöhung eines verminderten Extrazellulärvolumens oder Blutdrucks (Abb. **B-20.28**).

B-20.28 Das Renin-Angiotensin-Aldosteron-System

B-20.28

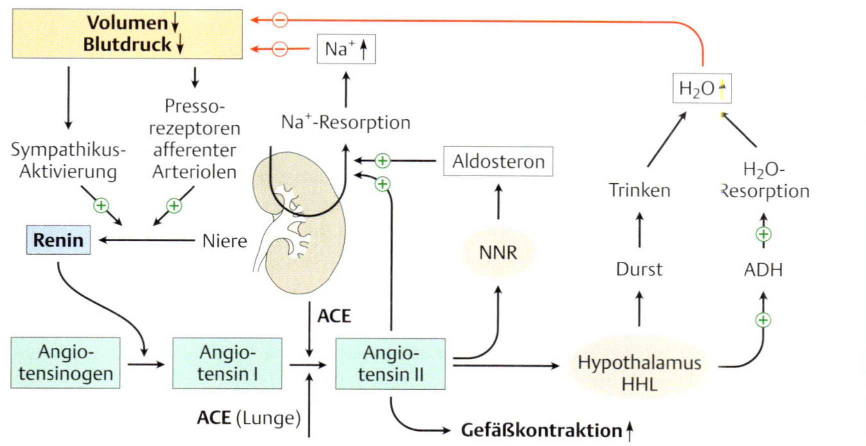

ACE: Angiotensin converting Enzyme, NNR: Nebennierenrinde, HHL: Hypophysenhinterlappen.

▶ **klinik.** Bei **Bluthochdruck (arterieller Hypertonie)** bietet sich zur Senkung des Blutdrucks die Behandlung mit Diuretika, ACE-Hemmern und AT_1-Rezeptorantagonisten an.
Zu den **Diuretika** zählen die Spironolactone. Sie sind Aldosteronrezeptor-Antagonisten, hemmen also die Bindung des Hormons an den Rezeptor kompetitiv und führen so zu einer Erhöhung der Natriumausscheidung.
ACE-Hemmer sind Substratanaloge zu Angiotensin und hemmen kompetitiv das Angiotensin converting Enzyme. Da dieses auch am Abbau von Kininen (S. 636) beteiligt ist, steigt der Kininspiegel im Blut. Kinine senken den Blutdruck, so dass wohl ein Teil der Wirkungen der ACE-Hemmer auf eine Hemmung des Kininabbaus zurückzuführen ist. Auch der bei Behandlung mit ACE-Hemmern häufig zu beobachtende trockene Husten beruht auf der Wirkung der Kinine.

◀ klinik

Aldosteron

Aldosteron

▶ **Definition.** Aldosteron ist ein Steroidhormon, das in der Zona glomerulosa der Nebennierenrinde gebildet wird. Es fördert die Rückresorption von Natrium-Ionen in den Intermediärtubuli und Sammelrohren der Niere. Außerdem greift es regulierend in den Kaliumhaushalt ein.

◀ Definition

Biosynthese

Die Biosynthese geht wie bei allen Steroidhormonen von Cholesterin aus. Zwischenprodukte sind Progesteron und 18-Hydroxycorticosteron. Charakteristisch für Aldosteron ist die Aldehydgruppe in Position 18 des Ringgerüsts (Abb. **B-20.29**).

Biosynthese

Sie geht von Cholesterin aus und endet mit der Einführung der charakteristischen Aldehydgruppe in Position 18 (Abb. **B-20.29**).

B-20.29 Struktur von Aldosteron

B-20.29

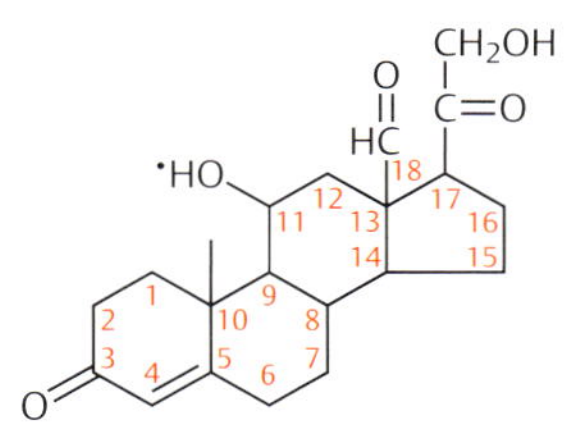

Regulation der Biosynthese

Der **wichtigste Stimulator** der Biosynthese ist **Angiotensin II**, ein weiterer Stimulus ist eine **erhöhte K⁺-Konzentration**.

Der **wichtigste Stimulator** der Biosynthese ist **Angiotensin II**. Ein weiterer Stimulus ist eine erhöhte extrazelluläre **Kaliumkonzentration**. Auch Substanzen mit β-adrenerger Wirkung verstärken die Aldosteronsekretion.

Molekulare und zelluläre Wirkungen

Aldosteron aktiviert den **Mineralocorticoidrezeptor**. Es steigert die **Rückresorption von Na^+** (Intermediärtubuli und Sammelrohre). K^+, H^+ und NH_4^+ werden vermehrt ausgeschieden.

Die **frühen Effekte** von Aldosteron auf die Rückresorption von Na^+ werden durch die Wirkungen der durch Aldosteron induzierten **SGK-Kinase** verursacht.

Die **späten Effekte** der Aldosteron-Wirkung beruhen auf der **Induktion** von Ionenkanälen, Na^+-K^+-ATPase (Abb. **B-20.30**) und mitochondrialen Enzymen.

Aldosteron bindet an den zytosolischen **Mineralocorticoidrezeptor** (einen ligandenaktivierten Transkriptionsfaktor, wie bei allen Steroidhormonen) und bewirkt so eine **Steigerung der Rückresorption von Na^+**, vor allem in den Epithelzellen der **Intermediärtubuli und Sammelrohre** der Niere. Parallel werden K^+, H^+ und NH_4^+ vermehrt ausgeschieden.

Die **Wirkung** von Aldosteron setzt bereits **nach einer halben Stunde** ein. Diese **frühen Effekte** beruhen auf der äußerst schnellen Expression der sog. **SGK (serum- and glucocorticoid-inducible kinase)**. Diese Kinase phosphoryliert und inaktiviert die **Ubiquitin-Ligase** Nedd4–2, die in der nichtstimulierten Epithelzelle die Natrium- und Kaliumkanäle **EnaC** bzw. **ROMK** in der luminalen Plasmamembran sowie die **Na^+-K^+-ATPase** auf der basolateralen Seite ubiquitiniert (S. 380) und der Endozytose und dem Abbau zuführt. Zusätzlich aktiviert SGK den Kanal EnaC auch direkt durch Phosphorylierung.

Mit einer Latenzzeit von mehreren Stunden (**späte Effekte**) stimuliert Aldosteron die **Biosynthese von EnaC, ROMK** und der **Na^+-K^+-ATPase** (Abb. **B-20.30**). Durch die frühen und späten Effekte resultiert eine simultane Aktivierung des apikalen Eintritts und der basolateralen Sekretion von Na^+ und eine Erhöhung der Ausscheidung von K^+-Ionen (Abb. **B-20.30**). Zusätzlich werden einige mitochondriale Enzyme verstärkt transkribiert, um die Energieversorgung der sezernierenden Zellen zu gewährleisten.

B-20.30

B-20.30 Mechanismus der Aldosteronwirkung an Epithelzellen der Intermediärtubuli und Sammelrohre der Niere

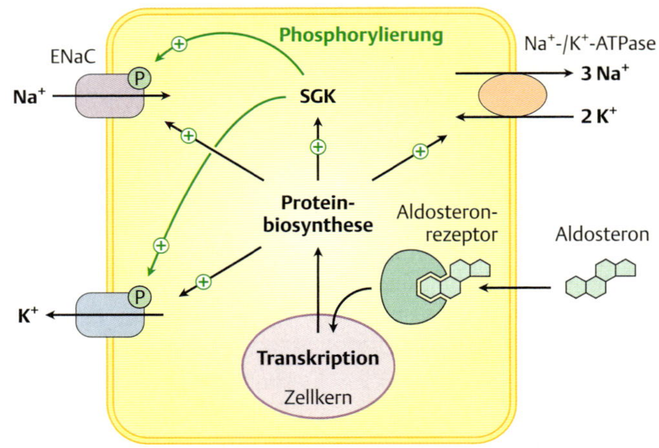

SGK = serum- and glucocorticoid-inducible kinase, ENaC = Natriumkanal. Einzelheiten s. Text.

Die **kompetitive Verdrängung von Aldosteron durch Cortisol** vom Mineralocorticoidrezeptor wird durch **Oxidation von Cortisol zu Cortison** verhindert.

Da der **Mineralocorticoidrezeptor** auch **Cortisol** bindet und Cortisol in der Zelle in erheblich höherer Konzentration vorliegt als Aldosteron, muss es einen Mechanismus geben, der die Verdrängung von Aldosteron vom Rezeptor verhindert. Er besteht darin, dass in den Aldosteron-sensitiven Zellen Cortisol durch die **11β-Hydroxysteroid-Dehydrogenase** zu **Cortison oxidiert** und dadurch inaktiviert wird.

▶ klinik. Der **primäre Hyperaldosteronismus** (**Conn-Syndrom**) ist durch Aldosteron produzierende Adenome oder Karzinome der Nebennierenrinde oder eine beidseitige Hyperplasie der Nebennierenrinde bedingt. Klassischer Leitbefund ist die **hypokaliämische Hypertonie**.
Ein **sekundärer Hyperaldosteronismus** ist durch Stimulation des RAAS bedingt. Sie findet sich z. B. bei fortgeschrittener, mit Ödemen einhergehender Herzinsuffizienz, denn durch die Ödeme ist das effektive zirkulierende Volumen reduziert.

◀ klinik

Atriales natriuretisches Peptid (ANP)

Atriales natriuretisches Peptid (ANP)

▶ **Synonym.** Natriuretisches Atriumpeptid, Atriopeptin.

◀ Synonym

▶ **Definition.** ANP ist ein Peptidhormon, das in myoendokrinen Zellen vor allem des rechten Vorhofs gebildet wird und die Ausscheidung von Natrium und Wasser stimuliert.

◀ Definition

Biosynthese und Sekretion

ANP entsteht durch Prozessierung eines Vorläuferproteins. Neben ANP synthetisieren die myoendokrinen Zellen noch einige andere, strukturell sehr ähnliche Peptide (**BNP, VNP, CNP**). Diese werden z. T. auch in anderen Organen exprimiert. Alle Peptide der ANP-Familie werden in Vesikeln gespeichert. Die Exozytose der ANP-Speichervesikel wird durch eine **Dehnung der Vorhöfe** bei erhöhtem Plasmavolumen ausgelöst.

Biosynthese und Sekretion

Die Exozytose der ANP-Speichervesikel wird durch eine **Dehnung der Vorhöfe** bei erhöhtem Plasmavolumen ausgelöst.

Molekulare und zelluläre Wirkungen

Molekulare und zelluläre Wirkungen

▶ **Merke.** Rezeptor für ANP ist eine membranständige Guanylatzyklase. Im Einklang mit den Wirkungen von cGMP (S. 556) **relaxiert ANP** insbesondere **die glatte Muskulatur von Arteriolen,** wodurch der **Blutdruck sinkt**.

◀ Merke

Dieser vasodilatatorische Effekt ist auch an den präglomerulären Gefäßen der Niere sehr ausgeprägt. Dadurch steigen die glomeruläre Filtrationsrate und die Durchblutung des Nierenmarks. Beide Effekte **steigern die Wasser- und Natriumausscheidung durch die Niere**. ANP steigert die renale Na^+-Ausscheidung auch noch durch andere Mechanismen:
- Hemmung der Na^+-Rückresorption durch Antagonisierung der Angiotensin-II-Wirkung sowie cGMP-vermittelte Hemmung von Natriumkanälen und Na^+-K^+-ATPase,
- Unterdrückung des Durstgefühls und Salzappetits,
- Hemmung der Sekretion von Renin, Aldosteron und ADH.

Die Vasodilatation der präglomerulären Gefäßen der Niere führt zur **Wasser- und Natriumausscheidung**.
Weitere ANP-Wirkungen sind:
- Hemmung der Na^+-Rückresorption,
- Unterdrückung des Durstgefühls und Salzappetits,
- Hemmung der Sekretion von Renin, Aldosteron und ADH.

▶ klinik. Bei **Herzinsuffizienz** wird durch die verstärkte Vorhofdehnung vermehrt ANP ausgeschüttet. Zusätzlich bildet der Ventrikel Brain natriuretic Peptide (BNP), ein Mitglied der ANP-Familie (s. o.). Die Bestimmung der BNP-Plasmakonzentration kann also zur Diagnose einer Herzinsuffizienz eingesetzt werden.

◀ klinik

20.10.3 Hormonelle Regulation des Kaliumhaushalts

Der Kaliumhaushalt wird u. a. hormonell durch **Insulin** und **Aldosteron** reguliert.

20.10.3 Hormonelle Regulation des Kaliumhaushalts

Die Kaliumkonzentration wird durch Regulation der Aktivität von Kaliumkanälen (z.B. durch Azidose und Alkalose) und durch Hormone reguliert. An der hormonellen Regulation sind **Insulin** und **Aldosteron** beteiligt.

Insulin

Insulin **aktiviert** die **Na^+-K^+-ATPase** und führt so zur Aufnahme von K^+ in die Zelle („Pufferwirkung").

Insulin

Nach einer reichhaltigen Mahlzeit werden über den Darm große Mengen an K^+ aufgenommen, die zunächst einmal „abgepuffert" werden müssen. Sie werden unter Einfluss von Insulin aus dem Extrazellulärraum in die Zelle aufgenommen. Dies geschieht durch **Aktivierung der Na^+-K^+-ATPase**. Diese Wirkung von Insulin macht auch die Hyperkaliämie bei nichtkompensiertem Diabetes Typ 1 verständlich. Nach Abklingen der Insulinwirkung wird K^+ langsam wieder in den Extrazellulärraum abgegeben.

Aldosteron

Aldosteron fördert die Ausscheidung von K^+ über die Niere (Abb. **B-20.30**).

Aldosteron

Überschüssiges Kalium wird über die Nieren ausgeschieden, wobei Aldosteron eine entscheidende Rolle spielt. Es stimuliert in den Epithelzellen von Intermediärtubuli und Sammelrohren zum einen die K^+-Sekretion, zum anderen die Synthese der Na^+-K^+-ATPase, wodurch mehr Kalium in die Zelle gelangt (Abb. **B-20.30**).

20.10.4 Hormone mit Wirkung auf den Calcium- und Phosphathaushalt

Die **Calcium**homöostase wird durch Austausch zwischen Knochen und Extrazellulärraum, Resorption über den Darm und Ausscheidung über Darm und Niere gewährleistet.

20.10.4 Hormone mit Wirkung auf den Calcium- und Phosphathaushalt

Calcium wird für den **Knochenaufbau**, für die Funktion und Aktivierung vieler Proteine und für die Regulation von **Signaltransduktionsprozessen** benötigt. Der Körper enthält etwa 1 kg Calcium, der weitaus größte Teil (ca. 99 %) davon befindet sich im Knochen als Verbindung mit Phosphat (Hydroxylapatit).
Die Calciumhomöostase wird durch Austausch zwischen Knochen und Extrazellulärraum, Resorption über den Darm und Ausscheidung über Darm und Niere gewährleistet.

In der Zelle muss die Konzentration des *freien* Calciums sehr niedrig gehalten werden, um die Ausfällung von Calciumphosphat zu vermeiden und die Signaltransduktion durch Ca^{2+} zu ermöglichen.

In der Zelle muss die Konzentration des *freien* Calciums sehr niedrig gehalten werden, denn
- ein hoher Calciumgehalt ist nicht mit den hohen Phosphatkonzentrationen in der Zelle kompatibel, weil Calciumphosphat ausfällt,
- eine Zunahme der Konzentration freier Ca^{2+} würde die Signaltransduktion zunichte machen.

Der **Phosphat**spiegel im Blut ist nicht so strikt reguliert wie der Calciumspiegel.

Phosphat wird für den **Knochenaufbau** benötigt, es liegt im Knochen in Verbindung mit Calcium vor (Hydroxylapatit). Der Phosphatspiegel im Blut ist nicht so strikt reguliert wie der Calciumspiegel und kann größeren Schwankungen unterliegen. Die normale Konzentration im Blut liegt bei 1 – 2 mmol/l.

Der Calcium- und Phosphathaushalt wird durch **Parathormon, Calcitonin** und **Calciferole (Vit. D)** reguliert (Abb. **B-20.31**).

An der **Regulation des Calcium- und Phosphathaushalts** sind drei Hormone beteiligt, **Parathormon, Calcitonin und Calciferole (Vitamin D)**. Alle drei wirken primär an Darm, Niere und Knochen (Abb. **B-20.31**).

Parathormon

▶ **Definition**

Parathormon

▶ **Definition.** Parathormon (PTH) ist ein Peptidhormon aus 84 Aminosäuren, das in den Nebenschilddrüsen gebildet wird. Es ist das zentrale Hormon im Ca^{2+}-Stoffwechsel. Seine Funktion ist die Erhöhung der Plasmacalciumkonzentration.

B-20.31 **Überblick über die hormonelle Regulation des Calcium- und Phosphathaushalts**

B-20.31

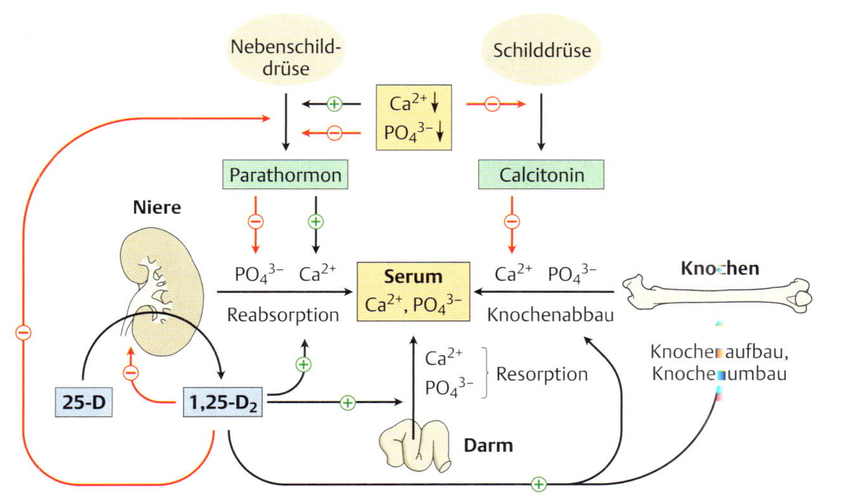

25-D: 25-Hydroxycholecalciferol, 1,25-D: 1,25-Dihydroxycholecalciferol

Regulation der Biosynthese und Sekretion

Biosynthese und Sekretion von PTH werden **stimuliert** durch
- **Calciummangel:** Die Plasmamembran der Epithelzellen der Nebenschilddrüsen besitzt ein **Calciumsensorprotein**, das auf Änderungen der extrazellulären Ca^{2+}-Konzentration anspricht. Calcium bindet in einem kooperativen Prozess an die große extrazelluläre Domäne des Sensorproteins, so dass dieses auf kleine Unterschiede in der Ca^{2+}-Konzentration reagieren kann. Durch Aktivierung von **IP_3/Ca^{2+}** und **Proteinkinase C** wird die PTH-Sekretion stimuliert.
- **Phosphat-Ionen.**

Hemmend wirken **Ca^{2+}** und **Calciferole**. Letztere inhibieren die Transkription des PTH-Gens.

Regulation der Biosynthese und Sekretion

Biosynthese und Sekretion von PTH werden **stimuliert** durch
- **Calciummangel** (Aktivierung eines Calciumsensorproteins),
- **Phosphat-Ionen.**

Hemmend wirken **Ca^{2+}** und **Calciferole**.

Molekulare und zelluläre Wirkungen

PTH bindet an einen 7-Transmembranhelices-Rezeptor und aktiviert über ein **G_s-Protein** die **Adenylatzyklase**, kann aber auch über ein **G_q-Protein** den **Phospholipase-C**-Weg stimulieren.
Die wichtigsten Ziele der PTH-Wirkung sind Knochen und Niere:
- Am **Knochen aktiviert** PTH **Osteoklasten**. Diese sezernieren Salzsäure, die die mineralischen Bestandteile der Knochensubstanz unter **Freisetzung von Ca^{2+} und Phosphat** auflöst. Anschließend können Proteasen und andere Enzyme die organische Knochensubstanz abbauen.
- In der **Niere**
  - **steigert** PTH die **Ca^{2+}-Resorption** (dicker Teil der Henle-Schleife, distaler Tubulus) und **hemmt** die **Phosphatresorption** (proximaler Tubulus),
  - **stimuliert** PTH die **Synthese von 1,25-Dihydroxycholecalciferol**, indem es die Transkription des katalysierenden Enzyms, der 1α-Hydroxylase, steigert. Über die vermehrte Bildung von 1,25-Dihydroxycholecalciferol stimuliert PTH indirekt die **Absorption von Calcium und Phosphat im Darm**.

Calciferole wirken also zunächst synergistisch mit PTH in Bezug auf die Erhöhung des Ca^{2+}-Spiegels, inhibieren aber die Transkription des PTH-Gens (s.o.), so dass ein negativ rückgekoppeltes System entsteht.

Molekulare und zelluläre Wirkungen

PTH aktiviert einen G-Protein-gekoppelten Rezeptor.

Am **Knochen** aktiviert PTH die **Osteoklasten**. Diese sezernieren Salzsäure, die die mineralischen Bestandteile der Knochensubstanz unter **Freisetzung von Ca^{2+} und Phosphat** auflöst.
In der **Niere**
- **steigert** PTH die **Ca^{2+}-Resorption** und **hemmt** die **Phosphatresorption**,
- **stimuliert** PTH die **Synthese von 1,25-Dihydroxycholecalciferol**, indem es die Transkription der 1α-Hydroxylase steigert.

▶ Exkurs

▶ **Exkurs. Parathormon related peptide (PTH-rP)**
PTH-rP ist ein dem PTH strukturell verwandtes Peptid, das ursprünglich in verschiedenen Tumoren entdeckt wurde. Es bindet an den PTH-Rezeptor und ist für die bei diesen Tumoren (z. B. Bronchialkarzinom) beobachtete Hyperkalzämie verantwortlich. Inzwischen ist aber bekannt, dass diese Wirkung auf eine pathologische Expression des Gens zurückzuführen ist. PTH-rP ist für das **geregelte Skelettwachstum** wichtig, da es an der Chondrozyten-Proliferation/-Differenzierung in der **Epiphyse** beteiligt ist.

Calcitonin

Calcitonin

▶ Definition

▶ **Definition.** Calcitonin, ein Peptidhormon von 34 Aminosäuren, wird in den parafollikulären Zellen der Schilddrüse gebildet und ist der Gegenspieler des Parathormons, senkt also die Plasmacalciumkonzentration.

Durch Aktivierung eines G-Protein-gekoppelten Rezeptors **hemmt** Calcitonin die **Osteoklastentätigkeit**.

Wirkungen: Sie werden durch G_s- oder G_q-Protein-gekoppelte Rezeptoren vermittelt.
- Calcitonin **hemmt** die **Osteoklastenaktivität** innerhalb weniger Minuten.
- Hohe Calcitonindosen stimulieren die Ca^{2+}-Ausscheidung in der Niere, physiologische Konzentrationen hingegen hemmen sie.

Fehlen oder Überdosierung von Calcitonin haben keine schwer wiegenden Folgen.

Die physiologische Bedeutung des Calcitonins beim Menschen ist vermutlich nicht allzu hoch, da sowohl bei Fehlen des Hormons nach Entfernen der Schilddrüse als auch bei Verabreichung hoher Dosen keine allzu schwer wiegenden Folgen für den Ca^{2+}-Haushalt auftreten.

▶ klinik

▶ **klinik.** Therapeutisch wird Calcitonin zur Behandlung von Hyperkalzämien eingesetzt.

Calciferole

Calciferole

▶ Synonym

▶ **Synonym.** Vitamin D.

▶ Definition

▶ **Definition.** Calciferole sind für die Versorgung des Körpers mit Ca^{2+} zuständige Steroide. Sie steigern die Plasmacalciumkonzentration durch verstärkte Ca^{2+}-Resorption aus dem Darm und fördern den Einbau von Ca^{2+} in den Knochen.

Am wichtigsten sind **Cholecalciferol** und **Ergocalciferol**. Ihre **aktiven Formen** tragen **OH-Gruppen an C-1 und C-25**.

Die beiden **wichtigsten Vertreter** sind **Cholecalciferol** (Vitamin D_3) und **Ergocalciferol** (Vitamin D_2). Die biologisch aktive Form dieser Moleküle sind **1,25-Dihydroxycholecalciferol (Calcitriol)** und **1,25-Dihydroxyergocalciferol**.

Biosynthese

Biosynthese

Cholecalciferol (Abb. **B-20.32 a**) kann im Körper aus **7-Dehydrocholesterin** synthetisiert werden (Abb. **B-20.32 b**), wenn die Haut ausreichend **UV-Licht**-exponiert wird.

Cholecalciferol (Abb. **B-20.32 a**) kann im Körper aus **7-Dehydrocholesterin**, dem letzten Zwischenprodukt der Cholesterinbiosynthese, synthetisiert werden (Abb. **B-20.32 b**): Während es in den Gefäßen der Haut zirkuliert, spaltet **UV-Licht** das Steroidgerüst zwischen den C-9 und C-10. Durch spontane Isomerisierung entsteht Cholecalciferol.

Ergocalciferol (Abb. **B-20.32 a**) leitet sich von dem pflanzlichen Steroid Ergosterol ab.

Ergocalciferol (Abb. **B-20.32 a**) hingegen leitet sich von dem pflanzlichen Steroid Ergosterol ab, das in unserem Organismus nicht vorkommt.

▶ Merke

▶ **Merke.** Beide Calciferole unterliegen dem gleichen **Aktivierungsprozess**: In der **Leber** erfolgt eine **Hydroxylierung an C-25**, in der **Niere** schließt sich eine **Hydroxylierung an C-1** an (Abb. **B-20.32 b**).

Es gibt wenig Evidenz, dass sich 1,25-Dihydroxycholecalciferol und 1,25-Dihydroxyergocalciferol in ihrer Wirkung unterscheiden. Da aber die meisten Daten für 1,25-Dihydroxycholecalciferol vorliegen, ist im Folgenden nur dieses genannt.

Der **Transport** des 25-Hydroxycholecalciferols von der **Leber zur Niere** wird durch Bindung an das **Vitamin-D-Bindeprotein** (DBP) erleichtert. Der Protein-25-Hydroxycholecalciferol-Komplex bindet an einen Rezeptor aus der LDL-Rezeptorfamilie, der in der **Niere** in besonders hoher Konzentration vorkommt, und wird durch **Endozytose** aufgenommen. Intrazellulär wird das 25-Hydroxycholecalciferol wieder freigesetzt und durch eine **1α-Hydroxylase** an Position 1 hydroxyliert. Die Verlagerung des letzten Aktivierungsschritts zur Niere ist sinnvoll, da die Niere auch ein Target der Calciferolwirkung darstellt.

25-Hydroxycholecalciferol wird an das **Vitamin-D-Bindeprotein** gebunden **zur Niere transportiert** und dort durch **rezeptorvermittelte Endozytose** aufgenommen. Dann wird es durch eine **1α-Hydroxylase** an Position 1 hydroxyliert.

Regulation der Biosynthese

Stimulierend wirken

- Parathormon, indem es die Transkription der 1α-Hydroxylase steigert,
- Mangel an Calcium oder an Phosphat.

1,25-Dihydroxycholecalciferol hemmt die 1α-Hydroxylase und hemmt damit seine eigene Synthese in einer negativen Rückkopplung.

Regulation der Biosynthese

Stimulierend wirken Parathormon, Phosphat- und Ca^{2+}-Mangel.

1,25-Dihydroxycholecalciferol hemmt seine eigene Synthese.

B-20.32 Calciferole

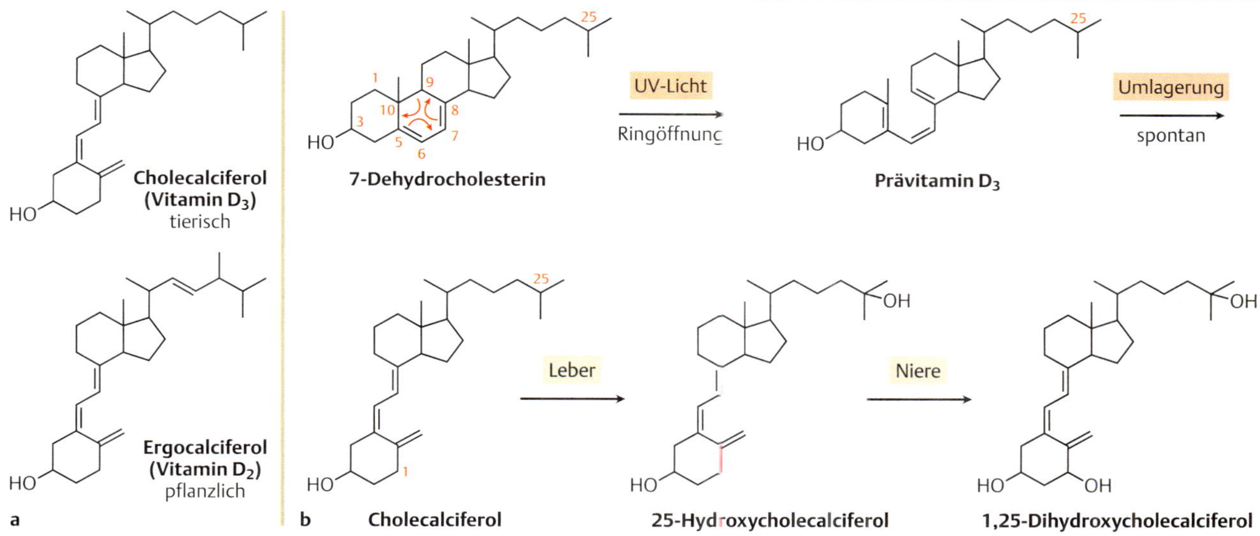

a Struktur von Cholecalciferol und Ergocalciferol **b** Biosynthese von 1,25-Dihydroxycholecalciferol

Molekulare und zelluläre Wirkungen

Der Rezeptor für 1,25-Dihydroxycholecalciferol (VDR) ist ein ligandenabhängiger Transkriptionsfaktor (S. 563).

Die Transkription Calciferol-abhängiger Gene wird meist aktiviert. Da Transkription und Translation einige Zeit benötigen, treten die Gen-regulierten Effekte mit **Verzögerung** auf.

Daneben treten **schnelle** Wirkungen wie Erhöhung der intrazellulären Ca^{2+}-Konzentration und Stimulation von Transportprozessen im Dünndarm auf, so dass weitere Signaltransduktionsprozesse existieren müssen, die aber noch nicht gut charakterisiert sind.

Molekulare und zelluläre Wirkungen

Der Rezeptor für 1,25-Dihydroxycholecalciferol (VDR) ist ein ligandenabhängiger Transkriptionsfaktor → Gen-regulierte, **langsame** Effekte.

Zusätzlich treten **schnelle** Effekte auf (z. B. Zunahme der intrazellulären Ca^{2+}-Konzentration).

▶ Merke

▶ **Merke.** Die wichtigste Wirkung von Calcitriol ist die Erhöhung der Plasmacalciumkonzentration. Die Hauptziele der Calcitriolwirkungen sind Niere, Darm und Knochen.

In der Niere steigert Calcitriol die **Reabsorption** von Ca^{2+} und **Phosphat**. Diese Wirkung ist an die **Anwesenheit von Parathormon** gebunden.

Niere: Calcitriol steigert die **Reabsorption von Ca^{2+}** (dicker Teil der Henle-Schleife, distaler Tubulus) und von **Phosphat** (proximaler Tubulus). Seine Wirkung ist an die **Anwesenheit von Parathormon** gebunden: Zwar stimuliert Calcitriol die **Biosynthese** von Proteinen, die für den Calciumtransport wichtig sind, um aber die Reabsorption signifikant zu steigern, muss die **Aktivität** der Transportproteine durch PTH erhöht werden.

Im Darm steigert Calcitriol die **Resorption von Ca^{2+}** und **Phosphat.**

Darm: Calcitriol steigert die **Resorption von Ca^{2+}** und **Phosphat**. Es induziert Ca^{2+}-Kanäle und Ca^{2+}-ATPasen sowie Ca^{2+}-bindende Proteine. Für die Steigerung der Phosphatresorption ist u. a. die verstärkte Expression des Na^+-Phosphat-Cotransporters verantwortlich.

Calcitriol fördert die **Knochenbildung** vor allem durch **Erhöhung des Ca^{2+}-Angebots** (*indirekte* Wirkung).

Direkte Calcitriolwirkungen am Knochen sind die
- Expression von Proteinen des **Knochenaufbaus und -umbaus** in Osteoblasten,
- Stimulation der **Osteoklasten-Differenzierung**. Diese ist nur in **Gegenwart von Osteoblasten** möglich.

Direkte und indirekte Effekte zusammen bewirken **Knochenwachstum** (Kind, Jugend) oder **Homoöstase** (beim Erwachsenen) bei gleichzeitigem Umbau zur Anpassung an maximale Belastbarkeit.

Knochen: Calcitriol **fördert** die **Synthese der Knochenmatrix** und die **Knochenmineralisation**. Die Förderung der Knochenmineralisation ist vor allem eine *indirekte* Wirkung, die vorwiegend auf die Erhöhung des Ca^{2+}-Angebots zurückzuführen ist.
Calcitriol besitzt aber auch *direkte* Wirkungen am Knochen, denn sowohl Osteoblasten als auch Osteoklasten besitzen Rezeptoren für das Hormon.
- In Osteoblasten stimuliert es die Synthese von Proteinen, die
  - für den **Knochenaufbau** wichtig sind (z. B. Ca^{2+}-bindende Proteine),
  - für **Umbauprozesse** verantwortlich sind (z. B. Matrix-Metallo-Proteinasen).
- Calcitriol stimuliert die **Differenzierung von Osteoklasten** aus Vorläuferzellen. Dies ist nur in **Gegenwart von Osteoblasten** möglich, nur in **Gegenwart von Osteoblasten** möglich. Denn diese exprimieren auf ihrer Oberfläche ein Protein (RANKL genannt), das den zugehörigen Rezeptor (RANK) auf den Osteoklasten-Vorläuferzellen aktiviert, ein für die Differenzierung absolut erforderlicher Prozess. Hierdurch kann Knochenabbau nur in Gegenwart von Knochen aufbauenden Zellen erfolgen, was für die Homöostase wichtig ist.

Direkte und indirekte Effekte zusammen bewirken **Knochenwachstum** (Kind, Jugend) oder **Homoöstase** (beim Erwachsenen) bei gleichzeitigem Umbau zur Anpassung an maximale Belastbarkeit.

▶ klinik

▶ **klinik. Vitamin D (Cholecalciferol)-Mangel** ist die Ursache der **Rachitis** („Knochenerweichung"). Der Körper kann nicht genug Calcium aufnehmen, die Mineralisierung ist gestört (s. auch S. 278).
Zufuhr von **zu hohen Dosen**, die praktisch nur durch Einnahme von Vitamin-D-Präparaten erreicht werden kann, führt zur **Hyperkalzämie** und **Hyperkalzurie**. Es können Kalkablagerungen in den Gefäßen und Nieren mit Nierenversagen resultieren. Außerdem wird durch übermäßige Aktivierung der Osteoklasten die Knochenbildung gestört.

21 Mediatoren

21 Mediatoren

▶ **Synonym.** Gewebshormone.

◀ Synonym

▶ **Definition.** Mediatoren sind eine heterogene Gruppe von Hormonen, die **lokal produziert** werden und vorwiegend **lokal wirken**. Systemische, d.h. den gesamten Organismus betreffende Wirkungen treten in der Regel nur auf, wenn Mediatoren in großer Menge produziert werden.

◀ Definition

21.1 Eikosanoide

21.1 Eikosanoide

▶ **Definition.** Als Eikosanoide bezeichnet man die Derivate vor allem der Arachidonsäure, aber auch anderer mehrfach ungesättigter C20-Fettsäuren (eikosi = griech. zwanzig):

- **Prostaglandine** und **Thromboxane** (**Oberbegriff: Prostanoide**): Es gibt zahlreiche biologisch aktive Prostaglandine, aber nur ein biologisch aktives Thromboxan (TX), das TXA_2.
- **Leukotriene.**

◀ Definition

21.1.1 Biosynthese

21.1.1 Biosynthese

Freisetzung der Arachidonsäure

Freisetzung der Arachidonsäure

Arachidonsäure (Eikosatetraensäure) kommt ausschließlich in membrangebundenen Phospholipiden vor, und zwar bevorzugt in einer Esterbindung mit der OH-Gruppe in Position 2 des Glycerinrestes. Freie Arachidonsäure kann durch Hydrolyse der Esterbindung durch eine Reihe von Phospholipasen, vor allem jedoch durch die **zytosolische Phospholipase A_2 ($cPLA_2$)**, gebildet werden (Abb. **B-21.1**).

Arachidonsäure wird bei Bedarf durch Phospholipasen (v. a. **zytosolische Phospholipase A_2, $cPLA_2$)** aus **membrangebundenen** Phospholipiden freigesetzt (Abb. **B-21.1**).

B-21.1 Freisetzung von Arachidonsäure aus membrangebundenen Phospholipiden durch die zytosolische Phospholipase A_2 ($cPLA_2$)

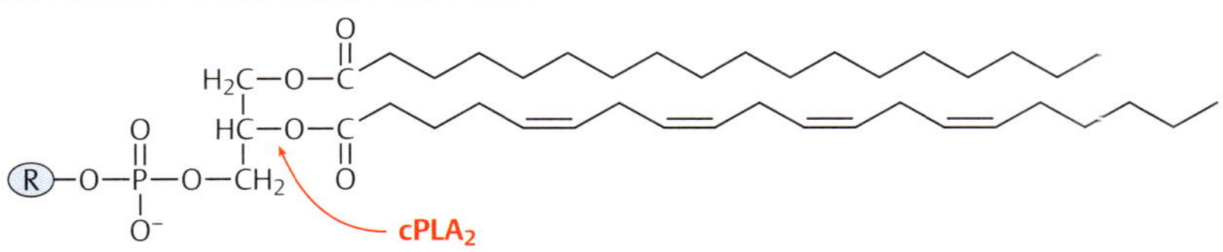

R: z. B. Cholin-Rest

B-21.1

Da freie Arachidonsäure lipophil, d.h. membrangängig ist, kann sie nicht in Vesikeln gespeichert werden, sondern wird bei Bedarf freigesetzt. Deshalb ist die Aktivität der **$cPLA_2$** strikt **reguliert**. Um volle Aktivität zu erreichen, muss das Enzym **phosphoryliert** sein und **Ca^{2+}** gebunden haben. $cPLA_2$ wird häufig durch **extrazelluläre Signalmoleküle** aktiviert, die die zytosolische Ca^{2+}-Konzentration erhöhen und Proteinkinasen aktivieren. Dazu gehören z.B. die **Hormone** Bradykinin (S. 635) und Angiotensin II (Gegenregulation der Gefäßkontraktion durch Steigerung der PGI-Synthese, s.u.). **Wachstumsfaktoren** wie EGF aktivieren die $cPLA_2$ durch MAP-Kinase-vermittelte Phosphorylierung (S. 645). **Entzündungsfördernde Zytokine** wie Interleukin-1β erhöhen die Aktivität und die Neusynthese von $cPLA_2$ und tragen so zu Entzündungsreaktionen bei.

Die Aktivität der **$cPLA_2$** wird durch **Ca^{2+}** und **Phosphorylierung reguliert**.
$cPLA_2$, und damit die nachfolgende Prostaglandinbiosynthese, wird häufig durch **Hormone** und **Zytokine** aktiviert, die den intrazellulären Ca^{2+}-Spiegel und die Aktivität von Proteinkinasen erhöhen.

▶ Merke

▶ **Merke.** Glucocorticoide induzieren die Synthese des Proteins Lipocortin, das die $cPLA_2$ hemmt, und hemmen gleichzeitig die Synthese von $cPLA_2$.

Biosynthese der Prostaglandine und des Thromboxans A_2

Gemeinsames Zwischenprodukt bei der Biosynthese aller Prostaglandine ist **PGH_2** (Abb. **B-21.2**).

Biosynthese der Prostaglandine und des Thromboxans A_2

Aus Arachidonsäure wird zunächst ein zyklisches Zwischenprodukt, **Prostaglandin H_2 (PGH_2)**, gebildet, das zelltypspezifische Enzyme anschließend in die verschiedenen Prostaglandine bzw. TXA_2 umwandeln (Abb. **B-21.2**).

Synthese von PGH_2

PGH_2 wird durch die **PGH-Synthase** gebildet. Das Enzym besitzt **zwei Aktivitäten**:
- **Zyklooxygenase (COX)**,
- **Peroxidase**.

Es gibt zwei gut charakterisierte **Isoformen** der PGH-Synthase, **COX-1** und **COX-2**.
- **COX-1** wird in den meisten Geweben konstitutiv exprimiert,
- **COX-2** wird bei Entzündungen vermehrt exprimiert.

Synthese von PGH_2

Die Bildung von PGH_2 wird von der **PGH-Synthase** katalysiert. Das Enzym besitzt **zwei Aktivitäten**:
- Die **Zyklooxygenase (COX)**, eine Dioxygenase, lagert über einen radikalischen Mechanismus zwei Sauerstoffmoleküle an Arachidonsäure an, wodurch PGG_2 entsteht.
- Die **Peroxidase** (ein Häm-Enzym) reduziert die Hydroperoxid (OOH)-Gruppe zur Hydroxylgruppe, wodurch PGH_2 entsteht.

- Es gibt zwei gut charakterisierte **Isoformen** der **PGH-Synthase**, **COX-1** und **COX-2** (d.h. die beiden Namen bezeichnen, eigentlich nicht ganz korrekt, das beide Enzymaktivitäten enthaltende Gesamtenzym):
  - **COX-1** wird in den meisten Geweben *konstitutiv* exprimiert.
  - **COX-2** hingegen wird normalerweise nur in geringen Mengen exprimiert, *bei Entzündungsreaktionen* jedoch *nimmt* die *Expression stark zu.*
  - Kürzlich wurde eine dritte Isoform, **COX-3**, beschrieben, die eine Splicevariante von COX-1 darstellt. Es ist noch nicht bekannt, ob es sich beim Menschen um ein funktionsfähiges Enzym handelt.

Beide Isoenzyme sind für die **Homöostase/Funktion** einer Vielzahl **von Organen essenziell** (Inaktivierung des COX-2-Gens bei der Maus führt zu Nierenversagen). **COX-2** ist zudem für die **Prostazyklinbiosynthese** wichtig: Hemmung von COX-2 beim Menschen erhöht das Thromboserisiko.

Ursprünglich dachte man, dass die Prostaglandinbiosynthese durch **COX-1** für die **Homöostase/Funktion von Organen wie Niere und Magen essenziell** ist, **COX-2** dagegen nur **bei Entzündungsreaktionen** von Bedeutung ist. Diese funktionelle Einteilung ist inzwischen nicht mehr haltbar. **Auch COX-2** erfüllt wichtige Funktionen in der **Gewebehomöostase**. Es ist z.B. für die Entwicklung und Funktion der Niere wichtig. Mäuse mit inaktiviertem COX-2-Gen zeigen Entwicklungsstörungen der Niere und leiden schon bei Geburt an einer schweren Nephropathie. **COX-2** ist überdies für die **Prostazyklinbiosynthese** (s.u.) wichtig, Hemmung des Enzyms beim Menschen erhöht das Thromboserisiko.

Umwandlung von PGH_2 in die verschiedenen Prostaglandine

Zelltypspezifische Enzyme modifizieren den Fünfring von PGH_2 (Abb. **B-21.2**).
- Die Reaktionsprodukte, bei denen der Fünfring von PGH_2 erhalten bleibt, werden je nach Modifikation bezeichnet als **PGD, PGE, PGF** oder **PGI** (= **Prostazyklin**). Sie werden in vielen Geweben gebildet.
- **Thromboxan (TX) A_2** enthält einen Sechsring und wird von den Thrombozyten gebildet.

Umwandlung von PGH_2 in die verschiedenen Prostaglandine

Zelltypspezifische Enzyme verändern den Fünfring von PGH_2 mit seiner instabilen O-O-Brücke (Abb. **B-21.2**). Die Reaktionsprodukte werden je nach Modifikation bezeichnet als
- **Prostaglandine (PG) D, E, F** oder **I**: Diese Moleküle enthalten noch immer einen Fünfring. Der Index des Prostaglandinmoleküls steht für die Zahl der im Molekül enthaltenen Doppelbindungen. Sie hängt vom Substrat der PGH-Synthase ab. So besitzt PGE_2 als Derivat der Arachidonsäure zwei, PGE_1 als Derivat der Eikosatriensäure nur eine Doppelbindung.
  Die verschiedenen Prostaglandinklassen werden von zahlreichen Zelltypen synthetisiert. Dies gilt insbesondere für PGE_2, das z.B. von Makrophagen, Endothelzellen, Neuronen des Gehirns (nach Induktion), Nierenepithelien, Belegzellen des Magens, glatten Muskelzellen und Granulosazellen des Ovars gebildet wird. PGI_2 (= Prostazyklin) hingegen wird vor allem in Endothelzellen gebildet.
- **Thromboxan (TX) A_2**: Dieses vorwiegend von Thrombozyten produzierte Molekül enthält einen Sechsring mit einem Sauerstoffatom.

B-21.2 Prostaglandin- und Thromboxan-A_2-Synthese aus Arachidonsäure

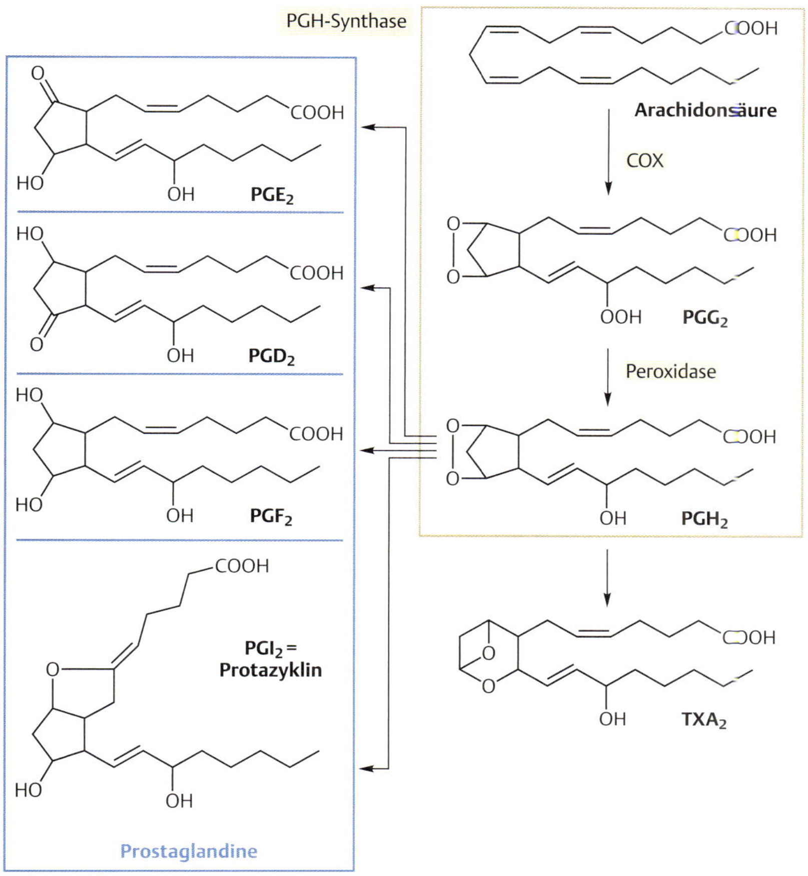

COX: Zyklooxygenaseaktivität der PGH-Synthase.

B-21.2

Biosynthese der Leukotriene

Anders als die Prostaglandine werden **Leukotriene** nur von **wenigen** Zelltypen wie Mastzellen, Granulozyten (Neutrophile, Eosinophile) und Makrophagen gebildet. Diese synthetisieren Leukotriene unter Katalyse der **5-Lipoxygenase** aus Arachidonsäure (Abb. **B-21.3**). Das Enzym führt am C5-Atom der Arachidonsäure eine **Hydroperoxid (OOH)-Gruppe** ein, die zu einer **Epoxidgruppe** reagiert. Dadurch entsteht Leukotrien A_4 (**LTA_4**). Die Spaltung des Epoxids mit Wasser führt zu **LTB_4**, die Addition des Tripeptids **Glutathion** (Glu-Cys-Gly) zu **LTC_4**. LTC_4 wird extrazellulär durch Abspaltung von Glutamat bzw. Glutamat und Glycin in **LTD_4** bzw. **LTE_4** umgewandelt. LTC_4, LTD_4 und LTE_4 werden unter dem Begriff **„Cysteinylleukotriene"** zusammengefasst.

Biosynthese der Leukotriene

Leukotriene werden vorwiegend von Mastzellen, Granulozyten und Makrophagen gebildet. Durch das Enzym **5-Lipoxygenase** wird als Zwischenprodukt ein Epoxid gebildet, das zu **LTA_4, LTB_4**, und den Cysteinylleukotrienen (LTC_4, LTD_4, LTE_4) weiterreagiert (Abb. **B-21.3**).

21.1.2 Wirkungen

Prostaglandine und Thromboxan A_2

Molekulare Wirkungen

Prostaglandine binden an eine große Zahl von **Zelloberflächenrezeptoren**, die mit einer Ausnahme **G-Protein** (G_s, G_q oder G_i [S. 547, Tab. **B-18.1**])-**gekoppelt** sind. Die unterschiedlichen Signaltransduktionswege sind für die vielfältigen Wirkungen der Prostaglandine verantwortlich. Besonders komplex ist die Signaltransduktion im Falle von **PGE_2**. Es bindet an **vier verschiedene Rezeptoren**,

21.1.2 Wirkungen

Prostaglandine und Thromboxan A_2

Molekulare Wirkungen

Prostaglandine binden an eine große Zahl von **Zelloberflächenrezeptoren**, die bis auf eine Ausnahme **G-Protein** (G_s, G_q oder G_i)-**gekoppelt** sind.
PGE_2 kann an **vier verschiedene Rezeptoren** (EP_1–EP_4) binden und so **zellspezifisch un-**

B-21.3

B-21.3 Biosynthese der Leukotriene (LT)

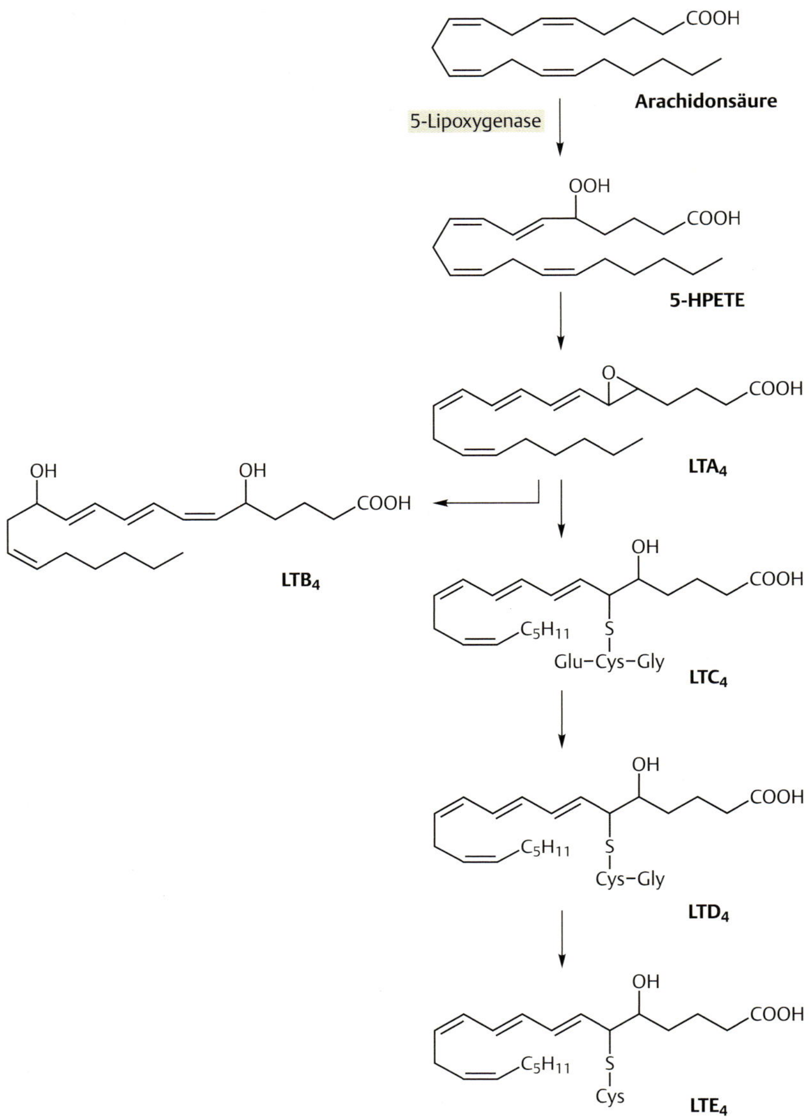

HPETE = Hydroperoxy-Eikosatetraensäure.

terschiedliche, z. T. sogar antagonistische **Reaktionen** (z. B. Muskelkontraktion oder -relaxation) bewirken.
PGI_2 und ein PGD_2-Derivat können zusätzlich **intrazelluläre Rezeptoren** (PPARγ, PPARδ) binden und so die Transkription PG-sensitiver Gene stimulieren.

EP_1–EP_4, die je nach Subtyp die Adenylatzyklase aktivieren, inhibieren oder die zytosolische Ca^{2+}-Konzentration erhöhen, so dass durch den **gleichen Stimulus unterschiedliche**, z. T. sogar antagonistische **Reaktionen** hervorgerufen werden können.
Nicht G-Protein-gekoppelt ist lediglich der Prostaglandin-D-Rezeptor DP_2, ein Chemokinrezeptor, dessen Aktivierung die Chemotaxis von Leukozyten stimuliert.
Zusätzlich zu Zelloberflächenrezeptoren binden PGI_2 und ein Abbauprodukt von PGD_2 auch an **intrazelluläre Rezeptoren** (PPARγ, PPARδ, S. 565) und können so die Transkription PG-sensitiver Gene stimulieren.

Zelluläre Wirkungen

Gefäßsystem: PGE und PGI senken den Blutdruck und steigern die Nierendurchblutung, d. h. fördern die Diurese.

Zelluläre Wirkungen

Gefäßsystem: PGE_2, PGE_1 und PGI_2 erweitern Blutgefäße und tragen so zur Senkung des arteriellen Blutdrucks bei. PGE_2 und PGI_2 steigern auch den Blutfluss durch die Niere und fördern so die Diurese.

▶ **Merke.** Das von den Endothelzellen gebildete **PGI_2** (Prostazyklin) und das von Thrombozyten gebildete **TXA_2** haben **auf Gefäßtonus und Thrombozytenfunktion entgegengesetzte Wirkung**:
- PGI_2 wirkt vasodilatierend und hemmt die Thrombozytenaggregation.
- TXA_2 wirkt vasokonstriktorisch und fördert die Thrombozytenaggregation und die Entleerung der Thombozytengranula.

◀ Merke

Extravaskuläre glatte Muskulatur:
- Am **Darm** führen Prostaglandine der Klassen E und F zur Kontraktion der Längs- und zur Relaxation der Quermuskulatur und tragen so zur Regulation der Darmpassage bei.
- An den **Bronchien** wirkt PGE relaxierend, PGD, PGF_2 und TXA_2 wirken kontrahierend.
- Prostaglandine (PGF) führen zur Kontraktion des **Uterus** bei der Geburt und sind an der Abstoßung der Uterusschleimhaut beteiligt.

Extravaskuläre glatte Muskulatur:
- PGE und PGF tragen zur Regulation der **Darm**passage bei.
- Die **Bronchien** werden durch PGE relaxiert, durch PGD und PGF kontrahiert.
- PGF bewirkt die Kontraktion des **Uterus**.

▶ **klinik.** Das Bronchialsystem von Patienten mit Asthma bronchiale reagiert besonders empfindlich auf die bronchokonstriktorischen Substanzen PGD, PGF_2 und TXA_2. Die Symptomatik wird durch die entzündungsfördernde Wirkung von PGD (chemotaktische Wirkung auf Leukozyten) verstärkt.

◀ klinik

Magen-Darm-Trakt: Verschiedene, vor allem COX-1-abhängig gebildete Prostaglandine (PGE, PGI) **schützen die Magenwand vor Schädigung**: Sie hemmen die Magensaftsekretion, steigern die Schleim- und Bicarbonatsekretion und fördern die lokale Durchblutung. Ebenso fördern Prostaglandine die **Regeneration des Darmepithels**.

Magen-Darm-Trakt: COX-1 abhängig gebildete Prostaglandine (PGE, PGI) **schützen** die **Magenwand** und fördern die **Regeneration des Darmepithels**.

▶ **klinik.** Allerdings wird bei der häufigsten Form des **Kolonkarzinoms** eine starke **Erhöhung der COX-2-Aktivität** und **PGE_2-Synthese** beobachtet die Zellteilung und Angiogenese fördern und die Apoptose vermindern. Hemmstoffe der Prostaglandinbiosynthese können diese negativen Wirkungen reduzieren und werden bei erblichen Formen des Kolonkarzinoms mit Erfolg vorbeugend eingesetzt.

◀ klinik

Weiblicher Reproduktionstrakt: Neben der oben erwähnten Uteruskontraktion sind Prostaglandine für die Ovulation, Befruchtung, Implantation und Umwandlung des Endometriums zur Dezidua erforderlich. Diese Funktionen werden vor allem durch COX-2 induzierte Prostaglandine (PGE_2, PGI_2) vermittelt.

Weiblicher Reproduktionstrakt: Prostaglandine stimulieren Ovulation, Befruchtung, Implantation und Umwandlung des Endometriums zur Dezidua.

Knochen: Prostaglandine (PGE_2) sind am Knochenumbau beteiligt. Insbesondere fördern sie die durch Parathormon und Vitamin D induzierte Bildung von Osteoklasten.

Knochen: Prostaglandine fördern die Bildung von Osteoklasten.

Niere: PGE_2 und PGI_2 fördern nicht nur die Nierendurchblutung (s.o.), sondern auch die Reninsekretion (sowohl die durch Blutdruckabfall als auch die über die Macula densa vermittelte Reninsekretion). Die Mechanismen sind noch unklar.

Niere: PGE_2 und PGI_2 stimulieren die Reninsekretion.

Entzündung und Schmerz: Zusammen mit anderen Mediatoren wie Leukotrienen, Bradykinin und Histamin führen Prostaglandine zu **Vasodilatation**, Erhöhung der **Kapillarpermeabilität**, **Fieber** und Steigerung der **Schmerzempfindlichkeit** (Prostaglandine lösen Schmerzen nicht direkt aus).
Bei Gewebsschädigung wird die Prostaglandinbiosynthese innerhalb von **Minuten** durch **Aktivierung der $cPLA_2$** gesteigert, gefolgt von einer **langsamen Phase** (einige **Stunden**), in der Zytokine wie TNFα und Interleukin-1β (IL-1β) die Expression von **COX-2 und PGE_2-Synthase steigern**.
Prostaglandine (PGE, PGI) fördern die Nozizeption auf verschiedenen Ebenen. Sie sensibilisieren **periphere Schmerzrezeptoren** und stimulieren die **Weiterlei-**

Entzündung und Schmerz: Prostaglandine bewirken **Vasodilatation** und **Fieber** und steigern **Kapillarpermeabilität** und **Schmerzempfindlichkeit**.

Bei Gewebsschädigung wird binnen **Minuten** die **$cPLA_2$ aktiviert**, binnen **Stunden** die **Expression der COX-2** und **PGE_2-Synthase gesteigert**.

Prostaglandine sensibilisieren **periphere Schmerzrezeptoren** und verstärken **Weiter-**

leitung/Verarbeitung der Reize **in Rückenmark** und **Gehirn**.

In Gehirnkapillaren nach Stimulierung durch Zytokine gebildete **lipophile Prostaglandine** können die **Blut-Hirn-Schranke passieren** und zentrale Neurone aktivieren, wodurch das **Schmerzempfinden gesteigert** wird.

Zytokine induzieren im Hypothalamus (OVLT) die **Synthese von PGE_2**, das durch Bindung an hypothalamische PGE_3-Rezeptoren **Fieber** auslöst.

tung/Verarbeitung von Schmerzreizen **in Rückenmark** und **Gehirn**. Diese zentralen Reaktionen sind insbesondere für die Hyperalgesie (gesteigerte Empfindlichkeit für schmerzhafte Reize) und Allodynie (Schmerzempfindung bei normalerweise nicht schmerzhafter Berührung) wesentlich.
Am Ort der Gewebsschädigung ausgeschüttete entzündungsfördernde Zytokine wie IL-1β können über den Blutweg zum Gehirn gelangen und in Endothelzellen der Gehirnkapillaren die Expression von COX-2 und Prostaglandinen (PGE_2) induzieren. Die **lipophilen Prostaglandine** sind in der Lage, die **Blut-Hirn-Schranke** zu **passieren** und Rezeptoren auf Neuronen und Gliazellen zu aktivieren. Die **Erregbarkeit der Neurone nimmt zu**, das **Schmerzempfinden** wird **gesteigert**.
Prostaglandine (PGE_2) lösen auch **Fieber** aus. Einer Hypothese zufolge gelangen wiederum **Zytokine** wie IL-1β mit dem Blut in das **Organum vasculosum laminae terminalis** (OVLT) des Hypothalamus, weil dort keine Blut-Hirn-Schranke besteht, und induzieren dort die **Synthese von PGE_2**. Dieses löst durch Bindung an den PGE_3-Rezeptor, der hauptsächlich in Neuronen der OVLT-benachbarten Regionen des Hypothalamus exprimiert wird, Reaktionen aus, die zur Temperaturerhöhung führen.

▶ **klinik. Hemmstoffe der Zyklooxygenase** wirken demnach schmerzlindernd (**analgetisch**), **fiebersenkend** und entzündungshemmend (**antiphlogistisch**). Um sie von den ebenfalls entzündungshemmenden Glucocorticoiden zu unterscheiden, werden sie als **nichtsteroidale Antiphlogistika** (NSAP) bezeichnet. Sie hemmen die Zyklooxygenase, indem sie die Bindungstasche der Arachidonsäure sterisch blockieren. Bekanntester Wirkstoff ist die schon seit über 100 Jahren verwendete **N-Acetylsalicylsäure** (**ASS**, z. B. Aspirin), die allerdings heute nicht mehr zur Entzündungshemmung eingesetzt wird, weil die hierfür erforderliche hohe Dosis (> 3 g) starke Nebenwirkungen mit sich bringt. Die Acetylgruppe von ASS wird auf einen Serinrest des Enzyms übertragen und der Zugang der Arachidonsäure zum aktiven Zentrum somit irreversibel blockiert. Da das Enzym jedoch neu synthetisiert wird, hält die Wirkung nur einige Stunden an. Ein wichtiges Einsatzgebiet der ASS neben Schmerzlinderung und Fiebersenkung ist die **Hemmung der Blutgerinnung** (z. B. zur Myokard- oder Hirninfarktprophylaxe). Um die Biosynthese des TXA_2 zu hemmen, sind geringere ASS-Dosen nötig (< 100 mg) als zur Hemmung der Prostaglandinbiosynthese (ab 500 mg), da die kernlosen Thrombozyten keine Proteinbiosynthese betreiben und deshalb die inaktivierten COX-Moleküle nicht ersetzen können.
Die Nebenwirkungen der NSAP beruhen auf der Hemmung der Biosynthese aller Prostaglandine, auch derer mit Schutzfunktion. Länger dauende Einnahem von NSAP begünstigt deshalb das Auftreten von Magenblutungen (s. Abb.) und Magengeschwüren.

Da Entzündungsreaktionen wesentlich auf durch COX-2 gebildete Prostaglandine zurückzuführen sind, wurden selektive **COX-2-Inhibitoren** entwickelt (z. B. Celecoxib, Rofecoxib). Sie schädigen die Magenwand zwar deutlich seltener als nichtselektive COX-Inhibitoren, besitzen dafür aber andere Nebenwirkungen. Der Beitrag von COX-2 zur normalen Homöostase (s. o.) wurde bei der Entwicklung von COX-2-Inhibitoren unterschätzt. Wegen gelegentlich auftretender kardiovaskulärer Nebenwirkungen (Thrombosen, Herzinfarkt) wurden einige Präparate wieder vom Markt genommen. COX-2-Inhibitoren hemmen nämlich die Prostazyklinsynthese, während die Thromboxanbildung nicht gehemmt wird. Weitere Untersuchungen müssen zeigen, in welchen Fällen der Einsatz dieser Medikamente sinnvoll ist.

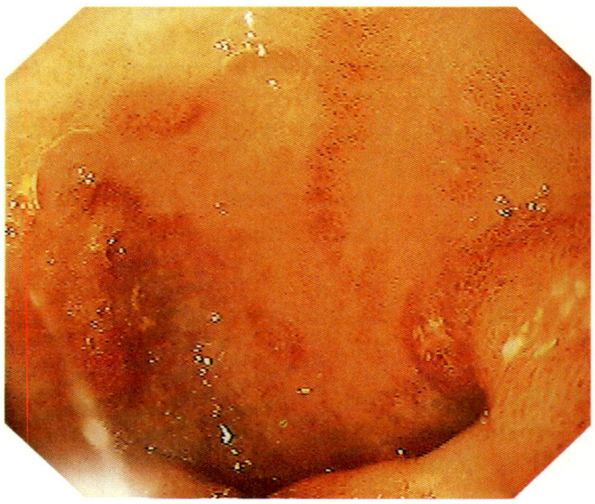

Straßenförmig angeordnete Erosionen und Blutungen am Magenausgang (Blick in den Bulbus duodeni) unter Einnahme von ASS

Leukotriene

Leukotriene aktivieren **G-Protein-gekoppelte Rezeptoren**. Je nach Rezeptortyp wird die **Adenylatzyklase inhibiert** und die **Phospholipase C aktiviert** oder die **zytosolische Ca^{2+}- Konzentration erhöht**.

Leukotriene

Ihre Wirkungen werden durch vier G-Protein-gekoppelte Rezeptoren vermittelt:
- zwei für LTB_4: BLT_1 und BLT_2 **inhibieren** über unterschiedliche G_α-Untereinheiten die **Adenylatzyklase** und **aktivieren** die **Phospholipase C**.

- zwei für Cysteinylleukotriene: $CysLT_1$, der für die meisten Wirkungen zuständig ist, sowie $CysLT_2$. Beide führen über $G\alpha_q$ zur **Erhöhung der zytosolischen Ca^{2+}-Konzentration**.

Leukotrien B_4 (LTB_4) wirkt **chemotaktisch** auf Leukozyten und stimuliert ihre Anheftung an Endothelzellen (Marginalisation) sowie die Freisetzung lysosomaler Enzyme und die Bildung von Sauerstoffradikalen, spielt also bei Entzündungen und auch bei allergischen Reaktionen eine Rolle.
Die **Cysteinylleukotriene** (gebildet vor allem in Mastzellen und Eosinophilen) hingegen sind starke Konstriktoren der Bronchien (LTC_4 wirkt wesentlich stärker **bronchokonstriktorisch** als Histamin), **steigern** die **Kapillarpermeabilität** und **fördern** die **Schleimabsonderung**. Sie sind wesentlich für die typischen Symptome bei Asthma und allergischer Rhinitis verantwortlich.

Leukotrien B_4 wirkt **chemotaktisch** auf Leukozyten. Es stimuliert ihre Marginalisation, die Freisetzung lysosomaler Enzyme und die Bildung von Sauerstoffradikalen.

Die **Cysteinylleukotriene** sind starke **Konstriktoren der Bronchien**, steigern die **Kapillarpermeabilität** und fördern die **Schleimabsonderung**.

▶ **klinik.** $CysLT_1$-Rezeptor-Antagonisten (z. B. Montelukast) werden zur Anfallsprophylaxe des Asthma bronchiale, der 5-Lipoxygenasehemmer Zileuton wird darüber hinaus bei allergischer Rhinitis eingesetzt.

◀ klinik

21.2 Stickstoffmonoxid (NO)

Seit den frühen 1980er-Jahren war bekannt, dass Endothelzellen einen Faktor produzieren, der die darunter liegende glatte Muskulatur relaxiert. Ende der 80er-Jahre wurde dieser Faktor als das anorganische Molekül Stickstoffmonoxid (NO) identifiziert. NO ist jedoch nicht nur ein Botenstoff der Endothelzellen, sondern ein universelles Signalübertragungsmolekül.

21.2 Stickstoffmonoxid (NO)

NO ist ein universelles Signalübertragungsmolekül.

21.2.1 Biosynthese und Inaktivierung

Biosynthese: Diese geht von **L-Arginin** aus. Unter Katalyse der **NO-Synthase** wird die Guanidingruppe des Arginins oxidiert und das Reaktionsprodukt Hydroxyarginin dann oxidativ in Citrullin und NO gespalten (Abb. **B-21.4**). Beide Oxidationsschritte benötigen molekularen Sauerstoff, die Reduktionsäquivalente liefert NADPH.

21.2.1 Biosynthese und Inaktivierung

Biosynthese: NO wird durch die **NO-Synthase** in zwei NADPH-abhängigen Reaktionsschritten aus **L-Arginin** gebildet (Abb. **B-21.4**).

B-21.4 Biosynthese von NO

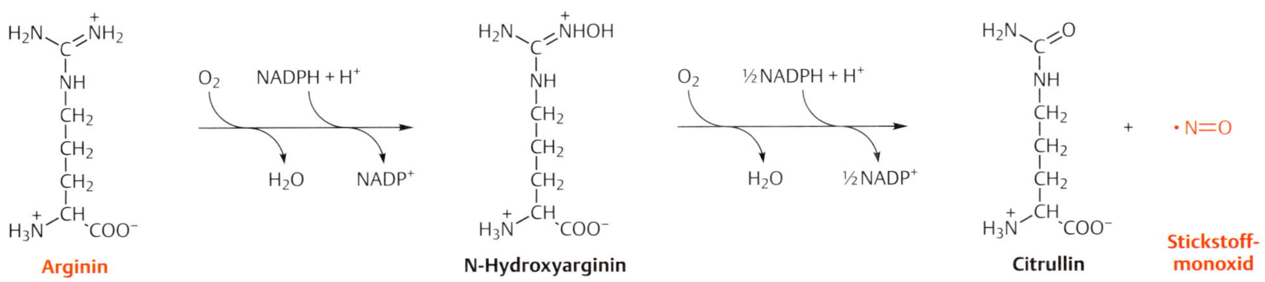

Man kennt verschiedene Isoformen der NO-Synthase, die in drei Klassen unterteilt werden (Tab. **B-21.1**). Die **Regulation** der Enzymaktivität erfolgt entweder **durch Ca^{2+}**, denn alle NO-Synthasen werden durch Ca^{2+}-Calmodulin aktiviert, **oder** durch **Enzymneusynthese**. iNOS ist schon bei den niedrigen Ca^{2+}-Konzentrationen in der nichtstimulierten Zelle aktiv, so dass die Regulation nur durch Enzyminduktion erfolgt.

Die **NO-Synthasen** lassen sich in drei Klassen einteilen (Tab. **B-21.1**). Die Enzymaktivität wird durch **Ca^{2+}** oder durch **Steigerung der Biosynthese** des Enzyms reguliert.

B-21.1

B-21.1 Isoformen der NO-Synthase

Isoform	*typische Expressionsorte*	*Expressionsmodus*
nNOS	Neuronen	konstitutiv
eNOS	Endothel	konstitutiv
iNOS	Makrophagen	induzierbar (Expression bei Entzündung gesteigert)

Inaktivierung: NO wird innerhalb von Sekunden in Nitrit und Nitrat umgewandelt.

Inaktivierung: NO ist ein Radikal (Abb. **B-21.4**), das innerhalb von Sekunden mit O_2 und H_2O in Nitrit und Nitrat, die wichtigste Ausscheidungsform, umgewandelt wird. Aufgrund seiner Reaktionsfähigkeit kann NO allerdings auch mit anderen Targets reagieren (z. B. reaktiven Sauerstoffspezies und Proteinen [s. u.]) und so Gewebeschäden verursachen, insbesondere bei höheren Konzentrationen.

21.2.2 Wirkungen

21.2.2 Wirkungen

Es lassen sich direkte von indirekten, durch cGMP vermittelten Wirkungen unterscheiden.

Direkte Wirkungen

NO ist ein äußerst **reaktives und toxisches Radikal**. **Makrophagen** benutzen NO zusammen mit reaktiven Sauerstoffradikalen (Bildung von **Peroxinitrit**), um **phagozytierte Mikroorganismen abzutöten**.

Direkte Wirkungen

Als Radikal ist NO äußerst **reaktiv und toxisch**. Dies nutzen **Makrophagen**, um **phagozytierte Mikroorganismen abzutöten**, nachdem diese mit Lysosomen zum Phagolysosom verschmolzen sind: Im Phagolysosom entstehen mit Hilfe von NADPH zum einen O_2^--Radikale, zum anderen NO, das dann mit O_2^--Radikalen **Peroxinitrit** ($^-$OO-N=O) bildet. Sowohl O_2^--Radikale als auch Peroxinitrit schädigen die Membranen der Mikoorganismen, jedoch auch der Makrophagen, so dass beide zugrunde gehen. Der Verlust an Makrophagen wird durch verstärkten Nachschub ausgeglichen.
Peroxinitrit ist in der Lage, Tyrosinreste in Proteinen zu modifizieren (Bildung von Nitrotyrosin). Auf diese Weise wird z. B. die Prostazyklin-Synthase durch NO-Wirkung inaktiviert, was bei der schädigenden Wirkung von Superoxid-Ionen auf das kardiovaskuläre System eine Rolle spielen könnte.
Neben der Bildung von Nitroverbindungen sind weitere Proteinmodifikationen bekannt, wie die Reaktion von NO mit Metallzentren (z. B. Cytochrome, Hämoglobin) oder die Derivatisierung von Thiolgruppen zu -SNO-Verbindungen. Proteine können so aktiviert (z. B. Ryanodinrezeptor) oder inaktiviert werden (z. B. NMDA-Rezeptor). Meist ist unklar, ob diese Modifikationen eine physiologische Bedeutung besitzen oder nur von pathophysiologischem Interesse sind.

cGMP-vermittelte Wirkungen

cGMP-vermittelte Wirkungen

▶ Merke

▶ **Merke. NO** diffundiert von seinem Bildungsort (z. B. Endothel- oder Nervenzelle) in die Zielzelle (z. B. glatte Muskelzelle, Thrombozyt oder Nervenzelle) und **aktiviert** dort die **zytosolische Guanylatzyklase** (S. 556), führt also zur Bildung des Second Messengers **cGMP**. Dies ist die Hauptfunktion von NO. Die Folgen sind (Tab. **B-21.2**):
- Relaxation der glatten Gefäßmuskulatur,
- Hemmung der Thrombozytenaggregation,
- Förderung der Signalübertragung an Synapsen des Gehirns. Diese ist für Lernprozesse wichtig.

▶ klinik

▶ **klinik.** Bei Angina pectoris oder Myokardinfarkt werden sog. **organische Nitrate** wie Glyceroltrinitrat (z. B. Nitrolingual), Isosorbidmono- oder -dinitrat zur Dilatation der Koronargefäße und der großen Hohlvenen eingesetzt. Ihre Wirkung beruht darauf, dass Enzyme in der glatten Gefäßmuskulatur NO aus ihnen freisetzen.

B-21.2 Durch cGMP vermittelte NO-Wirkungen und zugrunde liegende Signaltransduktionswege

NO-Wirkung	*Signaltransduktionsweg*
Relaxation der glatten Gefäßmuskulatur	▪ Hemmung der Phosphodiesterase Typ III → cAMP ↑ → Aktivierung der Proteinkinase A ▪ Aktivierung der Proteinkinase G (PKG) → Phosphorylierung = Inaktivierung des IP_3-Rezeptors (und Aktivitätsänderung einer Reihe weiterer Proteine des kontraktilen Apparats durch Phosphorylierung) (Details s. S. 556)
Hemmung der Thrombozytenaggregation/Aktivierung	▪ Inhibition der Phospholipase C (Mechanismus noch unklar) → Ca^{2+}-Freisetzung ↓ und PKC-Aktivierung ↓ → Verhinderung der Exozytose von Sekretgranula und des Einbaus von Zelladhäsionsmolekülen in die Plasmamembran ▪ Aktivierung der Proteinkinase G (PKG) → Phosphorylierung = Inaktivierung des IP_3-Rezeptors → Ca^{2+}-Freisetzung ↓ ▪ Phosphorylierung von Zytoskelettproteinen und Proteinen des kontraktilen Apparats (MLCK) → Inhibition der Zytoskelettreorganisation (zur Aktivierung ist eine Formänderung erforderlich) und der Umstrukturierung von Aktin-Myosin-Filamenten
Förderung der Signalübertragung an Synapsen des Gehirns	Hypothese: postsynaptische Ca^{2+}-induzierte NO-Bildung, Diffusion zum präsynaptischen Nervenende (***retrogrades Signal***) → Aktivierung der PKG → Phosphorylierung von Proteinen des präsynaptischen Apparats → z. B. Steigerung der Exozytose

21.3 Kinine

21.3 Kinine

▶ **Definition.** Als Kinine bezeichnet man die beiden Oligopeptide **Kallidin** und **Bradykinin** sowie ihre um die C-terminale Aminosäure verkürzten Derivate.

◀ Definition

21.3.1 Biosynthese und Inaktivierung

21.3.1 Biosynthese und Inaktivierung

Biosynthese

Biosynthese

▶ **Merke.** Kinine werden durch spezifische Proteasen, die Kallikreine, aus Vorläufermolekülen – Kininogenen – freigesetzt.

◀ Merke

Kininogene werden hauptsächlich in der Leber gebildet und ins Blut abgegeben, wo sie als Komplex mit der Proteasevorstufe Präkallikrein zirkulieren. Man unterscheidet
- **hochmolekulares Kininogen** (HMWK, 626 Aminosäuren),
- **niedermolekulares Kininogen** (LMWK, 409 Aminosäuren).

Sie entstehen durch gewebsspezifisches, alternatives Splicing (S. 463) aus dem Kininogen-Gen und unterscheiden sich lediglich im C-terminalen Bereich. Sie können an Zelloberflächen binden und hemmen die Thrombozytenaggregation.

Kininogene (**hochmolekulares** bzw. **niedermolekulares** Kininogen) werden in der Leber gebildet und zirkulieren im Blut im Komplex mit Präkallikrein.
Kininogene können an Zelloberflächen binden und hemmen die Thrombozytenaggregation.

Kallikreine lassen sich unterteilen in
- **Plasmakallikrein**, das in der Leber synthetisiert wird und im Blut zirkuliert,
- **Gewebskallikreine**: Sie werden in vielen Geweben, z. B. Gefäßsystem, Niere, Pankreas und Speicheldrüse, synthetisiert, besitzen eine andere Substratspezifität (s. u.) und wirken wahrscheinlich vor allem lokal.

Sie werden **als** inaktive Vorstufen (**Präkallikreine**) **sezerniert**, die bei Bedarf proteolytisch aktiviert werden.

Kallikreine lassen sich in **Plasmakallikrein** und **Gewebskallikreine** unterteilen.
Sie werden **als** inaktive Vorstufen (**Präkallikreine**) **sezerniert**, die bei Bedarf proteolytisch aktiviert werden.

Freisetzung der Kinine (Abb. B-21.5):
- **Plasmakallikrein** spaltet aus **HMWK** das Nonapeptid **Bradykinin** ab,
- die **Gewebskallikreine** spalten aus **HMWK und LMWK** das Dekapeptid **Kallidin** ab.

Freisetzung der Kinine (Abb. **B-21.5**):
- **Plasmakallikrein** spaltet aus HMWK das Nonapeptid **Bradykinin** ab,
- die **Gewebskallikreine** spalten aus HMWK und LMWK das Dekapeptid **Kallidin** ab.

Kallidin unterscheidet sich von Bradykinin nur durch ein zusätzliches Lysin am N-Terminus (Abb. **B-21.5**). Unterschiede in der Wirkung der beiden Peptide sind nicht bekannt. Spalten Carboxypeptidasen die C-terminale Aminosäure beider Peptide ab, entstehen biologisch aktive Peptide mit geänderter Rezeptorspezifität (s. u.).

B-21.5

B-21.5 Biosynthese der Kinine

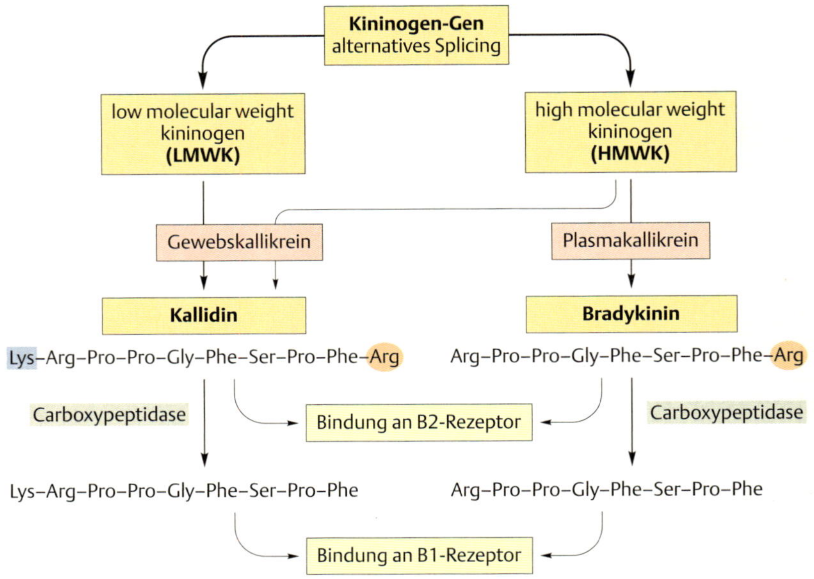

Prozessierung und Inaktivierung

Abbau durch Exo- und Endopeptidasen führt zur Inaktivierung der Kinine. Durch die Kininase II (= Angiotensin converting Enzyme) ist der **Kininstoffwechsel mit** dem **Renin-Angiotensin-Weg gekoppelt**.

Prozessierung und Inaktivierung

Weiterer Abbau durch verschiedene Exo- und Endopeptidasen führt zur Inaktivierung der Kinine, wobei Zwischenprodukte allerdings noch (veränderte) Aktivität besitzen können (ein Pentapeptid z. B. ist ein Thrombinantagonist). Von besonderer Bedeutung beim Abbau ist die Kininase II, die mit dem Angiotensin converting Enzyme (ACE, S. 617) identisch ist, so dass der **Kininstoffwechsel mit dem Renin-Angiotensin-Weg gekoppelt** ist (s. u.). Die Halbwertszeit der Kinine beträgt weniger als 1 Minute.

21.3.2 Wirkungen

Die Kininwirkung wird durch zwei G_q-Protein-gekoppelte Rezeptoren vermittelt (Abb. **B-21.5**):
- Der **B2-Rezeptor** wird konstitutiv exprimiert.
- Die Expression des **B1-Rezeptors** wird bei Entzündungen hoch reguliert.

Beide Rezeptoren aktivieren über G_q-Proteine die **NO-Synthase** und die **cPLA₂** (→ Eikosanoidsynthese↑).

21.3.2 Wirkungen

Die Kininwirkung wird durch zwei G_q-Protein-gekoppelte Rezeptoren vermittelt (Abb. **B-21.5**):
- Der **B2-Rezeptor** ist für die meisten Effekte verantwortlich und wird konstitutiv insbesondere auf Endothelzellen exprimiert.
- Der **B1-Rezeptor** vermittelt Entzündungs- und Schmerzreaktion und wird bei Entzündungen exprimiert. Mit besonders hoher Affinität bindet er Kinine nach Abspaltung des C-terminalen Arginins.

Die Aktivierung der Phospholipase Cβ führt zum Anstieg der zytosolischen Ca^{2+}-Konzentration und somit zur **Aktivierung der NO-Synthase**. Zusätzlich wird die **zytosolische Phospholipase A_2 aktiviert** und dadurch die Freisetzung von Arachidonsäure, d. h. die **Eikosanoidsynthese** stimuliert.

▶ **Merke.** Die Kinin-induzierte Bildung von NO und PGI_2 (Prostazyklin) erklärt zwei wesentliche Kininwirkungen:

- **Vasodilatation** durch Relaxation der glatten Gefäßmuskulatur. Dieser Effekt spielt eine Rolle bei der Blutdruckregulation und Diurese, aber auch bei Entzündungsreaktionen (s. u.).
- **Hemmung der Bildung von Thrombosen**. Diese Wirkung wird verstärkt durch die Kinin-vermittelte Aktivierung des Plasminogenaktivators und Hemmung der Thrombin-induzierten Thrombozytenaktivierung. Auch die Vorstufe Kininogen besitzt antithrombotische Wirkungen.

◀ Merke

Komplexe aus Kininogen und Präkallikrein binden an **Endothelzellen**. In zellgebundener Form (und nur in dieser) kann **Präkallikrein** durch Proteasen aktiviert werden. Die **Aktivierung** erfolgt in bestimmtem Umfang **konstitutiv**, als aktivierende Proteasen sind eine an der Endothelzelloberfläche exprimierte Protease und der Faktor XIIa (in geringem Maße ständig aus F XII [Hagemann-Faktor] gebildet) beschrieben worden. Auf diese Weise werden am Endothel ständig Kinine gebildet und so **die Thrombusbildung am intakten Endothel inhibiert**.

Präkallikrein wird an der **Endothelzelloberfläche konstitutiv** durch Proteasen **aktiviert**. Die ständige Bildung von Kininen hemmt die **Thrombusbildung** an **intaktem Endothel**.

Bei einer **Verletzung des Endothels** hingegen wird die **Blutgerinnung** (zunächst F XII) **aktiviert** (S. 747). F XIIa aktiviert nicht nur weitere Gerinnungsfaktoren, sondern auch Kallikrein, das wiederum Faktor XII aktivieren kann (positive Rückkopplung). Insgesamt ist die Bedeutung von F XII und Kallikrein für die Blutgerinnung jedoch als gering einzuschätzen, da das Fehlen dieser Faktoren nicht mit einer Hämophilie verbunden ist. Interessanterweise ist der erste Patient (Herr Hagemann), bei dem F XII-Mangel festgestellt worden ist, an einer Thrombose verstorben.

Bei **Verletzung des Endothels beschleunigt** Kallikrein die **Blutgerinnung** an der verletzten Stelle und hilft, sie lokal zu **begrenzen**.

Bei der Blutgerinnung durch Kallikrein gebildete Kinine helfen, die **Blutgerinnung** auf das verletzte Gefäßgebiet zu **begrenzen**.

Die ständige Bildung von Kininen am Endothel trägt außerdem dazu bei, ein **Überschießen des** (vasokonstriktorischen) **Renin-Angiotensin-Systems** zu verhindern. Die beiden Wege sind über ACE direkt miteinander verknüpft (S. 617).

Die ständige Bildung von Kininen trägt dazu bei, ein **Überschießen des Renin-Angiotensin-Systems** zu verhindern.

▶ **klinik.** Ein Teil der Wirkung der blutdrucksenkenden ACE-Hemmer ist auf die Hemmung der Inaktivierung von Kininen zurückzuführen. Die erhöhten Kininspiegel sind wohl auch für unerwünschte Wirkungen der ACE-Hemmer wie den häufigen (bei bis zu 20 % der Patienten auftretenden) trockenen Husten verantwortlich.

◀ klinik

▶ **Merke.** Kinine spielen eine wichtige Rolle bei der Entstehung einer **Entzündungsreaktion**. Vasodilatation und Erhöhung der Permeabilität des Endothels führen zum Flüssigkeitsaustritt, die Aktivierung von Rezeptoren auf Leukozyten stimuliert die Leukozytenmigration. Die Bindung von Kininen an Rezeptoren der Nervenenden löst einen starken **Schmerzreiz** aus. Entzündungsreaktion und Schmerzempfindlickeit werden durch die Neusynthese von B1-Rezeptoren verstärkt.

◀ Merke

21.4 Histamin

▶ Definition

21.4.1 Biosynthese, Speicherung und Inaktivierung

Biosynthese und Speicherung: Histamin wird durch Pyridoxalphosphat-abhängige **Decarboxylierung von Histidin** gebildet (Abb. **B-21.6**).

Inaktivierung: Histamin wird zu Imidazolacetat oxidiert (Abb. **B-21.6**).

21.4 Histamin

▶ **Definition.** Histamin ist das biogene Amin des Histidins.

21.4.1 Biosynthese, Speicherung und Inaktivierung

Biosynthese und Speicherung: Histamin wird vor allem von Mastzellen, aber auch von basophilen Leukozyten, den Enterochromaffin-like (ECL)-Zellen des Magens, bestimmten Neuronen des ZNS u.a. Zellen durch Pyridoxalphosphat-abhängige **Decarboxylierung von Histidin** gebildet (Abb. **B-21.6**), durch einen Transporter (VMAT2) in sekretorische Vesikel transportiert und dort zusammen mit dem sauren Heparin (Salzbildung) gespeichert und bei Bedarf freigesetzt.

Inaktivierung: Histamin wird (evtl. nach N-Methylierung am Imidazolrest) durch die Diaminoxidase in einen Aldehyd umgewandelt und dann durch die Aldehyd-Dehydrogenase zu (N-Methyl-)Imidazolacetat oxidiert (Abb. **B-21.6**).

B-21.6 Biosynthese und Inaktivierung von Histamin

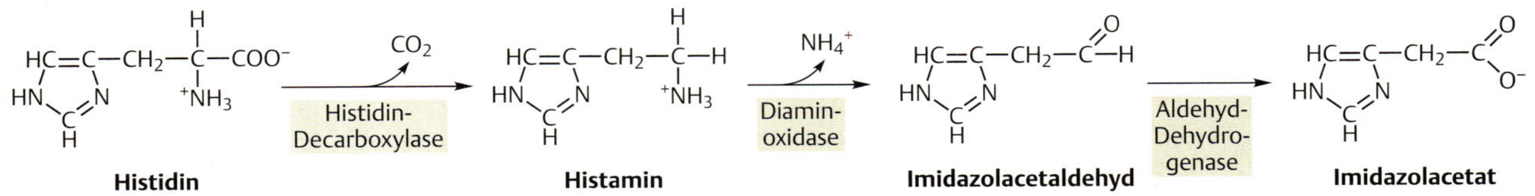

21.4.2 Wirkungen

Molekulare Wirkungen

Histamin wirkt auf **G-Protein-gekoppelte Rezeptoren** (Tab. **B-21.3**).

21.4.2 Wirkungen

Molekulare Wirkungen

Vier **G-Protein-gekoppelte Rezeptoren** vermitteln die Wirkungen des Histamins (Tab. **B-21.3**); am besten untersucht sind H_1- und H_2-Rezeptoren.

B-21.3 Histaminrezeptoren

Rezeptor	*Signaltransduktionsweg*	*Lokalisation*	*Funktion*
H_1	G_q → Aktivierung der Phospholipase Cβ (PLCβ) → Ca^{2+}↑	zahlreiche Zellen, z. B. glatte Muskel- und Endothelzellen	z. B. Bronchokonstriktion, Vasokonstriktion (Ca^{2+}-Wirkung) oder Vasodilatation (NO-Wirkung), Gefäßpermeabilität ↑
H_2	G_s → Aktivierung der Adenylatzyklase → cAMP ↑ → Aktivierung der Proteinkinase A	zahlreiche Zellen, z. B. Belegzellen des Magens	z. B. HCl-Sekretion ↑
H_3	G_i → Hemmung der Adenylatzyklase → cAMP ↓	histaminerge Neurone im ZNS	Regulation der Freisetzung von Histamin und anderen Neurotransmittern
H_4	G_i → cAMP ↓ Aktivierung der PLCβ (durch Gβγ) → Ca^{2+}↑, Aktivierung der MAP-Kinase (S. 551)	Mastzellen, Eosinophile und andere Blutzellen	chemotaktisch für Eosinophile und Mastzellen

Zelluläre Wirkungen

Magen: Histamin **stimuliert** die **HCl-Sekretion** durch Aktivierung von **H_2-Rezeptoren**.

▶ klinik

Zelluläre Wirkungen

Magen: Histamin **stimuliert** die **HCl-Sekretion**, vermittelt durch **H_2-Rezeptoren** auf Belegzellen (S. 193).

▶ **klinik.** Bei Magengeschwüren, die durch Säureüberschuss entstanden sind, können H_2-Rezeptor-Antagonisten wie Ranitidin zur Hemmung der HCl-Sekretion eingesetzt werden (S. 193).

ZNS: Histamin ist Transmitter histaminerger Neurone, deren Zellkörper vor allem in Hypothalamus vorkommen. Es beeinflusst zentrale Funktionen wie **Wachheit**, **Lernen**, **Gedächtnis**, Angst sowie eine Reihe homöostatischer Reaktionen (z. B. Essverhalten, Thermoregulation, Hormonausschüttung aus der Hypophyse, Herz-Kreislauf-System). Zustände wie Wachheit werden vor allem durch H_1-Rezeptoren gefördert. Dies erklärt auch die Nebenwirkung älterer H_1-Rezeptor-Antagonisten, die als Antiallergika gegeben wurden. Während die exzitatorischen H_1- und H_2-Rezeptoren postsynaptisch lokalisiert sind, werden H_3-Rezeptoren präsynaptisch exprimiert und hemmen die Freisetzung von Histamin und anderer Neurotransmitter. Überdies hemmt (H_3-Rezeptor) oder aktiviert (H_1-Rezeptor) Histamin die Neurotransmitterfreisetzung aus peripheren Nervenenden.

ZNS: Histamin beeinflusst eine Reihe zentraler Funktionen wie **Wachheit**, **Lernen** und **Gedächtnis**.
Die exzitatorischen H_1- und H_2-Rezeptoren sind postsynaptisch, H_3-Rezeptoren präsynaptisch lokalisiert. H_3-Rezeptoren hemmen die Freisetzung von Histamin und anderen Neurotransmittern.

Gefäßsystem:

Gefäßsystem:

▶ **Merke.** Histamin beeinflusst den **Gefäßtonus**:

- An **Arteriolen und Venolen** aktiviert Histamin H_1-Rezeptoren an **Endothelzellen** und führt zur **Dilatation**. Hieran ist die Ca^{2+}-induzierte Aktivierung der endothelialen **NO-Synthase** wesentlich beteiligt (Mechanismus s. S. 633).
- An **Arterien und Venen** hingegen aktiviert es H_1-Rezeptoren der **glatten Muskelzellen**. Der Anstieg der zytosolischen Ca^{2+}-Konzentration führt zu **Vasokonstriktion**.

◀ **Merke**

Die Aktivierung von H_2-Rezeptoren auf glatten Muskelzellen führt durch Anstieg des cAMP-Spiegels zu Vasodilatation, jedoch **überwiegt** im Allgemeinen die Wirkung der **H_1-Rezeptoren**.
Aktivierung von **H_1-Rezeptoren** auf Endothelzellen **steigert** darüber hinaus die **Gefäßpermeabilität**. Dieser Effekt beruht auf einer „Kontraktion" der Endothelzellen durch Reorganisation des Zytoskeletts, verbunden mit dem Bruch der von Cadherinen vermittelten Zell-Zell-Kontakte (S. 359).

Aktivierung von H_1-Rezeptoren auf Endothelzellen **steigert** die **Gefäßpermeabilität**.

▶ **klinik.** Neben Leukotrienen ist Histamin ist aufgrund seiner H_1-Wirkungen (Kontraktion der glatten Muskulatur z. B. der Bronchien, Vasodilatation und Permeabilitätserhöhung → Ödeme), H_2-Wirkungen (Schleimproduktion) und H_4-Wirkungen (Chemotaxis von Eosinophilen und Mastzellen) der **entscheidende Mediator allergischer Reaktionen vom Typ I** (S. 721) wie Asthma bronchiale, Rhinitis allergica (Heuschupfen) und Urtikaria. Bei letzterer kommt es durch erhöhte Gefäßpermeabilität von Hautgefäßen zu Quaddelbildung (s. Abb.). Zur Behandlung allergischer Reaktionen mit Antihistaminika s. S. 723).

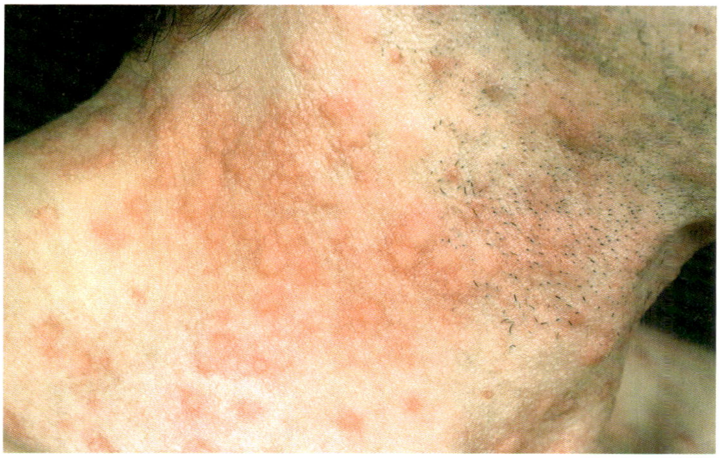

Randbetonte Quaddeln, zentral durch Ödemdruck abgeblasst bei Urtikaria

◀ **klinik**

21.5 Serotonin (5-Hydroxytryptamin)

▶ Definition

21.5 Serotonin (5-Hydroxytryptamin)

▶ **Definition.** Serotonin (5-Hydroxytryptamin, 5-HT) ist das biogene Amin des 5-Hydroxytryptophans.

21.5.1 Biosynthese, Speicherung und Inaktivierung

Biosynthese und Speicherung: Serotonin entsteht aus **Tryptophan** durch **Hydroxylierung** des Indolrings und **Decarboxylierung** (Abb. **B-21.7**).

Hauptproduzent des Serotonins sind die **enterochromaffinen Zellen des Gastrointestinaltrakts**.
Thrombozyten enthalten große Mengen an Serotonin, das sie über ein spezifisches Transportprotein aufnehmen.

Inaktivierung durch Oxidation zu 5-Hydroxyindolacetat (Abb. **B-21.7**).

21.5.1 Biosynthese, Speicherung und Inaktivierung

Biosynthese und Speicherung: Ausgangsstoff ist **Tryptophan**, das durch die Tryptophan-Hydroxylase in Position 5 des Indolrings **hydroxyliert** wird. Anschließend wird die Aminosäure durch Pyridoxalphosphat-abhängige **Decarboxylierung** zum Amin umgesetzt (Abb. **B-21.7**) und in Vesikeln gespeichert.
Etwa 90% des Serotonins im Körper werden in den **enterochromaffinen Zellen des Gastrointestinaltrakts** synthetisiert, aber auch serotoninerge Neurone des ZNS u.a. Zellen bilden 5-HT. **Thrombozyten** enthalten große Mengen an Serotonin, das sie jedoch nicht selbst bilden, sondern über ein spezifisches Transportprotein in der Zellmembran aufnehmen und in dichten Granula speichern. Das gleiche Transportprotein dient in serotonergen Neuronen der Rückaufnahme von 5-HT aus dem synaptischen Spalt (s.u.).

Inaktivierung: Monoaminoxidase (MAO) und Aldehyd-Dehydrogenase katalysieren die Oxidation zu 5-Hydroxyindolacetat (Abb. **B-21.7**).

B-21.7 Biosynthese und Inaktivierung von Serotonin

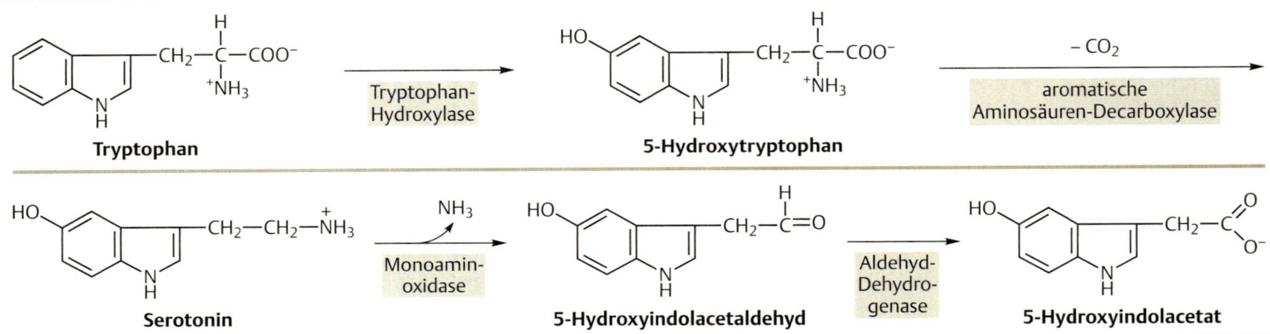

21.5.2 Wirkungen

Molekulare Wirkungen

5-HT-Rezeptoren lassen sich in sieben Klassen ($5\text{-}HT_1$–$5\text{-}HT_7$) einteilen.
$5\text{-}HT_3$-Rezeptoren sind ligandenaktivierte Ionenkanäle, die übrigen Rezeptoren sind G-Protein-gekoppelt (Tab. **B-21.4**).

Trotz Aktivierung/Inhibierung „einfacher" Second-Messenger-Moleküle wie cAMP und Ca^{2+} ist die weitere Signaltransduktion komplex und zelltypspezifisch.

21.5.2 Wirkungen

Molekulare Wirkungen

Inzwischen ist eine große Zahl von **5-HT-Rezeptoren** bekannt, die auf vielen Zellen, z.B. Nerven- und Gliazellen, Epithel-, Endothel-, glatten Muskelzellen und Thrombozyten, exprimiert werden. Sie lassen sich in sieben Klassen ($5\text{-}HT_1$–$5\text{-}HT_7$) einteilen, die z.T. aus mehreren Subtypen bestehen. Zusätzlich existieren von vielen Rezeptoren mehrere Splicevarianten, so dass die Rezeptorvielfalt noch weiter gesteigert wird. **$5\text{-}HT_3$-Rezeptoren** sind **ligandenaktivierte Kationenkanäle** (Erhöhung der Permeabilität für Na^+ und K^+), die **übrigen 5-HT-Rezeptoren G-Protein-gekoppelt** (Tab. **B-21.4**).
Trotz Aktivierung/Inhibierung „einfacher" Second-Messenger-Moleküle wie cAMP und Ca^{2+} ist die weitere Signaltransduktion häufig sehr komplex und zelltypspezifisch. So hemmen z. B. 5-HT1-Rezeptoren durch Aktivierung eines inhibitorischen G-Proteins der $G_{i/o}$-Familie wie gewohnt die Adenylatzyklase. Aber sowohl die α_i-Untereinheit als auch die $\beta\gamma$-Untereinheiten (S. 546) können weitere Reaktionen auslösen. Letztere können z. B. die PLC-β oder die PI3-Kinase (S. 546) aktivieren, Kaliumkanäe öffnen oder Calciumkanäle schließen. Daher ist

B-21.4 **Klassifizierung der 5-HT-Rezeptoren und Eigenschaften ausgewählter Subtypen**

Rezeptor	*Expression*	*Funktion*
5-HT₁ (G_i → cAMP ↓) (s. Text)	▪ ***5-HT*** $_{1A}$: *ZNS*: präsynaptisch auf Soma und Dendriten von Neuronen der Raphe-Kerne, postsynaptisch in vielen Hirnregionen (z. B. limbisches System)	Entladungsfrequenz an den Synapsen ↓, angstlösend (anxiolytisch), antidepressiv, übermäßig gesteigerte Nahrungsaufnahme (Hyperphagie), Hypothermie, Blutdruck ↓
	▪ ***5-HT*** $_{1B}$/***5-HT*** $_{1D}$*: *ZNS:* präsynaptisch auf Axon-Endigungen, zerebrale und periphere Gefäße	synaptische Freisetzung von Serotonin und anderen Neurotransmittern ↓ 5-HT $_{1B}$-Knock-out: Anxiolyse, Aggression ↑, Vasokonstriktion von Koronararterien und Meningealgefäßen
	▪ ***5-HT*** $_{1P}$: *Darm:* afferente Neuronen des Plexus submucosus	Steigerung der Peristaltik
5-HT₂ (G_q → PLC ↑)	▪ ***5-HT*** $_{2A}$: *ZNS:* weit verbreitet *peripher*: glatte Muskulatur (z. B. Lunge, Aorta), Thrombozyten	psychotrope Wirkungen, Kontraktion der glatten Muskulatur, Thrombozytenaggregation
	▪ ***5-HT*** $_{2B}$: *ZNS*: mehrere Regionen *peripher:* glatte Muskulatur (Magen, Darm), Endothelzellen	Anxiolyse, Hyperphagie Kontraktion der glatten Muskulatur, Vasodilatation (NO-Wirkung, S. 634)
5-HT₃ (ligandenaktivierte Kationenkanäle)	*ZNS:* insbesondere Area postrema, *peripher:* Neuronen des enterischen Nervensystems, Endigungen sensorischer Nerven (N. vagus)	Auslösung von Brechreiz Darmmotilität ↑, Auslösung von Brechreiz
5-HT₄ (G_s → cAMP ↑)	*ZNS:* limbisches System *peripher:* präsynaptisch in afferenten Neuronen	Steigerung der Neurotransmitterfreisetzung in ZNS (→ Lernfähigkeit ↑) und ENS (→ Peristaltik und Sekretion ↑)
5-HT₅ (G_i → cAMP ↓)	fast ausschließlich im ZNS	unbekannt
5-HT₆ (G_s → cAMP ↑)	fast ausschließlich im ZNS	Beteiligung an Lernprozessen, Stimmungslage, Essverhalten
5-HT₇ (G_s → cAMP ↑)	*ZNS:* Thalamus, Hypothalamus, Hippocampus *peripher:* glatte Muskulatur (Blutgefäße, Darm)	Beteiligung an Lernprozessen, Thermoregulation, Stimmungslage, Vasodilatation von Arterien und Venen, Muskelrelaxation (Colon)

* beide Rezeptoren haben pharmakologisch kaum unterscheidbare Eigenschaften

u. U. die primär mit G_i-Proteinen verbundene Senkung des cAMP-Spiegels für die biologischen Wirkungen nur zweitrangig.

Zelluläre Wirkungen

ZNS: Serotoninerge Neurone machen zwar nur einen geringen Prozentsatz der Neurone des ZNS aus, sind aber an vielen wichtigen Funktionen wie **Emotionen, Schlaf-Wach-Rhythmus, Lernprozessen** oder der **Regulation** von **Körpertemperatur**, **Blutdruck** und **endokriner Funktionen** beteiligt (Tab. **B-21.4**). Fast alle bekannten Serotoninrezeptortypen werden im Gehirn exprimiert. Die Zellkörper der meisten serotoninergen Neuronen befinden sich in den Raphe-Kernen des Hirnstamms.

Zelluläre Wirkungen

ZNS: Serotoninerge Neurone sind an der Regulation z. B. von **Emotionen, Schlaf-Wach-Rhythmus, Lernprozessen, Körpertemperatur**, **Blutdruck** und **endokrinen Funktionen** beteiligt (Tab. **B-21.4**).

▶ **klinik.** Serotoninmangel verstärkt **Depressionen** und erhöhte Serotoninspiegel wirken antidepressiv. Selektive Serotoninrückaufnahme-Hemmer (SSRI) binden mit hoher Affinität an das Transportprotein, durch das Serotonin aus dem synaptischen Spalt in das präsynaptische Nervenende gelangt. Dadurch steigt der Serotoninspiegel an der postsynaptischen Membran.

◀ **klinik**

Gastrointestinaltrakt: Serotonin, das aus den enterochromaffinen Zellen der Darmukosa durch chemische und mechanische Reize freigesetzt wird, **steigert** die **Darmmotilität**: Aktivierung von bisher nur pharmakologisch charakterisier-

Gastrointestinaltrakt: Serotonin aus den enterochromaffinen Zellen der Darmukosa steigert die **Darmmotilität** (Aktivierung mehrerer 5-HT-Rezeptortypen).

ten $5\text{-}HT_{1P}$-Rezeptoren auf sensorischen Neuronen des Plexus submucosus stimuliert diese zur Freisetzung von Acetylcholin und Calcitonin-Gene-Related-Peptide (CGRP). Die Ausschüttung der beiden Neurotransmitter aus den Nervenenden der sensorischen Neurone wird durch Aktivierung präsynaptischer $5\text{-}HT_4$-Rezeptoren noch verstärkt (die enterokrinen Zellen der Darmukosa können große Mengen an Serotonin freisetzen, so dass im Gewebe genügend Serotonin zur Rezeptoraktivierung vorhanden ist). Acetylcholin und CGRP aktivieren weitere Neurone des enterischen Nervensystems und initiieren so Peristaltik und sekretorische Prozesse. An der Kontraktion der glatten Muskulatur sind $5\text{-}HT_{2B}$-Rezeptoren beteiligt.

Starke Aktivierung von $5\text{-}HT_3$-Rezeptoren an afferenten Fasern des N. vagus löst **Brechreiz** aus.

Starke Erregung von $5\text{-}HT_3$-Rezeptoren an afferenten Fasern des N. vagus führt zur Erhöhung der 5-HT-Konzentration im Hirnstamm (Area postrema, Nucleus tractus solitarii) und löst Brechreiz aus, der durch $5\text{-}HT_3$-Rezeptor-Antagonisten bekämpft werden kann.

Gefäßsystem: Aktivierung von $5\text{-}HT_{2A}$-Rezeptoren in der glatten Gefäßmuskulatur führt zur **Vasokonstriktion** und **Blutdrucksteigerung.**
Aktivierung endothelialer $5\text{-}HT_{2B}$-Rezeptoren führt durch Ca^{2+}-induzierte Aktivierung der NO-Synthase zur **Vasodilatation**.

Gefäßsystem: Aktivierung von $5\text{-}HT_{2A}$-Rezeptoren in der glatten Gefäßmuskulatur führt zur Erhöhung der zytosolischen Ca^{2+}-Konzentration und somit zur **Vasokonstriktion** und **Blutdrucksteigerung**. Dieser „gefäßtonisierenden" Wirkung verdankt Serotonin seinen Namen. Da 5-HT über verschiedene zentrale 5-HT-Rezeptoren aber auch zu einem erhöhten Vagustonus am Herzen führen kann (→ Bradykardie) und über präsynaptische $5\text{-}HT_{1B/D}$-Rezeptoren die Noradrenalinfreisetzung aus sympathischen Nerven hemmt (→ Vasodilatation), kann je nach überwiegender 5-HT-Wirkung sogar eine Blutdrucksenkung eintreten. Aktivierung endothelialer $5\text{-}HT_{2B}$-Rezeptoren hingegen führt durch Ca^{2+}-induzierte Aktivierung der NO-Synthase zur **Vasodilatation**.

▶ klinik

▶ **klinik.** Die Aktivierung von $5\text{-}HT_1$-Rezeptoren bewirkt eine Vasokonstriktion von Blutgefäßen in der Dura mater. Deshalb verabreicht man bei **Migräne**, die nach heutigem Erkenntnisstand durch Vasodilatation kranialer Gefäße verursacht wird, einen $5\text{-}HT_1$-Rezeptor-Agonisten, z.B. Sumatriptan. Allerdings ist zu berücksichtigen, dass auch Koronararterien $5\text{-}HT_1$-Rezeptoren besitzen, also unter der Behandlung ebenfalls verengt werden.

Thrombozyten: Ausschüttung von 5-HT fördert **Vasokonstriktion** und **Thrombozytenaggregation**.

Thrombozyten: Bei einer Gefäßverletzung werden Thrombozyten stimuliert und degranulieren, wobei auch Serotonin ausgeschüttet wird, das zur lokalen **Vasokonstriktion** führt und die **Thrombozytenaggregation** fördert (Aktivierung von $5\text{-}HT_{2A}$-Rezeptoren).

▸ verklinikte Vorklinik: Karzinoid

Anamnese: Rudolf Olschewski wird vom Hausarzt ins Krankenhaus eingewiesen, weil sein bisher gut eingestellter Bluthochdruck sich trotz Medikamentenerhöhung nicht normalisiert. Bei der Aufnahme erzählt er, dass er seit etwa vier Monaten ab und zu unter Durchfall leide und auch 7 kg abgenommen habe. Manchmal würde es in seinem Bauch heftig rumoren und zwicken. Von Zeit zu Zeit rausche ihm auch das Blut so in den Kopf, dass sein Gesicht knallrot anliefe. Sein Hausarzt hätte das auf den schlecht eingestellten Blutdruck geschoben.

Medikamentenanamnese: Gegen den Bluthochdruck nimmt er Hydrochlorothiazid 25 mg und Metoprolol zweimal täglich 100 mg

Familienanmnese: Der Vater ist mit 64 Jahren an einem Schlaganfall verstorben.

Körperliche Untersuchung: 61jähriger, schlanker Patient (174 cm, 68 kg) in gutem Allgemeinzustand, Blutdruck 160/95 mm Hg, Puls 92/min, Körpertemperatur 37,2 °C, leichter Druckschmerz im rechten Unterbauch, die Leber ist vergrößert tastbar (4 cm unter dem Rippenbogen in der Medioklavikularlinie), lebhafte Darmgeräusche über allen Quadranten, der sonstige Untersuchungsbefund, einschließlich Herz und Lunge, ist unauffällig.

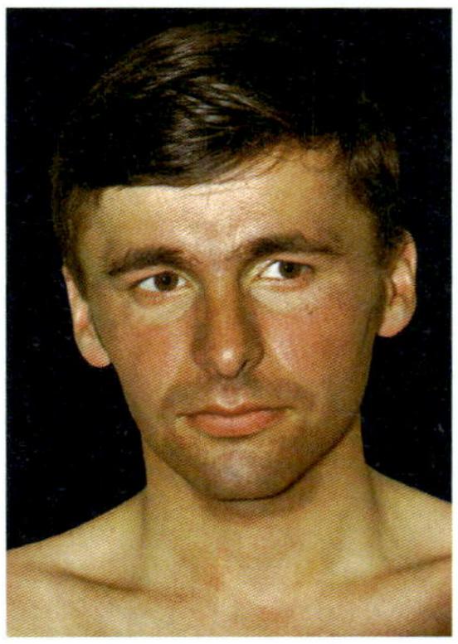

Patient mit metastasierendem Dünndarmkarzinoid

Laboruntersuchungen:
(Angabe der jeweiligen Normwerte in Klammern)
CRP 17,5mg/dl (< 0,5 mg/dl), Hämoglobin 11,8 g/dl (13 – 18g/dl), Ferritin 272 ng/ml (20 – 280 ng/ml, Gesamtprotein 56 g/l (60 – 80 g/l), Albumin 32 g/l (35–55 g/l)

Zusätzliche Laboruntersuchung: 5-Hydroxyindolessigsäure im 24-Stunden-Urin 127 mg (< 10mg).

12-Kanal-EKG: Leichte Sinustachykardie (94/min), Indifferenztyp, keine Erregungsrückbildungsstörungen.

Sonographie des Abdomens: In der gesamten Leber multiple echoreiche und echoarme Raumforderungen, die Leber ist insgesamt vergrößert.

Röntgenaufnahme des Thorax in zwei Ebenen: Altersentsprechend unauffälliger Befund.

Kolo-Ileoskopie: Im terminalen Ileum, etwa 7cm von der Ileozökalklappe, multiple tumoröse Schleimhautveränderung, Durchmesser ungefähr 1 – 1,5 cm, bis etwa 12 cm von der Ileozökalklappe reichend.

Verlauf: Ursprünglich wird Herr Olschewski zur Blutdruckeinstellung stationär aufgenommen. Nachdem schon bei der körperlichen Untersuchung eine vergrößerte Leber auffällt, zeigen sich in der Sonographie überraschend multiple Lebermetastasen. Auf der Suche nach dem Primärtumor findet man in der Kolo-Ileoskopie im terminalen Ileum multiple tumoröse Schleimhautveränderungen. Die Histologie ergibt ein bösartiges Karzinoid – ein Tumor der aus den Zellen des APUD-Systems hervorgeht. Als APUD-System bezeichnet man periphere endokrine Zellen, deren gemeinsames Merkmal die Aufnahme und Decarboxylierung von Aminvorstufen ist (Amin Precursor Uptake and Decarboxylation).

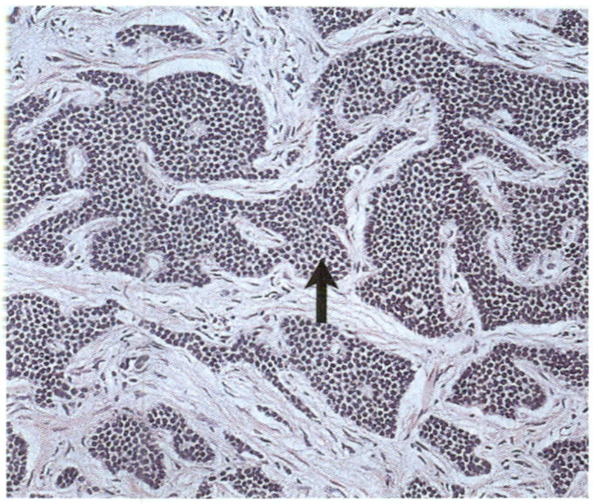

Histologisches Bild eines Karzinoids

Wegen der multiplen Lebermetastasen kann Herr Olschewski nicht mehr operiert werden. Stattdessen wird er mit dem Depotsomatostatin Octreotid s. c. behandelt. Das lindert gut die Beschwerden des „Flush“, den Durchfall und normalisiert auch seinen Blutdruck, kann die Grunderkrankung aber natürlich nicht heilen. Herr Olschweski verstirbt anderthalb Jahre später an dem metastasierten Tumor.

Fragen mit biochemischen Schwerpunkt:

1. Durch welchen Botenstoff werden die Beschwerden beim Karzinoid ausgelöst?
2. Wie wird dieser Botenstoff bestimmt?
3. Warum treten Symtome beim Karzinoid in der Regel erst dann auf, wenn sich schon Lebermetastasen gebildet haben?
4. Bei welchen beiden Erkrankungen versucht man nicht, diesen Botenstoff zu hemmen, sondern seine Konzentration sogar zu steigern?

Antwortkommentare:

Zu 1. Das Karzinoid bildet den Botenstoff Serotonin und dieser löst die charakteristischen Symptome aus. Die Beschwerden der Patienten können dabei von wässrigen Durchfällen, Taychkardien, Flush, Hautveränderungen bis hin zu Asthmaanfällen reichen. Manchmal tritt sogar eine Endokardfibrose auf.

Zu 2. Das Serotonin wird über die mitochondriale MAO-A abgebaut und als Abbauprodukt 5-Hydroxyindolessigsäure über die Nieren ausgeschieden. Deshalb ist der 24-Stunden-Wert im Urin ein Maß für die im Körper gebildete Serotonin-Menge.

Zu 3. Ein Karzinoid tritt am häufigsten im Darm auf. Das Serotonin, was es sezerniert, gelangt über die V. portae in die Leber. Dort wird es durch Monoaminooxidasen abgebaut und wirkungslos. Eine systemische Wirkung kann also erst auftreten, wenn in der Leber selber Metastasen sitzen.

Zu 4. Bei der Depression und bei der Migräne. Konzentrationsveränderungen des Neurotransmitters Serotoin spielen bei etlichen psychiatrischen Erkrankungen eine Rolle: Bei vielen depressiven Erkrankungen bessern sich die Symptome durch selektive Serotonin-Rückaufnahme-Inhibitoren, die die Konzentration des Serotonins im synaptischen Spalt erhöhen. Bei der Migräne kommt es zu einer Vasodilatation kranialer Gefäße. Über einen bestimmten Subtyp des Serotonin-Rezeptors (5-HT1-Rezeptor) wird die Konstriktion dieser Gefäße gesteuert. Agonisten an diesem Rezeptor wie Sumatriptan helfen deshalb im Migräneanfall und bei der Vorbeugung eines Anfalls.

22 Zytokine

22 Zytokine

22.1 Grundlagen

22.1 Grundlagen

▶ **Definition.** Zytokine sind Proteine, die grundlegende Prozesse wie Wachstum, Differenzierung und Zellfunktion regulieren. Sie wirken meist parakrin oder autokrin, in einigen Fällen (z. B. Insulin-ähnliche Wachstumsfaktoren [IGF] aus der Leber [S. 609] oder Erythropoetin [s. u.]) aber auch endokrin.

◀ Definition

Die Zytokine unterscheiden sich somit grundlegend von den Hormonen, die in erster Linie für die Regulation metabolischer und physiologischer Parameter zuständig sind, wenn auch gewisse Überschneidungen vorkommen.

Einteilung: Zytokine lassen sich aufgrund ihrer Targets in drei Gruppen einteilen, wobei zwischen Gruppe 2 und 3 Überschneidungen vorkommen:
- **Wachstumsfaktoren:** Dies sind Zytokine, deren Wirkungen den gesamten Organismus betreffen.
- **hämatopoetische Wachstumsfaktoren (Hämatopoetine):** Sie regulieren die Proliferation und Differenzierung hämatopoetischer Stamm- und Vorläuferzellen.
- **Zytokine des Immunsystems:** Sie sind bei den Vertebraten auf die Regulation von Proliferation, Differenzierung und Funktion von Zellen des Immunsystems spezialisiert.

Einteilung: Aufgrund ihrer Targets lassen sich Zytokine in drei Gruppen einteilen, wobei zwischen Gruppe 2 und 3 Überschneidungen vorkommen:
- Wachstumsfaktoren,
- hämatopoetische Wachstumsfaktoren (Hämatopoetine),
- Zytokine des Immunsystems.

Zytokinrezeptoren: Die meisten Zytokinrezeptoren gehören zu einem der folgenden Rezeptortypen:
- **Rezeptortyrosinkinase** (S. 558),
- **Rezeptor mit assoziierten Tyrosinkinasen** (S. 562),
- **Rezeptor-Serin/Threoninkinase** (S. 562).

Daneben kommen Rezeptoren vom Typ der **TNF-** und **IL-1/Toll-Rezeptoren** (S. 699) und, im Fall der Chemokine, **G-Protein-gekoppelte Rezeptoren** (S. 545) vor.

Zytokinrezeptoren umfassen die folgenden Rezeptortypen:
- Rezeptortyrosinkinase,
- Rezeptor mit assoziierten Tyrosinkinasen,
- Rezeptor-Serin/Threoninkinase,
- TNF- und IL-1/Toll-Rezeptor,
- G-Protein-gekoppelter Rezeptor.

22.2 Wachstumsfaktoren

22.2 Wachstumsfaktoren

Wachstumsfaktoren regulieren in der **Embryonalentwicklung**
- auf molekularer Ebene vor allem das **Größenwachstum** von Zellen, die **Zellproliferation** und **Zelldifferenzierung**,
- **Überleben** oder **Apoptose** von Zellen. In der Embryonalentwicklung werden viele Zellen gebildet, die später entfernt werden müssen, z. B. das Gewebe zwischen den Fingern oder Neurone des ZNS, die keine synaptischen Kontakte bilden.
- die **Wachstumsrichtung von Axonen und Kapillaren**: Zytokine mit **chemotaktischer Wirkung** wie Nerve Growth Factor (NGF) und Vascular endothelial Growth Factor (VEGF) bewirken, dass Axone bzw. Kapillaren dem Konzentrationsgradienten folgend in Richtung der Quelle des Zytokins wachsen.

Wachstumsfaktoren regulieren in der **Embryonalentwicklung**
- **Zellwachstum**, **-proliferation** und **-differenzierung**,
- **Überleben** oder **Apoptose** von Zellen,
- die **Wachstumsrichtung** von **Axonen** und **Kapillaren**.

Bei der **Regulation der Zellproliferation und -differenzierung** kooperieren Wachstumsfaktoren eng mit Proteinen der **Notch**-, **Hedgehog**- und **Wnt**-Familien. Diese wirken wie die Zytokine überwiegend parakrin, benutzen jedoch ganz spezielle **eigene Signaltransduktionswege** und werden deshalb von den Zytokinen abgegrenzt. Zusammen mit Wachstumsfaktoren vor allem der FGF- und TGFβ-Superfamilien (Tab. **B-22.1**) regulieren sie die Anlage der **Körperachsen**, die **Morphogenese** und die **Organbildung**.
Je nach Differenzierungszustand besitzen Zellen unterschiedliche Sätze an Signaltransduktionsmolekülen und Transkriptionsfaktoren, so dass der **gleiche**

Bei der **Regulation der Zellproliferation und -differenzierung** kooperieren Wachstumsfaktoren eng mit Proteinen der **Notch-**, **Hedgehog**- und **Wnt**-Familien: V.a. Mitglieder der FGF- und TGFβ-Superfamilien (Tab. **B-22.1**) regulieren mit diesen Proteinen zusammen die Anlage der **Körperachsen**, die **Morphogenese** und die **Organbildung**.
Je nach Differenzierungszustand der Target-

zellen kann **derselbe Wachstumsfaktor unterschiedliche Reaktionen** auslösen.

Wachstumsfaktor kontextabhängig unterschiedliche Reaktionen auslösen kann, sogar in scheinbar gleichen Zelltypen. Dies erklärt z. B., dass in einem Fall die Zellteilung, im anderen Fall die terminale Differenzierung (und Ausscheiden aus dem Zellzyklus) stimuliert wird (Tab. **B-22.1**).

Wachstumsfaktoren regulieren in der **postnatalen Entwicklung**/im **Erwachsenenalter**
- **Zellproliferation** und **-differenzierung** (z. B. Erneuerung des Darmepithels),
- **Überleben** bzw. **Apoptose**,
- **Regenerationsprozesse**.

Auch in der **postnatalen Entwicklung** und im **Erwachsenenalter** haben Wachstumsfaktoren wichtige Funktionen:
- Sie regulieren die **Zellproliferation** und die **Differenzierung** neu gebildeter Zellen, z. B. die Erneuerung des Darmepithels (alle 2–3 Wochen) oder die Bildung von Blutzellen.
- Sie sind an der Regulation des **Überlebens** bzw. der **Apoptose von Zellen** beteiligt. Selbst nicht mehr proliferierende Zellen, z. B. Nervenzellen, benötigen Zytokine, um nicht abzusterben.
- Sie sind für **Regenerationsprozesse** nach Gewebsverletzungen erforderlich.

Wachstumsfaktoren, die an **Rezeptortyrosinkinasen** und **Rezeptor-Serin/Threoninkinasen** binden, sind für Entwicklung und Differenzierung des gesamten Organismus essenziell.
Rezeptorassoziierte Tyrosinkinasen vermitteln die Signaltransduktion von **Wachstumshormon** und **Prolaktin**, insbesondere aber die Signale von **Hämatopoetinen**

Eine Auswahl an Wachstumsfaktoren, die an Rezeptoren aus den Familien der **Rezeptortyrosinkinasen** und **Rezeptor-Serin/Threoninkinasen** binden, zeigt Tabelle **B-22.1**. Diese Zytokine regulieren in der Regel Wachstums- und Differenzierungsprozesse im gesamten Organismus. Liganden der Rezeptor-Serin/Threoninkinasen sind im Wesentlichen Proteine der TGFβ-Superfamilie, die mit über 40 Mitgliedern beim Menschen aber sehr umfangreich und an praktisch allen Aspekten der Embryonalentwicklung beteiligt ist. Andere Wachstumsfaktoren, z. B. das **Wachstumshormon** und das strukturell verwandte **Prolaktin**

B-22.1 Wachstumsfaktoren, die Rezeptortyrosinkinasen oder Rezeptor-Serin/Threoninkinasen aktivieren (Auswahl)

Wachstumsfaktor	*Funktion (Beispiele)*
Liganden von Rezeptortyrosinkinasen	
Fibroblast Growth Factors (FGFs)	fördern die Mitose vieler Zellarten (erstmals beobachtet an Fibroblasten, daher der Name); fördern die Differenzierung mesenchymaler, epithelialer und neuroektodermaler Zellen; wichtige Rolle in der Entwicklung von Extremitäten (Extremitätenanlage, proximal-distales Wachstum), Schädel, Gehirn, Herz, Nieren u. a. Organen; an Wundheilung beteiligt
Epidermal Growth Factor (EGF)	stimuliert die Mitose von Epithelien; fördert die Reifung von Epithelien in der Embryonalentwicklung; an Wundheilung beteiligt
Platelet-derived Growth Factor (PDGF)	stimuliert die Mitose von und wirkt chemotaktisch auf mesenchymale(n) Zellen und ist an der Bildung u. a. von Darmzotten, Alveolarsepten, Mesangium der Niere, Dermis und glatter Gefäßmuskulatur beteiligt; an Wundheilung beteiligt (Speicherung in Thrombozyten)
Insulin-like Growth Factors (= Insulin-ähnliche Wachstumsfaktoren) (IGF-I, IGF-II)	stimulieren die Mitose vieler Zellarten; essenziell für pränatales Längenwachstum der Knochen; fördern das postnatale Längenwachstum der Knochen unter Kontrolle von Wachstumshormon (S. 608)
Vascular endothelial Growth Factor (VEGF)	stimuliert das Aussprossen von Kapillaren auf die VEGF-Quelle zu; stimuliert die Proliferation von Endothelzellen
Nerve Growth Factor (NGF)	stimuliert Größenwachstum und Differenzierung von Nervenzellen; stimuliert das Wachstum von Axonen zur NGF-Quelle hin; reguliert die Expression von Neuropeptiden; hemmt die Apoptose
Liganden von Rezeptor-Serin/Threoninkinasen	
TGFβ-Superfamilie	große Familie von Molekülen, die über Smad-Proteine signalisieren (S. 563), umfasst mehrere Subfamilien, darunter die TGFβ-Familie, die BMPs und die Aktivine:
▪ TGFβ-Familie	essenziell für die Entwicklung verschiedener Organe (z. B. Herz, Lunge), der Schädelknochen, Skelettbildung, auch im adulten Knochen häufig anzutreffen; immunsuppressiv, verhindert Überschießen des Immunsystems (TGFβ1); Zelltyp-abhängige Stimulierung oder Inhibierung der Zellteilung; Wundheilung, Regulation der Proliferation und Differenzierung von Mesenchymzellen, Biosynthese der extrazellulären Matrix
▪ Bone morphogenetic Proteins (BMPs)	praktisch alle Aspekte der Embryonalentwicklung (z. B. Mesoderm-Induktion, Anlage der Dorsal-ventral-Achse, Entwicklung des Neuralrohrs, Organentwicklung, Entwicklung von Knorpel und Knochen (daher der Name!), häufig im adulten Knochen anzutreffen
▪ Aktivine	beteiligt an Mesoderm-Induktion, Entwicklung/Funktion des Reproduktionstrakts; Entzündungsreaktionen, Geweberegeneration: stimulieren die FSH-Produktion (S. 606)

(S. 611), binden an **rezeptorassoziierte Tyrosinkinasen.** Diese Rezeptoren vermitteln allerdings typischerweise die Regulation der Hämatopoese (Bindung von **Hämatopoetinen**, Beispiele s. Tab. **B-22.2**) und die Regulation der Immunantwort (Bindung von **Interleukinen** und **Interferonen**, s. Tab. **B-22.3**).

(s. Tab. **B-22.2**), **Interleukinen** und **Interferonen** (s. Tab. **B-22.3**).

▶ **klinik.** Ursache der **Achondroplasie (Chondrodysplasie)** sind verschiedene Mutationen im Gen des FGF-Rezeptors 3. Eine Störung der enchondralen Ossifikation führt zu verkürzten, verbogenen Diaphysen der Röhrenknochen, d. h. zu verkürzten Extremitäten bei relativ großem Schädel (disproportionierter Minderwuchs, s. Abb.). Mutationen in Genen von FGF-Rezeptoren (meist FGFR2) sind auch für die verfrühte Verknöcherung der Schädelnähte (**Kraniosynostosis**) verantwortlich.

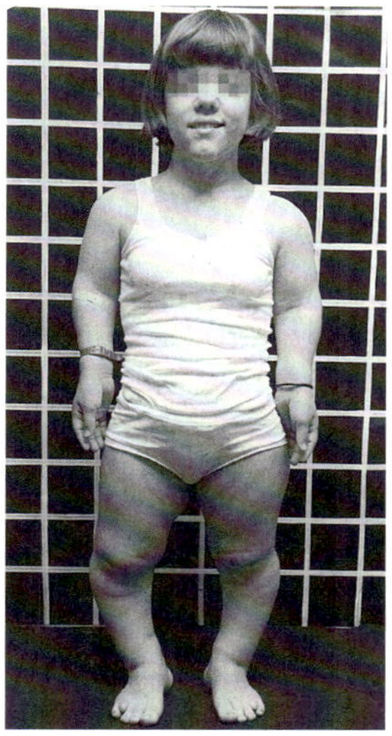

Achondroplasie: Extremitätenverkürzung und Minderwuchs bei einem 12-jährigen Mädchen

◀ klinik

22.3 Zytokine mit Wirkung auf die Hämatopoese

Alle Blutzellen leiten sich von einer gemeinsamen Stammzelle (**pluripotente Stammzelle**, Progenitorzelle) im Knochenmark ab. Aus pluripotenten Stammzellen entstehen durch Zellteilung und Differenzierung die **myeloischen** und **lymphoiden Stammzellen**, die nur noch zu Erythrozyten, Megakaryozyten oder Granulozyten bzw. Lymphozyten differenzieren können. Die myeloischen bzw. lymphoiden Stammzellen differenzieren zu den **determinierten Vorläuferzellen (Colony forming Units, CFUs)**, die bereits auf ein oder zwei nah verwandte Zelltypen festgelegt sind (Abb. **B-22.1**). Die Proliferation, Differenzierung und das Überleben der Stamm- und Vorläuferzellen werden durch einen Cocktail von Zytokinen gesteuert (Tab. **B-22.2**). Aber auch die **extrazelluläre Matrix (EZM)** und **direkte Wechselwirkungen** zwischen Stammzellen, Progenitorzellen und Stromazellen sind essenziell. U. a. werden Rezeptoren aus der Familie der **Integrine** durch zellgebundene oder extrazelluläre Liganden aktiviert und beeinflussen so die Genexpression. Aufgrund ihrer Fähigkeit Zytokine zu binden, stellt die EZM auch ein **Zytokinreservoir** dar. Stromazellen synthetisieren den Stammzellfaktor, den wichtigsten Reifungsfaktor der pluripotenten Stammzellen (Tab. **B-22.2**). Die Kolonie-Bildung-stimulierenden Faktoren MCSF, GCSF und GMCSF werden von aktivierten T-Zellen und Makrophagen, aber auch von Endothelzellen und Stromazellen des Knochenmarks gebildet.

22.3 Zytokine mit Wirkung auf die Hämatopoese

Alle Blutzellen leiten sich von einer **pluripotenten Stammzelle** im Knochenmark ab: Zunächst entstehen die **myeloischen** und **lymphoiden Stammzellen**. Diese differenzieren zu den **determinierten Vorläuferzellen (Colony forming Units, CFUs)**, die bereits auf ein oder zwei nah verwandte Zelltypen festgelegt sind (Abb. **B-22.1**).
Die Bildung der verschiedenen hämatopoetischen Zellen wird durch Zytokine gesteuert (Tab. **B-22.2**), aber auch die Wechselwirkung mit Stromazellen und der extrazellulären Matrix des Knochenmarks spielt eine Rolle.

▶ klinik

▶ **klinik.** Unter physiologischen Bedingungen werden die Blutzellen in konstanter Menge und festem Verhältnis produziert, um die normalen Verluste auszugleichen. Unter bestimmten Bedingungen kann jedoch die Bildung einzelner Zellen selektiv gefördert werden. So ist Sauerstoffmangel (Hypoxie) ein starker Stimulus zur Bildung von Erythrozyten, und bei Infektionen u. a. Entzündungen werden vermehrt Leukozyten gebildet.

B-22.2 Zytokine mit Wirkung auf die Hämatopoese

Zytokin(klasse)	*Eigenschaften*	*Funktion*
Stammzellfaktor (Stem Cell Factor, SCF)	Signaltransduktion über Rezeptortyrosinkinase (c-kit-Rezeptor)	stimuliert die Proliferation und Differenzierung pluripotenter Stammzellen, wichtigster Reifungsfaktor dieser Zellen
Interleukine (IL) (s. auch Tab. ***B*-22.3**)	Familie mit über 20 verschiedenen Proteinen, deren Wirkungen größtenteils durch Rezeptoren mit assoziierten Tyrosinkinasen vermittelt werden	einige Mitglieder (z. B. IL-3 bis IL-5 und IL-7) stimulieren die Proliferation und Differenzierung von pluripotenten und/oder myeloischen bzw. lymphoiden Stammzellen und/oder CFUs (Abb. ***B*-22.1**), regulieren die Apoptose
Macrophage Colony stimulating Factor (MCSF)	Signaltransduktion über Rezeptortyrosinkinase	stimuliert die Proliferation und Differenzierung von granulozytisch-monozytischen CFUs zu Monozyten/Makrophagen
Granulocyte Colony stimulating Factor (GCSF)	Signaltransduktion über Rezeptoren mit assoziierten Tyrosinkinasen	stimuliert die Proliferation und Differenzierung von granulozytisch-monozytischen CFUs zu Neutrophilen
Granulocyte Macrophage Colony stimulating Factor (GMCSF)	Signaltransduktion über Rezeptoren mit assoziierten Tyrosinkinasen	stimuliert die Proliferation und Differenzierung myeloischer Stammzellen und granulozytisch-monozytischer CFUs zu Neutrophilen und Monozyten/Makrophagen
Erythropoetin (EPO)	Signaltransduktion über Rezeptoren mit assoziierten Tyrosinkinasen	stimuliert die Proliferation und Differenzierung myeloischer Stammzellen und erythroider CFUs zu Erythrozyten
Thrombopoetin (TPO)	Signaltransduktion über Rezeptoren mit assoziierten Tyrosinkinasen	stimuliert die Proliferation und Differenzierung myeloischer Stammzellen zu Megakaryozyten

▶ klinik

▶ **klinik.** Die Differenzierung von Vorläuferzellen zu reifen Erythrozyten ist nach Bildung der erythroiden CFUs ausschließlich von Erythropoetin abhängig, weswegen dieses häufig als Dopingmittel missbraucht wird.

B-22.1 Reifung der Blutzellen in Abhängigkeit von verschiedenen Zytokinen

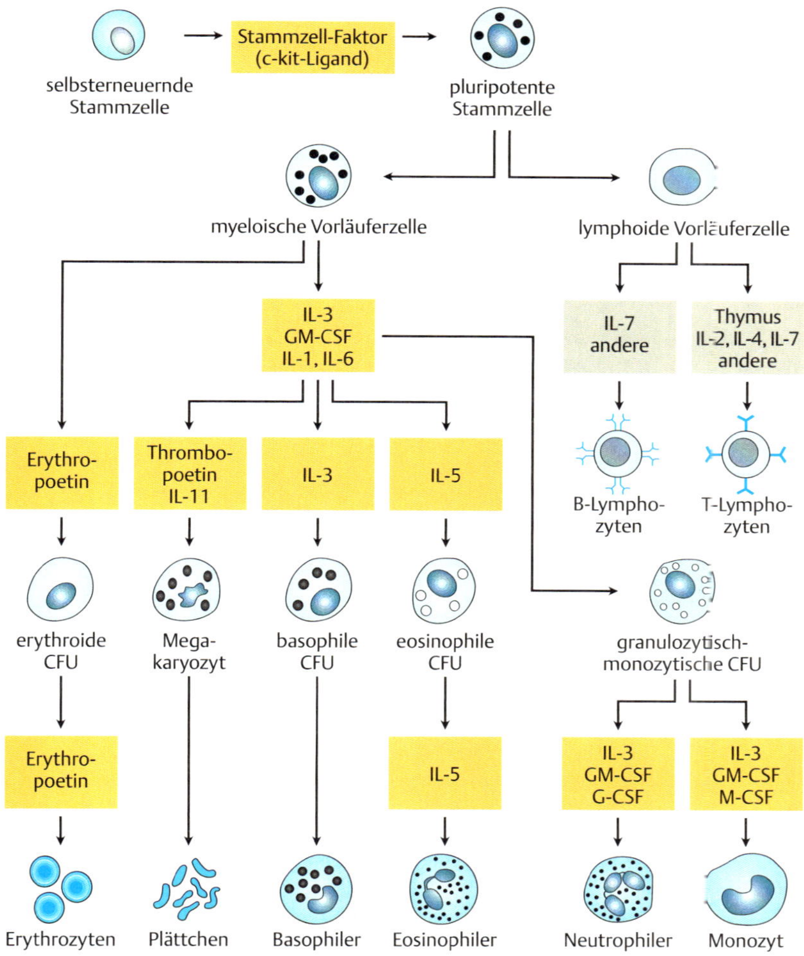

SCF: Stammzellfaktor, IL: Interleukin, CFU: Colony forming Unit = determinierte Vorläuferzelle, GMCSF: Granulocyte Macrophage Colony stimulating Factor, G- bzw. MCSF: Granulocyte bzw. Macrophage Colony stimulating Factor.

B-22.1

22.4 Zytokine des Immunsystems

Tabelle **B-22.3** gibt einen Überblick über die Zytokine des Immunsystems.

22.4 Zytokine des Immunsystems

Tab. **B-22.3** gibt einen Überblick über die Zytokinklassen, die die Proliferation, Differenzierung und Funktion der Zellen des angeborenen (unspezifischen) und des adaptiven (spezifischen) Immunsystems nach Antigenkontakt regulieren. Die Interleukine sind darüber hinaus zusammen mit anderen Wachstumsfaktoren für die Proliferation und Differenzierung hämatopoetischer Stammzellen wichtig (s.o).

B-22.3 Zytokine des Immunsystems

Zytokinklasse	*Eigenschaften*	*Funktion*	*Details*
Interleukine (IL)	Familie mit über 20 verschiedenen Proteinen, deren Wirkungen mit Ausnahme von IL-1 (TNF-ähnlicher Rezeptor, s. u.) und IL-8 (s. u.) durch Rezeptoren mit assoziierten Tyrosinkinasen vermittelt werden	▪ regulieren die Kommunikation zwischen Zellen der Immunantwort (Proliferation, Differenzierung, Aktivierung, z. B. stimulieren IL-12 und IL-4 die Differenzierung zu T_H1- bzw. T_H2-Zellen) ▪ regulieren die Proliferation und Differenzierung hämatopoetischer Stammzellen ▪ einige IL (z. B. IL-1, IL-6) lösen Entzündungsreaktionen aus; IL-1 induziert Fieber	S. 731 S. 648, Tab. **B-22.2** S. 728
Interferone (IF)	Familie strukturell sehr ähnlicher Proteine, Signaltransduktion über Rezeptoren mit assoziierten Tyrosinkinasen	▪ Typ-I-Interferone (z. B. IFN-α, IFN-β): wirken antiviral, hemmen die Zellproliferation, induzieren MHC-Klasse-I-Proteine auf allen somatischen Zellen und stimulieren so die Zelllyse durch zytotoxische T-Zellen ▪ Typ-II-Interferon (IFN-γ): Haupteffekt: Aktivierung von Makrophagen („respiratory burst"), Neutrophilen und NK-Zellen, weitere Effekte: zusammen mit Typ-I-Interferon antiviral wirksam; induziert MHC-Klasse I- und -Klasse-II-Proteine, unterstützt Differenzierung zu T_H1-Zellen, hemmt Differenzierung zu T_H2-Zellen	S. 730 S. 731
Chemokine und Interleukin-8	große Familie chemotaktisch wirkender Zytokine, Signaltransduktion über G-Protein-gekoppelte Rezeptoren	rekrutieren Leukozyten zum Infektionsherd, regulieren die Wanderung von Leukozyten aus dem Blut zum Entzündungsherd und das Auswandern von Immunzellen in periphere Lymphorgane	S. 728
TNF (Tumor Necrosis Factor)-Superfamilie, Beispiele:	Familie mit ca. 20 verschiedenen Proteinen, Signaltransduktion über TNF-Rezeptoren Typ 1 und Typ 2 → Aktivierung der Transkription via AP-1 und NF-κB oder Apoptose	regulieren ▪ Überleben bzw. Apoptose von Zellen, ▪ die Entwicklung und Homöostase von Lymphgewebe, neuronalen und ektodermalen Geweben, ▪ die Immunantwort	
▪ TNFα		Mediator akuter Entzündungsreaktionen: aktiviert Monozyten und Neutrophile und rekrutiert sie zum Infektionsherd, stimuliert die Chemokinproduktion durch Endothelzellen und Makrophagen, *höhere Dosen:* Auslösung von Fieber, *toxische Dosen* bei massiven Entzündungen: septischer Schock, stimuliert einige Zelltypen zur Apoptose	S. 729
▪ CD40L		wird auf aktivierten T-Zellen exprimiert, aktiviert (zusammen mit anderen Faktoren) durch Bindung an den CD40-Rezeptor B-Zellen und Makrophagen	S. 714

B VI Verteilung und Exkretion von Substanzen im Organismus: Blut, Leber und Niere

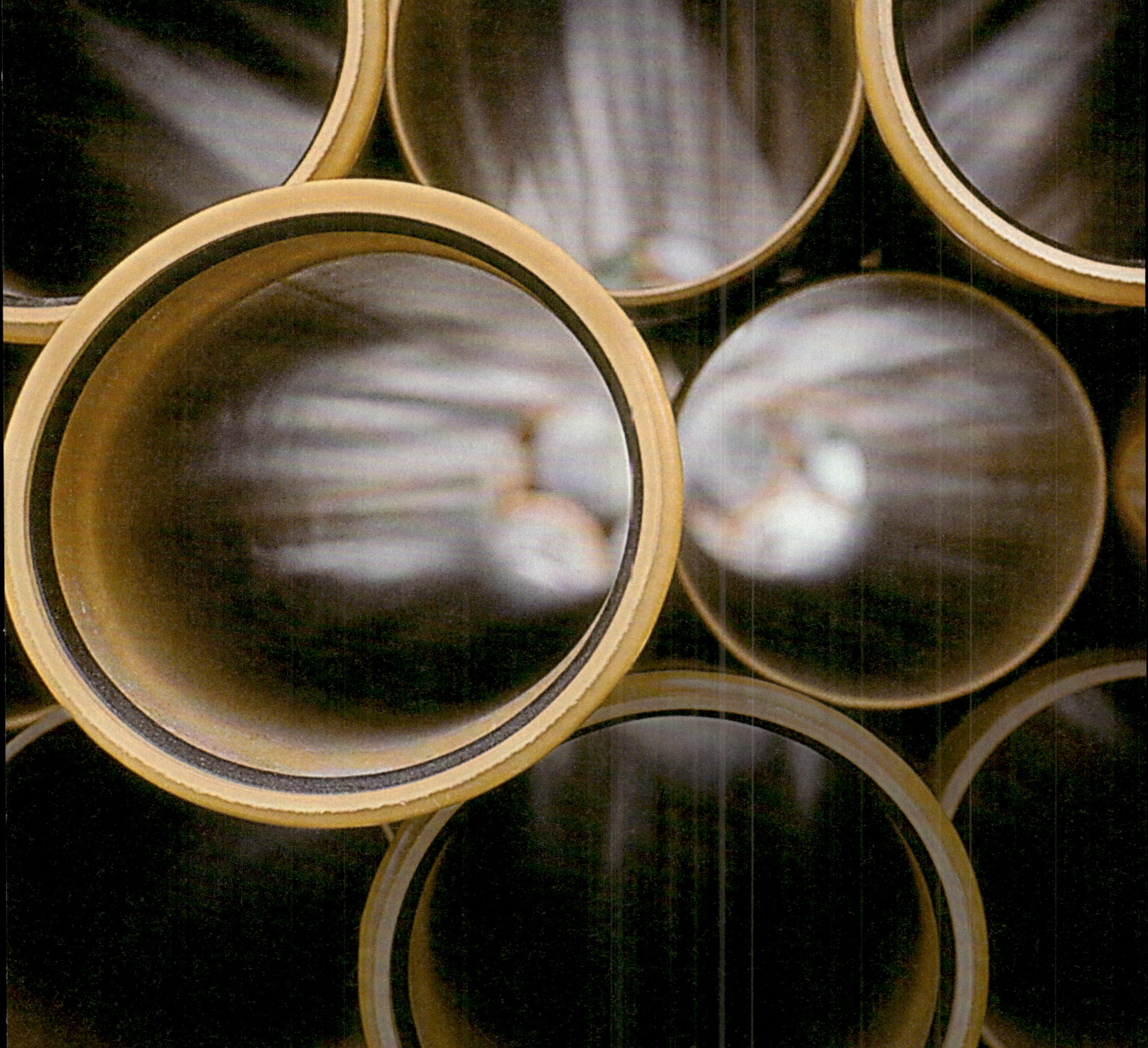

Im Organismus wird die Verteilung von Stoffen zwischen den verschiedenen Organen im Wesentlichen vom Blut vermittelt. Dieses transportiert nicht nur eine Vielzahl unterschiedlicher Nährstoffe, sondern auch die Gase O_2 und CO_2, Elektrolyte sowie die meisten Hormone. Vielfach nimmt das Blut auch Stoffe auf, die im Stoffwechsel nicht mehr benötigt werden oder die sogar schädlich sind. Derartige Stoffe werden überwiegend über die Niere an den Urin abgegeben, oder sie werden in der Leber chemisch modifiziert (Biotransformation, S. 756) und gelangen mit der Gallenflüssigkeit in den Darm.

23 Biochemie des Blutes

Blut ist eine Suspension von Zellen (zu ca. 99 % Erythrozyten) in Blutplasma.

23 Biochemie des Blutes

Blut ist eine Suspension zellulärer Bestandteile (davon ca. 99 % Erythrozyten, ca. 1 % Leukozyten und Thrombozyten) in Blutplasma.

▶ klinik

▶ **klinik.** Der Volumenanteil der Blutzellen am Gesamtvolumen des Blutes wird als **Hämatokrit** bezeichnet. Der Wert lässt sich durch Zentrifugation einer kleinen Blutmenge in einer Glaskapillare, einem sog. Hämatokritröhrchen, bestimmen. Der Hämatokrit liegt bei Frauen zwischen 36 und 45 %, bei Männern zwischen 42 und 50 %.

Blutplasma enthält u. a. Fibrinogen, die Vorstufe des Fibrins. Entfernt man Fibrinogen/Fibrin, erhält man **Blutserum**.

Das **Blutplasma** enthält neben vielen anderen Proteinen das Fibrinogen, das bei der Gerinnung des Blutes in Fibrin umgewandelt wird (S. 741). Nach Abtrennung des Fibrinogens bzw. des Fibrins bleibt vom Blutplasma das **Blutserum** übrig (S. 667).

23.1 Transport von O_2 und CO_2 im Blut

O_2, in geringem Maß auch CO_2, wird im Blut an **Hämoglobin** gebunden transportiert.

23.1 Transport von O_2 und CO_2 im Blut

Im Blut wird nahezu der gesamte Sauerstoff (O_2), zu einem kleinen Teil auch das Kohlendioxid (CO_2), unter Beteiligung des **Hämoglobins** der Erythrozyten transportiert.

23.1.1 O_2-Transport durch Hämoglobin

Wie viel O_2 Hämoglobin in der **Lunge** aufnimmt, hängt vom O_2-Partialdruck in Alveolarluft bzw. Blut ab.

Die **kurzen Diffusionswege** und die **große Gasaustauschfläche** in der Lunge ermöglichen es, die O_2-Partialdrücke in Alveolarluft bzw. Blut in nur 0,5 s Kontaktzeit nahezu auszugleichen.

23.1.1 O_2-Transport durch Hämoglobin

Die Menge an O_2, die Hämoglobin in der **Lunge** aufnimmt, hängt vom Partialdruck des Sauerstoffs in Atemluft bzw. Blut ab, von dem Druck also, unter dem O_2 in dem Gasgemisch Luft bzw. Blut steht. O_2 diffundiert in Richtung des niedrigeren Drucks, bis die Druckdifferenz ausgeglichen ist.
Der O_2-Partialdruck in der Alveolarluft (P_{AO2}) beträgt 13,3 kPa = 100 mm Hg. In der kurzen Zeit, in der das Blut während eines Luftzuges an den Alveolen entlangfließt (ca. 0,5 s), steigt der O_2-Partialdruck im Blut (P_{O2}) auf ca. 12 kPa = 90 mm Hg. Dieser schnelle nahezu vollständige Ausgleich der Partialdrücke ist möglich, weil die **Diffusionswege** in der Lunge außerordentlich **kurz** sind (1 – 2 µm) und die für den **Gasaustausch** zur Verfügung stehende **Fläche** sehr **groß** ist (rund 100 m^2!).

▶ Merke

▶ **Merke.** Das **Hämoglobin** im Lungenvenenblut ist **zu 97 %**, d. h. bis nahe an die Grenze seiner Kapazität **mit O_2 gesättigt**.

Bei der Abgabe des O_2 in den **peripheren Geweben** gleichen sich die Partialdrücke wieder nahezu an. Dennoch sinkt die **O_2-Sättigung im venösen Blut** nur auf **75 %**.

Eine Erklärung für diesen Sachverhalt bietet die **O_2-Bindungskurve des Hämoglobins** (Abb. **B-23.1**): Sie zeigt einen **sigmoiden Verlauf**.

In den **peripheren Geweben** wird dem Blut O_2 entzogen, denn der P_{O2} beträgt dort nur noch ca. 5,3 kPa = 40 mm Hg, also weniger als 50 % des Wertes in der Lunge. Wiederum kommt es zu einem nahezu vollständigen Ausgleich der Partialdrücke. Dabei sinkt die O_2-Konzentration im Blut nur um ca. 25 %. Dem entspricht eine **O_2-Sättigung im venösen Blut** von **75 %**.
Eine Erklärung für diesen Sachverhalt bietet die **O_2-Bindungskurve des Hämoglobins**, die die O_2-Sättigung (S_{O2}) in Abhängigkeit vom O_2-Partialdruck (P_{O2}) darstellt (Abb. **B-23.1**). Sie zeigt einen S-förmigen = **sigmoiden Verlauf**. Im Bereich der hohen P_{O2}-Werte verläuft die Kurve flach, d. h. die S_{O2} ändert sich nur geringfügig. Im Bereich der niedrigen P_{O2}-Werte dagegen verläuft die Kurve steil, d. h. eine geringe Abnahme des P_{O2} führt zu einer deutlichen Abnahme der S_{O2}. Bei niedrigen P_{O2}-Werten, wie sie in den peripheren Geweben herrschen, gibt Hämoglobin den gebundenen Sauerstoff also besonders leicht ab.

B-23.1 O_2-Bindungskurven von Hämoglobin und Myoglobins

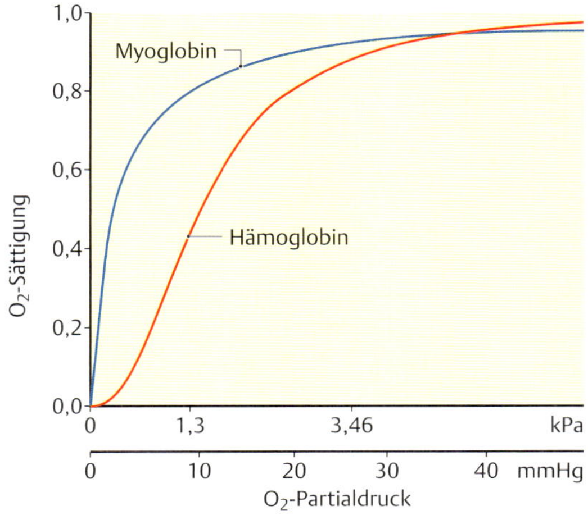

Im Bereich hoher P_{O2}-Werte ändert sich die S_{O2} nur geringfügig. Im Bereich der niedrigen P_{O2}-Werte führt eine geringe Änderung des P_{O2} führt zu einer deutlichen Änderung der S_{O2} (steiler Kurvenabschnitt). Zu Myoglobin s. S. 660

B-23.1

Die strukturellen Grundlagen der O_2-Bindung des Hämoglobins

Der Grund für den sigmoiden Verlauf der O_2-Bindungskurve liegt darin, dass jedes **Hämoglobinmolekül mehrere Untereinheiten** besitzt, die jeweils O_2 binden.

Die strukturellen Grundlagen der O_2-Bindung des Hämoglobins

Hämoglobin besteht aus **mehreren** O_2 bindenden **Untereinheiten**.

▶ **Merke.** Die Bindung des ersten O_2-Moleküls an *eine* der Untereinheiten des Hämoglobins verändert die räumliche Struktur *sämtlicher* Untereinheiten des Hämoglobins mit der Folge, dass die anderen Untereinheiten jedes weitere O_2-Molekül mit erhöhter Aufnahmebereitschaft binden: Die Untereinheiten des Hämoglobins zeigen **Kooperativität**.

◀ Merke

Die Kooperativität der Hämoglobin-Untereinheiten ist der Grund dafür, dass Hämoglobin in einer Umgebung mit sehr niedrigem P_{O2} zunächst kaum O_2 aufnimmt, dass aber bereits mittlere Partialdrücke ausreichen, um Hämoglobin zu einem großen Anteil mit O_2 zu beladen.
Zum besseren Verständnis der Kooperativität ist zunächst die Struktur des Hämoglobins zu erläutern.

Die Kooperativität der Hämoglobin-Untereinheiten bewirkt, dass Hämoglobin bereits bei mittleren P_{O2}-Werten weitgehend mit O_2 beladen ist.

Die Struktur des Hämoglobins

Hämoglobin ist ein **Tetramer**. Die häufigste Form, **HbA₁**, besteht aus **zwei** α**- und zwei** β**-Untereinheiten** von jeweils 141 bzw. 146 Aminosäuren (Abb. **B-23.2**), etwa 80 % der Aminosäuren bilden α-Helices. Das komplette Hämoglobinmolekül ist annähernd kugelförmig und hat einen Durchmesser von ca. 5,5 nm.
Jede Untereinheit kann **ein O_2-Molekül** binden. Die Bindestellen befinden sich im äußeren Bereich des Moleküls und sind dabei relativ weit voneinander entfernt. Es kann also zu keinen unmittelbaren Wechselwirkungen zwischen den Bindestellen kommen.
In den **Bindestellen** lagert sich O_2 jeweils an ein **zweiwertiges Eisen-Ion (Fe^{2+})** an, das sich im Zentrum eines **Porphyrinrings** befindet (Abb. **B-23.2**). Dabei wird das zentrale Eisen-Ion *nicht* oxidiert, sondern bleibt als Fe^{2+} erhalten. Entsprechend handelt es sich bei der Beladung mit O_2 auch nicht um eine Oxidation des Hämoglobins, sondern nur um eine **Oxygenierung**.
Ein Porphyrinring mit einem eingelagerten Eisen-Ion wird als **Hämgruppe** bezeichnet. Hämgruppen sind als prosthetische Gruppen nicht nur im Hämoglobin, sondern auch in den Cytochromen der Atmungskette (S. 174) und im Cytochrom P-450 des endoplasmatischen Retikulums (S. 756) enthalten. Während die Hämgruppe im Cytochrom c durch kovalente Bindungen mit dem Polypeptid verbunden ist, werden die Hämgruppen im Hämoglobin lediglich durch

Die Struktur des Hämoglobins

Hämoglobin ist ein **Tetramer**. Die häufigste Form, **HbA₁**, besteht aus **zwei** α- und **zwei** β**-Untereinheiten** (Abb. **B-23.2**).

Jede Untereinheit kann **ein O_2** binden.

In den **Bindestellen** lagert sich O_2 jeweils an ein **Fe^{2+}** im Zentrum eines **Porphyrinrings** an (Abb. **B-23.2**). Fe^{2+} wird dabei *nicht* oxidiert, sondern nur **oxygeniert**.

Fe^{2+} und Porphyrinring bilden zusammen eine **Hämgruppe**. Die Hämgruppen sind mit den **Aminosäureketten** (dem **Globin**) **nichtkovalent verbunden**.

nichtkovalente Bindungen in hydrophoben Taschen des Proteins festgehalten. Die **Aminosäureketten** der Untereinheiten bilden den **Globin**-Anteil des Hämoglobins.

▶ klinik

▶ **klinik.** In die O_2-Bindestelle kann sich auch **Kohlenmonoxid (CO)** einlagern. Da die Affinität des CO für die Bindestelle 200- bis 300-mal höher ist als die des O_2, können bereits geringe CO-Mengen zu einer erheblichen Vergiftung führen. Ein Hb-CO-Anteil von weniger als 10 % bleibt oft unbemerkt, höhere Konzentrationen führen zu Kopfschmerzen, schließlich zu Bewusstlosigkeit und Kreislaufkollaps. Die Bindung des CO ist vollständig reversibel. Zur Therapie ist deshalb in vielen Fällen ein rasches Verbringen in CO-freie Luft hinreichend. Lebensgefährlich sind in der Regel erst Hb-CO-Anteile von über 60 %.

B-23.2

B-23.2 Struktur des Hämoglobins (HbA_1)

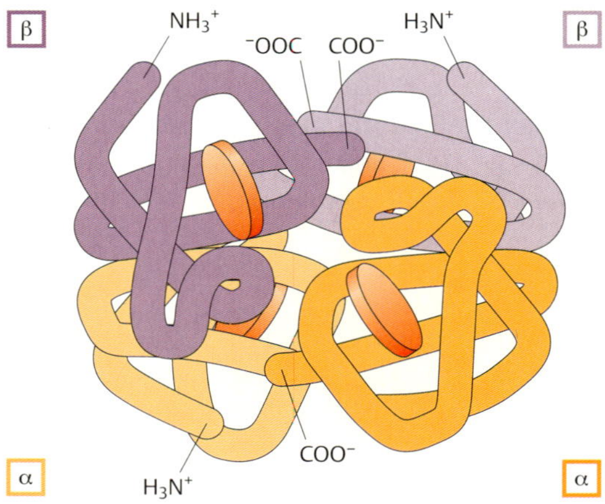

Je zwei α-Untereinheiten und zwei β-Untereinheiten sind zu einem Tetramer verbunden. Jede Untereinheit kann ein O_2-Molekül binden.

Die Ultrastruktur der O_2-Bindestellen

Die Hämgruppen sind im Hämoglobin so angeordnet, dass **O_2 nur an einer Seite des Fe^{2+} binden** kann.
Auf der **anderen Seite** des Fe^{2+} **bindet** die **Imidazolgruppe** des „proximalen" **Histidins** F8 (Abb. **B-23.3**).

Die Ultrastruktur der O_2-Bindestellen

In der Erforschung der Funktionen des Hämoglobins war die Röntgenkristallstrukturanalyse von entscheidender Bedeutung. Eine erste, allerdings noch nicht hoch auflösende Röntgenkristallstruktur des Hämoglobins veröffentlichte 1959 in Cambridge der Biochemiker Max Perutz. Später wurde die Methode so verfeinert, dass sie ein präzises Bild der genauen räumlichen Anordnung sämtlicher Atome des Proteins lieferte.
Es zeigte sich, dass jede Hämgruppe des Hämoglobins **O_2 nur an einer Seite des Fe^{2+} binden** kann. Auf der **anderen Seite** wird das **Fe^{2+} von der Imidazolgruppe eines Histidins festgehalten** (Abb. **B-23.3**). Dieses „proximale" Histidin gehört zu einer α-Helix, die zur Unterscheidung von den anderen α-Helices des Hämoglobins als Helix F bezeichnet wird. Da das Histidin innerhalb dieser Helix an Position 8 steht, wird es als Histidin F8 bezeichnet.
Auf der gegenüberliegenden Seite des Fe^{2+} befindet sich ein „distales" Histidin E7, welches aber weiter von der Hämgruppe entfernt ist und auch keinen direkten Kontakt zum Fe^{2+} hat. Dadurch ist auf der Seite des Histidin E7 hinreichend Raum für die Bindung des O_2 gegeben.

Auswirkungen der O_2-Bindung auf die Ultrastruktur des Hämoglobins

Diese Imidazolgruppe zieht das Fe^{2+} an, so dass sich die gesamte **Hämgruppe dem Histidin F8 entgegenwölbt**. Hämoglobin befindet sich dadurch in einem **Spannungszustand** (**T-Zustand**, Abb. **B-23.4**).

Auswirkungen der O_2-Bindung auf die Ultrastruktur des Hämoglobins

Porphyrinringsysteme sind normalerweise planare, d. h. ebene Strukturen. Im Hämoglobin übt die Imidazolgruppe des Histidins F8 jedoch eine Kraft auf das Fe^{2+} aus, die dieses ca. 0,06 nm aus dem Porphyrinring herauszieht. Die gesamte **Hämgruppe wölbt sich dem Histidin F8 entgegen**. Das Hämoglobin befindet sich

B-23.3 **Struktur der Sauerstoffbindestelle**

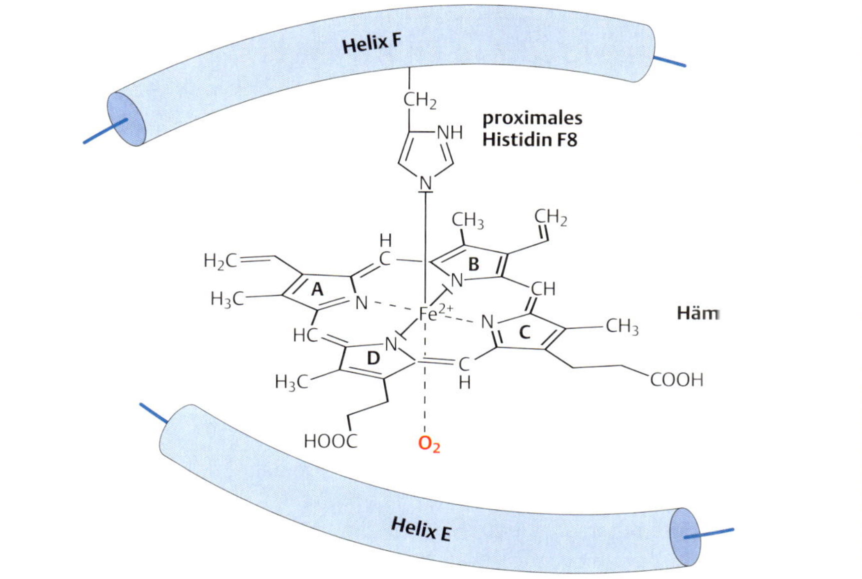

B-23.3

dadurch in einem **Spannungszustand**, der als **T-Zustand** bezeichnet wird (von engl. tense = gespannt) (Abb. **B-23.4**).

Bindet an der anderen Seite der Hämgruppe ein O_2, **zieht** dieses das Fe^{2+} **in die Ebene des Porphyrinrings zurück**, und die Hämgruppe ist wieder planar. Dieser Bewegung folgt das Histidin F8, und mit diesem Histidin **biegt sich** die gesamte **Helix F in Richtung der Hämgruppe** (Abb. **B-23.4**). Die durch die O_2-Bindung in *einer* der Untereinheiten ausgelöste Konformationsänderung hat dann weitreichende Verschiebungen im gesamten Hämoglobinmolekül zur Folge, die letztlich **in allen vier Untereinheiten** zu einer **entspannteren Konformation** und einer **erhöhten O_2-Affinität** führen. Das Hämoglobinmolekül befindet sich daraufhin im sog. **R-Zustand** (von engl. relaxed = entspannt).

Bindet O_2 an das Fe^{2+}, werden Fe^{2+} und Histidin F8 **in die Ebene der Hämgruppe gezogen**. Die **Helix F folgt** dieser Bewegung (Abb. **B-23.4**), wodurch Hämoglobin in den **entspannten R-Zustand** überführt wird → **erhöhte O_2-Affinität der übrigen Untereinheiten**.

B-23.4 **Strukturelle Änderungen im Hämoglobin bei Bindung von O_2**

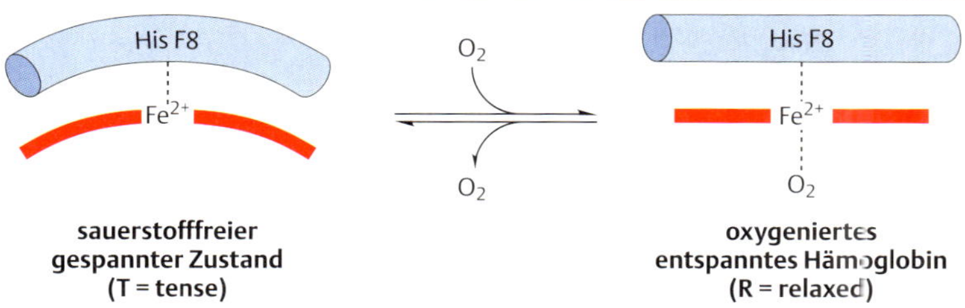

Die O_2-Bindung führt zu einer Konformationsänderung mit erhöhter O_2-Affinität.

B-23.4

Ein Meilenstein in der Erforschung des Hämoglobins war der Vergleich der Röntgenkristallstrukturen des Hämoglobins im O_2-freien und im vollständig oxygenierten Zustand. Ein HbA_1-Molekül besteht aus zwei α/β-Dimeren, die über Kreuz aufeinander liegen. Der Vergleich der Röntgenkristallstrukturen zeigt, dass sich die innere Struktur der Dimere bei der **Oxygenierung** nur wenig ändert. Allerdings **drehen sich die beiden Dimere relativ zueinander** um ca. 15°. Das Hämoglobinmolekül scheint demnach wie ein Schalter zu funktionieren (Abb. **B-23.5**): Im O_2-freien Zustand T ist die O_2-Affinität niedrig, bei

Das HbA_1-Molekül besteht aus zwei α/β-Dimeren, die über Kreuz aufeinander liegen. Bei der **Oxygenierung drehen sich die Dimere relativ zueinander** um ca. 15°. Die Drehung entspricht dem Wechsel zwischen dem T- und dem R-Zustand (Abb. **B-23.5**).

B-23.5

B-23.5 **Struktur des HbA_1-Moleküls im O_2-freien (T) und im vollständig oxygenierten Zustand (R)**

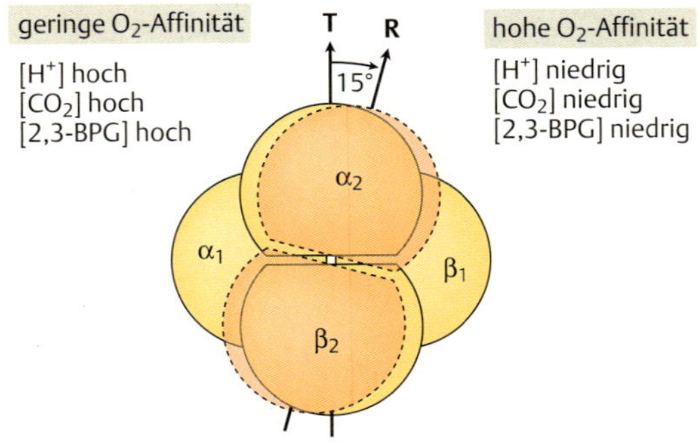

Im O_2-freien Zustand T ist die O_2-Affinität niedrig, bei Oxygenierung (R-Stellung) ist die O_2-Affinität erhöht.

Oxygenierung drehen sich die Dimere relativ zueinander, der Schalter nimmt die R-Stellung ein, und die O_2-Affinität ist erhöht.

Jedes Hämoglobinmolekül scheint ständig zwischen T- und R-Zustand zu wechseln. Mit der **Beladung der ersten O_2-Bindestelle steigt** die **Wahrscheinlichkeit**, dass es den **R-Zustand** einnimmt.

Derzeit wird vermutet, dass jedes Hämoglobinmolekül ständig zwischen dem T- und dem R-Zustand hin und her wechselt. Mit der **Beladung der ersten O_2-Bindestelle steigt** die **Wahrscheinlichkeit**, dass das Hämoglobinmolekül den **R-Zustand** einnimmt. Bei Oxygenierung weiterer Bindestellen steigt diese Wahrscheinlichkeit weiter. Die O_2-Affinität nimmt dabei um bis zu drei Größenordnungen zu.

Es wird vermutet, dass sich **auch in den O_2-freien Untereinheiten die F-Helices in Richtung der Hämgruppen bewegen**, so den R-Zustand herbeiführen und eine erhöhte O_2-Affinität bewirken.

Aufgrund verschiedener Daten nimmt man an, dass sich beim Umschalten vom T- in den R-Zustand **auch in den O_2-freien Untereinheiten die F-Helices in Richtung der Hämgruppen bewegen**. Dadurch nähert sich das Histidin F8 dem Eisen-Ion der jeweiligen Hämgruppe, so dass sich der Porphyrinring entspannen kann. Die damit zusammenhängenden strukturellen Änderungen scheinen zumindest einer der Gründe für die erhöhte O_2-Affinität der O_2-freien Bindestellen zu sein.

Die **erhöhte O_2-Affinität** ist das **Ergebnis allosterischer Effekte**. Diese sind dadurch definiert, dass lokalisierte Wechselwirkungen mit einem Liganden zu funktionellen Konsequenzen an einer *anderen* Stelle des Proteins führen.

Indem die Bindung eines O_2-Moleküls an eine der Hämoglobin-Untereinheiten die Konformation und damit auch die Eigenschaften der anderen Bindestellen verändert, zeigt das Hämoglobin **allosterische Eigenschaften**. Allosterische Effekte sind dadurch definiert, dass lokalisierte Wechselwirkungen mit einem Liganden zu funktionellen Konsequenzen an einer *anderen* Stelle des Proteins führen. Ein Protein kann nur Kooperativität zeigen, wenn die Bindung von Liganden mit allosterischen Effekten verbunden ist.

Die Regulation der O_2-Bindung des Hämoglobins

Die wichtigsten Regulatoren sind
- pH-Wert,
- P_{CO2},
- 2,3-Bisphosphoglycerat.

Die Regulation der O_2-Bindung des Hämoglobins

Die drei wichtigsten Faktoren, die die O_2-Affinität des Hämoglobins regulieren, sind:
- die Protonenkonzentration, also der pH-Wert,
- der CO_2-Partialdruck (P_{CO2}),
- 2,3-Bisphosphoglycerat.

pH-Wert

Bei Zugabe von Säuren gibt Hämoglobin den gebundenen O_2 ab (**Bohr-Effekt**).
Ursache ist die **Anlagerung eines Protons** an die letzte Aminosäure der β-Untereinheit, das **Histidin in Position 146**.

pH-Wert

1904 entdeckte Christian Bohr (der Vater des berühmten dänischen Atomphysikers Niels Bohr), dass **Hämoglobin** den gebundenen **O_2 abgibt, wenn Säuren zugegeben werden**. Dieser **Bohr-Effekt** kann inzwischen auf die reversible Anlagerung von Protonen an eine bestimmte Aminosäure der β-Ketten des Hämoglobins HbA_1 zurückgeführt werden. Am ehesten kommt ein Histidin in Frage, da der pK-Wert des Imidazolrings des Histidins bei physiologischen pH-Werten liegt (S. 52). Tatsächlich ist das **Histidin in Position 146 der β-Untereinheit**, also die letzte Aminosäure dieser Polypeptidkette, als **Bindestelle für die Protonen** der Säuren identifiziert worden.

Die Anlagerung eines Protons an dieses Histidin **stabilisiert** den **T-Zustand** des Hämo-

Wenn ein Proton an das jeweilige Histidin 146 der β-Untereinheiten bindet, wird der **T-Zustand** des Hämoglobins **stabilisiert**. (Im T-Zustand ist das Histidin

146 über ein Proton mit der Carboxylgruppe des Aspartat 94 der gleichen Aminosäurekette verbunden. Je höher die Protonenkonzentration in der Umgebung ist, desto leichter kann sich diese Verbindung ausbilden und desto leichter stabilisiert sich der T-Zustand.) Im T-Zustand aber ist die O_2-Affinität vermindert, und sofern noch O_2 gebunden war, wird dieser nun schnell abgegeben. Das Prinzip der Kooperativität wird dadurch nicht aufgehoben, es wird nur die Stabilisierung des T-Zustands erleichtert.

globins. Da im T-Zustand die O_2-Affinität des Hämoglobins vermindert ist, gibt es noch gebundenen O_2 schnell ab.

▶ **Merke.** Bei **niedrigen pH-Werten** ist **die O_2-Affinität des Hämoglobins vermindert**, was die Abgabe des O_2 in den peripheren Geweben erleichtert.

◀ Merke

Beim etwas **höheren pH-Wert in der Lunge** gibt Hämoglobin die angelagerten Protonen ab, wodurch die **Stabilisierung des T-Zustands aufgehoben** wird. Dadurch **steigt** die **O_2-Affinität des Hämoglobins**, was die Aufnahme von O_2 in der Lunge erleichtert.

In der Lunge wird die O_2-Aufnahme u. a. durch einen leicht steigenden pH-Wert erleichtert.

P_{CO2}

Etwa 5 % des in den peripheren Geweben produzierten **CO_2** wird im Blut kovalent an die jeweils erste Aminosäure einer Untereinheit des **Hämoglobins gebunden**. Die chemische Modifizierung der betroffenen Aminosäure (Bildung einer Carbamatgruppe) hat wiederum Konformationsänderungen im Hämoglobin zur Folge, die durch **Stabilisierung des T-Zustandes** zu einer Freisetzung von O_2 beitragen.

P_{CO2}

Die kovalente **Bindung von CO_2 an Hämoglobin stabilisiert** den **T-Zustand** und erleichtert somit die O_2-Freisetzung.

▶ **Merke.** Bei **hohen P_{CO2}-Werten** ist die **O_2-Affinität** des Hämoglobins **vermindert**. Dies begünstigt die Abgabe von O_2 an stoffwechselaktive Gewebe.

◀ Merke

In der Lunge wird das CO_2 aus der Carbamatgruppe wieder freigesetzt und damit die O_2-Aufnahme erleichtert.

Die Freisetzung des CO_2 in der Lunge erleichtert die O_2-Aufnahme.

2,3-Bisphosphoglycerat

Sehr reines Hämoglobin hält O_2 sehr fest gebunden. **Um O_2** nicht nur effizient aufnehmen, sondern auch **effizient abgeben zu können**, muss Hämoglobin **2,3-Bisphosphoglycerat (2,3-BPG) binden**. Dieses wird im Stoffwechsel der Erythrozyten ausgehend von Glucose gebildet (in einem Nebenweg der Glykolyse, Abb. **B-23.6**).

2,3-Bisphosphoglycerat

Zur **effizienten Abgabe von O_2** muss Hämoglobin **2,3-Bisphosphoglycerat (2,3-BPG**, Abb. **B-23.6**) binden.

B-23.6 Synthese von 2,3-Bisphosphoglycerat (2,3-BPG) in Erythrozyten

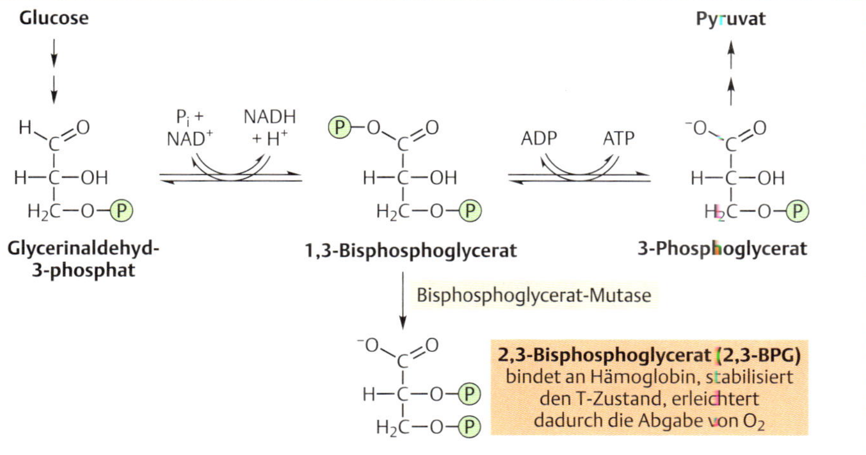

2,3-BPG kann durch Abbau zu 2-Phosphoglycerat wieder in die Glykolyse eingeschleust werden.

B-23.6

Die *nichtkovalente* Bindung *eines* 2,3,-BPG-Moleküls **stabilisiert** den **T-Zustand** des Hämoglobins und senkt so die O_2-Affinität *aller* Untereinheiten: 2,3-BPG ist ein **allosterischer Effektor** des Hämoglobins.

In der **Lunge** wird die O_2-Aufnahme durch **Freisetzung des 2,3-BPG** erleichtert.

In den **peripheren Geweben** beginnt Hämoglobin, verstärkt zwischen T- und R-Zustand zu wechseln. 2,3-BPG verschiebt gemeinsam mit Protonen und CO_2 das Gleichgewicht in Richtung T-Zustand.

An jedes Hämoglobin-Tetramer kann maximal ein Molekül 2,3-BPG binden. Es lagert sich zwischen zwei β-Untereinheiten ein (*nichtkovalente* Bindung!) und **stabilisiert** dadurch den **T-Zustand** des Hämoglobins. Die Bindung des 2,3-BPG an *einer* Stelle des Tetramers führt also zu einer erniedrigten O_2-Affinität in *allen* vier Untereinheiten. 2,3-BPG ist somit neben O_2 und Protonen ein weiterer **allosterischer Effektor** des Hämoglobins.
Wenn Hämoglobin in der **Lunge** vollständig mit O_2 gesättigt wird, geht es in den R-Zustand über und 2,3-BPG verlässt seine Bindestelle.
In den **peripheren Geweben** lösen sich anfangs nur wenige O_2-Moleküle vom Hämoglobin ab. Das Hämoglobin beginnt daraufhin aber, verstärkt zwischen dem T- und dem R-Zustand hin und her zu pendeln. In das Gleichgewicht zwischen den beiden Zuständen greift 2,3-BPG gemeinsam mit Protonen und CO_2 ein. Alle diese Stoffe binden bevorzugt an das Hämoglobin im T-Zustand und haben dabei die Tendenz, es in diesem T-Zustand festzuhalten.

▶ Merke

▶ **Merke.** 2,3-BPG, Protonen und CO_2 wirken synergistisch: Sie alle **stabilisieren** den **T-Zustand**, vermindern dadurch die O_2-Affinität des Hämoglobins und erleichtern so die Abgabe weiterer O_2-Moleküle. In den üblichen graphischen Darstellungen drückt sich dies als **Rechtsverschiebung der Sauerstoffbindungskurve** des Hämoglobins aus (Abb. **B-23.7**).

B-23.7

B-23.7 Regulation der Sauerstoffbindung des Hämoglobins

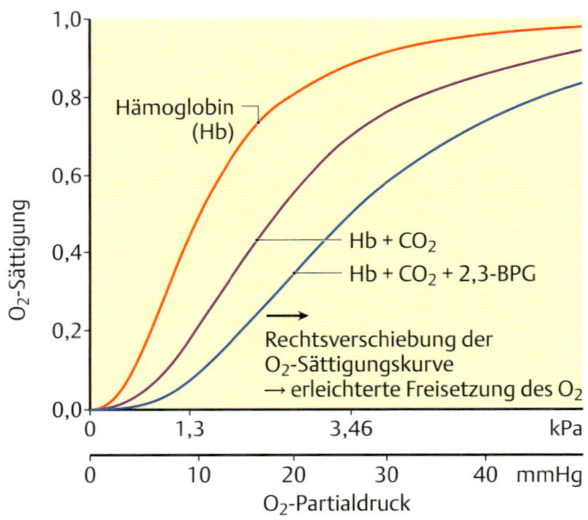

2,3-BPG, Protonen und CO_2 stabilisieren den T-Zustand und vermindern dadurch die O_2-Affinität → Rechtsverschiebung der Sauerstoffbindungskurve.

23.1.2 Transport von CO_2

Transportformen

CO_2 wird im Blut zu **ca. 90 %** in Form von **Bicarbonat** transportiert. **Ca. 5 %** sind **physikalisch gelöst**. Nur **ca. 5 %** des CO_2 sind **an Hämoglobin gebunden**.

Die Bildung des **Bicarbonats** (HCO_3^-) wird in den **Erythrozyten** von der **Carboanhydrase** katalysiert. Diese erleichtert in der Lunge anschließend die Freisetzung des CO_2 aus HCO_3^-.

23.1.2 Transport von CO_2

Transportformen

Als Endprodukt der Oxidation der Nahrungsstoffe wird in erheblichem Umfang CO_2 gebildet, welches in der Lunge an die Atemluft abgegeben wird. Im Blut wird CO_2 auf drei Arten transportiert:
- zu **ca. 90 %** in Form von **Bicarbonat** (HCO_3^-),
- zu **ca. 5 %** physikalisch **als CO_2** gelöst,
- zu **ca. 5 % an Hämoglobin gebunden**.

Bicarbonat entsteht in einer Reaktion von CO_2 mit Wasser:
$CO_2 + H_2O \rightleftharpoons HCO_3^- + H^+$
Die Reaktion verläuft normalerweise nur sehr langsam. **Erythrozyten** enthalten aber ein Enzym, die **Carboanhydrase**, welches die Reaktion dramatisch beschleunigt. Ein Molekül Carboanhydrase kann pro Sekunde 100.000 Moleküle

CO_2 zu HCO_3^- umsetzen. Der größte Teil des Bicarbonats verlässt die Erythrozyten sehr schnell wieder, wobei die Erythrozyten im Austausch gegen jedes freigesetzte HCO_3^- ein Cl^- aufnehmen. In der Lunge ist die Carboanhydrase wiederum für die schnelle Mobilisierung des CO_2 aus HCO_3^- essenziell.
Bicarbonat liegt im Blut in einer Konzentration von ca. 20 mmol/Liter vor und leistet den größten Beitrag zur **Aufrechterhaltung des physiologischen Blut-pH-Wertes**. Zusammen mit dem physikalisch gelösten CO_2 repräsentiert es den **Bicarbonat-Puffer des Blutes**.
Der zweitwichtigste Faktor für die Aufrechterhaltung des pH-Wertes ist das **Hämoglobin** mit seinem Protonenakzeptor/donator Histidin 146. Diesen Beitrag kann Hämoglobin nur leisten, weil es im Blut in außerordentlich hoher Konzentration (160 g/Liter) vorhanden ist.

HCO_3^- spielt eine zentrale Rolle in der **Aufrechterhaltung des physiologischen Blut-pH-Wertes** (HCO_3^- + physikalisch gelöstes CO_2=**Bicarbonat-Puffer** des Blutes).
Den zweitgrößten Beitrag hierzu leistet das **Hämoglobin**.

Transport an Hämoglobin

Die α-Aminogruppe der jeweils ersten Aminosäure **jeder Untereinheit des Hämoglobins** kann **kovalent ein CO_2 binden**:
$Hb\text{-}NH_2 + CO_2 \rightleftharpoons Hb\text{-}NHCOO^- + H^+$
Die entstandene $NHCOO^-$-Gruppe wird als Carbaminogruppe oder auch als Carbamatgruppe bezeichnet. Nach Bildung der negativ geladenen Carbamatgruppen nimmt das Hämoglobinmolekül bevorzugt die Konformation des T-Zustandes, also die O_2-freie Konformation ein. Dieses hat eine bemerkenswerte Konsequenz:

Transport an Hämoglobin

Jede Hämoglobin-**Untereinheit** kann **kovalent ein CO_2 binden:**
$Hb\text{-}NH_2 + CO_2 \rightleftharpoons Hb\text{-}NHCOO^- + H^+$
Die $NHCOO^-$-Gruppe wird als Carbamino- oder Carbamatgruppe bezeichnet. Sie begünstigt den Übergang des Hämoglobins in den T-Zustand.

▶ **Merke.** Hämoglobin bindet bevorzugt *entweder* CO_2 *oder* O_2 (**Haldane-Effekt**).

◀ Merke

Eine **niedrige O_2-Konzentration** (in O_2-armen Geweben) **begünstigt** die **Bindung** von CO_2. Bei **hoher O_2-Konzentration** (Sättigung des Hämoglobins mit O_2 in der Lunge) dagegen ist die **Abgabe** des CO_2 **erleichtert**.

Bei niedriger O_2-Konzentration bindet Hämoblobin bevorzugt CO_2, bei hoher O_2-Konzentration bevorzugt O_2.

23.1.3 Die verschiedenen Hämoglobine des Menschen

Das Genom des Menschen kodiert α-, β-, γ- und δ-Globinketten, wobei die γ- und δ-Ketten den β-Ketten strukturell sehr ähnlich sind. Zwei α-Ketten lagern sich mit zwei identischen anderen Ketten zu einem Hämoglobin-Tetramer zusammen, so dass es drei Hämoglobin-Formen gibt (Tab. **B-23.1**).

23.1.3 Die verschiedenen Hämoglobine des Menschen

Nach der Zusammensetzung der Untereinheiten = Globinketten lassen sich verschiedene Hämoglobine unterscheiden (Tab. **B-23.1**).

▶ **Merke.** Das HbF des Fetus hat im Vergleich zu HbA_1 eine geringere Affinität zu 2,3-BPG und damit eine wesentlich höhere O_2-Affinität, was die Umverteilung von O_2 vom mütterlichen in den fetalen Kreislauf begünstigt.

◀ Merke

B-23.1 Hämoglobin-Formen

Hämoglobin-Form	*Zusammensetzung*	*Anteil am Gesamt-Hämoglobin*
Erwachsener		
HbA_1	$\alpha_2\beta_2$	97,5 %
HbA_2	$\alpha_2\delta_2$	2,5 %
Fetus bzw. Neugeborenes		
HbF	$\alpha_2\gamma_2$	beim Fetus 100 %, beim Neugeborenen noch ca. 75 % (den Rest stellt HbA_1)

B-23.1

▶ klinik. Weltweit treten in regional unterschiedlichen Häufigkeiten **Störungen der Hämoglobinsynthese** auf.

Bei den **Thalassämien** ist die **Synthese einer der Globinketten** (= Untereinheiten) **reduziert**, diese Kette wird in unzureichender Menge oder gar nicht produziert.

- Bei **β-Thalassämien** ist die Synthese der β-Kette reduziert und die der γ- und δ-Ketten kompensatorisch erhöht. β-Thalassämien sind in den Mittelmeerländern relativ häufig. Sofern der jeweilige genetische Defekt auf einen der beiden Chromosomensätze beschränkt ist, sind die Symptome oft geringfügig. Bei homozygoten Merkmalsträgern entwickelt sich allerdings eine schwere hämolytische Anämie, d. h. die Überlebenszeit der Erythrozyten (normalerweise ca. 120 Tage) ist drastisch verkürzt, was auch die Lebenserwartung des Patienten erheblich verkürzt.
- **α-Thalassämien** sind wesentlich seltener als β-Thalassämien und haben generell eine ungünstigere Prognose, da ein Fehlen der α-Kette nicht adäquat kompensiert werden kann. Bei manchen Patienten bilden sich Homo-Tetramere von β-Untereinheiten (HbH). Auch hier kommt es zur Hämolyse der Erythrozyten.

Bei **anomalen Hämoglobinen** ist die **Aminosäuresequenz der Globinketten verändert**. Bislang sind bereits ca. 300 verschiedene anomale Hämoglobine identifiziert worden, die meisten dieser Anomalien sind sehr selten. Die **Sichelzellanämie** hingegen beruht auf einer Strukturveränderung des Hämoglobins, die im tropischen Afrika weit verbreitet ist. Ursache ist eine **Punktmutation im Gen der β-Kette** (s. Abb. **a**). Sie hat zur Folge, **dass in Position 6 Glutaminsäure gegen Valin ausgetauscht wird**. Dieses veränderte Hämoglobin wird als HbS bezeichnet.

In einigen Regionen Afrikas sind $^1/_3$ der Bevölkerung **heterozygote Anlagenträger**. Sie weisen normalerweise keinerlei Krankheitssymptome auf (!) und sind sogar gegenüber Malaria wesentlich resistenter als die übrige Bevölkerung. Offenbar liegt hierin der Grund für die Häufigkeit dieser Mutation. Bei **Homozygoten** hingegen tritt bereits im Säuglingsalter eine hämolytische Anämie auf. Der Grund hierfür ist, dass HbS ca. 80 % des Gesamthämoglobins stellt, der Rest ist auch bei Erwachsenen überwiegend HbF. HbS bildet im deoxygenierten Zustand kleine Kristalle. Dadurch verlieren die Erythrozyten ihre Flexibilität und verformen sich zu sog. Sichelzellen (s. Abb. **b**). Diese sichelförmigen, starren Erythrozyten können die Kapillaren verschiedener Gewebe verstopfen (Sichelkrise, korrespondierender Blutausstrich s. Abb. **b**). Der Verlauf der Krankheit ist unterschiedlich, manche Patienten sterben früh, andere erreichen das Erwachsenenalter.

Codon im Gen	Aminosäure in Position 6 der β-Untereinheit	Phänotyp
GAG	Glutamat	normal
↓ Mutation		
GTG	Valin	Sichelzellanämie

a

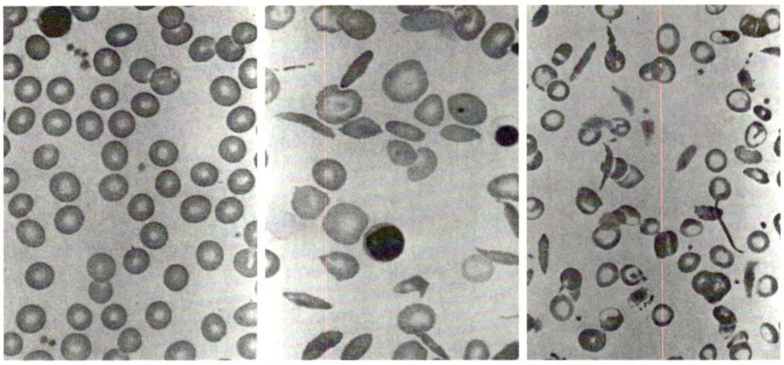

b 1. normaler Blutausstrich 2. Sichelzellen 3. Sichelzellkrise

Sichelzellanämie
a Entstehung des Sichelzellhämoglobins (HbS)
b Normaler Blutausstrich (1) und Blutausstrich eines homozygoten HbS-Anlageträgers (2), Blutausstrich bei Sichelzellkrise (3)

▶ **Exkurs**

▶ **Exkurs. Myoglobin**

Sämtliche Gene, die für die Untereinheiten der verschiedenen Hämoglobine kodieren, sind im Verlauf der vergangenen 500 Millionen Jahre in mehreren Schritten über Gen-Verdoppelungen aus einem Ur-Gen hervorgegangen. Diesem Ur-Gen steht vermutlich das Myoglobin-Gen relativ nahe. Myoglobin ist mit den Untereinheiten der Hämoglobine verwandt und enthält auch das gleiche Porphyrinringsystem. Anders als die Hämoglobine liegt Myoglobin aber stets als **Monomer** vor. Deshalb ist seine O_2-Bindungskurve nicht S-förmig wie die der Hämoglobine, sondern eine Hyperbel (s. Abb. **B-23.1**, S. 653). Seine O_2-Affinität ist wesentlich höher als die der Hämoglobine, es gibt also O_2 erst ab, wenn der P_{O_2} in der Zelle sehr niedrig ist. Myoglobin dient also als O_2-Reservespeicher für den Fall vermehrten O_2-Bedarfs.

23.1.4 Schutz des Hämoglobins vor Oxidation

Isoliertes Hämoglobin färbt sich in Gegenwart von O_2 mit der Zeit schokoladenbraun. Ursache der Verfärbung ist eine langsame Oxidation der Eisen-Ionen der Hämgruppen von Fe^{2+} zu Fe^{3+}. Die oxidierte Form des Hämoglobins wird als **Methämoglobin** (Met-Hb) bezeichnet. Methämoglobin kann keinen Sauerstoff mehr binden.

23.1.4 Schutz des Hämoglobins vor Oxidation

In Gegenwart von O_2 wird Hämoglobin zu **Methämoglobin** oxidiert ($Fe^{2+} \rightarrow Fe^{3+}$), das keinen Sauerstoff binden kann.

Auslöser der Hämoglobin-Oxidation

Unspezifische Oxidationen des Hämoglobins werden in Erythrozyten vermutlich in den meisten Fällen durch **Sauerstoffradikale (reaktive Sauerstoffspezies, ROS)** verursacht. Diese entstehen im Stoffwechsel durch Nebenreaktionen, bei denen ein einzelnes Elektron auf molekularen Sauerstoff übertragen wird. Aus O_2 entsteht so das sehr reaktive **Superoxidradikal O_2^-** (Abb. **B-23.8 a**). Dieses reagiert spontan mit verschiedenen organischen Verbindungen der unmittelbaren Umgebung und schädigt dadurch die Zelle. Treffen zwei Superoxidradikale aufeinander, reagieren sie sofort unter Bildung eines reduzierten und ein oxidierten Reaktionsprodukts (Disproportionierung), nämlich O_2 und **H_2O_2 (Wasserstoffperoxid**, Abb. **B-23.8 b**). H_2O_2 ist ein starkes Oxidationsmittel, das die Erythrozyten durch Bildung von Methämoglobin oder auf andere Weise schädigen kann. Ausgehend von Superoxidradikalen kann neben H_2O_2 auch das elektrisch neutrale, aber außerordentlich aggressive **Hydroxylradikal** (·OH) entstehen (Abb. **B-23.8 c**).

Auslöser der Hämoglobin-Oxidation

Unspezifische Oxidationen des Hämoglobins sind vermutlich meist durch **Sauerstoffradikale (reaktive Sauerstoffspezies, ROS)** bedingt: **Superoxidradikale (O_2^-)** bilden durch Disproportionierung **Wasserstoffperoxid (H_2O_2)** sowie in einer Nebenreaktion **Hydroxylradikale** (·OH) (Abb. **B-23.8**).

B-23.8 Sauerstoffradikale

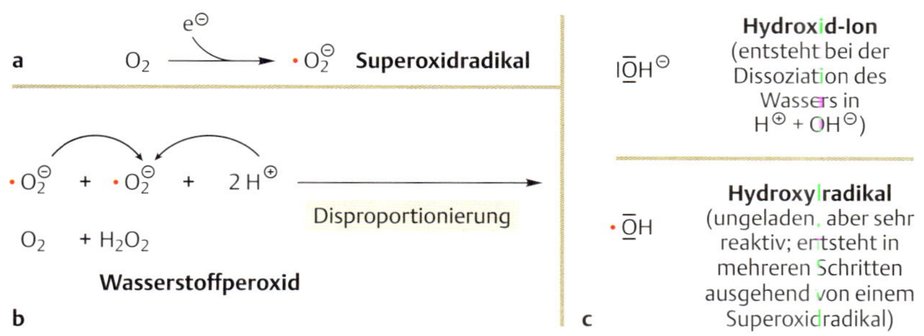

a Superoxidradikal **b** Wasserstoffperoxid **c** Hydroxylradikal

B-23.8

▶ **klinik.** Darmbakterien können Nitrat (NO_3^-) in **Nitrit** (NO_2^-), ein starkes Hämoglobin-Oxidans, umwandeln. Nitrat ist z. B. in Mineralwasser sowie in Gemüse enthalten, das auf übermäßig gut gedüngten Böden gewachsen ist. Bei Säuglingen ist das Risiko der vermehrten Methämoglobinbildung (**Methämoglobinämie**) besonders hoch, da HbF leichter oxidiert als HbA und ein wesentlicher Hb-Oxidationsschutzmechanismus, die Methämoglobin-Reduktase (s. u.), noch nicht voll aktiv ist. Deshalb werden zur Zubereitung von Säuglingsnahrung nitratarme Mineralwässer empfohlen. Auch **aromatische Amino- und Nitroverbindungen** (z. B. Anilin) bewirken eine Methämoglobinämie. Die Symptome entsprechen denen der CO-Vergiftung (S. 654). Ein geeignetes Antidot ist z. B. Ascorbinsäure.

◀ klinik

Schutzmechanismen

Superoxidradikale, H_2O_2 und Hydroxylradikale werden in Erythrozyten beseitigt durch

- **Antioxidanzien** wie Glutathion (s. u.) oder die Vitamine C und E,
- **Kooperation von Superoxid-Dismutase und Katalase:** Die Superoxid-Dismutase katalysiert die Reaktion von zwei Superoxidradikalen (O_2^-) zu O_2 und H_2O_2. Das H_2O_2 wird dann mit Hilfe der Katalase zu O_2 und H_2O disproportioniert (Abb. **B-23.9**).

Schutzmechanismen

Superoxidradikale, H_2O_2 und Hydroxylradikale werden in den Erythrozyten teilweise durch Antioxidanzien, teilweise auch mit Hilfe von Enzymen beseitigt:

- Wichtige **Antioxidanzien** sind Glutathion (s. u.), die Vitamine C (Ascorbinsäure) und E (Tocopherol) (S. 279), einige Carotinoide sowie das beim Häm-Abbau anfallende Bilirubin. Solange Sauerstoffradikale bevorzugt mit diesen Stoffen reagieren, ist der Schaden für die jeweilige Zelle vernachlässigbar und die übrigen Komponenten der Zelle bleiben intakt.
- In Erythrozyten wie auch in allen anderen Zellen des Körpers ist zudem die **Kooperation von Superoxid-Dismutase und Katalase** von Bedeutung. Beide Enzyme katalysieren Disproportionierungen (Abb. **B-23.9**): Die Superoxid-Dismutase katalysiert die Reaktion von zwei Superoxidradikalen (O_2^-) zu O_2 und H_2O_2. Das H_2O_2 wird dann mit Hilfe der Katalase zu O_2 und H_2O disproportioniert.

B-23.9

B-23.9 Reaktionen der Superoxid-Dismutase und der Katalase

a

$$\cdot O_2^{\ominus} + \cdot O_2^{\ominus} + 2\,H^{\oplus} \xrightarrow[\text{Disproportionierung}]{\text{Superoxid-Dismutase}} O_2 + H_2O_2$$

b

$$H_2O_2 + H_2O_2 \xrightarrow[\text{Disproportionierung}]{\text{Katalase}} O_2 + 2\,H_2O$$

a Superoxid-Dismutase **b** Katalase

Dennoch entstandenes Methämoglobin wird in intakten Erythrozyten v. a. auf zwei Arten schnell wieder zu Hämoglobin reduziert:

Allerdings können diese Mechanismen nur einen unvollkommenen Schutz bieten, so dass in den Erythrozyten in einem gewissen Umfang immer wieder Hämoglobin in Methämoglobin umgewandelt wird. Normalerweise bleibt dessen Anteil am Gesamthämoglobin der Erythrozyten jedoch unter 1 %, weil es vor allem mit Hilfe der folgenden beiden Systeme schnell wieder zu Hämoglobin reduziert wird:

- **NADH-abhängig** durch die **Methämoglobin-Reduktase** (Abb. **B-23.10 a**),

- Erythrozyten enthalten eine **NADH-abhängige Methämoglobin-Reduktase**, die das zentrale Eisen-Ion wieder zu Fe^{2+} reduziert (Abb. **B-23.10 a**).

▶ klinik

▶ **klinik.** Ein Mangel an Methämoglobin-Reduktase aufgrund eines Gendefekts ist die Ursache der **familiären Methämoglobinämie**.

- **Enzym-unabhängig** durch das Tripeptid **Glutathion** (Glu-Cys-Gly) (Abb. **B-23.10 b** und **23.11**).
  Glutathion wird anschließend **NADPH-abhängig** durch die **Glutathion-Reduktase regeneriert**.

- **Glutathion** (GSH) ist ein Tripeptid aus den Aminosäuren Glutamat, Cystein und Glycin (Glu-Cys-Gly). Es ist in allen Zellen des Körpers an der Aufrechterhaltung reduzierender Bedingungen beteiligt. In Erythrozyten reduziert es Methämoglobin, indem es direkt (Enzym-unabhängig) mit den Eisen-Ionen der Hämgruppen reagiert. Dabei wird die SH-Gruppe des Cysteins oxidiert und es lagern sich jeweils zwei Glutathionmoleküle über eine Disulfidbrücke zusammen (Bildung von GSSG aus 2 GSH, Abb. **B-23.10 b** und **23.11**).
  Glutathion wird anschließend von einer **Glutathion-Reduktase** regeneriert. Das Enzym verwendet dazu **NADPH**, das vom Pentosephosphatweg der Erythrozyten bereitgestellt wird.

▶ klinik

▶ **klinik.** Die Arbeit der Glutathion-Reduktase wird erschwert, wenn der Pentosephosphatweg aufgrund eines **Defekts der Glucose-6-phosphat-Dehydrogenase** nicht genügend NADPH liefern kann. Beeinträchtigt ist dann nicht nur die Reduktion des Methämoglobins, sondern auch der Schutz der SH-Gruppen des Hämoglobins (Bildung von Heinz-(Innen-)Körpern; S. 236).

B-23.10 Reduktion von Methämoglobin

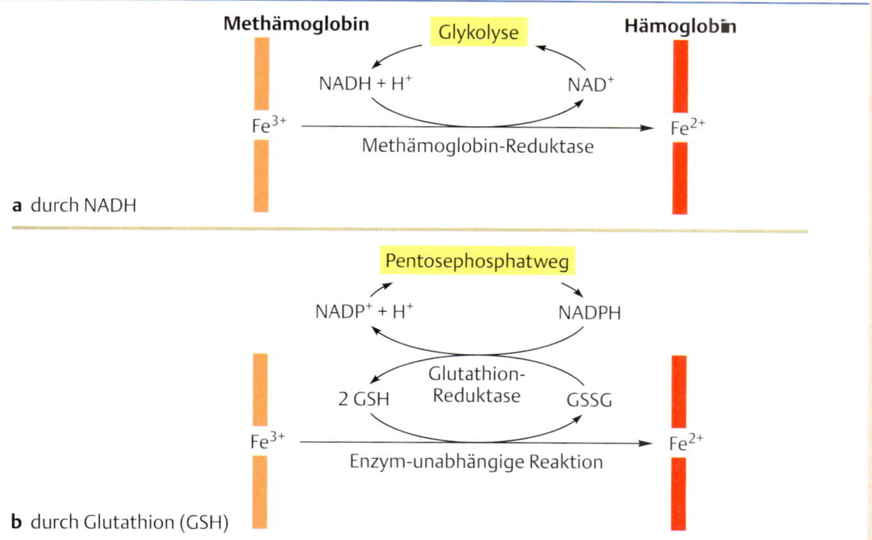

B-23.10

B-23.11 Glutathion

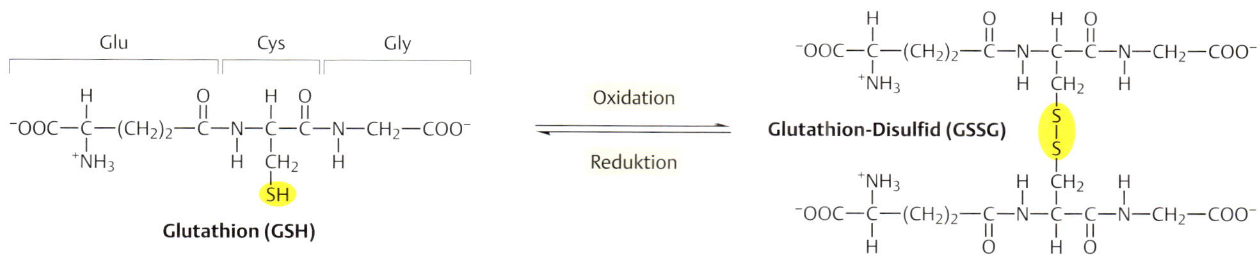

23.2 Erythropoese und Porphyrinstoffwechsel

Erythropoese: Täglich muss ca. 1 % der Erythrozyten neu gebildet werden. (Bei einer Gesamt-Erythrozytenzahl von $2{,}5 \times 10^{13}$ sind das $2{,}4 \times 10^{6}$ Erythrozyten pro Sekunde.) Das Ausmaß der Erythropoese wird im Knochenmark von **Erythropoetin** (EPO) reguliert, einem Glykoprotein, das überwiegend in der **Niere** gebildet wird. Die Menge des dort synthetisierten Erythropoetins hängt in erster Linie vom **O_2-Partialdruck** ab.

Der letzte Schritt der Erythropoese, der noch im Knochenmark stattfindet, ist die Extrusion des Zellkerns. Die Kernlosigkeit erleichtert es den Erythrozyten, sich zu verformen (eine Voraussetzung für die Passage von Kapillaren). Die Zellen gelangen als **Retikulozyten** ins Blut. Diese unreifen Erythrozyten enthalten noch Mitochondrien und Ribosomen (ihr „Retikulum" besteht im Wesentlichen aus ribosomaler RNA) und synthetisieren zunächst noch Hämoglobin. Im Verlauf von 2–3 Tagen werden die Ribosomen sowie die inneren Membransysteme einschließlich der Mitochondrien enzymatisch abgebaut, und aus den Retikulozyten entstehen die reifen **Erythrozyten**.

Hämbiosynthese (Abb. **B-23.12**): Da Erythrozyten keine Mitochondrien mehr besitzen, kann die Hämbiosynthese nur in den Vorläuferzellen stattfinden, denn die Synthese der Porphyrinringe beginnt in der Matrix der Mitochondrien:

23.2 Erythropoese und Porphyrinstoffwechsel

Erythropoese: Ihr Ausmaß wird von dem Glykoprotein **Erythropoetin** (EPO) reguliert. Dieses wird v. a. in der **Niere** unter dem Einfluss des **O_2-Partialdrucks** gebildet.

Direkte Vorläufer der Erythrozyten sind die **Retikulozyten**. Diese besitzen keinen Zellkern mehr, aber zunächst noch Mitochondrien und Ribosomen. Bei der Reifung zu **Erythrozyten** werden Ribosomen und Mitochondrien abgebaut.

Die Hämbiosynthese (Abb. **B-23.12**) beginnt in den Mitochondrien und kann daher nur in Vorläuferzellen stattfinden.

▶ **Merke**

▶ **Merke.** Der erste Schritt der Hämbiosynthese besteht in einer Reaktion der Aminosäure **Glycin** mit dem **Succinyl-CoA** des Citratzyklus. Unter Decarboxylierung des Glycins und Freisetzung des Coenzym A entsteht **δ-Aminolävulinsäure (δ-ALA = 5-Aminolävulinat)**. Coenzym der δ-Aminolävulinsäure (δ-ALA)-Synthase ist Pyridoxalphosphat.

δ-Aminolävulinsäure (δ-ALA) entsteht in den Mitochondrien und wird in das **Zytosol** exportiert. Dort entsteht das **Ringsystem** der Hämgruppe:

- 2 Moleküle δ-ALA kondensieren zu **Porphobilinogen**.
- Im Verlauf mehrerer Schritte entsteht **Koproporphyrinogen III**, eine Tetrapyrrolverbindung.
- Koproporphyrinogen III wird wieder von **Mitochondrien** aufgenommen. Hier entsteht daraus die **Hämgruppe**.
- Die Einfügung des Fe^{2+}-Ions wird von einer mitochondrialen **Ferrochelatase** katalysiert.

δ-ALA wird dann in das **Zytosol** exportiert, wo das aromatische **Ringsystem** der späteren Hämgruppe entsteht:

- 2 Moleküle δ-ALA kondensieren unter Abspaltung von H_2O zu **Porphobilinogen**. Dieses enthält bereits einen Pyrrolring.
- Im Verlauf mehrerer Schritte entsteht im Zytosol aus dem Porphobilinogen schließlich **Koproporphyrinogen III**, eine Tetrapyrrolverbindung, die dem Porphyrin der Hämgruppen bereits sehr ähnlich, aber noch farblos ist.
- Koproporphyrinogen III wird wieder von **Mitochondrien** aufgenommen. Hier wird es in der Matrix decarboxyliert und oxidiert. Dabei entsteht ein ausgedehntes **System konjugierter Doppelbindungen**, das sämtliche Pyrrolringe des Moleküls einschließt. Die konjugierten (stets im Wechsel mit Einfachbindungen vorliegenden) Doppelbindungen absorbieren sehr effektiv einen kurzwelligen Teil des sichtbaren Lichts und sind damit der Grund der intensiven roten Farbe aller Hämgruppen.
- Die Mitochondrien enthalten eine **Ferrochelatase**, die den entstandenen Porphyrinring mit einem **Fe^{2+}-Ion** belädt. Damit ist die Hämbiosynthese abgeschlossen.

▶ **Merke**

▶ **Merke.** Der geschwindigkeitsbestimmende Schritt der Hämbiosynthese ist die Reaktion der δ-ALA-Synthase. Das Enzym wird von Häm gehemmt. Häm hemmt außerdem die Biosynthese des Enzyms.

In den Erythroblasten werden Hämgruppen überwiegend im Zytosol mit Globin zu Hämoglobin zusammengesetzt.

Im Rahmen der Erythropoese werden im Knochenmark ca. 6 g Hämoglobin/Tag synthetisiert.

Die Hämgruppen werden teilweise zur Bildung der Cytochrome der Atmungskettenkomplexe verwendet (!). In den Erythroblasten werden sie überwiegend ins Zytosol exportiert und mit Globin-Ketten zu Hämoglobin zusammengesetzt. Im Rahmen der Erythropoese werden im Knochenmark ca. 6 g Hämoglobin pro Tag synthetisiert. Das dazu benötigte Eisen, ca. 20 mg, stammt aus dem gleichzeitig ablaufenden Abbau von Erythrozyten in der Milz und in der Leber. Von dort wird das Eisen in Form von Transferrin mit dem Blut zum Knochenmark transportiert (S. 308).

B-23.12 Hämbiosynthese (Details siehe Text)

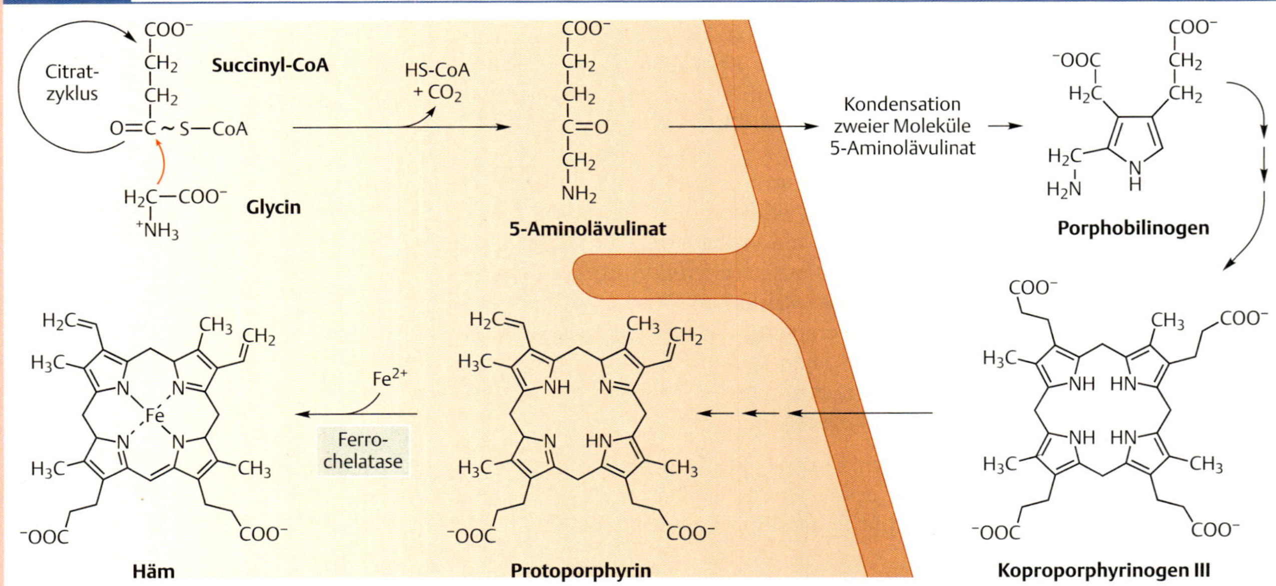

Häm-Abbau: Erythrozyten leben durchschnittlich 120 Tage, bevor sie in Milz, Leber und Knochenmark durch Makrophagen eliminiert werden. Hämoglobin, das bei einer Hämolyse außerhalb dieser Organe in der Blutbahn freigesetzt wird, bildet mit **Haptoglob(ul)in**, einem Glykoprotein des Blutplasmas, Komplexe und wird dann in dieser Form von der Leber aufgenommen.

Der Häm-Abbau erfolgt durch Makrophagen in Milz, Leber und Knochenmark.

Die beim Abbau von Hämoglobin und anderen Häm-haltigen Proteinen freigesetzten Hämgruppen können nicht wieder verwendet werden. Die Ringsysteme werden deshalb gespalten und zu Bilirubin abgebaut. Dieses wird in der Leber mit Glucuronsäure verbunden und an die Galle abgegeben (Abb. **B-23.13** und **B-23.14**):

- Der Abbau der freigesetzten Hämgruppen beginnt mit der **Oxidation einer Methinbrücke** (-CH=), die im Porphyrinring zwei Pyrrolringe miteinander verbindet. Die Reaktion wird von einer Häm-Oxygenase katalysiert, die zu der Gruppe der Monooxygenasen gehört. Die Reaktion benötigt deshalb sowohl **NADPH** als auch $\mathbf{O_2}$. Der Kohlenstoff der Methinbrücke wird als **Kohlenmonoxid** (CO) **freigesetzt** (!). Dabei wird der Porphyrinring gesprengt und das Eisen-Ion freigesetzt. Die übrig bleibende Kette von 4 Pyrrolringen hat eine blaugrüne Farbe und wird als **Biliverdin** bezeichnet.
- Biliverdin wird **NADPH**-abhängig von einer Biliverdin-Reduktase zu **Bilirubin** reduziert. Die Reduktion betrifft die Methinbrücke in der Mitte des Moleküls, die in eine CH_2-Gruppe umgewandelt wird. Damit wird das System konjugierter Doppelbindungen an dieser Stelle unterbrochen und die Farbe schlägt von Blaugrün in Orangegelb um.

Hämgruppen aus Hämoglobin und anderen Hämproteinen werden zu Bilirubin abgebaut, das mit Glucuronsäure konjugiert und über die Galle ausgeschieden wird (Abb. **B-23.13** und **23.14**):

- Der Abbau beginnt mit der **Oxidation einer Methinbrücke**; Cofaktoren sind **NADPH** und $\mathbf{O_2}$. Dabei wird der Porphyrinring geöffnet und **Kohlenmonoxid freigesetzt**. Reaktionsprodukt ist blaugrünes **Biliverdin**.
- Biliverdin wird **NADPH**-abhängig zu gelbem **Bilirubin** reduziert.

▶ **klinik.** Ein frischer Bluterguss, ein **Hämatom**, hat wegen des sich ausbreitenden Hämoglobins eine rote Farbe. Bei einsetzendem Abbau der Hämgruppen ändert sich die Farbe durch die Bildung von Biliverdin in Blaugrün, innerhalb von ca. 2 Wochen durch Reduktion von Biliverdin zu Bilirubin dann in Orangegelb.

◀ **klinik**

- **Bilirubin** ist **wasserunlöslich**. Im Blut ist ein Transport des Bilirubins nur im **Komplex mit Albumin** möglich (im klinischen Sprachgebrauch als indirektes Bilirubin bezeichnet).
- In der **Leber** wird es aufgenommen und im endoplasmatischen Retikulum der Hepatozyten mit Hilfe von UDP-Glucuronsäure von einer UDP-Glucuronyltransferase zu **Bilirubin-Diglucuronid** umgesetzt (S. 672).
- Bilirubin-Diglucuronid, auch als konjugiertes (= mit Glucuronsäure verbundenes) oder direktes Bilirubin bezeichnet, gelangt durch **aktiven Transport** in die **Galle**. Im Dünndarm bleibt das konjugierte Bilirubin weitgehend erhalten.
- Im Kolon treten durch den Stoffwechsel der dort wachsenden Bakterien zwei Effekte auf:
  - Die Glucuronsäure wird abgelöst, so dass wieder freies Bilirubin entsteht. Wenn der Nahrungsbrei den Darm sehr schnell passiert, haben die Faeces die gelbe Farbe des unveränderten Bilirubins.
  - Normalerweise wird das Bilirubin im Darm durch bakterielle Stoffwechselprozesse an mehreren Positionen reduziert, die konjugierten Doppelbindungen gehen verloren, und es entstehen die farblosen Verbindungen **Stercobilinogen** und **Urobilinogen**. Diese werden in unterschiedlichen Anteilen resorbiert und in den **enterohepatischen Kreislauf** einbezogen.
- Der Großteil des Stercobilinogens und Urobilinogens wird im Kolon in **Stercobilin** bzw. **Urobilin** umgewandelt, die für die dunkle Farbe der Faeces verantwortlich sind.

- Im Blut ist Bilirubin an **Albumin** gebunden („indirektes Bilirubin“).
- In der **Leber** wird mit Hilfe von UDP-Glucuronsäure zu **Bilirubin-Diglucuronid** umgesetzt (konjugiertes = „direktes“ Bilirubin) und gelangt durch **aktiven Transport** in die **Galle**.
- Im Kolon wird durch Einwirkung von Bakterien farbloses **Stercobilinogen** bzw. **Urobilinogen** gebildet. Beide Verbindungen werden in unterschiedlichem Ausmaß in den **enterohepatischen Kreislauf** einbezogen.
- Zum größten Teil werden sie im Kolon in **Stercobilin** bzw. **Urobilin** umgewandelt.

Wird besonders viel Häm abgebaut, gelangt Urobilin zunehmend auch in den Urin, der sich dann entsprechend rotbraun und dunkel färbt. Die gelbe Farbe, die für den normalen Urin typisch ist, beruht auf einer Mischung unterschiedlicher Häm-Abbauprodukte, die in der Leber und im Rahmen des enterohepatischen Kreislaufs in das Blut gelangen.

Bei verstärktem Häm-Abbau wird rotbraunes Urobilin zunehmend auch renal ausgeschieden.

B-23.13 Häm-Abbau (Details siehe Text)

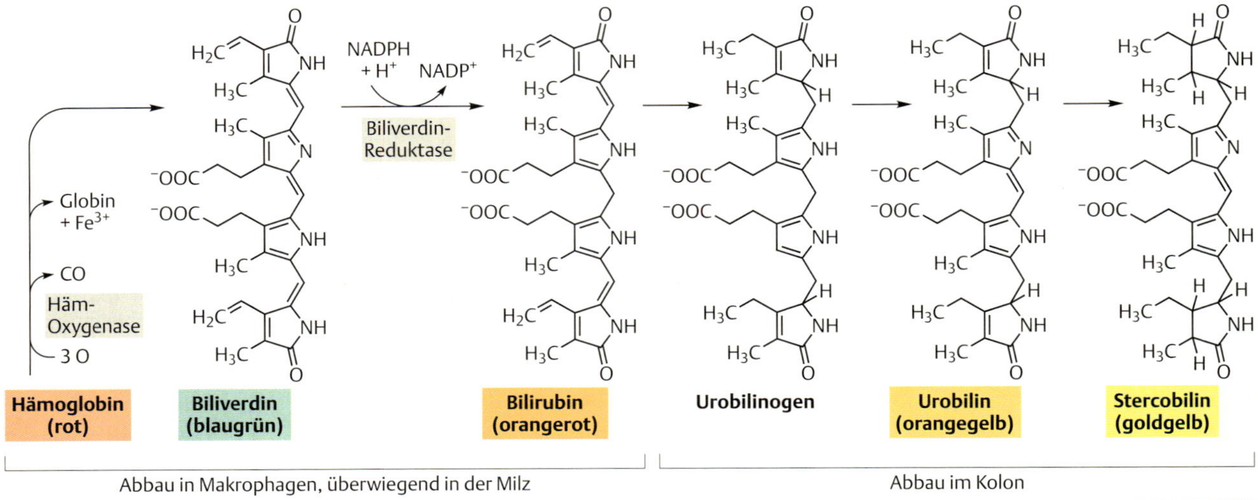

B-23.14

B-23.14 Konjugation des Bilirubins in der Leber und Abbau des konjugierten Bilirubins im Kolon

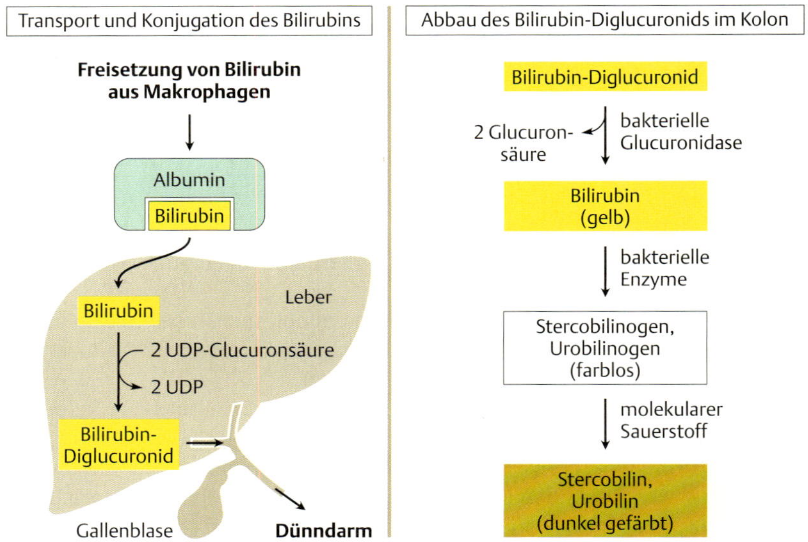

▶ klinik

▶ **klinik.** Bei einer Plasmakonzentration von über 2 mg/100 ml diffundiert Bilirubin aus den Blutgefäßen ins Interstitium und lagert sich dort ab, so dass es zur Gelbverfärbung der Haut und der Skleren kommt (**Ikterus**, Gelbsucht). Ursachen einer erhöhten Bilirubinkonzentration im Blut (Hyperbilirubinämie) sind z. B.

- Lebererkrankungen (u. a. Hepatitis),
- Verschluss der extrahepatischen Gallenwege, z. B. des Ductus choledochus durch einen Gallenstein. Hierbei steigt die Plasmakonzentration des konjugierten Bilirubins stark an, und konjugiertes Bilirubin wird – zusammen mit anderen Abbauprodukten des Häms – renal ausgeschieden (→ Stuhl hell, Urin dunkel).
- hämolytische Anämie (vermehrter Abbau von Hämoglobin).

Eine vorübergehende Hyperbilirubinämie kommt physiologischerweise bei Neugeborenen vor (**Neugeborenenikterus**), da die UDP-Glucuronyltransferase noch nicht voll aktiv ist. Bei einer Rhesusinkompatibilität zwischen Mutter und Kind, bei Frühgeborenen oder kranken Neugeborenen kann die Plasmakonzentration des unkonjugierten Bilirubins u.U. so stark ansteigen, dass sich freies Bilirubin im Gehirn, vor allem den Basalganglien ablagert (**Kernikterus**) und irreversible neurologische Störungen verursacht. Zur Prophylaxe des Kernikterus wird Fototherapie (blaues Licht) eingesetzt, die unkonjugiertes Bilirubin in eine wasserlösliche Form überführt. In schweren Fällen ist eine Austauschtransfusion nötig.

23.3 Die Proteine des Blutserums

23.3 Die Proteine des Blutserums

Blutserum enthält **über 100 verschiedene Proteine**. Insgesamt sind in 1 Liter Serum ca. 70 g Protein gelöst.

Im Blutplasma sind u.a. **mehr als 100 verschiedene Proteine** gelöst. 1 Liter Plasma enthält ca. 70 g Protein. Das häufigste Protein ist Albumin (35–55 g/Liter). Fibrinogen (Gerinnngsfaktor I) ist in einer Konzentration von 2–4 g/Liter enthalten. Blutserum enthält demnach nur unwesentlich weniger Protein als Blutplasma.

In der klinischen Chemie werden die Serumproteine traditionell fünf Gruppen zugeordnet.
Ihr relatives Verhältnis lässt sich durch **Serumelektrophorese** ermitteln (Abb. **B-23.15**):

In der klinischen Chemie werden die Serumproteine traditionell in fünf Gruppen eingeteilt, nach den Banden, die bei der **Serumelektrophorese** entstehen. Zur Analyse sind wenige Mikroliter eines Serums ausreichend. Die Proben werden nach standardisierten Verfahren auf kleine Folien aufgetragen und es wird eine elektrische Spannung angelegt. Anschließend werden die Proteine angefärbt (Abb. **B-23.15**).

B-23.15 Elektrophoretische Trennung der Serumproteine

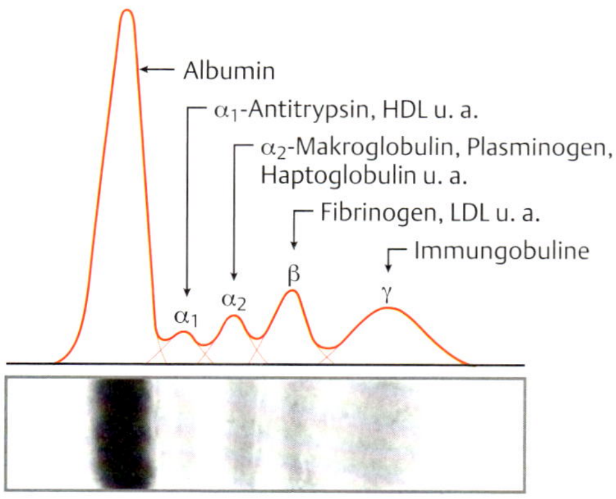

Unten: angefärbte Folie, oben: photometrische Auswertung.

B-23.15

Die erste Bande enthält **Albumin**, ein Protein von 66 kDa. Seine Funktionen sind:
- Aufrechterhaltung des kolloidosmotischen Drucks,
- Transport von
  - freien Fettsäuren,
  - Bilirubin,
  - ca. 50 % der Ca^{2+}-Ionen des Plasmas.

Die erste Bande enthält **Albumin**, ein Protein von 66 kDa. Durch seine hohe Blutkonzentration ist Albumin ein wichtiger Faktor für die **Aufrechterhaltung des physiologischen kolloidosmotischen (onkotischen) Drucks**. Es bestimmt indirekt die Verteilung des Wassers zwischen Plasma und Interstitium und damit auch das Plasmavolumen. Wie viele andere Serumproteine wird Albumin von der Leber an das Blut abgegeben. Ist die Albuminsynthese in der Leber reduziert (z. B. bei Proteinmangelernährung oder Leberzirrhose infolge Alkoholismus), fällt der onkotische Druck und Wasser tritt vermehrt ins Interstitium über (→ Ödembildung; S. 185).

Albumin ist außerdem ein wichtiges **Transportprotein**. Es bindet in erheblichem Umfang **freie Fettsäuren**, außerdem **Bilirubin** sowie etwa 50 % der **Calcium-Ionen** des Plasmas. (Andere Salz-Ionen, z. B. Na^+ und Cl^-, liegen im Plasma praktisch vollständig frei vor).

Zu den α_1-**Globulinen** zählen u. a.
- α_1-Antitrypsin,
- HDL.

An Albumin schließt sich die Bande der α_1-**Globuline** an. Hierzu gehören u. a.
- α_1-**Antitrypsin**, ein natürlicher Inhibitor von Proteasen, die z. B. aus Entzündungsherden in das Blut geschwemmt werden (S. 258),
- **High density lipoprotein (HDL)**, das im Cholesterintransport eine entscheidende Rolle spielt (S. 249).

α_2-**Globuline** umfassen u. a.
- α_2-Makroglobulin,
- Plasminogen.

Zu den α_2-**Globulinen** zählen u. a.
- α_2-**Makroglobulin**, ein weiterer Protease-Inhibitor,
- **Plasminogen**, das Proenzym des Plasmins, das für die Auflösung von Blutgerinnseln verantwortlich ist. Deshalb wird bei Herzinfarkt und Schlaganfall rekombinanter Plasminogenaktivator (r-PA) injiziert (S. 748).
- **Haptoglobulin**, das mit freigesetztem Hämoglobin Komplexe bildet.

Zu den β-Globulinen zählen u. a. **Fibrinogen** und **LDL**.

γ-Globuline sind die **Immunglobuline**.

β-**Globuline** umfassen u. a. das Fibrinogen, das im Plasma, nicht aber im Serum enthalten ist, sowie die **Low density lipoproteins (LDL**, S. 247).
γ-**Globuline** sind die **Immunglobuline** (S. 703). Serum enthält überwiegend IgG.

24 Biochemie der Leber

24.1 Einführung

Die Leber wiegt ca. 1500 g und macht damit 2–3 % der Körpermasse des Menschen aus. Die **außerordentliche Intensität des Leberstoffwechsels** bringt es mit sich, dass die Leber etwa $^1/_4$ **des Herzminutenvolumens** in Anspruch nimmt und auch einen entsprechenden Anteil am gesamten O_2-Verbrauch des Körpers hat. Die Leber wird über zwei Gefäßsysteme versorgt:
- **25 %** des Zustroms erfolgen über Aorta, Truncus coeliacus und A. hepatica (**systemischer Kreislauf**).
- **75 %** des Zustroms erfolgen über venöse Splanchnikusgefäße und die Pfortader (**portaler Kreislauf**).

Aufgrund der **außerordentlichen Intensität des Leberstoffwechsels** beansprucht die Leber ca. $^1/_4$ **des Herzminutenvolumens.** Ihre O_2- und Nährstoffzufuhr erfolgt
- zu **25 %** über Aorta, Truncus coeliacus und A. hepatica (**systemischer Kreislauf**),
- zu **75 %** über venöse Splanchnikusgefäße und die Pfortader (**portaler Kreislauf**).

Die Leber ist in **Leberläppchen** gegliedert (Abb. **B-24.1 a**).

Die Leber ist in charakteristische Einheiten von ca. 1 mm Durchmesser und 2 mm Höhe untergliedert, die als **Leberläppchen** bezeichnet werden (Abb. **B-24.1 a**). Äste der beiden Gefäßsysteme verlaufen zwischen den Leberläppchen in enger Nachbarschaft. Innerhalb der Leberläppchen vereinigen sich die Gefäße, ihr Blut mischt sich, wird in der Mitte des jeweiligen Leberläppchens von einer **V. centralis** aufgenommen und schließlich der **V. cava inferior** zugeleitet.

B-24.1 Leberläppchen

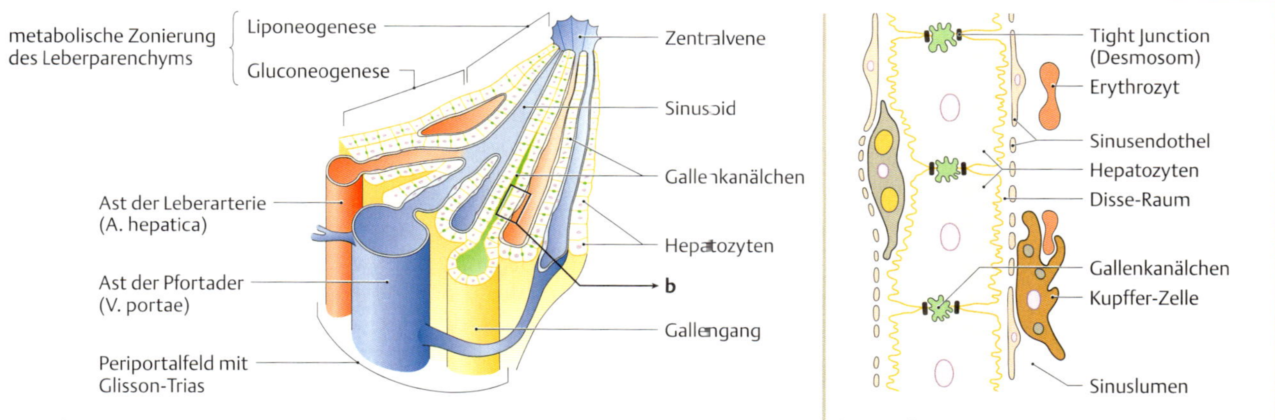

a Struktur **b** Ausschnittsvergrößerung

Die Hohlräume, in denen das Blut in den Leberläppchen zwischen Wänden aus Hepatozyten zur V. centralis fließt, sind die **Sinusoide.** Ähnlich der Kapillaren anderer Organe sind auch die Sinusoide von Endothelzellen ausgekleidet. In den Leberläppchen lassen diese aber große Poren frei und bilden auch keine Basalmembran. Zwischen dem Netzwerk der Endothelzellen und den Hepatozyten liegt der schmale Disse-Raum, der für alle löslichen Komponenten des Blutes frei zugänglich ist (Abb. **B-24.1 b**).

In den Leberläppchen bilden die Hepatozyten schmale Wände, zwischen denen **Sinusoide** frei bleiben.

Zwischen den Hepatozyten liegen kleine Gallenkanälchen, in denen sich die von den Hepatozyten sezernierte Gallenflüssigkeit (Galle) sammelt. Diese fließt (relativ zum Blut in entgegengesetzter Richtung) zu den **Gallengängen**, die gemeinsam mit den **Ästen der Pfortader** und der **A. hepatica** die **Glisson-Trias** bilden (Abb. **B-24.1 a**). Der Raum, in dem die Glisson-Trias in histologischen Schnitten zu sehen ist, wird als **Periportalfeld** bezeichnet.

Zwischen den Hepatozyten sammelt sich die Galle in **Gallenkanälchen** und schließlich in den **Gallengängen**, die Teil der **Glisson-Trias** im **Periportalfeld** sind (Abb. **B-24.1 a** und **b**).

Innerhalb eines Leberläppchens lassen sich erhebliche Unterschiede in der Enzymausstattung der Hepatozyten nachweisen (**metabolische Zonierung des Leberparenchyms**). So findet die **Gluconeogenese** überwiegend in den **äußeren**

Die Leberläppchen weisen eine **metabolische Zonierung** auf. So findet die **Gluconeogenese** überwiegend in den **äußeren**, die Liponeogenese in den **inneren Bereichen** statt.

Bereichen der Leberläppchen in der Nähe der Periportalfelder statt. Dort stellt das Blut der A. hepatica genügend Sauerstoff zur Verfügung, um die energieaufwendige Gluconeogenese durchführen zu können. (Das hierzu benötigte ATP kann nur durch oxidative Phosphorylierung in den Mitochondrien bereitgestellt werden.) Eine besondere ATP-Abhängigkeit ist möglicherweise der Grund dafür, dass auch die **Harnstoffsynthese** überwiegend in der Nähe der Periportalfelder abläuft. Die **Liponeogenese** ist demgegenüber energetisch wesentlich anspruchsloser. Sie läuft überwiegend in den **inneren Bereichen**, in der Nähe der V. centralis ab.

24.2 Stoffwechselfunktionen der Leber
24.2.1 Konstanthaltung des Blutzuckerspiegels

Überschüssige Glucose gelangt Insulin-unabhängig mit Hilfe von GLUT2 in die Hepatozyten. GLUT2 vermittelt auch die Aufnahme von **Galaktose**. **Fructose** wird hingegen durch GLUT5 in die Hepatozyten transportiert. Beide Zucker werden zu Glucose umgesetzt.

Glucose wird in Form von **Glykogen** gespeichert.

Bei **Bedarf** wird aus dem Glykogen wieder **Glucose freigesetzt**. Das dabei entstehende Glucose-1-phosphat wird zu Glucose-6-phophat isomerisiert. Dieses wird durch die **Glucose-6-Phosphatase** im ER der Hepatozyten in Glucose umgewandelt.

Bei **Nahrungsmangel** wird **Glykogen** bis auf seinen Kern, das Glykogenin, **abgebaut**. Sinkt die Blutglucosekonzentration unter 5 mM, beginnen die Hepatozyten mit der **Gluconeogenese**.

24.2 Stoffwechselfunktionen der Leber

24.2.1 Konstanthaltung des Blutzuckerspiegels

Die Leber nimmt unter Vermittlung von Glucosetransportern des Typs **GLUT2** unabhängig von Insulin **überschüssige Glucose** aus dem Blut auf. GLUT2 vermittelt auch die Aufnahme der **Galaktose**, die mit dem Blut aus dem Verdauungstrakt in die Leber gelangt. Eine permanente Galaktosämie ist lebensgefährlich. Galaktose wird deshalb in der Leber vollständig zu Glucose metabolisiert (S. 99). **Fructose** wird unter Vermittlung von GLUT5 aufgenommen. Auch Fructose wird von der Leber sehr effizient in Glucose umgewandelt (S. 97). Unabhängig vom Gehalt dieser Zucker in der Nahrung enthält das Blut der Peripherie deshalb normalerweise weder Galaktose noch Fructose.

Das aus der **Glucose** gebildete Glucose-6-phosphat wird überwiegend zu Glucose-1-phosphat isomerisiert, mit Uridintriphosphat (UTP) zu UDP-Glucose umgesetzt und dann zur Bildung von **Glykogen** verwendet (S. 206). Die Leber eines Erwachsenen kann bis zu 150 g Glykogen speichern. (Weitere ca. 300 g Glykogen können in der Skelettmuskulatur gespeichert werden.)

Bei **Bedarf** wird aus dem Glykogen wieder **Glucose freigesetzt**. Dabei wird phosphorolytisch (d. h. unter Aufnahme anorganischen Phosphats) Glucose-1-phosphat gebildet. Beim Abbau des Glykogens entsteht also phosphorylierte Glucose, ohne dass dazu ATP oder UTP aufgewendet werden müsste. Aus Glucose-1-phosphat entsteht durch Isomerisierung wiederum Glucose-6-phosphat. Die **Glucose-6-Phosphatase** der Hepatozyten ermöglicht die Bildung von Glucose. Da das Enzym in der Membran des endoplasmatischen Retikulums (ER) lokalisiert ist, entsteht die Glucose im Lumen des ER. Mit Hilfe eines Glucosetransporters der ER-Membran gelangt sie in das Zytosol und von hier aus unter Vermittlung von GLUT2 ins Blut. Die Glucose wird damit dem gesamten Organismus zur Verfügung gestellt. Da die Muskelzellen keine Glucose-6-Phosphatase enthalten, können sie beim Abbau ihres Glykogens keine Glucose an das Blut abgeben.

Bei anhaltendem **Nahrungsmangel** wird das **Glykogen weitgehend abgebaut**. Dabei bleibt aber stets der Kern des Glykogens, das Glykoprotein Glykogenin, erhalten. Es dient der Glykogen-Synthase bei erneuter Glucosezufuhr als Startermolekül. Durch Abbau des Glykogens wird nach Möglichkeit eine Blutglucosekonzentration von ca. 5 mM aufrechterhalten. Normalerweise signalisiert ein Hungergefühl rechtzeitig die Notwendigkeit erneuter Nahrungsaufnahme. Wenn diese unterbleibt, stellen die Hepatozyten nach Abbau der Glykogenreserven die benötigte Glucose zunehmend durch **Gluconeogenese** bereit. Bei Nahrungsmangel leistet auch die Niere einen bedeutenden Beitrag zur Gluconeogenese (S. 678). Das Ausmaß und damit auch die Relevanz der Gluconeogenese in den Zellen des proximalen Nierentubulus ist experimentell schwierig zu bestimmen und deshalb in der Forschung umstritten. In jedem Fall scheint aber die Leber den bei weitem wichtigsten Beitrag zur Aufrechterhaltung der Blutglucosekonzentration zu leisten.

24.2.2 Synthese von Ketonkörpern, Triacylglycerinen und Cholesterin

Parallel zur Gluconeogenese wird in der Leber bei Nahrungsmangel die **Ketonkörpersynthese** gesteigert. Ausgangsverbindung ist Acetyl-CoA. Die entscheidenden Ketonkörper, die von der Leber an das Blut abgegeben werden, sind **Acetoacetat** und **3-Hydroxybutyrat**. Sie sind dann für viele Gewebe, beim Fasten auch für das Gehirn, wichtige Energieträger. Aceton, der dritte Ketonkörper, ist hingegen ein wertloses Nebenprodukt und wird über die Lunge abgeatmet oder mit dem Urin ausgeschieden.

Acetyl-CoA ist auch die Ausgangsverbindung für den intensiven **Fettstoffwechsel** der Leber. Es kann durch die Pyruvat-Dehydrogenase (PDH) in den Mitochondrien bzw. durch die Citrat-Lyase im Zytosol gebildet werden. Ausgehend von Acetyl-CoA werden im Zytosol der Hepatozyten u. a. **Fettsäuren** synthetisiert. Sie werden in der Leber mit Coenzym A zu **Acyl-CoA** umgesetzt und dann zusammen mit Glycerin-3-phosphat zur Synthese von **Triacylglycerinen** (TAG = Triglyceride = TG = Neutralfette) verwendet. Die Leber ist zudem der wichtigste Syntheseort für **Cholesterin**, das ebenfalls aus Acetyl-CoA entsteht. Im ER der Hepatozyten assoziieren TAG und Cholesterin mit dem Apolipoprotein **ApoB-100**, und die entstandenen Lipid-Protein-Aggregate werden als **VLDL** an das Blut abgegeben. In den peripheren Geweben werden die TAG von der Lipoproteinlipase hydrolysiert, die auf der inneren Oberfläche der Blutkapillaren lokalisiert ist. Die freien Fettsäuren und das Glycerin werden dann von den jeweiligen Geweben aufgenommen. Im Fettgewebe dienen sie der erneuten Bildung von TAG. Es ist bemerkenswert, dass im Fettgewebe zwar täglich in großen Umfang TAG synthetisiert und gespeichert werden, eine Neusynthese von Fettsäuren dabei jedoch nur eine untergeordnete Rolle spielt. Die Fettsäuren stammen vielmehr aus der Nahrung oder aus der Neusynthese der Leber.

Die Synthese der TAG und des Cholesterins in der Leber orientiert sich am Angebot dieser Stoffe aus der Nahrung. So ist bei der in Industrieländern üblichen Ernährung das Angebot an TAG in der Nahrung so hoch, dass in der Leber nur wenig Fettsäuren synthetisiert werden. Der Tagesbedarf an Cholesterin liegt bei ca. 1 g. In den Industrieländern wird etwa die Hälfte des benötigten Cholesterins über die Nahrung aufgenommen, die andere Hälfte wird zum weitaus größten Teil in der Leber synthetisiert. In jüngster Zeit wird vermehrt darauf hingewiesen, dass eine Einschränkung der Cholesterinaufnahme mit der Nahrung aufgrund der physiologischen Regulationsmechanismen (S. 342) nur geringfügig verringerte Cholesterin-Blutspiegel zur Folge hat.

24.2.3 Aufgaben der Leber im Aminosäurestoffwechsel

In unterschiedlichem Ausmaß nimmt die Leber aus dem Blut ständig Aminosäuren auf. **Alanin** stellt dabei den größten Anteil (S. 143). Im Aminosäurestoffwechsel der Leber sind insbesondere die folgenden Prozesse bemerkenswert:

- Unter Beteiligung verschiedener Aminotransferasen (Transaminasen) wird u. a. **Glutamin** produziert. Es wird an das Blut abgegeben und in größerem Umfang von der Niere aufgenommen, wo es zur Bildung von Ammoniak benötigt wird.

▶ **klinik.** Die Transaminasen GPT (ALAT = ALT) und GOT (ASAT = AST; S. 151) gehören zu den am häufigsten bestimmten Leberenzymen. Sie werden generell bei einer Schädigung von Hepatozyten an das Blut abgegeben.

- **Harnstoff**, das Endprodukt des Aminosäurestoffwechsels, wird ausschließlich in der Leber gebildet (S. 145).
- Im Hunger und im Fasten werden von der Leber aufgenommene **glucogene Aminosäuren** verstärkt zur Gluconeogenese herangezogen.

24.2.2 Synthese von Ketonkörpern, Triacylglycerinen und Cholesterin

Parallel zur Gluconeogenese wird in der Leber bei Nahrungsmangel die **Ketonkörpersynthese** (aus Acetyl-CoA) gesteigert.

Acetyl-CoA ist auch die Ausgangsverbindung für den intensiven **Fettstoffwechsel** der Leber. Es wird zu **Fettsäuren** umgesetzt, die wiederum in Acyl-CoA umgewandelt und mit Glycerin-3-phosphat zur Synthese von **Triacylglycerinen** (TAG) verwendet werden. Die Leber ist zudem der wichtigste Syntheseort für **Cholesterin**. TAG und Cholesterin assoziieren im ER der Hepatozyten mit **ApoB-100** und gelangen als **VLDL** ins Blut.

Die Synthese der TAG und des Cholesterins orientiert sich am Angebot dieser Stoffe aus der Nahrung.

24.2.3 Aufgaben der Leber im Aminosäurestoffwechsel

Die Leber nimmt aus dem Blut ständig Aminosäuren auf, v. a. **Alanin**. Aus diesen bildet sie

- mit Hilfe von Transaminasen **Glutamin**, das in der Niere zur Bildung von Ammoniak benötigt wird.

◀ klinik

- das Ausscheidungsprodukt **Harnstoff**.
- Zudem verwendet sie **glucogene Aminosäuren** zur Gluconeogenese.

24.3 Produktion von Serumproteinen

Der Großteil der Serumproteine wird in der Leber synthetisiert, z. B.
- **Albumin**,
- **Komponenten des Blutgerinnungssystems** wie Prothrombin, Fibrinogen und Plasminogen,
- **Proteine des Komplementsystems**. Sie sind Teil des angeborenen, unspezifischen Immunsystems und gehören zu den **Akute-Phase-Proteinen**.

24.3 Produktion von Serumproteinen

Ein großer Teil der Serumproteine wird in der Leber synthetisiert. Dies gilt z. B. für
- **Albumin**, das im Blut bei der Aufrechterhaltung des kolloidosmotischen Drucks eine wichtige Rolle spielt und als Transportprotein für freie Fettsäuren und Bilirubin dient (S. 665),
- **Komponenten des Blutgerinnungssystems** wie Prothrombin, Fibrinogen und Plasminogen (S. 748),
- **Proteine des Komplementsystems** (S. 696), die als Teil des angeborenen, unspezifischen Immunsystems an der Abwehr von Mikroorganismen beteiligt sind. Sie gehören zu den **Akute-Phase-Proteinen**, einer größeren Gruppe von Proteinen, die bereits kurz nach Einsetzen einer Infektion in erheblich gesteigertem Ausmaß von den Hepatozyten synthetisiert und sezerniert werden. Als Signalmoleküle an die Hepatozyten dienen dabei die Proteine IL-1, IL-6 und TNF-α, die bei Infektionen von Makrophagen und neutrophilen Granulozyten abgegeben werden, in den Blutkreislauf gelangen und vielfältige systemische Effekte hervorrufen (S. 698).

24.4 Ausscheidungsfunktion der Leber

Mit der Bildung der **Galle** hat die Leber eine wichtige Ausscheidungsfunktion.

24.4 Ausscheidungsfunktion der Leber

Mit der Bildung der **Galle** hat die Leber eine wichtige Ausscheidungsfunktion. Die Bestandteile der Galle werden teilweise von den Hepatozyten synthetisiert, teilweise aber auch aus dem Blut der Sinusoide aufgenommen und lediglich modifiziert oder sogar unverändert in die Gallenkanälchen sezerniert.

24.4.1 Bestandteile der Galle

Cholesterin und Gallensäuren: Cholesterin wird z. T. unverändert sezerniert, z. T. zur Synthese von **Gallensäuren** verwendet, die als konjugierte Gallensäuren (**Gallensalze**) für die Fettverdauung von Bedeutung sind. Da der größte Teil der Gallensalze im Ileum reabsorbiert wird, verlässt nur ein kleiner Teil des Cholesterins den Körper mit den Faeces (etwa so viel, wie täglich in der Leber neu synthetisiert wird).

24.4.1 Bestandteile der Galle

Cholesterin und Gallensäuren: Die Leber ist nicht nur das Organ, in dem am meisten **Cholesterin** synthetisiert wird, sie ist auch das einzige Organ, das eine Abgabe von Cholesterin vermitteln kann. Sie nimmt täglich große Mengen an Cholesterin auf, nämlich
- von den LDL und HDL des Blutes,
- aus den Chylomikronen-Resten/Remnants (also aus der Nahrung),
- im Rahmen des enterohepatischen Kreislaufs.

Das Cholesterin wird teilweise unverändert sezerniert, teilweise zur Synthese von **Gallensäuren** verwendet, die als konjugierte Gallensäuren (**Gallensalze**) für die Fettverdauung von Bedeutung sind (S. 197) und S. 221). Da der größte Teil der Gallensalze im Ileum reabsorbiert wird, verlässt nur ein kleiner Teil des in der Galle befindlichen Cholesterins den Körper mit den Faeces. Dieser Anteil entspricht in etwa der Cholesterinmenge, die in der Leber neu synthetisiert wird.

Phospholipide: Phosphatidylcholin (Lecithin) hält Cholesterin in der Galle in Lösung.

Phospholipide: Vor allem **Phosphatidylcholin (Lecithin)** ist in der Galle in erheblichen Mengen enthalten (zur Synthese s. S. 337). Als amphiphile Verbindung hält es Cholesterin in der Galle in Lösung. Im Darm wird es durch Einwirkung von Phospholipasen zu Lysophosphatidylcholin abgebaut, das als starkes Detergens die Lipidverdauung unterstützt (S. 221).

Bilirubin, das Abbauprodukt des Häms, liegt in der Galle überwiegend als **Bilirubin-Diglucuronid** vor.

Bilirubin, das Abbauprodukt des Häms (S. 665), entsteht in Makrophagen, die alternde oder defekte Erythrozyten abbauen. Dieser Prozess läuft normalerweise zum überwiegenden Teil in der Milz ab. Die Makrophagen geben das Bilirubin an das Blut ab, wo es an Albumin bindet. Hepatozyten nehmen Bilirubin auf und setzten es mit UDP-Glucuronsäure weitgehend zu **Bilirubin-Diglucuronid** um (= konjugiertes Bilirubin). Das Bilirubin-Diglucuronid ist gut wasserlöslich und wird an die Galle abgegeben, die dadurch ihre charakteristische gelbe Farbe bekommt. Die Gruppe der **Gallenfarbstoffe** umfasst auch verschiedene andere farbige Abbauprodukte des Häms, die normalerweise aber nur in geringen Mengen in der Galle enthalten sind. Ihrer chemischen Struktur nach handelt es sich dabei um offenkettige Tetrapyrrole.

Fremdstoffe: Viele Stoffe, die nicht unmittelbar als Nahrungsstoffe Verwendung finden, werden von den Hepatozyten aus dem Blut aufgenommen und chemisch so modifiziert, dass sie mit der Galle, oder auch in der Niere mit dem Urin ausgeschieden werden können. Derartige Prozesse werden als **Biotransformation** bezeichnet (S. 756). Offensichtlich ist es von Vorteil, dass z. B. Toxine der Nahrung nach Resorption im Verdauungstrakt über die Pfortader sofort zur Leber gelangen, wo sie nach Möglichkeit abgefangen werden, bevor sie mit dem Blut weiter verteilt werden. Die Biotransformation in der Leber betrifft aber auch viele **Wirkstoffe**, weshalb das Thema in der gesamten Pharmakologie von außerordentlicher Bedeutung ist.

Fremdstoffe: Mit der Galle ausgeschieden werden z. B.
- **Toxine** aus der Nahrung,
- viele **Wirkstoffe,**

oft im Anschluss an eine chemische Modifizierung durch **Biotransformation.**

▶ **klinik.** Den beschleunigten Abbau von Medikamenten nach oraler Gabe bezeichnet man als **First-pass-Effekt**, sofern der Abbau auf eine Biotransformation beim ersten Durchgang durch die Leber zurückzuführen ist

◀ klinik

24.4.2 Gallesekretion

Die Inhaltsstoffe der Galle werden von den Hepatozyten überwiegend durch **aktiven Transport** sezerniert. Mehrere spezifische Transporter konnten in den Plasmamembranen der Hepatozyten identifiziert und biochemisch charakterisiert werden. So wird die Aufnahme von Gallensalzen aus dem Blut von einem sekundär-aktiven Na^+-Symport vermittelt (NTCP, Na^+-Taurocholate cotransporting Polypeptide). Die Abgabe der Gallensalze in die Gallenkanälchen erfolgt mit Hilfe direkt ATP-getriebener Transporter (BSEP, Bile Salt Export Pump).
Pro Tag werden in der Leber ca. 600 ml Primärgalle (**Lebergalle**) gebildet (Zusammensetzung s. Abb. **B-24.2**). In der **Gallenblase** wird diese durch Rückresorption von Na^+ und Cl^- und passiv nachfolgende Resorption von Wasser auf $^1/_5$ bis $^1/_{10}$ ihres Volumens eingedickt und dann als **Blasengalle** an das Duodenum abgegeben. Unter den organischen Bestandteilen der Blasengalle stellen die Gallensalze bei weitem den größten Anteil, gefolgt von Phospholipiden und Cholesterin. Bilirubin ist nur in vergleichsweise geringen Mengen enthalten. Der pH-Wert ist neutral oder leicht alkalisch.

24.4.2 Gallesekretion

Die Inhaltsstoffe der Galle werden von den Hepatozyten überwiegend durch **aktiven Transport** sezerniert.

Pro Tag werden in der Leber ca. 600 ml Primärgalle (**Lebergalle**) gebildet (Zusammensetzung s. Abb. **B-24.2**). Die Primärgalle wird in der **Gallenblase** zur **Blasengalle** eingedickt. Den größten Anteil der Blasengalle stellen Gallensalze, gefolgt von Phospholipiden und Cholesterin.

B-24.2 Zusammensetzung der Primärgalle

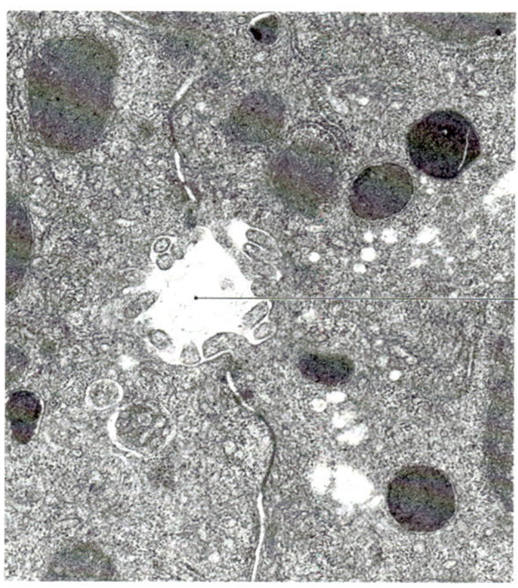

Galle enthält:
75 mM Gallensalze,
25 mM Phosphatidylcholin (Lecithin) u. a. Phospholipide,
10 mM Cholesterin,
5 mM Bilirubin-Diglucuronide,
sowie Produkte der Biotransformation

Elektronenmikroskopisches Bild eines quer angeschnittenen Gallenkanälchens (GK). Vergr. 14000fach.

B-24.2

▸ ver$_k$lin$_i$kte Vorklinik: COPD

Anamnese: An einem Samstagabend wird Herr Eberhard Brennschmidt vom Notarzt wegen zunehmender Atemnot stationär eingeliefert. Bei Herrn Brennschmitt ist seit über 10 Jahren eine chronisch-obstruktive Lungenerkrankung bekannt. Am Donnerstag vor Aufnahme fühlte er sich schwach und leicht „grippig", hat diese Symptome aber nicht ernst genommen. Am Freitag tritt dann verstärkt Husten auf, am Samstag Fieber, starker Husten mit gelb-grünem Sputum und eine zunehmend schlimmer werdende Dyspnoe.

Außer an der COPD leidet Herr Brennschmidt ab und zu unter Gichtanfällen. Trotz der Lungenkrankheit hat er es noch nicht geschafft, das Rauchen aufzugeben.

Medikamentenanamnese: Wegen der Gicht nimmt er 300 mg Allopurinol am Tag. Für die COPD hat er ein Salbutamol-Spray und ein Dosieraerosol mit Ipratropiumbromid, außerdem Theophyllinkapseln, von denen er zweimal täglich 350 mg schluckt.

Familienanmnese: Auch sein Vater war starker Raucher und ist mit 65 Jahren an einem Bronchialkarzinom verstorben.

Körperliche Untersuchung: 71jähriger, adipöser Patient (175 cm, 92 kg) in deutlich reduziertem Allgemeinzustand. Blutdruck 155/85 mm Hg (< 130/85 mm Hg), Puls 90/min (50 – 100/min), Körperkerntemperatur 38,9 °C (36 – 38 °C). An den Händen fallen Uhrglasnägel und Trommelschlegelfinger auf, die Lippen sind bläulich, der Brustkorb ist fassförmig. Bei der Auskultation sind die Herztöne nur leise zu hören, auch das Atemgeräusch ist auf der linken Seite und der rechten Lungenspitze leise, mit vereinzelt leisem ex- und inspiratorischem Pfeifen. Ab dem rechten Mittelfeld sind feuchte Rasselgeräusche hörbar.

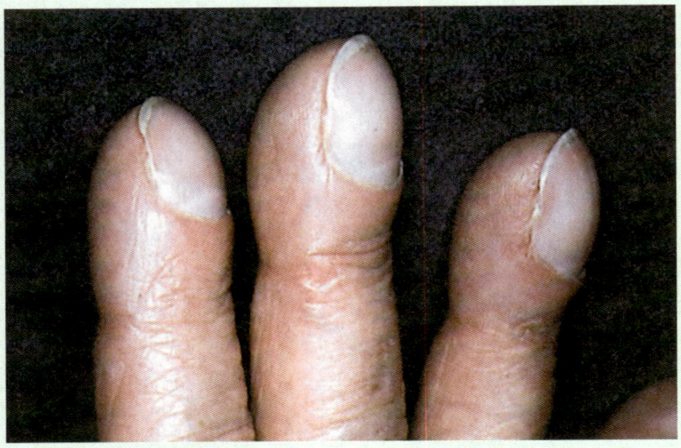

Trommelschlegelfinger

Laboruntersuchungen:

(Angabe der jeweiligen Normwerte in Klammern)

Kalium 5,2 mmol/l (3,5 – 5 mmol/l), Albumin 3,3 g/dl (3,6–5,5 g/dl), CRP 68 mg/l (< 10 mg/l), Fibrinogen 605 mg/dl (180 – 450 mg/dl), Interleukin-6 86 pg/ml (< 10 pg/ml), Blutsenkung 40/65 mm (< 10/20 mm nach 1 h/2 h).

Hämoglobin 18,1 g/dl (13 – 18 g/dl), Leukozyten 16,2 Mio/ml (4 – 11 Mio/ml), Differenzialblutbild: neutrophile Granulozyten 84 % (45 – 74 %), eosinophile 0 % (0 – 7 %), basophile 0 % (0 – 2 %), Lymphozyten 12 % (16 – 45 %), Monozyten 4 % (4 – 10 %).

Die anderen Laborparameter, insbesondere Natrium, Kreatinin und Harnstoff, liegen im Normbereich.

Arterielle Blutgasanalyse: pO_2 54 mmHg (71 – 104 mmHg), pCO_2 53 mmHg (32 – 43 mmHg), pH 7,33 (7,37 – 7,45), Standardbikarbonat 31 mmol/l (22 – 26 mmol/l), Basenexzess +5 mmol/l (–3 bis +3).

12-Kanal-EKG: Leichte Sinustachykardie (92/min), S1-S3-Sagittaltyp, verbreiterte P-Welle, Rechtsherzhypertrophie, keine Erregungsrückbildungsstörungen.

Röntgenaufnahme des Thorax in zwei Ebenen: Rechtsverbreitertes Herz, Lungenemphysem in beiden Lungenoberfeldern, im rechten Unter- und Mittellappen großfleckige pneumonische Infiltrate als Zeichen einer Pneumonie der rechten Lunge.

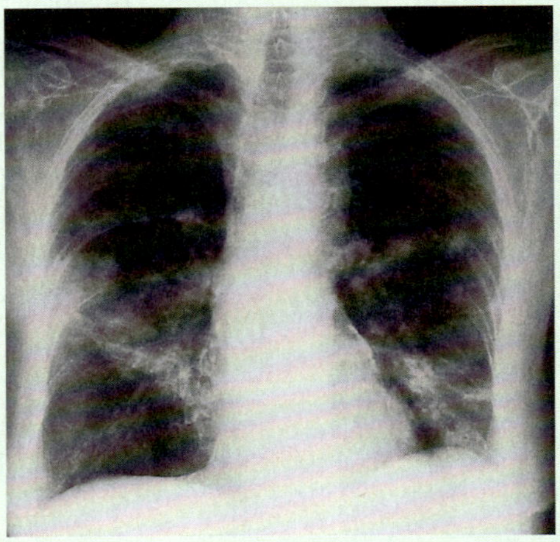

Bronchopneumonische Infiltrate beidseits

Verlauf: Wegen seines schlechten Allgemeinzustandes und der respiratorischen Azidose mit niedrigem pO_2-Wert kommt Herr Brennschmitt auf die Intensivstation. Bronchoskopisch wird aus seiner Lunge viel Schleim abgesaugt und eine Probe zur Mikrobiologie geschickt. Er erhält Infusionen mit dem Antibiotikum Ciprofloxacin, sein Allgemeinzustand wird in der Nacht zunächst weder besser noch schlechter. Da der Interleukin-6-Wert am nächsten Morgen gefallen ist, wird die antibiotische Therapie fortgeführt. Als Erreger wird Pseudomonas aeruginosa festgestellt, sensibel auf Ciprofloxacin. Langsam bessern sich alle Entzündungsparameter und auch der Allgemeinzustand des Patienten. Die Genesung verläuft aber schleppend und Herr Brennschmitt bleibt insgesamt drei Wochen stationär. In den nächsten Jahren kommt es wiederholt zu Infektexazerbationen der COPD und die Lungenfunktionen verschlechtern sich. Erst als die Blutgase so schlecht werden, dass die Indikation für eine ständige Sauerstofftherapie besteht, hört Herr Brennschmitt mit dem Rauchen auf.

Fragen mit biochemischen Schwerpunkt:

1. Was sagt ein erhöhtes CRP über den Ursprung einer Entzündung aus?
2. Warum ist die Blutsenkungsgeschwindigkeit bei einer Entzündung erhöht?
3. Welche wichtige systemische Wirkung rufen die Akut-Phase-Proteine hervor?
4. Warum richten sich die Ärzte auf der Intensivstation nach dem Interleukin-6-Wert?

Antwortkommentare:

Zu 1. Das C-reaktive Protein (CRP) gehört wie IL-1, IL-6 und TNF-α ebenfalls zu den Akut-Phase-Proteinen. Es heißt so wegen seiner Fähigkeit, bei Pneumokokken an das C-Kapselprotein zu binden. Bei bakteriellen Infektionen ist es in der Regel erhöht, manchmal – zum Beispiel bei einer Lobärpneumonie – kann es auf Extremwerte ansteigen. Bei Infekten, die durch Viren ausgelöst werden, beobachtet man dagegen häufig keinen Anstieg. Deshalb kann man mit dem CRP-Wert oft virale von bakteriellen Infekten unterscheiden.

Zu 2. Wie hoch die Blutsenkungsgeschwindigkeit (BSG) ist, wird – neben anderen Faktoren – auch von zwei Proteinen bestimmt, die in der Leber produziert werden: Fibrinogen und Albumin. Die Synthese von Albumin, dem Hauptprodukt der Leber, fällt in der Akut-Phase-Reaktion zu Gunsten der Akut-Phase-Proteine ab, das Fibrinogen wird dagegen vermehrt gebildet. Das Verhältnis von an Fibrinogen zu Albumin verschiebt sich so zum Vorteil von Fibrinogen. Dadurch sinken die Blutzellen in der stehenden Blutprobe rascher und die BSG steigt an.

Zu 3. Die Temperatur unseres Körpers wird über ein Zentrum gesteuert, dessen Zellen im Hypothalamus liegen. Hier setzen die Akut-Phase-Proteine IL-1, IL-6 und TNF-α an: Sie bewirken, dass hypothalamische Zellen vermehrt Prostaglandine produzieren und es so zu einer Temperatur-Sollwertverstellung kommt – die Körpertemperatur steigt an und es entsteht Fieber. IL-1, IL-6 und TNF-α bezeichnet man deshalb als endogene Pyrogene.

Zu 4. Wenn eine Entzündung abklingt, zeigt der IL-6-Wert das Abklingen am schnellsten an. Andere Entzündungsparameter, wie die Leukozytenzahl oder CRP, können in dieser Phase noch steigen, während IL-6 schon wieder fällt. Auf Intensivstationen wird dieser Parameter deshalb zur Kontrolle von Entzündungsreaktionen bestimmt.

25 Biochemie der Niere

25 Biochemie der Niere

25.1 Einführung

25.1 Einführung

Die Nieren haben mehrere Aufgaben:
- Ausscheidung von Wasser,
- Ausscheidung wasserlöslicher, nicht mehr benötigter oder toxischer Stoffe,
- Regulation des Elektrolyt- und Säurehaushalts,
- Ausschüttung des Enzyms Renin,
- Ausschüttung des Hormons Erythropoetin,
- Hydroxylierung von 25-Hydroxycholecalciferol zu 1α,25-Dihydroxycholecalciferol, der aktiven Form des Vitamin D,
- Gluconeogenese.

Die Nieren üben eine Reihe z. T. sehr unterschiedlicher Funktionen aus:
- **Ausscheidung von Wasser**,
- **Ausscheidung wasserlöslicher Stoffe**, die vom Organismus nicht benötigt werden bzw. für den Organismus toxisch sind,
- **Regulation des Elektrolyt- und Säurehaushalts**,
- Über die **Ausschüttung des Enzyms Renin** aus Zellen des juxtaglomerulären Apparates bestimmt die Niere die Geschwindigkeit, mit der im Blutkreislauf Angiotensinogen in Angiotensin I umgewandelt wird.
- Fibrozyten (bestimmte Bindegewebszellen) im Interstitium der Nierenrinde bilden das Hormon **Erythropoetin**, ein Glykoprotein, das die Bildung neuer Erythrozyten stimuliert (S. 647) und S. 663).
- Die Zellen des primalen Tubulus enthalten das Enzym **1α-Hydroxylase**, das die Hydroxylierung von 25-Hydroxycholecalciferol zu **1α,25-Dihydroxycholecalciferol** (Calcitriol), der aktiven Form des Vitamin D, katalysiert (S. 625).
- Im proximalen Tubulus der Niere findet unter allen Stoffwechselbedingungen **Gluconeogenese** statt.

Die Bau- und Funktionseinheit der Niere ist das **Nephron** (Abb. **B-25.1**). Jedes Nephron besteht aus Nierenkörperchen, und Nierentubulus.

Die Bau- und Funktionseinheit der Niere ist das **Nephron**. Eine Niere enthält ca. 1 Million Nephrone. Jedes Nephron besteht aus einem Nierenkörperchen (Glomerulus und Bowman-Kapsel) und einem anschließenden Nierentubulus, über den der im Nephron aufgefangene Harn dem Sammelrohrsystem zugeleitet wird (Abb. **B-25.1**).

Die Nierentubuli haben eine Länge von 3 – 5 cm und zeigen drei charakteristische Abschnitte:
- proximaler Tubulus,
- Intermediärtubulus,
- distaler Tubulus.

Der Intermediärtubulus und die benachbarten geraden Tubulusabschnitte bilden die **Henle-Schleife**.

Die Nierentubuli haben eine Länge von 3 – 5 cm und zeigen drei charakteristische Abschnitte:
- **proximaler Tubulus**, überwiegend gewunden (Pars convoluta) in der Nierenrinde,
- **Intermediärtubulus**, der in das Nierenmark absteigt, dort eine haarnadelförmige Biegung macht und wieder in Richtung Nierenrinde aufsteigt,
- **distaler Tubulus**, der in die Nierenrinde führt.

B-25.1

B-25.1 Aufbau des Nephrons

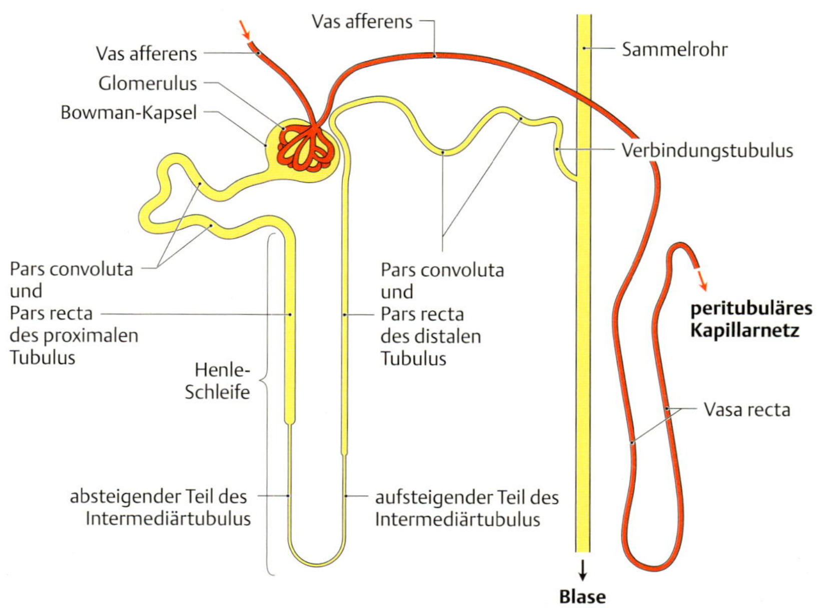

Die Pars recta des proximalen Tubulus, der Intermediärtubulus und die Pars recta des distalen Tubulus werden als **Henle-Schleife** bezeichnet.
Der gewundene Teil des distalen Tubulus geht in einen kurzen **Verbindungstubulus** über, der in ein **Sammelrohr** einmündet. Verbindungstubulus und Sammelrohr bilden das **Sammelrohrsystem**.

Das Sammelrohrsystem besteht aus **Verbindungstubulus** und **Sammelrohr.**

25.2 Ultrafiltration im Nierenkörperchen

25.2 Ultrafiltration im Nierenkörperchen

Die Nierenkörperchen aller Nephrone befinden sich in der Nierenrinde. In den Nierenkörperchen wird das Blut unter hohem Druck durch ein kleines Kapillarknäuel, den **Glomerulus**, gepresst. Sämtliche Zellen des Blutes sowie 80% des Blutplasmas verlassen den Glomerulus über das efferente Blutgefäß (Vas efferens; das zuführende Gefäß wird als Vas afferens bezeichnet).

Das die Nieren erreichende Blut wird durch die Kapillaren des **Glomerulus** gepresst.

▶ **Merke.** Die Nieren beanspruchen **20–25% des Herzzeitvolumens**, d.h. das gesamte Blut des Körpers wird etwa alle 5 Minuten durch die Nieren gepumpt.

◀ **Merke**

Allerdings beanspruchen die Nieren nur etwa 7% des gesamten O_2-Verbrauchs. Die intensive Durchblutung dient primär der **Erzielung einer hohen Filtrationsrate** als erstem Schritt der Harnbildung.
20% des durch den Glomerulus fließenden Blutplasmas werden unter hohem Druck durch die Wände der Kapillaren hindurchgepresst (filtriert). Das Filtrat, der **Primärharn**, wird vom oberen Ende des **Nierentubulus**, der **Bowman-Kapsel**, aufgefangen, in die der Glomerulus gleichsam hineingedrückt ist. Beide Nieren zusammen bilden **täglich ca. 180 Liter** Primärharn. Das Volumen des pro Zeiteinheit (meist wird die Minute eingesetzt) gebildeten Primärharns bezeichnet man als **glomeruläre Filtrationsrate (GFR)**. Als physiologisch gilt eine GFR von **120 ml/min**.

Die intensive Durchblutung dient primär der **Erzielung einer hohen Filtrationsrate**.

20% des den Glomerulus passierenden Blutplasmas werden durch die Kapillarwände gepresst und gelangen in das obere **Tubulus**ende, die **Bowman-Kapsel**. Die Nieren bilden zusammen **täglich ca. 180 Liter** dieses **Primärharns (GFR = 120 ml/min)**.

Der **glomeruläre Filter** (die **Blut-Harn-Schranke**) besteht aus drei Komponenten:
- Die **Endothelzellen** enthalten **Fenster** von 50–100 nm Durchmesser, die klein genug sind, um den Austritt von Blutzellen zu verhindern.
- Indem der Glomerulus in das obere Ende des Tubulus hineingedrückt ist, sind die Kapillaren zudem von Tubuluszellen umhüllt, die sich hier zu **Podozyten** differenzieren. Die Podozyten bilden eine Vielzahl kleiner **Zellausläufer**, die jede Kapillarschlinge korbartig umgeben.
- Zwischen den Podozyten und den Endothelzellen liegt die **glomeruläre Basalmembran**, durch die hindurch die Filtration des Blutplasmas erfolgt. Diese Basalmembran ist ca. 300 nm dick und besteht u.a. aus Typ-IV-Kollagen und Glykoproteinen, die eine filzartige Matte bilden. Sie bestimmt letztlich, welche Stoffe in den Primärharn gelangen. Die Basalmembran wirkt nicht nur als mechanischer Filter, sondern auch über elektrostatische Wechselwirkungen: Die Glykoproteine enthalten in ihren Kohlenhydratanteilen u.a. Heparansulfat (S. 404) und exponieren dadurch zahlreiche negative Ladungen.

Der **glomeruläre Filter (Blut-Harn-Schranke)** besteht aus
- **gefenstertem Endothel**,
- den **Ausläufern der Podozyten** (spezialisierter Zellen der Bowman-Kapsel),
- der **glomerulären Basalmembran**. Sie ist sowohl ein mechanischer als auch elektrischer Filter und bestimmt letztlich, welche Stoffe in den Primärharn gelangen.

▶ **Merke.** Salz-Ionen und kleine organische Moleküle, wie z.B. Harnstoff, Harnsäure, Zucker und Aminosäuren, sind im Primärharn in den gleichen Konzentrationen enthalten wie im Blutplasma. Proteine hingegen sind im Primärharn nur in sehr geringen Mengen enthalten.

◀ **Merke**

Mit dem Albumin verbleiben auch alle Albumin-gebundenen Stoffe im Blut. Aus diesem Grund enthält der Primärharn z.B. keine Fettsäuren. Auch Bilirubin gelangt nur in Spuren in den Harn. Die gelbe Farbe des Harns beruht auf geringen Mengen verschiedener Abbauprodukte des Hämoglobins, die überwiegend im Rahmen des enterohepatischen Kreislaufs in das Blut gelangen (S. 199).
Über den **Tubulus** gelangt das abgepresste Blutplasma zu den **Sammelrohren** und von dort schließlich in die Blase. In den verschiedenen Abschnitten des Tubulus und des Sammelrohrsystems werden alle Stoffe rückresorbiert, die

Mit dem Albumin verbleiben auch alle Albumin-gebundenen Stoffe im Blut.

In den Abschnitten des Tubulus- und Sammelrohrsystems werden alle Stoffe rückresorbiert, die der Organismus behalten möchte (Tab. **B-25.1**). Der **Endharn (Sekundärharn)** entsteht dabei durch **Konzentrierung auf ca. 1 % der ursprünglichen GFR**.

der Organismus behalten möchte. Der **Endharn (Sekundärharn)** entsteht dabei durch **Konzentrierung auf ca. 1 % der ursprünglichen GFR**. Die genaue Zusammensetzung des Endharns hängt davon ab, in welchem Ausmaß die verschiedenen Stoffe in den Tubuli und in den Sammelrohren rückresorbiert bzw. sezerniert werden (Tab. **B-25.1**).

B-25.1

B-25.1 Rückresorption verschiedener Stoffe aus dem Primärharn

anorganische Stoffe	*rückresorbierter Anteil*	*organische Stoffe*	*rückresorbierter Anteil*
H_2O	fast alles (ca. 99 %)	Glucose	~ 100 %, sofern [Glucose] < 10 mM
Na^+	fast alles	Aminosäuren	fast alles
K^+	> 80 %, sehr variabel	Lactat	fast alles
Ca^{2+}	fast alles	Glycerin	fast alles
Mg^{2+}	> 80 %	Ketonkörper	normalerweise fast alles, im Fasten 60 – 80 %
Cl^-	fast alles	Harnstoff	~ 60 %
HCO_3^-	fast alles	Kreatinin	0 %
Phosphat	> 80 %		
Sulfat	> 80 %		

25.3 Funktionen des proximalen Tubulus

25.3.1 Gluconeogenese

Die Niere leistet einen wichtigen Beitrag zur Glucosehomöostase.

25.3 Funktionen des proximalen Tubulus

25.3.1 Gluconeogenese

Generell gilt mit Recht die Leber als das entscheidende Organ in der Aufrechterhaltung der Glucosehomöostase des Organismus. Aber auch die Niere leistet hierzu einen bedeutenden Beitrag.

▶ Merke

▶ **Merke.** Nach Fasten über Nacht stammen etwa 50 % der Glucose des Blutes aus dem Glykogen der Leber, 30 % werden in der Leber durch Gluconeogenese synthetisiert, die restlichen 20 % stammen aus der Gluconeogenese der Niere.

Die Niere kann somit 40 % der durch Gluconeogenese neu synthetisierten Glucose des Blutes beisteuern. Die Relevanz der Niere in der Glucosehomöostase wurde in der Vergangenheit wiederholt in Frage gestellt. Um so bemerkenswerter sind deshalb neuere Untersuchungen aus der Klinik:

▶ klinik

▶ **klinik.** Nach Untersuchungen während einer Lebertransplantation nimmt die Menge der während der anhepatischen Phase produzierten Glucose lediglich um 35 % ab. Offenbar sind die Kapazitäten der extrahepatischen Gluconeogenese größer, als allgemein angenommen wird.

Die Zellen des proximalen Tubulus verwenden als **Ausgangsstoff** der Gluconeogenese überwiegend **Lactat**, außerdem **Glutamin**. Sie produzieren unter allen Stoffwechselbedingungen Glucose. Glukagon stimuliert die renale Gluconeogenese *nicht*.

Die Gluconeogenese läuft in der Niere ausschließlich in den Zellen des proximalen Tubulus ab. Neuere Studien zeigten, dass dabei als Ausgangsstoff überwiegend **Lactat** verwertet wird. Daneben wird auch **Glutamin** herangezogen, das stets benötigt wird, um Ammoniak bilden und sezernieren zu können (s. u.). Anders als in der Leber läuft die Gluconeogenese im proximalen Tubulus nicht nur bei Nahrungsmangel ab, sondern unter allen Stoffwechselbedingungen. Eine Stimulation der Gluconeogenese durch Glukagon erfolgt in der Niere *nicht*. Im Fasten wird die Glucosesynthese gleichwohl um ein Vielfaches gesteigert. Die daran beteiligten hormonellen Regulationsmechanismen sind noch nicht hinreichend geklärt, vermutlich ist Cortison ein wesentlicher Faktor.

25.3.2 Resorption und Sekretion

Resorption

▶ **Merke.** Die größte Teil des Wassers, der Salze und der organischen Stoffe wird aus dem Primärharn bereits im proximalen Tubulus rückresorbiert.

◀ **Merke**

Da diese Prozesse außerordentlich energieaufwendig sind, enthalten die Zellen des proximalen Tubulus sehr viele Mitochondrien, die lichtmikroskopisch als basale Streifung nachweisbar sind. Als Substrate der oxidativen Phosphorylierung dienen hier vor allem Fettsäuren. Glucose wird hier hingegen *nicht* verwertet (!), vielmehr wird Glucose durch Gluconeogenese produziert.
Eine reichlich vorhandene Na^+-K^+-ATPase dient im proximalen Tubulus vor allem dazu, einen Na^+-Gradienten aufrecht zu erhalten, der die Rückresorption vieler Stoffe durch sekundär-aktiven Na^+-Symport ermöglicht.

Die Zellen des proximalen Tubulus sind reich an Mitochondrien. Als Substrate der oxidativen Phosphorylierung dienen v. a. Fettsäuren (*nicht* Glucose!).

Große Mengen an Na^+-K^+-ATPase bauen einen Na^+-Gradienten auf, der sekundär-aktiven Transport ermöglicht.

▶ **Merke.** In der gesamten Niere wird ca. 80% der Energie allein für die Rückresorption von Na^+-Ionen aufgewendet.

◀ **Merke**

Die **wichtigsten im proximalen Tubulus rückresorbierten Stoffe** sollen hier kurz vorgestellt werden:

Rückresorbierte Stoffe:

Glucose: Bei physiologischen Blutglucosekonzentrationen (ca. 5 mM) wird die gesamte Glucose resorbiert. Bei einer Glucosekonzentration über 10 – 15 mM, z. B. bei Diabetes mellitus, erscheint Glucose im Endharn.

Glucose: Bei physiologischem Blutglucosespiegel wird Glucose zu 100% resorbiert.

▶ **Merke.** Der weitaus größte Teil der Glucose wird bereits im **S1-Segment** aufgenommen, also im ersten der drei Segmente des proximalen Tubulus. Der Transport erfolgt an der luminalen Seite sekundär-aktiv unter Beteiligung von Transportern des Typs **SGLT2** (Sodium glucose luminal transporter 2; **Stöchiometrie: 1 Glucose/1 Na^+**). Die geringen Mengen übrig gebliebener Glucose werden im **S3-Segment** mit Hilfe von **SGLT1** resorbiert. SGLT1 arbeitet mit nur geringer Kapazität, aber mit sehr hoher Affinität, die durch eine **Stöchiometrie von 1 Glucose/2 Na^+** ermöglicht wird.

◀ **Merke**

An der basolateralen Seite wird die rückresorbierte Glucose über **GLUT2** an das Blut weitergeleitet.

Rückresorbierte Glucose gelangt mittels **GLUT2** ins Blut.

Aminosäuren werden zu 100% rückresorbiert, ebenfalls sekundär-aktiv im Na^+-Symport.

Aminosäuren werden zu 100% sekundär-aktiv rückresorbiert.

Harnsäure wird zu über 90% resorbiert. Sie wird auch sezerniert (s. u.), aber die Resorption überwiegt.

Harnsäure wird zu über 90% resorbiert.

▶ **klinik.** Verbleibt übermäßig viel Harnsäure im Tubuluslumen, präzipitiert sie und es entstehen **Nierensteine** (s. Abb.). Harnsäuresteine sind die zweithäufigsten Nierensteine (10%). Die weitaus meisten Nierensteine bestehen aus Calciumoxalat (60%). Ähnlich wie Harnsäure wird auch Oxalsäure in der Niere sowohl sezerniert als auch rückresorbiert. (An dritter Stelle stehen Calcium- und Magnesiumphosphatsteine, gefolgt von Cystin- und Xanthinsteinen.)

◀ **klinik**

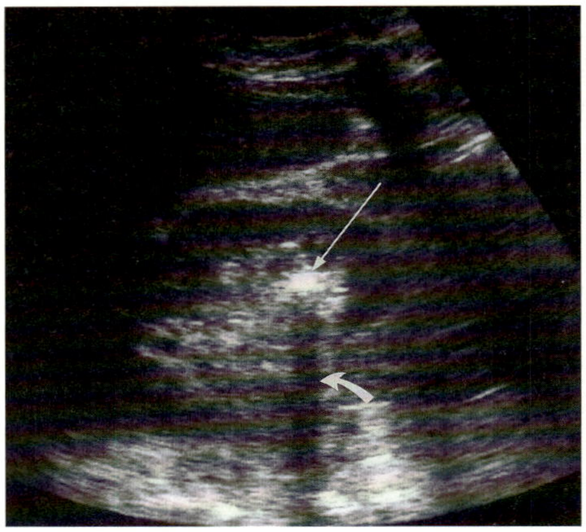

Sonogramm eines Nierensteins. Im Sinus renalis zeigt sich ein reflexreiches Konkrement (Pfeil) mit dorsalem Schallschatten (gebogener Pfeil).

Anorganische Salze und Wasser: **Anorganische Salze** werden zu ca. 60 % rückresorbiert.
Wasser diffundiert teils parazellulär, teils mit Hilfe von **Aquaporinen des Typs AQP1** (s. Abb. **B-25.3**) aus dem Tubuluslumen.

Anorganische Salze und Wasser: Den zu 60–70 % rückresorbierten anorganischen **Salzen** folgen durch Osmose ca. 65 % des **Wassers**. Die passive Diffusion des Wassers erfolgt im proximalen Tubulus teilweise parazellulär (zwischen den Tubuluszellen), teilweise wird sie von **Aquaporinen des Typs AQP1** in der Plasmamembran der Tubuluszellen vermittelt (s. Abb. **B-25.3**). Ein einziges Aquaporinmolekül lässt pro Sekunde ca. 3 Milliarden Wassermoleküle passieren. Triebkraft ist dabei lediglich der Konzentrationsunterschied osmotisch wirksamer Teilchen, primär der Na^+- und der Cl^--Ionen.

▶ Merke

▶ **Merke.** Aquaporin-vermittelter Transport von Wasser ist stets ATP-unabhängig. Ein aktiver Transport von Wasser ist bislang in keinem biologischen System gefunden worden.

Aquaporine (ca. 30 kDa) bilden in den Membranen Homotetramere. Jede Untereinheit enthält sechs membranspannende α-Helices sowie zwei kürzere α-Helices, die im Inneren des Proteins eine Pore bilden.

Aquaporine sind Proteine von ca. 30 kDa, die sich in den Membranen zu Homotetrameren zusammenlagern. Jede Untereinheit enthält sechs membranspannende α-Helices sowie zwei kürzere α-Helices, die im Inneren des Proteins eine enge Pore bilden, die von hydrophilen Aminosäureresten umgeben ist (Abb. **B-4.3**, S. 353). Die durchtretenden Wassermoleküle bilden nacheinander zahlreiche Wasserstoffbrücken aus. Protonen, H_3O^+ oder Salz-Ionen können nicht passieren.

Oligopeptide werden im Tubuluslumen gespalten und die Aminosäuren resorbiert.

Manche **Dipeptide** werden zusammen mit H^+ sekundär-aktiv rückresorbiert.

Oligopeptide werden an der luminalen Seite der Tubuluszellen durch Peptidasen gespalten, die freigesetzten Aminosäuren werden resorbiert.
Manche **Dipeptide** werden zusammen mit Protonen von den Symport-Translokatoren PepT1 und PepT2 in die proximalen Tubuluszellen transportiert und dort hydrolysiert.

Proteine werden zu 100 % durch rezeptorvermittelte Endozytose rückresorbiert.

Proteine des Primärharns werden zu 100 % durch rezeptorvermittelte Endozytose von den Tubuluszellen aufgenommen und schließlich in Lysosomen abgebaut. Steigt bei Defekten der glomerulären Filtration die Proteinkonzentration im Tubuluslumen an, ist das System allerdings schnell überfordert und Albumin u. a. Proteine erscheinen im Endharn.

Sekretion

Im proximalen Tubulus werden verschiedene Toxine und Medikamente sezerniert.

Zwei Typen tubulärer Sekretionssysteme betreiben **tertiär-aktiven Transport**.

Sekretion

Im proximalen Tubulus werden manche Stoffe auch sezerniert. Dieses betrifft zum einen verschiedene Toxine, die etwa mit der Nahrung in der Organismus gelangen können, zum anderen aber auch viele Medikamente.
Man hat zwei Typen tubulärer Sekretionssysteme identifiziert, die **tertiär-aktiven Transport** betreiben: Das eine System transportiert organische Anionen (Säuren), das andere organische Kationen (Basen). Die dazu benötige Energie wird letztlich von der basolateralen Na^+-K^+-ATPase bereitgestellt.

Das **System zur Sekretion organischer Anionen (Säuren, Abb. B-25.2)** nutzt den Na^+-Gradienten der Tubuluszellen aus, um zunächst sekundär-aktiv **α-Ketoglutarat** (= 2-Oxoglutarat) jeweils zusammen mit 3 Na^+ aus der Umgebung aufzunehmen. Der dadurch etablierte Konzentrationsgradient wird ausgenutzt, um an der **basolateralen Seite** im Austausch gegen α-Ketoglutarat verschiedene organische Anionen aufzunehmen. Der Import wird von einem **Organic Anion Transporter (OAT)** ermöglicht. Dieser vermittelt eine intrazelluläre Akkumulation der Anionen, die dann an der apikalen Seite passiv in das Tubuluslumen diffundieren.

Das **System zur Sekretion organischer Anionen (Säuren, Abb. B-25.2)** nimmt **α-Ketoglutarat** im Na^+-Symport auf und tauscht es an der **basolateralen Seite** durch den **Organic Anion Transporter (OAT)** gegen organische Anionen aus. Diese diffundieren dann passiv ins Tubuluslumen.

▶ **klinik.** Das OAT-System vermittelt u. a. eine sehr effiziente **tubuläre Sekretion der Penicilline**. Das natürliche Antibiotikum Penicillin G hat dadurch eine Plasmahalbwertszeit von nur 30 Minuten.

◀ klinik

Endogene Metaboliten, die über das OAT-System sezerniert werden, sind Harnsäure und Lactat.

Endogene Substrate des OAT-Systems: Harnsäure und Lactat.

B-25.2 Sekretion organischer Anionen (Säuren) im proximalen Tubulus

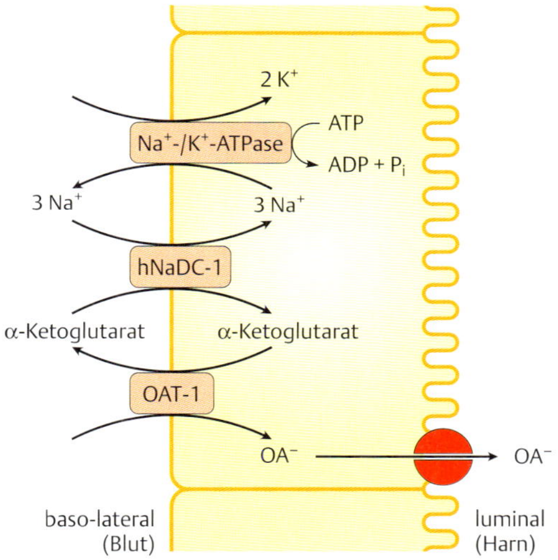

hNaDC: human Na^+-Dicarboxylate Transporter 1, OAT1: Organic Anion Transporter 1, OA^-: Organische Anionen, z. B. Harnsäure, Lactat, Penicillin oder das Schleifendiuretikum Furosemid.

B-25.2

Eine Aufnahme organischer Kationen wird an der **basolateralen Seite** von einen **Organic Cation Transporter (OCT)** vermittelt. In der apikalen Membran werden die Kationen anschließend über einen **Kationen-H^+-Antiporter** wieder exportiert. Die nötige Energie entstammt der Kopplung an den Einstrom der Protonen: Ein Na^+-H^+-Antiporter vermittelt eine Ansäuerung des Harns, so dass die Protonen einem Konzentrationsgefälle folgen.

An der basolateralen Seite werden **organische Kationen** (Basen) durch den **Organic Cation Transporter (OCT)** aufgenommen und dann an der apikalen Seite durch einen **Kationen-H^+-Antiporter** exportiert.

Parallel findet aber auch eine Sekretion durch **primär-aktiven Transport** statt, der von bestimmten ATP-hydrolysierenden Membranproteinen, den Multidrug Resistance Proteinen MDR1 und MRP2, vermittelt wird.

Parallel findet durch MDR1 und MRP2 eine Sekretion durch **primär-aktiven Transport** statt.

25.4 Funktionen der Henle-Schleife

Im **absteigenden Teil** der Henle-Schleife wird **Wasser (etwa 1/4 der GFR)** mit Hilfe von AQP1 **rückresorbiert**.

Wasser folgt im Nierenmark passiv einem osmotischen Gradienten. Er wird von den Tubuluszellen des aufsteigenden Teils der Henle-Schleife etabliert, und zwar mit Hilfe eines **Na^+-K^+-2 Cl^--Symportcarriers** (**BSC1**, Abb. **B-25.3**) in der apikalen Membran. Da der aufsteigende Teil der Henle-Schleife kaum Aquaporine enthält, kann Wasser nur den absteigenden Teil verlassen (Abb. **B-25.3**).

25.4 Funktionen der Henle-Schleife

Die Abschnitte der Henle-Schleife dienen primär einer weiteren Konzentrierung des Harns. Im **absteigenden Teil** der Henle-Schleife wird **Wasser (etwa 1/4 der GFR) rückresorbiert**. Zu diesem Zweck enthalten die Membranen Aquaporin-1. Interessanterweise sind im Intermediärtubulus kaum Mitochondrien nachweisbar. Auch ist die Sauerstoffsättigung im Nierenmark sehr gering. ATP wird hier im Wesentlichen durch **anaerobe Glykolyse** bereitgestellt.
Das Wasser folgt im Nierenmark passiv einem beachtlichen osmotischen Gradienten. Dieser wird von den Tubuluszellen des aufsteigenden Teils der Henle-Schleife etabliert. Sie enthalten in ihrer apikalen Membran einen **Na^+-K^+-2 Cl^--Symportcarrier** (**BSC1**, Bumetanid-sensitive Cotransporter, Abb. **B-25.3**). Der Transporter arbeitet sekundär-aktiv, die Energie liefert auch hier die basolaterale Na^+-K^+-ATPase. Cl^-- und K^+-Ionen verteilen sich unter Vermittlung unabhängiger Ionenkanäle. Letztlich werden in der Henle-Schleife ca. 1/3 der Na^+- und der Cl^--Ionen resorbiert. Der Harn wird dabei hypoton (ca. 100 mosm/kg H_2O), andererseits steigt die Konzentration der Salz-Ionen außerhalb der Tubuli enorm an. Während die Osmolalität in der Nierenrinde bei 300 mosm/kg H_2O liegt, findet man im Interstitium des inneren Nierenmarks ein hypertones Milieu von bis zu 1200 mosm/kg H_2O. Da der aufsteigende Teil der Henle-Schleife kaum Aquaporine enthält, kann Wasser nur den absteigenden Teil verlassen (Abb. **B-25.3**). Es wird von Blutgefäßen, den Vasa recta, aufgenommen.

B-25.3

B-25.3 Rückresorption von Wasser und Natrium-Ionen

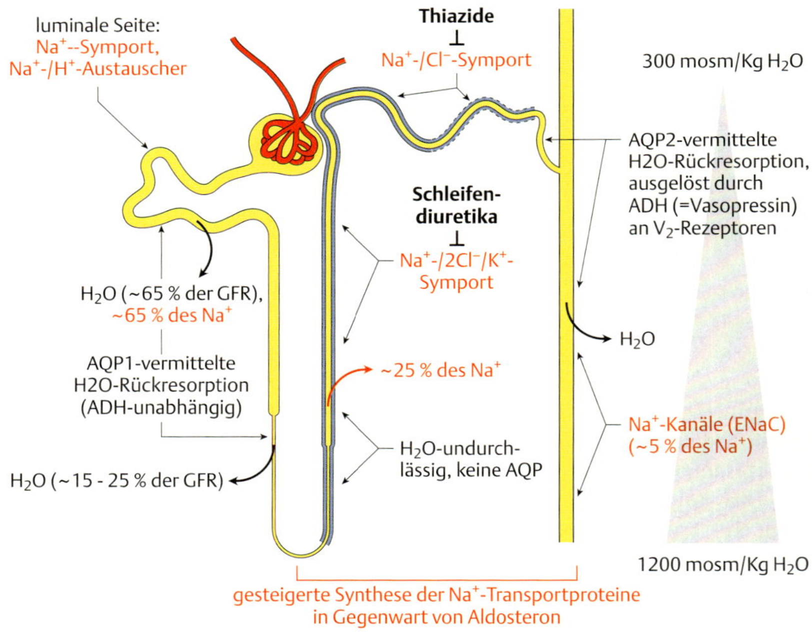

Na^+-Ionen werden in allen Abschnitten des Tubulus- und Sammelrohrsystems resorbiert. Über die luminale Seite erfolgt der Na^+-Transport passiv, unter Beteiligung unterschiedlicher Systeme. Die Triebkraft liefert die basolaterale Na^+-K^+-ATPase.

▶ klinik. Bluthochdruck und Ödeme sind die häufigsten Indikationen zum Einsatz von **Schleifendiuretika**, in beiden Fällen mit dem Ziel, das Extrazellulärvolumen zu verringern. Schleifendiuretika, z. B. Furosemid, hemmen spezifisch den Na^+-K^+-2 Cl^--Symportcarrier (BSC1) der Henle-Schleife und damit einen erheblichen Teil (bis zu 25 %) der tubulären Na^+-Resorption. Da die Schleifendiuretika zu den Medikamenten gehören, die im proximalen Tubulus sezerniert werden, erreichen sie die luminale Seite der Tubuluszellen in der Henle-Schleife in Konzentrationen, die 10- bis 20-mal höher sind als die Plasmakonzentrationen. Indem die Resorption von NaCl reduziert wird, kommt es in der Henle-Schleife und im Sammelrohr (auf dem Weg durch das Nierenmark) indirekt auch zu einer verminderten Rückresorption von Wasser. Entsprechend nimmt das Volumen des Endharns zu. In kurzer Zeit verliert der Patient somit nicht nur Salz, sondern auch Wasser, maximal 20–25 % der GFR (!).

◀ klinik

25.5 Funktion des distalen Tubulus und des Sammelrohrs

25.5 Funktion des distalen Tubulus und des Sammelrohrs

Im distalen Tubulus und im Sammelrohr wird nur noch vergleichsweise wenig Salz und Wasser resorbiert. Im Gegensatz zu den vorhergehenden Tubulusabschnitten wird die **Resorption** hier aber genau **reguliert**. Für die Regulation des Elektrolyt- und Wasserhaushaltes sind distaler Tubulus und Sammelrohr von entscheidender Bedeutung. In der Pars convoluta des **distalen Tubulus** werden Na^+- und Cl^--Ionen gemeinsam mittels eines **Na^+-Cl^--Symportcarriers** (**TSC**, Thiazid-sensitiver Cotransporter) resorbiert (Abb. **B-25.3**). Das ATP für die Na^+-K^+-ATPase wird hier u. a. durch Glykolyse und oxidative Phosphorylierung bereitgestellt.

In distalem Tubulus und Sammelrohr wird nur noch relativ wenig Salz und Wasser resorbiert, die **Resorption** aber genau **reguliert**. Die Zellen der Pars convoluta des **distalen Tubulus** resorbieren Na^+ und Cl^- mittels eines **Na^+-Cl^--Symportcarriers** (**TSC**, Abb. **B-25.3**).

▶ klinik. **Thiaziddiuretika** sind spezifische Inhibitoren des Na^+-Cl^--Symportcarriers (TSC). Ihre diuretische Wirkung ist wesentlich schwächer als die der Schleifendiuretika, hält dafür aber länger an.

◀ klinik

Die luminale Plasmamembran der Hauptzellen von Verbindungstubulus und Sammelrohr enthält **Na^+-Kanäle** (**ENaC**, epithelial Na^+-Channel), die in Kooperation mit der basolateralen Na^+-K^+-ATPase nochmals eine Resorption von Na^+-Ionen ermöglichen. Bei Bedarf kann die Na^+-Konzentration des Harns in den Sammelrohren auf wenige mM gesenkt werden.

Die Hauptzellen des Sammelrohrsystems enthalten an der luminalen Seite **Na^+-Kanäle (ENaC)**, die zusammen mit der Na^+-K^+-ATPase Na^+-Resorption ermöglichen.

Durch die Aufnahme der Na^+-Ionen wird das Membranpotenzial der Hauptzellen reduziert, gleichzeitig wird das **Lumen** der Sammelrohre **negativ** aufgeladen. Die entstandene elektrische Potenzialdifferenz erzeugt eine Triebkraft, die die **Resorption von Cl^--Ionen** antreibt. Zudem treibt die Potenzialdifferenz die K^+-Ionen (die von der Na^+-K^+-ATPase ständig in die Zellen gepumpt werden) durch K^+-Kanäle in das Lumen der Sammelrohre.

Durch die Aufnahme von Na^+ sinkt das Membranpotenzial der Hauptzellen und das **Lumen** der Sammelrohre wird **negativ** aufgeladen. Die entstandene elektrische Potenzialdifferenz treibt die **Resorption von Cl^-** und die Sekretion von K^+ an.

▶ **Merke.** In den Sammelrohren werden **Na^+-Ionen resorbiert**, **K^+-Ionen** werden **sezerniert**.

◀ Merke

Im Gegensatz zu den aufsteigenden Abschnitten der Henle-Schleife enthalten sowohl der Verbindungstubulus als auch das Sammelrohr wieder Aquaporine. Für die Regulation des Wasserhaushaltes des Menschen sind letztlich die **Aquaporine der Sammelrohre** entscheidend. AQP1 wird hier nicht gefunden. In die basolaterale Membran der Hauptzellen sind AQP3, in den innermedullären Abschnitten auch AQP4 eingelagert. Sie sind nicht nur für Wasser, sondern auch für einige andere kleine ungeladene Teilchen durchlässig, z. B. für Glycerin. In der apikalen Membran befinden sich in unterschiedlicher Anzahl **AQP2**. Gleichzeitig befindet sich AQP2 auch in intrazellulären Vesikeln.

Für die Regulation des Wasserhaushaltes sind letztlich die **Aquaporine der Sammelrohre** entscheidend. Die apikale Membran der Hauptzellen enthält **AQP2**.

25.6 Regulation der Nierenfunktionen
25.6.1 Das antidiuretische Hormon ADH (Vasopressin)

Antidiuretisches Hormon (ADH = Adiuretin = Vasopressin) bindet an **basolaterale V_2-Rezeptoren** der Hauptzellen, aktiviert die Adenylatzyklase und **steigert** so den **Einbau von AQP2 in die Plasmamembran**.

▶ Merke

In Abwesenheit von ADH werden AQP aus der Plasmamembran entfernt, die Wasserresorption sinkt.

▶ klinik

25.6.2 Aldosteron

Aldosteron stimuliert im aufsteigenden Teil des Intermediärtubulus, im distalen Tubulus und im Sammelrohr die **Synthese der Na^+-Transportproteine** und bewirkt damit eine **gesteigerte Na^+-Resorption**.

25.6.3 Funktionen des juxtaglomerulären Apparates

Der juxtaglomeruläre Apparat besteht aus
- **Macula densa** des distalen Tubulus (→ **Überwachung** der **NaCl-Konzentration** des vorbeifließenden Harns),
- **granulierten Zellen (Epitheloidzellen)** in der Wand des benachbarten Vas afferens (→ Freisetzung des Enzyms **Renin**),
- **Mesangiumzellen**.

25.6 Regulation der Nierenfunktionen

25.6.1 Das antidiuretische Hormon ADH (Vasopressin)

Antidiuretisches Hormon (ADH= Adiuretin= Vasopressin) wird in Reaktion auf eine steigende Osmolarität des Blutes aus der Neurohypophyse freigesetzt (S. 615). Es bindet an **basolaterale V_2-Rezeptoren** der Hauptzellen, löst einen Anstieg der intrazellulären cAMP-Konzentration aus und initiiert dadurch eine Fusion der intrazellulären AQP2-Vesikel mit der Plasmamembran. Dadurch **steigt** die **Zahl der AQP2 in der Plasmamembran**, und in den Sammelrohren wird vermehrt Wasser rückresorbiert (antidiuretische Wirkung: die Harnmenge wird reduziert).

▶ **Merke.** ADH erhöht die Wasserdurchlässigkeit der Sammelrohre.

Wird die ADH-Sekretion gehemmt, bildet die Plasmamembran der Hauptzellen analog einer Endozytose erneut AQP2-haltige Vesikel, und die Wasserresorption sinkt. Entscheidend für die Regulation der Diurese durch ADH ist, dass die Tight Junctions der Sammelrohre wasserdicht sind. Die Wasserresorption ist also ganz von AQP2 abhängig. Da die Sammelrohre das gesamte Nierenmark durchziehen, steht der Resorption auch die Triebkraft des gesamten Osmolaritätsgradienten des Interstitiums zur Verfügung.

▶ **klinik.** Eine pathologisch verminderte Rückresorption von Wasser in den Sammelrohren kann eine extrem gesteigerte Diurese zur Folge haben (**Diabetes insipidus**, „geschmackloser Durchfluss", im Gegensatz zum „honigsüßen Durchfluss" = Diabetes mellitus). Ursache ist meist ein **ADH-Mangel** (z. B. aufgrund eines Schädel-Hirn-Traumas, Tumors oder einer Infektion). Selten liegt ein angeborener Defekt des V2-Rezeptors oder des AQP2 vor.

25.6.2 Aldosteron

Aldosteron ist das wichtigste Mineralocortico(stero)id des Menschen. Es wird in der äußeren Schicht der Nebennierenrinde, der Zona glomerulosa, synthetisiert (S. 619). Aldosteron bewirkt im aufsteigenden Teil des Intermediärtubulus, im distalen Tubulus und im Sammelrohr vor allem eine verstärkte **Na^+-Resorption**, aber auch eine Steigerung der damit einhergehenden K^+-Sekretion.
Aldosteron greift ähnlich den anderen Steroidhormonen in die Genexpression der Zielzellen ein. Generell stimuliert Aldosteron in den genannten Geweben die **Synthese der Na^+-Transportproteine** (u. a. ENac und Na^+-K^+-ATPase) sowie der K^+-Kanäle. Unabhängig von den Aktivitäten im Zellkern hat Aldosteron auch Effekte auf bestimmte Signalwege im Zytosol. Indirekt wird dabei u. a. der proteolytische Abbau der Na^+-Transportproteine verzögert (schneller Effekt, S. 620). Beide Effekte führen zu einer gesteigerten Na^+-Resorption.

25.6.3 Funktionen des juxtaglomerulären Apparates

Als juxtaglomerulären Apparat fasst man drei Strukturen zusammen, die an der Kontaktstelle des distalen Tubulus mit dem Gefäßpol des Glomerulus liegen:
- An der Kontaktstelle dicht gedrängte Tubuluszellen bilden die **Macula densa**. Diese Zellen **überwachen** permanent die **NaCl-Konzentration** des vorbeifließenden Harns.
- In der Nähe der Kontaktstelle liegen in der Wand des Vas afferens einige **granulierte Zellen (Epitheloidzellen)**, die gemeinsam das **Polkissen** bilden. In ihren Vesikeln speichern sie das Enzym **Renin** und geben es bei Bedarf an das Blut ab.
- Zwischen den Glomeruluskapillaren liegen bestimmte Bindegewebszellen, die **Mesangiumzellen**, die untereinander durch Gap Junctions verbunden sind. Sie ähneln in mancher Hinsicht glatten Muskelzellen (sie können kontrahieren),

in anderer Hinsicht Makrophagen (sie können phagozytieren und sich an Entzündungsprozessen beteiligen). Die **extraglomerulär liegenden Mesangiumzellen**, die in der Nähe des benachbarten distalen Tubulus lokalisiert sind, zählen ebenfalls zum juxtaglomerulären Apparat.

Der juxtaglomeruläre Apparat registriert Schwankungen der NaCl-Konzentration sowohl im Harn des distalen Tubulus als auch im Blut des Vas afferens:

- Erkennt die Macula densa eine **erhöhte NaCl-Konzentration im Harn**, wird über noch unbekannte Transduktionswege eine **Konstriktion des Vas afferens** und damit eine Reduktion der GFR ausgelöst. Bei niedrigen NaCl-Konzentrationen wird die GFR durch Vasodilatation wieder erhöht.
- Bei **Blutdruckabfall** und/oder bei **sinkender NaCl-Konzentration im Blut** setzen die granulierten Zellen **Renin** frei. Diese hochspezifische Peptidase spaltet aus dem Plasmaprotein **Angiotensinogen** das **Angiotensin I** ab, ein Peptid, das lediglich aus 10 Amionosäuren besteht. An der Oberfläche von Endothelzellen wird dieses durch das Angiotensin converting Enzyme (**ACE**) um zwei Aminosäuren verkürzt und damit in das biologisch aktive Oktapeptid **Angiotensin II** umgewandelt. Dieses wirkt stark vasokonstriktorisch und antidiuretisch (Reduktion der GFR durch Konstriktion des Vas afferens, Steigerung der ADH-Sekretion) und bewirkt so eine **Blutdrucksteigerung**. Außerdem **steigert** es die **Na^+-Rückresorption** u. a. durch Stimulation der Aldosteronsynthese.

Beitrag des juxtaglomerulären Apparates zur Regulation der Diurese:

- Bei **erhöhter NaCl-Konzentration im Harn** kommt es zur **Konstriktion des Vas afferens** → GFR ↓.
- Bei **Blutdruckabfall** und/oder **sinkender NaCl-Konzentration im Blut** setzen die granulierten Zellen **Renin** frei, das Angiotensinogen in Angiotensin I umwandelt. Dieses wird durch das ACE zu **Angiotensin II** umgesetzt, das **blutdrucksteigernd** wirkt und die **Na^+-Rückresorption** steigert.

25.6.4 Das atriale natriuretische Peptid und andere Peptidhormone

Das **atriale natriuretische Peptid (ANP, Atriopeptin)** wird von myoendokrinen Zellen vor allem des rechten Vorhofs bei Dehnung der Vorhöfe (erhöhtes Plasmavolumen!) freigesetzt. Es bindet an eine membranständige Guanylatzyklase (S. 621) und bewirkt

- in der Niere eine Dilatation des Vas afferens, wodurch die **GFR steigt**. Zudem **hemmt** es die **Freisetzung von Renin**.
- in der Hypophyse eine **Abnahme der ADH-Sekretion,**
- in der Nebenniere eine **Abnahme der Aldosteronsekretion**.

25.6.4 Das atriale natriuretische Peptid und andere Peptidhormone

Das **atriale natriuretische Peptid (ANP, Atriopeptin)** steigert in der Niere die GFR und hemmt die Reninsekretion. Außerdem hemmt es in Hypophyse bzw. Nebennierenrinde die Sekretion von ADH bzw. Aldosteron.
Eine ähnliche Wirkung hat das mit ANP verwandte **BNP**.

An den ANP-Rezeptor bindet auch das in Struktur und Wirkung mit ANP verwandte Peptid **BNP** (Brain natriuretic Peptide), das in den Ventrikeln des Herzens freigesetzt wird (S. 621).
Offensichtlich sind noch weitere Peptidhormone an der Regulation der Diurese beteiligt. So setzen die Enterozyten des Jejunums bei erhöhter Salzkonzentration in der Nahrung **Uroguanylin (intestinales natriuretisches Peptid)** frei, das die Diurese in der Niere stimuliert.

Auch **Uroguanylin (intestinales natriuretisches Peptid)** stimuliert die Diurese.

25.7 Aufgaben der Niere im Säure-Basen- und Stickstoffhaushalt

Aufgaben im Säure-Basen-Haushalt: Der pH des Blutes wird wesentlich durch den Bicarbonat-Puffer bestimmt. Deshalb muss das **HCO_3^- des Primärharns** möglichst vollständig **rückresorbiert** werden. HCO_3^- reagiert im proximalen Tubulus mit H^+ zu $CO_2 + H_2O$. CO_2 diffundiert in die Tubuluszellen und wird in Form von HCO_3^- an das Blut abgegeben (Abb. **B-25.4**).

25.7 Aufgaben der Niere im Säure-Basen- und Stickstoffhaushalt

Aufgaben im Säure-Basen-Haushalt: Der pH des Blutes wird wesentlich durch den Bicarbonat-Puffer (HCO_3^- und gelöstes CO_2) bestimmt. Deshalb ist es essenziell, dass das **HCO_3^- des Primärharns** möglichst vollständig **rückresorbiert** wird. Ca. 90% des HCO_3^- reagieren im proximalen Tubulus mit den dort sezernierten Protonen und zerfallen daraufhin sofort zu CO_2 und H_2O. Das CO_2 diffundiert zurück in die Tubuluszellen und reagiert dort, katalysiert durch die zytoplasmatische Carboanhydrase, erneut mit H_2O zu $H^+ + HCO_3^-$. Die H^+-Ionen werden erneut sezerniert, die HCO_3^--Ionen hingegen werden basolateral unter Vermittlung eines Transporterproteins (hNBC, human Na^+-Bicarbonat Cotransporter) an das Blut abgegeben (Abb. **B-25.4**).

▶ Merke

▶ **Merke.** Bicarbonat wird im proximalen Tubulus in Form von CO_2 rückresorbiert, dann aber in Form von HCO_3^- an das Blut abgegeben.

B-25.4

B-25.4 Rückresorption von HCO_3^-

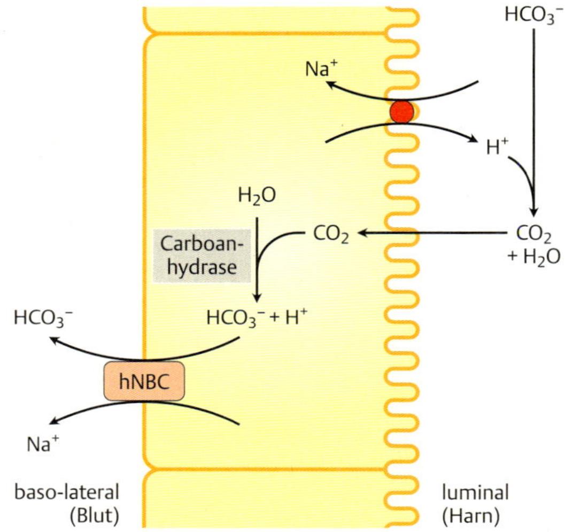

hNBC: human Na^+-Bicarbonat Cotransporter.

Bei einer **Alkalose** kann der pH-Wert des Blutes durch **verminderte Rückresorption** von HCO_3^- wieder normalisiert werden.

Bei einer **Alkalose** kann der pH-Wert des Blutes durch **verminderte Rückresorption** von HCO_3^- wieder normalisiert werden. Da die H^+-Sekretion bei Alkalose sinkt, wird im Tubuluslumen weniger HCO_3^- zu CO_2 und H_2O gespalten, ein Teil des HCO_3^- bleibt unverändert im Harn und wird ausgeschieden. Der pH-Wert des Harns kann dabei bis auf 8 ansteigen.

Protonen werden weitgehend über die Niere ausgeschieden, und zwar durch **Sekretion:**
- im proximalen Tubulus (aktiv und passiv),
- im Sammelrohrsystem durch Typ-A-Schaltzellen.

Dadurch kann der **pH des Endharns bis auf 4,5** sinken.

Bei normaler Ernährung ergibt sich im Stoffwechsel stets ein Überschuss an **Protonen**. Diese werden weitgehend über die Niere abgegeben, und zwar durch **Sekretion**. Bereits im proximalen Tubulus werden sie sowohl passiv als auch aktiv sezerniert. Der pH-Wert des Primärharns wird dabei von 7,4 auf ca. 6,6 erniedrigt. Im Verbindungstubulus und im Sammelrohr werden von den dort vorhandenen Typ-A-Schaltzellen Protonen sezerniert. Der **pH-Wert des Endharns** kann dabei **bis auf 4,5** gesenkt werden. Normalerweise ist der Urin allerdings nur schwach sauer.

Der überwiegende Teil der Protonen liegt im Harn vor als
- **Phosphat-Ionen** ($H_2PO_4^-$),
- **Ammonium-Ionen** (NH_4^+). Diese entstehen aus **Ammoniak** (NH_3), das im proximalen Tubulus durch Abbau von **Gluta-**

Fast alle Protonen, die von der Niere ausgeschieden werden, liegen als Phosphat- oder Ammonium-Ionen vor (der Rest bindet an Harnsäure oder andere organische Säuren):
- **Phosphat-Ionen** werden im Tubulus zwar zum größten Teil rückresorbiert, etwa 5–20% erscheinen aber im Endharn. Die Phosphat-Ionen nehmen im

sauren Milieu des Tubulus Protonen auf, indem HPO_4^{2-} zu $H_2PO_4^-$ protoniert wird.

- **Ammonium-Ionen** (NH_4^+) entstehen aus **Ammoniak** (NH_3), das im proximalen Tubulus im Wesentlichen durch Abbau von **Glutamin** gewonnen wird. Die Tubuluszellen nehmen Glutamin sekundär-aktiv im Na^+-Symport auf. In den Mitochondrien wird es von der Glutaminase zu NH_4^+ und Glutamat gespalten. Glutamat wird anschließend von der Glutamat-Dehydrogenase unter Freisetzung eines weiteren NH_4^+ zu α-Ketoglutarat abgebaut (S. 146). Die NH_4^+-Ionen dissoziieren zu $NH_3 + H^+$, und NH_3 diffundiert in das Tubuluslumen, wo es erneut ein Proton bindet. Im Nierenmark zirkulieren erhebliche Mengen an NH_3 zwischen den verschiedenen Kompartimenten. Letztlich akkumuliert NH_3 jedoch in den Sammelrohren, da es dort aufgrund des niedrigen pH-Wertes effektiv protoniert wird, die Wände der Sammelrohre aber für NH_4^+ undurchlässig sind.

min gewonnen wird. NH_3 diffundiert in das Tubuluslumen, wo es ein H^+ bindet.

Aufgaben im Stickstoffhaushalt: Die Niere ist das **Hauptausscheidungsorgan stickstoffhaltiger Verbindungen**. In diesem Zusammenhang sind die NH_4^+-Ionen des Harns allerdings nur von untergeordneter Bedeutung. Stickstoff wird im Harn in Form unterschiedlicher Verbindungen ausgeschieden, wobei **Harnstoff** quantitativ bei weitem überwiegt: 24-h-Urin enthält

- ca. 25 g Harnstoff (bei einem Proteingehalt der Nahrung von 70 g),
- ca. 2 g Kreatinin (entsteht beim Abbau von Kreatin in der Muskulatur),
- ca. 0,5 g Harnsäure (Abbauprodukt des Purinstoffwechsels),
- ca. 0,5 g NH_4^+.

Aufgaben im Stickstoffhaushalt: Die Niere ist das **Hauptausscheidungsorgan stickstoffhaltiger Verbindungen**. Stickstoff wird überwiegend in Form von **Harnstoff** ausgeschieden. Weitere stickstoffhaltige Verbindungen im Harn sind Kreatinin, Harnsäure und NH_4^+.

▶ **klinik.** Da **Kreatinin** nur in geringem Maße rückresorbiert wird, kann man durch Bestimmung der Menge des Kreatinins im 24-h-Urin und Vergleich mit der Kreatininkonzentration im Blut die Menge des in den Nieren gebildeten Primärharns berechnen. Die **Bestimmung der GFR** über die Kreatininmenge ist eine der wichtigsten Methoden zur Kontrolle der Nierenfunktion.

◀ klinik

Harnstoff diffundiert im proximalen Tubulus passiv über die Membranen und folgt dabei (langsam) der Rückresorption des Wassers. Auf diese Weise werden hier ca. 50 % des Harnstoffs rückresorbiert. Im absteigenden Teil der Henle-Schleife gelangt Harnstoff jedoch z. T. wieder ins Tubuluslumen. Da der Harn in diesem Tubulussegment nur noch wenig Salze enthält, trägt Harnstoff hier wesentlich zur Osmolarität des Harns bei. Der aufsteigende Teil der Henle-Schleife und der distale Tubulus sind für Harnstoff impermeabel. Erst in den Sammelrohren kann Harnstoff wieder aus dem Harn herausdiffundieren. Die Diffusion wird hier sogar durch Harnstoff-Transporter (Urea Transporter Typ 1 und Typ 2) erleichtert. Letztlich ergeben sich die folgenden Werte:

- Konzentration des Harnstoffs im Blutplasma: 5 mM,
- Rückresorption in Tubulus und Sammelrohr: ca. 60 %,
- Konzentration des Harnstoffs im Endharn: ca. 300 mM.

Im Endharn ist Harnstoff somit etwa 60-mal so konzentriert wie im Blutplasma.

Harnstoff wird im proximalen Tubulus zu ca. 50 % rückresorbiert, gelangt im absteigenden Teil der Henle-Schleife aber z. T. wieder ins Tubuluslumen. Der aufsteigende Teil der Henle-Schleife und der distale Tubulus sind für Harnstoff impermeabel. Erst in den Sammelrohren kann Harnstoff wieder aus dem Harn herausdiffundieren. Im Endharn ist Harnstoff etwa 60-mal so konzentriert wie im Blutplasma.

▸ ver$_K$lin$_i$kte Vorklinik: Nierenversagen

Anamnese: An einem heißen Vormittag im Sommer wird Theresa Walter wegen akuter Verwirrtheit von ihren Verwandten ins Krankenhaus gebracht. Die sonst geistig noch völlig klare 88-Jährige hatte auf ihrer Terrasse gesessen und immer wieder nach ihrem vor 15 Jahren verstorbenen Ehemann gerufen. Bisher konnte sie sich und ihren Haushalt noch selber versorgen.

In der Vorgeschichte sind an Krankheiten nur eine Hepatitis A in den 1940er-Jahren und eine schwere rechtsseitige Pneumonie in den 1950er-Jahren bekannt. Außerdem besteht eine zunehmend schlimmer werdende Arthrose in beiden Händen.

Medikamentenanamnese: Bei Bedarf nimmt sie gegen die Arthroseschmerzen Diclofenac 75 mg, in den letzten zwei Wochen fast täglich.

Beide Eltern sind im Zweiten Weltkrieg gestorben, zwei Schwestern sind ebenfalls über achtzig und noch sehr rüstig.

Körperliche Untersuchung: 88-jährige, normalgewichtige Patientin (154 cm, 51 kg) in leicht reduzierten Allgemeinzustand, Blutdruck 90/60 mmHg (< 130/85 mmHg), Puls 88/min (50 – 100/min), Körperkerntemperatur 38,1 °C (36 – 38 °C). Das korrekte Datum fällt ihr nicht ein, sie versteht nicht, warum sie ins Krankenhaus gebracht worden ist und möchte, dass ihr Mann sie abholt. Zu ihrer Person ist sie orientiert. Auffällig sind eine trockene Zunge und stehende Hautfalten, die übrige körperliche Untersuchung ist bis auf ein 2/6-Systolikum mit Punctum maximum im 2. ICR rechts unauffällig.

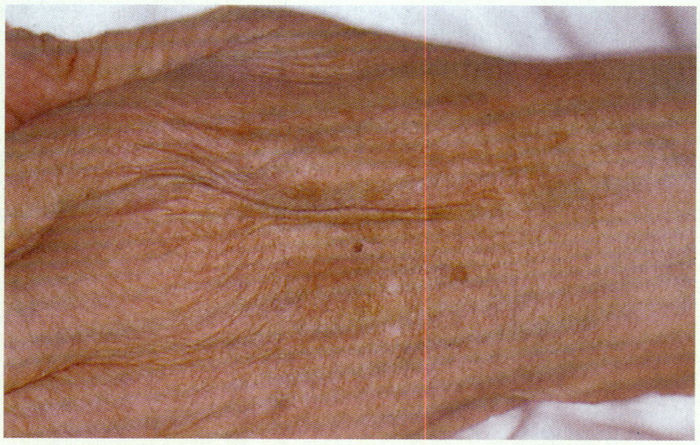

Stehende Hautfalten bei Exsikkose

Laboruntersuchungen: Kalium 5,8 mmol/l (3,5 – 5 mmol/l), Natrium 134 mmol/l (135 – 145 mmol/l), Chlorid 95 mmol/l (98 – 112 mmol/l), Harnstoff 128 mg/dl (10 – 55 mg/dl), Harnsäure 9,1 mg/dl (2,5 – 7 mg/dl), Kreatinin 3,4 mg/dl (0,5 – 1,4 mg/dl). Die übrigen Laborparameter, einschließlich Blutzucker und TSH, sind im Normbereich.

Im Urin ist die Osmolalität 748 mOsm/l (750 - 1400 mOsm/l) und das spezifische Gewicht 998 g/l (1002 – 1035 g/l).

12-Kanal-EKG: Normofrequenter Sinusrhythmus, Linkstyp, keine Rhythmusstörungen, keine Erregungsrückbildungsstörungen.

Röntgenaufnahme des Thorax in zwei Ebenen:

Am Aufnahmetag: Leicht elongierter und verkalkter Aortenbogen, diskret linksverbreitertes Herz, ansonsten altersentsprechend unauffälliger Befund.

In der Nacht zum 2. Tag: Beidseits basal pulmonale Infiltrate mit kleinem Pleuraerguss links, Verdacht auf kardiopulmonale Stauung mit Lungenödem beidseits basal.

Am 4. Tag: Keine Stauungszeichen oder Infiltrate mehr.

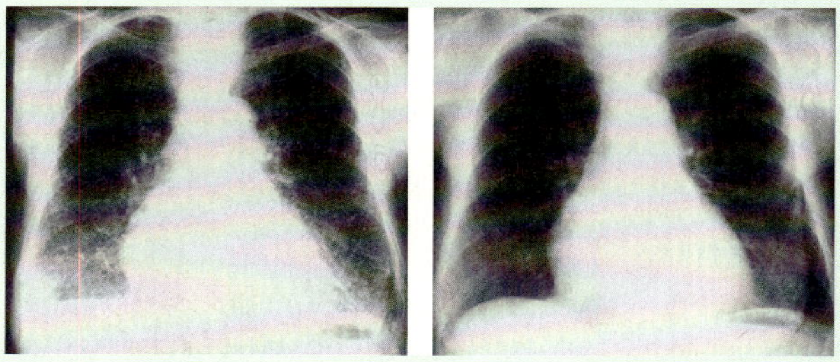

links: Lungenödem mit beidseitigen Infiltraten (v. a. basal); rechts: Zustand nach kardialer Rekompensation

Verlauf: Frau Walter wird mit der Diagnose eines beginnenden prärenalen Nierenversagens bei Volumenmangel wegen Exsikkose stationär aufgenommen. Sie bekommt Infusionen mit NaCl 0,9 %, scheidet in den nächsten sechs Stunden aber zunächst nur 120 ml Urin aus. Die Patientin ist sehr müde und schläft viel, am späten Abend scheint sie schwerer zu atmen. Im daraufhin gemachten Röntgenbild zeigt sich ein Lungenödem. Frau Walter erhält eine Infusion von 500 mg Furosemid in 250 ml NaCl 0,9 % – und die Diurese springt endlich an: In den nächsten 24 Stunden produziert die Niere 2,5 l Urin. Unter ständiger Elektrolyt- und Flüssigkeitsbilanzierung normalisiert sich die Nierenfunktion allmählich. Am 4. Tag ist die Patientin wieder voll orientiert und wach. Die Werte der Elektrolyte, Harnstoff, Harnsäure und Kreatinin sinken. Bei der Entlassung nach zweieinhalb Wochen liegen sie nur noch knapp oberhalb des Referenzbereiches. Zu Hause nimmt Frau Walter täglich 20 mg Furosemid oral. Wegen ihrer Arthroseschmerzen ist sie jetzt auf das Schmerzmittel Tramadol eingestellt und braucht das Nieren-schädigende Diclofenac nicht mehr zu nehmen. Eine Verwirrtheit trat während des stationären Aufenthaltes nicht mehr auf.

Fragen mit biochemischen Schwerpunkt:

1. Wann läuft die Patientin Gefahr, wieder schnell eine Hyperkaliämie zu bekommen?
2. Wenn die Niereninsuffizienz chronisch wird, was hat das für Auswirkungen auf den Knochenstoffwechsel?
3. Warum kommt es bei einer Nierenschädigung auf Dauer oft zu einem Hypertonus?

Antwortkommentare:

Zu 1. Einmal bei zuviel Kaliumzufuhr mit der Nahrung, wenn sie zum Beispiel sehr viel Obst – wie Kirschen aus dem Glas – oder Ähnliches isst. Auf keinen Fall darf sie mit ihrer vorgeschädigten Niere auch kaliumsparende Diuretika oder Aldosteronantagonisten bekommen. (Aldosteron erhöht die Kalium-Ausscheidung.) Schnell gefährlich kann es für sie auch werden, wenn bei einer katabolen Stoffwechsellage vermehrt Zellkalium freigesetzt wird oder viele Zellen zerfallen, etwa bei bösartigen Tumoren.

Zu 2. Die Niere scheidet weniger Phosphat aus, deshalb steigt das Phosphat im Serum an und das Calcium sinkt. Außerdem bildet sie weniger Calcitriol (= aktives Vitamin D3), was normalerweise dafür sorgt, dass Calcium aus dem Darm resorbiert wird. Das Calcitriol ist der Gegenspieler des Parathormons, das nun ansteigt und zusätzlich Calcium aus dem Knochen mobilisiert. All das führt zu einer Entmineralisierung der Knochen – zur so genannten renalen Osteopathie. Als Therapie substituiert man das Calcitriol und gibt Phosphatbinder.

Zu 3. Das verbliebene, gesunde Restgewebe versucht, durch eine Steigerung des Druckes in den Glomeruli die Restfiltration möglichst hoch zu halten – das Renin-Angiotensin-System wird aktiviert: Über das mehr produzierte Renin der Niere entsteht mehr Angiotensin I. Das Angiotensin-Konvertierungsenzym hat also mehr zu tun, proteolysiert verstärkt Angiotensin I zu Angiotensin II und das bewirkt einmal über die direkte Wirkung an den Gefäßen und über die Freisetzung von Aldosteron den Blutdruckanstieg. Zwei Mittel gegen die Hypertonie greifen in diese Kaskade ein: die ACE-Hemmer und die Angiotensin-Rezeptor-Antagonisten (AT1-Blocker). Wenn die Clearance-Funktion der Niere unter einen bestimmten Wert sinkt, sind ACE-Hemmer aber relativ kontraindiziert, da die Niere nur so ihre Restfunktion aufrechterhalten kann.

B VII Der Organismus in seiner Umwelt

In den folgenden Kapiteln sind Prozesse beschrieben, in denen sich der Organismus mit seiner Umwelt auseinandersetzt. Dazu gehören zunächst die Mechanismen, durch die der Unterschied zwischen körpereigenen und körperfremden Strukturen definiert wird. Im einfachsten Fall stellt sich z. B. die Frage, wie in den Geweben ein pathogenes Bakterium von einer körpereigenen Zelle unterscheidbar ist. Das Kapitel B-26 zum Immunsystem wendet sich derartigen Fragen zu. Anschließend wird erläutert, wie der Organismus die Grenze zur Außenwelt durch Blutstillung und Blutgerinnung aufrechterhält und wie in den Geweben Fremdstoffe entgiftet werden. In diesem Zusammenhang werden auch die Abbauwege von Medikamenten zur Sprache kommen. Das aufwendigste System der Wahrnehmung und Koordination äußerer und innerer Prozesse ist sicherlich das Nervensystem. So steht ein Kapitel zur Neurochemie am Ende dieses Lehrbuchs.

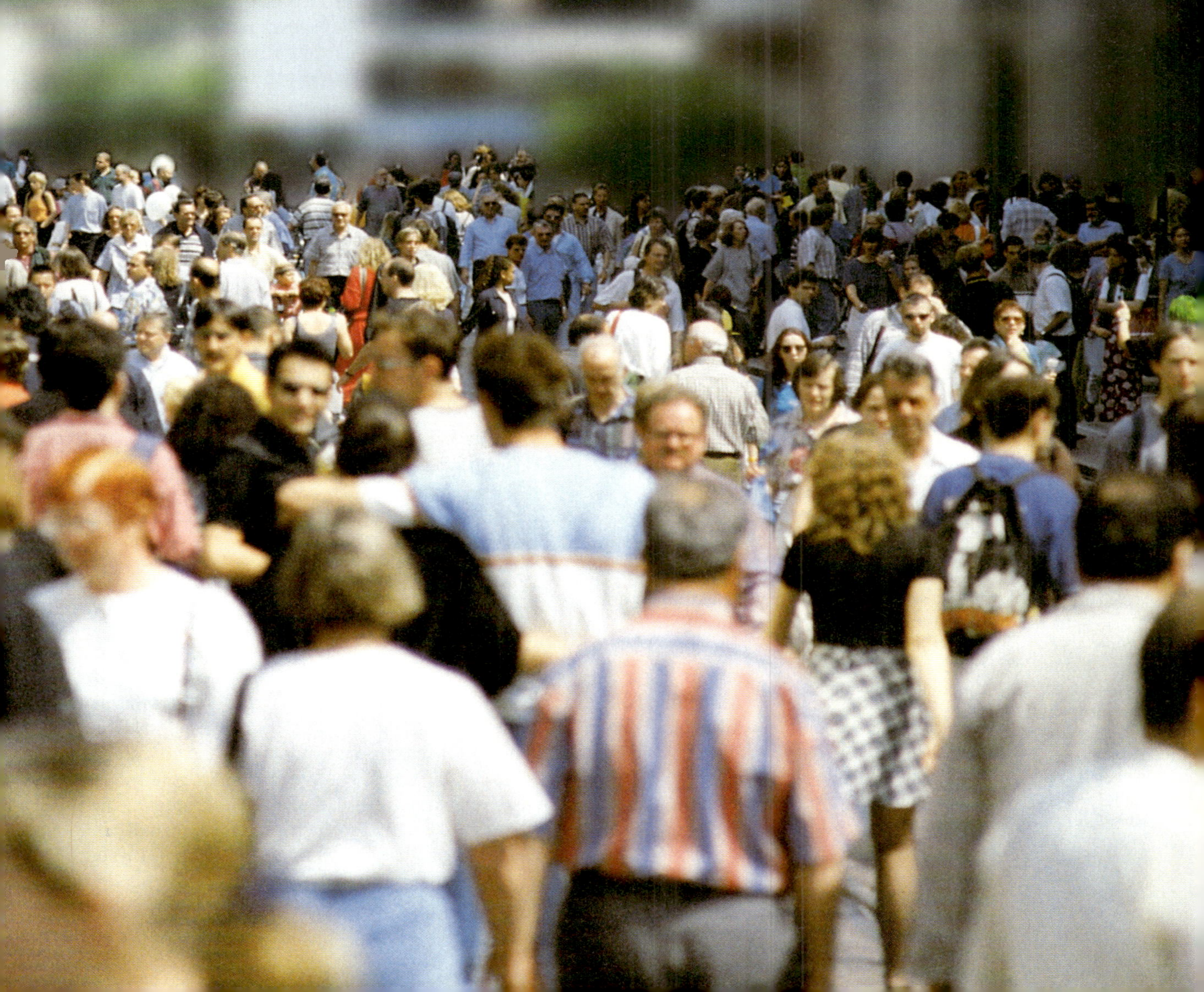

26 Die Unterscheidung von Selbst und Fremd im Immunsystem

26 Die Unterscheidung von Selbst und Fremd im Immunsystem

26.1 Einführung

26.1 Einführung

Immunität: Das Phänomen der erworbenen Immunität wurde systematisch erstmals von dem englischen Arzt **Edward Jenner** (Abb. **B-26.1**) ausgenutzt, der 1798 berichtete, dass man sich durch Kontakt mit den vergleichsweise harmlosen Kuhpocken vor den gefürchteten menschlichen Pocken schützen kann. Als eigenständige Wissenschaft wurde die Immunologie erst Ende des 19. Jahrhunderts von **Paul Ehrlich** und **Emil von Behring** (Abb. **B-26.1**) entwickelt, nachdem Louis Pasteur in Paris und Robert Koch in Berlin die Bedeutung von Mikroorganismen als Krankheitserreger erkannt hatten.

Immunität: Wörtlich übersetzt hat der Ausdruck „immun" die Bedeutung „kein Geld". Immunität bezeichnete nämlich im Römischen Reich den Status von Personen, die keine Steuern zu bezahlen brauchten. Aus diesem Zusammenhang übernahm man das Wort für Personen, die gegenüber bestimmten ansteckenden Krankheiten resistent waren. Mitunter können derartige Resistenzen auch erworben werden. So erwähnt Thukydides in seinem Bericht von der großen Seuche, die 430 v. Chr. während des Peloponnesischen Krieges in Athen ausbrach, dass alle Einwohner, die eine erste Erkrankung überlebten, gegen eine erneute Ansteckung geschützt waren. Systematisch wurde das Phänomen der erworbenen Immunität erstmals von dem englischen Arzt **Edward Jenner** (Abb. **B-26.1**) ausgenutzt. Er berichtete 1798, dass man sich vor den gefürchteten Pocken schützen kann, indem man sich rechtzeitig mit den vergleichsweise harmlosen Kuhpocken in Kontakt bringt. Hieran erinnert das englische Wort „vaccination" (vacca [lat.] = Kuh), das seitdem allgemein für jede Immunisierung verwendet wird. Edward Jenner konnte noch nicht wissen, dass er mit Kuhpockenviren experimentierte, denn Viren und Mikroorganismen waren zu dieser Zeit als Krankheitserreger noch nicht bekannt. Als eigenständige Wissenschaft wurde die Immunologie erst Ende des 19. Jahrhunderts von **Paul Ehrlich** und **Emil von Behring** (Abb. **B-26.1**) entwickelt, nachdem Louis Pasteur in Paris und Robert Koch in Berlin die Bedeutung von Mikroorganismen als Krankheitserreger erkannt hatten.

B-26.1

B-26.1 Die Begründer der Immunologie

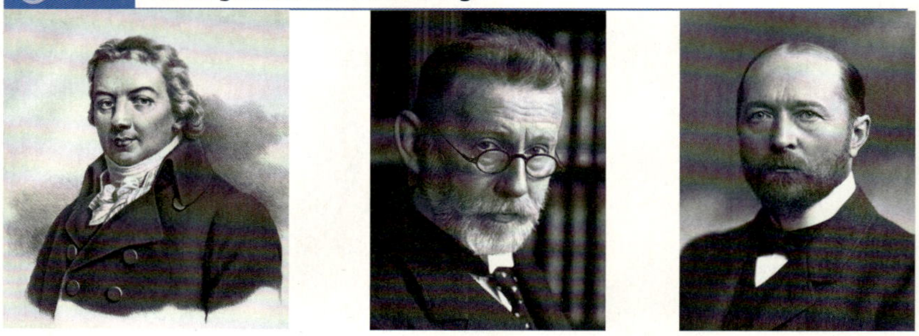

a Edward Jenner (1749 – 1823) **b** Paul Ehrlich (1854 – 1915) **c** Emil von Behring (1854 – 1917)

Selbst und fremd: Ein Erwachsener enthält 10-mal mehr Mikroorganismen (ca. 10^{14}) als körpereigene Zellen (ca. 10^{13}). Vorwiegend sind es Bakterien, die als Symbionten im Darm leben. Es bedarf eines ausgeprägten **Unterscheidungsvermögens**, damit bei der Abwehr pathogener Mikroorganismen die körpereigenen Zellen und Symbionten intakt bleiben. In dieser Perspektive ist die **Immunologie** eine **Wissenschaft von der Unterscheidung zwischen Selbst und Fremd**.

Selbst und fremd: Das Immunsystem umfasst eine Vielzahl löslicher und zellulärer Komponenten, deren Aufgabe darin besteht, alle Fremdkörper und alle Mikroorganismen abzuwehren, die dem Organismus gefährlich werden könnten. Es lässt sich berechnen, dass die Gewebe eines Erwachsenen aus ca. 10^{13} Zellen aufgebaut sind. Gleichzeitig enthält ein Mensch ca. 10^{14} Mikroorganismen, überwiegend Bakterien des Darms, die ihm durchaus von Nutzen sind. Offensichtlich gehört zum Immunsystem nicht nur die Fähigkeit zu einer effizienten **Abwehr**, sondern auch ein delikates **Unterscheidungsvermögen**. Das Immunsystem muss bei der Bekämpfung pathogener Mikroorganismen und maligner Tumorzellen nicht nur alle körpereigenen Zellen und Strukturen intakt lassen, sondern auch alle 10^{14} harmlosen Symbionten tolerieren. Dieser Sachverhalt ist gemeint, wenn die **Immunologie** als **Wissenschaft von der Unterscheidung zwischen Selbst und Fremd** bezeichnet wird (engl. self/non-self discrimination).

Humorale und zelluläre Immunantwort: In der Immunologie kann man grundsätzlich humorale von zellulären Abwehrmechanismen unterscheiden. Unter einer **humoralen Immunantwort** versteht man eine immunologische Reaktion, die von löslichen Komponenten vermittelt wird, z. B. die Inaktivierung von Viren durch Antikörper des Blutserums. Eine **zelluläre Immunantwort** liegt vor, wenn an einer Immunreaktion *unmittelbar* bestimmte Zellen des Immunsystems beteiligt sind, z. B., wenn eine virusinfizierte Zelle von einer zytotoxischen T-Zelle abgetötet wird.

Humorale und zelluläre Immunantwort: Eine **humorale Immunantwort** wird von löslichen Komponenten vermittelt. Eine **zelluläre Immunantwort** liegt vor, wenn *unmittelbar* bestimmte Zellen des Immunsystems beteiligt sind.

Angeborene und erworbene Immunität: In der jüngsten Zeit ist immer deutlicher geworden, dass an den Prozessen des Immunsystems fast immer humorale und zelluläre Immunreaktionen beteiligt sind, weshalb man inzwischen eine alternative Unterscheidung bevorzugt, nämlich die zwischen dem angeborenen und dem adaptiven (erworbenen) Immunsystem.

Angeborene und erworbene Immunität: In neuerer Zeit unterscheidet man bevorzugt angeborene von adaptiven (erworbenen) Immunmechanismen.

▶ **Definition.**

- Das **angeborene (unspezifische) Immunsystem** umfasst alle Mechanismen, die in der Abwehr möglicher Pathogene von Geburt an bereitstehen und die deshalb auch sofort aktiv sein können. So werden z. B. Bakterien sofort anhand bestimmter typischer Merkmale erkannt, die für alle Prokaryonten charakteristisch sind, und es wird daraufhin in allen Geweben sofort eine Abwehrreaktion ausgelöst.
- Das **adaptive (erworbene = spezifische) Immunsystem** hingegen umfasst Mechanismen, die sich erst nach Kontakt mit pathogenen Mikroorganismen oder Fremdkörpern entwickeln. Es reagiert deshalb mit Verzögerung, dann aber mit großer Spezifität, z. B. durch Produktion spezifischer Antikörper.

◀ **Definition**

26.2 Das angeborene (unspezifische) Immunsystem

26.2.1 Abwehr von Mikroorganismen an Oberflächen

26.2 Das angeborene (unspezifische) Immunsystem

26.2.1 Abwehr von Mikroorganismen an Oberflächen

Der erste und häufigste Kontakt zwischen Pathogenen und den körpereigenen Geweben ergibt sich in der Regel an den Körperoberflächen. Grundlegend für das Verständnis der Immunologie ist die Beobachtung, dass die **Hautoberfläche** des Menschen nur **ca. 2 m²** umfasst, die Oberflächen des **Respirationstrakts** und des **Verdauungstrakts** aber **jeweils mehr als 100 m²** umfassen, also die Fläche einer geräumigen Wohnung. Es ist eine der wichtigsten Aufgaben des Immunsystems, diese großen Flächen lückenlos zu überwachen. Dabei werden die Nasennebenhöhlen und die beiden Lungenflügel vollkommen steril gehalten, bei der Überwachung des Verdauungstrakts hingegen die 10^{14} symbiontischen Darmbakterien toleriert. Die wichtigsten Komponenten dieser Systeme sollen hier kurz vorgestellt werden.

Der erste Kontakt zwischen Pathogenen und körpereigenen Geweben ergibt sich in der Regel an den Körperoberflächen:

- **Haut**: ca. 2 m²,
- **Respirationstrakt**: > 100 m²,
- **Verdauungstrakt:** > 100 m².

Die **äußere Körperoberfläche** ist von einer sehr stabilen und resistenten **Hornhaut** geschützt. Das Stratum corneum besteht aus Hornzellen, die bereits abgestorben sind, und in ihren letzten Lebenstagen überwiegend bestimmte Intermediärfilamente, die Keratine, synthetisiert haben. Diese sind eine ausgesprochen stabile Komponente des Zytoskeletts und haben an der Bildung der mechanischen Barriere an der Körperoberfläche einen wesentlichen Anteil. Während früher einem „Säureschutzmantel" auf der Haut ein wesentlicher Beitrag zur Abwehr von Mikroorganismen zugesprochen wurde, hat sich inzwischen gezeigt, dass vor allem **bakterizide Peptide** das Wachstum von Bakterien auf der Haut unterdrücken.

Eine sehr stabile und resistente **Hornhaut** schützt die **äußere Körperoberfläche**. Das Wachstum von Bakterien auf der Haut wird u. a. durch **bakterizide Peptide** gehemmt.

▶ klinik

▶ **klinik.** Manche Bakterienarten sind an die Bedingungen der Haut adaptiert und leben hier, ohne Krankheiten auszulösen. In Talgdrüsen können sie mitunter Entzündungen hervorrufen (*Propionibacterium acnes*), gefährlich werden sie aber nur, wenn sie z.B. durch Wunden in tiefere Hautschichten geraten und hier auf ein geschwächtes Immunsystem stoßen. Dieser Fall ist auf Intensivstationen oft gegeben, wenn Katheter angelegt werden. Sie werden dann leicht zum Ausgangspunkt für **nosokomiale (im Krankenhaus erworbene) Infektionen.** An Kathetern wächst oft *Staphylococcus epidermidis*, ein Bakterium, das zur normalen Flora der gesunden Haut gehört.

Schleimhäute bilden die großen **Oberflächen des Respirationstrakts und des Verdauungstrakts.** Im Respirationstrakt bewegen Kinozilien den **Schleim** zum Rachen, wo er verschluckt wird. Ein großer Teil der Mikroorganismen, die eingeatmet werden, wird mit dem Schleim abtransportiert und im Magen durch die Magensäure abgetötet. Der Schleim enthält eine große Zahl an Stoffen, die das Wachstum von Mikroorganismen unterdrücken (Abb. **B-26.2**).

Die großen **Oberflächen des Respirationstrakts und des Verdauungstrakts** werden von **Schleimhäuten** gebildet. Für den oberen Respirationstrakt ist ein Flimmerepithel charakteristisch, das auch die Trachea, die Bronchien und die Bronchiolen auskleidet. Becherzellen und die Glandulae nasales bilden pro Tag ca. 10 – 100 ml eines dünnflüssigen **Schleims**, der in der Verhinderung von Infektionen eine bedeutende Rolle spielt. Die Kinozilien bewegen den Schleim mit einer Geschwindigkeit von immerhin 1 cm/min zum Rachen, wo der Schleim verschluckt wird. Ein großer Teil der Mikroorganismen, die zunächst eingeatmet werden, wird mit dem Schleim abtransportiert und im Magen durch die Magensäure abgetötet. Eine derartige Möglichkeit ist der Schleimhaut des Verdauungstrakts nicht gegeben, aber auch hier spielt der Schleim in der Verhinderung von Infektionen eine wichtige Rolle. Der Schleim enthält eine große Zahl an Stoffen, die das Wachstum von Mikroorganismen unterdrücken (Abb. **B-26.2**). Dadurch wirkt er wie ein natürliches Desinfektionsmittel, mit dem die großen inneren Körperoberflächen ständig überspült werden.

B-26.2

B-26.2 Abwehr von Infektionen an Schleimhäuten

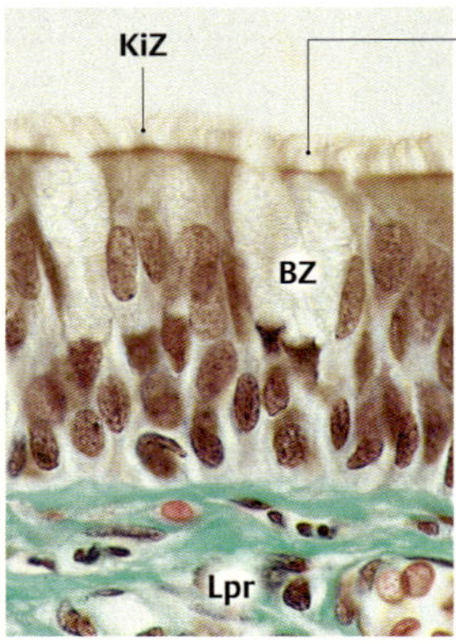

Schleim auf dem Epithel enthält:
Mucine,
β-Defensine,
Lysozym,
Lactoferrin,
IgA

Flimmerepithel der Trachea.
KiZ: Kinozilien, **BZ**: Becherzellen, **Lpr**: Lamina propria

Schleim entsteht bei der Anlagerung von Wasser an die Kohlenhydratseitenketten bestimmter Glykoproteine, der **Mucine**. Zahlreiche Cysteine an N- und C-Terminus bilden intermolekulare Disulfidbrücken, so dass große Mucinnetze entstehen.

Schleim entsteht bei der Anlagerung von Wasser an bestimmte Glykoproteine, die **Mucine** (Struktur s. S. 189). Diese haben nach ihrer Synthese zunächst Ca^{2+} gebunden. Bei der Freisetzung der Mucine durch Exozytose werden die Ca^{2+}-Ionen gegen Na^{+}-Ionen ausgetauscht, und die zahlreichen Kohlenhydratseitenketten ziehen daraufhin sehr viel Wasser an. Mucine enthalten an ihren N- und C-Termini cysteinreiche Sequenzabschnitte, die unter den oxidierenden Bedingungen außerhalb der Zellen intermolekulare Disulfidbrücken bilden und mehrere Mucinmoleküle dadurch zu großen „fadenziehenden" ketten- und netzartigen Strukturen verbinden.

Die Konsistenz des Schleims hängt u. a. von der Konzentration der **Salz-Ionen** und damit von der **Aktivität des CFTR-Proteins** ab.

Für die Konsistenz des Schleims sind u. a. **Salz-Ionen** von Bedeutung. Ihre Konzentration hängt wesentlich von der Aktivität des Cystic-Fibrosis-Transmembrane-Regulator (**CFTR)-Proteins** ab, das an der apikalen Seite der Epithelzellen den Transport von Chlorid-Ionen vermittelt.

Zu den Inhaltsstoffen des Schleims gehören die **Defensine**, eine Gruppe kleiner Peptide,

Zu den Inhaltsstoffen des Schleims gehören die **Defensine**, eine Gruppe kleiner Peptide von 3 – 4 kDa (30 – 40 Aminosäuren), die der Abtötung von Mikroorganismen dienen. Alle Defensine enthalten mehrere Arginine und sind dadurch positiv geladen. Sie enthalten außerdem sechs Cysteine, die intramolekulare Disulfidbrücken bilden. Eigentümlicherweise lagern sich Defensine spezifisch in Membranen ein, die kein Cholesterin enthalten. Da Bakterien kein Cholesterin synthetisieren können, sind sie ein bevorzugtes Ziel der Defensine. Allerdings scheinen Defensine auch eine Rolle in der Abwehr von Viren, Pilzen und Parasiten zu spielen. Bei Infektionen wird die Konzentration der Defensine im Schleim bis um das 100fache gesteigert. Man unterscheidet α- und β-Defensine.

- **α-Defensine** werden von Makrophagen und neutrophilen Granulozyten gebildet. Sie helfen diesen Leukozyten bei der gezielten Abtötung von Mikroorganismen.
- **β-Defensine** hingegen werden im Wesentlichen von Epithel- und Drüsenzellen gebildet. So enthält auch die Milch β-Defensine.

die der Abtötung von Mikroorganismen dienen.

- **α-Defensine** werden von Makrophagen und Neutrophilen gebildet. Sie helfen bei der gezielten Abtötung von Mikroorganismen.
- **β-Defensine** werden v. a. von Epithel- und Drüsenzellen gebildet. So enthält auch die Milch β-Defensine.

▶ **klinik.** Defekte im Gen des CFTR-Proteins sind für die **Zystische Fibrose (Mukoviszidose)** verantwortlich. In den meisten Fällen entsteht die Krankheit durch eine Mutation, die zum Fehlen des Phenylalanins der Position 508 führt (ΔF508). In Europa wird Zystische Fibrose bei etwa 1 von 2500 Neugeborenen diagnostiziert, in asiatischen Ländern ist die Krankheit wesentlich seltener (ca. 1:90000).

Die primäre Folge des Defekts des CFTR-Proteins ist eine Störung der Cl^--Sekretion an der apikalen Seite der Zellen. Derzeit geht man davon aus, dass es daraufhin sekundär zu einer gesteigerten Resorption von Na^+ kommt, die dann eine verstärkte Resorption von Wasser zur Folge hat. Die verschiedenen Effekte sind im Detail noch nicht befriedigend geklärt. Letztlich erhält der **Schleim** auf den Epithelien eine **zähflüssige** Konsistenz, dabei ist die **NaCl-Konzentration erhöht**. Dadurch ist die Bindung der positiv geladenen Defensine an die negativ geladenen Membranen der Mikroorganismen erschwert. Es wird vermutet, dass dieses einer der Gründe für das erleichterte Wachstum bestimmter Bakterien bei Mukoviszidose ist. Typisch für diese Krankheit sind **Infektionen der Lunge** durch *Pseudomonas aeruginosa* (s. Abb.). Das Wachstum der Bakterien wird auch durch die ungewöhnliche Zähflüssigkeit des Schleims begünstigt, die es den Kinozilien schwer macht, den Schleim zu transportieren.

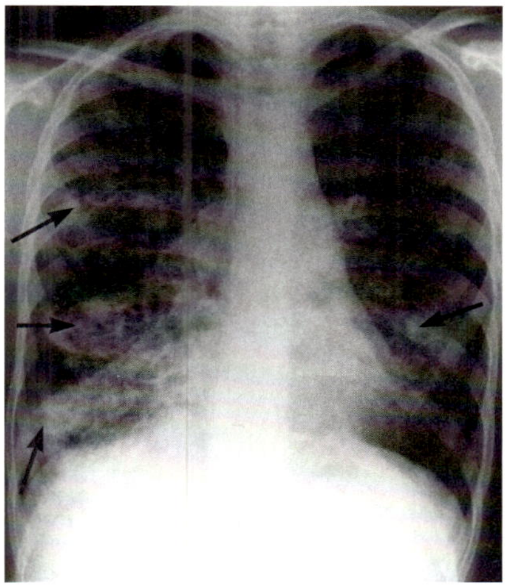

Pseudomonas-Pneumonie mit Abszessen (Pfeile) bei einem 14-jährigen Mädchen mit Mukoviszidose

Eine weitere Komponente des Schleims ist das **Lysozym**, ein kleines Protein von ca. 14 kDa. Lysozym **spaltet β1→4-glykosidische Bindungen in der Zellwand der Bakterien** und behindert bzw. verhindert dadurch deren Wachstum. Lysozym wird von allen Schleimhäuten des Körpers gebildet, findet sich in erheblichen Konzentrationen aber auch in der Tränenflüssigkeit, offenbar zur Vorbeugung gegen Augeninfektionen.

Das **Lysozym** des Schleims **spaltet β1→4-glykosidische Bindungen der Bakterienzellwand**. Es wird von allen Schleimhäuten des Körpers und von der Tränendrüse gebildet.

Lactoferrin ist ein **Eisen-bindendes Protein** mit einer ähnlichen Struktur wie das Transferrin des Blutserums. Es bindet im Schleim mit hoher Affinität sämtliche Eisen-Ionen, mit der Konsequenz, dass dieses Spurenelement den Mikroorganismen im Schleim nicht mehr zur Verfügung steht. Den Mikroorganismen wird auf diese Weise ein essenzieller Wachstumsfaktor entzogen.

Das Protein **Lactoferrin bindet** das **Eisen** im Schleim mit hoher Affinität und entzieht Mikroorganismen so einen essenziellen Wachstumsfaktor.

Letztlich kommt es in vielen Fällen zu einer Kooperation des angeborenen Immunsystems mit Komponenten des erworbenen Immunsystems:

- Die **Faktoren des Komplementsystems** sind angeboren, und ihre Struktur ist vom Genom vorgegeben. Sie können sowohl unabhängig als auch zusammen mit Antikörpern agieren (S. 696).
- In der Lunge tragen die **Alveolar-Makrophagen** wesentlich zur Abwehr von Mikroorganismen bei. In der Erkennung der Pathogene sind dabei verschiedene Mechanismen beteiligt, die teils angeboren, teils erworben sind (S. 718).

Viele Komponenten des angeborenen Immunsystems können mit Faktoren des erworbenen Immunsystems kooperieren, insbesondere mit spezifischen Antikörpern. Zu diesen Komponenten des angeborenen Immunsystems zählen

- Faktoren des Komplementsystems,
- Alveolar-Makrophagen,

- natürliche Killerzellen (NK-Zellen).

- Dem angeborenen Immunsystem lassen sich die **natürlichen Killerzellen (NK-Zellen)** zuordnen, aber auch diese kooperieren vielfach mit dem adaptiven Immunsystem (Details s. S. 720).

Für die Immunologie der Schleimhäute sind **Antikörper vom Typ IgA** von besonderer Bedeutung.

Für die Immunologie der Schleimhäute sind die **Antikörper vom Typ IgA** (S. 705) von besonderer Bedeutung. IgA sind speziell in Schleimhäuten stets in hohen Konzentrationen enthalten. Sie zählen allerdings uneingeschränkt zu den Komponenten des adaptiven Immunsystems.

26.2.2 Erkennung von Mikroorganismen durch das angeborene Immunsystem

26.2.2 Erkennung von Mikroorganismen durch das angeborene Immunsystem

Das Komplementsystem

Das Komplementsystem

Das Komplementsystem besteht aus **ca. 30 Glykoproteinen**, die **in der Leber synthetisiert** und ins Blut sezerniert werden. Teils zusammen mit Antikörpern, teils Antikörper-unabhängig trägt es zur Infektionsabwehr bei.

Möglichkeiten der Komplementaktivierung:
- klassischer Weg
- alternativer Weg
- Lektinweg
- über das C-reaktive Protein

Das Komplementsystem wurde Ende des 19. Jahrhunderts von Paul Ehrlich definiert als Aktivität des Blutserums, welche die Aktivität der Antikörper „komplementiert". Es besteht aus **ca. 30 Glykoproteinen**, die **in der Leber synthetisiert** und an das Blut abgegeben werden. Teils in Kooperation mit Antikörpern, teils auch gänzlich unabhängig von Antikörpern trägt das Komplementsystem zur Abwehr von Infektionen bei.
Die Proteine des Komplementsystems sind im Blutserum ständig präsent. Sie können auf unterschiedlichen Wegen aktiviert werden: auf dem klassischen, dem alternativen oder auf dem Lektinweg, oder auch durch das C-reaktive Protein (CRP). Die Wege der Komplementaktivierung unterscheiden sich wesentlich im Prinzip der Erkennung des Antigens.

▶ **Definition**

▶ **Definition.** Ursprünglich verstand man unter einem Antigen in erster Linie einen Stoff, der die Bildung (*Gen*ese) spezifisch gegen (*anti*) diesen Stoff gerichteter Antikörper auslöst. Allgemeiner versteht man heute unter einem Antigen ein Molekül, das vom Immunsystem als fremd erkannt wird.

Der klassische Weg ist **Antikörper-abhängig**:
- Im ersten Schritt bindet die Untereinheit C1q des Komplementproteins **C1** an einen antigengebundenen **IgM-** oder **IgG-Antikörper**.
- Es folgt Bindung und Aktivierung der Komplementproteine **C2–C5**,
- Bildung des Fragments **C5b**,
- Bildung des **Membrane Attack Complex (MAC)** aus **C5b und C6–C9**.
- MAC bildet in der Zielmembran eine **Pore** → **Lyse des Mikroorganismus** (Abb. **B-26.3**).

Der klassische Weg der Komplementaktivierung ist **Antikörper-abhängig.** Er setzt voraus, dass bereits ein Antikörper vom Typ **IgM** (in frühen Stadien der Infektion) oder **IgG** (in späteren Stadien der Infektion) ein Antigen erkannt und gebunden hat. Die Antikörper binden mit ihrem Fab-Teil (dem *a*ntigen*b*indenden Teil) an die Oberfläche der Antigene und exponieren dabei ihren Fc-Teil. An diesen **Fc-Teil** bindet nun das Protein **C1** des Komplementsystems. C1 besteht aus den **Untereinheiten C1q, C1r und C1s**. Die größte und wichtigste Untereinheit ist **C1q**, sie vermittelt auch die Bindung an den Antikörper. Sofern der Antikörper an die Oberfläche eines pathogenen Bakteriums gebunden hat, kann das Komplementprotein C1 eine Reaktionskaskade auslösen, die letztlich zur Lyse des Bakteriums führt:
- Die **Bindung des Proteins C1** an den antigengebundenen Antikörper aktiviert die Komplementproteine **C2, C3, C4 und C5.**
- C5 wird in die Fragmente C5a und C5b gespalten.
- **C5b** bindet daraufhin die Komplementproteine **C6, C7, C8** und **C9**, wodurch der **Membrane Attack Complex (MAC)** entsteht.
- MAC bildet in der **Membran des Mikroorganismus** eine **Pore**, was zur **Lyse** des Mikroorganismus führt (Abb. **B-26.3**).

Mehrere Komplementproteine sind **Serin-Proteasen** und spalten andere Komplementproteine in zwei **Fragmente** a und b, wobei b stets größer ist als a.

Mehrere Komplementproteine agieren als **Serin-Proteasen** und sind dafür verantwortlich, dass im Verlauf der Reaktionsschritte bestimmte Komplementproteine in zwei Fragmente gespalten werden. Dabei ist in jedem Fall die a-Komponente das kleinere Fragment, die b-Komponente das größere Fragment.

Der alternative Weg ist **Antikörper-unabhängig**. Auslöser der Reaktionskaskade ist die **kovalente Bindung von C3b an** einen **Mikroorganismus** bzw. an einen **Fremdkörper**. Die Bindung induziert entweder Porenbildung oder Phagozytose (Abb. **B-26.4**):

Der alternative Weg ist **Antikörper-unabhängig.** Auslöser der Reaktionskaskade ist die **direkte Bindung von C3b an** die Oberfläche eines **Mikroorganismus oder Fremdkörpers**. Das Fragment C3b entsteht kontinuierlich in kleinen Mengen aus C3, dem häufigsten Komplementprotein des Blutserums, indem ein kleines Pep-

B-26.3 Antikörpervermittelte Aktivierung des Komplementsystems (klassischer Weg)

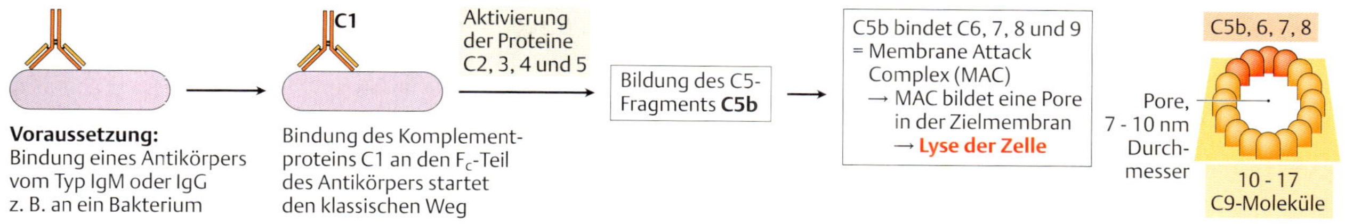

Die Komplementkaskade wird durch Bindung von C1q an den Antikörper eingeleitet. Letztlich kommt es zur Bildung einer Pore durch einen MAC (Membrane Attack Complex).

tid proteolytisch abgespalten wird. Das anfallende C3b wird normalerweise schnell abgebaut. C3b, das in Kontakt mit der Oberfläche eines Mikroorganismus gerät, wird hingegen sofort kovalent als Ester gebunden. In dieser Form kann C3b zwei unterschiedliche Reaktionen auslösen, nämlich entweder Porenbildung oder Phagozytose (Abb. **B-26.4**):

- **Porenbildung:** Ausgehend von C3b kann das Protein **C5 rekrutiert** werden. (Dazu ist u. a. eine Beteiligung der Plasmaproteine Faktor B und D erforderlich.) Ähnlich wie beim klassischen Weg kann C5 in **C5b** überführt werden und dieses die Bildung des **MAC** auslösen. Auch der alternative Weg kann auf diese Weise die **Lyse** pathogener Mikroorganismen initiieren.
- **Phagozytose:** Makrophagen, neutrophile Granulozyten u. a. phagozytierende Zellen des Immunsystems exponieren Membranproteine, die als **Komplementrezeptoren** dienen. So bindet der Rezeptor CR1 antigengebundenes C3b. Die Bindung wirkt als Signal, das die **Phagozytose** des C3b-markierten Partikels auslöst. Derartige Markierungen eines Partikes werden allgemein als **Opsoni(si)erung** bezeichnet. Die Opsonierung dient der Identifizierung des Antigens. Eine Opsonierung durch C3b ermöglicht in vielen Fällen die schnelle Eliminierung eines Mikroorganismus, ohne dass dazu ein spezifischer Antikörper benötigt würde.

- **Porenbildung:** C3b **rekrutiert C5**, das in **C5b** überführt wird → Bildung des **MAC** (s. klassischer Weg) → **Lyse**.
- **Phagozytose:** Antigengebundenes C3b wird vom **Komplementrezeptor** CR1 in der Phagozytenmembran gebunden. Die Bindung wirkt als Signal, das die **Phagozytose** des C3b-markierten Partikels auslöst. Eine solche Markierung eines Partikes wird als **Opsoni(si)erung** bezeichnet.

▶ **Merke.** C3b ist das wichtigste Opsonin.

◀ **Merke**

B-26.4 C3b als Initiator von Porenbildung und Phagozytose

B-26.4

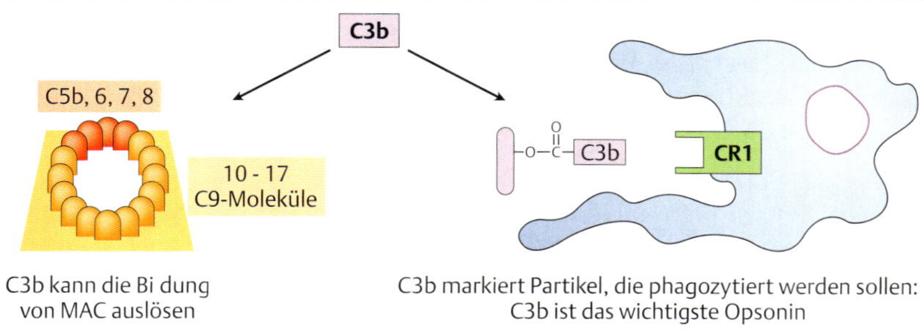

▶ **klinik.** *Pseudomonas aeruginosa*, der häufigste Pneumonie-Erreger bei Mukoviszidose, exponiert an seiner Oberfläche eine Protease, die gebundenes C3b sehr schnell abbaut. Dadurch wird sowohl eine Lyse durch den MAC-Komplex als auch eine effektive Opsonierung erschwert.

◀ **klinik**

Worauf beruht die **Spezifität der C3b-Opsonierung**? C3 bindet auch an **körpereigene Zellen**. Diese sind aber auf diese Bindung vorbereitet und **verhindern** (mit Hilfe der Proteine CD55 und CD46) die **Auslösung der Reaktionskaskade** (Abb. **B-26.5**).

Wie lässt sich die **Spezifität der C3b-Opsonierung** erklären? Tasächlich bindet C3 nicht nur an sehr unterschiedliche Krankheitserreger, sondern auch an **körpereigene Zellen**. Diese sind aber auf die Bindung von C3 vorbereitet und **verhindern** die **Auslösung der Reaktionskaskade** (Abb. **B-26.5**):

- Das Protein CD55 verhindert an der Oberfläche der körpereigenen Zellen die Spaltung von C3 in C3a und C3b.
- Das Protein CD46 inaktiviert C3b.

B-26.5

B-26.5 Unterdrückung einer Aktivierung des Komplementsystems an körpereigenen Zellen

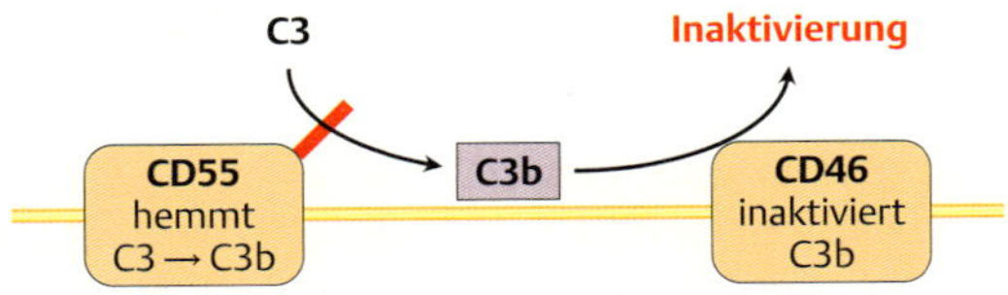

Überschießende Reaktionen des Komplementsystems werden zudem durch das regulatorisch wirkende Protein H verhindert.

Spezifität gewinnt das System also nicht eigentlich durch eine gezielte Bindung, sondern erst durch den spezifischen Schutz der körpereigenen Zellen und Oberflächen. Zudem werden überschießende Reaktionen des Komplementsystems durch das regulatorisch wirkende Protein H verhindert, das im Blutserum gelöst ist und ebenfalls zum Komplementsystem gezählt wird.

▶ Exkurs

▶ Exkurs. Die CD-Nomenklatur
CD ist die Abkürzung für „Cluster of Differentiation". Die Bezeichnung „CD" ist für Oberflächenproteine einer körpereigenen Zelle reserviert; mehr als 250 CD-Proteine sind bereits definiert worden. Über die Funktion des Proteins sagt die Bezeichung nichts aus. Die Nomenklatur dient lediglich der vorläufigen, aber eindeutigen Benennung eines neu identifizierten Proteins.

Es gibt **zwei weitere Möglichkeiten** der Aktivierung des Komplementsystems bei der Abwehr bakterieller Infektionen:

Der klassische und der alternative Weg der Komplementaktivierung sind die bekanntesten Reaktionskaskaden des Komplementsystems. Es sind aber noch **zwei weitere Möglichkeiten der Aktivierung** gegeben, die insbesondere bei der Abwehr bakterieller Infektionen eine wichtige Rolle spielen:

Lektin-Weg: Das **Mannan-bindende Lektin (MBL)** bindet an mannosereiche bakterielle Polysaccharide und **aktiviert** Antikörper-unabhängig **den klassischen Weg** (Abb. **B-26.6**).

Lektin-Weg: Viele Bakterien exponieren an ihrer Oberfläche bestimmte mannosehaltige Kohlenhydrate. Das Blutserum enthält ein Protein, das **Mannan-bindende Lektin (MBL)**, das bevorzugt an diese Kohlenhydrate bindet. Es ist auffällig, dass MBL eine **ähnliche Struktur** hat **wie C1q**. Tatsächlich kann es das C1q ersetzen und (aufgrund direkter Bindung an die Erreger) unabhängig von Antikörpern die Reaktionen des klassischen Weges der Komplementaktivierung auslösen (Abb. **B-26.6**).

Aktivierung durch das C-reaktive Protein: CRP bindet das Lipopolysaccharid vieler Bakterien und **rekrutiert C1q** (Abb. **B-26.6**).

Aktivierung durch das C-reaktive Protein (CRP): CRP bindet bevorzugt an das Lipopolysaccharid (LPS) vieler Bakterien und **rekrutiert** dann **C1q** (Abb. **B-26.6**). Auch auf diese Weise wird Antikörper-unabhängig der **klassische Weg aktiviert**. Ausgehend von einer Bindung des CRP kann aber auch C3b gebildet und damit eine wirkungsvolle Opsonierung des Erregers eingeleitet werden.

▶ klinik

▶ klinik. Bereits kurz nach **Einsetzen einer Infektion** produzieren und sezernieren Hepatozyten bestimmmte Serumproteine in großen Mengen. Zu diesen **Akute-Phase-Proteinen** zählen CRP und C3. Da die Serumkonzentration des CRP (Normwert: < 5 mg/l) von allen Akute-Phase-Proteinen am schnellsten ansteigt, wird vor allem **CRP als Indikator entzündlicher Prozesse** eingesetzt (S. 730).

B-26.6 Aktivierung des Komplementsystems durch C1q, das Mannan-bindende Lektin und durch das C-reaktive Protein

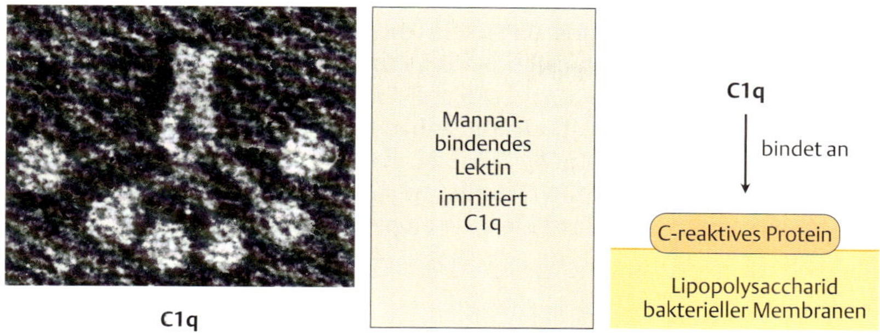

B-26.6

Rolle der Komplementproteinfragmente C3a und C5a: Die kleinen Peptidfragmente C3a und C5a, die bei der Aktivierung des Komplementsystems freigesetzt werden, wirken als **Entzündungsmediatoren**:

- Sie wirken als Lockstoffe **(Chemokine)** für Makrophagen und neutrophile Granulozyten und stimulieren deren Reaktionsbereitschaft.
- In Mastzellen und basophilen Granulozyten lösen sie eine **Histaminfreisetzung** aus. Da die Ausschüttung von Histamin eine wichtige Reaktion im Rahmen von Allergien ist (anaphylaktischer Typ, S. 721), werden C3a und C5a auch als **Anaphylatoxine** bezeichnet.

Rolle der Komplementproteinfragmente C3a und C5a: Die Peptidfragmente C3a und C5a wirken als **Entzündungsmediatoren**:

- Sie locken Makrophagen und neutrophile Granulozyten an, sind also **Chemokine**.
- Sie lösen **Histaminfreisetzung** aus und werden daher als **Anaphylatoxine** bezeichnet.

Rezeptorproteine des angeborenen Immunsystems

Das Komplementprotein C3b dient der Erkennung von Mikroorganismen. Diese erfolgt aber vergleichsweise unspezifisch, denn C3b bindet auch an Fremdkörper wie z. B. Holzsplitter oder Insektenstachel. Erst in jüngster Zeit wurden mehrere Proteine identifiziert, die im Rahmen des angeborenen Immunsystems an einer wesentlich spezifischeren Erkennung von Pathogenen beteiligt sind. Sie erkennen z. B. **Merkmale, die für alle oder sehr viele Prokaryonten charakteristisch sind.** Derartige Merkmale werden als **Pathogen-associated molecular Patterns (PAMPs)** bezeichnet. Für die Funktion des Immunsystems ist dieses angeborene System der Pathogen-Erkennung von fundamentaler Bedeutung.

Rezeptorproteine des angeborenen Immunsystems

Bestimmte Proteine **erkennen Merkmale**, die für viele **Prokaryonten charakteristisch** sind **(Pathogen-associated molecular Patterns, PAMPs)**. Für die Funktion des Immunsystems ist dieses angeborene System der Pathogen-Erkennung von fundamentaler Bedeutung.

Toll-like-Rezeptoren (TLR)

Toll-like-Rezeptoren (TLR) befinden sich in den Zellmembranen von Endothelzellen, dendritischen Zellen, Makrophagen und verschiedenen anderen Zellen des Immunsystems. Eine Familie von TLR wurde zuerst in der Taufliege *Drosophila* entdeckt, wo TLR an der Regulation früher Stadien der Embryogenese beteiligt sind Eine der ersten Untersuchungen wurde mit dem Ausruf „Toll!" kommentiert, was der ganzen Gen- bzw. Proteinfamilie den Namen gab. Interessanterweise dient ein Mitglied der TLR-Familie auch in *Drosophila* der Pathogen-Erkennung.

Toll-like-Rezeptoren (TLR)

TLR befinden sich in den Zellmembranen vieler Zellen des Immunsystems.

Die TLR des Menschen sind überwiegend an der Erkennung bakterieller Infektionen beteiligt. Die TLR werden durch bestimmte Moleküle aktiviert, die generell für Prokaryonten charakteristisch sind. In vielen Fällen binden die bakteriellen Komponenten zunächst an ein bestimmtes Serumprotein, von dem sie an den TLR einer Zelle des Immunsystems geleitet werden. Die Bindung an den TLR aktiviert eine rezeptorassoziierte Serin/Threoninkinase und führt schließlich zur **Aktivierung des Transkriptionsfaktors NFϰB.** Dadurch wird die Transkription vieler Gene stimuliert, die für Immun- und Entzündungsreaktionen von zentraler Bedeutung sind.

Die Bindung an den TLR führt zur Aktivierung des **Transkriptionsfaktors NFϰB.** Dieser stimuliert die Transkription vieler für Immun- und Entzündungsreaktionen wichtiger Gene.

▶ **Merke.** Bei der **Auslösung von Entzündungsreaktionen** ist **NFϰB** einer der wichtigsten, vielleicht der wichtigste **Transkriptionsfaktor.**

◀ Merke

Beim Menschen sind bislang **10 TLR** identifiziert worden, jeder mit einer anderen Spezifität.
So erkennt **TLR4** das **Lipopolysaccharid (LPS = Endotoxin)**, das die äußere Schicht gramnegativer Bakterien bildet (Abb. **B-26.7**). **TLR9** erkennt für Prokaryonten charakteristische nichtmethylierte Cytosin-Guanin-Sequenzen **(CpG)**.

Im Genom des Menschen sind bislang **10 TLR** identifiziert worden. Jeder TLR zeigt eine andere Spezifität. So erkennt **TLR4** das kohlenhydrathaltige Lipid, das die äußere Schicht aller gramnegativen Bakterien bildet (Abb. **B-26.7**). Dieses Lipid ist als **Lipopolysaccharid (LPS)** seit langem bekannt. Es kann in größeren Mengen sehr heftige Immunreaktionen auslösen, die bis zum Kreislaufversagen führen können. Deshalb wird das LPS auch als **Endotoxin** bezeichnet. **TLR9** erkennt prokaryontische DNA-Moleküle anhand ihrer nichtmethylierten Cytosin-Guanin-Basensequenzen **(CpG)**. TLR hat man inzwischen auch in Pflanzen gefunden. Die TLR stellen offenbar ein ausgesprochen urtümliches System der Pathogen-Erkennung dar, das bereits in einem sehr frühen Stadium der Evolution entwickelt wurde.

B-26.7 Aktivierung des Toll-like-Rezeptors TLR4

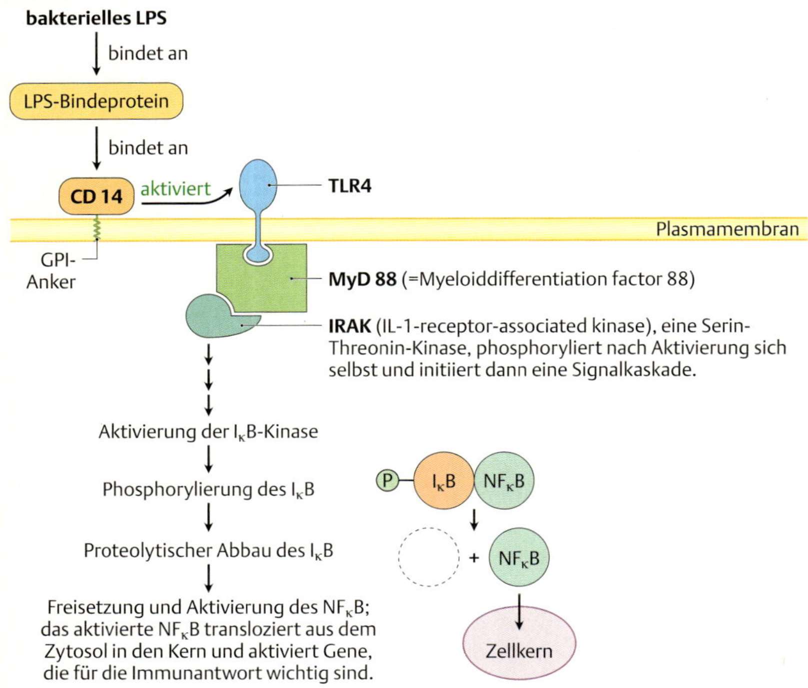

Die Aktivierung des TLR4 durch LPS (Lipopolysaccharid bakterieller Membranen) wird von einem LPS-Bindeprotein des Serums und dem GPI-verankerten Protein CD 14 vermittelt. MyD88 ist ein Adapterprotein der Kinase IRAK. Die ursprünglichen Namen des MyD88 und der IRAK sind nur noch von historischem Interesse.

Weitere Rezeptoren

Der **Formylpeptidrezeptor** erkennt **N-Formylmethionin**, die erste Aminosäure aller prokaryontischen Proteine bzw. Peptide (Abb. **B-26.8**).

Weitere Rezeptoren

Der **Formylpeptidrezeptor** gehört zur Gruppe der 7-Transmembranhelix-Rezeptoren. Er erkennt **N-Formylmethionin**, die erste Aminosäure jedes prokaryontischen Proteins bzw. Peptids (Abb. **B-26.8**) (bei Eukaryonten trägt die Starter-tRNA Methionin, S. 469). Neutrophile Granulozyten, die in großer Zahl in Infektionsherde einwandern, orientieren sich bei ihrer Zielsuche nicht zuletzt mit Hilfe ihrer Formylpeptidrezeptoren.

Scavenger-Rezeptoren binden u. a. Lipopolysaccharid (Abb. **B-26.8**). Sie erleichtern dadurch **Phagozyten** die Erkennung und Aufnahme von Bakterien.

Scavenger-Rezeptoren: Schon lange ist bekannt, dass am Anfang einer Immunantwort in der Regel eine **Phagozytose** von Erregern durch antigenpräsentierende Zellen (APC) steht. Zu den APC zählen insbesondere die dendritischen Zellen und die Makrophagen. Wie aber erkennen diese Zellen, welche Partikel sie phagozytieren sollten? Offenbar sind in dieser Funktion die Scavenger-Rezeptoren (Scavenger = engl. Straßenkehrer) von zentraler Bedeutung. Sie binden u. a. Lipopolysaccharid (Abb. **B-26.8**).

NOD-Proteine erkennen **Abbauprodukte des Peptidoglykans**, einer Komponente der bakteriellen Zellwand, im Zytosol einer

NOD-Proteine erkennen **bakterielle Strukturen**, die sich bereits **im Zytosol einer Wirtszelle** befinden. Der Name „NOD-Proteine" bezieht sich eine Domäne, die in Gegenwart von Nukleotiden zur Oligomerisierung der Proteine führt (*N*ucleotide

B-26.8 Funktionen des Formylpeptidrezeptors und der Scavenger-Rezeptoren

B-26.8

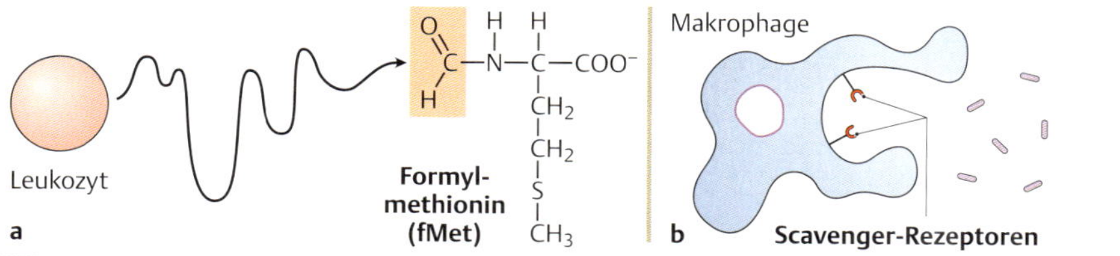

Oligomerization *D*omain). Eine andere Domäne bindet **Abbauprodukte des Peptidoglykans** (= Mureins), das bei fast allen Bakterien an der Bildung der Zellwand beteiligt ist (S. 43). Die Bindung der Abbauprodukte führt zur Aktivierung des Transkriptionsfaktors **NFκB**.

Wirtszelle. Dies führt zur Aktivierung des Transkriptionsfaktors **NFκB**.

▶ **klinik.** Zwei NOD-Proteine des Menschen sind bekannt. Mutationen im Gen NOD2 sind in Europa für ca. 25 % aller Fälle von **Morbus Crohn** verantwortlich, einer chronisch-entzündlichen Darmkrankheit (s. Abb.). Die Mutationen führen dazu, dass ständig Reaktionen ausgelöst werden, die normalerweise der Infektabwehr dienen. Sie demonstrieren damit den Bezug der NOD-Proteine zur Regulation der Entzündungsmechanismen.

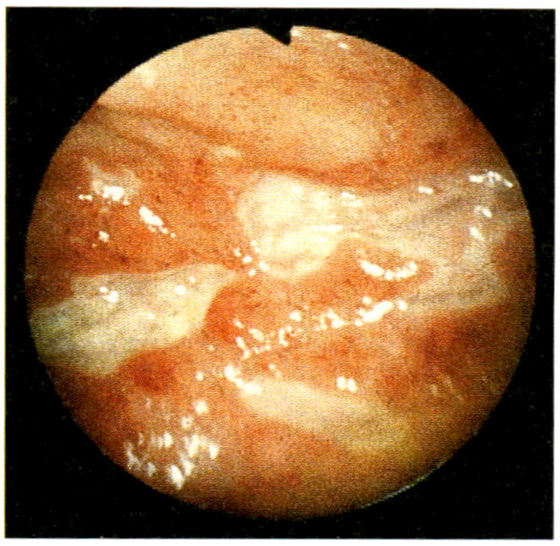

Fibrinbedeckte Ulzerationen im Rahmen einer Kolitis bei Morbus Crohn (endoskopische Aufnahme).

◀ klinik

26.3 Das adaptive Immunsystem

26.3.1 Einführung

Während es ein angeborenes Immunsystem bei allen höheren Organismen gibt, ist das adaptive (erworbene) Immunsystem auf die **Wirbeltiere** beschränkt. Voraussetzung einer adaptiven Immunantwort ist ein umfangreiches System von Gensegmenten, die im Genom der einzelnen Leukozyten unterschiedlich angeordnet werden und dadurch eine außerordentlich große Vielfalt an unterschiedlichen Proteinen kodieren können. Das Prinzip der adaptiven Immunantwort besteht darin, dass auf dieser Basis zu fast jeder möglichen Struktur eines Pathogens ein passendes spezifisches Bindeprotein entwickelt werden kann, z. B. ein passender Antikörper.

Das Immunsystem des Menschen kann **ca. 10^{11} (100 Milliarden) unterschiedliche Antikörper** bilden. Unter diesen 10^{11} Antikörpern kann es einen bestimmten, in der speziellen Situation geeigneten Antikörper identifizieren und dann in großer Menge produzieren. In seiner Komplexität wird das Immunsystem nur vom Gehirn übertroffen.

Adaptive Immunantworten werden im Wesentlichen von bestimmten Leukozyten, den **B- und T-Lymphozyten (B- und T-Zellen)**, vermittelt:

26.3 Das adaptive Immunsystem

26.3.1 Einführung

Ein angeborenes Immunsystem gibt es bei allen höheren Organismen, das adaptive (erworbene) Immunsystem nur bei **Wirbeltieren**.

Prinzip der adaptiven Immunantwort ist, dass zu fast jeder möglichen Struktur eines Pathogens ein passendes spezifisches Bindeprotein (z. B. ein Antikörper) entwickelt werden kann.

Das Immunsystem kann ca. 10^{11} unterschiedliche Antikörper bilden.

Adaptive Immunantworten werden im Wesentlichen von den **B- und T-Lymphozyten (B- und T-Zellen)** vermittelt, z. B.

- Bildung spezifischer Antikörper durch B-Zellen,
- Abtötung infizierter Zellen durch antigenspezifische zytotoxische T-Zellen.

- Bildung spezifischer Antikörper durch B-Zellen,
- Abtötung infizierter Zellen durch antigenspezifische zytotoxische T-Zellen (Typ CD8),
- Aktivierung von B-Zellen durch antigenspezifische T-Helferzellen (Typ $CD4/T_H2$),
- Aktivierung von Makrophagen durch antigenspezifische T-Helferzellen (Typ $CD4/T_H1$).

Die Entwicklung einer adaptiven Immunantwort nimmt mehrere Tage in Anspruch.
Ist eine adaptive Immunantwort abgelaufen, bleibt die Immunität durch Bildung von **Gedächtniszellen** (antigenspezifische langlebige B- und T-Zellen) längere Zeit erhalten.

Da die Entwicklung einer adaptiven Immunantwort mehrere Tage in Anspruch nimmt, können Erreger in der Zwischenzeit nur vom angeborenen Immunsystem bekämpft werden. Ist eine adaptive Immunantwort abgelaufen, bleibt die Immunität durch Bildung von **Gedächtniszellen** längere Zeit erhalten. Gedächtniszellen sind antigenspezifische langlebige B- und T-Zellen, die sich während der Immunantwort vermehrt haben. Vermutlich bleiben in lymphatischen Organen auch Fragmente der Antigene erhalten, die ursprünglich die Immunantwort ausgelöst haben.

▶ Exkurs

▶ **Exkurs. Aktive und passive Immunisierung**
Eine Bildung von Gedächtniszellen wird auch bei einer **aktiven Immunisierung** angestrebt. Hierbei wird das Immunsystem mit einem ungefährlichen Antigen gereizt, sodass eine spezifische adaptive Immunantwort entsteht, z. B. durch Bildung spezifischer Antikörper.
Bei der **passiven Immunisierung** werden Antikörper (oder T-Zellen) aus dem Blut eines immunen Spenders isoliert und dem Patienten direkt übertragen. Mit einer passiven Immunisierung kann eine Immunität sehr schnell übertragen werden, diese hält aber nur für kurze Zeit an.

26.3.2 Antikörper

Antikörper sind globuläre Proteine mit β-Faltblattstruktur, die mit Hilfe variabler Domänen Antigene binden können. Man unterscheidet mehrere **Antikörperklassen** (**Isotypen**, s. Tab. **B-26.1**).
Antikörper bestehen immer aus kurzen **L-Ketten** (light chains) und langen **H-Ketten** (heavy chains), die durch **Disulfidbrücken** verbunden sind. Die H-Ketten bestimmen Antikörperklasse und Subtyp (Tab. **B-26.1**). L-Ketten lassen sich den Typen ϰ und λ zuordnen. Ein Antikörpermolekül enthält mindestens zwei (identische) H- und zwei (identische) L-Ketten.
Ein B-Zell-Klon produziert identische = **monoklonale Antikörper**.

26.3.2 Antikörper

Antikörper sind globuläre Proteine mit β-Faltblattstruktur, die mit Hilfe variabler Domänen Antigene binden können. Trotz ihrer großen Heterogenität gehören alle Antikörper zu einer gemeinsamen Proteinfamilie. Innerhalb dieser Proteinfamilie werden bestimmte **Klassen (Isotypen)** von Antikörpern unterschieden:

- In frühen Stadien einer Immunantwort werden überwiegend **IgM**, aber auch **IgD** gebildet.
- In späteren Stadien einer Immunantwort werden **IgA** (mit zwei Subtypen), **IgE** und **IgG** (mit vier Subtypen) gebildet.

Antikörper sind immer aus kurzen **L-Ketten** (light chains) und langen **H-Ketten** (heavy chains) zusammengesetzt, die durch **Disulfidbrücken** miteinander verbunden sind. Die H-Ketten bestimmen die Antikörperklasse und auch den Subtyp (Tab. **B-26.1**). Die L-Ketten lassen sich zwei Typen zuordnen, ϰ und λ. Beide L-Kettentypen können mit allen Antikörperklassen einschließlich aller Subtypen kombiniert werden. Ein Antikörpermolekül enthält mindestens zwei H- und zwei L-Ketten. Innerhalb eines bestimmten Antikörpermoleküls ist die Aminosäuresequenz der beiden H-Ketten identisch, wie auch die beiden L-Ketten eine identische Sequenz aufweisen.
Alle Antikörper, die zu einem Zeitpunkt von einer bestimmten B-Zelle sezerniert werden, sind identisch. **Ein B-Zell-Klon** produziert also **monoklonale Antikörper**.

▶ klinik

▶ **klinik.** Bei **manchen Leukämien** vermehrt sich eine B-Zelle in unbegrenztem Ausmaß. Setzt das unbegrenzte Wachstum in einem frühen Entwicklungsstadium der B-Zelle ein, werden große Mengen identischer **L-Ketten** gebildet, die auch **in den Urin** gelangen (**Bence-Jones-Proteine**).

B-26.1 Antikörperklassen und -subtypen

Klasse (Isotyp)	IgM	IgD	IgA_1	IgA_2	IgE	IgG_1	IgG_2	IgG_3	IgG_4
Typ der H-Kette	μ	δ	α_1	α_2	ε	γ_1	γ_2	γ_3	γ_4

B-26.1

IgG

IgG stellen unter den Antikörpern des Blutes den weitaus größten Anteil (ca. 75 %). Sie werden deshalb traditionell als Standardbeispiel eines Antikörpers beschrieben.

Aufbau: Über **Disulfidbrücken** sind **zwei H-Ketten** vom Typ γ mit **zwei L-Ketten** vom Typ $\varkappa$ oder λ verbunden. Ein komplettes IgG-Molekül umfasst somit vier Polypeptide, die molekulare Masse liegt bei 150 kDa. Die vier Polypeptide lassen sich durch Reduktion der Disulfidbrücken voneinander trennen.
Elektronenmikroskopische Bilder zeigen IgG als Y-förmige Strukturen. Die beiden oberen Enden der Y-Struktur entsprechen den **N-terminalen Enden** der schweren und der leichten Ketten. Sie zeigen im Vergleich unterschiedlicher IgG die größte Variabilität und bilden **die beiden Antigenbindestellen** (Abb. **B-26.9**). Beide Bindestellen haben die gleiche Struktur und damit auch die **gleiche Spezifität**. Die Antigenbindestelle eines Antikörpers wurde früher mitunter auch als Paratop bezeichnet. Die Struktur, die sie am Antigen erkennt, ist das **Epitop**. Ein größeres Antigen (z. B. ein Virus) exponiert mehrere Epitope, die von unterschiedlichen Antikörpern erkannt werden können.

IgG

IgG stellen ca. 75 % der Antikörper des Blutes.

Aufbau: Über **Disulfidbrücken** sind **zwei H-Ketten** vom Typ γ mit **zwei L-Ketten** vom Typ $\varkappa$ oder λ verbunden.

IgG-Antikörper haben eine Y-förmige Struktur. Die oberen Enden dieser Struktur, die **N-terminalen Enden der Polypeptidketten**, bilden die **Antigenbindestelle** (Abb. **B-26.9**). Die Struktur, die diese Bindestelle am Antigen erkennt, ist das **Epitop**.

B-26.9 Struktur eines Immunglobulinmoleküls am Beispiel des IgG

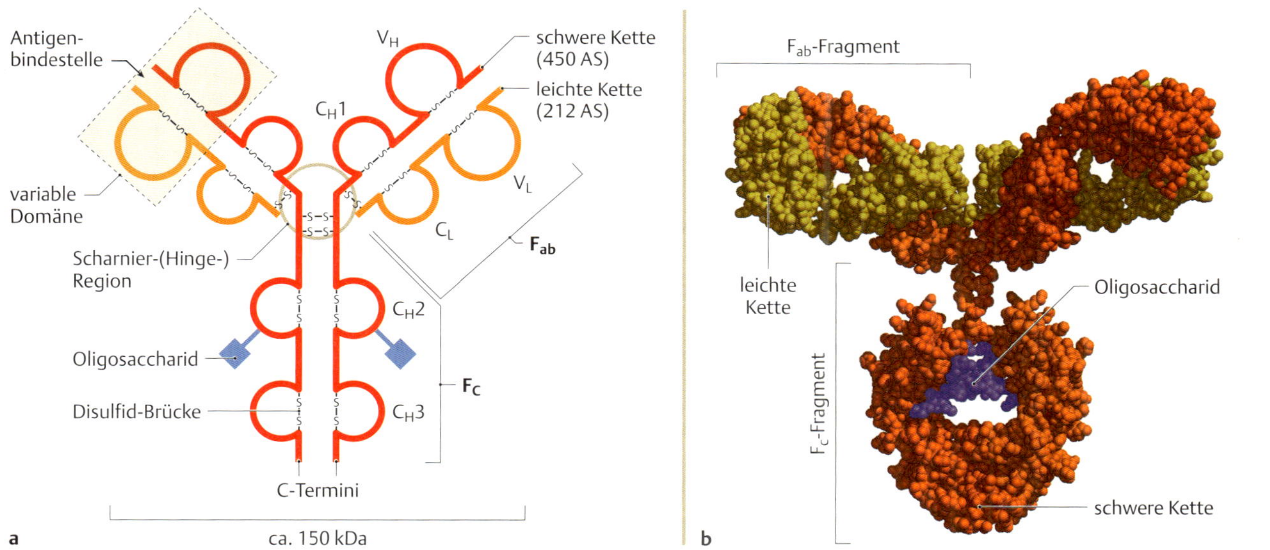

a Schema **b** Struktur der IgG nach röntgenkristallographischen Untersuchungen

Die Polypeptidketten aller Antikörper falten sich weitgehend in **β-Faltblattstrukturen**. Innerhalb der Polypeptidketten lassen sich **Proteindomänen von jeweils ca. 110 Aminosäuren** unterscheiden, die in allen Antikörpern eine ähnliche Tertiärstruktur zeigen. In der Regel enthält jede dieser Proteindomänen eine Disulfidbrücke. Zusätzliche Cysteine erlauben die Bildung von Disulfidbrücken zu benachbarten Polypeptidketten.

Die Polypeptidketten aller Antikörper falten sich in **β-Faltblattstrukturen**. Innerhalb der Ketten lassen sich in **Proteindomänen von jeweils ca. 110 Aminosäuren** unterscheiden. In der Regel enthält jede Proteindomäne eine **Disulfidbrücke**.

L-Ketten bilden nur **zwei Domänen, V_L** und **C_L**.
H-Ketten besitzen **eine V_H-** und **drei C_H-Domänen** (Abb. **B-26.9**). Die C_{H2}-Domäne der IgG ist glykosyliert.

L-Ketten bilden nur **zwei Domänen**. Die an der Bildung der Antigenbindestelle beteiligte Domäne wird als *v*ariable = **V_L**-Domäne bezeichnet. Die zweite Domäne, die **C_L**-Domäne, ist vergleichsweise konstant (*c*onstant).
H-Ketten bestehen aus **einer V_H- und drei C_H-Domänen** (Abb. **B-26.9**). Die C_{H2}-Domäne der IgG ist glykosyliert. Andere Antikörperklassen sind auch an anderen C_H-Domänen glykosyliert.

Die beiden oberen Schenkel des IgGs sind mit dem unteren Teil durch eine **Scharnier- = Gelenkregion** (Hinge Region) verbunden (= Verbindungsstück zwischen C_{H1} und C_{H2}). Im Labor wird mitunter die Protease **Papain** eingesetzt, um die Scharnierregion zu spalten. Dabei entstehen **drei Fragmente** (Abb. **B-26.10**):
- **zwei Fab-Fragmente** (*a*ntigen*b*indende *F*ragmente),
- **ein Fc-Fragment** (*c*rystallizable *f*ragment).

Die beiden oberen Schenkel des IgGs sind mit dem unteren Teil durch eine **Scharnier- = Gelenkregion** (Hinge Region) verbunden. Die Scharnierregion wird von einem Verbindungsstück zwischen der C_{H1}-Domäne und der C_{H2}-Domäne gebildet. Sie kann von Proteasen leicht hydrolysiert werden. Im **Labor** wird mitunter die Protease **Papain** eingesetzt, um die Scharnierregion zu spalten. Dabei entstehen **drei Fragmente** (Abb. **B-26.10**):
- **zwei Fab-Fragmente** (*a*ntigen*b*indende *F*ragmente),
- **ein Fc-Fragment**. Dieses besteht aus den nach Ablösung der Fab-Fragmente übrig gebliebenen Resten der H-Ketten, die noch durch zwei Disulfidbrücken miteinander verbunden sind. Fc-Fragmente sind im Labor relativ leicht zu kristallisieren (*c*rystallizable *f*ragment).

Der dem Fc-Fragment entsprechende Teil der intakten Antikörper wird als **Fc-Teil** bezeichnet. Bei antigengebundenen IgG (oder IgM) bindet er C1q.

Es ist üblich, den Teil der intakten Antikörper, der dem Fc-Fragment entspricht, als **Fc-Teil** zu bezeichnen. Der Fc-Teil ist für viele Funktionen der Antikörper essenziell. So bindet z. B. das Komplementprotein C1q an den Fc-Teil antigenbindender IgG und IgM. Die Antikörper der verschiedenen Klassen exponieren unterschiedliche Fc-Teile und können deshalb nicht alle mit C1q reagieren.

Beim Schneiden der Antikörper mit **Pepsin** entstehen (Abb. **B-26.10**)
- ein **$(Fab)_2$-Fragment**,
- ein **Fc-Fragment**.

Die Scharnierregion kann auch durch die Protease **Pepsin** hydrolysiert werden. Die Schnittstellen für Pepsin liegen etwas weiter von der Antigenbindestelle entfernt als die für Papain. Dadurch bleiben die beiden Fab-Fragmente beim Schneiden mit Pepsin durch die beiden Disulfidbrücken der Scharnierregion miteinander verbunden. So entsteht neben dem **Fc-Fragment** ein **$(Fab)_2$-Fragment** (Abb. **B-26.10**).

B-26.10

B-26.10 Spaltung von IgG durch Papain bzw. durch Pepsin

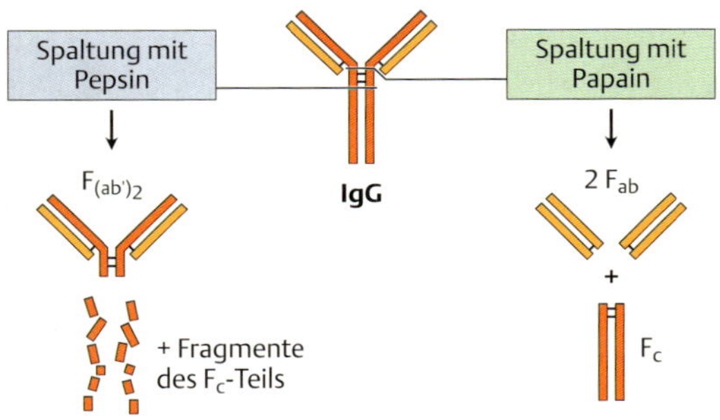

Die **vier IgG-Subklassen** unterscheiden sich in ihrer **Affinität für C1q**. IgG_3 zeigt die höchste Affinität. Den größten Anteil unter den IgG stellen aber **IgG_1**. Ihre **Halbwertszeit im Blut** beträgt **ca. 3 Wochen**.

Die verschiedenen IgG des Blutserums lassen sich **vier Subklassen** zuordnen, die sich in ihrer **Affinität für das Komplementprotein C1q** unterscheiden. IgG_3 zeigen die höchste Aktivität in der Komplementaktivierung. Den größten Anteil unter den IgG stellen aber die IgG_1. Die **Halbwertszeit der IgG_1** im Blut beträgt **ca. 3 Wochen**. Die Konzentration aller IgG zusammen beträgt im Blutserum ca. 12 mg/ml, das sind ca. 15 % des Gesamtproteins.

▶ Merke

▶ **Merke.** IgG sind die **einzigen Immunglobuline**, die vom Blut der Mutter **zum Fetus gelangen** können.

IgG werden in der Plazenta von **IgG-spezifischen Fc-Rezeptoren** gebunden und durch Transzytose in das fetale Blut übertragen. Auf

Sie werden in der Plazenta von **IgG-spezifischen Fc-Rezeptoren** aufgenommen und durch Transzytose in das Blut des Fetus übertragen. Durch Transzytose gelangen IgG auch, gemeinsam mit IgA, in die Muttermilch, sowie aus dem Darm des Säuglings in dessen Kreislauf. Zwar kann ein Fetus bereits vom 5.

Monat an IgM produzieren, die ersten IgG werden aber erst 3 Monate nach der Geburt produziert.

Funktionen der IgG:
- **Neutralisierung von Bakterien, bakteriellen Toxinen und Viren:** Ähnlich den anderen Antikörper binden auch IgG an Bakterien und Viren und verhindern, dass diese sich festsetzen können. Bakterielle Toxine können durch Bindung an Antikörper daran gehindert werden, an oder in Zellen ihre toxische Wirkung zu entfalten.
- **Opsonierung:** IgG binden mit ihrem Fc-Teil an Fc-Rezeptoren auf Phagozyten. Wenn die Antikörper auf ein Antigen treffen, werden die Phagozyten zur Phagozytose angeregt. Eine Opsonierung ist also nicht nur durch das Komplementprotein C3b möglich (S. 697), sondern auch durch Antikörper. IgE, IgM und IgD sind allerdings als Opsonine ungeeignet.
- **Aktivierung von Komplement:** Das Komplementprotein C1 bindet an den Fc-Teil antigenbindender IgG und IgM und initiiert die Bildung des MAC, die zur Lyse des Antigens führt (S. 697).

dieselbe Weise gelangen sie mit IgA in die Muttermilch.

Funktionen:
- Neutralisierung von Bakterien, bakteriellen Toxinen und Viren,
- Opsonierung,
- Aktivierung von Komplement.

IgA

IgA sind die **meistproduzierten Immunglobuline** (es werden ca. 10 g/Tag synthetisiert). IgA werden vor allem in den **Schleimhäuten** produziert, wo sie zum Schutz der Oberflächen des Respirations- und Verdauungstrakts beitragen. Sie sind aber auch im **Speichel**, in der **Tränenflüssigkeit** und in der **Muttermilch** enthalten.

Aufbau: IgA liegen im **Blut** als **Monomere** vor. Diese sind den IgG in Aufbau und Masse sehr ähnlich.
In den **Sekreten** hingegen liegen IgA als **Dimere** vor. Diese entstehen, indem zwei IgA-Monomere an ihren Fc-Teilen durch ein zusätzliches Polypeptid, die **J-Kette** (Joining Chain), miteinander verbunden werden (Abb. **B-26.11 a**). Die J-Kette ist mit jeweils einer der schweren Ketten jedes Monomers über eine Disulfidbrücke verbunden.

Sekretion der IgA-Dimere: IgA werden überwiegend von B-Zellen der Lamina propria produziert. In den Schleim und in die Drüsensekrete gelangen sie durch **Transzytose**. Dabei binden die IgA-Dimere an der basolateralen Seite der Epithel- bzw. Drüsenzellen an einen **IgA-Rezeptor**. Dessen IgA-bindender Anteil besteht aus 5 Domänen von jeweils ca. 110 Aminosäuren in β-Faltblattstruktur und ähnelt damit einem Antikörper. Nach Bindung an diesen Rezeptor werden die IgA-Dimere durch Endozytose aufgenommen und anschließend durch Exozytose an der apikalen Seite freigesetzt. Bei der Exozytose wird der IgA-bindende Anteil des IgA-Rezeptors abgeschnitten und bleibt mit dem freigesetzten IgA-Dimer dauerhaft als sog. **sekretorische Komponente** verbunden (Abb. **B-26.11 b**). Die Masse eines solchen fertig assemblierten IgA-Dimers beträgt 400 kDa.

IgA

IgA sind die **meistproduzierten Immunglobuline**. Sie werden v. a. in den **Schleimhäuten** produziert, sind aber auch in **Speichel**, **Tränen** und **Milch** enthalten.

Aufbau: IgA liegen im **Blut** als **Monomere**, in den **Sekreten** als **Dimere** vor. Die Dimerisierung wird durch die J-Kette (Joining Chain) vermittelt (Abb. **B-26.11 a**), die mit den Monomeren über Disulfidbrücken verbunden ist.

Sekretion der IgA-Dimere: In den Schleim und in die Drüsensekrete gelangen IgA durch **Transzytose**. Dabei binden die IgA-Dimere an der basolateralen Seite der Epithel- bzw. Drüsenzellen an einen **IgA-Rezeptor**. Dessen antikörperbindender Anteil wird bei der Exozytose abgeschnitten und bleibt mit dem freigesetzten IgA-Dimer als **sekretorische Komponente** verbunden (Abb. **B-26.11 b**).

B-26.11 IgA

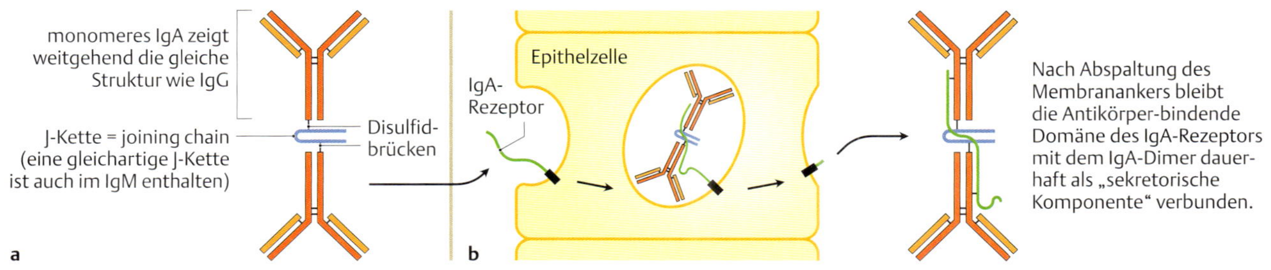

a Struktur der IgA-Dimere

b Sekretion der IgA und Bildung der sekretorischen Komponente

Funktionen: IgA dienen der **Neutralisierung** und **Opsonierung**. Sie aktivieren Komplement *nicht*.

Funktionen: IgA dienen in Schleimhäuten und Sekreten der **Neutralisierung** und **Opsonierung** (s.o. unter IgG). Da die Fc-Teile der IgA kein Protein C1 binden können, wird das Komplementsystem von IgA *nicht* aktiviert.

▶ klinik

▶ **klinik.** Viele Bakterien, die Schleimhäute besiedeln, sezernieren **IgA-Proteasen**, so z.B. *Haemophilus influenzae*, einer der wichtigsten Erreger eitriger Entzündungen der oberen Atemwege. IgA-Proteasen zerschneiden IgA spezifisch in der Scharnierregion.
Um so erstaunlicher ist es, dass bei Menschen, die keine IgA bilden können (**selektiver IgA-Mangel**, Prävalenz 1:700), die Infektanfälligkeit nur geringfügig erhöht ist. Offenbar weist das Immunsystem eine erhebliche Redundanz auf, die es mitunter erlaubt, selbst den vollständigen Ausfall eines Teilsystems zu tolerieren.

IgM

IgM(-Monomere) sind die **ersten Antikörper** auf der Oberfläche **reifender B-Zellen**.
Die **ersten nach Antigenkontakt sezernierten Antikörper** sind **IgM-Pentamere**.

IgM-Monomere sind die **ersten Immunglobuline**, die **reifende B-Zellen** im Knochenmark **auf ihrer Zelloberfläche exponieren**. Wenn die reifen B-Zellen aus dem Knochenmark in den Blutkreislauf geschwemmt werden, exponieren sie weiterhin IgM, nun aber parallel zu IgD. Die **ersten Antikörper**, die **nach Antigenkontakt sezerniert** werden, sind wiederum stets IgM, allerdings in Form von **IgM-Pentameren**.

Aufbau: IgM-Monomere haben im Unterschied zu IgG und IgA **keine Scharnierregion**, aber eine **zusätzliche C_H-Domäne (C_{H4})**. Im **IgM-Pentamer** sind die Monomere durch Disulfidbrücken sowie durch **eine J-Kette** verknüpft (Abb. **B-26.12**).

Aufbau: IgM-Monomere zeigen eine ähnliche Struktur wie IgG und IgA, haben jedoch **keine Scharnierregion**. Stattdessen haben sie eine **zusätzliche C_H-Domäne (C_{H4})**. In einem **IgM-Pentamer** sind fünf identische IgM-Monomere durch Disulfidbrücken miteinander verbunden. Außerdem enthält jedes IgM-Pentamer **eine J-Kette** (Abb. **B-26.12**). Die J-Kette der Pentamere ist mit der J-Kette des IgA identisch. Durch Disulfidbrücken ist sie mit jeweils einer schweren Kette jedes Monomers verknüpft. Ein Pentamer hat eine Masse von ca. 950 kDa.

B-26.12

B-26.12 Struktur der IgM

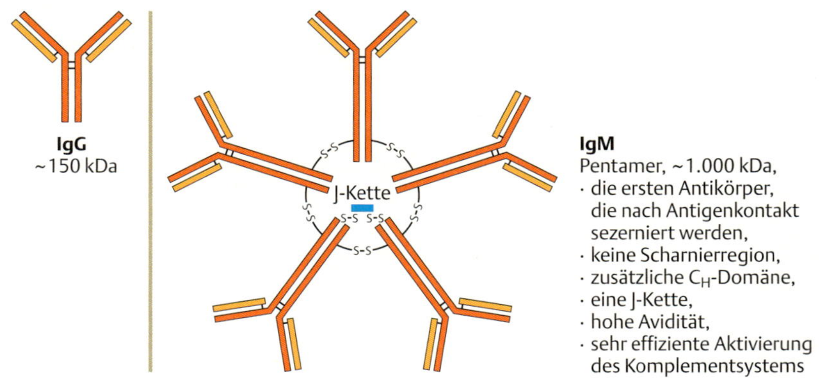

Funktionen: Die große Zahl der Antigenbindestellen (10) pro Pentamer ist der Grund für die
- **hohe Avidität (Gesamtbindungsstärke)** der IgM und ihre
- **hohe Effizienz** bei der **Agglutination** (= Komplexierung und Immobilisation) von Antigenen.

IgM können das Komplementprotein C1 binden und so das **Komplementsystem aktivieren.**

Funktionen: Die Affinität der einzelnen Antigenbindestellen der IgM ist die gleiche wie bei den Antikörpern anderer Klassen, d.h.
- Antigene werden spezifisch erkannt,
- Antigene werden nichtkovalent durch hydrophobe und ionische Wechselwirkungen gebunden. Diese Bindung ist reversibel und folgt dem Massenwirkungsgesetz.

Gleichwohl sind IgM aufgrund ihrer 10 Antigenbindestellen in der Lage, ihre Antigene besser festzuhalten als alle anderen Immunglobuline. Diese Eigenschaft wird als **Avidität** bezeichnet. Die Avidität als Maß der **Gesamtbindungsstärke** des kompletten Antikörpers ist bei den IgM also **außerordentlich hoch**.

Durch die Vielzahl ihrer Bindestellen können IgM auch besonders leicht mehrere gleichartige Antigene zur selben Zeit binden. Die **Antigene** werden dadurch **zu großen Komplexen verbunden** und **immobilisiert**. Die Bildung derartiger Komplexe wird als **Agglutination** bezeichnet.
Schließlich können IgM mit ihren Fc-Teilen sehr effizient das Komplementprotein C1 binden und so das **Komplementsystem aktivieren** (S. 696).

IgD und IgE

IgD (Abb. **B-26.13**) werden nur in sehr geringer Menge von B-Zellen sezerniert. Eine besondere Funktion der freien IgD ist nicht bekannt. IgD erscheinen regelmäßig auf der **Oberfläche der neu gebildeten B-Zellen**, die vom Knochenmark an das Blut abgegeben werden. Hier werden sie parallel zu IgM als **B-Zell-Rezeptoren** exponiert. In späteren Stadien der B-Zell-Reifung werden IgD nicht mehr produziert.

IgE sind nur in verschwindend geringen Konzentrationen im Blutserum nachweisbar (0,00025 mg/ml im Vergleich zu 1 mg/ml für IgM und 12 mg/ml für IgG). Trotz ihrer geringen Konzentration sind IgE-Antikörper hoch aktiv. Sie sind vor allem an zwei Prozessen beteiligt:
- **Abwehr von Parasiten**,
- **Allergien** (S. 721).

Eine Komplementaktivierung geht von IgE *nicht* aus.
Im Aufbau ähneln IgE den IgG, enthalten aber (wie IgM) **keine Scharnierregion**, jedoch eine **zusätzliche konstante Domäne** (C_{H4}, Abb. **B-26.13**) von ca. 110 Aminosäuren, so dass die Masse der IgE bei 190 kDa liegt.

IgD und IgE

IgD (Abb. **B-26.13**) werden nur in sehr geringer Menge sezerniert, sie erscheinen aber regelmäßig in **frühen B-Zell-Entwicklungsstadien** als **B-Zell-Rezeptoren** auf deren Oberfläche.

IgE liegen im Blutserum in sehr geringen Konzentrationen vor. Sie dienen der **Abwehr von Parasiten** und sind an der Auslösung von **Allergien** beteiligt. Sie aktivieren das Komplementsystem *nicht*.
Ähnlich wie IgM haben IgE **keine Scharnierregion**, aber eine **zusätzliche konstante Domäne** (**C_{H4}**, Abb. **B-26.13**).

B-26.13 Struktur der verschiedenen Immunglobuline im Vergleich

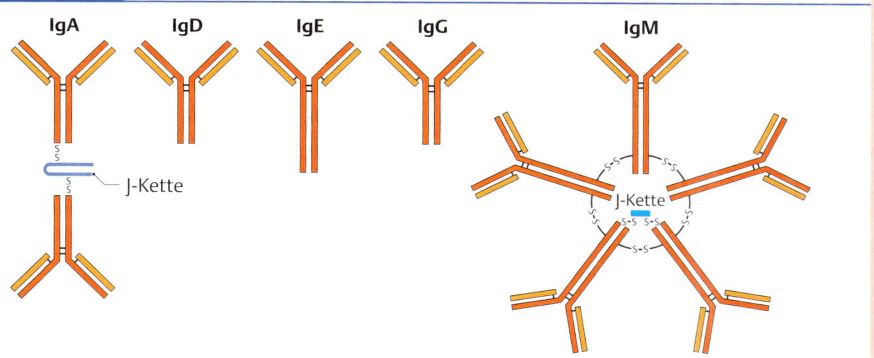

B-26.13

Zusammenfassung (Tab. B-26.2)

Zusammenfassung (Tab. B-26.2)

B-26.2 Wichtige Charakteristika der Immunglobuline

	Immunglobulinklasse				
	IgM	*IgD*	*IgA*	*IgE*	*IgG*
Scharnierregion	–	+	+	–	+
zusätzliche Domäne der H-Kette	+	–	–	+	–
Bildung löslicher Monomere	–	+	+	+	+
Bildung löslicher Dimere	–	–	+	–	–
Bildung löslicher Pentamere	+	–	–	–	–
Komplementaktivierung (klassischer Weg)	+	–	–	–	+
Plazentagängigkeit	–	–	–	–	+
Opsonierung für Phagozyten	–	–	+	–	+
Bindung an Mastzellen	–	–	–	+	–

B-26.2

Genetische Grundlagen der Antikörpervielfalt

Das adaptive Immunsystem kann ca. 10^{11} unterschiedliche Immunglobuline bilden.

Das adaptive Immunsystem kann ca. 10^{11} unterschiedliche Immunglobuline bilden. Dieses Repertoire ist zu einem großen Teil in Form der unterschiedlichen B-Zell-Rezeptoren (= membranständiger Immunglobuline) der B-Zellen des Blutes ständig präsent. Die jeweils passenden B-Zellen werden klonal selektioniert. Wie aber lässt sich die Vielfalt der Antigenbindestellen erklären?

Die Antikörpervielfalt entsteht durch **somatische Rekombination** von Immunglobulin-Gensegmenten während der Reifung der B-Zellen.

Die Antikörpervielfalt entsteht durch **somatische Rekombination**, also durch Neukombination von Erbmaterial in somatischen Zellen: Während der Reifung im Knochenmark werden in jeder einzelnen B-Zelle bestimmte vorgegebene alternative Gensegmente der Immunglobuline jeweils auf eine individuelle Weise neu kombiniert. Analog entsteht die Vielfalt der Antigenbindestellen der T-Zell-Rezeptoren (S. 716) durch Rekombination der Gensegmente der beiden T-Zell-Rezeptorketten.

Entstehung der L-Ketten: κ-Ketten entstehen, indem sich eines von ca. 40 **V-Gensegmenten** (V_L) mit einem von ca. 5 **J** (joining)-**Gensegmenten** und einer **C-Sequenz** (C_L) zusammenlagern.
Nicht benötigte Segmente werden durch **Deletionen**, ein **Intron zwischen J- und C-Segment** wird durch **Splicing** entfernt (Abb. **B-26.14**).

Entstehung der L-Ketten: Neue **κ-Ketten** entstehen, indem sich auf dem Chromosom 2 jeder B-Vorläuferzelle nach dem Zufallsprinzip folgende Gensegmente zusammenlagern:

- eines von ca. 40 **V-Gensegmenten** (V für variabel; kodierend für ca. 100 Aminosäuren),
- eines von ca. fünf **J-Gensegmenten** (J für joining; kodierend für ca. 12 Aminosäuren),
- eine **C-Sequenz** (kodierend für den konstanten Teil der κ-Ketten).

Die nicht benötigten Gensegmente werden überwiegend durch **Deletionen** entfernt. Ein **Intron zwischen dem J- und dem C-Segment** wird nach der Transkription durch **Splicing** (S. 461) herausgeschnitten (Abb. **B-26.14**).

Auf ähnliche Weise entstehen die **λ-Ketten**.

Nach dem gleichen Prinzip lagern sich auf dem Chromosom 22 die V-, J- und C-Gensegmente der **λ-Kette** zusammen.

Entstehung der H-Ketten aus je einem von

- ca. 65 V-,
- ca. 25 D-,
- 6 J-,
- 8 C-Gensegmenten (Abb. **B-26.15**).

Entstehung der H-Ketten: Die Gensegmente der schweren Ketten befinden sich auf dem Chromosom 14. Hier werden Segmente aus Gruppen von **ca. 65 V-, ca. 25 D-, 6 J- und 8 C-Gensegmenten** kombiniert (Abb. **B-26.15**). Die zusätzlichen D-Segmente sind von unterschiedlicher Länge, sie sind aber in jedem Fall sehr klein. Sie erlauben eine weitere *D*iversität der Antikörper.

▶ **Merke**

▶ **Merke.** Bei der Bildung der leichten Ketten werden V-, J- und C-Segmente kombiniert, bei der Bildung der schweren Ketten werden V-, D-, J- und C-Segmente kombiniert.

In der Zahl der einzelnen Gensegmente bestehen individuelle Unterschiede.

In der genauen Zahl der einzelnen Gensegmente bestehen teilweise erhebliche individuelle Unterschiede, weshalb in der Literatur entsprechend unterschiedliche Angaben zu finden sind.

Die konstanten Abschnitte der μ- und δ-Ketten werden in eine **gemeinsame RNA** transkribiert. Deshalb kann eine B-Zelle **IgM und IgD** zeitweise **gleichzeitig** synthetisieren.

Um die konstanten Teile der verschiedenen Antikörperklassen bilden zu können, werden auf dem Chromosom 14 insgesamt 9 unterschiedliche Gensegmente benötigt. Die Gensegmente der konstanten Teile der **μ- und δ-Ketten** werden in eine **gemeinsame RNA** transkribiert, die allerdings unterschiedlich prozessiert werden kann. Diese gemeinsame RNA ist der Grund dafür, dass eine B-Zelle **IgM und IgD** zeitweise sogar **gleichzeitig** synthetisieren kann.

Beim Wechsel der Antikörperklasse (**Klassenwechsel, -Switch**) werden die dazwischen liegenden DNA-Abschnitte deletiert (Abb. **B-26.15**).

Beim Wechsel der Antikörperklasse (**Klassenwechsel = class switching**, von IgM z. B. zu IgG) werden die dazwischen liegenden DNA-Abschnitte deletiert (Abb. **B-26.15**), sodass die Fähigkeit zur Bildung der entsprechenden Antikörperklassen unwiederbringlich verloren geht. Die L-Ketten und damit die Antigenbindungsstellen bleiben unverändert.

B-Zellen, die keine vollständigen Antikörper bilden können, werden im Knochenmark eliminiert.

Mitunter entstehen bei der Kombination alternativer Gensegmente Stopcodons innerhalb der rekombinierten Gene, so dass die B-Zelle keine vollständigen Antikörper bilden kann. In derartigen Fällen wird die B-Zelle bereits im Knochenmark eliminiert.

Weitere, zur Antikörpervielfalt beitragende Mechanismen:

Die Kombination alternativer Gensegmente sowohl der L-Ketten (V-J-C-System) als auch der H-Ketten (V-D-J-C-System) führt bereits zu einer großen Vielfalt

B-26.14 Somatische Rekombination am Beispiel einer K-Kette

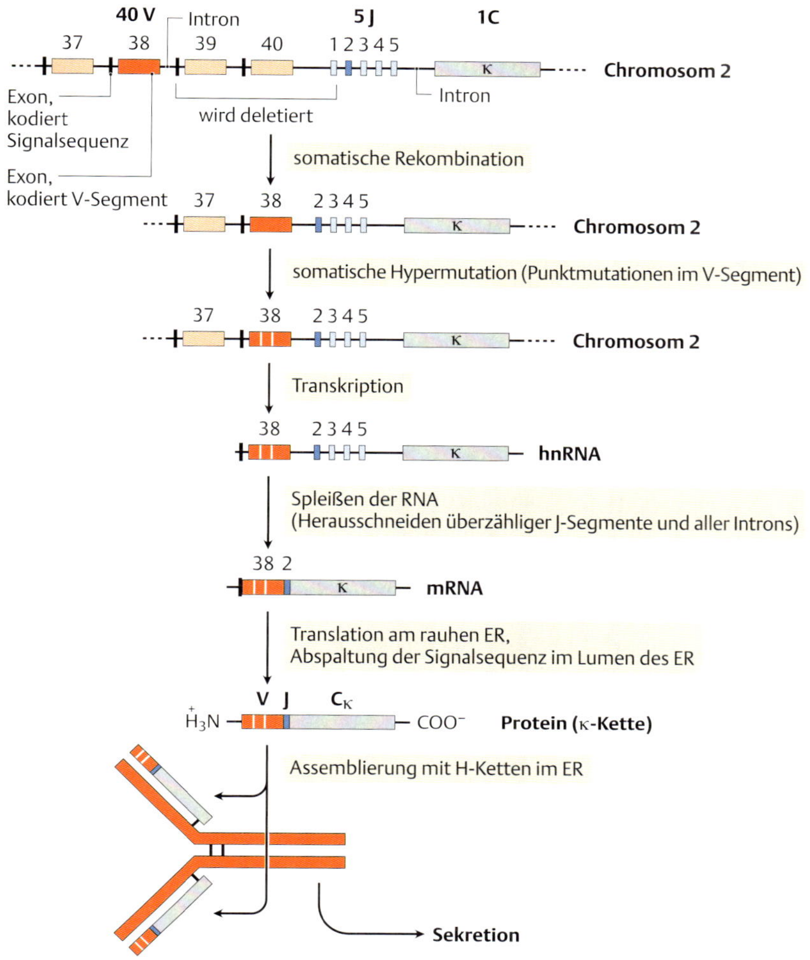

B-26.14

B-26.15 Biogenese der H-Ketten und Wechsel der Antikörperklasse

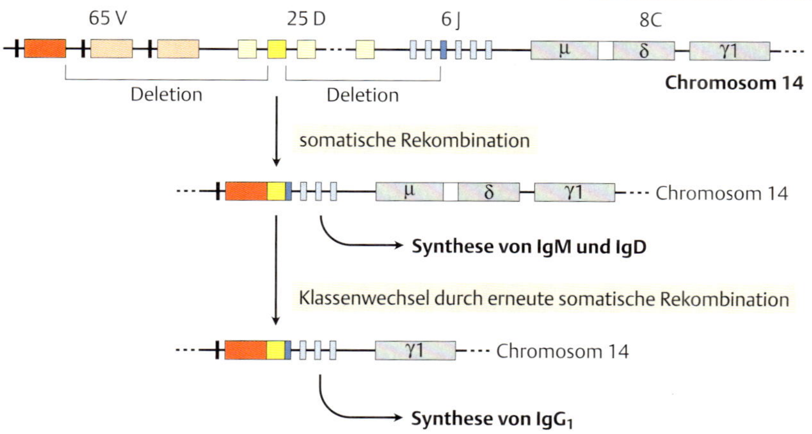

B-26.15

von Antigenbindungsstellen. Durch Einbeziehung **weiterer Mechanismen** wird die Antikörpervielfalt dann aber noch einmal erheblich gesteigert:

1. **Insertion** oder **Deletion einzelner Nukleotide** an den **Verbindungsstellen**,
2. **Kombination** einer **schweren Kette** mit einer ϰ- **oder** λ-**Kette**,
3. nachträgliche **somatische Hypermutationen** der Fab-Fragmente.

1. An den **Verbindungsstellen** zwischen den einzelnen Gensegmenten können während der Rekombination **einzelne Nukleotide eingefügt oder deletiert** werden.
2. Jede der **schweren Ketten** kann entweder **mit ϰ- oder mit λ-Ketten** kombiniert werden.
3. In einem späten Stadium der B-Zellreifung, nämlich erst im Anschluss an die Kooperation der reifen B-Zelle mit einer passenden T-Zelle, kommt es in den bereits etablierten Genabschnitten, die für die antigenbindenden Teile der Antikörper kodieren, zu weiteren Punktmutationen (**somatische Hypermutationen**). Der Mechanismus dieser zusätzlichen Mutationen ist bislang noch ungeklärt.

Polyklonale und monoklonale Antikörper

An einer Immunantwort sind normalerweise unterschiedliche B-Zell-Klone beteiligt. Das Blutserum enthält deshalb **polyklonale Antikörper**.

In der Forschung verwendet man bei Immunisierungen **Adjuvanzien**, d. h. Stoffe, die unspezifisch die Immunantwort gegen das Antigen verstärken.

Eine Methode zur Gewinnung **monoklonaler Antikörper** entwickelten Georges Köhler und César Milstein (Nobelpreis 1984):

- **Immunisierung von Mäusen** mit dem Antigen-Protein und **Isolierung von Lymphozyten** aus ihrer Milz,
- **Fusion** der antigenspezifischen **B-Zellen mit Myelomzellen** (Bildung von **Hybridomen**),
- **Isolierung einzelner Zellklone** der Hybridome und Charakterisierung der gebildeten monoklonalen Antikörper.

Bei Kontakt mit einem Antigen entwickelt das Immunsystem stets Antikörper, die gegen unterschiedliche Epitope des Antigens gerichtet sind. An der Immunität sind also unterschiedliche B-Zell-Klone beteiligt, und das Blutserum enthält entsprechend **polyklonale Antikörper**. In der Grundlagenforschung werden zur Gewinnung polyklonaler Antikörper in der Regel Kaninchen immunisiert. Um die Immunantwort zu stimulieren, verwendet man zur Immunisierung eine Mischung des Antigens mit einem **Adjuvans**, also einer Substanz, die unspezifisch die Immunantwort gegen ein Antigen verstärkt (z. B. Aluminiumhydroxid).
Monoklonale Antikörper werden in großem Umfang für verschiedene Zwecke benötigt, in der Grundlagenforschung zum Nachweis definierter Proteine, in der klinischen Diagnostik, sowie zu therapeutischen Zwecken. Sie sind deshalb von außerordentlich großer Bedeutung. Eine praktikable Methode zur **Gewinnung monoklonaler Antikörper** entwickelten 1975 Georges Köhler und César Milstein (Nobelpreis 1984):

- **Mäuse** werden mit dem Protein **immunisiert**, gegen das der Antikörper gerichtet sein soll, und aus der Milz der Mäuse werden **Lymphozyten isoliert**. Unter diesen befinden sich aufgrund der vorherigen Immunisierung B-Zellen, die die gesuchten Antikörper bilden.
- Die gewonnenen **B-Zellen** werden **mit Myelomzellen** (bestimmten Mäuse-Tumorzellen) **fusioniert**, so dass Zellhybride, sog. **Hybridome**, entstehen. Auf diese Weise gewinnt man Zellen, die sich unbegrenzt vermehren lassen und dabei stets den gewünschten Antikörper bilden.
- Man **isoliert** dann einzelne **Klone der Zellhybride** und testet die von ihnen gebildeten klonspezifischen = monoklonalen Antikörper.

26.3.3 Zelluläre und molekulare Grundlagen adaptiver Immunantworten

Auslösung einer adaptiven Immunantwort

Dendritische Zellen

Eine adaptive Immunantwort beginnt in der Regel mit der **Phagozytose der Pathogene durch dendritische Zellen** (Abb. **B-26.16**). Die dendritischen Zellen verlassen daraufhin das Gewebe und gelangen mit der Lymphe in **regionale Lymphknoten**. Dort setzen sie sich als **interdigitierende dendritische Zellen** fest.

Die Pathogene werden in **Lysosomen** der DC abgebaut, die Proteine dabei gespalten (**Antigenprozessierung**). Peptidfragmente werden an **MHC-Klasse-II-Proteinen** an der Zelloberfläche exponiert und **T-Zellen präsentiert**.

Eine adaptive Immunantwort beginnt in der Regel damit, dass die in ein Gewebe eingedrungenen Pathogene von **dendritischen Zellen** (**DC**), z. B. den Langerhans-Zellen der Haut, **phagozytiert** werden (Abb. **B-26.16**). Die Erkennung und die nachfolgende Aufnahme der Pathogene werden u. a. durch Toll-like Rezeptoren und Scavenger-Rezeptoren (S. 700) der dendritischen Zellen wesentlich erleichtert. Die dendritischen Zellen **verlassen daraufhin das Gewebe** und gelangen mit der Lymphflüssigkeit in **regionale Lymphknoten**, wo sie sich im inneren Bereich des Cortex als **interdigitierende dendritische Zellen** festsetzen.
Die aufgenommenen Erreger werden in den **Lysosomen** der dendritischen Zellen abgebaut. Die Proteine der Erreger werden dabei in Peptidfragmente gespalten (**Antigenprozessierung**). Diese Fragmente werden in den Lysosomen auf **MHC-Klasse-II-Proteine** geladen und durch vesikulären Transport an die Zelloberfläche gebracht. Hier werden sie den vorbeiströmenden **T-Zellen präsentiert**. Dendritische Zellen gehören somit zu den antigenpräsentierenden Zellen.

B-26.16 **Funktion dendritischer Zellen bei der Auslösung einer Immunantwort**

B-26.16

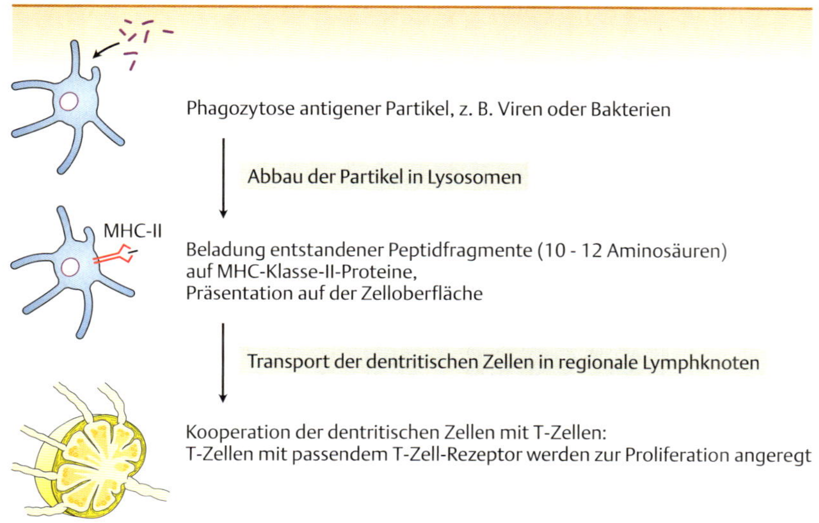

MHC-Proteine

Die Familie der **MHC-Proteine** wurde ursprünglich bei Untersuchungen zu den immunologischen Grundlagen der Abstoßung von Transplantaten (S. 726) entdeckt. (MHC steht für Major Histocompatibility Complex). Die MHC-Proteine des Menschen werden auch **HLA-Proteine** genannt (HLA= human Leucocyte Antigens). Sie dienen der **Präsentation antigener Peptidfragmente**. In ihrer Sekundär- und Tertiärstruktur zeigen alle MHC-Proteine Ähnlichkeiten mit den Strukturen der Antikörper: Auch MHC-Proteine bilden Domänen von ca. 110 Aminosäuren, zeigen eine β-Faltblattstruktur und enthalten in der Regel in jeder Domäne eine Disulfidbrücke.

Man unterscheidet zwei Klassen von MHC-Proteinen:

- **MHC-Klasse-I-Proteine** werden **von nahezu allen Zellen** des Körpers **mit Ausnahme kernloser Zellen** (Erythrozyten, Thrombozyten) an ihrer Oberfläche exponiert. MHC-*Klasse-I*-Proteine enthalten nur *eine* membranspannende Polypeptidkette. Diese bindet nichtkovalent das kleine Protein **β_2-Mikroglobulin**, das keinen Membrananker hat (Abb. **B-26.17**). Die membranspannende Polypeptidkette der MHC-Klasse-I-Proteine (*nicht* das β_2-Mikroglobulin) bindet Peptide einer Länge von **8 – 10 Aminosäuren**.
- **MHC-Klasse-II-Proteine** werden von **dendritischen Zellen**, **Makrophagen** und **B-Lymphozyten** exprimiert. MHC-*Klasse-II*-Proteine bestehen aus *zwei* Polypeptidketten, einer α-und einer β-Kette, die beide in der Zellmembran verankert sind (Abb. **B-26.17**). MHC-Klasse-II-Proteine binden Peptide einer Länge von **10 – 12 Aminosäuren**. Polypeptide oder Proteine, die wesentlich größer sind, können von MHC-Proteinen grundsätzlich *nicht* gebunden werden.

Fast alle **MHC-Gene** befinden sich auf dem kurzen Arm des Chromosoms 6, nur das Gen des β_2-Mikroglobulins befindet sich auf dem Chromosom 15. Jede Zelle kann **verschiedene MHC-Klasse-I- und -II-Proteine** bilden, die Zahl der alternativen MHC-Gene ist aber gering. Die Kette des MHC-Klasse-I-Proteins wird von drei alternativen Genen kodiert, die Ketten der MHC-Klasse-II-Proteine werden von fünf alternativen Sätzen von α/β-Genen kodiert. Zusätzliche Alternativen ergeben sich aus der Möglichkeit, Gene des mütterlichen und des väterlichen Chromosomensatzes zu kombinieren. Vergleiche der Gensequenzen verschiedener Individuen haben weltweit eine beachtliche **Variabilität der Allele** gezeigt. Die Unterschiede in den Sequenzen der MHC-Proteine haben unterschiedliche

MHC-Proteine

MHC-Proteine (**HLA-Proteine**) dienen der **Präsentation von Peptidfragmenten**, die beim proteolytischen Abbau von Antigenen entstehen.

MHC-Klasse-I-Proteine werden **von nahezu allen Zellen** des Körpers gebildet. Sie bestehen aus *einer* membranspannenden Polypeptidkette, die nichtkovalent **β_2-Mikroglobulin** bindet (Abb. **B-26.17**). MHC-Klasse-I-Proteine binden Peptide einer Länge von **8 – 10 Aminosäuren**.
MHC-Klasse-II-Proteine werden von **Phagozyten und B-Lymphozyten** exprimiert. Sie bestehen aus *zwei* membranspannenden Ketten (Abb. **B-26.17**) und binden Peptide einer Länge von **10 – 12 Aminosäuren**.

Jede Zelle kann **verschiedene MHC-Klasse-I- und -II-Proteine** bilden, die Zahl der alternativen **MHC-Gene** ist aber gering. Vergleiche der Gensequenzen verschiedener Individuen haben weltweit eine beachtliche **Variabilität der Allele** gezeigt. Die Sequenzen der MHC-Proteine haben wesentlichen Einfluss auf die Sensitivität gegenüber verschiedenen Krankheitserregern.

B-26.17 **Struktur der MHC-Proteine**

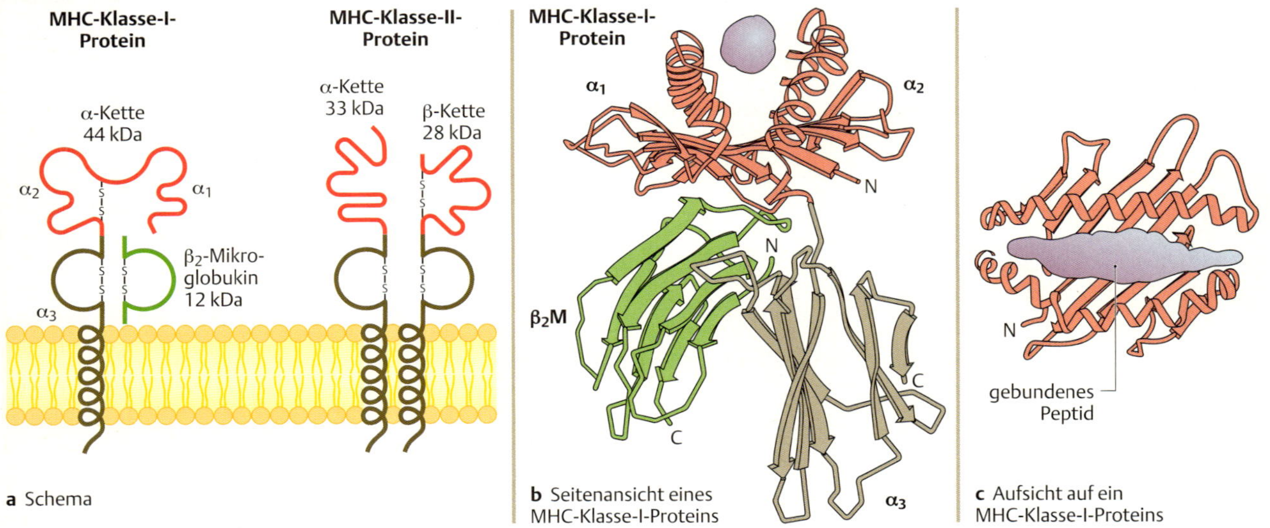

a Schema
b Seitenansicht eines MHC-Klasse-I-Proteins
c Aufsicht auf ein MHC-Klasse-I-Proteins

Die Heterogenität der MHC-Gene ist auch ein wesentlicher Grund der Transplantatabstoßung.

Affinitäten und Spezifitäten der Proteine zur Folge und tragen wesentlich zur Sensitivität gegenüber verschiedenen Krankheitserregern bei. Bestimmte MHC-Allele sind in der Abwehr verschiedener Erreger von Vorteil bzw. von Nachteil. Die Heterogenität der MHC-Gene in der Bevölkerung ist aber auch der wichtigste Grund dafür, dass Gewebe eines Individuums vom Immunsystem eines anderen Individuums bei einer Transplantation als fremd erkannt und abgestoßen werden.

Aktivitäten dendritischer Zellen in Lymphknoten

Antigene Partikel gelangen teilweise auch DC-unabhängig in die Lymphknoten, wo sie von **follikulären dendritischen Zellen** festgehalten und ohne Beteiligung einer Endozytose präsentiert werden.

Aktivitäten dendritischer Zellen in Lymphknoten

Antigene Partikel gelangen mit der Lymphflüssigkeit mitunter auch ohne Beteiligung dendritischer Zellen in Lymphknoten. Hier werden sie im äußeren Bereich des Cortex von **follikulären dendritischen Zellen** festgehalten und unmittelbar an deren Zelloberfläche exponiert. Eine Phagozytose ist an diesem Prozess nicht beteiligt. Die follikulären dendritischen Zellen binden Antigen-Aggregate teilweise in Form kleiner Partikel, sog. Iccosomen (Immune-complex-coated bodies).

B- und T-Zellen gelangen ständig mit dem Blut in die **Lymphknoten**, wo sie die Kapillaren an Stellen mit hohem Endothel verlassen. Anschließend tasten sie die verschiedenen dendritischen Zellen nach gebundenen Antigenen ab.

Die **Lymphknoten** werden ständig von **B- und T-Zellen** des Blutes durchspült. Diese verlassen die Blutbahn im inneren Lymphknotenkortex im Bereich von hochendothelialen Venolen (High endothelial Venules, HEV). Sie tasten dann die dendritischen Zellen nach MHC-gebundenen Antigenen ab:

- T-Zellen tasten die interdigitierenden DC ab,
- B-Zellen tasten die follikulären DC ab.

Lymphozyten, die im Lymphknoten kein passendes Antigen vorfinden, rezirkulieren.

Sowohl die T- als auch die B-Zellen tragen dazu an ihrer Oberfläche Rezeptoren. Jeder Lymphozyt ist durch seinen Rezeptor spezifisch für *ein* bestimmtes Antigen. Das Blut enthält viele Milliarden Lymphozyten unterschiedlicher Spezifität. Lymphozyten, die im Lymphknoten kein passendes Antigen vorfinden, verlassen den Lymphknoten bald wieder mit der Lymphflüssigkeit und gelangen über den Ductus thoracicus zurück in den Blutkreislauf.

B-Zellen, die ein Antigen binden, nehmen es auf und **präsentieren Antigenfragmente an MHC-Klasse-II-Proteinen**.

B-Zellen, die an den follikulären DC (oder an einem anderen Ort) ein passendes Antigen finden, nehmen dieses durch Endozytose auf, prozessieren es und **exponieren** an ihrer Oberfläche **Antigenfragmente an MHC-Klasse-II-Proteinen**. Auch B-Zellen sind also antigenpräsentierende Zellen.

T-Zellen, die ein Antigen binden, werden **aktiviert** und **teilen** sich. Die **Tochterzellen** differenzieren zu **T_H1- oder T_H2-Zellen (Effektor-T-Zellen)**.

T-Zellen, die an den interdigitierenden DC ein passendes Antigen finden, werden festgehalten und **aktiviert**. Aktivierte T-Zellen werden **zur Zellteilung angeregt**. Die **Tochterzellen differenzieren** je nach Antigentyp **zu T_H1- oder T_H2-Zellen**

(Effektor-T-Zellen). In wenigen Tagen entstehen so tausende aktivierter Effektor-T-Zellen, die für das gleiche Antigen spezifisch sind.
B-Zellen, die eines der bei der jeweiligen Infektion vorherrschenden Antigene aufgenommen haben, können nun in der T-Zell-Zone mit vergleichsweise großer Wahrscheinlichkeit auf eine passende Effektor-T-Zelle treffen. (Sofern eine B-Zelle das Antigen A aufgenommen hat, trifft sie nun mit großer Wahrscheinlichkeit auf eine Effektor-T-Zelle, die zuvor an einer interdigitierenden DC durch Kontakt mit einem Peptidfragment aus dem gleichen Antigen A aktiviert wurde.)
Die **B-Zelle** wird dann ihrerseits **von der Effektor-T-Zelle aktiviert**. Die an diesem Prozess beteiligten T-Zellen sind in der Regel T-Helferzellen vom Typ T_H2. Die aktivierte B-Zelle teilt sich dann vielfach, und die zahlreichen Tochterzellen bilden schließlich große Mengen an **Antikörpern**, die für das von B- und T-Zelle gemeinsam erkannte Antigen spezifisch sind.
B- und T-Zellen, die als Effektorzellen an einer Immunantwort beteiligt sind, bleiben zu einem großen Teil im jeweiligen Lymphknoten. Durch ihre starke Vermehrung bilden die B-Zellen hier große Keimzentren, durch die der Lymphknoten erheblich anschwellen kann. Viele Effektorzellen verlassen den Lymphknoten aber auch, besiedeln benachbarte Lymphknoten oder gelangen über den Ductus thoracicus in den Blutkreislauf, so dass sie auch Lymphknoten entfernter Gewebe besiedeln können.

B-Zellen, die eines der vorherrschenden Antigene aufgenommen haben, können nun in der T-Zell-Zone relativ leicht auf eine passende Effektor-T-Zelle treffen.
Die **B-Zelle** wird dann **von der Effektor-T-Zelle aktiviert** und teilt sich vielfach. Die Tochterzellen bilden schließlich große Mengen an **Antikörpern**, die für das von B- und T-Zelle gemeinsam erkannte Antigen spezifisch sind.

Durch ihre starke Vermehrung bilden die B-Zellen große Keimzentren, durch die der jeweilige Lymphknoten erheblich anschwellen kann.

B-Zellen

Reifung

B-Zellen entstehen im Knochenmark aus lymphatischen Stammzellen. Hier findet auch der größte Teil ihres Reifungsprozesses statt, nur die letzten Schritte der B-Zell-Reifung erfolgen in Lymphfollikeln. Deshalb ist das **Knochenmark** das **primäre lymphatische Organ der B-Zellen.**
Unabhängig davon, welchen Antikörper-Isotyp eine B-Zelle letztlich synthetisiert, bildet sie zunächst **Antikörper**, die über eine Sequenz hydrophober Aminosäuren **in der Plasmamembran verankert** und dabei von außen zugänglich sind. Diese sind gleichsam Ansichtsexemplare des Antikörpers, der von dieser B-Zelle gebildet werden kann. Ein solcher *m*embrangebundenerAntikörper (*m*Ig) wird als **B-Zell-Rezeptor** bezeichnet. In frühen Stadien der B-Zellentwicklung handelt es sich um die Isotypen mIgM und mIgD, erst in späteren Stadien auch um andere Isotypen.
B-Zellen, deren Antikörper **körpereigene Strukturen binden**, gehen bereits im Knochenmark durch **Apoptose** zugrunde. In diesem frühen Stadium exponieren die Zellen ausschließlich IgM (= unreife B-Zellen). Nur **B-Zellen**, deren Antikörper **nicht gegen körpereigene Strukturen gerichtet** sind (ca. 10% der ursprünglichen Population), gelangen in die Blutbahn. Diese reifen B-Zellen exponieren IgM *und* IgD und siedeln sich in den **Lymphfollikeln der sekundären lymphatischen Organe** (Lymphknoten, Milz, Tonsillen, Darmschleimhaut und Peyer-Plaques des Darms) an.

B-Zellen

Reifung

Die Reifung der B-Zellen findet weitgehend im **Knochenmark** statt. Dieses ist **das primäre lymphatische Organ** der B-Zellen.

Unabhängig davon, welchen Antikörper-Isotyp eine B-Zelle letztlich synthetisiert, bildet sie **zunächst Antikörper**, die **in der Plasmamembran verankert** sind. Derartige membrangebundene Antikörper repräsentieren die **B-Zell-Rezeptoren**.

B-Zellen, deren Antikörper **körpereigene Strukturen binden**, gehen noch im Knochenmark durch **Apoptose** zugrunde.
Nur B-Zellen, deren Antikörper **körpereigene Strukturen ignorieren**, besiedeln die **Lymphfollikel der sekundären lymphatischen Organe**.

▶ **Definition.** Reife B-Zellen, die im Laufe ihrer Entwicklung noch kein Antigen gebunden haben, werden als **naiv** bezeichnet.

◀ **Definition**

Aktivierung der B-Zellen durch T-Zellen

Wenn eine B-Zelle auf ein Antigen stößt, das zufällig von ihrem B-Zell-Rezeptor erkannt wird, nimmt die B-Zelle ihren Rezeptor mitsamt dem gebundenen Antigen auf. Nach Abbau des aufgenommenen Antigens in Lysosomen exponiert die B-Zelle Fragmente des Antigens an MHC-Klasse-II-Proteinen auf ihrer Zelloberfläche (Abb. **B-26.18**).
In diesem Stadium ist die B-Zelle gleichwohl noch nicht in der Lage, lösliche Antikörper zu sezernieren. Dazu bedarf es zuvor noch einer bestätigenden Aktivierung durch eine T_H2-Helferzelle. Eine entscheidende Voraussetzung ist da-

Aktivierung der B-Zellen durch T-Zellen

Bindet ein Antigen an die B-Zelle, präsentiert sie es (nach Prozessierung) an MHC-Klasse-II-Proteinen (Abb. **B-26.18**).

Der MHC-Klasse-II-Protein-Antigen-Komplex wird spezifisch von einer **T_H2-Helferzelle** erkannt. Es bildet sich daraufhin ein **T-B-Konjugat**.

bei, dass die T_H2-Zelle einen T-Zell-Rezeptor exponiert, der spezifisch mit dem Komplex aus MHC-Klasse-II-Protein und Antigen interagiert, der von der jeweiligen B-Zelle präsentiert wird. Indem sich eine passende T_H2- und eine B-Zelle zusammenlagern, bildet sich ein **T-B-Konjugat**.

Das Protein **CD40L** der T_H2-Zelle bindet an das **CD40-Protein** der B-Zelle (Abb. **B-26.18**) → Die **B-Zelle** bildet **Rezeptoren** für die von der T-Zelle sezernierten **Interleukine**.

Die **T_H2-Zelle** exponiert das **Membranprotein CD40L**, das als **Ligand für** das **CD40-Protein der B-Zelle** dient (Abb. **B-26.18**). Die Bindung des CD40L an CD40 steht im Kontext einer intensiven Kooperation beider Zellen. Dabei **bildet** die **B-Zelle Rezeptoren für Interleukine**, die von der T-Zelle sezerniert werden. Dies sind insbesondere die Interleukine **IL-4, IL-5 und IL-6**.

CD40L und insbesondere die Interleukine **IL-4, IL-5 und IL-6** bewirken
- **Zellteilungen** und
- einen **Wechsel der Antikörperklasse** von mIg zu **löslichen** IgA, IgE oder IgG (durch **alternative Prozessierung** der mRNA, die den konstanten Abschnitt der H-Kette kodiert).

CD40L und die Interleukine IL-4, Il-5 und IL-6 lösen zwei Prozesse aus:
- Es kommt zu **Zellteilungen**, so dass sich ein B-Zell-Klon bildet.
- In den betroffenen B-Zellen wird ein **Wechsel der Antikörperklasse** ausgelöst. Dieser Klassenwechsel hat zur Folge, dass von nun an **lösliche Antikörper** des Typs IgA, IgE oder IgG gebildet werden. Zugrunde liegt dabei eine **alternative Prozessierung der RNA**, die den konstanten Abschnitt der H-Kette kodiert. Menschen, deren T-Zellen das costimulierende Molekül CD40L nicht bilden können, produzieren ausschließlich IgM-Antikörper. CD40L ist also für die Auslösung eines Klassenwechsels essenziell.

▶ **Merke**

▶ **Merke.** B-Zellen geben Antikörper erst an die Umgebung ab, wenn sie von einer T-Helferzelle aktiviert worden sind.

B-26.18

B-26.18 Aktivierung einer B-Zelle

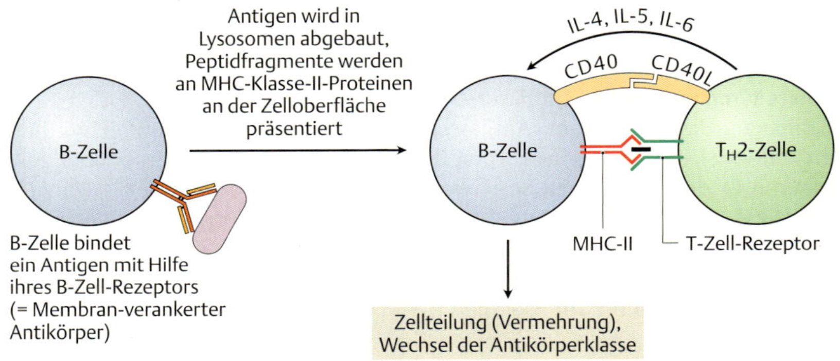

Zur Aktivierung einer B-Zelle sind zwei Signale erforderlich. Das 1. Signal ist die Bindung eines Antigens an den B-Zell-Rezeptor. In der Folge wird das Antigen prozessiert, an MHC-Klasse-II-Proteinen präsentiert und in Form des MHC-II-Protein-Antigenfragment-Komplexes von einer T_H2-Zelle erkannt. Das 2. Signal ist die Bindung des CD40L-Proteins der T_H2-Zelle an das CD40-Protein der B-Zelle. Die Folgen sind Proliferation, Klassenwechsel und die Produktion und Sekretion großer Mengen von Antikörper.

Die **T_H2-Zelle** sowie benachbarte **T_H1-Zellen bestimmen mit dem Muster ihrer Zytokine**, zu welchem **Isotyp** der Klassenwechsel erfolgt.
So induziert das IL-4 der T_H2-Zellen die Bildung von IgE. Das IFN-γ der T_H1-Zelle induziert hingegen die Bildung von IgG und hemmt die Bildung von IgE.

Die **T_H2-Zelle** sowie benachbarte **T_H1-Zellen bestimmen mit dem Muster ihrer Zytokine den Isotyp** der von nun an von der B-Zelle produzierten Antikörper. Schüttet die **T_H2-Zelle** sehr viel **IL-4** aus, werden in der B-Zelle überwiegend **IgE-Antikörper** gebildet. **T_H1-Zellen** können mit B-Zellen grundsätzlich ebenfalls Konjugate bilden, scheinen dabei aber wesentlich träger zu sein als die T_H2-Zellen. T_H1-Zellen sezernieren u. a. **Interferon-γ (IFN-γ)**. Dieses erreicht als lösliches Protein alle B-Zellen der Umgebung, u.U. auch Zellen, die bereits mit einer T_H2-Zelle kooperieren, und **unterdrückt die Neigung zur Bildung von IgE**. Stattdessen stimuliert IFN-γ bevorzugt einen Klassenwechsel zu IgG_2 oder IgG_3.

B-Zellen, die große Antikörpermengen sezernieren, heißen **Plasmazellen**. Sie enthal-

B-Zellen, die gerade in großen Mengen Antikörper sezernieren, heißen **Plasmazellen**. Diese sind wesentlich größer als die naiven B-Zellen und enthalten ein kräftig entwickeltes **raues ER**. Hier sitzen die Ribosomen, die für die Synthese der Antikörperketten verantwortlich sind. Ähnlich den anderen sekretorischen Proteinen verlassen Antikörper die Plasmazellen, indem sie durch vesikulären Transport vom ER über den Golgi-Apparat zur Plasmamembran transportiert werden (S. 372).

ten viel **raues ER**, an dem die Antikörpersynthese beginnt.

Ruhende **Gedächtniszellen** (Memory Cells) können sich bei einem erneuten Kontakt mit dem gleichen Antigen schnell wieder in Plasmazellen umwandeln. Auch hierfür ist in der Regel eine Aktivierung durch T-Helferzellen nötig.

Ruhende **Gedächtniszellen** können sich bei erneutem Antigenkontakt schnell wieder in Plasmazellen umwandeln.

▶ **Exkurs. Haptene**
Bei Versuchen zur Entwicklung von Impfstoffen beobachtete man, dass es oft unmöglich ist, durch einfache Injektion kleiner Moleküle eine Immunantwort hervorzurufen. Wenn das gleiche Molekül hingegen an ein Trägerprotein gekoppelt wurde, kam es durchaus zu einer Immunantwort, die sich spezifisch gegen das kleine Molekül richtete. Die Antigene, die bei derartigen Verfahren an das Trägerprotein gekoppelt werden, bezeichnet man als Haptene. Als Haptene können Peptide, aber auch andere Stoffe, z. B. Kohlenhydrate (Abb. **B-26.19**), eingesetzt werden. Das Trägerprotein bindet offenbar zusammen mit dem Hapten an die B-Zelle. Die Bindung an den B-Zell-Rezeptor wird dabei vom Hapten vermittelt. Nach Phagozytose und lysosomalem Abbau werden Peptidfragmente des Trägerproteins an der Oberfläche der B-Zelle exponiert und vermitteln dann die Kooperation mit der T-Zelle.

◀ **Exkurs**

B-26.19 Prinzip der Impfung gegen ein Konjugat aus Kohlenhydrat und Trägerprotein

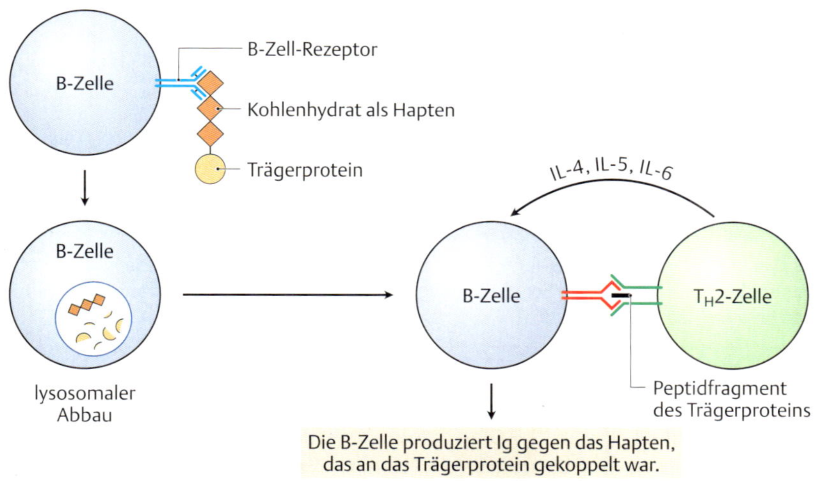

B-26.19

▶ **klinik.** Dieses Prinzip liegt z. B. der **Hib-Impfung** gegen bakterielle Hirnhautentzündung zugrunde (Abb. **B-26.19**): Bei diesem Verfahren werden alle Neugeborenen mit Trägerprotein-gekoppelten **Kohlenhydraten** der Schleimkapsel von *Haemophilus influenzae* b geimpft. Die Kohlenhydrate binden an B-Zell-Rezeptoren und werden von den B-Zellen mitsamt dem Trägerprotein phagozytiert. Die B-Zellen bauen das Konjugat ab und exponieren Peptidfragmente davon an ihrer Oberfläche, so dass eine Kooperation mit T-Zellen möglich ist. Die dann produzierten Antikörper richten sich aber gegen das Epitop, das vom B-Zell-Rezeptor erkannt wurde, also gegen die antigenen Kohlenhydrate.

◀ **klinik**

T-Zellen

Reifung

Im Gegensatz zu B-Zellen verlassen **T-Zellen** das Knochenmark bereits in einem frühen Stadium und wandern zur Reifung in den **Thymus**, das **primäre lymphatische Organ der T-Zellen**.
Das **Thymusstroma** ist für die Entwicklung der T-Zellen essenziell (Abb. **B-26.20**).

T-Zellen entstehen im Knochenmark aus der gleichen lymphatischen Stammzelle wie die B-Zellen. Im Gegensatz zu diesen verlassen sie aber das Knochenmark bereits in einem frühen Stadium und wandern zur Reifung in den **Thymus**. Er ist das **primäre lymphatische Organ der T-Zellen**.
Der Thymus enthält ein epitheliales Maschenwerk, das **Thymusstroma**, das für die Entwicklung der T-Zellen (=*T*hymus-abhängige Zellen) essenziell ist. Sog. Nacktmäuse (Abb. **B-26.20**) können dieses Epithel nicht bilden und besitzen deshalb keine reifen T-Zellen. Aus diesem Grund kommt es in Nacktmäusen zu keiner Transplantatabstoßung. Wegen dieser Eigenschaft werden Nacktmäuse vielfach in der medizinischen Forschung verwendet.

B-26.20

B-26.20 Nacktmaus

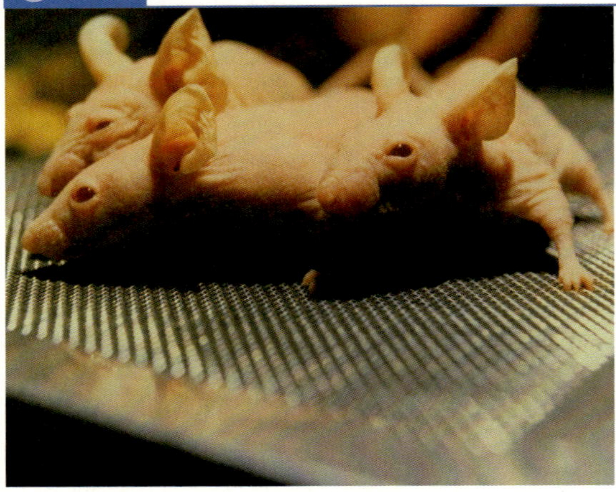

Nacktmäuse tragen eine Mutation, die nicht nur zum Fehlen der Körperbehaarung führt, sondern auch zu Defekten in der Ausbildung des Thymusstromas. Nacktmäuse besitzen deshalb keine reifen T-Zellen.

Das Thymusstroma induziert in T-Zellen u. a. die **Rekombination bestimmter Gensegmente** und es kommt daraufhin zur **Expression einer α- und einer β-Kette**, die den **T-Zell-Rezeptor** bilden. Parallel werden die Membranproteine **CD4** und **CD8** exprimiert.

Das Thymusstroma induziert eine Vermehrung und Differenzierung der T-Zell-Vorläufer. Ähnlich wie in B-Zellen kommt es auch in T-Zellen zu einer **Neuanordnung bestimmter Gensegmente (somatische Rekombination)**. Diese wird durch den Kontakt mit dem Thymusgewebe induziert. Sie erlaubt schließlich die **Expression einer α- und einer β-Kette**, die gemeinsam einen **T-Zell-Rezeptor** bilden. Parallel kommt es im Thymus zur Expression der Membranproteine **CD4** und **CD8**.

Neben den T-Zellen mit Rezeptoren vom α,β-Typ werden auch einige **γ,δ-Rezeptor-T-Zellen** gebildet.

Nur T-Zellen, die an ein MHC-Klasse-I- oder -II-Protein der **kortikalen Epithelzellen des Thymus** binden, können weiter heranreifen (**positive Selektion**). Alle anderen T-Zellen werden durch Apoptose eliminiert.

Neben den T-Zellen mit Rezeptoren vom α,β-Typ werden auch einige **γ,δ-Rezeptor-T-Zellen** gebildet. Diese besiedeln anschließend vorwiegend Lymphfollikel des Darms. Ihre Funktion ist nicht befriedigend geklärt.
Aus der Vielzahl der zunächst entstehenden T-Zellen sind nur wenige für eine Funktion im Immunsystem geeignet. Eine entsprechende Selektion erfolgt ebenfalls im Thymus. Zunächst kommt es **an den kortikalen Epithelzellen des Thymus** zur **positiven Selektion**: Nur T-Zellen, die an MHC-Klasse-I- oder MHC-Klasse-II-Proteine dieser Epithelzellen binden, können weiter heranreifen. Die meisten unreifen T-Zellen bilden einen T-Zell-Rezeptor, der an keines der MHC-Proteine binden kann, können also mit anderen Zellen nicht kooperieren, und werden deshalb durch Apoptose abgetötet.

T-Zellen, die im Thymus von **dendritischen Zellen und Makrophagen** exponierte körpereigene Peptide erkennen, werden durch Apoptose eliminiert (**negative Selektion**).

An den dendritischen Zellen und Makrophagen des Thymus kommt es schließlich auch zu einer **negativen Selektion**: Diese Zellen präsentieren im Thymus an ihren MHC-Proteinen Peptide, die durch Abbau körpereigener Proteine gebildet werden. Alle T-Zellen, die diese Peptide erkennen, werden ebenfalls durch

Apoptose eliminiert. T-Zellen, die körpereigene Proteine bekämpfen würden, könnten Autoimmunkrankheiten verursachen und werden deshalb abgebaut.
Während des Reifungsprozesses im Thymus sterben ca. 98 % aller T-Zellen durch Apoptose. Sie werden von Makrophagen aufgenommen und abgebaut.
Die überlebenden Zellen sind **reife naive T-Zellen**. Sie **exponieren** an ihrer Oberfläche den **T-Zell-Rezeptor sowie**

- **CD4** zur Bindung an **MHC-Klasse-II-Proteine**

oder

- **CD8** zur Bindung an **MHC-Klasse-I-Proteine.**

CD4 und CD8 sind Proteine der Zelloberfläche, die mit den T-Zell-Rezeptoren in der Erkennung der MHC-Proteine kooperieren.
Reife naive T-Zellen werden an das Blut abgegeben. Ca. 80 % der Lymphozyten im Blut sind T-Zellen.

Ca. 98 % aller T-Zellen sterben im Thymus durch Apoptose.

Die überlebenden **reifen naiven T-Zellen exponieren** an ihrer Oberfläche den **T-Zell-Rezeptor sowie**

- **CD4** zur Bindung an **MHC-Klasse-II-Proteine**

oder

- **CD8** zur Bindung an **MHC-Klasse-I-Proteine.**

Aktivierung der T-Zellen an dendritischen Zellen

Die Aktivierung der naiven T-Zellen erfolgt in der Regel an den interdigitierenden DC der Lymphknoten. **T-Zellen binden nur Antigene**, die ihnen **präsentiert** werden, also *keine* löslichen Antigene. Erkennt eine T-Zelle einen Komplex aus Antigenpeptidfragment und MHC-Klasse-II-Protein, synthetisiert sie sowohl **IL-2** als auch IL-2-Rezeptoren und **stimuliert so ihre eigene Proliferation**.

Aktivierung der T-Zellen an dendritischen Zellen

T-Zellen binden nur Antigene, die ihnen **präsentiert** werden. Nach Bindung des Antigens exprimiert die Zelle **IL-2** und IL-2-Rezeptoren und **stimuliert so ihre eigene Proliferation**.

▶ **klinik.** Die Produktion des IL-2 kann durch die Medikamente **Ciclosporin A** und **FK506** gehemmt werden. Ciclosporin A wird in großem Umfang nach Organtransplantationen zur Verhinderung einer Gewebeabstoßung eingesetzt.

◀ **klinik**

T-Helferzellen: T-Effektorzellen mit CD4-Marker

Naive CD4-T-Zellen entwickeln sich im Anschluss an die Aktivierung zu T-Helferzellen. Abhängig vom Typ des von der dendritischen Zelle präsentierten Antigens entsteht eine **T_H1- oder** eine **T_H2-Zelle.** Alle CD4-T-Zellen (T_H1 *und* T_H2) üben ihre Funktion in **Wechselwirkung mit MHC-Klasse-II-Proteinen einer Zielzelle** aus:

- **T_H1-Zellen** binden bevorzugt an MHC-Klasse-II-Proteine von **Makrophagen** und aktivieren diese dadurch (s. u.).
- **T_H2-Zellen** binden bevorzugt an MHC-Klasse-II-Proteine von **B-Zellen** und helfen bei deren Aktivierung (S. 713).

T-Helferzellen: T-Effektorzellen mit CD4-Marker

Je nach Typ des präsentierten Antigens entsteht eine **T_H1- oder** eine **T_H2-Zelle.** *Beide* üben ihre Funktion in **Wechselwirkung mit MHC-Klasse-II-Proteinen einer Zielzelle** aus. **T_H1**-Zellen aktivieren **Makrophagen** (s. u.), **T_H2**-Zellen aktivieren **B-Zellen** (S. 713).

Makrophagen nehmen pathogene Mikroorganismen durch **Phagozytose** auf und töten sie im Phagosom (einem Endosom) ab. Anschließend fusioniert das Phagosom mit einem Lysosom, und die Erreger werden abgebaut. **Peptidfragmente der Abbauprodukte** werden **im Phagolysosom an MHC-Klasse-II-Proteine gebunden** und an die Zelloberfläche transportiert, wo der Antigen-MHC-Protein-Komplex von **T_H1-Zellen** erkannt wird. Die T_H1-Zellen veranlassen Makrophagen daraufhin, in großen Mengen **toxische Substanzen** zu synthetisieren, die sie sowohl an das Lumen ihrer Phagosomen als auch an ihre Umgebung abgeben. Hierzu zählen vor allem Sauerstoffradikale (ihre Synthese wird als Respiratory Burst bezeichnet), H_2O_2, Stickoxide, Defensine und Elastase. Alle diese Produkte dienen der Abtötung der Erreger.
Eine permanente Produktion dieser Stoffe würde die Gewebe schädigen. Deshalb werden sie in größerer Menge **erst nach Aktivierung der Makrophagen durch T_H1-Zellen** gebildet. Die Aktivierung erfolgt parallel über mehrere Signale (Abb. **B-26.21**). Die **T_H1-Zelle**

- **erkennt** mit Hilfe ihres T-Zell-Rezeptors (und unterstützt vom CD4-Protein) **das MHC-II-gebundene Peptidfragment** an der Oberfläche des Makrophagen,
- präsentiert den CD40-Liganden (**CD40L**),
- sezerniert **Interferon-γ (IFN-γ).**

Zudem sezernieren T_H1-Zellen IL-2, das ihre eigene Vermehrung stimuliert.

Makrophagen nehmen Erreger durch **Phagozytose** auf, töten sie und bauen sie ab. Letzteres geschieht im **Phagolysosom**, wo schließlich **Peptidfragmente an MHC-Klasse-II-Proteine gebunden** werden. Die Komplexe aus Peptidfragment und MHC-Protein werden an die Zelloberfläche transportiert und dort von **T_H1-Zellen** erkannt. Diese aktivieren die Makrophagen dazu, **toxische Substanzen** zur Abtötung der Erreger zu bilden.

Die **Aktivierung der Makrophagen** erfolgt parallel über mehrere Signale der T_H1-Zelle (Abb. **B-26.21**):

- Bindung des **T-Zell-Rezeptors** an das MHC-II-gebundene **Antigenfragment**,
- Präsentation des **CD40L**,
- Sekretion von **IFN-γ**.

B-26.21

B-26.21 Aktivierung eines Makrophagen durch eine T_H1-Zelle

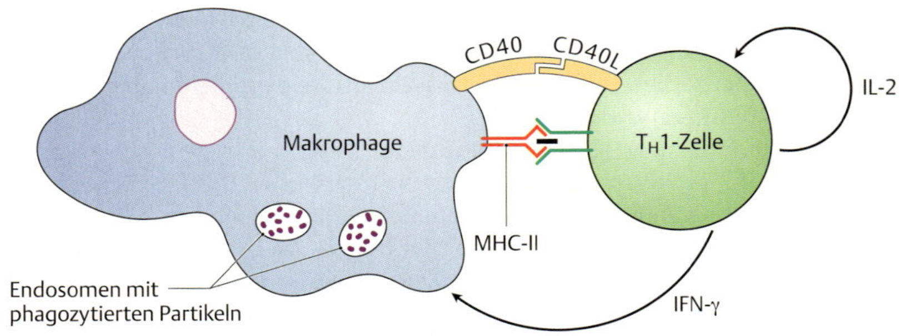

▶ Exkurs

▶ **Exkurs. Beladung der MHC-Klasse-II-Proteine**
Die Phagolysosomen der Makrophagen enthalten sehr viele Abbauprodukte unterschiedlicher Herkunft. Um unter diesen Bedingungen eine sinnvolle Beladung der MHC-Klasse-II-Proteine zu gewährleisten, werden deren Bindestellen zunächst von dem Peptid **CLIP** blockiert. Im Lysosom bindet das **HLA-DM-Protein** an die MHC-Klasse-II-Proteine:
- Die MHC-Klasse-II-Proteine werden dadurch stabilisiert,
- das CLIP-Peptid wird freigesetzt,
- und dieses ermöglicht dann die Anlagerung der Peptide, die letztlich an der Zelloberfläche präsentiert werden sollen.

Für die Funktion des Immunsystems ist es wichtig, dass dabei aus den unterschiedlichen Abbauprodukten, die in den Phagolysosomen enthalten sind, die Peptide ausgewählt werden, die mit dem MHC-Protein hinreichend stabile Komplexe bilden.
HLA-DM hat in seiner Struktur große Ähnlichkeit mit den MHC-Klasse-II-Proteinen. Wie diese besteht es aus einer α- und einer β-Kette.

▶ klinik

▶ **klinik.** Einige Erreger haben Mechanismen entwickelt, durch die sie die Abtötung in den Phagosomen und deren Fusion mit Lysosomen verhindern. Ein berühmtes Beispiel sind die **Mykobakterien**, die Erreger der **Tuberkulose** und der **Lepra**. Bei einer Tuberkulose sind große Gruppen infizierter Makrophagen in charakteristischer Weise von T-Zellen umlagert, beide Zellarten zusamen bilden ein **Granulom**. Das Immunsystem ist normalerweise in der Lage, auf diese Weise die Ausbreitung der Mykobakterien im Gewebe zu verhindern. Allerdings können die Mykobakterien in den Makrophagen überleben, da sie die eigene Abtötung und die Bildung des Phagolysosoms verhindern. Dadurch unterbleibt auch die Antigenpräsentation. Bei einer Schwächung des Immunsystems, oft viele Jahre nach der Infektion, kann es zur Reaktivierung der Tuberkulose kommen. Derzeit ist ca. $^1/_3$ der Menschheit mit *Mycobacterium tuberculosis* infiziert.

Zytotoxische T-Zellen: Effektor-T-Zellen mit CD8-Marker

Zytotoxische T-Zellen dienen der Abtötung körpereigener Zellen, die von Viren oder intrazellulären Mikroorganismen infiziert sind.

Erkennung infizierter Zellen durch zytotoxische T-Zellen: Intrazelluläre Erreger werden abgebaut und **Peptidfragmente an MHC-Klasse-I-Proteine gebunden** an der Zelloberfläche exponiert. Dieser Komplex wird unter Beteiligung des CD8-Proteins vom T-Zell-Rezeptor der zytotoxischen T-Zellen erkannt.

Zytotoxische T-Zellen: Effektor-T-Zellen mit CD8-Marker

Naive CD8-T-Zellen werden im Anschluss an die Aktivierung durch dendritische Zellen zu zytotoxischen T-Zellen. Diese T-Zellen dienen insbesondere der gezielten Abtötung körpereigener Zellen, die von Viren oder intrazellulären Mikroorganismen infiziert sind.

Erkennung infizierter Zellen durch zytotoxische T-Zellen: Intrazelluläre Erreger geraten in allen Zellen des Körpers in eine Maschinerie, die dafür sorgt, dass **Peptidfragmente** der Erreger **an MHC-Klasse-I-Proteine gebunden** und an der Zelloberfläche präsentiert werden. Die MHC-I-gebundenen Peptidfragmente werden vom T-Zell-Rezeptor der zytotoxischen T-Zellen abgetastet. Die Identifizierung der MHC-Klasse-I-Proteine wird durch die Beteiligung des CD8-Proteins sichergestellt. MHC-Klasse-I-Proteine binden zwar in erheblichem Umfang auch Fragmente körpereigener Proteine, die T-Zell-Selektion im Thymus garantiert aber, dass diese von den T-Zellen toleriert werden.

Infizierte Zellen zeigen im Vergleich zu nichtinfizierten Zellen oft eine erheblich gesteigerte Synthese von MHC-Klasse-I-Proteinen. Dieses ist u.a. auf die Produktion von **Interferon (IFN)-α** und **IFN-β** (S. 730) durch die virusinfizierten Zellen zurückzuführen.

Vermittelt durch IFN-α- und -β bilden infizierte Zellen oft mehr MHC-Klasse-I-Proteine als nichtinfizierte Zellen.

Die Fragmente, die den intrazellulären Erreger letztlich an der Zelloberfläche verraten, entstehen im Zytosol der Zelle durch die Aktivität des **Proteasoms**, eines großen ATP-abhängigen Komplexes verschiedener Proteasen (S. 379). Die **Peptide** werden dann unter Vermittlung porenbildender Membranproteine in das **ER** eingeschleust. Hier **binden** sie **an MHC-Klasse-I-Proteine**, und der Komplex gelangt durch vesikulären Transport an die Zelloberfläche (Abb. **B-26.22**).

Die Peptidfragmente entstehen im Zytosol der Zelle durch die Aktivität des **Proteasoms**. Sie werden anschließend in das **ER** eingeschleust und hier **an MHC-Klasse-I-Proteine gebunden** (Abb. **B-26.22**).

▶ **Merke.** **MHC-Klasse-I-Proteine** werden **im ER** mit Peptiden beladen, die Peptide stammen aus dem **Proteasom**-vermittelten Abbau von Proteinen im Zytosol.
MHC-Klasse-II-Proteine werden **in den Lysosomen** beladen. Die Peptide stammen in diesem Fall aus dem Abbau von Proteinen durch **Proteasen der Lysosomen**.

◀ **Merke**

Mechanismus der Zytotoxizität: Wenn zytotoxische T-Zellen auf ein körperfremdes Peptid stoßen, das von einem MHC-Klasse-I-Protein präsentiert wird, töten sie die so gekennzeichnete Zielzelle nicht direkt. Vielmehr lösen sie in der Zielzelle einen programmierten Zelltod, also **Apoptose** aus. Dies kann auf zwei Wegen geschehen:

- Zytotoxische T-Zellen **sezernieren** das porenbildende Protein **Perforin** zusammen mit **Granzymen** = Proteasen, die Apoptose auslösen. Vermutlich gelangen sie durch die Perforin-Pore in die Zielzelle (Abb. **B-26.22**).
- Zytotoxische T-Zellen **exponieren** den **Fas-Liganden**. Dieser bindet an das Protein Fas (= CD95) der Zielzelle und löst so eine Signalkaskade aus, die zur Apoptose führt (S. 517).

Mechanismus der Zytotoxizität: Zytotoxische T-Zellen induzieren in ihren Zielzellen **Apoptose**. Dies kann auf zwei Wegen geschehen:

- Sekretion des porenbildenden Proteins **Perforin** mit **Granzymen** (Apoptose auslösenden Proteasen) (Abb. **B-26.22**),
- Expression des **Fas-Liganden** auf der Zelloberfläche, der an das Protein Fas (= CD95) der Zielzelle bindet und so ihre Apoptose auslöst.

B-26.22 Funktionen einer zytotoxischen T-Zelle

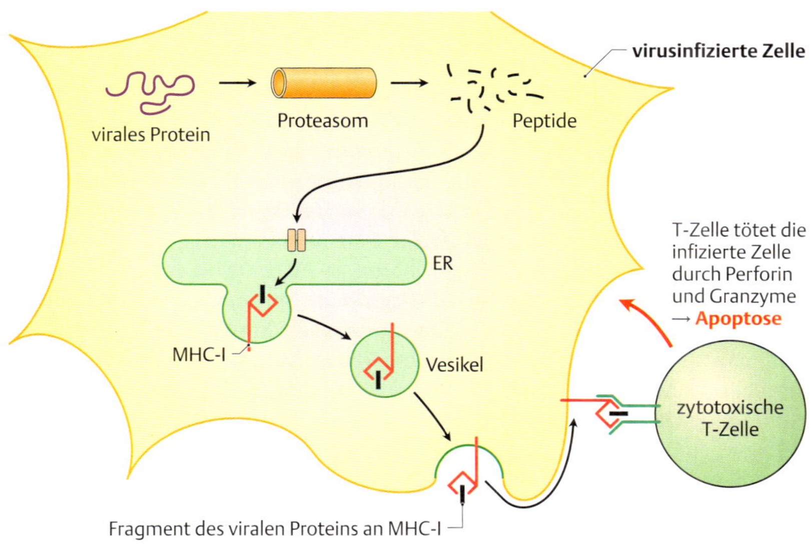

Die zytotoxische T-Zelle erkennt die virusinfizierte Zelle durch Bindung an Antigenpeptidfragment und MHC-Klasse-I-Protein, sezerniert Perforin und Granzyme und löst dadurch die Apoptose der virusinfizierten Zelle aus.

B-26.22

In den meisten Fällen scheinen zytotoxische T-Zellen Apoptose durch Sekretion von Perforin und Granzymen auszulösen.

▶ Exkurs

▶ Exkurs. Mechanismus der Zytotoxizität von NK-Zellen
NK-Zellen töten ihre Zielzellen ebenfalls durch Sekretion von Perforin und Granzymen. Sie töten bevorzugt Zellen ab, die keine oder nur wenige MHC-Klasse-I-Proteine exponieren. Dieses System ermöglicht die Elimination von Zellen, die von Viren infiziert sind, die den Transport von MHC-Klasse-I-Proteinen an die Zelloberfläche unterdrücken. Bei bestimmten NK-Zellen ist der Mechanismus der Zytotoxizität von Antikörpern abhängig: Zielzellen, die IgG gebunden haben, werden von den NK-Zellen nach Bindung an die Fc-Teile getötet, unabhängig von MHC-präsentierten Antigenen.

26.3.4 Das erworbene Immunschwächesyndrom (AIDS)

AIDS ist die Folge einer Infektion mit dem Retrovirus **Human Immunodeficiency Virus (HIV)**.
Bis 2007 waren weltweit bereits 25 Millionen Menschen an AIDS gestorben.
In Deutschland waren 2007 insgesamt 59.000 Menschen mit HIV infiziert.

HIV dringt mit Hilfe seiner Glykoproteine gp120 und gp41 in Zielzellen ein, die CD4 exponieren. Deshalb werden vorwiegend **T-Helferzellen infiziert**.

Die Reaktion ist eine
- **humorale Immunantwort:** Es werden Antikörper gegen das Virus gebildet. Opsonierte Viren werden von Makrophagen aufgenommen und abgebaut.
- **zelluläre Immunantwort:** Es entstehen zytotoxische T-Zellen, die an HIV-infizierte CD4-T-Helferzellen binden und deren Apoptose auslösen. Der **Verlust eines erheblichen Teils der T-Helferzellen** ist die Ursache der **Immundefizienz** und der **erhöhten Anfälligkeit gegenüber Infektionen**.

Bei weniger als 200 CD4-Zellen/μl Blut treten vermehrt **opportunistische Infektionen** auf.

26.3.4 Das erworbene Immunschwächesyndrom (AIDS)

AIDS wurde 1981 als eigenständige Krankheit erkannt. Ursache ist eine Infektion mit dem Retrovirus **Human Immunodeficiency Virus (HIV)**. Ende 2007 waren weltweit bereits ca. 25 Millionen Menschen an AIDS gestorben, weitere 33 Millionen waren infiziert, davon ca. 22 Millionen im südlichen Afrika. In Deutschland waren bis 2007 ca. 27.000 Menschen an AIDS gestorben, weitere 59.000 waren mit dem HIV infiziert. In jüngster Zeit hat die Zahl der Infektionen in Deutschland wieder zugenommen. Allein für das Jahr 2006 wurden 2638 Neuinfektionen gemeldet.
HIV dringt mit Hilfe seiner Glykoproteine gp120 und gp41 in Zielzellen ein, die CD4 exponieren:
- Gp120 bindet an das CD4-Protein,
- Gp41 dient der anschließenden Fusion des Virus mit der Plasmamembran der Zielzelle.

Da CD4 der entscheidende Virusrezeptor ist, werden vorwiegend **T-Helferzellen infiziert**.
Das Immunsystem reagiert mit zwei Abwehrmechanismen:
- **Humorale Immunantwort:** Es werden Antikörper gegen das Virus gebildet. Opsonierte Viren werden von Makrophagen aufgenommen und abgebaut.
- **Zelluläre Immunantwort:** Es entstehen zytotoxische T-Zellen, die an HIV-infizierte CD4-T-Helferzellen binden und deren **Apoptose** auslösen. Die Konsequenz ist der **Verlust eines erheblichen Teils der T-Helferzellen**. Der Mangel an T-Helferzellen ist dann die Ursache der **Immundefizienz** und der **erhöhten Anfälligkeit gegenüber Infektionen**.

Die Immunantwort kann die Zahl der HI-Viren für einige Jahre drastisch reduzieren, sie kann die Infektion aber nicht beenden. Zunächst bleibt die Zahl der T-Helferzellen noch ausreichend. Die Patienten sind HIV-infiziert, aber noch nicht AIDS-krank. Durch geeignete Kombination verschiedener Medikamente kann diese Zeit erheblich verlängert werden. Die Patienten können das Virus aber weiterhin übertragen, z.B. über ihr Blut oder durch Geschlechtsverkehr. Nach einer Inkubationszeit von 1 – 15 Jahren ist AIDS das Endstadium der HIV-Infektion. Bei weniger als 200 CD4-Zellen/μl Blut (normal: > 1000 CD4-Zellen/μl Blut) kommt es vermehrt zu **opportunistischen Infektionen**. Darunter versteht man Infektionen durch Viren oder Mikroorganismen, die bei gesunden Menschen keine Krankheiten hervorrufen, da sie auf ein geschwächtes Immunsystem angewiesen sind, um ihre Pathogenität entfalten zu können. Nicht zuletzt sind für AIDS-Patienten bestimmte Pilzinfektionen typisch. Eine überraschende Infektion durch den Hautpilz Candida albicans ist für HIV-Infizierte oft der erste Anlass, ärztlichen Rat zu suchen. Weltweit sind 2007 ca. 2,1 Millionen Menschen an AIDS gestorben.
Aktuelle Zahlen werden regelmäßig vom Robert-Koch-Institut in Berlin veröffentlicht: www.rki.de

26.3.5 Allergie

26.3.5 Allergie

▶ **Synonym.** Überempfindlichkeitsreaktion, Hypersensitivitätsreaktion.

◀ Synonym

Eine Allergie liegt vor, wenn ein normalerweise harmloses Antigen eine Überreaktion des Immunsystems auslöst. Der allergisch sensibilisierte Organismus reagiert anders als normal (allos = griech. anders, ergon = Arbeit).
Traditionell definiert man anhand der beteiligten Reaktionsmechanismen **vier Typen von Überempfindlichkeitsreaktionen**, die in einem weiten Sinne des Wortes auch als allergische Reaktionen bezeichnet werden (Abb. **B-26.23**):

- **Typ I**, die **Allergie im engeren Sinne**, ist definiert durch eine **IgE-abhängige Freisetzung von Histamin** und eine innerhalb sehr kurzer Zeit einsetzende Symptomatik. Typ I wird deshalb auch als **Soforttyp-Allergie** bezeichnet. Charakteristische Beispiele sind der Heuschnupfen, Asthma bronchiale und juckende Schwellungen der Haut (Urtikaria). Auch die atopische Dermatitis („Neurodermitis") wird diesem Formenkreis zugerechnet, stellt allerdings in mancher Hinsicht einen Sonderfall dar. Schwere Sofortreaktionen, etwa bei plötzlichem Kontakt mit großen Mengen eines allergenen Stoffes, werden als **Anaphylaxie** bezeichnet.
- **Typ II** ist eine **durch Antikörper ausgelöste zytotoxische Reaktion**. Ein klassisches Beispiel ist die Hämolyse, die bei einer Bluttransfusion ausgelöst wird, wenn der Spender nicht kompatibel ist.
- **Typ III** ist eine **durch Immunkomplexe** (= Komplexe aus löslichen Antigenen und Antikörpern) **ausgelöste Entzündungsreaktion**. Beispiel: Schädigung der Glomeruli der Niere durch Immunkomplexe nach einer Mandelentzündung.
- **Typ IV** wird **durch T-Zellen ausgelöst**. Symptome treten erst nach 1 – 2 Tagen auf, weshalb Typ IV auch als **Reaktion vom verzögerten Typ** (Delayed Type Hypersensitivity, DTH) bezeichnet wird. Beispiel: Abstoßung des Transplantates nach einer Organtransplantation.

Eine Allergie liegt vor, wenn ein normalerweise harmloses Antigen eine Überreaktion des Immunsystems auslöst.

Man unterscheidet **vier Typen von Überempfindlichkeitsreaktionen** (Abb. **B-26.23**):

- **Typ I** (Allergie im engeren Sinne) entsteht durch **IgE-abhängige Freisetzung von Histamin**. Symptome treten sofort auf (**Soforttyp-Allergie**).
- **Typ II** ist eine durch **Antikörper** (IgM, IgG) ausgelöste **zytotoxische Reaktion**.
- **Typ III** ist eine durch **Immunkomplexe** ausgelöste **Entzündungsreaktion**.
- **Typ IV** ist durch **T-Zellen** bedingt. Symptome treten nach ≥24 h auf (**verzögerter Typ**).

B-26.23 Überempfindlichkeitsreaktionen

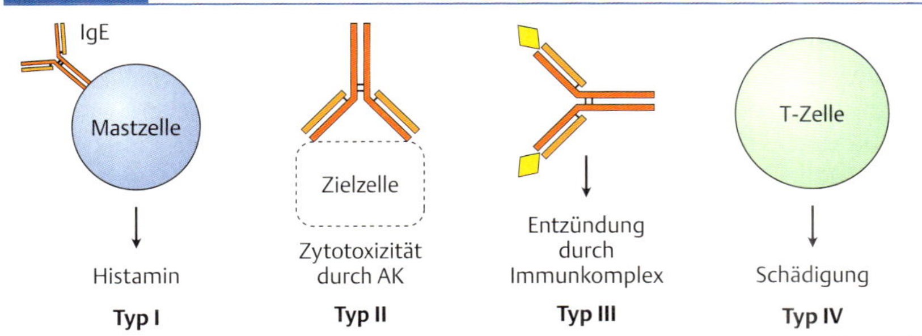

An Reaktionen des Typs II und III sind oft Komponenten des Komplementsystems beteiligt, die sich an die Antikörper (AK) anlagern.

Überempfindlichkeitsreaktion vom Typ I (Allergie im engeren Sinn)

Überempfindlichkeitsreaktion vom Typ I

Molekulare Mechanismen der allergischen Reaktion

Histamin als Mediator allergischer Reaktionen: Neben mehreren anderen Signalstoffen ist Histamin der wichtigste Mediator der Typ-I-Reaktionen. Histamin wird durch Decarboxylierung der Aminosäure Histidin gebildet, zusammen mit anderen Stoffen in den Granula der **Mastzellen** gespeichert und aus diesen bei einer allergischen Reaktion freigesetzt. Mastzellen entstehen aus den gleichen Vorläuferzellen wie basophile Granulozyten. Ihren Namen erhielten sie in Anspielung auf die große Zahl an Granula, die sie aussehen lassen, als seien sie mit Granula „gemästet" worden (Abb. **B-26.24 a**).

Histamin als Mediator allergischer Reaktionen: Histamin gilt als der wichtigste Mediator allergischer Typ-I-Reaktionen.
Es wird aus den Granula der **Mastzellen** freigesetzt (Abb. **B-26.24**).

Mastzellen binden IgE an **Fc-Rezeptoren**.

Mastzellen besitzen **Fc-Rezeptoren** für Immunglobuline vom Typ IgE. Allergische Typ-I-Reaktionen sind nur möglich, wenn in einem Gewebe IgE vorhanden sind, die eine Spezifität für die jeweiligen allergenen Stoffe haben. Die IgE binden dann an die Fc-Rezeptoren der Mastzellen. Bei Kontakt mit dem passenden Allergen kommt es sofort zu einer **Degranulation** der Mastzellen (Abb. **B-26.24 b**).

▶ Merke

▶ **Merke.** Die **Überbrückung zweier IgE** auf einer Mastzelle **durch ein Antigen** („bridging") löst einen Anstieg der zytosolischen Ca^{2+}-Konzentration aus und wirkt dabei als **Signal zur Exozytose von Histamin.**

B-26.24

B-26.24 Mastzelle

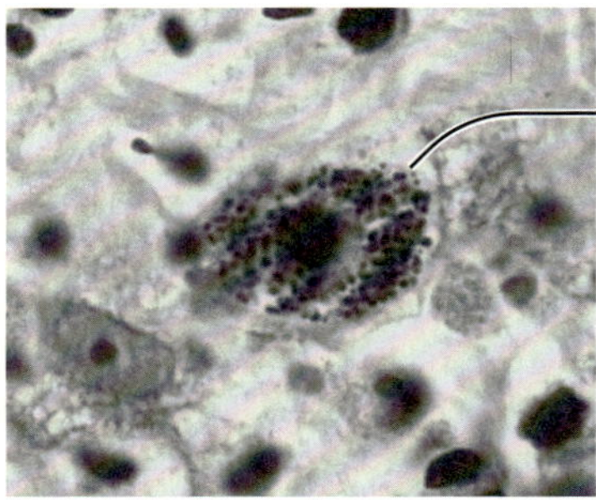

a Mikroskopische Aufnahme **b** Freisetzung von Mediatoren

Die **Wirkungen des Histamins** bei Allergie werden von **H_1-Rezeptoren** vermittelt. Ihre Reizung bewirkt

- **Juckreiz**,
- Stimulation der **Schleimbildung** im oberen und unteren Respirationstrakt,
- **Bronchokonstriktion** (→ Asthma-Anfall),
- **Ödembildung** (→ Asthma-Anfall, Quaddelbildung),
- **Vasodilatation von Arteriolen und Venolen** (lokal, z. B. in der Nasenschleimhaut bei Heuschnupfen, systemisch → anaphylaktischer Schock).

Für die **Wirkungen des Histamins** bei allergischen Reaktionen sind **H_1-Rezepren** von entscheidender Bedeutung (S. 638). Die Reizung von H_1-Rezeptoren hat mehrere Konsequenzen:

- Histamin löst den **Juckreiz** aus, der für allergische Reaktionen charakteristisch ist.
- Stimulation der **Schleimbildung** im oberen und unteren Respirationstrakt,
- In der Wand der Bronchiolen und in den Alveolar-Azini löst Histamin eine Kontraktion der glatten Muskelzellen und damit eine **Bronchokonstriktion** aus. Dieser Effekt ist wesentlich an der Pathogenese eines Asthma-Anfalls beteiligt.
- In den kleinen Gefäßen bewirkt Histamin eine Kontraktion der Endothelzellen, mit der Folge, dass sich in ihrem Zellverband Lücken bilden, durch die Flüssigkeit aus den Kapillaren in das Gewebe austreten kann und sich ein **Ödem** bildet. Derartige Ödeme bilden sich bei einem Asthma-Anfall in den Bronchien, bei einer Urtikaria in der Haut (Quaddelbildung, S. 726).
- Gleichzeitig wird in den Arteriolen und Venolen eine **Vasodilatation** ausgelöst. In der Nasenschleimhaut führt dieses bei Heuschnupfen zur verstopften Nase.
- Eine Typ-I-Reaktion kann in extremen Fällen zu Kreislaufversagen führen (anaphylaktischer Schock). Auch an diesem systemischen Effekt ist Histamin beteiligt, indem es synergistisch mit anderen Mediatoren eine Vasodilatation der Arteriolen auslöst.

Synthese von Eikosanoiden: Aktivierung der **Phospholipase A_2** führt zur Freisetzung von **Arachidonsäure** und ermöglicht so die Synthese von Leukotrien C_4 (LTC_4). Dieses wirkt in jeder Hinsicht **synergistisch mit Histamin** und extrem bronchokonstriktorisch.

Synthese von Eikosanoiden: Einige Minuten nach der Freisetzung des Histamins wird in der Mastzelle die **Phospholipase A_2** aktiviert, die aus Lipiden der Plasmamembran **Arachidonsäure** freisetzt. Aus Arachidonsäure entstehen dann mehrere pharmakologisch aktive Eikosanoide (Prostaglandine und Leukotriene, S. 627). Unter diesen wird im Zusammenhang allergischer Reaktionen dem **Leukotrien C_4 (LTC_4)** derzeit die größte Bedeutung zugesprochen. Leukotrien C_4 scheint nahezu alle der für Histamin beschriebenen Wirkungen synergistisch zu unterstützen. Insbesondere wirkt Leukotrien C_4 extrem bronchokonstriktorisch.

Pharmakologische Konsequenzen: Zur symptomatischen Therapie allergischer Reaktionen werden mehrere Wirkstoffe eingesetzt, die in verschiedenen Phasen in das Geschehen eingreifen:

- **Cromoglykat** erschwert bei regelmäßiger lokaler Anwendung die Freisetzung der Mediatoren aus den Mastzellen. Möglicherweise beruht der membranstabilisierende Effekt des Cromoglykats auf einer Hemmung bestimmter Ca^{2+}-Kanäle in der Plasmamembran.
- **Antihistaminika (H_1-Blocker)** verhindern die Bindung des freigesetzten Histamins an die H_1-Rezeptoren. Antihistaminika sind insbesondere beim Heuschnupfen wirksam, weniger beim Asthma, da dort das Geschehen weniger durch Histamin als vielmehr durch Leukotriene und Prostaglandine bestimmt wird.
- **Antileukotriene** (Leukotrienrezeptor-Antagonisten) sollten deshalb eine wesentlich bessere Wirkung zeigen. Tatsächlich sind die Erfahrungen mit den ersten Wirkstoffen dieser Gruppe jedoch enttäuschend gewesen.
- **Cortison** reduziert die Aktivität der Phospholipase A_2 und hemmt die Biosynthese der Interleukine. Welches der entscheidende Wirkungsmechanismus des Cortisons ist, gilt als ungeklärt. Cortison wirkt allerdings sehr effektiv. Bislang ist Cortison in der symptomatischen Therapie des Asthma bronchiale weiterhin der wichtigste Wirkstoff.

Pharmakologische Konsequenzen:
- **Cromoglykat** erschwert die Freisetzung der Mediatoren aus den Mastzellen.
- **Antihistaminika (H_1-Blocker)** verhindern die Bindung des freigesetzten Histamins an die H_1-Rezeptoren.
- **Antileukotriene** sind Antagonisten der Leukotrienrezeptoren.
- **Cortison** reduziert die Aktivität der Phospholipase A_2 und hemmt die Biosynthese der Interleukine. Welcher dieser Mechanismen entscheidend ist, ist bislang ungeklärt.

▶ **Exkurs. Die physiologische Funktion der Mastzellen**

Im Zusammenhang der Allergien scheinen Mastzellen nur schädliche Effekte hervorzurufen. Was aber ist ihre physiologische Funktion? Es ist schon lange bekannt, dass Mastzellen an der **Abwehr von Infektionen durch Parasiten** beteiligt sind, z. B. an der Immunantwort gegen **Würmer** (Abb. **B-26.25**). Diese wird vorwiegend von bestimmten **Oligosacchariden** der Würmer ausgelöst, in denen u. a. α-L-Fucose enthalten ist, einer der seltenen Zucker in L-Konfiguration. In der Folge werden hohe Titer an spezifischen IgE sowie eine Rekrutierung von **Mastzellen** und eosinophilen Granulozyten beobachtet. Die **eosinophilen Granulozyten** geben das **basische Protein** (Major basic Protein) ab, das für Würmer toxisch ist. Es ist monomer und vergleichsweise klein (ca. 14 kDa), seinen basischen Charakter hat es durch seine große Zahl an Argininresten. Der molekulare Mechanismus der Toxizität ist unbekannt.

◀ Exkurs

B-26.25 Immunreaktionen bei Wurminfektionen

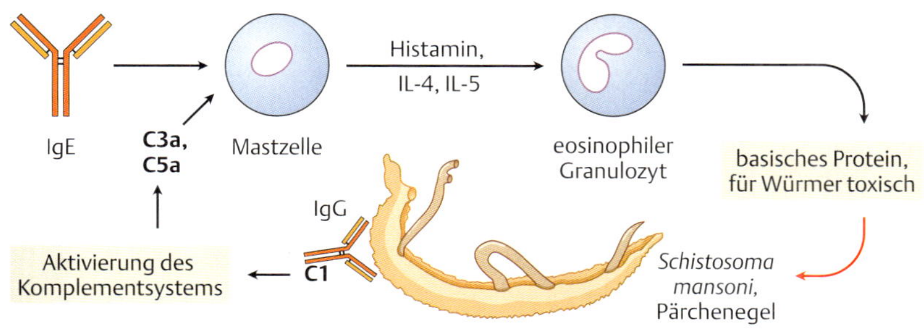

Die hier gezeigten Reaktionen des Immunsystems wurden für Infektionen durch den Pärchenegel *Schistosoma mansoni*, den Erreger der Bilharziose, besonders intensiv untersucht, sie treten aber auch bei anderen Wurminfektionen auf.

Entstehungsmechanismus der Allergie

Das Ausmaß der Neigung zu allergischen Reaktionen wird wesentlich von den **T-Helferzellen** bestimmt. Diese entwickeln sich nach Aktivierung durch eine dendritische Zelle entweder zu T_H1- oder zu T_H2-Zellen (S. 717). Wird das immunologische Milieu eines Gewebes überwiegend von T_H1-Zellen bestimmt, können allergische Reaktionen normalerweise unterdrückt werden. Wird es jedoch überwiegend von T_H2-Zellen bestimmt, besteht eine große Neigung zur Bildung von IgE und zur Etablierung einer Allergie. Wie aber wird bestimmt, ob sich eine T-Helferzelle zur T_H1- oder zur T_H2-Zelle entwickelt? Die Differenzierungsrichtung der T-Helferzelle hängt entscheidend von der Art des durch die dendritische Zelle präsentierten Antigens ab: **Bakterielle Antigene** induzieren

Entstehungsmechanismus der Allergie

Die Neigung zu Allergie wird wesentlich von **T-Helferzellen** bestimmt. Sie ist groß, wenn T_H2-Zellen das immunologische Milieu bestimmen, gering bei Vorherrschen von T_H1-Zellen.
Die **Differenzierungsrichtung der T-Helferzelle** hängt von der **Art** des ihr **präsentierten Antigens** ab:
- bakterielle Antigene → T_H1-Zelle,
- Wurm- oder Hausstaub-Antigene → T_H2-Zelle.

T_H1-Zellen geben **IFN-γ** ab (Abb. **B-26.26**), das **allergische Reaktionen unterdrückt**. **T_H2-Zellen** geben **IL-4**, **IL-5** und **IL-13** ab (Abb. **B-26.26**), die eine **Einwanderung von Mastzellen** auslösen und B-Zellen der Umgebung zur **IgE-Synthese** anregen.

bevorzugt eine **Entwicklung zu T_H1-Zellen**. Antigene, die aus **Würmern** oder aus **Hausstaub** stammen, induzieren bevorzugt eine **Entwicklung zu T_H2-Zellen**.
Die T_H-Zellen wandern dann in Schleimhäute und Lymphfollikel, wo sie unterschiedliche Mediatoren freisetzen (Abb. **B-26.26**):
- **T_H1-Zellen** geben **IFN-γ** ab, das **allergische Reaktionen unterdrückt** und die Bildung von IgA und IgG erleichtert.
- **T_H2-Zellen** geben **IL-4, IL-5 und IL-13** ab, die eosinophile und basophile Granulozyten sowie Mastzellen anlocken und die B-Zellen der Umgebung zur **Bildung von IgE anregen**. So schaffen sie die entscheidenden Voraussetzungen für die Etablierung einer Allergie.

▶ **Merke.** An der **Entstehung von Allergien** sind wesentlich die **Interleukine IL-4, IL-5 und IL-13** beteiligt.

B-26.26

B-26.26 Mediatoren der T_H1- und der T_H2-Zellen

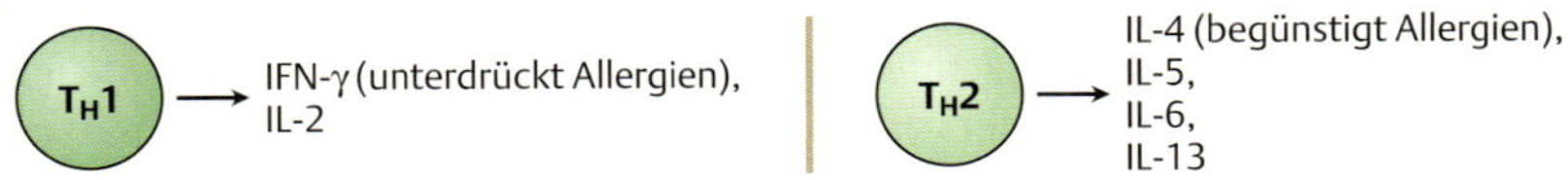
TH1
IFN-γ (unterdrückt Allergien),
IL-2
TH2
IL-4 (begünstigt Allergien),
IL-5,
IL-6,
IL-13

Die meisten **Allergene** sind **lösliche Proteine**. Eines der häufigsten Allergene ist das Protein **Der p1** von Dermatophagoides pteronyssinus, einer Hausstaubmilbe (Abb. **B-26.27**). Der p1 ist eine Protease, die von der Milbe mit dem Kot abgegeben wird.

Inzwischen ist die Struktur vieler **Allergene** aufgeklärt worden. Die meisten Allergene sind **lösliche Proteine**. Eines der wichtigsten ist das Protein **Der p1** von *Dermatophagoides pteronyssinus*, einer mikroskopisch kleinen Milbe aus dem **Hausstaub** (Abb. **B-26.27**). Der p1 ist eine Protease, die von der Milbe mit dem Kot abgegeben wird. Die proteolytische Aktivität trägt wesentlich zur Antigenität des Proteins bei. Vermutlich erleichtert sie die Überquerung der Schleimhäute. **Allergien gegen Katzen** richten sich normalerweise gegen das Protein **Fel d1** (*Felis domesticus*), Allergien gegen **Birkenpollen** gegen das Protein **Bet v1** (*Betula verrucosa*).

B-26.27

B-26.27 Die Hausstaubmilbe Dermatophagoides pteronyssinus und das Allergen Der p1

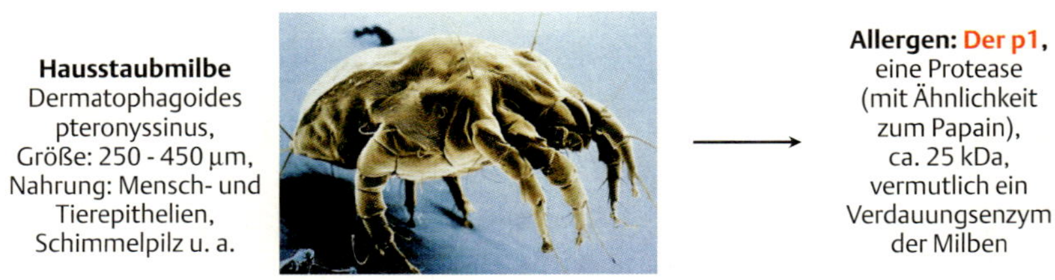

Die **dramatische Zunahme der Allergien in den Industrieländern** wird derzeit mit **zwei Theorien** erklärt. Beide Theorien lassen vermuten, dass Allergien letztlich ein **Preis der Sauberkeit** sind.

Allergien zählen offensichtlich zu den Zivilisationskrankheiten. Mitunter wird vermutet, dass sich Allergien primär gegen Verunreinigungen der Luft richten, die sich z. B. auf den Blütenpollen ablagern könnten. Tatsächlich lassen sich aber alle allergischen Reaktionen auch mit hoch gereinigten Proteinen evozieren, bei denen es sich um reine Naturstoffe handelt. Wie ist dann die **dramatische Zunahme der Allergien in den Industrieländern** zu erklären? Derzeit werden **zwei Theorien** diskutiert. Beide Theorien gehen von der Beobachtung aus, dass sich Allergien auf der Basis eines bestimmten Musters an Mediatoren des Immunsystems entwickeln. Beide Theorien lassen vermuten, dass Allergien letztlich ein **Preis der Sauberkeit** sind.

Die **Theorie des gestörten T_H1-T_H2-Gleichgewichts** besagt, dass der **Rückgang bakterieller Infektionen** zu einem **Mangel an**

Die **Theorie des gestörten T_H1-T_H2-Gleichgewichts** geht davon aus, dass die Perfektion der hygienischen Bedingungen dazu geführt hat, dass bereits Neugeborene wesentlich seltener von Infektionskrankheiten betroffen sind als noch vor wenigen Jahrzehnten. Insbesondere sind auch **bakterielle Infektionen sehr selten** geworden. Damit **entfällt** im Immunsystem ein wesentlicher **Stimulus zur Entwicklung von T_H1-Zellen**. Bei der Immunantwort auf Antigene wie Hausstaubmilben und Blütenpollen, die weiterhin in großen Mengen auf die Schleimhäute gelangen, **dominieren also T_H2-Zellen**. Diese schaffen die Voraussetzungen für eine **generelle Neigung, auf antigene Reize mit Allergien zu reagieren**.

Die **Theorie des Fehlens der Parasiten** macht darauf aufmerksam, dass Wurminfektionen zwar eine ausgeprägte T_H2-Antwort auslösen, bestehende allergische Dispositionen dabei aber gleichwohl abgeschwächt werden. Das Phänomen wird in der Immunologie als Helminth Paradox (helminth = engl. Wurm) diskutiert. Neuere Untersuchungen lassen vermuten, dass allergische Reaktionen bei Wurminfektionen durch das dabei ausgeschüttete Interleukin **IL-10** unterdrückt werden. IL-10 ist allgemein als **Hemmstoff von Immunreaktionen** bekannt. (Bei den T_H2-Antworten allergischer Reaktionen wird aus nicht hinreichend verstandenen Gründen kein IL-10 produziert.)

Stimuli zur Entwicklung von T_H1-Zellen führt. Somit **dominieren** bei der Immunantwort gegen Antigene wie Hausstaubmilben und Blütenpollen die **allergiefördernden T_H2-Zellen**.

Die **Theorie des Fehlens der Parasiten** betont, dass Wurminfektionen eine ausgeprägte T_H2-Antwort auslösen und gleichwohl allergische Dispositionen abschwächen. Für diesen Effekt ist offenbar das **IL-10** verantwortlich, das bei parasitischen Infektionen sezerniert wird.

▶ **klinik.** Wenn diese Vermutungen richtig sind, sollte es möglich sein, eine **Impfung gegen Allergien** zu entwickeln. Tatsächlich wurde in den vergangenen Jahren unter dem Namen **allergenspezifische Immuntherapie (SIT)** ein Verfahren eingeführt, nach dem die Empfindlichkeit eines Patienten durch kontrollierte Stimulation mit dem jeweiligen Allergen reduziert werden kann. Das Verfahren wurde auf rein empirischem Wege gefunden, die molekularen Mechanismen der Therapie sind bislang ungeklärt.

◀ **klinik**

Überempfindlichkeitsreaktionen des Typs II bis IV

Typ-II-Reaktionen werden durch **Bindung von IgM oder IgG (nicht IgE!) an eine Zelloberfläche** ausgelöst. Anschließend kommt es durch Aktivierung des **Komplementsystems** (→ Bildung des MAC, S. 697) oder einer **NK-Zelle** zur Abtötung der Zelle (**zytotoxische Reaktion**). Die IgM oder IgG richten sich z. B. gegen

- Spender-Erythrozyten bei **Transfusion** von Blut einer **nichtkompatiblen Blutgruppe** (→ Hämolyse),
- Zellen, auf deren Oberfläche sich Abbauprodukte des Penicillins abgelagert haben.

Es ist üblich, auch solche Reaktionen dem Typ II zuzuordnen, bei denen die Bindung spezifischer Antikörper an Zellen **pathologische Konsequenzen** hat, die Zellen aber *nicht absterben*. Beispiele sind

- **Morbus Basedow:** Hier führt die Bindung von Auto-Antikörpern an die **TSH-Rezeptoren der Thyreozyten** zu einer permanenten Schilddrüsenüberfunktion (S. 590).
- **Myasthenia gravis** (s. auch S. 777): Auto-Antikörper binden an die **α-Untereinheit der nicotinischen Acetylcholinrezeptoren der motorischen Endplatte**. Dies löst zunächst lediglich eine verstärkte Endozytose mit anschließendem lysosomalem Abbau der Acetylcholinrezeptoren aus. Die Zahl der Rezeptoren in der postsynaptischen Membran wird dadurch erheblich reduziert. Später kommt es durch Aktivierung des Komplementsystems auch zu zytotoxischen Reaktionen. Beide Effekte haben eine allgemeine Muskelschwäche zur Folge.

Überempfindlichkeitsreaktionen des Typs II bis IV

Typ-II-Reaktionen werden durch **Bindung von IgM oder IgG (nicht IgE!) an eine Zelloberfläche** ausgelöst.
Die Bindung der Antikörper aktiviert das Komplementsystem oder eine NK-Zelle → Tod der gebundenen Zelle (**zytotoxische Reaktion**). Es kann aber auch zu pathologischen Konsequenzen *ohne Zelltod* kommen.
Beispiele sind

- Hämolyse nach **Transfusion** von Blut einer **nichtkompatiblen Blutgruppe**,
- **Morbus Basedow:** Bindung von Auto-Antikörpern an TSH-Rezeptoren der Thyreozyten → Schilddrüsenüberfunktion,
- **Myasthenia gravis:** Bindung von Auto-Antikörpern an die α-Untereinheit der Acetylcholinrezeptoren der motorischen Endplatte.

Typ-III-Reaktionen sind **Immunkomplexreaktionen**. Bei manchen Infektionskrankheiten lagern sich Komplexe aus löslichen Antigenen und Antikörpern in verschiedenen Geweben ab und lösen Entzündungsreaktionen aus. Für die Schädigung der Gewebe ist dabei meist eine Aktivierung des Komplementsystems verantwortlich. Beispiele für Immunkomplexreaktionen sind

- **Poststreptokokken-Glomerulonephritis**: Im Anschluss an eine Infektion mit **Gruppe-A-Streptokokken**, typischerweise eine **Mandelentzündung**, können sich IgG-Antikörper auf den Membranen der Glomeruli der Nieren ablagern und hier eine Entzündung auslösen.

Typ-III-Reaktionen werden ausgelöst durch Ablagerung von Komplexen aus löslichem Antigen und Antikörper (**Immunkomplexe**) mit nachfolgender Aktivierung des Komplementsystems.
Beispiele sind

- **Poststreptokokken-Glomerulonephritis**,

- **postinfektiöse Arthritis**,
- manche Formen einer **Arzneimittelreaktion** (Abb. **B-26.28**).

- **postinfektiöse Arthritis** (Ablagerung von Immunkomplexen in Gelenken),
- manche Formen einer **Arzneimittelreaktion** (Abb. **B-26.28**).

B-26.28

B-26.28 Arzneimittelreaktion nach intramuskulärer Injektion eines Penicillinpräparats

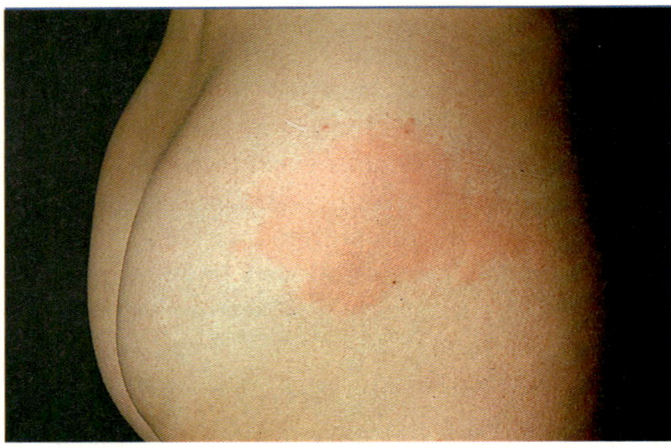

Quaddelbildung an der Injektionsstelle 5 Tage nach i. m.-Injektion. Arzneimittelreaktionen werden oft pauschal als Typ-III-Reaktionen klassifiziert. Untersuchungen zu Reaktionen auf Penicilline zeigen allerdings, dass die zugrunde liegenden Pathogenitätsmechanismen sehr heterogen sind. In etwa 75 % aller Fälle angeblicher „Penicillinallergie" liegt tatsächlich gar keine Allergie vor. Mitunter sind T-Zellen beteiligt, so dass eine Typ-IV-Reaktion vorliegt. Dabei richtet sich die Reaktion gegen Penicilline oder deren Abbauprodukte, die als Haptene z. B. an Serumproteine binden.

Typ-IV-Reaktionen umfassen alle **T-Zell-abhängigen** allergischen Reaktionen. Beispiele sind
- **Transplantatabstoßung** unter Beteiligung zytotoxischer T-Zellen,
- **allergisches Kontaktekzem**, z. B. gegen Nickel oder gegen Inhaltsstoffe von Kosmetika (Abb. **B-26.29**).

Typ-IV-Reaktionen umfassen alle **T-Zell-abhängigen** allergischen Reaktionen. Beispiele sind
- **Transplantatabstoßung** unter Beteiligung **zytotoxischer T-Zellen**: Die T-Zellen erkennen die MHC-Klasse-I-Proteine des Organtransplantats als fremd.
- **allergisches Kontaktekzem**, z. B. gegen Nickel, Salbengrundlagen oder Inhaltsstoffe von Kosmetika. Kontaktallergene lagern sich in der Haut an epidermale Peptide an, werden von **Makrophagen** präsentiert und lösen dann eine gemeinsame Reaktion der Makrophagen mit **T_H1-Zellen** aus. Beide Zellen schütten eine Vielzahl von Mediatoren und toxischen Substanzen aus, was sich lokal als sehr unangenehme Entzündung bemerkbar machen kann (Abb. **B-26.29**).

B-26.29

B-26.29 Allergisches Kontaktekzem gegen Wimperntusche, die zur Färbung des Bartes verwendet wurde

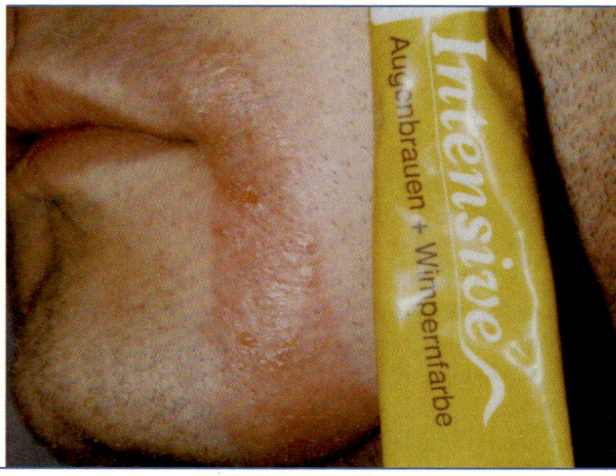

26.4 Entzündung

26.4.1 Grundlagen

Auslöser einer Entzündung sind in der Regel Mikroorganismen oder Viren. Entzündungen können aber auch durch Fremdkörper, durch eine Gewebezerstörung oder im Rahmen einer Allergie verursacht werden. Die **klassischen Zeichen einer Entzündung** wurden von dem römischen Arzt Celsus im 1. Jahrhundert n. Chr. definiert:

- Rötung (Rubor),
- Hitze (Calor),
- Schwellung (Tumor),
- Schmerz (Dolor),
- gestörte Funktion (Functio laesa).

Alle diese Anzeichen lassen sich heute durch ein vielfältiges **Wechselspiel von Zellen und Mediatoren** erklären. Man unterscheidet dabei **lokale Reaktionen** (vermehrte Durchblutung, Einwanderung von Leukozyten, Ödembildung) und **allgemeine Entzündungsreaktionen** (Fieber, Kreislaufversagen).

Wie kommt es zur Entzündung? Hier kann man grundsätzlich zwei Wege unterscheiden:

- **bakterielle Infektionen:** Der Organismus kann molekulare Strukturen, die für viele Bakterien typisch sind, mit Hilfe verschiedener Rezeptoren erkennen (S. 696). Eine Entzündung wird induziert, sobald derartige **Pathogen-associated molecular Patterns (PAMPs)** in einem Gewebe wahrgenommen werden. Die Aktivierung der Rezeptoren führt dazu, dass an den Zelloberflächen neue Proteine exponiert und lösliche **Mediatoren** (S. 627) freigesetzt werden. Beides zusammen löst die Einwanderung von Leukozyten in das infizierte Gewebe aus.
- **Unabhängig von bakteriellen Komponenten** kann eine Entzündung vom **Komplementsystem** ausgelöst werden, z. B. indem das Komplementprotein C3 an einen Fremdkörper bindet (S. 696). Im Verlauf der Aktivierung des Komplementsystems werden u. a. die Polypeptide C3a und C5a gebildet, die chemotaktisch auf Leukozyten wirken.

Einwandernde Leukozyten geben im Entzündungsherd **weitere Mediatoren** ab, die dann für alle weiteren Entzündungsreaktionen verantwortlich sind. Die an diesen Prozessen beteiligten Mechanismen werden nun näher erläutert.

26.4.2 Die Aktivierung der Leukozyten

Bei einer Infektion kommt es zu **Wechselwirkungen der Leukozyten des Blutes mit den Endothelzellen der Blutgefäße**, die letztlich dazu führen, dass Leukozyten die Blutgefäße verlassen und in die umgebenden Gewebe eindringen. Man unterscheidet dabei zwei Phasen:

- **Selektinphase:** Die **Endothelzellen** der Blutgefäße exponieren u. a. Toll-like-Rezeptoren (TLR), durch die sie von charakteristischen Bestandteilen der verschiedensten Bakterien, z. B. dem Lipopolysaccharid (LPS) der äußeren Schicht gramnegativer Bakterien, gereizt werden können. Auf diesen Reiz reagieren Endothelzellen mit der Exposition von **Selektinen** an ihrer Oberfläche. (In den Endothelzellen wird insbesondere die Exposition von E- und P-Selektinen induziert.) Die Selektine sind **Rezeptorproteine mit einer Affinität für bestimmte Oligosaccharide**. Tatsächlich ermöglichen sie nun die Bindung von **Leukozyten**, die mit dem Blut durch die Gefäße gespült werden. Die Leukozyten exponieren nämlich an ihrer Oberfläche stets Glykoproteine, deren **Oligosaccharidseitenketten** passende Liganden für Selektine sind. Unter Vermittlung ihrer Glykoproteine bleiben nun Leukozyten **selektiv** an den Selektinen der Endothelzellen haften. Hier rollen sie zunächst langsam auf deren Oberfläche (Abb. **B-26.30**).

26.4 Entzündung

26.4.1 Grundlagen

Die **klassischen Zeichen einer Entzündung** wurden von dem römischen Arzt Celsus im 1. Jahrh. n. Chr. definiert:

- Rötung (Rubor),
- Hitze (Calor),
- Schwellung (Tumor),
- Schmerz (Dolor),
- gestörte Funktion (Functio laesa).

Alle diese Anzeichen lassen sich heute durch ein vielfältiges **Wechselspiel von Zellen und Mediatoren** erklären.

Wie kommt es zur Entzündung?

- Bei **bakteriellen Infektionen** führt die Aktivierung entsprechender Rezeptoren dazu, dass an den Zelloberflächen der infizierten Gewebe neue Proteine exponiert und lösliche Mediatoren freigesetzt werden. Beides zusammen löst die Einwanderung von Leukozyten aus.
- **Unabhängig von bakteriellen Komponenten** kann eine Entzündung vom Komplementsystem ausgelöst werden.

26.4.2 Die Aktivierung der Leukozyten

Bei einer Entzündung **verlassen Leukozyten die Gefäße** und wandern in die umgebenden Gewebe ein:

- **Selektinphase:** Als Antwort auf eine Stimulation durch LPS u. a. Bestandteile von Bakterien exponieren Endothelzellen an ihrer Oberfläche **Selektine**. Diese dienen der Bindung von **Oligosacchariden**, die sich an der Außenseite der Leukozyten befinden. Die Leukozyten bleiben daraufhin **selektiv** an den Endothelzellen haften und rollen auf deren Oberfläche (Abb. **B-26.30**).

- **Integrinphase:** Integrine sind Proteine der Leukozyten, die an der Oberfläche der Endothelzellen u. a. das Protein **ICAM-1** erkennen und die **Diapedese** (Durchquerung des Endothels und der Basalmembran) einleiten (Abb. **B-26.30**).

- **Integrinphase:** Integrine sind Proteine der Leukozyten, die aus einer α- und einer β-Kette bestehen. Sie erkennen an der Oberfläche der Endothelzellen u. a. das Protein **ICAM-1**. Die Bindung der Integrine an ICAM-1 leitet die Integration der Leukozyten in die Schicht der Endothelzellen ein sowie die Überquerung der Endothelschicht einschließlich der Basalmembran (Abb. **B-26.30**). Der gesamte Prozess wird als **Diapedese** bezeichnet.

B-26.30

B-26.30 Leukozytenadhäsion am Endothel und Diapedese

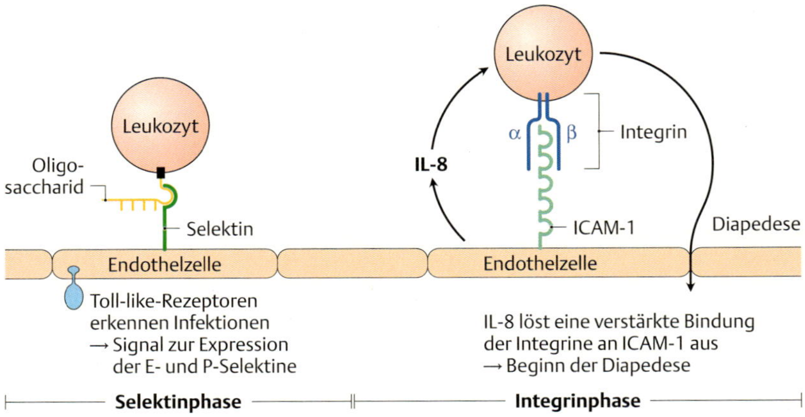

▶ Merke

▶ **Merke. Pathogene induzieren** an der Oberfläche der Endothelzellen **die Exposition von Selektinen**, die der Bindung von Leukozyten dienen. Die Selektine erkennen dabei bestimmte Oligosaccharide der Leukozytenoberfläche. Bei der anschließenden Diapedese spielen **Integrine** der Leukozyten eine wesentliche Rolle.

Pathogene induzieren in Epithelien die Sekretion des Interleukins **IL-8**.
- IL-8 **lockt Leukozyten an** (**chemotaktische Wirkung**) und es
- **erleichtert die Diapedese**, indem es in Leukozyten eine erhöhte Affinität der Integrine für ICAM-1 auslöst.

Parallel induzieren die Pathogene auch die Sekretion von Mediatoren. Auch in diesem Fall spielen TLR u. a. Rezeptoren des angeborenen Immunsystems eine entscheidende Rolle in der Wahrnehmung der Pathogen-associated molecular Patterns. Einer der wichtigsten Entzündungsmediatoren mit lokaler Wirkung ist das Zytokin **IL-8**. Es wird von infizierten Epithelien u. a. Geweben freigesetzt und hat zwei wesentliche Funktionen:
- IL-8 **lockt Leukozyten** an, löst also **Chemotaxis** aus und wird deshalb zur Gruppe der **Chemokine** gezählt.
- Es **erleichtert die Diapedese**: Es bindet an Rezeptoren der Leukozyten und löst eine Signalkaskade aus, die zu einer Konformationsänderung in den Integrinen führt. Dabei wird die Affinität der Integrine für ICAM-1 erhöht, so dass Leukozyten umso leichter von den Endothelien festgehalten werden können.

▶ **Merke.** Eine Infektion von Epithelien hat stets eine Ausschüttung von IL-8 zur Folge. IL-8 ist dann wesentlich an der Auslösung einer Einwanderung von Leukozyten beteiligt.

Formylpeptidrezeptoren erleichtern Leukozyten das Auffinden von Bakterien.

Leukozyten sind zudem mit Hilfe ihrer Formylpeptidrezeptoren in der Lage, bakterielle Peptide zu erkennen, was ihnen im Anschluss an die Diapedese das Auffinden der Bakterien erleichtert.

26.4.3 Die Leukozyten im Entzündungsherd

Neutrophile Granulozyten

In einem Entzündungsherd sind es unter den Leukozyten vor allem die **neutrophilen Granulozyten**, die durch Diapedese die Gefäße verlassen und in die infizierten Gewebe einwandern. Sie bilden den größten Teil des Eiters. Neutrophile Granulozyten (= polymorphkernige Granulozyten = Neutrophile) haben einen Durchmesser von 12 – 15 µm. Im histologischen Bild fallen sie durch ihren Zellkern auf, der aus 2 – 5 Segmenten besteht (Abb. **B-26.31**). Ihre **Aufgabe** besteht primär darin, **Mikroorganismen aufzunehmen und abzutöten**.

26.4.3 Die Leukozyten im Entzündungsherd

Neutrophile Granulozyten

Neutrophile Granulozyten (= polymorphkernige Granulozyten) haben einen Durchmesser von 12 – 15 µm und einen Zellkern mit 2 – 5 Segmenten (Abb. **B-26.31**). Sie bilden den Hauptbestandteil des Eiters. Ihre Funktionen sind die **Phagozytose** und **Abtötung von Mikroorganismen**.

Mechanismen zur Identifizierung der zu phagozytierenden Mikroorganismen:
- **Scavenger-Rezeptoren** erkennen Pathogen-associated molecular Patterns wie z. B. Lipopolysaccharid (LPS, S. 700).
- Der **Komplementrezeptor CR1** erkennt C3b-markierte Partikel (Mikroorganismen oder Fremdkörper, → Opsonierung, S. 697).
- **Fc-Rezeptoren** binden Antikörper.

Mechanismen zur Identifizierung der zu phagozytierenden Mikroorganismen:
- Scavenger-Rezeptoren,
- Komplementrezeptoren,
- Fc-Rezeptoren.

Mechanismen zur Abtötung phagozytierter Mikroorganismen:
- Sekretion von α-Defensinen,
- Synthese von Sauerstoffradikalen (z. B. O_2^-) und H_2O_2 (Respiratory Burst wie bei Makrophagen, S. 717),
- Bildung von Elastase (einer Protease, s. S. 253 f.),
- Abbau der Mikroorganismen in Lysosomen.

Die Abtötung phagozytierter Mikroorganismen wird ermöglicht durch α-Defensine, Sauerstoffradikale und H_2O_2, Elastase, und durch den Abbau in Lysosomen.

B-26.31 Neutrophiler Granulozyt

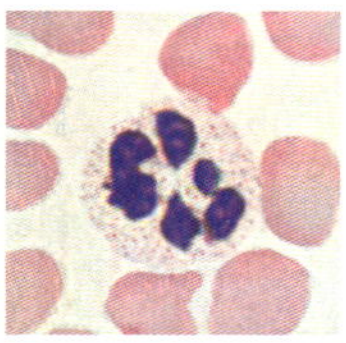

B-26.31

Monozyten und Makrophagen

In einer zweiten Phase der Entzündung wandern nun in größerer Zahl auch **Monozyten** ein. Monozyten sind die größten Leukozyten des Blutes, ihr Durchmesser liegt bei 12 – 20 µm. Aus diesen entwickeln sich in den Geweben **Makrophagen**, teilweise auch **dendritische Zellen** (diese entstehen sowohl aus Monozyten als auch direkt aus Stammzellen des Knochenmarks; zu ihrer Funktion s. S. 710). Der Kern der Monozyten und Makrophagen ist nierenförmig.

Monozyten und Makrophagen

In einer zweiten Entzündungsphase wandern **Monozyten** ein. Aus ihnen entwickeln sich **Makrophagen**, z. T. auch **dendritische Zellen** (Funktion).

► **Merke.** Makrophagen und dendritische Zellen sind (neben den B-Zellen) die wichtigsten antigenpräsentierenden Zellen des Immunsystems.

◄ Merke

Als antigenpräsentierende Zellen sind Makrophagen für die Regulation der Immunantwort von großer Bedeutung. Wichtig sind sie zudem als **Quelle der drei wichtigsten Entzündungsmediatoren**, die für die systemischen Effekte einer Entzündung verantwortlich sind: **IL-1β, IL-6 und TNFα** (TNF = Tumornekrosefaktor; der Name ist aber nur von historischer Bedeutung). IL-1β, IL-6 und TNFα zeigen ähnliche Effekte in mehreren Organen (Tab. **B-26.3**).

Makrophagen helfen durch Phagozytose bei der Elimination von Pathogenen und geben die **drei wichtigsten Entzündungsmediatoren** mit systemischer Wirkung ab: **IL-1β, IL-6 und TNFα** (Tab. **B-26.3**).

B-26.3 **Zielorgane und Funktionen der Entzündungsmediatoren IL-1β, IL-6 und TNFα**

Zielorgan	*Funktion*
Hypothalamus	Auslösung von ***Fieber***
Leber	Bildung der „***Akute-Phase-Proteine***“, die bei Infektionskrankheiten in hoher Konzentration an das Blut abgegeben werden, z. B. Komplementproteine, C-reaktives Protein (CRP), Fibrinogen
Knochenmark	vermehrte Bildung von ***Leukozyten***
Blutgefäße	▪ lokal ***vermehrte Durchblutung*** und ***Ödembildung*** (→ Rubor, Calor, Tumor) ▪ bei Sepsis Ursache von ***Kreislaufversagen*** (das Blut „versackt“ in den peripheren Geweben, s. auch folgenden klinik)

▶ **klinik.** Wenn bakterielle Infektionen trotz antibiotischer Therapie tödlich enden, handelt es sich häufig um eine nicht mehr rechtzeitig einzudämmende **Sepsis** (sog. Blutvergiftung). Bei einer Sepsis ist eine Infektion nicht mehr lokal begrenzt, sondern hat sich im Körper ausgebreitet. Eine Sepsis hat charakteristische Folgen:

- Freisetzung von IL-1β, IL-6 und TNFα,
- Erweiterung peripherer Gefäße,
- erhöhte Permeabilität der Gefäßwände, Freisetzung von Blutplasma in die umgebenden Gewebe,
- septischer Schock (Kreislaufversagen), oft verbunden mit intravasaler Blutgerinnung und Bildung kleiner Thrombosen, die zu einer Minderdurchblutung der Organe führen.

Experimente mit Mausmutanten haben gezeigt, dass es bei einem Defekt des TNFα-Rezeptors nie zum septischen Schock kommen kann. Zumindest in Mäusen kommt dem TNFα bei der Auslösung von Kreislaufversagen offenbar eine Schlüsselfunktion zu. Derartige Mausmutanten sind allerdings auch nicht in der Lage, eine lokale Infektion einzudämmen.

26.5 Mediatoren des Immunsystems

Mediatoren sind lösliche Signalstoffe. Die meisten Mediatoren des Immunsystems sind Zytokine, d. h. überwiegend parakrin oder autokrin wirkende Proteine. Dieses Unterkapitel bietet eine Übersicht über die verschiedenen Mediatorgruppen.

26.5 Mediatoren des Immunsystems

Im Immunsystem wird die Kommunikation zwischen den Zellen und Geweben sowohl von membranständigen Rezeptorproteinen als auch von löslichen Signalstoffen vermittelt. Die löslichen Signalstoffe des Immunsystems werden auch **Mediatoren** genannt. Die meisten Mediatoren sind parakrin oder autokrin wirkende **Proteine** und zählen damit zu den **Zytokinen**. Andere Mediatoren können auch zu den Lipiden oder zu anderen Gruppen von Stoffen gehören. Sie lassen sich nach unterschiedlichen Kriterien verschiedenen Gruppen zuordnen. Die wichtigsten Mediatoren, die in diesem Kapitel zur Sprache kamen, sollen hier nochmals in einer Übersicht präsentiert werden.

Interferone (IFN)

IFN-α und IFN-β werden **von virusinfizierten Zellen sezerniert**. Sie binden an Interferonrezeptoren derselben Zelle und der Nachbarzellen und lösen eine Signalkaskade aus, durch die u. a. JAK-Kinasen, STAT-Proteine und der Transkriptionsfaktor NFκB aktiviert werden.
Die **wichtigsten Effekte** der beiden Interferone sind
- Hemmung der Zellteilung,
- vermehrte Bildung der MHC-Klasse-I-Proteine,
- generelle Stimulation des Immunsystems.

Ziel dieser Effekte ist eine Resistenz gegen die weitere Replikation der Viren.

Interferone (IFN)

Interferon-α und Interferon-β (**IFN-α und IFN-β**) werden vor allem **von virusinfizierten Zellen** gebildet und **sezerniert**. Sie binden an Interferonrezeptoren derselben Zelle und der möglicherweise noch nicht infizierten Nachbarzellen und lösen eine Signalkaskade aus, an der mehrere Komponenten beteiligt sind:
- rezeptorassoziierte JAK-Tyrosinkinasen und STAT-Proteine (S. 562),
- Transkriptionsfaktoren: u. a. NFκB, der die Transkription vieler Gene stimuliert, die für Immunreaktionen von zentraler Bedeutung sind.

Die **wichtigsten Effekte** der Interferone α und β sind:
- **Hemmung der Zellteilung**, d. h. die Vermehrung der Wirtszellen des Virus wird verhindert,
- **vermehrte Bildung der MHC-Klasse-I-Proteine**, d. h. die Erkennung und damit auch die Abtötung der infizierten Zellen durch zytotoxische T-Zellen wird erleichtert,
- generelle Stimulation des Immunsystems.

Beide Interferone vermitteln also eine Resistenz gegen die weitere Replikation der Viren.

Interferon-γ (IFN-γ) wird vorwiegend von T-Helferzellen gebildet. Es hat *keine* Ähnlichkeit mit IFN-α und -β, weder in seiner Struktur (es besteht aus zwei identischen glykosylierten Proteinuntereinheiten) noch in seiner Funktion: IFN-γ **aktiviert Makrophagen** und **beeinflusst den Klassenwechsel in B-Zellen** (Hemmung des Klassenwechsels zu IgE, Stimulation des Klassenwechsel zu IgG_2 und IgG_3). Darüber hinaus aktiviert es NK-Zellen und neutrophile Granulozyten.

IFN-γ hat *keine* Ähnlichkeit mit IFN-α und -β. Es wird vorwiegend von T-Helferzellen gebildet, **aktiviert Makrophagen**, NK-Zellen und neutrophile Granulozyten und **beeinflusst den Klassenwechsel in B-Zellen**.

Interleukine

Die Interleukine regulieren die **Kommunikation** zwischen Makrophagen, B- und T-Zellen und anderen an der Immunantwort beteiligten Zellen. Einige von ihnen fördern die Entwicklung einer Entzündung. Die Interleukine sind auch an der Bildung der Blutzellen aus Vorläuferzellen im Knochenmark beteiligt (S. 647).

IL-1β und IL-6 sind **zusammen mit TNFα** die **wichtigsten Entzündungsmediatoren**, die auch **systemische Effekte** wie z. B. Fieber oder Kreislaufversagen hervorrufen. Sie werden überwiegend von aktivierten Makrophagen abgegeben.

IL-2 ist der **wichtigste T-Zell-Wachstumsfaktor**. IL-2 wird von den T-Zellen abgegeben, um das eigene Wachstum zu stimulieren. Da die IL-2 sezernierenden Zellen auch den IL-2-Rezeptor besitzen, kann IL-2 **autokrin** wirken. Auf diese Weise aktivierte Zellen können sich über mehrere Tage hinweg zwei- bis dreimal pro Tag teilen, so dass ein Zellklon entsteht. Parakrin können im Prinzip auch andere aktivierte T-Zellen mit anderer Spezifität zur Teilung stimuliert werden.

IL-2 wirkt darüber hinaus auch als Wachstumsfaktor für B-Zellen und NK-Zellen.

IL-2 steigert nicht nur seine eigene Biosynthese, sondern auch die Produktion anderer Zytokine wie IFN-γ und IL-4 in T-Zellen.

IL-4 ist das wichtigste Stimulans der **Differenzierung von T-Helferzellen zu T_H2-Zellen**. Es antagonisiert die Aktivierung von Makrophagen durch IFN-γ. Darüber hinaus ist IL-4 für den Klassenwechsel zu IgE erforderlich, die eine Rolle bei der Abwehr von Parasiten und bei Allergien spielen (S. 707).

IL-5 stimuliert Wachstum und Differenzierung eosinophiler Granulozyten, lockt eosinophile und basophile Granulozyten sowie Mastzellen an (gehört also zu den Chemokinen) und stimuliert den Klassenwechsel zu IgE. Zusammen mit IL-4 und IL-13 zählt es zu den wichtigsten Auslösern einer Allergie.

IL-8 wird von infizierten Epithelien gebildet und **wirkt chemotaktisch auf neutrophile Granulozyten**.

IL-10 ist das **wichtigste immunsuppressiv wirkende Interleukin**. Es hemmt die Synthese von IL-12 und anderen proinflammatorischen Zytokinen. Die Produktion durch aktivierte Makrophagen kann eine Immunreaktion durch negative Rückkopplung begrenzen.

IL-12 stimuliert die Differenzierung von T-Helferzellen zu T_H1-Zellen und fördert die Aktivität zytotoxischer T-Zellen, **begünstigt** also die **zellvermittelte Immunantwort**.

Interleukine

Die Interleukine regulieren die **Kommunikation** zwischen Makrophagen, B- und T-Zellen und anderen an der Immunantwort beteiligten Zellen.

IL-1β, **IL-6 und TNFα** sind die wichtigsten Entzündungsmediatoren, die auch **systemische Effekte** hervorrufen.

IL-2 ist der **wichtigste T-Zell-Wachstumsfaktor**. Es wirkt sowohl autokrin (stimuliert das Wachstum der sezernierenden Zelle) als auch parakrin.

IL-2 steigert die Biosynthese von IFN-γ und IL-4 in T-Zellen.

IL-4 ist das wichtigste Stimulans der **Differenzierung von T-Helferzellen zu T_H2-Zellen** und fördert den Klassenwechsel zu IgE (→ Förderung von Allergien, S. 707).

IL-5 lockt Eosinophile, Basophile und Mastzellen an und stimuliert die Bildung von IgE, fördert also die Entstehung von Allergien.

IL-8 ist ein **Chemokin neutrophiler Granulozyten**.

IL-10 ist das **wichtigste immunsuppressiv wirkende Interleukin**.

IL-12 fördert T-Zell-abhängige Immunantworten.

TNFα

TNFα (Tumornekrosefaktor) zählt zu den wichtigsten **Entzündungsmediatoren**. Er aktiviert Monozyten und neutrophile Granulozyten und lockt sie zum Infektionsherd. Außerdem stimuliert er die Chemokinproduktion durch Endothelzellen und Makrophagen. Er spielt eine zentrale Rolle bei der Auslösung des septischen Schocks.

Der irreführende Name leitet sich aus der Entdeckungsgeschichte des Faktors ab: Serum von Versuchstieren, die an einer massiven Infektion litten, war in der Lage, Tumorzellen abzutöten; als aktive Substanz wurde TNFα isoliert. Diese unter spezifischen experimentellen Bedingungen beobachtete Wirkung ist aber keineswegs die typische Funktion.

TNFα

TNFα zählt zu den wichtigsten **Entzündungsmediatoren**. Er aktiviert Monozyten und neutrophile Granulozyten, wirkt chemotaktisch und stimuliert die Chemokinproduktion durch Endothelzellen und Makrophagen. TNFα spielt eine zentrale Rolle bei der Auslösung des septischen Schocks.

Weitere Mediatoren

Anaphylatoxine: C3a und C5a locken Makrophagen und neutrophile Granulozyten in infizierte Gewebe.

Weitere Mediatoren

Anaphylatoxine: Die Komplementproteinfragmente **C3a und C5a** wirken chemotaktisch auf Makrophagen und neutrophile Granulozyten. Sie unterstützen so die Einwanderung von Leukozyten in infizierte Gewebe.

Eikosanoide: LTC_4 und PGD_2 werden bei Entzündungsprozessen u. a. aus Mastzellen freigesetzt.

Eikosanoide: Leukotrien C_4 (LTC_4) und **Prostaglandin D_2 (PGD_2)** werden bei Entzündungsprozessen u. a. aus den Granula der Mastzellen ausgeschüttet. Sie wirken vielfach synergistisch mit Histamin. Leukotrien C_4 wirkt stark bronchokonstriktorisch. Prostaglandin D_2 ist bei Anaphylaxie und Sepsis an der Auslösung von Kreislaufversagen (Schock) beteiligt.

Biogene Amine: Histamin löst allergische Reaktionen aus.

Biogene Amine: Histamin ist der wichtigste Mediator allergischer Reaktionen (S. 638). Serotonin ist bei Entzündungen ggf. an einer Aktivierung von Thrombozyten beteiligt.

Cortison begrenzt Immunreaktionen.

Cortison begrenzt Immunreaktionen. Es ist einer der wichtigsten Wirkstoffe, die zur Hemmung von Entzündungsprozessen eingesetzt werden.

26.6 Immunologie der Blutgruppenantigene

Blutgruppen entscheiden über die Kompatibilität von Blut bei Transfusionen. Bei Unverträglichkeit kommt es zur **Agglutination**. Die bedeutendsten Blutgruppensysteme sind das **AB0-** und das **Rhesus-System**.

26.6 Immunologie der Blutgruppenantigene

Wenn bei einer **Bluttransfusion** das Spenderblut und das Blut des Empfängers in ihren Blutgruppen nicht kompatibel sind, binden Antikörper des Empfängers an die Erythrozyten und an andere Zellen des Spenderbluts und bringen diese zur **Agglutination** (Aggregation). Eine derartige Unverträglichkeit kann von unterschiedlichen Blutgruppensystemen verursacht werden. Unter diesen kommt dem **AB0-System** und dem **Rhesus-System** die größte Bedeutung zu.

26.6.1 Das AB0-System

Einteilung, Antigene: Die Einteilung der Blutgruppen im AB0-System basiert auf bestimmten Antigeneigenschaften der Erythrozyten. Bei den Blutgruppen A, B und AB gibt es die beiden **Antigene A** und **B** (beides **Tetrasaccharide**), bei der **Blutgruppe 0** besteht das Antigen aus einem **Trisaccharid** und wird als **H-Antigen** bezeichnet.

26.6.1 Das AB0-System

Einteilung, Antigene: Die Einteilung der Blutgruppen im AB0-System basiert auf bestimmten Antigeneigenschaften der Erythrozyten. Bei den Blutgruppen A, B und AB sind dies die beiden **Antigene A** und **B**, die aus **Tetrasacchariden** bestehen. Diese Antigene kommen aber nicht nur auf Zellen des Blutes vor, sondern auch auf Endothelzellen. Sie sind teilweise an Proteine gebunden, teilweise auch an Lipide der Zellmembranen.
Bei der **Blutgruppe 0** besteht das Antigen aus einem **Trisaccharid** (aus Galaktose, N-Acetylgalaktosamin und Fucose), das als **H-Antigen** bezeichnet wird.
Das H-Antigen ist auch der Grundkörper der Tetrasaccharide vom Typ A und B. Für die individuellen Unterschiede in den Blutgruppenantigenen sind zwei Glykosyltransferasen verantwortlich, die in den Zellen an der Modifikation von Oligosaccharidseitenketten beteiligt sind.

Antikörper gegen Antigene des AB0-Systems entwickeln sich nicht erst im Anschluss an die Bluttransfusion, sondern sind bereits vorher im Blut vorhanden. Sie entstehen als Antwort auf Kohlenhydrate, die von verschiedenen Darmbakterien exponiert werden.

Antikörper: Antikörper, die sich gegen Antigene des AB0-Systems richten, entwickeln sich nicht erst im Anschluss an eine Bluttransfusion, sondern sind bereits vorher im Blut vorhanden. Sie entstehen beiläufig als Antwort auf Kohlenhydrate, die von verschiedenen Darmbakterien exponiert werden (und zufällig ähnliche Antigeneigenschaften wie die AB0-Antigene haben). Die in diesem Zusammenhang gebildeten Antikörper richten sich ausschließlich gegen Antigene fremder Blutgruppen, da B- und T-Zellen, die Reaktionen gegen körpereigene Strukturen vermitteln könnten, im Immunsystem generell eliminiert werden (Tab. **B-26.4**).

▶ **Merke**

▶ **Merke.** Im AB0-System bezieht sich die jeweilige Bezeichnung der Blutgruppe auf die aus Oligosacchariden bestehenden Antigene, die von den körpereigenen Zellen exponiert werden, nicht auf die Antikörper, die der Betroffene bildet.

Mischung nichtkompatibler Blutgruppen: Die für die Agglutination verantwortlichen

Mischung nichtkompatibler Blutgruppen: Werden nichtkompatible Blutgruppen im Rahmen einer Bluttransfusion gemischt, reagieren die Antigene (Tetrasaccharide) im Spenderserum mit den Antikörpern des Empfängers und lösen eine **Agglutination** aus. Die für die Agglutination verantwortlichen Antikörper werden deshalb traditionell als **Agglutinine** bezeichnet. Es handelt sich um **Antikörper vom Typ IgM**. Da IgM überaus effektive **Aktivatoren des Komplementsystems** sind, folgt auf die Agglutination innerhalb weniger Stunden eine massive **Lyse der Erythrozyten (Hämolyse)**. Dies ist der **klassische Fall einer Überempfindlichkeitsreaktion vom Typ II**.

Antikörper des AB0-Systems, die **Agglutinine**, sind **IgM-Antikörper**. Bei Bindung an Erythrozyten **aktivieren** sie das **Komplementsystem** und führen zu **Hämolyse** → **klassische Typ-II-Reaktion**.

Glücklicherweise passieren IgM die Plazenta nicht. Bei einer Schwangerschaft hat eine Inkompatibilität der AB0-Blutgruppen von Mutter und Kind deshalb normalerweise keine gravierenden Konsequenzen.

Zu den **Eigenschaften der einzelnen Blutgruppen** s. Tab. **B-26.4**.

Zu den **Eigenschaften der einzelnen Blutgruppen** s. Tab. **B-26.4**.

B-26.4 Eigenschaften der Blutgruppen

Blutgruppe (Häufigkeit)	*Antigen*	*Antikörper im Plasma*	*Kommentar*
A (40 %)	A	Anti-B	
B (16 %)	B	Anti-A	
AB (4 %)	A und B	keine	Es werden weder gegen A noch gegen B Antikörper gebildet, weil beide Antigene/Tetrasaccharide in den körpereigenen Geweben enthalten sind.
0 (40 %)	H	Anti-A und Anti B	Diese Antikörper verursachen keine Probleme, weil die körpereigenen Gewebe weder Antigen A noch Antigen B synthetisieren.

▶ **Merke.**

- Bei einem Spender der Blutgruppe 0 weisen die Blutzellen *keine* der relevanten Tetrasaccharide auf. Wird Blut eines Spenders der Blutgruppe 0 auf einen Empfänger der Blutgruppe A, B oder AB übertragen, finden die Antikörper des Empfängers keine Bindungspartner (keine Antigene), so dass es nicht zur Agglutination kommt. Deshalb sind Personen der Blutgruppe 0 die idealen Spender.
- Personen der Blutgruppen A und B können nur Patienten der jeweils gleichen Blutgruppe sowie der Blutgruppe AB Blut spenden.
- Um sicherzugehen, dass die AB0-Blutgruppen von Spender und Empfänger kompatibel sind, muss ihre Kompatibilität direkt vor einer Transfusion (auch vor einer Notfalltransfusion) erneut überprüft werden (Abb. **B-26.32**).

◀ **Merke**

B-26.32 Blutgruppentestung vor einer Transfusion

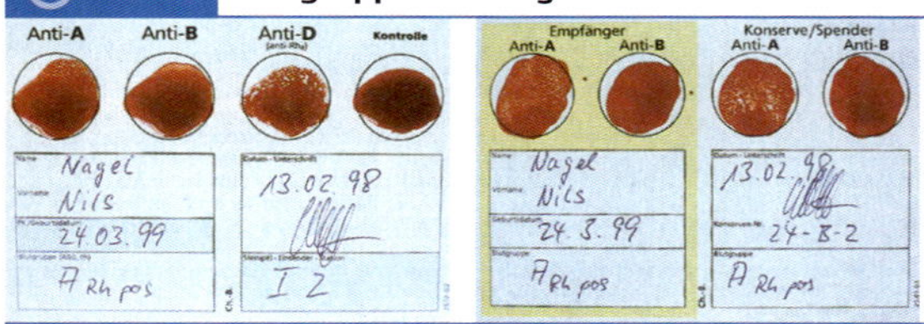

Bestimmung der AB0-Blutgruppe; Ergebnis: Blutgruppe A, wie der Spender → Transfusion kann durchgeführt werden.

B-26.32

26.6.2 Das Rhesus-System

Im Rh-System ist ein bestimmtes **Protein** als Antigen entscheidend.

26.6.2 Das Rhesus-System

Während die Blutgruppen des AB0-Systems durch ein bestimmtes Oligosaccharid definiert sind, ist im Rhesus-System ein bestimmtes **Protein** entscheidend. Dieses wurde erstmals bei Rhesus-Affen entdeckt und daraufhin als Rhesus-Antigen bezeichnet.

▶ Merke

▶ **Merke. 84% aller Europäer** weisen auf ihren Erythrozyten das **D-Antigen** (ein Protein von 417 Aminosäuren) auf und sind damit Rhesus-positiv. Dieser Status wird dokumentiert als „Rh+" oder „D". Bei Rh-negativen Personen ist das Rhesus-D-Gen deletiert (Status „rh–„ oder „d").

▶ klinik

▶ **klinik.** Eine Inkompatibilität des Rhesus-Status kann z. B. zu Problemen führen, wenn eine Rh-negative Schwangere ein Rh-positives Kind zur Welt bringt. Während der Geburt können Erythrozyten des Kindes in den Kreislauf der Mutter gelangen und die Bildung von Anti-D-Antikörpern auslösen. Zunächst ist dies ohne negative Konsequenzen.
Bei einer erneuten Schwangerschaft mit einem Rh-positiven Kind können jedoch Anti-D-IgG aus dem Blut der Mutter über die Plazenta in das Kind übertreten und dessen Erythrozyten schädigen, so dass es zu **Hämolyse** kommt (sog. **Rh-Erythroblastose = fetale Erythroblastose = Morbus haemolyticus neonatorum**).
Bei der Konstellation Rh-negative Schwangere/Rh-positives Kind ist es deshalb üblich, innerhalb von 72 Stunden nach Geburt des Kindes der Mutter humane monoklonale Anti-D-Antikörper zu verabreichen (sog. **Rhesus-Prophylaxe**, wird auch nach Fehlgeburt oder Schwangerschaftsabbruch durchgeführt). In das Blut der Mutter geratene Erythrozyten des Kindes werden daraufhin innerhalb weniger Tage abgebaut, und die Mutter bildet keine Anti-D-Antikörper. Seit Einführung dieses Verfahrens sind Komplikationen durch Rhesus-Inkompatibilitäten sehr selten geworden.

26.7 Tumorimmunologie

Nach der **Theorie der Immunüberwachung (Immune Surveillance)** entstehen im Körper häufig unbemerkt Krebszellen, werden aber in der Regel vom Immunsystem sehr schnell eliminiert. Tatsächlich ist bei wesentlichen Störungen des Immunsystems die Neigung zur Tumorbildung erhöht, allerdings nicht in dem Ausmaß, wie nach dieser Theorie zu erwarten wäre. Gleichwohl hat sich die Tumorimmunologie zu einem wichtigen Zweig der Krebsforschung entwickelt.

Mäuse können erfolgreich gegen bestimmte Tumoren geimpft werden. Die Immunantwort richtet sich dann gegen tumorspezifische Transplantationsantigene (TSTA).
Da viele dieser Antigene auch von normalen Zellen gebildet werden, bevorzugt man heute den Ausdruck **tumorassoziierte Antigene (TAA)**. Wichtige TAA zeigt Tabelle **B-26.5**.

26.7 Tumorimmunologie

Infektionen durch Viren und Mikroorganismen können durch Erkennung von Pathogen-associated molecular Patterns (PAMPs) in der Regel mit Erfolg abgewehrt werden. Nicht befriedigend geklärt ist die Frage, wie das Immunsystem das Wachstum maligner Zellen und Tumoren abwehrt. Nach der **Theorie der Immunüberwachung (Immune Surveillance)** von Frank Macfarlane Burnet (1899 – 1985) entstehen im Körper häufig unbemerkt Krebszellen, die aber in der Regel vom Immunsystem sehr schnell eliminiert werden. Tatsächlich beobachtet man bei Patienten mit einer wesentlichen Störung des Immunsystems eine erhöhte Neigung zur Bildung von Tumoren, allerdings nicht in dem Ausmaß, wie nach der Theorie der Immune Surveillance zu erwarten wäre. Während Infektionen durch Mikroorganismen oft eine heftige Entzündung zur Folge haben, fällt die Reaktion auf maligne Tumoren oft schwach aus. Gleichwohl hat sich die Tumorimmunologie zu einem wichtigen Zweig der Krebsforschung entwickelt.
Wesentliche Einsichten in die Abwehr maligner Tumoren wurden durch Untersuchungen an Mäusen gewonnen. Zwischen Stämmen genetisch identischer Mäuse können Tumoren transplantiert werden. Die Mäuse können zudem gegen den Tumor geimpft werden, z. B. durch Injektion von Tumorgewebe, dessen Zellen zuvor durch eine Bestrahlung abgetötet wurden. Der transplantierte Tumor wird in den immunisierten Mäusen durch NK-Zellen und zytotoxische T-Zellen abgetötet, die sich gegen tumorspezifische Transplantationsantigene (TSTA) richten. Diese Antigene zeigen eine große Heterogenität. Gemeinsam ist ihnen nur, dass sie im jeweiligen Gewebe oder im Ausmaß ihrer Expression

ungewöhnlich sind. Da viele dieser für Tumorzellen charakteristischen Antigene auch von normalen Zellen gebildet werden, bevorzugt man inzwischen den Ausdruck **tumorassoziierte Antigene (TAA)**. Wichtige TAA zeigt Tabelle **B-26.5**.

B-26.5 Wichtige tumorassoziierte Antigene

Antigen-exprimierender Tumor	*tumorassoziiertes Antigen*	*Funktion des Antigens*	*Kommentar*
malignes Melanom	Tyrosinasepeptide	Biosynthese des Pigments Melanin	
Mammakarzinom	MUC-1	Glykoprotein des Schleims verschiedener Schleimhäute	in Krebszellen ist der Glykosylierungsgrad des MUC-1 oft herabgesetzt.
	HER-2/neu	EGF-Rezeptor-ähnlicher Rezeptor (Rezeptortyrosinkinase) vieler normaler Epithelzellen	in ca. 30 % aller Mammakarzinome ist das Onkogen amplifiziert (S. 533) und HER-2/neu dadurch überexprimiert.
B-Zell-Lymphome	CD20	unbekannt	CD20 wird nur von reifen B-Zellen exprimiert.
Zervixkarzinom	Peptide der humanen Papillomaviren HPV 16 und 18	Segmente viraler Strukturproteine	Impfung gegen HPV 6, 11, 16, 18 (S. 530).

Zu den erfolgreichsten Ansätzen der Tumorimmunologie gehört die **Entwicklung monoklonaler, gegen TAA gerichteter Antikörper**. Es werden Maus-Human-Antikörper verwendet, da reine Maus-Antikörper im Menschen eine Immunreaktion hervorrufen. Nach Isolierung monoklonaler TAA-spezifischer Antikörper aus Maus-Hybridomen (S. 710) werden die Gene der H- und L-Ketten des Antikörpers kloniert. Anschließend stellt man Hybrid-Gene her. Diese bestehen (a) aus den Gensegmenten, die den *variablen* Anteil der jeweiligen Kette des Maus-Antikörpers kodieren, sowie (b) aus Gensegmenten, welche die *konstanten* Domänen menschlicher IgG_1 kodieren. Diese Hybrid-Gene werden in Zellkulturen exprimiert, die Antikörper isoliert und dem Patienten i. v. injiziert.

- Die Hybridantikörper werden in der Regel vom Immunsystem des Patienten toleriert, da sie weitgehend den körpereigenen Antikörpern ähneln.
- Sie binden im günstigsten Fall ausschließlich an Tumorzellen.
- Da es sich um IgG_1 handelt, zeigen sie eine besonders lange Halbwertszeit im Blut (ca. 3 Wochen).
- Sie aktivieren das Komplementsystem (IgG_1!) und können nach Bindung an die Zielzelle NK-Zellen aktivieren und zytotoxische Reaktionen auslösen.

Zu den erfolgreichsten Ansätzen der Tumorimmunologie gehört die Entwicklung **monoklonaler, gegen TAA gerichteter Antikörper**.
Es werden Maus-Human-Antikörper verwendet. Diese enthalten zur Bindung an das TAA den *variablen* Teil eines monoklonalen Maus-Antikörpers. Die übrigen Teile des Antikörpers entsprechen den *konstanten* Teilen eines humanen IgG_1.
Im Patienten binden die Antikörper an Tumorzellen und aktivieren das Komplementsystem sowie NK-Zellen.

In dieser Weise wird bei **Mammakarzinomen mit Überexpression des HER-2-Proteins** der monoklonale Antikörper **Trastuzumab (Herceptin)** eingesetzt (S. 533), bei **B-Zell-Lymphomen** der gegen das Protein **CD20** gerichtete Antikörper **Rituximab (Rituxan**). Beide Verfahren haben bereits Eingang in den klinischen Alltag gefunden.

Solche Antikörper sind **Trastuzumab** (Mamma-CA mit Überexpression von HER-2) und **Rituximab** (B-Zell-Lymphome).

In vielen Forschungsprojekten werden derzeit Verfahren optimiert, die das Ziel haben, Patienten mit Hilfe **dendritischer Zellen** zu impfen. Zu diesem Zweck isoliert man aus dem peripheren Blut der Patienten **Monozyten**. Aus diesen entwickeln sich in einer Zellkultur bei Zugabe von GMCSF und IL-4 dendritische Zellen. Nach Inkubation mit tumorspezifischen Antigenen injiziert man die Zellen wieder dem Patienten (autologe Transplantation). In einigen Projekten ist es bereits gelungen, auf diese Weise eine Entwicklung zytotoxischer T-Zellen und eine Remission des Tumorwachstums zu induzieren.

Derzeit werden Verfahren optimiert, die das Ziel haben, Patienten mit Hilfe **dendritischer Zellen** zu impfen. Aus dem Patientenblut isolierte **Monozyten** differenzieren in Kultur bei Zugabe geeigneter Zytokine zu dendritischen Zellen, die nach Inkubation mit TAA dem Patienten injiziert werden.

27 Reaktionen auf Verletzungen: Blutstillung und Blutgerinnung

Bei einer Verletzung erfolgt die **Blutstillung (primäre Hämostase)** durch Aggregation von **Thrombozyten**.
Bei der **Blutgerinnung (sekundäre Hämostase)** wird Fibrinogen in **Fibrin** umgewandelt.

27 Reaktionen auf Verletzungen: Blutstillung und Blutgerinnung

Verletzungen von Blutgefäßen müssen schnell und sicher abgedichtet werden, damit der Blutverlust in möglichst engen Grenzen bleibt. Die Prozesse, die an der Beendigung einer Blutung beteiligt sind, werden unter dem Begriff **Hämostase** zusammengefasst. Dabei unterscheidet man zwei Phasen:

- Die **Blutstillung (primäre Hämostase)** erfolgt in kleinen Wunden bereits innerhalb von 1 – 3 Minuten. In dieser Phase sind die **Thrombozyten** (= Blutplättchen) entscheidend, die in der Wunde aggregieren und dabei einen weißen Thrombus bilden. Die Thrombozyten lösen in ihrer unmittelbaren Umgebung zudem eine **Vasokonstriktion** aus.
- An die primäre Hämostase schließt sich ohne scharfe Abgrenzung die **Blutgerinnung (sekundäre Hämostase)** an, die einen stabilen Verschluss der Wunde zum Ziel hat. Bei der Blutgerinnung handelt es sich um die Bildung eines festen Fasernetzes aus polymerisiertem **Fibrin**. Dieses entsteht innerhalb von etwa 10 Minuten ausgehend von Fibrinogen, einem löslichen Protein des Blutserums.

27.1 Blutstillung: Aktivierung und Aggregation von Thrombozyten

27.1.1 Thrombozytenadhäsion

Thrombozyten sind keine Zellen, sondern scheibchenförmige Zellfragmente von 2 – 3 μm Durchmesser. Sie werden im Knochenmark gebildet, wo sie von **Megakaryozyten** an das Blut abgegeben werden.
Thrombozyten enthalten keinen Zellkern.
Ihre entscheidende physiologische Aufgabe ist der schnelle Verschluss von Blutgefäßschäden.

27.1 Blutstillung: Aktivierung und Aggregation von Thrombozyten

27.1.1 Thrombozytenadhäsion

Thrombozyten sind keine Zellen, sondern runde, scheibchenförmige Zellfragmente von 2 – 3 μm Durchmesser. Sie werden im Knochenmark gebildet, wo sie von **Megakaryozyten** an das Blut abgegeben werden. Megakaryozyten sind große, polyploide Zellen von 30 – 150 μm Durchmesser. Während ihrer Reifung finden 3 – 6 Mitosen statt, ohne dass es dabei zu einer Zellteilung kommt. Nach Abschnürung von ihrer Mutterzelle können Thrombozyten ca. 8 – 10 Tage überleben. Thrombozyten enthalten zwar keinen Zellkern, aber Mitochondrien, so dass sie Glucose und Fettsäuren abbauen und dabei sehr effizient ATP produzieren können. In einem Mikroliter Blut befinden sich normalerweise etwa 150.000 – 300.000 Thrombozyten. Ihre entscheidende physiologische Aufgabe ist der schnelle Verschluss von Blutgefäßschäden.

Thrombozyten exponieren in ihrer Plasmamembran mehrere Rezeptorproteine, durch die sie **Defekte im Endothel der Blutgefäße** detektieren können.
Die wichtigste Komponente, die eine Bindung von Thrombozyten auslösen kann, scheint das **Kollagen in der subendothelialen Schicht** zu sein.
An das Kollagen bindet der **von-Willebrand-Faktor (vWF)** (Abb. **B-27.1**).
An diesen bindet dann das **Glykoprotein GP Ib** der Thrombozyten.

Thrombozyten exponieren in ihrer Plasmamembran mehrere Rezeptorproteine, durch die sie **Defekte im Endothel der Blutgefäße** detektieren können. Die Rezeptorproteine binden spezifisch an Komponenten der extrazellulären Matrix, die normalerweise von den Endothelzellen überdeckt sind. Die wichtigste Komponente, die eine Bindung (Adhäsion) von Thrombozyten auslösen kann, scheint das **Kollagen** sein, das sich **unterhalb der Basalmembran in der subendothelialen Schicht** befindet. Sobald Kollagen bei einer Verletzung des Endothels freigelegt wird, wird es sofort vom **von-Willebrand-Faktor (vWF)** markiert. Der vWF ist ein lösliches Protein des Blutes, das bei Assoziation mit Kollagen zu einem **Adapterprotein** wird, das die Bindung von Thrombozyten vermittelt (Abb. **B-27.1**). Der vWF besteht aus mehreren Domänen. Indem eine dieser Domänen an Kollagen bindet, kommt es zu einer erheblichen Konformationsänderung im gesamten Protein. Dabei wird eine weitere Domäne des Faktors exponiert, die nun an eines der Rezeptorproteine der Thrombozyten binden kann. Bei diesem Rezeptor handelt es sich um das **Glykoprotein GP Ib**.

vWF wird überwiegend **von Endothelzellen sezerniert**, er ist aber **auch in den α-Granula der Thrombozyten** enthalten.
vWF bildet im Blut Komplexe mit dem Gerinnungsfaktor VIII.

vWF wird überwiegend **von Endothelzellen sezerniert**, er ist aber **auch in den α-Granula der Thrombozyten** enthalten. Der Faktor bildet im Blut kettenförmige **Oligomere**, deren Strukturen an unregelmäßige Wollknäuel erinnern. Bestandteil dieser Komplexe ist außerdem der **Faktor VIII** des Blutgerinnungssystems. Durch die Bindung an den vWF wird der Faktor VIII stabilisiert. Die Komplexe des vWF gehören zu den größten Proteinen des Blutplasmas. Entdeckt wurde der Faktor von dem finnischen Arzt Erik von Willebrand (1870 – 1949).

B-27.1 Bindung eines Thrombozyten an subendotheliales Kollagen

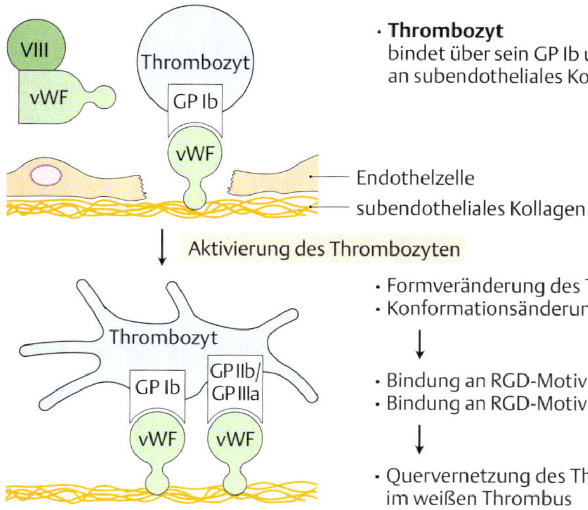

- **Thrombozyt** bindet über sein GP Ib und das Adapterprotein vWF an subendotheliales Kollagen

- Formveränderung des Thrombozyten
- Konformationsänderung in GP IIb/IIIa

↓

- Bindung an RGD-Motiv des vWF und
- Bindung an RGD-Motiv des Fibronektins

↓

- Quervernetzung des Thrombozyten im weißen Thrombus

Der von-Willebrand-Faktor (vWF) ist ein lösliches Protein des Blutes, das bei Assoziation mit Kollagen zu einem Adapterprotein wird, das die Bindung von Thrombozyten vermittelt. GP: Glykoprotein

B-27.1

► klinik. Bei einem angeborenen **Mangel oder Defekt des vWF** ist die Blutstillung verzögert. Das Krankheitsbild ist als **von-Willebrand-Syndrom** bekannt. Es handelt sich um die häufigste angeborene Gerinnungsstörung. Die Prävalenz in der Bevölkerung liegt bei 1 %. In den meisten Fällen ist die Konzentration des Faktors glücklicherweise nur wenig erniedrigt, so dass die klinischen Konsequenzen vergleichsweise gering sind. Bei einem kompletten Mangel des Faktors ist allerdings die Halbwertszeit des Faktor VIII im Blut erheblich reduziert und es besteht eine ausgeprägte Blutungsneigung.

◄ klinik

27.1.2 Thrombozytenaggregation

Thrombozyten werden in einer Verletzungsstelle durch die Bindung des vWF an GP Ib nicht nur verankert, sondern auch aktiviert. Die **Aktivierung der Thrombozyten** hat dramatische Folgen:

- **Formänderung**: Die Thrombozyten verlieren ihre flache Scheibenform und runden sich stattdessen ab, um dann dünne Fortsätze zu bilden, die mehrere Mikrometer lang werden können (Abb. **B-27.2**). An dieser Formänderung ist insbesondere Aktin beteiligt, das in Thrombozyten in außerordentlich hoher Konzentration enthalten ist.
- **Konformationsänderung des Glykoproteins GP IIb/IIIa** in der Plasmamembran der Thrombozyten: **GP IIb/IIIa** ist daraufhin entscheidend an der Aggregation der Thrombozyten beteiligt.
- **Freisetzung der Inhaltsstoffe** aus den **Granula** der Thrombozyten,
- **Sekretion von Thromboxan A_2 (TXA_2)** und **Plättchen-aktivierendem Faktor (PAF)**.
- **Einbau negativ geladener Phospholipide** in die **äußere Schicht der Plasmamembran** der Thrombozyten. Die Plasmamembran wird dadurch zur **Plattform** für die Assoziation und Kooperation der Ca^{2+}-bindenden **Proteine**, die für die **Blutgerinnung** verantwortlich sind.

27.1.2 Thrombozytenaggregation

Die **Bindung des vWF an GP Ib** ist mit einer **Aktivierung der Thrombozyten** verbunden.

Folgen der Aktivierung:

- **Formänderung** der Thrombozyten,
- **Konformationsänderung des Membranproteins GP IIb/IIIa** → Aggregation der Thrombozyten an der verletzten Gefäßwand,
- **Degranulierung**,
- **Abgabe** von **TXA_2** und **PAF**,
- **Einbau negativ geladener Phospholipide** in die äußere Schicht der **Plasmamembran** = Voraussetzung für die Blutgerinnung.

Das Glykoprotein GP IIb/IIIa besteht aus einer α- und einer β-Kette und zählt zur Familie der **Integrine**. Bei der Aktivierung der Thrombozyten wird im GP IIb/IIIa eine **Konformationsänderung induziert und der Proteinkomplex dabei** in den **aktiven Zustand** versetzt. Ähnlich wie andere Integrine zeigt das aktivierte GP

Durch eine **Konformationsänderung erhält GP IIb/IIIa** eine **Affinität für Proteine mit RGD-Sequenzmotiv** und vermittelt daraufhin eine zusätzliche **Bindung der Thrombozyten an vWF** (und damit auch an Kollagen).

B-27.2

B-27.2 Aktivierte Thrombozyten

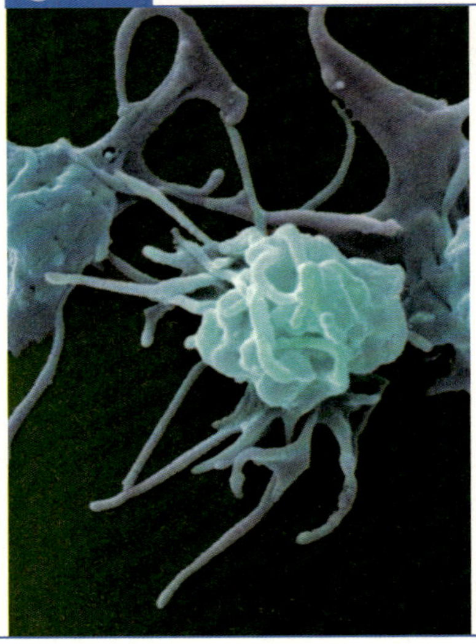

Kolorierte rasterelektronenmikroskopische Aufnahme von aktivierten Thrombozyten.

IIb/IIIa eine **Affinität für Proteine, die ein Arginin-Glycin-Aspartat-=RGD-Sequenzmotiv enthalten.** Dieses Sequenzmotiv ist z. B. **im vWF** enthalten. Dadurch kann die Bindung der Thrombozyten an das subendotheliale Kollagen von nun an durch GP Ib *und* GP IIb/IIIa vermittelt werden.

GP IIb/IIIa bindet auch an **Fibronektin**, das sowohl in der **subendothelialen Schicht** als auch im **Blutplasma** enthalten ist. Aggregierende Thrombozyten werden durch das Fibronektin **quervernetzt**.

Ein RGD-Motiv ist aber auch in dem Glykoprotein **Fibronektin** enthalten, das in Form kleiner Fibrillen in den **subendothelialen Schichten** einschließlich der Basalmembranen enthalten ist. Durch Bindung an Fibronektin können aktivierte Thrombozyten auch unabhängig vom vWF an defekte Stellen der **Gefäßwände binden**.

Im Blutplasma ist eine **lösliche Form des Fibronektins** enthalten, das von der Leber produziert wird. Durch Bindung an GP IIb/IIIa trägt dieses zur **Quervernetzung** und Stabilisierung des wachsenden Thrombus bei.

GP IIb/IIIa bindet auch **Fibrinogen** und **Fibrin**. Dadurch werden die Thrombozyten zusätzlich quervernetzt und **in das entstehende Fibrin-Netzwerk eingebunden**.

GP IIb/IIIa bindet auch **Fibrinogen** und **Fibrin**, das bei der Blutgerinnung aus Fibrinogen gebildet wird. Fibrinogen ist immer schon im Blutplasma enthalten, es wird aber auch von den aktivierten Thrombozyten gebildet. Vermittelt von Fibrinogen und GP IIb/IIIa werden die **Thrombozyten** untereinander **quervernetzt** und zudem von Anfang an **in** das **entstehende Fibrin-Netzwerk eingebunden**.

Der stabilisierte Thrombozytenpfropf wird als **weißer Thrombus** bezeichnet. Er definiert den Abschluss der Blutstillung.

Der nunmehr stabilisierte Thrombozytenpfropf wird als **weißer Thrombus** bezeichnet. In kleinen Wunden ist der weiße Thrombus normalerweise bereits hinreichend, um die Blutung innerhalb weniger Minuten zu beenden. Er definiert somit den Abschluss der Blutstillung.

▶ **klinik.** Ein angeborener Mangel oder auch ein vollständiges Fehlen des GP IIb/IIIa ist als **Morbus Glanzmann** bekannt. Die Krankheit äußert sich in einer Neigung zu spontanen Schleimhautblutungen, vor allem in Form von schwerem Nasenbluten. Bei schweren Formen können Operationen oder Entbindungen bedrohliche Blutungen zur Folge haben. Morbus Glanzmann zählt zu den seltenen Erbkrankheiten.

GP-IIb/IIIa-Rezeptor-Antagonisten wirken als **Plättchenaggregationshemmer** und sind interessante neue Medikamente, die aufgrund der Aufklärung der Mechanismen der Plättchenaggregation in den vergangenen Jahren entwickelt werden konnten. Sie werden inzwischen vielfach z. B. nach einem **akutem Myokardinfarkt** eingesetzt, um einen nochmaligen Verschluss eines Herzkranzgefäßes zu verhindern:

Abciximab (ReoPro®) ist das in großen Mengen hergestellte Fab-Fragment eines monoklonalen Antikörpers, der gegen den GP-IIb/IIIa-Rezeptor gerichtet ist.

Eptifibatide (Integrilin®) ist ein Heptapeptid, das kompetitiv die Bindung von Proteinen hemmt, die ein Arg-Gly-Asp (RGD)-Sequenzmotiv enthalten.

Tirofiban (Aggrastat®) ist ein „kleines Molekül", das als GP-IIb/IIIa-Antagonist wirkt.

In der klinischen Praxis werden diese Plättchenaggregationshemmer mit Hemmstoffen der Blutgerinnung (Antikoagulanzien) kombiniert, um optimale Effekte zu erzielen. Da eine übermäßige Hemmung der Plättchenaggregation wie der Blutgerinnung eine gefährliche Blutungsneigung mit sich bringt, ist in jedem Fall eine sorgfältige Abwägung der Risiken erforderlich.

27.1.3 Freisetzung von Inhaltsstoffen aus aktivierten Thrombozyten

Im Anschluss an die Aktivierung fusionieren die in den Thrombozyten enthaltenen α- und δ-**Granula** mit der Plasmamembran, und ihre Inhaltsstoffe werden freigesetzt.

Es gibt Hinweise darauf, dass die Inhaltsstoffe der α-**Granula** durch rezeptorvermittelte Endozytose aus dem Blutplasma aufgenommen werden, um sie dann bei Bedarf freisetzen zu können. α-Granula enthalten u. a.

- vWF,
- Gerinnungsfaktor VIII,
- Gerinnungsfaktor V,
- Fibrinogen (= Gerinnungsfaktor I),
- Fibronektin,
- mehrere Wachstumsfaktoren, z. B. *P*latelet-*d*erived *G*rowth *F*actor (PDGF), die benachbarte Zellen zur Zellteilung anregen.

27.1.3 Freisetzung von Inhaltsstoffen aus aktivierten Thrombozyten

Der Inhalt der α- und δ-**Granula** wird durch Exozytose freigesetzt.

α-**Granula** enthalten u. a.

- vWF,
- Faktor VIII,
- Faktor V,
- Fibrinogen,
- Fibronektin,
- Wachstumsfaktoren, z. B. PDGF.

Die Inhaltsstoffe der α-Granula erleichtern nach ihrer Freisetzung zum einen die Aggregation und Quervernetzung der Thrombozyten, zum anderen schaffen sie auch günstige Voraussetzungen für die einsetzende Blutgerinnung und die nachfolgende Wundheilung.

δ-**Granula** sind etwas kleiner als die α-Granula und erscheinen in elektronenmikroskopischen Bildern auffällig dunkel, weshalb sie auch als **elektronendichte Granula** bezeichnet werden. Zu ihren Inhaltsstoffen gehören ADP, Serotonin und Ca^{2+}-Ionen:

- **ADP (Adenosindiphosphat)** erleichtert die Aktivierung und Bindung weiterer Thrombozyten in der unmittelbaren Umgebung.
- **Serotonin** (ein biogenes Amin, das aus Tryptophan gebildet wird) wirkt vasokonstriktorisch, d. h. es löst eine lokale Verengung der Blutgefäße aus, wodurch die Blutstillung erleichtert wird.
- Ca^{2+}**-Ionen** sind ein wichtiger Cofaktor der Blutgerinnung. Sie vermitteln die Anheftung der Gerinnungsfaktoren an die Membranen der Thrombozyten.

Inhaltsstoffe der δ-**Granula** (elektronendichte Granula) sind

- ADP,
- Serotonin,
- Ca^{2+}-Ionen.

Thromboxan A_2 **(**TXA_2**) und der Plättchen-aktivierende Faktor (PAF)** werden **unabhängig von Granula** sezerniert.

TXA_2 wird ausgehend von Arachidonsäure gebildet und hat zwei Effekte:

- Synergistisch mit ADP verstärkt es die **Aktivierung weiterer Thrombozyten** (Abb. **B-27.3**).
- Synergistisch mit Serotonin wirkt es **vasokonstriktorisch** (Abb. **B-27.4**).

Die Synthese des TXA_2 findet an der Plasmamembran der Thrombozyten statt. An der Synthese ist das Enzym **Zyklooxygenase** beteiligt. Das Enzym wird von **Acetylsalicylsäure** (z. B. Aspirin®) inaktiviert (S. 741). Die verlängerten Blutungszeiten nach Einnahme von Acetylsalicylsäure können somit auf eine Hemmung der Synthese von TXA_2 zurückgeführt werden.

Sekretion von TXA_2 **und PAF:**

TXA_2

- **aktiviert** weitere **Thrombozyten** (Abb. **B-27.3**),
- wirkt **vasokonstriktorisch** (Abb. **B-27.4**).

Die Synthese lässt sich durch Acetylsalicylsäure hemmen.

B-27.3 Aktivierung ruhender Thrombozyten durch verschiedene Mediatoren

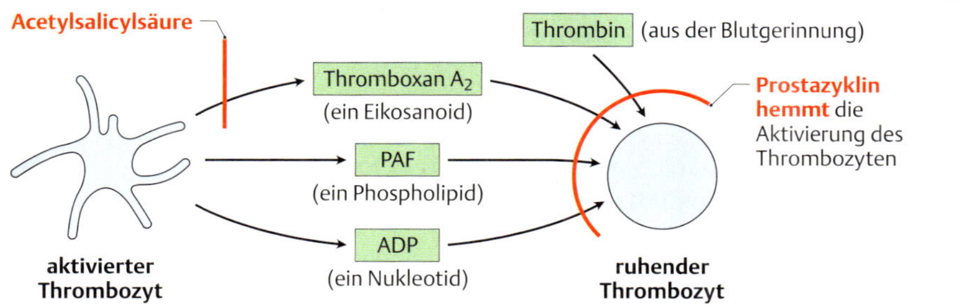

B-27.3

B-27.4

B-27.4 Auslösung einer Vasokonstriktion durch aktivierte Thrombozyten

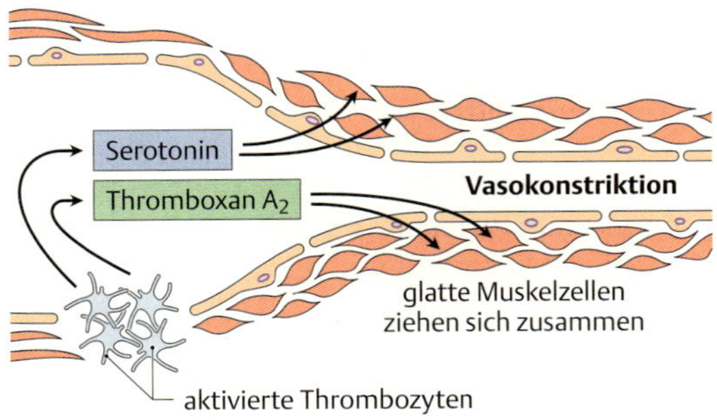

PAF
- aktiviert weitere Thrombozyten,
- ist ein Entzündungsmediator (wirkt chemotaktisch),
- ist ein Phospholipid.

Auch der **PAF** (**Platelet-activating Factor**) trägt, wie sein Name andeutet, zur **Aktivierung von Thrombozyten** bei. PAF ist zudem ein **Entzündungsmediator**, er wirkt nämlich auch **chemotaktisch**: PAF induziert eine Einwanderung von Makrophagen und neutrophilen Granulozyten.
PAF ist *kein* Metabolit des Arachidonsäurestoffwechsels, sondern ein **Phospholipid** (1-Octadecyl-2-Acetyl-Phosphatidylcholin).

▶ Merke

▶ **Merke.** Thrombozyten werden in zwei Schritten aktiviert:
primär durch Kontakt der Plättchen mit
- Kollagen des Subendothels (s.o.),
- Thrombin, das bei der Auslösung einer Blutgerinnung gebildet wird (S. 744),

sekundär durch Stoffe, die von bereits aktivierten Thrombozyten abgegeben werden:
- ADP,
- TXA_2,
- PAF.

Aktivierte Thrombozyten geben Ca^{2+} und Proteine ab und bauen bestimmte **negativ geladene Phospholipide** in die äußere Schicht der Plasmamembran ein. An diese binden dann Ca^{2+}-bindende Proteine und leiten so die Blutgerinnung ein.

Aktivierte Thrombozyten geben Ca^{2+}-Ionen und mehrere Proteine ab, die bereits die Blutgerinnung, also die nächste Phase der Hämostase einleiten. Die Blutgerinnung wird dann unmittelbar auf der Oberfläche der Thrombozyten initiiert, indem die Bindung Ca^{2+}-bindender Proteine an negativ geladene Membranlipide erleichtert wird. Zu diesem Zweck werden nach Aktivierung der Thrombozyten bestimmte **negativ geladene Phospholipide** durch einen sog. Flip-Flop-Mechanismus von der inneren Schicht der Plasmamembran in die äußere Schicht verschoben.

27.1.4 Hemmung der Thrombozytenaggregation am intakten Endothel

Die **Thrombozytenaggregation wird von intakten Endothelzellen** normalerweise **unterdrückt**: **Prostazyklin** (**Prostaglandin PGI_2**) bewirkt Vasodilatation und hemmt die Thrombozytenaktivierung.

27.1.4 Hemmung der Thrombozytenaggregation am intakten Endothel

Die Thrombozytenaggregation wird von intakten Endothelzellen normalerweise unterdrückt, um eine Bildung von Thromben in den Blutgefäßen zu verhindern. Eine wichtige Rolle spielt dabei das **Prostazyklin**. Ähnlich dem Thromboxan A_2 zählt auch das Prostazyklin zu den Eikosanoiden, d.h. es wird unter Beteiligung der Zyklooxygenase ausgehend von Arachidonsäure gebildet. Prostazyklin wird auch als **Prostaglandin I_2 (PGI_2)** bezeichnet. Trotz der chemischen Ähnlichkeit **haben TXA_2 und Prostazyklin gegenteilige Funktionen:**
- TXA_2 ist ein potenter Vasokonstriktor und fördert die Thrombozytenaggregation.
- Prostazyklin bewirkt eine Vasodilatation, hemmt die Aktivierung der Thrombozyten, und hemmt damit auch die Thrombozytenaggregation.

▶ **klinik. Warum überwiegt bei Einnahme niedriger Dosen von Acetylsalicylsäure die Hemmung der TXA_2-Synthese?** Wenn Patienten Acetylsalicylsäure einnehmen, wird dieses im Magen und im oberen Dünndarm sehr schnell resorbiert und führt in den Thrombozyten des Blutes zu einer irreversiblen Hemmung der Zyklooxygenase. Da Thrombozyten keinen Zellkern haben, können sie neue Zyklooxygenase nicht mehr synthetisieren und die Synthese von TXA_2 bleibt blockiert. Wenn die Mengen an Acetylsalicylsäure hinreichend niedrig sind, wird die Zyklooxygenase der Endothelien nur geringfügig gehemmt. Zudem wird das Enzym in den Endothelien durch Neusynthese schnell ersetzt. Entsprechend wird auch die Produktion des Prostazyklins kaum gehemmt.

◀ klinik

27.2 Blutgerinnung

27.2.1 Das Prinzip

Der weiße Thrombozytenthrombus bringt die Blutung zum Stillstand, ist aber noch sehr instabil. Aufgabe der eigentlichen Blutgerinnung ist es, den Zustand der Blutstillung zu stabilisieren und damit die Gefahr einer erneuten Blutung zu reduzieren. Die Blutgerinnung führt letztlich zur **Umwandlung von Fibrinogen (= Gerinnungsfaktor I) zu Fibrin**, welches dann ein dreidimensionales Netzwerk bildet, das gemeinsam mit den Thrombozyten die Wunde verschließt.

27.2 Blutgerinnung

27.2.1 Das Prinzip

Die Blutgerinnung führt letztlich zur **Umwandlung von Fibrinogen (= Gerinnungsfaktor I) zu Fibrin**, welches gemeinsam mit den Thrombozyten die Wunde verschließt.

▶ **Merke.** Das Ziel der Blutgerinnung ist die Bildung eines stabilen Aggregates aus Fibrin und Thrombozyten.

◀ Merke

Die Umwandlung des Fibrinogens in Fibrin erfolgt durch **Abspaltung von zwei kleinen Peptiden**. Als spezifische Protease dient dabei **Thrombin (= Gerinnungsfaktor II)**. Das Thrombin entsteht seinerseits durch proteolytische Prozessierung **aus Prothrombin**. Die Prozessierung wird vom **Faktor X (= Stuart-Prower-Faktor)** katalysiert. Indem die Gerinnungsfaktoren mit römischen Zahlen bezeichnet, und jeweils die *a*ktivierten Faktoren mit einem „a" gekennzeichnet werden, ergibt sich somit das in Abbildung **B-27.5** gezeigte Schema.

Die Umwandlung des Fibrinogens in Fibrin erfolgt durch **Abspaltung von zwei kleinen Peptiden**. Als spezifische Protease dient dabei **Thrombin (= Gerinnungsfaktor II)**, das seinerseits durch Proteolyse **aus Prothrombin** entsteht (Abb. **B-27.5**).

B-27.5 Umwandlung von Fibrinogen in Fibrin

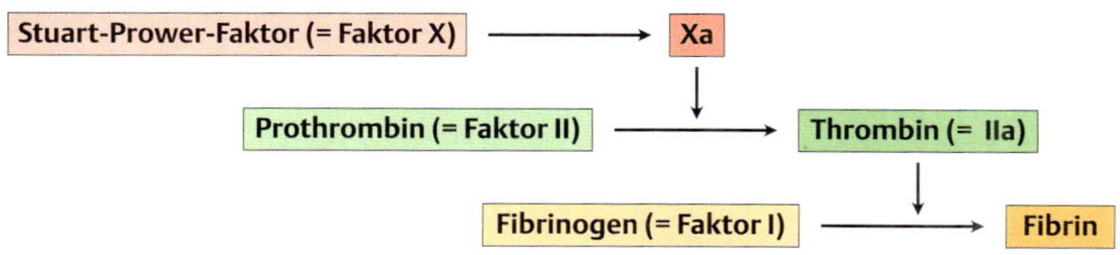

B-27.5

Wie Fibrin und Thrombin wird auch der Faktor X durch proteolytische Prozessierung aktiviert. Gerinnungsfaktoren, die durch einen derartigen Mechanismus aktiviert werden, bezeichnet man in Analogie zu den inaktiven Vorstufen mancher Verdauungsenzyme als **Zymogene**. Die Ähnlichkeit zwischen den Gerinnungsfaktoren und den Enzymen des Verdauungstrakts geht sogar noch weiter: Alle proteolytisch aktiven Gerinnungsfaktoren sind **Serin-Proteasen** (S. 256). Sie **ähneln in ihrer Struktur den Verdauungsproteasen Trypsin und Chymotrypsin des Pankreas**. Vermutlich haben sich die Gene aller dieser Proteasen in der Evolution aus einem gemeinsamen Vorläufer-Gen entwickelt.

Alle proteolytisch aktiven Gerinnungsfaktoren sind **Serin-Proteasen** und mit dem **Verdauungsenzym Trypsin** verwandt.

27.2.2 Die Blutgerinnung im Detail
Auslösung und Beschleunigung der Gerinnung

Als Faktor X-spezifische Proteasen agieren auf der Oberfläche aktivierter Thrombozyten

- die **„extrinsische Xase“** (Komplex aus Thromboplastin und Faktor VIIa) → **Auslösung** einer Blutgerinnung (s. Abb. **B-27.6**),
- die **„intrinsische Xase“** (Komplex aus den Faktoren VIIIa und IXa) → **Verstärkung des Signals** zur Blutgerinnung.

Beide Komplexe werden im Folgenden näher erläutert.

27.2.2 Die Blutgerinnung im Detail

Auslösung und Beschleunigung der Gerinnung

Bei der Blutgerinnung agieren zwei unterschiedliche Proteinkomplexe als Faktor-X-spezifische Proteasen. Beide Proteasen binden unter Vermittlung von Ca^{2+}-Ionen an die Phospholipide der Plasmamembran aktivierter Thrombozyten, wo sie in eine enzymatisch aktive Form gebracht werden. Die Proteasen sind

- die **„extrinsische Xase“** (Komplex aus **Thromboplastin und Faktor VII**): Dieser Komplex ist verantwortlich für die **Auslösung** einer Blutgerinnung (s. Abb. **B-27.6**).
- die **„intrinsische Xase“** (Komplex aus den Faktoren **VIIIa und IXa**): Der VIII-IX-Komplex dient der Beschleunigung der Blutgerinnung, nachdem diese durch Thromboplastin/Faktor VIIa ausgelöst wurde. Der VIII-IX-Komplex dient also der **Verstärkung des Signals** zur Blutgerinnung.

Beide Komplexe sollen hier näher erläutert werden.

Das Modell des intrinsischen und extrinsischen Systems

Das intrinsische System löst eine Blutgerinnung **in vitro** aus.
Die wichtigsten Komponenten sind:

- Faktor XII (= Hageman-Faktor),
- Faktor XI,
- Präkallikrein,
- hochmolekulares Kininogen.

Die physiologische Relevanz dieser Stoffe als Auslöser der Blutgerinnung ist bis heute nicht geklärt.
Individuen, die den Faktor XII nicht bilden können, zeigen eine normale Blutgerinnung.

Das Modell des intrinsischen und extrinsischen Systems

Intrinsisches System: Dieses System wurde in der Frühzeit der Forschung aufgrund der Beobachtung definiert, dass frisch gewonnenes Blut z. B. in einem Glasgefäß (**in vitro**) nach einiger Zeit gerinnt. Da die Gerinnung nach einigen Minuten einsetzt, ohne dass der Prozess von außen durch Zusatz besonderer Aktivatoren ausgelöst werden müsste, bezeichnete man das System der beteiligten Stoffe als intrinsisches System der Blutgerinnung (= endogenes System = intravaskuläres System = Kontakt-System). Später entdeckte man, dass im Blut mehrere Proteine enthalten sind, die an der glatten Wand der jeweiligen Reaktionsgefäße miteinander reagieren und dabei die Gerinnung des Blutes auslösen. Die wichtigsten Komponenten dieses Systems sind

- die **Faktoren XII** (= Hageman-Faktor) und **XI**
- sowie **Präkallikrein** und **hochmolekulares Kininogen**.

Möglicherweise lagern sich diese Proteine unter physiologischen Bedingungen an die negativ geladenen Lipide aktivierter Thrombozyten an. Tatsächlich ist die physiologische Relevanz dieser Stoffe als Auslöser der Blutgerinnung aber bis heute nicht geklärt. Individuen, die den Faktor XII nicht bilden können, zeigen bei der Blutgerinnung keine Defekte und benötigen auch keinerlei Therapie!

Das extrinsische System ist normalerweise Auslöser einer Blutgerinnung.
Entscheidende Komponenten sind:

- **Gewebe-Thromboplastin** (= Gerinnungsfaktor III = Gewebefaktor) ist ein weit verbreitetes Membranprotein. **Bei Verletzungen** des Endothels **bindet Faktor VII an Gewebe-**Thromboplastin.
- **Faktor VIIa** hat im Komplex mit Thromboplastin Serin-Protease-Aktivität und kann den Faktor X aktivieren (Abb. **B-27.6**).

Der **Komplex aus Thromboplastin und Faktor VIIa** hat somit die Funktion einer **„Xase“**.

Extrinsisches System: Dieses System wird aktiviert, wenn die Blutgerinnung von Stoffen ausgelöst wird, die im Blut normalerweise nicht enthalten sind. In dieser Funktion kommt dem **Gewebe-Thromboplastin** die entscheidende Bedeutung zu. Thromboplastin (= CD 142 = Gerinnungsfaktor III = engl. Tissue factor, in der klinischen Chemie deshalb auch als Gewebefaktor bezeichnet) ist ein in den Geweben weit verbreitetes Membranprotein von ca. 45 kDa. Von Endothelzellen wird Thromboplastin normalerweise *nicht* exponiert. Die im Blutserum enthaltenen Faktoren des Gerinnungssystems kommen deshalb nur infolge einer Gefäßverletzung mit Thromboplastin in Berührung. **Bei einer Verletzung bindet Faktor VII** (alte Bezeichnung: Proconvertin; ein lösliches Protein des Blutplasmas) **an Thromboplastin**. Faktor VII wird durch die Komplexbildung mit Thromboplastin aktiviert und in dieser Form als Faktor VIIa bezeichnet. Der **Faktor VIIa hat im Komplex mit Thromboplastin Serin-Protease-Aktivität** und ist nun in der Lage, den Stuart-Prower-Faktor, also den Faktor X der Blutgerinnung, durch proteolytische Prozessierung zu aktivieren (Abb. **B-27.6**). Der **Komplex aus Thromboplastin und Faktor VIIa** hat somit die **Funktion einer „Xase“**. Da der Komplex ursprünglich als Teil des extrinsischen Systems der Blutgerinnung identifiziert wurde, kann man den Komplex als **„extrinsische Xase“** bezeichnen. Seine volle Aktivität gewinnt der Komplex allerdings erst im Ca^{2+}-vermittelten Kontakt mit den Phospholipiden, die an der Verletzungsstelle von den dort aktivierten Thrombozyten exponiert werden (Abb. **B-27.6**).

▶ **Merke.**

- Die Unterscheidung von extrinsischem und intrinsischem System ist veraltet. Das sog. intrinsische System einschließlich des Faktor XII (Hageman-Faktor) scheint unter physiologischen Bedingungen als Auslöser einer Blutgerinnung irrelevant zu sein.
- Nach derzeitigem Stand der Forschung wird eine Blutgerinnung unter physiologischen Bedingungen von dem Membranprotein Thromboplastin ausgelöst. Thromboplastin aktiviert den Faktor VII der Blutgerinnung. (Beide Proteine zählen traditionell zum extrinsischen System.)

◀ **Merke**

Der Komplex aus Thromboplastin und Faktor VIIa überführt den Faktor X in die Xa-Form. Der **Faktor Xa assoziiert** daraufhin **mit Gerinnungsfaktor Va**. Auch dieser Komplex bildet sich nur in Gegenwart von Ca^{2+}-Ionen an der Oberfläche der Thrombozyten. Er hat die Funktion einer **„Prothrombinase"** und überführt das inaktive Prothrombin in das aktive **Thrombin (=Faktor IIa)**, das dann das Fibrinogen prozessiert (Abb. **B-27.6**).

„Prothrombinase": Komplex aus den Faktoren Xa und Va.
Xa ist eine Serin-Protease, die inaktives Prothrombin in aktives Thrombin überführt (Abb. **B-27.6**).
Va ist dabei Cofaktor.

B-27.6 Schema der wichtigsten Prozesse bei der Auslösung der Blutgerinnung

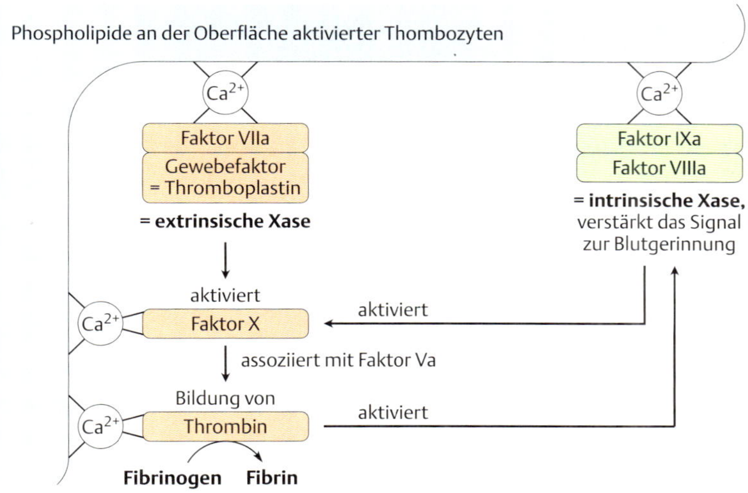

Das Gewebe-Thromboplastin ist ein in allen Geweben weit verbreitetes Membranprotein, das bei einer Gefäßverletzung Faktor VII bindet und aktiviert.

B-27.6

Die Funktionen des Thrombins

Neuere Untersuchungen haben gezeigt, dass Thrombin nicht nur die Funktion hat, **Fibrinogen in Fibrin** zu überführen. Vielmehr zeigt Thrombin eine ausgeprägte „Promiskuität". Inzwischen sind bereits 20 verschiedene Partnerproteine des Thrombins identifiziert worden. Thrombin kommt innerhalb der gesamten Blutgerinnungskaskade insofern eine zentrale Rolle zu, als es auf mehreren Stufen eine **verstärkende Rückkopplung vermittelt**:

- Thrombin **prozessiert u.a. den Faktor V**, der als Cofaktor des Faktors X dient (s.o.). Thrombin beschleunigt dadurch seine eigene Aktivierung.
- Besonders wichtig ist die Funktion des Thrombins als **Aktivator der Faktoren VIII und IX.** Der Faktor VIII ist zunächst mit dem vWF des Blutplasmas assoziiert. Bei der Bildung eines Thrombus wird Faktor VIII freigesetzt, von Thrombin aktiviert und bildet dann in Gegenwart von Ca^{2+}-Ionen an der Oberfläche der aktivierten Thrombozyten einen Komplex mit dem Faktor IXa (alte Bezeichnung: Christmas-Faktor).

Die Funktionen des Thrombins

Thrombin (=Faktor IIa) hat eine Vielzahl wichtiger Funktionen:

- Thrombin überführt **Fibrinogen** in **Fibrin**,
- es **aktiviert u.a. den Faktor V**, der als Cofaktor des Faktors X dient. Thrombin beschleunigt dadurch seine eigene Aktivierung.
- Thrombin **aktiviert die Faktoren VIII und IX**; diese bilden einen Komplex, der als **„intrinsische Xase"** parallel zum Thromboplastin-VIIa-Komplex den Faktor X aktiviert.
  → Beschleunigung der Thrombusbildung

- **Thrombin** aktiviert auch den **Faktor XI**. Dieser beteiligt sich an der **Aktivierung des Faktors IX**.
- Durch **Aktivierung des Faktors XIII** unterstützt Thrombin eine Quervernetzung des Fibrins.
- Besonders aktiv ist Thrombin als **Aktivator von Thrombozyten** (gemeinsam mit ADP und Thromboxan A_2).

Der VIIIa-IXa-Komplex wurde ursprünglich als Teil des intrinsischen Systems entdeckt. Er hat parallel zur „extrinsischen Xase" (Thromboplastin-VIIa-Komplex) die Aufgabe, den Faktor X zu aktivieren. Deshalb kann man den VIIIa-IXa-Komplex als **„intrinsische Xase"** neben der „extrinsischen Xase" bezeichnen. Tatsächlich dient der VIII-IX-Komplex in der Regel der weiteren Beschleunigung einer Thrombusbildung, nachdem diese durch Thromboplastin einmal eingeleitet wurde.

- Der Faktor IX wird nicht nur von Thrombin zu IXa aktiviert, sondern auch vom **Faktor XIa**. Die Aktivierung des Faktors XI zu XIa wird aber ebenfalls von Thrombin katalysiert.
- Durch **Aktivierung des Faktors XIII** unterstützt Thrombin eine Quervernetzung des Fibrins (s. u.).
- Besonders aktiv ist Thrombin als weiterer **Aktivator von Thrombozyten**. Gemeinsam mit ADP und Thromboxan A_2 beschleunigt Thrombin dadurch eine Vielzahl von Prozessen, die für die Bildung und die Verdickung eines Thrombus von Bedeutung sind.

▶ Merke

▶ **Merke. Thrombin** (= Faktor II) ist eine Serin-Protease mit struktureller Ähnlichkeit zu Trypsin. Thrombin ist **bei der Blutgerinnung von zentraler Bedeutung**:

- Einbeziehung eines Systems der Signalverstärkung:
  a) durch **Aktivierung der Faktoren VIII und IX**,
  b) durch **Aktivierung des Faktors XI** (XIa aktiviert IX).
- **Katalyse der Fibrinbildung** s. u.,
- Einleitung der Fibrinquervernetzung durch **Aktivierung des Faktors XIII**,
- **Thrombozytenaktivierung**.

▶ klinik

▶ **klinik.** Ein Ausfall eines der Faktoren VIII oder IX hat eine **Hämophilie**, d. h. eine schwer wiegende Blutungsneigung zur Folge. Die Hämophilien A und B werden X-chromosomal-rezessiv vererbt, sie treten deshalb bei Männern wesentlich häufiger auf als bei Frauen.

- **Hämophilie A, Mangel an Faktor VIII**, ist „die klassische Bluterkrankheit". Sie tritt bei Männern mit einer Prävalenz von ca. 1:10.000 auf. Bei etwa der Hälfte aller Betroffenen liegt eine „schwere" Hämophilie A vor, d. h. die Restaktivität des Faktor VIII liegt unter 1 %. Charakteristisch sind Blutungen in die großen Gelenke. Blutungen treten aber auch in anderen Organen auf. Durch regelmäßige i. v.-Injektionen von rekombinantem Faktor VIII kann die Blutgerinnung weitgehend normalisiert werden.
- **Hämophilie B** ist auf einen **Mangel an Faktor IX** zurückzuführen. Hämophilie B ist deutlich seltener als Hämophilie A, die Prävalenz liegt bei 1:35.000, die Symptome sind weitgehend identisch. Eine effektive Therapie der Hämophilie B ist mit rekombinantem Faktor IX möglich.

Ein **Mangel an Faktor XI** betrifft ebenfalls das intrinsische System. Spontane Blutungen treten bei Faktor-XI-Mangel normalerweise *nicht* auf. Allerdings kann es bei größeren Wunden, etwa bei Operationen, zu heftigen Blutungen kommen. Offenbar ist der Faktor XI ähnlich den Faktoren VIII und IX an der Verstärkung der Gerinnungskaskade beteiligt. Wie diese wird auch Faktor XI von Thrombin aktiviert.

Die Bildung von Fibrin

Fibrin entsteht aus **Fibrinogen**. Ein Fibrinogenmolekül besteht aus **stäbchenförmigen Hexameren** (zwei αβγ-Trimere, Abb. **B-27.7**). Alle Trimer-Untereinheiten sind durch **Disulfidbrücken** miteinander quervernetzt.

Die Bildung von Fibrin

Hauptziel der Blutgerinnung ist die Bildung von Fibrin, das den Thrombus stabilisiert und so eine erneute Blutung verhindert. Die entscheidende Rolle spielt dabei das Thrombin. Es katalysiert als Protease die Umwandlung des Fibrinogens in Fibrin. Bei **Fibrinogen** handelt es sich um symmetrisch aufgebaute **längliche Hexamere**. Je eine α-, eine β- und eine γ-Untereinheit lagern sich parallel zu einem Trimer zusammen. Zwei derartige Trimere bilden ein stäbchenförmiges Hexamer (Abb. **B-27.7**). Dabei zeigen die C-Termini aller Untereinheiten zu den äußeren Enden der Hexamere, die N-Termini liegen hingegen alle in der Mitte der Hexamere. (Wegen dieser symmetrischen Struktur werden die Fibrinogen-Hexamere oft auch als „Dimere" bezeichnet. Die Nomenklatur ist in dieser Hinsicht uneinheitlich.) Innerhalb des Fibrinogens sind alle Untereinheiten durch **Disulfidbrücken** miteinander quervernetzt.

B-27.7 Fibrinogen und Fibrin

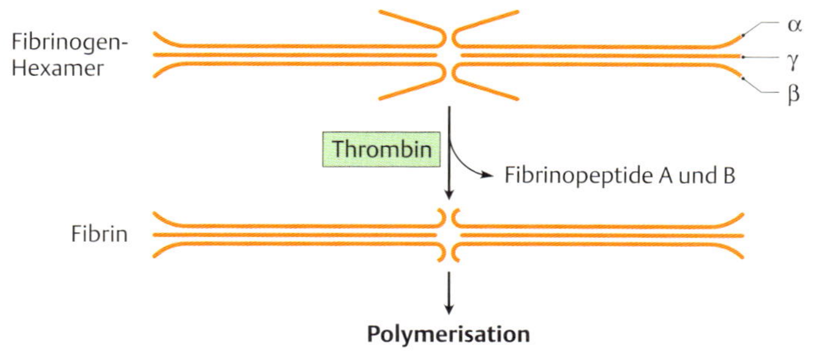

B-27.7

Thrombin (Faktor IIa) spaltet
- das **Fibrinopeptid A** vom N-terminalen Ende der α-Ketten ab,
- das **Fibrinopeptid B** vom N-terminalen Ende der β-Ketten ab (Abb. **B-27.7**). Dabei werden in den zentral gelegenen Teilen der Fibrinogen-Hexamere **hydrophobe Bindestellen** zugänglich. Diese verbinden sich nun mit den **C-terminalen Enden benachbarter Hexamere** und es entsteht ein netzartiges **Fibrin-Aggregat.**

Das Aggregat wird anschließend durch **kovalente Quervernetzung** stabilisiert (Abb. **B-27.9**). Dieser Prozess wird vom **Faktor XIIIa** katalysiert, der von **Thrombin** aktiviert wird. Bei der Quervernetzung reagiert jeweils die Aminogruppe eines **Lysinrests** mit einem **Glutaminrest**. Im Zuge dieser Reaktionen werden die Wundränder zusammengezogen, was die anschließende Wundheilung erleichtert.

Thrombin (= Faktor IIa) spaltet das **Fibrinopeptid A** von der α-Kette und das **Fibrinopeptid B** von der β-Kette ab (Abb. **B-27.7**). Dadurch werden in der Mitte der Hexamere Bindestellen freigelegt, und die **Fibrinmoleküle aggregieren**.
Der durch Thrombin aktivierte **Faktor XIIIa** katalysiert nun eine **kovalente Quervernetzung** (Abb. **B-27.9**). Hierbei reagiert jeweils ein **Lysinrest** mit einem **Glutaminrest**.

B-27.8 Blutgerinnsel

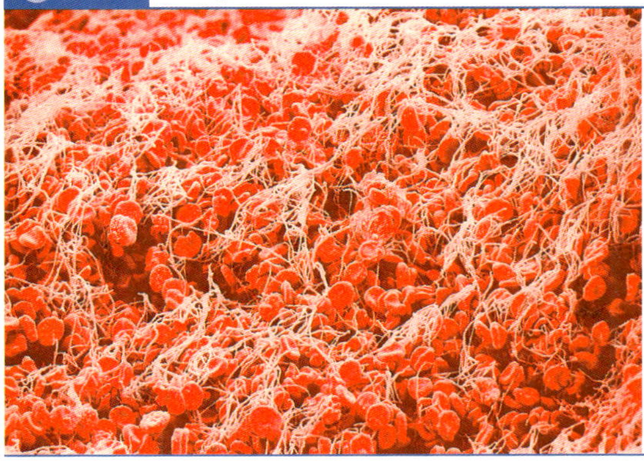

Kolorierte elektronenmikroskopische Abbildung eines Blutgerinnsels. Erkennbar sind die netzförmig angeordneten Fibrinfäden (weiß), in denen Blutzellen (überwiegend Erythrozyten, rot) fixiert sind.

B-27.8

B-27.9

B-27.9 Kovalente Quervernetzung des Fibrins

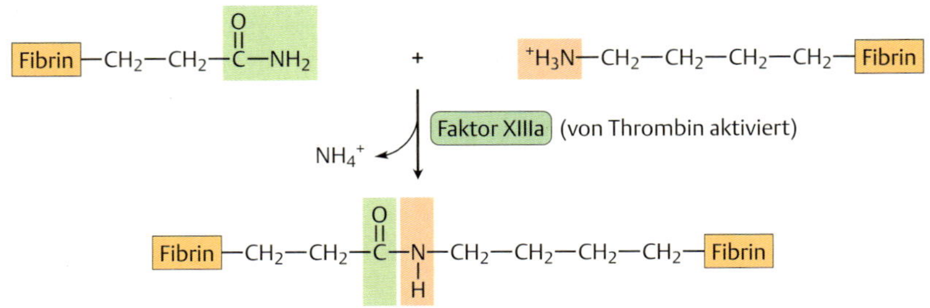

Zusammenfassung und Überblick

Neuere Forschungen haben das klassische Schema der Blutgerinnung erheblich modifiziert:

- Es gibt unter physiologischen Bedingungen im Wesentlichen nur **ein System der Auslösung** (Gewebefaktor + Faktor VII).
- Es schließt sich ein **System der Signalverstärkung** an (Faktoren VIIIa und IXa, ergänzt durch den Faktor XIa).
- In der Blutgerinnung kommt dem **Thrombin** eine Schlüsselfunktion zu (Aktivierung aller wichtigen Teilschritte).
- Thrombin ist auch die wichtigste Komponente des **Systems der Ausführung** (Katalyse der Fibrinsynthese, Aktivierung des Faktors XIII).
- Blutgerinnung ist ein Prozess, der an **Oberflächen** abläuft.

Zusammenfassung und Überblick

Zusammenfassend ergibt sich damit folgendes Bild: **Traditionell** wurde die Blutgerinnung als eine Reaktionskaskade löslicher Komponenten vorgestellt. Ausgelöst entweder durch das extrinsische System (Thromboplastin) oder durch das intrinsische System (Faktor XII) wurde eine gemeinsame Endstrecke der Reaktionskaskade definiert, die ausgehend vom Faktor X zur Bildung des Fibrins führt.

Die **neueren Forschungen** haben dieses Schema erheblich modifiziert:

- Unter physiologischen Bedingungen gibt es im Wesentlichen nur **ein System der Auslösung**: die Bildung eines Komplexes aus Gewebefaktor und Faktor VII.
- Es schließt sich ein **System der Signalverstärkung** an, bestehend aus den Faktoren VIIIa und IXa, ergänzt durch den Faktor XIa.
- In der Blutgerinnung kommt dem **Thrombin eine Schlüsselfunktion** zu. Thrombin ist an der Aktivierung aller wichtigen Teilschritte direkt beteiligt.
- Auch das **System der Ausführung** enthält als wichtigste Komponente das Thrombin. Es katalysiert die Umwandlung von Fibrinogen zu Fibrin. Thrombin aktiviert auch den Faktor XIII, der abschließend die Quervernetzung katalysiert.
- Letztlich sind bei der Blutgerinnung fast alle entscheidenden Komponenten **an Zellmembranen** gebunden, überwiegend an aktivierte Thrombozyten. Blutgerinnung ist ein Prozess, der an Oberflächen abläuft (siehe hierzu auch S. 750).
- Ähnlich dem Thrombin kooperieren auch andere Gerinnungsfaktoren mit sehr **vielen Partnerproteinen**. Lineare Modelle einer Reaktionskaskade stellen eine grobe Vereinfachung der tatsächlich vielfach verwobenen Wechselwirkungen dar.

Gerinnungsfaktoren wirken meist als Proteasen, selten als Cofaktoren oder in anderer Funktion (Tab. **B-27.1**).

Die meisten **Gerinnungsfaktoren** sind Proteasen, einige sind aber nur Cofaktoren ohne eigene enzymatische Aktivität, oder sie haben eine andere Funktion (Tab. **B-27.1**).

Vitamin K, γ-Carboxylierung und Calcium-Ionen

Bei der Blutgerinnung binden im Verletzungsgebiet mindestens vier der Gerinnungsfaktoren an Zellmembranen (VII, IX, X und II), sowie die Proteine C und S.
Alle diese Proteine enthalten **γ-Carboxyglutaminsäure-Gruppen, die Ca^{2+} binden. Die Ca^{2+}-Ionen vermitteln die Bindung der Gerinnungsfaktoren an die Membranen.**

Vitamin K, γ-Carboxylierung und Calcium-Ionen

Bei der Blutgerinnung binden im Verletzungsgebiet mindestens vier Gerinnungsfaktoren an Zellmembranen:

- Faktor VII (Auslösung der Blutgerinnung),
- Faktor IX (Verstärkung des Signals),
- Faktor X (Aktivierung des Thrombins),
- Faktor II (Thrombin selbst).

Darüber hinaus binden die regulatorisch wichtigen Proteine C und S an Zellmembranen.
Die Anlagerung aller dieser Proteine an die Zellmembranen wird **von Ca^{2+}-Ionen vermittelt**. Die Ca^{2+}-Ionen treten dabei in Wechselwirkung mit den negativ geladenen Phospholipiden. Währenddessen werden die Ca^{2+}-Ionen von **γ-Carboxyglutaminsäure-Gruppen** der Proteine festgehalten.

B-27.1 Gerinnungsfaktoren

B-27.1

Faktor	*Synonym*	*Funktion*
I	Fibrinogen/Fibrin	Gerinnselbindung
II	Prothrombin/Thrombin	Serin-Protease
III	Gewebefaktor/Thromboplastin	Cofaktor
IV	Ca^{2+}-Ionen	Cofaktor
V	(Proakzelerin)	Cofaktor
VI	= Faktor Va	
VII	(Prokonvertin)	Serin-Protease
VIII	(Antihämophiliefaktor A)	Cofaktor
IX	(Antihämophiliefaktor B, Christmas-Faktor)	Serin-Protease
X	Stuart-Prower-Faktor	Serin-Protease
XI	(Rosenthal-Faktor)	Serin-Protease
XII	(Hageman-Faktor)	Serin-Protease
XIII	(Fibrin-stabilisierender Faktor)	Transglutaminase

Die in Klammern angegebenen Namen der Faktoren werden nur noch selten verwendet

Alle Ca^{2+}-bindenden Gerinnungsfaktoren werden in der Leber gebildet. Die γ-**Carboxyglutaminsäure-Reste** entstehen **durch posttranslationale Modifikation** der Gerinnungsfaktoren in den **Hepatozyten**. Dabei ist **Vitamin K (Phyllochinon)** ein essenzieller Cofaktor.
Die γ-Carboxyglutaminsäure-Gruppen werden gebildet, indem bestimmte Glutaminsäurereste der Gerinnungsfaktoren eine zusätzliche COOH-Gruppe erhalten (Abb. **B-27.10**). Z. B. werden im Prothrombin bis zu 14 Glutaminsäurereste carboxyliert. Die Reaktion wird von einer **Carboxylase** katalysiert. Das Enzym benötigt für die Reaktion **Vitamin K sowie CO_2, O_2 und NADPH**.

Alle Ca^{2+}-bindenden Gerinnungsfaktoren werden in der Leber gebildet.
Die γ-**Carboxyglutaminsäure-Reste** entstehen **durch post-translationale Modifikation,** indem bestimmte Glutaminsäurereste der Gerinnungsfaktoren eine zusätzliche COOH-Gruppe erhalten (Abb. **B-27.10**).

► **Merke.** Vitamin K (Details s. S. 282) ist an der Blutgerinnung also **nicht direkt beteiligt**, sondern nur ein essenzieller Cofaktor bei der γ-Carboxylierung der Gerinnungsfaktoren in der Leber.

◄ Merke

B-27.10 Glutamat und Carboxyglutamat

B-27.10

Glutamat

γ-Carboxyglutamat (vermittelt Bindung von Ca^{2+}-Ionen)

► **Exkurs. Diagnostik von Gerinnungsstörungen**
Sowohl zur Diagnose von Gerinnungsstörungen als auch zur Kontrolle der Effizienz gerinnungshemmender Medikamente werden standardisierte Tests durchgeführt:

- **Der Quick-Test** zur **Bestimmung der Thromboplastinzeit** wurde 1936 von dem amerikanischen Arzt Armand Quick entwickelt. Unter definierten Bedingungen wird zu einer Plasma-Probe **Thromboplastin (Faktor III)** zusammen mit Phospholipiden und Ca^{2+}-Ionen zugegeben. Es wird dann die **Zeit (in Sekunden) bis zur Fibrinbildung** gemessen. Die Zeit, die mit Plasmaproben von „Normalspendern" gemessen wird, liegt im typischen Fall bei etwa 20 Sekunden und definiert den 100 %-Wert. Geschwindigkeitsbestimmend ist beim Quick-Test die Verfügbarkeit der **Faktoren des extrinsischen Systems**, also der Faktoren VII, X, V und II. Ein Quickwert von z. B. 70 % besagt, dass mit dem zugegebenen Thromboplastin in der Plasma-Probe nur 70 % der Aktivität erreicht wurde, die mit der gleichen Menge an Thromboplastin in der Kontrollprobe gemessen wurde. Je niedriger der Quick-Wert, desto schlechter ist die Gerinnungsfunktion (und desto höher ist das Blutungsrisiko).

- Seit einigen Jahren wird der Quick-Test zunehmend durch die **Bestimmung des INR-Wertes (International Normalized Ratio)** ersetzt. Auch bei diesem Verfahren wird die Zeit gemessen, die verstreicht, bis unter definierten Bedingungen nach Zugabe von Thromboplastin zu einer Plasma-Probe die Gerinnung einsetzt. Als Referenz dient ein „Normalplasma". Nicht nur die Reaktionsbedingungen, sondern auch die eingesetzten Reagenzien, einschließlich des Thromboplastins, sind international vereinheitlicht worden und erlauben deshalb eine quantitative Bestimmung, die (anders als der Quick-Wert) zwischen allen klinischen Laboratorien der Welt vergleichbar ist. Der INR-Wert gibt unmittelbar an, in welchem Verhältnis zum Normalwert die Gerinnung verzögert ist. Bei einer Cumarintherapie ist die Zeit bis zum Einsetzen der Gerinnung um das 2- bis 3fache verlängert, entsprechend liegen die INR-Werte bei 2,0 – 3,0. Ein hoher INR-Wert entspricht also einem niedrigen Quick-Wert.
- Die Bestimmung der **aktivierten partiellen Thromboplastinzeit (aPTT)** ist eine wertvolle Ergänzung des Quick-Tests bzw. der Bestimmung der INR. Sie ist der klassische **Test des intrinsischen Systems** und erlaubt damit auch den Nachweis von Defekten der Faktoren VIII, IX und XI. So lässt sich mit diesem Verfahren eine Hämophilie vom Typ A (Mangel an Faktor VIII) oder B (Mangel an Faktor IX) nachweisen, die vom Quick-Test und von der INR nicht erfasst wird. In der Klinik dient der aPTT-Test auch der Beurteilung einer Therapie mit Heparin. Der Test besteht darin, dass die Gerinnungskaskade in einer Plasmaprobe in **Gegenwart von negativ geladenen Oberflächen, Phospholipiden, und Ca^{2+}-Ionen** aktiviert und dann die Zeit bis zum Einsetzen der Gerinnung gemessen wird. (Der Ausdruck „partielles Thromboplastin" bezeichnet im Zusammenhang dieses Verfahrens die zugesetzten Phospholipide, die keinen Gewebefaktor enthalten. Der Ausdruck ist insofern irreführend, als das Wort „Thromboplastin" normalerweise – etwa im Kontext des Quick-Wertes – als alternativer Name des gereinigten Gewebefaktors verwendet wird. Das Wort „Thromboplastin" hat also zwei unterschiedliche Bedeutungen.)

27.3 Fibrinolyse

Für die Auflösung von Fibrin ist die **Serin-Protease Plasmin** verantwortlich, die Fibrin in wasserlösliche Abbauprodukte spaltet.

Plasmin wird aus der Vorstufe **Plasminogen** gebildet. Zwei Plasminogenaktivatoren sind beteiligt (Abb. **B-27.11**):
- **Gewebe-Plasminogenaktivator** (t-PA) aus Endothelzellen,
- **Urokinase** aus der Niere.

27.3 Fibrinolyse

Während des Heilungsprozesse einer Wunde wird das Fibrin wieder abgebaut. Für diese sog. Fibrinolyse ist die **Serin-Protease Plasmin** verantwortlich, die Fibrin in wasserlösliche Abbauprodukte spaltet.
Plasmin wird aus der Vorstufe **Plasminogen** gebildet, einem Protein des Blutplasmas. Die Bildung des Plasmins kann von zwei unterschiedlichen Plasminogenaktivatoren katalysiert werden (Abb. **B-27.11**):
- **Gewebe-Plasminogenaktivator** (Tissue Plasminogen Activator, t-PA) wird von **Endothelzellen** freigesetzt.
- **Urokinase** ist ein Plasminogenaktivator, der in der **Niere** produziert wird.

B-27.11

B-27.11 Aktivierung des Plasmins und Fibrinolyse durch Plasmin

Gewebe-Plasminogenaktivator (t-PA) oder Urokinase
↓
Plasminogen (ein Protein des Blutplasmas) ⟶ **Plasmin** (eine Serin-Protease) ⟶ **baut Fibrin ab** (Fibrinolyse)

▶ klinik

▶ **klinik.** Mit molekularbiologischen Methoden hergestellte („rekombinante") Derivate des Gewebe-Plasminogenaktivators werden seit einigen Jahren bei Herzinfarkt mit großem Erfolg zur Auslösung einer Fibrinolyse eingesetzt (z. B. r-PA, Reteplase®). Auf diesem Wege können ca. 80 % aller stenosierten Koronararterien bei rechtzeitiger intravenöser Injektion wieder geöffnet werden. Um einen erneuten Verschluss der Gefäße zu verhindern, kommen anschließend Plättchenaggregationshemmer (Acetylsalicylsäure; GP-IIb/IIIa-Antagonisten) und Inhibitoren der Blutgerinnung zum Einsatz.

27.4 Hemmung der Blutgerinnung

Mechanismen in vitro

Um die Gerinnung von Blut in vitro zu verhindern, kann man **Chelatoren** zusetzen, die Komplexe mit den Ca^{2+}-Ionen des Blutes bilden. Üblich ist die Verwendung von **Citrat** oder **EDTA** (Ethylendiamintetraessigsäure). So kann die Gerinnung nach einer Blutentnahme durch Citrat zunächst unterdrückt, zur Bestimmung der Gerinnungszeit dann aber durch Zusatz von Ca^{2+}-Ionen wieder gestartet werden.

Mechanismen in vivo

Antithrombin, α_2-Makroglobulin, α_1-Antitrypsin

Im Organismus wird die Blutgerinnung unter physiologischen Bedingungen dadurch verhindert, dass die entscheidenden Gerinnungsfaktoren als **inaktive Zymogene** (Proenzyme) vorliegen. Gelegentlich werden einzelne Zymogenmoleküle unspezifisch gespalten und dadurch aktiviert. Wenn diese Moleküle nicht umgehend inaktiviert würden, käme es durch die Aktivität des Verstärkungssystems der Blutgerinnung (Faktoren VIII, IX und XI) in allen Gefäßen sofort zu einer massiven Blutgerinnung.

- **Antithrombin**, in der älteren Literatur als Antithrombin III bezeichnet, ist offenbar der entscheidende Faktor, der eine übermäßige Blutgerinnung verhindert. Mäuse, die kein Antithrombin bilden können, sterben bereits intrauterin an massiver Thrombose. Antithrombin ist ein Protein von 58 kDa, das in der Leber synthetisiert wird. Es **bindet und inaktiviert mit großer Effizienz Faktor Xa und Thrombin**, mit geringerer Effizienz auch die meisten anderen Gerinnungsfaktoren, indem es stabile 1:1-Komplexe bildet. Da Antithrombin ausschließlich *Ser*in-*P*roteasen hemmt, wurde vorgeschlagen, es als „Serpin" zu bezeichnen. Eigentümlicherweise reagiert Antithrombin nur mit Substraten in Lösung. Membrangebundene Gerinnungsfaktoren kann Antithrombin *nicht* inaktivieren.
- **α_2-Makroglobulin** inaktiviert durch Bildung von 1:1-Komplexen relativ unspezifisch Proteasen, die bei vielen verschiedenen Prozessen ins Blut gelangen. U.a. wird auch Thrombin gebunden. α_2-Makroglobulin ist ein vergleichsweise großes Protein (ca. 800 kDa), seine Struktur erinnert an den Buchstaben H. Bei Bindung einer Protease schnappt das Protein zusammen, es funktioniert also ähnlich einer Mausefalle.
- **α_1-Antitrypsin** bindet ebenfalls unspezifisch verschiedene Proteasen. Für das Hämostasesystem scheint es nur eine geringe Bedeutung zu haben.

Heparin

Prinzip: Heparin ist eine Mischung von Kohlenhydraten (s.u.), die in der Klinik in großem Umfang zur Verhinderung einer intravasalen Blutgerinnung eingesetzt wird. Heparin **bindet an Antithrombin** und induziert dabei eine Konformationsänderung, durch die das Antithrombin schlagartig eine etwa **1000fach erhöhte Affinität** für seine Substrate Faktor Xa und Thrombin erhält. Das in der Klinik eingesetzte Heparin wird aus tierischen Geweben gewonnen, z.B. aus Schweinedarmmukosa oder aus Rinderlunge.

Struktur: Heparin ist ein Polysaccharid, das aus Disaccharid-Einheiten aufgebaut ist (S.404). Jede Disaccharid-Einheit enthält:

- ein Zuckerderivat, das in Position 6 eine **Carboxylgruppe** exponiert (eine Uronsäure: entweder D-Glucuronsäure oder L-Iduronsäure),
- einen Zucker, der in Position 2 eine **Aminogruppe** trägt (ein Derivat des D-Glucosamins).
- In unregelmäßigen Abständen sind im Heparin-Molekül zudem sehr viele **Sulfatgruppen** verteilt. Sulfatgruppen können mit Carboxylgruppen, mit Aminogruppen und in Position 3 auch mit OH-Gruppen verbunden sein.

27.4 Hemmung der Blutgerinnung

Mechanismen in vitro

Die Chelatoren **Citrat** und **EDTA** bilden mit den Ca^{2+}-Ionen des Blutes Komplexe.

Mechanismen in vivo

Antithrombin, $\alpha 1$-Antitrypsin

Die Blutgerinnung wird durch unspezifische Protease-Hemmer im Blutplasma gehemmt:

- **Antithrombin:** Synthese in der Leber, **bindet und inaktiviert mit großer Effizienz Faktor Xa und Thrombin,** mit geringerer Effizienz auch die meisten anderen Gerinnungsfaktoren.
- α_2-Makroglobulin,
- α_1-Antitrypsin.

Heparin

Prinzip: Heparin **bindet an Antithrombin und** erhöht dessen Affinität für seine Substrate. Das in der Klinik (zur Prophylaxe der intravasalen Blutgerinnung) eingesetzte Heparin wird aus tierischen Geweben gewonnen

Struktur: Heparin ist ein Polysaccharid aus

- **Uronsäuren** (→ COOH-Gruppen),
- **Glucosaminderivaten** (→ NH_2-Gruppen),
- vielen **Sulfatgruppen**.

Um die Affinität des Antithrombins für Thrombin zu erhöhen, muss Heparin eine Kettenlänge von mindestens 18 Monosaccharid-Einheiten haben.

Im Menschen ist **Heparin** in **Mastzellen** enthalten. Das Heparin der Mastzellen scheint aber an der Regulation der Blutgerinnung nicht beteiligt zu sein.

Um die Affinität des Antithrombins für Thrombin zu erhöhen, muss Heparin eine Kettenlänge von mindestens 18 Monosaccharid-Einheiten haben. Aufgrund der zahlreichen Carboxyl- und Sulfatgruppen enthält Heparin außerordentlich viele negative Ladungen. In der Bindung an das Antithrombin sind innerhalb des Heparinmoleküls Gruppen von fünf Monosaccharid-Einheiten entscheidend. In der Mitte dieser Pentasaccharide befindet sich im typischen Fall ein Glucosamin, dessen C-Atom der Position 3 eine Sulfatgruppe trägt.
Im Menschen ist **Heparin** in **Mastzellen** enthalten. In diesen Zellen wird ein **Proteoglykan** synthetisiert, das aus einem kleinen Polypeptid und einem größeren Kohlenhydrat (einem Glykosaminoglykan) besteht. Das Proteoglykan wird in bestimmten Vesikeln der Mastzellen unter Einwirkung des Enzyms Heparanase zu Fragmenten abgebaut, die dann als Heparin bezeichnet werden. Das Heparin der Mastzellen scheint **an der Regulation der Blutgerinnung nicht beteiligt** zu sein. Vermutlich hat es innerhalb der Mastzellen eine Funktion in der Aktivierung verschiedener Proteasen.

Heparansulfat

In den **Gefäßen** wird die **Blutgerinnung vom intakten Endothel gehemmt.** U.a. wird diese Aktivität dem **Heparansulfat** zugeschrieben, das alle Endothelzellen an ihrer Oberfläche exponieren.
Heparansulfat zeigt ausgeprägte **Ähnlichkeiten zum Heparin.**

In den **Gefäßen** wird die **Blutgerinnung vom intakten Endothel gehemmt.** U.a. wird diese Aktivität dem **Heparansulfat** zugeschrieben, das alle Endothelzellen an ihrer Oberfläche exponieren. Das Heparansulfat der Endothelzellen ist ein verzweigtes Proteoglykan, das mit seinem Polypeptidanteil in den Plasmamembranen verankert ist. Heparansulfat zeigt ausgeprägte **Ähnlichkeiten zum Heparin** und ist in der Lage, Antithrombin zu binden. Ob es dadurch an den Oberflächen der Blutgefäße auch einen wesentlichen Anteil an der Hemmung der Blutgerinnung hat, ist bislang noch nicht endgültig geklärt.

Thrombomodulin

Thrombomodulin **bindet** an der Oberfläche der Endothelzellen **Thrombin** (Abb. **B-27.12**). **Thrombin aktiviert daraufhin Protein C** und dieses **inaktiviert** daraufhin die Gerinnungsfaktoren **Va und VIIIa.**
Cofaktor des Protein C ist das **Protein S.**

Wenn Prothrombin zu **Thrombin** aktiviert wird, **bindet** dieses an den Membranen der Endothelzellen an das Rezeptorprotein **Thrombomodulin** (Abb. **B-27.12**). Durch die Bindung an Thrombomodulin erhält **Thrombin** eine **veränderte Spezifität.** Es ist nun nicht länger der zentrale Auslöser der Blutgerinnung, sondern **aktiviert** nun spezifisch das **Protein C**, einen Hemmstoff der Blutgerinnung. **Protein C** wird dabei zu einer Serin-Protease, die nun die Gerinnungsfaktoren **Va und VIIIa inaktiviert und abbaut.** Ein wichtiger **Cofaktor** des Protein C ist das **Protein S.** Beide Proteine gehören zur Gruppe der Vitamin-K-abhängigen Komponenten des Blutgerinnungssystems.

B-27.12

B-27.12 Hemmung der Blutgerinnung am Endothel durch Thrombomodulin

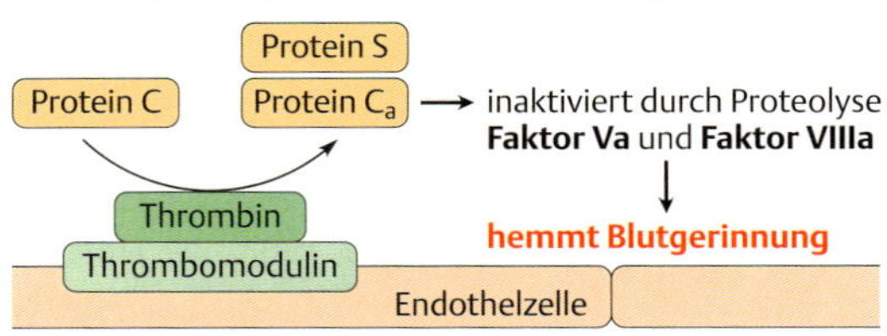

▶ Merke

▶ **Merke.** Endothelzellen unterdrücken Blutgerinnung und Plättchenaggregation durch mindestens vier Mechanismen:
- Prostazyklin (das Eikosanoid PGI_2) hemmt die Plättchenaggregation.
- Heparansulfat erhöht (vermutlich) die Affinität von Antithrombin zu Thrombin und Faktor X.
- Thrombomodulin bindet Thrombin und verändert dessen Spezifität. Thrombin aktiviert daraufhin das Protein C, und dieses katalysiert den Abbau der Gerinnungsfaktoren Va und VIIIa.

- Gewebe-Plasminogenaktivator (t-PA), der von den Endothelien freigesetzt wird, aktiviert Plasminogen zu Plasmin, das bereits gebildetes Fibrin schnell wieder abbaut.

▶ **klinik.** Pharmakologische Bedeutung hat das kleine Protein **Hirudin**. Es besteht aus nur 65 Aminosäuren. Gebildet wird es von dem Blutegel *Hirudo medicinalis*. Hirudin bildet spezifisch 1:1-Komplexe mit Thrombin, das dadurch inaktiviert wird. Es ist der stärkste selektive Hemmstoff des Thrombins, der bislang gefunden wurde. Mit anderen Gerinnungsfaktoren reagiert Hirudin nicht. Rekombinant hergestellte Hirudinpräparate werden derzeit zur Prophylaxe postoperativer venöser Thrombosen z. B. bei Patienten mit Hüftgelenkersatzoperation eingesetzt. ◀ **klinik**

27.5 Thrombusbildung und Ischämie

27.5 Thrombusbildung und Ischämie

Konsequenzen einer Thrombusbildung in Blutgefäßen sind
- Ischämie,
- reduzierte ATP-Synthese,
- Nekrosen,
- Bildung toxischer Sauerstoffradikale,
- Apoptose,
- Defekte, die sich aus der besonderen Funktion der betroffenen Organe ergeben, z. B. akutes Nierenversagen.

Wenn es in Blutgefäßen zu einer Thrombusbildung kommt, hat das unmittelbar eine **Minderdurchblutung (Ischämie)** der vom jeweiligen Gefäß versorgten Gewebe zur Folge. In den Zellen hat dieses umgehend charakteristische Konsequenzen:
- Der Mangel an Sauerstoff führt zu einer reduzierten Aktivität der mitochondrialen ATP-Synthase.
- Bei länger anhaltendem Sauerstoffmangel bilden sich Nekrosen, d. h. verschiedene unspezifische Prozesse führen zum Absterben der Zellen.
- Kurzzeitig bilden sich bei Sauerstoffmangel am Komplex III der Atmungskette der Mitochondrien vermehrt Sauerstoffradikale. Diese sind schädlich für die Zellen, insbesondere schädigen sie die Membranen. Toxische Effekte von Sauerstoffradikalen gelten als eines der Hauptprobleme bei Störungen der Mikrozirkulation.
- Sauerstoffradikale können auch Apoptose, also einen programmierten Zelltod auslösen (vgl. S. 517).
- Hinzu kommen Defekte, die sich aus der besonderen Funktion der betroffenen Organe ergeben, z. B. akutes Nierenversagen durch Blockade der glomerulären Filtration.

▶ **klinik.** Ursache einer **disseminierten** (an vielen Stellen gleichzeitig auftretenden) **intravasalen Gerinnung (DIC)** kann eine **Sepsis** sein, also eine sich im gesamten Organismus ausbreitende erregerbedingte Entzündung. Gramnegative Bakterien geben das Endotoxin (LPS, vgl. S. 700) ab, das in Endothelzellen einen dramatischen Effekt auf die Genregulation ausübt. Vermittelt von Toll-like-Rezeptoren (TLR, vgl. S. 699) induziert Endotoxin u. a. die Expression des Gewebefaktors (= Thromboplastin). Der Gewebefaktor initiiert die Bildung von Thrombin und damit eine intravasale Gerinnung mit Thrombusbildung. Da bei derartigen Prozessen viele Gerinnungsfaktoren verbraucht werden, spricht man in diesem Zusammenhang auch von einer Verbrauchskoagulopathie. ◀ **klinik**

Herzinfarkt und Schlaganfall haben eine weitgehend identische Pathogenese. Akut besteht das entscheidende Ereignis in der **Bildung eines intravasalen Thrombus**. In der Regel entwickelt sich der jeweilige Thrombus auf der Grundlage einer **Arteriosklerose** – in den westlichen Industrieländern eine der häufigsten Todesursachen.

Herzinfarkt und Schlaganfall haben eine weitgehend identische Pathogenese. Akut besteht das entscheidende Ereignis in der **Bildung eines intravasalen Thrombus**, bei Herzinfarkt in einer der Herzkranzgefäße, bei Schlaganfall meist in den Aa. carotes internae. Jede derartige Thrombusbildung hat aber eine lange Vorgeschichte. In der Regel entwickelt sich der jeweilige Thrombus auf der Grundlage einer **Arteriosklerose** – in den westlichen Industrieländern eine der häufigsten Todesursachen. Die Mechanismen, die der Arteriosklerose zugrunde liegen, sind bis heute nur unvollständig geklärt. Offenbar sind in zwei Aspekte von besonderer Bedeutung:
- Traditionell wird in der Pathogenese der Arteriosklerose dem **Cholesterinstoffwechsel** (S. 338) eine entscheidende Rolle zugeschrieben.

- In neuerer Zeit ist deutlich geworden, dass an der Entstehung einer Arteriosklerose viele Prozesse beteiligt sind, die für eine **Entzündung** (S. 727) charakteristisch sind.

Die **Entwicklung**, die letztlich in einem Herzinfarkt bzw. in einem Schlaganfall kulminiert, beginnt vermutlich mit geringfügigen **Schädigungen des Endothels** der großen Arterien.
Weitere Schritte:
- **Einwanderung von Monozyten** in die Intima, Differenzierung zu Makrophagen (Abb. **B-27.13 a**),
- **Einwanderung glatter Muskelzellen** aus der Media in die Intima,
- hier Umwandlung von Makrophagen und glatten Muskelzellen in **Schaumzellen** durch Aufnahme von oxidiertem LDL,
- Bildung eines **Atheroms** (Abb. **B-27.13 b**), das u. a. extrazelluläres Cholesterin enthält,
- Auslösung einer lokalen **Entzündung**,
- erhöhte **Expression des Gewebefaktors Thromboplastin** in Endothelzellen und Makrophagen,
- bei **Aufbrechen des Atheroms** bildet sich lokal ein **Thrombus**.

Die **Entwicklung**, die letztlich in einem Herzinfarkt bzw. in einem Schlaganfall kulminiert, beginnt vermutlich mit geringfügigen **Schädigungen des Endothels** der großen Arterien. So ist auffällig, dass die Pathogenese bevorzugt bei Bluthochdruck einsetzt:
- An Stellen mit hoher mechanischer Belastung binden **Monozyten** an das Endothel und dringen in die Intima ein. Hier entwickeln sie sich zu Makrophagen (Abb. **B-27.13 a**).
- Diese geben – wie bei einer Entzündung – **Sauerstoffradikale und H_2O_2** ab. **LDL-Partikel**, die sich im betroffenen Areal anlagern, werden von diesen Stoffen oxidiert und daraufhin von den **Scavenger-Rezeptoren** (S. 700) der Makrophagen gebunden. Die oxidativ modifizierten LDL-Partikel werden phagozytiert und die Makrophagen wandeln sich zu **Schaumzellen** um. Makroskopisch fallen Ansammlungen von Schaumzellen in der Intima als sog. **Fettstreifen** auf.
- Parallel binden im Gebiet der Endothelschäden Thrombozyten.
- Makrophagen und Thrombozyten geben Entzündungsmediatoren ab. Diese lösen die **Einwanderung glatter Muskelzellen** aus der Media in die Intima aus.
- Auch die eingewanderten glatten Muskelzellen nehmen oxidierte LDL auf und entwickeln sich zu **Schaumzellen**.
- Die akkumulierenden Zellen bilden vermehrt **Proteine der extrazellulären Matrix**, z. B. Proteoglykane und Kollagen.
- Die in der Intima langsam wachsenden Aggregate werden als Plaques oder als **Atherome** bezeichnet. Die Atherome bleiben weitgehend vom Endothel überdeckt. Die Verdickung der Intima engt aber das Lumen des Gefäßes ein (Abb. **B-27.13 b**). Zudem kommt es zu einer **Versteifung** der Gefäßwand. Auf diesen Prozess bezieht sich der Ausdruck „Arteriosklerose". Präziser ist der Ausdruck „Atherosklerose", beide Worte werden aber oft synonym verwendet.
- Mit der Zeit bilden sich in den Atheromen Verkalkungen sowie extrazelluläre Ablagerungen von Cholesterinkristallen.
- Eine Arteriosklerose der Koronargefäße hat zur Folge, dass die Durchblutung der Herzmuskels bei erhöhter Belastung nicht mehr dem erhöhten O_2-Bedarf angepasst werden kann. Es liegt damit eine **koronare Herzerkrankung** vor. Bei körperlicher oder psychischer Belastung bemerkt der Patient in diesem Stadium charakteristische Schmerzen, die Ausdruck einer **Angina pectoris** sind.
- Die innerhalb des Atheroms freigesetzten Entzündungsmediatoren induzieren u. a. eine **vermehrte Expression des Gewebefaktors (Thromboplastin)** durch Endothelzellen und Makrophagen.
- Bei **Ruptur eines Atheroms** bildet sich deshalb sehr leicht ein **Thrombus**. Die damit einher gehende Ischämie kann sich je nach der Lokalisation als Herzinfarkt oder als Schlaganfall äußern.

▶ klinik

▶ **klinik.** Durch eine rechtzeitige Reperfusionstherapie (Lysetherapie) kann die Durchlässigkeit des Gefäßes in den meisten Fällen wieder hergestellt werden:
- Zur „Lyse" des Thrombus werden die Patienten mit Derivaten des Gewebe-Plasminogenaktivators (t-PA) behandelt. Alternativ wird auch Streptokinase verwendet, ein bakterielles Protein, das einen ähnlichen Wirkmechanismus hat wie t-PA. Eine Fibrinolyse innerhalb der ersten 1 – 3 Stunden nach Infarktbeginn ist in 70 – 80 % der Fälle erfolgreich. Die Mortaliät kann auf diese Weise um > 50 % gesenkt werden.
- In kardiologischen Zentren können Thromben der Koronararterien mechanisch, mit Hilfe eines Herzkatheters geöffnet werden (Ballondilatation, Percutaneous transluminal coronary Angioplasty, PTCA).
- Die Gefahr der erneuten Bildung eines Thrombus lässt sich durch eine Kombination verschiedener Medikamente erheblich reduzieren (z. B. Acetylsalicylsäure, Cumarine, GP-IIb/IIIa-Antagonisten).

B-27.13 Atherosklerose

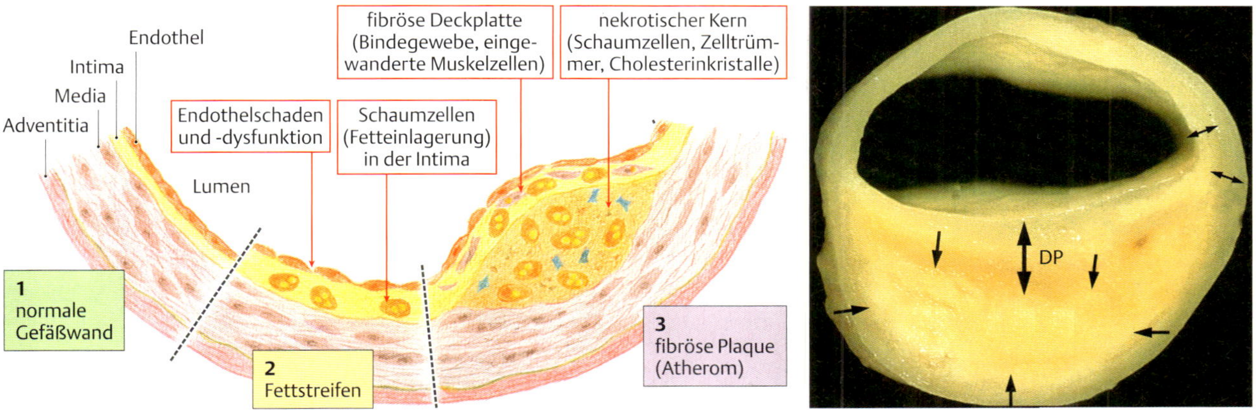

a Stadien der Gefäßwandveränderung

b Atherotische Lipidplaque der A. carotis.
Pfeile: atheromatöser Fettkern, DP: fibröse Deckplatte

▸ verklinikte Vorklinik: Lungenembolie

Anamnese: Nikola Herrmann kommt wegen akut aufgetretener Atemnot zur stationären Aufnahme. Die Einweisung erfolgte durch den Hausarzt, der trotz Protest der Patientin auf den Krankenhausaufenthalt bestanden hatte.
Die Beschwerden sind am Morgen des Aufnahmetages beim Treppensteigen erstmals aufgetreten. Sonst litt die Patientin allenfalls unter leicht ausgeprägter Belastungsdyspnoe (Atemnot unter Belastung), die nun plötzlich in zuvor unbekanntem Ausmaß aufgetreten und von Schmerzen in der rechten Brustkorbhälfte begleitet ist. Laut Patientin hatten sich die „tief sitzenden" Schmerzen beim Einatmen auf der Treppe noch verstärkt.
In der Vorgeschichte sind bei Frau Hermann Meniskusprobleme am linken Knie bekannt, weshalb vor 4 Tagen eine Arthroskopie (Gelenkspiegelung) durchgeführt worden war.
Medikamentenanamnese: Anti-Baby-Pille seit 7 Jahren, nach der Arthroskopie einmalig 400 mg Ibuprofen gegen Schmerzen. Kein Noxenkonsum (insbesondere kein Nikotin, aber auch kein Alkohol oder andere Drogen).
In der Familie sind keine frühzeitigen Herzinfarkte, Thrombosen oder Embolien bekannt.
Körperliche Untersuchung: (Angabe der jeweiligen Normwerte in Klammern)
32jährige, etwas übergewichtige Patientin. Blutdruck 140/85 mm Hg (< 130/85), Puls 112/min. (50 – 100), Körperkerntemperatur 37,6 °C (36 – 38). Atemfrequenz 26/min. (ca. 12 – 16), pulsoxymetrische Sauerstoffsättigung 89 % (94 – 98 %).
Auffällig ist die Umfangsdifferenz zwischen beiden Unterschenkeln (Umfang links 4 cm größer als rechts), ein Wadendruckschmerz links und leichte Schmerzen bei Druck auf die linke Fußsohle. Schmerzen bei Dorsalextension des linken Fußes verneint die Patientin.

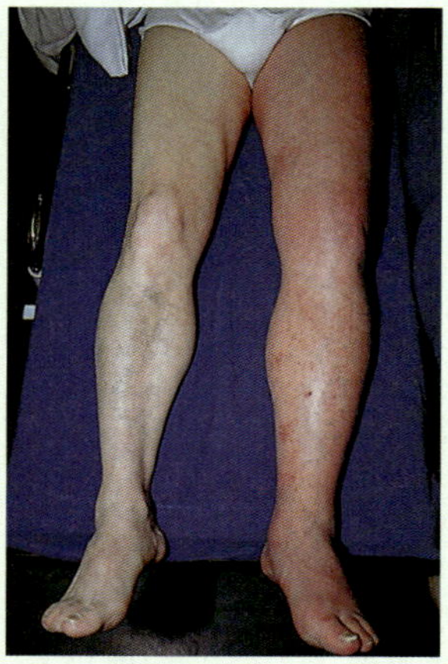

Ausgeprägtes klinisches Erscheinungsbild bei linksseitiger tiefer Venenthrombose

Der weitere körperliche Untersuchungsbefund, insbesondere auch von Lunge und Herz, ist unauffällig.

Laboruntersuchungen: (Angabe der jeweiligen Normwerte in Klammern)
D-Dimere 2,28 mg/l (< 0,5), CRP (C-reaktives Protein) 0,8 mg/dl (< 0,5), alle anderen Parameter, insbesondere auch Troponin T, im Referenzbereich.
Arterielle Blutgasanalyse: pO_2 51 mmHg (71 – 104), pCO_2 29 mmHg (32 – 43), pH 7,47 (7,37 – 7,45), Base Excess – 1,0 mmol/l (– 2 bis + 3)
12-Kanal-EKG: Sinusrhythmus, 105/min., Indifferenztyp mit angedeutetem S in Ableitung I und Q in Ableitung III, keine Erregungsrückbildungsstörungen.
Röntgenaufnahme des Thorax in zwei Ebenen: Altersentsprechend unauffälliger Befund.
Ultraschall-Untersuchung: In der Farbduplex-Sonographie der Beinvenen erfolgt der Direktnachweis eines Thrombus im Bereich der Vena poplitea und Vena femoralis links. Bei der Ultraschalluntersuchung des Herzens (TTE = transthorakale Echokardiographie) zeigt sich ein Normalbefund außer einem leicht erhöht geschätzten pulmonal-arteriellen Druck (ca. 32 mmHg).
Perfusionsszintigraphie der Lungen mit ^{99m}Tc-Albumin-Aggregaten: Nachweis eines vollständigen Perfusionsausfalls im rechten Lungenmittel- und Lungenunterfeld mit Verdacht auf Verschluss der rechten Mittellappen- und Unterlappenarterie.

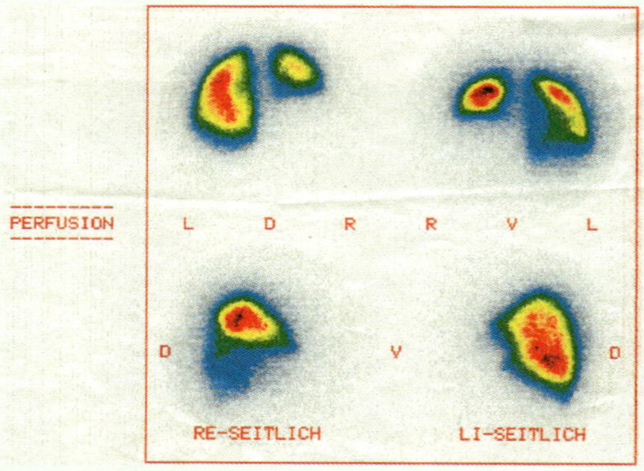

Perfusionsszintigraphie bei Lungenembolie
Darstellung des oben beschriebenen Befunds
(D = dorsal, V = ventral)

Verlauf: Frau Herrmann wird mit der Diagnose einer tiefen Beinvenenthrombose (tiefe Venenthrombose = TVT) links und Verdacht auf Lungenembolie auf die Intensivstation aufgenommen. Sie wird zunächst mit intravenösem Heparin behandelt, später mit einer anderen gerinnungshemmenden Substanz (Phenprocoumon = Marcumar) als Tablette. Bei der weiterführenden Gerinnungsdiagnostik zeigt sich eine Resistenz gegen aktiviertes Protein C (APC-Resistenz 1.7, Referenzbereich 2 – 5). Der Verdacht auf eine heterozygote Mutation im Faktor-V-Gen („Faktor V Leiden") bestätigt sich in der molekulargenetischen Analyse durch PCR.

Fragen mit biochemischem Schwerpunkt:

1. Was sind D-Dimere?
2. Was genau versteht man unter einem „Faktor V Leiden“?
3. Wie funktioniert eine „orale Antikoagulation“, z.B. mit Phenprocoumon = Marcumar®?

Antwortkommentare:

Zu 1. Unter „D-Dimeren“ versteht man Fibrinspaltprodukte, die in dimerer Form vorliegen. Bei gesteigerter intravasaler Fibrinolyse (z.B. bei Thrombose/Embolie) sind diese in erhöhter Konzentration im Venenblut messbar. Für eine Erhöhung der D-Dimere gibt es eine Vielzahl von Gründen: neben thrombembolischen Erkrankungen gehören dazu u.a. maligne Tumoren, Entzündungen oder Schwangerschaft.

Zu 2. Es handelt sich bei dieser Faktor-V-Mutation um eine Punktmutation (in Codon 506 des Faktor-V-Gens, durch die die Aminosäure Glutamin statt Arginin codiert wird). Sie kann daher relativ leicht mit molekularbiologischen Methoden (Polymerasekettenreaktion, PCR) nachgewiesen werden. Die Mutation wurde zuerst in Leiden (Niederlande) beschrieben, daher die Bezeichnung „Faktor V Leiden“. Sie ist klinisch insbesondere relevant, wenn sie auf beiden Allelen (homozygot) vorliegt.

Zu 3. Die oralen Antikoagulanzien sind Vitamin-K-Antagonisten. Sie hemmen in der Leber kompetitiv die Vitamin-K-abhängige Synthese der Gerinnungsfaktoren II, VII, IX und X (auch von Protein C und Protein S, was ein diagnostisches Problem darstellt). So kommt es insbesondere zu einer Beeinträchtigung des extrinsischen Gerinnungswegs, der sich in der Verlängerung der Thromboplastinzeit bemerkbar macht (niedriger Quick-Wert, hoher INR-Wert).

28 Reaktion auf Fremdstoffe: Entgiftung

28.1 Die Entgiftung organischer Fremdstoffe: Biotransformation

▶ Definition

▶ Merke

Die meisten Reaktionen der Biotransformation finden in der Leber statt.

Reaktionstypen bei der Biotransformation:
- **Phase-I-Reaktionen** (Umwandlungsreaktionen),
- **Phase-II-Reaktionen** (Bildung von Konjugaten).

Die Sekretion erfolgt anschließend über die Galle oder über die Niere.

Die meisten **Substrate der Biotransformation** sind hydrophob:
- **körpereigene Stoffe:** Steroidhormone, Gallenfarbstoffe,
- **Fremdstoffe:** Medikamente, Alkaloide, Konservierungsstoffe, Umweltgifte.

28 Reaktion auf Fremdstoffe: Entgiftung

28.1 Die Entgiftung organischer Fremdstoffe: Biotransformation

▶ **Definition.** Stoffe, die aus der Umwelt aufgenommen werden und nicht unmittelbar als Nahrungsstoffe Verwendung finden können, werden vom Organismus nach Möglichkeit ausgeschieden oder metabolisiert. Der Stoffwechsel derartiger Stoffe wird als **Biotransformation** bezeichnet.

▶ **Merke.** Die Biotransformation umfasst **enzymatisch katalysierte Reaktionen,** die überwiegend die Funktion haben, **Fremdstoffe wasserlöslich zu machen** und damit ihre **Sekretion zu ermöglichen.**

Die meisten Reaktionen der Biotransformation finden in der Leber statt, zu einem geringeren Teil auch in der Lunge, im Darm, in der Niere sowie in anderen Organen. Tatsächlich ist der Stoffwechsel der Fremdstoffe vom Stoffwechsel endogener Metabolite nicht immer klar unterschieden. Reaktionen der Biotransformation sind stets auch am Abbau und an der Ausscheidung verschiedener körpereigener Stoffe beteiligt.

Reaktionstypen bei der Biotransformation:
- **Phase-I-Reaktionen (Umwandlungsreaktionen):** Unter dieser Bezeichnung fasst man eine Fülle sehr unterschiedlicher Reaktionen zusammen. In der Regel handelt es sich um vergleichsweise geringfügige kovalente Modifizierungen einzelner funktioneller Gruppen, die aber erhebliche Folgen haben können. In vielen Fällen sind diese Modifizierungen die Voraussetzung für eine anschließende Phase-II-Reaktion. Berühmt sind die Phase-I-Reaktionen, die von der Gruppe der P-450-Cytochrome katalysiert werden.
- **Phase-II-Reaktionen (Bildung von Konjugaten):** Im typischen Fall wird der zu sezernierende Stoff mit einer hydrophilen Gruppe verbunden und dadurch wasserlöslich. Als hydrophile Gruppe dient z. B. Glucuronsäure.

Die Sekretion erfolgt anschließend über die Galle oder über die Niere.
Die meisten **Substrate der Biotransformation** sind hydrophob (und damit lipophil):
- **körpereigene Stoffe:** Steroidhormone, Gallenfarbstoffe,
- **Fremdstoffe:** Medikamente, Alkaloide, Konservierungsstoffe, Farbstoffe und Pestizidrückstände aus Lebensmitteln; Bestandteile des Tabakrauchs, Umweltgifte.

Die Biotransformation ist in der Regel mit einer Inaktivierung der biologisch aktiven oder giftigen Substrate verbunden. Es sind aber auch Stoffe bekannt, die erst durch die chemische Modifikation im System der Biotransformation in giftige Stoffe umgewandelt werden. Das berühmteste Beispiel dieser Art ist das Benzpyren aus dem Tabakrauch.

28.1.1 Phase-I-Reaktionen

28.1.1 Phase-I-Reaktionen

▶ **Definition.** Phase-I-Reaktionen sind **Oxidationen, Reduktionen** und **Hydrolyse-Reaktionen**. Da durch Phase-I-Reaktionen an der Ausgangsverbindung funktionelle Gruppen eingeführt oder freigelegt werden können, spricht man auch von **Funktionalisierungsreaktionen**.

◀ **Definition**

In den meisten Fällen handelt es sich um eine Oxidation durch eine **Monooxygenase**. Die Enzyme dieser Gruppe binden molekularen Sauerstoff (O_2), und übertragen dann *eines* der beiden Sauerstoffatome auf das jeweilige Substrat, während das zweite Sauerstoffatom unter Bildung von Wasser freigesetzt wird (Abb. **B-28.1**). Monooxygenasen werden auch als **mischfunktionelle Oxygenasen** bezeichnet, da sie parallel sowohl mit O_2 als auch mit dem Substrat reagieren.

Monooxygenasen (= mischfunktionelle Oxygenasen) binden O_2 und übertragen dann *eines* der beiden O-Atome auf das Substrat. Das zweite O-Atom wird unter Bildung von Wasser freigesetzt (Abb. **B-28.1**).

B-28.1 Reaktionsmechanismus der Monooxygenasen

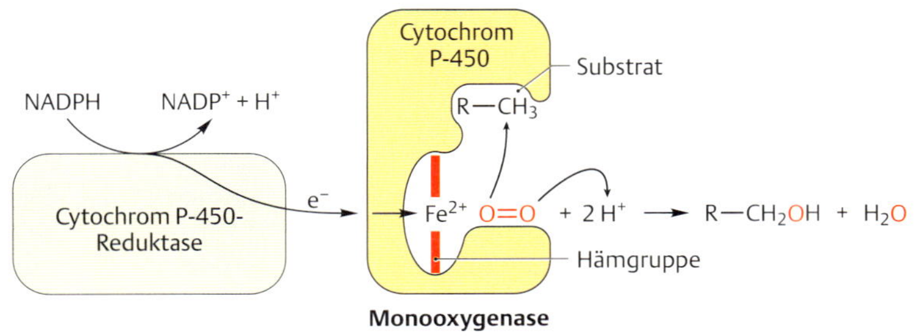

B-28.1

Cytochrom-P-450-Enzyme

Die **meisten Monooxygenasen** sind **Cytochrom-P-450-Enzyme.** In den Geweben des Menschen sind ca. 60 Cytochrom-P-450-Enzyme (Abkürzung: **CYP**) identifiziert worden. Die molekulare Masse dieser Proteine liegt bei ca. 50 kDa. (Der Ausdruck „P-450" bezieht sich auf das Absorptionsmaximum bei einer Wellenlänge von 450 nm, das isolierte Cytochrom P-450-Enzyme zeigen, die Kohlenmonoxid [CO] gebunden haben.) Die verschiedenen P-450-Enzyme unterscheiden sich vor allem in ihrer Substratspezifität.

Cytochrom-P-450-Enzyme

Die **meisten Monooxygenasen** sind **Cytochrom-P-450-Enzyme (CYP)**. Sie unterscheiden sich in ihrer Substratspezifität.

Spezifität:

- **Cytochrom P-450-Enzyme mit breiter Spezifität:** Etwa 50% der P-450-Enzyme zeigen eine vergleichsweise breite Spezifität. Die Vielzahl der homologen Enzyme ermöglicht es dem Organismus, entsprechend vielfältige Substrate in die Phase-I-Reaktionen einzubeziehen. Die P-450-Enzyme dieser Gruppe sind zu mehr als 90% in der Leber enthalten. Bei etwa 30% der P-450-Enzyme der Leber handelt es sich um den häufigsten Vertreter der Enzym-Familie, das **Isoenzym CYP 3A4**.
  Man vermutet, dass 60% aller therapeutisch eingesetzten Wirkstoffe CYP-3A4-Substrate sind. Die Expression der meisten P-450-Enzyme wird durch akkumulierende Substrate **induziert**.

Spezifität:

- **CYP mit breiter Spezifität:** Etwa 50% dieser Enzyme sind an **Phase-I-Reaktionen** beteiligt.
  Die Expression der meisten P-450-Enzyme wird durch akkumulierende Substrate **induziert**.

▶ **klinik.** So sind Barbiturate als potente Induktoren des CYP 3A4 bekannt. (Barbiturate wurden in früheren Zeiten in großem Umfang als Schlafmittel eingesetzt. Inzwischen finden sie nur noch in bestimmten Situationen, z. B. als injizierbare Kurznarkotika häufige Anwendung.) Als stärkster Induktor unter den Arzneistoffen gilt das Antibiotikum Rifampicin. Neben dem CYP 3A4 induziert es auch andere Enzyme der Biotransformation. Angeborene und erworbene **Unterschiede in der Expression der verschiedenen P-450-Isoenzyme** sind einer der wichtigsten Gründe für **individuellen Unterschiede in der Sensitivität gegenüber Medikamenten und Anästhetika**.

- **CYP mit höherer Substratspezifität** sind am Steroidhormon- und Arachidonsäure-Metabolismus beteiligt.

- **CYP mit höherer Substratspezifität:** Die übrigen P-450-Enzyme zeigen eine höhere (weiniger breite) Substratspezifität und sind am normalen Metabolismus der Steroidhormone, der Arachidonsäure und anderer Fettsäuren beteiligt.

Aufbau und Reaktionsprinzip: Die meisten P-450-Enzyme sind in der **Membran des ER** verankert (= mikrosomale Fraktion).
Für die Funktion entscheidend ist eine **Hämgruppe** mit einem zentral gebundenen **Eisen-Ion, das O_2 binden kann**.
Reaktionszyklus:
- **Aufnahme des Substrats**, während das Eisen-Ion als **Fe^{3+} vorliegt,**
- Reduktion des **Fe^{3+} zu Fe^{2+}**,
- Bindung des O_2.
- Ein O-Atom reagiert dann mit dem Substrat, das zweite bildet unter Aufnahme von 2 H^+ ein **H_2O**.

Der gesamte Reaktionszyklus benötigt nur 2 Elektronen.

Aufbau und Reaktionsprinzip: P-450-Enzyme tragen an ihrem **N-Terminus** eine **hydrophobe Aminosäuresequenz**, mit der sie in der Regel in der **Membran des endoplasmatischen Retikulums** (ER) verankert sind. Wenn Zellen im Labor aufgebrochen werden, zerfällt das ER in kleine Vesikel, die als **Mikrosomen** bezeichnet werden. Durch bestimmte Zentrifugationstechniken kann man die Mikrosomen isolieren. Mit Bezug auf diese Methode sagt man, P-450-Enzyme seien in der mikrosomalen Fraktion enthalten. Einige P-450-Enzyme sind allerdings auch mit der mitochondrialen Außenmembran assoziiert. Die enzymatisch aktive Domäne scheint bei allen P-450-Enzymen zum Zytosol hin exponiert zu sein. Für die Funktion entscheidend ist eine **Hämgruppe** mit einem zentral gebundenen **Eisen-Ion, das O_2 binden kann**. Die Hämgruppe hat die gleiche Struktur wie die Hämgruppe des Hämoglobins (S. 655) (Typ Häm b). Der Reaktionszyklus beginnt mit der **Aufnahme des Substrats**, während das Eisen-Ion als **Fe^{3+}** vorliegt. Fe^{3+} wird dann **zu Fe^{2+} reduziert** und kann daraufhin **O_2 binden**. Eines der beiden Sauerstoffatome reagiert mit dem Substrat, das zweite Sauerstoffatom wird freigesetzt und bildet unter Aufnahme von zwei Protonen ein **H_2O**-Molekül. Der vollständige Reaktionszyklus benötigt nur 2 Elektronen.

P-450-Enzyme erhalten ihre Elektronen von **NADPH** unter Vermittlung eines **Flavoproteins**, der **Cytochrom-P-450-Reduktase**.

P-450-Enzyme erhalten ihre **Elektronen von einer Cytochrom-P-450-Reduktase**, mit der sie an der Membran verbunden sind. Die Reduktasen wiederum nehmen ihre Elektronen von **NADPH** auf. Um die Elektronen übertragen zu können, enthalten NADPH-Cytochrom-P-450-Reduktasen ein FMN oder ein FAD, es handelt sich also um **Flavoproteine**.

Beispiele für Cytochrom-P-450-katalysierte Reaktionen:
- **Hydroxylierungen**,
- **Epoxidierung** (Einfügung eines Sauerstoffatoms mit Bildung einer Ringstruktur aus drei Atomen, Abb. **B-28.2**). Epoxide sind mitunter Kanzerogene. So reagieren die Epoxide des **Benzo[a]pyrens** des Tabakrauchs und des **Aflatoxins B_1** von Aspergillus flavus mit Purinen der DNA und verursachen dadurch Mutationen.
- Oxidation von Heteroatomen,
- Oxidationen mit nachfolgender Entfernung einer Methylgruppe.

Beispiele für Cytochrom-P-450-katalysierte Reaktionen:
- **Hydroxylierungen** (Einführung einer OH-Gruppe) aliphatischer und aromatischer Verbindungen. Hydroxylierungen sind die bekanntesten P-450-katalysierten Reaktionen. Beispiel: Bildung von Phenol aus Benzol.
- **Epoxidierung**: Einfügung eines Sauerstoffatoms mit Bildung einer Ringstruktur aus drei Atomen. Derart kleine Ringe stehen unter einer erheblichen Spannung, weshalb sie außerordentlich reaktiv sind. Am bekanntesten ist die Bildung eines Epoxids aus dem **Benzpyren (Benzo[a]pyren) des Tabakrauchs** (Abb. **B-28.2**). Das Epoxid kann mit Purinen der DNA reagieren und dabei Mutationen und Lungenkrebs (Bronchialkarzinom, Abb. **B-28.3**) verursachen. Nicht das Benzpyren selber, sondern das Epoxid des Benzpyrens ist das letztlich aktive Kanzerogen. Auch die **hepatokanzerogene Wirkung von Aflatoxin B_1** beruht auf der Bildung eines Epoxids und nachfolgender Reaktion mit den Purinen der DNA. Aflatoxin B_1 ist ein Stoffwechselprodukt des Schimmelpilzes *Aspergillus flavus*. Es zählt zu den stärksten bisher identifizierten Kanzerogenen.
- Oxidation von Heteroatomen (Schwefel, Stickstoff),
- Oxidationen mit nachfolgender Entfernung einer Methylgruppe.

▶ klinik

▶ **klinik.** Bei **Leberzirrhose** ist die Aktivität der P-450-Enzyme vermindert. Deshalb kann u. a. der Stoffwechsel der Steroidhormone gestört sein. Bei Männern kommt es zu einer Abnahme der Sekundärbehaarung (Bildung einer Bauchglatze).

▶ Exkurs

▶ **Exkurs. Bakterielles Cytochrom P-450**
Cytochrom P-450-Enzyme sind auch in **Bakterien** gefunden worden. Sie sind also in der Evolution sehr früh entstanden. Auch in Bakterien haben sie eine Funktion als Monooxygenasen. U.a. sind sie am Abbau von Pestiziden in Ackerböden und am Abbau von Ölverschmutzungen nach einer Tankerhavarie beteiligt.

B-28.2 Reaktion des Benzpyrens mit Cytochrom P-450

Polyzyklische aromatische Kohlenwasserstoffe zählen zu den besonders potenten Kanzerogenen. Prototyp dieser Gruppe ist das Benzpyren (Benzo[a]pyren), das im Zigarettenrauch enthalten ist, aber auch beim Grillen entsteht. Das aktive Kanzerogen entsteht erst durch die Reaktion mit Cytochrom-P-450-Enzymen, die in diesem Fall keine Entgiftung, sondern eine Giftung katalysieren.

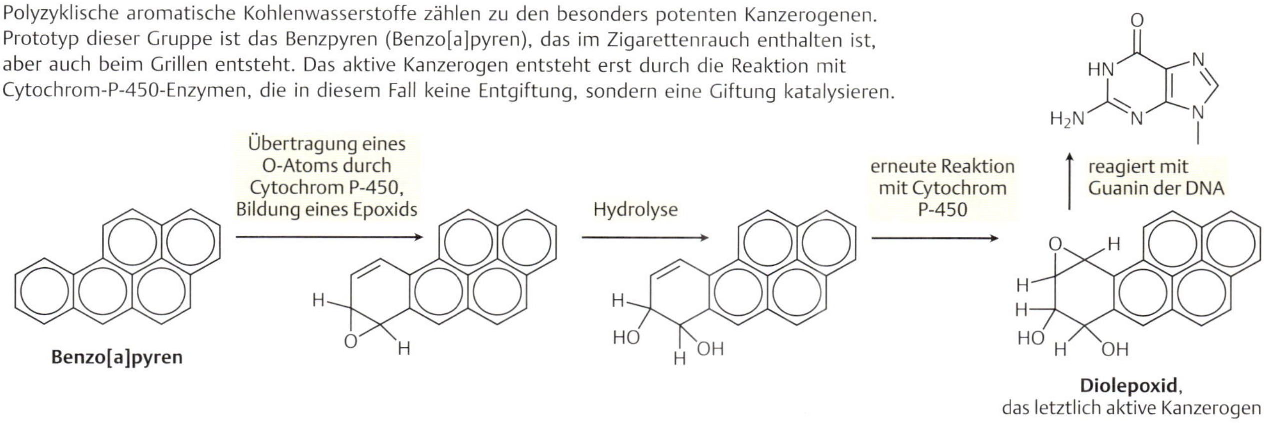

B-28.3 Bronchialkarzinom

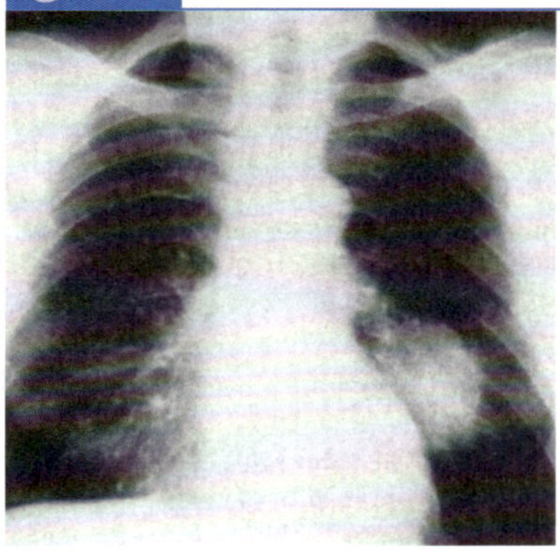

a Röntgenbild eines Bronchialkarzinoms im linken Unterlappen (anterior-posteriore Thoraxaufnahme)

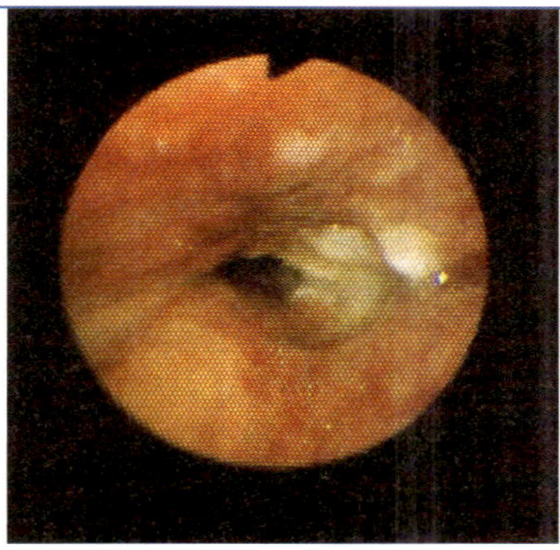

b Bronchoskopisches Bild eines Bronchialkarzinoms mit hochgradiger Stenose des Hauptbronchus

B-28.3

Weitere Enzyme der Phase-I-Reaktionen

Katalyse von Oxidationen:

- **FAD-haltige Monooxygenasen** sind an der Oxidation mancher Amine beteiligt. Sie ermöglichen eine Oxidation bestimmter Substrate ohne Beteiligung des Cytochrom-P-450-Systems. Ähnlich wie diese benötigen sie für ihre Funktion O_2 und NADPH.
- **Alkohol-Dehydrogenasen (ADH):** Bislang sind 12 verschiedene Gene bekannt, die Alkohol-Dehydrogenasen kodieren. Die Enzyme dieser Gruppe katalysieren nicht nur die Oxidation von Ethanol, sondern auch vieler anderer primärer und sekundärer Alkohole. Alkohol-Dehydrogenasen sind **dimere zytosolische Enzyme**, die **NAD^+ als Coenzym** benötigen. Die NAD^+-abhängige **Oxidation von Ethanol zu Acetaldehyd** wird von den Isoenzymen der Subfamilie I (ADH 1, 2 und 3) katalysiert. (Zu einem geringeren Teil wird Ethanol auch durch ein P-450-Isoenzym [2E1], oxidiert, S. 139).
- **Aldehyd-Dehydrogenasen (ALDH):** Auch die Oxidation von Aldehyden zu Carbonsäuren wird von mindestens 12 Isoenzymen katalysiert. Alle Aldehyd-Dehydrogenasen benötigen entweder NAD^+ oder $NADP^+$ als Coenzyme.
- **Xanthin-Oxidase** katalysiert die Oxidation von Coffein u. a. Purinen zu Derivaten der Harnsäure.
- **Monoaminoxidasen** sind an der mitochondrialen Außenmembran lokalisiert und am Abbau von Katecholaminen beteiligt.

Weitere Enzyme der Phase-I-Reaktionen

Katalyse von Oxidationen:

- FAD-haltige Monooxygenasen,
- Alkohol-Dehydrogenasen (ADH),
- Aldehyd-Dehydrogenasen (ALDH),
- Xanthin-Oxidase,
- Monoaminoxidasen.

Katalyse von Reduktionen: Reduktasen des Phase-I-Stoffwechsels gehören ebenfalls zu den **P-450-Enzymen**.

Katalyse von Reduktionen: Reduktasen des Phase-I-Stoffwechsels gehören ebenfalls zu den **Cytochrom-P-450-Enzymen**. Ein klassisches Beispiel ist der Abbau des Narkosegases Halothan durch reduktive Dehalogenierung (Abspaltung von Fluor).

Katalyse von Hydrolysen:
- Esterasen,
- Epoxid-Hydrolasen sind teilweise mit Cytochrom P-450 assoziiert und katalysieren eine schnelle Aufspaltung neu gebildeter Epoxide.

Katalyse von Hydrolysen:
- **Esterasen:** Ein klassisches Beispiel ist der Abbau des Acetylcholins durch Acetylcholin-Esterase nach Freisetzung in den synaptischen Spalt (S. 776).
- **Epoxid-Hydrolasen** sind **teilweise mit Cytochrom P-450 assoziiert** und katalysieren eine schnelle Aufspaltung neu gebildeter Epoxide. An der Stelle der Epoxidringe entstehen dabei im typischen Fall zwei OH-Gruppen. Epoxid-Hydrolasen verhindern in vielen Fällen toxische Reaktionen, die andernfalls bei der Biotransformation durch die Epoxide verursacht würden.

28.1.2 Phase-II-Reaktionen

28.1.2 Phase-II-Reaktionen

▶ Definition

▶ **Definition.** Phase-II-Reaktionen sind **Konjugationsreaktionen**, d. h. die Substrate werden mit zusätzlichen chemischen Gruppen verbunden.

Konjugation mit Glucuronsäure (vermutlich die quantitativ wichtigsten Phase-II-Reaktionen): Glucuronsäure wird von UDP-Glucuronsäure auf OH-, COOH-, NH_2- und SH-Gruppen körpereigener Stoffe (Steroidhormone, Bilirubin) oder Fremdstoffe übertragen (Abb. **B-28.4**). Die Konjugate (**Glucuronide**) werden in der Regel **über die Galle ausgeschieden**.

Konjugation mit Glucuronsäure (vermutlich die quantitativ wichtigsten Phase-II-Reaktionen): In enzymatisch katalysierten Reaktionen kann Glucuronsäure von UDP-Glucuronsäure auf Hydroxy-, Carboxy-, Amino- und SH-Gruppen übertragen werden (Abb. **B-28.4**). Substrate sind sowohl körpereigene Stoffe (Steroidhormone, Bilirubin) als auch Fremdstoffe. Die Reaktionsprodukte, **Glucuronide**, werden in der Regel **über die Galle ausgeschieden**. Ein Beispiel ist Bilirubin, das in der Galle vorwiegend als Diglucuronid, teilweise aber auch als Monoglucuronid vorliegt. Glucuronyltransferasen werden in vielen Organen exprimiert, ihr Gehalt ist aber in der Leber am höchsten. Innerhalb der Zellen findet man sie mit dem ER assoziiert.

B-28.4

B-28.4 Reaktion von Paracetamol mit UDP-Glucuronsäure

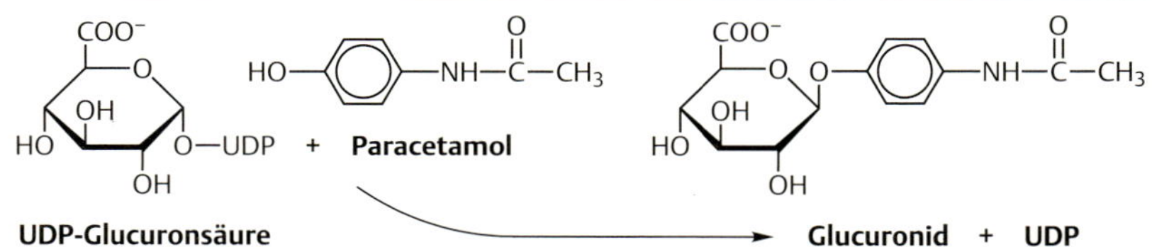

Konjugation mit Glutathion: Glutathion, ein **Tripeptid (Glu-Cys-Gly)**, wird von der **Glutathion-S-Transferase (GST)** auf verschiedene Substrate übertragen (Abb. **B-28.5**). Anschließend wird Glutathion meist in **Mercaptursäure** umgewandelt. Mercaptursäurekonjugate werden **über die Niere ausgeschieden.**

Konjugation mit Glutathion: Glutathion ist ein **Tripeptid (Glu-Cys-Gly)**, das in allen Zellen vorkommt und sie vor Sauerstoffradikalen schützt. Es ist u. a. das wichtigste Antioxidans der Erythrozyten. Im Rahmen der Biotransformation wird Glutathion von der **Glutathion-S-Transferase (GST)** auf verschiedene Substrate übertragen und erhöht deren Wasserlöslichkeit. Die Konjugation wird von der SH-Gruppe des zentralen Cysteins vermittelt (Abb. **B-28.5**).
Von den meisten Glutathionkonjugaten werden Glutamin und Glycin anschließend enzymatisch abgespalten. Die Aminogruppe des übrig gebliebenen Cysteins wird acetyliert. Damit ist aus Glutathion **Mercaptursäure** entstanden. Mercaptursäurekonjugate werden **über die Niere ausgeschieden**.

Konjugation mit Acetylgruppen: Sulfonamide und INH werden durch Transfer von Acetylgruppen (aus Acetyl-CoA) auf Aminogruppen inaktiviert.

Konjugation mit Acetylgruppen: Acetylgruppen werden in Phase-II-Reaktionen auf Aminogruppen übertragen. Katalysiert werden diese Reaktionen von N-Acetyltransferasen. Die Acetylgruppen werden von Acetyl-CoA bereitgestellt. Inaktiviert werden auf diese Weise z. B. die Sulfonamide, sowie das wichtige Tuberkulostatikum Isoniazid (INH).

B-28.5 Epoxidierung und anschließende Konjugation eines aromatischen Kohlenwasserstoffs (Naphthalin) mit Glutathion (Glu-Cys-Gly) und Abbau des Konjugats zu Mercaptursäure (N-acetyliertes Cystein)

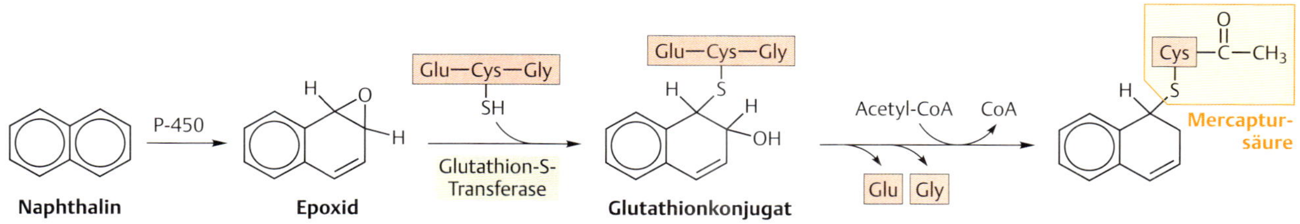

Konjugation mit Sulfatgruppen: Sulfotransferasen benötigen als Quelle der Sulfatgruppen **3'-Phosphoadenosin-5'-phosphosulfat (PAPS)**. Diese Verbindung wird ausgehend von ATP synthetisiert, indem von der Triphosphatgruppe des ATP zwei Phosphate abgespalten und durch eine Sulfatgruppe ersetzt werden. In Position 3' der Ribose wird eine Phosphatgruppe eingefügt. PAPS wird auch als aktives Sulfat bezeichnet. Vom PAPS werden die Sulfatgruppen auf OH-Gruppen und auf Aminogruppen der Phase-II-Substrate übertragen (Abb. **B-28.6**).

Konjugation mit Sulfatgruppen: Sulfotransferasen benötigen als Quelle der Sulfatgruppen 3'-**Phosphoadenosin-5'-phosphosulfat (PAPS)**. Die Sulfatgruppen werden auf OH-und Aminogruppen der Phase-II-Substrate, z. B. Östrogene, übertragen (Abb. **B-28.6**).

B-28.6 Aktives Sulfat (3'-Phosphoadenosin-5'-phosphosulfat (PAPS)

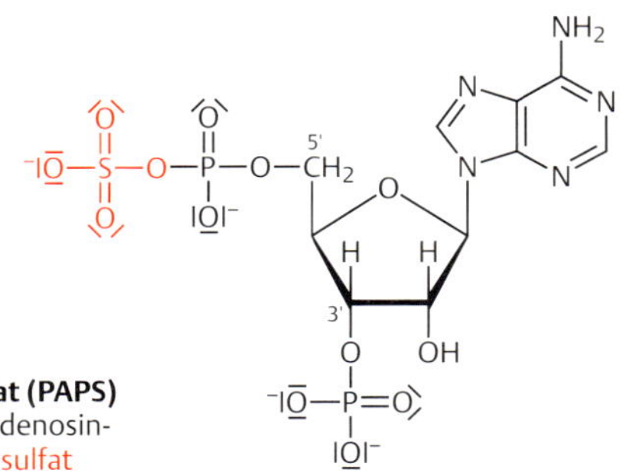

Aktives Sulfat (PAPS)
= Phospho-adenosin-phospho-sulfat

B-28.6

Konjugation mit Methylgruppen: Methylgruppen werden auf manche N-, O- und S-Atome übertragen. Die Methylgruppen werden dabei von **S-Adenosylmethionin** (S. 161) bezogen.

Konjugation mit Methylgruppen: Die Methylgruppen werden von **S-Adenosylmethionin** geliefert.

Konjugation mit Glycin oder Glutamin: Die erste Reaktion der Biotransformation, die in der Literatur beschrieben wurde, war 1842 die Konjugation von Benzoesäure mit Glycin. Das Reaktionsprodukt ist die Hippursäure.

Reaktionsmechanismus: Es fällt auf, dass in den meisten Phase-II-Reaktionen Gruppen übertragen werden, die zuvor **aktiviert** wurden:
- Glucuronsäure → UDP-Glucuronsäure,
- Acetylgruppen → Acetyl-CoA,
- Sulfatgruppen → 3'-Phosphoadenosin-5'-phosphosulfat (PAPS),
- Methylgruppen → S-Adenosylmethionin.

Die Aktivierung erfolgt durch Bindung an ein Coenzym. Die jeweilige Verbindung hat dann ein **hohes Gruppenübertragungspotenzial**, d. h. bei Spaltung der Bindung wird sehr viel Energie frei, ΔG ist negativ. Durch energetische Kopplung wird die frei werdende Energie zur Übertragung auf die verschiedenen Substrate der Biotransformation genutzt.
Alle Konjugationsreaktionen werden von **Transferasen** katalysiert.

Konjugation mit Glycin oder Glutamin: Die erste in der Literatur beschriebene Reaktion der Biotransformation war die Konjugation von Benzoesäure mit Glycin.
Reaktionsmechanismus: Damit eine chemische Gruppe in einer Phase-II-Reaktion übertragen werden kann, muss sie durch Bindung an ein Coenzym **aktiviert** worden sein. Die jeweilige Verbindung hat ein **hohes Gruppenübertragungspotenzial**, so dass die bei der Spaltung der Bindung frei werdende Energie zur Übertragung der chemischen Gruppe auf die Substrate genutzt werden kann.
Alle Konjugationsreaktionen werden von **Transferasen** katalysiert.

28.2 Die Entgiftung anorganischer Fremdstoffe: Stoffwechsel der Schwermetalle

Schwermetalle sind unscharf als Metalle größerer Dichte definiert. Manche Schwermetalle sind wichtige Spurenelemente.
Die Schwermetalle **Quecksilber**, **Cadmium**, **Blei** und **Arsen** sind in Form ihrer Ionen außerordentlich gefährlich. Ihre Toxizität wird vor allem darauf zurückgeführt, dass sie **mit SH-Gruppen reagieren** und dadurch viele Proteine denaturieren bzw. inaktivieren.

Schwermetalle induzieren die Expression der **Metallothioneine**, **kleiner Proteine** von ca. 6 kDa, die **sehr viele Cysteine enthalten** und dadurch eine hohe Affinität zu Schwermetall-Ionen haben. In der Niere gelangen Metallothionein-Komplexe in den Primärharn, werden aber im proximalen Tubulus rückresorbiert. Die Schwermetall-Ionen werden in den Tubuluszellen freigesetzt und führen zu charakteristischen Nierenschäden.

▶ klinik

28.2 Die Entgiftung anorganischer Fremdstoffe: Stoffwechsel der Schwermetalle

Schwermetalle sind unscharf als Metalle größerer Dichte definiert. Meistens zieht man die Grenze bei einer Dichte von 5 g/ml. Metalle geringerer Dichte werden als Leichtmetalle bezeichnet (z. B. Na, K, Mg, Al). Zu den Schwermetallen zählen verschiedene Spurenelemente, wie z. B. Kupfer, Eisen und Zink, die im Stoffwechsel als Komponenten verschiedener Enzyme eine wichtige Funktion haben (S. 307). In höheren Konzentrationen sind diese Metalle allerdings giftig. Sie werden dann überwiegend über die Niere ausgeschieden. Die Schwermetalle **Quecksilber**, **Cadmium**, **Blei** und **Arsen** sind als Bestandteile mancher organischer Verbindungen, vor allem aber in Form ihrer Ionen außerordentlich gefährlich. Ihre Toxizität wird vor allem darauf zurückgeführt, dass sie **mit SH-Gruppen reagieren** und dadurch viele Proteine denaturieren bzw. inaktivieren. Manche Metall-Ionen wirken auch durch Redoxreaktionen toxisch.
In den meisten Geweben induzieren Schwermetalle die Expression der **Metallothioneine**. Dies sind **kleine Proteine** von ca. 6 kDa, die **sehr viele Cysteine enthalten** und dadurch eine hohe Affinität zu Schwermetall-Ionen haben. Schwermetall-Ionen binden bevorzugt an die Metallothioneine, so dass andere Proteine vor ihnen geschützt sind. Besonders hohe Konzentrationen der Metallothioneine findet man in der Leber und in der Niere. Manche Schwermetalle, die zunächst in der Leber akkumulieren, werden mit der Zeit zur Niere transportiert. Man vermutet, dass der Transport über den Blutkreislauf von Metallothionein-Komplexen vermittelt wird. In der Niere gelangen Metallothionein-Komplexe in den Primärharn, werden aber bereits im proximalen Tubulus wieder resorbiert. Die Schwermetall-Ionen werden in den Lysosomen der Tubuluszellen freigesetzt und führen dann zu charakteristischen Nierenschäden. Für Schwermetalle existieren im Menschen offenbar keine effektiven Mechanismen der Ausscheidung. Die Schwermetalle lagern sich in Form verschiedener Verbindungen in der Niere, in den Knochen und in anderen Organen ab.

▶ **klinik.** Zur **Therapie von Schwermetallvergiftungen** werden **Chelatbildner** eingesetzt. Dabei handelt es sich um künstlich hergestellte organische Verbindungen, die mit Metallen Komplexverbindungen eingehen. Manche Chelatstrukturen erinnern entfernt an eine Krebsschere (griech. chele). Die Chelatbildner lösen die Schwermetalle aus den Geweben, und die entstandenen Komplexe werden über die Niere ausgeschieden. Wichtigster Chelatbildner zur Behandlung von Metallvergiftungen ist derzeit Dimercaptopropansulfonsäure (DMPS).

29 Neurochemie

29 Neurochemie

▶ **Definition.** Neurochemie ist die Biochemie des Nervensystems.

◀ **Definition**

Das Nervensystem des Menschen ist das komplizierteste Objekt, das im Universum bekannt ist. Niemand weiß, wie die ca. 10^{14} Synapsen des Gehirns miteinander verschaltet sind, und es wird einem Menschen niemals möglich sein, sich die 10^{14} Verschaltungen seines Gehirns mit einem Schema so vor Augen zu führen wie etwa die Reaktionen der Glykolyse. Die Erforschung des Nervensystems ist das Projekt der **Neurowissenschaften**, Vertreter vieler unterschiedlicher Fachbereiche sind daran beteiligt, u. a. auch Biochemiker. Einige molekulare Aspekte des Themas sollen hier in ihren Grundzügen erläutert werden.

Die Erforschung des Nervensystems ist das Projekt der **Neurowissenschaften**.

29.1 Energiestoffwechsel des Nervensystems

29.1 Energiestoffwechsel des Nervensystems

Das Gehirn hat am Körpergewicht des Menschen zwar nur einen Anteil von 2%, es verbraucht aber **15% des vom Organismus aufgenommenen Sauerstoffs**. Als Substrat der Energiegewinnung dient im Gehirn bei normaler Ernährung nahezu **ausschließlich Glucose**. Pro Tag werden vom Gehirn **120 – 140 g** Glucose benötigt, was etwa 40% der mit der Nahrung aufgenommenen Kohlenhydrate entspricht. Die Glucose wird durch Glykolyse und Citratzyklus bis zum CO_2 oxidiert.

Das Gehirn hat am Körpergewicht einen Anteil von 2%, verbraucht aber **15% des vom Organismus aufgenommenen Sauerstoffs**. Als Energielieferant dient bei normaler Ernährung fast **ausschließlich Glucose (120 – 140 g pro Tag).**

▶ **Merke.** Das Gehirn besitzt nur geringe Glykogenreserven und ist deshalb auf eine permanente Zufuhr von Glucose angewiesen.

◀ **Merke**

Bei längerem Hungern stellt sich der Stoffwechsel des Gehirns teilweise um und deckt dann einen erheblichen Teil seines Energiebedarfs über den Abbau von **Ketonkörpern** (Acetoacetat und β-Hydroxybutyrat, S. 137). Der Verbrauch an Glucose wird dadurch auf ca. 80 g/Tag reduziert.
Wenn die benötigten Mengen an Glucose weder durch die Verdauung noch durch den Abbau der Glykogenspeicher der Leber bereitgestellt werden können, müssen entsprechende Glucosemengen von der Leber und von der Niere durch **Gluconeogenese** gebildet werden. Fettsäuren können die Blut-Hirn-Schranke (S. 766) nicht passieren und werden vom Stoffwechsel des Gehirns weder bei normalen Ernährungsbedingungen noch im Fasten zur Energiegewinnung genutzt. Der **Energieumsatz** des gesamten Gehirns beträgt **etwa 15 Watt** (dies entspricht dem Energiebedarf einer durchschnittlichen Kühlschrankinnenbeleuchtung).
Der für den Energiestoffwechsel des Gehirns entscheidende **Transport von Glucose** wird in den Membranen der Endothelzellen von **GLUT1** vermittelt (S. 205). Die Affinität des GLUT1 für Glucose ist relativ hoch, eine halbmaximale Sättigung des Proteins ist bereits bei einer Glucosekonzentration von ca. 1 mM erreicht. Da die Glucosekonzentration im Blut bei 5 mM liegt, arbeitet GLUT1 ständig mit maximaler Transportgeschwindigkeit. **Insulin** hat auf die Transportkapazität dieses Systems **keinen Einfluss**. Auch die Astrozyten, die die Glucose an die Nervenzellen weiterleiten, besitzen GLUT1-Proteine.
Teilweise wird die aufgenommene Glucose in den Astrozyten in Form von Glykogen gespeichert. Beim Abbau von Glucose beschränken sich Astrozyten weitgehend auf die Glykolyse. Das gebildete Lactat wird von ihnen an die benachbarten Nervenzellen abgegeben, wo es in den Mitochondrien zu CO_2 oxidiert wird. Nervenzellen nehmen als Grundlage ihres Energiestoffwechsels sowohl Lactat als auch Glucose auf. Als Transportsystem für Glucose dient ihnen **GLUT3**.

Bei längerem Hungern stellt sich der Stoffwechsel des Gehirns um und deckt dann einen Teil seines Energiebedarfs über den **Abbau von Ketonkörpern.**
Fettsäuren werden vom Stoffwechsel des Gehirns weder bei normalen Ernährungsbedingungen noch im Fasten zur Energiegewinnung genutzt.
Der **Energieumsatz** des gesamten Gehirns beträgt **etwa 15 Watt**.

Der für den Energiestoffwechsel des Gehirns entscheidende **Transport von Glucose** wird in den Membranen der Endothelzellen von **GLUT1** vermittelt.
Insulin hat auf die Transportkapazität des GLUT1-Systems **keinen Einfluss.**
Astrozyten besitzen ebenfalls GLUT1.
Nervenzellen haben **GLUT3**-Proteine.

29.2 Gliazellen und Myelin

Das Nervensystem besteht aus **Nervenzellen** und **Gliazellen**.

29.2.1 Gliazellen

▶ **Definition**

Gliazellen im peripheren Nervensystem: v. a. Schwann-Zellen.

Gliazellen im ZNS:
- **Astrozyten** stellen **Verbindungen zwischen Neuronen und Blutkapillaren** her. Funktionen: Transport vieler Stoffe, Kontrolle der Zusammensetzung der Extrazellularflüssigkeit, Phagozytose.
- **Oligodendrozyten** bilden die **Myelinscheiden** des ZNS.
- **Ependymzellen** kleiden die inneren Hohlräume des ZNS aus und bilden als **Epithel** der Plexus choroidei den Liquor cerebrospinalis.
- **Mikroglia** sind die **Makrophagen** des Gehirns.

29.2.2 Myelin

Das **Myelin** der Axone wird **im zentralen Nervensystem von Oligodendrozyten gebildet**. Die **Myelogenese** beginnt zwar in der Fetalzeit, zieht sich dann aber über viele Jahre hin. Bei der Geburt sind viele Faserzüge noch nicht myelinisiert.
Der **Anteil der Proteine** an der Trockenmasse der Myelinscheiden beträgt **nur 20 %** (in den meisten Plasmamembranen hingegen 50 %), weshalb Myelinscheiden im Elektronenmikroskop hell erscheinen (Abb. **B-29.1**).

29.2 Gliazellen und Myelin

Das Nervensystem setzt sich aus **Nervenzellen** (Neuronen; im ZNS ca. 10^{11}) und **Gliazellen** (im ZNS ca. 10^{12}) zusammen.

29.2.1 Gliazellen

▶ **Definition.** Gliazellen bilden das Hüll- und Stützgewebe des Nervensystems und sind auch nach der Pränatalperiode vermehrungsfähig (im Gegensatz zu den Nervenzellen).

Gliazellen im peripheren Nervensystem sind im Wesentlichen **Schwann-Zellen**. Diese bilden die Myelinscheiden der Neurone. Eine Schwann-Zelle umhüllt das Axon eines Neurons auf einer Länge von 0,5 – 2 mm. Benachbarte Schwann-Zellen reihen sich nicht unmittelbar aneinander sondern sind durch kleine Zwischenräume voneinander abgetrennt (Ranvier-Schnürringe).

Gliazellen im zentralen Nervensystem:
- **Astrozyten** sind die häufigsten Gliazellen des ZNS. Mit Hilfe ihrer vielen dünnen Fortsätze stellen sie **Verbindungen zwischen Neuronen und Blutkapillaren** her. Sie vermitteln den Transport vieler Stoffe und kontrollieren die Zusammensetzung der Extrazellularflüssigkeit. Besonders wichtig ist ihr Beitrag zur Aufrechterhaltung physiologischer K^+-Konzentrationen, die für die Funktion der Neurone essenziell sind. Astrozyten sind zudem fähig, durch Endozytose verschiedene Stoffe und Partikel aufzunehmen.
- **Oligodendrozyten** bilden die **Myelinscheiden des ZNS**. Im Gegensatz zu den Schwann-Zellen ist ein Oligodendrozyt durch die Bildung mehrerer langer Zellfortsätze in der Lage, sich an der Bildung der Myelinscheiden *mehrerer* nahe beieinander liegender Neurone zu beteiligen.
- **Ependymzellen** bilden das **Epithel**, das die inneren **Hohlräume des ZNS** auskleidet. Die meisten Ependymzellen tragen Kinozilien. Spezielle Ependymzellen bilden das Epithel der **Plexus choroidei**. Diese sind zarte, zottenreiche Gebilde, die in den Ventrikeln des Gehirns den **Liquor cerebrospinalis** bilden.
- **Mikroglia** ist der übliche Name für die **Makrophagen** des Gehirns. Da andere Leukozyten normalerweise im Gehirn nicht vorhanden sind, repräsentiert die Mikroglia das Immunsystem des Gehirns. Lymphozyten wandern nur bei Entzündungen in das neuronale Gewebe ein.

29.2.2 Myelin

Das **Myelin** der Axone wird **im zentralen Nervensystem von Oligodendrozyten gebildet**. Diese bilden große Zellausläufer, die sich vielfach um die benachbarten Axone winden. Die Myelogenese beginnt zwar in der Fetalzeit, zieht sich dann aber über viele Jahre hin. Bei der Geburt sind viele Faserzüge noch unreif, oder gar nicht myelinisiert. Erst nach etwa 2 Jahren ist die Myelogenese weitgehend abgeschlossen. Die Membranen, aus denen die Myelinscheiden aufgebaut sind, enthalten einen auffällig geringen Anteil an Proteinen. Während der Anteil der Proteine an der Trockenmasse der meisten Plasmamembranen bei 50% liegt, beträgt der Anteil in den Myelinscheiden nur 20%. In elektronenmikroskopischen Bildern erscheinen die Membranen deshalb als helle Linien, das proteinreiche Zytosol der Oligodendrozyten erscheint hingegen als dunkle Linie (Abb. **B-29.1**). Der Abstand der Plasmamembranen beträgt in der Myelinscheide nur ca. 12 nm, so dass der Raum für das Zytosol sehr eng begrenzt ist.

B-29.1 Proteine der Myelinscheide

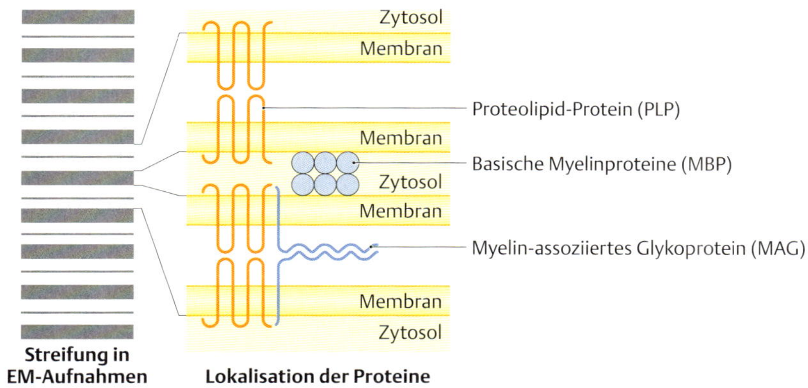

B-29.1

Wichtige Proteine des ZNS-Myelins:

- Das **Proteolipid-Protein** (PLP) ist das bei weitem häufigste Protein der Myelinmembranen. Es ist mit vier α-Helices in den Membranen verankert und zum extrazellulären Raum exponiert. Die Proteolipid-Proteine einander gegenüberliegender Membranen bilden homophile Bindungen und tragen so zum Zusammenhalt der Myelinscheide bei.
- Das **Myelin-assoziierte Glykoprotein** (MAG) stellt demgegenüber nur einen kleinen Teil des Myelinproteins.
- Das **Myelin-Oligodendrozyten-Glykoprotein** (MOG) stellt ebenfalls nur einen kleinen Teil des Myelinproteins.
- Die **basischen Myelinproteine** (Myelin basic proteins, MBP) sind die bekanntesten Proteine des Myelins. Im Gegensatz zu den zuvor genannten Proteinen sind sie **zytosolische Proteine** und somit an der Außenseite der Membranen *nicht* zugänglich. Sie stellen etwa $^1/_3$ des gesamten Myelinproteins.
- Das **Nogo-Protein** ist an der Regulation der Regeneration von Nervenzellen beteiligt (s. Exkurs).

Proteine des ZNS-Myelins:

- **Proteolipid-Protein** (PLP) ist das häufigste Protein der Myelinmembranen. Homophile Bindungen zwischen den PLP gegenüberliegender Membranen tragen zum Zusammenhalt der Myelinscheide bei.
- Myelin-assoziiertes Glykoprotein (MAG),
- Myelin-Oligodendrozyten-Glykoprotein (MOG),
- Die **basischen Myelinproteine** (MBP) sind **zytosolische Proteine**. Sie stellen ca. $^1/_3$ des Myelinproteins.
- **Nogo-Protein** (s. Exkurs).

Das **Myelin des peripheren Nervensystems** enthält teilweise die gleichen, teilweise aber auch andere Proteine. So sind die basischen Myelinproteine in allen Teilen des Nervensystems enthalten, hingegen ist das PLP auf das ZNS beschränkt. Die Funktion des PLP wird im peripheren Nervensystem von dem Protein P_0 (Protein zero) wahrgenommen.

Das **Myelin des peripheren Nervensystems** enthält z. T. die gleichen Proteine (z. B. MBP) wie das des ZNS. Die Funktion des PLP wird vom Protein P_0 wahrgenommen.

▶ **Exkurs. Regeneration von Nervenzellen**

Wenn im ZNS Axone durchtrennt werden, bilden sich zwar neue Axone, diese können ihre Zielorgane aber nicht erreichen, da ihr Wachstum bei Kontakt mit dem Protein Nogo unterdrückt wird. Nogo aktiviert in der Membran der Nervenzellen einen Nogo-Rezeptor, der unter Vermittlung des GTP-bindenden Proteins RhoA das **Axon-Wachstum hemmt**.

Die Entdeckung des Nogo-Proteins wirft die Frage auf, ob bei einer Querschnittlähmung eine Regeneration der Bahnen des Rückenmarks durch Inaktivierung von Nogo induziert werden könnte. Tatsächlich lässt sich in Versuchstieren durch Injektion von Antikörpern gegen Nogo eine Regeneration von Neuronen des Rückenmarks auslösen. An der Regulation der Axone sind allerdings noch weitere Proteine beteiligt. So erkennt der Nogo-Rezeptor neben Nogo auch das Myelin-assoziierte Glykoprotein (MAG) und das Myelin-Oligodendrozyten-Glykoprotein (MOG). Jedes dieser Proteine ist in der Lage, in den Nervenzellen eine Aktivierung von RhoA und eine Hemmung des Wachstums auszulösen.

Die Schwann-Zellen des peripheren Nervensystems üben auf wachsende Neurone keine Hemmung aus. Nach einer Verwundung orientieren sich die vom Zellkörper neu auswachsenden Axone vielmehr an den Schwann-Zellen der Nerven. Wenn durch Schwann-Zellen eine kontinuierliche Verbindung vorgegeben ist, werden die Zielorgane nach einiger Zeit wieder innerviert.

◀ Exkurs

29.3 Schrankensysteme des ZNS

29.3.1 Blut-Hirn-Schranke

▶ Definition

Aufbau: Die Blut-Hirn-Schranke wird von den **Endothelzellen** der Blutkapillaren gebildet (Abb. **B-29.2**). Die Endothelien des Gehirns sind ungefenstert und alle Endothelzellen sind durch **Tight Junctions** miteinander verbunden.

29.3 Schrankensysteme des ZNS

29.3.1 Blut-Hirn-Schranke

▶ **Definition.** Als Blut-Hirn-Schranke (engl. Blood-brain barrier, BBB) fasst man die Strukturen zusammen, die das neuronale Gewebe des Gehirns vom Blut trennen.

Aufbau: Lange Zeit nahm man an, dass die Blut-Hirn-Schranke von Astrozyten gebildet wird. Grundlage dieser Vermutung war die Beobachtung, dass die Astrozyten mit ihren Fortsätzen sämtliche Blutkapillaren des Gehirns lückenlos umschließen. Im lichtmikroskopischen Bild erscheint die Umhüllung durch die dünnen Ausläufer der Astrozyten wie eine dichte Membran (Membrana limitans gliae perivascularis). Inzwischen geht man davon aus, dass die Blut-Hirn-Schranke tatsächlich **ausschließlich von den Endothelzellen der Blutkapillaren gebildet** wird (Abb. **B-29.2**). Die Endothelien des Gehirns sind ungefenstert, und alle Endothelzellen sind untereinander durch **Tight Junctions** miteinander verbunden. Die Kapillaren des Gehirns haben insgesamt eine Länge von ca. 650 km sowie eine Oberfläche von ca. 12 m^2.

B-29.2

B-29.2 **Blut-Hirn-Schranke**

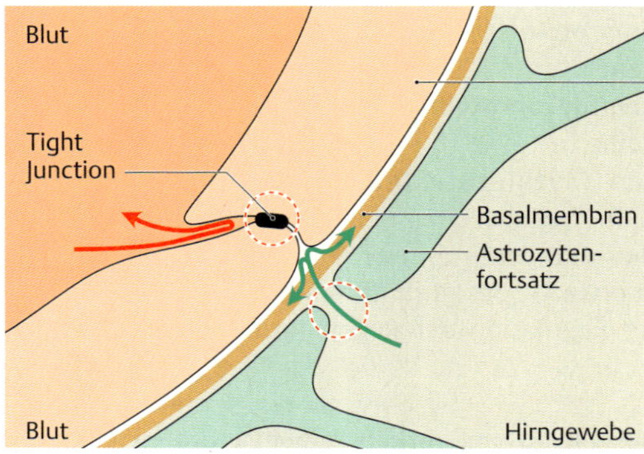

▶ klinik

▶ **klinik.** In der Klinik ist es in vielen Situationen ein Problem, dass das Gehirn für viele Medikamente nicht in dem Maße zugänglich ist wie andere Gewebe des Körpers. Die Blut-Hirn-Schranke ist sehr dicht, so dass viele Medikamente trotz dieser großen Oberfläche aus dem Blut nicht in das neuronale Gewebe vordringen können. Bei den meisten Medikamenten, für die eine hinreichende Permeabilität gegeben ist, handelt es sich um lipidlösliche Stoffe von vergleichsweise geringer Masse. Eine wichtige Ausnahme ist das L-DOPA, ein ausgesprochen hydrophiler Stoff, der als Vorstufe von Dopamin zur Therapie der Parkinson-Krankheit eingesetzt wird (S. 792). Der Transport des L-DOPA wird von Membranproteinen ermöglicht, die normalerweise den Transport von Aminosäuren vermitteln.

Viele Stoffe werden von den Endothelzellen aufgenommen, jedoch von **Transportproteinen** schnell wieder an das Blut abgegeben:

- **P-Glykoprotein (Pgp)** besitzt 12 membranspannende α-Helices und zwei ATP-bindende Domänen. Es nutzt die Energie

Auch einige **Transportproteine** (Multidrug Transporters) in der Plasmamembran der Endothelzellen spielen eine wichtige Rolle. Viele Stoffe, die von den Endothelzellen aufgenommen werden, gelangen nicht (!) ins Nervengewebe, da sie mit Hilfe dieser Transportproteine schnell wieder an das Blut abgegeben werden:

- **P-Glykoprotein (Pgp):** Das P-Glykoprotein ist ein vergleichsweise großes Protein (170 kDa). Es ist mit 12 membranspannenden α-Helices in die Plasmamembran eingebettet und enthält zudem zwei ATP-bindende Domänen. Das P-Glykoprotein nutzt die Energie des ATP, um Stoffe aktiv aus der Zelle herauszupumpen. Nachdem die Funktion des P-Glykoproteins erkannt worden war, erhielt das kodierende Gen den Namen MDR1 (Multidrug Resistance 1).

- **Multidrug Resistance Proteins (MRP):** Auch die Proteine der MRP-Familie sind am ATP-abhängigen Export von Medikamenten aus Endothelzellen beteiligt. In ihren Strukturen zeigen sie Ähnlichkeiten zum P-Glykoprotein. In der Primärstruktur sind allerdings nur 15 % der Aminosäuren identisch. Einige der Multidrug Resistance Proteins sind auch unter dem Namen Multispecific organic Anion Transporters (MOAT) bekannt.

des ATP, um Stoffe aktiv aus der Zelle herauszupumpen.

- **Multidrug Resistance Proteins (MRP)** zeigen Ähnlichkeiten zum P-Glykoprotein, in der Primärstruktur sind aber nur 15 % der Aminosäuren identisch.

P-Glykoprotein und Multidrug Resistance Proteins werden auch in vielen anderen Geweben exprimiert. Viele Tumorzellen zeigen aufgrund einer erhöhten Expression derartiger Proteine eine verringerte Empfindlichkeit gegenüber Zytostatika.

P-Glykoprotein und MRP werden auch in vielen anderen Geweben exprimiert.

Die Endothelzellen des Gehirns enthalten zudem viele **Enzyme der Biotransformation**, die einen intrazellulären Abbau vieler Stoffe ermöglichen (S. 756). U.a. findet man Cytochrom-P-450-Isoenzyme, UDP-Glucuronyltransferase und Glutathion-S-Transferase.

Die Endothelzellen des Gehirns enthalten zudem viele **Enzyme der Biotransformation**.

Zum Transport von Glucose s. S. 763.

Zum Glucosetransport s. S. 763.

29.3.2 Blut-Liquor-Schranke (inkl. Liquor)

29.3.2 Blut-Liquor-Schranke (inkl. Liquor)

▶ **Definition.** Als Blut-Liquor-Schranke fasst man die Strukturen zusammen, die die liquorgefüllten Hohlräume des Gehirns vom Blut trennen.

◀ **Definition**

Der **Liquor cerebrospinalis** (Gesamtvolumen ca. 140 ml) ist eine klare Flüssigkeit, die alle Ventrikel und den Subarachnoidalraum ausfüllt sowie Gehirn und Rückenmark umgibt. Er wird in den **Plexus choroidei** produziert und täglich etwa viermal erneuert (Tagesproduktion ca. 600 ml). In der Zusammensetzung seiner Ionen ähnelt der Liquor dem Blutplasma. Die Konzentration an Proteinen beträgt hingegen weniger als 1 % des Plasmaproteingehaltes. Glucose ist im Liquor in einer Konzentration von ca. 3,3 mM gelöst (ca. 66 % des Blutglucosespiegels).

Der **Liquor cerebrospinalis** wird von den **Plexus choroidei** gebildet und ähnelt in der **Zusammensetzung** seiner Ionen dem Blutplasma. Die Proteinkonzentration ist gering, die Glucosekonzentration beträgt ca. 3,3 mM.

Die **Blut-Liquor-Schranke** wird nicht von den Endothelien gebildet (in den Plexus choroidei ist das Endothel der Blutgefäße gefenstert!), sondern von den **Ependymzellen** und ihren Tight Junctions.

Die **Blut-Liquor-Schranke** wird von den **Ependymzellen** und ihren Tight Junctions gebildet.

▶ **klinik.** Für diagnostische Untersuchungen gewinnt man Liquor im Rahmen einer **Lumbalpunktion**. Dazu wird zwischen den Lendenwirbeln 3 und 4 eine dünne Kanüle bis in den Subarachnoidalraum eingeführt. Liquor muss z. B. bei Verdacht auf eine Hirnhautentzündung untersucht werden. Der Liquor kann dann neutrophile Granulozyten (Eiter-Zellen), Bakterien oder Viren enthalten. Liquor kann auch maligne Zellen enthalten, die Hinweise auf einen Tumor geben.

Vom Liquor können Stoffe leichter in das Nervengewebe übertreten als vom Blut. Die Liquor-Hirn-Schranke ist also vergleichsweise durchlässig. Diesen Umstand nutzt man z. B. bei der Behandlung von Primärtumoren und Tumormetastasen des Gehirns aus, indem man die **Zytostatika** durch Lumbalpunktion **in den Liquorraum injiziert** („intrathekal").

◀ **klinik**

29.4 Ionenkanäle

29.4.1 Wesentliche Grundlagen

Das **Ruhepotenzial** entsteht auf der Grundlage selektiver Ionenpermeabilitäten der Plasmamembran.
K+-Ionen folgen ihrem Konzentrationsgefälle und diffundieren von der Innenseite zur Außenseite der Plasmamembran.
Die Selektivität der Ionenkanäle bringt es mit sich, dass nicht im gleichen Umfang negativ geladene Ionen folgen können.

29.4 Ionenkanäle

29.4.1 Wesentliche Grundlagen

Neurone zeigen ein **Ruhepotenzial** von ca. –70 mV, wobei das Zellinnere relativ zur Außenseite negativ geladen ist. Das Ruhepotenzial entsteht auf der Grundlage selektiver Ionenpermeabilitäten der Plasmamembran. Die Na^+-K^+-ATPase ist zunächst erforderlich, um Na^+-Ionen aus der Zelle heraus- und K^+-Ionen hineinzupumpen. Entscheidend ist nun das Gefälle zwischen der hohen intrazellulären K^+-Konzentration (ca. 150 mM) und der niedrigen extrazellulären K^+-Konzentration (ca. 4 mM). K^+-Ionen folgen dem Konzentrationsgefälle und diffundieren von der Innenseite zur Außenseite der Plasmamembran. Die Selektivität der Ionenkanäle bringt es mit sich, dass nicht im gleichen Umfang negativ geladene Ionen folgen können. So kommt es zu einer negativen Aufladung der Innenseite, während die Außenseite der Membran eine positive Ladung erhält. An der für das Membranpotenzial entscheidenden Verteilung der Ionen an der Membran ist die Na^+-K^+-ATPase unmittelbar nicht mehr beteiligt. Ihr Beitrag zum Ruhepotenzial ist nahezu vernachlässigbar. Auch der Beitrag der Na^+-Ionen zum Ruhepotenzial ist vergleichsweise gering.

▶ Merke

▶ **Merke.** Das Ruhepotenzial ist im Wesentlichen ein **Kaliumdiffusionspotenzial.**

Typen von Ionenkanälen:
- spannungsunabhängige Kaliumkanäle,
- spannungsgesteuerte Kanäle für Na^+, K^+, Ca^{2+}.

Folgende **Typen von Ionenkanälen** sind an den physiologischen Reaktionen beteiligt:
- spannungsunabhängige Kaliumkanäle,
- spannungsgesteuerte Natriumkanäle,
- spannungsgesteuerte Kaliumkanäle,
- spannungsgesteuerte Ca^{2+}-Kanäle.

Spannungsunabhängige Kaliumkanäle ermöglichen die Diffusion der K^+-Ionen. Es sind Dimere homologer α-**Untereinheiten** (Abb. **B-29.3**). Jede Untereinheit enthält **vier Transmembransegmente**.

Spannungsunabhängige Kaliumkanäle (Syn. Leckkanäle, Sickerkanäle) ermöglichen die Diffusion der K^+-Ionen. Sie bestehen aus **Dimeren** von zwei unterschiedlichen α-**Untereinheiten,** die sich in ihrer Struktur aber sehr ähnlich sind (Abb. **B-29.3**). Jede α-Untereinheit ist mit **vier Transmembransegmenten** in der Plasmamembran verankert. N- und C-Terminus befinden sich im Zytosol.

B-29.3

B-29.3 Struktur spannungsunabhängiger Kaliumkanäle

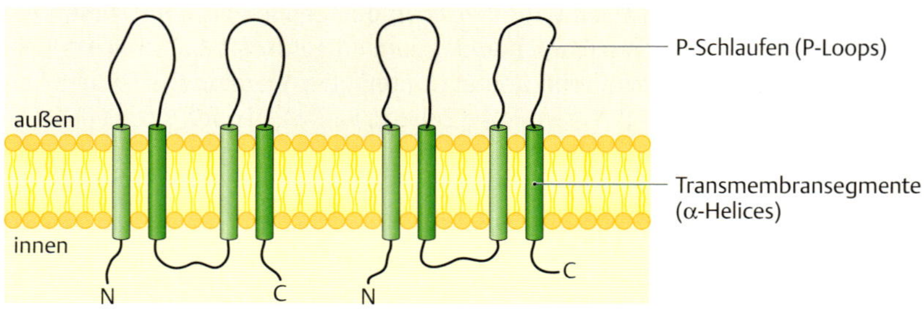

Spannungsunabhängige Kaliumkanäle sind Dimere zweier homologer α-Untereinheiten. Jede α-Untereinheit enthält vier Transmembransegmente. Die vier dunkel gezeichneten Helices sind vermutlich unmittelbar an der Bildung der Pore beteiligt. Die P-Schlaufen lagern sich in die Pore ein und bestimmen die Spezifität für Kalium-Ionen.

▶ **Merke.** Für das Membranpotenzial sind nur die Ionen entscheidend, die sich in unmittelbarer Nähe der Innen- und Außenseite der Membran befinden. Ihre Zahl ist verschwindend gering gegenüber der Gesamtzahl der Ionen in einer Zelle. In einer kugeligen Zelle von 10 μm Durchmesser fließen bei einer Membranpotenzialänderung von 100 mV nur 1 Hunderttausendstel der Kalium-Ionen durch die Kanäle der Plasmamembran. Die intrazellulären Ionenkonzentrationen bleiben dabei praktisch unverändert!

◀ **Merke**

Spannungsgesteuerte (voltage-gated = spannungsabhängige) Natriumkanäle: Wenn das Membranpotenzial durch einen Eingriff von außen von –70mV auf einen Schwellenwert (engl. threshold) von etwa –50 mV erniedrigt wird, antwortet ein intaktes Neuron mit einem **Aktionspotenzial**. Dabei **öffnen sich spannungsgesteuerte Natriumkanäle** kurzzeitig und erlauben für weniger als 1 ms den **Einstrom von Na^+-Ionen** (Abb. **B-29.4 a**). Die Na^+-Ionen folgen dabei ihrem Konzentrationsgradienten (außen ca. 150 mM, innen ca. 12 mM). Das Membranpotenzial geht durch den Einstrom der Na^+-Ionen sofort verloren und kehrt sich für einen kurzen Moment sogar um, da die positiv geladenen Na^+-Ionen die Innenseite der Plasmamembran positiv aufladen (ca. +50 mV). Die Phase zwischen dem Überschreiten des Schwellenwertes und dem Maximum des Aktionspotenzials wird in der Elektrophysiologie als **Aufstrich** bezeichnet.
Die Kanäle bestehen aus einer **kanalbildenden** großen **α-Untereinheit** sowie einer oder auch mehreren kleinen **regulatorischen β-Untereinheiten**. Die **α-Untereinheit** enthält **vier Domänen**, die **jeweils** mit **sechs membranspannenden α-helikalen Segmenten** in der Membran verankert sind (Abb. **B-29.4 b**). Sie besteht aus 1800–2000 Aminosäuren. Durch einen kurzzeitigen Wechsel im Membranpotenzial kann in einem spannungsgesteuerten Natriumkanal ein kleines ionenpermeables Tor (engl. Gate) geöffnet werden, das sich dann aber schnell wieder schließt. Das Öffnen und Schließen der Ionenkanäle wird als Gating bezeichnet.

Spannungsgesteuerte (voltage-gated) Natriumkanäle: Wenn das Membranpotenzial von –70 mV auf einen Schwellenwert von etwa –50 mV erniedrigt wird, antwortet ein Neuron mit einem **Aktionspotenzial**. Dabei **öffnen sich spannungsgesteuerte Natriumkanäle** kurzzeitig. Die **Na^+-Ionen** folgen ihrem Konzentrationsgradienten und **strömen in die Zelle ein** (Abb. **B-29.4 a**).
Die Kanäle bestehen aus einer **kanalbildenden** großen **α-Untereinheit** sowie einer oder auch mehreren kleinen **regulatorischen β-Untereinheiten**. Die **α-Untereinheit** enthält **vier Domänen**, die **jeweils** mit **sechs membranspannenden Segmenten** in der Membran verankert sind (Abb. **B-29.4 b**). Sie besteht aus 1800–2000 Aminosäuren.
Die Kanäle durchlaufen drei Zustände:
- geschlossen (aber aktivierbar),
- offen,
- inaktiv.

B-29.4 Spannungsgesteuerte Natriumkanäle

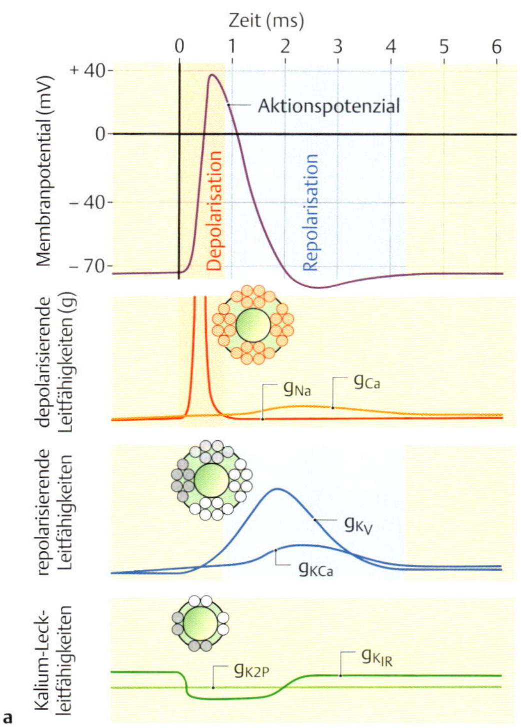

a Zeitlicher Verlauf eines Aktionspotenzials in einer Nervenzelle sowie der zugrunde liegenden relativen Ionenleitfähigkeiten. Die beigefügten Schemata zeigen die membranspannenden Helices der beteiligten Ionenkanäle.

Fortsetzung →

B-29.4

B-29.4

B-29.4 Spannungsgesteuerte Natriumkanäle: Struktur der kanalbildenden α-Untereinheit

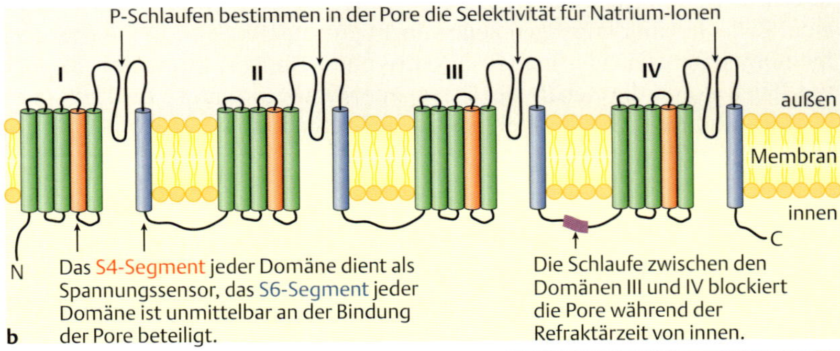

Spannungsgesteuerte Natriumkanäle durchlaufen dabei drei Zustände:

1. In der **Phase des Ruhepotenzials** sind die **Kanäle geschlossen**, potenziell **aber aktivierbar**.
2. Die **Öffnung des Na^+-Kanals** wird durch einen depolarisierenden Spannungssprung induziert. Der Kanal bleibt für etwa 1 ms geöffnet. Während dieser Zeit strömen 5000 – 10000 Na^+-Ionen durch den Kanal in die Zelle.
3. Der Kanal schließt sich und geht für eine **Refraktärzeit** von ca. 2 ms in einen **inaktiven Zustand** über. Während dieser Zeit lässt sich der Kanal nicht erneut öffnen. Damit ist auch die Reizbarkeit des Neurons blockiert. Eine erneute Reizung ist erst anschließend wieder möglich.

Spannungsgesteuerte Kaliumkanäle sind maßgeblich an der Repolarisation beteiligt und bestehen aus **vier α-Untereinheiten**, die **jeweils sechs membranspannende α-Helices** besitzen (Abb. **B-29.5**).

Spannungsgesteuerte Kaliumkanäle: Die Rückkehr der Zelle zum Ruhepotenzial wird als **Repolarisation** bezeichnet. Sie wird zum einen durch die Inaktivierung der Natriumkanäle, zum anderen durch die verzögert einsetzende **Öffnung spannungsgesteuerter Kaliumkanäle** hervorgerufen. Diese bestehen aus **vier α-Untereinheiten**, die **jeweils** mit **sechs membranspannenden α-Helices** in der Membran verankert sind. Sie repräsentieren also einen anderen Typ als die α-Untereinheiten der spannungsunabhängigen Kaliumkanäle. Es fällt auf, dass sich bei der Zusammenlagerung der vier α-Untereinheiten der spannungsgesteuerten Kaliumkanäle letztlich eine Struktur ergibt, die den spannungsgesteuerten Natriumkanälen sehr ähnlich ist (Abb. **B-29.5**).

B-29.5

B-29.5 Struktur eines spannungsgesteuerten Kaliumkanals

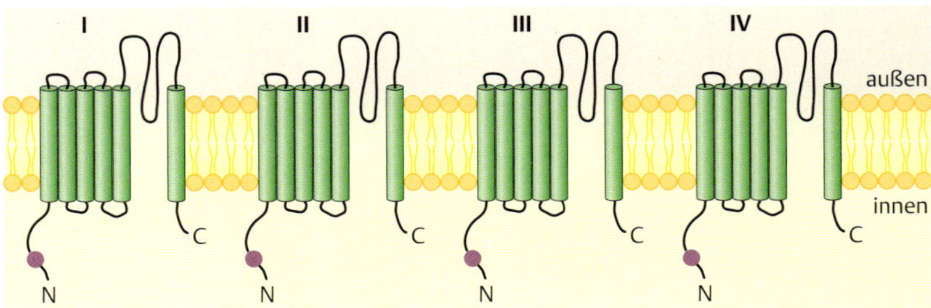

Spannungsgesteuerte Kaliumkanäle bestehen aus vier α-Untereinheiten. Die globulären Strukturen der N-Termini verschließen gegen Ende des Aktionspotenzials kurzzeitig den Eingang der Pore

Spannungsgesteuerte Calciumkanäle (aktiviert durch ein Aktionspotenzial) lösen an **Synapsen** die **Ausschüttung von Neurotransmittern** aus. Sie haben im Prinzip den

Spannungsgesteuerte Calciumkanäle: Wenn Aktionspotenziale eine **Synapse** erreichen, lösen sie dort an der präsynaptischen Membran die Öffnung spannungsgesteuerter Ca^{2+}-Kanäle aus. Die intrazellulär steigende Ca^{2+}-Konzentration dient dann als Auslöser für die **Ausschüttung von Neurotransmittern** (S. 778).

Die Struktur spannungsgesteuerter Ca^{2+}-Kanäle hat große Ähnlichkeit mit der spannungsgesteuerter Na^{+}-Kanäle. Ihre α-Untereinheiten enthalten vier Domänen, die jeweils mit sechs membranspannenden α-helikalen Segmenten in der Membran verankert sind.

gleichen Aufbau wie spannungsgesteuerte Na^{+}-Kanäle.

29.4.2 Röntgenkristallstrukturen der Ionenkanäle

Bislang ist es nur für bakterielle Ionenkanäle gelungen, Bedingungen zu finden, unter denen sich das Protein kristallisieren und die Röntgenkristallstruktur bestimmen ließ. Glücklicherweise bestehen aber zwischen den Strukturen der bakteriellen und der eukaryontischen Ionenkanäle große Ähnlichkeiten. 1998 wurde als **erste Röntgenkristallstruktur** eines Ionenkanals die Struktur des **spannungsunabhängigen Kaliumkanals von** *Streptomyces lividans* veröffentlicht (Abb. **B-29.6**). Der Kaliumkanal dieser Bakterien wird von vier identischen Untereinheiten gebildet, die jeweils mit zwei α-Helices (= „Segmente" S1 und S2) in der Plasmamembran der Bakterien verankert sind. Offenbar repräsentiert dieses System von 4×2 α-Helices das urtümlichste Bauprinzip aller Ionenkanäle. (In den spannungsunabhängigen K^{+}-Kanälen des Menschen sind zwei derartige Untereinheiten zu einem Polypeptid von vier Transmembransegmenten fusioniert, so dass jeweils ein Dimer einen ionenleitenden Kanal bilden kann.) Die Kristallstruktur des bakteriellen K^{+}-Kanals zeigt eine wassergefüllte Röhre, die im Wesentlichen von den C-terminalen α-Helices (S2) der vier Untereinheiten gebildet wird. Diese werden deshalb auch als die inneren Helices bezeichnet. Die N-terminale α-Helix (S1) jeder Untereinheit liegt parallel zur C-terminalen Helix weiter außen.

29.4.2 Röntgenkristallstrukturen der Ionenkanäle

1998 wurde als **erste Röntgenkristallstruktur** eines Ionenkanals die Struktur des **spannungsunabhängigen Kaliumkanals von** *Streptomyces lividans* **veröffentlicht:**

- vier identische Untereinheiten,
- jeweils mit zwei α-Helices in der Plasmamembran verankert,
- die C-terminale Helix liegt jeweils innen und ist direkt an der Bildung der Pore beteiligt (Abb. **B-29.6**).

Offenbar repräsentiert dieses System von 4×2 α-Helices das urtümlichste Bauprinzip aller Ionenkanäle.

B-29.6 **Spannungsunabhängiger Kaliumkanal von** *Streptomyces lividans*

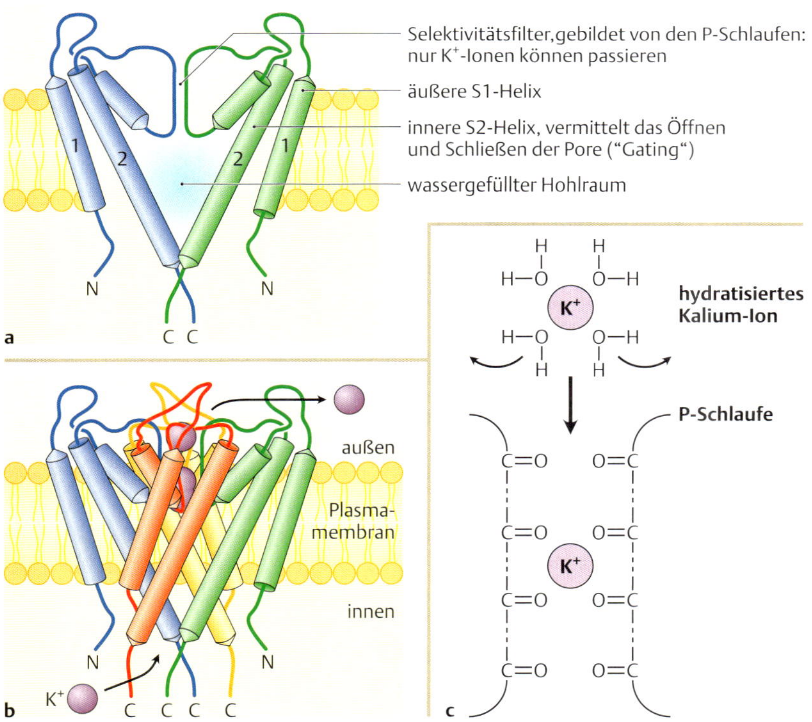

a Schematische Darstellung von zwei der vier Untereinheiten **b** Struktur des vollständigen Tetramers **c** Struktur des Selektivitätsfilters

B-29.6

Art und Zahl der durchgelassenen Ionen werden **von unterschiedlichen Strukturen bestimmt:**

- Der **Selektivitätsfilter** wird von den vier Schlaufen gebildet (Pore Loops, **P-Schleifen**), die in den Untereinheiten die beiden α-Helices miteinander verbinden. Sie ragen von außen in die Öffnung des Kanals hinein.
- Das **Gating**, also das Öffnen und Schließen des Kanals, wird an der anderen Seite des Kanals von den **vier α-Helices** vermittelt, die auch die Wand der wassergefüllten Pore bilden. Die Helices sind in der Membran schräg angeordnet und bilden eine Irisblende.

Die ionenleitende Röhre wird an einem Ende von einem Selektivitätsfilter begrenzt, der bestimmt, welche Art von Ionen durchgelassen werden sollen. Am anderen Ende der Röhre kann der Kanal abwechselnd geöffnet und geschlossen werden. **Art und Zahl der durchgelassenen Ionen** werden also **von unterschiedlichen Strukturen bestimmt**:

- Für die **Selektivität** ist der engste Bereich der Pore entscheidend. Dieser Bereich ist mit seinem Durchmesser von 0,35 nm so eng, dass die Kalium-Ionen erst nach Abstreifen ihrer Hydrathülle hindurchtreten können. Der Selektivitätsfilter wird von den vier Schlaufen (*Pore Loops*, **P-Schleifen**) gebildet, die in den Untereinheiten die beiden α-Helices miteinander verbinden. Sie ragen von außen in die Öffnung des Kanals hinein. Diese Struktur ist grundsätzlich unbeweglich und am Gating nicht beteiligt.
  An der engsten Stelle ragen keine Aminosäurereste, sondern die Sauerstoffatome der Peptidbindungen in die Pore hinein. Außerhalb der Pore sind Kalium-Ionen hydratisiert und dabei direkt von den Sauerstoffatomen der umgebenden Wassermoleküle umgeben. Indem Kalium-Ionen in die Pore eintauchen, werden diese Sauerstoffatome offenbar gegen die Sauerstoffatome der Peptidbindungen ausgetauscht. Dadurch wird der Prozess energetisch wesentlich erleichtert. Natrium-Ionen sind kleiner als Kalium-Ionen. Sie können deshalb mit den Sauerstoffatomen der Pore keine passenden Komplexe bilden. Somit fehlt ihnen auch die Möglichkeit, durch Eintritt in die Pore ihre Hydrathülle abzustreifen. So können sie, obgleich kleiner als Kalium-Ionen, die Pore gleichwohl nicht passieren.
- Das **Gating**, also das Öffnen und Schließen des Kanals, wird an der anderen Seite des Kanals von den **vier α-Helices** vermittelt, die auch die Wand der wassergefüllten Röhre bilden. Die Helices sind in der Membran schräg angeordnet und bilden eine Irisblende. Diese kann sich zusammenziehen und dadurch den Zugang zum Kanal versperren. Aus elektrophysiologischen Untersuchungen ist bekannt, dass sich der Kanal in der Membran unregelmäßig, aber mit hoher Frequenz ständig öffnet und schließt. Die Offenwahrscheinlichkeit bestimmt, wie viele Ionen maximal durch die Pore hindurchgelassen werden können.

Für die Aufklärung der Struktur des spannungsunabhängigen Kaliumkanals von *Streptomyces lividans* erhielt 2003 Roderick MacKinnon den Nobelpreis für Chemie.

Die Aufklärung der Struktur des spannungsunabhängigen Kaliumkanals von *Streptomyces lividans* im Jahr 1998 war für die gesamten Neurowissenschaften ein spektakuläres Ereignis. Auf der Basis dieser Struktur war es nun erstmals möglich, detaillierte Untersuchungen zu den molekularen Mechanismen eines Ionenkanals durchzuführen. Der Entdecker, der Amerikaner Roderick MacKinnon, wurde deshalb 2003 mit dem Nobelpreis für Chemie geehrt.

2003 wurde als erste **Röntgenkristallstruktur eines spannungsgesteuerten Ionenkanals** die Struktur des **K^+-Kanals** aus *Aeropyrum pernix* veröffentlicht:

- Der innere Bereich der Pore ist ähnlich aufgebaut wie der spannungsunabhängige K^+-Kanal von *Streptomyces lividans*.
- Der Kanal ist ein **Tetramer** identischer Untereinheiten, die allerdings jeweils **sechs membranspannende α-Helices** (= Segmente S1–S6) enthalten.
- Die **Helices 5 und 6 entsprechen** den **Helices der spannungsunabhängigen K^+-Kanäle**.
- Die **Helices 1–4 vermitteln** die **Spannungsabhängigkeit**.
- **Helix 4** trägt mehrere positive Ladungen und dient als **Spannungssensor**. Sie **liegt an der Außenseite des Kanals** und kann sich dort spannungsabhängig wie ein Hebel bewegen (Abb. **B-29.7**).

Auch die erste **Röntgenkristallstruktur**, die von einem **spannungsgesteuerten Ionenkanal** erhalten wurde, ergab sich aus der Charakterisierung eines bakteriellen Proteins. 2003 wurde von der Arbeitsgruppe MacKinnon die Struktur des **spannungsgesteuerten K^+-Kanals** aus dem thermophilen Archaebakterium *Aeropyrum pernix* veröffentlicht.

In der Struktur fiel sofort auf, dass der innere Bereich der Pore nach dem gleichen Prinzip aufgebaut ist wie der spannungsunabhängige K^+-Kanal von *Streptomyces lividans*. Auch der spannungsgesteuerte K^+-Kanal des Archaebakteriums wird von einem **Tetramer** gebildet. Die Untereinheiten enthalten allerdings nicht nur zwei, sondern jeweils **sechs membranspannende α-Helices** (= Segmente S1–S6). Sie folgen damit dem gleichen Strukturprinzip wie die spannungsgesteuerten K^+-Kanäle des Menschen. Dabei **entsprechen** die **Helices 5 und 6 den Helices der spannungsunabhängigen K^+-Kanäle**. Die jeweils 6. Helix jeder Untereinheit ist unmittelbar an der Bildung der Pore beteiligt. Die **Helices 1–4 vermitteln** die **Spannungsabhängigkeit**. Überraschend wurde bei der Auswertung der Röntgenkristallstruktur entdeckt, dass die **Helix 4**, die vier positive Ladungen trägt und als **Spannungssensor** dient, **an der Außenseite des Kanals** liegt. In der Membran bewegen sich diese Helices (zusammen mit einem Teil der Helix 3) an der Außenseite der Untereinheiten hebelartig abwechselnd nach oben und nach unten. Ist das Ruhepotenzial etabliert, werden die Helices innerhalb der Membran von ihren vier Ladungen zur Seite der negativen Ladung gezogen. Dabei überträgt sich eine Konformationsänderung auf die zentral gelegenen porenbildenden Helices und die Pore schließt sich. Bei Verlust des Membranpotenzials heben sich die Helices und die Pore öffnet sich (Abb. **B-29.7**). Der spannungsabhängige K^+-Kanal zeigt in der Membran ein ständiges Öffnen und Schließen. Das Membranpotenzial bestimmt dabei die Wahrscheinlichkeit, mit der der Kanal im geöffneten bzw. im geschlossenen Zustand vorliegt. Aufgrund ausgeprägter Sequenzhomologien kann man davon ausgehen, dass alle spannungsgesteuerten Ionenkanäle des Menschen weitgehend die gleiche Struktur haben wie dieser bakterielle Kanal.

B-29.7 Die S4-Helices als Spannungssensoren des spannungsgesteuerten Kaliumkanals von *Aeropyrum pernix*

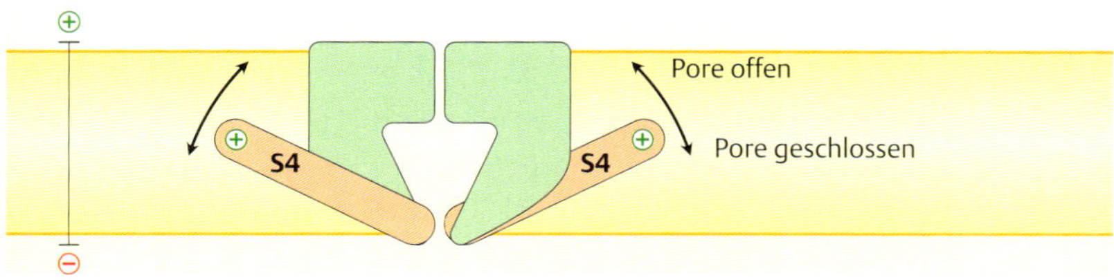

B-29.7

Wesentliche Komponenten und Strukturen, die für die spezifischen Funktionen des Nervensystems von grundlegender Bedeutung sind, sind also bereits in Bakterien enthalten. Die Ionenkanäle, die im Nervensystem die Voraussetzung der Erregbarkeit und der Aktionspotenziale bilden, sind in der Evolution offenbar aus dem System des kontrollierten Ionenaustauschs zwischen dem Innenraum der Bakterien und ihrer Umwelt hervorgegangen.

Wesentliche Komponenten und Strukturen, die für die spezifischen Funktionen des Nervensystems von grundlegender Bedeutung sind, sind in der Evolution offenbar bakteriellen Ursprungs.

▶ **klinik.** Mutationen in Genen humaner Ionenkanäle sind für viele neurologische Erkrankungen verantwortlich, die inzwischen als **Ionenkanalkrankheiten (Channelopathies)** bezeichnet werden. U.a. haben bestimmte Formen von Epilepsie ihre Ursache in angeborenen Defekten spannungsgesteuerter Na^+-Kanäle.
Besonders Aufsehen erregend war die Entdeckung, dass manche Formen von **Migräne** sich auf Mutationen im Gen CACNA1A zurückführen lassen. CACNA1A kodiert einen **spannungsgesteuerten Ca^{2+}-Kanal**, der wahrscheinlich in bestimmten Synapsen des ZNS die Freisetzung der Neurotransmitter reguliert. An Migräneanfällen sind mehrere pathophysiologische Prozesse beteiligt: übermäßige Freisetzung von Serotonin, Dilatation von Ästen der Arteria carotis, Freisetzung mehrerer Neuropeptide, lokale Freisetzung von Entzündungsmediatoren, perivaskuläre Entzündung mit Ödembildung und Degranulation von Mastzellen, Reizung von Ästen des Nervus trigeminus, dabei Wahrnehmung heftiger Kopfschmerzen.
Auf welche Weise die defekten CACNA1A-kodierten Ca^{2+}-Kanäle diese Prozesse auslösen, ist bislang unbekannt. Es ist aber zu hoffen, dass die Identifizierung des CACNA1A-Kanals dabei helfen wird, die Ursachen der Migräne weiter aufzuklären.

▶ **Exkurs. Pharmakologie und Toxikologie der spannungsgesteuerten Natriumkanäle**

- **Lokalanästhetika blockieren** spezifisch die **spannungsgesteuerten Natriumkanäle** (Abb. **B-29.8 a**). Klassische Lokalanästhetika sind z.B. **Procain** und **Lidocain** (Abb. **B-29.8 b**). Beide Stoffe sind tertiäre Amine, die bei neutralen pH-Werten teilweise in ungeladener Form vorliegen, teilweise aber auch ein Proton aufnehmen und damit eine positive Ladung tragen. In ungeladener Form können sie nach Injektion in ein Gewebe in das Innere der Neurone vordringen. Hier können sie dann ein Proton aufnehmen, sich in geladener Form von der Innenseite her in die Natriumkanäle einlagern und diese dadurch blockieren. Um das blockierende Molekül aufnehmen zu können, muss der Kanal geöffnet sein. Andere Lokalanästhetika folgen dem gleichen Prinzip. Die Entwicklung der Lokalanästhetika geht auf die Beobachtung zurück, dass **Cocain** (Kokain, Abb. **B-29.8 b**), Hauptalkaloid in den Blättern des südamerikanischen Cocastrauchs Erythroxylum coca, zur lokalen Anästhesie verwendet werden kann. Procain wurde 1905 als erstes chemisches Derivat des Cocains entwickelt, dass zur Anästhesie geeignet ist, ohne die vielfältigen Nebenwirkungen des Cocains zu haben.
- Ein berühmtes Gift, das die spannungsgesteuerten Natriumkanäle blockiert, ist das **Tetrodotoxin** (TTX) **des Kugelfischs.** Tetrodotoxin **blockiert die Natriumkanäle an der extrazellulären Seite** (Abb. **B-29.8 a**). Es zählt zu den stärksten bekannten Nicht-Protein-Toxinen. In Japan wird der Kugelfisch (japanisch Fugu) als Delikatesse gegessen. Von 1974–1983 wurden in Japan 646 Fälle von Fugu-Vergiftungen gemeldet, davon endeten 179 tödlich. Seit 1983 benötigen Köche in Japan eine spezielle Ausbildung, um eine Lizenz zur Zubereitung zu erhalten. 2003 kam es durch Fugu-Verzehr nur noch zu 3 Todesfällen. Tetrodotoxin wurde auch in verschiedenen

B-29.8

B-29.8 Hemmstoffe spannungsgesteuerter Natriumkanäle

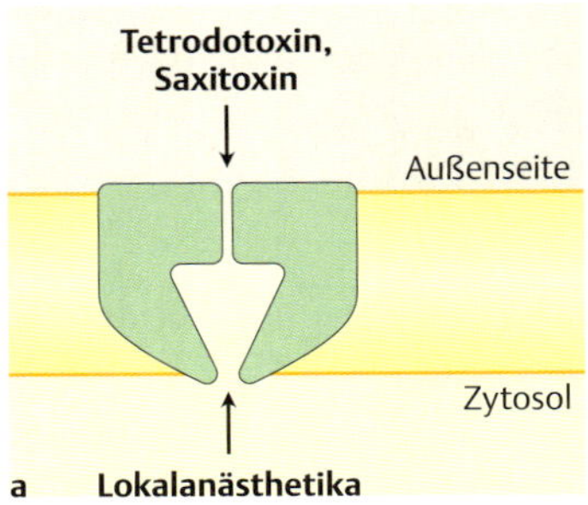

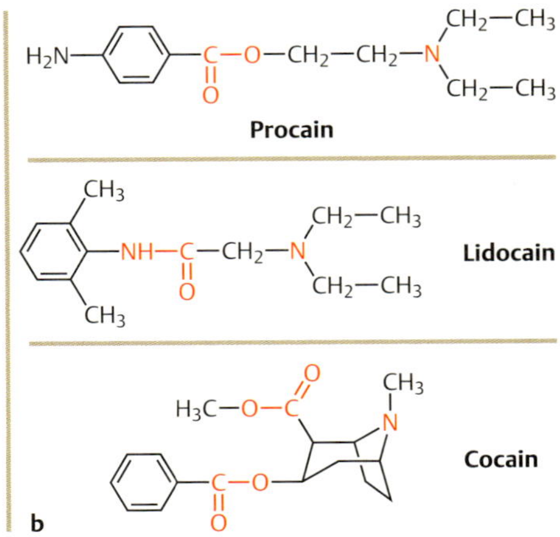

a Die Angriffspunkte der Hemmstoffe **b** Strukturformeln

anderen Tieren nachgewiesen, u. a. in einem kalifornischen Molch. Keines der Tiere synthetisiert das Gift jedoch selbst. Vielmehr wird Tetrodotoxin ausschließlich von **symbiontischen Bakterien** produziert, im Kugelfisch z. B. von Vibrio alginolyticus. Der Kugelfisch ist gegen das Gift immun, da sein spannungsgesteuerter Natriumkanal aufgrund einer Mutation kein Tetrodotoxin mehr binden kann.

- **Saxitoxin blockiert** spannungsgesteuerte Natriumkanäle **an der gleichen Stelle wie Tetrodotoxin.** Es ist in verschiedenen Meeresmuscheln enthalten, die es aber wiederum nicht selbst produzieren. Sie nehmen es vielmehr mit dem Plankton auf, wo es in Dinoflagellaten (einzelligen Algen) enthalten ist. Innerhalb der Dinoflagellaten wird es von **endosymbiontischen Bakterien** der Gattung Moraxella produziert.
- Viele **Skorpione** bilden **α-Neurotoxine** (Peptide von 60–70 Aminosäuren), die von außen an spannungsgesteuerte **Natriumkanäle** binden und diese **geöffnet halten.** Als Bindestelle wurde die extrazelluläre Schlaufe identifiziert, die in der Domäne IV der Natriumkanäle die Segmente S3 und S4 verbindet (Abb. **B-29.9 a**). Die α-Neurotoxine der Skorpione binden also direkt an den Spannungssensor der Kanäle. Die Folge ist eine permanente Depolarisation der betroffenen Neurone. α-Neurotoxine zeigen also eine dem Tetrodotoxin entgegengesetzte Wirkung. In Mexiko werden jedes Jahr ca. 200000 Menschen von Skorpionen gestochen, in etwa 100 Fällen mit Todesfolge.
- Auch das **Batrachotoxin der südamerikanischen Pfeilgiftfrösche** (Abb. **B-29.9 b**) arretiert spannungsgesteuerte Natriumkanäle im **offenen Zustand.** Es wurde berechnet, dass ein Frosch der Art Phyllobates terribilis in seinen Sekreten eine Menge an Batrachotoxin enthält, die 10 Menschen töten könnte.
- **DDT (Dichlordiphenyltrichlorethan)** bindet ebenfalls an spannungsgesteuerte Natriumkanäle und hält diese in einem **geöffneten Zustand.** DDT wurde nach 1939 weltweit in großem Umfang als Insektizid eingesetzt. Größte Erfolge wurden bei der Bekämpfung von Wanzen, Flöhen und Kleiderläusen als Überträgern von Rickettsien, den Erregern des Fleckfiebers, erzielt. DDT akkumuliert im Fettgewebe vieler Tiere und es kommt zu einer Anreicherung in der Nahrungskette. In Ackerböden erfolgt der mikrobiologische Abbau nur langsam. Der Einsatz von DDT wurde deshalb 1972 in der Bundesrepublik verboten. Toxische Wirkungen durch Rückstände in der Nahrung wurden zwar beim Menschen nicht beobachtet, DDT wurde jedoch in steigenden Mengen z. B. in Muttermilch nachgewiesen. Der Gehalt der Muttermilch an DDT und ähnlichen Chlorkohlenwasserstoffen lag 1974 in Deutschland bei 3,5 mg/kg Fett. Bis 1994 war er auf 0,3 mg/kg gesunken.

B-29.9 Toxine, die spannungsgesteuerte Natriumkanäle in einem geöffneten Zustand halten

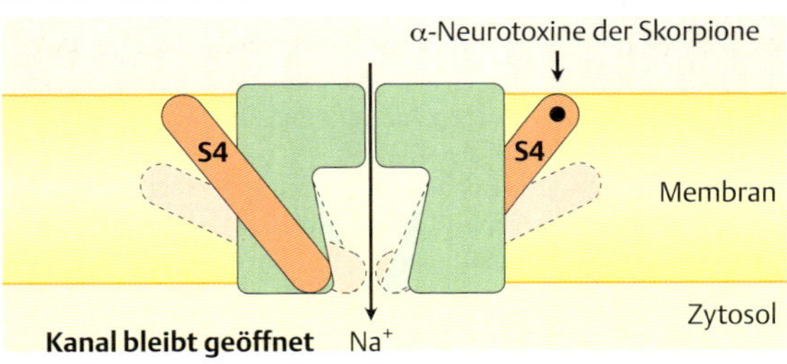

a Angriffspunkt der α-Neurotoxine der Skorpione

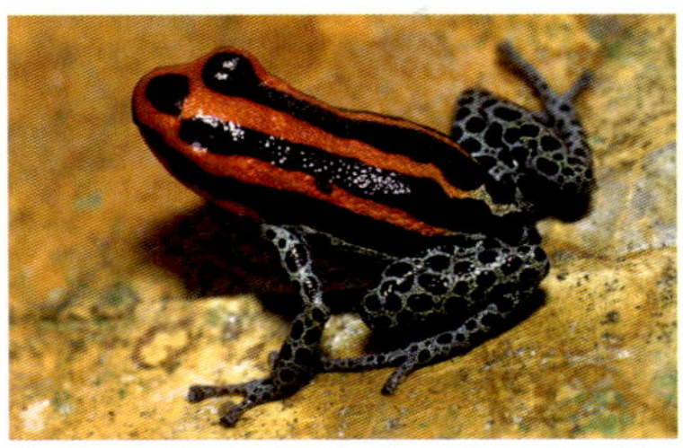

b Pfeilgiftfrosch (enthält Batrachotoxin)

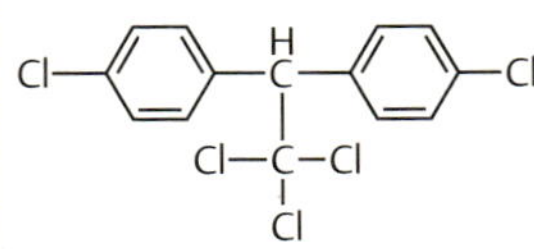

c DDT

29.5 Synapsen, motorische Endplatte und nicotinischer Acetylcholinrezeptor

29.5.1 Synapsen

Synapsen zählen zu den Strukturen, die einen Informationsaustausch zwischen zwei unmittelbar benachbarten Zellen ermöglichen. Es ist üblich, elektrische und chemische Synapsen zu unterscheiden:

Elektrische Synapsen werden von dem Protein **Connexin** gebildet. In einer Plasmamembran lagern sich jeweils sechs Connexinmoleküle ringförmig zu einem **Connexon** zusammen. Dieser Komplex kann sich an einen gleichartigen Komplex einer benachbarten Zelle anlagern, so dass eine Pore entsteht, die beide Zellen miteinander verbindet. Die Plasmamembranen beider Zellen liegen dadurch stellenweise sehr eng aneinander und bilden eine **Gap Junction** (s. Abb. **B-4.11**, S. 362). Die verbindende Pore hat einen Innendurchmesser von 1 – 1,5 nm. Sie erlaubt den Austausch von Salz-Ionen und vermittelt dadurch eine elektrische Kopplung. Auf diese Weise sind z. B. die Myozyten des Herzmuskels miteinander verbunden. Auch kleine Moleküle wie etwa das ATP können die Poren passieren. Für größere Moleküle ist die Pore zu eng.

Chemische Synapsen sind wesentlich kompliziertere Strukturen. In ihnen wird die Signalübertragung durch einen chemischen Stoff vermittelt, z. B. durch einen Neurotransmitter. Synapsen können nicht nur Erregungen übertragen, sondern auch inhibitorische Signale:
- **Exzitatorische (erregende) Neurotransmitter** öffnen Kationenkanäle. Dadurch kommt es zu einem Einstrom von Na^+-Ionen und zur Auslösung eines Aktionspotenzials. Als exzitatorische Neurotransmitter dienen meist Acetylcholin, Glutamat oder Serotonin (S. 778 ff.).
- **Inhibitorische Neurotransmitter** öffnen Cl^-- oder K^+-Kanäle und erschweren dadurch die Bildung eines Aktionspotenzials. Wichtige inhibitorische Neurotransmitter sind γ-Aminobuttersäure (GABA) und Glycin (S. 784 ff.).

29.5.2 Motorische Endplatte

▶ **Definition.** Die motorische Endplatte ist die Synapse zwischen einem Motoneuron und einer Skelettmuskelzelle.

Neurotransmitter der motorischen Endplatte ist Acetylcholin. Es bindet im synaptischen Spalt an **nicotinische Acetylcholinrezeptoren**, die in der Plasmamembran der Muskelzelle eingelagert sind. Der Acetylcholinrezeptor der motorischen Endplatte ist das berühmteste **Beispiel eines transmitterkontrollierten Ionenkanals**.

29.5.3 Acetylcholinrezeptoren

In den Geweben des Körpers werden unterschiedliche Acetycholinrezeptoren gefunden:
- **N-Cholinozeptoren (nicotinische Acetylcholinrezeptoren)** binden Nicotin, das Alkaloid des Tabaks. Nicotin hat an den Rezeptoren die gleiche Wirkung wie das Acetylcholin. Man unterscheidet zwei Typen von N-Cholinozeptoren: **Nerventyp N_N** an den Enden des ersten Neurons von Sympathikus und Parasympathikus, **Muskeltyp N_M** an der motorischen Endplatte.
- **M-Cholinozeptoren (muscarinische Acetylcholinrezeptoren)** binden Muscarin, eines der Toxine des Fliegenpilzes. Es gibt fünf Typen von M-Cholinozeptoren (M_1–M_5).

Die Rezeptoren der **motorischen Endplatte** sind **N-Cholinozeptoren**. Sie bestehen aus **fünf homologen Untereinheiten**, mit der Zusammensetzung $\alpha_2\beta\gamma\delta$

29.5 Synapsen, motorische Endplatte und nicotinischer Acetylcholinrezeptor

29.5.1 Synapsen

Synapsen ermöglichen einen Informationsaustausch zwischen zwei unmittelbar benachbarten Zellen.

Elektrische Synapsen werden von dem Protein **Connexin** gebildet. Jeweils sechs Connexinmoleküle lagern sich ringförmig zu einem **Connexon** zusammen. Dieser Komplex kann sich an einen gleichartigen Komplex einer benachbarten Zelle anlagern, so dass eine Pore entsteht, die beide Zellen miteinander verbindet → Bildung einer **Gap Junction**.

Chemische Synapsen sind wesentlich kompliziertere Strukturen. In ihnen wird die Signalübertragung durch einen chemischen Stoff vermittelt:
- **erregend**: Acetylcholin, Glutamat, Serotonin,
- **inhibitorisch**: γ-Aminobuttersäure (GABA), Glycin.

29.5.2 Motorische Endplatte

◀ Definition

Der Neurotransmitter der motorischen Endplatte ist Acetylcholin. Es bindet im synaptischen Spalt an **nicotinische Acetylcholinrezeptoren**.

29.5.3 Acetylcholinrezeptoren

Die Gewebe des Körpers weisen unterschiedliche Acetycholinrezeptoren auf:
- **N-Cholinozeptoren** (nicotinische Acetylcholinrezeptoren),
- **M-Cholinozeptoren** (muskarinische Acetylcholinrezeptoren).

Die Rezeptoren der **motorischen Endplatte** sind **N-Cholinozeptoren**:

- Diese bestehen aus **fünf homologen Untereinheiten**: $\alpha_2\beta\gamma\delta$ (Abb. **B-29.10**).
- Jede Untereinheit enthält vier membranspannende α-Helices (M1 –M4).
- Die Helix M2 jeder Untereinheit ist unmittelbar an der Bildung der Pore beteiligt.
- Die beiden **α-Untereinheiten** enthalten jeweils eine **Acetylcholin-Bindestelle**.
- Die Pore ist für Na^+-, K^+-, und Ca^{2+}-Ionen permeabel.
- Unter den gegebenen Konzentrationsverhältnissen strömen **primär Na^+-Ionen** ein.

(Abb. **B-29.10**). Jede Untereinheit enthält vier membranspannende α-Helices (M1 –M4). In der Membran lagern sich die Untereinheiten ringförmig zusammen und bilden dabei eine ionenleitende Pore, wobei die Helix M2 jeder Untereinheit unmittelbar an der Bildung der Pore beteiligt ist. Die beiden **α-Untereinheiten** enthalten jeweils eine **Acetylcholin-Bindestelle**. Wenn Acetylcholin an beide α-Untereinheiten bindet, löst dies für etwa 1 ms eine Öffnung der Pore aus. Die Pore ist für Na^+- und K^+-Ionen, in geringerem Umfang auch für Ca^{2+}-Ionen permeabel, eine ausgeprägte Selektivität wird nicht beobachtet. Unter den gegebenen Konzentrationsverhältnissen strömen **primär Na^+-Ionen** ein, so dass in der Muskelzelle ein Aktionspotenzial ausgelöst wird. Die Pore ist hinreichend groß, um in einer Millisekunde den Einstrom von ca. 30.000 Na^+-Ionen zu erlauben. Um ein Aktionspotenzial auszulösen, müssen in einer Synapse allerdings parallel mehr als 200.000 Kanäle geöffnet werden.
Die inhibitorischen Neurotransmitter GABA und Glycin binden an transmitterkontrollierte Ionenkanäle, die ebenfalls Pentamere bilden und nach dem gleichen Prinzip aufgebaut sind wie die N-Cholinozeptoren.

B-29.10

B-29.10 Der nicotinische Acetylcholinrezeptor

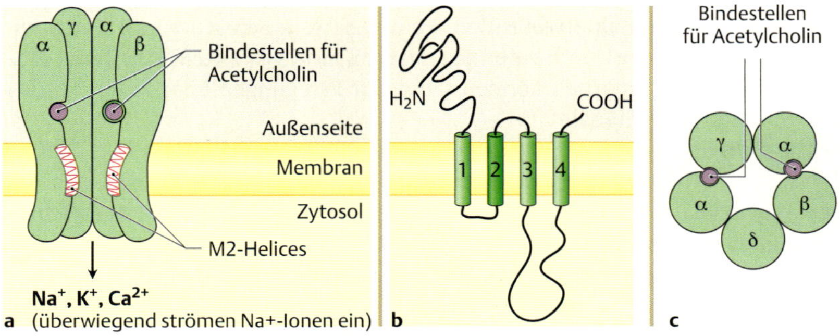

a Querschnitt durch den Rezeptor
b Struktur einer einzelnen Untereinheit
c Anordnung der Untereinheiten in der Ansicht von oben

B-29.11

B-29.11 Hemmstoffe des nicotinischen Acetylcholinrezeptors

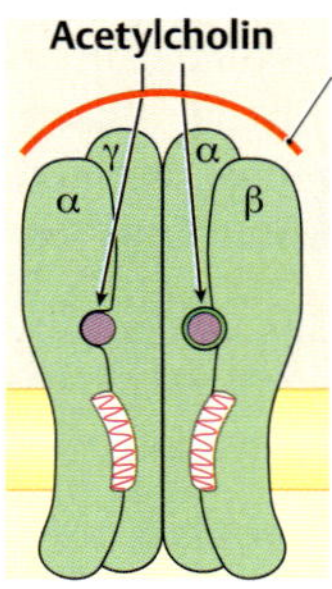

kompetitive Hemmung durch
- Curare (eine Gruppe giftiger Alkaloide),
- Muskelrelaxanzien (künstliche Derivate des D-Tubocurarins)

irreversible Hemmung durch
- α-Bungarotoxin (von *Bungarus* spec.),
- α-Neurotoxine verwandter Schlangen (Kobras, Seeschlangen)

Acetylcholin wird im synaptischen Spalt durch die **Acetylcholin-Esterase** abgebaut (Abb. **B-29.12**).
Acetat und **Cholin** werden von der präsynaptischen Membran aufgenommen und zur erneuten Synthese von Acetylcholin verwendet.

Acetylcholin wird im synaptischen Spalt durch das Enzym **Acetylcholin-Esterase** sehr schnell abgebaut (Abb. **B-29.12**). Die Acetylcholin-Esterase besteht aus mehreren Untereinheiten und ist in der postsynaptischen Membran verankert. Die Wechselzahl des Enzyms ist sehr hoch, in einer Sekunde kann ein Molekül des Enzyms rund 10.000 Moleküle Acetylcholin hydrolysieren. Das bei der Hydrolyse anfallende **Acetat** bzw. **Cholin** wird etwa zur Hälfte von der präsynaptischen Membran des Motoneurons aufgenommen und dann zur erneuten Synthese von Acetylcholin verwendet.

▶ **Exkurs. Gifte mit Wirkung an der motorischen Endplatte**

- Das Nervengift **E605 (Parathion)** blockiert im aktiven Zentrum der Acetylcholin-Esterase durch Phosphorylierung einen Serinrest und unterdrückt so den Abbau des Acetylcholins. E605 wurde in Deutschland während des 2. Weltkrieges als Insektizid für die Landwirtschaft entwickelt. Mehrere Derivate sind bis heute in der Landwirtschaft von erheblicher Bedeutung. Unter strenger Geheimhaltung wurden in den 30er-Jahren die potenziellen Kampfstoffe **Tabun** und **Sarin** synthetisiert, bei denen es sich ebenfalls um Derivate des E605 und damit um **Organophosphate** handelt. 1995 wurde Sarin in terroristischer Absicht im U-Bahn-System von Tokyo ausgebracht. Dabei kam es zu 5500 Vergiftungen, in 12 Fällen mit Todesfolge.
- **Curare** ist der Name einer Gruppe giftiger Alkaloide, die von südamerikanischen Indianern aus bestimmten Pflanzen gewonnen und als Pfeilgift verwendet werden. Curare **hemmt kompetitiv die Bindung von Acetylcolin an die N-Cholinozeptoren** (Abb. **B-29.12**). Das von den Indianern erlegte Wild stirbt an der Lähmung der Atemmuskulatur. Es ist dann aber ohne Gefahr verzehrbar, da Curare aus dem Verdauungstrakt nicht resorbiert wird. Atracurium u. a. Derivate eines dieser Alkaloide (D-Tubocurarin) kommen bei Operationen als Muskelrelaxanzien zum Einsatz.
- **α-Bungarotoxin** ist ein Neurotoxin, das **Giftnattern (Elapiden) der Gattung Bungarus** in ihren Speicheldrüsen produzieren. Das basische Peptid von ca. 7 kDa **bindet irreversibel an den N-Cholinozeptor** (Abb. **B-29.11**) und verhindert dadurch die Bindung des Acetylcholins. Die meisten α-Bungarotoxin-bildenden Arten leben in den Regenwäldern Südostasiens, werden bis zu 2 m lang und ernähren sich überwiegend von anderen Schlangen. Mit den *Bungarus*-Arten ist auch die **indische Kobra Naja Naja** (eine Brillenschlange) verwandt. Sie produziert ein α-Neurotoxin, das dem α-Bungarotoxin sehr ähnlich ist. Ein hoch potentes α-Neurotoxin der gleichen Klasse wird auch von **Seeschlangen** synthetisiert.
- Die **Botulinumtoxine A und B** sind **Proteasen**, die von Bakterien der Art Clostridium botulinum gebildet werden. Die Toxine enthalten ein **Zink-Ion** im aktiven Zentrum und wirken als hochspezifische Endopeptidasen. Sie dringen in α-Motoneurone ein und **inaktivieren** an der präsynaptischen Membran der motorischen Endplatte die **für die Exozytose des Acetylcholins essenziellen SNARE-Proteine** s. Abb. des folgenden Klinik-Links und S. 357). Die Konsequenz ist eine **schlaffe Lähmung**. Die Aufnahme der Toxine aus dem Darm nach Verzehr mit Clostridium botulinum kontaminierter Wurstkonserven (botulus = lat. Wurst) kann je nach Toxindosis zum Tod durch Atemlähmung führen. Botulinustoxin A (Botox) wird therapeutisch lokal in kleinen Dosen z. B. bei schmerzhaften spastischen Lähmungen eingesetzt. Die Entspannung der Muskulatur hält ca. 3 Monate an, dann werden die SNARE-Proteine zunehmend regeneriert und der Effekt lässt nach. Die Patienten können dann eine erneute Botox-Injektion erhalten.

B-29.12 Die Acetylcholin-Esterase

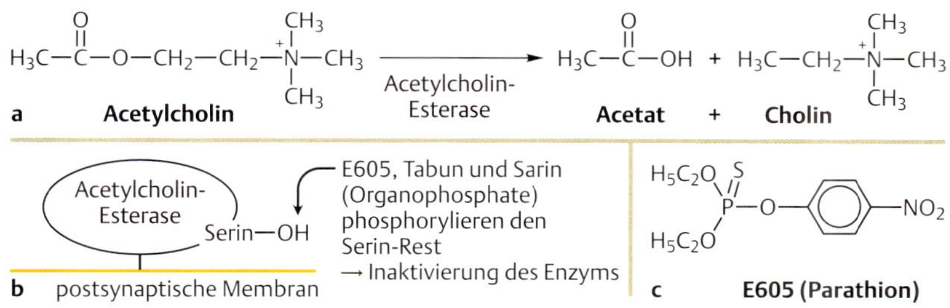

a Reaktion der Acetylcholin-Esterase

b Inaktivierung der Acetylcholin-Esterase

c Strukturformel des Acetylcholin-Esterase-Hemmstoffs E605

B-29.12

▶ **klinik. Myasthenia gravis** ist eine **Autoimmunkrankheit** mit Bildung von **Antikörpern gegen den N-Cholinozeptor** (s. Abb. und S. 775). Die Prävalenz liegt bei 10 pro 100.000 Einwohner. Erstes Anzeichen der Erkrankung ist in den meisten Fällen eine **Ptosis**, also ein Herabhängen des Oberlids durch Lähmung des M. levator palpebrae superioris (s. Abb.). Der Erkrankung kann sich ausbreiten und dann auch andere Muskeln betreffen. Zur Therapie ist der **Acetylcholin-Esterase-Hemmer Pyridostigmin** geeignet. Längerfristig wirken sich Immunsuppressiva günstig auf den Krankheitsverlauf aus.

Eine Autoimmunkrankheit mit ähnlicher Symptomatik wie bei Myasthenia gravis ist das **Lambert-Eaton-Syndrom** (s. Abb.). Dabei richten sich die Antikörper nicht gegen die postsynaptischen Rezeptoren der motorischen Endplatte, sondern gegen **spannungsabhängige Ca^{2+}-Kanäle der präsynaptischen Membran**. Die Folge ist eine reduzierte Freisetzung von Acetylcholin.

◀ klinik

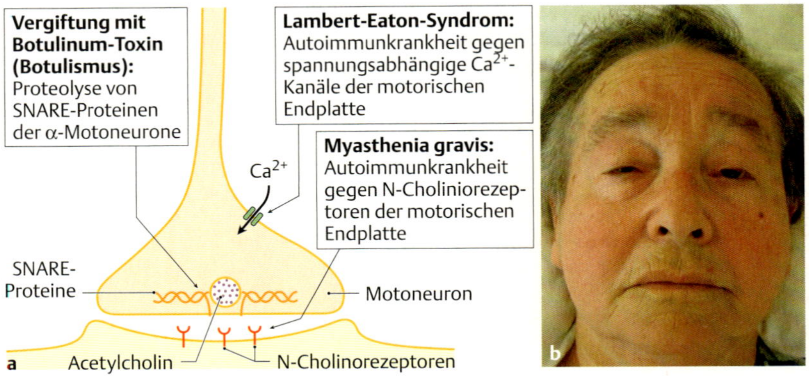

Erkrankungen mit Angriffspunkt an der motorischen Endplatte
a Schematische Darstellung der Pathogenese von Botulismus, Myasthenia gravis und Lambert-Eaton-Syndrom
b Okuläre Myasthenie: ausgeprägte Ptosis beidseits (rechts > links) bei anhaltendem Aufwärtsblick

29.6 Neurotransmitter

29.6 Neurotransmitter

▶ Merke

▶ **Merke.** Fast alle Stoffe, die in Synapsen als Neurotransmitter ausgeschüttet werden, sind Produkte des Aminosäurestoffwechsels oder Peptide.

29.6.1 Acetylcholin (ACh)

Acetylcholin entsteht im Zytoplasma der an Synapsen beteiligten Nervenendigungen unter Katalyse der **Cholin-Acetyltransferase** aus **Cholin** und **Acetyl-CoA** (Abb. **B-29.13**).

29.6.1 Acetylcholin (ACh)

Acetylcholin ist von der im obigen Merksatz genannten Regel eine Ausnahme. Es wird im Zytoplasma der an Synapsen beteiligten Nervenendigungen aus **Cholin** und **Acetyl-CoA** synthetisiert. Die Reaktion wird von der **Cholin-Acetyltransferase** katalysiert (Abb. **B-29.13**).

B-29.13

B-29.13 Synthese von Acetylcholin

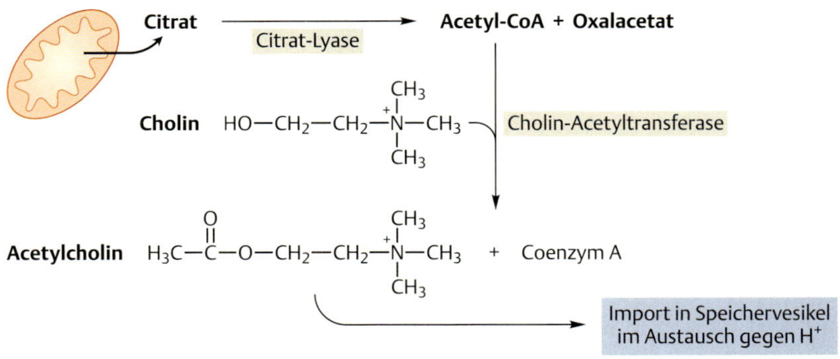

- **Cholin** wird von den Neuronen überwiegend aus dem synaptischen Spalt aufgenommen (**Na^+-Cholin-Cotransport**), wo es beim Abbau des zuletzt ausgeschütteten Acetylcholins anfällt.

- **Cholin** wird von den Neuronen aus der Umgebung, überwiegend aus dem synaptischen Spalt aufgenommen, wo es beim Abbau des zuletzt ausgeschütteten Acetylcholins anfällt. Die Aufnahme wird von einem **Na^+-Cholin-Cotransporter** vermittelt. Eine Neusynthese von Cholin findet in Neuronen kaum oder gar nicht statt. Zellen, die Cholin synthetisieren, führen eine dreifache Methylierung von Ethanolamin durch, wobei die Methylgruppen von S-Adenosylmethionin bezogen werden.

- **Acetyl-CoA** wird in den **Mitochondrien** von der Pyruvat-Dehydrogenase bereitgestellt. Da Acetyl-CoA die mitochondriale Innenmembran nicht überqueren kann, wird es zunächst in den Citratzyklus eingespeist, wo es mit Oxalacetat zu Citrat reagiert. Das **Citrat** wird dann ins Zytosol exportiert und hier von der Citrat-Lyase wieder gespalten, wobei erneut Oxalacetat und Acetyl-CoA entstehen.

- **Acetyl-CoA** wird in den **Mitochondrien** von der Pyruvat-Dehydrogenase bereitgestellt.

Das neu synthetisierte Acetylcholin wird sekundär-aktiv **im Austausch gegen Protonen in die neurosekretorischen Vesikel** transportiert. Basis des Transports über die Membran ist die hohe Protonenkonzentration in den Speichervesikeln, die von **V-Typ-ATPasen** etabliert wird. V-Typ-ATPasen sind mit den ATP-Synthasen der Mitochondrien verwandt, arbeiten aber umgekehrt. Während in den Mitochondrien ein Protonengradient ausgenutzt wird, um ATP zu synthetisieren, wird von den V-Typ-ATPasen ATP hydrolysiert und die anfallende Energie genutzt, um einen Protonengradienten aufzubauen. V-Typ-ATPasen sind nicht nur für den niedrigen pH-Wert der Vesikel in den Synapsen verantwortlich, sondern auch für das saure Milieu der Endosomen und der Lysosomen. In den Synapsen wird der Protonengradient der Speichervesikel genutzt, um in jedes Vesikel bis zu 10.000 Acetylcholinmoleküle zu importieren.
Nach Ausschüttung in den synaptischen Spalt bindet Acetylcholin an N-Cholinozeptoren (z. B. in der motorischen Endplatte) oder an M-Cholinozeptoren (z. B. im Herzen).

Acetylcholin wird sekundär-aktiv **im Austausch gegen Protonen in neurosekretorische Vesikel** transportiert.
Basis des Transports über die Membran ist die hohe Protonenkonzentration in den Speichervesikel, die von **V-Typ-ATPasen** etabliert wird.

29.6.2 Glutamat (Glu)

29.6.2 Glutamat (Glu)

► **Merke.** Glutamat ist im Zentralnervensystem der wichtigste erregende Neurotransmitter.

◄ Merke

Die Aminosäure Glutamat wird im Stoffwechsel aus **α-Ketoglutarat** synthetisiert (S. 152). Aus dem synaptischen Spalt wird Glutamat nicht nur von Neuronen, sondern auch von Gliazellen zusammen mit Na^+-Ionen aufgenommen. Glutamat bindet im Nervensystem an unterschiedliche Rezeptoren. Die meisten glutamatergen Synapsen besitzen sowohl AMPA- als auch NMDA-Rezeptoren (Abb. **B-29.14**).

Die Aminosäure Glutamat wird aus **α-Ketoglutarat** synthetisiert. Die meisten glutamatergen Synapsen besitzen sowohl AMPA- als auch NMDA-Rezeptoren (Abb. **B-29.14**).

AMPA-Rezeptoren sind unspezifische Kationenkanäle, die vor allem einen schnellen Strom von Na^+- und K^+-Ionen vermitteln und dadurch ein Aktionspotenzial auslösen können.

AMPA-Rezeptoren sind unspezifische Kationenkanäle.

NMDA-Rezeptoren sind in jüngster Zeit außerordentlich intensiv erforscht worden. Benannt wurden sie nach der künstlichen Verbindung N-Methyl-D-Aspartat, von der sie aktiviert werden können. Ähnlich den AMPA-Rezeptoren sind sie unspezifische Kationenkanäle. Dabei zeigen sie aber einige Besonderheiten:
- Sie öffnen sich nur, wenn sie nicht nur von Glutamat, sondern gleichzeitig auch von **Glycin** aktiviert werden. Glycin ist für NMDA-Rezeptoren ein **obligatorischer Cotransmitter**.
- Sie zeigen eine **hohe Leitfähigkeit** nicht nur für Na^+- und K^+-Ionen, sondern auch **für Ca^{2+}-Ionen** und vermitteln dadurch eine Vielzahl zusätzlicher Effekte.
- Verschiedene Befunde zeigen, dass NMDA-Rezeptoren beim **Lernen** und für das Gedächtnis von besonderer Bedeutung sind.
- Unter manchen Bedingungen, z. B. bei einem Schlaganfall, kann außerordentlich viel Glutamat im extrazellulären Raum akkumulieren. Dieses führt zu einer permanenten Aktivierung der NMDA-Rezeptoren und zu einem übermäßigen Einstrom von Ca^{2+}-Ionen. Die Ca^{2+}-Ionen wirken dann toxisch und scheinen auch an der Auslösung von Apoptose beteiligt zu sein. Das Phönomen wird als **Exzitotoxizität** bezeichnet.

NMDA-Rezeptoren sind ebenfalls unspezifische Kationenkanäle, jedoch mit Besonderheiten:
- **Glycin** ist obligatorischer Cotransmitter.
- **hohe Leitfähigkeit** nicht nur für Na^+- und K^+-Ionen, sondern auch **für Ca^{2+}-Ionen** → Vielzahl zusätzlicher Effekte,
- relevant beim Lernen und für das **Gedächtnis**,
- von entscheidender Bedeutung bei **Exzitotoxizität** (toxische Wirkung einströmender Ca^{2+}-Ionen).

▶ klinik

▶ klinik. Die **Exzitotoxizität** lässt sich teilweise durch den Wirkstoff **Memantine unterdrücken**, der nichtkompetitiv an NMDA-Rezeptoren bindet und den Ca^{2+}-Einstrom hemmt. Rezeptorfunktionen, die bei Gedächtnisleistungen eine Rolle spielen, werden dabei nicht behindert. In der Behandlung der Alzheimer-Demenz hat man in jüngster Zeit mit Memantine ermutigende Erfahrungen machen können. Der **Na^+-Einstrom** lässt sich durch den NMDA-Rezeptor-Antagonisten **Felbamat hemmen**, der bei bestimmten Formen von Epilepsie gute Wirkungen zeigt. Wegen gravierender Nebenwirkungen wird Felbamat allerdings nur selten eingesetzt.

B-29.14

B-29.14 Glutamatrezeptoren

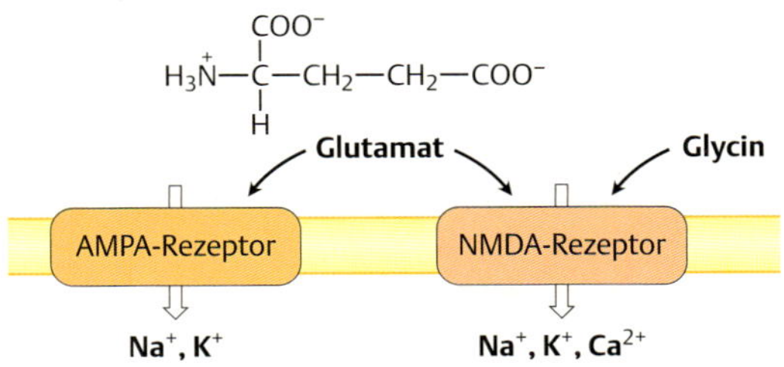

29.6.3 Katecholamine

29.6.3 Katecholamine

Zu den Katecholaminen zählen die Neurotransmitter Noradrenalin (das auch als Hormon wirkt) und Dopamin sowie das Hormon Adrenalin.

Noradrenalin

Noradrenalin

▶ Merke

▶ **Merke.** Noradrenalin ist der entscheidende Neurotransmitter in den postganglionären Neuronen des sympathischen Nervensystems.

Die **Synthese** geht von **Tyrosin** aus. Der Transport in Speichervesikel erfolgt im Austausch gegen Protonen.

In den synaptischen Spalt **freigesetztes Noradrenalin** wird an der präsynaptischen Membran **im Cotransport mit Na^+ wiederaufgenommen** (**Reuptake**, Abb. **B-29.15**).

Synthese und Speicherung: Noradrenalin wird im Zytosol der Neurone ausgehend von der Aminosäure **Tyrosin** synthetisiert. Anschließend wird es **im Austausch gegen Protonen** in **Speichervesikel** transportiert.
In den synaptischen Spalt **freigesetztes Noradrenalin** wird an der präsynaptischen Membran wiederaufgenommen (**Reuptake**, Abb. **B-29.15**) und überwiegend erneut in Vesikeln gespeichert. Das für den Reuptake verantwortliche Transportprotein der Plasmamembran heißt Norepinephrine Transporter 1 (NET1) und vermittelt einen **Cotransport mit Na^+-Ionen**.

▶ klinik

▶ klinik. Bestimmte **Hemmstoffe von NET1** sind als **trizyklische Antidepressiva** von großer Bedeutung. Zu diesen gehört z. B. Imipramin, das nicht nur die Wiederaufnahme von Noradrenalin, sondern auch von Serotonin hemmt.

Abbau (Abb. **B-29.15**):
- **Desaminierung** durch die **Monoaminoxidase (MAO)** an der äußeren Mitochondrienmembran: Das Isoenzym **MAO-A** oxidiert Noradrenalin und Serotonin. Das Isoenzym **MAO-B** zeigt eine breitere Substratspezifität und wird auch in Darm und Leber gebildet. Vermutlich hat es dort die Aufgabe, Katecholamine der Nahrung zu inaktivieren.

Abbau: Nur ein kleiner Teil des wiederaufgenommenen Noradrenalins wird abgebaut (Abb. **B-29.15**), z. T. in den Neuronen, z. T. in Gliazellen:
- Die **Monoaminoxidase (MAO)** existiert in zwei Isoformen, MAO-A und MAO-B. Beide sind an der äußeren Membran der Mitochondrien lokalisiert und katalysieren eine **Desaminierung** ihrer Substrate. **MAO-A** oxidiert sowohl **Noradrenalin** als auch **Serotonin**. In der Behandlung von Depressionen werden neben trizyklischen Antidepressiva auch MAO-A-Hemmer eingesetzt. Beide Wirkstoffgruppen haben letztlich einen ähnlichen Effekt: eine erhöhte Konzentration von Noradrenalin und Serotonin im synaptischen Spalt. **MAO-B** zeigt eine **breitere Substratspezifität** und wird in größerem Umfang auch in

Darm und Leber gebildet. Vermutlich hat MAO-B dort die Aufgabe, Katecholamine der Nahrung zu inaktivieren.

- Die **Catechol-O-Methyltransferase (COMT)** wird vor allem in den Zellen der Zielorgane, aber auch in Darm und Leber gebildet. Sie katalysiert die **Übertragung einer Methylgruppe** von S-Adenosylmethionin (SAM) auf *eine* der beiden OH-Gruppen der Phenylgruppe.

- **Übertragung einer Methylgruppe** von SAM durch die **Catechol-O-Methyltransferase (COMT)**.

▶ **klinik.** Bei Verdacht auf Katecholamin produzierende Tumoren (**Phäochromozytom**) wird die Konzentration des wichtigsten Katecholamin-Abbauprodukts, der **Vanillinmandelsäure** (Abb. **B-29.15**), im Urin bestimmt.

◀ **klinik**

B-29.15 Reuptake und Abbau von Noradrenalin

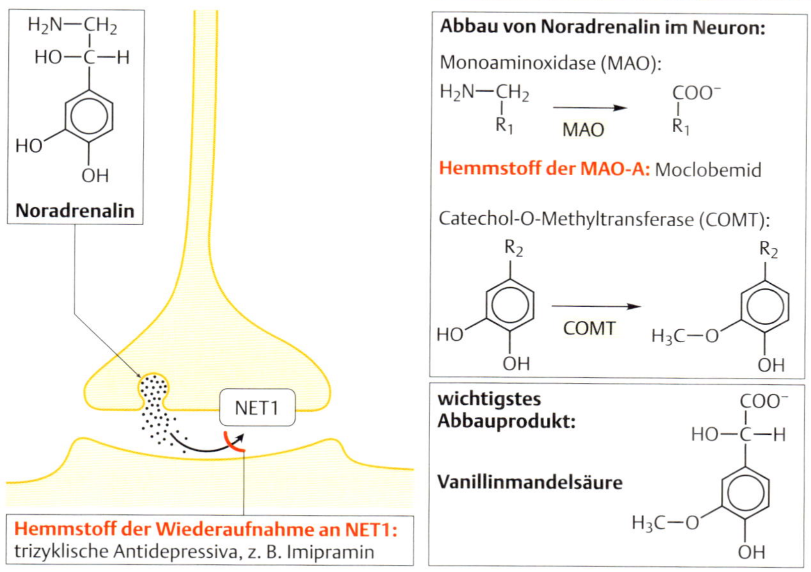

B-29.15

Dopamin

Dopamin entsteht in dopaminergen Neuronen, indem die Biosynthese der Katecholamine auf der Stufe des Dopamins abgebrochen wird. Man unterscheidet fünf unterschiedliche Dopaminrezeptoren, D_1–D_5. Bei Bindung von Dopamin wirken die Rezeptoren teilweise aktivierend (D_1 und D_5), teilweise aber auch hemmend (D_2, D_3, D_4). Dopamin ist als Neurotransmitter im Gehirn nicht gleichmäßig verteilt, sondern in bestimmten Funktionskreisen konzentriert. So hat man ein mesolimbisches Dopaminsystem identifiziert, das in der Empfindung von Lust und Freude vermehrte Aktivitäten zeigt. Viele abhängigkeitserzeugende Stoffe wie Ethanol, Nicotin und Morphin steigern in den limbischen Innervationsgebieten die Freisetzung von Dopamin. Andererseits spielt Dopamin bei der Regulation von Bewegungen eine wichtige Rolle (nigrostriatales Dopaminsystem). Störungen im Dopaminstoffwechsel können sich deshalb in verschiedenen Bewegungsstörungen äußern.

Dopamin wird in den Neuronen durch **MAO-B** inaktiviert, extraneuronal durch **COMT**.

Dopamin

In dopaminergen Neuronen wird die Biosynthese der Katecholamine auf der Stufe des Dopamins abgebrochen. Dieses spielt eine Rolle bei der

- Empfindung von Lust und Freude: Viele abhängigkeitserzeugende Stoffe (z. B. Ethanol, Nicotin) aktivieren das mesolimbische Dopaminsystem.
- Regulation von Bewegungen (nigrostriatales Dopaminsystem).

Neuronales Dopamin wird durch **MAO-B** inaktiviert, extraneuronales durch **COMT**.

▶ klinik

▶ **klinik.** Bei zwei außerordentlich häufigen Krankheiten sind dopaminerge Neurone von zentraler Bedeutung:

- **Parkinson-Krankheit** (S. 792)
- Die Symptome der **Schizophrenie** können mit erstaunlicher Effizienz durch Pharmaka unterdrückt werden, die in bestimmten Teilen des Gehirns als **spezifische Antagonisten von Dopamin-D_2-Rezeptoren** wirken (s. Abb.). Berühmtestes Beispiel ist **Haloperidol**, das als **Neuroleptikum** zur Behandlung von Psychosen eingesetzt wird. Haloperidol ist außerordentlich potent und hat deshalb starke Nebenwirkungen. Charakteristisch sind Dyskinesien, d. h. unwillkürliche, stereotype Bewegungen, vorwiegend der Zungen-, Mund- oder Gesichtsmuskulatur. U.a. können sich auch Parkinson-ähnliche Symptome einstellen. Bevorzugt setzt man deshalb mildere Neuroleptika ein. Besonders bewährt hat sich **Clozapin**, das **spezifisch D_4-Rezeptoren blockiert** (s. Abb.). Die Wirkung des Clozapins beruht offenbar auf Wechselwirkungen mit den D_4-Rezeptoren des mesolimbischen Dopaminsystems. Die Therapie der Schizophrenie besteht somit in einer Hemmung dopaminerger Aktivitäten.

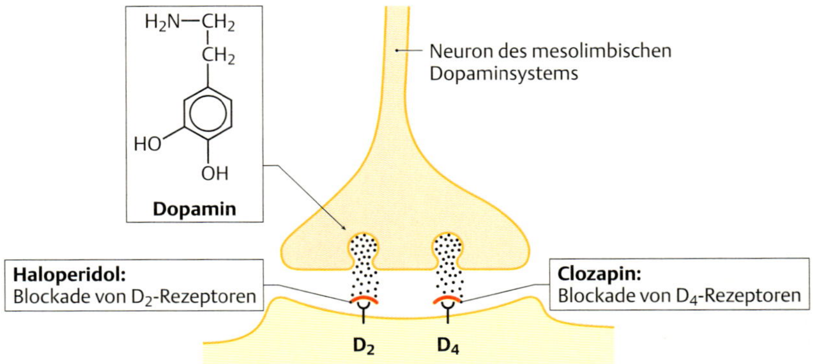

Wirkungsmechanismus der Neuroleptika zur Behandlung der Symptome der Schizophrenie

29.6.4 Serotonin

29.6.4 Serotonin

▶ Synonym

▶ **Synonym.** 5-Hydroxytryptamin, 5-HT.

Serotonin ist enthalten
- in Neuronen des **ZNS** (insbesondere in den **Raphe-Kernen**),
- in **enterochromaffinen Zellen des Gastrointestinaltrakts**,
- in **Thrombozyten**.

Serotonin wirkt in vielen Neuronen im gesamten **ZNS** als **Transmitter**. In besonders hohen Konzentrationen wird es in den **Raphe-Kernen** gespeichert. 90 % des Serotonins, das sich im Körper befindet, ist allerdings nicht in Neuronen, sondern in den **enterochromaffinen Zellen des Gastrointestinaltrakts** enthalten. Auch **Thrombozyten** enthalten Serotonin (S. 739). Vermutlich nehmen sie das Serotonin auf, während sie die intestinalen Blutgefäße passieren, so dass ihr Serotonin ebenfalls aus der Produktion der enterochromaffinen Zellen stammt.

▶ klinik

▶ **klinik. Serotonin** spielt eine wesentliche Rolle bei der **Auslösung von Brechreiz** durch Zytostatika oder Bestrahlung. Hierbei wird Serotonin aus den enterochromaffinen Zellen freigesetzt, gelangt mit dem Blutkreislauf zum Gehirn und wirkt in der Area postrema als Signal zur Auslösung von Übelkeit und Erbrechen. Als entscheidender Rezeptor wurde der Serotoninrezeptor 5-HT_3 identifiziert. Inzwischen werden in der Tumortherapie mit Erfolg **5-HT_3-Antagonisten** (z. B. Zofran) eingesetzt, die diese Effekte unterdrücken und somit als sog. **Antiemetika** wirken.

Synthese und Speicherung: Serotonin ist ein **biogenes Amin**, das in zwei Schritten aus **Tryptophan** synthetisiert wird (S. 640):

- Hydroxylierung des aromatischen Ringsystems des Tryptophans in Position 5,
- Decarboxylierung.

Serotonin wird in **Vesikeln** gespeichert. Nach Freisetzung in den synaptischen Spalt wird Serotonin an der präsynaptischen Membran in einem Cotransport mit Na^+-Ionen wiederaufgenommen (Reuptake) und dann entweder erneut in Vesikeln gespeichert oder abgebaut.

Synthese und Speicherung: Serotonin ist ein biogenes Amin, das aus **Tryptophan** synthetisiert wird (S. 640).
Serotonin wird in **Vesikeln** gespeichert. Nach Freisetzung in den synaptischen Spalt wird es an der präsynaptischen Membran wiederaufgenommen und erneut gespeichert oder abgebaut.

▶ **klinik. Selektive Serotonin-Reuptake-Inhibitoren (SSRI)** sind die wichtigsten **nicht-trizyklischen Antidepressiva** (zu den trizyklischen Antidepressiva s. S. 780). Ihre stimmungsaufhellende Wirkung demonstriert die bedeutende Rolle des Serotonins in der Regulation des affektiven Gleichgewichts.

◀ klinik

Lysergsäure sowie das potente Derivat **LSD** (Lysergsäurediethylamid) sind als Auslöser von Halluzinationen bekannt. Die Wirkungen des LSD sind auf seine Ähnlichkeit mit Serotonin zurückzuführen. Im Gehirn bindet LSD an Serotoninrezeptoren vom Typ 5-HT_{2A}. Lysergsäure ist ein Alkaloid, das von dem Pilz Claviceps purpurea produziert wird. In Deutschland sind mitunter Ähren des Roggens mit Claviceps purpurea infiziert. In Folge der Infektion bilden sich in der Ähre große dunkel gefärbte „Mutterkörner", in denen Sporen des Pilzes bis zur nächsten Vegetationsperiode überdauern (Abb. **B-29.16**).

Lysergsäure und ihr potentes Derivat **LSD** lösen Halluzinationen aus. LSD bindet an Serotoninrezeptoren vom Typ 5-HT_{2A}.
Das Alkaloid Lysergsäure wird von dem Pilz Claviceps purpurea produziert, der mitunter Roggen infiziert (Abb. **B-29.16**).

B-29.16 Mutterkörner (Pfeil) in einer Roggen-Ähre

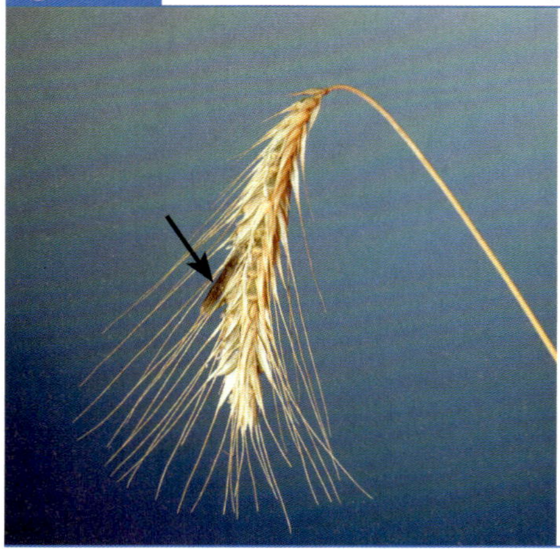

B-29.16

Abbau: Serotonin wird durch die **Monoaminoxidase**, vor allem MAO-A, desaminiert und durch die **Aldehyd-Dehydrogenase** oxidiert, wodurch **5-Hydroxyindolessigsäure** entsteht (bzw. das Anion Hydroxyindolacetat; s. Abb. **B-21.7**, S. 640), die mit dem Urin ausgeschieden wird.

Abbau: Desaminierung durch Monoaminoxidase und Oxidation durch Aldehyd-Dehydrogenase zu **5-Hydroxyindolessigsäure**.

▶ **klinik.** Bei der Diagnose Serotonin produzierender Tumoren des Gastrointestinaltrakts (**Karzinoid**) ist der **Nachweis einer erhöhten Konzentration von 5-Hydroxyindolessigsäure im Urin** ein wichtiges Hilfsmittel.

◀ klinik

29.6.5 GABA

29.6.5 GABA

▶ Synonym

▶ **Synonym.** γ-Aminobuttersäure, γ-Aminobutyrat.

▶ Merke

▶ **Merke. GABA** ist im ZNS neben Glycin der wichtigste Transmitter hemmender Synapsen. Etwa $^{1}/_{3}$ aller Synapsen des Gehirns enthalten GABA.

Synthese: GABA entsteht durch Decarboxylierung aus Glutamat (Abb. **B-29.17**). Cofaktor ist **Pyridoxalphosphat**.

Synthese: GABA ist ein biogenes Amin, das in den Neuronen durch Decarboxylierung aus Glutamat gebildet wird (Abb. **B-29.17**). Die Reaktion ist **Pyridoxalphosphat-abhängig** und wird von einer **Glutamat-Decarboxylase** katalysiert.

Abbau: Oxidation zu **Succinat** (Abb. **B-29.17**).

Abbau: Überschüssiges GABA wird zu **Succinat** oxidiert (Abb. **B-29.17**). Ausgehend von Succinat kann erneut Glutamat gebildet werden. Die Reaktionssequenz ist unter dem Namen GABA-Shunt bekannt.

B-29.17

B-29.17 **Synthese und Abbau von GABA**

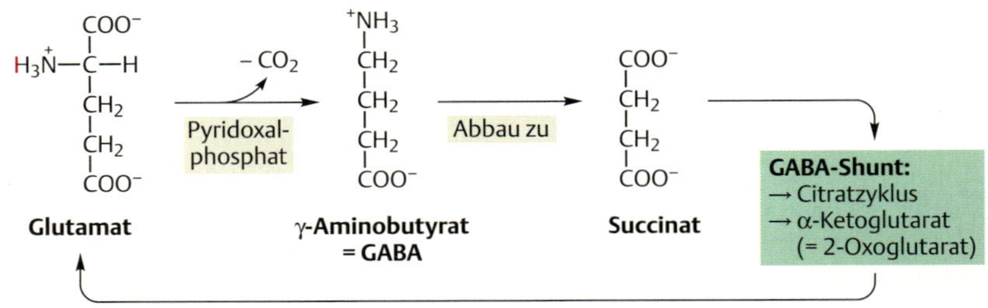

Rezeptoren:
- **GABA$_A$-Rezeptoren** sind **ligandengesteuerte Anionenkanäle für Cl⁻-Ionen**. Sie sind Pentamere und ähneln in ihrer Struktur N-Cholinozeptoren. **GABA bindet** an die **β-Untereinheit** und bewirkt einen Einstrom von Cl^- (Abb. **B-29.18**). **Benzodiazepine** binden an die **α-Untereinheit** und **verstärken** die **GABA-Wirkung**.

Rezeptoren: Man unterscheidet GABA$_A$- und GABA$_B$-Rezeptoren:
- **GABA$_A$-Rezeptoren** sind **ligandengesteuerte Anionenkanäle für Chlorid-Ionen**. Sie bestehen aus fünf Untereinheiten und ähneln in ihrer Struktur den N-Cholinozeptoren. Die **Bindung von GABA an die β-Untereinheit** erhöht die Offenwahrscheinlichkeit des Kanals und bewirkt so einen Einstrom von Cl^--Ionen (Abb. **B-29.18**). Die Folge ist eine Hyperpolarisation, die Entstehung von Aktionspotenzialen wird also erschwert. GABA$_A$-Rezeptoren sind pharmakologisch außerordentlich interessant. Alle Wirkstoffe aus der Gruppe der **Benzodiazepine** binden nämlich an die **α-Untereinheit der GABA$_A$-Rezeptoren** und **verstärken** dabei die **GABA-Wirkung** (Abb. **B-29.18**). Benzodiazepin-sensitive GABA$_A$-Rezeptoren befinden sich in besonders hoher Zahl in Synapsen des limbischen Systems.

- **GABA$_B$-Rezeptoren** vermitteln eine erhöhte Leitfähigkeit für K^+-Ionen.

- **GABA$_B$-Rezeptoren** vermitteln in der postsynaptischen Membran eine erhöhte Leitfähigkeit für K^+-Ionen und erschweren dadurch die Auslösung eines Aktionspotenzials.

▶ klinik

▶ **klinik. Benzodiazepine** sind mit Abstand die wichtigsten und am häufigsten eingesetzten **Beruhigungsmittel** (Tranquilizer). Sie wirken angstlösend, entspannend und dämpfen Aggressionen. In höheren Dosen wirken sie als Schlafmittel. Das bekannteste Benzodiazepin ist Diazepam, das unter dem Namen Valium seit 1962 im Handel ist. Es wurden Derivate entwickelt, die kaum sedierend wirken, aber trotzdem eine angenehm angstlösende Wirkung entfalten. Ein Beispiel ist das Lorazepam (Tavor). Für die angstlösende Wirkung der Benzodiazepine ist eine Affinität für den Subtyp α_2 der Untereinheiten entscheidend, der bei etwa 15 % der GABA$_A$-Rezeptoren vertreten ist. Kurzfristig treten normalerweise keine gravierenden Nebenwirkungen auf. Problematisch ist allerdings große Abhängigkeitsrisiko aller Benzodiazepine.

B-29.18 GABA$_A$-Rezeptor

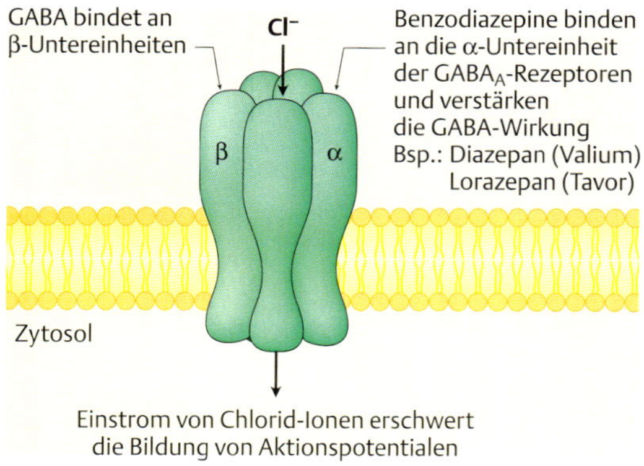

B-29.18

29.6.6 Glycin

29.6.6 Glycin

Glycin ist ebenfalls ein Neurotransmitter mit hemmender Wirkung. Ähnlich den GABA$_A$-Rezeptoren erhöhen Glycinrezeptoren die Leitfähigkeit für Chlorid-Ionen.

Glycin hat eine hemmende Wirkung. Glycinrezeptoren erhöhen die Leitfähigkeit für Cl^-.

▶ **klinik.** Bei **Wundstarrkrampf (Tetanus)** kommt es zu einer Blockade der Glycinfreisetzung aus den hemmenden Interneuronen des Rückenmarks. Ursache ist das **Tetanustoxin**, eine Zink-abhängige Protease, die von dem Bakterium *Clostridium tetani* produziert wird. Hat *Clostridium tetani* (das mit *Clostridium botulinum* verwandt ist) eine Wunde infiziert, wird das Tetanustoxin freigesetzt und zunächst von α-Motoneuronen aufgenommen. Durch retrograden Transport gelangt es in die Synapsen des Rückenmarks und schließlich in die dortigen Interneurone. An der präsynaptischen Membran der Interneurone spaltet und **inaktiviert** es **das für die Exozytose des Glycins essenzielle** SNARE-Protein **Synaptobrevin** (= v-SNARE, S. 357, s. Abb.). Dadurch kann nicht mehr genügend Glycin ausgeschüttet werden und die Hemmung der α-Motoneurone entfällt. Die Folge ist eine spastische Lähmung (s. Abb.).

◀ klinik

Strychnin, ein Alkaloid aus den Samen des indischen Baumes *Strychnos nux-vomica* („Brechnuss"), ist ein **kompetitiver Antagonist am Glycinrezeptor**, verhindert also die Wirkung des Glycins auf die Motoneurone des Rückenmarks. In Europa ist es in den vergangenen Jahren verschiedentlich im Rahmen von Cocainabusus zu Strychninvergiftungen gekommen, weil das Cocain mit Strychnin gestreckt war. Ähnlich dem Tetanustoxin löst Strychnin **heftige Krämpfe** aus. Da Strychnin in der Leber schnell abgebaut wird und auch über den Urin leicht ausgeschieden werden kann, gilt die Prognose der Strychninvergiftung als vergleichsweise günstig.

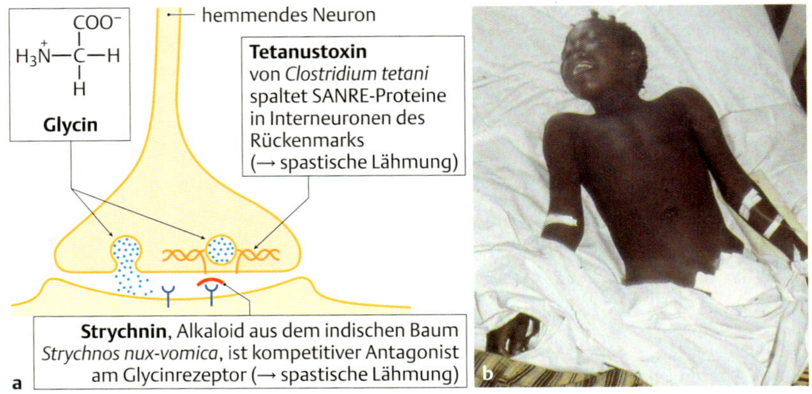

Hemmstoffe der Neutrotransmitterwirkung des Glycins
a Wirkungsmechanismen.
b Wirkungen des Tetanustoxins: Opisthotonus (Kontraktion der Streckmuskulatur des Rumpfes) und Risus sardonicus (Kontraktion der Gesichtsmuskulatur) bei einem Jugendlichen mit einer Hautverletzung in der Leistenregion.

29.6.7 Neuropeptide

Die meisten Neurone schütten neben einem niedermolekularen Transmitter auch Peptide aus. Inzwischen sind **über 50 verschiedene Peptide** identifiziert worden, die in Synapsen eine erregende bzw. hemmende Wirkung ausüben. Die Peptide entstehen, indem **Endopeptidasen** größere Polypeptide spalten. So ist das Polypeptid **Proopiomelanocortin (POMC)** Vorläufer **acht verschiedener Neuropeptide**.

29.6.7 Neuropeptide

Die meisten Neurone schütten neben einem niedermolekularen Transmitter auch Peptide aus. Oft wirken beide Substanzen synergistisch. Inzwischen sind bereits **über 50 verschiedene Peptide** identifiziert worden, die in Synapsen eine erregende bzw. hemmende Wirkung ausüben. Die Peptide entstehen durch proteolytische Spaltung größerer Polypeptide. So entstehen aus dem Polypeptid **Proopiomelanocortin (POMC)** letztlich **acht verschiedene Neuropeptide**. Die Vorstufenpeptide werden innerhalb der Neurone durch vesikulären Transport in die Synapsen transportiert. In den Vesikeln werden die Vorstufenproteine durch **Endopeptidasen** in Neuropeptide zerlegt. Die Vesikel sind in elektronenmikroskopischen Aufnahmen als relativ große „large dense core vesicles" von 100 – 150 nm Durchmesser nachweisbar. Die Vesikel der niedermolekularen Neurotransmitter haben in der Regel einen Durchmesser von nur ca. 40 nm. Da die verschiedenen Neurone mit unterschiedlichen Endopeptidasen ausgestattet sind, können die Vorstufenproteine unterschiedlich prozessiert werden.

Opioide

Dies ist eine Gruppe unterschiedlicher Peptide, deren Vorstufen von drei unterschiedlichen Genen kodiert werden und die eine ähnliche Wirkung haben wie das Morphin aus dem Opium:
- **Endorphine** entstehen aus Proopiomelanocortin.
- **Enkephaline** entstehen aus **Proenkephalin**.
- **Dynorphine** entstehen aus **Prodynorphin**.

Opioide

Opioide sind eine Gruppe unterschiedlicher Peptide, deren Vorstufen von drei unterschiedlichen Genen kodiert werden. Gleichwohl haben alle Opioidpeptide eine ähnliche Wirkung wie die Alkaloide, die im Opium enthalten sind.
- **Endorphine** sind die bekanntesten Opioide. Sie entstehen durch Spaltung des bereits genannten **Proopiomelanocortins (POMC)**, aus dem auch andere Neuropeptide entstehen, wie z. B. das ACTH (adrenocorticotropes Hormon).
- **Enkephaline** sind Neuropeptide, die durch proteolytische Prozessierung des Vorläufers **Proenkephalin** gebildet werden. Sie sind ubiquitär im ZNS verbreitet.
- **Dynorphine** sind Neuropeptide, die durch Prozessierung des Vorläufers **Prodynorphin** entstehen. Sie sind ebenfalls im ZNS weit verbreitet.

Für Opioide existieren drei miteinander verwandte **Rezeptortypen**, die alle zu den Rezeptoren mit sieben membranspannenden α-Helices gehören:
- μ-Rezeptoren,
- δ-Rezeptoren,
- $\varkappa$-Rezeptoren.

Für Opioide existieren drei miteinander verwandte **Rezeptortypen**, die alle zu den Rezeptoren mit sieben membranspannenden α-Helices gehören. Sie sind an inhibitorische G-Proteine (G_i) gekoppelt, die bestimmte K^+-Kanäle öffnen, Ca^{2+}-Kanäle schließen und die Adenylatzyklase hemmen. Generell haben Opioide dadurch auf Neurone eine hemmende Wirkung.

- **μ-Rezeptoren** hemmen die Schmerzempfindung überwiegend auf supraspinaler Ebene. Außerdem vermitteln sie eine euphorische Stimmung, eine Hustendämpfung und verschiedene andere Effekte.
- **δ-Rezeptoren** hemmen die Schmerzempfindung vorwiegend im Rückenmark.
- **κ-Rezeptoren** zeigen eine ähnliche Wirkung wie die δ-Rezeptoren.

Einzelne Opioide können an mehrere dieser Rezeptoren binden. So aktiviert β-Endorphin sowohl μ- als auch δ-Rezeptoren.

Generell haben Opioide auf Neurone eine hemmende Wirkung
→ **Hemmung der Schmerzempfindung.**

▶ **klinik. Opium** wird durch Trocknen eines milchigen Saftes hergestellt, der aus unreifen Fruchtkapseln des Schlafmohns *Papaver somniferum* gewonnen wird. In Opium lassen sich ca. 25 verschiedene Alkaloide nachweisen. Etwa 10% der Trockenmasse des Opiums besteht aus Morphin. Es wurde erstmals Anfang des 19. Jahrhunderts in Paderborn von dem Apotheker Adam Sertürner isoliert. Erst um 1900 entdeckte man, dass sich aus dem Morphin durch Acetylierung ein Derivat herstellen lässt, das Diacetylmorphin (Heroin), das aufgrund einer erhöhten Lipidlöslichkeit nach intravenöser Gabe sehr schnell in das Gehirn gelangen kann. Heroin ist als solches weitgehend unwirksam. Im Gehirn wird es aber zu Morphin deacetyliert und entfaltet dann seine euphorisierende Wirkung. Die Verwendung von Heroin führt sowohl zu einer psychischen als auch zu einer physischen Abhängigkeit. Eine Therapie mit Morphin-Antagonisten ist nicht ungefährlich, da es bei einer plötzlichen Überdosierung zu einem überaus heftigen Entzugssyndrom kommen kann.
Methadon ist ein Wirkstoff, der die Entzugssymptome unterdrückt und wird deshalb vielfach bei Entzugsprogrammen eingesetzt. Methadon ist ein vollsynthetisches Opioid, das in seiner chemischen Struktur zum Morphin nur geringe Ähnlichkeit hat.
Codein hingegen ist ein Derivat des Morphins. Es hat eine ausgeprägte hustendämpfende Wirkung. Da es aus dem Verdauungstrakt gut resorbiert wird und die Suchtgefahr gering ist, findet es als Bestandteil von Hustensaft Verwendung.

◀ **klinik**

Purine

Ähnlich den Neuropeptiden wird auch **ATP (Adenosintriphosphat)** vielfach zusammen mit Neurotransmittern ausgeschüttet. Im synaptischen Spalt wird ATP teilweise zu **Adenosin** abgebaut. An den Membranen der Synapsen bindet Adenosin an eine Gruppe unterschiedlicher **Purinrezeptoren** vom Typ **P1**, ATP bindet an Purinrezeptoren vom Typ P2.
Purinrezeptoren vermitteln im Gehirn auch die **Wirkungen des Coffeins**. Unterschiedliche und mitunter widersprüchliche Wirkungen des Coffeins haben ihre Ursache in der Vielfalt der Purinrezeptoren. Kaffee- und Teesträucher synthetisieren Coffein (1,3,7-Trimethylxanthin, Abb. **B-29.19**) im Rahmen ihres Purinstoffwechsels. Coffein ist in vielen Getränken enthalten. Eine Tasse Kaffee enthält ca. 100 mg Coffein, eine Tasse Tee ca. 50 mg, ein Glas Coca-Cola 40 mg, eine Tasse Kakao 10 mg. Theophyllin und Theobromin sind Dimethylxanthine, die in den genannten Getränken in Spuren ebenfalls vorhanden sind. Die wichtigsten Wirkungen der Getränke sind aber allein auf ihren Gehalt an Coffein zurückzuführen. Es wirkt im Gehirn als **kompetitiver Inhibitor der Bindung von Adenosin an P1-Rezeptoren**. In der Bundesrepublik Deutschland liegt der durchschnittliche Verbrauch an Kaffee bei 180 Liter/Kopf/Jahr (und 130 Liter Bier). Coffein ist damit das meistgebrauchte Pharmakon.

Purine

ATP wird im Nervensystem vielfach zusammen mit Neurotransmittern ausgeschüttet. Freigesetztes ATP wird extrazellulär teilweise zu Adenosin abgebaut. **ATP** und **Adenosin** binden an verschiedene **Purinrezeptoren**.
Purinrezeptoren vermitteln im Gehirn auch die **Wirkungen des Coffeins**. Das von Kaffee- und Teesträuchern synthetisierte Coffein (Abb. **B-29.19**) wirkt im Gehirn als **kompetitiver Inhibitor der Bindung von Adenosin an P1-Rezeptoren**.

B-29.19

B-29.19 Coffein

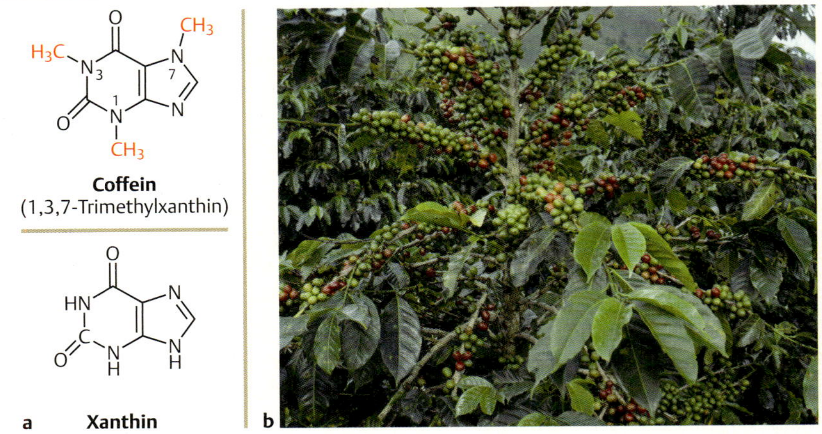

a Strukturformeln von Coffein und Xanthin **b** Kaffeesträucher

29.7 Wichtige Erkrankungen des ZNS

29.7.1 Multiple Sklerose (MS)

Die MS ist **eine Autoimmunkrankheit**, bei der sich aus unbekannten Gründen eine Immunreaktion gegen mehrere **Proteine der Myelinscheiden des ZNS** entwickelt (Abb. **B-29.20**). Oft sind insbesondere die basischen Myelinproteine betroffen.
In einigen Bereichen des Gehirns bilden sich **Entzündungsherde**, in denen die **Myelinscheiden geschädigt** werden.

29.7 Wichtige Erkrankungen des ZNS

29.7.1 Multiple Sklerose (MS)

Die MS ist eine **Autoimmunkrankheit**, bei der sich aus unbekannten Gründen eine Immunreaktion gegen mehrere **Proteine der Myelinscheiden des ZNS** entwickelt (Abb. **B-29.20**). Oft richtet sich die Immunreaktion insbesondere gegen die basischen Myelinproteine. In einigen Bereichen des Gehirns bilden sich **Entzündungsherde**, die nicht nur aktivierte Mikrogliazellen enthalten, sondern auch T- und B-Zellen, die aus den Gefäßen in das umgebende neuronale Gewebe einwandern. Im Liquor findet man erhöhte Immunglobulinkonzentrationen. Da bislang ein Transport von Immunglobulinen aus dem Blut über die Blut-Hirn-Schranke nicht sicher nachgewiesen werden konnte, ist zu vermuten, dass die Autoantikörper von B-Zellen im Gehirn produziert werden. In den Entzündungsherden kommt es zu einer **Schädigung der Myelinscheiden** und dabei auch zu einer Beeinträchtigung der neuronalen Funktionen. Die Krankheitsverläufe sind sehr uneinheitlich, auch die neurologischen Ausfälle (Lähmungen, Sensibilitätsstörungen, Sprachstörungen) und Symptome der einzelnen Patienten sind variabel.

Letztlich werden die lysierten Myelinscheiden von **Mikrogliazellen** phagozytiert. Diese werden von **T-Helferzellen** vom Typ T_H1 durch Ausschüttung von IFN-γ aktiviert. An der Entzündungsreaktion können aber auch **zytotoxische T-Zellen**, **Antikörper** und das **Komplementsystem** beteiligt sein.

An der Zerstörung der Myelinscheiden sind bei MS mehrere Faktoren beteiligt. Letztlich werden die lysierten Membranen von **Mikrogliazellen** phagozytiert. Diese werden von **T-Helferzellen** vom Typ T_H1 durch Ausschüttung von IFN-γ aktiviert (S. 714). An der Entzündungsreaktion können aber auch **zytotoxische T-Zellen**, **Antikörper** und das **Komplementsystem** beteiligt sein.
Obwohl primär die Myelinscheiden zerstört werden, kann es auch zu einer axonalen Schädigung oder Axonverlust kommen. Unterschiedliche Verlaufsformen der MS haben in unterschiedlichen immunologischen Prozessen ihre Ursache. Entzündungshemmende Medikamente, z. B. Glucocorticoide oder Interferon-β, verkürzen die Schubdauer und vermindern die Schubfrequenz. Vielen Patienten kann durch neue therapeutische Verfahren sehr geholfen werden.

In Europa und Amerika ist die MS in den nördlichen Landesteilen wesentlich häufiger als in den südlichen Regionen. In Deutschland ist die **Prävalenz** mit 100 – 120/100.000 relativ hoch (in Griechenland mit 30/100.000 deutlich geringer).

Auffällig ist, dass die MS sowohl in Europa als auch in Amerika in den nördlichen Landesteilen (nördlich des 37. Breitengrades) wesentlich häufiger ist als in den südlichen Regionen. In Deutschland ist die **Prävalenz** mit 100 – 120 pro 100.000 Einwohner relativ hoch. In Griechenland liegt die Prävalenz bei 30/100.000, in manchen tropischen Ländern unter 10/100.000. Offenbar sind Umweltfaktoren an der Auslösung der Multiplen Sklerose beteiligt. Andererseits sind auch genetische Faktoren von Bedeutung. Bestimmte Allele des HLA-Systems erhöhen die Disposition zur Entwicklung der Krankheit.

B-29.20 Multiple Sklerose

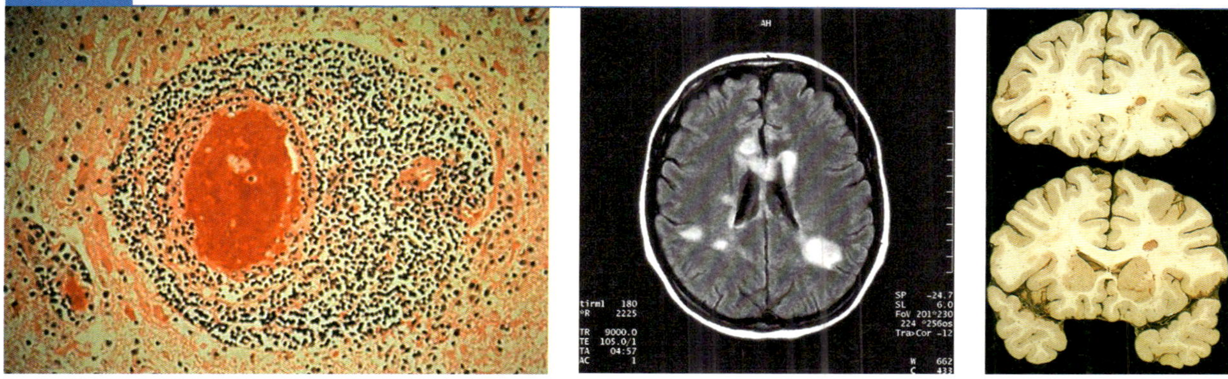

a Venöses Gefäß mit perivaskulär eingewanderten Lymphozyten

b Magnetresonanztomographie

c Pathologischer Befund: Aufsicht von hinten auf stirnparallele temporale Schnitte. Lachsrote, bis erdnussgroße, frische Entmarkungsherde der weißen Substanz.

29.7.2 Alzheimer-Krankheit

29.7.2 Alzheimer-Krankheit

▶ **Synonym.** Morbus Alzheimer, Alzheimer Disease, AD.

◀ Synonym

Die Alzheimer-Krankheit zählt zur Gruppe der neurodegenerativen Erkrankungen, die auch die Prionen-Krankheiten (S. 475), die Parkinson-Krankheit, die Chorea Huntington sowie die Amyotrophe Lateralsklerose (ALS) umfasst. Mitunter wird auch die MS zu den neurodegenerativen Erkrankungen gezählt. Typisch für diese Erkrankungen ist ein langsamer, aber unaufhaltsamer Untergang bestimmter Neurone. Die Alzheimer-Krankheit (AD) wurde erstmals 1907 von Alois Alzheimer (1864 – 1915) beschrieben, der zu dieser Zeit Mitarbeiter der Königlich Psychiatrischen Klinik in München war. AD beginnt mit einem Verlust des Kurzzeitgedächtnisses und führt im Verlauf mehrerer Jahre zu Sprachstörungen und zunehmender Demenz. Allgemein sind Demenzen als sekundär erworbener, längere Zeit anhaltender Verlust der intellektuellen Fähigkeiten bei erhaltenem Bewusstsein definiert. Man vermutet, dass es sich bei etwa 60% aller Demenzen alter Menschen um AD handelt. (Für weitere 20% wird eine Arteriosklerose verantwortlich gemacht.) Insgesamt liegt die Prävalenz von AD bei 150 pro 100.000 Einwohner. Vom 80. Lebensjahr an sind mehr als 10% der Menschen von AD betroffen.

Die Alzheimer-Krankheit (AD) zählt zur Gruppe der neurodegenerativen Erkrankungen.
AD beginnt mit einem Verlust des Kurzzeitgedächtnisses und führt im Verlauf mehrerer Jahre zu Sprachstörungen und progressiver Abnahme der intellektuellen Fähigkeiten bei erhaltenem Bewusstsein (Demenz).
Man vermutet, dass es sich bei etwa 60% aller Demenzen alter Menschen um AD handelt.

Im Gehirn der Patienten laufen dabei charakteristische Prozesse ab:

- **Zwischen den Zellen** bilden sich β-**amyloidhaltige Plaques** (Abb. **B-29.21 a**). Dabei entstehen Ablagerungen, die einen Durchmesser von 10 bis mehreren 100 μm erreichen.
- Das aggregierte β-Amyloid löst eine eigentümliche **Entzündung** aus.
- **Innerhalb der Neurone** bilden sich **Fibrillen**, die aus dem Protein **tau** bestehen.
- Letztlich kommt es zum **Untergang vieler Neurone** und zu einer Atrophie des Großhirns (Abb. **B-29.21 b**).

- Zwischen den Zellen bilden sich **β-Amyloid-haltige Plaques** (Abb. **B-29.21 a**).
- Das aggregierte β-Amyloid löst eine eigentümliche **Entzündung** aus.
- Innerhalb der Neurone bilden sich **Fibrillen**, die aus dem Protein **tau** bestehen.
- Folge: **Untergang vieler Neurone** mit Atrophie des Großhirns (Abb. **B-29.21 b**).

Die meisten Fälle von AD treten sporadisch auf. Weder bestimmte Umweltfaktoren, noch bestimmte genetische Defekte lassen sich als Ursache der Erkrankung ausfindig machen. In manchen Familien tritt AD allerdings auffällig häufig auf. Es wurden inzwischen Mutationen in drei Genen identifiziert, die für eine derartige Familial Alzheimer Disease (FAD) verantwortlich sind. Diese Gene kodieren die Proteine β-**Amyloid-Vorstufe** (β-Amyloid Precursor, APP), **Presenilin 1** (PS1) und **Presenilin 2** (PS2).

Interessanterweise handelt es sich bei der β-**Amyloid-Vorstufe** um das Protein, aus dem durch **proteolytische Spaltung** im Gehirn der Alzheimer-Patienten das β-**Amyloid** (Aβ) der Plaques entsteht (Abb. **B-29.21**). Die β-Amyloid-Vorstufe wird von einem **Gen auf dem langen Arm des Chromosoms 21** kodiert. Es handelt sich um ein Protein von ca. 700 Aminosäuren, das sich in fast aller Zellen des Körpers nachweisen lässt. Lediglich Erythrozyten scheinen keine β-Amyloid-Vorstufe zu enthalten. Die physiologische Funktion des Proteins ist bislang unbekannt. Die β-Amyloid-Vorstufe ist mit einem membranspannenden Segment in der Plasmamembran der jeweiligen Zelle verankert. Der C-Terminus ist kurz und ragt in das Zytosol, die große **N-terminale Domäne** ist an der **Außenseite der Zellen** exponiert. Unter der Einwirkung verschiedener Proteasen wird die N-terminale Domäne an bestimmten Stellen geschnitten, so dass sich kleine Peptide ablösen. **Peptidfragmente der** β-**Amyloid-Vorstufe**, die, im Transmembransegment beginnend, den ersten 39–43 Aminosäuren der N-terminalen Domäne entsprechen, bilden das β-Amyloid der Plaques. Normalerweise wird überwiegend β-Amyloid von 40 Aminosäuren gebildet, das nur ein geringes pathologisches Potenzial hat. Die meisten Mutationen des APP-Gens betreffen das Transmembransegment und haben die Bildung von relativ langen β-Amyloid-Peptiden zur Folge. Die **meisten Peptide der Plaques** bestehen aus **42 Aminosäuren.**

β-Amyloid-haltige Plaques bilden sich auffällig häufig bei **Trisomie 21** (**Down-Syndrom**). Vermutlich kommt es dabei zu einer Überexpression der vom Chromosom 21 kodierten β-Amyloid-Vorstufe.

Presenilin 1 und **Presenilin 2** sind homologe Proteine, die vermutlich mit jeweils acht membranspannenden Segmenten in der Plasmamembran der Zellen verankert sind. Beide Proteine sind Untereinheiten eines größeren Proteinkomplexes, der als γ-**Secretase** bezeichnet wird. Die γ-Secretase ist die **Protease**, die in der Plasmamembran das **Transmembransegment der** β-**Amyloid-Vorstufe spaltet** (Abb. **B-29.21 c**). Es hängt entscheidend von der Aktivität der γ-Secretase ab, ob β-Amyloid gebildet wird und welche Länge die β-Amyloid-Peptide haben. So steht eine fehlerhafte Proteolyse durch die γ-Secretase in vielen Fällen am Anfang einer Alzheimer-Krankheit.

Die Disposition zur Entwicklung der Krankheit hängt u. a. vom jeweiligen **Allel des Apolipoprotein-E-Gens** ab. Apolipoprotein E wird nicht nur im Darm und in der Leber, sondern auch im Gehirn synthetisiert. Hier wird es von Astrozyten sezerniert und dient dann als wichtiges lipidbindendes Protein. Da Fettsäuren und Cholesterin die Blut-Hirn-Schranke nicht passieren können, hat das ZNS einen weitgehend autonomen Lipidstoffwechsel. Das Gehirn enthält nahezu 25% des gesamten Cholesterins des Körpers. Dieses Cholesterin wird ausschließlich im Gehirn synthetisiert und unter Beteiligung von Apolipoprotein E an seine Bestimmungsorte transportiert. Apolipoprotein E bindet aber auch β-Amyloid und es ist Bestandteil der β-Amyloid-Plaques. Es hat sich gezeigt, dass bei Menschen mit einem APOE2-Allel das Risiko der Entwicklung einer AD vergleichsweise gering ist, das **APOE4-Allel** dagegen ein deutlich erhöhtes AD-Risiko mit sich bringt. Ein besonders hohes AD-Risiko besteht, wenn das APOE4-Allel homozygot vorliegt. Diese Konstellation ist bei etwa 2% der Bevölkerung gegeben.

Die **Entzündung** (Neuroinflammation), die vom β-Amyloid ausgelöst wird, ist zunächst nicht offensichtlich, denn die Plaques, die für AD charakteristisch sind, enthalten keine Immunglobuline und weder T- noch B-Zellen. Auch fehlen Dolor, Tumor, Calor und Rubor, die klassischen Entzündungsphänomene. Allerdings bindet fibrilläres β-Amyloid das Komplementprotein C1q. β-Amyloid

---

Die meisten Fälle von AD treten sporadisch auf.

An erblichen Formen der Krankheit sind drei Gene beteiligt, diese kodieren:

- β-Amyloid-Vorstufe,
- Presenilin 1,
- Presenilin 2.

β-Amyloid-Vorstufe

- ist das Protein, aus dem durch **proteolytische Spaltung** im Gehirn der Alzheimer-Patienten das β-**Amyloid** (Aβ) der Plaques entsteht,
- lässt sich in fast allen Zellen des Körpers nachweisen,
- ist mit einem membranspannenden Segment in der Plasmamembran verankert.
- Die große **N-terminale Domäne** ist an der **Außenseite der Zellen** exponiert.
- **Fragmente**, die, im Transmembransegment beginnend, den ersten 42 Aminosäuren der N-terminalen Domäne entsprechen, **bilden** das β-**Amyloid** der Plaques. Die **meisten Peptidfragmente** bestehen aus **42 Aminosäuren.**

β-Amyloid-haltige Plaques bilden sich auch bei **Trisomie 21** (**Down-Syndrom**).

Presenilin 1 und Presenilin 2
sind homologe Untereinheiten der γ-**Secretase**. Dies ist die **Protease**, die in der Plasmamembran das **Transmembransegment der** β-**Amyloid-Vorstufe spaltet** (Abb. **B-29.21 c**).

Die Disposition zur Entwicklung der AD hängt u. a. vom jeweiligen **Allel des Apolipoprotein-E-Gens** ab, das im Gehirn am Transport von Cholesterin beteiligt ist.

Apolipoprotein E bindet u. a. auch β-Amyloid und es ist Bestandteil der β-Amyloid-Plaques. Ein erhöhtes Risiko zur Entwicklung von AD besteht, wenn das **APOE4-Allel** homozygot vorliegt.

In der Umgebung des Amyloids werden Mikrogliazellen aktiviert.

Der **aktivierten Mikroglia** wird in der Pathogenese der AD eine Schlüsselrolle zugeschrieben.

kann damit eine Antikörper-unabhängige Komplementreaktion auslösen. Zudem werden in der Umgebung des Amyloids die Mikrogliazellen aktiviert. Interessanterweise bindet fibrilläres β-Amyloid (1–42) auch an den Lipopolysaccharid-Rezeptor CD14 und hat damit die Möglichkeit, den Toll-like-Rezeptor TLR4 zu aktivieren (S. 699). Der **aktivierten Mikroglia** wird in der Pathogenese der AD eine Schlüsselrolle zugeschrieben. Vermutlich sind die von der Mikroglia ausgeschütteten Proteasen, Sauerstoffradikale u. a. Stoffe, die für eine Entzündung charakteristisch sind, wesentlich für den Untergang der Neurone verantwortlich. Die klinische Forschung zur AD konzentriert sich derzeit nicht zuletzt auf die Frage, ob man in den Krankheitsverlauf durch entzündungshemmende Maßnahmen eingreifen könnte.

Vermutlich sind die von der Mikroglia ausgeschütteten Proteasen, Sauerstoffradikale u. a. Stoffe, die für eine Entzündung charakteristisch sind, wesentlich für den Untergang der Neurone verantwortlich.

Obwohl aktivierte Mikrogliazellen grundsätzlich zur Phagozytose in der Lage sind, nehmen sie β-Amyloid nur in geringem Umfang auf. Vielmehr scheint die Umwandlung der gelösten β-Amyloid(1–42)-Peptide in fibrilläres β-Amyloid nicht zuletzt an der Oberfläche der Mikroglia abzulaufen. Zu einer Phagozytose des β-Amyloids kommt es hingegen in großem Umfang durch **Astrozyten.** Vielfach lysieren die Astrozyten dann aber und setzten dabei das β-Amyloid wieder frei.

Mikrogliazellen scheinen β-Amyloid nur in geringem Umfang aufzunehmen. **Astrozyten** dagegen nehmen β-Amyloid auf, lysieren dann aber und setzen das β-Amyloid wieder frei.

Im Gegensatz zum extrazellulären β-Amyloid bildet das **Protein tau** bei AD **Fibrillen**, die spezifisch **in Neuronen** akkumulieren. Protein tau (benannt mit dem griechischen Buchstaben τ) ist normalerweise mit den Mikrotubuli der Neurone assoziiert. Bei AD wird es unter Beteiligung mehrerer Enzyme vielfach phosphoryliert. Es wurden bis zu 25 Phosphorylierungsstellen nachgewiesen. Protein tau dissoziiert daraufhin von den Mikrotubuli ab und bildet im Zytosol der Perikaryen und Dendriten fibrilläre Strukturen (engl. tangles). Diese behindern zunächst die Funktion der Neurone, tragen dann aber auch zum Untergang der Neurone bei. Da die Neurone weder durch eine unspezifische Nekrose noch durch eine typische Apoptose absterben, wurde vorgeschlagen, die **neurofibrilläre Degeneration** als Zelltod eigener Art zu definieren. Der pathophysiologische Zusammenhang zwischen der Aggregation des tau-Proteins innerhalb der Neurone und der Bildung des β-Amyloids an der Außenseite der Neurone ist bislang noch nicht befriedigend geklärt.

Im Gegensatz zum extrazellulären β-Amyloid bildet das **Protein tau** bei AD **Fibrillen**, die spezifisch **in Neuronen** akkumulieren. Protein tau ist normalerweise mit den Mikrotubuli der Neurone assoziiert.
Der Zusammenhang zwischen der Aggregation des tau-Proteins innerhalb der Neurone und der Bildung des β-Amyloids an der Außenseite der Neurone ist bislang noch nicht befriedigend geklärt.

B-29.21 Alzheimer-Krankheit

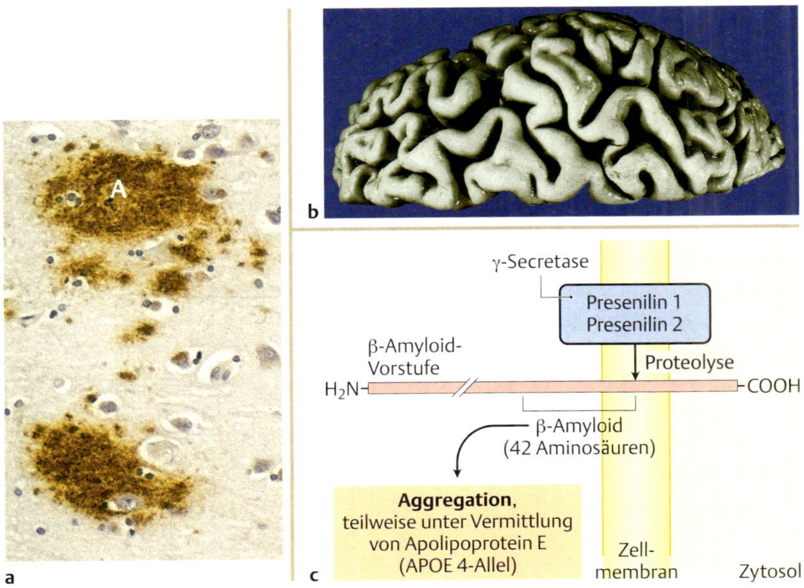

a Alzheimer-Plaque mit diffuser Ablagerung von β-Amyloid (A). Gallyas-Versilberung; Vergr. 1:200.
b Kortikale Atrophie mit verschmälerten Gyri und entsprechend verbreiterten Sulci im gesamten Großhirnbereich (rechte Hemisphäre, nach Meningenentfernung)
c Spaltung des Transmembransegments der β-Amyloid-Vorstufe durch die γ-Secretase

29.7.3 Parkinson-Krankheit

▶ Synonym

Die Parkinson-Krankheit (PD) ist nach dem englischen Arzt James Parkinson benannt.
Symptome sind
- Tremor,
- Rigor,
- Akinese.

Prävalenz: 200/100000. Die Patienten sind nahezu ausschließlich ältere Menschen.
Bis zum 85. Lebensjahr entwickelt sich eine PD bei 4–5% der Bevölkerung.

Die **Ursache** der Erkrankung ist in etwa 90% der Fälle unbekannt. Die PD ist eine Basalganglienerkrankung mit **Untergang dopaminerger Neurone in der Substantia nigra** (Abb. **B-29.22 a** und **b**). Deshalb ist die dopaminerge Hemmung nachgeschalteter Neurone im Striatum ungenügend.

Nachgeschaltet sind u. a. **GABAerge Neurone zum Thalamus** (Abb. **B-29.22 c** und **d**), die übermäßige Körperbewegungen hemmen. Diese Neurone werden von **Dopamin gehemmt**, von **Acetylcholin aktiviert**. Bei **Verlust der dopaminergen Neurone** der Substantia nigra überwiegt die cholinerge Aktivierung, und die GABAergen Neurone vermitteln über den Thalamus eine allgemeine **Hemmung der Willkürmotorik**.

Viele Symptome der Parkinson-Krankheit lassen sich durch **Behandlung mit L-DOPA** erheblich lindern.
L-DOPA kann unter Vermittlung eines Aminosäuretransporters in das neuronale Gewebe vordringen, wo es **zu Dopamin decarboxyliert** wird.
Um die Decarboxylierung des L-DOPA in der Peripherie zu verhindern, wird L-DOPA mit einem Decarboxylase-Hemmer kombiniert.

29.7.3 Parkinson-Krankheit

▶ **Synonym.** Morbus Parkinson, Parkinson Disease, PD.

Die Parkinson-Krankheit (PD) ist nach dem englischen Arzt James Parkinson benannt, der die Symptome 1817 unter dem Titel „An Essay on the shaking Palsy“ erstmals beschrieb. Die Krankheit wird traditionell mit drei Begriffen charakterisiert:
- **Tremor:** In vielen Fällen, aber nicht immer, wird von den Patienten zunächst ein Zittern einer Hand beobachtet. Der Ruhetremor ist auch in fortgeschrittenen Stadien der Krankheit auf einer Körperseite besonders ausgeprägt („unilateral“).
- **Rigor:** Bei der neurologischen Untersuchung fällt eine eigentümliche Steifigkeit der Extremitäten und des Rumpfes auf. Die Bewegungsabläufe sind verlangsamt, der Oberkörper ist nach vorne gebeugt, der Gang ist kleinschrittig.
- **Akinese:** Zu den Symptomen der PD gehört eine zunehmende Unbeholfenheit der Patienten im Beginnen von Bewegungsabläufen, etwa beim Gehen, die als Starthemmung charakterisiert wird.

Die **Prävalenz** liegt bei 200/100.000. Kinder und junge Erwachsene sind nur selten betroffen, die Patienten sind nahezu ausschließlich ältere Menschen. Bis zum 85. Lebensjahr entwickelt sich eine Parkinson-Krankheit bei 4–5% der Bevölkerung.
Die **Ursache** der Erkrankung ist in etwa 90% der Fälle unbekannt („idiopathisch“). 1960 entdeckte der Pathologe Oleh Hornykiewicz in Wien, dass es sich bei der PD um eine Basalganglienerkrankung handelt. In der **Substantia nigra** des Mittelhirns befinden sich normalerweise ca. 450.000 **dopaminerge Neurone**, die überwiegend zum Striatum (genauer: zum Putamen) ziehen (Abb. **B-29.22 a**). Im Stoffwechsel dieser Zellen wird ausgehend von Tyrosin nicht nur Dopamin produziert, sondern auch Melanin, das die Zellkörper dunkel färbt. Im Alter **nimmt** die **Zahl dieser Neurone** aus unbekannten Gründen **ab** (Abb. **B-29.22 b**). Wenn weniger als ca. 150.000 Neurone übrig geblieben sind, ist die **dopaminerge Hemmung nachgeschalteter Neurone im Striatum ungenügend**.
Bei den nachgeschalteten Neuronen handelt es sich u. a. um **GABAerge Neurone**, die **zum Thalamus** ziehen (Abb. **B-29.22 c** und **d**). Dort greifen sie in die Regulation von Bewegungsabläufen ein, indem sie durch Ausschüttung von GABA eine hemmende Wirkung ausüben. Da sie normalerweise ihrerseits durch das **Dopamin** der nigrostriatalen Neurone **gehemmt** werden, ist ihre hemmende Wirkung im Thalamus normalerweise gering. Die Aktivität der GABAergen Neurone wird parallel auch von cholinergen Neuronen kontrolliert. Das **Acetylcholin** hat auf die GABAergen Neurone des Striatums eine **aktivierende** Wirkung. Sobald nun die Dopamin-vermittelte Hemmung unterbleibt, überwiegt im Striatum die cholinerge Aktivierung, und die GABAergen Neurone vermitteln über den Thalamus eine permanente und generelle Hemmung aller Körperbewegungen. So führt ein **Verlust der dopaminergen Neurone** der Substantia nigra letztlich zu einer allgemeinen **Hemmung der Willkürmotorik**.
Auf der Basis der bahnbrechenden Forschung von Oleh Hornykiewicz wurde bereits in den 60er-Jahren gezeigt, dass sich viele Symptome der PD durch **Behandlung mit L-DOPA** erheblich lindern lassen. L-DOPA wirkt insbesondere dem Rigor und der Akinese entgegen. Dopamin ist als Medikament ungeeignet, da es die Blut-Hirn-Schranke nicht überwinden kann und in der Peripherie erhebliche Nebenwirkungen auslöst. Die Vorstufe des Dopamins, das L-DOPA, kann hingegen unter Vermittlung eines Aminosäuretransporters in das neuronale Gewebe vordringen, wo es **zu Dopamin decarboxyliert** und von Speichervesikeln aufgenommen wird. Um eine unerwünschte Decarboxylierung des L-DOPA in der Peripherie zu verhindern, wird L-DOPA in den Tabletten mit

B-29.22 Parkinson-Krankheit

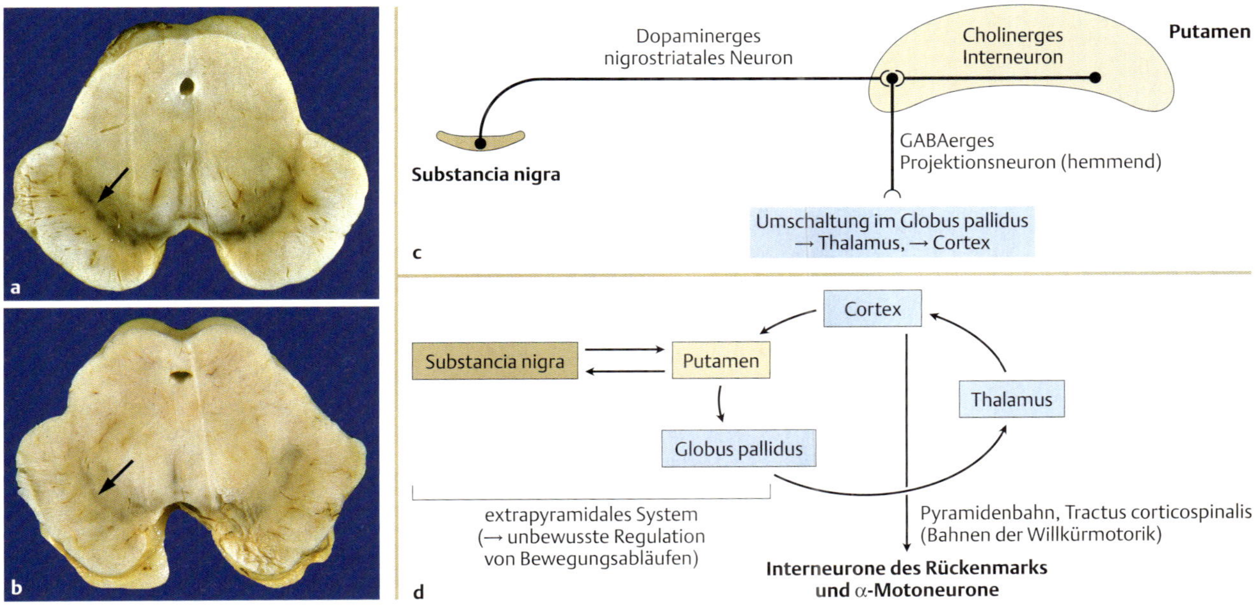

a Normale Substantia nigra mit halbmondförmiger bräunlicher Pigmentierung (Pfeil)
b Ausgeprägte Depigmentierung der Substantia nigra bei einem Parkinson-Patienten
c Verschaltung dopaminerger Neurone der Substantia nigra
d Die Substantia nigra im Kontext der subkortikalen Kerne

einem Decarboxylase-Hemmer (Benserazid oder L-Carbidopa) kombiniert. Beide Komponenten werden im Verdauungstrakt schnell resorbiert.

Alternative Medikamente:
- Dopaminrezeptor-Agonisten und
- MAO-B-Hemmer verstärken die Dopaminwirkungen,
- Entacapon als Hemmstoff der COMT,
- Amantadin (hemmt im Striatum die Freisetzung von Acetylcholin) und
- Anticholinergika

hemmen die Wirkungen des Acetylcholins → Wiederherstellung des Gleichgewichts zwischen Dopamin und Acetylcholin.

Da die Wirksamkeit des L-DOPA im Laufe einiger Jahre abnimmt, hat man mehrere **alternative Medikamente** entwickelt, denen aber gemeinsam ist, dass sie den Dopaminmangel im Striatum beheben bzw. kompensieren:

- **Dopaminrezeptor-Agonisten** (z. B. Dihydroergocryptin) ersetzten fehlendes Dopamin im Striatum.
- **MAO-B-Hemmer** (z. B. Selegilin) hemmen den Abbau des Dopamins, das von den übrig gebliebenen dopaminergen Neuronen ausgeschüttet wird.
- **Entacapon** hemmt den Abbau der Katecholamine durch die Catechol-O-Methyl-Transferase (COMT, vgl. S. 781). L-DOPA wird deshalb in der Therapie immer häufiger nicht nur mit einem Decarboxylase-Hemmer, sondern auch mit Entacapon kombiniert.
- **Amantadin** hemmt an den GABAergen Neuronen des Striatums die Freisetzung von Acetylcholin. Auf diese Weise wirkt man dem Überwiegen der cholinergen Aktivierung entgegen, das sich bei fehlender Dopamin-Ausschüttung einstellt.
- **Anticholinergika** (z. B. Biperiden) wirken ebenfalls dem Überwiegen der cholinergen Aktivierung entgegen.

Untersuchungen zur **Ursache der Degeneration der dopaminergen Neurone** haben 11 **PARK-Gene** identifiziert, die an erblichen Formen der PD beteiligt sind. Drei Genprodukte sind von besonderem Interesse (Abb. **B-29.23**):

Derzeit bemüht man sich intensiv darum, die **Ursache der Degeneration der dopaminergen Neurone** aufzuklären. Der Ausgangspunkt vieler aktueller Projekte besteht in der genetischen Untersuchung von Familien, in denen die PD gehäuft auftritt. Inzwischen wurden 11 **PARK-Gene** identifiziert, die an erblichen Formen der Krankheit beteiligt sind. Drei Produkte der PARK-Gene, **α-Synuclein, Parkin** sowie das Produkt des Gens **PINK1** haben in jüngster Zeit besondere Beachtung gefunden (Abb. **B-29.23**):

α-Synuclein, kodiert von **PARK1**, ist Bestandteil der Lewy-Körper. Dies sind Protein-Aggregate, die in defekten dopaminergen Neuronen der Substantia nigra akkumulieren.

- **α-Synuclein** ist ein Protein von 140 Aminosäuren, das von dem Gen **PARK1** kodiert wird. Zwei homologe Proteine wurden nachgewiesen, β- und γ-Synuclein, die aber nicht an der Pathogenese der PD beteiligt sind. Mutationen im PARK1-Gen sind sehr selten. Gleichwohl ist es bemerkenswert, dass defektes α-Synuclein in der Substantia nigra als Bestandteil der Lewy-Körper (Lewy Bodies) nachgewiesen werden konnte. Lewy-Körper sind Protein-Aggregate, die in den dopaminergen Neuronen der Patienten akkumulieren. Sie bilden sich auch in Fällen, in denen ein genetischer Defekt nicht nachweisbar ist).

Parkin, kodiert von **PARK2**, ist eine **E3-Ubiquitin-Protein-Ligase**, d. h., Parkin ist ein Enzym, das daran beteiligt ist, Substratproteine mit Ubiquitin zu markieren und damit dem Abbau durch **Proteasomen** zuzuführen.

- **Parkin,** das Produkt von **PARK2**, ist ein Protein von 465 Aminosäuren. Mutationen in **PARK2** sind die häufigste Ursache autosomal-rezessiv vererbter PD. Seiner enzymatischen Funktion nach ist Parkin eine **E3-Ubiquitin-Protein-Ligase**. Parkin ist also ein Enzym, das daran beteiligt ist, bestimmte Substratproteine mit Ubiquitin zu markieren und damit dem Abbau durch **Proteasomen** zuzuführen (S. 380). Viele Forschngsprojekte haben derzeit die Identifizierung und Charakterisierung der Substrate des Parkins zum Gegenstand.

Genprodukt von **PINK1** (= PARK6) ist eine **mitochondriale Kinase**.

- Genprodukt von **PINK1** ist eine **mitochondriale Kinase**. Mutationen im Gen PINK1 wurden erst 2004 als Ursache bestimmter Formen der PD erkannt. Die Mutationen waren zuvor als PARK6 klassifiziert worden. Da Mitochondrien in der Regulation der Apoptose eine Schlüsselstellung haben, wird es überaus interessant sein, die Substrate dieser Kinase und ihre Rolle in der Pathogenese der Krankheit zu ermitteln.

B-29.23

B-29.23 Lewy-Körper

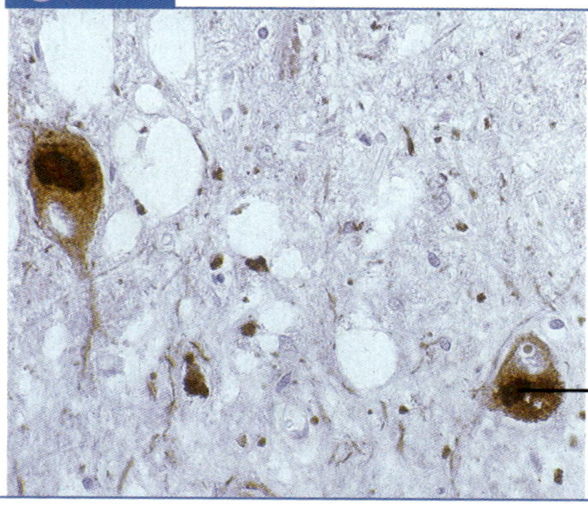

29.7.4 Chorea Huntington

Chorea Huntington zählt zu den **hyperkinetischen Basalganglienkrankheiten**. Ursache ist ein irreversibel fortschreitender **Untergang GABAerger striataler Neurone**. Der Verlust der Neurone führt zu einer **Enthemmung von Neuronen des Thalamus**.

Ursache ist eine **Trinukleotidexpansion im Huntingtin-Gen** mit der Folge einer erhöhten Zahl von Glutamatresten im Protein Huntingtin.

29.7.4 Chorea Huntington

Die Chorea Huntington zählt zu den **hyperkinetischen Basalganglienkrankheiten**. Ursache ist ein irreversibel fortschreitender **Untergang GABAerger striataler Neurone**. Der Verlust der Neurone führt zu einer **Enthemmung von Neuronen des Thalamus**. Die Krankheit äußert sich in plötzlichen, regellosen und unwillkürlichen Bewegungen, in fortgeschrittenem Stadium auch in Demenz. Das Krankheitsbild ist damit teilweise komplementär zum Erscheinungsbild der PD, bei der es sich um eine hypokinetische Basalganglienerkrankung handelt.

In allen Fällen von Chorea Huntington liegt dem Untergang der Neurone ein Defekt in einem bestimmten Gen zugrunde. Das betroffene Genprodukt hat den Namen **Huntingtin** bekommen. Es enthält ein Segment, in dem normalerweise 11 – 34 Glutamatreste unmittelbar nebeneinander vorkommen. Geht die Zahl der Glutamatreste darüber hinaus, kommt es zu den Symptomen der Chorea Huntington. Manche Patienten enthalten das Glutamat-kodierende Triplett CAG mehr als 100-mal. Man bezeichnet dieses Phänomen als **Trinukleotidexpansion**. Die physiologische Funktion des Huntingtins ist bislang ungeklärt. Glücklicherweise ist Chorea Huntington eine sehr seltene Krankheit, die Prävalenz liegt bei 5 pro 100.000 Einwohner.

29.8 Sinnesorgane und Sinneszellen

29.8.1 Riechsinneszellen

Anatomie: Die **Riechschleimhaut**, Regio olfactoria, befindet sich im Bereich der oberen Nasenmuscheln und des oberen Teils des Nasenseptums. Das Riechepithel enthält **Stützzellen, Basalzellen** sowie insgesamt **ca. 20 Millionen Riechsinneszellen** (Abb. **B-29.24 a**). Diese tragen an ihrer Oberfläche jeweils 6–8 modifizierte unbewegliche **Kinozilien** (Riechgeißeln), in denen die Chemorezeptoren lokalisiert sind. An ihrem basalen Ende bilden die Zellen ein **Axon**, das eine Verbindung zum **Bulbus olfactorius**, dem Riechkolben des Gehirns, herstellt. Die Riechsinneszellen werden deshalb auch als olfaktorische Neurone bezeichnet.

Die Aufklärung der molekularen Grundlagen des Riechens gelang den beiden US-amerikanischen Biochemikern Linda Buck und Richard Axel (Nobelpreis für Medizin 2004). Sie identifizierten im Genom des Menschen ca. 350 Gene, die funktionsfähige **Riechrezeptoren** kodieren. In jeder Riechsinneszelle wird jeweils nur eines dieser Gene exprimiert. Zudem enthält das Genom weitere 700–800 ähnlich aufgebaute Rezeptor-Gene, die aber keine funktionsfähigen Proteine kodieren und somit Pseudogene sind. Gleichwohl ergibt sich bei einer Gesamtzahl von 30.000 Genen, dass **im Genom des Menschen über 1 % der Gene Riechrezeptoren** kodieren. Da einzelne Geruchsstoffe an mehrere Rezeptorproteine binden können, ist die Zahl der unterscheidbaren Gerüche für den Menschen wesentlich größer. Es wird vermutet, dass Menschen etwa 10.000 Gerüche unterscheiden können.

Reaktionsmechanismus: Alle Riechrezeptoren sind miteinander verwandt und zeigen im Prinzip den gleichen Reaktionsmechanismus. Riechrezeptoren sind mit **sieben membranspannenden α-Helices** in der Membran der Kinozilien verankert. Sobald ein Geruchsstoff an einen Rezeptor bindet, wird ein **riechspezifisches G-Protein (G_{olf})** freigesetzt, das dann die **Adenylatzyklasen** der Zelle aktiviert. Die **steigende cAMP-Konzentration** löst einen **Einstrom von Na^+- und Ca^{2+}-Ionen durch cAMP-kontrollierte Kationenkanäle** und damit ein Aktionspotenzial aus.

Regeneration: Die Riechsinneszellen des Menschen werden etwa **alle 1–2 Monate vollständig ersetzt**. Als Stammzellen dienen dabei die **Basalzellen** des Riechepithels. Die täglich in großer Zahl neu entstehenden Sinneszellen bilden neue Axone aus. Die Axone aller Sinneszellen, die das **gleiche olfaktorische Rezeptor-Gen** exprimieren, steuern im Bulbus olfactorius den **gleichen Glomerulus** (Abb. **B-29.24 b**) an. Beachtlich ist zum einen die außerordentliche Regenerationsfähigkeit der olfaktorischen Neurone, zum anderen aber auch die Zielsicherheit, mit der die vielen neu gebildeten Axone die passenden Glomeruli

29.8 Sinnesorgane und Sinneszellen

29.8.1 Riechsinneszellen

Anatomie: Riechsinneszellen tragen an ihrer Oberfläche jeweils 6–8 modifizierte unbewegliche **Kinozilien**, in denen die Chemorezeptoren lokalisiert sind (Abb. **B-29.24 a**). An ihrem basalen Ende bilden sie ein **Axon**, das zum **Bulbus olfactorius** zieht.

Das Genom des Menschen kodiert ca. 30.000 Proteine, darunter ca. 350 **Riechrezeptoren**, d. h. > 1 % aller Gene kodiert Riechrezeptoren.

Reaktionsmechanismus: Heptahelikaler Rezeptor → Freisetzung eines riechspezifischen G-Proteins G_{olf} → Adenylatzyklase → cAMP ↑ → Einstrom von Na^+ und Ca^{2+} → Aktionspotenzial.

Regeneration: Die Riechsinneszellen des Menschen werden etwa **alle 1–2 Monate vollständig ersetzt**. Als Stammzellen dienen dabei die **Basalzellen** des Riechepithels. Die Axone aller Sinneszellen, die das **gleiche olfaktorische Rezeptor-Gen** exprimieren, steuern im Bulbus olfactorius den **gleichen Glomerulus** (Abb. **B-29.24 b**) an.

B-29.24 Riechepithel

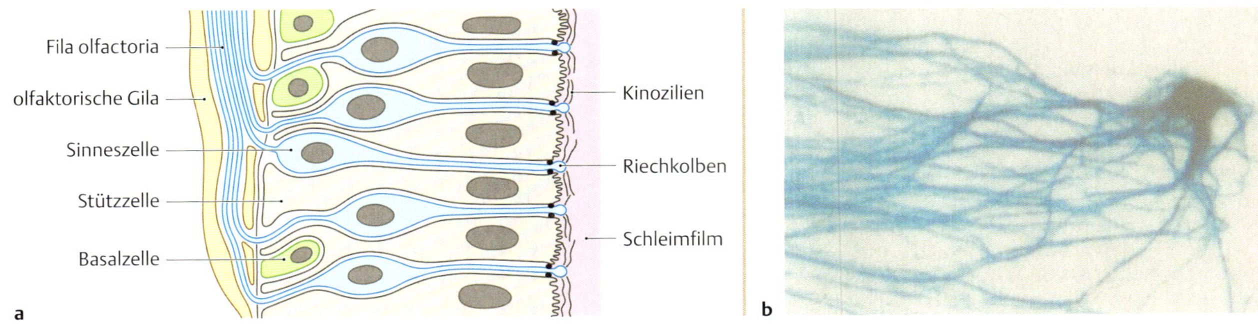

a Zellen des Riechepithels

b Glomerulus im Bulbus olfactorius einer Maus (Foto: J. Strotmann, T. Feistel, H. Breer, Universität Hohenheim)

erreichen. „Wenn dieses Leitsystem nicht kontinuierlich betrieben würde, könnte eine Rose in einem Monat wie eine Zitrone, im nächsten wie ein Fischkadaver riechen" (B. Alberts et al., 2003). In den Glomeruli bilden die Axone Synapsen mit Mitralzellen, deren Axone dann gemeinsam als Tractus olfactorius bis zum primären olfaktorischen Cortex ziehen.

29.8.2 Geschmackssinneszellen

Im Gegensatz zu den Riechrezeptoren zeigen die Geschmacksrezeptoren mehrere unterschiedliche Systeme der Signaltransduktion. Die Geschmackssinneszellen werden etwa alle 10 – 15 Tage durch Mitosen von Basalzellen ersetzt.

29.8.2 Geschmackssinneszellen

Geschmackssinneszellen sind chemosensible Schleimhautzellen, die in Gruppen von etwa 50 Zellen in den Geschmacksknospen der Zunge, teilweise auch im Gaumen und im Pharynx liegen. Im Gegensatz zu den Riechrezeptoren zeigen die Geschmacksrezeptoren mehrere unterschiedliche Systeme der Signaltransduktion. Die Geschmackssinneszellen werden etwa alle 10 – 15 Tage durch Mitosen von Basalzellen ersetzt. Sie bilden keine eigenen Axone aus, sondern werden becherartig von Nervenenden umgeben, die zu drei verschiedenen Hirnnerven gehören: N. facialis (VII), N. glossopharyngeus (IX), N. vagus (X).
Die Axone aller drei Hirnnerven werden im Nucleus tractus solitarii der Medulla umgeschaltet.

29.8.3 Das Ohr: Hören und Gleichgewicht

Anatomie: Gehörorgan und Gleichgewichtsorgan befinden sich im Innenohr. Dieses enthält ein Schlauchsystem, das mit **Endolymphe** gefüllt und von **Perilymphe** umgeben ist.
Die Endolymphe enthält **Kalium-Ionen** in einer ungewöhnlich hohen Konzentration und nur wenig Natriumionen. Sie umspült die Sinnesepithelien des
- Gehörorgans in der **Cochlea** (Abb. **B-29.25 a**),
- Gleichgewichtsorgans im **vestibulären Labyrinth**.

Reaktionsmechanismus: Die Reizwahrnehmung erfolgt durch **Haarzellen**, die an ihrer apikalen Seite **Stereozilien** exponieren. Dies sind ca. 200 nm dicke **Mikrovilli**, die mehrere Mikrometer lang sind.
Wenn Haarzellen bei Verletzungen oder durch Toxine untergehen, können sie nicht mehr ersetzt werden.

Bei der **Schallwahrnehmung** wird eine Bewegung auf die Stereozilien übertragen.
Die Bewegung der Stereozilien führt zur **Öffnung mechanosensitiver Ionenkanäle** mit einer Spezifität für K^+-Ionen → Bildung eines Rezeptorpotenzials → Öffnung von Ca^{2+}-Kanälen an der basolateralen Seite → Ausschüttung von **Glutamat** → Aktivierung bipolarer Nervenzellen des **VIII. Hirnnerven.**

29.8.3 Das Ohr: Hören und Gleichgewicht

Anatomie: Gehörorgan und Gleichgewichtsorgan des Menschen befinden sich im Innenohr. Dieses enthält ein Schlauchsystem, das mit **Endolymphe** gefüllt ist. Wegen seiner komplizierten Struktur wird das System als „häutiges Labyrinth" bezeichnet. Es liegt im knöchernen Labyrinth, einem System von Hohlräumen des Felsenbeins, und ist von **Perilymphe** umgeben. Die Perilymphe ähnelt in ihrer Zusammensetzung den extrazellulären Flüssigkeiten anderer Gewebe. Die **Endolymphe** hingegen enthält **Kalium-Ionen** in einer ungewöhnlich hohen Konzentration von ca. 140 mM und nur wenig Natriumionen. Die Ionenzusammensetzung ist somit ähnlich wie im Zytosol. Die Endolymphe umspült die Sinnesepithelien:
- Die **Cochlea** (Schnecke) enthält das Sinnesepithel des Gehörorgans (Abb. **B-29.25 a**).
- Das **vestibuläre Labyrinth** enthält die Sinnesepithelien des Gleichgewichtsorgans.

Reaktionsmechanismus: In beiden Systemen erfolgt die Reizwahrnehmung durch **Haarzellen**, die an ihrer apikalen Seite **Stereozilien** exponieren. Jede Zelle trägt ca. 80 Stereozilien unterschiedlicher Länge, die wie Orgelpfeifen angeordnet sind. Stereozilien sind ca. 200 nm dicke **Mikrovilli**, die mehrere Mikrometer lang sind. Sie sind von der Zellmembran umgeben und enthalten in ihrem Inneren einen Kern aus quervernetzten Aktinfilamenten. Der Ausdruck „Stereozilien" weist darauf hin, dass es sich um ungewöhnlich steife Mikrovilli handelt (griech. stereos, starr). Die Haarzellen des Innenohrs müssen im Gegensatz zu den Riechzellen das ganze Leben lang erhalten bleiben. Wenn Haarzellen bei Verletzungen oder durch Toxine untergehen, können sie nicht mehr ersetzt werden.
Bislang ist es rätselhaft, was bei der Reizung der Haarzellen genau passiert. Bei der **Schallwahrnehmung** werden die Luftschwingungen unter Vermittlung von Trommelfell und Gehörknöchelchen, ovalem Fenster und Perilymphe, häutigem Labyrinth und Sinnesepithel auf die Stereozilien übertragen. Die Auslenkungen, die letztlich auf die Stereozilien übertragen werden, liegen in der **Größenordnung von 10^{-10}m**; dies entspricht dem **Durchmesser eines Wasserstoffatoms.** Die Bewegung der Stereozilien führt zur **Öffnung mechanosensitiver Ionenkanäle** mit einer Spezifität für K^+-Ionen und zur Bildung eines Rezeptorpotenzials. Daraufhin öffnen sich an der basolateralen Seite Ca^{2+}-Kanäle und als Neurotransmitter wird **Glutamat** ausgeschüttet. Das Signal wird von bipolaren Nervenzellen aufgenommen. Diese bilden die Radix cochlearis und Radix vestibularis des **VIII. Hirnnerven.**

Die **Ionenkanäle**, die für die Bildung des Rezeptorpotenzials verantwortlich sind, liegen offenbar an der Basis feiner extrazellulärer Härchen, die einzeln jeweils die oberen Enden zweier benachbarter Stereozilien miteinander verbinden (Abb. **B-29.25 b**). Die Härchen werden als **Tip Links** bezeichnet (engl. Tip = Endstück, Spitze; Link = Verbindung). Tip Links sind ca. 5 nm dick und 200 nm lang und bestehen aus zwei sich helikal umwindenden Proteinfäden. Als strukturbildende Proteine wurden 2007 Cadherin 23 und Protocadherin 15 identifiziert. Vermutlich öffnen sich die Ionenkanäle bei Kippbewegungen der Tip Links an der Plasmamembran. Obwohl die Ionenkanäle der Stereozilien elektrophysiologisch bereits vor vielen Jahren charakterisiert wurden, konnten die Proteine, welche die ionenleitenden Poren bilden und damit den Menschen die Welt der Töne und Geräusche öffnen, bislang (2007) noch nicht identifiziert werden. So ist auch weiterhin unbekannt, ob die Öffnung der Kanäle durch eine Biegung in der Lipidmembran ausgelöst wird oder ob eine direkte mechanische Verbindung der Kanäle mit dem Tip Link bzw. mit einem anderen Protein für ihre Öffnung verantwortlich ist. Mechanosensitive Kanäle anderer Organismen konnten bereits in größerer Zahl charakterisiert werden. Vom Mscl (*m*echano*s*ensitive *C*hannel/*l*arge Conductance)-Protein von *Mycobacterium tuberculosis* ist sogar bereits eine Kristallstruktur bekannt. Der Mechanismus des Öffnens und Schließens ist allerdings auch für das Mscl-Protein noch nicht befriedigend geklärt.

Die **Ionenkanäle**, die für die Bildung des Rezeptorpotenzials verantwortlich sind, liegen offenbar an der Basis feiner extrazellulärer **Tip Links**, die einzeln jeweils die oberen Enden zweier benachbarter Stereozilien miteinander verbinden (Abb. **B-29.25 b**). Vermutlich öffnen sich die Ionenkanäle bei Kippbewegungen der Tip Links. Die kanalbildenden Proteine sind noch unbekannt.

So ist auch weiterhin unbekannt, ob die Öffnung der Kanäle durch eine Biegung in der Lipidmembran oder eine direkte mechanische Verbindung der Kanäle mit dem Tip Link bzw. mit einem anderen Protein bedingt ist.

B-29.25 Haarzellen des Innenohrs

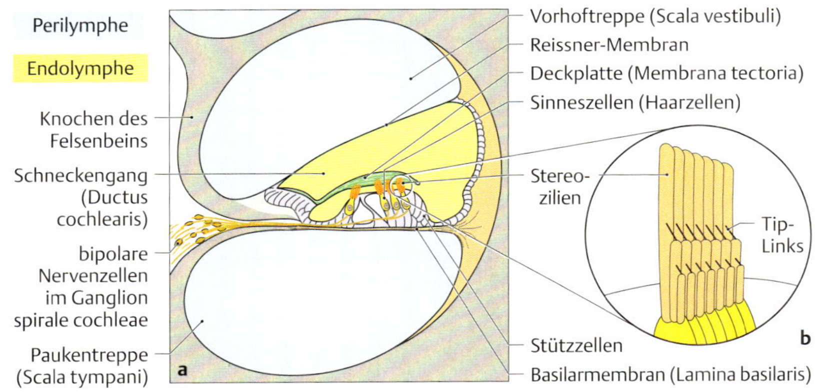

a Schnitt durch eine Schneckenwindung des Innenohrs **b** Tip Links an den Stereozilien der Haarzellen

B-29.25

29.8.4 Das Auge

Grundlagen

Das Sehen wird von Photorezeptoren in der Netzhaut des Auges vermittelt (Abb. **B-29.26 a**): das Hell-Dunkel-Sehen von etwa **120 Millionen Stäbchen**, das Farbensehen von ca. **6 Millionen Zapfen**.

29.8.4 Das Auge

Grundlagen

Das Sehen wird von den Photorezeptoren (**Stäbchen** und **Zapfen**) der Netzhaut vermittelt (Abb. **B-29.26 a**).

Stäbchen

Die Stäbchen enthalten in ihrem Außensegment einen Stapel von Scheibchenmembranen, in die das Photopigment **Rhodopsin** eingelagert ist. Rhodopsin besteht aus zwei Komponenten:

- Das Protein **Opsin** ist mit sieben membranspannenden α-Helices in die Membranen eingelagert, zählt also zu den heptahelikalen Rezeptoren. Die molare Masse des Opsins liegt bei 40 kDa.

Stäbchen

Das Photopigment **Rhodopsin** der Stäbchen besteht aus zwei Komponenten:

- Das Protein **Opsin** ist mit siebenmembranspannenden α-Helices in die Membranen eingelagert.

- **11-cis-Retinal** ist kovalent mit einem Lysin des Opsins verbunden (Abb. **B-29.26 b**).

- **11-cis-Retinal**, ein Derivat des Vitamin A, ist **kovalent mit einem Lysin des Opsins verbunden**. Die chemische Verbindung, die durch die Reaktion der Aldehydgruppe des Retinals mit der ε-Aminogruppe des Lysins zustande kommt, entspricht einer Schiff-Base (Abb. **B-29.26 b**).

▶ **Merke**

▶ **Merke.** Die **primäre photochemische Reaktion** besteht in der **Isomerisierung des 11-cis-Retinal zu all-trans-Retinal** durch Drehung um die Doppelbindung zwischen den C-Atomen 11 und 12 (Abb. **B-29.26 b**).

B-29.26 Photorezeptorzellen

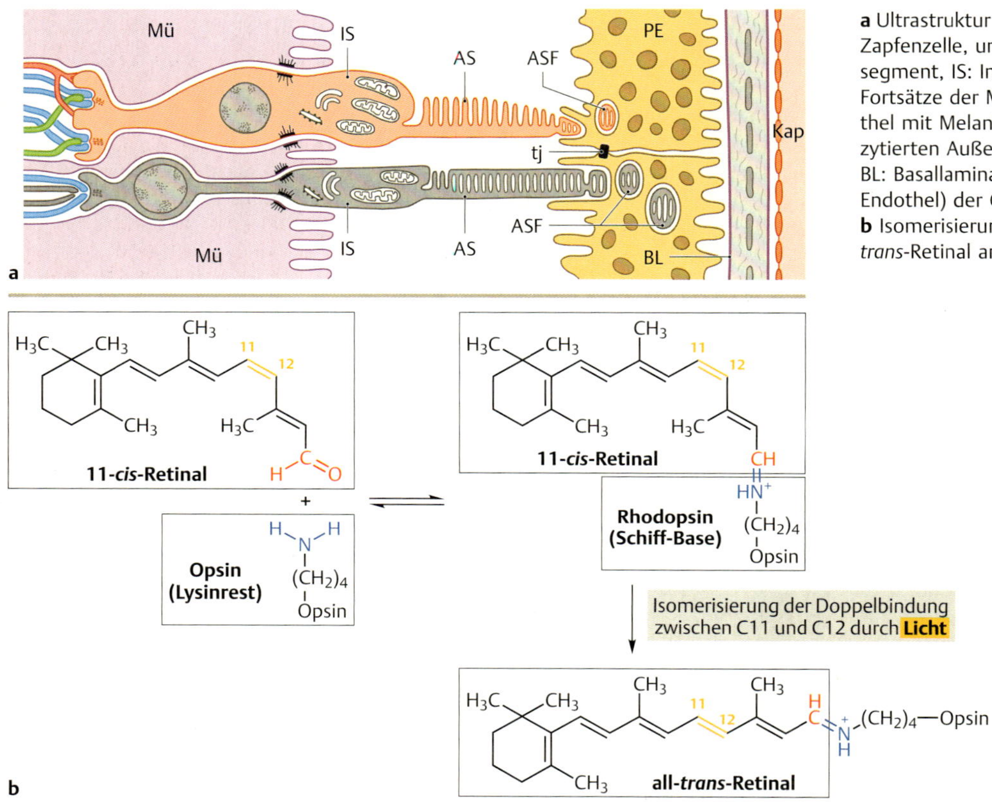

a Ultrastruktur der Photorezeptorzellen. Oben Zapfenzelle, unten Stäbchenzelle. AS: Außensegment, IS: Innensegment, Mü: äußere Fortsätze der Müller-Zellen, PE: Pigmentepithel mit Melaningranula (braun) und phagozytierten Außensegment-Fragmenten (ASF), BL: Basallamina, Kap: Kapillare (gefenstertes Endothel) der Choriokapillaris.
b Isomerisierung von 11-*cis*-Retinal zu all-*trans*-Retinal an Opsin

Zapfen

Zapfen enthalten ebenfalls **11-cis-Retinal**, das jedoch nicht an Opsin, sondern an unterschiedliche **Zapfenopsine** gebunden ist. Da das Absorptionsmaximum des 11-*cis*-Retinals im Protein von seiner Umgebung beeinflusst wird, lassen sich drei Zapfentypen mit unterschiedlichen Absorptionsmaxima unterscheiden:
- blau,
- rot,
- grün.

Zapfen

Zapfen zeigen grundsätzlich einen ähnlichen Aufbau. Sie enthalten ebenfalls **11-cis-Retinal**, das aber nicht an Opsin, sondern an **Zapfenopsine** gebunden ist. Es gibt drei Typen von Zapfenopsinen (und damit drei Zapfentypen), die sich in ihrer Primärstruktur geringfügig voneinander und von der Primärstruktur des Opsins unterscheiden. Da das Absorptionsmaximum des 11-*cis*-Retinals im Protein von seiner Umgebung beeinflusst wird, die je nach Zapfenopsin unterschiedlich ist, zeigen die drei Zapfentypen verschiedene, spezifische Absorptionsmaxima:
- 420 nm: Empfindlichkeit für blaues Licht,
- 530 nm: Empfindlichkeit für rotes Licht,
- 560 nm: Empfindlichkeit für grünes Licht.

Die Membranen der Zapfen, in denen das Licht absorbiert wird, sind einfache Einstülpungen der Plasmamembran. Darin unterscheiden sie sich von den

Scheibchenmembranen der Stäbchen, die sich von der Plasmamembran vollständig abgeschnürt haben.

Genloci der Opsine

Die Gene der verschiedenen Opsine liegen auf unterschiedlichen Chromosomen: Das Gen des Stäbchen-Opsins liegt auf Chromosom 3, das des Blau-Opsins auf Chromosom 7.
Auf dem X-Chromosom liegen drei Gene für Grün-Opsin und ein Gen für Rot-Opsin eng nebeneinander. Dadurch kommt es auf dem X-Chromosom leicht zu Rekombinationsfehlern. Defekte der X-chromosomalen Gene können zur Folge haben, dass Rot und Grün nicht mehr unterschieden werden können. Die Prävalenz angeborener Farbsinnstörungen liegt bei Männern bei 8%, bei Frauen bei 0,4%. Am häufigsten ist eine Grünschwäche.

Genloci der Opsine

Die Gene der verschiedenen Opsine liegen auf unterschiedlichen Chromosomen. Auf dem X-Chromosom liegen drei Gene für Grün-Opsin und ein Gen für Rot-Opsin eng nebeneinander. Rekombinationsfehler können zur Folge haben, dass Rot und Grün nicht mehr unterschieden werden können.

Der Mechanismus der Photorezeption

Funktionsprinzip

Das Funktionsprinzip ist in Stäbchen und Zapfen grundsätzlich identisch. Beide Zelltypen zeigen eigenartigerweise bereits **in der Dunkelheit eine Depolarisation (–30 mV)**, die von **Natriumkanälen** verursacht wird, die **in der Dunkelheit geöffnet** sind (Abb. **B-29.27**). Die Natriumkanäle **binden cGMP** (zyklisches Guanosinmonophosphat, 3',5'-cGMP), das die Kanäle in einem geöffneten Zustand hält. Die Kanäle sind auch für Ca^{2+}-Ionen permeabel, die die Zelle aber sofort wieder verlassen. Die Depolarisation hat allerdings eine **Öffnung von spannungsgesteuerten Calciumkanälen** zur Folge, und damit auch eine **Ausschüttung des Neurotransmitters Glutamat**. Die nachgeschalteten Bipolarzellen geben daraufhin ein Signal weiter, das im Gehirn letztlich als **„Dunkel"-Signal** interpretiert wird.
Eine **Absorption von Licht** hat in der Zelle eine Hyperpolarisation (–70 mV) zur Folge, verbunden mit einer **Hemmung der Glutamatfreisetzung**.

Der Mechanismus der Photorezeption

Funktionsprinzip

Stäbchen und Zapfen zeigen bereits in der **Dunkelheit eine Depolarisation (–30 mV)**, die von **Natriumkanälen** verursacht wird, die **in der Dunkelheit geöffnet** sind (Abb. **B-29.27**), weil sie **cGMP binden**.
Die Depolarisation löst die **Öffnung spannungsgesteuerter Ca^{2+}-Kanäle** aus → Ausschüttung von **Glutamat = Signal „dunkel"**.

Licht hemmt die **Glutamatausschüttung** → Signal „Hell".

▶ **Merke.** In diesem Reaktionszyklus produzieren weder Stäbchen noch Zapfen Aktionspotenziale. Vielmehr wird die Offenwahrscheinlichkeit der entscheidenden cGMP-bindenden Natriumkanäle über die intrazelluläre Konzentration an cGMP reguliert.

◀ Merke

Absorbiert eine Zelle Licht, hat dies indirekt eine Hydrolyse von cGMP zu GMP zur Folge. Dabei löst sich das cGMP von den Natriumkanälen ab und die Kanäle schließen sich. Ein einziges Photon kann in einer Stäbchenzelle die Hydrolyse von nahezu 1 Million cGMP-Molekülen pro Sekunde auslösen. Die Amplifikation des Signals ist so stark, dass einige wenige Photonen ausreichend sind, um eine elektrische Antwort auszulösen. Zapfen sind demgegenüber deutlich unempfindlicher. Sie reagieren erst auf eine Anregung durch mehrere Hundert Photonen.

Absorbiert eine Zelle Licht, hat dies indirekt eine Hydrolyse von cGMP und die Schließung der Na^{+}-Kanäle zur Folge.

An der Signalübertragung beteiligte Proteine (Abb. B-29.27)

Vorgänge nach Lichtreiz:

- Sobald in Rhodopsin (bzw. in einem Zapfenphotopigment) eine **Licht**-induzierte Umlagerung von 11-*cis*-Retinal zu all-*trans*-Retinal stattgefunden hat, kommt es im Opsin zu kleinen, aber signifikanten Veränderungen in der Lage der Polypeptidketten. Das Rhodopsin liegt dann als **Metarhodopsin II** vor.
- **Metarhodopsin II bindet** an ein **trimeres G-Protein**, das **Transducin (G_T)**.
- Metarhodopsin II löst an der α-Untereinheit des Transducins ($G\alpha_T$) den **Austausch von GDP gegen GTP** aus.
- GTP-$G\alpha_T$ löst sich von β/γ.
- **Gα aktiviert** eine **cGMP-Phosphodiesterase** der Scheibchenmembranen. Das Enzym spaltet nun sehr schnell das cGMP der Zelle.
- Dabei **löst sich das cGMP von den Natriumkanälen ab** und diese **schließen** sich. Erst jetzt kann sich ein normales Kaliumgleichgewichtspotenzial einstel-

An der Signalübertragung beteiligte Proteine (Abb. B-29.27)

Vorgänge nach Lichtreiz:

- Umlagerung von 11-cis-Retinal zu all-trans-Retinal → Umlagerung im Opsin → **Metarhodopsin II**
- Metarhodopsin II **bindet** an das trimere G-Protein **Transducin (G_T)**.
- Metarhodopsin löst an der α-Untereinheit des Transducins ($G\alpha_T$) den **Austausch von GDP gegen GTP** aus.
- GTP-$G\alpha_T$ aktiviert eine **cGMP-spaltende Phosphodiesterase**.
- **cGMP löst sich von** den **Na^{+}-Kanälen** ab und diese schließen sich.

- **Hyperpolarisation** (→ – 70 mV)
- Spannungsgesteuerte Ca^{2+}-Kanäle schließen sich. **Weniger Glutamat** wird ausgeschüttet.

len. Es kommt zur **Hyperpolarisation** und das Membranpotenzial erreicht einen Wert von – 70 mV.

- Unter diesen Bedingungen schließen sich an der basolateralen Seite der Sinneszellen die spannungsgesteuerten Calciumkanäle.
- Dadurch wird eine weitere **Freisetzung von Glutamat blockiert.** Bei Belichtung wird also die Ausschüttung des Neurotransmitters Glutamat verringert.

Nach Beendigung des Lichtreizes hydrolysiert $G\alpha_T$ das GTP und Transducin liegt wieder im inaktiven GDP-Zustand vor.

Nach Beendigung des Lichtreizes hydrolysiert die intrinsische GTPase-Aktivität der aktivierten $G\alpha_T$ das gebundene GTP zu GDP + Phosphat. GDP-$G\alpha_T$ bildet daraufhin erneut einen Komplex mit β/γ und das regenerierte trimere G-Protein steht für einen neuen Reaktionszyklus zur Verfügung.

Während der Regeneration des Transducins wird das **Opsin** von **Rhodopsin-Kinase phosphoryliert**.
An den phosphorylierten Teil des Opsins bindet das Protein **Arrestin**.

Das **Opsin bindet** während der Regeneration des Transducins das Protein **Rhodopsin-Kinase**. Dieses Enzym **phosphoryliert das C-terminale, im Zytosol gelegene Ende des Opsins** an bis zu drei Serinresten. An den phosphorylierten Teil des Opsins bindet dann das Protein **Arrestin.** Der Name des Proteins weist darauf hin, dass Arrestin die Aufgabe hat, das Rhodopsin zu arretieren (festzuhalten). Es verhindert nämlich einstweilen eine erneute Bindung von Transducin.

Während Opsin mit Rhodopsin-Kinase und Arrestin einen Komplex bildet, kann sich **all-trans-Retinal aus Opsin herauslösen**.

Während Opsin gleichzeitig mit Rhodopsin-Kinase und Arrestin einen Komplex bildet, kann sich **all-trans-Retinal aus Opsin herauslösen**. Um anzuzeigen, dass das durch die Lichtreaktion verbrauchte Retinal das Opsin verlassen hat, wird das **Opsin wieder dephosphoryliert**. Es ist nun bereit, neues 11-*cis*-Retinal aufzunehmen.

B-29.27

B-29.27 Photorezeption

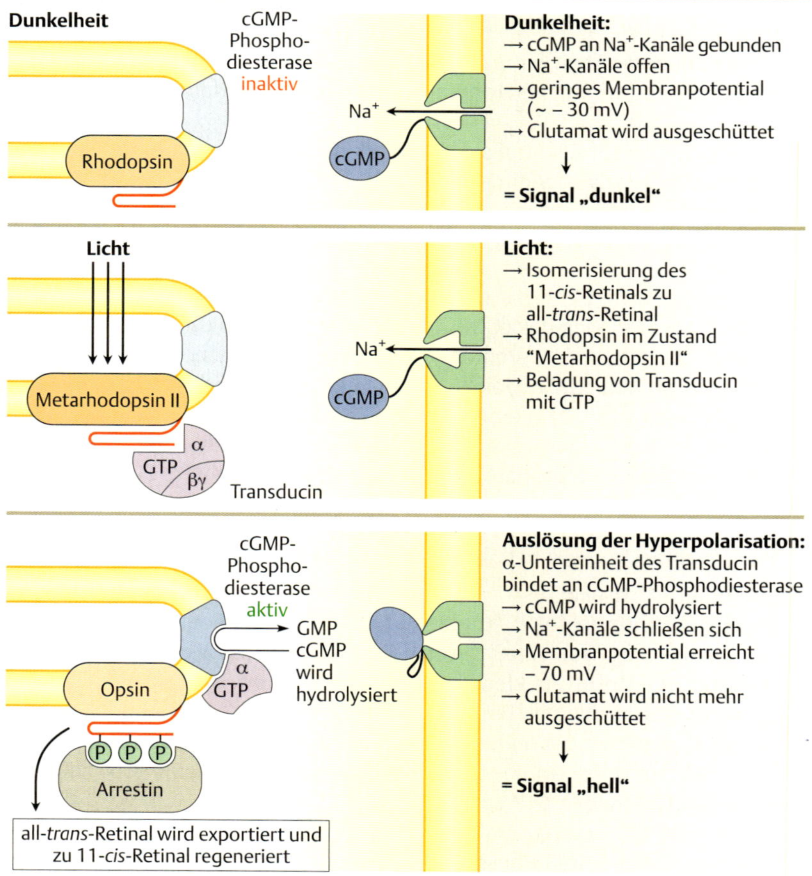

Regeneration von 11-cis-Retinal

Aus freigesetztem all-*trans*-Retinal wird in mehreren Schritten 11-*cis*-Retinal regeneriert:

- All-*trans*-Retin**al** wird zu all-*trans*-Retin**ol** reduziert.
- All-*trans*-Retinol wird von den Zellen abgegeben. Extrazellulär bindet es an das *i*nterstitielle *R*etinoid-*b*indende *P*rotein (IRBP).
- all-*trans*-Retinol wird von Zellen des Pigmentepithels aufgenommen und hier in 11-*cis*-Retinal umgewandelt.
- Mit Hilfe des IRBP gelangt das regenerierte 11-*cis*-Retinal wieder zu den Stäbchen und Zapfen.

Anpassung an unterschiedliche Lichtverhältnisse

Die Empfindlichkeit der Stäbchen passt sich den jeweils gegebenen Lichtverhältnissen an. Dabei kann sich die Sensitivität der Stäbchen um das 100.000fache erhöhen bzw. erniedrigen. An dieser **Adaptation** sind unterschiedliche Prozesse beteiligt:

- Bei **hellem Licht** werden viele **Rhodopsinmoleküle phosphoryliert** und dadurch inaktiviert. Die Lichtempfindlichkeit nimmt ab.
  In der Dämmerung liegt Rhodopsin hingegen nahezu vollständig in der dephosphorylierten Form vor, die Lichtempfindlichkeit ist maximal.
- Bei hellem Licht wandert **über 80 % des Transducins** aus den äußeren Segmenten **in die inneren Bereiche** der Stäbchen. Die Sensitivität wird dadurch erheblich reduziert.

► **klinik.** Bei **Vitamin-A-Mangel** kann 11-*cis*-Retinal nicht in ausreichender Menge regeneriert werden, so dass die Lichtempfindlichkeit der Stäbchen herabgesetzt ist. Dies führt zu **Nachtblindheit**, dem Erstsymptom des Vitamin-A-Mangels (weitere Symptome s S. 276).

◄ **klinik**

Regeneration von 11-cis-Retinal

Aus freigesetztem all-*trans*-Retinal wird in mehreren Schritten 11-*cis*-Retinal regeneriert.
Die Regeneration erfolgt weitgehend außerhalb der Stäbchen in Zellen des Pigmentepithels.

Anpassung an unterschiedliche Lichtverhältnisse

Die Empfindlichkeit der Stäbchen passt sich den jeweils gegebenen Lichtverhältnissen an (**Adaptation**):

Bei hellem Licht werden viele **Rhodopsin-Moleküle phosphoryliert** und dadurch inaktiviert.

Außerdem wandert **über 80 % des Transducins** aus den äußeren Segmenten **in die inneren Bereiche** der Stäbchen.

▸ verklinikte Vorklinik: Parkinson-Syndrom

Anamnese: Bei einem seiner regelmäßigen Hausarzt-Besuche berichtet der 79-jährige Hans Keller zum ersten Mal über Beschwerden, die ihn schon seit Monaten beschäftigen: Er komme nur noch ganz schlecht aus dem Sessel hoch und hätte beim Aufstehen oft das Gefühl, gleich „vorne überzukippen". Auch mit seinen Händen sei etwas nicht in Ordnung: In Ruhe zitterten sie in letzter Zeit öfter und seine sonst so schöne, geschwungene Schrift sei jetzt am Ende eines Briefes klein und fast krakelig. Nach der klinischen Untersuchung weist der Hausarzt den Patienten mit dem Verdacht auf Morbus Parkinson in die Klinik ein.

Herr Keller leidet an einem leicht erhöhten Blutdruck und hatte mit 63 Jahren einen kleinen Schlaganfall im Versorgungsgebiet der linken A. cerebri media, der ohne Folgeschäden geblieben ist. Seitdem er aufgehört hat zu rauchen und als Rentner zur Ruhe gekommen ist, geht es ihm gut. Nur die gutartig vergrößerte Prostata macht sich manchmal bemerkbar.

Medikamentenanmnese: Seit dem Schlaganfall nimmt er zur „Blutverdünnung" 100 mg Acetylsalicylsäure. Der Blutdruck ist mit dem ACE-Hemmer Lisinopril (10 mg/d) eingestellt. Für die Prostata hat er ein pflanzliches Mittel.

In seiner Familie sind keine Parkinson-Erkrankungen bekannt. Seine Mutter ist fast 90 Jahre alt geworden, der Vater starb mit 73 Jahren an einem Schlaganfall, seine Geschwister sind alle einige Jahre jünger als er.

Körperliche Untersuchung (Angabe der jeweiligen Normwerte in Klammern):

Normalgewichtiger Patient in altersentsprechendem Allgemeinzustand. Blutdruck 140/80 mmHg (< 130/85 mmHg), Puls 80/min (50–100/min). Alle peripheren Pulse sind tastbar. Die Reflexe sind unauffällig. Auffällig ist ein leichter Tremor der Hände in Ruhe, rechts stärker als links, der bei gezielten Bewegungen verschwindet. Im Vergleich zu früher ist seine Gesichtsmimik weniger lebhaft. Wenn er vom Stuhl aufsteht, kommt er nur schwer und langsam hoch, beugt den Oberkörper vor und trippelt beim Gehen zuerst, bis er sich aufrichtet und normal große Schritte geht. Bei der passiven Streckung der Arme und Beine zeigt sich ein Zahnradphänomen. Ein sehr schnelles Hin- und Herdrehen (Pronation und Supination) der Hände gelingt ihm nicht mehr, die rechte Hand ist dabei noch langsamer als die linke.

Der weitere körperliche Untersuchungsbefund ist bis auf die Prostatahyperplasie unauffällig.

Laboruntersuchungen (Angabe der jeweiligen Normwerte in Klammern): Cholesterin 287 mg/dl (< 200 mg/dl), alle anderen Parameter im Referenzbereich.

12-Kanal-EKG: Normofrequenter Sinusrhythmus, Linkstyp, keine Erregungsrückbildungsstörungen.

Röntgenaufnahme des Thorax in zwei Ebenen: Altersentsprechend unauffälliger Befund.

Elektroenzephalogramm (EEG): Altersentsprechender Befund.

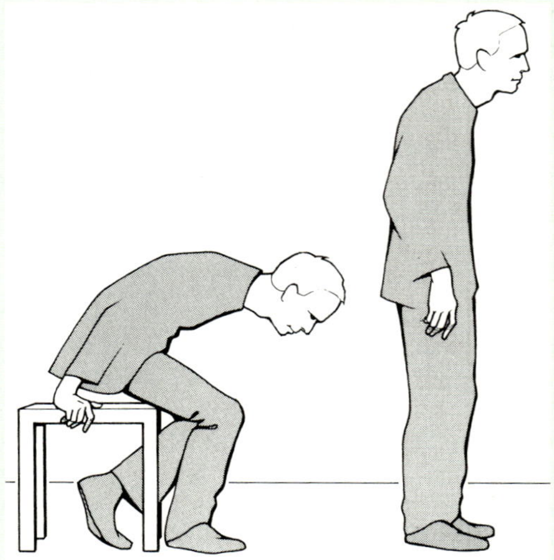

„Starthemmung" – der Patient kann sich nur mit viel Mühe vom Stuhl erheben. Für das Parkinson-Syndrom typisch ist auch die sog. gebundene Körperhaltung.

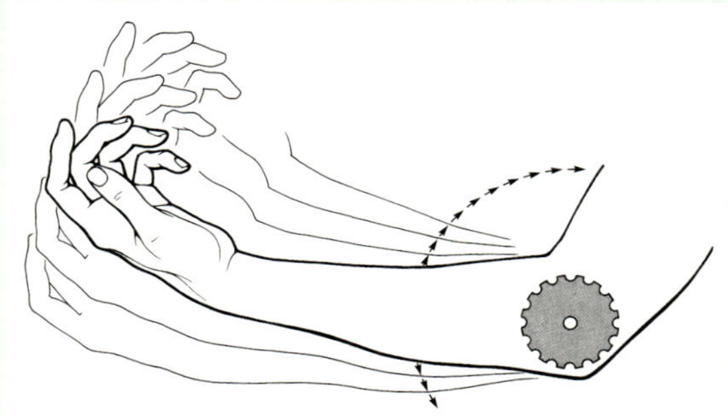

„Zahnrad-Phänomen" – bei passiver Gelenkbewegung fällt eine rhythmische Unterbrechung des Dehnungswiderstandes auf

Computertomographie des Schädels: Diskrete Ventrikelerweiterung und diskrete kortikale Atrophie, am ehesten Ausdruck des Alterungsprozesses.

Dopamin-Test: Innerhalb von 24 Stunden erhält der Patient 3 × 20 mg Domperidon und dann 200 mg L-Dopa oral. Danach bessern sich seine Symptome innerhalb der nächsten zwei Stunden diskret, aber deutlich.

Verlauf: Durch die klinische Untersuchung und den positiven L-Dopa-Test wird in der Klinik ein Morbus Parkinson diagnostiziert. Herr Keller erhält als Therapie L-Dopa kombiniert mit Benserazid, zunächst einschleichend eine niedrige Dosierung, dann L-Dopa 3 × 125 mg pro Tag. Seine Beschwerden bessern sich unter dieser Medikation deutlich. Nach knapp drei Jahren muss die Dosis erhöht werden auf schließlich 3 × 250 mg pro Tag. Mit 83 Jahren verschlechtert sich der Allgemeinzustand des Patienten nach einer Lungenentzündung, er erleidet kurz darauf einen großen Media-Infarkt links und verstirbt daran.

Fragen mit biochemischen Schwerpunkt:

1. Wozu dient das Domperidon im Dopamin-Test?
2. Welche Nebenwirkung kann durch Domperidon auftreten?
3. Warum gibt man bei der Therapie L-Dopa kombiniert mit Benserazid und nicht einfach Dopamin?
4. Warum muss die Dosis später erhöht werden?

Antwortkommentare:

Zu 1. Das Domperidon blockiert die Dopamin-D2-Rezeptoren in der Peripherie, nicht jedoch die zentralen Dopamin-Rezeptoren. Dadurch treten bei der Gabe von L-Dopa danach keine peripheren, sondern – wie gewünscht – nur zentrale Wirkungen ein.

Zu 2. Durch die Blockade von peripheren Dopamin-D2-Rezeptoren werden die Darmperistaltik und die Magenentleerung gesteigert, es kann eine Diarrhoe auftreten. Wegen dieser Wirkung wird das Domperidon aber auch zur Therapie von Übelkeit und diabetischer Gastroparese verwendet. Bei dieser Indikation wird besonders gern noch ein anderer Dopamin-Antagonist eingesetzt: das Metolclopramid. Metoclopramid wirkt auch auf die zentralen Dopamin-Rezeptoren und hat deshalb zusätzlich eine dämpfende Wirkung.

Zu 3. Dopamin gelangt nicht durch die Blut-Hirn-Schranke, deshalb wird eine Vorstufe gegeben, die diese Hürde überwindet – das Levodopa (L-Dopa) gegeben. Dieses wird zusätzlich mit einem Decarboxylasehemmstoff, wie Benserazid oder Carbidopa, kombiniert. Der Decarboxylasehemmer verhindert in der Peripherie die Metabolisierung des L-Dopa und verringert so die kardialen und gastrointestinalen Nebenwirkungen. Dopamin gibt man, wenn eine kardiale Wirkung gewünscht wird, zum Beispiel in der Intensivmedizin bei der kurzeitigen Therapie einer Herzinsuffizienz nach einer Herzoperation.

Zu 4. Die Degeneration der dopaminergen Neurone der Substantia nigra schreitet weiter fort und das vom Patienten selber noch gebildete Dopamin wird immer weniger. Neben L-Dopa und Decarboxylasehemmer gibt es als Alternativen aber noch eine Reihe anderer Parkinson-Medikamente, die an einem anderen Wirkmechanismus ansetzen, zum Beispiel COMT-Hemmer, Dopaminagonisten, MAO-B-Hemmer und Anticholinergika.

B VIII Aktuelle Entwicklungen der Biochemie

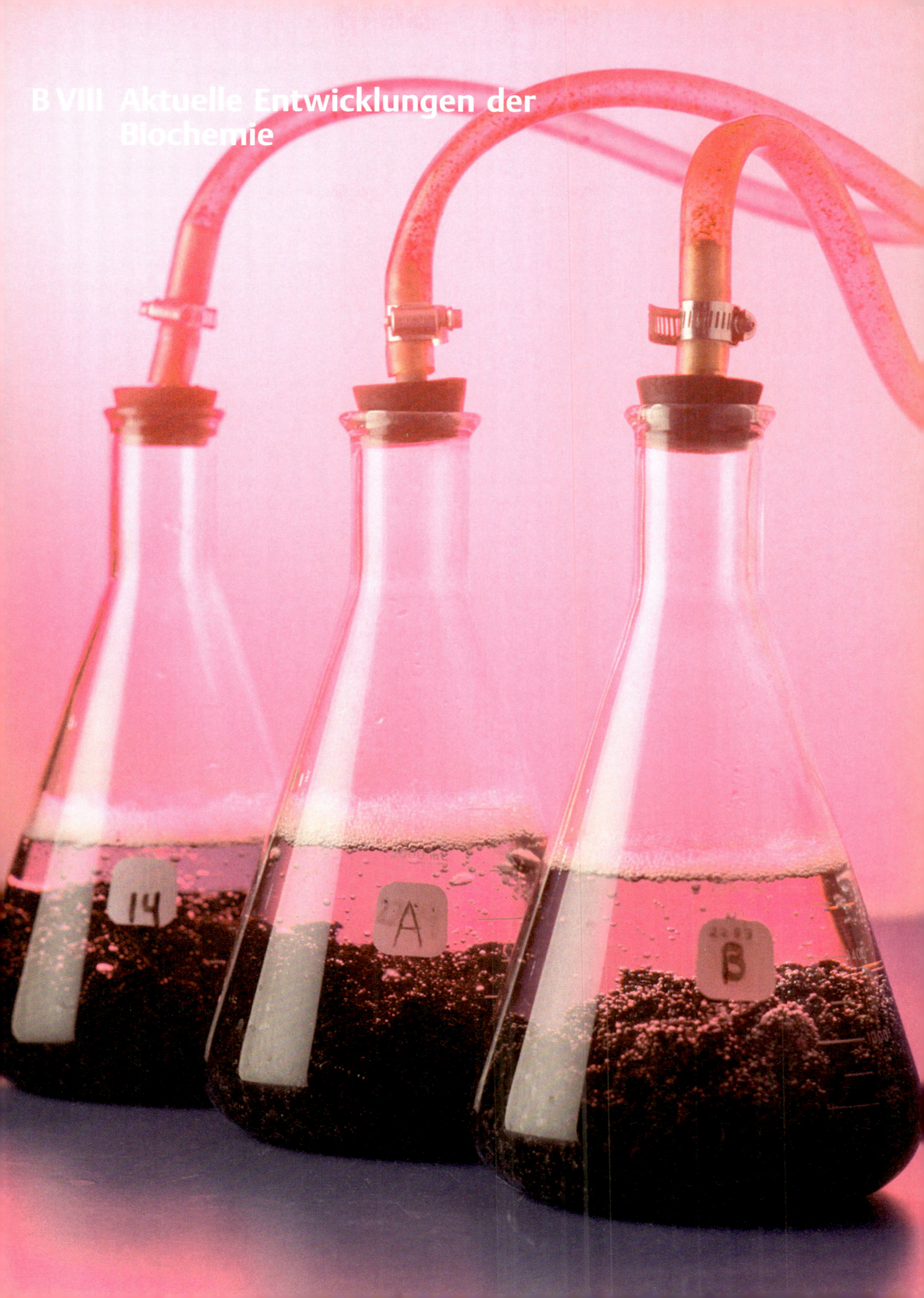

30 Ausblick

Eine Revolution

In den Jahren um 1970 herrschte in der Biochemie eine ähnliche Stimmung wie in der Physik am Ende des 19. Jahrhunderts. Man konnte den Eindruck haben, die wesentlichen Grundlagen des Faches seien umfassend etabliert, und mit größeren Überraschungen sei kaum noch zu rechnen. Die 20 proteinogenen Aminosäuren waren alle längst bekannt, man kannte ihre sämtlichen Synthesewege und ihre sämtlichen Abbauwege, und so waren offenbar auch alle Zucker, alle Lipide, alle Nukleotide, und alle Coenzyme bekannt. Die Schaubilder mit den vielfältig verflochtenen Stoffwechselwegen schienen eine beeindruckende Vollständigkeit zu haben. Die komplizierte Struktur der DNA war bereits 1953 aufgeklärt worden, und man war bereit, den Entdeckern James Watson und Francis Crick in der Biologie einen Status zuzusprechen wie Issac Newton in der Physik.

In den folgenden Jahren vollzog sich dann ein zunächst unscheinbarer Wandel, bei dem es sich aber tatsächlich um den Beginn einer Revolution handelte. Der bedeutendste Schritt war vielleicht die Entdeckung der Restriktionsenzyme und der damit verbundenen experimentellen Möglichkeiten. Gleichzeitig wurden Methoden entwickelt, die es erstmals erlaubten, große Abschnitte der DNA zu sequenzieren. So war es auf einmal möglich, nun auch die zuvor weitgehend unzugänglichen Nukleinsäuren in ihren Strukturen umfassend zu analysieren. Da auch der genetische Code bereits bekannt war, ließ sich nun über die Sequenzierung der Gene mühelos die Aminosäuresequenz der Proteine bestimmen, die man zuvor nur über sehr aufwendige Verfahren ermitteln konnte. Die Revolution bestand darin, dass nun auch die größten und kompliziertesten Moleküle der Organismen, nämlich die Nukleinsäuren und die Proteine, umfassend charakterisiert werden konnten.

Genome und Proteome

Inzwischen ist in der Biochemie die Suche nach einem Gen in vielen Fällen gar nicht mehr erforderlich, weil bereits das gesamte Genom des Menschen bekannt und für jeden Wissenschaftler frei zugänglich ist. Auch von allen wichtigen Krankheitserregern sind mittlerweile die kompletten Genome sequenziert worden. Mit Hilfe der PCR lassen sich beliebige Abschnitte der DNA innerhalb kurzer Zeit amplifizieren (vervielfältigen). Etablierte Techniken erlauben eine gezielte Mutagenese, wie auch die Synthese der kodierten Proteine in verschiedenen Systemen.

Vor diesem Hintergrund entstanden die Schlagworte Genomics und Proteomics. Sie verweisen auf einen gänzlich neuen Typ von Fragestellungen, der erst durch die Verfügbarkeit ganzer Genome möglich geworden ist. Während biochemische Untersuchungen traditionell der sorgfältigen Charakterisierung *einer* Substanz oder *einer* bestimmten enzymkatalysierten Reaktion galten, sind nun Untersuchungen möglich geworden, in denen die Expression *sämtlicher* Gene eines Gewebes untersucht wird. So kann man die Genexpression in einem erkrankten Organ mit der Genexpression in einem gesunden Organ vergleichen und dabei hoffen, nicht nur einen Unterschied, sondern *alle* relevanten Unterschiede zu identifizieren. Der Ausdruck Genomics bezieht sich also auf den Umgang mit einem ganzen Genom. Analog lassen sich über moderne Verfahren der Proteinanalytik unmittelbar auch sämtliche Proteine einer Gewebeprobe untersuchen. Gegenstand der Untersuchung ist in diesem Fall das Proteom der Gewebe. Ein Durchsuchen einer großen Zahl an Proben nach einem zuvor festgelegten Kriterium wird allgemein als „Screening" bezeichnet.

Wissen

Als Folge dieser Entwicklungen hat das Wort „Wissen" eine ganz neue Bedeutung bekommen. Um 1970 konnte ein versierter Biochemiker die Ergebnisse seines Faches noch weitgehend überblicken. Im günstigsten Fall kannte er tatsächlich alle Namen und alle Strukturformeln, die auf den großen Schaubildern des Stoffwechsels gezeigt wurden. Im Zeitalter der Genomics und Proteomics ist ein derartiges Wissen nicht mehr möglich. Jeder erfolgreiche Screen einer Gewebeprobe ergibt Tausende an Daten, die zunächst durch eine aufwendige elektronische Datenverarbeitung analysiert werden müssen. Das Ergebnis ist dann in der Regel eine Liste von Hunderten verschiedener Proteinbezeichnungen, denen jeweils bestimmte Werte zugeordnet sind. Das „Wissen" dieser Datenmenge hat nur noch der Computer. Für den Wissenschaftler stellt sich nicht die Frage, wie er sich diese Listen merken kann, sondern vielmehr die Frage, durch welche Strategien er aus diesen Listen sinnvolle Schlüsse ziehen kann.

Funktionen

In jedem Fall wird sich an die Analyse eines Genoms oder eines Proteoms wieder eine nähere Untersuchung der einzelnen Komponenten anschließen müssen, die im Screen aufgefallen sind. Hierzu stehen den Biochemikern heute mehr Methoden zur Verfügung als jemals zuvor. Auch große Arbeitsgruppen können aus diesem Spektrum nur einige wenige Methoden etablieren. Deshalb sind an fast allen größeren Forschungsprojekten mehrere Institute beteiligt, oft in internationaler Kooperation. Die zentrale Frage, die in den Projekten beantwortet werden soll, ist oft die Frage nach der Funktion der jeweiligen Komponente. Es gibt viele Methoden, die in kurzer Zeit einen Hinweis darauf geben, dass eine bestimmte Komponente X an einem Prozess „beteiligt" sein könnte. Wissenschaftlich wirklich interessant wird diese Komponenten aber erst, wenn sich abzeichnet, welche Funktion dieser Komponente genau zukommt.

Hilfreich ist dabei oft die Charakterisierung von Modellorganismen, denen die in Frage stehende Komponente aufgrund einer Mutation fehlt. Im einfachsten Fall kann man eine Mutante der Bäckerhefe *Saccharomyces cerevisiae* isolieren, der das entsprechende Gen fehlt. In anderen Fällen untersucht man eine „Knock-out-Maus", der das entscheidende Gen fehlt. Mitunter kann man auch einen Patienten untersuchen, der an einer bestimmten Erbkrankheit leidet.

B-30.1 Bäckerhefe als Modellorganismus

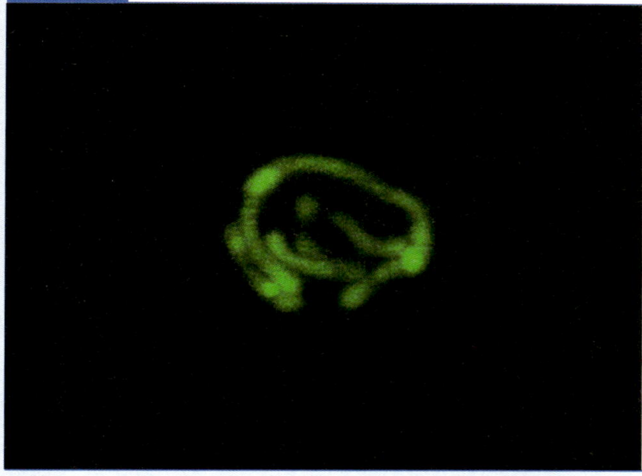

Enteropathogene Escherichia coli-Stämme sezernieren das Protein Map, das in den Mitochondrien der infizierten Darmschleimhaut akkumuliert. Um die Zielerkennungssignale des Proteins zu untersuchen, wurde es künstlich mit einem grün fluoreszierenden Protein (GFP) verbunden und in Hefezellen zur Expression gebracht. Ähnlich wie in den Darmepithelzellen akkumuliert es in den Mitochondrien, wo es im konfokalen Laser-scanning Mikroskop aufgrund seiner GFP-Domäne grün aufleuchtet
(Foto: P. Papatheodorou).

Die Aufklärung der Funktion, die eine Komponente im Kontext eines molekularen Reaktionsmechanismus hat, ist oft schwierig. In gewisser Weise beginnt erst hier die eigentliche Biochemie.

Strukturen

Die Analyse der Funktion eines Proteins wird oft wesentlich erleichtert, wenn die räumliche Struktur bekannt ist. Anfang 2008 waren in den internationalen Datenbanken bereits über 45.000 Proteinstrukturen verzeichnet. Den bedeutendsten Anteil hat daran die Methode der Röntgenkristallstrukturanalyse. So begann das 21. Jahrhundert nicht nur mit der Veröffentlichung der ersten vollständigen Sequenz eines menschlichen Genoms, sondern auch mit der erstmaligen Veröffentlichung der Röntgenkristallstruktur ribosomaler Untereinheiten in atomarer Auflösung. Es ließ sich jetzt z. B. zeigen, dass in *Escherichia coli* das freie Elektronenpaar des Stickstoffatoms 3 des Adenins in Position 2451 der 23 S rRNA der großen Untereinheit des Ribosoms im entscheidenden Schritt der Proteinbiosynthese die entscheidende Rolle spielt. So hat sich parallel zum Überblick über ganze Genome auch ein ungeahnter Einblick in viele molekulare Details der biochemischen Prozesse ergeben.

Mikroskopie

Unerwartet hat sich in der jüngsten Zeit auch eine Renaissance der morphologischen Studien entwickelt. Die Mikroskopie war zunächst von den molekularen Methoden ganz an den Rand gedrängt worden. Kürzlich haben sich aber nicht nur in der Elektronenmikroskopie, sondern überraschenderweise auch in der Lichtmikroskopie ganz neue technische Möglichkeiten ergeben, und Biochemiker sind zunehmend daran interessiert, nicht nur Zugang zu Genomics und Proteomics zu bekommen, sondern auch zu einem hochauflösenden Fluoreszenzmikroskop, oder besser noch, zu einem Konfokalen Laser-scanning Mikroskop (Abb. **B-30.1**), das ihnen die Möglichkeit gibt, die von ihnen untersuchten Proteine in einer lebenden Zelle präzise zu lokalisieren. Im Bewusstsein der beteiligten Wissenschaftler haben sich die traditionellen Grenzen zwischen den verschiedenen biomedizinischen Fächern bereits vor längerer Zeit weitgehend aufgelöst. Dabei war zunächst sicherlich der Siegeszug der Biochemie ausschlaggebend. In gewisser Weise ist die derzeitige stürmische Entwicklung der Mikroskopie eine komplementäre Gegenbewegung, in der die molekularen Methoden der Biochemie und der molekularen Physiologie durch Techniken ergänzt werden, die ursprünglich ein Charakteristikum der Anatomie waren.

Typische Fragen

Derzeit orientiert sich die Forschung somit an einer charakteristischen Sequenz von Fragen: (1.) Welche Moleküle könnten an einem physiologischen oder pathologischen Prozess beteiligt sein? (→ Screening, Genomics, Proteomics) (2.) Wo ist das identifizierte Molekül in der Zelle lokalisiert? (→ Mikroskopie) (3.) Welche Funktion hat die in Frage kommende Komponente? (→ Arbeit mit Modellorganismen, Charakterisierung von Mutanten, biochemische Grundlagenforschung) (4.) Welche Struktur hat die Komponente? (→ Analyse der Röntgenkristallstruktur).

Bioinformatik

Viele technische Entwicklungen der neueren Zeit sind erst durch die rasante Entwicklung der Informatik möglich geworden. Das betrifft zunächst die Handhabung der ins Unermessliche angewachsenen Datenmengen. Nur mit Hilfe entsprechender Computerprogramme ist es z. B. möglich, die Vielzahl der Zeitschriftenartikel zu sichten, die jeden Monat weltweit veröffentlicht werden. Die Analyse der sequenzierten Genome ist ausschließlich mit Hilfe von Computern möglich. Aber auch die Fortschritte in der Röntgenstrukturanalyse waren nicht zuletzt durch die Entwicklung der elektronischen Datenverarbeitung möglich. Schließlich ist es inzwischen selbstverständlich, dass auch jedes Forschungsmikroskop direkt an einen Computer angeschlossen ist. So profitiert sogar die Mikroskopie von der Informatik. Die zunehmende Bedeutung der Informatik für die Biowissenschaften hat inzwischen zur Entwicklung einer neuen Wissenschaft, der Bioinformatik geführt, die seit einigen Jahren an den Universitäten auch durch eigene Institute und Studiengänge vertreten ist.

Wirkstoffe

Solange das Ergebnis der Grundlagenforschung lediglich in dem Hinweis besteht, dass ein bestimmter Prozess „von vielen Faktoren abhängig" sei, wird man zwar gerne bereit sein, dieser Auskunft Glauben zu schenken, es wird dann aber schwierig sein, geeignete Schlüsse für die Praxis zu ziehen. Eine grundsätzlich andere Situation ist gegeben, wenn sich herausstellt, dass ein bestimmter Faktor für den Prozess essenziell ist. Wenn sich etwa nachweisen lässt, dass eine, und nur diese eine Tyrosin-Kinase für die Entstehung einer Leukämie verantwortlich ist, kann man hoffen, die Leukämie durch eine gezielte Inaktivierung dieser einen Tyrosin-Kinase effizient bekämpfen zu können. Wenn sich abzeichnet, dass ein pathogener Pilz bei seinem invasiven Wachstum essenziell von einem bestimmten Protein abhängig ist, wird man versuchen, dieses essenzielle Protein zu blockieren.

Zur Blockade einer Zielstruktur (engl. target) stehen im Wesentlichen zwei Wege zur Verfügung. In der Regel wird man versuchen, ein vergleichsweise kleines organisches Molekül (engl. small molecule) zu finden, das sich als spezifischer Inhibitor, und somit als Wirkstoff (engl. drug) eines neuen Medikaments einsetzen lässt. Alternativ kann man in manchen Fällen versuchen, einen monoklonalen Antikörper zu isolieren, der als Inhibitor verwendbar ist.

Um einen neuen Wirkstoff zu finden, benötigt man zunächst ein geeignetes biologisches Testsystem, etwa ein Verfahren zum Nachweis der Aktivität der Tyrosin-Kinase. Das Testverfahren wird dann standardisiert und in möglichst kleinen Volumina durchgeführt, um in möglichst kurzer Zeit möglichst viele Tests unter den gleichen Bedingungen durchführen zu können. Im Rahmen eines Hochdurchsatz-Screenings (high throughput screening) werden dann systematisch unterschiedliche chemische Verbindungen zu den Proben gegeben und man prüft, welche dieser Verbindungen als Hemmstoff wirkt. Im entscheidenden Schritt verlässt man sich bei der Wirkstoffsuche also ganz auf den glücklichen Zufall. Um die Wahrscheinlichkeit zu erhöhen, eine brauchbare Verbindung zu finden, wurden in der pharmazeutischen Industrie Sammlungen von mehreren 100.000 unterschiedlichen Stoffen angelegt, die nun nacheinander in ganz unterschiedlichen Tests eingesetzt werden. Ein Test auf potenzielle Inhibitoren wird letztlich vollautomatisch durchgeführt und benötigt nur wenige Tage. Verbindungen, die eine Wirkung zeigen, werden dann genauer charakterisiert und in aufwendigen Verfahren auf ihre Verwendbarkeit in der Klinik überprüft. Der Aufwand zur Entwicklung eines neuen Wirkstoffs ist trotz aller technischen Fortschritte so groß, dass sich nur wenige große Firmen derartige Projekte leisten können. Jedes Jahr werden weltweit auch nur wenige wirklich neue Wirkstoffe auf den Markt gebracht. Die Entwicklungskosten liegen für einen einzigen Wirkstoff bei einer halben Milliarde Euro.

Biotechnisch hergestellte Medikamente

Bislang handelt es sich bei den meisten Wirkstoffen um kleine organische Moleküle, die ihre Aktivität durch Wechselwirkungen mit den Proteinen der Zellen und Gewebe entfalten. Die Fortschritte der Biochemie machen es aber zunehmend möglich, auch Proteine als Medikamente einzusetzen. Klassische Beispiele sind der Gerinnungsfaktor VIII zur Behandlung der Hämophilie A (vgl. S. 744), sowie das Human-Insulin (vgl. S. 267 ff und S. 566 ff). Das erfolgreichste Produkt dieser Art ist seit einigen Jahren das Protein Erythropoetin (Erythropoietin, EPO, vergl. S. 648), mit dem 2005 weltweit ein Umsatz von über 11 Mrd. US-Dollar erzielt wurde. Anfang 2008 waren in Deutschland bereits 134 Arzneimittel mit 98 unterschiedlichen Proteinen als Wirkstoff zugelassen. Von den neu eingeführten Medikamenten stellen sie derzeit etwa 20 %, der Anteil dürfte in den nächsten Jahren noch erheblich steigen. Einen wesentlichen Anteil haben daran die monoklonalen Antikörper. Bahnbrechend war in dieser Hinsicht die Einführung des Herceptins® (Anti-HER-2, vgl. S. 533 und 734 f), das seit 2000 mit beachtlichem Erfolg in der Behandlung des Mammakarzinoms eingesetzt wird. Die Revolution der molekularen Biowissenschaften hat bereits stattgefunden, die daran anschließende Revolution der medizinischen Umsetzung scheint jetzt begonnen zu haben.

Finanzielle Auswirkungen

Die Auswirkungen, die moderne biochemisch-molekularbiologische Entdeckungen haben können, wurden 2007 durch die Impfstoffe Gardasil® und Cervarix® demonstriert. Bereits seit vielen Jahren war bekannt, dass Gebärmutterhalskrebs (Zervixkarzinom) in nahezu allen Fällen durch bestimmte Stämme des humanen Papilloma-Virus (HPV) ausgelöst wird (vergl. S. 530). Die im Herbst 2006 bzw. 2007 eingeführten Impfstoffe Gardasil® und Cervarix® vermitteln erstmals einen zumindest teilweisen Schutz gegen Infektionen durch diese Viren, und entsprechend auch gegen die Krebserkrankung. Bei den beiden Impfstoffen handelt es sich um virale Proteine, die mit biotechnologischen Methoden in großen Mengen produziert werden. Der zuerst zugelassene Impfstoff Gardasil® wurde in Deutschland innerhalb weniger Monate zum umsatzstärksten Produkt des gesamten Pharmamarktes. Während noch diskutiert wurde, unter welchen Voraussetzungen die HPV-Impfung überhaupt sinnvoll ist (s. S. 530), wurde errechnet, dass eine Impfung aller Mädchen allein in Deutschland über 1 Milliarde Euro kosten würde, spätere Impfungen der jeweils neuen Jahrgänge jährlich 200 Millionen Euro. Biochemische Grundlagenforschung hat hier zur Entwicklung einer Impfung gegen eine Krebserkrankung geführt, gleichzeitig aber auch erneut gezeigt, dass die Nutzung neuer medizinischer Möglichkeiten auch mit einem erheblichen finanziellen Aufwand verbunden sein kann.

Perspektiven

Aus der Perspektive der Klinik kann man sagen, dass die entscheidende Bedeutung der biochemischen Grundlagenforschung darin besteht, einen wesentlichen Beitrag zum Auffinden neuer Zielstrukturen für die pharmazeutische Industrie zu leisten. Damit ist auch die Rolle der Biochemie in der Volkswirtschaft bezeichnet. Der globale Weltpharma-

B-30.1 Die sieben umsatzstärksten Arzneimittel in Deutschland 2007

Handelsname (Wirkstoff)	*Hersteller*	*Umsatz (Mio. Euro)*
Nexium (Esomeprazol, ein Enantiomer des Protonenpumpenhemmers Omeprazol; zur Ulkustherapie)	AstraZeneca	191
Pantozol (Pantoprazol, Protonenpumpenhemmer)	Altana	180
Glivec (Imatinib, ein Tyrosinkinase-Hemmer, zur Therapie der chronischen myeloischen Leukämie)	Novartis	171
Rebif (Das Protein Interferon-β-1a, zur Therapie der Multiplen Sklerose)	Serono	157
Viani (enthält das Cortison-Derivat Fluticason und das Katecholamin-Derivat Salmeterol; zur Asthma-Therapie)	GlaxoSmithKline	152
Symbicort (enthält das Cortison-Derivat Budesonid und das Katecholamin-Derivat Formoterol; zur Asthma-Therapie)	AstraZeneca	145
Enbrel (Etanercept, ein Fusionsprotein, das aus der Ligandenbindungsdomäne des TNFα-Rezeptors 2 und der F_c-Untereinheit des IgG1 des Menschen besteht; zur Therapie von Arthritis und Psoriasis)	Amgen/Wyeth	145

Markt hatte im Jahr 2005 ein Gesamtvolumen von ca. 600 Mrd. US-Dollar. Nahezu die Hälfte des Umsatzes wurde allein in Nordamerika erzielt. Auf die EU entfiel ein Umsatz von rund 170 Mrd. US-Dollar. Einen erheblichen Anteil am Umsatz hatten 94 so genannte Blockbuster-Medikamente, d. h. Medikamente mit jeweils mehr als 1 Mrd US-Dollar Jahresumsatz. Die großen Konzerne können ihren Platz auf dem Weltmarkt nur behaupten, wenn sie immer wieder neue Wirkstoffe entwickeln. Die Entwicklungskosten sind allerdings sehr hoch, sie werden derzeit mit durchschnittlich 800 Millionen US-Dollar angegeben. Der größte Pharmakonzern in Deutschland, Sanofi-Aventis, hatte 2006 einen Forschungsetat von über 4 Mrd. Euro. Im gleichen Jahr hatte der gesamte Etat der Deutschen Forschungsgemeinschaft (DFG) ein Volumen von 1,4 Mrd. Euro. Davon entfielen auf die Projekte in Medizin und Biologie zusammen ca. 540 Millionen Euro. Der Forschungsetat allein der Firma Sanofi-Aventis war also fast dreimal so hoch wie der gesamte Etat der DFG. Selbst alle Mittel der DFG für Medizin und Biologie zusammen würden kaum ausreichen, um in einem Jahr auch nur einen einzigen Wirkstoff zu entwickeln. Offenbar sind die Möglichkeiten der öffentlich finanzierten Forschung sehr begrenzt. Rein finanziell gesehen verdankt die Medizin ihre neuen Medikamente im Wesentlichen nur der Industrie. Umso bemerkenswerter ist deshalb die Beobachtung, dass die substanziellen wissenschaftlichen Fortschritte nahezu ausschließlich den Universitäten und selbstständigen Forschungsinstitutionen der Welt zu verdanken sind. Trotz aller Mängel scheint die Forschung an den Universitäten der Welt eine beachtliche Effizienz zu haben.

Vielleicht kann man die Biochemie auch aus einer anderen Perspektive betrachten – vielleicht gerät ihre eigentliche Bedeutung erst in einer theoretischen Perspektive in den Blick. Das Wort „Theorie" hat etymologisch etwas mit dem Wort „Theater" zu tun. Im günstigsten Fall gibt eine Theorie etwas zu sehen, und zu erleben. Gewiss gibt die Biochemie dem Betrachter auch Hinweise auf Möglichkeiten, die er zuvor noch nicht gesehen hat. Der pharmazeutischen Industrie hilft sie beim Auffinden neuer Zielstrukturen. Den Studierenden hilft sie – hoffentlich – beim Auffinden der richtigen Antworten im Physikum. Vielleicht bemerkt man aber auch, wie im Theater, dass es hier von Anfang an nicht eigentlich um „etwas" ging, sondern um einen selbst, vielleicht erschreckend, vielleicht auch sehr beglückend.

Quellenverzeichnis

Abbildungen

A-1.6 Plattner, H., Hentschel, J.: Zellbiologie. Thieme, Stuttgart 2002
A-2.5 nach Königshoff, M., Brandenburger, T.: Kurzlehrbuch Biochemie. Thieme, Stuttgart 2004
A-4.15 Riede, U.-N., Werner, M., Schaefer, H.-E. (Hrsg.): Allgemeine und spezielle Pathologie. 5. Aufl., Thieme, Stuttgart 2004
A-4.16 Duale Reihe Innere Medizin. Kartonierte Sonderausgabe, Thieme, Stuttgart 2001
A-5.1 nach Königshoff, M., Brandenburger, T.: Kurzlehrbuch Biochemie. Thieme, Stuttgart 2004
A-5.4 nach Mortimer, C.E., Müller, U.: Chemie. 8. Aufl., Thieme, Stuttgart, 2003
A-5.5 nach Karlson, P., Doenecke, D., Koolman, J.: Kurzes Lehrbuch der Biochemie für Naturwissenschaftler und Mediziner. 14. Aufl., Thieme, Stuttgart, 1994
A-5.6 Ausschnitt aus: Lengeler, J.W., Drews, G., Schlegel, H.G. (Hrsg.): Biology of the Procaryotes. Thieme, Stuttgart 1998
A-5.7 a nach Boeck, G.: Kurzlehrbuch Chemie. Thieme, Stuttgart, 2003
A-5.8 nach Königshoff, M., Brandenburger, T.: Kurzlehrbuch Biochemie. Thieme, Stuttgart 2004
A-6.9 nach Koolman, J., Röhm, K.-H.: Taschenatlas der Biochemie. 3. Aufl., Thieme, Stuttgart 2003
A-6.14 b mit freundlicher Genehmigung von Dr. Karin Hauser
A-7.2 © The Nobel Foundation
A-7.3 Plattner, H., Hentschel, J.: Zellbiologie. Thieme, Stuttgart 2002
A-7.10 © The Nobel Foundation
A-8.3 a, b Lüllmann-Rauch, R.: Histologie. Thieme, Stuttgart 2003
A-8.3 c Plattner, H., Hentschel, J.: Zellbiologie. Thieme, Stuttgart 2002
A-8.3 d Riede, U.-N., Werner, M., Schaefer, H.-E. (Hrsg.): Allgemeine und spezielle Pathologie. 5. Aufl., Thieme, Stuttgart 2004
A-8.9 mit freundlicher Genehmigung von Prof. Dr. Karl Decker, Universität Freiburg
A-10.1 a Plattner, H., Hentschel, J.: Zellbiologie. Thieme, Stuttgart 2002
A-10.14 nach Königshoff, M., Brandenburger, T.: Kurzlehrbuch Biochemie. Thieme, Stuttgart 2004
A-11.1 Faller, A., Schünke, M.: Der Körper des Menschen. 14. Aufl., Thieme, Stuttgart 2004
A-11.2 nach Dekker et al. (2002) TIBS 27, S. 126 ff.
A-12.7 a Lüllmann-Rauch, R.: Histologie. Thieme, Stuttgart 2003
A-12.7 b nach Karlson, P., Doenecke, D., Koolman, J.: Kurzes Lehrbuch der Biochemie für Naturwissenschaftler und Mediziner. 14. Aufl., Thieme, Stuttgart, 1994
A-13.4 Delorme, S., Debus, J.: Duale Reihe Sonographie. 2. Aufl., Thieme, Stuttgart 2005
A-13.19 Riede, U.-N., Werner, M., Schaefer, H.-E. (Hrsg.): Allgemeine und spezielle Pathologie. 5. Aufl., Thieme, Stuttgart 2004
A-13.20 mit freundlicher Genehmigung von Prof. Dr. Füeßl, Haar
A-13.21 Ausschnitt aus: Faller, A., Schünke, M.: Der Körper des Menschen. 14. Aufl., Thieme, Stuttgart 2004
A-13.22 nach Biesalski, H.K., Grimm, P.: Taschenatlas der Ernährung. 3. Aufl., Thieme, Stuttgart 2004
A-15.5 Histologische Abbildung Fettgewebe aus Lüllmann-Rauch, R.: Histologie. Thieme, Stuttgart 2003, Grafik (Hypothalamus) aus Faller, A., Schünke, M.: Der Körper des Menschen. 14. Aufl., Thieme, Stuttgart 2004
A-16.2 a Sachsenweger, M. (Hrsg.): Duale Reihe Augenheilkunde. 2. Aufl., Thieme, Stuttgart 2003
A-16.2 b Biesalski, H.K., Köhrle, J., Schümann, K. (Hrsg.): Vitamine, Spurenelemente und Mineralstoffe. 2. Aufl., Thieme, Stuttgart 2002
A-16.4 a Sitzmann, F.C. (Hrsg.): Duale Reihe Pädiatrie. 2. Aufl., Thieme, Stuttgart 2002
A-16.4 b Thurn, P., Bücheler, E., Lackner, K.-J., Thelen, M.: Einführung in die radiologische Diagnostik. 10. Aufl., Thieme, Stuttgart 1998
A-16.27 nach Löffler, G., Petrides, P.E.: Biochemie und Pathobiochemie. 7. Auflage, Springer, Heidelberg 2003
A-16.33 TIM - Thiemes Innere Medizin. Thieme, Stuttgart 1999
A-16.36 Siegenthaler, W. (Hrsg.): Differentialdiagnose Innere Medizin. 18. Aufl., Thieme, Stuttgart 2000
A-17.3 Riede, U.-N., Werner, M., Schaefer, H.-E. (Hrsg.): Allgemeine und spezielle Pathologie. 5. Aufl., Thieme, Stuttgart 2004
A-17.4 Sitzmann, F.C. (Hrsg.): Duale Reihe Pädiatrie. 2. Aufl., Thieme, Stuttgart 2002
A-17.5 Sachsenweger, M. (Hrsg.): Duale Reihe Augenheilkunde. 2. Aufl., Thieme, Stuttgart 2003
B-1.1 © Science Photo Library
B-4.10 Moll, I.: Duale Reihe Dermatologie. 6. Aufl., Thieme, Stuttgart 2005
B-6.3 a nach Silbernagl, S., Despopoulos, A.: Taschenatlas der Physiologie, 6. korrigierte Aufl., Thieme, Stuttgart, 2003
B-6.4 nach Silbernagl, S., Despopoulos, A.: Taschenatlas der Physiologie, 6. korrigierte Aufl., Thieme, Stuttgart 2003
B-6.8 nach Plattner, H., Hentschel, J.: Zellbiologie. Thieme, Stuttgart 1997
B-9.1 © Science Photo Library
B-9.3 A. Barrington Brown (© Science Photo Library)
B-9.5 Alfred Pasieka (© Science Photo Library)
B-11.1 nach Königshoff, M., Brandenburger, T.: Kurzlehrbuch Biochemie. Thieme, Stuttgart 2004
B-13.4 Hof, H., Dörries, R.: Duale Reihe Medizinische Mikrobiologie. 3. Aufl., Thieme, Stuttgart 2004
B-13.5 Königshoff, M., Brandenburger, T.: Kurzlehrbuch Biochemie. Thieme, Stuttgart 2004
B-16.1 Riede, U.-N., Werner, M., Schaefer, H.-E. (Hrsg.): Allgemeine und spezielle Pathologie. 5. Aufl., Thieme, Stuttgart 2004
B-17.4 Thurn, P., Bücheler, E., Lackner, K.-J., Thelen, M.: Einführung in die radiologische Diagnostik. 10. Aufl., Thieme, Stuttgart 1998
B-19.13 nach Brandon, C., Tooze, J.: Introduction to Protein Structure. 2. Aufl., Garland Puiblishing, New York, London 1998
B-20.6 Klinke, R., Silbernagl, S. (Hrsg.): Lehrbuch der Physiologie. 4. Aufl., Thieme, Stuttgart 2003
B-20.20 Stauber, M., Weyerstahl, T. (Hrsg.): Duale Reihe Gynäkologie und Geburtshilfe. Thieme, Stuttgart 2001
B-20.21 Stauber, M., Weyerstahl, T. (Hrsg.): Duale Reihe Gynäkologie und Geburtshilfe. Thieme, Stuttgart 2001
B-20.22 nach Pfleiderer, A., Breckwoldt, M., Martius, G. (Hrsg.): Gynäkologie und Geburtshilfe. 4. Aufl., Thieme, Stuttgart 2001
B-22.1 Siegenthaler, W. (Hrsg.): Klinische Pathophysiologie. 8. Aufl., Thieme, Stuttgart 2000
K 60 Sitzmann, F.C. (Hrsg.): Duale Reihe Pädiatrie. 2. Aufl., Thieme, Stuttgart 2002
B-23.1 nach Doenecke D., Koolman J., Fuchs, G., Gerok, W. u.a.: Karlsons Biochemie und Pathobiochemie. 15. Aufl., Thieme, Stuttgart 2005
B-23.2 Koolman, J., Röhm, K.-H.: Taschenatlas der Biochemie. 3. Aufl., Thieme, Stuttgart 2003
B-23.7 nach Doenecke D., Koolman J., Fuchs, G., Gerok, W. u.a.: Karlsons Biochemie und Pathobiochemie. 15. Aufl., Thieme, Stuttgart 2005
B-23.12 nach Doenecke D., Koolman J., Fuchs, G., Gerok, W. u.a.: Karlsons Biochemie und Pathobiochemie. 15. Aufl., Thieme, Stuttgart 2005
B-23.13 nach Doenecke D., Koolman J., Fuchs, G., Gerok, W. u.a.: Karlsons Biochemie und Pathobiochemie. 15. Aufl., Thieme, Stuttgart 2005

B-23.15 nach Doenecke D., Koolman J., Fuchs, G., Gerok, W. u.a.: Karlsons Biochemie und Pathobiochemie. 14. Aufl., Thieme, Stuttgart 1994
B-24.1 a nach Silbernagl, S., Lang, F.: Taschenatlas der Pathophysiologie. Thieme, Stuttgart 1998
B-24.1 b nach Lüllmann-Rauch, R.: Histologie. Thieme, Stuttgart 2003
B-24.2 nach Lüllmann-Rauch, R.: Histologie. Thieme, Stuttgart 2003
B-26.1 a © Science Photo Library
B-26.1 b,c © The Nobel Foundation
B-26.2 nach Lüllmann-Rauch, R.: Histologie. Thieme, Stuttgart 2003
B-26.9 nach Koolman, J., Röhm, K.-H.: Taschenatlas der Biochemie. 3. Aufl., Thieme, Stuttgart 2003
B-26.12 nach Koolman, J., Röhm, K.-H.: Taschenatlas der Biochemie. 3. Aufl., Thieme, Stuttgart 2003
B-26.13 nach Koolman, J., Röhm, K.-H.: Taschenatlas der Biochemie. 3. Aufl., Thieme, Stuttgart 2003
B-26.17 a nach Koolman, J., Röhm, K.-H.: Taschenatlas der Biochemie. 3. Aufl., Thieme, Stuttgart 2003
B-26.17 b nach Kayser, F.H., Bienz, K.A., Eckert, J., Zinkernagel, R.M.: Medizinische Mikrobiologie. Thieme, Stuttgart 2001
B-26.20 US Department of Energy (© Science Photo Library)
B-26.24 nach Oberholzer, M.J.: Pathologie verstehen. Thieme, Stuttgart 2002
B-26.27 nach Grevers, G., Röcken, M. (Hrsg.): Taschenatlas der Allergologie. Thieme, Stuttgart 2001
B-26.28 Moll, I.: Duale Reihe Dermatologie. 6. Aufl., Thieme, Stuttgart 2005
B-26.29 Moll, I.: Duale Reihe Dermatologie. 6. Aufl., Thieme, Stuttgart 2005
B-26.31 a Kühnel, W.: Tachenatlas der Zytologie, Histologie und mikroskopischen Anatomie. 11. Aufl., Thieme, Stuttgart 2002
B-26.32 Duale Reihe Innere Medizin. Kartonierte Sonderausgabe, Thieme, Stuttgart 2001
B-27.2 Steve Gschmeissner (© Science Photo Library)
B-27.8 Susumu Nishinaga (© Science Photo Library)
B-27.13 a nach Silbernagl, S., Lang, F.: Taschenatlas der Pathophysiologie. Thieme, Stuttgart 1998
B-27.13 b Riede, U.-N., Werner, M., Schaefer, H.-E. (Hrsg.): Allgemeine und spezielle Pathologie. 5. Aufl., Thieme, Stuttgart 2004
B-28.3 a Schumpelick, V., Bleese, N., Mommsen, U. (Hrsg.): Kurzlehrbuch Chirurgie. 6. Aufl., Stuttgart 2004
B-28.3 b Duale Reihe Innere Medizin. Kartonierte Sonderausgabe, Thieme, Stuttgart 2001
B-28.6 Doenecke D., Koolman J., Fuchs, G., Gerok, W. u.a.: Karlsons Biochemie und Pathobiochemie. 15. Aufl., Thieme, Stuttgart 2005
B-29.2 nach Klinke, R., Silbernagl, S. (Hrsg.): Lehrbuch der Physiologie. 4. Aufl., Thieme, Stuttgart 2003
B-29.4 a Klinke, R., Pape, H.-C., Silbernagl, S. (Hrsg.): Physiologie. 5. Aufl., Thieme, Stuttgart 2005
B-29.6 b nach Koolman, J., Röhm, K.-H.: Taschenatlas der Biochemie. 3. Aufl., Thieme, Stuttgart 2003
B-29.9 b Dr. Morley Read (© Science Photo Library)
B-29.16 Astrid und Hanns-Frieder Michler (© Science Photo Library)
B-29.19 b © Science Photo Library
B-29.20 a Limmroth, V., Sindern, E.: Multiple-Sklerose. Taschenatlas spezial. Thieme, Stuttgart 2004
B-29.20 b Grehl, H., Reinhardt, F.: Checkliste Neurologie. 3. Aufl., Thieme, Stuttgart 2005
B-29.20 c Masuhr, K.F., Neumann, M.: Duale Reihe Neurologie. 5. Aufl., Thieme, Stuttgart 2005
B-29.21 a, b Riede, U.-N., Werner, M., Schaefer, H.-E. (Hrsg.): Allgemeine und spezielle Pathologie. 5. Aufl., Thieme, Stuttgart 2004
B-29.22 a, b Riede, U.-N., Werner, M., Schaefer, H.-E. (Hrsg.): Allgemeine und spezielle Pathologie. 5. Aufl., Thieme, Stuttgart 2004
B-29.23 Riede, U.-N., Werner, M., Schaefer, H.-E. (Hrsg.): Allgemeine und spezielle Pathologie. 5. Aufl., Thieme, Stuttgart 2004
B-29.24 a Lüllmann-Rauch, R.: Histologie. Thieme, Stuttgart 2003
B-29.24 b mit freundlicher Genehmigung von J. Strotmann, T. Feistel, H. Breer, Universität Hohenheim
B-29.25 a nach Faller, A., Schünke, M.: Der Körper des Menschen. 14. Aufl., Thieme, Stuttgart 2004
B-29.25 b nach Silbernagl, S., Despopoulos, A.: Taschenatlas der Physiologie. 5. Aufl., Thieme, Stuttgart 2001
B-29.26 a Lüllmann-Rauch, R.: Histologie. Thieme, Stuttgart 2003

klinik.-Abbildungen (Seitenangaben)

S. 62 Hamm, C.W., Willems, S.: Checkliste EKG. 2. Aufl., Thieme, Stuttgart 2001
S. 62 Reiser M., Kuhn, F.-P., Debus, J.: Duale Reihe Radiologie. Thieme, Stuttgart 2004
S. 63 Krakau, I., Lapp., H. (Hrsg.): Das Herzkatheterbuch. 2. Aufl., Thieme, Stuttgart 2004
S. 91 Hof, H., Dörries, R.: Duale Reihe Medizinische Mikrobiologie. 3. Aufl., Thieme, Stuttgart 2004
S. 100 Sitzmann, F.C. (Hrsg.): Duale Reihe Pädiatrie. 2. Aufl., Thieme, Stuttgart 2002
S. 101 Grehl, H., Reinhardt, F.: Checkliste Neurologie. 3. Aufl., Thieme, Stuttgart 2005 (beide Abb.)
S. 116 Masuhr, K.F., Neumann, M.: Duale Reihe Neurologie. 5. Aufl., Thieme, Stuttgart 2005
S. 136 Sitzmann, F.C. (Hrsg.): Duale Reihe Pädiatrie. 2. Aufl., Thieme, Stuttgart 2002
S. 136 Füeßl, H.S., Middeke, M.: Duale Reihe Anamnese und klinische Untersuchung. 3. Aufl., Thieme, Stuttgart 2005 (Aszites, Spider nävi), Helmreich-Becker, I., Lohse, A.W.: Checkliste Gastroskopie. Thieme, Stuttgart 1999 (Gastroskopie)
S. 186 Sitzmann, F.C. (Hrsg.): Duale Reihe Pädiatrie. 2. Aufl., Thieme, Stuttgart 2002
S. 194 Reiser M., Kuhn, F.-P., Debus, J.: Duale Reihe Radiologie. Thieme, Stuttgart 2004
S. 195 Schumpelick, V., Bleese, N., Mommsen, U. (Hrsg.): Kurzlehrbuch Chirurgie. 6. Aufl., Stuttgart 2004
S. 199 Delorme, S., Debus, J.: Duale Reihe Sonographie. 2. Aufl., Thieme, Stuttgart 2005
S. 217 Sitzmann, F.C. (Hrsg.): Duale Reihe Pädiatrie. 2. Aufl., Thieme, Stuttgart 2002
S. 236 Duale Reihe Innere Medizin. Kartonierte Sonderausgabe, Thieme, Stuttgart 2001
S. 251 Köther, I. (Hrsg.): THIEMEs Altenpflege. Thieme, Stuttgart 2005
S. 258 Riede, U.-N., Werner, M., Schaefer, H.-E. (Hrsg.): Allgemeine und spezielle Pathologie. 5. Aufl., Thieme, Stuttgart 2004
S. 269 Riede, U.-N., Werner, M., Schaefer, H.-E. (Hrsg.): Allgemeine und spezielle Pathologie. 5. Aufl., Thieme, Stuttgart 2004
S. 343 Sitzmann, F.C. (Hrsg.): Duale Reihe Pädiatrie. 2. Aufl., Thieme, Stuttgart 2002
S. 377 Sitzmann, F.C. (Hrsg.): Duale Reihe Pädiatrie. 2. Aufl., Thieme, Stuttgart 2002
S. 390 Duale Reihe Innere Medizin. Kartonierte Sonderausgabe, Thieme, Stuttgart 2001
S. 392 Riede, U.-N., Werner, M., Schaefer, H.-E. (Hrsg.): Allgemeine und spezielle Pathologie. 5. Aufl., Thieme, Stuttgart 2004
S. 393 Moll, I.: Duale Reihe Dermatologie. 6. Aufl., Thieme, Stuttgart 2005

S. 394 Sitzmann, F.C. (Hrsg.): Duale Reihe Pädiatrie. 2. Aufl., Thieme, Stuttgart 2002
S. 395 Sitzmann, F.C. (Hrsg.): Duale Reihe Pädiatrie. 2. Aufl., Thieme, Stuttgart 2002
S. 400 Sitzmann, F.C. (Hrsg.): Duale Reihe Pädiatrie. 2. Aufl., Thieme, Stuttgart 2002
S. 402 Thurn, P., Bücheler, E., Lackner, K.-J., Thelen, M.: Einführung in die radiologische Diagnostik. 10. Aufl., Thieme, Stuttgart 1998
S. 422 Füeßl, H.S., Middeke, M.: Duale Reihe Anamnese und klinische Untersuchung. 3. Aufl., Thieme, Stuttgart 2005
S. 427 Duale Reihe Innere Medizin. Kartonierte Sonderausgabe, Thieme, Stuttgart 2001
S. 473 Berghaus, A., Rettinger, G., Böhme, G.: Duale Reihe Hals-Nasen-Ohren-Heilkunde, Thieme, Stuttgart 1996
S. 475 Riede, U.-N., Werner, M., Schaefer, H.-E. (Hrsg.): Allgemeine und spezielle Pathologie. 5. Aufl., Thieme, Stuttgart 2004
S. 484 Moll, I.: Duale Reihe Dermatologie. 6. Aufl., Thieme, Stuttgart 2005
S. 507 Moll, I.: Duale Reihe Dermatologie. 6. Aufl., Thieme, Stuttgart 2005
S. 526 Sachsenweger, M. (Hrsg.): Duale Reihe Augenheilkunde. 2. Aufl., Thieme, Stuttgart 2003
S. 528 TIM Thiemes Innere Medizin. Thieme, Stuttgart 1999
S. 530 Riede, U.-N., Werner, M., Schaefer, H.-E. (Hrsg.): Allgemeine und spezielle Pathologie. 5. Aufl., Thieme, Stuttgart 2004
S. 573 Sachsenweger, M. (Hrsg.): Duale Reihe Augenheilkunde. 2. Aufl., Thieme, Stuttgart 2003
S. 575 mit freundlicher Genehmigung von Roche Diagnostics
S. 590 Sachsenweger, M. (Hrsg.): Duale Reihe Augenheilkunde. 2. Aufl., Thieme, Stuttgart 2003
S. 591 Henne-Bruns, D., Dürig, M., Kremer, B. (Hrsg.): Duale Reihe Chirurgie. 2. Aufl., Thieme, Stuttgart 2003 (Struma), Delorme, S., Debus, J.: Duale Reihe Sonographie. 2. Aufl., Thieme, Stuttgart 2005 (Sonographie), Reiser M., Kuhn, F.-P., Debus, J.: Duale Reihe Radiologie. Thieme, Stuttgart 2004 (Szintigraphie)
S. 600 Hellmich, B.: Fallbuch Innere Medizin. 2. Aufl., Thieme, Stuttgart 2005
S. 601 Reiser M., Kuhn, F.-P., Debus, J.: Duale Reihe Radiologie. Thieme, Stuttgart 2004
S. 632 TIM Thiemes Innere Medizin. Thieme, Stuttgart 1999
S. 639 Moll, I.: Duale Reihe Dermatologie. 6. Aufl., Thieme, Stuttgart 2005
S. 643 Siegenthaler, W. (Hrsg.): Differentialdiagnose Innere Medizin. 18. Aufl., Thieme, Stuttgart 2000 (Patient), Riede, U.-N.: Taschenatlas der allgemeinen Pathologie. Thieme, Stuttgart 1998 (Histologie)
S. 647 Sitzmann, F.C. (Hrsg.): Duale Reihe Pädiatrie. 2. Aufl., Thieme, Stuttgart 2002
S. 660 Theml, H., Diem, H., Haferlach, T.: Taschenatlas der Hämatologie. 5. Aufl., Thieme, Stuttgart 2002
S. 674 Füeßl, H.S., Middeke, M.: Duale Reihe Anamnese und klinische Untersuchung. 3. Aufl., Thieme, Stuttgart 2005 (Trommelschlegelfinger), Reiser M., Kuhn, F.-P., Debus, J.: Duale Reihe Radiologie. Thieme, Stuttgart 2004 (Röntgen-Thorax)
S. 680 Reiser M., Kuhn, F.-P., Debus, J.: Duale Reihe Radiologie. Thieme, Stuttgart 2004
S. 688 Füeßl, H.S., Middeke, M.: Duale Reihe Anamnese und klinische Untersuchung. 3. Aufl., Thieme, Stuttgart 2005 (stehende Hautfalten), Duale Reihe Innere Medizin. Kartonierte Sonderausgabe, Thieme, Stuttgart 2001 (Röntgen-Thorax)
S. 695 Sitzmann, F.C. (Hrsg.): Duale Reihe Pädiatrie. 2. Aufl., Thieme, Stuttgart 2002
S. 701 TIM Thiemes Innere Medizin. Thieme, Stuttgart 1999
S. 754 Thiemes Pflege, 10. Aufl., Thieme, Stuttgart 2004 (klinisches Bild), TIM Thiemes Innere Medizin. Thieme, Stuttgart 1999 (Szintigraphie9
S. 778 Masuhr, K.F., Neumann, M.: Duale Reihe Neurologie. 5. Aufl., Thieme, Stuttgart 2005
S. 786 Hof, H., Dörries, R.: Duale Reihe Medizinische Mikrobiologie. 3. Aufl., Thieme, Stuttgart 2004
S. 802 Masuhr, K.F., Neumann, M.: Duale Reihe Neurologie. 5. Aufl., Thieme, Stuttgart 2005

Abschnitt-Titelphotos

Abschnitt B IV Dr. Gopal Murti (© Science Photo Library)
Abschnitt B V Alfred Pasieka (© Science Photo Library)
Alle weiteren: photoDisc Inc. Seattle, CreativCollection, Dynamic Grafics, MEV Augsburg

Sachverzeichnis

Halbfette Seitenzahl: Auf dieser Seite wird das Stichwort ausführlich besprochen.

A

A (Aminoacyl)-Stelle 470
A-Kette, Insulin 566
A-Konformation (Doppelhelix) 433
AB0-System 732
ABCA1 (ATP-binding cassette transporter A1) 249
Abciximab 738
Abl 524
Abl-Tyrosinkinase 524 f
ABP (Androgen bindendes Protein) 603
ACAT (Acyl-CoA-Cholesterin-Acyltransferase) 248
ACE (Angiotensin converting Enzyme) 617
ACE-Hemmer 619
– Wirkung auf Kinine 637
Acetaldehyd 139
– aktivierter 106
– Ethanolabbau 139
Acetat-CoA-Ligase 139
Acetoacetat 123
– Abbau 138
– Synthese 243
Acetoacetyl-CoA
– Abbau Ketonkörper 138
– Cholesterinbiosynthese 338
– Ketonkörpersynthese 243
Aceton 123, 137
Acetyl-CoA 104
– β-Oxidation 129
– Acetylcholinsynthese 779
– Biotransformation 760
– Citratzyklus 113
– Fettsäuresynthese 226, 230
– Ketonkörpersynthese 243
Acetyl-CoA-Carboxylase 227
– Regulation 232
 – durch Insulin 570
Acetyl-CoA-Synthase 571
Acetylcholin 778
– Regulation der Pankreassekretproduktion 196
– Regulation der Salzsäureproduktion 193
Acetylcholin-Esterase 776
– Hemmung durch E605 777
Acetylcholin-Esterase-Hemmer 777
Acetylcholinrezeptoren 775
Acetylierung, von Proteinen 480
Acetylsalicylsäure 28, 30
– Hemmung der TXA_2-Synthese 741
– Schädigung der Magenschleimhaut 194
– Wirkmechanismus 33, 48
– Wirkung als COX-Hemmstoff 632
ACF (Kompetenzfaktor) 465
Achondroplasie 647
Aconitase 114
– zytosolische (Eisenstoffwechsel) 310
Aconitat 114
Aconitat-Hydratase 114
ACP (Acyl Carrier Protein) 228
Acquired Immunodeficiency Syndrome *siehe* AIDS
Acrodermatitis enteropathica 314
Acroleyl-Aminofumarat 287
ACTH (adrenocorticotropes Hormon) 583
– Funktion 584
– Struktur 584
Actinomycin D 442, 460
Acyl-Adenylat 130
Acyl-AMP 130
Acyl-Carrier-Protein (ACP) 228
Acyl-CoA 130
– Fettsäureabbau 128
– Triacylglycerinsynthese 240
Acyl-CoA-Cholesterin-Acyltransferase (ACAT) 248
Acyl-CoA-Dehydrogenase 131
Acyl-CoA-Synthetase 130
Acyladenylat 240
Acylcarnitin 130 f
1-Acylglycerin-3-phosphat-Acyltransferase 337
Acylgruppe, Definition 47
Acylierung, von Proteinen 480
Adaptation
– Rezeptor, G-Protein-gekoppelter 547
– der Lichtempfindlichkeit 800
Adaptin 355, 375
ADAR (Adenosin-Desaminase an RNA) 464
Addison, Morbus 598
Addison-Krise 598
Adenin 412
Adenin-Phosphoribosyltransferase (APRT) 422
Adenohypophyse 583
– Hormone 584
Adenosin 413
– als Neurotransmitter 787
Adenosin-Desaminase 419
Adenosin-Desaminase an RNA (ADAR) 464
Adenosin-Desaminase-Mangel 426
Adenosinmonophosphat (AMP) 418
Adenosintriphosphat *siehe* ATP
Adenylatzyklase 548
– Hemmung durch G_i-Proteine 550
Adenylsuccinat-Synthase, Regulation Purinnukleotidsynthese 418
ADH (Alkohol-Dehydrogenase) 139
– Biotransformation 759
ADH (antidiuretisches Hormon, Adiuretin, Vasopressin) 583, **615**
– Primärstruktur 66
– Regulation der Nierenfunktion 684
– Struktur 585
– Wirkungen 617
Adhäsin 484
Adhäsionsverbindung 359
ADH-Sekretion, Regulation 616
Adipose Triglyceride Lipase (ATGL) 126
Adipositas 269
Adipozyten 124, 128
Adiuretin *siehe* ADH
ADP-Ribosylierung **289**, 550
ADP-Ribosyltransferase 289
ADP-Ribosylzyklase 289
ADP/ATP-Translokator **177**, 369
– Rolle bei der Apoptose 520
Adrenalin 577
– Abbau 578
– Auslösung des Hungersignals 262
– Biosynthese 577
– Regulation der Fettsäuresynthese 232
– Regulation der Glukoneogenese 220
– Regulation der Lipolyse 126
– Regulation der PP-1 211
– Rezeptoren (Tabelle) 579
– Sekretion 578
– Wirkungen 580 f
Adrenozeptoren 579
Advanced Glycation End Products (AGE) 572
Äpfelsäure *siehe* Malat 118
Äquivalent, kalorisches 187
AG-7088 258
Agarose-Gelelektrophorese 494
AGE (Advanced Glycation End Products) 572
Agglutination
– Blutgruppen 732
– IgM 707
Agglutinine 733
Aggrastat 738
Aggrecan 396, **405 f**
Aggregation (Blut) 732
Agouti-related Peptid (AgRP) 615
AgRP (Agouti-related Peptid) 615
Ahornsirup-Krankheit 158
AIDS 720
– Nachweis 492
Akinese (Parkinson) 792
Akkumulationsgift 317
Akromegalie 610
Akt-Kinase 568
Aktin 382
– in Thrombozyten 737
α-Aktin 383
Aktinbindungsdomäne 384
Aktinfasern 361
Aktinfilamente 382
Aktionspotenzial 769
Aktivator 34
Aktivierungsenergie 24
Aktivin 606, 608
Aktivität
– katalytische 31
– optische 37
Akute-Phase-Proteine 672, **698**
δ-ALA (δ-Aminolävulinsäure) 664
Alanin 54
– Abbau 155
– Bildung biogener Amine 162
– Glukoneogenese 218
– Pyrimidinnukleotid-Abbau 424
– Stoffwechsel 143
Alanin-Aminotransferase 329
Alanin-Aminotransferase (ALAT, ALT) 151
Alaninzyklus 143
Alarmone 416
ALAT (Alanin-Aminotransferase) 151
Albumin 667
Aldehyd-Dehydrogenase (ALDH) 139
– Biotransformation 759
– Inaktivierung von Serotonin 640
– Serotoninabbau 783
ALDH *siehe* Aldehyd-Dehydrogenase
Aldolase A, Glucoseabbau 77
Aldolase B, Fructoseabbau 98
Aldolspaltung 77
Aldosteron 619
– Regulation der Nierenfunktion 684
– Regulation des Kaliumhaushalts 622
– Wirkungen 620
Alkalose 686
Alkohol-Dehydrogenase *siehe* ADH
Alkohol-Oxidase, mikrosomale 139
Alkoholismus 139
Alkoholkonsum, Folgen 139
Alkylanzien 533
Alkylierung, von Basen in der DNA 504
Alkylumlagerung 300
all-*trans*-Retinal
– Vitamin 275
– Sehvorgang 798, 800
all-*trans*-Retinol
– Vitamin 275
– Sehvorgang 800
all-trans-Retinsäure 275
Allergie (*siehe auch* Überempfindlichkeitsreaktion) 721
– Auslöser 724
– Desensibilisierung 725
– Entstehungsmechanismus 723

Allergie, T-Zell-abhängige 726
Allodynie 632
Allolactose 456
Allopurinol 422
Allosterie 34
– Hämoglobin 34, 656
Allosterischer Effekt *siehe* Allosterie
ALT (Alanin-Aminotransferase) 151
Alveolar-Makrophagen 695
Alzheimer, Alois 789
Alzheimer, Morbus 475, 521, **789ff**
Alzheimer-Plaque 791
α-Amanitin 449
Amantadin 793
Amenorrhoe 611
Amethopterin 297
Amin, biogenes 161
Aminoacyl-tRNA 467
Aminoacyl-tRNA-Analogon 474
Aminoacyl-tRNA-Synthetase 467
γ-Aminobuttersäure (GABA) 162, **784**
Aminogruppe 51f
– pK-Wert 52
β-Aminoisobutyrat 424
5-Aminolävulinat 664
δ-Aminolävulinsäure (δ-ALA) 664
δ-Aminolävulinsäure-Synthase 664
– Regulation des Eisenstoffwechsels 310
Aminopeptidasen 254
Aminopropanol 162
Aminosäure
– Abbau 154
– Aktivierung (Translation) 467
– Decarboxylierung 161
– Definition 51
– essenzielle 59, 184
– Funktion im Energiestoffwechsel 61
– glucogene 154
– im Primärharn 678
– ketogene 154
– L- und D-Isomere 53
– nichtessenzielle 58
– nichtproteinogene 60
– proteinogene 54
– Pufferkapazität 52
– Rückresorption in der Niere 679
– Struktur 10, 51
– Titrationskurve 52
Ammoniak 144ff
– im Urin 687
– Pyrimidinnukleotidsynthese 423
– Schicksal in der Niere 687
AMP (Adenosinmonophosphat) 418
AMPA-Rezeptoren 779
amphiphil 331
Amplifizierung von DNA (PCR) 492
α-Amylase
– im Pankreassekret 195, 201
– im Speichel 201
β-Amyloid 789ff
Amylo-1,4→1,6-Transglucosylase 209
Amylopektin 43
– in der Nahrung 201
Amylose 43
– in der Nahrung 201
Anämie
– hämolytische 281, 283
– hyperchrome 427
– megaloblastäre 297, **301**, 427
– mikrozytäre, hypochrome 310
– perniziöse 134, 301
Anaphase 513
Anaphylatoxine 699
– als Entzündungmediator 732
Anaphylaxie 721
Androgene 598, **602f**
– Biosynthese 602
– Wirkungen 603
Androgen bindendes Protein (ABP) 603
Androstendion 598
Aneuploidie 501
Angina pectoris 752
Angiogenese, bei der Tumorentwicklung 531
Angiotensin converting Enzyme (ACE) 617
Angiotensin I 617
Angiotensin II 617
– Regulation der Aldosteronsynthese 620
– Wirkungen 618
Angiotensinogen 617
Angiotensinrezeptoren (AT) 618
– Rolle bei der Kanzerogenese 524
Anhydrid, gemischtes 79
Anionenkanal, ligandengesteuerter, GABA-Rezeptor 784
Ankerproteine 359
Annealing, Polymerasekettenreaktion 492
Anomere 39
ANP (atriales natriuretisches Peptid, Atriopeptin) 621
– Regulation der Nierenfunktion 685
anti-Müller-Hormon (AMH) 602
Anti-Onkogen *siehe* Tumorsuppressorgen
Antibiotikum 442, **459f**, 474
– Resistenzplasmide 483
Anticholinergika 793
Anticodon-Schleife 446
Antidepressiva
– nicht-trizyklische 783
– trizyklische 780
Antigen
– Definition 696
– tumorassoziiertes (TAA) 735
Antigen-MHC-Protein-Komplex 717
Antigenbindestelle 703
Antigenpräsentation
– B-Zellen 712
– dendritische Zellen 710
– MHC-Klasse-I-Proteine 718f
– MHC-Klasse-II-Proteine 717, 719
– Rolle der Lysosomen 378
Antigenprozessierung 710
Antihistaminika (H1-Blocker) 723
Antikörper (*siehe auch* Immunglobulin) 702ff
– Aufbau 703
– gegen AB0-System 732
– Klassen (Isotypen) 702
– Klassenwechsel 708, 714
– lösliche 714
– monoklonale 702
– Gewinnung 710
– Immuntherapie 533
– TAA-spezifische 735
– polyklonale 710
– primärer 543
– sekundärer 543
– somatische Hypermutation 710
– somatische Rekombination 708
– Klassenwechsel 708, 714
– Tabelle 703
Antileukotriene 723
Antimycin A 174
Antioxidanzien 662
Antioxidationsmittel
– Tocopherol 279
– Vitamin C 303
antiparallel 430
Antiphlogistika, nichtsteroidale (NSAP) 632
Antiport 352
Antithrombin 749
– Aktivierung durch Heparin 749
α_1-Antitrypsin
– als Proteaseinhibitor 258
– Hemmung der Blutgerinnung 749
α_1-Antitrypsin-Mangel 258
Aortendissektion 402
Aortenektasie 402
AP-Endonuklease 506
AP-Stelle 506
Apaf-1 (Apoptotic Protease activating Factor 1) 520, 527
Apaf-1-Heptamer 520
APC (Tumorsuppressor) 527
Apidra 574
ApnA (Diadenosinoligophosphate) 416
APO-1 519
Apo A-I (Apoprotein A-I) 249
Apo B 48 (Apoprotein B 48) 245
– RNA-Editing 465
Apo B 100 (Apoprotein B 100) 246, 671
– RNA-Editing 465
Apo C-II (Apoprotein C-II) 245
Apobec-1 465
Apocaeruloplasmin 312
Apo E (Apoprotein E) 245
– Rolle bei Alzheimer-Krankheit 790
APO E2-Allel 790
APO E4-Allel 790
Apolipoprotein 244
Apoprotein *siehe* Apo
Apoptose 517ff
– Auslösung durch zytotoxische T-Zellen 719
– Eliminierung von B-Zellen 713
– Kanzerogenese 523
– Selektion von T-Zellen 716
Apoptose-Mediatorproteine, mitochondriale 520
Apoptosekörper 517
Apoptosom 520
Apoptotic Protease activating Factor 1 (Apaf-1) 520, 527
Apotransferrin 308
Apparat, juxtaglomerulärer 684
Appetit, Regulation 615
APRT (Adenin-Phosphoribosyltransferase) 422
aPTT (aktivierte partielle Thromboplastinzeit) 748
AQP *siehe* Aquaporin
Aquaporin (AQP) 617
Aquaporin AQP10 224
Aquaporin-1
– in der Niere 680
– Struktur 352
Aquaporin-2 683
– Induktion durch ADH 684
Aquaporin-3 683
Aquaporin-4 683
Arachidonsäure 48
– bei allergischen Reaktionen 722
– Eikosanoidsynthese 627
– Synthese 49
Arbeitsumsatz 186
Archaebakterien 326
Area postrema 782
Arf 374f
Arginase 148
Arginin 57
– Abbau 156
– Harnstoffzyklus 148
– Synthese von NO 633
Argininosuccinat 147
Argininosuccinat-Lyase 147
Argininosuccinat-Synthetase 147
Aromatase 593, 606
Arrestin 800
Arteria hepatica 669
Arteriosklerose, Pathogenese 751
Arthritis
– postinfektiöse 726
– urica 421
Arthroskopie 754
Arzneimittelreaktion 726
ASAT *siehe* Aspartat-Aminotransferase
Ascorbinsäure *siehe* Vitamin C
Ascorbyl-Radikal 304
Asialoglykoproteinrezeptor 348
Asparagin 56
– Abbau 159
– hydrolytische Desaminierung 153
Asparaginsäure 57
Aspart 574
Aspartat 58
– Abbau 158f
– Glukoneogenese 215
– Harnstoffzyklus 147
– Purinnukleotidsynthese 418
– Pyrimidinnukleotidsynthese 423
Aspartat-Aminotransferase (ASAT, AST) 149, 151, 329
– Malat-Aspartat-Shuttle 179
Aspartat-Carbamoyltransferase 423
Aspartat-Glutamat-Translokator 179
Aspirin *siehe* Acetylsalicylsäure
Asthma bronchiale 721
– Prophylaxe 633
Asthma-Anfall 722
Astral-Mikrotubulus 391
Astrozyt 764
– Glucosestoffwechsel 763
– Phagozytose von β-Amyloid 791
AST *siehe* Aspartat-Aminotransferase
Aszites 139f
AT *siehe* Angiotensinrezeptoren
Ataxia telangiectasia mutated (ATM) 526

ATGL (Adipose Triglyceride Lipase) 126
Atherom 752
Atherosklerose 51 f
Atherosklerose *siehe* Arteriosklerose
ATM (Ataxia telangiectasia mutated) 526
ATM- and Rad3-related (ATR) 527
Atmungskette 8, **166**
– angeborene Defekte 181
– bakterielle 182
– Einschleusung von $FADH_2$ 133
– Entkoppler 180
– Komplex I 168
– Komplex II 171
– Komplex III 173
– Komplex IV 174
– Redoxpotenziale 176 f
– Vergiftung durch Cyanid 176
Atorvastatin 248
ATP (Adenosintriphosphat) 4
– als Neurotransmitter 787
– Regulation der Glykolyse 86
– Regulation des Citratzyklus 120
– Struktur 413
ATP-binding cassette transporter A1 (ABCA1) 249
ATP-Synthase 6, **164 f**, 178
– angeborene Defekte 181
ATP-Synthasom 178
ATPase
– F-Typ 353
– P-Typ 354
– V-Typ 354
– an Synapsen 779
ATR (ATM- and Rad3-related) 527
Atractylosid 177
Atracurium 777
Atriopeptin *siehe* ANP
Atriumpeptid, atriuretisches *siehe* ANP
Atrophie, kortikale 791
Autophagie 358
Autophagosom 358
Autophagozytose 358
Autophosphorylierung
– JAK-Kinase 562
– Rezeptortyrosinkinase *siehe dort* 9
Avery, Oswald 428
Avidität 706
Avitaminose, Definition 272
Axel, Richard 795
Axin 528
Axon-Wachstum 765
Axonverlust 788
Azidose 243
– metabolische 572
Azinuszellen 196

B

B-Kette, Insulin 566
B-Konformation (Doppelhelix) 431
B-Zell-Aktivierung 713
B-Zell-Lymphom 735
– Entstehung 525
B-Zell-Rezeptor 713
B-Zelle 713 ff
B1-Rezeptor (Kinin-Rezeptor) 636
B2-Rezeptor (Kinin-Rezeptor) 636
Bak 520
Bakterien, kompetente 489
Bakterienzellwand 43
Bakteriophage 489
Ballaststoffe 185
Barbiturate, Abbau in der Biotransformation 757
β-barrel-Proteine 68, 345
Basalkörper 389
Basallamina 396, 405
– Aufbau 407
Basalmembran, glomeruläre 677
Basedow, Morbus 590, 725
Basen, komplementäre 430
Basen-Exzisionsreparatur 506
Basenanaloga 505
Basenstapelung 431
Basentriplett 466
Basis-Bolus-Therapie 574
Basisinsulin 574
Batrachotoxin 774
Bauchglatze 758
Bax 520, 527
BBB (Blood-brain barrier) 766
Bcl-2 520
– Rolle bei der Kanzerogenese 524
Bcl-2-Familie 518
bcr (breakpoint cluster region) 525
Bcr-Abl-Tyrosinkinase 525
– Hemmung, Tumortherapie 534
Becker-Muskeldystrophie 385
Behring, Emil von 692
Belastungsdyspnoe 754
Belegzellen 190
Bence-Jones-Proteine 702
Benserazid 793
Benzbromaron 422
Benzodiazepine 784
Benzodihydropyran 279
Benzpyren 758
Beriberi-Krankheit 284
Bernsteinsäure (Succinat) 117
Beruhigungsmittel 784
Bet v1 724
Betaglykan 405
Betula verrucosa 724
Bicarbonat
– Rückresorption 686
– Salzsäureproduktion 192
– Transportform von CO_2 658
Bicarbonat-Puffer (Blut) 659
Bid 519 f
Bienengift 223
Bilayer 331
Bile Salt Export Pump (BSEP) 673
Bilirubin 665
– als Antioxidans 662
– direktes (konjugiertes) 665
– indirektes 665
– Konjugation in der Leber 672
Bilirubin-Diglucuronid 665
Biliverdin 665
Bindehautxerose 277
Bindung
– energiereiche 75
– Acetyl-CoA 104
– glykosidische 41
– im Nukleotid 413
– in Glykosaminoglykanen 402
Biotin 274, **301**
– Propionyl-CoA-Carboxylase 134
– Pyruvat-Carboxylase 121, 213
Biotin-Hypervitaminose 303
Biotinmangel 303
Biotinyllysin 274, 301
Biotransformation **756 ff**, 761
– Definition 756
– Funktionalisierungsreaktionen 757
– im Gehirn 767
– Konjugationsreaktionen 760
– Umwandlungsreaktionen 756
Biperiden 793
Birkenpollen-Allergie 724
1,3-Bisphosphoglycerat
– Glykolyse 77
– Phosphatgruppenübertragungspotenzial 415
2,3-Bisphosphoglycerat, Regulation der O_2-Affinität (Hämoglobin) 657
Bitot-Fleck 277
Blasengalle 196, 673
Blastozyste 607
Blau-Opsin 799
Blaualgen 326
Blei 317
Bleivergiftung 317, 422
Blood-brain barrier (BBB) 766
Blotting, Definition 495
Blunt End 485
Blut 652 ff
– Bicarbonat-Puffer 659
– Regulation des pH-Werts 659
– Sauerstoffsättigung 652
Blut-Harn-Schranke 677
Blut-Hirn-Schranke 766
Blut-Liquor-Schranke 767
Bluterguss 665
Bluterkrankheit, klassische 744
Blutgerinnung 741 ff
– extrinsischer Weg 742
– Gerinnungsfaktoren (Tabelle) 747
– Hemmung 749 f
– intravasale 730
– intrinsischer Weg 742
– Rolle des Kallikrein 637
– Zusammenfassung 746
Blutglucosekonzentration
– Regulation über Glucoseaufnahme in Hepatozyten 88, 670
– Regulation über Glykogenabbau 96
– Regulation durch Insulin 570
Blutgruppen 732
– Tabelle 733
– Test vor Transfusion 733
Blutgruppenantigene 732 ff
– AB0-System 732
– Rhesus-System 734
Blutlipidspiegel, Senkung durch Fibrate 565
Blutplasma 652
– Zusammensetzung 667
Blutserum 652
– Proteinzusammensetzung 667
Blutstillung 736 ff
Blutungsneigung, erhöhte 283
Blutvergiftung 730
Blutzuckerspiegel *siehe* Blutglucosekonzentration
BMI (Body Mass Index) 269
BMP (bone morphogenic protein) 563, 646
BNP (Brain natriuretic Peptide) 621, 685
Body mass index (BMI) 269
Bohr, Christian 656
Bohr, Niels 656
Bohr-Effekt 656
bone morphogenetic protein (BMP) 563, 646
Bordetella pertussis 550
Botenstoff
– Hormone 538
– Second Messenger *siehe* Second Messenger
Botox 777
Botulinumtoxin 357
– Wirkung 777
Bowman-Kapsel 677
Bradykinin 635
Brain natriuretic Peptide (BNP) 621, 685
Branching Enzyme 209
BRE (TFIIB Recognition Element) 451
breakpoint cluster region (bcr) 525
Brechreiz 642, 782
Brennwert
– physiologischer 187
– pysikalischer 187
Brenztraubensäure (Pyruvat) 81
bridging 722
Brillenschlange 777
Bromuracil 505
Bronchialkarzinom 758
– kleinzelliges, Entstehung 525
– Metastasen 532
Bronchiektasen 390
Bronchokonstriktion 722
Brown'sche Molekularbewegung 363
Brunner-Drüsen 200
BSC1 (Bumetanid-sensitive Cotransporter) 682
BSE (bovine spongiforme Enzephalopathie) 475
BSEP (Bile Salt Export Pump) 673
Buck, Linda 795
Bürstensaum (der Enterozyten) 202
Bulbus olfactorius 795
Bumetanid-sensitive Cotransporter (BSC1) 682
α-Bungarotoxin 777
Burkitt-Lymphom, Entstehung 525
Burnet, Frank Macfarlane 734
Busulfan 533
γ-Butyrobetain 304
γ-Butyrobetain-α-Ketoglutarat-Dioxygenase 304

C

C (Komplementkomponenten) 696 ff
– Porenbildung im MAC 697
C-Domäne (Antikörper) 704
c-fos 531
C-Gensegment 708
c-jun 531
C-Peptid, Insulin 566
C-Segment 708
C-Sequenz 708

Ca^{2+}-ATPase
– Induktion durch Schilddrüsenhormone 589
– Regulation durch Ca^{2+}/CaM 554
Ca^{2+}-Cycling 590
Ca^{2+}-Kanal, IP_3 gesteuerter 553
CAAT-Box 458
CACNA1 A 773
CAD (Caspase-aktivierte DNase) 521
CAD-Multienzymkomplex 423
Cadherin 23 797
Cadherin 359
– in Metastasen 532
Cadmium 317
Caeruloplasmin 309
– Kupferspeicher 312
CAK (CDK-activating kinase) 514
Calciferol 277, 624
Calcitonin 624
Calcitonin-Gene-Related-Peptide (CGRP) 642
Calcitriol 274, 277
– Wirkungen als Hormon 626
Calcium
– als Second Messenger 554
– bei der γ-Carboxylierung 746
– bei der Thrombozytenaktivierung 739
Calciumhaushalt 622
Calciumhomöostase 622
Calciumkanal, spannungsgesteuerter 770
– Autoantikörper 777
– Photorezeption 799
– Ursache der Migräne 773
Calciumphosphat-Kopräzipitationsmethode 490
Calciumphosphatsteine 679
Calciumsensorprotein 623
Calciumspeicher 369, 373
Calciumsteine 679
Caldesmon 385
Calmodulin (CAM) 385, 554
Calor 727
CaM (Calmodulin) 385, 554
CaM-Kinasen, Regulation durch Ca^{2+}/CaM 554
cAMP
– Aktivierung der PKA 548
– Inaktivierung 550, 557
– Regulation der Lipolyse 127
– Regulation durch Insulin 570
– Synthese 548
– Wirkungen als Second Messenger 548
cAMP-responsive Element Binding Protein (CREB) 550
– Aktivierung durch PKA 549
cAMP-responsive Element (CRE) 550
Camptothecin 442
Canaliculi, der Belegzellen 192
Cap
– mRNA 444, 460
– Proteasom 380
CAP (Catabolite activating Protein) 454
Cap-bindendes Protein 469
Capping, Definition 460
Carbamatgruppe 659
Carbaminsäure 423
Carbamoylaspartat 423
Carbamoylphosphat
– Harnstoffzyklus 147
– Pyrimidinsynthese 423
Carbamoylphosphat-Synthetase 1 (CPS1, Harnstoffzyklus) 147
Carbamylphosphat-Synthetase 2 (CPS 2, Pyrimidinsynthese) 423
Carbanion, Thiaminpyrophosphat 106
Carboanhydrase
– in der Lunge 659
– in Erythrozyten 658
– in Tubuluszellen 686
– Salzsäureproduktion 192
– Wechselzahl 31
Carboplatin 533
Carboxy-Biotin 302
Carboxylgruppe 51 f
– pK-Wert 52
γ-Carboxylierung
– Gerinnungsfaktoren 747
– Vitamin-K-abhängige 282
Carboxypeptidase 254
– im Pankreassekret 195
Carboxyphosphat 423
Carcinoma in situ (Portio) 530
Cardiolipin (Diphosphatidylglycerin) 336 f
– Biosynthese 338
– Struktur 334
Carnitin 130
Carnitin-Acylcarnitin-Translokase 130
Carnitin-Acyltransferase 1 130
– Regulation des Fettsäure-Stoffwechsels 232
Carnitin-Acyltransferase 2 130
β-Carotin 274
CART (Cocain- und Amphetamin-reguliertes Transkript) 615
Caspase-aktivierte DNase (CAD) 521
Caspasen 518 f
Catabolite activating Protein, (CAP) 454
Catechol (1,2-Dihydroxybenzol) 577
Catechol-O-Methyltransferase (COMT) 578, 781
β-Catenin 359
– Rolle bei der Kanzerogenese 524, 528
CBF (Transskriptionsfaktor) 458
CD 142 742
CD-Nomenklatur 698
CD4 717
– Bindung an MHC-II 717
– Bindung von HIV 720
CD4-T-Zelle 717
CD8 717
– Bindung an MHC-I 718
CD8-T-Zelle 718
CD14, Bindung von β-Amyloid 791
CD20 735
CD36 246
CD40 714
CD40 L 650, 714
CD95 (Fas, *siehe auch dort*) 719
Cdc6 516
Cdc25-Phosphatase 514
CDK (cyclin-dependent kinase) 514
CDK-activating kinase (CAK) 514
CDK-Inhibitor p21[Cip1] 527
CDK-Inhibitor-Proteine (CKI) 515
Cdk7 (Transkriptionsfaktor) 453
cDNA 490 f
– Synthese bei der RT-PCR 493
cDNA-Bank 490
CDP-1,2-Diacylglycerin 337
CDP-Cholin 337
CDP-Diacylglycerin-Inositol-3-Phosphatidyltransferase 337
CDP-Ethanolamin 337
Cdt1 516
Celecoxib 632
Cellulose 43
Cephalosporin
– Resorption 255
– Wirkmechanismus 44
Ceramid 334
– Biosynthese 338
Cerebrosid 336
– Biosynthese 338
– Struktur 335
Cetuximab 533
CF (Cleavage Faktoren) 463
CFTR-Kanal
– Aktivierung durch PKA 549
– Mukoviszidose 695
– Salzkonzentration im Schleim der Bronchien 694
CFU (Colony forming Unit) 647
cGMP
– als Inhibitor von Phosphodiesteterase Typ III 558
– Inaktivierung 557
– Synthese 556
– Wirkungen als Second Messenger 556
cGMP-Phosphodiesterase, in Scheibchenmembranen 799
CGRP (Calcitonin-Gene-Related-Peptide) 642
Channelopathies 773
Chaperone 476
– Definition 476
– mitochondriale 370
– Proteindisulfid-Isomerasen 477
Chargaff-Regel 430
Chelatbildner 762
Chemokine 650
– im Komplementsystem 699
Chemorezeptoren 795
Chemotaxis 728
Chenodesoxycholsäure 197
Chimäre 500
Chinolat-Phosphoribosyl-Transferase 287
Chinolsäure 287
Chinon-Reduktase 282
Chiralität 37 f
Chlor, Rückresorption 682 f
Chloramphenicol 474
Chloramphenicol-Acetyltransferase 483
Chloridkanal (GABA-Rezeptor) 784
Cholecalciferol 274, 277, 624
Cholecystokinin (CKK) 614
– Regulation der Pankreassekretproduktion 196
Cholecystokinin-Pankreozymin *siehe* Cholecystokinin
Cholelithiasis 199
Cholera 550
Choleratoxin 289
– Wirkungsweise 550
Cholesterin 14, **335 f**
– Abbau 344
– Biosynthese 338
  – Energiebilanz 342
  – Regulation 342
– Einfluss auf die Membranfluidität 344
– im enterohepatischen Kreislauf 344
– im VLDL 246
– in der Leber 671
– Rolle bei der Arteriosklerose 249
– Steroidhormonbiosynthese 593
– Struktur 335
– Tagesbedarf 671
Cholesterin-Desmolase 593
Cholesterin-Esterase 593
– im Pankreassekret 195
– Verdauung von Lipiden 223
Cholesterinester-Hydrolase 593
Cholesterinsteine 199
Cholesterol *siehe* Cholesterin
Cholin 336, 778
Cholin-Acetyltransferase 778
Cholsäure 197
Chondrodysplasie 647
Chondroitinsulfat 45, 396, **403 ff**
Chondrozyten 409
Chondrozyten-Proliferation 624
Chorea Huntington 475, 521, **794**
Choriogonadotropin, humanse (hCG) 607
Christmas-Faktor 743
Chrom 317
Chromanring 279
Chromasthma 317
Chromatin 366, **432**
– Regulation der Transkription 453
– Umstrukturierung während Zellzyklus 515
Chromekzem 317
Chrommangel 317
Chromosom, im Zellzyklus 512
Chromosomenmutation 501
Chylomikronen 224, **245**
Chymotrypsin 253
– im Pankreassekret 195
– Reaktionsmechanismus 256
Ciclosporin A 717
Cimetidin 193
CIN (zervikale interepitheliale Neoplasie) 530
Cip/Kip-Familie 515
Ciprofloxacin 442
Cisplatin 533
Citrat 113
– Fettsäurebiosynthese 227
– Glukoneogenese 215
– Hemmung der Glykolyse 87
– Isomerisierung 114
– Regulation der Fettsäuresynthese 232
Citrat-Synthase 113
Citrat-Translokator 227
Citratzyklus 110
– anaplerotische Reaktionen 121
– Energiebilanz 120
– Funktion im Stoffwechsel 110
– Regulation 120
Citrullin 61
– Harnstoffzyklus 147
Citryl-CoA 113
CKK *siehe* Cholecystokinin
Clathrin 355, **374 f**
Claudin 359
Claviceps purpurea 783
Cleavage and Polyadenylation Specificity Factor (CPSF) 463

Cleavage Stimulation Factor (CstF) 463
Cleavage Faktoren (CF) 463
CLIP-Peptid 718
Clostridium botulinum 777
Clostridium tetani 785
Clozapin 782
Cluster of Differentiation (CD) 698
CMC (kritische Mizellenkonzentration) 222
CNP (natriuretisches Peptid) 621
Co-Chaperone 476
CO-Vergiftung 654
CO_2 658
CO_2-Partialdruck, Regulation der O_2-Affinität (Hämoglobin) 657
Coated Pits 356
Coated Vesicles 356
Coating Protein I (COPI) 375
Coating Protein II (COPII) 372, 375
Cobalamin (*siehe auch* Vitamin B_{12}) 274, 298
– Methylmalonyl-CaA-Mutase 134
Cobalaminmangel 300
Cobalt 315
– im Cobalamin 299
Cobaltmangel 315
Cocain 773
Cochlea 796
Cockayne-Syndrom 507
Code, genetischer 466
Codein 787
Codon 466
– synonymes 466, 491
Coenzym A
– Citratzyklus 117
– Funktion 292
– Struktur 292
Coenzym Q 170
Coffein 787
– als Hemmstoff der Phosphodiesterase 558
Colchicin 387
Colipase 222
Colony forming Unit, CFU 647
Coma diabeticum 572
COMT (Catechol-O-Methyltransferase) 578, 781
Conn-Syndrom 621
Connexin 361
– in elektrischen Synapsen 775
Connexon 361
COPI (Coating Protein I) 375
COPII (Coating Protein II) 372, 375
COPD 674
Core
– Glycosid 347
– Proteasom 380
Cori, Morbus 95, 377
Cori-Zyklus 92
Corpus luteum (Gelbkörper) 606
Corrin 299
Corticoliberin *siehe* CRH
Cortisol
– beim Fasten 266
– Regulation der Glukoneogenese 220
– Struktur 594
– Wirkungen 597
Cortisoltherapie, lang anhaltende 598
Cortison 620
– als Antiallergikum 723
Cortocotropin-Releasing-Hormon *siehe* CRH
cos-Sequenz 489
Cosmid 489
COX (Zyklooxygenase) 628
COX-2-Inhibitoren 632
CP1 (Transskriptionsfaktor) 458
CP2 (Transskriptionsfaktor) 458
CpG-Inseln 459
CPS 1 (Carbamylphosphat-Synthestase 1) 147
CPS 2 (Carbamylphosphat-Synthestase 2) 423
CPSF (Cleavage and Polyadenyla,tion Specificity Factor) 463
CRE (cAMP-responsive Element) 550
CREB *siehe* cAMP-responsive Element Binding Protein
Creutzfeld-Jakob-Krankheit 475
CRH (Corticotropin-Releasing Hormon, Corticoliberin) 583
Crick, Francis Harry 430
Cristae 367
Crohn, Morbus 701
Cromoglykat 723
CRP (C-reaktives Protein) 698
CstF (Cleavage Stimulation Factor) 463
CTD-Phosphatase (Fcp1) 453
CTF (Transskriptionsfaktor) 458
CTP (Cytidin-5'-triphosphat) 423
CTR1 (Cu^{2+}-ATPase) 312
Cu^{2+}-ATPase (CTR1) 312
CuA-Zentrum 175
CuB-Zentrum 175
Cumarinantagonisierung 283
Cumarinderivate 282
Curare 777
Cushing-Syndrom 598, 600
Cyanidvergiftung 176
Cyanocobalamin 299
Cycle-Sequencing 498
cyclin-dependent kinase (CDK) 514
cyclo-ADP-Ribose 289
Cycloheximid 474
Cyclophosphamid 533
CYP 3 A4 757
CYP *siehe* Cytochrom-P-450-Enzyme
Cysteamin 162
Cystein 57
– Abbau 155
– Bildung von Disulfidbrücken 72
– eliminierende Desaminierung 153
Cysteinylleukotriene 629
– Wirkungen 633
Cystic Fibrosis Transmembrane Conductance Regulator-Kanal *siehe* CFTR-Kanal
Cystinsteine 679
Cytidin 413
Cytidin-5'-triphosphat (CTP) 423
Cytidin-Desaminase Apobec-1 465
Cytidyltransferase 337
Cytochalasine 382
Cytochrom a 175
Cytochrom a3 175
Cytochrom b 173
Cytochrom b5 233
Cytochrom c 174
– Rolle bei der Apoptose 520
Cytochrom-bc1-Komplex 173
Cytochrom-c-Oxidase 174
Cytochrom-P-450-Enzyme (CYP) 757
– bakterielle 758
– Reaktionsmechanismus 758
– Reduktasen 760
– Steroidhormonbiosynthese 593
Cytochrom-P-450-Reduktase 758
Cytosin 412
Cytosinarabinosid 442, 533

D

D-Antigen 734
D-Galaktose 40
D-Gensegment 708
D-Glucose 40
D-Glycerinaldehyd, Struktur 11
D-Mannose 40
D-Ribose 413
D-Segment 708
D-Tubocurarin 777
D/L-Nomenklatur 37
Dactinomycin 533
DAG *siehe* Diacylglycerin
Darmmotilität, Regulation durch Serotonin 641
dATP, Synthese 424
Daunorubicin 533
DBP (Vitamin-D-Bindeprotein) 625
DC (dendritische Zellen) *siehe* Zellen, dendritische
dCTP, Synthese 424
ddNTP (Didesoxynukleotid) 498
DDT (Dichlordiphenyltrichlorethan) 774
Death-inducing signalling Complex (DISC) 519
Debranching Enzyme 94
Decarboxylierung, PALP-abhängige, Mechanismus 291
Decorin 405 f
Defensine 694, 717
Degeneration, neurofibrilläre 791
Dehydroalanin 587
Dehydroascorbinsäure 303
7-Dehydrocholesterin 624
Dehydroepiandrosteron (DHEA) 598
Dehydrogenase
– FAD-abhängige 112
– NAD^+-abhängige 111
Deiodase 588
Deletion **501 f**, 525
Demenz 789
Denaturierung, Polymerasekettenreaktion 492
Dense Bodies 384
Deoxycarnitin 304
Depolarisation (Membranpotenzial) 769 f
Depurinierung, thermische 503
Der p1 724
Dermatansulfat 396
Dermatitis, atopische 721
Dermatophagoides pteronyssinus 724
Desaminierung 152
– eliminierende 153
– hydrolytische 153
– oxidative 152
  – von Basen in der DNA 503 f
Desaturase 49, 233
Desensibilisierung (Allergie) 725
Desmin 393
Desminfilamente 393
Desmocollin 359
Desmoglein 359
Desmosom 359
5'-Desoxyadenosylcobalamin 274, 299
Desoxycholsäure 198
Desoxyribonuklease, im Pankreassekret 195
Desoxyribonukleinsäure *siehe* DNA
Desoxyribonukleotidsynthese 424, 426
Desoxyribose 413
2-Desoxy-D-Ribose 413
Detemir 574
Dextrin 201
dGTP, Synthese 424
DHEA (Dehydroepiandrosteron) 598
Diabetes
– insipidus 617, 684
– mellitus 251, **268 f**, 569
– Mikroangiopathie 572
morphin (Heroin) 787
Diacylglycerin (DAG) 241, 337
– Synthese aus PIP2 551
– Wirkung als Second Messenger 552
1,2-Diacylglycerin (*siehe auch* Diacylglycerin) 241
2,3-Diacylglycerin (*siehe auch* Diacylglycerin) 337
1,2-Diacylglycerin-Cholin-Phosphotransferase 337
1,2-Diacylglycerin-Ethanolamin-Phosphotransferase 337
Diadenosinoligophosphate (ApnA) 416
Diapedese 728
Diastereomere 38
Diauxie 456
Diazepam 784
DIC (disseminierte intravasale Gerinnung) 751
Dichlordiphenyltrichlorethan (DDT) 774
Dickdarm-Adenom 527
Dickdarmkrebs, erblicher nichtpolypöser 509
Dickdarmtumor 527
Diclofenac, Magenulcus 194
Didesoxymethode nach Sanger 497
Didesoxynukleotid (ddNTP) 498
Difarnesylnaphtochinon 274, 281
Diffusion 350
Dihydroergocryptin 793
Dihydrofolat-Reduktase
– dTMP-Synthese 427
– Hemmung, Tumortherapie 533
Dihydrofolat-Reduktase 294
Dihydrofolat-Reduktase-Hemmer 297
Dihydroliponamid-Acetyltransferase 105, 107
Dihydroliponamid-Dehydrogenase 105, 108
Dihydroorotase 423
Dihydroorotat 423
Dihydroorotat-Dehydrogenase 423
Dihydrotestosteron 602
Dihydrouridin-Schleife 446
Dihydroxyaceton 36
– Struktur 11

Dihydroxyacetonphosphat (Glyceron-3-phosphat)
– Fructoseabbau 98
– Glycerin-3-phosphat-Shuttle 179
– Glycerinabbau 128
– Glykolyse 77
– Triacylglycerinsynthese 240
1,2-Dihydroxybenzol (Catechol) 577
1,25-Dihydroxycholecalciferol 274, 277
1,25-Dihydroxyergocalciferol 277
2,4-Dihydroxy-3,3-dimethyl-butyrat 292
3,4-Dihydroxyphenylalanin *siehe* Dopa
Diiodtyrosin (DIT) 588
Diktyosom 373
Dimercaptopropansulfonsäure (DMPS) 762
5-Dimethylallyldiphosphat 340
Dimethylbenzimidazolribosid 299
Dimethylquecksilber 317
Dimethylxanthin 787
2,4-Dinitrophenol 181
Dinukleotid 429
Dioxygenase 158
Dipeptidase 254
Diphosphatidylglycerin *siehe* Cardiolipin
5-Diphosphomevalonat 340
Diphtherie 473
Diphtherietoxin 289, 473
Disaccharid 41
DISC (Death-inducing signalling Complex) 519
discrimination (self/non-self) 693
Dishevelled 528
Dissé-Raum 669
Disulfidbrücke 72
– Proteinfaltung 477
DIT (Diiodtyrosin) 588
Diuretika 619
DMPS (Dimercaptopropansulfon-säure) 762
DMT-1 307
DNA (Desoxyribonukleinsäure, DNS) 428 ff
– Abbau durch Restriktions-endonukleasen 485
– Amplifizierung (PCR) 492
– Auftrennung in Agarosegelen 494
– Basenpaarung 430
– Doppelhelix 430
– GC-Gehalt 430
– Klonierung 487
– Konformation 431
– Methylierung 485
  – Kanzerogenese 533
– mitochondriale (mtDNA) **367**, 432
– Nachweis im Southern-Blot 495
– Plasmid 482
– Quervernetzung 533
– Satelliten-DNA 497
– superspiralisierte 437
– Synthese 438
  – Polymerasekettenreaktion (PCR) 492
  – Reaktionsmechanismus 439
– Syntheserate 437
DNA-abhängige Proteinkinase (DNA-PK) 527
DNA-Doppelhelix 430 f
– Entwindung 437
DNA-Glykosylase 506
DNA-Ligase 440
– in der Gentechnik 486, 488
DNA-Looping 459
DNA-Methylierung 459
DNA-Methyltransferasen 459
DNA-Photolyase 505
DNA-PK (DNA-abhängige Protein-kinase) 527
DNA-Polymerase
– in der Gentechnik 486
– Polymerasekettenreaktion 492
– RNA-abhängige 441
DNA-Polymerase I 439
DNA-Polymerase III 439
DNA-Polymerase α 439
– Primasefunktion 438
DNA-Polymerase β, DNA-Reparatur 506
DNA-Polymerase δ 439
– DNA-Reparatur 506
DNA-Profilanalyse 496
DNA-Reparatur 505 f
– direkte 505
– transkritptionsgekoppelte (TCR) 506
DNA-Schadens-Kontrollpunkte 514
DNA-Sequenzierung 497
DNA-Transfer 489
DnaA (Initiationsprotein) 437
DnaB (Helikase) 437
DnaG (Primase) 438
DNA *siehe* Desoxyribonukleinsäure
DNS *siehe* DNA
Docetaxel 533
Döderlein-Stäbchen 91
Dogma, zentrales 434
Dolicholphosphat 347
Dolor 727
Domäne
– konstante 704
– variable 704
Dopa (3,4-Dihydroxyphenyl-alanin) 577
– überquerung der Blut-Hirn-Schranke 766
– zur Behandlung der Parkinson-Krankheit 792
Dopa-Decarboxylase 577
Dopamin 162, **577**
– Abbau 781
– als Neurotransmitter 781
Dopamin-Hydroxylase 577
Dopaminrezeptoren 781
– Agonisten 793
– Antagonisten 782
Dopaminsystem
– mesolimbisches 781
– nigrostrales 781
Doping 603
Doppelbindungscharakter, partieller 65
Doppelhelix *siehe* DNA-Doppelhelix
Doppelstrangbruch 504
DOTMA 490
Down-Syndrom (Trisomie 21) 790
Downstream Promoter Element (DPE) 451
Doxorubicin 533
DPE (Downstream Promoter Element) 451
Drüsen, endokrine 538
Druck, kolloidosmotischer (onkotischer) 667
dTMP, Synthese 427
Duchenne-Muskeldystrophie 385
Ductus thoracicus 224
Dünndarmsekret 200
– Zusammensetzung 189
Duplikation 501
dUTP, Synthese 426
dUTP-Diphosphohydrolase 426
Dynein 388, 390
Dynorphine 786
Dysplasie, primäre ziliäre 390
Dystrophin 385

E

E (Exit)-Stelle 470
E1-Enzym (Ubiquitin aktivierendes Enzym) 381
E2-Enzym (Ubiquitin konjugierendes Enzym) 381
E3-Enzym (Substraterkennungs-protein) 381
E605 (Parathion) 777
EBK *siehe* Eisenbindungskapazität
EBP (Transskriptionsfaktor) 458
Echokardiographie 62
ECL-Zellen 194
EDTA (N,N-Ethylendiamintetra-essigsäure) 257
eEF (Elongationsfaktoren) 471
EF-Motiv (EF-Hand) 554
Effektor-Caspasen 518 ff
Effektor-T-Zelle 713
Effektorhormon 541, 583
EGF (Epidermal Growth Factor) 646
EGFR-ähnlicher Wachstumsfaktor-Rezeptor 524, 533
Ehrlich Paul 692, 696
eIF (Initiationsfaktoren) 469 f
Eikosanoide 627
– Rolle bei Allergien 722
Eikosatetraensäure *siehe* Arachidonsäure
Einnistung, Eizelle 606
Einzelstrangbindeprotein 437
Einzelstrangbruch 506, 508
Eisen 307
– Speicherung 309
Eisen-Schwefel-Zentrum (Fe/S-Zentrum) 169
Eisenbindungskapazität (EBK)
– latente 308
– totale 308
Eisenhut 114
Eisenhydroxid 309
Eisenmangel 310
Eisenresorption 307
Elastase 254
– bei der Immunantwort 717
Elastin 401
Elektrolythaushalt 615
Elektronen-transferierenden Flavoprotein (ETF) 133, 172
Elektrophorese 494
– Blutserum 667
Elektroporation
– Bakterien 489
– Eukaryonten 490
ELISA (Enzyme-linked immuno-sorbent Assay) 493, 543
– HIV-Nachweis 492
Elongation
– Fettsäuresynthese 227
– Transkription
  – Eukaryonten 453
  – Prokaryonten 450
– Translation 471
Elongationsfaktoren (eEF) 471
Embryonalentwicklung
– Regulation durch Wachstums-faktoren 645
– Rolle der Hyaluronidasen 404
– Rolle des Fibronektin 407
– Steuerung durch Retinsäure 276
EnaC 620
ENaC (epithelial Na$^+$-Channel) 683
Enantiomere 38
Enbrel 145
Ende
– nichtreduzierendes (Polysaccharid) 42
– reduzierendes (Polysaccharid) 42
endergon, Definition 19
Endharn 678
2,3-Endiol-L-Gluconsäurelacton (Vitamin C) 303
Endolymphe 796
Endonuklease G 520
Endorphine 584, 786
Endosom 355
Endosymbiontentheorie 368
Endotoxin, Lipopolysaccharid 700
Endozytose 355
– rezeptorvermittelte 355
Endplatte, motorische 775
– Erkrankungen 777
– Hemmung durch Botulinum-toxin 777
– Myasthenia gravis 725
– Rezeptoren 775
Energie, Freie **18**, 20
– Berechnung 21
– Definition 18
Energiebilanz
– β-Oxidation 136
– Cholesterinbiosynthese 342
– Citratzyklus 120
– Fettsäuresynthese 231
– Fructoseabbau 99
– Glukoneogenese 217
– Glykolyse 81
– Harnstoffzyklus 149
– Purinnukleotidsynthese 418
Energiediagramm 18
– mit Enzym 26
– Übergangszustand 25
Energieerhaltungssatz 22
Energieladung 417
Energiespeicher, in Zahlen 264
Energiestoffwechsel
– aerober 262
– bei Nahrungsmangel 263
– Regulation 260
Energieumsatz 186
Enhancer 458
Enkephaline 584, 786
Enolase 81
Enoyl-CoA-Hydratase 132
Enteroglukagonpeptide 615
Enterokinase 200
Enteropeptidase 253
– im Dünndarmsekret 200

Enthalpie
– Definition 22
– Freie 18
Entkoppler, Atmungskette 180
Entropie 22
Entzündung 727
– Hemmung durch Glucocorticoide 597
– klassische Zeichen 727
– Rolle der Kinine 637
– Rolle der Prostaglandine 631
Entzündungsmediatoren 728 ff
– im Komplementsystem 699
Enzephalomyopathie
– mitochondriale 368
– spongiforme bovine (BSE) 475
– Wernicke-Enzephalopathie 116
Enzym
– Affinität 28
– bifunktionelles
– Debranching Enzyme 94
– Fructose-2,6-bisphosphat-Interkonvertierung 87
– Gleichgewichtseinstellung 25
– Hemmung 32 ff
– isosterisches 35
– katalytische Aktivität 31
– Ubiquitin aktivierendes 381
– Ubiquitin konjugierendes 381
– Wechselzahl 31
Enzyme-linked immunosorbent Assay *siehe* ELISA
Enzymhemmung 32
Enzymkinetik 27
EP-Rezeptoren 630
Ependymzellen 764, 767
Epidermal Growth Factor (EGF) 646
Epidermolysis bullosa simplex 393
Epilepsie 773
Epimere 38, 40
Epimerisierung, von UDP-Galaktose 99
Epiphysenfuge 589, 597
– Schluss 603, 605
Epitop 703
EPO (Erythropoetin) 648
Epoxid-Hydrolasen, Biotransformation 760
Epoxid-Reduktase 282
Epoxidierung 758
Eptifibatide 738
erbA 524
erbB 524
Erbitux 533
Erbrechen 782
eRF (Terminationsfaktoren) 472
Ergocalciferol 277, 624
Erk = extracellular signal-regulated kinase
Erkrankung
– mitochondriale 368
– neurodegenerative 789
Ernährung, parenterale 186
ER *siehe* Retikulum, endoplasmatisches
Erythroblastose, fetale 734
Erythromycin 474
Erythropoese 663 f
Erythropoetin (EPO) 648
Erythrose-4-phosphat 238
Erythrozyt
– Bildung 663
– Blutgruppenantigene 732
ES-BP (eisensensorisches Protein) 310
Essigsäure, aktivierte 104
Esterbindung 47
– DNA-Ligation 440
– in Nukleotiden 413
– tRNA 446
ETF (Elektronentransferrierendes Flavoprotein) 133, 172
ETF-Ubichinon-Oxidoreduktase 133, 172
Ethanol
– Abbau 139
– alkoholische Gärung 91
– Bedeutung für den Enegiestoffwechsel 139
Ethanolamin 162, 336
Ethidiumbromid 494
Etoposid 533
Euchromatin 366
Eukaryont, urtümlicher 368
Eukaryontenzelle, Aufbau 327
Exekutor-Caspasen 518 ff
exergon, Definition 19
Exon 444, 461
3'-5'-Exonuklease-Aktivität 508
Exophthalmus 590
Exozytose 356
Export, Zellkern 366
Exportrezeptor 365
Expression, monoallelische 459
Extrinsic Factor 299
Exzisionsreparatur 506
Exzitotoxizität 779
EZM (extrazelluläre Matrix) 396

F

F-Aktin 382
$(Fab)_2$-Fragment 704
F-dUMP (Fluordesoxyuridylat) 427
F-Plasmid (Fertilitätsplasmid) 482
F-Typ-ATPasen 353
F0-Teil, ATP-Synthase 164
F1-Teil, ATP-Synthase 165
Fab-Fragment 704
FABPpm 246
FAD 274
– Mechanismus der Elektronenübertragung 112
FADD (Fas-associated Death Domain Protein) 519
$FADH_2$
– β-Oxidation 131
– Ausbeute 136
– Citratzyklus 117
– Ausbeute 120
– Pyruvat-Dehydrogenase 108
FAD *siehe* Flavinadenindinukleotid 171
Faeces, Zusammensetzung 188
Faktor II *siehe* Thrombin
Faktor III 742
Faktor V 743
Faktor VII 742
Faktor VIII 743
– Mangel 744
– Thrombozytenaggregation 736
Faktor IX 743
– Mangel 744
Faktor X (Stuart-Prower-Faktor) 741 ff
– Hemmung durch Antithrombin 749
Faktor XI 742, 744
– Mangel 744
Faktor XII (Hageman-Faktor) 742
Faktoren (Blutgerinnung, Tabelle) 747
σ-Faktoren 448
β-Faltblatt 68
FAP (familiäre adenomatöse Polyposis coli) 527
Farbsinnstörungen 799
Farnesyldiphosphat 340
Farnesylierung 480
Fas 519
Fas-associated Death Domain Protein (FADD) 519
Fas-Liganden 519
– auf zytotoxischen T-Zellen 719
Fasern, elastische 401
Fasten 264 f
– Wirkung von Hormonen 266
FAT 246
FATP 246
FATP1 (fatty acid transport protein 1) 224
fatty acid transport protein 1 (FATP1) 224
Favismus 237
FBP-2 (Fructose-Bisphophatase-2) 88
Fc-Fragment 704
Fc-Rezeptoren, in der Plazenta 704
Fc-Teil 704
Fcp1 (CTD-Phosphatase) 453
Fe/S-Zentrum (Eisen-Schwefel-Zentrum) 171
feedback inhibition (Produkthemmung) 87
Feedforward-Regulation 87
Fehlpaarungs-Korrekturlesemechanismus 508
Fel d1 724
Felbamat 780
Felis domesticus 724
FEN1 506
Ferrioxidase I 309
Ferrireduktase 307
Ferritin 308 f
Ferritin-Reduktase 309
Ferrochelatase 664
Fertilitätsplasmid (F-Plasmid) 482
Fes 524
Fettgewebe
– braunes 124, 580
– Wärmebildung 180
– Lipolyse 126
– weißes 124
Fettleber 124, **139**, 226
Fettleberhepatitis 139
Fettreserve 123
Fettsäure
– Abbau (*siehe auch* β-Oxidation) 128
– Aktivierung 130
– Definition 12
– essenzielle 184
– Grundstruktur 12
– Nomenklatur 47
– physiologische Funktion 232
– Schutz gegen Atherosklerose 50
– Transport ins Mitochondrium 130
– ungesättigte, Bildung 233
3-Fettsäuren 50
Fettsäure-Hydroperoxid 279
Fettsäure-Synthase 571
– Aufbau 228
Fettsäure-Transportprotein 1 224
Fettsäuresynthese 225
– Energiebilanz 231
– in der Leber 671
– Regulation 232
– durch Insulin 570
Fett *siehe* Lipid
Fettspeicherkrankheiten 343
Fettstreifen 752
Fettsucht 269
Fettzellen 124
FGF (Fibroblast Growth Factor) 646
FGF-related growth factor 524
FGF-Rezeptor 524
Fibrate 565
Fibrillin 401
Fibrin
– Bildung 744
– Bindung an GP IIb/IIIa 738
– Umwandlung von Fibrinogen 741
Fibrin-Aggregat 745
Fibrinogen
– Struktur 744
– Umwandlung zu Fibrin 741
Fibrinolyse 748
Fibrinopeptide 745
Fibroblast Growth Factor (FGF) 646
Fibronektin 407
– lösliches 738
– RGD-Motiv 738
– Thrombozytenaggregation 738
Fibrose, zystische 695
Fieber, Rolle der Prostaglandine 632
Filtrationsrate, glomeruläre (GFR) 677
– Bestimmung 687
Fingerabdruck, genetischer 496
first pass effect 594, 673
Fischer-Projektion 41
FK506 717
Flagellen 390
Flavinadenindinukleotid (FAD)
– Atmungskette 171
– Vitamin B_2 285
Flavinmononukleotid (FMN)
– Atmungskette 169
– Vitamin B_2 285
Flavoprotein 172
– Funktion 286
flg 524
Fließgleichgewicht 22
Flip-Flop
– Lipidresorption 224
– Membranlipide 344
– Thrombozytenaktivierung 740
– Transportprotein 350
Flippasen 344
Floxazine 460
Flucloxacillin 483
Fluor 315
Fluorapatit 315
Fluordesoxyuridylat (F-dUMP) 427
Fluormangel 315
Fluoruracil 427, 533
FMN *siehe* Flavinmononukleotid
fms 524
Fokaladhäsion 361
Folgestrang 438
Follikelphase 605
Follikelreifung 605
Folsäure 274, **293**
– Funktion 294
Folsäure (Folat)-Reduktase 294
Folsäure-Hypervitaminose 298

Folsäuremangel 297, 427
Forbes-Krankheit 95
Formiminoglutamat 295, 298
Formylpeptidrezeptor 700
– auf Leukozyten 728
Fos 524
frame shift mutation 502
Frizzled-Rezeptor 528
Fructokinase 98
Fructose
– Abbau 97
– Energiebilanz 99
– Aufnahme in die Enterozyten 203
– Aufnahme in die Leber 670
– Struktur 38
Fructose-1,6-bisphosphat, Glykolyse 76
Fructose-1,6-Bisphosphatase 571
– Regulation, allosterische 219
Fructose-1-phosphat, Fructoseabbau 98
Fructose-2,6-bisphosphat
– Regulation der Fructose-1,6-bisophosphatase 219
– Regulation der Gluconeogenese 265
– Regulation der Glykolyse 87
Fructose-6-phosphat
– Glykolyse 76
– Pentosephosphatweg 237
– Phosphorylierung 76
Fructose-Bisphosphatase 216
Fructose-Bisphosphatase-2 (FBP-2) 88
Fructose-Intoleranz 99
FSH (Follikel stimulierendes Hormon) **583 f**, 603
Fucose 346
– in Blutgruppenantigenen 732
Fugu 773
Fumarat
– Citratzyklus 117
– Harnstoffzyklus 147, 149
Fumarat-Hydratase 118
Functio laesa 727
Funktionalisierungsreaktionen 757
Furanose 39
Furche (DNA) 431
Furosemid 683
Furunkel 484
Fusionsprotein, bei der Kanzerogenese 525
futile cycles 590
F'-Plasmid 482

G

ΔG 18
– verschiedener Verbindungen 415
Gärung, alkoholische 91
G-Aktin 382
G-Protein
– heterotrimeres 545 ff
– inhibitorisches (G_i) 550
– Transducin 799
– kleines 560
– riechspezifisches 795
G-Protein-Rezeptor *siehe* Rezeptor, G-Protein gekoppelter
G-Zellen 193, 612
G0-Phase 512
G1-Phase 512
– Restriktionspunkt 515
G1/S-Übergang 515
G2-Phase 513
G2/M-Übergang 516
G418 499
GABA (γ-Aminobuttersäure) 162, **784**
GABA-Rezeptoren 784
GABA-Shunt 784
GAG *siehe* Glykosaminoglykane
gal-Operon 455
Galaktokinase 99
Galaktosämie 100
Galaktose
– Abbau 99
– Auflnahme in Enterozyten 203
– Aufnahme in die Leber 670
– Epimere 40
– im Keratansulfat 404
– in Blutgruppenantigenen 732
– N-Glykosylierung 346
Galaktose-1-phosphat, Galaktoseabbau 99
Galaktose-1-phosphat-Uridyltransferase 99
β-Galaktosidase 202
– in pUC18 488
– lac-Operon 455
Galaktosylcerebrosid 335
Galle 196, 672
– Sekretion 673
– Zusammensetzung 189, 197, 672
Gallenblase 673
Gallenfarbstoffe 672
Gallengang 669
Gallenkanälchen 669
Gallensäuren 197 f
Gallensalze 197
Gallensteine 199
Ganciclovir 500
Gangliosid GM2 377
Ganglioside 336
– Biosynthese 338
– Struktur 335
Gap Junction 361
– in elektrischen Synapsen 775
GAPDH (Glycerinaldehyd-3-phosphat-Dehydrogenase) 77
GAP (GTPase aktivierendes Protein) 547, 560
Gasaustausch, Lunge 652
Gaskonstante 21
Gastrin 612
– Regulation der Pankreassekretproduktion 196
– Regulation der Salzsäureproduktion 19
– Sekretion 613
Gastrin-Cholecystokinin-B-Rezeptor 612
Gastrin-releasing Peptide (GRP) 613
Gastrinom 196, 614
Gastritis 193
Gating 769, **772**
GC-Gehalt (DNA) 430
GCSF (Granulozyte Colony Stimulating Factor) 648
GDP-Man, Synthese des Core-Glykosids 347
Gedächtnis, Rolle des Histamins 639
Gedächtniszellen 702, 715
GEF (Guaninnukleotid-Austauschfaktor) 560
Gehörknöchelchen 796
Gehörorgan 796
Gehirn, Energiestoffwechsel 763
Gelbkörper 606
Gelbsucht 139, 666
Gelelektrophorese 494
Gelenkregion 704
Gen, Definition 428
Genamplifikation 525
Genbanken 490
Genbibliothek *siehe* Genbanken
Genexpression 443
– Definition 434
– Regulation 453
Genmutation 502
Genom
– *E. coli* 436
– menschliches 436
– mitochondriales 368
– prokaryontisches 326
– retrovirales 434, 486
– virales 430
Genommutation 501
Genomreparatur, globale (GGR) 506
Gentechnik, Definition 481
Gentransfer, horizontaler 483
gER (glattes endoplasmatisches Retikulum) 373
Geranyldiphosphat 340
Gerbsäure 307
Gerinnung, disseminierte intravasale (DIC) 751
Gerinnungsfaktor, Hemmung durch Cumarinderivate 283
Gerinnungsfaktoren (Tabelle, *siehe auch* einzelne Faktoren) 747
Gerinnungsfaktoren-Konzentrat 283
Gerinnungsstörungen
– Diagnose 747
– Hämophilien 744
– von-Willebrand-Syndrom 737
Geschlechtsmerkmale, sekundäre 603, 605
Geschlechtsorgane, Reifung 603
Geschmackssinneszellen 796
Geschwindigkeitskonstante 24, 27
Gestagene 604
Gewebe-Plasminogenaktivator 748
Gewebe-Thromboplastin 742
Gewebefaktor 742
Gewebshormone 539, **627**
Gewebskallikrein 635
GFR *siehe* Filtrationsrate, glomeruläre
GGR (globale Genomreparatur) 506
GH (Growth Hormone) *siehe* Wachstumshormon
Ghrelin 608, 615
GHRH (Growth-Hormone-Releasing-Hormon, Somatoliberin) 583, 608
G_i-Protein 550
Gibbs, Edward 18
Gicht 421
Gichtanfall, akuter 387
Gichtknoten 421
Gichttophi 421
Gigantismus 610
GIP (gastroinhibitorisches Peptid) 613
Glanzmann, Morbus 738
Glargin 574
GLDH (Glutamat-Dehydrogenase) 152, 329
Gleevec 55
Gleichgewicht, chemisches 20
Gleichgewichtsorgan 796
Gliafaserproteine, saure 393
Gliazellen 764
Glisson-Trias 669
Glivec 534
Globulin, Thyroxin bindendes (TBG) 588
α_1-Globuline 668
α_2-Globuline 668
β-Globuline 668
Glomerulus 677
– im Bulbus olfactorius 795
GLP (Glucagon-like Peptide) 574
Glucagon-like Peptide (GLP) 574
Glucocorticoide 594, **596 f**
– Hemmung der Phopspholipase A_2 628
– Regulation der Katecholaminbiosynthese 578
Glucokinase 86
Gluconeogenese 212 ff
– im Hungerstoffwechsel 264
– in der Leber 670
– in der Niere 678
– Regulation 219
– Stimulation in der Leber 265
Glucosamin, im Heparansulfat 404
Glucose
– Abbau (*siehe auch* Glykolyse) 74
– Anomere 40
– Aufnahme
– in Enterozyten 203
– in Erythrozyten 205
– ins extrahepatische Gewebe 204
– ins ZNS 205
– Epimere 40
– Glykogensynthese 206
– im Endharn 679
– im Gehirn 763
– im Primärharn 678
– N-Glykosylierung 346
– Phosphorylierung 5, 75
– Energiediagramm 18
– ΔG 19
– Rückresorption in der Niere 205, 679
– Stoffwechsel in Leber 670
– Struktur 38
– täglicher Bedarf 212
Glucose-1-phophat-UTP-Transferase 207
Glucose-1-phosphat
– Glykogenabbau 93
– Glykogensynthese 207
Glucose-6-phosphat 5, 18, 75
– Glykogensynthese 206
– Pentosephosphatweg 236
– Regulation der PP-1 211
Glucose-6-phosphat-Dehydrogenase 236
Glucose-6-phosphat-Dehydrogenase-Mangel 236
Glucose-6-phosphat-Isomerase 76
Glucose-6-Phosphatase 216
– in den Hepatozyten 670
Glucose-Toleranz-Faktor (GTF) 317
Glucose-Transporter (GLUT) 203, **353**
Glucosehomöostase, Rolle der Niere 678
Glucosurie 572

Glucosylcerebrosid 335
Glucuronide 760
Glucuronsäure 402 f
Glukagon 573 f
– Auslösung des Hungersignals 262
– beim Fasten 266
– Regulation der Fettsäuresynthese 232
– Regulation der Glukoneogenese 219
– Wirkungen 573
Glukoneogenese, Energiebilanz 217
Glulisin 574
GLUT (Glucosetransporter) 203, **353**
GLUT1 205
– im Gehirn 763
GLUT2 204, 670
– in der Niere 679
GLUT3 205
– in Nervenzellen 763
GLUT4 204, 571
– Regulation 85
– Regulation durch Insulin 570
GLUT5 203, 670
Glutamat 58
– Abbau 156
– als Neurotransmitter 779
  – im Ohr 796
  – Photprezeption 799
– Ammoniakbildung 146
– GABA-Synthese 784
– Glukoneogenese 218
– in der Folsäure 293
– oxidative Desaminierung 152
Glutamat-Dehydrogenase (GLDH) 152, 329
Glutamat-Oxalacetat-Transaminase (GOT) 152
Glutamat-Pyruvat-Transaminase (GPT) 151
Glutamatrezeptoren 779 f
– RNA-Editing 464
Glutamin 56
– Abbau 156
– Ammoniakbildung 146
– Glukoneogenese 218
– hydrolytische Desaminierung 153
– Produktion in der Leber 671
– Purinnukleotidsynthese 418
– Stoffwechsel 144
Glutamin-Phosphoribosyl-Amidotransferase 418
Glutamin-Synthetase 153
Glutaminsäure 57
γ-Glutaryltransferase (γ-GT) 329
Glutathion (GSH) 662
– Biotransformation 760
Glutathion-S-Transferase (GST) 760
Glutathionkonjugate 760
Glyceral-3-phosphat *siehe* Glycerinaldehyd-3-phosphat
Glycerin 336
– Abbau 128
– Glukoneogenese 219
– im Primärharn 678
– in Glycerophospholipiden 333
– Resorption 224
– Triacylglycerinsynthese 240
Glycerin-3-phosphat
– Glycerophospholipid-Biosynthese 337
– Lipolyse 128
Glycerin-3-phosphat-Acyltransferase 337
Glycerin-3-phosphat-Dehydrogenase 128
– Atmungskette 173
– mitochondriale 179
– zytosolische 179
Glycerin-3-phosphat-Shuttle 179
Glycerin-Kinase 218, 240
Glycerinaldehyd 36
– D/L-Form 37
– Fructoseabbau 98
Glycerinaldehyd-3-phosphat
– Glykolyse 77
– Mechanismus der Oxidation 78
– Pentosephosphatweg 238
Glycerinaldehyd-3-phosphat-Dehydrogenase (GAPDH) 77
Glycerinaldehyd-Kinase 98
Glycerokinase 240
Glyceron-3-phosphat *siehe* Dihydroxyacetonphosphat
Glycerophosphatid 332
Glycerophospholipide 332
– Abbau 343
– Biosynthese 337
Glycin 54
– Abbau 155
– als Neurotransmitter 785
– Biotransformation 761
– Co-Transmitter von NMDA-Rezeptoren 779
– Hämbiosynthese 664
– Purinnukleotidsynthese 418
– Umwandlung in Serin 295
Glycinrezeptor-Antagonist 785
Glycocholsäure 198
Glykan 403
Glykogen
– Abbau 93
  – Regulation 96
– Definition 206
– Speicherung 93
  – Vergleich mit TAG 125
– Stoffwechsel in der Leber 670
– Struktur 42
Glykogen-Phosphorylase 93
– Aktivierung bei Ausdauerleistung 262
Glykogen-Phosphorylase-Kinase, Regulation durch Ca^{2+}/CaM 554
Glykogen-Synthase 207 f
– Regulation 209
Glykogen-Synthase-Kinase 3 (GSK-3) 210, 568
– Regulation durch Insulin 568
Glykogen-Synthase-Kinase 3β 528
Glykogengranula 209
Glykogenin 206, 208
Glykogenosen **94 f**, 208, 217
Glykogenspeicherkrankheiten **94 f**, 208, 217
Glykogensynthese 206 ff
– Regulation 209, 211
Glykokalix 346
Glykolipid, Definition 334
Glykolyse 74
– aerobe 83
– anaerobe 83
  – Regulation im Muskel 261
– Definition 74
– Energiebilanz 81
– Regulation 84
  – durch Glukagon 573
  – durch Insulin 570
– Schlüsselenzyme 84
Glykoprotein
– Definition 43
– Myelin-assoziiertes (MAG) 765
Glykoprotein GP Ib 736
Glykoprotein GP IIb 737
Glykoprotein GP IIIa 737
Glykoprotein gp41 720
Glykoprotein gp120 720
Glykosaminoglykane (GAG) 45, **402**, 405
– Abbau 404
– Biosynthese 404
– Definition 402
– Funktion 404
Glykosylierung
– Definition 43
– von Kollagen 398
– von Membranlipiden 374
– von Proteinen **346**, 374
Glykosylphosphatidylinositol (GPI-Anker) 480
Glykosyltransferase 347, 404
GM2 (Gangliosid) 377
GMCSF (Granulocyte Macrophage Colony stimulating Factor) 648
GMP (Guanosinmonophosphat) 418
GnRH (Gonadotropin-Releasing-Hormon, Gonadoliberin) 583, 603
– Menstruationszyklus 606
GnRH-Neurone 606
Golgi-Apparat 373
Gonadoliberin *siehe* GnRH
Gonadotropin-Releasing-Hormon *siehe* GnRH
Gonadotropine 584
GOT (Glutamat-Oxalacetat-Transaminase) 152
GP IIb/IIIa (Glykoprotein IIb/IIIa) 737
– Bindung von Fibrin 738
GP-IIb/IIIa-Antagonist 738
GP-IIb/IIIa-Rezeptor-Antagonisten 738
gp41 720
gp120 720
GPI-Anker 480
GPT (Glutamat-Pyruvat-Transaminase) 151
G_q-Protein 551
Graaf-Follikel 606
Granula, elektronendichte (δ-Granula) 739
α-Granula (Thrombozyten) 736
– Inhaltsstoffe 739
β-Granula 209
δ-Granula (Thrombozyten) 739
Granulocyte Colony stimulating Factor (GCSF) 648
Granulocyte Macrophage Colony stimulating Factor (GMCSF) 648
Granulom 718
Granulosazellen 606, 608
Granulozyten
– eosinophile 723
– neutrophile 729
Granzyme 719
GRB2 560
Griffith, Frederick 428
Grizzlybär, kanadischer 137
Growth Hormone (GH) *siehe* Wachstumshormon
Growth-Hormone-Releasing-Hormon (Somatoliberin, GHRH) 583, 608
GRP (Gastrin-releasing Peptide) 613
Grün-Opsin 799
Grünschwäche 799
Grundumsatz 186
Gruppe, prosthetische 172
Gruppenübertragungspotenzial, hohes 75
GSH *siehe* Glutathion
GSK 3 *siehe* Glykogen-Synthase-Kinase 3
GSSG 662
GST (Glutathion-S-Transferase) 760
γ-GT (γ-Glutaryltransferase) 329
GTF (Glucose-Toleranz-Faktor) 317
GTP (Guanosintriphosphat) 117
GTPase-aktivierendes Protein (GAP) 547, 560
γ-GT (γ-Glutaryltransferase) 329
Guanin 412
Guanin-7-methyltransferase 460
Guanine Nucleotide Exchange Factor (GEF) 560
Guaninnukleotid-Austauschfaktor (GEF) 560
Guanosin 413
– methyliertes (mRNA) 444, 460
Guanosinmonophosphat (GMP) 418
Guanosintriphosphat (GTP) 117
Guanylatzyklase 556
– lösliche (zytosolische) 556
– membrangebundene 556
– zytosolische, Aktivierung durch NO 634
Guanylyltransferase 460
Guldberg 20
Guthrie-Test 159
Gyrase 442
Gyrasehemmer 442, 460

H

ΔH 22
H^+-ATPase, lysosomale 376
H-Antigen 732
H-Kette (Immunglobulin) 702, 704
– somatische Rekombination 708
H-Ras 524
H_1-Blocker (Antihistaminika) 723
Haarzellen 796
Haemophilus influenzae 706, 715
Häm-a-Gruppe 175
Häm-a_3-Gruppe 175
Häm-Oxygenase 665
Hämatokrit 652
Hämatom 665
Hämatopoese 647 f
Hämatopoetine 645, 647
Hämbiosynthese 663
Hämgruppe
– Abbau 665
– Hämoglobin 653
– Import ins Lysosom 379
– P-450-Enzyme 758
Hämochromatose 310

Hämoglobin
- Abbau 665
- Allosterie 34
- allosterische Effekte 656
- anomales 660
- Bohr-Effekt 656
- CO_2-Bindung 659
- fetales 659
- HbA_1 659
  - Affinität zu 2,3-BPG 659
  - Struktur 653
- HbA_2 659
- HbF 659
- HbH 660
- HbS 660
- Helix F 654
- Kooperativität 656
- Mechanismus der O_2-Bindung 654
- Methämoglobin 661
- neonatales 659
- Oxidationsschutz 662
- oxidiertes 661
- Oxygenierung 653, 656
- Quartärstruktur 70
- Röntgenstrukturanalyse 654
- R-Zustand 655
- Sauerstoffbindungskurve 652
- Sichelzellanämie 660
- Struktur 653
  - O_2-Bindestelle 654
- Synthese 664
- T-Zustand 654
  - Stabilisierung 657 f

Hämolyse 733
Hämophilie (*siehe auch* Gerinnungsstörungen) 744
Hämosiderin 309
Hämosiderose 310
Hämostase 736
Hageman-Faktor (Faktor XII) 742
Halbacetal 39
Halbketal 39
Haldane-Effekt 659
Haloperidol 782
Halothan, Abbau 760
Hapten 715
- Hib-Impfung 715

Haptoglobulin 665
Harn, hypotoner 617
Harnsäure 145, 419
- im Urin 687
- Rückresorption in der Niere 679

Harnsäure (Urat) 419
Harnsäuresteine 679
Harnstoff 145
- im Primärharn 678
- im Urin 687
- Rückresorption in der Niere 687

Harnstoff-Transporter 687
Harnstoffzyklus 145 ff
- Energiebilanz 149
- Regulation 149
- Verbindung zum Citratzyklus 122

Hartnup-Krankheit 254
Hauptzellen 191
Hausstaub 724
Haworth-Projektion 41
HbA_{1c} 572
Hb *siehe* Hämoglobin
hCG (humanes Choriogonadotropin) 607
HDAC *siehe* Histon-Deacetylase
HDL (high density lipoprotein) 249
heavy chain (Antikörper, *siehe auch* H-Kette) 702
Hedgehog-Protein 645
Heinz-Körper 236
Helicobacter pylori 193
Helikase 437
Helix, amphiphile 370
Helix F (Hämoglobin) 654
α-Helix 67
- Membrananker 71

Helminth Paradox 725
Hemeralopie 276
Hemidesmosom 360
Hemmung
- ireversible 33
- isosterische 35
- kompetitive 32
- nichtkompetitive 33
- reversible 32
- unkompetitive 34

Henle-Schleife 677
- Funktion 682

Henseleit, Kurt 111, 146
Heparanase 750
Heparansulfat 396, **403 ff**
- Hemmung der Blutgerinnung 750

Heparin **403 f**, 754
- Hemmung der Blutgerinnung 749
- Struktur 43

Hepatische Enzephalopathie 149
Hepatomegalie 217
Hepatozyt 669
Hephaestin 308
Her2 533, 735
Herceptin (Trastuzumab) 533, 735
hereditary nonpolyposis colorectal carcinoma (HNPCC) 509
Heroin (Diacetylmorphin) 787
Hers-Krankheit 94
Herzerkrankung, koronare 752
Herzinfarkt
- Pathogenese 751
- Therapie 752
  - mit Plasminogenaktivatoren 748

Herzinsuffizienz, Diagnose über BNP 621
Herzkatheteruntersuchung 62
Herzzeitvolumen, Steigerung 589
Heterochromatin 366
Heterodimerisierung, intrazellulärer Rezeptor 563 ff
Heuschnupfen 721
HEV (High endothelial Venules) 712
Hexokinase 75
- Regulation 85

Hexokinase II 571
Hexosaminidase A 377
Hexose 38
Hexosemonophosphatweg *siehe* Pentosephosphatweg
Hfr (High Frequency of Recombination) 482
HGF-Rezeptor 524
hGH (Human Growth Hormone) 491
HGPRT (Hypoxanthin-Guanin-Phosphoribosyltransferase) 422
Hib-Impfung 715
high density lipoprotein (HDL) 249
High endothelial Venules (HEV) 712
High Frequency of Recombination (Hfr) 482
Hinge Region 704
Hippursäure 761
Hirninfarkt 101
Hirudin 751
Hirudo medicinalis 751
Histamin 162, **638**
- als Antiallergikum 639
- als Neurotransmitter 639
- Auslösung von Allergien 721 f
- Biosynthese 638
- Regulation der Salzsäureproduktion 193
- Wirkungen 638 f

Histaminfreisetzung, durch C3a und C5a 699
Histaminrezeptoren 638 f
Histidin 57
- Abbau 156
- Decarboxylierung zu Histamin 638
- im Hämoglobin 654
- pK-Wert 52

Histidin E7 (Hämoglobin) 654
Histidin F8 (Hämoglobin) 654
Histidinbelastungstest 298
Histon-Deacetylase (HDAC) 459
- Rolle im Zellzyklus 515

Histon-Oktamer 432
Histone 432
Hitzeschockproteine *siehe* Hsp
HIV (Human Immunodeficiency Virus) 720
- Nachweis 492

HLA-DM-Protein 718
HLA-Proteine 711
HMG-CoA-Reduktase 340, 342
- Interkonvertierung 342

HMG-CoA-Reduktasehemmer 248
HMG-CoA *siehe* β-Hydroxy-β-methylglutaryl-CoA
HMWK (hochmolekulares Kininogen) 635
hNBC (human Na^+-Bicarbonat Cotransporter) 686
HNPCC (hereditary nonpolyposis colorectal carcinoma) 509
hnRNA (heteronukleäre RNA) 433
- Prozessierung 460
- RNA-Editing 464
- Struktur 444

Hodentumor 532
Homocystein, Remethylierung 295, 300
Homodimerisierung
- intrazellulärer Rezeptor 563
- Steroidhormonrezeptor 564

Homogenisator 328
Homogentisat 158
Homogentisat-Dioxygenase 158
Hormon-Substanzklassen 539
Hormone 538, **566 ff**
- adrenocorticotropes *siehe* ACTH
- aglanduläre 538
- Aminosäurederivate, Eigenschaften 539
- antidiuretisches *siehe* ADH
- effektorische 541
- Einteilung 538
- Follikel stimulierendes *siehe* FSH
- gastrointestinale 611
- glandotrope
  - Funktion 584
  - Struktur 584
- glanduläre 538
- hydrophile 540
- hydrophobe 540
- lipophile 563
- Melanozyten stimulierendes (α-MSH) 584, 615
- Nachweismethoden 542
- Regelkreise 540
- somatotropes (STH) *siehe* Wachstumshormon
- Thyreoidea stimulierendes (TSH, TH) 583, 588
- Wasser-, Elektrolythaushalt 615
- Wirkprinzip 540

Hormone-responsive Elements (HRE) 563
Hornhaut 693
Hornissengift 223
Hornkugel 392
Hornykiewicz, Oleh 792
HPV (humane Papillomaviren) 735
HRE (Hormone-responsive Element) 563
HSL (hormonsensitive Lipase) 126, 263
Hsp (Hitzeschockproteine) 476 f
- Steroidhormonrezeptor 564

Hsp70 370, 476
Hsp90 564
5-HT-Rezeptoren 640
- Klassifizierung 641

5-HT_1-Rezeptor-Agonisten, bei Migräne 642
5-HT_3-Antagonisten 782
Humalog 574
Human Growth Hormone (hCG) 491
Human Immunodeficiency Virus *siehe* HIV
Humaninsulin 574
human Leucocyte Antigen (HLA) 711
human Na^+-Bicarbonat Cotransporter (hNBC) 686
humanes Choriogonadotropin (hCG) 607
Hunger, Regulation 615
Hungergefühl, Regulation 269
Hungerstoffwechsel 264
Hunter-Glossitis 301
Huntingtin 794
Hyaluronat 45, 396, **403 f**, 406
Hyaluronidase 404, 484
Hyaluronsäure *siehe* Hyaluronat
Hybridisierung
- Definition 495
- Polymerasekettenreaktion 492
- Southern-Blot 495

Hybridom 710
Hydrid-Ion, Reduktion von NAD^+ 79
Hydrochinon 274
Hydrolase, saure 376
Hydrophobizität
- Plot 72
- von Aminosäuren 71

3-Hydroxyacyl-CoA 132
3-Hydroxyacyl-CoA-Dehydrogenase 132
3-Hydroxyanthranilat 160
Hydroxybutyrat 123

Hydroxybutyrat, Abbau 138
– Synthese 243
Hydroxybutyrat-Dehydrogenase 138, 243
3-Hydroxybutyrat *siehe* Hydroxybutyrat
β-Hydroxybutyrat *siehe* Hydroxybutyrat
β-Hydroxy-β-methylglutaryl-CoA (HMG-CoA)
– Cholesterinbiosynthese 338
– Ketonkörpersynthese 243
4-Hydroxycumarin 282
Hydroxyethyl-Thiaminpyrophosphat 106
5-Hydroxyindolacetat 640, 783
5-Hydroxyindolessigsäure 783
– Karzinoid-Diagnose 783
Hydroxylapatit 409
1-Hydroxylase 625
3-Hydroxy-3-methylglutaryl-CoA *siehe* β-Hydroxy-β-methylglutaryl-CoA
Hydroxylierung 758
– von Kollagen 398
Hydroxylradikal 279, 661
Hydroxylysin 397, 401
Hydroxyprolin 397, 401
11-Hydroxysteroid-Dehydrogenase 620
3β-Hydroxysteroid-Dehydrogenase 594
5-Hydroxytryptamin *siehe* Serotonin
5-Hydroxytryptophan, Serotoninbiosynthese 640
Hyperaldosteronismus 621
Hyperalgesie 632
Hyperammonämie 149
Hyperammonurie 149
Hyperbilirubinämie 666
Hypercholesterinämie 248
– familiäre 250
Hyperglykämie, bei Diabetes mellitus 572
Hyperinsulinämie 569
Hyperkaliämie, bei Insulinmangel 572
Hyperkalzämie 279
Hyperkalzurie 279
Hyperkoagulabilität 283
Hyperlipoproteinämie Typ II 250
Hypermutation, somatische 710
Hyperosmolarität 616
Hyperostose 277
Hyperprolaktinämie 611
Hypersensitivitätsreaktion (*siehe auch* Allergie) 721
Hyperthermie, maligne 590
Hyperthyreose 590 f
Hypertonie
– arterielle 619
– hypokaliämische 621
Hypertriglyceridämie 565
Hyperurikämie 421
Hypervitaminose, Definition 272
Hypoosmolarität 616
Hypophyse 583
Hypophysenhinterlappen *siehe* Neurohypophyse
Hypophysenvorderlappen *siehe* Adenohypophyse
Hypothalamisch-hypophysäres System 540 f
Hypothalamus 582
Hypothyreose 590
Hypovitaminose, Definition 272
Hypoxanthin 413, 419
Hypoxanthin-Guanin-Phosphoribosyltransferase (HGPRT) 422

I

I-Zellen 614
IAP (Inhibitor of Apoptosis Proteins) 519
Ibuprofen, Magenulcus 194
ICAD 521
ICAM-1 728
Iccosomen (Immune-complex-coated bodies) 712
Iduronsäure 402 f
IFN-γ *siehe* Interferon-γ
IF *siehe* Interferone
IgA 705
– im Verdauungstrakt 190
IgA-Dimere 705
IgA-Mangel, selektiver 706
IgA-Proteasen 706
IgA-Rezeptor 705
IgD 707
IgE 707
– bridging durch Antigen 722
IGF (insulinähnlicher Wachstumsfaktor) 609, 646
IGF-Bindungsproteinen 609
IGF-I-Rezeptor 609
IGF-II-Rezeptor 609
IgG 703 f
– Aktivierung des Komplementsystems 696
– Funktionen 705
– Subklassen 704
IgM 706
– Aktivierung des Komplementsystems 696
IgM-Pentamere 706
Ikterus 139, 666
IL *siehe* Interleukine
Imatinib 534
Iminosäure 57
Imipramin 780
Immotile-Cilia-Syndrom 390
Immunüberwachung (Immune Surveillance) 734
Immune-complex-coated bodies (Iccosomen) 712
Immunglobulin (Ig)
– Aufbau 703
– Klassenwechsel 708, 714
– somatische Hypermutation 710
– Übersichtstabelle 707
– *siehe auch* Antikörper und einzelne Igs
Immunisierung 702
Immunkomplexreaktion 725
Immunschwächekrankheit *siehe* AIDS
Immunschwächesyndrom, erworbenes *siehe* AIDS
Immunsystem
– adaptives **701 ff**, 710
  – Definition 693
– angeborenes 693 ff
  – Definition 693
  – Rezeptoren 699
– erworbenes *siehe* Immunsystem, adaptives
– im ZNS 764
– Mediatoren 730
– spezifisches *siehe* Immunsystem, adaptives
– Überreaktion (Allergie) 721
– unspezifisches *siehe* Immunsystem, angeborenes
– Wirkung von Glucocorticoiden 597
– Wirkung von Zytokinen 650
Immuntherapie, allergenspezifische (SIT) 725
IMP (Inosinmonophosphat) 418
IMP-Dehydrogenase 418
Import
– Zellkern 366
– Mitochondrium 369
Importrezeptor 365
Impotenz 611
Imprinting 459
Inaktivator 33
Indinavir 258
Induktion, Transkription 454
Infektionen, nosokomiale 694
Infertilität 390
Inhibin
– im Follikel 606
– im Hoden 603
Inhibiting-Hormone 583
Inhibitor 34
– kompetitiver 32
Inhibitor of Apoptosis Proteins (IAP) 519
Initiation
– Replikation, Prokaryonten 437
– Transkription
  – Eukaryonten 453
  – Prokaryonten 450
– Translation 469
  – Hemmung 474
Initiationsfaktoren (Translation) 469 f
48 S-Initiationskomplex *siehe* Initiationskomplex
Initiationskomplex 469
– offener 453
Initiator (Inr) 451
Initiator-Caspasen 518
Initiator-Methionyl-tRNA 469
Ink4 515
Inosin 413
Inosinmonophosphat (IMP) 418
Inositol 336
Inositol-1,4,5-trisphosphat *siehe* IP_3 337
Inr (Initiator) 451
INR-Wert (International Normalized Ratio) 748
Insertion **501 f**, 525
Insiulin-like Growth Factor (IGF) 609, 646
Instabilität, dynamische 386
Insulin 566 ff
– Abbau 567
– als Regulator der Genexpression (Tabelle) 571
– Basis-Bolus-Therapie 574
– Basisinsulin 574
– Biosynthese 566
– Humaninsulin 574
– Regulation der Fettsäuresynthese 232
– Regulation der Glukoneogenese 220
– Regulation der Lipolyse 127
– Regulation der PP-1 211
– Regulation des Kaliumhaushalts 622
– Sekretion 567
– Signaltransduktion 568
– Speicherung 566
– Struktur 566
– während der Resorptionsphase 267
– Wirkungen
  – molekulare 568
  – zelluläre 569
Insulin-Analogon 574
Insulinmangel
– akuter 572
– Klinik 569
Insulinresistenz 268, 569
– durch Wachstumsfaktor 610
Insulinrezeptor 568
– Signaltransduktion 569
Insulinrezeptorsubstrat (IRS) 568
Insulinsensitizer 565
Insulintherapie 575
int-2 524
Integration, Plasmid 482
Integrilin 738
Integrin 360, 407
– Bindung an ICAM-1 (Diapedese) 728
– Glykoproteine GP I-III 737
Integrinphase 728
Interferon-α 730
Interferon-β 730
Interferon-γ (IFN-γ) 714, 719, **731**
– Unterdrückung allergischer Reaktionen 724
Interferone (IF, IFN) 650, 730
Interkalierung 460, **505**
– Ethidiumbromid 494
Interkonversion 90
Interkonvertierung 90
Interleukin-1 729, 731
Interleukin-2 717, **731**
Interleukin-4 731
Interleukin-5 731
Interleukin-6 729, 731
Interleukin-8 650, 728, **731**
Interleukin-10 725, **731**
Interleukin-12 731
Interleukine (IL) 648, 650, **731**
– Aktivierung von B-Zellen 714
– Rolle bei Allergien 724
Intermediärfilamente 359, **391**
Intermediärtubulus 676
Intermembranraum, Mitochondrium 367
International Normalized Ratio (INR) 748
Intoxikation, Knollenblätterpilz 449
Intrinsic Factor 299
– im Magensaft 191
– Mangel, perniziöse Anämie 134
Intron 444, 461
Inversion 501
Invertzucker 97
Iod
– als Spurenelement 316
– Schilddrüsenhormone 587
Ionenkanal
– cAMP regulierter 549
– in biologischen Membranen 352
– ligandenaktivierter 555
– mechanosensitiver (Ohr) 796
– spannungsgesteuerter 769 f
  – Röntgenstruktur 772
– spannungsunabhängiger 768
Ionenkanalkrankheiten 773
Ionenpumpe 353

IP_3 337
– Synthese aus PIP_2 551
– Wirkungen als Second Messenger 553
IP_3-Rezeptor 553, 555
IRBP (interstitielles Retinoid-bindendes Protein) 800
IRE (Iron Response Element) 310
Irinotecan 442, 533
Iron Response Element (IRE) 310
IRS (Insulinrezeptorsubstrat) 568
Ischämie 751
Isoalloxanring 285
Isocitrat 113
Isocitrat-Dehydrogenase 114
isoelektrischer Punkt, Definition 53
Isoenzym
– Definition 29
– in der Diagnostik 92
– Laktat-Dehydrogenase 92
Isoleucin 54
– Abbau 157
Isomaltose 202
Isomerase, β-Oxidation 133
Isomere 37
– Aminosäuren 53
Isomerisierung
– 3-Phosphoglycerat 81
– Citrat 114
– Glucose 19
– von Glucose-6-phosphat 76
Isoniazid 760
5-Isopentenyldiphosphat (5-Isopentenylpyrophosphat) 340
Isopreneinheit, aktivierte 340
Isoprenylierung 480
Isosorbidmononitrat 634
Isosterie 35
Isotyp (Antikörper) 702
Isoxazolylpenicillin 483
Ito-Zellen 275

J

J-Gensegment 708
J-Kette
– IgA 705
– IgM 706
J-Segment 708
JAK (Janus-Kinase, JAK-Kinase) 562
JAK-Kinase 562
JAK-STAT-Proteine 562
JAK-STAT-Signaltransduktionsweg 562
Janus-Kinase (JAK-Kinase) 562
Jenner, Edward 692
Joining Chain 705
Juckreiz 722
Jun 524

K

K-Ras 524
Kältezittern 580
Kalium, Sekretion in der Niere 683
Kaliumdiffusionspotenzial 768
Kaliumhaushalt 622
Kaliumkanal
– spannungsgesteuerter 770
  – Röntgenstruktur 772
– spannungsunabhängiger 768
  – Röntgenstruktur 771
Kallidin 635
Kallikreine 635
Kamel, Wasserspeicherung 137
Kanalprotein 351
Kanzerogenese 522 f
Kardiomyopathie, hypertrophe 130
Karies 98
– Prophylaxe 315
Kartagener-Syndrom 390
Karzinoid 643, 783
Katabolit-Aktivator-Protein (CAP) 454
Katabolit-Repression, lac-Operon 455
Katal 31
Katalase 135, 379
– in Erythrozyten 662
Katalytische Aktivität 31
Katarakt, diabetischer 572
Katecholamine 577 ff
– als Neurotransmitter 780
Kationenkanal, mechanosensitiver 616
Katzen-Allergie 724
Kayser-Fleischer-Kornealring 312
KDEL-Rezeptor 375
Keimbahnmutation 501
Keratansulfat 403 ff
Keratin 392
Keratinfilamente 359, 392
Kernantigen proliferierender Zellen 439
Kerne, subkortikale 793
Kernexport 364
Kernexportrezeptor 364
Kernexportsignal (NES) 364
Kernhülle 364
Kernikterus 667
Kernimport 364
Kernimportrezeptor 364
Kernkörperchen 365
Kernlamina 364, 393
Kernlokalisierungssequenz (NLS) 364
– Zykline 514
Kernmembran 364
Kernplasma 363
Kernpore 364
Kernporenkorb 364
Kernteilungsspindel 390
3-Ketoacyl-CoA 132
Ketoazidose 251
Keto-Enol-Tautomerie, von Basen in der DNA 503
Ketogenese 242
α-Ketoglutarat
– Ammoniakbildung 146
– Citratzyklus 114
– oxidative Decarboxylierung 115
α-Ketoglutarat-Dehydrogenase 115
α-Ketogluconolacton 303
Ketonkörper 125
– Abbau 137
– Definition 123, 242
– im Primärharn 678
– Synthese 242
  – in der Leber 671
Ketonurie, bei Diabetes mellitus 572
17-Ketosteroide 594
3-Keto-Thiolase
– β-Oxidation 132
– Ketonkörperabbau 138
α-Kette 716
β-Kette 716
δ-Kette 708
κ-Kette 708
λ-Kette 708
μ-Kette 708
Kettenabbruchmethode 497
Kettenverlängerung, Fettsäuresynthese 231
Keuchhusten 550
Kinase
– mitochondriale (PINK1-Genprodukt) 794
– Zyklin-abhängige 514
Kinesin 388
Kinetochor-Mikrotubulus 391
Kinin-Rezeptoren 636
Kininase II 636
Kinine 635 f
Kininogen 635
– hochmolekulares (HMWK) 635
  – Blutgerinnung 742
– niedermolekulares (LMWK) 635
Kinozilien 389
– auf Ependymzellen (ZNS) 764
– auf Riechsinneszellen 795
Klassen-Switch *siehe* Klassenwechsel
Klassenwechsel (Immunglobuline) 708
Kleeblattstruktur (tRNA) 446
Klonierung
– einzelne Schritte 490
– molekulare, Definition 487
Klonierungsvektor 487
– Bakteriophage 489
K_m 28
Knochen 396, **409**
Knock-out, Definition 499
Knock-out-Maus 499 f
Knock-out-Tier 499
Knollenblätterpilz-Vergiftung 449
Knoop, Franz 129
Knorpel 396, **405 ff**
Köhler, Georges 710
Kohlendioxid *siehe* CO_2
Kohlenhydrat **36**
– Abbau 74
– als Hapten 715
– als Membranbaustein 346
– als Nahrungsstoff 185
– Definition 11, 36
– Funktion im Energiestoffwechsel 46
– Grundstruktur 11, 36
– in der extrazellulären Matrix 396
– in der Nahrung 201
– komplexer Typ 346
– Nomenklatur 37
Kohlenmonoxidvergiftung 654
Kohlenstoffatom
– anomeres 39
– assymetrisches 37
Kokain 773
Kollagen
– Biosynthese 398
– fibrilläres 397
– Fibrillen-assoziiertes 397
– Rolle bei der Thrombozytenaggregation 736
– Schmelzpunkt 398
– Struktur 398
Kollagen-Kette 397
Kollagen-Helix 68, 397
Kollagenase 408
Kollagenfaser 401
Kollagentypen 396
Kolonkarzinom 480, 631
Kompartimentierung, Vorteile 328
Kompetenz, natürliche 489
Kompetenzfaktor (ACF) 465
Kompetitive Hemmung 32
Komplementaktivierung 696
Komplementkaskade 697
Komplementrezeptoren 697 ff
Komplementsystem 696 ff
– Aktivierung
  – alternativer Weg 696
  – bei Allergie 725
  – klassischer Weg 696
– Auslösung einer Entzündungsreaktion 727
– Proteinkomponenten 696
Komplex I, Atmungskette 168
Komplex II, Atmungskette 171
Komplex III, Atmungskette 173
Komplex IV, Atmungskette 174
Komponente, sekretorische 705
Konfigurationsisomere 38
α-Konfiguration, Kohlenhydrat 39
Konformere 38
Konjugation 482
Konjugationsreaktionen 760
Kontakt-System 742
Kontaktallergen 726
Kontaktekzem, allergisches 726
Kontrazeption, hormonelle 607
Konzentrationsverhältnis 20
Kooperativität 35
– Sauerstoffbindung im Hämoglobin 653
Kopplung, energetische 4, 117
– in der Biotransformation 761
Kopplungstetrasaccharid 404
Koproporphyrinogen III 664
Koprosterin 344
Koronarangiogramm, Atherosklerose 51
Koronarangiographie 62
Korsakow-Syndrom 116
Kraft, protonenmotorische (PMF) 166
Kraniosynostosis 647
Kreatin-Kinase 260
Kreatinin 145
– im Primärharn 678
– im Urin 687
Kreatinphosphat 260
– Phosphatgruppenübertragungspotenzial 415
Krebs, Hans 111
Krebs, Zahlen 522
Krebsentstehung 522 f
Krebszelle 522
Kreislauf
– enterohepatischer 199
– portaler 669
– systemischer 669
Kreislaufversagen 730
Kretinismus 590
Kropf 590
Kugelfisch 773
Kupfer 311
Kupferverteilungsstörung, intrazelluläre 312

Kuru 475
Kwashiorkor 186
Kynurenin 160

L

L-Carbidopa 793
L-Carnitin 304
L-DOPA *siehe* Dopa
L-Gluconolacton-Oxidase 303
L-Kette (Immunglobulin) 704
– somatische Rekombination 708
L-Struktur (tRNA) 447
L/D-Nomenklatur 37
Labyrinth
lac-Operon 454 ff
β-Lactamase 483
β-Lactamring 483
Lactase 99, 202
Lactat
– Abbau 92
– anaerobe Glykolyse 90
– Cori-Zyklus 92
– Glukoneogenese 218
– im Herzmuskel 261
– im Primärharn 678
– in der Leber 261
– in der Skelettmuskulatur 261
Lactat-Dehydrogenase 92
– Isoenzyme 92
Lactoferrin 190, 695
Lactonase 237
Lactonring 303
Lactose 99
– lac-Operon 455
– Struktur 99
– Verdauung 202
Lactose-Intoleranz 202
lacZΔM15 488
Laktat-Dehydrogenase (LDH), in der Diagnostik 92
Laktatgärung 90
Lambert-Eaton-Syndrom 777
Lamin 393
Laminfilamente 393
Laminin 407
Lanosterin 341
Lantus 574
Lariat 462
lassoähnliche Struktur (Lariat) 462
LCAT (Lecithin-Cholesterin-Acyl-transferase) 246
LDH (Lactat-Dehydrogenase) 92
LDL-Rezeptor (LDLR) 246 f
LDLR-related protein (LRP) 246
LDLR (LDL-Rezeptor) 246 f
LDL *siehe* low densitiy lipoprotein
Leber 669 ff
– Aminosäurestoffwechsel 671
– Aufbau 669
– Biotransformation 756
– Fettleber 124
– Kohlenhydratstoffwechsel 670
– Kreislauf
  – portaler 669
  – systemischer 669
– Produktion von Serumproteinen 672
– Regulation der Blutglucosekonzentration 88
– TAG-Bildung bei Alkoholabusus 124
Leber hereditary optic neuropathy (LHON) 170, 181
Leber-Optikusatrophie (LHON) 170, 181
Lebergalle 196, 673
Leberläppchen 669
Leberzirrhose **139 f**, 758
Lecithin, im VLDL 246
Lecithin-Cholesterin-Acyltransferase (LCAT) 246
Lecithin *siehe* Phosphatidylcholin
Leckkanal 768
Leistungsumsatz 186
Leitenzym 329
Leitstrang 438
Lektin, Mannan-bindendes (MBL) 698
Lektin-Weg (Komplementsystem) 698
Lepra 718
Leptin 269, 615
Lernen
– Rolle des Histamins 639
– Rolle des Serotonin 641
Lesch-Nyhan-Syndrom 422
Leserasterverschiebung 502, 533
Leucin 54
– Abbau 156
Leukämie
– chronisch myeloische 525
– lymphatische 421
– myeloische 55, 421
Leukokorie 526
Leukotrien-Rezeptor-Antagonisten 633
Leukotriene, LTC4 722
– als Entzündungsmediator 732
Leukotriene (LT) 629
– Rezeptoren 632
– Wirkungen 632
Leukotrienrezeptor-Antagonisten 723
Leukozyten
– Aktivierung 727
– Diapedese 728
– Monozyten 729
– Rolle bei Entzündungen 729
Levemir 574
Lewy-Körper 794
Leydig-Zwischenzellen 584, 602
α-L-Fucose *siehe* Fucose
LH (Luteotropin) **583 f**, 603
LHON (Leber-Optikusatrophie) 170, 181
Lichtempfindlichkeit, Adaptation 800
Lidocain 773
α-L-Iduronidase-Mangel 377
Ligation, Reaktionsmechanismus 440
light chain (Antikörper, *siehe auch* L-Kette) 702
Light Chain Kinase 385
Lineweaver-Burk-Diagramm 30
Lingua franca 323
Linker-DNA 432
Linolensäure 49
Linolsäure 47
Lipase 125
– Adipose Triglyceride Lipase (ATGL) 126
– hormonsensitive (HSL) 126, 263
– Monoglycerid-Lipase 126
Lipid
– als Nahrungsstoff 184
– Definition 12
– in Membranen 331
– Resorption 223
Lipidanker 345
Lipiddoppelschicht 331
Lipidose 343
Lipidoxidationskette 279
Lipidplaque, atherotische 753
Lipidtransferproteine 344
Lipofektion 490
Lipogenese 240
Lipolyse 126
– Einfluss von Wachstumsfaktor 610
– Regulation 126
  – durch Insulin 570
Liponamid 107
Lipopolysaccharid (LPS) 700
Lipoprotein 244
Lipoproteinlipase 125, 246, 571
Lipotoxizität 569
β-Lipotropin (β-LPH) 584
5-Lipoxygenase, Leukotriensynthese 629
Lipoxygenasehemmer 633
Liquor cerebrospinalis 767
Lispro 574
LMWK (niedermolekulares Kininogen) 635
Lokalanästhetika 773
Long Feedback-Loop 585
Long Patch Repair 506
Lorazepam 784
low density lipoprotein (LDL) 247
β-LPH (β-Lipotropin) 584
LPS (Lipopolysaccharid) 700
LRP (LDLR related protein) 246
LRP-Korezeptor 528
LSD (Lysergsäurediethylamid) 783
LT *siehe* Leukotriene
Lumbalpunktion 767
Lunge, Gasaustausch 652
Lungenembolie 754
Lutealphase 606
Luteotropin (LH) 583, 603
17,20-Lyase 593
Lynen, Feodor 104
Lyse pathogener Mikroorganismen 697
Lysergsäure 783
Lysergsäurediethylamid (LSD) 783
Lysetherapie 752
Lysin 57
– Abbau 156
– im Kollagen 397
– pK-Wert 52
– Titrationskurve 53
Lysolecithin 246
Lysophosphatidat 337
– Triacylglycerinsynthese 241
Lysophosphatidylcholin, Lipidabbau 223
Lysophospholipase 343
Lysophospholipid 343
Lysosom 376
– Biogenese 378
– primäres 355, 378
– sekundäres 355, 378
Lysozym 190, 377, 695
Lysyl-Hydroxylase 398
Lysyl-Oxidase 399

M

M-Cholinozeptoren 775
M-Phase-stimulierender Faktor 516
MAC (Membrane Attack Complex) 696
MacKinnon, Roderick 772
Macrophage Colony stimulating Factor (MCSF) 648
Macula densa 684
MAG (Myelin-assoziiertes Glykoprotein) 765
MAG (Maltase-Gucoamylase) 202
Magenlipase 221
Magensaft 190
– Zusammensetzung 189
Magenschleimhaut 191
Magnesiumphosphatsteine 679
Major basic Protein 723
Major Histocompatibility Complex *siehe* MHC
Makroangiopathie, bei Diabetes mellitus 572
α_2-Makroglobulin 668, 749
– als Ptroteaseinhibitor 258
Makrophagen
– Aktivierung durch T_H1-Zellen 717
– Alveolar-Makrophage 695
– Mikroglia 764
– Rolle bei Entzündungen 729
Makrosatelliten 497
Malariaresistenz durch HbS 660
Malat 118
– Citratzyklus 118
– Glukoneogenese 215
– Malat-Aspartat-Shuttle 179
Malat-Aspartat-Shuttle 179
Malat-Dehydrogenase 118
– Malat-Aspartat-Shuttle 179
Malat-Enzym 234
Malat/α-Ketoglutarat-Translokator 179
Malonat, Hemmung der Atmungskette 171
Malonyl-CoA
– aktiviertes 227
– Fettsäuresynthese 227, 230
– Pyrimidinnukleotidabbau 424
Maltase-Glucoamylase (MAG) 202
Maltose 202
Maltotriose 202
Mammakarzinom 735
Mangan 314
Manganmangel 314
Mannose
– Epimere 40
– N-Glykosylierung 346
Mannose-6-phosphat-Rezeptor 375
MAO *siehe* Monoaminoxidase
MAO-A 780
MAO-A-Hemmer 780
MAO-B 780
MAO-B-Hemmer 793
MAP-Kinase 561
– Rolle bei der Kanzerogenese 525
MAP-Kinase-Kaskade 560
MAPK (Mitogen-activeted Protein Kinase) 561
Marcumar 282
Marfan-Syndrom 402
Marginalisation 633
mas 524

Masse, wirksame 20
Massenwirkungsgesetz 20
Mastzelle 721
– Degranulation 722
Mastzelle, Funktion 723
Matrix
– extrazelluläre (EZM) 396
Matrix, extrazelluläre, Abbau 408
– Knochen 409
– Knorpel 409
– mitochondriale 367, **369**
Matrix-GLA-Protein 281, 409
Matrix-Metalloproteinase (Matrix-Metalloprotease) 408
– Angiogenese im Tumor 531
Matrix-Metalloproteinase 7 (MMP 7) 528
Maturation promoting Factor (MPF) 516
MBL (Mannan-bindendes Lektin) 698
MBP (Myelin basic proteins) 765
MC-Rezeptoren 584
McArdle-Krankheit 94
mcm2–7 516
MCSF (Macrophage Colonystimulating Factor) 648
MCSF-Rezeptor 524
MCT = Monocarboxylat-Transporter
Mdm2-Ubiquitin-Ligase 526
mechanosensitive Channel/large Conductance-Protein (Mscl-Protein) 797
Mediatoren 539, **627**
– Entzündung 730
– Genexpression 458
– Immunsystem 730
Megakaryozyten 736
Melanom, malignes 735
Melatonin 161
Memantine 780
Membran, biologische 331
– Aufbau 331
– Biosynthese 344
– Funktion 350
– Transportmechanismen 352
Membrana limitans gliae perivascularis 766
Membrananker, α-Helix 71
Membrane Attack Complex (MAC) 696
Membranfluidität, Definition 344
Membranfluss 358
Membranlipide 331
– Glykosylierung 374
– Grundstruktur 14
Membranpotenzial
– an Nervenzellen 768
– ATP-Synthase 166
– Schwellenwert 769
Membranproteine
– β-barrel 345
– Einteilung 345
– hydrophobe Wechselwirkungen 71
– integrale 345, 374
– periphere 346
Membranvesikel, Transport 355
Memory Cells 715
Menachinon 281
Menadion 281
Menkes-Krankheit 312
Menstruation 607
Menstruationszyklus 605, 607
Mercaptopurin 533
Mercaptursäure 760
Mercaptursäurekonjugate 760
Mesangiumzellen 684
Messenger 547
Messenger-RNA *siehe* mRNA
met 524
Met-Hb (Methämoglobin) 661
Metallothionein 313, 317, 762
Metaphase 513
Metarhodopsin II 799
Metastase 522
Metastasierung 531
Methämoglobin (Met-Hb) 661
Methämoglobinämie 661
– familiäre 662
Methämoglobin-Reduktase 662
Methadon 787
Methionin 57
– Abbau 157,161
Methionin-Synthase 295, **300**
Methotrexat 297, 533
– Mechanismus der Hemmung 32
3-Methoxy-4-hydroxymandelsäure 578
– Lipidabbau 222
Methylbindungsproteine 459
Methylcobalamin 274, **299f**
5-Methylcytosin 459
Methylierung, DNA 459
Methylmalonyl-CoA
– β-Oxidation 134
– Pyrimidinnukleotidabbau 424
Methylmalonyl-CoA-Mutase, Mechanismus 300
2-Methyl-1,4,-naphtochinin 281
Mevalonat 340
MHC-Gene 711
MHC-I-Komplex, Abbau im Proteasom 380
MHC-II-Komplex, Abbau im Lysosom 378
MHC-Klasse-I-Proteine 711
– Antigenpräsentation 718f
– Bindung an CD8 718
– Erkennung durch zytotoxische Zellen 718
– Struktur 712
MHC-Klasse-II-Proteine 711
– Antigenpräsentation 719
– auf B-Zellen 713
– auf Makrophagen 717
– Beladung mit Antigenfragmenten 718
– Bindung an CD4 717
– Struktur 712
Michaelis-Menten-Diagramm 28
Michaelis-Menten-Gleichung 30
Michaelis-Menten-Kinetik 27
Michaelis-Menten-Konstante 28
Micro-RNA (miRNA) 433, 447
Mifepriston 607
mIgD 713
mIgM 713
Migräne 642, 773
Mikroangiopathie, bei Diabetes mellitus 572
Mikrofibrillen, elastischen Fasern 401
Mikrofilamente 359, **382**
Mikroglia 764
– aktivierte (Alzheimer-Krankheit) 791
β_2-Mikroglobulin 711
Mikrosatellit 497
Mikrosomen 758
Mikrotubuli 386ff
Mikrotubuli-Organisations-Zentrum (MTOC) 386
Mikrotubulidublett (9 x (2+2)) 390
Mikrotubulitriplett (9 x 3) 389
Mikrovilli, Struktur 384
Milchejektion 585
Milchproduktion 611
Milchzucker 202
Milstein, César 710
Minisatellit 497
Minus-Ende
– Aktinfilament 382
– Mikrotubulus 386
miRNA (Micro-RNA) 443, 447
Mismatch-Reparatur 508
Missense-Mutation 502
MIT, Monoiodtyrosin 588
Mitochondrienmembran 367
– innere 369
Mitochondrium 367
– Fettsäuretransport 130
– Proteintransport 370
– Rolle bei der Apoptose 520
Mitogen-activated Protein Kinase (MAPK) 561
Mitomycin C 442, 460, 533
Mitose 513
Mitoxantron 533
Mitralzellen 796
Mizelle 331
– gemischte 222
Mizellenkonzentration, kritische (CMC) 222
MMP 7 (Matrix-Metalloproteinase 7) 528
MOAT (Multispecific organic Anion Transporters) 767
mob-Gene 482
Mobilferrin 307
Modifikation von Proteinen 479
MOG (Myelin-Oligodendrozyten-Glykoprotein) 765
Molekularbewegung, Brown'sche 363
Molekulare Zellbiologie 322
Molybdän 316
Mondscheinkinder 507
Monoaminoxidase (MAO) 578, 780
– Inaktivierung von Serotonin 640
2-Monoacylglycerin 338
Monoaminoxidase (*siehe auch* MAO) 759
Monocarboxylat-Transporter 138
monocistronisch (mRNA) 445
Monoglycerid-Lipase 126
Monoiodtyrosin (MIT) 588
Monolayer 331
Monooxygenase 158
– Cytochrom-P-450-haltige *siehe* Cytochrom-P-450-Enzyme
– Ethanolabbau 139
– FAD-haltige 759
– Reaktionsmechanismus 757
Monosaccharid 36
Monozyten 729
Montelukast 633
Moraxella 774
Morbus
– Addison 598
– Alzheimer 475, 521, **789ff**
– Basedow 590, 725
– Cori 55, 377
– Crohn 701
– Glanzmann 738
– haemolyticus neonatorum 734
– Niemann-Pick 343, 377
– Parkinson 475, 521
– Pfaundler-Hurler 377
– Pompe 95, 377
– Tay-Sachs 377
– Wilson 312
Morphin 787
Motorproteine 388
MPF (Maturation promoting Factor) 516
mRNA (messenger RNA) 433
– Capping 460
– RNA-Editing 465
– Struktur 444
MRP (Multidrug Resistance Protein) 767
MRSA (methicillinresistenter *Staphylococcus aureus*) 483
MS (Multiple Sklerose) 788
Mscl-Protein 797
α-MSH (Melanozyten stimulierendes Hormon) 584, 615
mtDNA **367**, 432
MTOC (Mikrotubuli-Organisations-Zentrum) 386
MUC 2 (Mucin) 189
MUC-1 735
Mucine 189, 694
Müller-Zellen 798
Mukopolysaccharide 45, 402
Mukopolysaccharidosen 377, 404
Mukosablock 308
Mukoviszidose 695
Multi-Drug-Resistenz 483
Multidrug Resistance Proteins (MRP) 767
Multidrug Transporter 766
Multiple Cloning Site 487
Multiple Sklerose (MS) 788
Multispecific organic Anion Transporters (MOAT) 767
Murein 43
Muskeldystrophie 394
– Typ Becker 385
– Typ Duchenne 385
Muskelkontraktion 384
Mutarotation 39
Mutation 501ff
– Definition 501
– Entstehung 503
– Mechanismen der Entstehung 525
– somatische 501
  – Kanzerogenese 524
  – Retinoblastom 526
– stille (neutrale, synonyme) 502
MutH 508
MutL 508
MutS 508
Mutterkorn 783
Muttermilch-Ejekion 585
Myasthenia gravis 777
– Typ-II-Reaktion 725
Myasthenie, okuläre 778
Myb 524
Myc, Rolle bei der Kanzerogenese 524f
Mycobacterium tuberculosis 718
Myelin 764
Myelin basic proteins (MBP) 765
Myelin-assoziiertes Glykoprotein (MAG) 765
Myelin-Oligodendrozyten-Glykoprotein (MOG) 765

Myelinproteine, basische (MBP) 765
– Multiple Sklerose 788
Myelinscheide 764
– Aufbau 764
– Multiple Sklerose 788
Myelogenese 764
Myelomzellen 710
Myelose, funikuläre 301
Mykobakterien 718
Myoglobin 660
– Sauerstoffbindungskurve 653
– Tertiärstruktur 70
Myokardinfarkt 62
Myosin II 384
Myosinfilamente 384
Myosinköpfe 384
Myristinsäure 574
Myristoylierung 480
Myt1-Kinase 514
Myxothiazol 174

N

N,N-Ethylendiamintetraessigsäure (EDTA) 257
N-Acetylgalaktosamin
– im Chondroitinsulfat 403
– in Blutgruppenantigenen 732
– in Glykosaminoglykanen 402
N-Acetylglucosamin
– im Hyaluronat 403
– im Keratansulfat 404
– in Glykosaminoglykanen 402
– N-Glykosylierung 346
N-Acetylglutamat, Harnstoffzyklus 149
N-Acetylmuraminsäure 43
N-Acetylneuraminsäure (NANA, Sialinsäure) 348
– N-Glykosylierung 346
N-CAM (neurales Zelladhäsionsmolekül) 348
N-Cholinozeptor
– Autoantikörper 777
– Wirkung von Schlangengift 777
N-Cholinozeptoren 775
– Aufbau 775
– Wirkung von Curare 777
N-Formylmethionin, Aktivierung des Komplementsystems 700
N-Formylmethionin-tRNA 296
N-Glykosylierung 346
– Erkennungsmotiv 347
N-Methyl-D-Aspartat (NMDA) 779
N-Ras 524
N^5,N^{10}-Methylen-F 294
N^5- Methyl-Tetrahydrofolsäure 300
N^5-Formimino-THF 295
N^5-Hydroxymethyl-THF 295
N^5-Methyl-THF 295
N^{10}-Formyl-THF 295 f
Na^+-Cholin-Cotransporter 778
Na^+-Cl^--Symportcarriers (*siehe auch* TSC) 683
Na^+-Glucose-Symporter, in der Niere 205
Na^+-K^+-2 Cl-Symportcarrier (*siehe auch* BSC1) 682
Na^+-K^+-ATPase
– Funktion 354
– im ZNS 768
– in der Niere 679, 683
– Induktion duch Aldosteron 684
– Induktion durch Schilddrüsenhormone 589
– Struktur 354
Na^+-Taurocholate cotransporting Polypeptide (NTCP) 673
Nachtblindheit 276
Nachweismethoden, Hormone 542
Nacktmaus 716
NAD^+ 274
– übertragung eines Hydridions 111
– als Substrat für enzymatische Reaktionen 289
– Mechanismus der Hydrid-Ion-Aufnahme 79
– Struktur 80
– Synthese 287, **367**
NADH
– β-Oxidation 132, 136
– Citratzyklus 110
  – Ausbeute 120
– Glykolyse 78, 81
– Laktatgärung 90
– Pyruvatdehydrogenase 108
– Redoxpotenzial 176
– Regulation des Citratzyklus 121
NADH-Ubichinon-Oxidoreduktase 168
NADP 274
$NADP^+$, Synthese 287
Nahrung
– Energiegehalt 187
– Zusammensetzung 184 f
Naja Naja 777
Nalidixinsäure 442
NANA *siehe* N-Acetylneuraminsäure
Natrium, Rückresorption 682 f
Natriumhaushalt 617 ff
Natriumkanal
– epithelialer (ENaC) 683
– in der Niere 683
– spannungsgesteuerter 769
  – Toxikologie 773
NDP (Nukleotiddiphosphat) 415
Nebennierenrinde, Hormone 593, 602
Nebennierenrindeninsuffizienz, primäre 598
Nebenschilddrüse, Parathormon 623
Nebenzellen 191
Nedd4–2 (Ubiquitin-Ligase) 620
Nekrose 517
Nelfinavir 258
Neomycin-Phosphotransferase, Knock-out-Marker 499
Neoplasie, zervikale interepitheliale (CIN) 530
neoR-Gen 500
Nephron 676
Nerve Growth Factor (NGF) 645 f
Nervensystem 763 f
– Energiestoffwechsel 763
– peripheres
  – Gliazellen 764
  – Myelin 765
– zentrales *siehe* ZNS
Nervenzelle *siehe* Neuron
NES (nuclear export sequence) 364
NET1 (Norepinephrine Transporter 1) 780
neu (her2) 524
Neugeborenenikterus 667
Neuraminidase 348
Neuroblastom, Entstehung 525
Neurodermitis 721
Neurofilamente (NF) 393
Neurohypophyse 583
– Hormone 585
Neuron
– östrogen sensitives 606
– cholinerges, Parkinson-Krankheit 792
– dopaminerges 781
  – Parkinson-Krankheit 792
  – Verschaltung in Substantia nigra 793
– GABAerges
  – Chorea Huntington 794
  – Parkinson-Krankheit 792
– olfaktorisches 795
  – Regeneration 795
– Regeneration 765
– Ruhepotenzial 768
Neuropeptid Y 269, 615
Neuropeptide 786
Neurotransmitter **778**
– exzitatorische 775
– Histamin 639
– inhibitorische 775
α-Neurotoxine 774
Neutralfett 47
Neutrophile 729
Nexin 390
NF (Neurofilament) 393
NFκB
– Aktivierung über NOD-Proteine 701
– Aktivierung über Toll-like-Rezeptoren 699
NGF-ähnlicher Wachstumsfaktor-Rezeptor 524
NGF (Nerve Growth Factor) 645
Niacin 287
Niacin-Hypervitaminose 289
Niacin-Hypovitaminose 289
Niacinmangel 289
Nicotinamid 287
Nicotinamidadenindinukleotid *siehe* NAD^+ bzw. NADH
Nicotinsäureamid 287
Nicotinsäuremononukleotid (NMN^+) 287, 367
Nidation 607
Niemann-Pick, Morbus 343, 377
Niere 676 ff
– Gluconeogenese 678
– Rückresorption von Ionen 686
– Sekretion im proximalen Tubulus 680
Nierenkörperchen 676
Nierenschwelle (Glucose) 268
Nierensteine 679
Nierentubulus 677
Nierenversagen 688
Nitrat 661
– organisches 634
Nitrat-Atmung 182
Nitrit 661
Nitrocellulose 495
Nitrolingual 634
Nitrotyrosin 634
NK-Zelle 720
NLS (nuclear localization sequence) *siehe* Kernlokalisierungssequenz
NMDA (N-Methyl-D-Aspartat) 779
NMDA-Rezeptoren 779
NMN^+ (Nicotinsäuremononukleotid) 287, 367
NMP (Nukleotidmonophosphat) 415
NO *siehe* Stickstoffmonoxid
NO-Synthase (NOS) 633
NOD-Protein 700
Nogo-Protein 765
Nogo-Rezeptor 765
Nomenklatur
– Fettsäure 47
– Kohlenhydrate 37
Nonsense-Mutation 502
Noradrenalin 577
– Abbau 578, 780
– als Neurotransmitter 780
– Biosynthese 577
– Rezeptoren (Tabelle) 579
– Sekretion 578
– Wirkungen 581
Norepinephrine Transporter 1 (NET1) 780
Northern-Blot 496
NO *siehe* Stickstoffmonoxid
NOS (NO-Synthase) 633
Notch-Protein 645
NovaRapid 574
Novobiocin 442
NSAP (nichtsteroidale Antiphlogistika) 632
NSF 357
NTCP (Na^+-Taurocholate cotransporting Polypeptide 673
nuclear export sequence (NES) 364
nuclear localization sequence (NLS) *siehe* Kernlokalisierungssequenz
Nucleotide Oligomerization Domain 701
Nukleinsäure, Definition 428
Nukleolus 365
Nukleosid, Definition 413
Nukleosid-Phosphorylase 419
Nukleosidanaloga 442
Nukleosiddiphosphat-Kinase 415
Nukleosidmonophosphat-Kinase 415
Nukleosom 432
Nukleotid 412
– Definition 413
– Nomenklatur 413
– Verknüpfung 429
Nukleotid-Exzisionsreparatur 506
Nukleotidase 419
Nukleotidmonophosphat (NMP) 415

O

2'-O-Methyltransferasen 461
6-O-Methylguanin, Basenpaarung mit Thymin 504
O-Beine 278
O-Glykosylierung 348
OAT (Organic Anion Transporter) 681
ob-Gen 269
Occludin 359
1-Octadecyl-2-Acetyl-Phosphatidylcholin 740
Ödem 722
Ölsäure 47
– Bildung 233
Ösophagogastroduodenoskopie 140
Ösophagusvarizen 140

Östradiol 604
Östrogene 604 ff
– Biosynthese 604
– Wirkungen 604
– extragenitale 605
Östrogenrezeptoren 604
Offenwahrscheinlichkeit 772
Okazaki-Fragmente 438
– Ligation 440
Oligodendrozyt 764
Oligomerisierung, von Proteinen 70
Oligonukleotid 429
Oligopeptid-Translokator PepT1 255
Oligosaccharylrest 347
Omeprazol 193
OMP (Orotidin-5'-monophosphat) 423
Onkogen 524
– virales 529
Onkologie, molekulare 522
Onkoprotein 524
Operator 454
Operon 454
Opioide 786
Opisthotonus 786
Opium 787
Opoidrezeptoren 786
Opsin 797
– Genlokalisation 799
Opsoni(si)erung
– durch Antikörper 705
– durch Komplementsystem 697
Opsonin 697
ORC (Origin Recognition Complex) 516
Organic Anion Transporter (OAT) 681
Organum vasculosum laminae terminalis (OVLT) 632
Origin of Replication (ori) 436
– im Klonierungsvektor 487
– Rolle im Zellzyklus 516
Origin Recognition Complex (ORC) 516
oriT 482
Ornithin 61
– Harnstoffzyklus 147
Ornithin-Carbamoyl-Transferase 147
Orotat 423
Orotidin-5'-monophosphat (OMP) 423
Orotidylat 423
Osmolarität, Regulation 615
Osteocalcin 281, 409
Osteogenesis imperfecta 400
Osteomalazie 278
Osteoporose 278, 597
– Schutz durch Östrogene 605
OVLT (Organum vasculosum laminae terminalis) 632
Ovulation 606
Oxalacetat
– Citratzyklus 113, 118
– Glukoneogenese 214
– Malat-Aspartat-Shuttle 179
– Transport über Mitochondrienmembran 215
Oxalsäure 307
Oxalsuccinat, Citratzyklus 114
Oxidation, von Basen in der DNA 505
β-Oxidation 128 ff
– Energiebilanz 136
– geradzahlige Fettsäuren 131
– gesättigte Fettsäuren 131
– lysosomale 379
– peroxisomale 135
– Regulation 137
– durch Insulin 570
– Schlüsselenzym 137
– ungeradzahlige Fettsäuren 134
– ungesättigte Fettsäuren 133
– Wassergewinnung 137
2-Oxoglutarat 114
2-Oxoglutarat-Dehydrogenase 115
8-Oxo-Guanin 505
OXPHOS (oxidative Phosphorylierung) 81, 164
Oxygenase, mischfunktionelle (*siehe auch* Monooxygenase) 757
Oxygenierung, Hämoglobin 653, 656
Oxyntomodulin 615
Oxytocin 583
– Funktion 585
– Struktur 585

P

P (Peptidyl)-Stelle 470
p-Aminobenzoesäure 293
P-Glykoprotein (Pgp) 766
P-Schleifen (im Ionenkanal) 772
P-Typ-ATPase 354
p21 Cip1 527
p53 526
– Beeinflussung durch E6 (Papillomaviren) 530
– Funktion 526
– Wirkungen 526
PABP (poly(A)-Bindeprotein) 470
Paclitaxel 533
PAF *siehe* Plättchen-aktivierender Faktor
Palindrom
– Bindung von Hormonrezeptoren 564
– Restriktionsendonuklease 485
– Termination der RNA-Synthese 451
Palmitinsäure 47, 227
– Biosynthese des Sphingosins 338
– Energibilanz -Oxidation 136
PALP *siehe* Pyridoxalphosphat
PAMPs (Pathogen-associated molecular Patterns) 699
PAMP *siehe* Pyridoxaminphosphat
Pankreas-Polypeptid (PP) 615
Pankreaslipase 125, 195, 222
Pankreassekret 195
– Produktion 196
– Regulation der Produktion 196
– Zusammensetzung 189
Pankreatisches Polypeptid 566
Pankreatitis, akute 195
Pantetheinphosphat 292
Pantoinsäure 292
Pantoprazol 193
Pantothensäure 274, **292**
Pantothensäure-Hypervitaminose 293
Pantothensäuremangel 293
Pantothensäurephosphat 292
Papain 704
Papaver somniferum 787
Papillomaviren 530
– humane (HPV) 735
PAPS (3'-Phosphoadenosin-5'-phosphosulfat) 761
Parasitenabwehr 723
– IgE 707
Parathion (E605) 777
Parathormon (PTH) 622
Parathormon related peptide (PTH-rP) 624
Paratop 703
Parietalzellen 190
PARK-Gene 793
Parkin 793
Parkinson, James 792
Parkinson, Morbus 475, 521, **792 ff**
Parkinson-Syndrom 802
Pars convoluta 683
Pathogen-associated molecular Patterns (PAMPs) 699
Pavlov, Ivan Petrovic 200
PC (Prohormon-Konvertase) 566, 584
PCNA (proliferating cell nuclear antigen) 439, 506
PCR *siehe* Polymerasekettenreaktion
PDE *siehe* Phosphodiesterasen
PDGF (Platelet-derived Growth Factor) 646
PDGF-B-Kette 524
PDH *siehe* Pyruvat-Dehydrogenase
PDI (Proteindisulfid-Isomerase) 477
PDK (PIP_3-dependent kinase) 568
Pellagra 160, 289
Pendrin 587
Penicillin
– allergische Reaktion 726
– Resorption 255
– Sekretion in der Niere 681
– Wirkmechanismus 34, 44
Penicillinase 483
Pentosephosphatweg 234 ff
– nichtoxidativer Teil 237
– oxidativer Teil 236
– physiologische Funktion 234
– Regulation 239
PEPCK (Phosphoenolpyruvat-Carboxykinase) 215, 571
Pepsin 191, 253
– Spaltung von IgG 704
Pepsinogen 191, **253**
– im Magensaft 191
Pepsinogen A 191
PepT1 680
PepT2 680
Peptid 10
– atriales natriuretisches *siehe* ANP
– bakterizides 693
– Definition 64
– gastroinhibitorisches (GIP) 613
– glukagon-ähnliches (GLP) 574
– intestinales natriuretisches 685
– vasoaktives intestinales (VIP) 196, 613
Peptid YY (PYY) 615
Peptidbindung 64
– Bildung am Ribosom 471
Peptidhormone, Eigenschaften 539
Peptidyl-Prolyl-cis/trans-Isomerase 478
Peptidyl-tRNA 471
Peptidyltransferase-Reaktion 471
– Hemmung 474
Perforin 719
Perhydroxylradikal 279
Perilipin 263
– Regulation der Lipolyse 127
Perilymphe 796
Peripherine 393
Periportalfeld 669
Peristaltik, Regulation durch Serotonin 642
Perlecan 405 f
Permeabilitäts-Transitions-Poren 520
Permease, Mechanismus 351
Peroxidase 379
– Ethanolabbau 139
– Katalase 379
– Prostaglandinsynthese 628
Peroxinitrit 634
Peroxisom 379
– β-Oxidation 135
– Biogenese 379
– Ethanolabbau 139
Peroxylradikal 279
Pertussistoxin, Wirkungsweise 550
Perutz, Max 654
Pfaundler-Hurler, Morbus 377
Pfeilgiftfrosch 774
PFK-1 *siehe* Phosphofructokinase-1
PFK-2 *siehe* Phosphofructokinase-2
Pfortader 669
Pfu-Polymerase 492
PG *siehe* Prostaglandine
PGH-Synthase 628
PGH_2 (Prostaglandin H_2) 628
Pgp (P-Glykoprotein) 766
Phänotyp 501
Phäochromozytom 781
Phage (Bakteriophage) 489
Phagosom 355
Phagozytose 355, 383
– nach Opsonierung 697
Phalloidin 382
Phase
– gastrische 196
– intestinale 196
– kephale 196
Phase-I-Reaktion 757
Phase-II-Reaktion 760
– Reaktionsmechanismus 761
Phenprocoumon 282
Phenylalanin 55
– Abbau 158
Phenylalanin-Hydroxylase 158
Phenylethanolamin-N-Methyltransferase 577
Phenylketonurie 159
Phenylmethylsulfonid (PMSF) 257
Phenylpyruvat 159
Philadelphia-Chromosom 525
Phorbolester als Tumorpromotor 553
Phosphat-Translokator 177, 369
Phosphatase, saure 376
Phosphatasen, in der Gentechnik 486
Phosphatgruppenübertragungspotenzial 415
Phosphathaushalt 622
Phosphatidat 337
– Triacylglycerinsynthese 241
Phosphatidat-Phosphatase 241, 337

Phosphatidylcholin 336
– Biosynthese 337
– Struktur 333
Phosphatidylethanolamin 336
– Biosynthese 337
– Struktur 333
Phosphatidylinositol 336
– als Vorstufe von IP_3 und DAG 551
– Biosynthese 337
– Struktur 333
Phosphatidylinositol-4,5-bisphosphat (PIP_2) 337, 551
Phosphatidylinositol-4-phosphat (PIP) 337
Phosphatidylserin 336
– Biosynthese 338
– Struktur 333
Phosphatidylserin-Decarboxylase 338
Phosphatidylserin-Synthase 338
3'-Phosphoadenosin-5'-phosphosulfat (PAPS) 761
Phosphodiesterase 3 B 568
Phosphodiesterasen (PDE) 558
Phosphoenolpyruvat
– Glukoneogenese 215
– Glykolyse 81
– Phosphatgruppenübertragungspotenzial 415
Phosphoenolpyruvat-Carboxykinase (PEP-Carboxykinase, PEPCK) 215, 571
Phosphofructokinase-1 (PFK-1) 76, 571
– Regulation 86
– Regulation, im Muskel 261
Phosphofructokinase-2 (PFK-2) 88
– Regulation 88
Phosphoglucomutase 206
6-Phosphogluconat 237
6-Phosphogluconolacton 236
2-Phosphoglycerat, Glykolyse 81
3-Phosphoglycerat
– Glykolyse 80
– Isomerisierung 81
3-Phosphoglycerat-Kinase 80
Phosphoglycerat-Mutase 81
Phosphoglycerid 332
Phospholamban 554, 581
Phospholipase A_1 343
Phospholipase A_2 (PLA_2) 343
– Abbau von Lipiden 222
– Aktivierung durch Histamin 722
– Eikosanoidsynthese 627
– im Pankreassekret 195
Phospholipase C (PLC) 551, 560
Phospholipase Cβ (PLCβ), Aktivierung durch G_q-Protein 551
Phospholipid 332
5-Phosphomevalonat 340
Phosphopantethein 274
– Fettsäresynthase (ACP) 228
Phosphoprotein-Phosphatase 1 (PP-1) 211, 570
Phosphoribomutase 419
Phosphoribosylamin 418
Phosphoribosylpyrophosphat 417, 423
α-5-Phosphoribosyl-1-pyrophosphat (Phosphoribosylpyrophosphat (PRPP)) 417
Phosphoribosylpyrophosphat 417
Phosphoribosylpyrophosphat-Synthetase 417
Phosphorsäure-Carbonsäure-Anhydrid, gemischtes 79
Phosphorsäure-Esterbindung, DNA-Synthese 439
Phosphorsäurediester, im Dinukleotid 429
Phosphorylase a 96
Phosphorylase b 96
Phosphorylase-Kinase 96
– Regulation der Glykogensynthese 210
– Signal bei Hunger 262
Phosphorylierung
– oxidative (OXPHOS) 81, 164
– Substratkette 164
Photoreaktivierung 505
Photorezeption, Mechanismus 799
Photorezeptoren 797 f
Phyllobates terribilis 774
Phyllochinon 274, 281
Phytinsäure 307
PI_3-Kinase 560, 568
Pichia pastoris 488
Pigmentzirrhose 311
PIK *siehe* Präinitiationskomplex
Ping-Pong-Mechanismus, Transaminierung 151
PINK1 794
Pinozytose 355
– rezeptorvermittelte 355
Pioglitazon 565
PIP (Phosphatidylinositol-4-phosphat) 337
PIP_2 (Phosphatidylinositol-4,5-bisphosphat) 337, 551
PIP_3-dependent kinase (PDK) 568
pK-Wert, Aminosäuren 52
PKA *siehe* Proteinkinase A
PKB *siehe* Proteinkinase B
PKC (Proteinkinase C) 552
PKG (Proteinkinase G) 557
Plättchen-aktivierender Faktor (PAF) 737
– Freisetzung 739
Plättchenaggregationshemmer 738
PLA_2 *siehe* Phospholipase A_2
Plaques, Arteriosklerose 752
Plaques (Alzheimer-Krankheit) 789
Plasmakallikrein 635
Plasmalogene 379
Plasmazellen 714
Plasmid 326, **482 ff**
– Definition 482
– konjugatives 483
– metabolisches 484
– mobilisierbares 483
Plasmin 748
Plasminogen 748
Plasminogenaktivator 748
Platelet-activating Factor (PAF) *siehe* Plättchen-aktivierender Faktor
Platelet-derived Growth Factor (PDGF) 646
Platinverbindungen 533
Plattenepithelkarzinom 392
PLC (Phospholipase) C 551, 560
PLCβ (Phospholipase Cβ) 551
Plexus choroidei 764, 767
PLP (Proteolipid-Protein) 765
Plus-Ende
– Aktinfilament 382
– Mikrotubulus 386
PMCA 555
PMF (protonenmotorische Kraft) 166
PMSF (Phenylmethylsulfonid) 257
Podozyten 677
Pol-Mikrotubulus 391
Polarität, Aktinfilament 382
Polkissen 684
poly(A)-Bindeprotein (PABP) 470
Poly(A)-Polymerase 463
poly(A)-Schwanz 444, **463**
Polyacrylamid-Gelelektrophorese 494
Polyadenylierung **463**
– Definition 463
Polyadenylierungssignal 463
Polyadenylierungsstelle 463
polycistronisch (mRNA) 445
Polymerase Chain Reaction (PCR) *siehe* Polymerasekettenreaktion
Polymerasehemmer 460
Polymerasekettenreaktion (PCR) 492
– RT-PCR 493
– STR-Typisierung 497
Polynukleotid 429
Polynukleotidkinase, in der Gentechnik 486
Polypeptid, Definition 64
Polyploidie 501
Polyposis coli, familiäre adenomatöse (FAP) 527
Polysaccharid 41
– nichtreduzierendes Ende 42
– reduzierendes Ende 42
Polysom 473
Polyubiquitin 381
POMC (Proopiomelanocortin) 584, 786
Pompe, Morbus 95, 377
Porin 352
– β-barrel 68
– Rolle bei der Apoptose 520
Porphobilinogen 664
Porphyrinring, Hämoglobin 653
Portio, Carcinoma in situ 530
postprandial 267
Postresorptionsphase 46
Poststreptokokken-Glomerulonephritis 725
Potenz 603
PP (Pankreas-Polypeptid) 615
PP-1 (Phosphoprotein-Phosphatase 1) 211, 570
pp60src 524
PPAR-Rezeptoren 565
– Bindung von Prostaglandinen 630
– Stimulation durch Thiazolidindione 569
Prä-β-HDL 249
Präinitiationskomplex (PIK)
– Transkription 453
– Translation 469
Präkallikrein 635
– Blutgerinnung 742
Präproglukagon 573
Präproinsulin 566
Präreplikationskomplex 516
Pregnenolon 593
Presenilin 1 (PS1) 790
Presenilin 2 (PS2) 790
Pribnow-Box 450
Primärgalle 673
Primärharn 677 f
– pH-Wert 686
Primärspeichel 190
Primärstruktur, Protein 66
Primase 438
Primer 438
– bei der PCR 492
Primer-Lücke 439
prion protein, cellular (PrP^c) 475
prion protein, Scrapie (PrP^{sc}) 475
Prionenkrankheiten 475
Procain 773
Procaspasen 518 f
Proconvertin 742
Produkthemmung 87
– Hexokinase 85
Prodynorphin 786
Proenkephalin 786
Progesteron 604 ff
Progesteronrezeptor-Antagonisten 607
Prohormon-Konvertase (PC) 566, 584
Proinsulin 566
Prokaryontenzelle, Aufbau 326
Prokollagen 398
Prolactin-Release-Inhibiting-Hormone 583
Prolaktin 583, **611**
Prolaktinom 611
Proliferating cell nuclear antigen, (PCNA) 439, 506
Prolin 57
– Abbau 156
– Helixbrecher im Kollagen 68
– Proteinfaltung 478
Prolyl-Hydroxylase 398
Promoter Clearance 453
Promotor, Struktur 451
Promotorelement 451, 458
– distales, Hormonbindung 563
Promotorkomplex 450
Proopiomelanocortin (POMC) 584, 786
Propeptid, Kollagen 398
Prophase 513
Propionibacterium acnes 694
Propionyl-CoA, β-Oxidation 134
Propionyl-CoA-Carboxylase 134
Prorenin 618
Prostaglandin D_2 732
Prostaglandin E_2
– Regulation der Salzsäureproduktion 194
– Schutz der Magenschleimhaut 194
Prostaglandin H_2 (PGH_2) 628
Prostaglandin-D-Rezeptor 630
Prostaglandine (PG) 628
– Wirkungen 629, 631
Prostanoide 627
Prostazyklin (PGI_2) 628, 631
– Hemmung der Thrombozytenaggregation 740
Protease 255
– metallabhängige 257, 408
Proteaseinhibitoren 257
Proteasom 379
– Antigenfragmentierung 719
Protein 10
– als Nahrungsmittel 253
– als Nahrungsstoff 184
– Androgen bindendes (ABP) 603
– basisches (Major basic Protein) 723
– Bence-Jones-Protein 702

Protein, C-reaktives (CRP) 698
– Definition 64
– eisensensorisches (ES-BP) 310
– ER-residentes 375
– Funktion 11
– Glykosylierung **346**, 374
– Hydrolyse 253
– im Primärharn 680
– in der extrazellulären Matrix 396
– interstitielles Retinoid-bindendes (IRBP) 800
– lysosomales 375
– mitochondriales 367
– Modifikation, co- und posttranslational 479
– native Struktur, Definition 65
– peroxisomales 379
– Primärstruktur 66
– Quartärstruktur 70
– Resorption 254
– sekretorisches 372, 374
– Sekundärstruktur 67
– Sexualhormon bindendes (SHBG) 602
– Tertiärstruktur 70
– vimentinähnliches 393
– Vitamin-K-abhängiges 281
Protein C 750
Protein folding 66
Protein H 698
Protein P_0 (Protein zero) 765
Protein Rho 451
Protein S 750
Protein trafficking 374
Protein zero 765
Proteindisulfid-Isomerase (PDI) 477
Proteindomäne 65
Proteinfaltung, Definition 474
Proteinkinase A (PKA)
– Aktivierung durch cAMP 548
– Aktivierung von Ionenkanälen 549
– Regulation der Glykogensynthese 210
– Regulation der Lipolyse 127
– Signal bei Hunger 262
Proteinkinase B (PKB) 560, 568
– Regulation der Glykogensyntheses 210
Proteinkinase C (PKC), Aktivierung durch DAG und Calcium 552
Proteinkinase G (PKG), Aktivierung durch cGMP 557
Proteinreplikationsfaktor C (RFC) 439
Proteinsortierung 374
Proteintransport
– cotranslational ins ER 478
– in den Zellkern 364
– ins Mitochondrium 370
Proteoglykan 44
– Definition 43, 405
Proteolipid-Protein (PLP) 765
Proteolyse, limitierte 479
Prothrombin 741, 743
Prothrombinase 743
Protocadherin 15 797
Protofilament
– Intermediärfilament 391
– Mikrotubulus 386
proton motive force 166
Protonen, Sekretion in der Niere 686
Protonengradient, ATP-Synthase 166
Protoonkogen 523
– Tabellenübersicht 524
– zelluläres 529
Provitamin A 274
Prozessierung, proteolytische 479
PrP (Prion-Protein) 475
PrP-Komplex 475
PRPP (Phosphoribosylpyrophosphat) 417
PS1 (Presenilin 1) 790
PS2 (Presenilin 2) 790
Pseudomonas aeruginosa 695, 697
Pseudosubstratstelle (der PKC) 552
Pseudouridin 446
Psoriasis 421
Pteridinringsystem 293
PTH (Parathormon) 622
PTH-rP (Parathoron related peptide) 624
Ptosis 777
Ptyalin 190, **201**
pUC18 488
Pufferkapazität, Aminosäure 52
Punktmutation 502, 525
Purin 412
Purinanaloga 533
Purinnukleotid
– Abbau 419
– als Neurotransmitter 787
– Salvage-Pathway 422
– Synthese 417
  – Energiebilanz 418
  – Regulation 418
Purinrezeptor (Synapse) 787
Puromycin 474
Pyranose 39
Pyridinring, Funktion im NADH 79
Pyridostigmin 777
Pyridoxal 290
Pyridoxal-Kinase 290
Pyridoxalphosphat (PALP) 274, **290**
– Transaminierung 150
Pyridoxamin 290
Pyridoxaminphosphat **291**
– Transaminierung 150
Pyridoxin 274, 290
Pyridoxinsäure 290
Pyrimidin 412
Pyrimidinanaloga 533
Pyrimidinnukleotid 423 f
Pyrimidinring, im Thiamin 283
Pyrococcus furiosus 492
Pyrodoxol 290
Pyrophosphatase 439
Pyruvat
– Carboxylierung zu Oxalacetat 121
– eliminierende Desaminierung 153
– Glukoneogenese 213
– Glykolyse 81
– oxidativer Abbau 103
– Reduktion zu Lactat 90
Pyruvat-Carboxylase 121, 213, 571
– Regulation, allosterische 219
Pyruvat-Dehydrogenase (PDH) **104**, 571
– Coenzyme 105
– Produkthemmung 109
– Regulation 109
  – durch Insulin 570
Pyruvat-Dehydrogenase-Kinase (PDH-Kinase) 571
Pyruvat-Kinase 81, 571
– alternatives Splicing 463
– Isoenzyme 463
– Regulation 89
Pyruvat-Kinase-M-Gen 463
Pyruvat-Translokator 369
PYY (Peptid YY) 615

Q

Q-Zyklus, Definition 173
QH_2 (Ubichinon) 170, 173
Qualitätskontrolle, im ER 372
Quartärstruktur, Protein 70
Quecksilber 317
Quecksilbervergiftung 318
Quick, Armand 747
Quick-Test 747

R

r-PA 748
R-Plasmid (Resistenzplasmid) 483
R-Smads (Receptor-regulated Smad-Proteine) 563
RAAS (Renin-Angiotensin-Aldosteron-System) 617
– Verbindung zum Kininstoffwechsel 636
Rab 357, 375
Rachitis 278, 626
Radikalfänger
– Tocopherol 279
– Vitamin C 304
Radioimmunoassay (RIA) 542
Raf 524
Ran-GAP 365
Ran-GEF 365
Ran-GTPase 365
Ranitidin 193, 638
Ranvier-Schnürringe 764
Raphe-Kern 782
RAR (all-*trans*-Retinsäure-Rezeptor) 564
Ras
– Aktivierung durch Rezeptortyrosinkinasen 560
– MAP-Kinase-Kaskade 561
– Rolle bei der Kanzerogenese 480, 525
Ras-Protein *siehe* Ras
Rasterschubmutation 502
Raum, periplasmatischer 326
Rb (Retinoblastomprotein) 515, 526
– Beeinflussung durch E7 (Papillomaviren) 530
Reaktion
– anaplerotische 121
– erster Ordnung 24, 30
– photochemische, primäre 798
– pseudo-erster Ordnung 24
– zweiter Ordnung 24
Reaktionsgeschwindigkeit
– Definition 23
– V_{max} 27
Reaktionskinetik 23
Reaktionswärme 22
Rebif 157
Receptor-regulated Smad-Proteine (R-Smads) 563
Reduktase
– β-Oxidation 134
– Biotransformation 760
Reduktionsäquivalent, Definition 178
Refraktärzeit 770
Regelkreis
– biologischer 540
– hormoneller 540
– hypothalamisch-hypophysärer 541
Regio olfactoria 795
Region, untranslationierte (UTR) 445
Registerpeptid 398
Regulation
– allosterische 35
– durch Translokation 127
– Stoffwechsel allgemein 90
Reihe, elektrochemische 177
Reisediarrhö 556
Rekombination, somatische
– Immunglobuline 708
– T-Zell-Rezeptoren 716
Rel 524
Relaxasen 482
Release-Inhibiting-Hormone (Inhibiting-Hormone) 583
Releasing-Hormon 541, 583
Remethylierung (von Homocystein) 295, 300
Remnants 246
Renin 618
– Regulation der Nierenfunktion 685
Renin-Angiotensin-Aldosteron-System *siehe* RAAS
Reninsekretion 618
ReoPro 738
Reperfusionstherapie 752
Replikation
– Ablauf 436
– bidirektionale 436
– Definition 436
– Fehlerrate 508
– Hemmstoffe 442
– Initiation, Prokaryonten 437
– Kontrolle der Genauigkeit 508
– Rolling Circle 482
– unidirektionale 436
Replikationsgabel 436 f
Replikon 436
Repolarisation (Membranpotenzial) 770
Repression, Transkritpion 454
Repressorprotein, lac-Operon 455
rER (raues endoplasmatisches Retikulum) 372
Resistenzplasmid (R-Plasmid) 483
Resorption, Niere 679
Resorptionsphase 46, 267
Respirasom 166
Respirationstrakt
– Oberfläche 693
– Schleimhaut 694
Respiratory Burst 717
Restriktions-Fragment-Längen-Polymorphismus (RFLP) 496
Restriktionsendonukleasen 484 ff
Restriktionsenzyme *siehe* Restriktionsendonukleasen
Restriktionsfragment 484

Restriktionspunkte im Zellzyklus 513
– G1-Phase 515
Reteplase 748
Retikulozyt 663
Retikulum
– endoplasmatisches (ER) 371
  – cotranslationaler Transport 478
  – Ethanolabbau 139
  – glattes (gER) 373
  – raues (rER) 372
Retinal 274, 276
11-*cis*-Retinal 275, 798
– Regeneration 800
Retinoblastom 526
– familiäres 526
– hereditäres 526
– sporadisches 526
Retinoblastomprotein *siehe* Rb
Retinol 274 ff
Retinolbindeprotein 275
Retinsäure 274, 276
– Rezeptor 564
9-*cis*-Retinsäure 275
9-cis-Retinsäure-Rezeptor (RXR) 564
Retinylpalmitat 275
Retroviren 529
Rezeptor
– adrenerger 579
– enzymgekoppelter 556
– G-Protein-gekoppelter 545
  – Adaptation 547
– intrazellulärer 563
  – Struktur 563
– ionotroper 555
– Komplementrezeptoren 699
– membranständiger 545
– mit assoziierter Tyrosinkinase 562
– PPAR-Familie 565
– all-*trans*-Retinsäure 564
– Scavenger-Rezeptor 700
– Schilddrüsenhormone 564
– Serin/Threoninkinase-Rezeptor 562
– Steroidhormone 564
– Toll-like-Rezeptor *siehe dort*
– Tyrosinkinase-Rezeptor *siehe* Rezeptortyrosinkinase
– Vitamin D *siehe dort*
1-Rezeptor 581
1-Rezeptor-Antagonisten 582
2-Rezeptor 581
2-Rezeptor-Agonisten 582
Rezeptor-Dimerisierung 559, 562
δ-Rezeptoren 787
Rezeptor-Serin/Threoninkinasen 562
γ, δ-Rezeptor-T-Zellen 716
Rezeptortyrosinkinase 558, 560
– Aktivierung 558, 560
– Effektormoleküle 560
– Insulin 568
κ-Rezeptoren 787
μ-Rezeptoren 787
RFC (Proteinreplikationsfaktor C) 439
RFC 2 506
RFLP (Restriktions-Fragment-Längen-Polymorphismus) 496
RGD-Motiv
– Fibronektin 738
– Hemmung durch Medikamente 738
– von-Willebrand-Faktor 738
RGD-Regel 407
Rh-Erythroblastose 734
Rhesus-D-Gen 734
Rhesus-Prophylaxe 734
Rhesus-System 734
Rho-Protein 451
RhoA 765
Rhodanase 176
Rhodanid 176
Rhodopsin 797
Rhodopsin-Kinase 800
Rhythmik
– pulsatile 583
– zirkadiane 596
RIA (Radioimmunoassay) 542
Ribitol 285
Riboflavin 112, 285
Riboflavinmangel 286
Riboflavinphosphat 285
Ribonucleoprotein, small nuclear (snRNP) 462
Ribonuklease, im Pankreassekret 195
Ribonuklease H 439
Ribonukleinsäure (RNA, RNS) 428, **433**
– heterogene nukleäre *siehe* hnRNA
– messenger RNA *siehe* mRNA
– Micro-RNA (miRNA) 447
– Nachweis durch RT-PCR 493
– Nachweis im Northern-Blot 496
– ribosomale *siehe* rRNA
– short interfering (siRNA) 433, **447**
– small cytoplasmic (scRNA) 433 **447**
– small nuclear (snRNA) 433 **447**
– small nucleolar (snoRNA) 433 **447**
– transfer-RNA *siehe* tRNA
Ribonukleotid-Reduktase 424, 426
Ribose 413
Ribose-5-phosphat
– Pentosephosphatweg 237
– Purinnukleotidsynthese 417
Ribosephosphat-Pyrophosphokinase 417
– Regulation 418
Ribosom
– mitochondriales 367
– Präinitiationskomplex 469
– prokaryontisches 368
– rRNA-Zusammensetzung 445
– Synthese der Untereinheiten 367
Ribozym 445
– 28 S-rRNA 471
Ribulose-5-phosphat 237
Riechepithel 795
Riechgeißeln 795
Riechkolben 795
Riechrezeptoren 795
– Reaktionsmechanismus 795
Riechschleimhaut 795
Riechsinneszellen 795
Rieske-Eisen-Schwefel-Protein 173
Rifampicin 460
– Induktor von P-450-Enzymen 757
Rigor (Parkinson) 792
Ring, kontraktiler 383
Ringschluss, Kohlenhydrate 39
Risus sardonicus 786
Ritonavir 258
Rituximab (Rituxan) 735
RNA *siehe* Ribonukleinsäure
RNA-DNA-Hybrid, reverse Transkritpion 486
RNA-Editing 464
– A(denosin) zu I(nosin) 464
– C(ytosin) zu U(racil) 465
– Definition 464
RNA-Helikase 469
RNA-Helikasen (Splicing) 462
RNA-Interferenz (RNAi) 447
RNA-Polymerase
– eukaryontische 448
– mitochondriale 367, 449
– prokaryontische 448
– σ-Faktoren 448
RNA-Polymerase I 449
RNA-Polymerase II 449
– Transkription von Strukturgenen 451
RNA-Polymerase III 449
RNA-Polymerasehemmer 460
RNA-Synthese 367
– Mechanismus 450
RNAi (RNA-Interferenz) 447
RNA *siehe* Ribonukleinsäure
RNAse H 486
RNase P 445
RNS *siehe* Ribonukleinsäure
Rofecoxib 632
Rohrzucker *siehe* Saccharose
Rolling-Circle-Replikation 482
ROMK 620
ROS (radikale Sauerstoffspezies) 661
Rosenkranz, rachitischer 278
Rot-Grün-Blindheit 799
Rot-Opsin 799
Rotor, ATP-Synthase 164
rRNA (ribosomale RNA) 433, **445**
– zuständige RNA-Polymerasen 449
rRNA-Gene 366
RT-PCR 493
– HIV-Nachweis 493
rT3 588
RU 486 607
Rubor 727
Rübenzucker 201
Rückkopplung
– einfache 540
– negative
  – Hormone 541
  – Hypophyse/Hypothalamus 585
Rückresorption, Niere 679
Ruhepotenzial 768
RXR (9-cis-Retinsäure-Rezeptor) 564
Ryanodinrezeptor, Aktivierung durch PKA 549

S

19 S-Capkomplex 380
20 S-Kernkomplex 380
23 S RNA 446
26 S-Proteasom 380
28 S RNA 446
7 SL RNA 447
7 SL-RNA 433
ΔS 23
S-Adenosylhomocystein (SAH), Capping (mRNA) 461
S-Adenosylmethionin (SAM) 161
– Biotransformation 761
– Capping (mRNA) 461
S-Phase 512
– Kontrolle 516
S-Zellen 614
Saccharase 97, 202
Saccharase-Isomaltase (SI) 202
Saccharomyces cerevisiae 488
Saccharose 97
– in der Nahrung 201
Säure-Basen-Haushalt, in der Niere 686
Säureanhydridbindung, in Nukleotiden 414
SAH (S-Adenosylhomocystein) 461
Salvage-Pathway 422
Salzsäure
– Produktion 192
  – Hemmung durch Sekretin 614
– Regulation der Produktion 193, 612
– Sekretion, Stimulation durch Histamin 638
Sammelrohr 677
– Funktion 683
SAM *siehe* S-Adenosylmethionin
Sanger, DNA-Sequenzierung 497
Saquinavir 258
Sar1 372, 375
Sarin 777
Satelliten-DNA 497
Sauerstoff 8
– Radikale
  – Arteriosklerose 752
  – bei der Immunantwort 717
  – Hämoglobinoxidation 661
– reaktive Sauerstoffspezies (ROS) 661
– Redoxpotenzial 176
– Transport im Blut 652
Sauerstoffbindestelle (Hämoglobin) 655
Sauerstoffbindung (Hämoglobin) 654
– Regulation
  – durch 2,3-Bisphosphoglycerat 657
  – durch CO_2-Partialdruck 657
  – durch pH-Wert 656
Sauerstoffbindungskurve
– Hämoglobin 652
– Myoglobin 653
– Rechtsverschiebung 658
Sauerstoffmangel, durch Thrombusbildung 751
Sauerstoffpartialdruck
– Alveolarluft 652
– Blut 652
Sauerstoffsättigung, Blut 652
Saxitoxin 774
Scanning (Translationsstart) 469
Scavenger Receptor Class B Type 1 (SR-B1) 249
Scavenger-Rezeptoren 700
SCF (Stem Cell Factor, Stammzellfaktor) 648
Schallwahrnehmung 796
Scharnierregion 704
Schaumzellen 249, 752
Scheibchenmembranen 797
Schienentransport 388
Schiff-Base
– Definition 150
– im Kollagen 399

Schiff-Base, im Rhodopsin 798
– Transaminierung 150, 291
Schilddrüsenhormone 539, **586**ff
– Abbau 588
– Biosynthese 587
– Rezeptor 564
– Rolle bei der Kanzerogenese 524
– Wirkungen 589
Schizophrenie 782
Schlüsselenzym, Eigenschaften 84
Schlafmittel 784
Schlaganfall, Pathogenese 751
Schlangengift 777
Schleiden Matthias Jacob 322
β-Schleife 69
Schleifendiuretika 683
Schleim 694
Schleimhaut, Infektionsabwehr 694 f
Schleimhautverhornung 277
Schmelzpunkt, von Kollagen 398
Schmerz
– Hemmung durch Glucocorticoide 597
– Rolle der Kinine 637
– Rolle der Prostaglandine 631
Schnecke 796
Schock
– anaphylaktischer 722
– septischer 730
Schrödinger 23
Schwangerschaftsabbruch 607
Schwangerschaftsnachweis 607
Schwann, Theodor 322
Schwann-Zellen 764
Schwellenwert, Membranpotenzial 769
Schwermetalle, Stoffwechsel 762
Schwermetallvergiftung 762
Schwesterchromatiden 512
SCP (sterol carrier Protein) 593
Scrapie 475
scRNA (small cytoplasmic RNA) 433, **447**
Second Messenger
– Calcium 554
– cAMP 548
– cGMP 556
– DAG 551 f
– IP_3 551 ff
γ-Secretase 790
Sedoheptulose-7-phosphat 237
Sekretin 614
– Regulation der Pankreassekretproduktion 196
Sekretion
– autokrine 537
– endokrine 537
– parakrine 537
– pulsatile 604
Sekundärharn 678
Sekundärspeichel 190
Sekundärstruktur
– Protein 67
– tRNA 446
Sekundärtumor 531
Selegilin 793
Selektine 349
– Bindung von Leukozyten 727
Selektinphase 727
Selektion
– negative 716
– positive 716
Selektionsmarker 488
Selen 316
Selenmangel 316
Selenocystein
– Codierung auf der mRNA 466
– Deiodase 588
– Synthese 60
Semichinon 170, 286
semikonservativ 436
Sepsis 730
Sequenzen, repetitive 497
SERCA 555
Serin 56, 336
– Abbau 155
– Biosynthese des Sphingosins 338
– eliminierende Desaminierung 153
– Umwandlung in Glycin 295
Serin-Hydroxymethyltransferase 427
Serin-Protease 253
– Reaktionsmechanismus 256
Serinkinase, Rezeptor 563
Serotonin 162, **640**
– Abbau 783
– als Neurotransmitter 782
– Biosynthese 640
– Regulation der Darmmotilität 641
– Rolle bei der Blutstillung 739
– Wirkungen 640 f
Serotonin-Reuptake-Inhibitoren, selektive (SSRI) 641, 783
Serotoninmangel 641
Serotoninrückaufnahme-Hemmer, selektive (SSRI) 641, 783
Serotoninrezeptoren 640
– Klassifizierung 641
– RNA-Editing 464
Serpin 749
Sertürner, Adam 787
Sertoli-Zellen 603
serum- and glucocorticoid-inducible kinase (SGK) 620
Serumelektrophorese 667
Serumproteine 667
– Produktion in der Leber 672
Sesselform 40
Sexpilus 482
Sexualhormone 602
Sexualverhalten 603
SGK (serum- and glucocorticoid-inducible kinase) 620
SGLT (Sodium glucose luminal transporter) 679
SGLT1 (Sodium Glucose Tansporter 1) 203
SGLT2 (Sodium Glucose Tansporter 2) 205
SH-Gruppe
– periphere (Fettsäure-Synthase) 229
– zentrale (Fettsäure-Synthase) 228
SH2-Domäne 559, 562
SHBG (Sexualhormon bindendes Protein) 602
Short Feedback-Loop 585
Short Patch Repair 506
Short Tandem Repeats (STR) 497
Shuttle-Vektor 487
Shuttleprotein 364
Sialinsäure *siehe* N-Acetylneuraminsäure
Sichelkrise 660
Sichelzellanämie 660
– Nachweis über RFLP 496
Sickerkanal 768
Signal Recognition Particle (SRP) 372, 447, **478**
Signal Transducer and Activator of Transcription (STAT) 562
Signalübertragung 536 f
– autokrine 537
– endokrine 537
– parakrine 537
Signalerkennungspartikel (SRP) 372, 447, **478**
Signalpeptidase 479
– mitochondriale 370
Signalsequenz
– cotranslationaler Proterintransport 478
– sekretorisches Protein 372
Signaltransduktion
– Definition 544
– Mechanismen 544 f
Signalweg
– extrinsischer
– Apoptose 519
– Blutgerinnung 742
– intrinsischer
– Apoptose 520
– Blutgerinnung 742
Sildenafil (Viagra), Wirkmechanismus 558
Silencer 458
silent mutation 502
Single strand binding protein (ssb) 437
Sinneszellen
– Auge 797
– Geschmack 796
– Gleichgewichtsorgan 796
– Nase 795
– Ohr 796
Sinusitis, chronische 390
Sinusoide 669
siRNA (short interfering RNA) 433, **447**
sis 524
SI (Saccharase-Isomaltase) 202
SIT (allergenspezifische Immuntherapie) 725
Situs inversus 390
Skorbut 304
Skorpion, Toxin 774
Sklerose, multiple (MS) 788
Smac/Diablo 520
Smad 4 563
SNAP 357
SNARE-Proteine 357
snoRNA (small nucleolar RNA) 433, **447**
snRNA (small nuclar RNA) 433, **447**
snRNP (small nuclear Ribonucleoprotein) 462
snurps (small nuclear Ribonucleoproteins) 462
Sodium glucose luminal transporter (SGLT) 679
Sodium Glucose Transporter 1 (SGLT1) 203
Sodium Glucose Transporter 2 (SGLT2) 205
Sofortreaktion (Soforttyp-Allergie) 721
Solenoid 432
Somatoliberin (Growth-Hormone-Releasing-Hormon, GHRH) 583, 608
Somatostatin, Regulation der Salzsäureproduktion 193
Somatotropin *siehe* Wachstumshormon
Sonde (Nukleinsäure) 495
Sorbit
– bei Fructose-Intoleranz 99
– Struktur 38
Sorbitol *siehe* Sorbit
SOS 560
Southern-Blot 495
SOX9 602
Sp1 (Transskriptionsfaktor) 458
Spaltung, thioklastische
– β-Oxidation 133
– Ketonkörperabbau 138
Spannungssensor 772
Speichel 189 f
Speicheldrüsen 190
Speichenproteine 390
Speicherkrankheiten, lysosomale 377
Spermatogenese 584, 603
Sphingolipide
– Abbau 343
– Biosynthese 338
Sphingolipidosen 377
Sphingomyelin 336
– Abbau 343
– Biosynthese 338
– Struktur 334
Sphingomyelinase 343
Sphingophospholipid, Struktur 334
Sphingosin 334
– Biosynthese 338
Spider nävi 140
Spiegelbildlichkeit (Chiralität) 38
Spindelpol 391
Splanchnomegalie 610
Spleißen *siehe* Splicing
Spleißosom 462
Splicing (Spleißen) 461 f
– alternatives 463
– Definition 461
Spurenelemente 306
Squalen 340
Squalenepoxid 341
SR-B1 (Scavenger Receptor Class B Type 1) 249
Src 480
– Rolle bei der Kanzerogenese 524
SREBP (Sterol Response Element Binding Protein) 342, 571
SREBP1 c (Sterol Response Element Binding Protein1 c) 571
SRP (Signal Recognition Particle) 372, 447, **478**
SRP-Rezeptor 372, 479
SRY 602
ssb (single strand binding protein) 437
SSRI (Selektive Serotonin-Reuptake-Inhibitoren) 641, 783
Stäbchen 797
Stäbchen-Opsin 799
Stärke
– in der Nahrung 201
– Struktur 42
Stacking energy 431
Stammzellfaktor (SCF) 648
Standardbedingungen 19
Staphylococcus aureus 483
– α-Toxin 68
– methicillinresistenter (MRSA) 483
Staphylococcus epidermidis 694
Staphylokokkenpenicillin 483

StAR (steroidogenic acute regulatory protein) 593
Startcodon 469
Starthemmung 792
STAT (Signal Transducer and Activator of Transcritpion) 562
STAT-Dimer 562
STAT-Proteine 562
Stator, ATP-Synthase 165
steady state 22
Stearinsäure 47, 227
Stearoyl-CoA-Desaturase 233
Stem Cell Factor (SCF) 648
Stercobilin 665
Stercobilinogen 665
Stereoisomere 37
Stereozilien 384, 796
Steroidhormone 593 ff
– Biosynthese 593
– Eigenschaften 539
Steroidhormonrezeptor 564
steroidogenic acute regulatory protein, (StAR) 593
sterol carrier protein (SCP) 593
Sterol Response Element Binding Protein (SREBP) 342, 571
STH (Somatotropin, somatotropes Hormon) *siehe* Wachstumshormon
Stickoxide 717
Stickstoff, Transport im Blut 142
Stickstoffmonoxid (NO) 633
– Induktion durch Kinine 636
– Wirkungen 634 f
Sticky End 485
Stoffwechselregulation, Mechanismen 90
Stoppcodon 466
– Leserasterverschiebung 502
STR (Short Tandem Repeats) 497
STR-Typisierung 497
Strangbruch 442, 460, 533
Stratum corneum 693
Streptomycin 474
Stress, genotoxischer 526
Stresshormone 594
Striatum 792
Struktur, lassoähnliche (Lariat) 462
Struma 590
Strychnin 785
Stuart-Prower-Faktor *siehe* Faktor X
Substantia nigra 792
Substitution, bei Mutationen 502
Substratkettenphosphorylierung 81, 117, 164
Succinat, Citratzyklus 117
Succinat-CoA-Ligase 117
Succinat-Dehydrogenase 117
– Atmungskette 171
Succinat-Ubichinon-Oxidoreduktase 171
Succinyl-CoA
– β-Oxidation 134
– Citratzyklus 115
– Hämbiosynthese 664
Succinyl-CoA-Synthetase 117
Suizid-Substrat 427
Sulfanilamid 297
Sulfat-Atmung 182
Sulfonamide 297
– Inaktivierung 760
Sulfonylharnstoffe 569
Sumatriptan 642
Superoxid-Dismutase, in Erythrozyten 662
Superoxidradikal, Hämoglobinoxidation 661
Svedberg-Einheit 446
Symport 352
Synapse 775
Synaptobrevin 785
Syndrom, metabolisches 127, **268 f**, 569
Synovia 396
α-Synuclein 793
Synzytium 363
System
– endogenes, Blutgerinnung 742
– extrinsisches, Blutgerinnung 742
– hypophsäres, hypothalamisches, Hormone 582
– hypophysäres-hypothalamisches
  – Rückkopplungsmechanismen 585
  – Regelkreis 541
– intravaskuläres, Blutgerinnung 742
– intrinsisches, Blutgerinnung 742
– offenes 22

T

T-B-Konjugat 714
T-Effektorzelle 717
T-Helferzelle *siehe* T_H1- bzw. T_H2-Zelle
t-PA (Tissue Plasminogen Activator) 748
t-SNARE 357
T-Zell-Rezeptor 716
T-Zell-Vorläufer 716
T-Zell-Wachstumsfaktor 731
T-Zelle 716 ff
– Aktivierung 712
– Aktivierung durch MHC-Klasse-II 717
– Bindung von MHC-Klasse-II 717
– reife, naive 717
– Reifung 716
– Selektion im Thymus 716
– zytotoxische 718
T3 (Thyronin) 586
T4 (Thyroxin) 586
T4-DNA-Ligase 488
TAA (tumorassoziierte Antigene) 735
Tabakrauch 758
Tabun 777
TAF (TBP-associated Factor) 453
TAG *siehe* Triacylglycerin
Tamoxifen 533
Tandem Repeats, genetischer Fingerabdruck 496
Tangier-Krankheit 250
Taq-Polymerase 492
TATA-binding Protein (TBP) 453
TATA-Box 450 f
tau-Protein 789
– Fibrillenbildung 791
Taurocholsäure 198
Tautomerisierung 503
Tavor 784
Taxane 533
Taxol 387
Tay-Sachs, Morbus 377
TBG (Thyroxin bindendes Globulin) 588
tBid 519
TBP (TATA-biding Protein) 453
TBP-associated Factor (TAF) 453
TBPA (Präalbumin, Thyroxin bindendes) 588
TCR (transkriptionsgekoppelte Reparatur) 506
Telomerase 441
Telomere 441
Telopeptid 398 f
Telophase 513
Temperatur, absolute 21
Template 492
Teniposid 533
Termination
– intrinsische (r-unabhängige) 451
– Transkription
  – Eukaryonten 453
  – Prokaryonten 451
– Translation 472
– r-abhängige 451
Terminationsfaktoren (eRF) 472
Terminator
– lac-Operon 455
– RNA-Synthese 451
Tertiärstruktur
– Protein 70
– tRNA 446
Testosteron 602
Tetanus 785
Tetanustoxin 484, 785
Tetracyclin 474
Tetrahydrofolat *siehe* Tetrahydrofolsäure
Tetrahydrofolsäure (THF) 294
– Purinnukleotidsynthese 418
3,3',5,5'-Tetraiodthyronin 586
Tetrapyrrolringsystem, Cobalamin 299
Tetrazyklin-Resistenz 483
Tetrodotoxin 773
TFIIB Recognition Element 451
TFIID (Transkriptionsfaktor IID) 453
TFIIH (Transkriptionsfaktor IIH) 453
TfR (Transferrinrezeptor) 309
TGF-Familie 646
TGF-Superfamilie 646
TGF (Transforming Growth Factor) 562
TGN (Trans-Golgi-Netzwerk) 374
TH (Thyreoidea stimulerendes Hormon, TSH) 583, 588
T_H1-Zelle
– Aktivierung von B-Zellen 714
– Aktivierung von Makrophagen 717
– Mediatoren 724
– Rolle bei Allergien 724
– Sekretion von Interferon-γ 714
T_H2-Zelle
– Aktivierung von B-Zellen 714, 717
– Interleukinproduktion 714
– Mediatoren 724
– Rolle bei Allergien 724
Thalassämien 660
Thekazellen 606, 608
Theobromin 787
Theophyllin 787
Therapie
– antibiotische 297
– Tumor *siehe* Tumortherapie
Thermodynamik 22 f
Thermogenese
– Stimulation durch Adrenalin 580
– Stimulation durch Schilddrüsenhormone 590
Thermogenin (UCP1, uncoupling protein 1) 180, 580, 590
Thermus aquaticus 492
THF *siehe* Tetrahydrofolsäure
Thiamin 274, 283
– Wernicke-Enzephalopathie 116
Thiamin-Kinase 284
Thiamin-Mangel 284
Thiaminpyrophosphat 274
Thiaminpyrophosphat (TPP) 284
– Carbanion 106
Thiazid-sensitiver Cotransporter (TSC) 683
Thiaziddiuretika 683
Thiazolidindione 565, 569
Thiazolring, im Thiamin 283
Thiocyanat 176
Thioester 79
– Acetyl-CoA 104
Thioguanin 533
Thiohalbacetal 78
Thiokinase 139
Thiol-Disulfid-Austauschreaktion 477
Thiolase 243
Thiolase (*siehe auch* 3-Keto-Thiolase) 133
Thioredoxin-Reduktase 425
Threonin 56
– Abbau 156 f
– eliminierende Desaminierung 153
Threoninkinase, Rezeptor 563
Thrombin (Faktor IIa) 743
– Funktion 743
– Hemmung durch Antithrombin 749
– Hemmung durch Hirudin 751
– Modifikation durch Thrombomodulin 750
Thrombomodulin 750
Thromboplastin 742
– Gewebe-Thromboplastin 742
– partielles 748
Thromboplastinzeit 747
– aktivierte partielle (aPTT) 748
Thrombopoetin (TPO) 648
Thrombose 283
Thromboseneigung 283
Thromboxan A_2 (TXA_2) 628
– Aktivierung von Thrombozyten 737
– Freisetzung 739
– Wirkungen 631
Thrombozyten 736
– α-Granula 736
– Aktivierung 736 f
– Thrombozytenadhäsion 736
Thrombozytenaggregation 737
– Einfluss von NO 635
– Hemmung 740
– Rolle des Serotonin 642
– Wirkung von Thromboxan 631
Thrombozytenaktivierung 740
Thrombus, weißer 738
Thymidin 413
Thymidinkinase, Knock-out-Marker 500
Thymidylat-Synthase 426
– Hemmung 427
Thymidylat-Synthase, Hemmung, Tumortherapie 533
Thymin 412
Thymindimer 504
Thymulin 313

Thymus 716
Thymusstroma 716
Thyreoglobulin 587
Thyreoliberin (TRH) 583, 588
Thyreoperoxidase 588
Thyreotropin-Releasing-Hormon (TRH) 583, 588
Thyronin 586
Thyroxin 586
Thyroxin bindendes Präalbumin (TBPA) 588
Tier
– chimäres 500
– transgenes 499
Tight Junction 359
TIM (translocase of the inner membrane) 370
Tip Links 797
Tirofiban 738
Tissue factor 742
Tissue Plasminogen Activator (t-PA) 748
Titrationskurve, Aminosäuren 52
tk-Gen 500
TLR *siehe* Toll-like-Rezeptor
7-TM-Rezeptor 545
TNF (Tumor Necrosis Factor, Tumornekrosfaktor) 729
TNF (Tumor Necrosis Factor)-Superfamilie 650
TNFα 650, 729
TNFR (Tumornekrosefaktor-Rezeptor) 519
α-Tocochinon 280
α-Tocopherol 274, 279
α-Tocopherol-Hydrochinon 280
α-Tocopheryl-Radikal 280
Todesrezeptoren 519
Toll-like-Rezeptor (TLR) 699
– bei Entzündungsreaktionen 727
Toll-like-Rezeptor TLR4
– Aktivierung durch -Amyloid 791
– Bindung an Lipopolysaccharid 700
Toll-like-Rezeptor TLR9 700
TOM (translocase of the outer membrane) 370
Topoisomerase 450
– Hemmung, Tumortherapie 460, 533
Topoisomerase I 437
– Hemmstoffe 442
Topoisomerase II 437
Topotecan 442
α-Toxin 68
TPO (Thrombopoetin) 648
TPP *siehe* Thiaminpyrophosphat
TR (Schilddrüsenhormonrezeptor) 564
tra-Region 482
Traberkrankheit 475
Tractus olfactorius 796
TRAIL-Rezeptoren 519
Tranquilizer 784
trans-Enoyl-CoA 132
Trans-Golgi-Netzwerk (TGN) 374
Transaldolase 238
Transaminierung 58, **150**
– Mechanismus 291
– Reaktionsmechanismus 150
Transcobalamin II 299
Transcortin
– Progesterontransport 604
– Steroidhormontransport 594
Transcuprein 312
Transducin 799
Transduktion 489
Transfektion 490
transfer-RNA *siehe* tRNA
Transferrin 308
Transferrinrezeptor (TfR) 309
Transformation
– Kanzerogenese 523
– von Bakterienzellen 489
Transforming Growth Factor (TGF), Signalweg 562
transgen, Definition 499
Transition 502
Transketolase 238
Transkript, Cocain- und Amphetamin-reguliertes (CART) 615
Transkriptase, reverse 486
– Definition 486
– RT-PCR 493
– Telomerase 441
Transkription 449
– Definition 444
– Eukaryonten 451
  – Elongation 453
  – Initiation 453
  – Regulation 457
  – Termination 453
– Hemmstoffe 459
– Prokaryonten 449
  – Elongation 450
  – Initiation 450
  – Regulation 454
  – Termination 451
– Regulation, durch Hormon-Rezeptor-Komplex 563
– reverse 434
Transkriptionsblase 450
Transkriptionsfaktor **452f**, 458
– E2 F im Zellzyklus 515
– ligandenabhängiger 563
– NFκB *siehe* dort
Transkriptionskontrolle
– negative 455
– positive 455
Transkritption, Regulation 453
Translation 466
– Abbruch durch frame shift mutation 502
– Definition 466
– Elongation 471
– Hemmstoffe 473
– Initiation 469
– Rolle der Hitzeschockproteine 476
– Termination 472
translocase of the inner membrane (TIM) 370
translocase of the outer membrane (TOM) 370
Translokase 471
Translokation 501, 525
– Hemmung 474
Transmembranhelix 345
Transpeptidase 44
Transplantatabstoßung 726
Transplantation, autologe 735
Transplantationsantigene, tumorspezifische 734
Transport
– über Membranen 350
– cotranslational ins ER 478
– entlang von Mikrotubuli 388
– in den Zellkern 364
– in Membranvesikeln 355
– ins Mitochondrium 370
– passiver 350
– primär-aktiver 350f
– retrograder 371
– sekundär-aktiver 350, 352
Transport-ATPase 353
Transporter, in biologischen Membranen 353
Transversion 502
Transzytose 357
Trastuzumab (Herceptin) 533, 735
Tremor (Parkinson) 792
Tretmühlenmechanismus 382
TRH (Thyreotropin-Releasing-Hormon, Thyreoliberin) 583, 588
Triacylglycerin (TAG) 47, 123
– Definition 47, 123
– Funktion im Energiestoffwechsel 51
– physiologische Bedeutung 123
– Speicherung 124
  – Vergleich mit Glykogen 125
– Synthese 240
  – Regulation 241
Triacylglycerol *siehe* Triacylglycerin 13
Trichothiodystrophie 507
Triglycerid (*siehe* Triacylglycerin) 13
3,3',5-Triiodthyronin 586
Trimethoprim 297
Trimethyllysin 304
Trimethyllysin-α-Ketoglutarat-Dioxygenase 304
1,3,7-Trimethylxanthin (Coffein) 787
Trimming (Glykoproteine) 348
Trinukleotidexpansion 794
Triokinase 98
Triose-Kinase 98
Triosephosphat-Isomerase 77
Tripelhelix (im Kollagen)
– Assemblierung 399
– Struktur 397
Triplett (genetischer Code) 466
Trisaccharid 41
Trisomie 21 (Down-Syndrom) 790
trk 524
tRNA (transfer-RNA) 429, 433
– Aktivierung mit Aminosäure 467
– Struktur 446
Trommelfell 796
Tropoelastin 401
Tropokollagen 397, 399
Tropomyosin 385
Troponin 62, 385
Truncus coeliacus 669
Trypsin 253
Trypsinogen, im Pankreassekret 195
Tryptophan 55
– Abbau 160
– Serotoninbiosynthese 640
Tryptophanmangel 160
TSC (Thiazid-sensitiver Cotransporter) 683
TSH (Thyreoidea stimulierendes Hormon, TH) 583, 588
Tuberkulose 718
Tubuli, Mitochindrienmembran 367
Tubulin 386
Tubulus
– distaler 676
  – Funktion 683
– proximaler 676
Tumor 522
– benigner 522
– Dickdarm 527
– Entstehung 522
– Immunologie 734
– klassisches Zeichen einer Entzündung 727
– maligner 522
Tumor Necrosis Factor Superfamilie 650
Tumorentstehung 522
Tumorentwicklung 531
Tumornekrosefaktor, als Entzündungsmediator 731
Tumornekrosefaktor-Rezeptor (TNFR)-Superfamilie 519
Tumornekrosefaktor (TNF) 729
Tumorpromotoren 553
Tumorsuppressor 526
– p53 526
Tumorsuppressorgen 523, 526
Tumortherapie 532
– Zytostatika 532
Tumorviren 529
β-turn 69
TXA_2 *siehe* Thromboxan A_2
Typ-1-Diabetes 569
Typ-2-Diabetes 569
Tyrosin 55f
– Abbau 158
– pK-Wert 52
– Schilddrüsenhormone 587
Tyrosin-Hydroxylase 577
Tyrosinkinase 562
Tyrosinkinaserezeptor *siehe* Rezeptortyrosinkinase
Tyrosinmangel 159
TyC-Schleife 446

U

Ubichinol (Q) 171
Ubichinol-Cytochrom-c-Oxidoreduktase 173
Ubichinon (QH_2) 170, 173
Ubichinon-Oxidoreduktase 168
Ubiquitin 380
– Rolle bei Parkinson-Krankheit 794
Ubiquitinsystem 381
UCP1 (Thermogenin) 580, 590
UCP1 (uncoupling protein 1) 580, 590
UCP (uncoupling protein) 180
UDP-Galaktose, Biosynthese der Cerebroside 338
UDP-Galaktose-4-Epimerase 99
UDP-GlcNAc, Synthese des Core-Glykosids 347
UDP-Glucose
– Biosynthese der Cerebroside 338
– Biosynthese der Ganglioside 338
– Glykogensynthese 208
UDP-Glucuronsäure, Biotransformation 760
UDP-Glucuronyltransferase 665
– Übergangszustand, enzymatische Reaktion 25
Übelkeit 782
Überempfindlichkeitsreaktion (*siehe auch* Allergie) 721
– Typ I 721
  – Pharmakologie 723
– Typ II 725
– Typ III 725

– Typ IV 726
Übergangszustand, Definition 24
Übergewicht 269
Ulkus 193
Ultrafiltration, Nierenkörperchen 677
Ultrazentrifugation 329
UMP (Uridin-5'-monophosphat) 423
Umwandlungsreaktionen 756
uncoupling protein (UCP) 180
uncoupling protein 1 (UCP-1) 580, 590
Uniport 352
Uracil 412
Uracil-DNA-Glykosylase 506
Urat (Harnsäure) 419
Uratnephropathie 421
Urea Transporter 687
Uridin 413
Uridin-5'-monophosphat (UMP) 423
Uridindiphosphat (UDP)-Galaktose, Galaktoseabbau 99
Urikosurika 422
Urin 687
– 24-Stunden-Urin 145
– Zusammensetzung 145
Urobilin 665
Urobilinogen 665
Uroguanylin 685
Urokinase 748
Uronidase 404
Uronsäure 45, 402
Urtikaria 639, 721
Usher-Syndrom 384
Uterusschleimhaut 606
UTR (untranslationierte Region) 445

V

V-D-J-C-System 708
V-Domäne (Antikörper) 704
V-Gensegment 708
V-J-C-System 708
V-Segment 708
v-SNARE 357
V-Typ-ATPase 354
V1-Rezeptoren 617
Valin 54
– Abbau 157
Valium 784
Vancomycin, Wirkmechanismus 44
Vanillinmandelsäure 578
– Phäochromozytom-Diagnose 781
Variable Number of Tandem Repeats *siehe* VNTR
Varizenblutungen 139
Vascular endothelial Growth Factor (VEGF) 645 f
Vasodilatation 581
Vasokonstriktion 581
Vasopressin *siehe* ADH
VDAC (Voltage-dependent Anion Channel), Rolle bei der Apoptose 520
VDR (Vitamion-D-Rezeptor) 564
VEGF (Vascular endothelial Growth Factor) 645 f
Vektor 487
– integrativer 487
Vena
– cava inferior 669
– centralis 669
Venole, hochendotheliale (HEV) 712
Verbindungstubulus 677
Verbrauchskoagulopathie 751
Verdauung 188 f
Verdauungssekret 189
– Regulation der Produktion 612
Verdauungstrakt 693 f
– Regulation der Motilität 612
Vergiftung, Knollenblätterpilz 449
Verhornung 393
very low density lipoprotein (VLDL) 246, 671
Verzweigtkettenkrankheit 158
Vesikel 331
Vesikelfluss 358
Vesikeltransport 355
Viagra, Wirkmechanismus 558
Viani 152
Vibrio alginolyticus 774
Vibrio cholerae 550
Vimentin 393
Vimentinfilamente 393
Vinblastin 387, 533
Vinca-Alkaloide 533
Vincristin 387, 533
VIP (vasoaktives intestinales Peptid) 196, 613
VIPom 196
Virulenzplasmid 484
Vitamin A 274
Vitamin B_1 274, **283**
– Wernicke-Enzephalopathie 116
Vitamin B_1-Hypervitaminose 285
Vitamin B_2 274, **285**
Vitamin-B_2-Hypervitaminose 287
Vitamin B_6 274, **290**
Vitamin B_9 293
Vitamin B_{12} 274, **298**
– Resorption 191
Vitamin C 274, 280, **303**
– Funktion 304
– Regenaration von Tocopherol 280
Vitamin D 274
– Rezeptor 564
– Wirkung als Hormon 624
Vitamin D_2 277
Vitamin D_3 277
Vitamin E 274, **279**
Vitamin H 301
Vitamin K 274
– Blutgerinnung 747
Vitamin K_1 281
Vitamin K_2 281 f
Vitamin-A-Hypervitaminose 277
Vitamin-A-Mangel 276
Vitamin-B_1-Mangel 284
Vitamin-B_2-Mangel 286
Vitamin-B_6-Hypervitaminose 292
Vitamin-B_6-Mangel 291
Vitamin-B_{12}-Hypervitaminose 301
Vitamin-B_{12}-Mangel 298, 300
Vitamin-C-Hypervitaminose 305
Vitamin-C-Mangel 304
Vitamin-D-Bindeprotein (DBP) 625
Vitamin-D-Hypervitaminose 279
Vitamin-D-Mangel 278
Vitamin-E-Hypervitaminose 281
Vitamin-E-Mangel 281
Vitamin-K-Alkoxid 282
Vitamin-K-Antagonisten 282
Vitamin-K-Hypervitaminose 283
Vitamin-K-Mangel 283
Vitamin-K_2-Epoxid 282
Vitamin-K_2-Hydrochinon 282
Vitaminbedarf 272
Vitamine **272**
– Einteilung 273
– fettlösliche 274
– hydrophile 274
– lipophile 274
– wasserlösliche 283
Vitaminose
– Definition 272
– Ursachen 272
VLDL (very low densitiy lipoprotein) 246, 671
VMAT2 638
V_{max} 27
VNP 621
VNTR (Variable Number of Tandem Repeats) 497
– RFLP-Analyse 497
VNTR-Typisierung 498
von Gierke, Glykogenose 377
von Gierke, Glykogenose Typ I 217
von-Willebrand-Faktor (vWF) 736
von-Willebrand-Syndrom 737
vWF (von-Willebrand-Faktor) 736

W

Waage 20
Wachstumsfaktor 645 ff
– in der Embryonalentwicklung 645
– insulinähnlicher (IGF) 609, 646
– Tabellenübersicht 646
– Wirkungen 645 f
Wachstumshormon (GH, Somatotropin, somatotropes Hormon) 608 ff
– Biosynthese 608
– Struktur 608
– Wirkungen 609
Wärme 180
Wanderung, von Zellen 383
Warburg, Otto 111
Wasser, Rückresorption in der Niere 682
Wasserhaushalt 615
Wasserstoffübertragung, Mechanismus 286
Wasserstoffperoxid 135, 139
– in Erythrozyten 661
Watson, James Dewey 430
Wechselwirkungen
– hydrophobe 70
  – Membranproteine 71
– ionische 72
Wechselzahl 31
Wee1-Kinase 514
Weg
– alternativer (Komplementsystem) 696
– extrinsischer, Blutgerinnung 742
– intrinsischer, Blutgerinnung 742
– klassischer (Komplementsystem) 696
Wernicke-Enzephalopathie 116
Wespengift 223
Willebrand, Erik von 736
Wilson, Morbus 312
Winterschlaf 137
Wnt-Protein 645
– Rolle bei der Kanzerogenese 528
Wobble-Theorie 466
Wöhler, Friedrich 145
Wundstarrkrampf 785
Wurminfektion, Abwehr 723

X

X-Beine 278
Xanthin 413
Xanthin-Oxidase 419
– Biotransformation 759
– Hemmung durch Allopurinol 422
Xanthinsteine 679
Xanthosin 413
Xase
– extrinsische 742
– intrinsische 742, 744
Xeroderma pigmentosum 507
Xerophthalmie 276
Xylulose-5-phosphat 238

Y

Y-Rezeptoren 615

Z

Z-Scheibe 384
Zahnbelag 98
Zahnschmelzfluorose 315
Zapfen 798
Zapfenopsine 798
Zell-Zell-Kontakte 359 ff
Zellaufschluss 328
Zellbiologie, molekulare 322
Zellen
– antigenpräsentierende
  – B-Zelle 712
  – dedritische Zellen 710
– dendritische (DC) 710, 729
  – als Impfstoff gegen Tumoren 735
  – follikuläre 712
  – interdigitierende 710, 712, 717
– Gastrin produzierende 612
– muköse 191
Zellfraktionierung 328
Zellkern 363 ff
– Proteinexport 364
– Proteinimport 364
Zellorganellen 363
Zellproliferation, unkontrollierte 522
Zelltod, programmierter 517
Zellwand, Bakterien 43
Zellweger-Syndrom 136, 379
Zellzyklus 512 ff
– Regulation 513
Zentrifugation 328
Zentrifugationsgeschwindigkeit 329
Zentriol 389
Zentrosom 386
Zentrum
– chirales 37
– katalytisches 26
Zervixkarzinom, Antigen 530, 735
Zileuton 633

Zink 313
Zinkfinger, Steroidhormonrezeptor 564
Zinkfingerproteine 313
Zinkmangel 314
Zisterne 373
Zitronensäure (Citrat) 113
ZNS (zentrales Nervensystem) 763 f
– Erkrankungen 788 ff
Zofran 782
Zollinger-Ellison-Syndrom 196, 614
Zonula
– adhaerens 359
– occludens 359
Zungengrundlipase 221
Zwergwuchs 610
Zwitterion, Aminosäuren 53
Zyklen, sinnlose (Thermogenese) 590
Zykline 514 f
Zyklooxygenase (COX) 628
Zyklooxygenase-Hemmer 632
Zymogene, im Magensaft 191
Zymogengranula 196
Zytokeratin 392
Zytokine 645 ff
– Definition 541
– im Immunsystem 650
– in der Hämatopoese 647
Zytokinese 513
Zytokinrezeptor 562, 645
Zytoplasma 363
Zytoskelett 382
Zytosol 363
Zytostatika 442, **459 f**
– in der Tumortherapie 532 ff
Zytotoxizität, Mechanismus 719

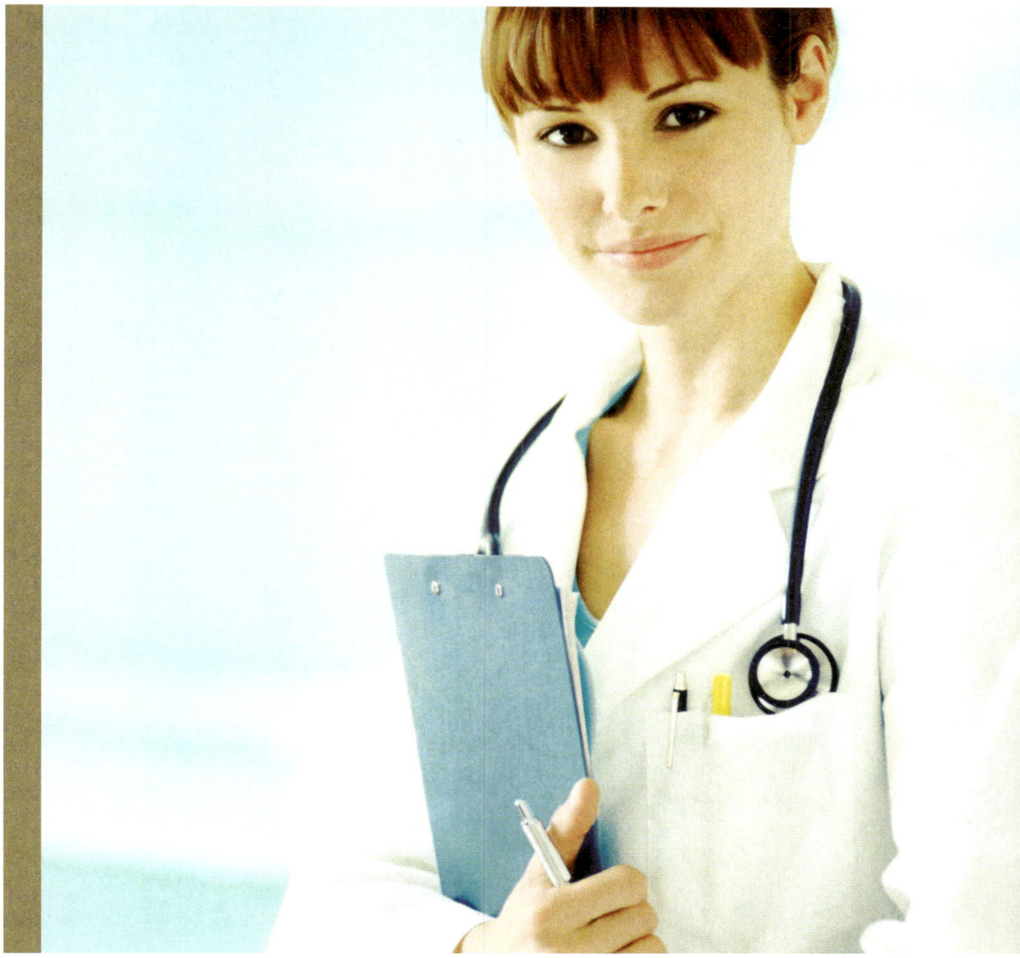